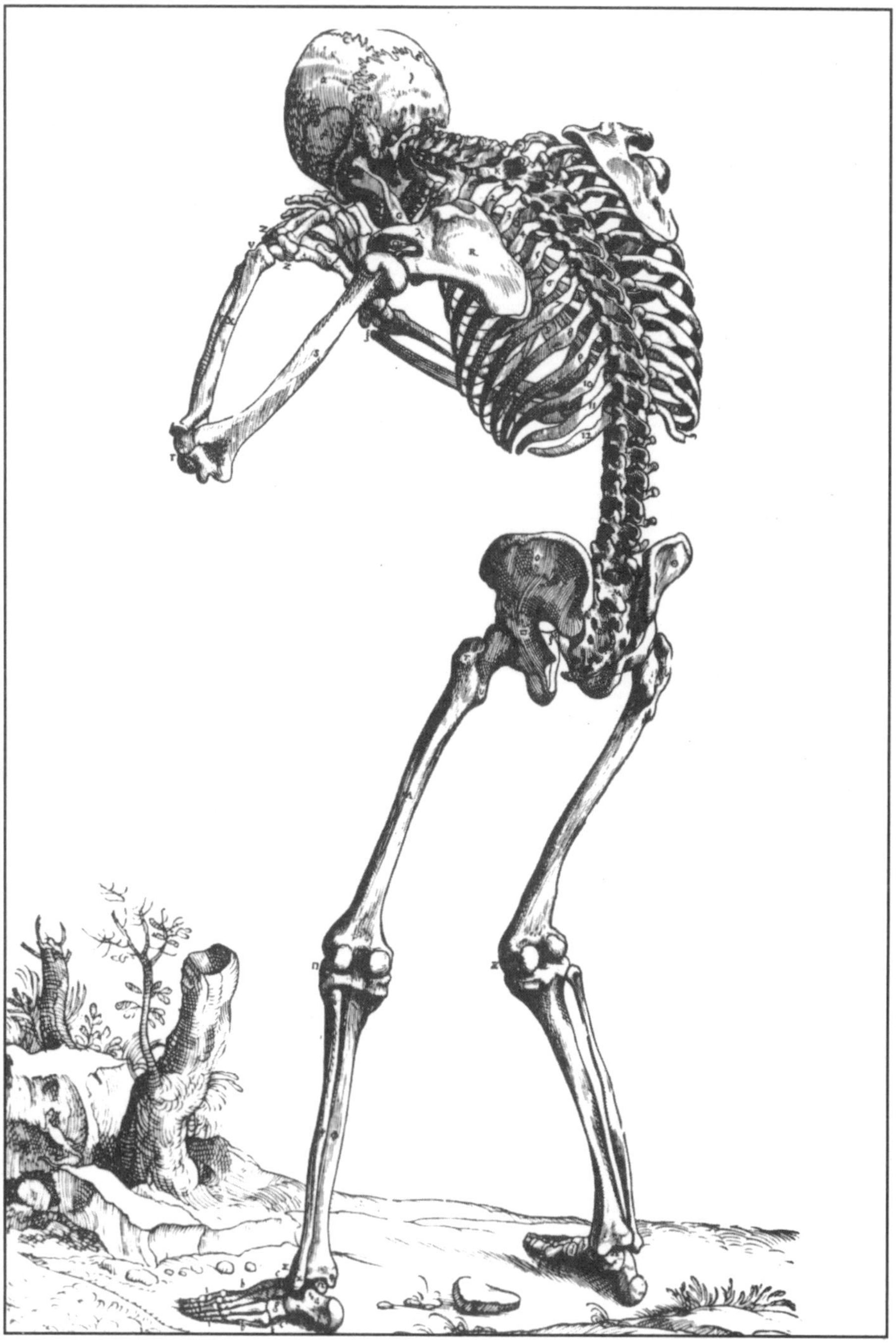

ゼムリン
言語聴覚学の解剖生理

原著第4版

Willard R. Zemlin 著

舘村 卓 監訳　　浮田弘美　山田弘幸 訳

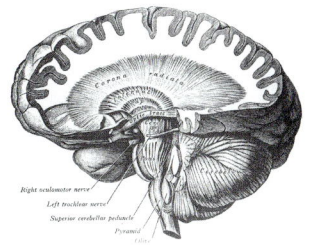

SPEECH AND HEARING SCIENCE

Anatomy and Physiology

医歯薬出版株式会社

訳者一覧

監訳

舘村　卓　一般社団法人 TOUCH 代表理事

訳（訳出順）

舘村　卓　同上
浮田　弘美　元大阪大学医学部附属病院医療技術部リハビリ部門
山田　弘幸　姫路獨協大学医療保健学部特別教授

FOURTH EDITION

SPEECH AND HEARING SCIENCE
Anatomy and Physiology

Willard R. Zemlin

*Professor Emeritus of Speech and Hearing Science
and the School of Basic Medical Sciences, University of Illinois*

Allyn and Bacon
Boston London Toronto Sydney Tokyo Singapore

Executive Editor: Stephen D. Dragin
Editorial Assistant: Christine Svitila
Marketing Manager: Kathy Hunter
Editorial Production Service: MARBERN HOUSE
Manufacturing Buyer: Megan Cochran
Cover Administrator: Linda Knowles
Compositor: Omegatype Typography, Inc.

Copyright © 1998, 1988, 1981, 1968 by Allyn & Bacon
A Viacom Company
Needham Heights, Massachusetts 02194

Internet: www.abacon.com
America Online: keyword: College Online

All rights reserved. No part of the material protected by this copyright notice may be reproduced or utilized in any form or by any means, electronic or mechanical, including photocopying, recording, or by any information storage and retrieval system, without written permission from the copyright holder.

Library of Congress Cataloging-in-Publication Data

Zemlin, Willard R.
    Speech and hearing science : anatomy and physiology / Willard R. Zemlin.—4th ed.
      p. cm.
    ISBN 0-13-827437-1
    1. Speech. 2. Hearing. I. Title.
    [DNLM: 1. Speech. 2. Hearing. WV 501Z53s 1997]
QP306.Z4   1997
612.7'8—dc21
DNLM/DLC   96-53899
                                                               CIP

Printed in the United States of America

13 12 11   05 06 07 08

監訳者の序

　1995年，米国でのCCC-SLP（Certificates of Clinical Competence-Speech Language Pathologist）の資格取得にかかわる教育についての調査を行うために，口蓋帆咽頭閉鎖機能（いわゆる鼻咽腔閉鎖機能）についての共同研究者であるDavid P. Kuehn教授（Univ. of Illinois at Urbana-Champaign）のもとに滞在し，同大，Univ. of Iowa, Univ. of Wisconsin-Madisonに調査に出かけた．

　調査対象に各大学でのシラバスとテキストリストの調査があり，興味深い二つのことに気づいた．一つは，解剖学や生理学などの基礎医学の講義も，先輩ともいうべきspeech & hearingの専任教授によって行われることであった．もう一つは，テキストの著者が，音声言語・聴覚の専門職でない場合でも，わが国とは異ってその内容からは，著者がspeech & hearingの臨床や研究にも深い造詣を有していることが感じられることであった．そのようなテキストの中で各大学でのリストに共通したテキストがあった．その内の1冊が，平成11年に翻訳した既刊「神経科学―コミュニケーション障害理解のために―（原題：NEUROSCIENCE for the study of communicative disorders）」であり，著者の一人Andyは神経学者である．もう1冊が，本書の原著「SPEECH AND HEARING SCIENCE-Anatomy and Physiology」である．

　解剖学者であるZemlinによる原著は，speechやhearingの臨床を知らない学者が屍体解剖の結果に基づいて著した『学問の枯れ枝』（Zemlinによる）のようなテキストではない．解剖学から生理学まで，そして基礎から臨床まで，間断なく往来する一流の読み物であり，ふんだんに使われた図表を含めて無味乾燥になりがちな解剖学・生理学を心地よく理解できるようにさまざまに工夫されている．著者の視点は常に学習者と同じ高さにある．本書は，学生だけでなく，すでに教育や臨床に携わる第一線の人々にとっても，言語・聴覚臨床の視点から解剖学，生理学を再構築し，指導するうえで有用な書物になると確信している．

　原著者は，本書の最後で，解剖学や生理学が一筋縄では捉えられない，常に学習を必要とする学問であり，一方，テキストというものは常に乗り越えられなくてはならない対象であると述べている．本書がさらなる研鑽のための礎となれば翻訳者として幸甚である．

　本書の翻訳は，監訳者である舘村が，1, 2, 3, 4, 7, 8章を担当し，かつ用語の統一等全体を監修した．大阪大学医学部の浮田弘美先生に5章，九州保健福祉大学の山田弘幸先生に6章をご担当いただいた．両先生は，担当していただいた章の翻訳に最適の翻訳者であった．本書の翻訳上に問題があれば，それらはすべて舘村の責であり，読者からのご指摘を甘んじて受けたいと思っている．

　最後に，翻訳完了まで長期にわたり医歯薬出版の担当者には御支援いただいた．深く感謝の意を表したい．

平成19年3月

　　　　　　　　　　　　　　　　　　　　　　　　　　　　　　　監訳者　　舘村　卓

序

　35年前，一人の新任教授が，イリノイ大学で，解剖学と生理学の最初の講義を行った．彼は，学生に，扱うテーマについて示した謄写版による紫色の印刷物を与えた．諸君が，これから専門職としての人生で，参考にし，読み，学び，研究しようとしている，この本は，まさにその謄写版印刷から始まっている．この教科書の第1版のハードカバー版の序文で，Zemlin博士は「良いテキストというのは，それが学生たちを刺激して，興味を抱かせるきっかけになるものである」と述べている．その目標は今日でもまた同様である．このテキストの内容は，この領域における知見の増加に伴って増えている．かつて推測の域を出なかったことが，今日ではデータで支持される理論や方法になった．

　音声–言語病理学と聴能学を学んだ数世代の学生が，以前の版のこのテキストを使用して，発話の解剖学，生理学の基礎を学んだ．なかには，自分自身の研究者としての出発点として，このテキストを使った者もおり，そしてすべての学生は，このテキストの各章を熟読した後に，話し言葉と聴覚メカニズムがどのようにして作動するのかについて，自分自身で概念化できてきた．

　最初，大部分の学生は，このテキストの分量に気が重くなる．このテキストを使う多くの人々にとって，解剖学は一種の外国語であるが，解剖学を完全に理解するためには，まず最初に学ばなければならない言語である．外国語と同様，いったん基本的な言語を習得できたならば，より完全な理解をするのは比較的容易である．

　このテキストを使った学生は，学期末までにおどろくべき変化に気づくだろう．それは，「解剖学と生理学を勉強したくなる」感覚と両教科を特別に理解できるようになっていることである．

　ちょうど今，この分野に足を踏み入れたあなたにとって，病的なプロセスの勉強に先行して話し言葉と聴覚の正常な生成プロセスについて知ることが，この職の信念であることを理解することはよいことである．正常機能について理解することが病的機能を認識する前に先立っているのだということを理解することは，科学的な考え方の唯一の信念であるが，私たちの職業はこの信念に確実に立脚している．話し言葉の科学は，話し言葉と聴覚機構が「正常な状態」で作動することに焦点をあてている．

　臨床家として，あなたの望みは，どんな運動がどのように調整されれば，正確に発話が可能になるのかを知ることであろう．その結果，患者/クライアントの音声言語が，あなたが予想したのと異なる場合，その人がどのようにして正常範囲から逸脱した音をつくっていたかについて知ることができる．人の話し言葉でみられる協調運動の相違についての知識は，正常から逸脱した音声言語を修正するための基本である．話し言葉にかかわる筋系が，いかにして作動しているかについての勉強は，あなたが言語聴覚士として成功するうえで不可欠である．

　このテキストは，異常を理解するための基礎をあなたに提供する．このテキストは，音声言語臨床に利用でき，同等にあなたの理解を助ける情報源である．あなたは，忍耐強さがなくてはならない，十分に資料を学ぶ必要がある．

　あなたは，卒前過程の初めにこのテキストを使い，特定の病的音声言語障害について学ぶ卒後過程で再びこのテキストを使用するだろう．あなたが最終的にプロフェッショナルとしての言語聴覚士になったあと，再び何度も何度も参考書としてこの本を使用するだろう．プロフェッショナルの音声言語病理学者として，私は，このテキストのカバーがちぎれ，ページの角が折れ曲がるまで，この自分自身が作ったテキストを使用した．

　以前に出版した3版すべてが，私の職業人としての経歴の向上によく貢献してくれた．私たち職の臨床領域をみると，音声言語病理学者と聴覚科学者が，現在では，集中治療室，放射線検査室，呼吸管理

部，脳神経科，耳鼻咽喉科にみられるまで拡がった．どんどんと重度化する患者さんとともに歩むようになっているが，それは，この領域が音声言語生理学についての知識に依存しているからである．話し言葉の解剖学と生理学を，詳細に理解し，知識を統合することが必須である．私たちの患者さんの生命は，私たちの理解と知識に依存している．あなたが学習を終了し，この分野の専門家になるとき，あなたは，他職の専門家が信頼する「音声言語生理学の専門家」にもなる．

　本書で学習している間に，音声言語を作り出す機構を頭の中に構築できるようになる．これまで，あなたは，より良い総合的な学習を経験できていなかったかもしれない．「解剖学からの言語学」を学び，可能な限り多くのことを学んでほしい．

Patricia K. Monoson
Associate Dean and Professor of Speech Pathology
College of Health Related Professions University of Arkansas

まえがき

　このような教科書を書くことに関連して生じる問題の1つは，その書物の内容の範囲と深さをどうするかである．何を入れるか，どの内容に重みをかけるのがよいのか．また別の問題は，学生がある限られた学期内にどの程度を吸収することができるのかという問題に加えて，ある学期だけに使われるのか，それとも通年で使われるのかということを考えなければならない．コミュニケーションは信じられないほど複雑な過程であり，それを完全には理解することは決してできない．私たちは複雑な構造と機能をもつ人間であり，それらがまったく完全であるならば，スピーチと聴覚メカニズムの構造と機能もまた，当然，複雑でなければならない．現在の典型的なカリキュラムでは，スピーチと聴覚にかかわる解剖学と生理学は前期に，音響学と神経学が後期に組まれるか，あるいはこれらが若干組合わされて講義が行われる．

　ポイントは，ここにある：

　たいていの場合，講義の導入段階は，学生がこれから受ける音声言語学と聴覚学へのたった1回で唯一の経験である．話し言葉，言語，聴覚のリハビリテーションに関心をもつ私たち個人個人は，関係する解剖学的構造を視覚化し，それらの正常な機能を理解し，それがどのようになると逆の状況で機能してしまうのかを仮定することが可能にならなければならない．このテキストで，私はこれらの構造の基礎を形成する総合的かつ詳細な情報を記述するように試みた．しかし，いったんそれらをあなたが自分自身で獲得したならば，獲得するまでに覚えたことなどの詳細を持ち続けることに心を配る必要はない．

　同時に，私は，あなたの学術的な専門職としての生活においても使用できる参考書としての役割も本書が担えるように試みた．そのため，多くの引用文献についての深く掘り込んだ説明，胎生学と循環に関する章も加えた．必要に応じて，役立つ可能性がある短い臨床ノートと補足的な注意も付け加えた．テキストの終わりに胎生学の章を加えたことに疑問をもたれるかも知れない．なぜ，テキストの終わりに？　そして何がテキストの初めに起こるのか？　学生がテキストの資料に直面したとき，構造や用語に慣れ親しんでいて，把握するのが比較的簡単な主題は，胚発生である．だからそのように配列した．

　標本資料の作成にあたって，その作業だけでなく熱意においても素晴らしいパートナーである研究室の学生たちの世話になった．かれらの存在は，単調で孤独な研究室での作業を輝かせてくれた．特に，本書，第4版の標本資料作成のために協力してくれた私の研究室パートナーにお世話になった．私が特別教育プログラムセンターの一部担当者としてメンフィス州立大学のゲストとして不在であった間，Becky Taylor と Fang Ling Lu の両君は私に寄り添って作業をしてくれた．

　テネシー大学の健康科学センター，解剖学講座の Dan Beasley 博士と Leonard Murrell 博士には，彼らの解剖学研究施設を開放し，われわれを歓迎してくれたことに心から感謝する．解剖学講座の Timothy Jones 君は実に有能でよく支援してくれた．私がこの版を作成していたとき，イリノイ大学の Elaine Paden 博士は，新旧の原稿を査読してくれ，何度も貴重な支援をいただいた．第3版の出版以来，この版は劇的に変化した．

　Allyn and Bacon 社の Stephen Dragin 氏には，Marjorie Payne, Marbern House からの支援の協力を得た．Champaign, Illinois の Omegatype Typography 社の Yoram Mizrahi 氏には，原稿を作成することをお願いした．すべてが，心地よい経験であった．

　何度も，私の妻，Eileen には感謝の気持ちを述べたい．原稿作成にあたっての貴重な役割，彼女の専門職としての意見と助言，彼女の激励，その他実に多くのことに，感謝したい．彼女の名前は私の名前とともに表紙にみられるが，彼女は公然と私と並んで名前があるのを躊躇している．

W. R. Z.

目 次

監訳者の序 ··· v
序 ··· vi
まえがき ··· viii

第1章　導入とオリエンテーション Introduction and Orientation　　1

■ 導入 Introduction　2
    解剖学の定義　3
    解剖学的多様性　3
    生理学の定義　4

■ 解剖学的命名法 Anatomical nomenclature　4
    解剖学的体位　5
    一般的解剖学用語　5
    基準平面　7

■ 細胞 Cells　8

■ 基本的組織 Elementary tissues　9
    上皮組織　9
      固有上皮組織　10
      内皮組織　10
      中皮組織　11
    結合組織　11
      疎性結合組織　11
      緻密結合組織　12
      特殊結合組織　13

    筋組織　19
      横紋筋　19
      平滑筋　20
      心筋　21
      筋収縮　21
      筋肉の構造　25
      筋付着　26
      筋活動　27
      筋肉の命名　29
    神経組織　29
      運動単位　29
      脈管組織　31

■ 臓器・器官 Organ　31

■ 系 Systems　31

■ 発話 Speech production　32
    総合的アプローチの必要性　32
    音声生成　34

■ 文献　34

第2章　呼吸 Breathing　　37

■ 導入 Introduction　38
    呼吸の定義　38
    呼吸の物理学　38

■ 気道 Respiratory passage　39
    気管　40
    気管支　41
      細気管支　42
      肺胞　42

    肺　42
      肺胞特性　43
      肺の概要　44
      胸膜　45
      肺伸展力に対する成長の影響　47

■ 呼吸機構の枠組み The framework for the breathing mechanism　48
    脊柱　48
      脊柱の解剖　48

　　　　脊柱の関節　48
　　　　脊柱のタイプ　49
　　　　脊柱彎曲の発達　52
　　　胸骨　54
　　　肋骨　54
　　　　胸郭　54
　　　　肋骨の解剖　56
　　　　肋骨関節　56
　　　　呼吸時の肋骨運動　56
　　　腰帯　57
　　　胸帯　58

呼吸メカニズムを担当する筋 The musculature of the breathing mechanism　59

　　　導入　59
　　　胸部の筋　60
　　　　横隔膜　60
　　　　肋間筋　63
　　　　胸横筋　64
　　　　肋骨挙筋　64
　　　　後鋸筋　64
　　　胸部筋の活動　65
　　　　横隔膜の活動　65
　　　　内肋間筋の活動　66
　　　　胸部の他の筋の役割　68
　　　頸部の筋とその活動　69
　　　　胸鎖乳突筋（胸乳突筋）　69
　　　　斜角筋（椎側筋）　69
　　　胴の筋系　70
　　　　上肢と背中の筋　71
　　　　深部の背部筋肉　72
　　　　胸壁と肩の筋群　72
　　　腹部筋系とその役割　74
　　　　導入　74
　　　　前側腹筋　75
　　　　後側腹筋　79

呼吸力学 The mechanics of breathing　80

　　　導入　80
　　　肺気量分画の計測　81
　　　肺気量　82
　　　　1回換気量（TV）　82
　　　　予備吸気量（IRV）　83
　　　　予備呼気量（ERV）　83
　　　　残気量（RV）　83
　　　肺気（容）量　83
　　　　最大吸気量（IC）　83
　　　　肺活量（VC）　83
　　　　機能的残気量（FRC）　84
　　　　全肺気量（TLC）　84
　　　肺気量と肺容量の意義　84
　　　　体位の影響　84
　　　　残気量の役割　84
　　　　肺活量に影響を及ぼす因子　85
　　　空気交換率　86
　　　機能単位の概念　87
　　　胸腔での圧力の関係　88
　　　肺胞内圧の調節　89
　　　　強制呼気　89
　　　　弛緩圧　90
　　　　圧-容積図　91
　　　気流抵抗の効果　93
　　　　気道抵抗　93
　　　　電気的近似　94
　　　発話中の圧と気流の調節　95
　　　　一定レベルでの声門下圧の維持　95
　　　　Checking action（制御活動）　96
　　　　発話に必要な肺気量　98
　　　発話のための胸壁解剖　98
　　　呼吸型の多様性　99
　　　呼吸サイクルの説明　100

文献　101

第3章　発声 Phonation　105

導入 Introduction　106
　　　喉頭の生物学的機能　106
　　　喉頭の非生物学的機能　107
　　　音声生成機構　107

喉頭の支持構造 The supportive framework of the larynx　107
　　　舌骨　107
　　　舌骨筋群　108
　　　舌骨の解剖学　108

変異についての注意　109

■喉頭軟骨の骨組 The cartilaginous framework of the larynx　109

　甲状軟骨　109
　輪状軟骨　110
　披裂軟骨　111
　小角軟骨　112
　喉頭蓋　112
　　解　剖　112
　　機　能　114
　楔状軟骨　115
　喉頭の関節　115
　　輪状披裂関節　115
　　輪状甲状関節　118

■喉頭の膜と靱帯 Membranes and ligaments of the larynx　119

　外喉頭膜　119
　　舌骨甲状膜・靱帯　119
　　舌骨喉頭蓋靱帯　119
　　輪状気管膜　119
　内喉頭膜・靱帯　119
　　弾性円錐（輪状声帯膜）　120
　　四角膜　120
　喉頭の粘膜　121

■喉頭内部 The interior of the larynx　122

　喉頭腔　122
　声門上腔領域　122
　　喉頭室　123
　　喉頭室ヒダ　123
　声門下腔領域　124
　声　帯　124
　声　門　124

■喉頭筋 The muscles of the larynx　126

　外喉頭筋　127
　　胸骨甲状筋　127
　　甲状舌骨筋　127
　　下咽頭収縮筋　128
　舌骨上筋群（喉頭挙上筋）　128
　　顎二腹筋　128
　　茎突舌骨筋　129
　　顎舌骨筋　129
　　オトガイ舌骨筋　129

　　舌骨舌筋　129
　　オトガイ舌筋　130
　舌骨下筋群（喉頭下制筋）　131
　　胸骨舌骨筋　131
　　肩甲舌骨筋　131
　内喉頭筋　132
　　導　入　132
　　甲状披裂筋（内転筋,張筋,ときには弛緩筋）　133
　　上甲状披裂筋（弛緩筋）　137
　　後輪状披裂筋（外転筋）　138
　　外側輪状披裂筋（内転筋-弛緩筋）　138
　　披裂（披裂軟骨間）筋（内転筋）　139
　　輪状甲状筋（張筋）　140
　甲状腺　141

■喉頭生理の研究法 Methods of investigation of laryngeal physiology　142

　喉頭鏡検査の発達　143
　現代の評価方法　144
　　内視鏡検査　144
　　高速度映画撮影法　145
　　グロトグラフィ（電気的グロトグラフィ）　146
　　透過光型光伝導検査　146
　　X　線　147
　補助的な診断法および研究法　148
　　筋電図　148
　　気流量と声門下圧の数値　149

■喉頭の生理学と発音の機構 Laryngeal physiology and the mechanics of phonation　150

　導　入　150
　発声開始　150
　　前発声相　150
　　起声相　152
　振動サイクルの特徴　155
　　声帯面積　155
　　開放と速さの指数　155
　　声帯ヒダの振動モード　157
　ピッチ変化の機構　158
　　導　入　158
　　ピッチを上昇させるメカニズム　159
　　ピッチを下降させるメカニズム　164
　　外喉頭筋とピッチ変化メカニズム　165
　声の強さを調節するメカニズム　166
　　声帯ヒダの運動と強さの変化　166

声門下圧と声の強さ　167
声門抵抗，気流，声の強さ　167
声の強さの変化を担当する筋系　168
ピッチと声の強さの関係　168
声門上下圧差　169
声門上下圧差に対する構音の影響　170
声門上下圧差の意義　170
checking action と気流抵抗　171
声区　171
声域と声帯ヒダの振動モード　171
声区基準　172
ピッチ範囲の限界　172
ファルセット　173
喉頭の笛　174
グロッタルフライ（パルス・レジスター）　175
ビブラート　175
声品質（意味論のメリーゴーランド）　177

音声生成の特異的パラメータ　178
ささやき声　183
喉頭の年齢と性差　184
幼児の喉頭　184
喉頭の降下　184
若者の喉頭　184
声帯ヒダ（真声帯）　185
喉頭軟骨角　186
喉頭の加齢　188
音声生成の理論　189
喉頭モデルと声道モデル　190
導入　190
1自由度モデル　191
2自由度モデル　191
16運動体モデル　192

■文献　194

第4章　構音 Articulation　205

■導入 Introduction　206

■頭蓋骨 The skull　206
全体像　206
顔面頭蓋骨　211
下顎　211
上顎　215
鼻骨　219
口蓋骨　219
涙骨　219
頬骨　219
下鼻甲介　219
鋤骨　220
頭蓋骨　221
篩骨　221
前頭骨　221
頭頂骨　223
後頭骨　225
側頭骨　226
蝶形骨　227
副鼻洞（副鼻腔）　230
導入　230
前頭洞　232
上顎洞　232
篩骨洞　232

蝶形骨洞　232
副鼻腔の機能　232
乳突蜂巣　232

■声道腔 The cavities of the vocal tract　233
導入　233
頬腔（口腔前庭）　233
口腔　233
口峡　233
咽頭腔　233
鼻咽頭　224
口咽頭　235
喉頭咽頭　235
鼻と鼻腔　235
鼻部の軟骨　235
鼻部の筋肉　236
鼻腔　236
鼻の機能　237

■構音に関する構造 The articulators and associated structures　238
口の機能　238
生物学的機能　238
非生物学的機能　238
多機能のピラミッド　239
口唇（口裂）　239

解　剖　239
　　機　能　239
　頬　239
　腺　240
　　頬部脂肪体（ビシャの脂肪床）　240
顔面と口腔の筋肉　241
　口輪筋　241
　横顔面筋　242
　口角にかかわる顔面筋　243
　垂直顔面筋　244
　平行な顔面筋群　244
　広頸筋—浅頸筋　244
　補助的な表情筋　245
歯　牙　245
　導　入　245
　歯牙の構造　246
　歯周靱帯　247
　歯の形態学　247
　歯牙の一生　249
　脱落性（一次）歯列弓（乳歯列弓）　251
　混合歯列　251
　永久歯列弓　253
　歯の障害にかかわる先天障害　254
　歯の空間関係　254
　咬　合　255
舌　257
　導　入　257
　舌の概要　258
　表面解剖　259
　浅層解剖　259
　深層解剖　259
　内舌筋　260
　外舌筋　262
　舌奇形　263
　構音器官としての舌　263
下　顎　265
　導　入　265
　顎関節　265
　下顎下制筋（下顎内筋）　266
　下顎挙上筋　267
　下顎運動　269
　顎関節の奇形　269
口　蓋　270
　硬口蓋　270
　口蓋（弓）　271
　軟口蓋（口蓋帆）　271

　扁桃腺　276
　　舌扁桃　276
　　アデノイド（咽頭扁桃）　276
　　口蓋扁桃　277
　　話し言葉との関連　278
　咽　頭　279
　　鼻咽頭　280
　　口咽頭　280
　　喉頭咽頭　280
　　咽頭の筋肉　280
　　脊柱に対する咽頭の関係　284
　口蓋帆咽頭閉鎖機構（鼻咽腔閉鎖機構）　284
　　発話での役割　284
　　X線映画法　284
　　筋電図学的研究　285
　　他の研究　285
　　パッサバント隆起　285
　　ハリントンの研究　286
　嚥　下　286
　　第1期（口腔期）　286
　　第2期（咽頭期）　286
　　最終段階（第3期　食道期）　287
　頭部の成長　287
　　研究方法　287
　　頭部X線規格写真研究　287
　　頭蓋骨の成長に対する影響　292
　　骨と軟骨の成長　292
　　幼児の頭蓋骨　293
　　頭蓋の成長　295
　　顔面頭蓋の成長　295
　頭蓋骨の性差　297

■**構音器官の音声言語機能への寄与**
Contributions of the articulators　297

　研究方法　297
　　挑　戦　297
　　空気力学的計測　297
　　筋電図　297
　　写真撮影法　298
　　X線　298
　　パラトグラフィー　299
　　構音追跡装置　299
　音声生成：レビュー　299
　共　鳴　300
　　固有振動数　300
　　強制振動　300

xiv　目次

　　　エネルギーの放射　300
　　　振動する空気柱の共鳴周波数　300
　　音声生成のソース・フィルタ理論　301
　　　音源特性　301
　　　声道の伝達関数　302
　　　声道—単調な構造の管　303
　　　フォルマント周波数（レゾナンス）　303
　　　声道の絞扼の効果　304
　　　放射抵抗　304
　　母音　306
　　　分類　306
　　　母音構音　307
　　子音　310
　　　母音と子音の比較　310
　　　子音の分類　310

　　　発話時の語環境の因子　314
　　　目標　314
　　　音声学と音素論　315
　　　分節の特徴　315
　　　超分節性要素　316
　　　移行　317
　　同化　317
　　発話でのフィードバックの役割　319
　　　聴覚フィードバック　319
　　　遅延性聴覚フィードバック　319
　　　運動フィードバック　319
　　代償運動の促進　320

■文献　320

第5章　神経系 The Nervous System　325

■導入 Introduction　326

■仕事の道具 Tools of the trade　326

■神経系の一般的構成 General organization of the nervous syatem　327

　　神経系の分類　327
　　ニューロン・神経・神経路　328
　　シナプス　328
　　中枢神経系　328
　　　脳　328
　　　脊髄　332
　　　髄膜　332
　　末梢神経系　332
　　　脊髄神経と脳神経　332
　　　自律神経系　333

■中枢神経系の機能解剖学 Functional anatomy of the central nervous system　334

　　髄膜　334
　　　硬膜　334
　　　クモ膜　335
　　　軟膜　335
　　脳　336
　　　終脳（前脳）　336
　　　間脳　350
　　　中脳　353

　　　菱脳　354
　　脊髄　363
　　　外見的特徴　363
　　　内部構造　364
　　　脊髄の損傷　366
　　大脳皮質（外套）　367
　　　皮質のマッピング　368
　　　半球優位性　371
　　　大脳皮質損傷　373
　　網様体　373

■末梢神経系の機能的解剖 Functional anatomy of the peripheral nervous system　374

　　脳神経　374
　　　第Ⅰ脳神経（嗅神経）　375
　　　第Ⅱ脳神経（視神経）　376
　　　第Ⅲ脳神経（動眼神経）　377
　　　第Ⅳ脳神経（滑車神経）　377
　　　第Ⅴ脳神経（三叉神経）　377
　　　第Ⅵ脳神経（外転神経）　379
　　　第Ⅶ脳神経（顔面神経）　379
　　　第Ⅷ脳神経（前庭蝸牛神経）　380
　　　第Ⅸ脳神経（舌咽神経）　381
　　　第Ⅹ脳神経（迷走神経）　381
　　　第Ⅺ脳神経（副神経あるいは脊髄副神経）　382
　　　第Ⅻ脳神経（舌下神経）　382
　　脊髄神経　383
　　自律神経系　384

交感神経系あるいは胸腰系　385
　　　副交感神経系あるいは頭蓋仙骨系　387

■ニューロンの構造的・機能的側面
　The structural and functional aspects of neurons　388

　ニューロンの構造　388
　　細胞質の構造　388
　　ニューロンの派生　389
　　軸索と樹状突起　389
　神経膠（支持）細胞　390
　　膠細胞の成長　390
　　神経膠細胞と神経突起　390
　神経組織の結合組織外皮　391
　末梢神経線維の変性と再生　392
　ニューロンの興奮と伝導　392
　　荷電粒子と静止膜電位　392
　　ナトリウム-カリウムポンプ　394
　　活動電位　395
　神経シナプス　398
　　神経伝達物質　399
　　加重　400
　神経筋シナプス（または接合部）　400
　受容器　401
　　受容器のタイプ　401
　　受容器電位　402
　　形と機能　402
　　特殊化した受容器　402
　　筋肉と腱の受容器　404
　伸張反射　407
　反射弓　407

■神経路 Neural pathways　408

　　疼痛と温度のための神経路　408
　　圧と接触のための経路　409
　　固有受容・微細な接触・振動のための経路　410
　　錐体路（皮質延髄路，随意運動性経路）　411
　　　皮質脊髄路　411
　　　皮質延髄路　412
　　錐体外路　412

■発話機構の神経支配 Nervous control of the speech mechanism　413

　呼吸　413
　　呼吸中枢　414
　　呼吸調節刺激　414
　　神経叢　415
　舌　415
　咀嚼筋　416
　咽頭　416
　軟口蓋　416
　喉頭　417

■内分泌系序論 An introduction to the endocrine system　417

　甲状腺　417
　副甲状腺　418
　副腎　418
　下垂体　419
　生殖腺　419
　膵臓　420
　胸腺　420

■文献　420

第6章　聴覚 Hearing　423

■音の性質 The nature of sound　424

　音波の特性　424
　振動　424
　　振動運動の測定可能な特性　424
　　単調和振動（単振動）　425
　音波　427
　　空気分子の圧縮と希薄化　427
　　音波の位相関係　428
　　振動のタイプ　428

　　波長，周波数，速度　429
　　音波のエネルギー　430
　　空気中の音波　430
　　球状の放射と平面波　431
　　反射　431
　　回折　433
　　干渉　434
　　複合音　437
　共鳴とフィルタ　441
　　共鳴体の同調　442

xvi 目次

　　受動フィルタ　442
　　増幅器（アンプ）　442
　　デシベル　443
　　　比率尺度と間隔尺度　443
　　　対数尺度あるいは指数尺度　443
　　　ベル（Bel）　444
　　　標準的な基準値　444
　　　デシベルで表した音圧レベル　444

■耳 The ear　445

　　導　入　445
　　外　耳　446
　　　耳　介　446
　　　外耳道　447
　　　外耳道の音響特性　448
　　　外耳の共鳴効果　448
　　中　耳　449
　　　鼓　膜　449
　　　鼓室（中耳腔）　451
　　　耳管（エウスターキオ管）　454
　　　耳小骨　457
　　　鼓室筋　463
　　　防御機構としてのアブミ骨の動き　466
　　　中耳の変換運動　467
　　内　耳　473
　　　骨迷路　473
　　　膜迷路　475
　　　ラセン器（コルチ器）　480

■内耳の機能 The function of the inner ear　485

　　導　入　485
　　聴覚説　486
　　　導　入　486
　　　共鳴説　486
　　　非周波数分析説（電話説）　488
　　　定常波説　488
　　　圧力パターン説　489
　　　進行波説　489
　　　周波数分析説　490
　　　ベケシーの進行波説　490
　　　分析説　495
　　有毛細胞の興奮　496
　　　ずれ運動　496
　　　不動線毛の変形　497
　　蝸牛の電気生理学　498
　　　膜理論　498
　　　電位　498
　　　蝸牛での変換　503
　　蝸牛の神経分布　507
　　　求心性神経分布　508
　　　遠心性神経分布　510
　　　自律神経分布　511
　　　要　約　511
　　　遠心性システムの役割　511
　　　聴覚上行路　512
　　骨　導　514
　　　頭蓋の変位　514
　　　耳小骨連鎖の慣性による遅れ　515
　　　閉鎖効果　515

■文　献　516

第7章　スピーチと聴覚メカニズムの胎生学 Embryology of the Speech and Hearing Mechanism　521

■初期の胚発生 Early embryonic development　522

　　細胞分裂　522
　　有糸分裂の細胞分裂　522
　　　間　期　522
　　　前　期　522
　　　中　期　522
　　　後　期　522
　　　終　期　522
　　配偶子形成　523
　　減数分裂　523

　　受　精　523
　　卵黄嚢の発生　524
　　羊膜腔の発生　524
　　母体／胎児間の交通の確立　525
　　　絨　毛　525
　　　体　柄　525
　　原始線条（原条）と脊索　526
　　神経管の発生　526
　　体節の形成　526
　　　椎　板　527
　　　筋　節　527
　　　皮　節　528

目次 xvii

胚の屈曲　529

■話し言葉と聴覚のための器官構造の発生 Development of the structures for speech and hearing　529

顔面領野と口蓋の初期の発生　529
　3つの原始的な層組織の誘導物　529
　原始口腔の発生　530
　鰓弓とその誘導体　530
顔面領域の発生　532
　第3-4週　532
　第5週（原始領域）　532
　第6週　533
　第7週　533
一次口蓋と二次口蓋の発生　534
　一次口蓋　534
　下顎弓の変化　534
　顔面の時間差成長　534
　二次口蓋　535
　口蓋の発生のまとめ　535
舌の発生　537
呼吸器系の発生　538
　喉頭　539
　肺　539
外耳（と舌骨）の発生　540
　鰓弓の軟骨　540
　外耳　540
歯の発生　540
　発生順序　540
　発生初期　540
　帽状期　541
　鐘状期　541
　歯胚　541
　エナメル質の成熟　541
　象牙質の形成　542

■神経系の発生 Development of the nervous system　542

発生初期　542
　神経褶の融合　542
　神経管の誘導構造　544
　原始髄質上皮細胞　544
原始髄質細胞の分化　544
　分化の種類　544
神経単位　544
神経管の分化　545
神経堤の分化　545
　ミエリン形成性細胞　545
神経管の帯域（層）　546
　縦溝と中隔の発生　546
　体性，内臓柱の形成　546
脊髄神経の発生　546
脊髄の発生　547
　ベルの法則　547
　神経分節　547
原始脳胞　547
　屈曲段階　547
　菱脳　584
　中脳　551
　前脳　551

■内耳の発生 Development of the inner ear　554

初期の内耳の発生　554
膜迷路の発生　556
骨迷路の発生　556

■文献　556

第8章　循環 Circulation　559

■導入 Introduction　560

■循環系 The circulatory system　560

心循環器系　560
リンパ系　560
循環体液　560
　血液　560
　組織液とリンパ　560

■心循環系の一般の特徴 General features of the cardiovascular system　561

肺循環　561
体循環　561
　体動脈　561
　体静脈　565

心臓　566

■スピーチと聴覚機構のための血液供給
Blood supply for the speech and hearing mechanism　566

喉頭　566
顔面　566
舌　566
口蓋扁桃　567
中枢神経系　567

脳　567
脊髄　568
頭蓋静脈洞　569
耳　571
外耳　571
外耳道と鼓室と鼓膜　571
迷路骨包　572
あとがき　572

■文献　572

用語集 ……………………………………………………………………………… 573
人名索引 …………………………………………………………………………… 588
和文索引 …………………………………………………………………………… 592
欧文索引 …………………………………………………………………………… 617

第 1 章

導入とオリエンテーション
Introduction and Orientation

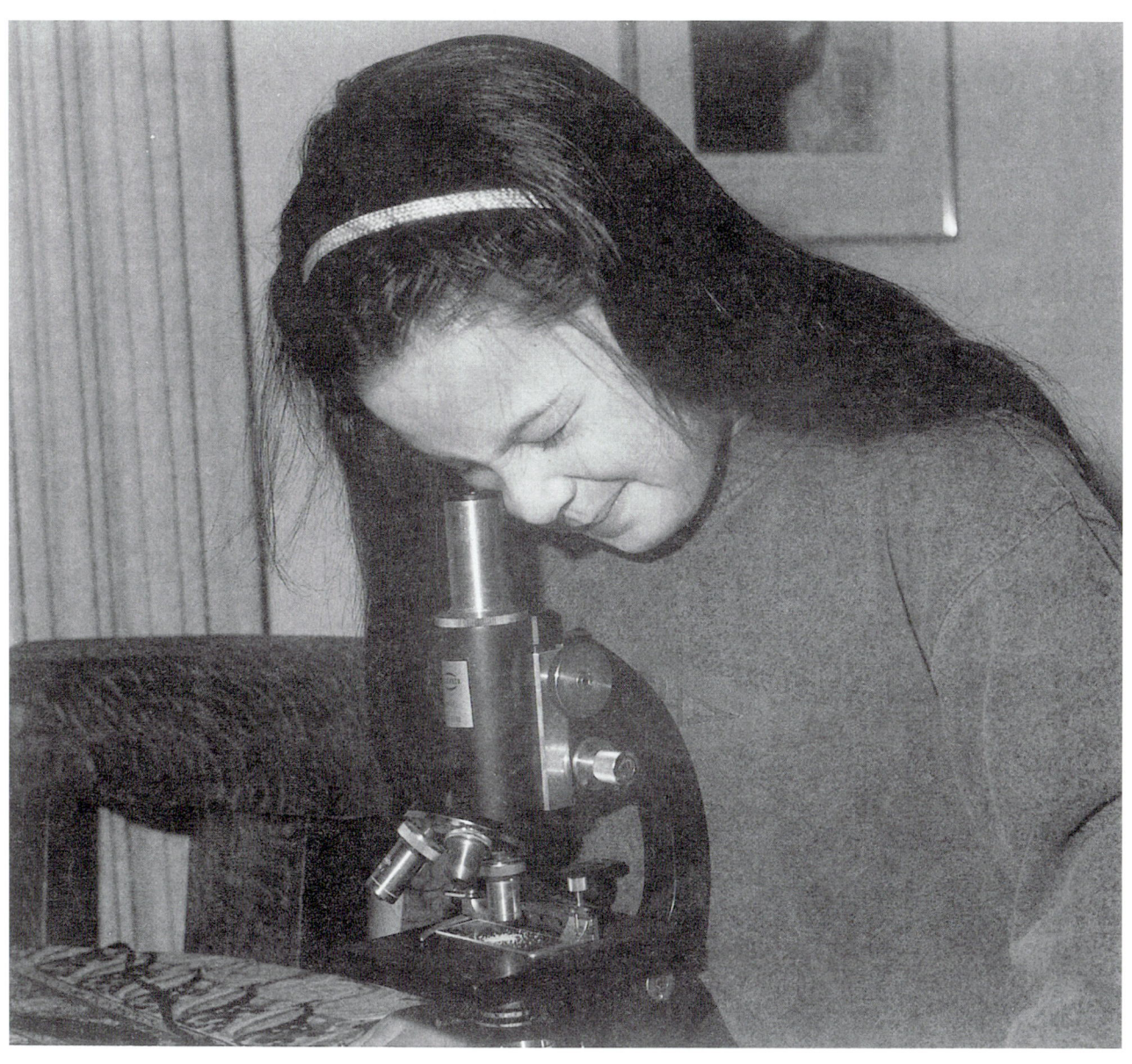

導入
Introduction

今のところ，人間は系統的発生の階段の最上位を占めている．
私たちは，

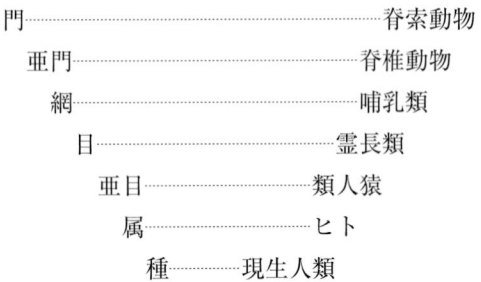

門	脊索動物
亜門	脊椎動物
網	哺乳類
目	霊長類
亜目	類人猿
属	ヒト
種	現生人類

である．

生物学者または動物学者にとっては，門，網，目，属，種という単語は，すべて厳密な意味をもっている．しかしながら，もしも初めてこれらの語に遭遇した人では，これらの単語は難解な専門用語以外の何ものでもないと思うだろう．しかし，専門語は最高に重要なものである．とくに，新しいテーマについて学ぶことや学術的な修練を受けるためには，新しい有用な語彙を学ぶことが必要である．

human beings あるいは *Homo sapiens* を上記したように分類すると，私たちが動物ではあるが，植物ではないことがわかる．私たちは，中空の神経系と脊柱をもつ．加えて，私たちは毛をもち，私たちの子供に授乳する．私たちは最も発達した哺乳類であり，形態において人間であり，そしてきわめて賢い．

ヒト（すべての人類に言及して）の辞書の上での定義は，以下のとおりである．「過去から現在まで存在した他の動物と異なり，とくに並外れた精神発達の上で，既知の動物のなかで最も高度に発達したタイプの動物である」．この定義を言い換えると，「私たちだけが，私たちが他のすべての動物より優れていると自分に言い聞かせることが可能なほどまでに発達した唯一の動物である」ということになる．

次のページからは，通常のスピーチと聴覚機能を説明するために，解剖学的，生理学的，神経学的立場から，人間に固有のスピーチと聴覚機能のメカニズムを示す．この章の目的は，解剖学と生理学を定義し，読者を解剖学や生理学で用いられる術語に慣れ親めるようにすることである．

解剖学と生理学は非常に古い科学である．それらの言葉はしばしばラテン語やギリシャ語にルーツをもっている．そのようなルーツの例としては，port（港）がある．port から，私たちは輸送 transport，輸出 export，輸入 import などの言葉を得た．そのような語根と母音が連結することで，ある**語形**が作られる．例えば，thermo, micro, speedo である．これから読み進んでいく間に，私は出てきたさまざまな語の由来について述べる．おそらく，君たちは，すでに，頻繁に使われている多くの解剖学用語に通じているだろうし，科学的な言葉も非科学的な言葉としても共通して使われる語源にも精通していると思う．例えば，「動脈 artery」は，心臓から離れて身体のあらゆる部分に血液を運搬する血管を意味する．「のど笛 windpipe」の解剖学用語は，「気管 trachea」である．これは，「ザラザラした動脈 rough artery」を意味している．なぜ？

解剖学と生理学に興味をもつ人なら誰でも，医学辞典が快適で有能な仲間であることを知っている；学生にとっても，新しく出てきた用語の意味を理解するには，この教科書の最後につけた用語集 glossary や辞書に目を向けることは，非常に助けになることである．

解剖学は記述科学である．そして，器官や構造に与えられた名称の多くは記述的である．例は，耳小骨 auditory ossicles の名前である．小骨 ossicle は小さい骨を意味している用語である．しかし，それは通常中耳の小さい骨（ツチ骨 malleus, キヌタ骨 incus, アブミ骨 stapes）にだけ用いられている．ツチ骨 malleus がマレット（槌）に似ており，キヌタ骨は「槌（つち）」に打たれる「砧（きぬた）」に似ており，アブミ骨は乗馬用のサドルの「あぶみ」に似ていることで，そのような名称が与えられている．単語アブミ骨 stapes は，「あぶみ stirrup」のラテン語である．

多くの構造は，その発見者かその研究者の名前がついている．Eustachian tube（欧氏管，耳管）は，16世紀の医師 Bartolomeo Eustachio によって記述され，ファロピウス管 Fallopian tube は，16 世紀の内科医 Fallopius of Modena により，喉頭のモルガーニ室 laryngeal ventricle of Morgagni は，17世紀の解剖学者 Giovanni Batista Morgagni によって記述された．どの器官であっても意味のある術語が，個人名に基づく用語の代わりに使われるようにと，解剖学者や他の科学者たちは，**名祖**を放棄するための多大な努力を行っている．

今日，欧氏管 Eustachian tube は耳管とよばれ，より多くの詳細な情報を伝える用語となっている．そして，このことは考え方の変化にもつながっている．解剖学者にとって，術語 Poupart's ligament プパール靱帯は，意味がないが，「鼠径靱帯（L. inguinalis, groin）」には意味がある．記述的用語は役立つ．あなたが解剖学に精通している場合，あなたは胸鎖乳突筋が胸骨と鎖骨に起こり，それが側頭骨の乳様突起に停止すると直ちにわかる．筋は，しばしば付着する部位の名をとって名づけられる．しかし多くは，特定の図形の特徴をとって名づけられる．換言すると，それらの形態学的特徴によっている．部分的には，身体の部位の名をとって名づけられる筋もある．私は，この章の後半で，筋肉の呼称に関する一般的な原理のいくつかを精細に解説する．

解剖学の定義

解剖学は，生物体の構造とそれらの付随構造の関係についての研究である．語源は「anatomy」解剖学が「dissection」解剖（通常人間の死体の）を意味することにある．単語「cadaver 死体」は，古代のラテン語「caro data vermibus（文字上は「虫に与えられる肉」の意味）」の頭文字（c, a, da, ver）を取った単語である[1]．

すなわち，死体解剖は，生きている人の解剖構造についての直接の知識を学生に与えるための唯一最終的方法である．しかし，解剖は，患者の同意と専門家の指導を必要とする非常に時間のかかる過程である．そこで，私たちは先人の経験に深く依存することになる[2]．

現代の解剖学には，非常に古典的な解剖技術によって得られた大まかな記述よりはるかに多くのことが要求されるようになってきている．興味の対象は，ガレノス Galen，ベサリウス Vesalius，ダヴィンチ da Vinci のときよりもかなり広がり，そして技術も同様に変化した．筋電図；明視野をもつ偏光電子顕微鏡；組織培養；ラジオアイソトープの使用；データのコンピュータ分析は，今日，解剖学者と生理学者のための仕事の道具の1つである．近年，コンピュータ断層撮影（CT スキャンまたは CAT スキャン：X 線体軸断層写真），ポジトロン放射型断層撮影（PET），単一光子放射型断層撮影法（SPECT），磁気共鳴映像法（MRI）のような神経科学的診断技術が，伝統的解剖学研究を補完するようになってきている（Kuehn, et al., 1989；Love and Webb, 1992；Perrier, et al., 1992；Moore, 1992）．多くの専門分野が，解剖学の領域から派生した．

一部の専門領域を以下に示す．

1. **記述**解剖学あるいは**系統**解剖学 **descriptive** or **systemic** anatomy．この領域では，身体は多くの系から成ると考えられており，個々の系は固有の機能単位を示すかなり均一な組織から成っていると考えている．
2. **局所**解剖学 **regional** or **topographical** anatomy．主に体のさまざまな部分の構造上の関係を扱う．頭頸部解剖学，四肢解剖学などがある．
3. **応用**あるいは**実地**解剖学 **applied** or **practical** anatomy．手術のような特定の専門分野に応用するための解剖学．
4. **顕微**解剖学 **microscopic** anatomy．これは，顕微鏡を通じて表される解剖構造の詳細に関係した解剖学．この解剖学には細胞学や組織学も含まれる．それは組織の顕微鏡構造の研究である．
5. **発生**解剖学 **developmental** anatomy．単一細胞から出生までの生物体の成長に特化した解剖学．
6. **老人**解剖学 **geriatric** anatomy．高齢者（長く生きている人）の形態生理学を研究する比較的近代の分野．
7. **人類学的**解剖学 **anthropological** anatomy．民族の解剖学的特徴やさまざまな人種の自然史を扱う．
8. **美術**解剖学 **artistic** anatomy．芸術的表現の目的のために，生きた身体の外部形態を研究する解剖学．
9. **比較**解剖学 **comparative** anatomy．名前が連想させるように，すべての生物体の構造を比較する学問である．

解剖学的多様性

実質的に，ヒトの構造，機能性，感受性，体積などの特異的なすべての因子は，過去から現在まで数本の連続

---

[1] 一連の文字行や一節が，いくつかの単語や文節の，最初，最後，あるいは特定の文字から作られる．他の例として，SCUBA（self-contained underwater breathing apparatus 自給水中呼吸装置）がある．

[2] 死についての研究，死亡統計学 necrology には欠点もある．DiDio（1970）は述べる．「死は，本来は変化する状態のものである；加えて，固定液と死体防腐保護剤は，大なり小なり，臓器の正常像を変化させる．さらに，生物体がその生涯の間に有した疾患は，しばしば別の変異をもたらしており，いわゆる正常パターンを確定する前には，疾患や変異について知り，適切に評価することが必要である．」

する線上に並べることができる（その線の両端については，統計上の解釈が必要ではある）．

君たちは，遺伝子の特徴が代々引き続いて伝達されることを知っている．そして，君たちは，形態学的特徴の大部分が遺伝の産物であるという事実をも容易に受け入れることができる．これらの証拠は，眼の色，皮膚の色調，多分気質などにもみられる．しかしながら，私たちは，これらの特徴が，私たちの深層構造にも伝わっているという事実を見落しがちである．私たちはすべて異なっているが，自分が異なっていないと思っていることでも異なっており，また将来も決して知ることのないようなところで異なっている．

より近似していると見えるほど，種間での多様性が大きくなることを知るであろう．その結果，実に大きな形態上の多様性が存在し，それは驚くべきことではない．一般に，ある解剖構造が多様性をもつと，私たちは機能上に変異が生じやすいと予測できる．しかし，構造と機能が多様性をもつ場合，それが変異であり異常運動であるとする基準は非常に困難な問題となる．

Woodburne（1973）は，彼の読者に変異の問題に対する警告を発している――「標準的である regularity」ということは，一般に「正常である normality」と同等視されている．しかし，後者の言葉は，実際自分が支持していないような「正当性」の響きも含んでいる傾向がある．さらに悪いことに，「正常でない abnormal」という用語は「奇形 deformity」の含みもあり，形態と配置における相違という単純な事実を正確には述べていない．これらの用語とそれらの一般的な意味は，解剖的変異性を考慮する際には避けられるべきである．

生理学の定義

生物学 biology は，一般に生命と生きている生物体の現象を扱う科学である．生物学の幅広い分野のなかで，多くの専門分野が確立されてきた．その1つは**生理学 physiology** として知られ，生きている生物体やその一部の機能に対応する科学として定義され，形態や構造を扱う**形態学 morphology** と区別される．解剖学と同様，生理学にも多くの専門領域があり，その一部を記す．

1. **動物生理学 animal physiology**．生きている動物の機能全体を扱う．さらなる専門領域が動物生理学のなかにあり，例えば哺乳動物生理学 mammalian physiology や人間生理学 hominal physiology などがある．
2. **応用生理学 applied physiology**．知見を医学や工学の問題に適用する生理学．生理学的知識を騒音公害と関連づける聴覚生理学は，その一例である．
3. **細胞生理学 cellular physiology**．個々の細胞や細胞の小集団の生命過程について研究する分野．細胞再生と神経インパルス伝導の研究がその例である．
4. **実験生理学 experimental physiology**．動物やヒトの被験者を対象として研究室環境で実験が行われる．
5. **病理生理学 pathologic or morbid physiology**．疾病過程によって変異した機能の研究．
6. **一般生理学 general physiology**．生命と機能の一般的な法則についての科学である．
7. **特殊生理学 special physiology**．特定の器官の生理学：心臓学や内分泌学．
8. **植物生理学 vegetable physiology**．植物の生理学である．

解剖学的命名法
Anatomical nomenclature

解剖学と生理学には，他の科学と同様，自身の言語があるが，それらはまったく排他的であるというものではない．nomenclature（**命名法**）という単語は，ラテン語の nomen（名前）に起源があり，それの複数形 nomina と calare（よぶ call）とから構成されている．nomenclature は，用語法，用語の組織化と分類法の意味もある．

解剖学的命名法の正式なシステムの創設者は，Sylvius（16世紀の解剖学者）であるといわれている．彼は，Andreas Vesalius（1514～1564）の師であり，多くの人たちが，解剖学の創設者としている．彼の記念碑的な De Humani Corpus Fabrica（1543年発行）からのイラストを，この教科書の表紙と裏表紙の内側に示した．

Vesalius の時代から19世紀末まで，構造を示す解剖学用語はさまざまに増殖し，約5,000の構造に50,000の用語が適用されるようになった．

明らかに何かがなされなければならなかった．そして，1895年に，解剖学者たちによる一連の国際会議がバーゼル（スイス）で開始され，同一の解剖学的命名法を採用しようとした．

それは，**Basel Nomina Anatomica**（**バーゼル解剖学命名法**）またはBNAとして知られている．BNAは

すべての用語をラテン語にした．当時ラテン語は，ほとんど世界共通語であった．しかしながら，そのシステムは世界的には承認されず，多くの変法が生まれた．

1935年，ドイツ人はBNAを改変し，JNA（イェナ解剖学命名法 Jena Nomina Anatomica）をつくった．英国人もBNAを改変し，それらの改変はBR（英国改変判）として知られた．

新しい International Anatomical Nomenclature Committee（IANC）が1950年につくられた．その信条の1つが，以下のように述べてある．

国際交流のための国際会議と科学出版物に用いるには，用語はラテン語でなければならない；ただし各用語は，それぞれの国や地方での会議，学術雑誌，教育目的のためには，等しい意味をもつそれぞれの地方の用語に翻訳されてもよいとしている．

私たちは，この原理を利用することができる，the Basel Nomina Anatomica を自由に英語化してこの本では利用する．しかし，どの部分であろうとも，その用語についての説明は，本文か用語集のどちらかで行った．

このテキストで使用される多くの用語は，解剖学的体位とよばれる標準化された参考姿勢に身体を置いた状態を前提に使う．

解剖学的体位　Anatomical position

解剖学的体位が，記述するときの参考として使われる．これは図1-1で示すような姿勢である．すなわち，生体が垂直方向に立ち，顔を観察者に向け，目を正面に，手の掌と足の指の先端を前方に向け，腕を体の側面につけた姿勢である．この姿勢をとろうとすると誰でもいくらか不自然であるとわかる．にもかかわらず，たとえ被験者が，顔面を下に（うつ伏せ）しても，顔面を上に（仰向け）しても，あるいは他のいかなる姿勢にしても，この体位が基本的な参考体位とされる．解剖学的体位に関して，ときに頭部は**フランクフルト平面 Frankfort plane**にあると記述されることがある．この平面は，**眼窩**の下縁と**外耳道 external auditory meatus**（耳への小孔）の上縁とを結ぶ平面である．

正立位の人間での特定の用語が，四つんばいになって歩く下等動物や水中生物でまったく歩行しない動物にも使用されるために混乱が生じる．ヒトは垂直に立つので，図1-2で示すように腹側と前面は同じことである．とこ

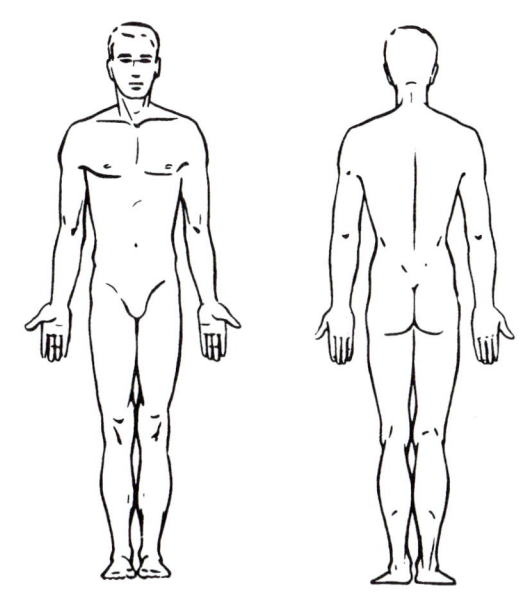

図1-1
解剖学での位置．生きている身体，垂直に立ち，観察者に顔を向け，目は前方に，腕は手掌と足の指の先端を前方に向けている．

ろが，ウマでは腹側と前面はまったく異なる意味である．同様の問題が，発育中の胚の説明にも起こる．成長する胚は，子宮腔という物理的制限に従わなければならないので，**屈曲 flexion** とよばれる過程によって，胚は発生の初期段階で自身の上で屈曲する．「前」anterior と「後」posterior，「上」superior と「下」inferior は，扱いにくいため，「**腹側**」ventral「**背側**」dorsal，「**吻側**」rostral「**尾側**」caudal が一般に使われる（図1-3）．

一般的解剖学用語

位置や解剖学的な面（面を示すものは何でも）を示すための一般的な用語がいくつかあり，次に列記する．すべての用語を対照的な一組として示し，用語のなかには言い換えできるものがある．

1. **腹側 ventral**．背骨から離れているか，または体の正面に向かう．
2. **背側**[3] **dorsal**．背骨の方に向かう，または体の前面

---

[3] 手や前腕では，手掌側 palmar や volar が腹側 ventral や前部 anterior に代用して用いられる．一方，背側 dorsal は手の背中を指す．足の底は足底 plantar といわれ，背側は足の上部すなわち足底の反対側を指す．

6　第1章　導入とオリエンテーション

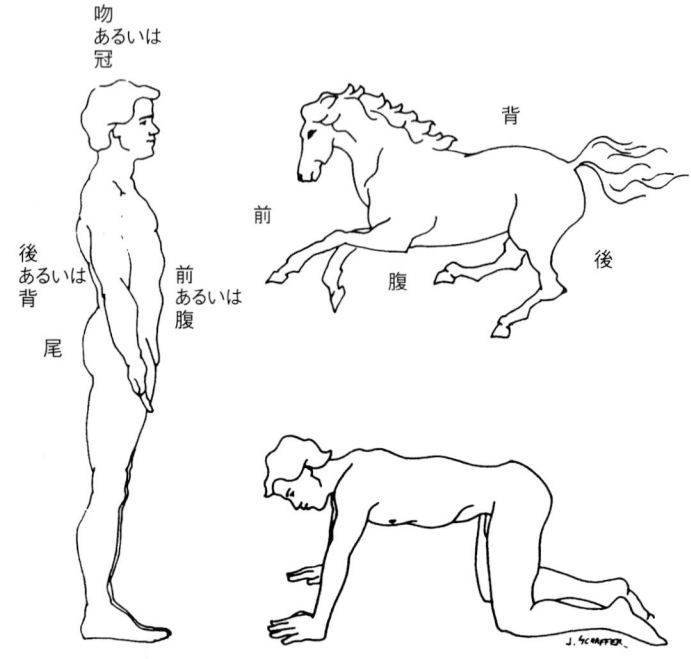

図 1-2
方向の用語．正立しているヒトでは，吻側 rostral と頭蓋側 cranial，後側 posterior と背側 dorsal，前方 anterior と腹側 ventral は置換えられて使われる．四つんばいになっている動物では，これらの用語は，特定の意味をもつ．

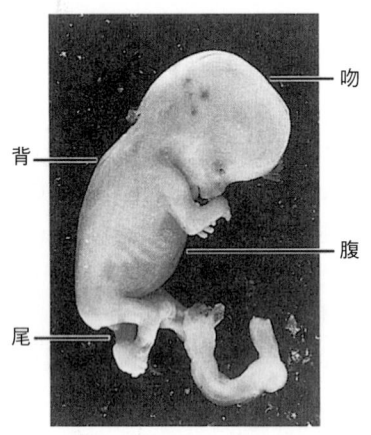

図 1-3
ヒトの胚．吻側−尾側 rostral-caudal や腹側−背側 ventral-dorsal は，通常，方向の用語として使われる．

から離れる．

3. **前方 anterior**．体の正面の方へ，または後部から離れる．この用語は，通常，切り離された四肢や頭部に関して使われるが，ときどき「腹側」で言い換えられて使われる．

4. **後方 posterior**．後側へ，または正面から離れる．この用語も，切り離された四肢や頭部に関して使われるが，ときどき「背側」で言い換えられて使われる．

5. **浅在性 superficial**．表面の方へ．「上 superior」とは別．

6. **深在性 deep**．表面から離れ，「下 inferior」とは別．

7. **上方 superior**．上．「浅在性」とは別．

8. **下方 inferior**．下．「深在性」とは別．

9. **頭蓋側 crania**．頭部の方へ．「吻側 rostal」がときどき使われる．

10. **尾側 caudal**．尾部の方へ，頭部から離れる．この用語の使用は，通常体幹に制限される．

11. **外方 external**．外面の方に．この用語は，体腔や体壁を記載するのに頻繁に用いられるが，ときに浅在性 superficial で言い換えられる．

12. **内方 internal**．内面の方へ．この用語も，体腔または体壁を記載するのに用いられるが，ときに深在性 deep で言い換えられる．

13. **内側 medial**．中心軸または正中の方に．

14. **外側 lateral**．中心軸または正中から離れて．

15. **近位 proximal**．身体の方へ，または切り離された四肢では根元に近い方に．

16. **遠位 distal**．身体から離れる，または切り離された四肢では根元から遠い方に．

17. **中心 central**．中心に関係すること，または中心に位置している．

18. **末梢 peropheral**．外側表面または部分の方へ．

基準平面 Planes of reference

3つの基準平面が解剖学で使われる．それは，**矢状面**，**前頭面**，**水平面**である．身体を左右半分ずつに分ける垂直面または断面は**矢状面** sagittal plane とよばれている．その理由は，幼児の頭蓋骨で容易にみられる矢状縫合と一致するためである（図1-4）．この平面は，内側矢状または正中矢状平面ともよばれ，それに平行な正中から離れた平面が矢状面とよばれる．

正中矢状面と直角に交差し，前額と平行な垂直面は，**前頭面** frontal/coronal plane とよばれて，それに平行なすべての平面も，前頭面，前額面とよばれている．それは，前額あるいは冠状縫合に平行であるためである（図1-4）．前額面，冠状面は，身体を前後に分ける．前額面（冠状）と矢状面は垂直方向であり，「縦方向」と同様である．基準平面としてこれらの後者の用語を使ううえでは注意が必要である．

解剖学的体位をとる身体では，身体を上下に分ける平面は**水平面**とよばれている．身体を上下半分に分ける水平面は，中横平面 midtransverse plane とよばれている．

これらの基準平面（図1-5）は，個々の臓器について説明するときにも使用される：個々の臓器への使用には，全体としての身体の状態に制限されない．解剖学的体位，基準平面，一般用語のいくつかについて，図1-6に図示した．構造と機能の基本単位は細胞であり，ほとんどすべての動物組織の形成において，この基本的構築用ブロックに言及することなく人体の説明はほとんどできない．

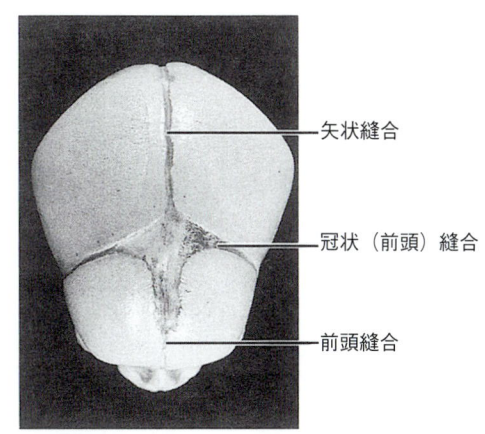

図1-4
上方から見た乳児頭蓋骨．矢状縫合 sagittal suture，冠状縫合 coronal suture，前頭縫合 metopic suture が見える．前頭縫合は，成体頭蓋骨でしばしば消失する．

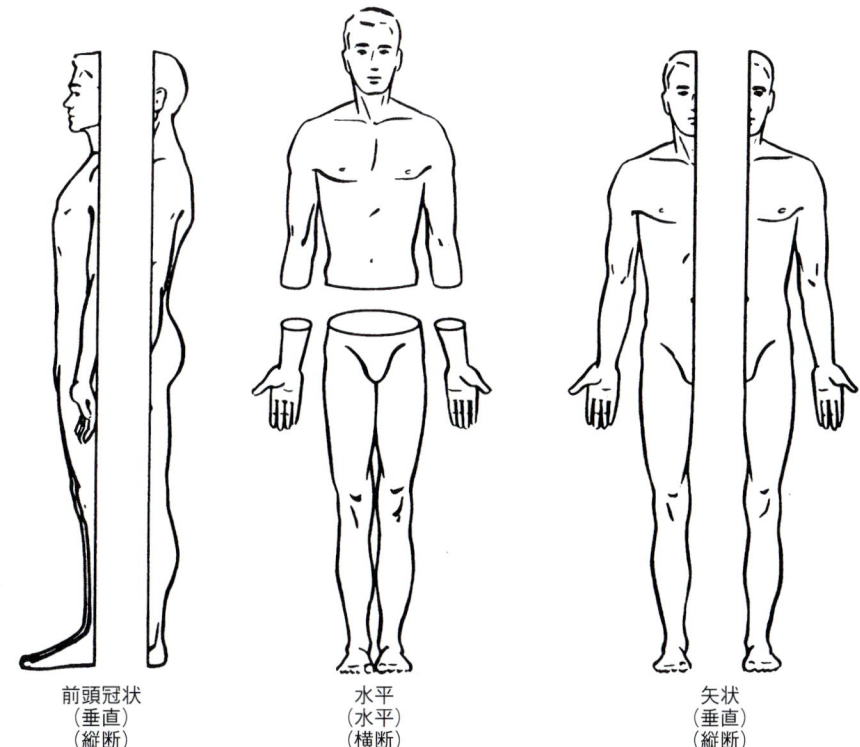

図1-5
基準平面．前頭冠状面 frontal-coronal plane および矢状面 sagittal plane は垂直な縦断面であり，水平面 transverse plane は水平な横断面であり，縦断面と直角をなす．

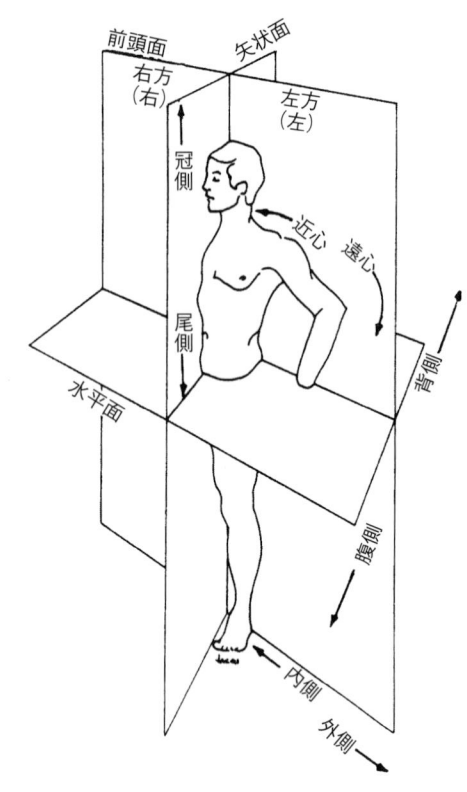

図 1-6
基準平面と一般的用語.

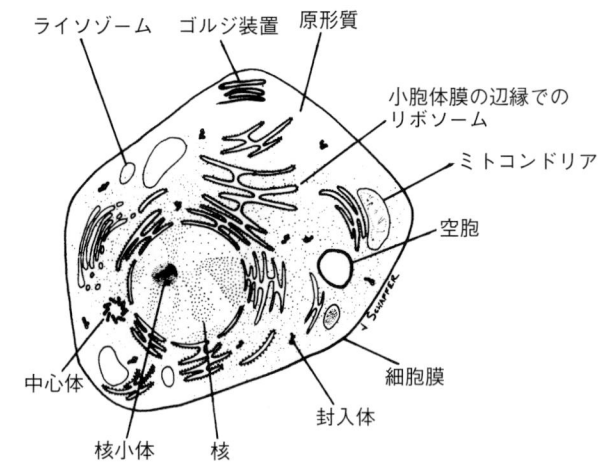

図 1-7
核,原形質,細胞の各成分.

細 胞
Cells

細胞 cells は,高度に組織化された**原形質**であり,私たちが生命とよぶようになった特有の性質を所有する.以下の判定基準が,生命体の分類を決定する:

1. **被刺激性** irritability. 環境変化に刺激されたり影響されたりすることを反応する能力.
2. **成長** growth.
3. **自発運動**または組織体内部から生じる運動.
4. **代謝** metabolism. 食物と酸素を用いて,組織を修復し,熱とエネルギーを発生する.
5. **再生** reproduction. 新しい原形質を生産する能力.

細胞は,異常に小さく,ミクロン単位で測定される.1ミクロンは,1,000分の1mm,10^{-3}mm である.単細胞が肉眼で見えるためには直径約100ミクロンは必要である.赤血球は,直径約7～8ミクロンである.

約100兆の細胞が人体にはある.それらが個々の人間の基本単位であるため,人の寿命は限られている.神経系のような細胞のなかには,そのホストである生物体の生涯を通じて生存できるものもあれば,血球のように約4カ月の寿命しかもたないものもある.皮膚の外層を構成するような他の細胞では,死滅して,新しい細胞と入れ替わるという過程を連続的に行うものもある.

溶液中に置かれた単一の細胞は球面形状となり,あたかも細胞が球状であるかのようにしばしば示される.しかしながら,生きた組織では,細胞は近隣の細胞からの力にさらされているので,それらは多様な形態と構成をとる可能性がある.細胞の概略図を**図 1-7**に示す.

すべての生きている細胞を構成する基本的な実質は,**原形質** protoplasm とよばれている;それは,2つの主成分,**核** nucleus と核を包む**細胞質** cytoplasm に分けられる.

核は,通常,楕円体かわずかに引き伸ばされた形で,おおまかに細胞の形状にしたがっている.それは,核膜によって包まれ,**小胞体**(内部原形質網状構造)endoplasmic reticulum により,細胞膜と連続する.核の基質には,主に**デオキシリボ核酸** deoxyribonucleic acid すなわち DNA から成る**染色質** chromatin の沈殿物がある.それは,細胞分裂の間,**染色体** chromosome の形成に関与して,遺伝子の特徴を伝達する責任を負う.核は,**核小体** nucleolus を含み,さらに核小体は**リボソーム** ribosome を含む.それらは,細胞によってタンパク質を生合成するために必要である.

従来からの明視野での顕微鏡下では，生きている細胞の**細胞質**はかなり均一にみえる．それは，約70～85％の水と約20％のタンパク質の実質から成る．細胞質は，外細胞質膜 outer plasma membrane とよばれている半透膜によって囲まれる．それは，細胞と周囲との間での特定の分子とイオンの交換を制御する．

多くの明確な構造が，細胞質実質内に見つかる．それらのうちの1つは**中心体** centrosome である．通常，核に近いところに見つかる．それは，有糸分裂（無性）による細胞分裂に伴う．細胞質のもう1つの細胞器官は，**ミトコンドリア糸粒体** mitochondrion である．これらの構造の機能は複雑であるが，述べるのはまったく簡単である．すなわち，**アデノシン三リン酸** adenosine triphosphate（ATP）形成時のエネルギーを供給することである．筋収縮過程についての簡単な研究で使われる物質である．

前記した小胞体は，細胞質の基質を形成する．その基質の一部は，別の細胞器官であるゴルジ装置 Golgi apparatus を構成する．その機能は，分泌物質の一時的な貯蔵庫の役割であると考えられている．それは，分泌細胞において非常に顕著である．小胞体は，細胞内での輸送ネットワークも形成するようである．

細胞質内の他の細胞器官としては，脂質（脂肪）滴 lipid (fat) droplet，空胞 vacuole，グリコーゲン分子 glycogen particle，結晶封入体 crystalline inclusion body，リソソーム lysosome（細胞を消化する器官）と特定の不活性物質がある．

成人身体の約56％は液体であり，そのほとんどは水である．体液のいくらかは細胞の中にあって，**細胞内液** intracellular fluid として知られている．細胞外の空間と細胞間の空間の液体は，**細胞外液** extracellular fluid とよばれている．それらには，生命を維持し機能するために，細胞が要求するイオンと栄養分が含まれる．これらの液体は，全身を恒常的に循環している．実質的に，身体のすべての細胞は高度に専門化された特性をもつにもかかわらず，本質的には同じ「内部環境」で生きている．

一団の細胞と細胞間物質が，統合された機能を発揮するように結合されると，私たちが一般に組織 tissue とよぶ構造ができる．今日，「組織 tissue」は，構造と機能の点で類似の細胞のコロニーを意味する．

基本的組織
Elementary tissues

高精度の光学顕微鏡が開発されるずっと前でも，解剖学者は身体組織には複数の種類があることを確信していた．今日では，わずかに5種類の基本的組織があることはおおむね受け入れられている．それらは，**上皮組織** epithelial tissue，**結合組織** connective tissue，**筋組織** muscular tissue，**神経組織** nervous tissue，**脈管組織** vascular tissue である．人体は，単にこれらの5つのタイプだけから成り立つ．

組織は，その特徴のみならず，細胞間物質の有無に基づいても分類される．また細胞形状によっても分類される．ここに，DiDio（1970）によって用いられた案がある．

A. 細胞間物質のない組織－上皮 epithelium
B. 細胞間物質をもつ組織
　1. 半流動体－結合組織 connective tissue
　2. 固体
　　a. 軟骨 cartilage
　　b. 骨 bone
　3. 液体
　　a. 血液 blood
　　b. リンパ lymph
C. 細長い細胞をもつ組織
　1. 部分的に細長くなった組織－神経組織 nervous tissue
　2. 全体として細長くなった組織－筋肉組織 muscular tissue

上皮組織 Epithelial tissue

上皮組織は，モザイク状に配置され，身体の外面を覆うシート状の組織を形成し，管腔や外部に通じている通路の内面を覆い，ほぼ例外なく体内の空洞の裏打ちをする．上皮組織は，それらと緊密に接合した細胞によって形成され，ごくわずかな細胞間物質しかもっていない．上皮組織は，自由表面をもっており，**基底組織** basement tissue の上に存在する；すなわち，それは結合組織の層にのっている．その部位に依存して，上皮組織は，さまざまな機能的要求にさらされている．体表面では，乾燥と摩擦にさらされている．しかしながら，体腔内では，ほとんど摩擦にさらされず，上皮は液体のフィルムに覆

われ，滑らかな滑面を形成する．推測できるように，機能上の要求と上皮細胞の形の間には関係がある．実際，細胞がとる形態で，その細胞機能に関しての手がかりが得られる．すなわち，それは保護的か，分泌的か，知覚的か，腺性であるか，吸収性であるかの手がかりである．上皮組織は，主に存在する位置を基準として，3つのグループに分類される．それは，**固有上皮組織** epithelial tissue proper，**内皮組織** endothelial tissue，**中皮組織** mesothelial tissue である．

固有上皮組織 Epithelial tissue proper

この組織は，**表皮** epidermis（皮膚の外層）と**内部の粘膜** internal membrane を作る．これらは，皮膚，例えば消化，呼吸，排尿，生殖にかかわる経路や管の裏打ちをする粘膜などの皮膚に連続する．上皮細胞の形状は多様であり，平坦な舗道状（**扁平** squamous 上皮）から，杆状（**円柱** columnar）細胞まである．中間の形としては，**立方体** cuboidal がある．円柱細胞が小さな曲率半径の彎曲面の裏打ちをするとき，それは**円錐状** pyramidal にみえる．

加えて，上皮組織は，単一の細胞層（**単層** simple）か複数の細胞層（**重層** stratified）のどちらかから成る．上皮細胞のなかには，受容器のための感覚細胞としての役を担うために特化したものがある．眼と耳がそうである．これらの細胞は，通常円柱状で，しばしば，それらの自由表面には多数の小さい毛のような**睫毛** cilia が特徴的に存在する．上皮組織の例を図1-8に示す．

単層円柱上皮のバリエーションのなかで重要なものは，**杯状細胞** goblet cell の形でみられる．この杯状細胞は，腸や呼吸路でみられ，ムチンを分泌する粘液腺の単層細胞である．

内皮組織 Endothelial tissue

この組織は，ほぼ独占的に血管壁とリンパ管壁の内側のライニングに限定的に存在し，内部上皮組織とは異なり，まったく表皮との連続性をもたない．内皮組織は，かなり平坦な細胞の単一層から成る（**単層扁平** simple squamous 上皮）ので，その表面は滑らかで，血管内で，血球が崩壊することによる凝血の可能性を減弱する．

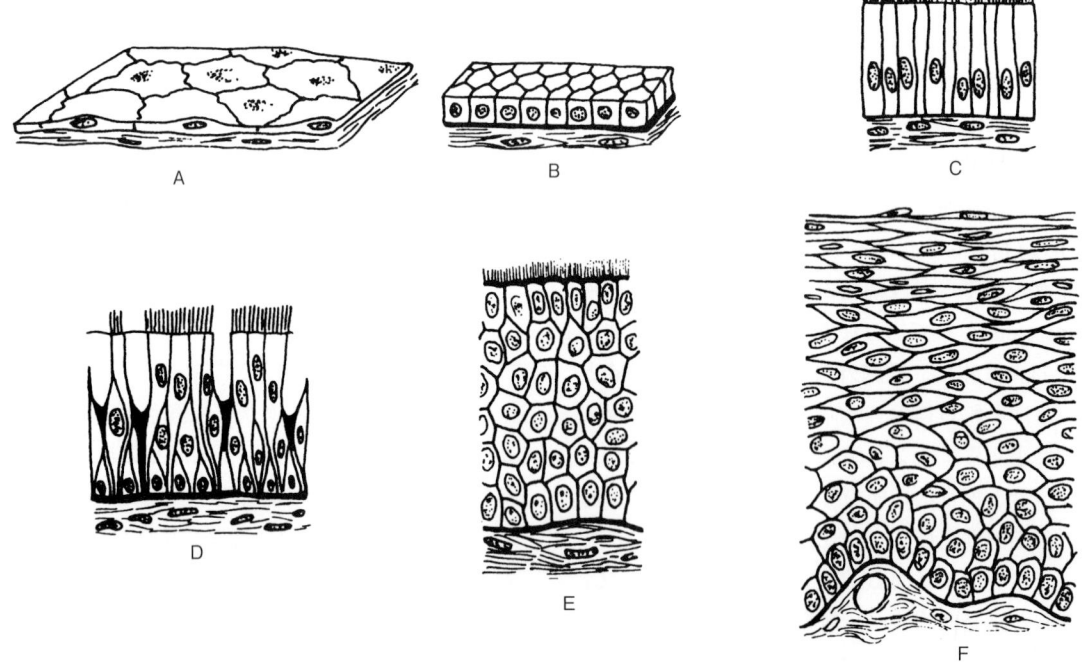

図1-8
上皮組織の例．上皮細胞の形は，平坦な物差しのようなものから杆状の円柱細胞まで多様である．(A) 単層扁平上皮 simple squamous，(B) 立方上皮 cuboidal，(C) 単層線毛円柱上皮 simple ciliated columnar，(D) 多列線毛上皮 pseudostratified ciliated，(E) 重層線毛上皮 ciliated stratified columnar，(F) 重層扁平上皮 stratified squamous.

中皮組織 Mesothelial tissue

これは，原体腔の裏打ちをする上皮組織の特殊な形状である．そのような空洞がヒトには4つある：腹部に位置する**腹膜腔 peritoneal cavity**；肺を収納する2つの**胸膜腔 pleural cavity**；心臓を収納する**心膜腔（心嚢） pericardial cavity**．中皮はしばしば**漿膜 serous membrane**と称される．漿膜は，自由表面が内皮と同様の単層の平坦な細胞によって覆われる1枚の輪紋状組織（疎性結合組織）から成る．漿膜の自由表面は，非常に滑らかで滑りやすい．体腔には3つの漿膜があり，それらが裏打ちする腔にちなんで，**腹膜 peritoneal membrane**，**胸膜 pleural membrane**，**心膜 pericardial membrane**とよばれている．原体腔を**図1-9**に図示する．

結合組織 Connective tissue

結合組織は，器官同士を連結や結合し，身体を支え，身体の状態を維持する組織といわれている．結合組織は，上皮とは対照的に，比較的少ない細胞とそれに反比例して大量の細胞間物質を有し，多様なタイプの線維，基質，組織液から成る．結合組織の非細胞性構成要素は，集合的に**基質 matrix**とよばれている．興味深いことに，これらの結合組織の下位分類（細分類）は，結合組織の中の細胞の特徴に基づくのではなく，生命体ではない細胞間物質に基づいて行われる．例えば，輪紋状（網状）組織は，柔らかい細胞間物質に特徴があり，軟骨中の細胞間物質は頑丈で，いくぶん弾性を有する．骨の細胞間物質は，無機塩類の沈殿物から成っており，硬くて柔軟性がない．

一般的に，結合組織は，疎性，緻密，特殊の3つのタイプに分けられる．**疎性結合組織 loose connective tissue**は，小さな**間隙 areolar**と**脂肪組織 adipose tissue**を有しており，散在する線維に特徴があり，一方，**緻密性結合組織 dense connective tissue**は多くの緻密に詰め込まれた線維に特徴がある．その例としては，**腱 tendon**，**靱帯 ligament**，**骨膜 fascia**，**網様（網状）組織 reticular tissue**がある．固い細胞間物質を有する特殊な結合組織は，多様なタイプの**軟骨 cartilage**と**骨 bone**にみられる．

疎性結合組織 Loose connective tissue

疎性結合組織は，全身を通じて広範囲に分布する．その主要な機能は，身体の各部を結びつけることである．同時に，構造間のかなりの運動を可能にしている．

輪紋状疎性結合組織 Areolar tissue　輪紋状疎性結合組織は，たいへん疎な組織で，細胞が不規則な網状構造の中に存在する（**図1-10**）．それは，非常に原始的な組織の形状であって，かなり不規則な構造のために，単に「疎性結合組織」と称されることがある．輪紋状疎性結合組織は皮膚の真下で一般にみられる．実際，それは皮膚と粘膜にとっての「ベッド」のようなものであり，全身のほぼ至る所で見つかる．この組織は他のタイプの組織と常に一緒になっているので，図示したり，別個に示すのが困難である．「輪紋状 areolar」は，空間を意味するラテン語から生じた．

脂肪組織 Adipose tissue　脂肪組織は，疎性結合組

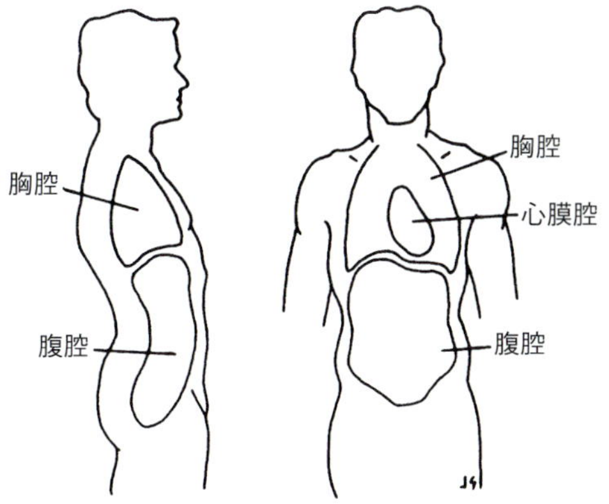

図1-9
3つの原体腔は，腹腔，胸腔，心膜腔である．

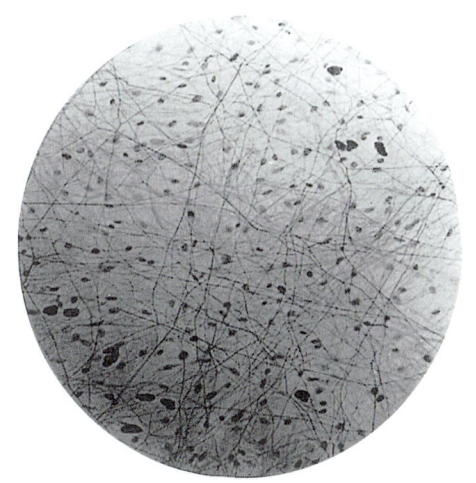

図1-10
輪紋状疎性結合組織の顕微鏡写真．

12　第1章　導入とオリエンテーション

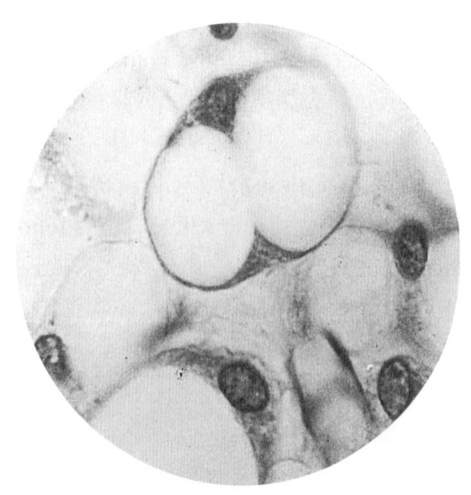

図1-11
脂肪組織の顕微鏡写真．

織に非常に似ているが，脂肪細胞を高濃度にもつ．皮膚の真下の**皮下筋膜 subcutaneous fascia** とよばれる組織の層でしばしばみられる．脂肪細胞は大きく，卵型または球状形態をもつ．細胞質は細胞の端に変位し，通常，核は細胞壁に押しつけられて平坦になっている．固定標本でみると，図1-11のように，脂肪細胞は認印付きの指輪の形をとる．

緻密結合組織 Dense connective tissue

緻密結合組織は，緊密に詰め込まれた大量の線維によって特徴づけられる．多くの緻密結合組織では**膠原線維 collagenous fiber** が主たるものである．水中で煮沸すると，それはゼラチンを産生する．他の緻密結合組織は，伸展された後に自分自身のもとの長さに戻ろうとする**弾性線維 elastic fiber** に特徴がある．**細網線維 reticular fiber** は，緻密結合組織にもある．

緻密結合組織が，白く強固な線維（**白色線維組織 white fibrous tissue**）や黄色で弾性を有する線維（**黄色弾力組織 yellow elastic tissue**）としてみえるのは，細胞間物質のせいである．緻密結合組織（線維性）は，**腱 tendon**，**腱膜 aponeuroses**，**靱帯 ligament**，**筋膜 fascia** を作る．

腱 Tendon

腱は，強靱で，弾性のない紐であり，稠密に詰め込まれた**平行な線維 parallel fiber** から成る．腱は，常に筋肉に伴っている．ほとんどの筋は，腱によって，頸部の顎二腹筋や肩甲舌骨筋のように，骨，軟骨，少数であるが筋同士に付着する．特定の部位，例えば前腹や側腹の腹壁上では，筋肉は**腱膜 aponeuroses** とよばれる非常に幅広い腱のシートになって付着する．定義上，それらは白色扁平の腱の伸張したものであり，主に筋の外皮（カバー）の役を担い，収縮時に運動する部分に筋を接続している．幅広い腱が腱膜と称される多くの例がある．

靱帯 Ligaments

靱帯も，高度に詰め込まれた平行線維に特徴がある．しかし，豊富な弾性線維ももっている．このことが，靱帯に特別な性質を与えている．それらは，とくに骨と骨，軟骨と骨，軟骨同士を接合するのにふさわしい．

「靱帯 ligament」は，全身解剖学で使われるように，2つの意味をもつ．そのことは，君たちは受け入れなければならない．「靱帯」は，骨に結合する組織の帯か，内臓を支える組織の帯かを意味する．関節にかかわる構造に用いられるとき，靱帯は強靱な線維性の紐もしくは布である．漿膜に用いられる（腹腔の腹膜靱帯の場合のように）と，靱帯はほとんど張力をもたない単純な1枚の上皮性の膜である．加えて，靱帯は，部位によって適切である場合には「**膜 membrane**」とよばれる．例えば，前腕の橈骨と尺骨は，前腕骨間膜（骨間靱帯）とよばれ極端に強靱で広がった靱帯によってお互いが結びついている．さらに事情を複雑にする例がある．鼠径部に位置する鼠径靱帯は，実は前外側腹部筋系の外部の層に伴う腱様構造である．これについてのより詳細なことは後述する．

筋膜 Fascia

解剖学で使われる「筋膜」は，腱，腱膜，靱帯として分類されない場合の緻密結合組織のすべてに適用される．それは，筋膜のなかで不規則に線維が配列されて，組織学的な意味では他の緻密線維組織と区別できる場合であってもである．

筋膜は，全体として，多様な厚みと密度をもっている．それは通常膜様のシートである．筋膜は，一般に筋肉に伴う．それらは，運動機能の機械的伝達装置として筋線維をまとめる役割を担う．**皮下筋膜 subcutaneous fascia** は，身体全体で皮膚とより深い位置にある器官との間に位置する連続した筋膜である．それは，実際には二層構造である．外側のものは一般に脂肪体を含み，その厚みは個人ごとにかなり多様である；**深部筋膜 deep fasciae** と**漿膜下筋膜 subserous fasciae** が区別できる．「筋膜」は，もっと厳密な意味でも使われ，腱，腱膜，靱帯ではない結合組織の局在性を示すときに使われる．にもかかわらず，解剖学的記述では無視する傾向

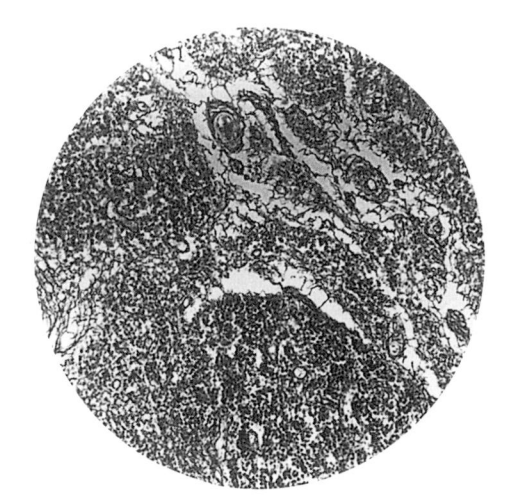

図 1-12
細網組織の顕微鏡写真.

があるのは，あまりに一般的な組織であるためである．多くの部位では薄手の網状構造にしかみえないが，その特徴が混乱を防いでいる．

網様組織 Reticular tissue　網様組織（図1-12）は，細胞の基質で，非常に繊細である．隣接する細胞の突起を接合するために全方向に伸びる突起を有している．そのフェルト様の性質にもかかわらず，それは緻密結合組織として分類される．原始的な組織のタイプで，しばしばリンパ節や肝臓などの器官実質 parenchyma の支持構造となる．その実質は，器官にとって必須の機能的要素である．

特殊結合組織 Special connective tissue

結合組織はいくつかの役割を果たす．細胞レベルでは防衛機能，細胞外での特性からは構造の構築を担う．特殊な結合組織である骨と軟骨の主要な役割は構造構築にある．

軟骨 Cartilage　軟骨は，他の結合組織のように，細胞，基質，細胞間線維から成る．軟骨細胞は，**軟骨芽細胞 chondroblast** とよばれ，基質内の**軟骨小腔 lacunae** とよばれる不定型の腔で見つかる．線維と基質の特性は，特殊な特徴を軟骨に与える．例えば，骨の関節面を覆う軟骨は，1cm² につき 20,000kg 以上の圧縮力に耐えることができる．驚くべきことに，その同じ軟骨は容易に裂くことができる．

発生の初期，軟骨は全身の骨格を作っている．成人において，軟骨は，喉頭，気管，気管支，耳の骨格構造を作る．

軟骨は成長でき，若者の「発達する骨格」を形成する．軟骨は柔軟であるので，軟骨芽細胞の増加によって成長する．その成長は介在性（細胞増殖による拡張的な成長）であるか，付加的（末梢での沈着か形成による成長）である．

その性質と線維性物質の相対的な密度に基づいて，軟骨は3つのタイプに細分される：**硝子 hyaline**，**弾性 elastic**，**線維 fibrous**.

[硝子軟骨 Hyaline cartilage]　硝子軟骨（図1-13）は，生体では青白色，半透明の物質としてみられ，硬い乳白色のガラスに似ている．関節面を覆い，下気道のフレームワークを作る．明らかに均一な細胞間物質は，膠原性線維を大量に含む．膠原性線維の配列の様子は，連続した弓が表面に向かって放射状に広がり，表面近くで水平に曲がり，その後に再び曲がり直角に戻ると記述できる．1848年にさかのぼる実験では，軟骨の関節面を丸いピンで突き通してから抜き去ると，縦の割線が残り，特徴的な一定の割線パターンになることが示された．その割線は，水平層での膠原性線維の主要な走行に従うことが示された．初期の研究者は，その割線の方向は，最も習慣的な運動の方向であることを示した．研究者のなかには，関節軟骨の膠原線維には特定の走行はないとするものもいる（McCall, 1968；Freeman, 1973）．基質は，軟骨小腔を直接囲む領域に集中し，細胞間にはほとんどない．

硝子軟骨への血液供給は比較的乏しく，栄養の大部分は拡散により提供される．乏しい栄養供給は，加齢に伴う劇的な変化の原因となる．高齢になると硝子軟骨は，その透明性を失って，黄色く曇ってみえる．加えて，**石灰化 calcification** または**骨化 ossification**（骨に変化する）も生じる．

関節面の軟骨を除いて，すべての軟骨は，軟骨膜とよばれる丈夫な線維膜によって取り囲まれる．筋または腱が軟骨に入り込む場合，**軟骨膜 perichondrium** によって結合が生じる．同様の線維膜は骨も囲んでおり，**骨膜 periosteum** とよぶ．

[弾性軟骨 Elastic cartilage]　基質のなかの大量の弾性線維のために，弾性軟骨はいくらか黄色で不透明にみえる．屈曲性と弾力性をもち，ほぼゴムのようである．硝子軟骨同様，基質は膠原性線維を含む．弾性軟骨は，耳，外耳道，喉頭蓋，耳管，喉頭のいくつかの軟骨にみられ

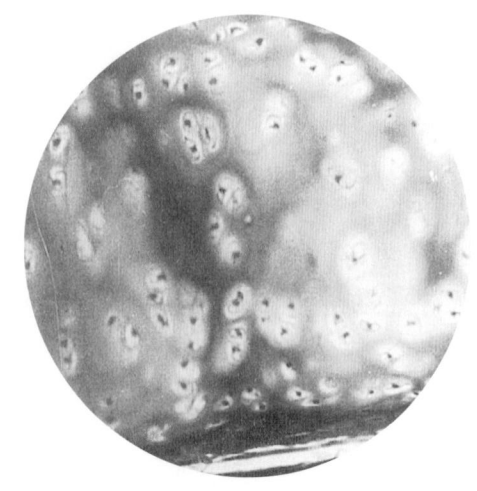 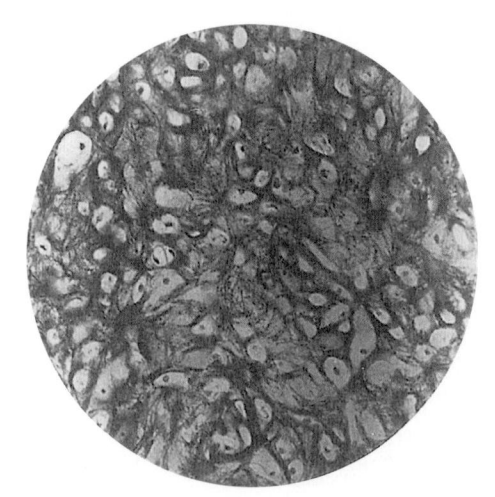

図 1-13
硝子軟骨と弾性軟骨.

る．弾性軟骨がみられる構造は，すべて音の生成や音の聴取に関係する．弾性軟骨の石灰化は，まず起こらない．弾性軟骨を図 1-13 に示す．

[線維軟骨 Fibrocartilage] 線維軟骨は，膠原性線維と軟骨細胞の緻密なネットワークに特徴がある．とくに細胞領域では，さまざまな量の硝子質の基質が，線維軟骨にはみられる．線維軟骨は身体の関節，とくに脊柱の椎間板にみられる．

骨 bone 骨は，もう1つの特殊な緻密結合組織であり，固い基質や細胞間物質に特徴がある．骨または**骨組織 osseous tissue** は，細胞（**骨芽細胞 osteoblast** と**破骨細胞 osteocyte**），膠原性線維，基質から成る．骨の剛性は，基質に沈着した大量の無機塩類によって発揮される．これらの塩類は，約85％がリン酸カルシウムで10％が炭酸カルシウム，微量のフッ化カルシウムとフッ化マグネシウムを有し，生体での骨重量の約3分の2を構成する．

骨では，軟骨同様に，細胞間物質が細胞よりも多く，骨の機械特性を決定しているのは細胞間物質である．生涯を通じて骨は相当な圧縮と破壊を受けるが，歩く，走る，跳ぶ，重い物を持ち上げるようなときにとくに著明である．骨の抗張力（伸展に対する抵抗力）は，新鮮なホワイトオーク材にたとえられ，圧縮力はコンクリート同様の抵抗力を有する．

[骨の分類] 大雑把に，2種類の骨，密度の高い**緻密骨 dense bone（compact bone）** とスポンジ状の**海綿骨 spongy bone（cancellous bone）** がある．しかしながら，細胞と細胞間物質の組織学的特徴は，緻密骨も海綿骨も同じである．それらは，多孔性と構造においてだけ異なっている．

緻密骨は，肉眼的には，いかなる特定の構造もなく，均一に白くみえる．一方，海綿骨は多孔性である．海綿骨は，細い骨棘あるいは**骨梁 trabeculae** で構成され，複雑な網状構造を形成している．骨小柱の配列は，個々の骨への機械的要求によって大きく影響される．緻密骨は，ほとんどの骨の外殻または**皮質**を作り，その内部は海綿骨から成る．通常，緻密骨と海綿骨の間の境界は不明瞭である；むしろ，これら2つの骨の間の移行は段階的である．図 1-14 で例示するように，長幹骨（大腿骨）の縦断面には，緻密骨と海綿骨が見える．互いに入り組んだ骨梁 trabeculae を図 1-15 に示す．

骨の主要な特徴は，その層状構造にある；すなわち，線維と基質が，薄い層すなわち**ラメラ lamellae 薄板層**になって並んでいる．緻密骨の横断面を顕微鏡で見ると，図 1-16 のように，そこには**ハーバース管 Haversian canal** とよばれる縦長の管が突き通っている．それらは，お互いに吻合し，精巧な管系を形成して，血管と神経を収容している．ハーバース管は，同心円になった薄板（木の年輪状）によって囲まれている．骨の細胞，すなわち骨芽細胞は，**薄板 lamellae** の間にある卵円形の**小腔 lacunae** の内側に存在する．小さな管（小管）が，小腔から伸びて，近隣の小腔の小管と交通する．

海綿骨の網目構造内のスペースは，骨髄（骨の軟組織） bone marrow に占められている．骨髄には2つのタイプがある：**赤色骨髄 red marrow** は，赤血球を生産し，**黄色骨髄 yellow marrow** は，純粋な脂肪組織である．

たいへん若い人では，赤色骨髄が優勢であるが，年齢が上がるにつれて，だんだんと赤色骨髄は黄色骨髄に変わり，老人では徐々に膠様髄に変わる．

関節面を除いて，すべての骨は，**骨膜 periosteum** とよばれる丈夫な線維膜によって覆われる．骨膜は密接に骨に付着し，どんな不整形をも取り囲むことができるにもかかわらず，剝離することができる．腱の付着部となる他に，より深層の骨膜には，新生骨の形成を支援し，骨形成後には骨折や疾患から修復するために新生骨を生成する**骨芽細胞 osteoblast**（骨形成原細胞）を含む．骨膜の浅層には，骨組織に栄養供給するための毛細管が緻

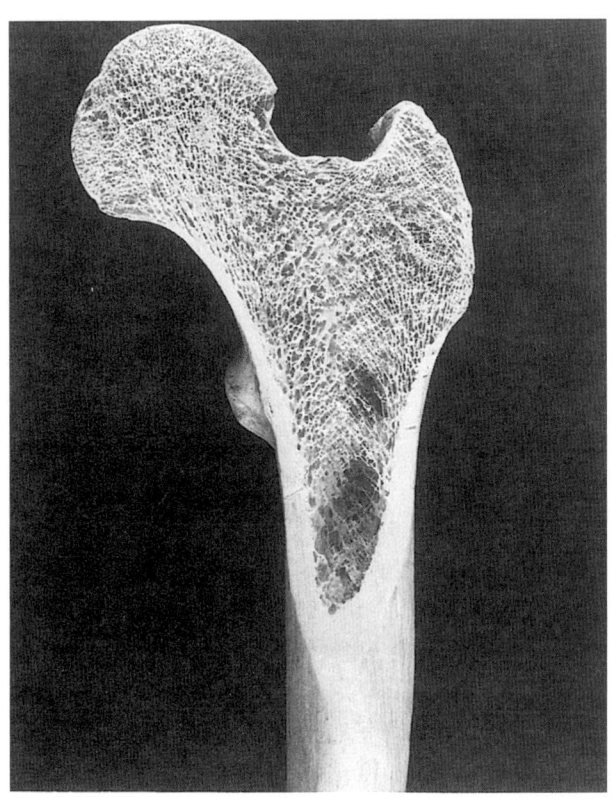

図 1-14
大腿骨の縦断面．海綿骨と緻密骨が見える．

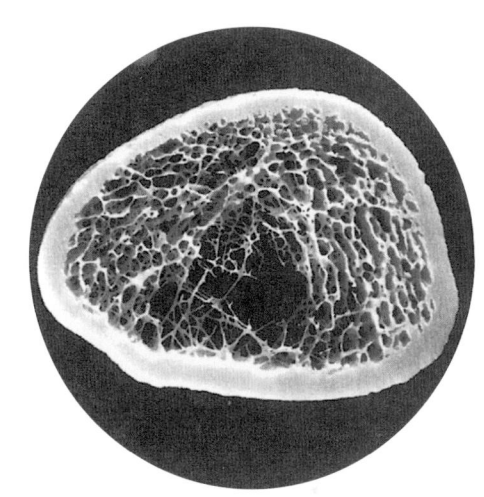

図 1-15
大腿骨の横断面．骨梁が見える．

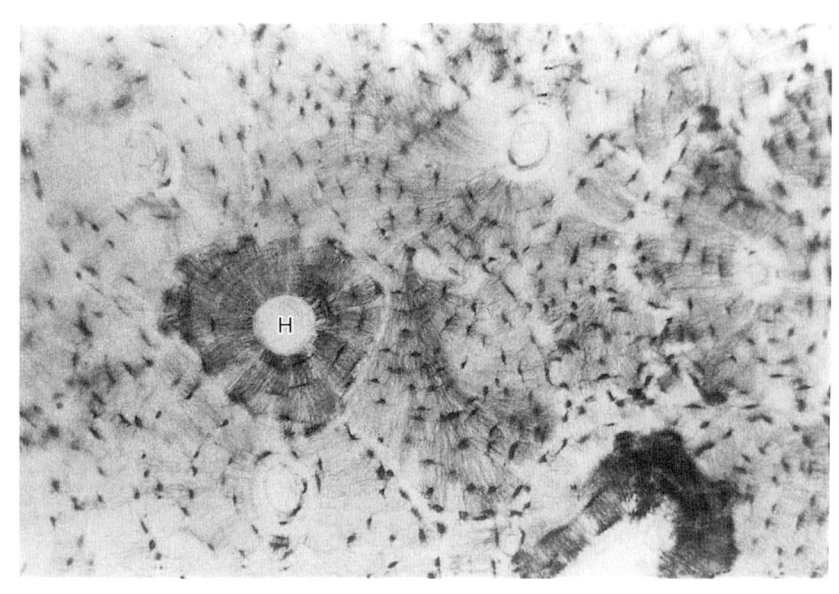

図 1-16
骨の顕微鏡像．ハーバース管 Haversian canal (H)：同心円状の薄板 lamella によって囲まれている．
骨細胞 osteocyte：小孔 lacuna の内でみられる．

16　第1章　導入とオリエンテーション

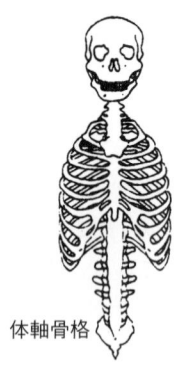

体軸骨格

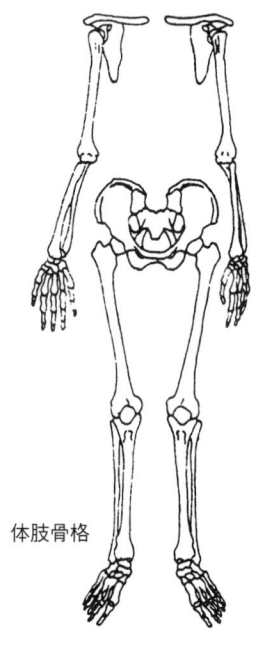

体肢骨格

図 1-17
体軸骨格と体肢骨格.

密に分布する．これが，生きている骨が特徴的なピンクの色合いをもつ理由である．

形状によって，骨は，長骨，短骨，扁平骨，不規則骨，補骨として分類される．**長骨 long bone** は，長さが単純にその幅より大きいだけの骨のことである．したがって，手指や足指の骨のように，実に短い骨もある．一方，**短骨 short bone** は，一般的には立方体であって，関節面をいくつかもつ．それらは，手首や足首の関節にみられる．**扁平骨 flat bone**（頭蓋骨など）は，その外面と内面に緻密骨のプレートをもち，これらのプレートの間に薄い骨髄がある．頭蓋骨での骨髄の空間は，**板間層 diploe** として知られている．文字通り，不規則骨は分類できない骨である．例えば，寛骨や脊柱を作る脊椎骨である．

補骨 accessory bone と**種子骨 sesamoid bone** という分類もある．補骨で最も一般的なものは，**ウォルム骨**（縫合骨）**Wormian bone** とよばれている．これは，頭蓋骨の縫合線の間にみられる．種子骨は，腱のなかにみられる小さい骨である．これらは，腱を過剰使用から保護し，関節周囲の運動に寄与するという機械特性を有している[4]．

加えて，特定の骨，とくに鼻腔に隣接する骨は中空であり，**含気骨 air-containing bone** として知られている．他に何もなければ，その空洞（副鼻腔）は，わずかに骨の重さを減らす．

成人の骨格の206本ほどの骨は，**体軸骨格 axial skeleton** と**体肢骨格 appendicular skeleton** に分けられる．脊椎は体軸であり，軸骨格は，脊柱，その延長部分，突起，換言すると，脊柱，頭蓋骨，舌骨，胸郭にかかわる骨である（図1-17）．

体肢骨格とは，文字通り，付属肢の骨，すなわち**胸帯 pectoral girdle**（上肢）と**腰帯 pelvic girdle**（下肢）の骨にかかわる．

［記述用語］　腱が骨膜に付着する点や部位，靱帯が骨に付着する点や部位は，明瞭な目印であるため，しばしば参考点として用いられるという特徴をもつ．骨は，動脈，静脈，神経が穿通し，その孔も有用な目印となる．

骨格構造を説明するために頻繁に使われる解剖学用語は，しばしば，骨の隆起や圧痕と関係する[5]．

隆起 elevation
顆頭 condyle ——球形か手拳状の突起
隆線 crest ——顕著な稜状の隆起
頭 head ——骨端で，その頸部の上で膨大した部分
突起 process ——骨の突出部
棘 spine ——鋭い突起
転子 trochanter ——非常に大きな骨の突起
隆起 tubercle ——小さな丸い突起
結節 tuberosity ——大きな丸い突起

圧痕 depression
裂 fissure ——裂け目や深い溝
孔 foramen ——骨や軟骨の孔や開口部
窩 fossa ——くぼみ
窩 fovea ——小さな小窩状の凹み

---

[4]「ひざがしら」または膝蓋骨は，大腿四頭筋の腱において形成される種子骨である．
[5] これらの用語は，骨構造だけのものではない．

基本的組織　17

向があるが，関節のなかには実質的には不動のものがあり，また曲げようとすると骨折する関節もある．また力が加わったとき，ごくわずかしか動かない関節もあり，また完全に関節から離れて，自由に運動（特定の方向に）できるものもある．関節面はお互いに接触しているが，それらの間には解剖学的な連続性はない．

関節は，その機能や解剖学的見地から分類され，3つの主要なカテゴリーがある．

機能上からは，**癒合関節 synarthrodial** すなわち**不動関節 synarthrodial**，**半関節 amphiarthrodial** すなわちわずかに可動し，屈曲する関節，**可動関節 diarthrodial** すなわち自由に可動する関節．

解剖学的見地からは，不動の**線維性関節 fibrous joint**（癒合関節 synarthrodial），屈曲性の**軟骨性関節 cartilaginous joint**（半関節 amphiarthrodial），自由に運動できる**滑膜関節 synovial joint**（可動関節 diarthrodial）である．

[癒合（線維性，不動）関節 synarthrodial joint]　癒合（不動）関節は，骨同士がほとんど直接接触し，薄い結合組織が介在するだけであるため，その運動は制限されるか抑制されている．不動関節には4つの種類がある：**縫合 suture**，**挟合 schindylesis**，**釘状関節 gomphosis**，**靱帯結合 syndesmosis**．これら4種の関節はすべて頭蓋骨の関節にみられる．頭蓋骨に限定されるものもあるため，私たちにとって重要である．

縫合 suture は頭蓋骨にだけみられるものであり，実際の縫合の例を図1-19に示す．骨の縁が鋸の歯のようにギザギザであるので，**鋸歯状縫合 serrated suture** という．薄い線維組織だけで骨同士は分離しており，その線維性組織は内部で脳硬膜に，外部で骨膜に連続している．他の縫合は，骨同士が対向する骨の端で，相互に入り組んだ歯状の突起の形でより多くみられる．それは，**歯状縫合 dentate sutures** とよばれている．**三角縫合 suture limbosa** では，骨同士は斜切面で連結する．この縫合はほとんど運動を許さない．ときに，本来は別々の2つの骨が，骨結合によって結合して，関節は消失していることがある．そのような状態を，**骨癒合 synostosis** とよぶ．

もう一種類の不動関節は，**挟合 schindylesis** とよばれている．それは，ある骨が2枚の薄膜となって分離したことで生じた裂のなかに，別の単一の骨片が入り込んだところにみられる．これはかなりまれな関節であり，蝶形骨と篩骨の垂直板が鋤骨との間で作る関節に最も良

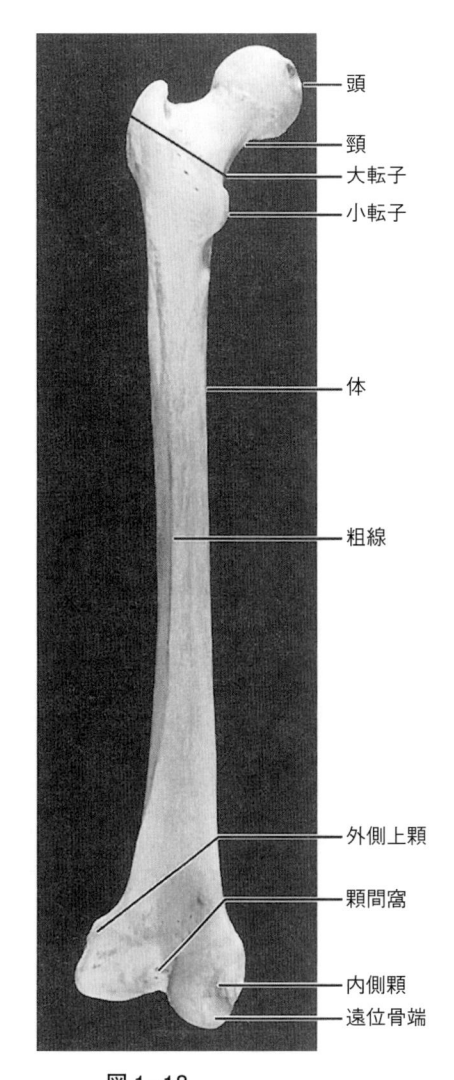

図1-18
長骨（大腿骨）．

ラベル：頭／頸／大転子／小転子／体／粗線／外側上顆／顆間窩／内側顆／遠位骨端

溝 groove ── 溝
道 meatus ── 管や通路
頸 neck ── 骨の端（頭部）近くの絞扼部
洞 sinus ── 骨内の空洞
溝 sulcus ── 溝

長骨を図1-18に示す．長く，滑らかで，細い骨の部分は，**軸 shaft** または**骨幹 diaphysis** として知られている．骨の関節端は，**骨端 epiphyses** とよばれ，硝子軟骨の帽子をかぶっている．骨端は，その形や他の骨との関係によって，**骨頭 head**，**関節面 articular facet**，**顆頭 condyle** となる．他の有用な目印も図示する．

[関節の分類]　骨格を構成するさまざまな骨同士の間の機能的な連結部は，**関節 articulations (joints)** とよばれている．私たちは，「関節」で「運動」を連想する傾

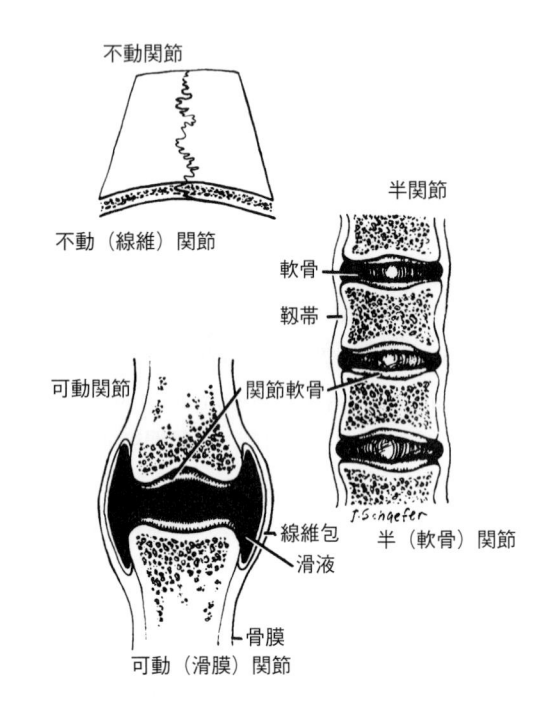

図 1-19
3種類の主要関節．動かない関節は，不動関節 synarthrodial すなわち線維関節であり，しなやかな関節は，半関節 amphiarthrodial すなわち軟骨関節であり，可動性の関節は，可動関節 diarthrodial すなわち滑膜関節である．

い例がみられる．

釘状関節 gomphosis は，主に頭部にみられる関節である．この用語は，本来は，木に打ち込まれる釘の役割に似た印象に由来している．歯根が自身の場所に保持されるのは釘状関節によることから，釘状関節は頭蓋骨にかなりみられる．

靱帯関節 syndesmosis は，2本の骨が骨間靱帯によって連結する関節である．これは，「帯」を意味するギリシャ語に由来する．それは，下肢の脛骨と腓骨の間や中耳でみられる．

[軟骨（軟骨，屈曲）関節 amphiarthrodial joint] この種の関節は，実に通常に骨格でみられるものである．軟骨関節は，一定量の運動をできるようにするか，与える．この関節では，隣接する骨同士の端は介在する軟骨によって結合している．2種類の軟骨関節が，骨格にみられる：**軟骨結合 synchondrosis** と **線維軟骨結合 symphysis**．

軟骨結合 synchondrosis は，広く骨格にみられる．それは，加齢に従って骨化して，かなり硬い軟骨結合になる．そのため，しばしば，一時的な関節と考えられる．軟骨結合は，出生時とその後の数年間の頭蓋骨で一般にみられる．頭蓋底で軟骨結合が異常に早期に完成するのは，非常に重要な問題を呈し，精神発達遅滞に帰着する．軟骨結合は，出生初期，長骨での骨端と骨幹の間にみられる．

線維軟骨結合 symphysis はもう一種類の半関節であり，個々の脊椎骨の間や2つの恥骨の間でみられる．この関節では，隣接する骨の端は，線維軟骨の円盤で接続される．その関節面は硝子軟骨に覆われており，関節面同士の間には線維軟骨が存在する．半関節は，図 1-19 に図示される．

[可動関節（滑膜関節）diarthrodial joint] これらの関節は，広く身体全体でみられ，多様な運動の自由性や程度をもっている．骨同士は，内部に関節腔を有する関節包とよばれる線維組織の帯で結合される．**関節包 articular capsule** を図 1-19 で図示する．関節包の内層は少量の **滑液 synovial fluid** を分泌し，関節腔の潤滑性を上げている．可動関節における向き合う骨の末端，すなわち関節面は硝子軟骨の層に覆われる．可動関節のなかには，関節が，**関節円板 articular disc** あるいは **半月板 meniscus**（線維包と連続する末梢部分）によって分離されるものがあり，一方，自由表面が滑膜によって覆われるものもある．これらの関節は，同時に，2種類の運動，例えば滑走運動と回転運動が可能である[6]．

可動関節（図 1-20）は，運動の種類によって分類される．分類の方法はいろいろあるが，少なくとも6種類の可動関節がある．

1. **滑走関節（平面関節）gliding joint**（Arthrodia）．滑走関節（平面関節）では，骨の関節面は，わずかに凸面，凹面，平坦である．それらは，滑走運動するものである．それらは，脊椎の関節突起や手足の関節でみられる．

2. **蝶番関節 hinge joint**（Ginglymus）．蝶番関節は，ある1平面での運動を許す関節であり，通常は前後方向であり，その運動量は相当なものである．指骨間関節（指の関節）は，蝶番関節の良い例である．

3. **車軸関節 pivot joint**（Trochoid）．車軸関節は，滑車や車軸に類似することで名づけられた．初めの2個の頚椎の間の運動は，車軸関節の回転運動の例である．

4. **顆状関節（楕円関節）condyloid**（Ellipsoid）．「顆状

---

[6] 滑膜関節の摩擦の小ささは，「氷上の氷」に等しいといわれている．

基本的組織　19

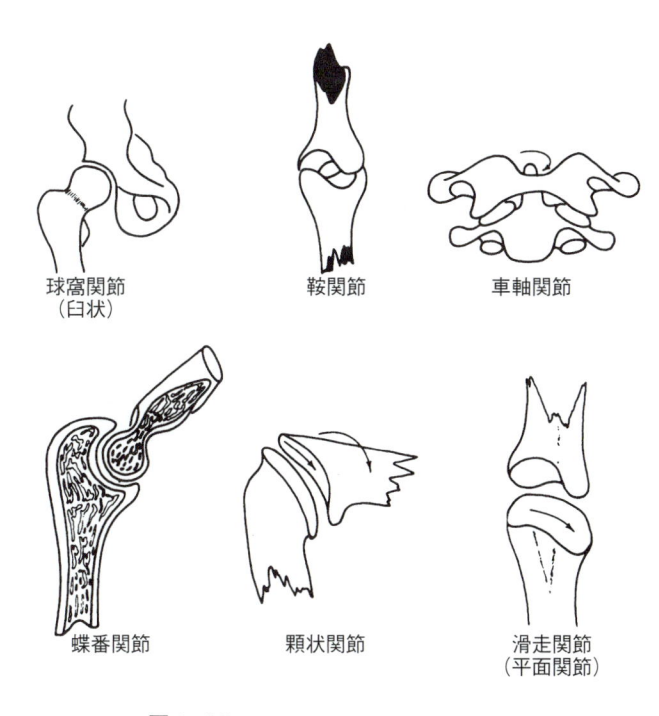

図1-20
可動関節の6分類.

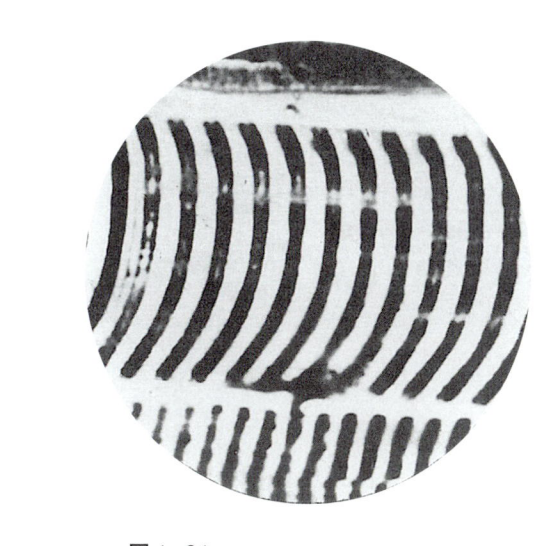

図1-21
横紋筋の顕微鏡写真.

関節」は，「手拳」のギリシャ語にちなんでいる．卵円形の関節面は，楕円形の関節腔に適合する．そのような関節は，回転以外のすべての種類の運動ができるようになっている．手関節は，その例である．

5. **鞍関節 saddle joint**．このユニークな関節では，両方の関節面が，凹面と凸面を示す．この種の関節は，回転運動を除くすべてのタイプの運動ができる．この関節を想像する方法は，互いに直角に交差する，2つの鞍形の関節面を思い起こすことである．二重の鞍関節は，中耳でのツチ骨 malleus とキヌタ骨 incus の間でみられる．もう1つの例は，大菱形骨 trapezium（手根骨 carpal）による親指の中手骨との間の関節である．

6. **球窩(臼状)関節(ball and socket joint)(Enarthrodial)**．臼状関節は，骨の丸いボール状の骨端とそれが嵌る杯状の空洞から成り，軸周りでの多くの運動を許している．股関節と肩関節は，この例である．

筋組織 Muscle tissue

収縮する特性と細長い細胞の性質をもつ筋組織は，すべての運動の主要な担い手である．筋組織は，随意運動と同様に不随意運動のすべてを担当する．筋組織は，体重の約40%を占める．

「筋 muscle」は，興味深い歴史を有する．本来，人々の住宅に住むのを好む普通の小さいねずみを意味するギリシャ語（mus musculus）に起源をもつ．かつて解剖学の歴史初期には，腱が付いた状態の筋肉の標本が，尻尾のついたネズミに似ていると思った研究者が実際にいて，現在この用語が使用されている．筋を意味する mylo- は，ギリシャ語の筋肉を意味する mys から形成され，一方「肉」を意味する語は sarco- である．

筋組織は，組織学的見地か解剖学的見地かで分類される；両方の分類において，3種類の筋組織がある：**横紋筋 striated**（骨格筋），**平滑筋 smooth**（内臓筋），**心筋 cardiac**（心臓筋）．

横紋筋 Striated muscle

横紋筋（図1-21）は，長い線維から構成されており，顕微鏡下で観察すると，均一に間隔を置いて配列された帯が交差しているようにみえるので，その名前がある．横紋筋は，末梢神経系の体性運動神経枝が入り込んでいるため随意的に調節できる．横紋筋は**随意筋 voluntary muscle** である．横紋筋は，主に骨格系に付着するので，この組織は**骨格筋 skeletal muscle** ともよばれている．

この教科書の以後の部分全体を通して，主に横紋筋の活動に焦点を当てる．人体中に約329の筋があるが，2つを除いて対になっている．その2つとは，私たちが眉をひそめるときに左右の眉の間にしわを寄せるために使

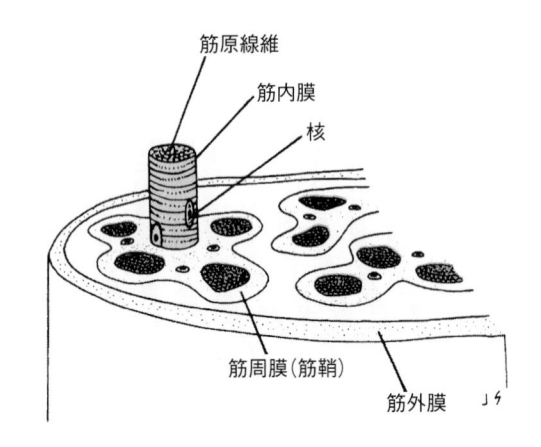

図 1-22
筋線維と結合組織.

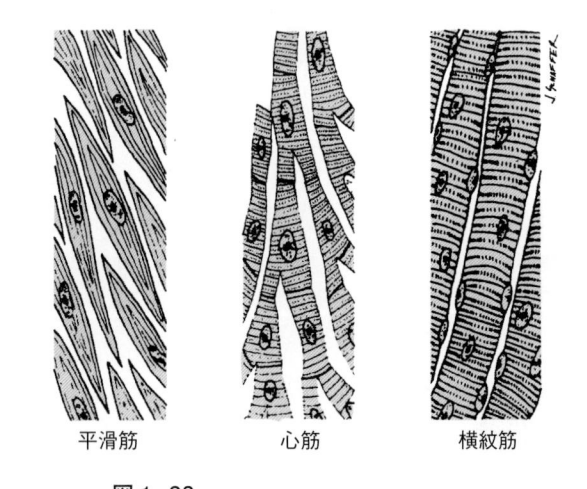

図 1-23
横紋筋，平滑筋，心筋.

う**鼻根筋 procerus muscle** と**横隔膜 diaphragm** である．筋肉は，そのサイズにおいて非常に多様である．例えば，中耳の小さなアブミ骨筋 stapedius muscle は，長さ 2〜3mm であるが，大腿部の正面を横切る縫工筋 sartorius muscle は長さ 60cm 以上ある．

筋組織で最も小さな機能単位は，**筋細胞 muscle cell** または**筋線維 muscle fiber**（同義語）である．それらは，直径 0.01〜0.1mm で，長さ 1〜120mm まで及ぶ．**図 1-22** で示すように，筋線維はいくらか鈍い断端を有する円筒形である．個々の筋線維は，多核性[7]であり，何百から数千の長いフィラメント様の**筋原線維 myofibril** から作られ，筋原線維は，**筋形質 sarcoplasm** とよばれる特殊な原形質のなかに埋め込まれている．筋原線維 myofibrilla と筋形質は，**筋細胞膜 sarcolemma** とよばれている線維性の，弾力性に富む，透明の，等質の膜によって包まれている．不規則な間隔で配列された多数の核は，筋細胞膜の実質内に埋め込まれている．筋線維の筋形質は，多数の脂肪小滴に含浸されており，個人の栄養状態に応じて，多少その程度は異なる．筋線維は**ミオグロビン myoglobin** とよばれるタンパク質を含み，それは血中ヘモグロビンと類似している．ミオグロビンは酸素と結合して，筋線維への酸素の拡散率を増加させる．大量のミオグロビンを含む筋肉は暗赤色である；そうでない場合には，筋は青白い．

個々の筋線維の終末はかなり明瞭であり，**筋内膜 endomysium** とよばれている線維組織によって覆われている．筋内膜は，筋線維を結合し，それらを近隣の筋線維から分離する役割を担っている．個々の筋線維の筋内での終末部で，筋内膜は隣接する筋線維の筋内膜と連続する．その後，個々の筋線維が機能的な筋となるために集合して束になる．

筋線維の群（より適切には「**筋束 fasciculi**」とよばれる）は，同じように鞘に収められており，筋内膜より粗くて，もっと明瞭な線維組織によって，他の筋群から分離されている．それは，**筋周膜 perimysium** とよばれている．筋束が筋周膜によって鞘に収められているのに対して，筋肉全体は**筋外膜 epimysium** とよばれる粗い線維性膜によって包まれている．線維性の筋間中隔（筋膜）は，筋群を分離して，区分する．

筋の末端では，筋線維は腱によって骨膜か軟骨膜に付着する．結合組織線維（コラーゲン）が筋細胞膜の折り目に入りこむ．筋原線維は，結合組織の原線維と連続しない．比較の目的で，横紋筋，平滑筋，心筋を示す（**図 1-23**）．

平滑筋 Smooth muscle

平滑筋は，横紋（骨格）筋よりも原始的な組織のタイプで，運動が相対的に随意調節に依存しない部位にみられる．平滑筋は，自律神経系によって神経支配される；この筋は随意調節に依存しない役割を担うので，ときに**不随意筋 involuntary muscle** とよばれることもある．この筋は，胃や腸，血管，気管などの臓器にみられる．

---

[7] おそらく，胚の筋細胞は，多くの細胞の連続的融合によって作られるのであろう．

平滑筋が存在する部位から，解剖学者のなかには，これを内臓筋というものもいる．図1-23にみられるように，筋細胞には横紋や帯はなく，それによって平滑筋という名前になった．

平滑筋は**紡錘状（軸状）細胞 fusiform cell** から成り，筋形質の中心部には1つの核がある．細胞は，かすかに縦の線条をもつ．それらの位置に従って，細胞は，細長くみえたり，太短くみえたり，不整形でねじれているようにみえたりする．細胞は小さく，直径3～8ミクロンで，長さは15～200ミクロンである．原形質の外面は非常に明瞭な細胞壁として機能するが，それは明確な筋細胞膜として用いられない．平滑筋の収縮は，遅く，持続性であり，これがこの筋の基本的な性格を証明している．平滑筋線維は刺激されて収縮するときはいつでも，神経組織の助けなしに，収縮インパルスが隣接する線維に送られ，その結果，収縮は筋全体に波状に伝播される．これは，**接触伝導（エファプス伝達）ephaptic conduction** とよばれている．

心筋 Cardiac muscle (Myocardium)

心筋は，唯一心臓にだけ存在し，平滑筋と横紋筋の両方の特性をもつ．それは不随意ではあるが，横紋をもつ．細胞は，基本的に横紋筋と同じ筋原線維を有するが，筋線維には確かな筋細胞膜がない．線維性結合組織は，明白に心臓組織に豊富である．心臓組織は，本質的に自動興奮性である．

筋組織の生理学および解剖学は，極端に複雑で挑戦的な科学分野であり，そのため，定義上は運動学である**キネシオロジー kinesiology** とよばれる専門領域からの視点が必要である．

筋収縮 Muscle contraction

科学者は，19世紀中頃以前から，骨格筋には横紋があるということを知っていた．最近のより優秀な顕微鏡によって，個々の筋線維は，**筋原線維 myofibril** とよばれる数百から数千の繊細なフィラメントから成るということが知られるようになった．非常に小さな直径（約1ミクロン）にもかかわらず，おのおのの筋原線維には，**ミオシン myosin** とよばれる約200個の長いタンパク分子と**アクチン actin** とよばれる二倍多くあるタンパク分子が交互に横に並んでいる．研究室で合成された収縮組織が示すように，ATP（アデノシン三リン酸 adenosine triphosphate）が供給されると，ミオシンとアクチンのフィラメントは基本的な**収縮性単位 basic contractile unit** を構成する．アデノシン三リン酸（ATP）は，細胞の原形質（または筋形質）の実質内のミトコンドリアの産生物であることを思い出そう．

ミオシンフィラメントとアクチンフィラメントの配列は非常に規則的であり，顕微鏡下でみると，筋原線維は，筋線維と同じ横紋のパターンを示す．図1-24で図示するように，交互にかなり広く明るい帯と暗い帯が並んでおり，それぞれ**I帯**と**A帯**として知られている．薄いアクチンフィラメントだけを含む明るい帯はI帯とよばれている．A帯は，アクチンフィラメントの両端と同様，非常に分厚いミオシンフィラメントをもつ．図1-24で示すように，2つのZ帯の間は**筋節 sarcomere** とよばれている．筋節は，個々の収縮単位である．加えて，各A帯の中央には，I帯より暗いにもかかわらず，そこ以外のA帯よりいくらか明るい領域がある．それは**H帯**とよばれ，図1-24で示すように，ミオシンフィラメントだけを有する．薄いアクチンフィラメントが，筋節の両端でZ帯に付着する．それは2つの隣接する筋節からのアクチンフィラメントを相互に接続する短い線維構造である．完全に筋線維全体を通して，Z帯は1つの筋原線維から次へと展開し，筋節が並んで整列する．最後に，細い暗い帯が，H帯中央にみられる．それは**M線**とよばれていて，厚いミオシンフィラメントの連鎖結合の結果であり，それは太いフィラメントの規則正しい配列を保持している．このように，薄いアクチンフィラメントはZ帯に連鎖し，厚いミオシンフィラメントはM線に連鎖する．A帯の領域での筋原線維を通る断面で，太いフィラメントが6つのアクチンフィラメントに囲まれることが示され，アクチンフィラメントは3つの太いフィラメントに囲まれる．その構築は非常に結晶的である．

1つの太いフィラメントは，約200のミオシン分子（各分子は，球形の頭部と円筒状の尾部をもつ）から成る．これらの分子の配列は，太いフィラメント糸が半分に分けられ，各半分の分子の頭部がZ帯に向かうようになっている．これらの頭部は架橋を形成し，この架橋は，活性化されると，ボートのオールのように円弧状に運動し，アクチンフィラメント上の対応する結合部位で結合する．多数の架橋の連鎖は，薄いア

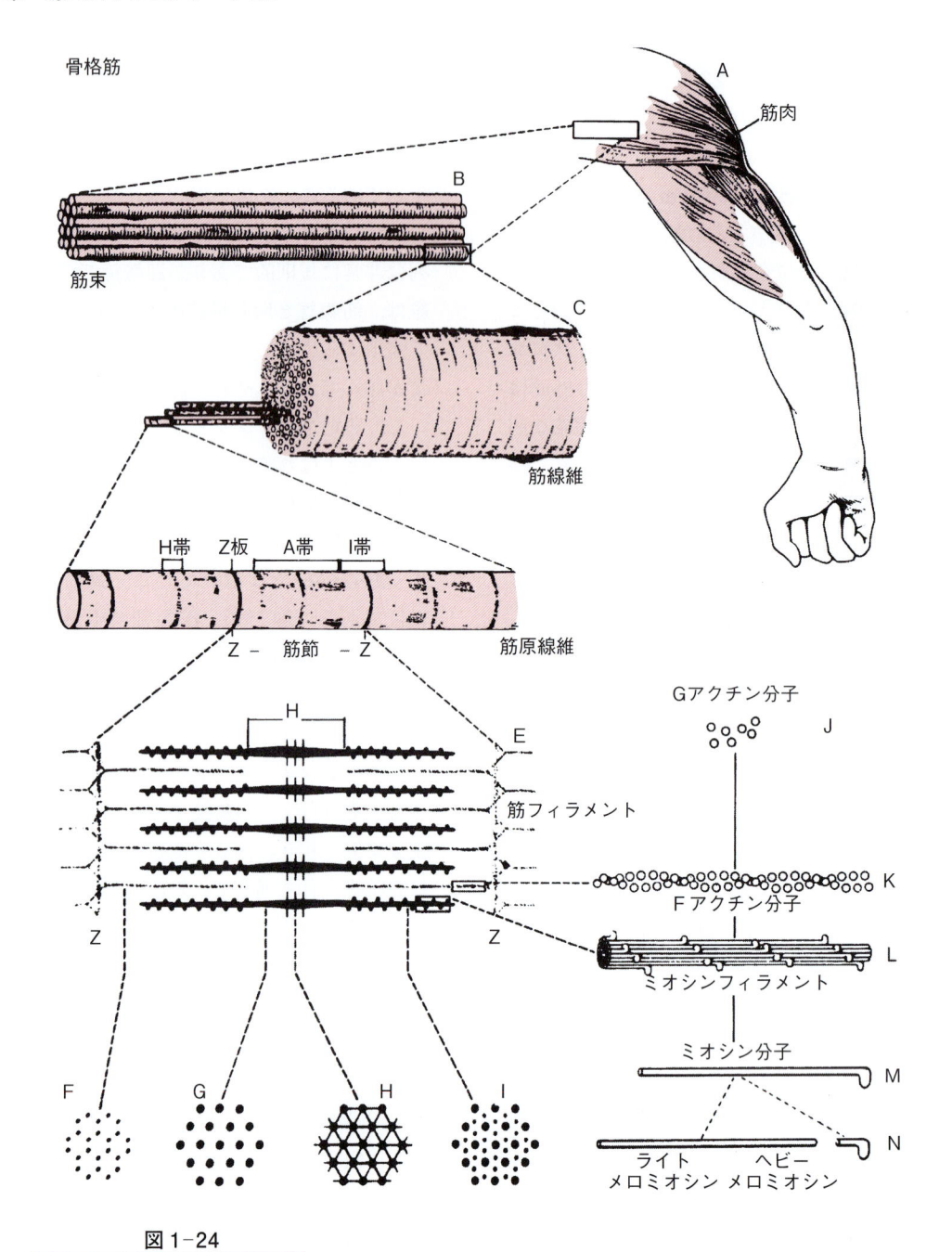

22　第1章　導入とオリエンテーション

図1-24
ヒトの骨格筋の組織レベルでの説明.（Bloom, W., and Fawcett, D., A Textbook of Histology, 9th ed., Philadelphia : Saunders, 1968 より）

クチンフィラメントをA帯の中心の方へ滑動させる. このようにして, 筋節の長さは短くなる. 架橋の単一動作では, わずかのアクチンフィラメントの運動しか起こさないが, 1つの筋節内の多くの架橋が同時に作動すると, 1回の収縮で多くの運動を繰り返し生じる.

図1-24で示すように, アクチンの分子は, 二重ラセンを形成する2つのチェーンの中に配置される. もう2種類のタンパク質がアクチンフィラメントでみられる. それらは, **トロポニン troponin** と**トロポミオシン tropomyosin** であり, 両方とも薄いアクチンフィラメントに密接に結びつく. トロポミオシンは棒状分子であり, アクチンの連鎖に沿って端々結合するように配列され, それらは部分的にミオシンの結合部位を覆い, アクチンがミオシンの架橋に結合するのを防止

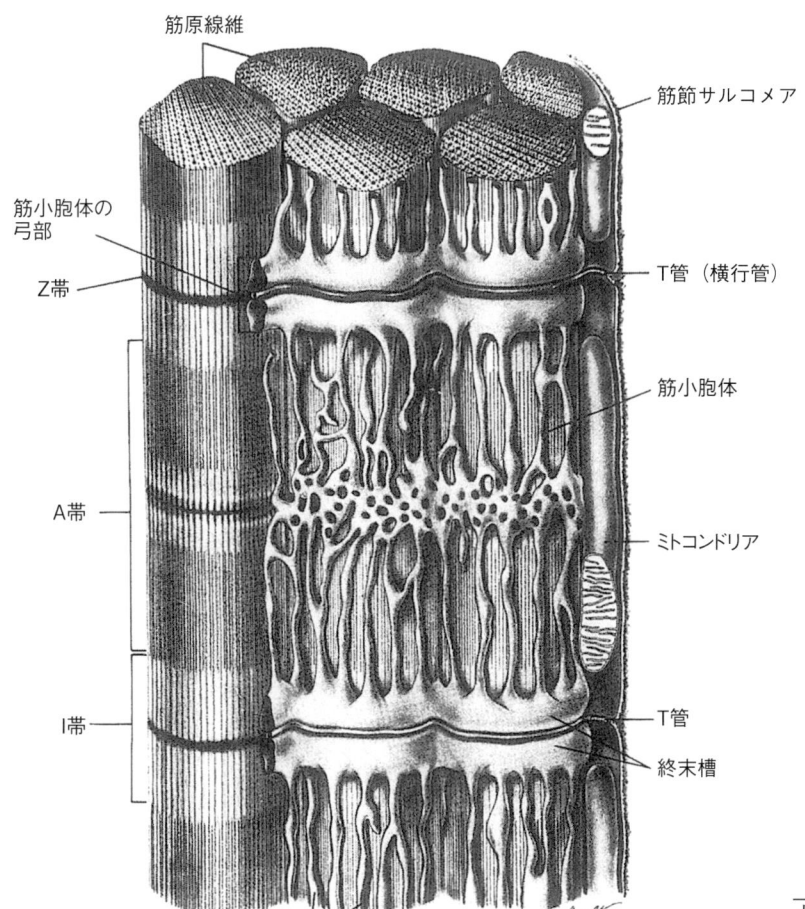

図 1-25
小胞体（内部原形質網状構造）．
（Bloom and Fawcett, 1968 より）

している．トロポミオシン分子は，トロポミオシンとアクチンに密接に結びつくトロポニン分子によってこの位置に保持されている．もしもカルシウムが存在すると，トロポニンもカルシウムに結合する．

筋節の体液内には，拡張した**筋小胞体 endoplasmic (sarcoplasmic) reticulum**（筋形質内網）がある．この筋小胞体は，各筋原線維の周囲に分割された「管状のそで segmented tubular sleeve」を作る（図 1-25）．筋小胞体のある部分が A 帯を囲むと，隣接する部分が I 帯を囲む．これらの筋形質の部分の終端で，カルシウムを含む膨大部がある．筋小胞体の A 帯と I 帯の接合部で，横行管（T 管）transverse (T) tubule が見つかる．この「T」システムは，筋細胞外の情報を細胞内部に輸送する手段になっている．**活動電位**が筋線維上に展開すると，電位は T システムによって，細胞内部に伝達される．筋活動電位が，筋小胞体の横囊を通過するにつれて，カルシウムは放出され，急速に細胞内に広がり，そこですばやくトロポニン分子に結合する．その結果，トロポミオシンの形に変化を引き起こし，アクチン結合部位は空けられる．結果として，ミオシンの架橋とアクチン結合部位との間の結合が可能になる．揺れるミオシン架橋が結合部位と咬みあうにつれて，アクチンフィラメントは筋節の中心の方へ引かれる．収縮した筋では，I 帯は短くなり，その結果，Z 帯と筋節全体は短縮される（図 1-26）．

筋小胞体からのカルシウムの放出は非常に急速であるが，放出されたカルシウムの排出にはいくぶんか時間がかかる．このことは，活動電位の後，しばらくの間，収縮は続くことを意味している．カルシウムが小胞体の横囊に戻されるにつれて，結合部位は，再びトロポミオシンによって覆われて筋は弛緩する．カルシウムポンプのエネルギーは，ATP によって供給され，ATP は，ミオシン分子の架橋運動のエネルギーも供給する．

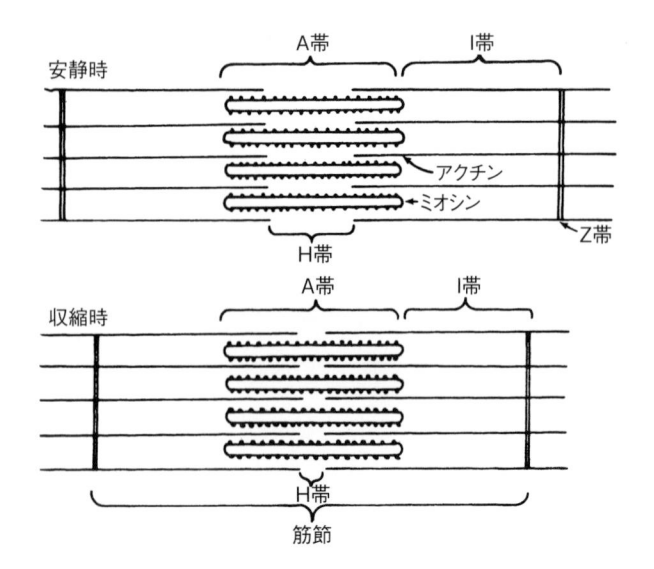

Z帯
H帯
A帯の古い呼び名はQ帯である.

図1-26
収縮過程の模式図.アクチンフィラメントは,ミオシンフィラメントの方に引かれ,それらの間に滑り込み,サルコメア(筋節)は短縮する.A帯の幅は不変のままであるが,収縮状態ではより暗く見える.

筋長-筋緊張の関係 筋が,その最大の緊張を示す長さをL_0とする.この長さは,正常な安静時の長さとほとんど同じである.**図1-27**で示すような研究室標本では,筋肉はその安静時の長さの50～60%も短くなる.身体で筋が骨に付着する所では,起こりうる筋の長さの変化の範囲は,通常の安静時の筋長全体の約30%の増減に限られている.筋が通常の長さ以上に引っ張られた後で刺激されたら,その収縮時の筋緊張は減少する.しかしながら,筋がその安静時の長さより短くされた場合,最大収縮力は減少する.

この筋長-緊張関係の説明は,厚いミオシンフィラメントの架橋の配置と薄いアクチンフィラメントの結合部位をみることで可能である.筋が過度に伸展されると,架橋はアクチン結合部位にかみあうことができない.しかしながら,正常な安静時の長さなら,最大数の架橋がアクチンとかみあうことができ,最大収縮強さが得られる.そして,アクチンフィラメントが重なり始めるとき,その効率は再び低下し,収縮強さは減少する.

筋収縮が,必ずしも筋の長さを短縮するわけではない.単純に動こうとしない何かを持ち上げようとしたことのある人は誰でも**等尺性収縮 isometric contraction**を経

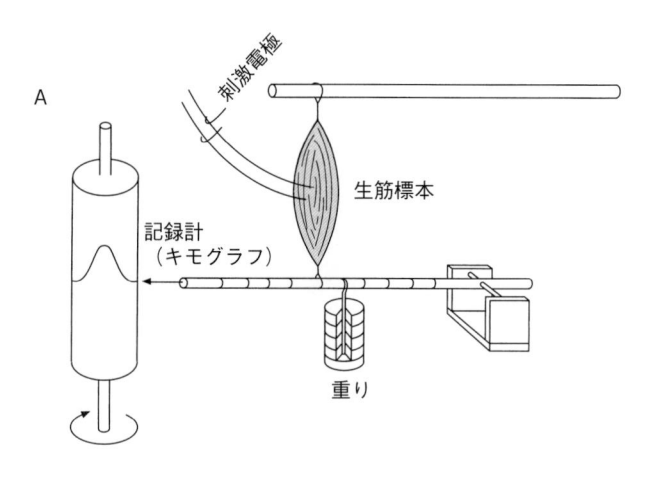

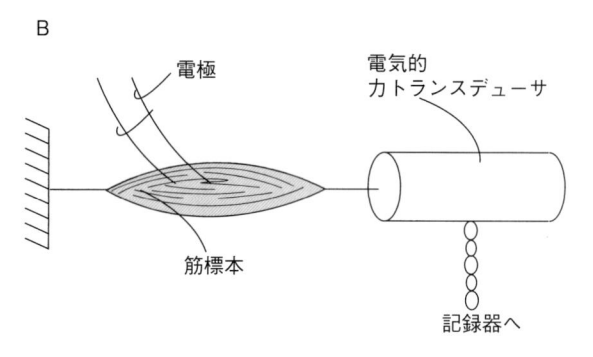

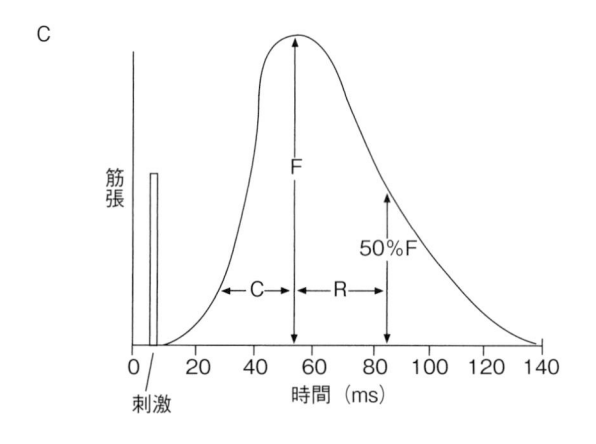

図1-27
筋収縮を記録する方法.A.等張性収縮の記録法;B.等尺性収縮の記録法;C.単収縮(れん縮)記録の模式図.

験している.等尺性収縮では,筋肉は収縮中に短くならない.筋肉が短くなると**等張性収縮 isotonic contraction**が起こるが,そのときの筋緊張力は一定のままである.

単収縮(攣縮)**single muscle twitche**に関する研究を通して,筋収縮についてかなりのことが研究された(Alipour-Haghighi, et al.,1987).その研究は,筋肉の

支配神経に極短時間の興奮を加えることや筋肉自身にパルス性の電気刺激を通過させることによって，変化を調べている．その結果，数ミリ秒の間持続する単一の瞬間的な収縮が得られた．単収縮反応を記録する等尺性の方法は，図1-27Bで示され，単収縮（れん縮）の模式図は図1-27Cで示す．骨格筋は，中耳の耳小骨であるアブミ骨筋から大腿全体に走る四頭筋まで多種多様なサイズである．通常，より小さな筋は，大きな筋と比較して，比較的短い収縮持続時間である．例えば，眼筋の収縮持続時間は，10ミリ秒未満である；ふくらはぎにある腓腹筋は，約30ミリ秒の収縮持続時間をもつ；一方，ふくらはぎのヒラメ筋は約100ミリ秒の収縮持続時間をもつ．明らかに，収縮持続時間は筋肉の機能に関連がある．

筋の収縮強さ Strength　筋収縮の強さは，かなりのものである．Guyton（1981）によると，通常の筋長で作動している筋の最大収縮力は，筋腹で1cm²につき約3.5kgであった．その値を，下肢の大きな伸筋（大腿四頭筋）（約100cm²の面積）に適用すると，最大収縮力は膝蓋骨腱で350kgを上回る．ときどきスポーツマンが「腱を引き伸す」のは不思議ではない．筋は安静状態でも，一定量の収縮力がしばしば残るためである．この非常にわずかな量の収縮（筋緊張，筋トーヌス）は，通常は姿勢筋にみられる．

> **臨床ノート**　「Floppy Infantぐにゃぐにゃ病児」は，低筋緊張状態（減弱した筋トーヌス状態）と筋力低下のある乳児のための診断用語である．

疲労 Fatigue　長時間の活発な筋収縮は，疲労につながる．筋疲労とは，筋細胞に必要なエネルギーを供給し続ける代謝過程の能力が部分的に低下した状態といえる．神経インパルスは筋肉組織の中を通過し，まったく正常な様式で筋肉の上に広がるが，収縮はだんだん弱くなっていく．しかしながら，もしも筋肉が極端に疲労すると，一時，数分の間，収縮し続けて硬くなったままになる．これはアデノシン三リン酸の減少により，結果として，アクチンフィラメントとミオシンフィラメントの間に強固な結合が生じてしまうためである[8]．

---

[8] まったく同じ過程が，死体硬直 rigor mortis とよばれる状態で死後数時間で生じる．ここに再びATPの減少による筋収縮が生じ，これは細菌活動によって筋タンパクが破壊され始めるまで続く．これには，通常約1日かかる．

筋電図検査法 Electromyography　神経インパルスが適当で，筋収縮を生じるとき，急速な化学変化（イオン交換）が生じ，その結果，筋肉の表面の至る所で小さな電流が生じ検出できる．もしも筋活動が適当であり，筋線維が活動的である場合，電気エネルギーは皮膚表面でも検出できる．筋の上に直接電極を設置したり，電極を筋に挿入することによって，この生体電気活動を検出し，図によって記録することで，**筋電図 electromyogram**を作ることができる．EMGと通常よばれる筋電図は，研究と臨床の重要な道具であるが，データの解釈にはいくらかの注意が要る．技術がどんなに洗練されても，EMGは，特定の作業の間での特定の筋や筋群の相対的な活動性以外は何も示していないことに注意する必要がある．ある運動に対するある筋の寄与の程度に関して限定的な情報量だけがEMGから得られる．

特異的な部位に分布し，特定の機能をもつ筋であれば，それらのEMG記録は信頼性をもって解釈することができる場合もある．心電図（electrocardiogram, EKG, ECG）は，その1例である．咀嚼，嚥下中の咬筋（下顎の咀嚼筋）のEMGを図1-28で示す．

筋肉の構造

筋束の配列と腱が骨や軟骨に付着する様式は，非常に多様であるが，ほとんどの場合3つのパターンのうちの1つであるのは明らかである．筋肉は，**平行状 parallel**，**放射状 radiating**，**羽毛状 pennate**として分類される．

多くの筋肉で，筋束の走行は筋の長軸と平行である．図1-29で示すように，これらの筋束は，その両端で平坦な腱になって終わる．これらの筋は，**平行筋 parallel muscle**とよばれ，大きな可動域をもち，自身の全長の半分も短くなる．これらの筋肉は，豊かで肉づきのいい筋腹をもち，**紡錘状 fusiform**（軸状の）である．他の構造タイプの筋では，筋力を増加させるために可動域を犠牲にしている．特定の筋肉（前胸壁の大胸筋のような）では扇形にみえる．それらの筋束は，付着部に近づくにつれて広がるか収束する．そのような筋は**放射状筋**とよばれ，その例を図1-29に示す．**羽状筋 penniform muscle**（図1-29）は，腱に収束する筋束から成る．構造の複雑さの程度に依存して，**双羽状筋 bipennate**，**多羽状筋 multipennate**，**環羽状筋 circumpennate**とよばれるが，基本的に羽毛状 penniform である．これらの筋肉の力は，すべて収縮した筋線維の合力であり，筋の長さの変化は，

咀嚼

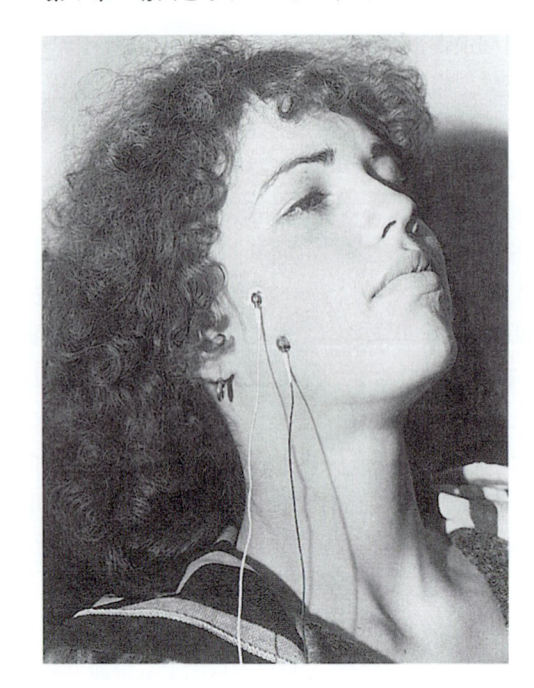

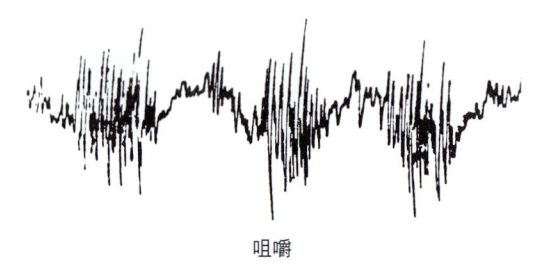

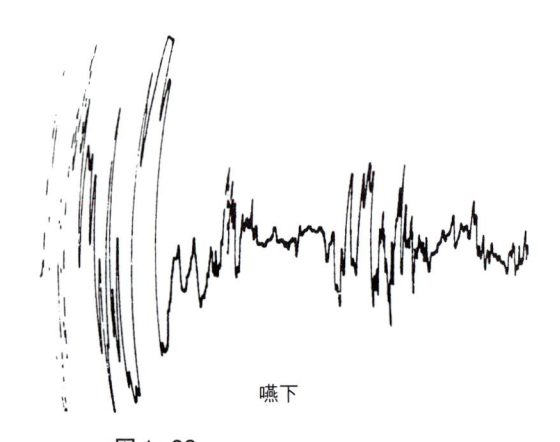

嚥下

図1-28
咀嚼と嚥下の間の咬筋の筋電図記録.

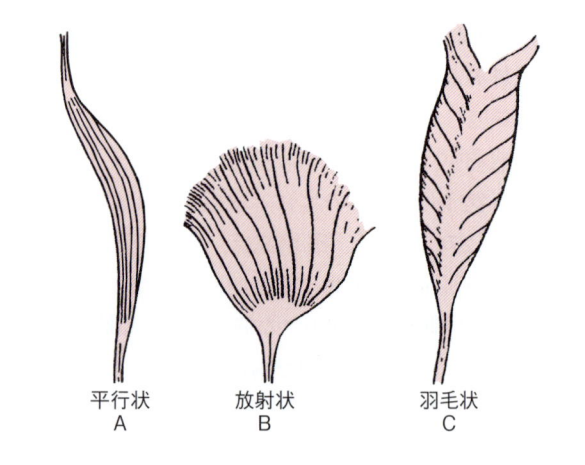

平行状　放射状　羽毛状
A　　　B　　　C

図1-29
筋構造のさまざまな形.

影響する.

　要約すると，筋肉の長軸に沿って走行する筋束から成る筋肉では大きな可動域をもつが，相対的に小さな力であり，放射状や羽毛状の筋は，小さな可動域であるが大きな筋力を有する．筋肉が収縮すると，通常は関節に作用して運動を生じるか，姿勢を維持する．ほとんどの場合，運動の特徴は，筋肉が付着する構造の機械的配置によって決定される．

筋付着 Muscle attachments

　筋肉には，通常たった2つの付着（起始，停止）しかない．起始は，固定されているか，より小さな運動にかかわる付着であり，停止は構造に作用する付着と考えられている．四肢においては，起始はより近位にある付着で，停止はより遠位にある付着である．「起始，停止」の基準が，いくぶん相対的であり，少なくとも解釈に依存していることやときにこの定義はまったくうまく適合しない場合もあることを心に留めておくべきである．例えば，甲状舌骨筋は，喉頭の甲状軟骨から舌骨まで伸びているが，収縮すると甲状軟骨を挙上させる．異なる状況では，同じ筋が舌骨を下方に牽引する．したがって，舌骨甲状筋ともよばれている．そして，Woodburne（1973）が指摘するように，「あなたは物体に向かって手を伸ばして物体を引き寄せることができ，一方異なる状況では，実質的に同じ筋活動でもって，あなたは手を伸ばして，物体の方にあなた自身を引き寄せることもできる．」

斜め方向の筋束によって実行された収縮量に単純に等しい．一方，平行筋では，筋力はどんな横断面にでも含まれる筋線維だけの収縮によって提供され，筋長の短縮の程度は，直列接続している多くの筋束の収縮の総計に等しい．このように，ほとんどの場合，筋の構造は筋力に

筋活動 Muscle action

一般的な筋収縮の結果は運動の生産である．これはとくに四肢において適用され，姿勢筋にとってはあまり適用できない．実際に，姿勢筋が収縮すると運動が抑制される．骨格筋は，筋の起始と停止の間にある関節に作用することによって，一般には運動をもたらす．すなわち，筋組織の収縮は，起始と停止の間の距離を減少させ，関節周囲に回転運動か滑走運動を生じさせる．このように，関節をまたぐ筋についての知識で，筋収縮によって発生する運動のタイプを予測できる．しかしながら，生体での活動が，生きていない標本での筋付着の観察から推論される運動と同じであると仮定することには，警戒が必要である．筋は通常は「筋群」として機能するが，研究室では筋群での拮抗筋や補助筋の収縮の効果を示すことはできない．神経系についての知識は，筋活動についての研究に有用である；すなわち，筋の神経支配と筋活動との間に相互関係がある．

筋-関節複合体は，**単純な機械**として構成されている．換言すれば，骨格筋は，身体的運動を発生させるある種の「てこ」に適用される力の発生源である．そのような「生物学的てこ」において，骨は**てこの腕**として作用する．そして，関節は**支点**になる．てこ運動の仕組みには，3種類があり，それらはすべて，身体にみられる．

クラスⅠの「てこ」Class I levers　クラスⅠの「てこ」を図1-30に示す．一端に応力があり，他端に抵抗力がある．レバーが回転する支点は，レバーの2つの端の間のどこかに設置される．この「てこ」のシステムの良い例は，子供のシーソーである．応力側の腕が抵抗側の腕より長い場合，レバーは**機械的有利さ**をもって作動する．このことは小さい応力が大きな抵抗力を移動させることが可能であることを意味する．応力側の腕が抵抗側の腕より短い場合，この系は**機械的不利性**をもって作動する．小さな抵抗力をしのぐには，大きな応力が要求される．しかしながら，機械的有利さがレバーで増大されると，運動の程度は比例して減少する点に注意が要る．釘を引き抜くためのよく知られているバールや釘抜き金槌は，機械的有利さをもったクラスⅠの「てこ」の例である．クラスⅠの「てこ」が機械的不利をもって作動すると，抵抗側での運動量は減少するという事実を認めることは，さらに重要である．

生物学的なクラスⅠの「てこ」の場合で，機械的不利をもって作動していると，運動の力は失われるが，速度

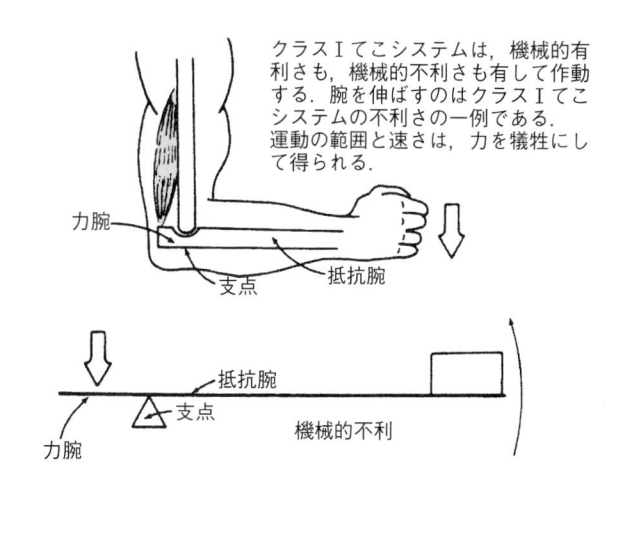

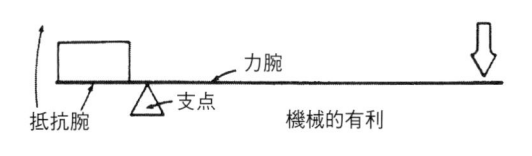

図1-30
クラスⅠてこシステム．

は上昇する．これは通常，人間にとっての利点になる．これらの「てこ」は，身体ではあまりみられない．しかし，身体の安定性を提供するある種の筋-関節-骨の共同系は，それらを使用している．

クラスⅡの「てこ」Class II levers　クラスⅡの「てこ」は，身体ではまったくといってよいほどみられない．実際，解剖学者のなかにはまったくないと主張する者もいる！　クラスⅡの「てこ」では，一端に支点があり，他端に応力がある．抵抗力は，支点と腕の端の間にどこかに位置する．手押し車は，この例である．図1-31で示すように，これらの「てこ」は機械的有利性をもって作動する；すなわち，クラスⅡの「てこ」を使うときは，重りを移動させるために必要な力は，常に「てこ」を使わない場合に必要な力より小さい．抵抗に対して顎を開けることは，生物学的なクラスⅡの「てこ」の例である．中耳での耳小骨の連鎖もクラスⅡの「てこ」を構成するという強い証拠がある．この問題についての詳細は第6章で調べる．

クラスⅢの「てこ」Class III levers　クラスⅡの「てこ」は，常に機械的有利性をもって操作される一方，クラスⅢの「てこ」は，常に機械的不利をもって操作さ

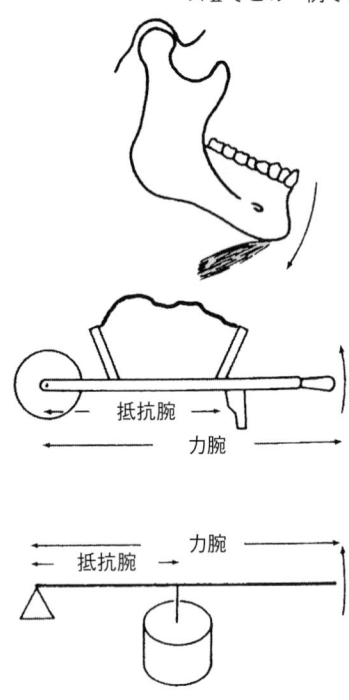

図 1-31
クラスⅡてこシステム.

クラスⅡてこは常に力学的有利性をもつ．下顎を抵抗に抗して開けることはクラスⅡてこの一例である

図 1-32
クラスⅢてこシステム.

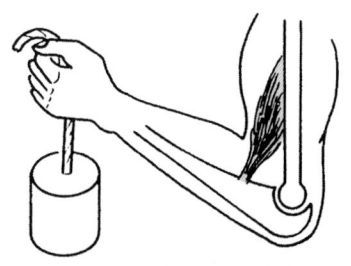

クラスⅢてこは常に力学的不利を有する．力は失われるが，運動速度は得られる．

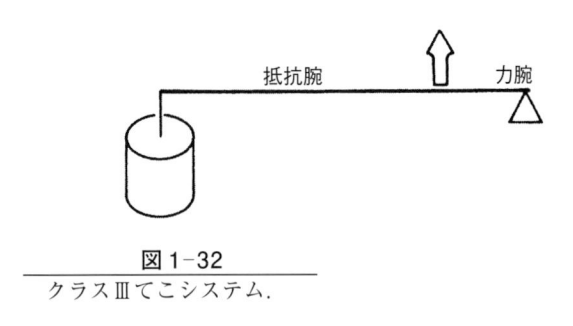

れる．支点は腕の一端にあり，抵抗力が他端にある．応力はこれら 2 つの間のどこかにあるからである．生物学的クラスⅢの「てこ」の例を図 1-32 に示す．クラスⅢの「てこ」は，身体で最も一般的にみられるものである．このシステムでは力は失われるが，運動速度は上昇する．その結果，迅速な運動が，ごくわずかな筋収縮で可能になる．

筋機能 Muscle function　このテキストのほぼ全体を通じて，私たちは，筋とその筋活動を個別に扱う．この方法は，従来からの通常のアプローチであるが，ある程度は不運なことである．それは，私たちの脳が個々の筋活動を調整し，モニターしておらず，私たちの脳は，むしろグループとしての骨格や筋の運動を調整し，モニターしているからである．

筋は，たった 1 方向にしか力を発揮できず，反対方向にはどんな力も出せない．このように，機能的な一組のいずれの筋も，他の筋にとっての**拮抗筋**となる．これらの筋肉は，意図する運動を産生することに責任を負い，**原動力 prime mover** とよばれている；適当な姿勢に体を維持するために活動する筋は，**固定筋 fixation muscle** とよばれている．

記述用語　筋収縮が特定の関節に及ぼす影響を記載することができるのは，ときに有益であり，とくに使用される用語が全身に適用でき，解剖学的位置関係で全身と関連づけることができるなら，なお良い．

臨床ノート　以下の用語に精通すると，異常運動について記述する能力を強化できる．

屈曲 flexion は，ある部分の屈曲を述べたり，曲げられている状態を記述するのに用いられる．握りしめた拳は屈曲している．

伸展 extension は，まっすぐにすること意味する．解剖学的立場では，足以外の大部分の構造は伸展できる．同様の足の運動には，背屈 dorsiflexion と底屈 plantar flexion が用いられる．

背屈 dorsiflexion は，足の背側方向に足を屈曲することを意味する．

底屈 plantar flexion は，足底方向に足を屈曲することを意味する．

外転 abduction は，体から離れていく運動を意味する．指の場合には，四肢の軸から離れていく運動を

意味する．

内転 adduction は，正中面または正中軸に向かう運動を意味する．

内旋 medial rotation は，体の正中の方へ体の一部を回転させる運動を意味する．内股で立った状態は，その例である．

外旋 lateral rotation は，正中面から離れていく方向に回転する運動を意味する．足と手の運動については，特殊な用語が用いられる．

回内 pronation は，手と前腕で使用される．解剖学的体位では，手掌は前方にある．回内運動は回転運動であるので，手掌は下を向くか，後方を向く．

回外 supination も，回転運動である．回外運動すると，手掌は上方または前方に向く．

外反 eversion は，足底が外側へ回る回転運動を意味する．

内反 inversion は，ちょうど外反と逆向きの回転運動であり，足底が内側を向くように回転する．親指に対して用いられる用語は他の指とは反対になる．例えば，手指の先が何かをつかもうとして，親指と他の指を合わせようとして，親指を手掌上に動かすようなときである．

分回し運動 circumduction は環状運動であり，適当な順序で，屈曲，伸張，外転，内転の各運動を必要とする．目をグルグル回す運動は，分回し運動の特有の例である．

筋肉の命名

解剖学を始めたばかりの学生は，筋に出会うたびにその固有の筋肉の名前に注意を払うべきである．筋肉の名前に親しむことは，しばしば解剖学を学ぶのを容易にする．それは，多くの筋肉の名前が，特定の構造上や機能上の特徴を反映するためである．

幾何学的な名前は筋肉の形状を反映する．僧帽筋 trapezius（不等辺四辺形 trapezoid），大腿方形筋 quadratus（四角形 square），腰部筋 lumborum，錐体筋 pyramidalis，菱形筋 rhomboid などである．一方，筋肉の**概形**によって命名されているものもあり，薄筋 gracilis（細長い，繊細な），鋸筋状 serratus（sawlike），長筋 longus，二腹筋 digastricus（2腹）のような名前で反映される．筋は身体内の位置に基づいて命名されることもある．側頭筋 temporalis（側頭 temple），横突間筋 intertransversarious（横突起間），棘突上筋 supraspinalis（脊椎または棘突起より上），鎖骨下筋 subclavius（鎖骨の下），肋間（肋骨の間で）intercostal の場合のように，大 major，小 minor，外 external，内 enternal，直 rectus，斜 oblique のような**記述用語**も有益である．

筋の名前のなかには，それらの起始での**筋頭の数**を反映するものもある．例えば，二頭筋 biceps，三頭筋 triceps，四頭筋 quadriceps である．ほかにも，筋の名前は，それらの**付着部**を反映するものもある．胸鎖乳突筋 sternocleidomastoid（胸骨と鎖骨に起始をもち，側頭骨の乳様突起に停止する），胸骨甲状筋 sternothyroid（胸骨に起始，甲状軟骨で停止），口蓋舌筋 palatoglossus（口蓋に起始，舌に停止）などがそうである．筋の機能をほのめかすような名称の筋もある．例えば，肩甲挙筋 levator scapulae（肩甲骨を持ち上げる），鼓膜張筋 tensor tympani（鼓膜の緊張を増加させる）などがそれらの例である．

神経インパルスは，直接的に，筋収縮を生じる役割を担っている．筋活動は，大部分，筋肉への神経供給の特徴で決定されている．

神経組織 Nervous tissue

神経組織は，非常に高度に専門化された細胞によって作り上げられている．その細胞は，著しく引き伸ばされており，異常に興奮しやすい特性をもつ．突然の環境変化が生じると，自身の電気化学的な構造を変形することによって反応する．発話行動への神経系の寄与は過小評価されるべきでない；そのため，神経系については，「第5章」である程度の長さで対応する．

筋肉のなかには，十分に神経組織が入り込んでいる場合もあれば，そうでないものもある．私たちは，筋原線維 myofibrillae が，化学的，電気的，電気化学的な刺激に反応して，どのように収縮するかについてすでにみた．通常の環境下で，筋肉は，神経系によって提供される電気化学的な刺激に反応して収縮する．神経供給と筋活動の関係は，次の項「運動単位 motor unit」で簡単に考察する．

運動単位 Motor unit

筋活動を産生する機能単位は運動単位とよばれている．図1-33で示すように，運動単位は，**神経細胞**

nerve cell（細胞体，神経突起）とその神経細胞が担当するすべての筋線維 muscle fiber から成る．

神経細胞突起は，**軸索 axon** とよばれ，筋肉終板の形で末端で停止するわずか前に，多くの**軸索原線維 axon fibril** に分かれる．**筋肉終板 muscle end plate** は筋線維に直接的に接触している．単一の運動単位は，数本から100本以上の筋線維を含む．

筋肉終板は，電極にたとえられることがある．それは，終板が神経インパルスを筋線維の筋形質に伝送し，ひるがえって筋形質は短時間の単収縮によって次々に反応する．神経インパルスごとに1つの単収縮が生じる．1つの筋線維は，1秒につき最高約50までの神経インパルスに「追随」できる．インパルスごとの1つの単収縮によって，1つの運動単位のすべての筋線維が全体として収縮する点は興味深い．滑らかで，長時間の筋収縮が生じるのは，一斉に，繰り返し，多くの運動単位が発火する機構で説明できる．その結果，それらのインパルスの結合した効果が，一見一定した収縮をもたらすかのようにみせる．

単一運動単位の筋収縮を詳細にみると，3つの異なった相がみられる：潜伏期，収縮期，弛緩期．刺激の開始と収縮の開始の間は，潜伏期として知られている．**潜伏期 latent period** は約0.01秒である．筋線維の長さの変化は潜伏期の間には起こらないが，筋線維に化学的変化が急速に起こっている．潜伏期の次は**収縮期**で，それは約0.04秒である．筋肉が仕事をしているのは，この収縮期である．**弛緩期**は，約0.05秒で，収縮期の前の弛緩状態へ復帰する．筋弛緩は，筋線維の弾性や筋線維終末に影響する外的な力によってもたらされるために，弛緩は純粋に受動的であると理解することは重要である．第4番目の相（**不応期**）がある場合もある．この相は，0.005秒だけ持続し，この間，筋肉をその正常な安静状態に回復させるための化学過程が起こっている．筋線維は，不応期の間は刺激に反応しない．

随意的な筋収縮は，わずかに確認できる程度の短縮から最大収縮まで等級分けされる．筋収縮の程度は，筋肉内の活性化された運動単位の数のみならず，活性化された運動単位の発火頻度に依存している．1つの運動単位は，「全か無か all-or-none」の様式で行動するという強い根拠がある；すなわち，いったん，刺激が特定の臨界レベルに達すると，運動単位のすべての筋線維が収縮する．運動単位の筋線維が出す力は，刺激インパルスの頻度に直接関連し，筋全体が出す力は，活性化された運動単位の数に直接関係する．弱い刺激は，より少ない運動単位を活性化する；強い刺激は，より多くの運動単位を活性化する．

神経支配比 Innervation ratio

筋への神経供給（神経支配）の程度と筋収縮の正確さの間には関係がある．**高い神経支配比 high innervation ratio** をもつ筋（多くの筋線維がわずかの神経細胞に対

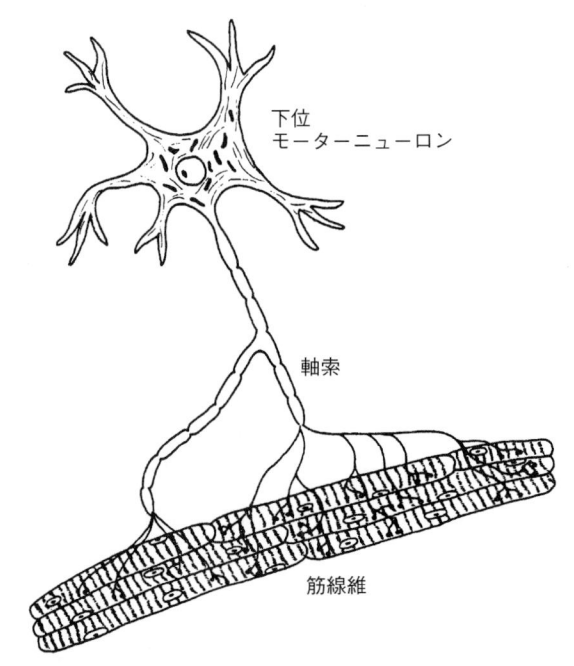

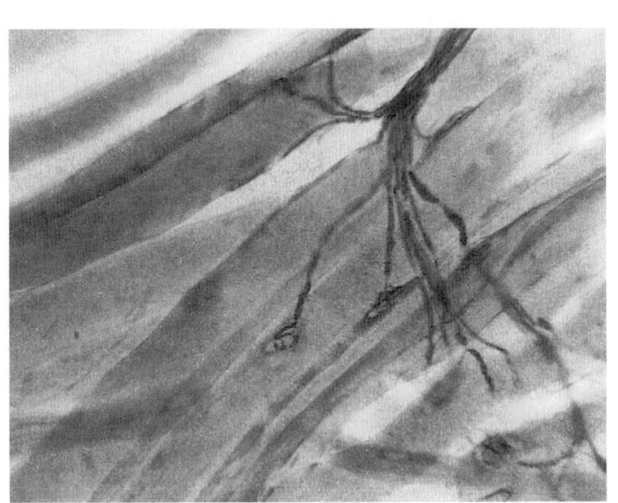

図1-33
運動単位の概略図（上）と軸索線維の顕微鏡写真（下）．軸索線維は，運動神経終板を介して筋線維に終わる．

している）は，大きい筋収縮でかなり雑な運動を行うが，**小さな神経支配比 low innervation ratio** をもつ筋（わずかの筋線維が多くの神経細胞に対している）は，微細な制御でより小さい収縮ができる．筋肉の神経支配比だけによって，筋が小さく正確な運動が可能か，大きい雑な運動をするかどうかを予測することができる．

脈管組織 Vascular tissue

脈管束組織は，身体の「流動性組織」とみなすことができる．それは，ほぼ体重の10％である．血液は，**血球 corpuscle**（細胞）と**血小板 platelet** から成り，これらは**血漿 blood plasma** とよばれる流動性の細胞間物質によって分離されている．それは，脈管組織の細胞間基質である．

細胞は，**赤血球 erythrocytes**（red cells），**白血球 leukocytes**（white cells）である．赤血球は，無核，両面で凸面になった円盤状の要素で，その結果，それが細胞とよばれてよいのか否かについての疑問もある；しかしながら，発生の初めには赤血球は核を有する．白血球は有核であり，血小板は小さな原形質の皿であり，核もヘモグロビンも含まない．しかし，それはトロンボプラスチンとよばれる酵素を生産し，この酵素は血液の凝固の重要な要素である．

リンパ lymph は，組織の直接的な栄養性のプラズマであり，無色の水に似た液体にみえるが，黄色がかっている場合や乳白色の場合もある．リンパの細胞（リンパ球とよばれている）は，いくぶん白血球に似ている．

流体組織には，多くの重要な機能がある．例えば，すべての生きている細胞に，食料と酸素を運搬し，細胞活動によって発生した廃棄物を取ってくる．それらは，身体全体を一様に暖め，また過剰な熱は取り除くために働いている．加えて，流体組織は，疾患を引き起こす微生物から身体を守る．

身体の細胞の微小環境は，**循環系**（血管系）によって比較的一定に保たれている．高度の脊椎動物において，このシステムは，**ガス・ポンプ**と2台の**流体ポンプ**から成る．ガス・ポンプは肺-胸部複合体から成り，2台の流体ポンプは心臓の右心室と左心室である．これらの構造については，2章と8章で考察する．

臓器・器官
Organ

2つ以上の組織が，統一された機能を示すような様式で結合するとき，それらは**器官 organ** を作る．定義上，器官とは，身体中でいくぶん独立して，特別な機能を実行する部分といえる．肺，喉頭，舌は，その例である．大部分の器官は，優勢な1つのタイプの組織から構成されるものの，多様なタイプの組織の集まりである．器官の基本構造を構成する細胞は，**柔細胞 parenchyma** として知られている．他の細胞は，支持性，脈管性，神経性である．

系
Systems

2つ以上の器官が，統一された機能を示すような様式で結合すると，それは一般に「系」とよばれている．身体には少なくとも9つの系が認められており，しばしば11種の系がリストされることがある．

1. 骨とそれらに関連する軟骨から成る**骨格系 skeletal system**．骨格系の研究は**骨学 osteology** として知られている．
2. 関節と靱帯から成る**関節系 articular system**．関節系の研究は**関節学 arthrology** として知られている．
3. 身体の「筋肉」の部分を形成する**筋系 muscular system**．骨格系と関節系に働きかけて，筋系は運動と歩行を生みだす．筋肉の研究は**筋学 myology** とよばれている．
4. 消化管とそれに付随する消化腺から成る**消化器系 digestive system**．胸部と腹部（内臓）の内臓の研究は，**内臓学 splanchnology** として知られている．
5. 心臓，血管，リンパ系から成る**脈管系 vascular system**．脈管系の研究は，**脈管学 angiology** とよばれている．
6. **神経系 nervous system** は，脳と脊髄とそれらに付随するすべての神経，神経節，核，感覚器からなる．神経系の研究は**神経学 neurology** として知られている．
7. 空気の経路と肺から成る**呼吸器系 respiratory system**．肺の研究は**呼吸器学 pulmonology** とよばれている．
8. 腎臓と尿路からなる**泌尿器系 urinary system**．泌尿器系の研究は**泌尿器学 urology** である．

9. 泌尿器系に密接に関係し,「泌尿性器系」で含まれる, **発生再生系 generative**(もしくは, reproductive)**system**. **婦人科学 gynecology** は女性の生殖器官の病気の研究である. 妊娠は, 疾患と考えられるときがあり, それは**産科学 obstetrics** とよばれる専門医学によって管理される場合もある.
10. 身体の無道管腺から成る**内分泌系 endocrine system**. このシステムの研究は**内分泌学 endocrinology** とよばれている.
11. **外皮系 integumentary system** は皮膚, 爪, 毛を含む. 外皮系の研究は**皮膚科学 dermatology** とよばれている.

加えて, 上記の2つ以上の系が一緒になって, 別のもう1つの系を作ることがある. 例えば, 骨格系と筋肉系が**運動系 locomotor system** を構成する. 神経系と感覚系は, **感覚神経系 neurosensory system** を形成する. 神経系と内分泌系は**神経内分泌系 neuroendocrine system** を構成する. 系の内側に別の系があることもある. 神経系の一部としての**大脳辺縁系 limbic system** が, その唯一の例である. 1980年代初期から, **免疫系 immune system** すなわち**自己免疫系 autoimmune system** が多くの関心の対象になっている.

> **臨床ノート** 身体に入って来る微生物を次々にやっつける私たちの相棒である. 免疫系機能は, よく組織化されたチームに似ている. まず最初に, **抗体 antibody** とよばれているタンパク分子は, 侵入した微生物を不動化し, その後, 大きな**マクロファージ macrophage** に侵入者をのみ込ませる. マクロファージは, その後, T細胞として知られる白血球に向かって, 免疫系が侵害されたという「合図を出す」. T細胞(この名前は彼らが胸腺で成熟することに由来している)は, 感染した細胞を直接殺すか, 細胞を殺すための抗体を産生するようにB細胞(もう一種類の白血球)を刺激するかによって, 感染した細胞をやっつけてしまう. この過程は, **抗体免疫 antibody-related immunity** として知られている. 身体には, 1億種類もの異なる抗体があり, それと同等に多様性に富む記憶T細胞 memory T cells と記憶B細胞 memory B cells がある. 免疫記憶細胞は, 同じバクテリアやウイルスからの将来の襲撃から長期間身体を保護する役割を担う.
> **細胞性免疫 cell-mediated immunity** とよばれる, もう一種の免疫は, 身体が, 菌, 寄生虫, ウイルス, 結核と戦うのを支援するうえで重要である. 細胞性免疫は, 抗体の支援を受けずに, 直接T細胞に戦わせる. 免疫系が負けるときに生じる劇的な例は, 自己免疫不全症候群 autoimmune deficiency syndrome(エイズ AIDS)である. **ヒト免疫不全ウイルス human immunodeficiency viruses HIV-1 と HIV-2**, とくに HIV-1 は, AIDS の原因である. 他の人間と身体接触した人は誰でも, 血液や肉眼で確認できる程度に血液の混じった体液は, HIV(ヒト免疫不全ウイルス)ウイルスを運搬することを知っていなければならない. このことは, 精液と腟液にもあてはまる. すべてのクライアントからの血液と血液の混じった体液は常に感染しているものとして扱われなければならない.

少し考えれば, これらの系のどれ1つとして他の系から独立していないことは明白である. 話し言葉のメカニズムは, ある系に重くかかわり, 他の系にはあまり重くかかわらない. しかし, 直接的であろうが間接的であろうが, それは身体全体の系に依存している. 本書では, 骨格系, 筋肉系, 神経系, 呼吸系に対して, かなりの割合で関心を向けている. ときに, 本書でのアプローチは局所に向き, ときに全身に向く. またときにはどちらも少しずつ同等にという場合もある. この本では, 循環系や内分泌系にはあまり深入りせず, 生殖系と消化器系は通りすぎるだけである.

発　話
Speech production

総合的アプローチの必要性

私たち一人一人が, 自分自身の心の中に, スピーチと聴覚メカニズムについての実際に有効な概念を作らなければならない. その概念は, それを作った人自身の財産であり, 臨床を推し進めるうえでの貴重な道具であり, 専門職としての人生のなかで使える教育資源である. 私たちは, この概念が, 決して定型化し, 硬直化してはならないことを知らなければならない. この概念は, 常に流動性に富み, 修正され続けなければならない. 定型化された構成概念は, 硬直し定型化された臨床操作につながる.

発話 33

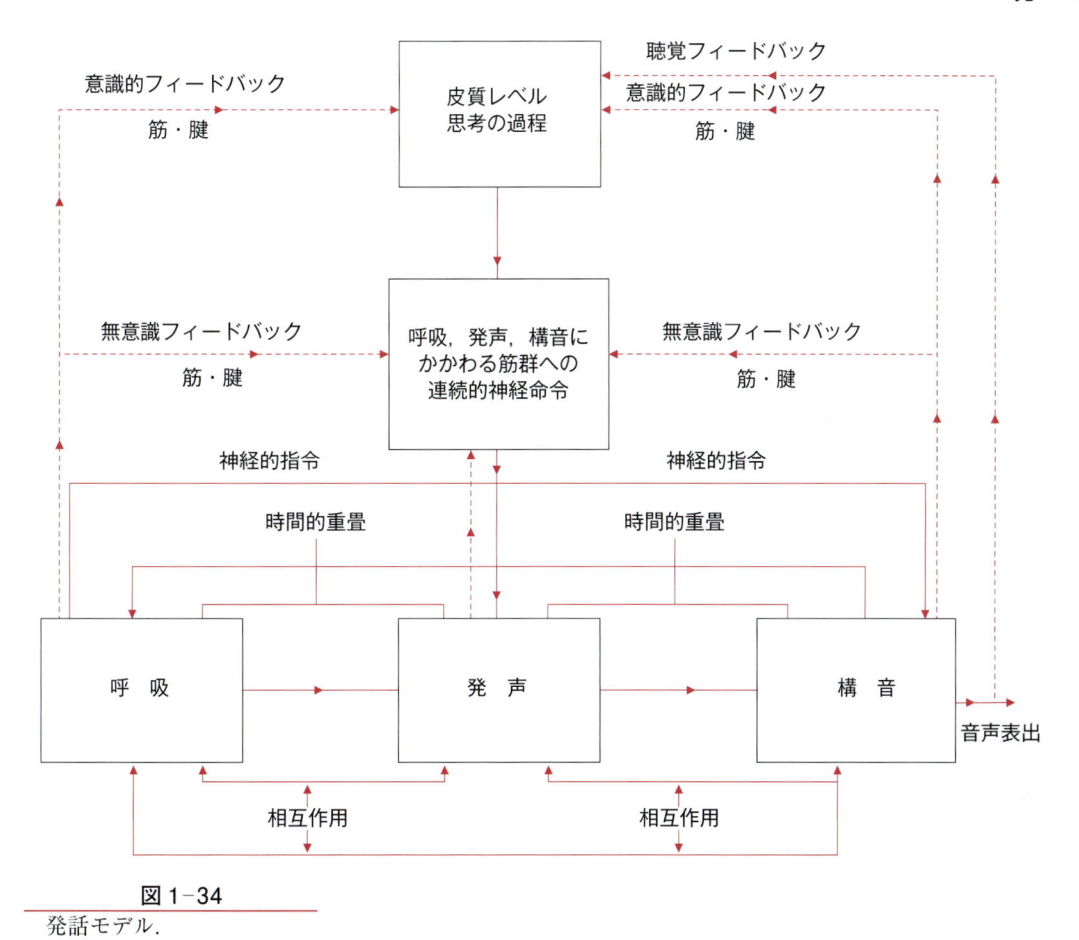

図 1-34 発話モデル.

　この章以後のページで，君たちは，スピーチと聴覚メカニズムを構成する構造に精通するようになるであろう．しかし，また，相互に独立した構造体を，自分にとって役に立つように再構築しなくてはならない責任にも直面するであろう．

　発話は，4つの相からなるといわれることもある：**呼吸 respiration**，**発声 phonation**，**構音 articulation**，**共鳴 resonance**．しかし，発話行動をこのように区画化することは非常に残念なことである．この考え方は，ある1つのことを欠いているため不完全である．すなわち，聴覚メカニズムとフィードバックの役割を完全に無視している[9]．

　この区画化の概念は，非現実的な一時的な事象が，発話行動になるという印象を与えかねない．すなわち，発話に際しては，まず最初に私たちは呼吸し，それから声音を作り，それから構音運動し，最後に，共鳴のプロセスが起こる．そして，やっとのことで，外に出るのが，話し言葉である！　それは，ビーズ玉を糸に通すようなものである．

　発話構成のモデルは**図 1-34**に示される．この図は，発話の構成概念を作る際に，統合的なアプローチが必要であることを示している．ここでは，発話は皮質レベルから始まる．思考や反応の過程は，一連の神経インパルスを生じ，インパルスは呼吸機構の筋系，喉頭，構音器官に送られる．これらの神経インパルスは，同時に，すべての筋系や個々の構造に運ばれる（しかし，「必ず」というわけではない）．このモデルは，**時間的重畳 temporal overlap**と発話メカニズムの構造が相互に有する**相互作用 mutual influence**を認めている．例えば，私たちが声音を作ると，同時に構音器官は積極的にその音素を意味のある順序に並べる．加えて，声音生成し，構音運動している間に生じる気流抵抗の変化は，呼吸器系に影響し，構音運動過程は，多くの場合に，声音生成

---

[9] 人は，自分が表出している話し言葉の信号をモニターできないと，いかに早く言葉の表出が悪化するかをみることは興味深い．耳が聞こえず高度に聴覚に障害を有している人では，たいへん長期に根気よく管理された治療を必要とするのも不思議ではない．

34　第1章　導入とオリエンテーション

機構にも影響する．

　関節，腱，筋肉にある特異的な受容器は，どの程度良好に運動できているかの情報を，脳に送る．この情報のなかには，意識レベルにまで達しないものもある．**フィードバック feedback** がなければ，**聴覚的**であろうが**体性感覚的**であろうが，語音の生成は，暗がりに矢を放つのと同様に行き当たりばったりのものとなろう．高度に統合化され，信じられないほど複雑な事象の連鎖は，実際にはどんな段階でも侵害され（例えば疾患などによって），正常な音声生成過程や認知に影響する．

音声生成 Sound production

　次に列挙する身体の部分は，最も密接に音声生成に関連する．それらは，**肺**，**気管**，**喉頭**，**鼻腔**，**口腔**である．これらの構造（**図1-35**で示される）は，多様で，複雑な音声生成系を形成する．

　音声生成には，それがどのような種類の音であっても，2つの絶対的な必要条件がある．それは，**エネルギー源**と**振動体**である．発話のための基本的なエネルギー源は，下気道（とくに肺）によって提供される空気である．下気道は，振動体（喉頭の声帯ヒダ）に対して，かなり単調な変調されていない空気流としてエネルギーを供給する．しかしながら，空気流の声音への変換は，声道上のどこでも行われる．すなわち，声帯ヒダより上部に存在する部位でも，その変換は起こることに注意がいる．

　通常，私たちは振動する声帯ヒダを，主要な音源であると考えやすいが，音源は他の場所にもある．声道全体のどこかを絞扼すると，空気流は渦となり，**摩擦音**のような雑音を生じる．付け加えるならば，この乱流は，声帯ヒダの振動の有無にかかわらず発生する．音は，声道を通して空気流を瞬間的に止めることによって発生する．高圧になった空気を突然開放すると，穏やかな破裂，すなわち**破裂音**が生じる．声帯ヒダ，口唇，舌，軟口蓋は，空気の流れを妨げたり，開放したりする弁として作用する．

　多くの声音の**質**は，声道での絞扼の変化，すなわち声道の音響特性の変化によって大きく変調する．これらの変化は，主に口腔の変形によっている．

　発話メカニズムを**物理学的**に**類似**させると，それは，エネルギー供給源，振動体，弁構造，フィルター装置で構成できる．発話メカニズムがどのように作られようとも，第1に考慮されるのはエネルギー供給源である．第

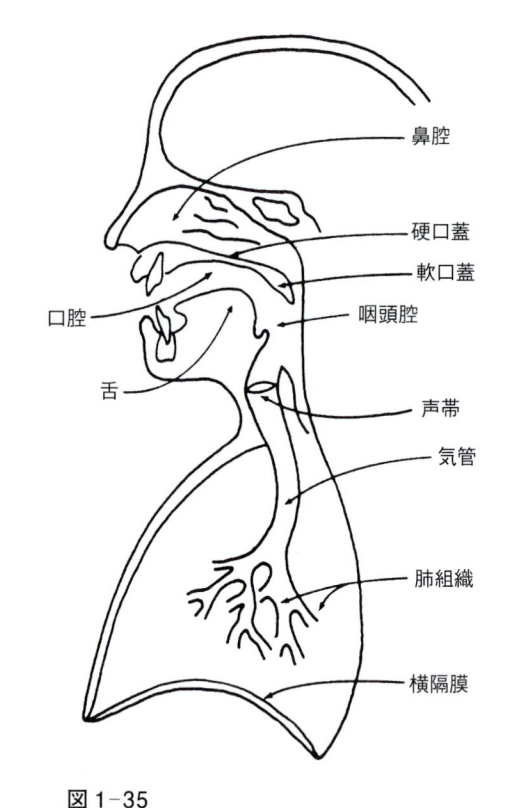

図1-35
発話メカニズムの概要．

2章では，エネルギー供給源，すなわち呼吸のメカニズムを扱う．

　呼吸メカニズムを，物理的モデルに組み込むことは，基本的に困難である．呼吸メカニズムは，**ガスポンプ**であり，喉頭や構音メカニズムに可変的な空気流を供給し，これら2つは，それぞれ，空気の流れに対して多様な抵抗を与える．私たちのモデルにこれらの抵抗源が加わるまで，呼吸機構は単独で扱われざるをえない．

文　献

Alopour-Haghighi, F., I. Titze, and P. Durham, "Twitch Response in the Canine Vocalis Muscle," *J. Sp. Hrng. Res.*, 30, 1987, 290–294.

ASHA. *AIDS/HIV. Implications for Speech-Language Pathologists and Audiologists*, December, 1990.

Basmajian, J. V., *Primary Anatomy*, 7th ed. Baltimore: Williams and Wilkins, 1976.

Bloom, W., and D. Fawcett, *A Textbook of Histology*, 9th ed. Philadelphia: W. B. Saunders, 1968.

Cunningham, D. J., *Textbook of Anatomy*, 9th ed. New York: Oxford University Press, 1951.

DiDio, L. J. A., *Synopsis of Anatomy*. St. Louis: C.V. Mosby, 1970.

Dorland's *Illustrated Medical Dictionary*, 25th ed. Philadelphia:

W. B. Saunders, 1975.

Freeman, A. A. R., *Adult Articular Cartilage*. London: Pitman Medical, 1973.

Gray, H., *Gray's Anatomy*, 36th British ed. (P. L. Williams and R. Warwick, eds.). Philadelphia: W. B. Saunders, 1980.

Gray, H., *Gray's Anatomy*, 38th British ed. London: Churchill and Livingstone, 1995.

Guyton, A. C., *Textbook of Medical Physiology*, 6th ed. Philadelphia: W. B. Saunders, 1981.

Henderson, I. F., and J. H. Kenneth, *A Dictionary of Scientific Terms*, 7th ed. Princeton, N.J.: D. Van Nostrand, 1960.

Hultkranz, W., "Uber die Spaltrichtungen der Gelenkknorpel," Verhandlungen der Anatomischen Gesellschaft. Aus der Zwolfen Vesammlung in Kiel, 14 (Suppl.) 1898.

Judson, L. Y., and A. T. Weaver, *Voice Science*. New York: Appleton-Century-Crofts, 1965.

Kuehn, D., M. Lemme, and J. Baumgartner, *Neural Bases of Speech-Hearing and Language*. Boston: College Hill Press, 1989.

Love, R. J., and W. G. Webb, *Neurology for the Speech-Language Pathologist*. Boston: Butterworth–Heinemann, 1992.

McCall, J. G., "Scanning Electron Microscopy of Articular Surfaces." *Lancet*, 1968.

Moore, C., The Correspondence of Vocal Tract Resonance with Volumes Obtained from Magnetic Resonance Images," *J. Sp. Hrng. Res.* 35, 1992, 1009.

Moore, K. L., *Clinically Oriented Anatomy*. Baltimore: Williams and Wilkins, 1985.

Patten, B. M., *Human Embryology*. Philadelphia: Blakiston, 1946.

Perlman, A., I. Titze, and D. Cooper, "Elasticity of Canine Vocal Fold Tissue," *J. Sp. Hrng. Res.*, 27, 1984, 212–219.

Perrier, P., L. J. Boe, and R. Sock, "Vocal Tract Area Function Estimation from Midsagittal Dimensions with CT Scans and a Vocal Tract Cast: Modeling the Transition with Two Sets of Coefficients," *J. Sp. Hrng. Res.*, 35, 1992, 53–67.

Woodburne, R. T., *Essentials of Human Anatomy*. New York: Oxford University Press, 1973.

第 2 章

呼　吸
Breathing

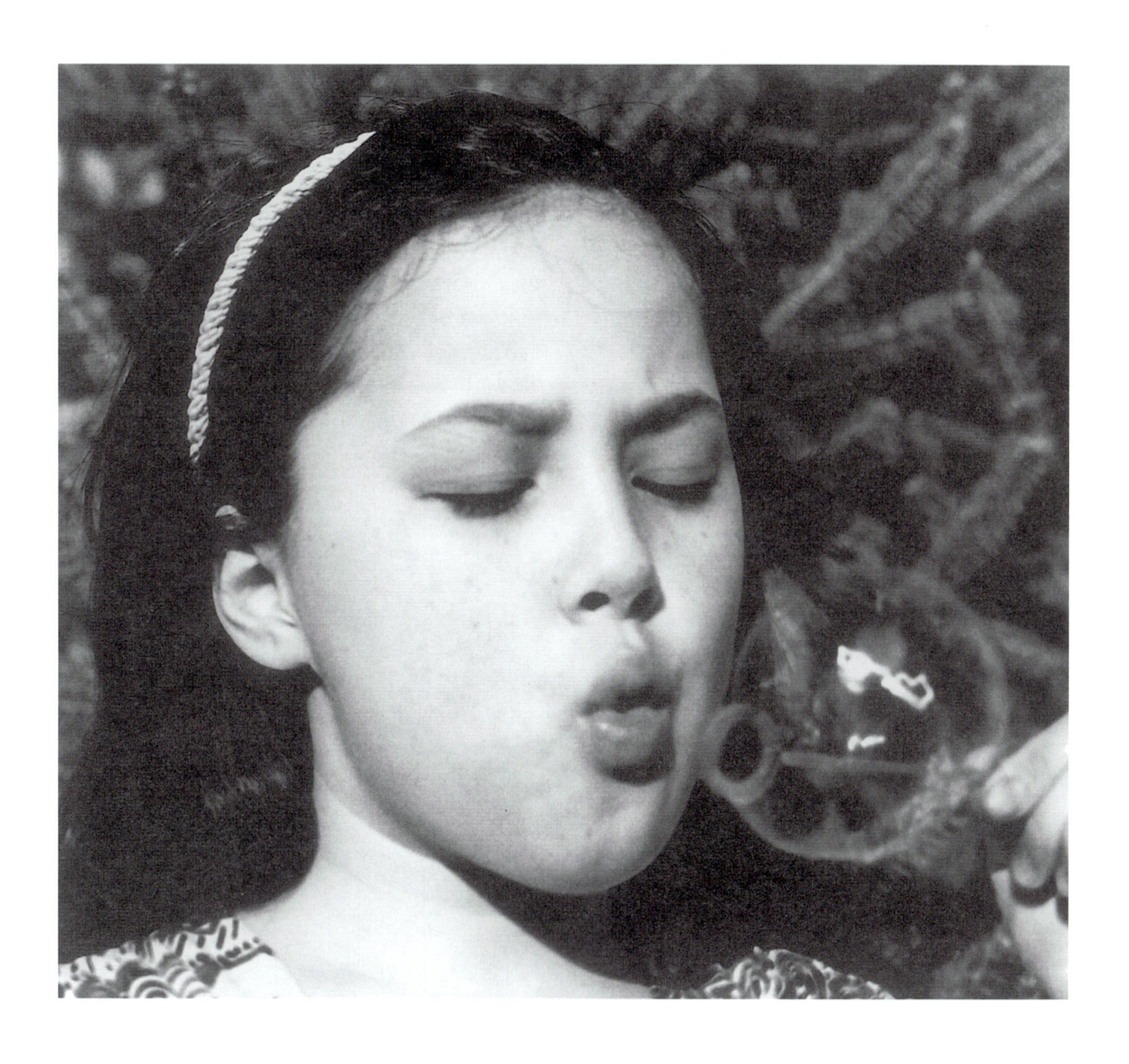

第2章 呼吸

導　入
Introduction

呼吸の定義

非常に一般的である "呼吸 breathing" と "呼吸 respiration" は，多くの意味をもっている．"呼吸 breathing" は，アーリア語 bhre (焼く burn) に起源をもち，寒空の中に見える蒸気，湯気，呼気のことをいっていた．それが，現在，胸部の伸縮によって，取り込まれ，放出される空気を意味するようになった．ラテン語 "spiritus halitus" は，呼吸運動の間に，取り込まれ，放出される空気のことを表現している．ここから，私たちは吸い込む (inhale)，発散する (exhale)，口臭 (halitosis) というような語を得た．もう1つラテン語 (spirare) は呼吸することを意味している．ここから，吸い込む (inspire)，吐き出す (expire)，呼吸 (respire) という用語が生じた．

呼吸 respiration と呼吸 breathing は，今日，生物体と周辺環境との間でのガス交換のプロセスとして定義されている．ガス交換は**物理的なプロセス**であり，この定義で問題ないとする生物学者もいる．呼吸プロセスを，二酸化炭素，熱を生産する食物の酸化と考える人もいる．そうすると，呼吸は**化学変化のプロセス**ということになる．

しかしながら，話し言葉のためには，これらの定義は，適切に呼吸を定義していない．音声生成は，本質的には，呼吸装置に「非呼吸」機能を要求しているようである．呼気が二酸化炭素を運搬しているかどうかはあまり重要でない．発話メカニズムは，加圧されたガスを必要とし，この調節の本質が，君たちにこの章を紹介する主要な目的である．すなわち，空気が肺に取り込まれて，再び外へ排気される物理的なプロセスについて調べることが目標である．

呼吸の物理学

物理学において確立された法則のうちの最も素晴らしいものの1つは，Robert Boyle (17世紀中頃の哲学者と化学者) によって与えられたものである．すなわち，**ボイルの法則 Boyle's law** は，ガスが恒温に保たれている場合に，圧力と体積には互いに反比例して，その積は一定であるというものである．

この法則を説明するために，まず**気体分子運動論**についてみてみよう．運動論の基礎は，気体が絶え間なく運動する多数の分子から構成されるということである．図2-1Aで示すように，これらの分子がある容器の中に閉じ込められたとき，分子は，でたらめな方向に高速で動き回る．その結果，分子同士が，お互いに衝突し，また容器の壁にも衝突する．この衝突は，容器の壁に圧力を与える．容器の容積と温度が一定の状態に保たれるならば，容器の壁に与える圧力は容器の中のガス分子の数の関数になる．図2-1Bにおいて，多くのガス分子は，A図よりも大きな圧力を容器の壁にかけている．

図2-2Aは，圧 (P) がかかっている体積 V のガスを入れたシリンダーを示している．同時に，力 (F) が，ピストンに賦課されている．体積が半分になるまでピストンが押し込まれたとき，図2-2Bにあるように，ガス分子の数は単位体積あたり2倍の数 (ガスの密度は2倍) になるので，他の分子や容器の壁との衝突は単位時間あたり2倍になる．その結果，ピストンと壁にかかる力は2倍になり，内部の圧力も2倍になる．しかし，圧力とボリュームの積は同じままである；すなわち，$(2P)$

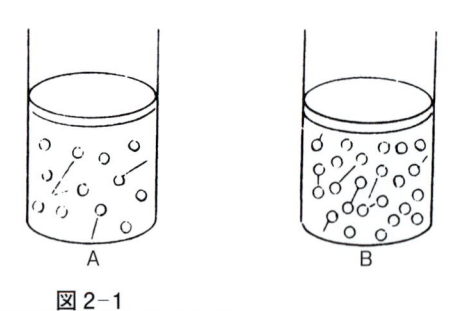

図2-1
圧-気体-密度の関係．AよりもBのほうが，より多くの気体分子が，壁により大きな力を振るう．

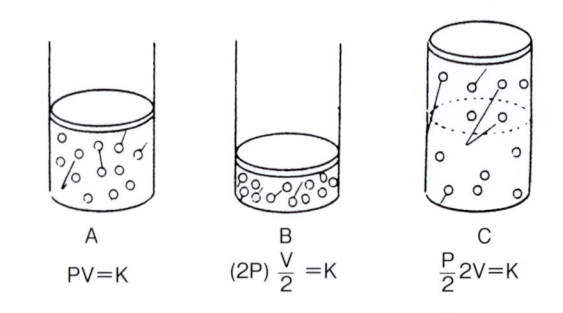

A　　　　　　　　B　　　　　　　　C
$PV=K$　　$(2P)\dfrac{V}{2}=K$　　$\dfrac{P}{2}2V=K$

図2-2
ボイルの法則の説明．この等式は，圧力と体積は反比例し，一定の積であることを示す．

$V/2$ は一定になる．

一方では，積が2倍になるようにピストンを引き上げると，図2-2Cのように，容器の壁にかかる圧力は必然的に半分減少しなければならない．象徴的に，これは $P/2\,(2V)$ がまた，定数であることを意味する．ボイルの法則は，$P_1V_1 = P_2V_2$ と書かれることがある．

P = 圧
V = 体積
1 = 最初の状態
2 = 最終の状態

大気圧の空気が密閉容器に閉じ込められると，同等の圧力が容器の外側と内壁に作用し，その差圧はゼロである．体積の減少は外側に対して内部の圧を上昇させ，体積の増加は外側に対して内部の圧を低下させる原因になる．大気圧より大きい圧力は**陽圧**とよばれ，大気圧より小さい圧は**陰圧**とよばれる．

哺乳類において，肺は気密な胸腔の中に存在し，気管，喉頭，咽頭，口腔，鼻腔を介して外気と交通する．これらの器官構造は**気道**を構成し，それは空気を**呼吸器官**（肺）に送る．喉頭（図2-3に示す）は，**上下の気道**の間の境界を形成する．

胸郭の構造は，その体積を増減できるようになっている．君たちは，胸郭容積の増加が，大気圧に対して肺を陰圧にするということをすでに知った．したがって，外部と内部の圧力が等しくなるまで，空気は肺に入る．この呼吸相を，**吸気**という．吸気と呼気は，**外呼吸** external respiration に対して，肺と血液との間のガス交換である**肺換気** pulmonary ventilation も構成する．**内呼吸** internal respiration は，体の細胞と血液との間のガス交換である．

気流量は，肺内の気圧と大気圧の差に比例していて，
$$F = k\,(P_1 - P_2) = k\,(P_{atm} - P_{alv})$$
の式によってあらわせる．ここで，

F = 気流量
k = 比例定数
P_1 = 最初の圧力
P_2 = 最終的な圧力
P_{atm} = 大気圧
P_{alv} = 肺内圧

胸郭容積の減少は肺を陽圧にする．気道が開放されているならば，もう一度外部と内部の圧力が同じになるまで空気は放出される．この呼吸相は，**呼気**とよばれている．この後に続く本文で，胸郭のサイズを呼吸中に増減させる機構に焦点を当てるが，まずは呼吸器系の解剖と呼吸器官の特性について説明する．

気道
Respiratory passage

鼻腔 nasal cavity，**口腔** oral cavity，**咽頭** pharynx，**喉頭** larynx，**気管** trachea，**気管支** bronchi と下行性に，気道の構造を図2-3に示す．これらの構造は，外界から肺まで連続的に開放された通路を形成している．もちろん，実際のガス交換が起こるのは肺である．赤血球は，肺では二酸化炭素を放出し，新しい酸素を得る．鼻腔，口腔，咽頭腔は，明らかに呼吸機構に固有の構造であるにもかかわらず，それらは構音と共鳴にとっての必須の器官でもある．それらの腔は，集合して，非常に複雑な可変的システムを形成し，喉頭と組み合わさることで**声道** vocal tract となる．これについては後述する．今の段階では，これらの腔の役割が，空気が喉頭を経由して下気道に入る前に，濾過し，湿潤させ，暖める作用をもつということで納得しておこう．

喉頭 larynx は，いちばん上の気管軟骨の変形したものである．それは呼吸路を開閉し，高度に専門化された

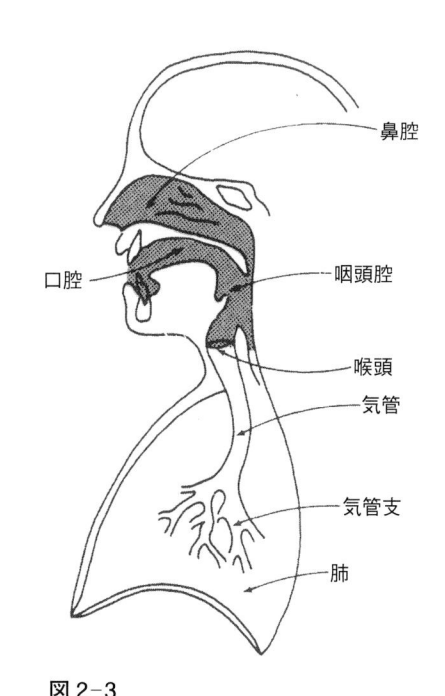

図2-3
気道の概要．上気道を陰影をつけた領域として示す．

40　第2章 呼　吸

弁機構を形成する．喉頭の非常に重要な機能は，気道の防護装置の役目をすることである．弁機構によって空気を圧縮しておき，突然に空気を放出することで，気道を危険にさらす粘液や異物を爆発的に吹き飛ばすことで片づけることができる．この弁機構は，腹部内臓の内容物を排出するために腹腔内圧を上昇させるときに，胸郭を一定に固定するための機構でもある．このような行動には，排便，嘔吐，排尿がある．このような理由で，喉頭は非常に特異的である．それは高度に専門化された，基本的な生物学的器官であり，声の生成に利用される器官でもある．

喉頭は解剖学的に非常に複雑で，発話にとっても非常に重要であり，特別の注意を必要とする．喉頭の詳細な説明とその運動の特徴については第3章で示す．

気管 Trachea

気管[1]は，個人ごとに多様性に富んでいるので，一般的な説明しかできない．気管は，第6頸椎のレベルで喉頭から始まり，気管支を下行し，第5胸椎の最上部のレベルに達する．図2-4で示す気管は，実物（長さ11〜12cm，直径2〜2.5cm）の約3分の1大である[2]．

気管は，16〜20個の馬蹄形の硝子軟骨の環で，相互に積み重なっており，軟骨の間の小さな空隙は線維弾性板で占められる．気管が食道と直接接触している部分での気管の後の部分では，各気管輪は不完全な輪になっている．2個，ときには3個の軟骨は，部分的もしくは完全に一体化していることもある．気管輪同士の間のスペースは，線維組織と平滑筋によってふさがれている．このような構造で，気管は柔軟性をもち，さらに気管が屈曲できるようになっている．この構造が，胸郭内で起こる空気力学的な圧力変化をもたらしている．

第1の気管軟骨は，他のものよりわずかに大きく，それは**輪状気管靱帯** cricotracheal ligament によって喉頭の輪状軟骨の下縁に接続している．気管の最後の軟骨は

---

[1] かつて，初期の解剖学では，動脈は生きている間は空気を含んでおり，静脈だけが血液を輸送したと思われていた．これは，死亡時に動脈血が静脈系へ流出するために，剖検では動脈には通常血液がみられず，気管は粗大な動脈であると思われていた．それは，空気はあっても，血液が見られなかったためである．

[2] 幼児期，気管の直径（mm）は，年齢に一致する．

図2-4
気管と気管支樹の始まり．

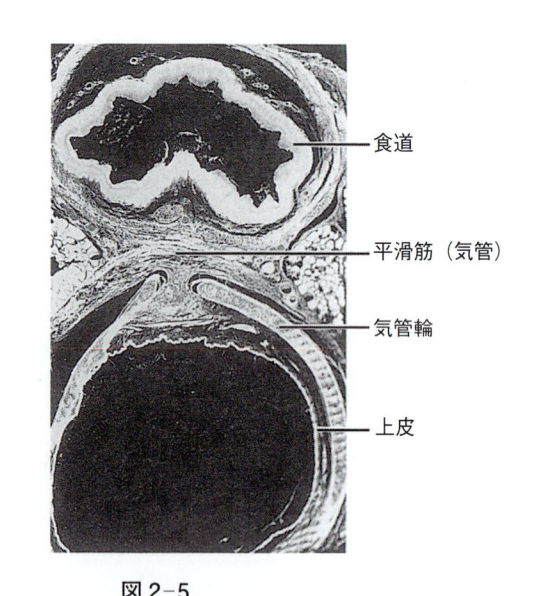

図2-5
気管と食道の横断面．

二股に分かれ，**主気管支** main stem bronchi となる．2本に分枝するレベルで，気管は**気管分岐部** carina（ボートの竜骨）とよばれる隆線構造を示す．この部分は気管支鏡検査の重要な目印でもある．気管の全体構造は図2-4で示す．詳細な構造は図2-5で示す．

気管の線維膜 fibrous membrane は2枚の層から成る．

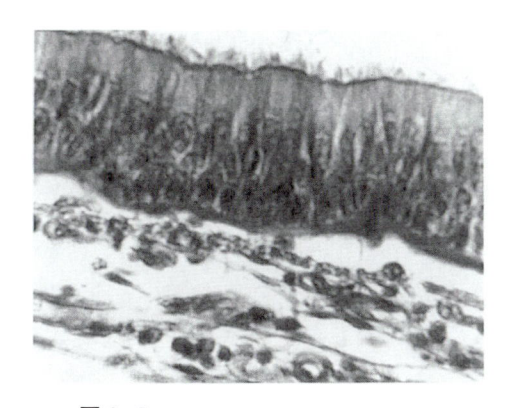

図2-6
気管の線毛上皮の顕微鏡写真.

その1つは軟骨環の外面を，もう一方が内面を通る．しかしながら，各軟骨環の間のスペースで2枚の層は混ざり合って，1つの**気管内膜 intratracheal membrane** を作り，次々と他の気管輪を連結していく．気管輪の間のスペースでみられる平滑筋は，外側の縦走筋の層と内側の水平筋の層から構成されている．これらの筋肉の収縮の様相は多様で，個人の酸素需要量に依存している．気管の構造は実に明瞭である．靱帯と粘膜は，気管が伸展されたり捻られたり，圧縮されたりするとき（例，吸気）に，気管に柔軟性と可動性を提供する．一方，気管軟骨が作る枠組みは気管の破壊を予防するために剛性を提供する．

気管の内側を覆う**粘膜**は，上部では喉頭と下部では気管支と連続する．膜の表面の層は，偽重層線毛円柱上皮から成る．その下には基底膜があり，その下には結合組織，血管，腺から成る粘膜下層がある．気管の裏装上皮の顕微鏡所見には，**杯状細胞 goblet cell** とよばれる変形した上皮細胞が示される．この細胞は，分泌性で周期的に粘液を放出している．この粘液は，粘膜の粘液腺によって生産される粘液と一緒に，連続した覆布のように気管の内側を覆う．**線毛 cilia**（図2-6の顕微鏡写真中でみられる）は，重要な機能をもっている．線毛は，1秒につき約10回，初めは下方へ急速に，その後ゆっくりと上方に，連続的に波打っている．急速な下方運動の間，線毛は粘液の中を「こっそり通り過ぎ」，上方へゆっくりと運動するにつれて，粘液は連続した覆布のように，喉頭の方に向かってもち上げられる．「のどの引っかかり」を解消しようとするときは，線毛が作動して，粘液，たばこの粒子，ほこりを下気道から集めているときである．

臨床ノート　　肺感染の主要な原因の1つとして，線毛作用の低下がある．通常，粘液の覆布は，毎分約5mmの速さで喉頭の方に進んでいる．タバコ1本の煙は，線毛を数時間にわたって非運動性にすることがある．同時に，タバコの煙は粘液分泌も促進する．その結果，多少とも下咽頭が閉塞される可能性がある．気道の裏装粘膜にも，塵，バクテリア，他のごみを取り込む保護的な**貪食細胞 phagocytic cell** が存在する．これらの細胞も，タバコの煙で傷つく．

臨床ノート　　炎症性疾患のための気道上部の閉塞や食物が喉頭に詰まったとき，**気管切開術 tracheotomy** とよばれる救急手術が，副呼吸路を確保するために行われることがある．切開は，前頸部（喉頭の輪状軟骨の下約1cm），通常第2と第3の気管軟骨の間で行われる．気管に通じる副呼吸路は，**気管瘻 tracheostoma** とよばれている．

気管支 Bronchi

気管支は管であり，気管から肺まで伸びて，**気管支樹 bronchial tree** とよばれる分枝を作る．気管支は，3つのグループを作る：**主気管支 main (main stem) bronchi**，**葉（第2）気管支 lobar (secondary) bronchi**（肺葉に空気を供給），**区［域］（第3）気管支 segmental (tertiary) bronchi**（各葉の部分に空気を供給）．

主気管支 main stem bronchi は気管を肺に接続する．それが入る位置は，**肺門 hilum** とよばれている．おのおのの主気管支は，気管の半分より少し大きい；しかしながら，右の気管支は，左の気管支よりも直径が大きく，長さは短く（約半分），左の気管支よりも気管から直線的につながっている．右の肺 right bronchus は左より大きいため，より多くの空気が必要であり，右の気管支はより大きい．右の気管支は，左より直線的に気管につながっているので，気管に落ちた異物は左より右の気管支に入りやすい．

気管支の構造は，気管と類似している．すなわち，それは線維性弾性組織によって結合する不完全な軟骨輪から成る．しかしながら，それは平滑筋線維によって，気管よりも完全に覆われている．そして，偽重層線毛円柱細胞で裏打ちされ，それらの壁も弾性も腺組織を含む．

第2章 呼 吸

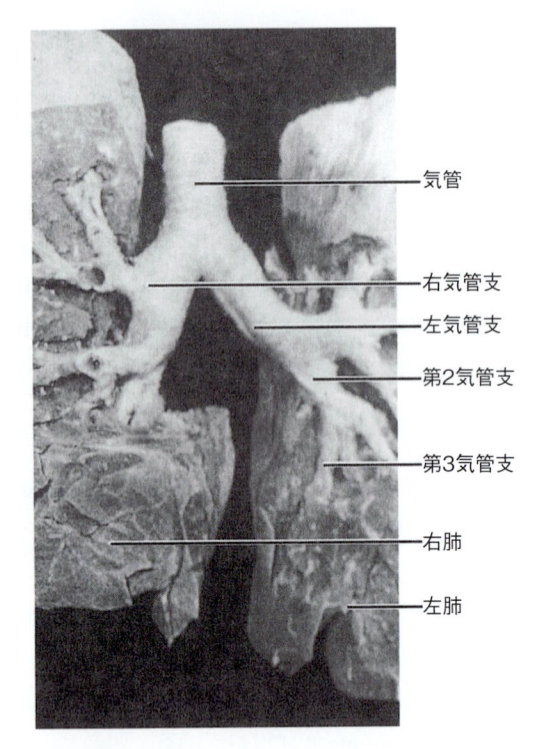

図 2-7
部分的に解剖した肺と気管支樹.

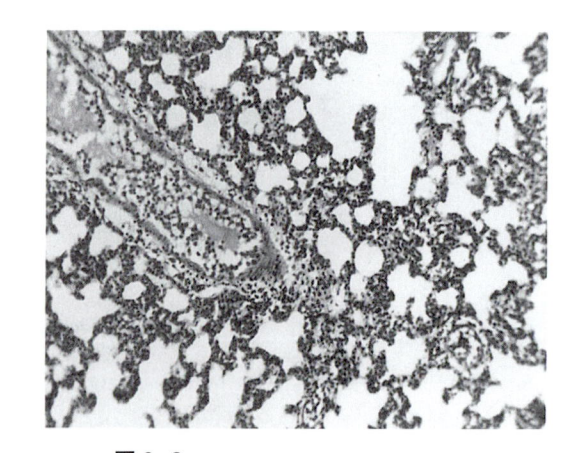

図 2-8
終末細気管支と近隣の肺胞.

右の気管支は，3つの葉（第2）気管支（右肺のおのおのの葉に接続する）に分かれる．第2気管支は，次に，10本の区域（第3）気管支に分かれ，それぞれの肺区域に供給される．一方，**左の気管支 left bronchus** は，2つの第2気管支に分かれ，いずれもが8つの区域（第3）気管支を出し，それぞれが個々の区域に供給される．気管支と部分的に解剖した肺を図2-7で示す．

細気管支 Bronchioles

区域（第3）気管支は，繰り返し分かれて，顕微鏡レベルまで小さくなる．成人においては，約24世代目の分枝が気管支樹を構成する．興味深いことは，気管支樹は分かれて細くなっていくが，分かれた後の断面積の総和は，分かれる前の断面積より大きいことである．その結果，小さな直径の空気路の摩擦抵抗を最小化することができる．

気管支の最終的な分枝は，**細気管支 bronchiole**（直径1mm以下）である．細気管支は反復して分かれていき，最終的に**終末細気管支 terminal bronchiole**（直接肺胞管 alveolar duct と交通する）となり，次々に肺の極小の**気嚢 air sac** に通じていく．気管支から細気管支が分かれるにつれて，それらの軟骨の枠組みはだんだん少なくなり，気管支の筋肉組織が増える．

肺胞 Alveoli

終末細気管支と気嚢の間の壁は，肺胞とよばれている約 7,000,000 の小さい陥凹のために凹んでいる．解剖学では，小さいくぼみや陥凹は**槽 alveolus** とよばれる．肺での凹みは，例えば歯槽 dental alveoli と区別するために，**肺胞 alveoli pulmonis** とよんでいる．

肺胞は，薄い基底膜にのっている単層の上皮細胞によって裏打ちされている．肺胞壁は，精巧な毛細管ネットワーク（約 1,000 マイルの毛細管）によって覆われ，このネットワークは，赤血球の直径の約3分の1未満の厚みのバリアによって肺胞気から分離されている．毛細血管床と接触する肺胞の総面積は，70〜90m²（テニスコートの広さ）である．巨大な広さと薄いバリアのこの組み合わせは，酸素と二酸化炭素の迅速な交換を容易にしている．

肺胞を裏打ちしている上皮細胞は**タイプⅠ細胞 Type I cell** で，後述する**肺胞界面活性物質 pulmonary surfactant** とよばれる物質を生産する比較的少ない**タイプⅡ細胞 Type II cell** とが区別できる．肺胞のライニングも，防御のための**食細胞 phagocytic cell** を含む．図2-8で示すように，肺胞管が閉塞した場合には，若干の側副換気をするための孔が肺胞膜にはある．

肺 Lungs (Pulmones)

肺は，古典英語（lungen）に由来している．lungen と

は「軽い」を意味する．肺は，胸腔に位置して，そこを大きく占有する．「胸に関係する」ことを意味するギリシャ語から，英語のthoraxやthoracic stemは生じている．肺に加えて，胸郭には，心臓，大血管，神経，食道，比較的小さいリンパ菅，血管が収納される．後者のすべての構造は，**縦隔 mediastinum** として知られる胸郭の中心領域に収められている．縦隔は，興味深い術語であり，"medio stat-"とは，でラテン語で「中央にある物」という意味である．図2-9で示すように，縦隔は両側を肺と胸膜囊（後述）によって囲まれている．縦隔は，前，中，後，上縦隔に，想像上の線で分けられる．

比較的重要でない縦隔である前縦隔は，乳房への血管とリンパ節を含むが，一方中縦隔は心臓を含み，**心囊 pericardium** として知られる閉鎖された膜質囊によって囲まれる．後縦隔は，心臓の後にあり，食道と気管の一部，重要な神経索と頭部に血液を供給する血管を含む．

肺は，2つの不規則な円錐形構造と表現するのが適しているだろう．それらは，スポンジ状，多孔性で，弾性に富み，ほんのわずかの平滑筋線維を含んでいる．これらの事実は，肺組織が受動的であり，他に対して力を及ぼすことはないことを意味するが，ただし肺には弾性特性があるので，組織弾性によって説明できる部分については例外である．ただし，これでも，すべてが説明できるのではない．

肺の弾力の約4分の1〜3分の1が肺の組織弾性によるものだろう．残りの弾性を説明するためには，私たちは肺胞にも目を向けなければならない．

肺胞特性

肺胞を裏打ちしている肺胞上皮は，細胞核が空中に実際に突出するほどに，きわめて薄い．上皮の分泌特性のため，この組織は，湿っぽい．その結果，空気相と**液体相の境界面 air-liquid interface** が肺胞の裏装上皮に存在する．ある意味では，肺胞は空気の満ちた小さな水泡にたとえることができる．この界面には，互いの分子間の万有引力により，**表面張力**とよばれる現象が存在する．表面張力によって発生する力は，肺胞の液体性の裏装に，伸展されたゴムのような振舞をさせる．結果として，常に，縮まろうとしてさらなる伸展に抵抗しようとする．

表面張力 surface tension によって，肺組織にみられる2つの一見矛盾するような逆説的な性質が説明でき

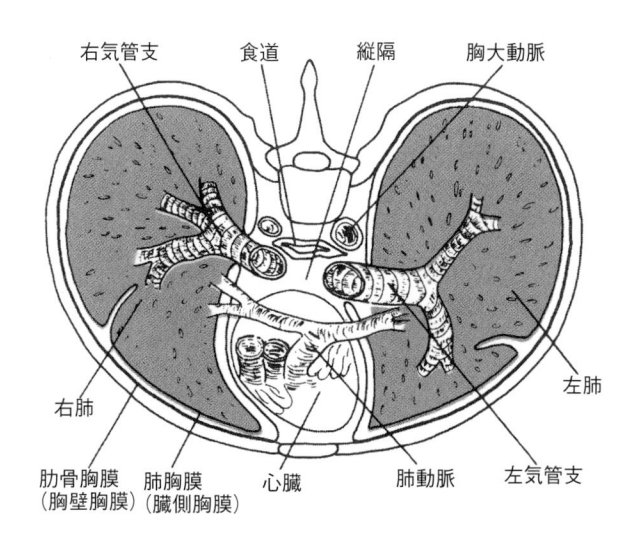

図2-9
胸部の横断面．心臓と気管支との関係で肺が示されている．

る．1つ目は，表面張力によって，肺胞にある崩壊しようとする傾向について説明でき，2つ目に，その肺胞が崩壊しようとする傾向によって，肺の組織弾性の約3分の2について説明することである．実際，約700万の肺胞から生じる表面張力の総和を凌ぐには相当な筋力を必要とする．

幸いにも，タイプⅡ肺胞細胞（以前に言及した）は，**肺胞界面活性物質 pulmonary surfactant** とよばれている洗剤のような物質を生産する．この物質は，肺胞の表面に液体分子を点在させて，5〜10倍に表面張力を減少させる．肺胞の流体表面張力と表面活性物質との間の適切な均衡は，正常な呼吸機能にとって不可欠である．

臨床ノート　表面活性物質の生産が不十分であると，**呼吸窮迫症候群 respiratory distress syndrome** または**ヒアリン膜症 hyaline membrane disease** として知られる疾患が生じる．この疾患は，早産児の多くを苦しめる．表面活性物質を生成するタイプⅡ細胞が機能するには，患児があまりに未発達であるので，乳児の肺は伸展に徹底的に抵抗する[3]．乳児は消耗

---

[3] 「無気肺 atelectasis（ギリシャ語 ateles（不完全な）+ tectasis（拡張））は，出生時の肺の不完全な拡張や肺胞の崩壊のことをいう．

44　第2章　呼　吸

的な努力でしか吸気できず，それは呼吸不全，肺虚脱，死に帰着する可能性がある．

タイプⅡ細胞の成熟は，妊娠中後期に母体によって生成されるコルチゾルホルモンによって容易になる．コルチゾルの妊婦への投与は，疾患と戦う手段である．ただしコルチゾルの乳児への出産後の投与は，効果的でない．

肺の概要

出生時，肺の色はほぼ白いが，色素沈着が年齢とともにより明確になる．成人において肺は，ほこりの長期にわたる吸入のために，灰色がかり，黒い斑点が入ってみえる．幼児の肺は，胸部の容積に比例して大きい．このことで，乳児と成人の呼吸行動の間の興味深い相違を説明できる．

通常，肺は胸膜腔の中で自由に横臥して，肺根と肺間膜（後述）だけによって身体に付着している．肺根は，気管支，肺動静脈，肺叢神経，リンパ管によって形成される．これらの構造は，縦隔を形成する結合組織にすべて囲まれている．

1対の肺は，大きさ，形状，容量，重さにおいて必ずしも左右同じでない．右肺は左肺より大きく，またいくらか短くて広い．図2-10で示すように，これは**肝臓 liver** が右上腹腔を占めるためである．肝臓が横隔膜のドームを，より高く押し上げる結果，右肺はより短くなる．一方で，**心臓 heart** は胸部の左側の多くを占める結果，左肺はより小さくなる．

肺は非常に密接に胸郭の外形線に合致する．本来の位置 in situ[4] にあるままで堅くなった肺の標本では，肋骨と緊密に接触していた明白な所見を得ることができる．前，下，後側の境界に加えて，肺には，肺尖，底部と肋骨および縦隔側の面をもつ．図2-11，2-12に示されるように，丸まった**肺尖 apex** は，胸郭の上部の限界の下にまで広がり，第1肋骨の胸骨端より約2.5〜5cm上まで，首の根っこ領域に入り込む．底部は，広くて凹面で，横隔膜の胸側の表面に一致する．**横隔膜 diaphragm** は，肝臓の本体から右肺の底部を分け，肝臓，胃，脾臓から左肺の基底部を分離する．これらの関係の一部は，図2-10でみることができる．

肺葉　Lobe　図2-11でみられるように，**右肺**に

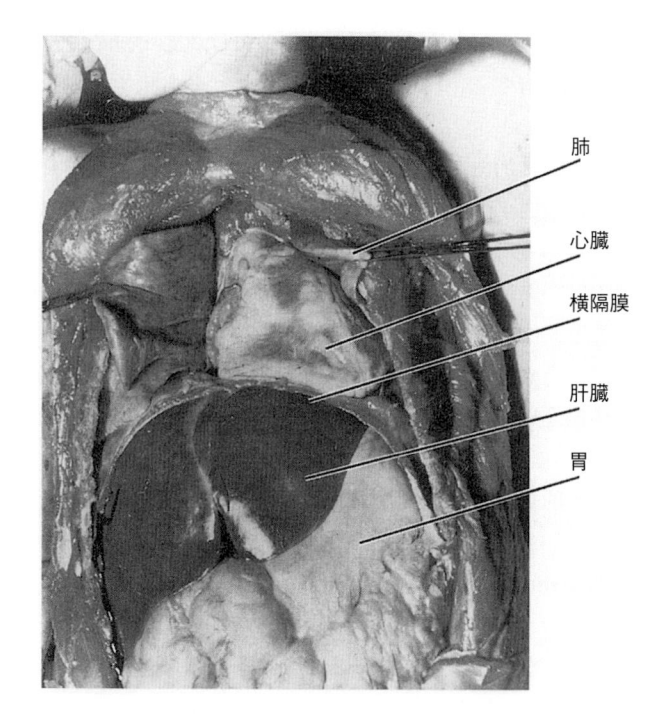

図2-10
腹部内臓と胸部内臓（横隔膜との関係で示す）．

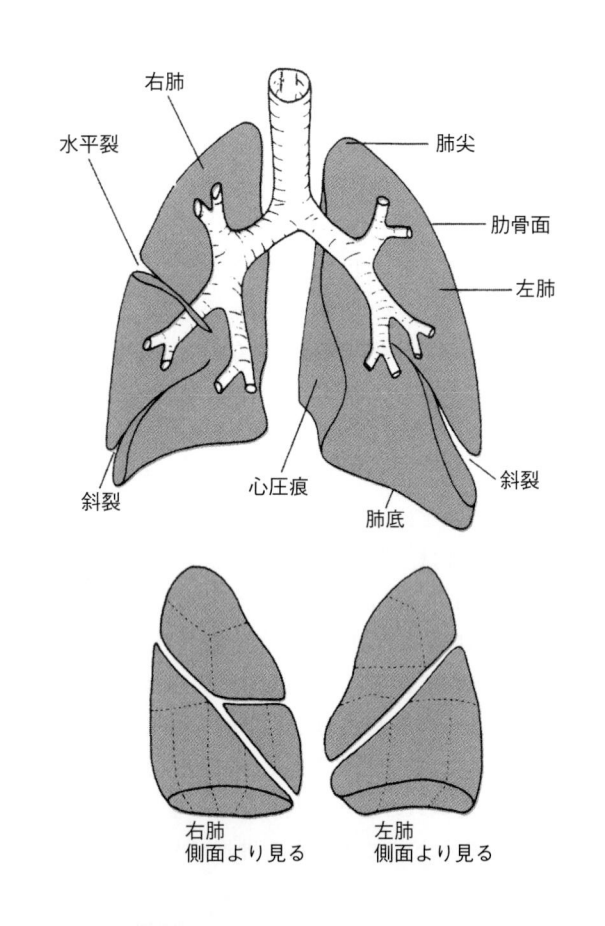

図2-11
肺と肺葉の図．

[4] 本来の位置．

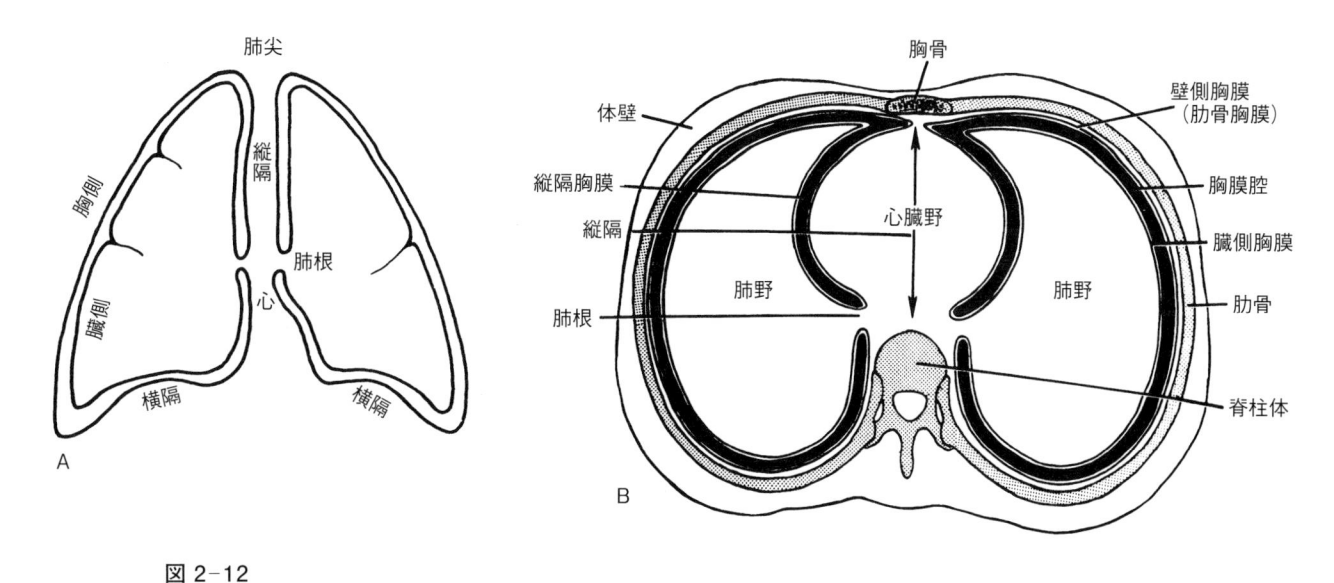

図 2-12
胸膜とその裏面．(A) 冠状断，(B) 横断面．(横断面は J. E. Crouch, Functional Human Anatomy, 3rd ed., 1978, Courtesy Lea & Febiger より）

は2つの裂があり3つの葉に分けられる．水平裂が小さい中葉を生じる一方で，斜裂は下葉と上葉を分ける．**左肺**では，上葉と下葉が斜裂によって分けられる．しかし，水平裂がないため中葉はない．

肺の重さ　呼吸活動が始まっていない肺は水よりわずかに大きい比重をもち，水に沈む．しかしながら，いったん呼吸活動が起こるならば，肺は部分的に空気で満たされる．そして，体から除去した後でさえ，肺の比重は0.3であり，その結果，浮く[5]．この肺の特性は，法医学 forensic medicine[6] 的な価値を有する．例えば，胎児死亡の場合に肺は沈むが，新生児死亡（出生後に最初の4週以内で）の場合には肺は浮く．

よく発達した若年成人男性の肺は，5,000cm^3 (cc) を上回る含気量をもつ；女性では4,000ccである．不十分な肺の組織弾性のせいで，切除された肺では，完全に排気できておらず，約500ccの空気が含まれる．新しい肺を手で扱うと，木の葉がさらさら鳴るのに似た音がする．これは，肺胞内の少量の空気の存在による．

胸膜 Pleurae

胸腔の内面，横隔膜の胸側の表面と縦隔は，**壁側胸膜 parietal pleura** または**肋骨胸膜 costal pleura** とよばれる気密な膜で裏打ちされている．この膜は非常に繊細な漿膜で，腹腔の腹膜とほぼ同じである．図2-12で示すように，壁側胸膜は，肺根（門）のところで反転して，**臓側胸膜**と連続する．ここで，胸膜のそでは気管支と肺血管を囲む．このそでは，**肺間膜 pulmonary ligament** として知られている折り目を形成する．

他の漿膜のように，胸膜は繊細な結合組織の膜にのった単層の扁平中皮細胞から成る．胸膜は，脈管に富んでおり，またリンパ管と神経も有している．臓側胸膜は，過剰に繊細である．忠実に肺を覆うと同時に，密接に肺の輪郭に沿っている．

胸膜の機能　左右の胸膜嚢が相互に完全に切り離されており，それらの間のスペース（縦隔）は，心臓，血管，食道によって占有されていることを心に留めておくことは重要である．胸膜の機能の1つは，肺の表面と胸郭の表面の摩擦をゼロにすることである．2つの湿った表面は，呼吸サイクルにあわせてお互いの上をすべる．**胸膜炎 pleurisy** のときのように，炎症のために胸膜の表面が粗くなって，摩擦が生じると，呼吸時に疼痛が生じることが理解できる．

胸膜も保護的な機能をもつ．一方の肺が，気密な胸膜嚢によって他の肺から分離されているので，胸郭壁の外

---

[5] 肺が浮くという特徴は，肺が動物園でワニのエサとして使われる理由の1つである．食べ残したエサ（肺）は浮くために水面から除去できるが，他の種類のエサでは沈んで水を汚染する可能性がある．
[6] 法律の医学．

46　第2章 呼　吸

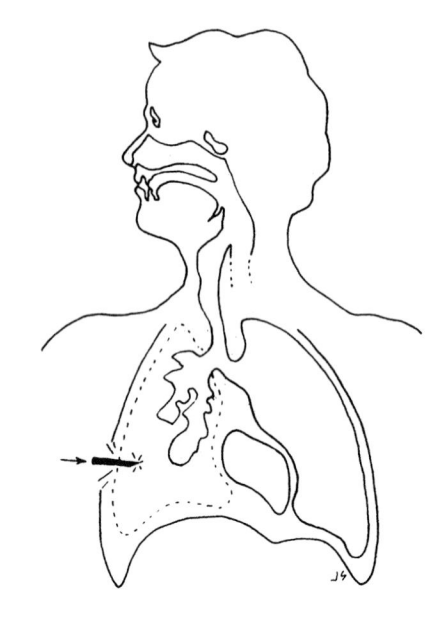

図2-13
気胸．胸膜腔への空気の侵入は，胸郭壁から肺を剝離することになる．肺の虚脱がおおきく誇張して描かれてある．

図2-14
胸膜洞．成人において，肺組織は，胸腔を完全には満たさない．

傷によって生じた穴は1つの肺を障害するだけですむ．もしも両肺が1つの気密なシステム（下等動物でみられる）で囲まれている場合，そのような穴は両肺のすべての肺実質の崩壊に帰着するだろう．そして，呼吸不全のために急速に死が近づく．医学的に，肺に穴が空いて収縮した状態を**気胸 pneumothorax** とよんでいる（図2-13）．

成人では，肺組織は胸腔を完全には満たさず，若干の領域で，図2-14で示すように**胸膜洞 pleural recess (sinus)** が存在する．加えて，臓側胸膜と壁側胸膜との間の体液に満ちたスペース，これを**胸膜腔内のスペース intrapleural space** としているが，これは実際には存在しない，両胸膜の間の潜在的スペースである．

胸膜の機能様相　胸膜の運動機構を深く学ぶことは，呼吸生理学で最も基本的な事項を理解するうえで必須である．前に，君たちは，肺は崩壊して，胸郭壁から剝がれる傾向があるということを知った．これは，2つの因子によって説明できる．最初に，肺組織固有の弾性は，吸気時の肺の伸展力に抵抗し，これが肺の弾力性の約4分の1～3分の1を説明する．第2に，肺胞を裏装する体液の表面張力は，肺胞（そして肺）を潰そうとする力を生み出す．表面張力は，肺弾性の4分の3～3分の2について説明できる．

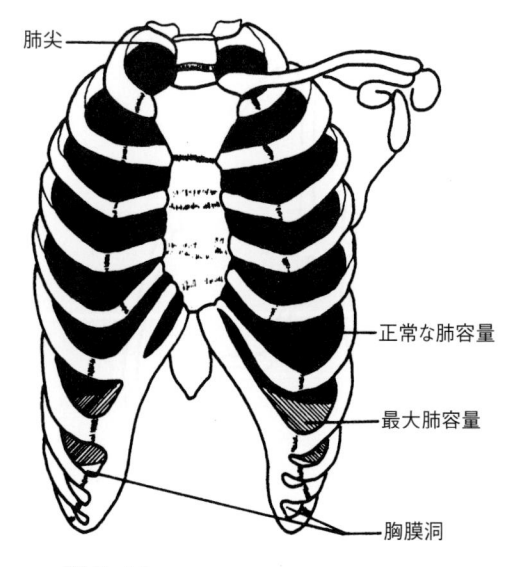

一生を通じて，肺は胸膜によって胸壁に「連結されている」．そして，成人で，肺が巻き戻ろうとする傾向は，肺容積の増加に応じてしだいに増加する．**胸膜連結 pleural linkage** されているため，肺は胸郭壁に密接に結びつき，胸壁の動きは胸膜腔内の体液を介して間接的に肺に伝えられる．呼吸サイクル全体を通じて，肺表面は胸郭壁の内面に強く接触している．

胸膜を構成する粘膜と血管組織は，恒常的に**潜在的胸膜腔内スペース potential intrapleural space** に入る空気と体液を吸収する．そして，この吸収によって次々と大気圧より若干低い圧が作られ，臓側胸膜と壁側胸膜を結びつける．胸膜腔内の体液の陰圧は約−10～−12mmHgの値であり，この**胸膜腔内の体液の陰圧 intrapleural fluid pressure** が胸膜同士を連結する力として作用する．この陰圧は，肺を胸壁に連結する力である．

臓側胸膜は，薄い液体の層だけで壁側胸膜から分離されている．肺と胸郭壁は体液によって連結されており，この体液が，呼吸時に，肺が滑ることができるように摩擦のない表面を保証している．その液体も，胸壁運動を即座にまた完全に肺に伝達する役割を担っている．

吸気の間に胸郭が拡大すると，胸膜腔内の陰圧は次々と肺を拡張する原因になる；胸郭が拡張していない状態に戻る呼気相では，肺自身の弾性によって肺は小さくなる．胸膜腔内の体液と空気の持続的な吸収は，主に臓側

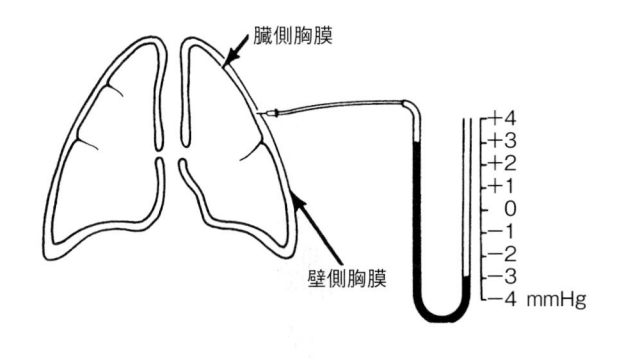

気道 47

図2-15
圧力計マノメータを用いた胸膜表面圧を測定する方法．2本の水柱の高さの違いが，胸郭壁からの肺の離れやすさを示す．

胸膜の活動を通して起こる．これは，肺側の系の**毛細血管圧 capillary pressure** が，胸郭側の系の毛細血管圧より，約7mmHg小さいからである．

胸郭壁から離れようとする肺の力は，**湿式マノメーター（スパイロメータ）wet manometer** とよばれる単純な器具によって検査室で直接計測できる．図2-15で示すように，マノメーター（スパイロメータ）は，中に水銀または他の液体（通常水）を入れて圧を校正したU字型ガラス管である．管の一端は，圧力源（陽性か陰性の）に接続されている．2つの水銀柱または水柱の頂点の位置の違いによって，どちらの柱の圧力が大気圧とどれほど異なるかが示される．この圧の違いは，伝統的に，水銀ではミリメータ（mmHg）また水ではセンチメートル（cmH_2O または Aq）で直接読まれる．

皮下針が肋間を通して，胸膜腔内スペースに慎重に刺入されると，肺が巻き戻ろうとする圧が圧力計に記録される．この陰圧は**胸膜-表面圧（胸膜腔内圧）pleural-surface pressure (intrapleural pressure)** とよばれている．気道が安静時に外界に開放されている場合，肺が自分自身の弾性によって胸郭壁から離れて崩壊するのを防止するには約 $-3 \sim -4$ mmHg の圧力が必要である．君たちはすでに胸膜腔内の液体圧が $-10 \sim -12$ mmHg に達し，それによって，肺は胸郭壁に対してきつく結合され，維持されることを知った．しかしながら，肺が伸展されるにつれて，組織の弾力性と肺胞内での表面張力は合わさって巻き戻りの力を上昇させ，肺を伸展するために必要な胸膜腔内圧は $-9 \sim -12$ mmHg に達する（この値は肺を伸展状態に維持するのに十分な圧よりもまだ大きい）．

換言すれば，大気圧より低い**胸膜腔内の液体圧 intrapleural fluid pressure** は，胸膜を互いに強く結合しておくために作用する力であり，一方**胸膜-表面圧（胸膜腔内圧）**（私たちが測定できる圧力）は，伸展された肺が巻き戻り，胸郭壁から肺を引き離そうとする傾向を保存するために重要である．

Agostoni and Mead (1964) の論文より，次のコメントを借りることによって，胸膜機構を要約しよう：

したがって，肺を胸壁に対抗して維持する本質的な機構は，胸腔内から気体も液体もない状態にしつづける機構であり，一方胸膜スペースから液体を完全に除去するのを妨ぐメカニズムは，一体化した系の潤滑性を保障している．

肺組織が第一番目に伸展力にさらされる理由は，私たちが調べたいものである．

肺伸展力に対する成長の影響

出生時，胸部の容積と比較したとき，肺は不釣合いに大きい．その結果，肺は完全に胸腔を満たし，安静時には緊張状態にはならない．このことは，吸気開始時と呼気終了時に，胸膜腔内圧あるいは胸膜の表面張力が，大気圧とほとんど同じになることを意味する．しかしながら，胸膜腔内の体液圧は大気中より低いので，肺は胸壁に連結される．これは成人の場合のことである．

このように，呼気終了時に，肺は含気していない肺と同じになり，肺にはごくわずかな空気しか残らない．しかし，胸郭が吸気時に拡張するにつれて，肺の表面は拡大する胸郭に追随して，肺組織には**伸展力 stretching force** がかかり始める．しかしながら，この力には肺固有の弾性特性が抵抗する；ちょうど成人の場合のように，肺は胸郭壁から離れようとし，胸膜腔内圧は大気圧に対して陰性になる．すなわち，伸展力に対する抵抗は，陰性の胸膜内圧の原因であり，この陰圧の大きさは胸の拡張の程度に比例する．

成長するにつれて，一般的に胸郭を含む身体の成長は，肺の成長速度を上回る；にもかかわらず，漿液性の胸膜腔内液の薄膜だけで境されるが，肺表面と胸壁は緊密に接触し続ける．

成長に伴って，肺には，安静時でさえ，絶えず上昇する伸展力がかかる．成人において，肺はそのようなストレッチ力をかけられるために，胸膜内圧が常に安静位であっても，大気圧より小さくなる；呼気流が，実質的な

48　第2章　呼　吸

抵抗（例，閉じた声門）に遭遇しないならである．胸腔内圧は，最大努力で吸気活動を行った後でさえ大気圧より低い．常時存在する胸腔内圧の陰圧のため，肺は随意的には完全に空にすることはできない．

呼吸機構の枠組み
The framework for the breathing mechanism

呼吸機構の骨格構成の主成分は，**脊柱（脊椎）** vertebral (spinal) column，**胸郭** rib cage，**骨盤** pelvis である（図2-16）．これらの構造は**胴** torso（定義上，頭部または四肢のない体幹のこと）のための骨格を構成する．しかしながら，呼吸器系のための構造は頭蓋を含むので，ここで私たちが扱う胴とは折衷構造である．

脊柱 Spinal column

図2-17で示すように，脊柱は32〜33個の**脊椎骨** vertebrae から成り，それらは，椎間軟骨と非常に複雑な靱帯系によって結合される．脊柱は，7個の**頸椎** cervical vertebrae，12個の**胸椎** thoracic vertebrae，5個の**腰椎** lumbar vertebrae，5個の**仙椎** sacral vertebrae，そして，3〜4個の**尾椎** coccygeal vertebrae で構成されている．仙椎 sacral vertebrae はすべてが堅固に融合して1本の骨のようにみえ，仙骨と称される．尾椎 coccygeal vertebrae は痕跡をとどめる程度の未発達の構造である．全部で3，4，ときに5個の骨である．個々の尾椎は，尾骨とよばれる単一構造として通常考えられている．

脊柱の解剖

脊椎骨の大半に**体部** corpus (body) があり，大まかには不対の前方に向いた円筒状の姿である．図2-18で示すように，一対の**脚** pedicle (leg) が，体部から生じて，後方に向かう．2つの板状構造が，これらの脚から後方に向かって生じ，正中で融合して神経弓を形成し，その内部に**椎孔** vertebral foramen とよばれるスペースが生じる．この弓（神経弓 neural arch）は，脊髄を保護し，脊髄は生存中は椎孔のスペースを占有する．

神経弓から後下方に向かう顕著な突起は**棘突起** spinous process とよばれている．これらの突起は，集合することで**脊柱** spinal column となる．棘突起は，筋

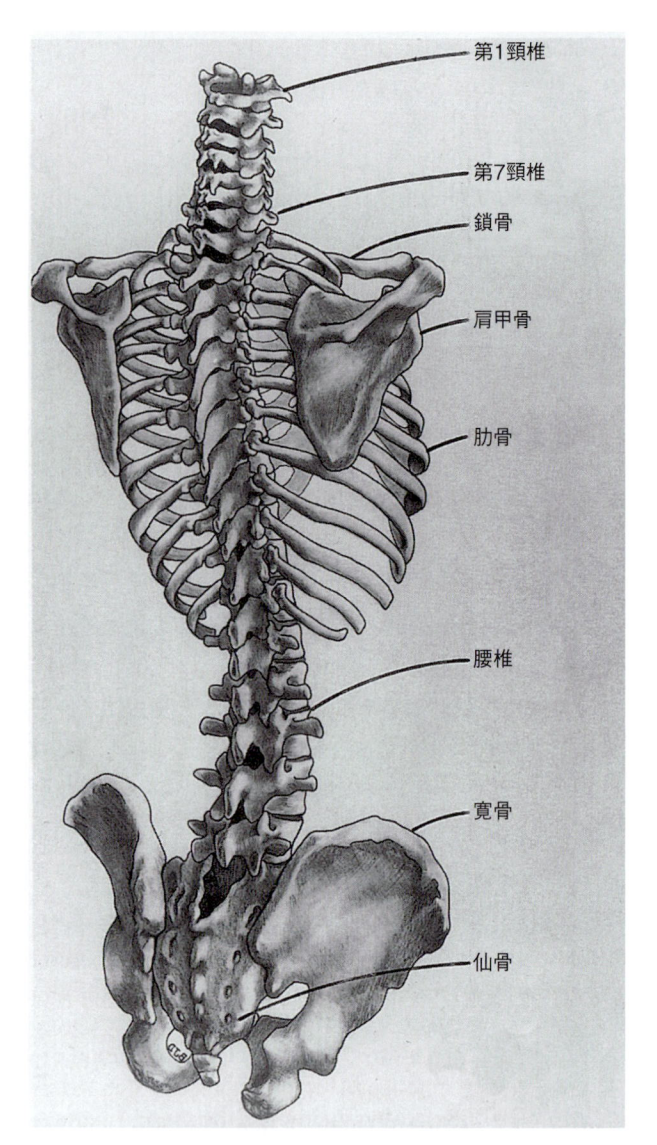

図2-16
呼吸機構のための骨格の枠組み．（Eileen and W. Zemlin, Study Guide/Workbook to Accompany Speech and Hearing Science, 3rd ed., 1988, Stipes Publishing Co. より）

肉と靱帯の付着部であり，加えて脊柱を保護している．一対の**横突起** transverse process が，脊柱の両側で側方に突出している．この突起も，筋肉と靱帯のための付着部であり，胸椎の場合には肋骨と関節を形成する．加えて，上下に関節突起がある．

脊柱の関節

2つの**上関節突起** superior articular process と2つの**下関節突起** inferior articular process は，隣接する脊椎骨と自由に動く可動関節を形成する．これらの関節

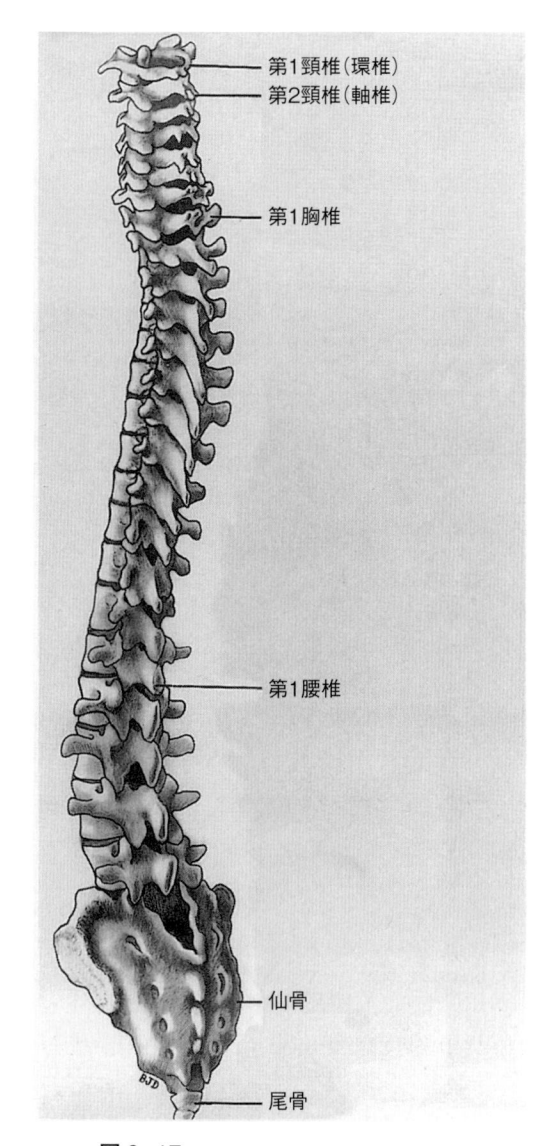

図 2-17
後方から見た脊柱.（Eileen and W. Zemlin, Study Guide/ Workbook to Accompany Speech and Hearing Science, 3rd ed., 1988, Stipes Publishing Co. より）

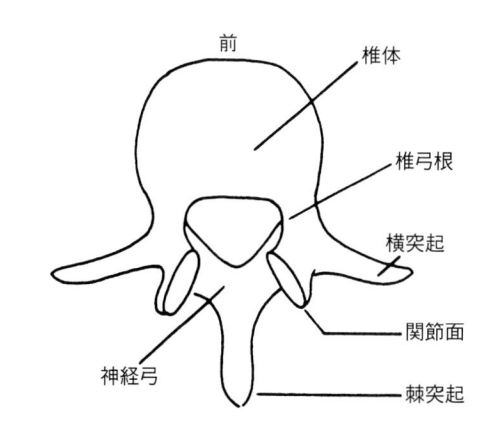

図 2-18
上面より見た腰椎.

の運動の範囲は，椎体間の関節と靱帯の性質によって制限される．

解剖学的に2種類の機能的に異なった関節が脊柱にはある．脊柱の体部は，**椎間板 intervertebral disc** と**前後の縦靱帯 longitudinal ligament** によって一体化されている．椎間板は線維軟骨から成る．椎間板の表面は，脊柱の体部の上下の表面を覆う硝子軟骨の薄層と結合している．この関節は，半関節，すなわち柔軟な関節である．椎間板の厚みはかなり多様であるが，集合的には通常72〜75cmの脊柱の長さの4分の1を占めている．

頸部と腰部の椎間板は前方で厚くなっているため，脊柱は凹彎している．胸椎の領域では，椎間板の厚みは基本的に均一であるが，脊柱の体部はいくらか楔状になっている．すなわち，後より前でわずかに薄くなっている．これで胸の領域で脊柱が凸彎になることが説明できる．

脊柱弓 arch は，平面滑膜関節によって相互に関節を作り，この関節は比較的薄く疎な関節包によって包まれている；関節包は，とくに頸部で柔軟である．**副靱帯 accessory ligament** は，脊柱の薄膜と横突起と棘突起を結合させる．隣接する脊柱の薄膜は**黄色靱帯 ligamenta flava** でつながれ，一方胸椎と腰椎の棘突起の先端は，長軸方向に走行する長い**棘上靱帯 supraspinal ligaments** によって接続される．横突起同士は**横突間靱帯 intertransverse ligament** でつながれる．これは腰椎だけでかなり発達している．

前後の縦靱帯 longitudinal ligament は，脊柱の軸方向全体に伸びている長い線維と短い線維の集合であり，脊椎体部を結合している．比較的長い線維は3〜4個離れた脊椎に付着し，一方短い線維は隣接する脊椎に付着する．図2-19で図式的に顕著な靱帯がみられる．

脊柱のタイプ

頸部，胸，腰の脊柱は，おおまかには類似しているが，おのおのは，特定できる特徴または目印をもっている．脊柱は複雑な構造であるにもかかわらず，脊椎骨の総数について，ほぼ一定している．脊椎骨は，そのタイプが特定の文字によって識別され，その特定の文字の後に位置を示す数字が続く．第7胸椎はT7になり，第5腰椎はL5になる．

頸椎 Cervical vertebrae　第7頸椎には，際立った

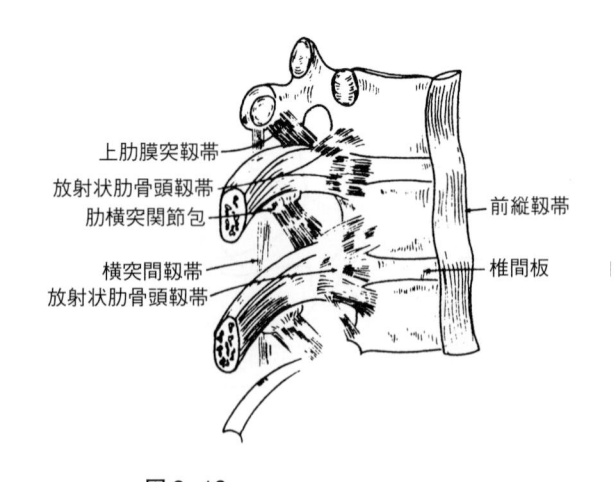

図 2-19
側方から見た肋椎関節.

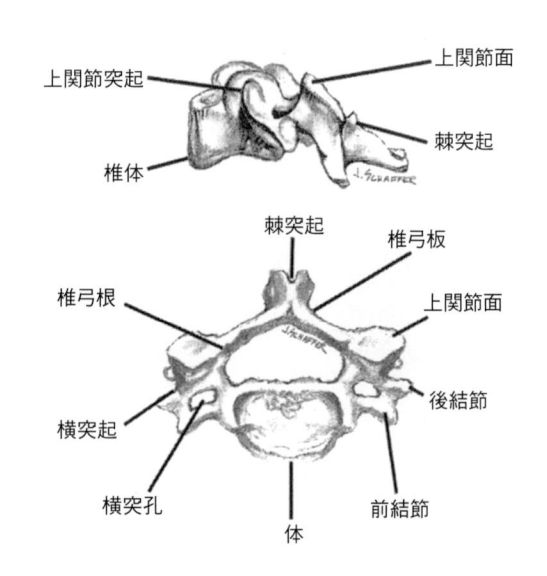

図 2-20
第 4 頸椎. 側面 (上), 上面 (下).

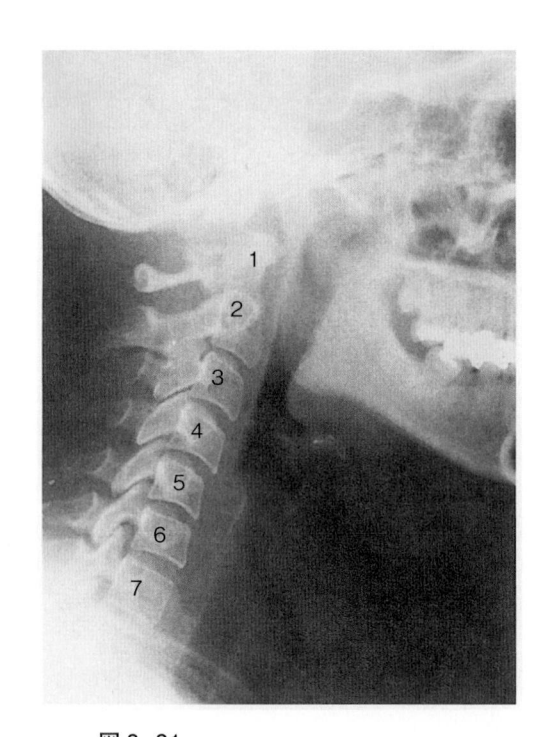

図 2-21
頸椎柱の X 線.

特徴である**横突孔** tranverse foraminae がある. 生体では, 神経束に加えて椎骨静脈と椎骨動脈が通る. 第 2 の際立った頸椎 (第 3 から第 6) の特徴は, 短い二股に分かれる棘突起である. 第 4 頸椎を図 2-20 で, 脊柱の X 線を図 2-21 で示す. C3 から C6 までの脊椎は同様の典型的な形をしているが, C1, C2, C7 には特別な注意を要する.

頭蓋骨は第 1 頸椎 C1 に載っている. C1 は atlas (環椎) として知られている. ギリシャ神話において, 巨人アトラス Atlas は, ゼウスによって罰せられ, 彼は肩の上で空 (天国の柱) を支えることを強いられた[7]. 図 2-22 に示すように, この脊椎骨は骨の環といえる. 環椎は, 体部や棘突起をもたない. **前後の結節** anterior tuberclea, posterior tuberclea は注目に値する. 前結節は, 発話機構の放射線検査において重要な目印になるので, とくに注目するべきである.

第 2 頸椎 second cervical vertebra C2 (図 2-22) は, C1 と頭蓋骨が回転するための軸の役割をなすために, その役割どおりに**軸椎** axis と名づけられている. 軸椎は際立った目印がある. **歯突起** dens process, odontoid process をもつ. この突起は体部の上方に向かう突起である. 図 2-23 で示すように, 歯突起の上の前関節面は, 環椎の前弓との間で関節を作る.

第 7 頸椎 seventh cervical vertebra C7 は, 頸部の基部で触知できる顕著な棘突起を持つ明瞭な骨である (図 2-24). C7 のもう 1 つの特徴は, あまり顕著ではない横突孔である. 横突孔のサイズは, 非常に多様で, それがない場合さえある.

胸椎 Thoracic vertebrae　　胸椎は, 総計で 12 個あり, それらの横突起の**関節小面** articular facet と椎体に特徴がある. これらの関節小面は, 肋骨の付着点である. 脊柱は, T1 から T12 まで下がるにつれて, 全体の

---

[7] 古代ギリシャの Atlas 像では, 空または天国を地面として描いている.

呼吸機構の枠組み　51

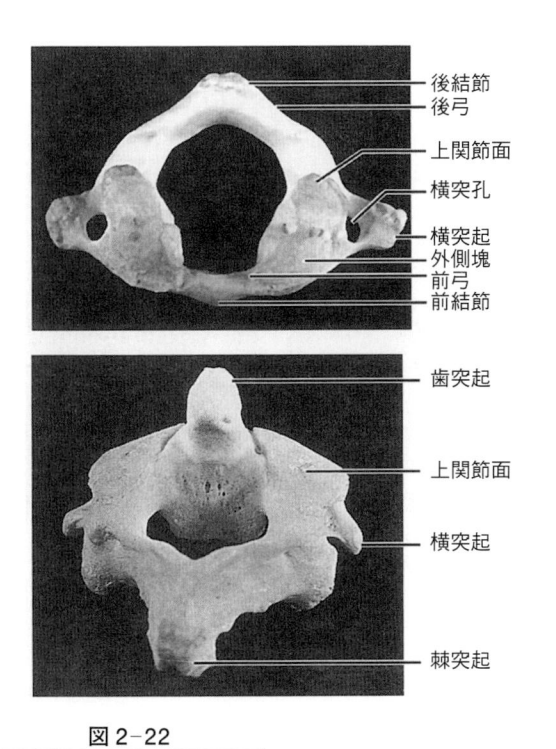

図2-22
第1頸椎（環椎）と第2頸椎（軸椎）．第1頸椎（上）は上面から見ている．第2頸椎は後方からの所見．

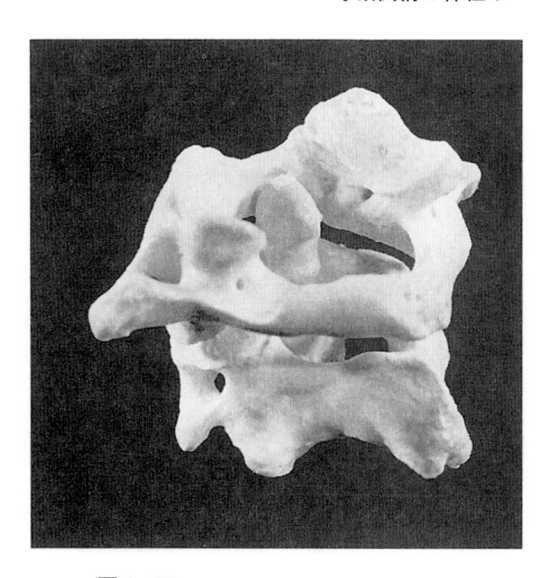

図2-23
関節結合された第1頸椎と第2頸椎．

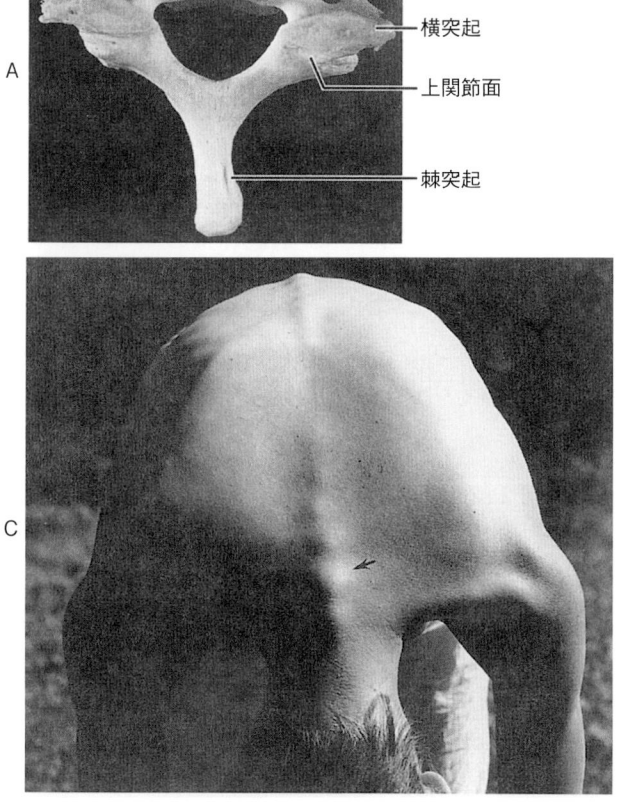

図2-24
第7頸椎（隆椎）．(A)上面より見る，(B)側面より見る．(C)矢印は隆椎を示す．

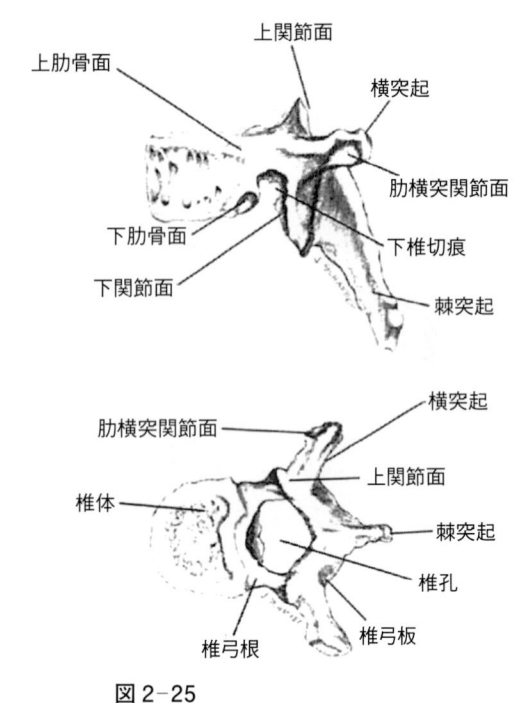

図 2-25
典型的な胸椎．側面（上），上面（下）．

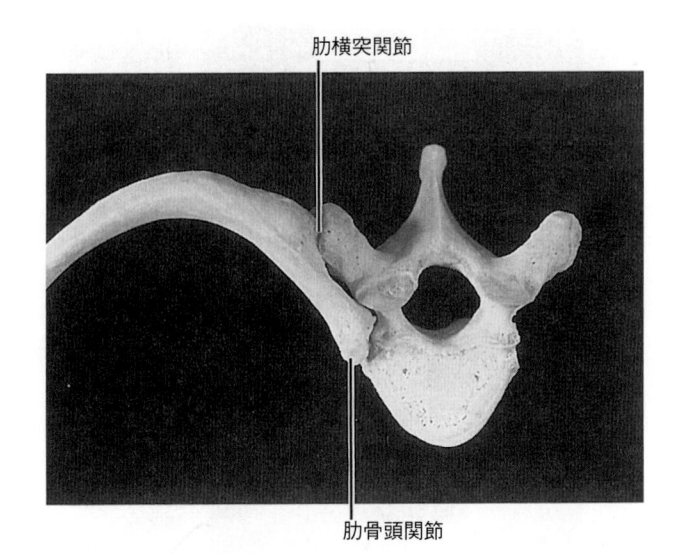

図 2-26
胸椎と肋骨の付着の様相（上面より見る）．

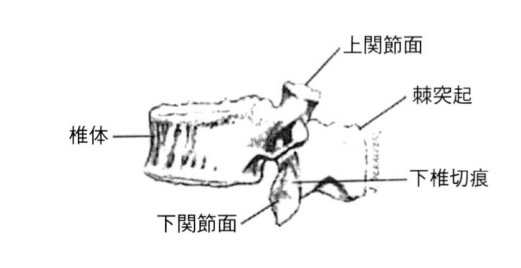

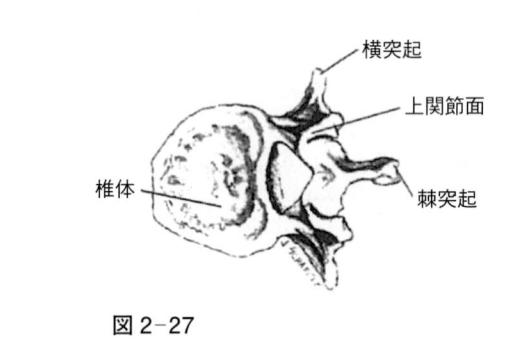

図 2-27
典型的な腰椎．（上）側面，（下）上面．

大きさが増加する．典型的な胸椎の上面と側面を**図 2-25**に示す．胸椎と肋骨の結合した様相を**図 2-26**に示す．

腰椎 Lumbar vertebrae 腰椎（総計 5 個）は非常に大きい．その大きな体部は，とくに重量に耐える機能にふさわしくなっている．他の脊椎骨にみられる固有の特徴をもたないことが，腰椎の特徴である．腰椎には横突孔がなく，また横突起と椎体には関節面もない．加えて，それらの棘突起は水平に突出する（**図 2-27**）．

仙骨 Sacrum 仙骨は 5 つの椎骨体から構成され，成人では 4 つの骨化した椎間板によって連結されている．この特徴は，仙骨の凹前すなわち骨盤表面でよくみることができる．第 1 仙椎の体部は，顕著な卵円状の上面をもち，とくに分厚い椎間板が第 5 腰椎の体部とを結合している．背面には，棘突起の形跡を残す**内側仙骨稜 medial sacral crest** がある．4 対の**仙椎孔 sacral foramina** が仙骨にみられ，生体では仙骨神経と動脈が通る．

尾骨 Coccyx 尾骨（仙骨のいちばん下から下方に突出する突起）は，想像上カッコウの嘴（beak of a cuckoo）に似ているところから，その名前は由来している．尾骨は，3〜4 個が融合した痕跡的な脊椎から成り，小さな椎間板によって仙骨と関節を作る．仙骨と尾骨を

図 2-28 に示す．

脊柱彎曲の発達

後ろから見ると，右にわずかに振れることを除いて，脊柱はほぼまっすぐである．横から見ると，**小児脊柱 infant vertebral column** では，たった 1 本のカーブをもっているだけであり，それは成人の胸と骨盤の彎曲と同様である．乳児が成長するにつれて，このカーブ（**一次彎**

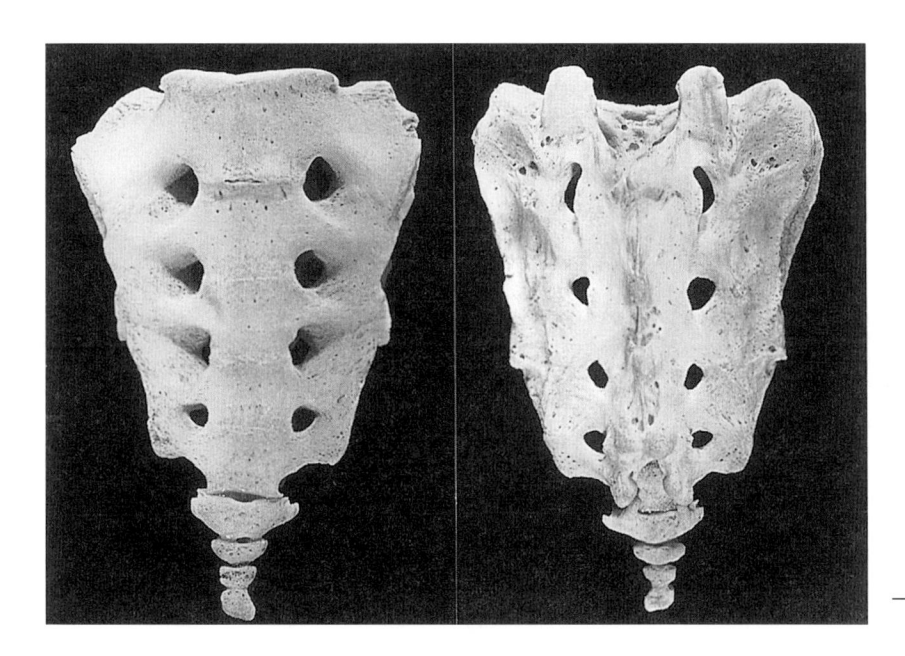

図 2-28
仙骨と尾骨．前面（左），後面（右）．

曲 primary curve とよばれている）は変形する．**頸部彎曲 cervical curve** は，生後 3～4 カ月に発達し始める．その頃，小児は頭をもち上げ始める．そして，9 カ月になると，小児は座るようになる．小児が歩き始める 1 歳頃に，腰部彎曲はゆっくりと発達し始める．出生後に発現するので，頸部彎曲と腰部彎曲（**図 2-29**）は二次彎曲とよばれている．

> **臨床ノート**　脊柱の異常彎曲に臨床現場で遭遇することがある．胸の領域での彎曲率の増大は，**脊柱後彎症 kyphosis** とよばれている．これは，脊椎体の 2 カ所以上での結核に起因することがある．罹患した椎体は，蝕まれて，弱められて，体重によってゆがめられる．筋肉のアンバランスと不良な姿勢は関連する因子でもある．
>
> 脊柱後彎症は，胸郭運動を抑制し，肺コンプライアンス（肺圧縮率）を減少させる．脊柱後彎症は，**脊柱前彎症 lordosis** とよばれる腰部での誇張された凹彎症と対比されることがある．脊柱前彎症も，結核，場合によっては，不良な姿勢や極端に高いハイヒールの靴を長期間はいていることでも生じることがある．
>
> 脊柱の側方への異常な彎曲は，**脊柱側彎症 scoliosis** とよばれ，これは筋肉のアンバランス，食事，麻痺，不良な姿勢に起因する．小児と若者の脊柱側彎症の早期発見と処置は，永続的な障害を予防することができる．
>
> ときには，胎児期において脊柱が発達する間に，両側からの神経弓が癒合できない場合，**脊椎披裂 spina bifida** として知られる奇形が生じる．

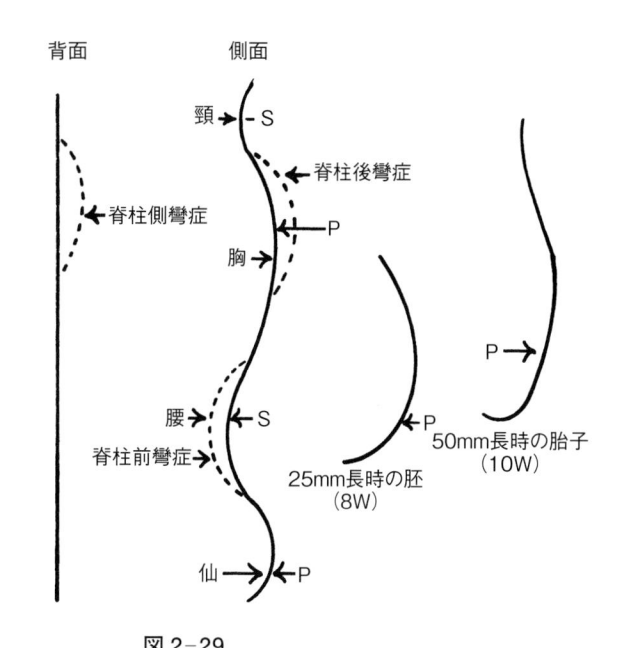

図 2-29
一次，二次彎曲，異常な椎骨彎曲．P＝ 一次，S＝ 二次．

54　第2章　呼　吸

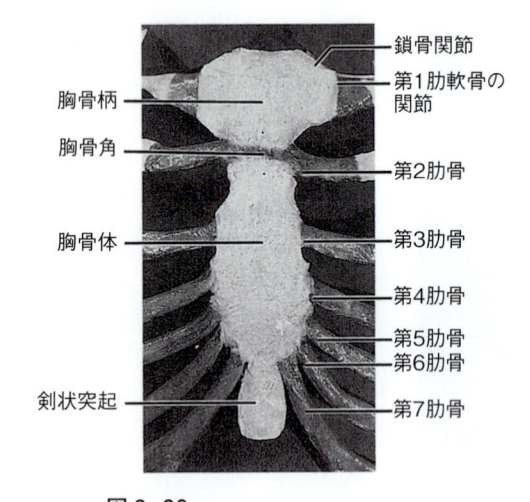

図2-30
正面より見た胸骨.

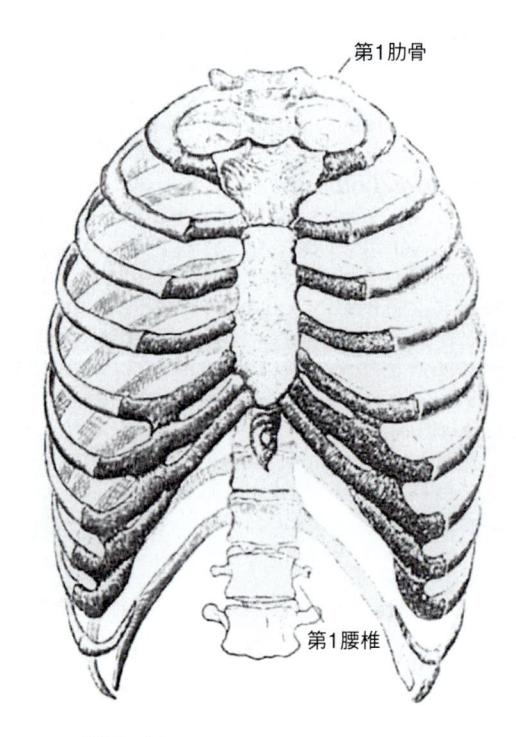

図2-31
正面より見た胸郭.

胸骨 Sternum

　胸骨 sternum（図2-30，2-31）は，前上部の胸壁に位置する顕著な正中構造である．長方形で，3つの部品から成る：胸骨柄 manubrium，胸骨体 body，剣状突起 xiphoid process（ensiform）．

　胸骨の最上部は，**胸骨柄**として知られている．これは四辺形（いくぶん下部より上部が広い）のプレートである．圧平された形の上縁で見つかる目印は，**胸骨上**（頸，胸骨上端）**切痕** suprasternal（jugular, presternal）notch とよばれている．この切痕の側方には，卵円型の関節小面がある．この小面は，鎖骨の内側端と関節を構成する．胸骨柄の外側の境界には，ちょうど胸鎖関節の下で，第1肋骨の肋軟骨と関節を作る凹みがある．胸骨柄と胸骨体が結合するレベルで，第2肋軟骨は胸骨と接合する．**胸骨角** sternal angle とよばれている突起は，胸骨柄と胸骨体との交点を示す．胸骨と第2肋軟骨の間の関節の位置で，胸骨角は触れる．

> **臨床ノート**　胸骨は特異的に自動車事故などの骨折に弱い．最も頻繁な骨折部位は**胸骨角**である．胸骨の過剰な変位は，気管や心臓の大きな血管に損傷を与える．

　胸骨体は，図2-32で示すように，長く細く，上方でいくらか後方に変位している．胸骨体の外側面は，第2～第7肋軟骨の関節小面に特徴がある．若年者では軟骨であって成長に従って骨化する傾向にある小さな突起と胸骨体の下縁は関節を作る．この突起は，**剣状突起** xiphoid, ensiform process とよばれている．

> **臨床ノート**　剣状突起 xiphoid process は，呼吸時の胸郭運動の測定や心肺蘇生（cardiopulmonary resuscitation, CPR）のときに手を置くために役立つ目印である．

肋骨 Ribs

胸郭 Rib cage

　12対の肋骨が，胸郭を形成する．脊柱同様，肋骨は数によって示される．上から始めて，初めの7本の肋骨は，背側で脊柱と関節を作り，斜め下方に走行し，最も低い点で骨性肋骨は急に肋軟骨に変わり，上方に向かって走行し胸骨と関節をつくる．老年期に，肋軟骨の表面は骨化する傾向がある．その結果，胸郭の拡張性が減少する．胸郭の所見を，図2-31，2-32，2-33に示す．

　胸郭は，第1肋骨から第7，第8肋骨まではしだいに大きくなり，その後，第12肋骨まではしだいに小さく

呼吸機構の枠組み 55

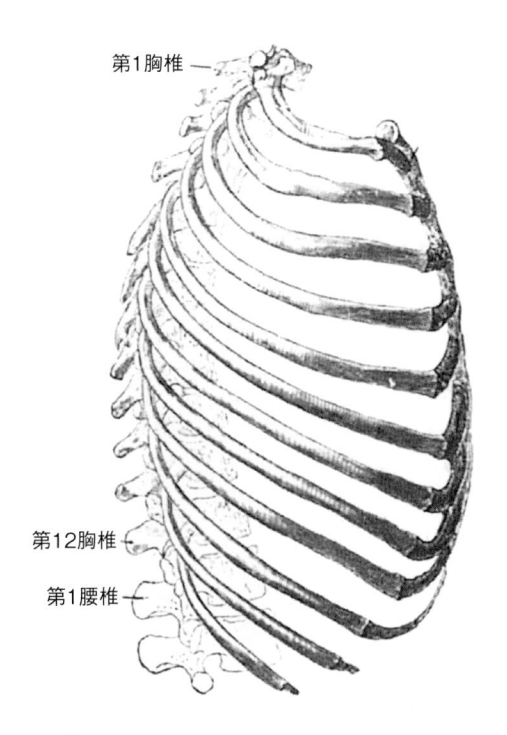

図2-32
側面より見た胸郭．右の写真では，呼気相での肋骨の走行が示される．

なる．その結果，胸のフレームワークは樽のような形状となる．肋骨の走行も，第1肋骨から第8，第9肋骨までしだいに斜めになり，その後では傾斜は緩む．加えて，肋軟骨は走行と大きさを変える．第1肋骨から第7肋骨まで，長さが増加し，同時に走行はますます斜めになる．

臨床ノート　過剰な肋骨が出現することはまれでない．とくに第7頸椎によくみられる．それらは，著しい不快感と疼痛の原因となる．第1腰椎に肋骨が発生することがあり，背中の障害の原因となることがある．

臨床ノート　**くる病** Rickets は，ビタミンDの摂取障害によって生じるが，乳児期と幼児期に，胸の奇形（例えば，非常に誇張された胸骨角による「鳩胸」）に帰着する可能性がある．**くる病じゅず** rachitic rosary（くる病の合併症）は，肋骨での骨-軟骨結合部の拡大に特徴があり，この状態もまた，栄養失調から生じる．

これらの障害は注目に値する．なぜなら，それは

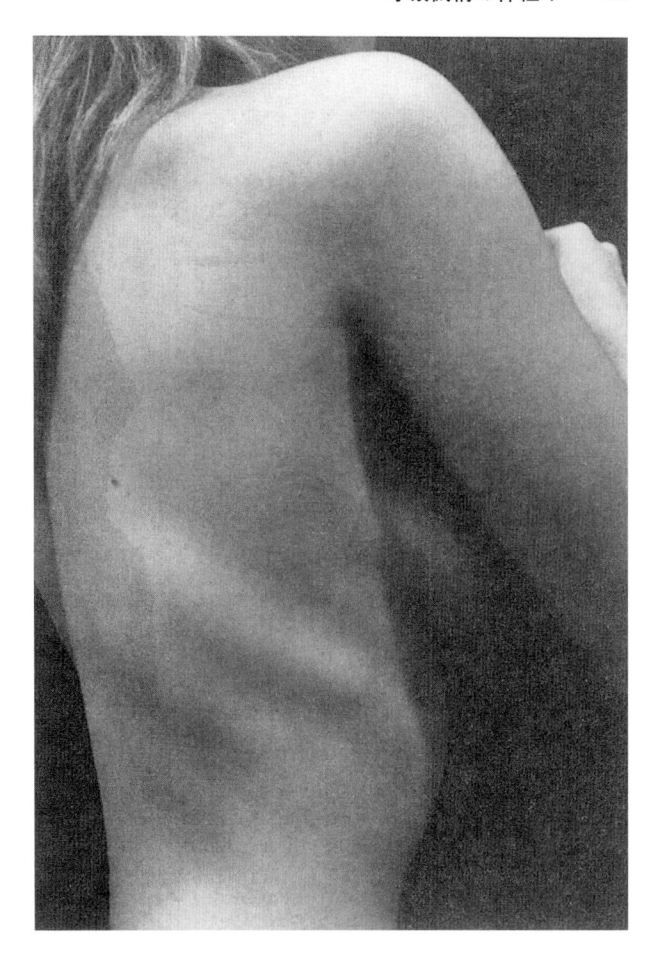

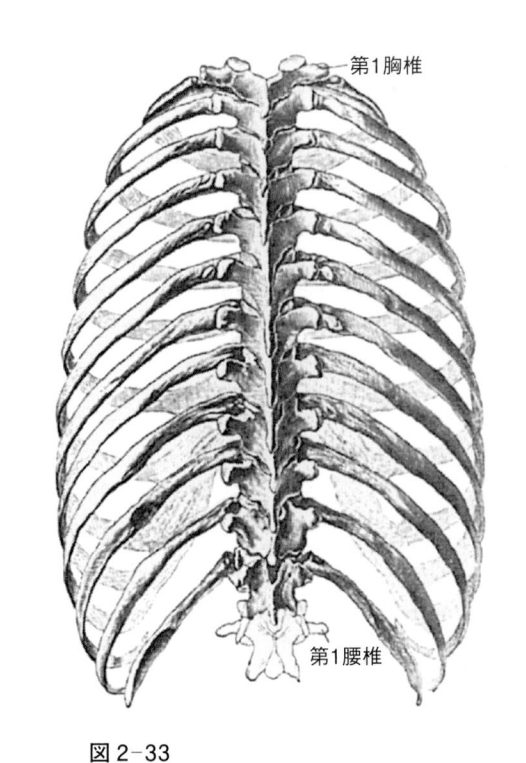

図2-33
後面より見た胸郭．

56　第2章　呼　吸

無症候性でありながら，栄養失調と精神遅滞が合併するためである．

肋骨の解剖

典型的な肋骨は「**軸棒**」として知られている．いくぶん平坦であるため，それは上下の境界面と内側面と外側面を有する．背側で，肋骨の**頭部**は，短い**頸部**によって「軸」から切り離される．頸部と軸が結合する所で，後面の結節は，同じ番号をもつ脊椎骨の横突起の先端と関節を作る．

肋骨の走行方向は，頭部から始まり，最初は後下外方に向かい，肋骨が横突起に接触するまで続く．突起からわずかな距離で，軸は鋭く前方に向かうコースをとり始める．肋骨が急に方向を変える点は**肋骨角**として知られている．肋骨が胸骨に接近するにつれて，肋骨はいちばん低い点に到達する．肋骨の骨の部分と軟骨の部分の間の鮮明な境界が肋骨角にある．

肋骨の軸の下縁には，おのおのの肋骨に沿って走行する肋間血管と神経を収めて保護する**肋骨溝**がある．

図2-31，2-32でわかるように，肋骨の後端は，通常，前端より高い．しかしながら，これは成人の場合であり，乳児でほとんどそのようなことはない；乳児における肋骨の走行は，成人よりはるかに水平方向になる．

肋骨関節 Costal articulations

2つの半関節によって作られる典型的な滑走関節によって，12対の肋骨がすべて脊柱と関節結合する．すなわち，第1肋骨と肋骨の最後の3組の肋骨を除いて，あらゆる肋骨の頭部は，隣接する2本の脊椎の体部とそれらの間の椎間板との間で関節を作る．第1，第10，第11，第12の肋骨は，その番号に対応した脊椎とだけ結び付く．

前方では，肋骨の最初の7組の肋軟骨が，直接胸骨と結び付く；それらは，**真肋（骨）true rib** すなわち**脊椎胸骨肋骨 vertebrosternal rib** である．第1肋骨（軟骨結合によって胸骨と関節を作る）を除いて，真肋は真の滑膜関節 synovial joint によって胸骨と関節を作る．

次の3組の肋骨（8，9，10）は，長い肋軟骨によって間接的に胸骨に接続する．それらは，**偽肋骨 false rib** または**脊椎肋軟骨肋骨 vertebrochondral rib** とよばれている．

肋骨の最後の2組（11と12）は，椎骨突起をもつが，

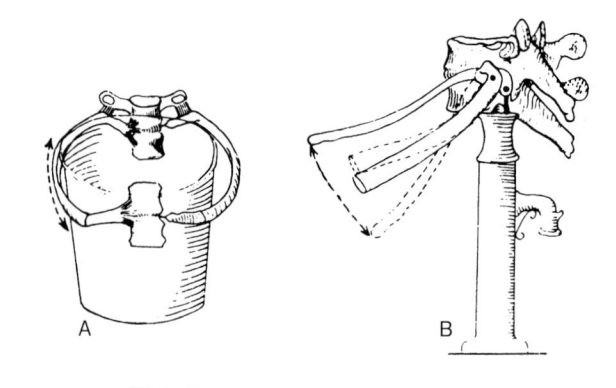

図2-34
（A）水バケツの取っ手と（B）ポンプのハンドルは，肋骨運動に類似している．（Fenn and Rahn, 1964 より）

その前端は自由端である．それらは，**脊椎肋骨 vertebral rib** または**浮動肋骨 floating rib** として知られている．

呼吸時の肋骨運動

吸気相の間，胸腔の大きさは，3方向に増大する．垂直径は，ドーム形の横隔膜 diaphragm（後に考察する吸気機能に重要な筋肉）の収縮によって増加する．幅径は，彎曲した肋骨を挙上することによって増大する．一方，前後径は，胸骨の前上方への運動によって増大する．ちなみに，胸骨は脊柱との角度を一定にしたまま，上下している．

基本的に2つの因子が，多方向への変化に関与する：肋椎関節（および肋横突関節）の斜めの回転軸の性質と肋骨の複雑な形状と彎曲．胸郭の増大方向は，胸郭上部では背腹側方向であり，胸郭下部では横方向である．

その機構については，図2-34で示す．肋骨頸部の軸を中心に回転する肋骨は，ポンプ・ハンドルにたとえられる．背側端と腹側端を通る回転軸で回転する肋骨は，バケツの持ち手にたとえられる．

肋骨が吸気時に上昇するとき，その前方部は，ほとんどの場合，前外方に運動する．上部の肋骨の胸骨との結合のために，肋骨頸部での回転は，上外側方向への運動となる．全体として，その結果，胸郭は，幅径のほかに前後径も増大する．肋骨を降ろす筋肉は，呼気性，肋骨を上げる筋肉は吸気性であると考えられている．しかしながら，君たちには，この経験則が生命維持を目的とする呼吸活動にしか当てはまらないということがわかるだろう．

呼吸機構の枠組み 57

腰帯 Pelvic girdle

寛骨 coxal bone (hip bone) は，かつてラテン語で単純に「名前のない骨」という用語で知られていた．対になった寛骨 (図 2-35, 2-36) は，**腰帯 pelvic girdle**（下肢が取り付けられる保持装置）を構成する．おのおのの寛骨は，3つの小さい骨から成る．仙骨と尾骨とともに，寛骨は**骨盤 bony pelvis**（非常に複雑な構造）を形成する．

おそらく，寛骨で最も特徴的な目標は，**股臼 acetabulum**，「酢のカップ vinegar cup」である．これは，大腿骨頭を収容する関節窩である．寛骨を構成する3つの骨は，この点で接触する．それら3つの骨は，**腸骨 ilium**，**坐骨 ischium**，**恥骨 pubis** である．

寛骨の大半は，**腸骨**（大まかに扇形のプレート）から成る．その上縁は，腸骨稜 iliac crest を形成する．腸骨稜は，上前腸骨棘 anterior-superior spine から上後腸骨棘 posterior-superior spine まで容易に触知できる．ちょうど上腸骨棘の下には，対応する下腸骨棘がある．軟骨性の結合によって，各腸骨の内面の後側は，仙骨の側縁と関節を作っている．この結合は，**仙腸関節 sacroiliac**

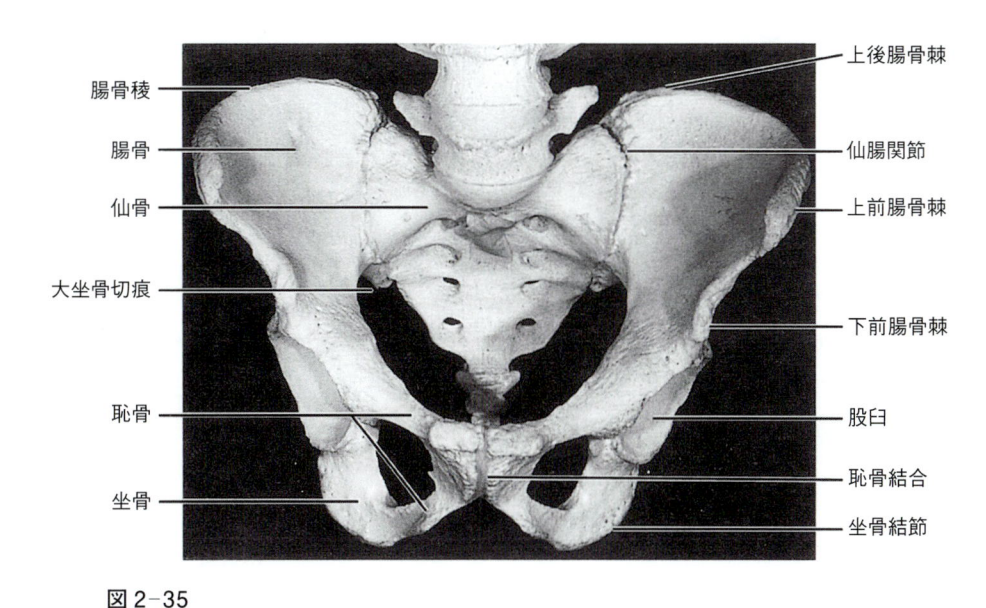

図 2-35
寛骨と隣接する構造（これらの構造は骨盤を構成する）．正面から見る．

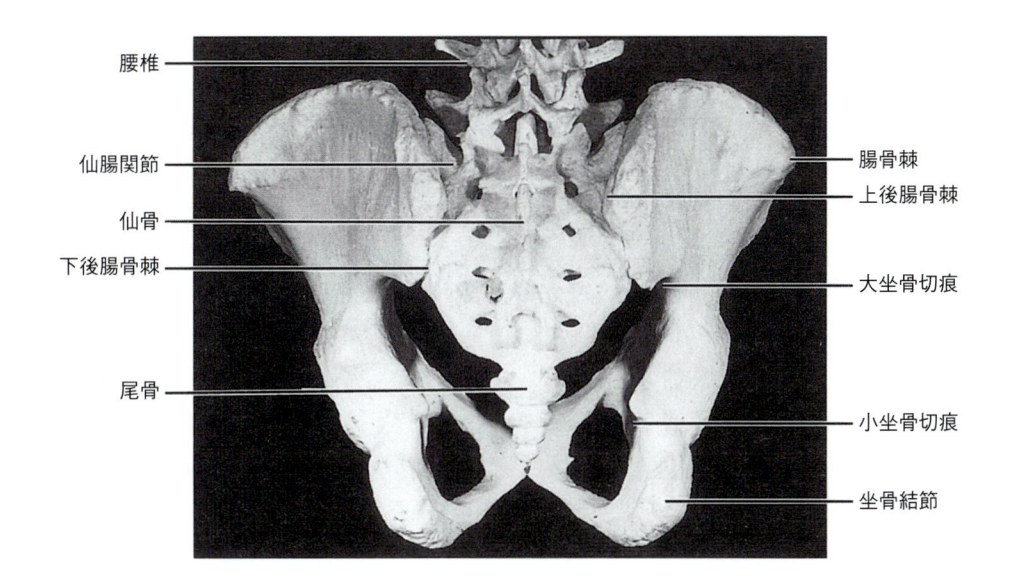

図 2-36
寛骨と隣接する構造（これらの構造は骨盤を構成する）．後面から見る．

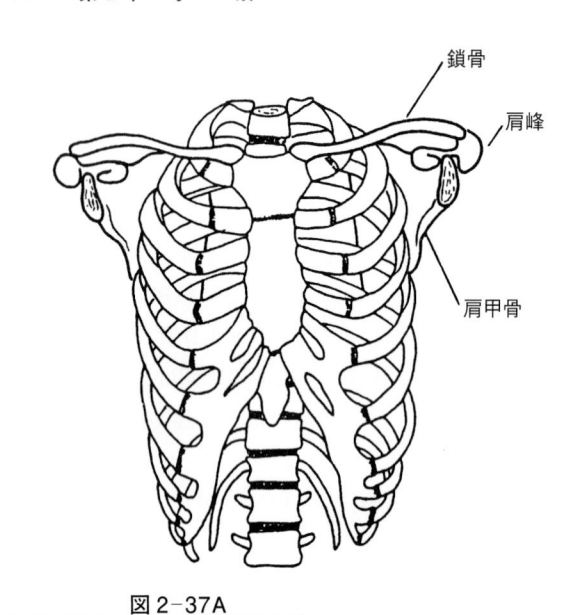

図 2-37A
胸郭と肩帯（胸帯）．正面から見る．

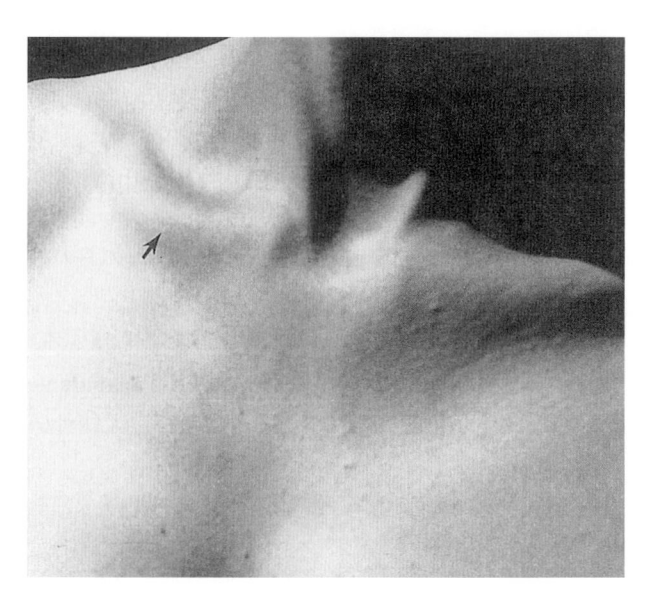

図 2-37B
若年成人女性の鎖骨（矢印が鎖骨）．

joint として知られている．そして，その下に坐骨神経 sciatic nerve が通る顕著な切痕（**大坐骨切痕 greater sciatic notch**）を見ることができる．ちょうどその切痕の角の下で，腸骨は坐骨と関節を作る．

　股臼の下外側部分と骨の頑丈な三角形の柱が**坐骨**を作る．坐骨は垂直方向に下降して，粗くて大きな**坐骨結節 ischial tuberosity** として終わる．直立するときに，坐骨は体重を吸収する．腰部の主要筋（大殿筋 gluteus maximus muscle）は，坐骨結節を隠すものの，坐骨結節は容易に触診できる．

　股臼の前内側部は**恥骨 pubis** に属し，恥骨は恥骨上行枝とよばれる骨の棒となって水平方向に連続している．それは恥骨体を作るために伸縮する．恥骨体は，正中で反対側から来る相方に出会い，**恥骨結合 pubic symphysis** を形成する．

　上前腸骨棘から恥骨結合まで伸びているのが，**鼠径靱帯 inguinal ligament**（プパール鼠径靱帯）である．これは下腹部と下肢の解剖学的境界である．触知できる後腸骨棘の間に位置するのは，仙骨の後面の粗面である．

　発話への骨盤の影響は，腹壁を構成する筋を介するものである．腹壁の筋は，一般に，腸骨に付着している．加えて，骨盤は「鉢」として機能し，「底」を腹部内臓に提供する．

臨床ノート　脳性麻痺の人の多くでは，骨盤を適切な位置に決めることは，発話に必要な適切な呼吸量を維持するうえで重要である．すなわち，換言すれば，『言語療法は，「お尻」（hip）から始めて「口唇」（lip）に向かわなければいけない "speech therapy begins at the hips and goes to the lips"[8]』ことを意味している．

胸帯 Pectoral girdle

　2つの構造（**鎖骨 clavicle** と**肩甲骨 scapula**）が胸帯を構成する．胸帯は上肢の体幹への付着部である．

　鎖骨 clavicle すなわち**襟骨 collarbone** は，樽状の胸壁の邪魔にならないように，肩甲骨を十分はるかに外側に離している．イタリック文字の f のような形で，その近心端は肩甲骨の胸骨柄の上外側縁に乗っている．図 2-37 で示すように，第1肋骨の上で交差して，鎖骨の遠心部は，肩甲骨の肩峰と関節を作る．

　肩甲骨 scapula（図 2-38）は薄い三角形のプレートで，上部の7～8本の肋骨の背側に位置する．それは，鎖骨だけを介して体軸骨格に付着する．安静時には，肩甲骨の最も長い辺（脊椎側の境界）は，椎骨の棘突起から 6cm 離れて平行した位置にある．主要な目印としては，

---

[8] 出典不明

呼吸メカニズムを担当する筋　59

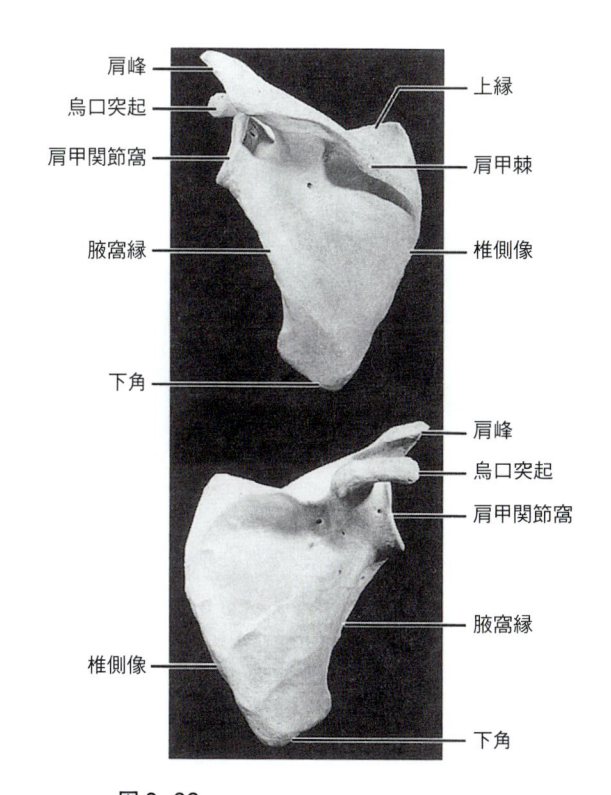

図 2-38
肩甲骨．後面（上），正面（下）．

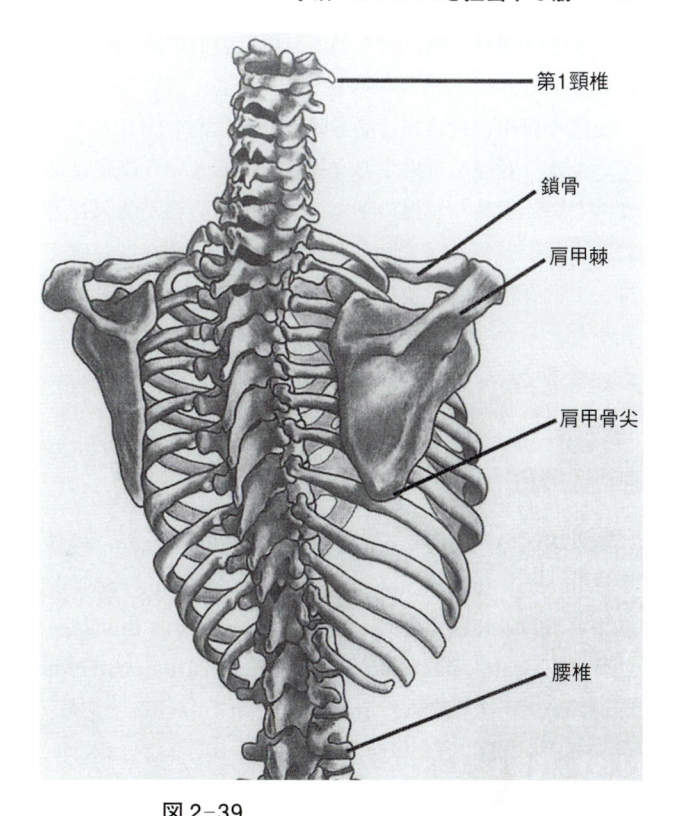

図 2-39
後面から見た肩甲骨と鎖骨．(Eileen and W. Zemlin, Study Guide/Workbook to Accompany Speech and Hearing Science, 3rd ed., 1988, Stipes Publishing Co. より改変)

下角；腋窩縁；上腕骨との関節面である**関節窩** glenoid fossa 上縁；鉤状の**烏口突起** coracoid process；脊椎；**肩峰** acromion がある．運動性をもつ上腕（近位）は，**上腕骨** humerus である．図 2-39 で示すように，上腕骨は肩甲骨の関節窩と関節を作る．

呼吸メカニズムを担当する筋
The musculature of the breathing mechanism

導　入

　静かに呼吸している間のガス交換を担うメカニズムについては，まったく単純に述べることができる．胸の収縮を通して，胸が三次元的にすべての方向に増大する．すなわち，前後，左右，上下の大きさが増加し，肺も胸膜によって胸郭壁と結合しているため拡大する．その結果，陰圧が肺胞内で発生し，開放されている上気道から大気が肺内部に入り込み，肺胞内圧と大気圧が等しくなるまで吸気が続く．大気圧と等しくなると，吸気筋は段階的に収縮するのをやめ，拡張された胸郭-肺複合体は弾性による反動で巻き戻り，肺胞内に（肺内）わずかな陽圧を発生させ，空気は吐き出される．呼気相は，筋収縮を必要としない．換言すれば，安静時呼吸では，吸気相の間だけ筋活動を必要とするが，呼気活動は受動的で筋は非活動性である．

　成人では，1分につき12回の呼吸サイクルであり，各サイクルの間に約500～750ccの空気が交換される．

　しかしながら，環境が必要としたり，受動的に排出する以上に余分の空気を吐き出す必要がある場合，腹筋系が強制呼気を容易にするために収縮することもある．これらの筋は，非常に高速で空気を吐き出す．例えばロウソクの炎を吹き消すようなときには筋活動は活発になる可能性がある．そのように考えると，呼吸機能に特殊な行動が要求されると，一見単純であった呼吸過程は急に複雑になる．発話，歌唱時の呼吸活動はとくに複雑な事例である．

　呼吸筋は，**機能的見地**から，吸気を担当する筋と呼気を担当する筋に分けられる．呼吸筋は，**解剖学的見地**から，胸部の筋肉と腹部の筋肉に分けられる．吸気筋は主に胸部に閉じ込められ，想像するように腹部の筋は呼気

筋である．頸部の副次的な筋も，吸気の間の胸郭の増大に関与する．

　上肢や背中に付着する筋も呼吸筋の役割を担うとされていたが，呼吸を補助する支援筋であるという証拠はあまりない．極端な状況の下では，これらの筋が胸郭運動に若干の影響を及ぼすかもしれない．姿勢筋系は，例えば，二次脊椎彎曲を変形させ，肺コンプライアンスに変化を与えるかもしれない．上肢や背部の筋系については，章の後半で簡単に触れる．

胸部の筋

　胸部の8つの筋肉（筋群）は，**横隔膜** diaphragm，**内肋間筋** internal intercostal，**外肋間筋** external intercostal，**肋下筋** subcostals thoracis，**胸横筋** transversus thoracis，**肋骨挙筋** costal elevators，**上後鋸筋** serratus posterior superior，**下後鋸筋** serratus posterior inferior である．最後の2つの筋は背部の筋とされることもある（Woodburne, 1973）．

横隔膜 Diaphragm

　胴体は，薄いが非常に強い筋腱性の横隔膜 diaphragm によって，胸部と腹部に分けられる．君たちは，腹部が消化管や多様な腺器官，他の臓器によって満たされ，胸部が肺，心臓，縦隔内に位置する小構造でほぼ完全に満たされるということを知っている．

　多くの解剖学者や生理学者は，横隔膜が，心臓に次いで，身体の中で二番目に最も重要な筋肉であると考える．

　横隔膜は，ドーム形で，左側より右側がわずかに高いとしばしば記述される；それは，ひっくり返したボウルに似ているといわれている．生体での横隔膜を，図2-40, 2-41 に示す．これらの絵より，横隔膜が実際にドーム形であることがわかり，その結果，横隔膜の下面に接触する多くの重要な腹部器官は下部の肋骨の保護を受けることになる．肝臓，脾臓，腎臓の一部が，その保護を実際に受ける．

　横隔膜の辺縁は，胸郭の開放部の縁から生じる筋線維を受ける．それは上内方に走行し，そして横隔膜の腱中心の端に入り込む．

　横隔膜腱中心 Central tendon　横隔膜は，その中心が，薄いが非常に強い腱膜になっている．この腱膜は，通常，横隔膜腱中心と称され，胸郭の背側よりいくらか

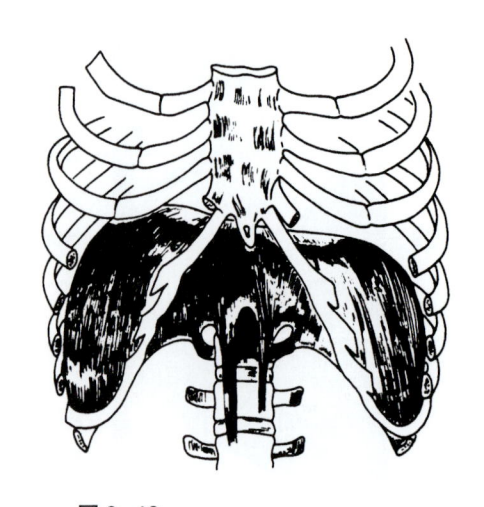

図 2-40
横隔膜．胸郭と脊柱との関係を示す．

腹側近くに位置する．輪郭は不整形で，三葉の葉に似ているといわれている．構造的に，横隔膜腱中心はいくつかの線維層から成り，それらは異なる角度で相互に交差する．この構造は，非常に強靱性を増すことになる．横隔膜の筋肉の部分は，通常，3つの部分（**胸骨部**，**肋骨部**，**椎骨部**）から成るといわれる．

　横隔膜の筋性部　**胸骨部**は，剣状突起の下縁と背面から生じる．その筋線維は，ときに筋性というよりも腱性であるが，いくらか上内方を通過し，横隔膜腱中心の中央の正面に入る．胸骨部の線維は，横隔膜の線維のなかで最も短いものである．

　肋骨部は，肉厚のスリップの形をして，第7から第12肋骨の軟骨の下縁とその内面から起こる．肋軟骨に隣接する肋骨の部分から生じる線維もある．これらの筋線維のスリップは，腹横筋の線維と相互に入り混じっている．肋骨部の線維は最初は鋭く上方に走行し，それから内側に走行して横隔膜腱中心に入り込む．

　椎骨部の線維は，**脚 crura** として知られている2つの頑丈な筋線維性の柱によって，上腰椎から生じる．**右脚 right crus** は，**左脚 left crus** より厚くて長い．それは，上部の3～4本の腰椎と椎間板に起因する．それが上内側に走行するにつれて，その線維は扇形に広がる．それは，横隔膜腱中心に進入する前に，食道を交差して囲む．左脚は，上部の2本の腰椎とその間の椎間板から生じる．その線維は，鋭く上内方に走行し，横隔膜腱中心に進入する．図2-42 では横隔膜が3つの大きな開口部と比較的小さい数個の孔を有していることを示している．

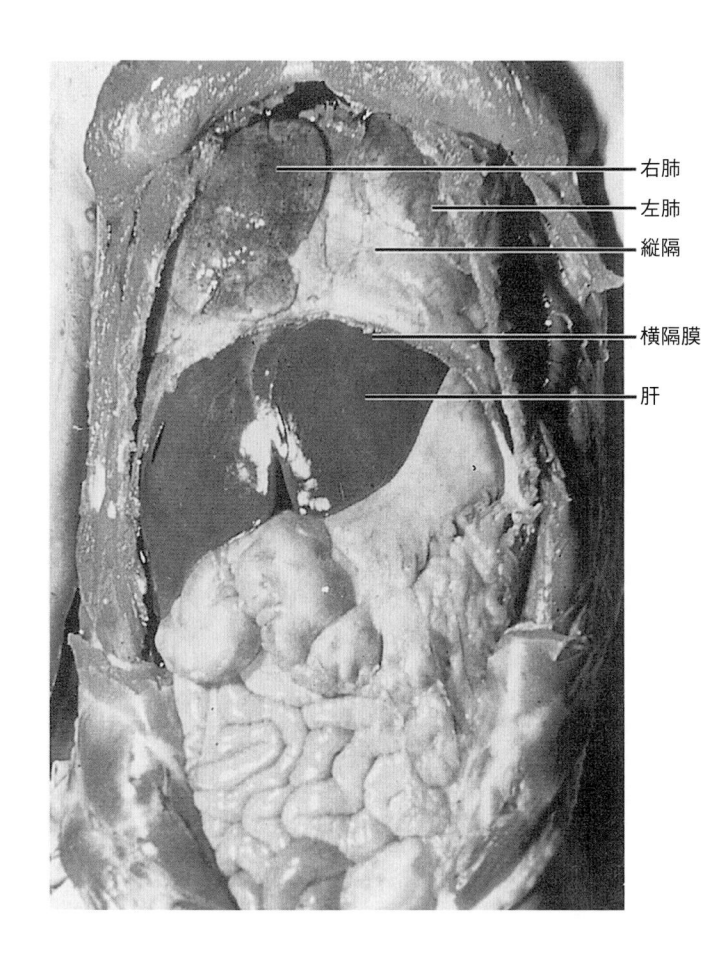

図 2-41
本来の位置にある横隔膜．胸郭の前面と腹壁は除去されている．

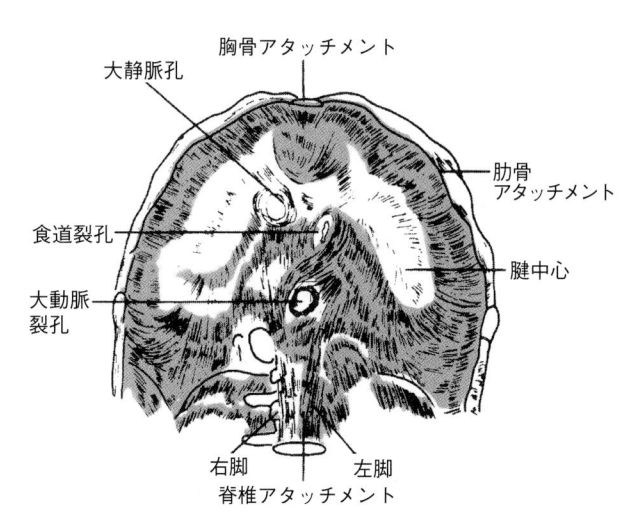

図 2-42
下面から見た横隔膜．血管と食道が通過する．

横隔膜の開口部　**大動脈裂孔** aortic hiatus（連合した左右の脚によって形成される）は，最後の胸椎の高さに位置する．この開口部を通って，下行大動脈は胸部から腹部に入り込む．

食道裂孔 esophageal hiatus は，横隔膜腱中心の中央の小葉の少し背側に位置する．ほとんど卵円形で，括約筋の筋線維に囲まれている．食道といくつかの小動脈が，そこを通過する．

大静脈孔 foramen vena cava は，第8胸椎のレベルに位置し，右と中央の小葉が接合する所で横隔膜腱中心を貫通する．下大静脈[9]，いくつかの神経，リンパ管が，そこを通過する．

横隔膜とそれに付随する構造　上述したように，胸郭の出口あたりで筋性の付着があることを除いて，横隔膜は，機能的にも解剖学的にも，胴体とはまったく連続性をもっていない．横隔膜の役割を十分に知るためには，横隔膜とそれに付随する構造との関係を知っていなければならない．そのような構造の1つは，図2-43で示すように，心嚢 pericardium（肺の間の縦隔に位置する）である．

心嚢 pericardium は，心臓を囲む膜性の嚢である．それは，2種類の明確に異なるタイプの粘膜，漿膜，線維

---

[9] 下大静脈は，腹部，骨盤内臓，下肢のための静脈の幹である．

62　第2章　呼　吸

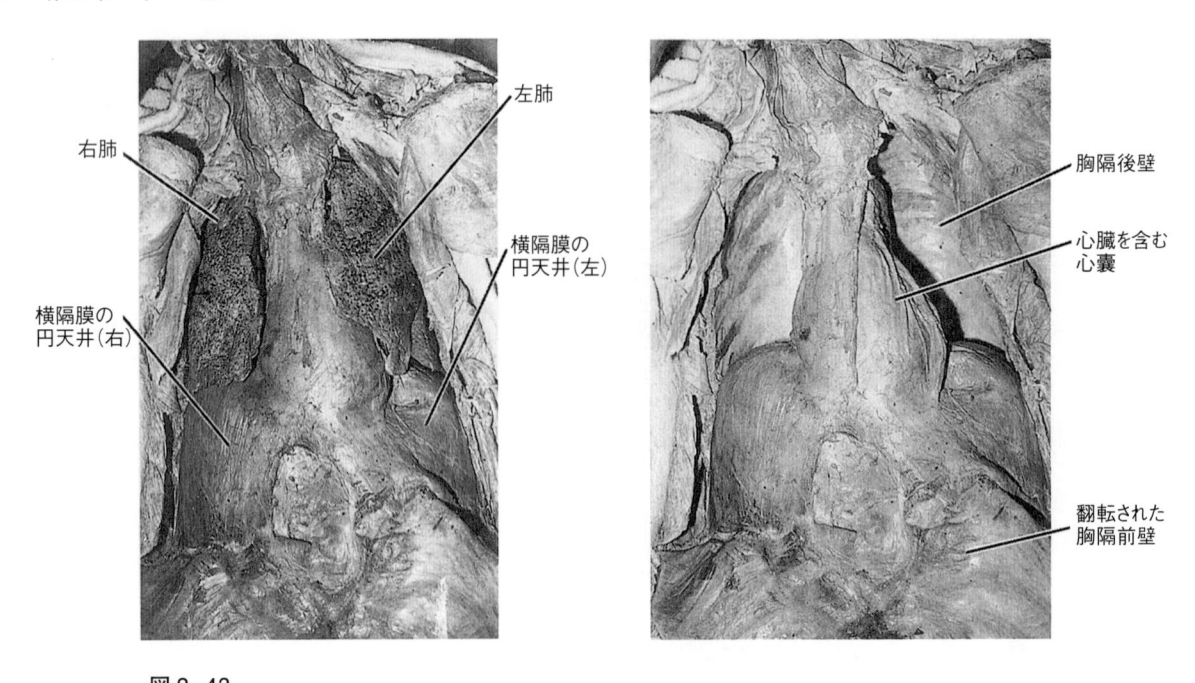

図2-43
横隔膜．肺と心嚢との関係を示す（左）．右図は肺を除いた胸腔．横隔膜と心嚢との関係を示す．

嚢から成る．**漿膜性の心嚢 serous pericardium** は，線維嚢の内側を裏打ちし，心臓の外側を覆う．

　線維嚢 fibrous pericardium は，フラスコ様の嚢を形成し，心臓の大きな血管に加えて漿膜性心嚢を囲んでいる．それは，非常に堅い膜で実に厚い．線維嚢の前面は，線維嚢を囲む周囲のすべての構造に付着する．すなわち，線維嚢は，胸骨柄，剣状突起，脊柱に付着し，さらにしっかりと横隔膜の左側の横隔膜腱中心と筋性部に融合していく．換言すれば，線維嚢は横隔膜の一部になる．

　図2-44で図示したように，縦隔面では心嚢は縦隔の肋膜と対面している．Gray（1973）によると，膜同士は接触するが融合はしていない．横隔神経と随伴する血管は，それらの膜の間にある．

　このように，心臓はその周囲構造と実質的には結合しておらず，主として心臓に出入りする血管によって適切な位置に確保されているということを知ろう．横隔膜の胸側の表面と線維性心膜が解剖学的に連続しているために，横隔膜が下降すると，肺が横隔膜と胸壁の動きに追随するのと同様，すべての心嚢もその動きに追随する．加えて，縦隔の内臓（心臓，血管，リンパ管，食道，他）には，すべて肺にかかるのと同じ圧力がかかる．

　下方では，**肝臓**（ほとんど完全に腹膜で覆われている）が，腹膜のひだによって作られる5本の靱帯によって横隔膜からぶら下がっている．お互いによく似た靱帯が，

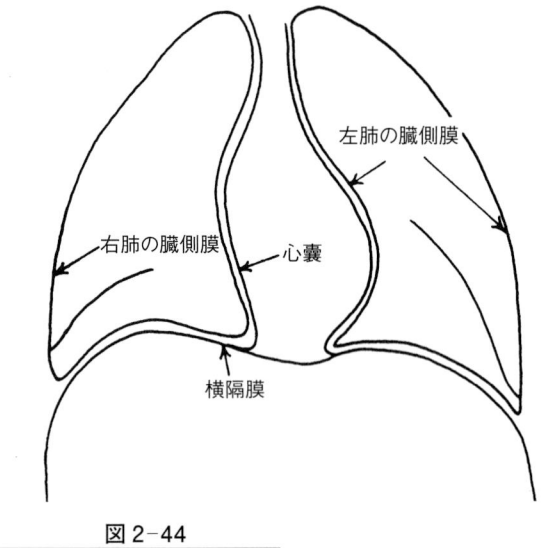

図2-44
胸膜と横隔膜に対する心嚢の関係．

肝臓を，前腹壁，胃，十二指腸（小腸の小部）に接続している．

　胸部と腹部の構造と横隔膜とが，解剖学的に連続するために，これらは機能的にも関連性を必要とする．横隔膜とそれに関連する構造は，協力して常に運動することが要求される．

　それが不対の筋肉であるように見えるという点で，**横隔膜はユニークである．**しかしながら，両側性に，神経

呼吸メカニズムを担当する筋　63

支配と血液供給を受け，ある意味では，身体の両側からの筋活動も影響する複雑な構造である．きわめて少ない例外はあるが，一般的には身体のすべての筋肉は対をなしている．以後に，「対をなさない」とテキストで述べる他の筋にも，注意しよう．

肋間筋 Intercostal muscles

その名前が連想させるように，肋間筋は肋骨の間に位置する．胸壁上での所見から，肋間筋は2つのグループ，**外肋間筋** external intercostal muscle と **内肋間筋** internal intercostal muscle に分けられる．

外肋間筋 External intercostals　外肋間筋は，図2-45で示すように，内肋間筋より明瞭でより強靭な筋群である．いずれの側にも11個あり，それらは背側の肋骨結節から腹側の肋骨軟骨の領域近くまでの間のスペースを占有し，薄い膜（**前肋間膜 anterior intercostal membrane**）として終わる．

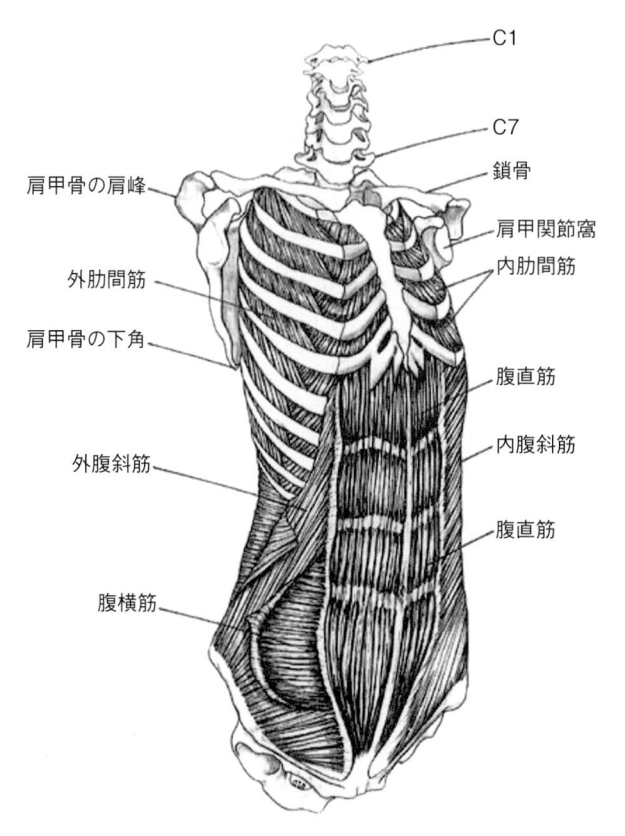

外肋間筋の走行は，脊柱の両側においては下外方に向かっているが，胸郭が基本的に円状であるため，前方においては下内方になる．この筋は，前方の胸壁に接近するにつれて，急速に筋性でなくなり腱膜状になる．そして，**軟骨-骨結合部** chondro-osseous union から約4cmくらいの距離のところで完全に結合組織となる．しばしば報告されているように，図2-46で示すように，プローベを肋間膜（この図の場合，軟骨-骨結合部の近くで終わり，胸骨には続いていない）に実際に入れることができる．

内肋間筋 Internal intercostals　内肋間筋は，図2-47で示すように，外肋間筋よりわずかに深いところにあり，総計11個ある．それは，肋間隙の前方限界から後方の肋骨角まで広がっており，肋骨角で，薄い腱膜（**後肋間膜 posterior intercostal membranes**）となって脊柱に連続する．このように，脊柱の少し外側の（傍脊柱）領域では，内肋間筋を欠き，一方，胸骨の外側の領域（傍胸骨）には，内肋間筋の線維しか存在しない．この章の後半で呼吸筋系の機能を述べるとき，この筋肉の呼吸機能への重要性が明らかになる．

内肋間筋は，上部11本の肋骨の下縁から生じ，直下の肋骨の内側面に上方から進入する．傍胸骨領域では，筋線維の走行は下外方である．換言すれば，内肋間筋の線維のコースは，外肋間筋のコースと直交する．

肋骨下筋 Subcostals（Intracostals）　もう1つの筋群である肋骨下筋群は，非常に多様性に富み，通常下部の胸壁の内側後面だけでよく発達しているにもかかわらずよく認識できる．それは，胸郭の背側，肋骨結節の外側の裏打ちをする筋性結合織膜の覆布を形成する．通常，単一の肋間隙の中に押し込められていないということを

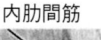

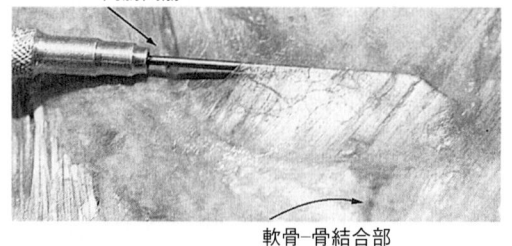

図2-45
主たる呼吸筋．(Eileen and W. Zemlin, Study Guide/Workbook to Accompany Speech and Hearing Science, 3rd ed., 1988, Stipes Publishing Co. より)

図2-46
外肋間筋．前肋間膜の下にプローベを入れている．この筋は，軟骨骨結合には連続しない．

64　第2章　呼　吸

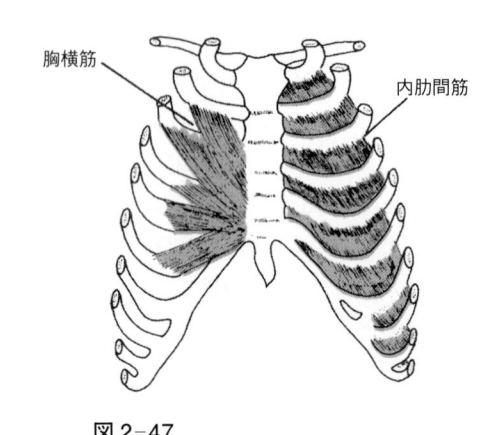

図2-47
内側から見る胸郭．胸横筋と内肋間筋が見える．

除いて，それは内肋間筋と同じ走行をしている．

胸横筋 Transversus thoracis（Triangularis sterni）
　胸横筋は前胸郭壁の内側表面にある．不定型な筋肉で，付着も多様であり，ときには同じ標本の両側で付着が異なることがある．薄く，扇状の筋で，剣状突起の後面および第5～第7肋骨の軟骨の上面から生じる．
　その筋線維は，上外方に走行し，第2～第6肋骨の下縁の内面に入る．図2-47で示すように，より低い位置の線維は水平に走行するが，最上部の線維はほぼ垂直に走行する．最下部の線維は，通常，腹横筋（後述する腹筋）の線維と連続する．

肋骨挙筋 Costal elevators（Levatores costarum, Levator costalis）
　一見，肋骨挙筋（図2-48）は，背部の筋のようにみえるが，これは胸部の筋肉である．両側にそれぞれ12本の肋骨挙筋がある．それらは，第7頸椎と11本の上部胸椎の横突起から生じる．筋線維は，斜め下外方に走行し，わずかに分岐して，直下の肋骨結節と肋骨角の間に入る．これらの筋肉は，**短肋骨挙筋** levatores costaruman brevesを構成する．下部の4つの筋肉は2つの束に分かれ，うちの一つは先ほど記述した短肋骨挙筋と同じである．他方は，自身の起始部の肋骨の真下の肋骨の上を通過して，起始のちょうど2つ下の肋骨の外面にまで延びて付着する．これらの束は**長肋骨挙筋** levatores costarum longiを構成し，メカニズムの見地からは，短肋骨挙筋よりも効率的に運動できる．非常に発達して頑丈な筋肉であり，それらは外肋間筋に連続しているようにみえる．実際に，外肋間筋が消失し，肋骨挙筋が現れる部位を正

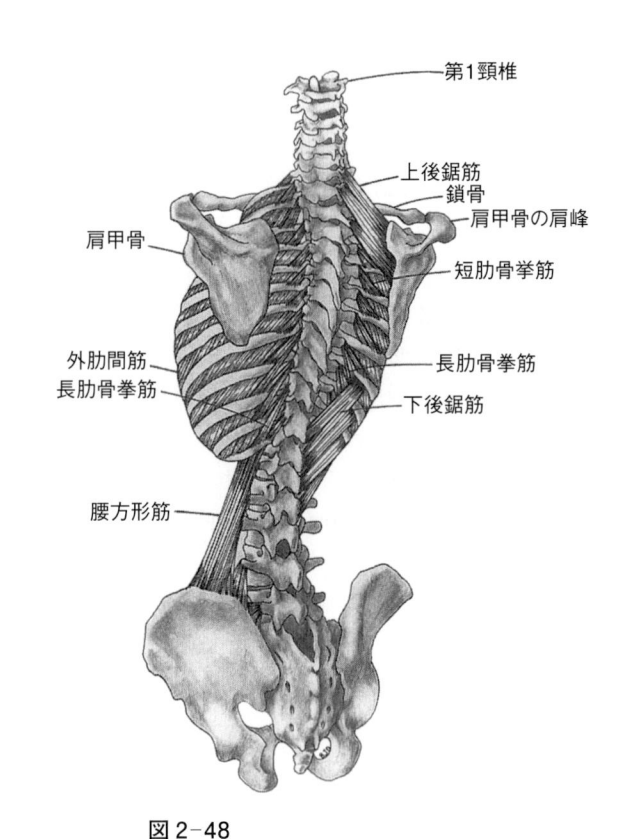

図2-48
肋骨挙筋，上後鋸筋，下後鋸筋，腰方形筋．（Eileen and W. Zemlin, Study Guide/Workbook to Accompany Speech and Hearing Science, 3rd ed., 1988, Stipes Publishing Co. より）

確に決定することは難しい．

後鋸筋 Serratus posterior muscles
　上後鋸筋 serratus posterior superior と下後鋸筋 serratus posterior inferior は，ときに背部の筋とともに記載される．しかしながら，これらは姿勢筋でない．明らかに四肢とは関係しておらず，胸部に関係している．
　上後鋸筋（図2-48）は，隆椎（第7頸椎）と初めの2～3本の胸椎の棘突起に付着する幅広い腱から生じる．筋線維は，通常肉厚の指状突起の形をして，下外方に走行し，肋骨角のわずか外側で，第2から第5肋骨に入る．
　下後鋸筋（図2-48）は，1枚の不規則な形をした四辺形の組織で，それは11，12番目の胸椎の棘突起と1，2，3番の腰椎から生じる腱膜を介して生じる．その筋線維は，上斜め外方に走行し，肋骨角のわずか上で，8番から12番までの肋骨の下縁に入り込む．後鋸筋は主に腱膜であり，標本の多くでは非常に薄く，十分に発達せず，時には完全に消失していることもある．

胸部筋の活動

筋の運動について完全に説明することは困難な作業である．解剖学的な説明のほかに，収縮の効果と収縮が生じる状況も説明されなければならない．**筋電図** electromyography（EMG）は，筋系の機能を理解する際に有益であることは明らかである．また，**放射線（X線）** radiography は横隔膜の活動についての知見を増やすのにおおいに貢献している．

横隔膜の活動

横隔膜の収縮は，横隔膜腱中心を前下方へ引く．その結果，胸郭の垂直径は増加する．胸膜結合のため，肺は伸展され，肺胞内圧は陰圧となる．加えて，腹腔の容積は減少し，腹腔内圧は増加する．下行する横隔膜は，ピストンのように腹部内臓を圧縮し，腹壁に向かって下前方に偏位させる．その結果，腹壁は吸気相で膨張する．

研究所見 Wade and Gilson（1951）は，X線を使用して，横隔膜の垂直運動量が，安静呼吸時に1.5cm，深呼吸時に6〜7cmに達することを発見した．加えて，Wade（1954）は横隔膜が下行するとき，1cmの下行で約350ccの空気が吸入されることを発見した．横隔膜運動は安静呼吸時に約1.5cmであるので，横隔膜単独では525ccの空気が吸入できる．この量は私たちの多くで安静呼吸サイクルの間に交換される空気量である．

1936年にBloomerは発話メカニズムの研究のためにX線を他の研究者に先駆けて使用した．彼は，横隔膜が下前方に運動し，その運動によって，最大吸気量の29〜63％が可能であることが説明できると報告している．彼は，上部の肋骨は他の肋骨と同じような可動性を有しているが，胸郭運動量は第2〜第3肋骨から下では減少する点を指摘した．彼は，また胸骨が吸気の間に上外方へ運動し，その運動は胸骨が胸郭の垂直軸となす角度を一定にすることを発見した．

覚醒状態の人間での横隔膜活動の筋電図研究はわずかしかない．横隔膜の体内での位置のため，表面電極による研究は不可能である．Campbell（1958）が指摘したように，「意識清明な人を被験者にした横隔膜の筋電図研究のために針電極を使用するのは，明らかな倫理上の異議がある」．倫理上の異議は残るが，技術革新は初期の電極の形状にまつわる多くの問題を解決し，有用性に制限があるものの，麻酔下の動物での横隔膜の活動パターンから，呼吸筋の運動力学についての，いくらかの答えが得られる．

私たちは，イヌとネコからの多くの筋電図記録を有している．横隔膜の活動は吸気相全体を通じてみられ，その活動性は吸気相を通じてしだいに増加する．ほとんどの場合，横隔膜の活動は呼気相が開始されても認められ，その後，急速に減少する．若干の例では，外科的に開腹したことによって，得られた結果は影響を受けているかもしれないので，いくぶんか注意は必要である．横隔膜活動のパターンは，被験者の肋骨部で体壁を通して刺入された針電極を用いて研究されている．その結果は，動物から得られた結果に似ている（Koepke, et al., 1955; Murphy, et al., 1959; and Taylor, 1960）．

電極は食道にも刺入されて，横隔膜の椎骨側の部分の活動が測定された．Draper et al.（1959）は，意識清明な人間から筋電図記録を得ることに成功したようにみえる．その実験で，被験者は電極とリード線を内蔵するカテーテル（細い管）の嚥下が指示された．食道が横隔膜を通過する点に電極が留置されるまで，カテーテルの位置が調整された．このようにして，電極は直接横隔膜の椎骨部に留置できた．吸気相全体を通じて横隔膜の活動が示され，ほとんどの場合，その活動は呼気相にほんのわずかに入る程度に延長していた．被験者のうちの2人において，吸気相全体と呼気相の開始時に横隔膜の活動が示され，加えて肺の空気量が最小になる呼気相の終わり頃にも横隔膜の活動が示された．

Agostoni（1964）は，横隔膜は呼気相のまさに終わろうとする頃に収縮すると報告している．その活動はまさに呼気相の最後までしだいに増加し，それ以上に肺が潰れることを防止している．彼はまた，排気運動している間に，おそらく胸郭-腹部系が剛性を必要とするすべての努力性の活動，とくに胸腔に腹腔内圧を伝達するのが必要な運動，咳，くしゃみ，笑うなどのときに，横隔膜は強く収縮することを発見した．

横隔膜の力学 横隔膜の力学は複雑である．君たちは，横隔膜腱中心の下前方の運動が，胸郭の垂直径の増加と肺内圧の減少に帰着することを知った．これは同時に，腹腔容積の減少と腹腔内圧の増加を引き起こす．**図2-49**からわかるように，横隔膜の筋線維のコースはほとんど垂直である一方で，腱膜（非筋肉性）の部（心嚢と連続している）はいくぶん平坦である．吸気の間，横隔膜の筋肉部は収縮し，全体として，横隔膜は実質的に

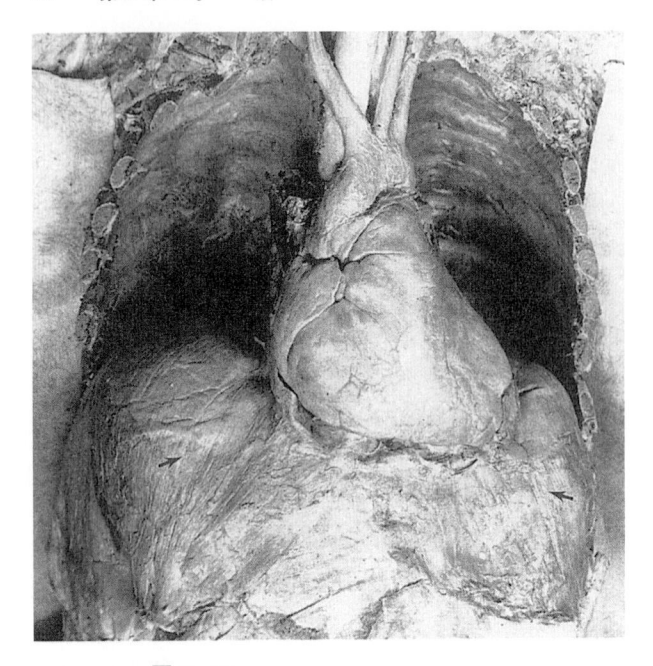

66　第2章　呼　吸

図2-49
心臓と横隔膜の関係．矢印で示す．

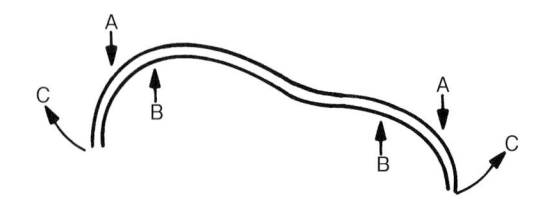

図2-50
横隔膜の下方運動が肋骨縁の上方運動に変化する様子の模式図．垂直方向に並ぶ横隔膜の筋線維（A）の収縮は，横隔膜のドーム状の屋根を引き下げる運動に変化させる結果となる．矢印で示す（A）．腹部内臓（B）による運動抑制は，横隔膜の下行運動を制限し，下方運動は肋骨縁（C）での運動を上外側運動に変化させる結果となる．

下行し，その彎曲部には変化がない．

　横隔膜の肋骨縁は，通常，その位置も幅径も比較的固定されていると考えられている．これらの条件の下では，横隔膜の収縮は，腹部内臓を圧縮し，腹壁が伸展するまで腹腔内圧を上げる．これは，ときどき**腹式呼吸 abdominal breathing**，**横隔膜呼吸 diaphragmatic breathing**として知られている．

　横隔膜の収縮は，胸郭の基部を伸展する．横隔膜は，明らかに，肋骨を上方へ押し上げて，外側へ回転させる役割を果たしている．その仕組みは以下のとおりである：正常な横隔膜は，収縮していない状態では，顕著なドーム形で，肋骨線維の方向はほぼ垂直方向である．腹部内臓が横隔膜と正常な空間関係であれば，腹部内臓は横隔膜が縮むときの支点として作用する可能性がある．その結果，内臓に対する下方の力と横隔膜の肋骨縁に対する上方への力が生じる．この動き（図2-50で示す）は，おそらく，いわゆる**胸式呼吸**の間に起こる．胸郭の基部は吸気運動のたびに拡大し，その結果腹腔に生じた空隙を腹部内臓が塞ぐ．腹壁がごくわずかに前方に突出すると，吸気時にいっそう横隔膜は引き込まれる可能性がある．

　しかしながら，しだいにより深い呼吸をすると，胸郭基部の拡張は減弱し，それに応じて腹壁の突出は増加する．最大吸気のまさしく終わり近くで，その状況は逆転する：すなわち，腹壁は事実上内部に引きこまれるまで，胸郭は急速に拡大する．

　横隔膜活動のコントロール　私たちは，呼吸回数と深さを一見随意的に調節しているようにみえるけれども，Wade（1951，1954），Campbell and Jellife（1951，未発表），Campbell（1958）らの報告によれば，横隔膜運動の随意的なコントロールについては，あまりわかっていない．彼らは横隔膜運動を随意調節できると考え，理学療法士と音楽教師を対象に調べた．被験者は，呼吸時に肋骨運動を制御することが可能だったにもかかわらず，吸気筋やとくに横隔膜の随意調節の証拠は得られなかった．

　一方，これまでに私たちは胸郭構造や腹壁の独立した運動として，随意的にコントロールできることを示した．私たちのほとんどは，例えば，強制的にでさえ，吸気し，同時に腹壁を圧迫することにほとんど困難を感じない．Hixon et al.（1973）が述べるように，「胸郭と横隔膜-腹部の多種多様な相対的な変位により，肺内に，また肺外に空気を移動させている」．

　人間においてその重要性にもかかわらず，横隔膜の機能は，呼吸することにとって不可欠でなく（Agostoni，1964），他の筋系によって相当代償される可能性がある．最もよく記述される呼吸補助筋としては，胸部では肋間筋，斜角筋，頸部では胸鎖乳突筋のようである．頸部や体幹の他の筋も呼吸にかかわるかもしれないが，その寄与の程度は小さく，これらの筋のなかには呼吸への寄与の程度については再検討する余地がある．

内肋間筋の活動

　内肋間筋系の機能は議論の対象になっている．

呼吸メカニズムを担当する筋　67

Agostoni (1964) は言う.「内肋間筋の活動と機能に関する論争は, Galen の時代よりあり, その問題の歴史的側面が生理学的側面を圧倒してしまった.」.

しかしながら, 外肋間筋と内肋間筋がグループとして働いて胸壁の強直性を維持し, 呼吸の間に肋間腔が内外へ膨張することを防止している, ということは一般的に承認されているようである. これらの筋肉は, おそらく肋骨間のスペースを制御するのを助け, 加えて肋骨を次々と連結しているため, どんな肋骨であっても, その動きは近隣の肋骨に伝達され, 肋骨の位置に影響する.

収縮の機械的効果　内肋間筋の付着や走行を調べ, その収縮によって生じる見込みがある機械効果について推測することは重要である. しかしながら, 私たちがそのような冒険で望める最高のものは, 200年以上前にほぼ同じことを試みた先人への支持にほかならない.

[外肋間筋 External intercostals]　君たちは, 結節から後方に向かって肋骨の骨部分の前端近くまで広がる領域で, 外肋間筋が肋骨間のスペースを占有するということを思い出すだろう. 外肋間筋は肋骨の軟骨部分においては欠如している. 筋線維は, 肋骨の下縁より起こり, 直下の肋骨の上縁に入り込む. この筋線維は, 前方では, 斜め下前方（内側方向）に, 後方では下外方（外側方向）に走行する.

その走行と外肋間筋の収縮による効果は, おそらく**図 2-51** で図式的に示されるようなものであろう. この筋線維の走行は, 上下の肋骨と一緒になって構成されるクラスⅢの片持ち梁（てこ）のようなものである. しかしながら, 上の肋骨よりも, 下の肋骨の梁のほうがかなり効率性が高い点に注意する必要がある; すなわち, 下部の肋骨を引き上げる力は, 上の肋骨を引き降ろす力を大きく上回る. 結果として, おのおのの外肋間筋の収縮は, それが付着する下の肋骨を挙上させることに使われている.

外肋間筋が, もしも肋骨の軟骨部での肋間隙を占有することになったとしたら, 下の肋骨を挙上するこの効果は, 低下するか消失してしまうことに注意する. このことは重要である. 私たちの, この機械モデルにとって幸いにも, こういうことは現実には生じない. このように, 機械モデルの見地からは, 外肋間筋は吸気筋として作用するはずであり, 少なくとも肋骨の挙上を支援している.

[内肋間筋 Internal intercostals]　内肋間筋は, 肋間隙の前方限界から後方の肋骨角まで広がっている領域を占有する. 前方部では, 筋線維の走行は下外方性で, 後方部での走行は, 下内方性である. 内肋間筋の走行と軟骨間部での収縮の効果を, **図 2-52** に示した. 筋線維の配列は, クラスⅢの片持ち梁（てこ）が両方の上下の肋骨とともに作られ, 外肋間筋と同様に, 下の肋骨にかか

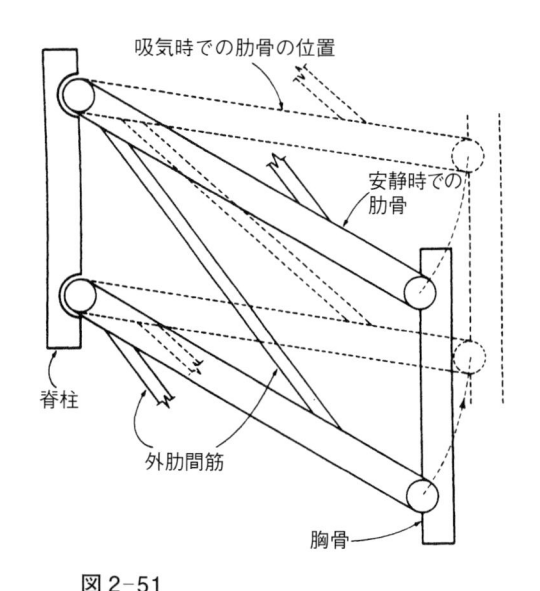

図 2-51
外肋間筋の運動. この筋の収縮は, 肋骨に上方運動の力を加え, 胸郭を拡大する.

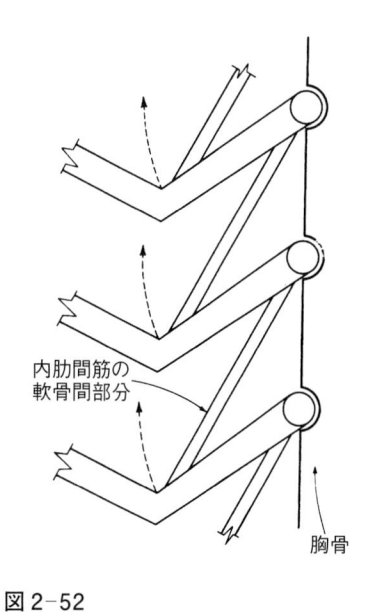

図 2-52
内肋間筋の軟骨間の部分での運動. この筋の胸骨傍部の収縮は肋骨を挙上し, 胸郭を拡大する.

る挙上力が，上の肋骨にかかる下方への牽引力を上回っている．力学に基づくと，内肋間筋の**軟骨間部** intercartilaginous portion は吸気機能である．

内肋間筋の**骨間部分** interosseous portion は，たぶん肋間隙を減少させ，腹筋を介して呼気時に肋骨を引き下げる．

内肋間筋の機能 Intercostal muscle function 内肋間筋の機能に関する理論で最も広く受け入れられているのは，Hamberger（Campbell, 1958）の理論で，それは外肋間筋と内肋間筋の軟骨間部が縮むと肋骨を挙上し，内肋間筋の骨間部が収縮すると肋骨を引き下げるというものである．

この理論は1748年に述べられたが，ほとんどの結論は筋電図学的研究によって立証されたものである．Campbell（1955）は若い男性被験者で肋間筋を調べ，下部の肋間隙（第5から第9まで）の吸気時の活動を検出した．彼は，筋肉の活動性は，より深く吸気するとしだいに増大することも発見した．同じ筋肉が，静かに素早く呼吸している間では，呼気全体を通じて非活動性であることがわかった．Draper et al.（1959）は，針電極を使用することで，小さな呼気力を使って会話している間，内肋間筋の骨間部での筋活動性があることを発見した．

肋間筋の checking action（制御活動） 発話に先立って深呼吸した後，胸郭の弾性による巻き戻しによって，声産生のために喉頭が必要とする以上の空気圧が生じる．研究者は，そのような排気している状況でも，吸気筋は活動し続ける可能性があり，その結果，ふくらんだ胸郭が巻き戻ろうとすることに抵抗する作用があることを発見した．会話の間に肺内の残気量が減少するにつれて，巻き戻ろうとする「弛緩圧」はしだいに低下し，吸気筋による checking action（制御活動）は終わる；そして，ある時点から，発話に必要な空気圧を維持するために，呼気筋が収縮し始める．研究結果は，主に外肋間筋が checking action（制御活動）の役割を担うことを示唆する．弛緩圧が，発話のために喉頭と構音器官が必要とする圧を上回る限り，外肋間筋の活動は続く．

吸気筋と呼気筋は，お互いが完全な拮抗筋としては作動していない．すなわち，一方の「スイッチ」が入ると，すばやく他方の「スイッチ」が切られるのではない．それよりも，各筋群の呼吸機能への関与度をあらかじめ補足するために，相手の筋群と協力して作動している．結果として，呼気流は，喉頭と調音器官の要求を満たすために，非常に精緻な制御が行われることになる．

肋間筋の機能の要約 肋間筋は吸気活動の主たる筋である．Campbell（1958）は，肺換気は高い割合で内肋間筋によって行われることを示した．これは例えば横隔膜麻痺の例においてもそうである．吸気の間に肋骨の運動を産生するのに加えて，内肋間筋は肋間隙が呼吸の間に，内外へ膨張するのを防止することによって，胸壁の剛性を保つ役割を担っている．これらの筋肉は，肋骨間の空隙量を調整し，加えて肋骨相互を連結している．その結果，どの肋骨でも，その活動は近隣の肋骨の位置に影響する．後者の活動は，下部の肋骨が腹筋の収縮によって下方へ引かれる呼気運動時にみられる．

外肋間筋と内肋間筋は吸気行動の主たる筋肉であることは，ほぼ確実に定説となっている．これらの筋は，安静呼吸時には比較的非活動性であるが，強制的な努力性呼気時には非常に活発になる．最大限に吸気した後でも吸気筋は収縮した状態のままであり，胸郭-肺複合体によって発生する巻き戻ろうとする「弛緩圧」に抵抗するために checking action（制御活動）を行っている．そして，最終的には，内肋間筋の骨間部分は，発話行動の間，肺内の残気量が低くなってきたときにはとくに活動的になるだろう．

胸部の他の筋の役割

胸部の他の筋肉が，肋骨運動に影響する可能性がある．それらのうちの2つが胸郭壁の内面にある．**肋下筋** subcostals は，下部胸壁の内部の後面にあるため，たぶん肋骨を引き下げる呼気筋の役割で機能するだろうが，直接この考えを支持する証拠はない．

まったく同じことが，肋下筋に対応して前面にある**胸横筋** transversus thoracis muscle にいえる．上外方に向かう走行のために，この筋は肋骨を引き下げて，呼気運動を支援する．この考えを支持する証拠は不足しているため，これらの筋の役割についてここに述べていることは，明らかに力学系から生まれたものである．胸骨が相対的に肋骨に対する位置に固定されているとみなすと，胸横筋の収縮によって，肋骨を下方へ引き下げる力が生じ，胸郭の横径を減少させるはずである．

脊柱の両側に位置する**肋骨挙筋** costal elevator muscle は，たぶん吸気時に肋骨を挙上する筋として重要な役割を演ずる．この筋の役割については実験動物で示されたが，それを支持するデータは非常に限られている．肋骨

挙筋は，また姿勢筋ともいわれる；脊柱を伸展し，側方に曲げ，胴の回転にも関与する．

呼吸過程に対する寄与の程度についてはまだ確定していないけれども，胸部の背側にある2つの付加的な筋肉について言及する必要がある．それらは，**上後鋸筋** serratus posterior superior と**下後鋸筋** serratus posterior inferior である．

上後鋸筋の線維は胸郭を拡大するような位置にあり，それは能動的に肋骨を上昇させるか，他の筋，例えば肋間筋や肋骨挙筋等の動作を補足する可能性がある．

下後鋸筋は，努力性の深い吸気に寄与する可能性がある；すなわち，努力性吸気時に横隔膜は，下部4本の肋骨を固定し，腹部内臓に対して下方への圧力を負荷するときに，下部4本の肋骨が上昇するのを防止している．一方，下部の肋骨が固定されておらず，自由に移動できる状態で肋骨が上方運動するときには，下方への圧迫力は，単に横隔膜の位置を一定に維持するかもしれない．そのような運動は，胸腔の垂直径をほとんど増加させずに，横径を増加させる．最も妥当と考えられるこの筋の活動は，努力性呼気時に下部肋骨に下方向の力を負荷することであろう．

頸部の筋とその活動

頭部が固定されていれば，2つの頸部筋—**胸鎖乳突筋** sternocleidomastoid（側頸筋）と**斜角筋** scalenes（椎側筋）は，胸骨といちばん上2つの肋骨を持ち上げる．これら2つの筋は，吸気筋とみなされることがある．

胸鎖乳突筋（胸乳突筋）Sternocleidomastoid (Sternomastoid)

胸鎖乳突筋は，その付着部にちなんで名づけられており，頸部の前外側面に位置する．図2-53で示すように，胸骨頭と鎖骨頭の形で起始を有する明瞭な筋肉である．しかし，これには非常に変異が多い．**胸骨頭** sternal head は，胸骨の胸骨柄の前面から生じる．それは，いくぶん外側に振りつつ，上後方に走行する．**鎖骨頭** clavicular head は，鎖骨の胸骨端の上面から生じる．筋線維は，ほぼ垂直上方に走行する．鎖骨頭と胸骨頭は融合し，頸部の横を横切って上外方へ走行し，1つの筋肉として側頭骨の乳様突起に入る．同側の後頭骨の**上項**

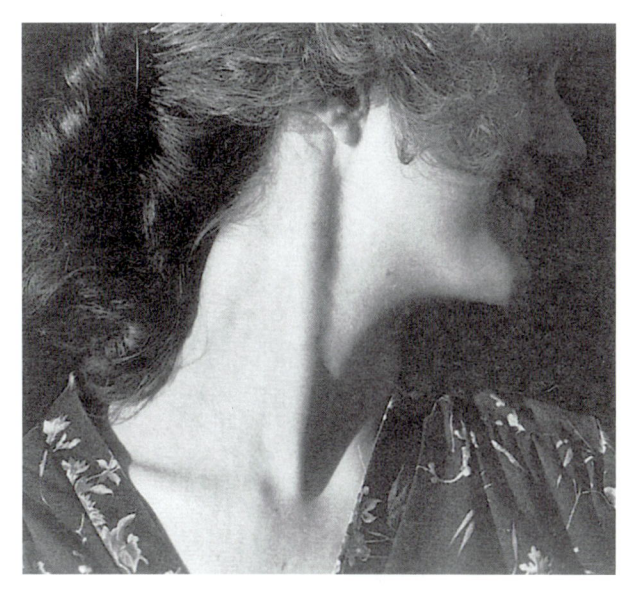

図2-53
胸鎖乳突筋は，頭部を回旋する筋である．頭部を固定すると，この筋肉は，吸気時に胸骨を挙上するのを支援する．

線（首筋）superior nuchal line に2，3本の線維が入る．

片側の筋束が収縮するとき，この筋は，頭部を肩の側に引っ張り，同時に頭部を回転させる．この筋は頭部の回転軸の後側に入るので，右の胸鎖乳突筋の収縮は左の方に頭部を回転させる点に注意しなければならない．両側性の収縮は，胸部の方へ首を屈曲させる．頭部が定位置に保持されるとき，この筋は胸骨と鎖骨を挙上して，吸気を支援する．胸骨の挙上は，胸部の前後径を増加させる．

胸鎖乳突筋は，非常に変異の多い筋肉である；その多くの変異は，鎖骨での起始部の領域と鎖骨部と胸骨部が混合するところに生じる．鎖骨頭が胸骨頭に似た丸い筋肉の束である場合や，1枚の幅広いシート状の筋であったり，多くの筋肉の短冊が，鎖骨の内側端から6〜10cmほどに分布している場合もある．

胸鎖乳突筋は，重要な目印となる頸部筋である．それは後頸三角 posterior cervical triangle と前頸三角 anterior cervical triangle を分ける境目である．これら両方ともが，頸部の多くの重要な臓器に至るためにさらに小さな三角に分けられる（図2-54）

斜角筋 Scalene（椎側筋 Lateral vertebral）muscles

頸部の前外側領域の深部にある筋は，内側と外側のグループに分けられる．頸椎の前結節はその境界線となっ

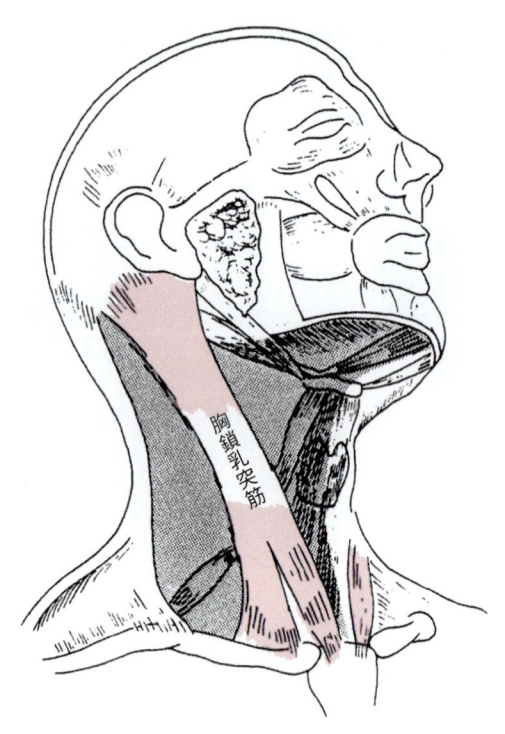

図2-54
頸部での前後の筋（前，後の頸三角）．隣接する器官や胸鎖乳突筋との関係を示す．

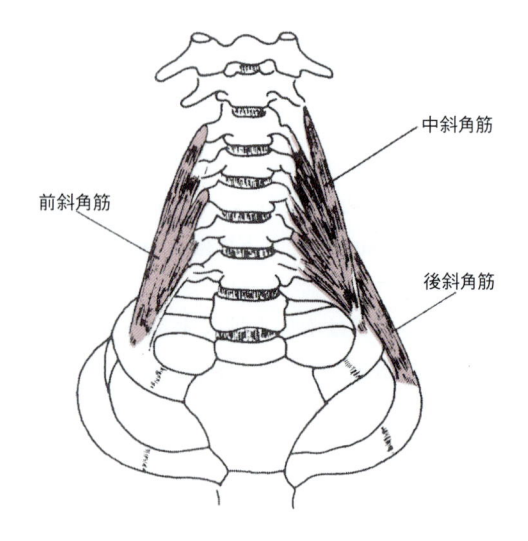

図2-55
斜角筋は頸部柱の屈曲を容易にする．頭部を固定すると，上肋骨を挙上し固定させる．

ている．内側のグループは，**椎前筋 prevertebral muscle** として知られており，首を屈曲させる．外側のグループは**椎側筋 lateral vertebral muscle** を構成し，ときに吸気補助筋として作用する．外側のグループ（図2-55）は，不等辺の筋肉から成る．そして，頸椎の横突起にある起始からいちばん上の2本の肋骨に付着する経路をとる．（解剖学の教科書のなかには，肋骨が三角筋の起始であり，頸椎は付着部（停止）としているものもある．）

前斜角筋 anterior scalene (scalenus anterior) muscle は，4つの腱のスリップを介して，第3から第6頸椎の横突起の起始から生じる．筋線維は，ほぼ垂直に下方に走行し，第1肋骨の上内面の境界にある斜角筋結節に入る．前斜角筋は，頸部の近隣の器官同士の位置づけにおける参照点として重要である．実際に，Woodburne (1973) は，前斜角筋を「頸部での重要な目印となる筋肉のうちの1つ」と考えている．

中斜角筋（中斜角筋）**middle scalene** (scalenus medius) は，グループのなかで最も大きく最も長い筋肉である．文字通り，中斜角筋は前斜角筋より深い位置にある．5本の腱スリップを介して第2頸椎から第7頸椎の横突起に起始をもつ．筋線維は，垂直に下方に下がり，幅広い腱によって第1肋骨の上面に終わる．

後斜角筋 posterior scalene (scalenus posterior) は，斜角筋（椎側筋）群中で最も深く，最も小さい．いちばん低い位置にある2～3本の頸椎の後結節に起始をもつ．筋線維は，下外方に走行し，第2肋骨の外面に終わる．

グループとして，斜角筋（椎側筋）群は吸気筋であり，最初の2本の肋骨を挙上する．下から活動しているときに片側の筋群が収縮すると，収縮側に頸部を曲げ，すべての斜角筋（椎側筋）群が活動すると，頸部を前屈させる．

> **臨床ノート**　頸部筋の過剰使用は，慢性肺疾患の患者にしばしばみられる．吸気時に上部胸郭と頸部筋を活発に使う呼吸は，**鎖骨呼吸 clavicular breathing** とよばれている．これは通常，非効率的で望ましくないと考えられている．この呼吸法は，主要な呼吸筋に麻痺を有する人における代償性運動のひとつとみなされている．

胴の筋系

実質的に胴のすべての筋系は，直接的，間接的に呼吸機能にかかわる．個人の健康にかかわる構造や器官は，いずれもが全身の機能系（これには呼吸器系も含まれる）が正常に機能するのに役立っている．生物体が，自

呼吸メカニズムを担当する筋　71

身を正常な身体状態に安定させようとする傾向は，**恒常性 homeostasis** とよばれている．

　筋肉の構築状態にもとづいて，特定の呼吸機能を割り当てるのはたぶん危険だろう．にもかかわらず，臨床見地からは補助筋系の役割は，事実上，無視できない．例えば，横隔膜が生命を維持するためには必須でないことは明らかであるが，横隔膜麻痺の場合に代償する筋系の潜在的役割に関してほとんどわかっていない．

　体幹深部にある筋についての詳細な説明は，このテキストの目的を越えており，たぶん呼吸機能を理解するうえで何か役立つとしても，微々たるものであろう．しかし，これらの筋肉を完全に無視することはできない．

上肢と背中の筋

　背中の表在筋はすべて，上肢を脊柱に接続する役割を担っている．それらの筋は，**僧帽筋 trapezius**，**広背筋 lattisimus dorsi**，**菱形筋（大，小）rhomboids**，**肩甲挙筋 levator scapulae** である（図2-56）．

　僧帽筋 Trapezius．背中の最も表層の筋は，僧帽筋である．平坦な三角形の筋で，上背，頸部，肩を覆う．幅広い起始を有し，頭蓋底から第12胸椎まで広がっている．筋線維は，鎖骨と肩峰と肩甲棘に収束する．僧帽筋は，肩甲骨を回転させ，肩を上げ，頭部を回すのを助け，頭部を後ろに傾けるのを支援する．肩を固定して，「私は知らない」「私は気にかけない」（訳者注：アメリカ人がよくする動作）と言いたいときに，肩をすくめるには，この筋を用いる．

　広背筋 Latissimus dorsi．広背筋も背中の表在筋であり，第2の筋層を形成する．幅広い腱膜によって，下方の胸椎，腰椎，仙骨の棘突起と，腸骨稜の後ろ1/3に起始を有する．付加的な筋線維が，第10～12肋骨の外面から生じる．筋線維は急速に収束し，頑丈な腱によって上腕骨の上部に終わる．

　この筋の主要な機能は，腕を伸ばし，内転させ，内側に回転させることである．しかし，肋骨に付着しているため，それは下部の3～4本の肋骨に影響する．広背筋は，あまり広く研究されていなかったが，限りあるデータでは，呼吸については支持していない．Tokizane, Kawamata, and Tokizane (1952) は，深呼吸時にみられる筋活動について報告した．

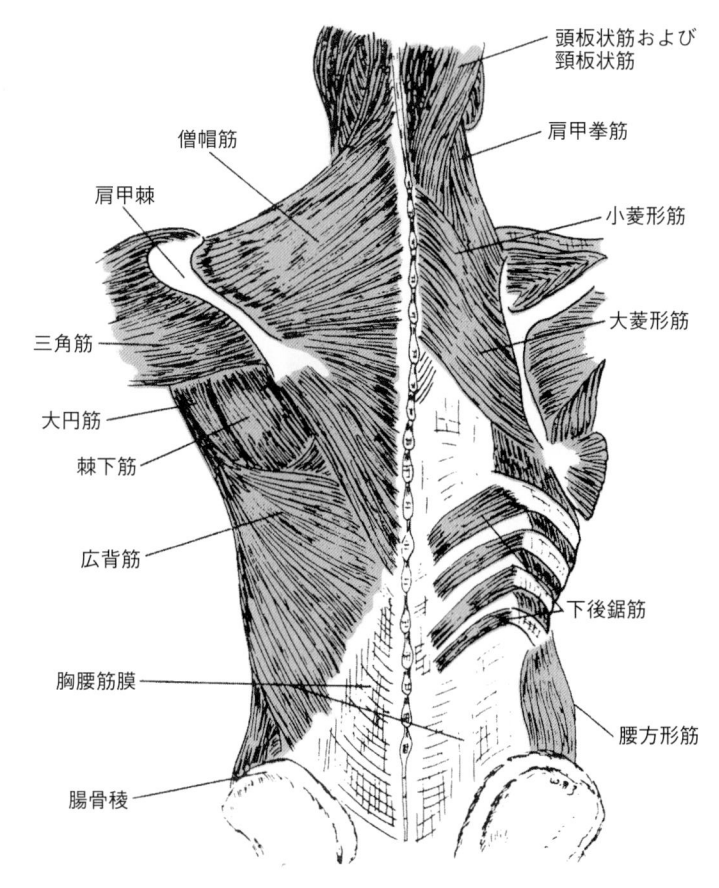

図2-56
上肢を脊柱に固定する筋群（僧帽筋，広背節，菱形筋，肩甲挙筋）．

菱形筋 Rhomboids. 厚くて強靱な菱形筋（図2-56）は，その起始によって大小の部分に分けられるが，全体として，第7頸椎から第5胸椎の棘突起から腱のスリップを介して生じる．それは，肩甲骨の椎骨側の境界に沿って，斜め下外方に走行する．その活動は，脊柱の方に肩甲骨を引いて，腕を内転させることである．

肩甲挙筋 Levator scapulae. 肩甲挙筋は，第1～第4頸椎の横突起に起始をもつ紐状の筋肉である．図2-56で示すように，その走行は，ほぼ垂直下方で，肩甲骨の脊椎側の境界に終わる．その機能は，もちろん肩甲骨を挙上し，安定させることである．

深部の背部筋肉

背中の表在筋を除去すると，**脊柱起立筋** erector spinae muscle (sacrospinalis muscle) が現れる．それらは，グループとして，体位の調節にかかわる機能を有する．脊柱起立筋は垂直方向の筋で，内側，中間，外側の柱から成り，これらの柱はおのおのが3つの構成要素に分けられる．これらの筋肉の綱領は，図2-57に示し，そのリストを下記する．これらの筋肉に割り当てられる呼吸機能については推測に基づいている．脊柱起立筋を切除すると**横突棘筋** transversospinalis muscle 群が現れる．それらは，直接的に脊柱に作用する．

体幹の深部筋肉

A. 脊柱起立筋（浅層）
　1. 腸肋筋（背，頸，腰）Iliocostalis (dorsi, cervicis, lumborum)
　2. 最長筋（背，頸，頭）Longissimus (dorsi, cervicis, capitis)
　3. 棘筋（背，頸，頭）Spinalis (dorsi, cervicis, capitis)

B. 横突棘筋（深層）
　1. 回旋筋（深）Rotatores (deepest)
　2. 半棘筋（胸，頸，頭）Semispinalis (thoracis, cervicis, capitis)
　3. 多裂筋　Multifidus
　4. 後頭下筋（直筋，斜筋，頭頂筋）Suboccipital (rectus, oblique capitis)

胸壁と肩の筋群

4つの筋が，腕を胸の前外側に接続する．それらは，**大胸筋** pectoralis major, **小胸筋** pectoralis minor, **鎖骨下筋** subclavius, **前鋸筋** serratus anterior である．

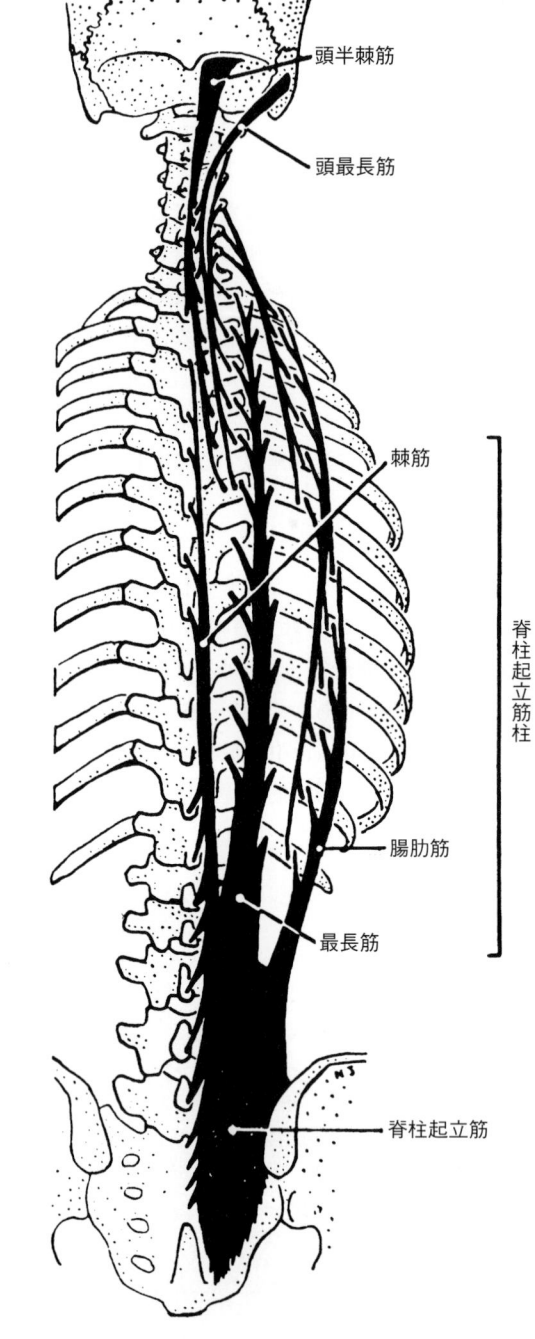

図2-57
脊柱起立筋（仙棘筋）．この大きな筋は深部に位置し，直接胸腰筋膜に付き，3列になって背側全長を上昇する．この筋は，脊柱の屈伸に使われる．(K. L. Moore, Clinically Oriented Anatomy, 2nd ed., 1985, Baltimore, Williams & Wilkinsより)

かつては，これらすべての筋が，呼吸，とくに吸気筋の役割があるとされた．しかしながら，姿勢が肺コンプライアンスに影響するという事実を除いては，吸気筋であ

呼吸メカニズムを担当する筋

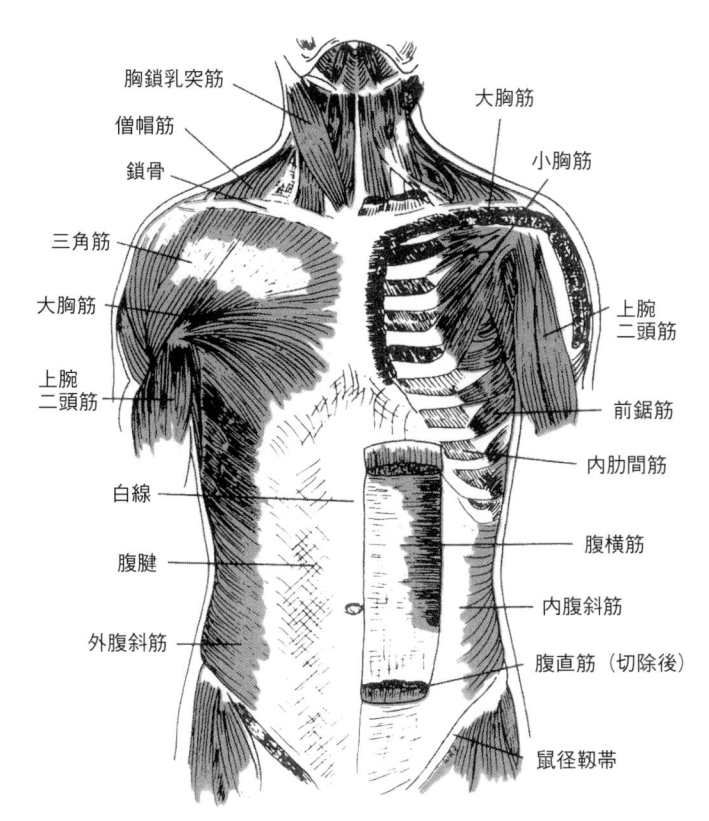

図2-58
上肢を前外側の胸壁に結合する筋群（大胸筋，小胸筋，前鋸筋）を他の体幹の筋群とともに示す．

るということを支持する証拠は実質的にはない．

大胸筋 Pectoralis major． 大胸筋（図2-58）は，前胸郭壁の浅層にある顕著な扇形の筋肉である．胸の筋肉の大半を占める．その広い起始は，通常2つの部分（鎖骨頭，胸骨頭）に分けて考えられる．**鎖骨頭 clavicular head** は，鎖骨の近心側半分の前面に沿って生じ，厚い帯状の筋線維が上腕骨の大結節に付着する．**胸骨頭 sternal head** は，第1肋骨から第6または第7肋骨までの位置の胸骨全体から生じるが，しばしば外腹斜筋（後に考察する）の腱膜からも生じ，胸部を横切ってすすむにつれて筋線維は急速に収束し，上腕骨の大結節に付着する．胸骨頭は，腋窩の前壁を作る筋肉の塊である．図2-58上で，この筋線維がX状に交差する点に注意する．その結果，最も低い位置に起始を有する筋線維は最も高い点に停止する．このことから，この筋が腕の回転を助けている理由がわかる．

小胸筋 Pectoralis minor． 大胸筋を切除すると，図2-58で示すように，鎖骨下筋 subclavius muscle と同様に小胸筋が現れる．小胸筋の線維は，第2肋骨から第4または第5肋骨に起始をもつ．斜め外上方に走行し，肩甲骨の烏口突起の上で停止する．何かの方に手を伸ばそうとして，それに触れることができないときに，この筋が肩部を伸ばす筋として機能する．

鎖骨下筋 Subclavius． 小さな鎖骨下筋は，第1肋骨とその肋軟骨が接合する部位に起始をもつ．肩甲骨の肩峰近く，鎖骨の下面に停止する．この筋は，前方わずかに下方へ肩を引くのを助ける．

前鋸筋 Serratus anterior． 前鋸筋は，肋骨と肩甲骨の間に位置する薄い筋肉シートである．それは，胸郭と肋間筋の外側部を覆う（図2-58）．筋線維は，肉厚の指状突起の形となって，第1肋骨から第8または第9肋骨までの外側から生じる．全体として鋸様の形状のために，その名前がある．肋骨の外面と肩甲骨の内面の間を筋線維は走行し，肩甲骨の椎骨側の境界に沿って付着する．この筋は，肩甲骨の固定や前方牽引の作用をもつ．

肩の他の筋 肩の他の筋を図2-59に示す．それは，**三角筋 deltoideus**，**肩甲下筋 subscapularis**，**棘上筋 supraspinatus**，**棘下筋 infraspinatus**，**大円筋 teres major**，**小円筋 teres minor** である．グループとして，それらは腕を外転，屈曲，伸展，回転の役割を担うが，

74　第2章　呼　吸

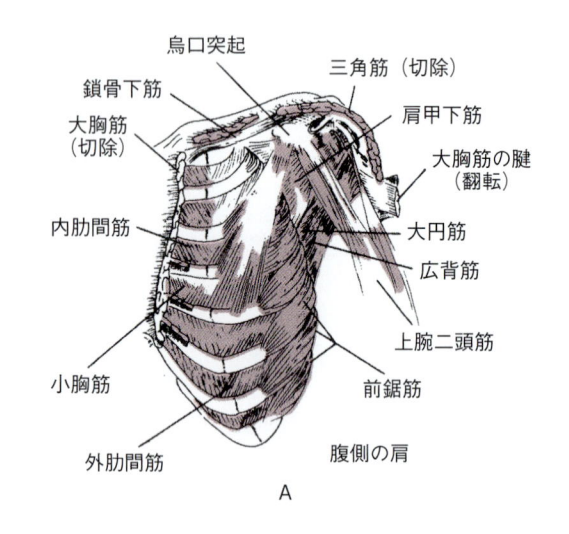

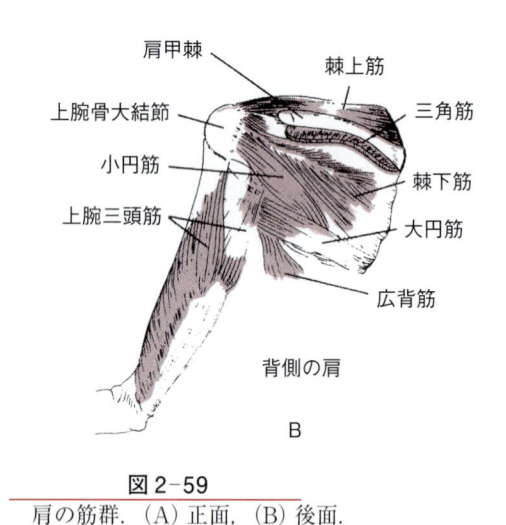

図2-59
肩の筋群．(A) 正面，(B) 後面．

肩帯の固定にはほとんど影響しない機能であり，君たちにとっては，その程度の知識があれば十分である．

胸/肩の筋の呼吸機能　肩の筋肉群が呼吸機能にかかわるのは，肩帯 shoulder girdle を固定することにある．もしも固定する場合には，機械的見地から，**僧帽筋** trapezius, **広背筋** latissimus dorsi[10], **大胸筋** pectoralis major, **小胸筋** pectoralis minor, **鎖骨下筋** subclavius, **前鋸筋** serratus anterior が，吸気筋の補足的（または補償的）筋として作用するような配置になっている．再び，筋肉の構築様相にもとづいて，特定の筋肉に機能を誤って割り当てるかもしれないような危険を冒そう．例えば，Campbell (1954) は，最大努力での吸気相の最終時にだけ，大胸筋の活動（筋電図）を確認している．

---

[10] 僧帽筋と広背筋が，上肢の筋と背筋とともに記述されている．

Peterson (1964) は，よく似たパターンを確認したが，彼女は，一方では，最大吸気後に，気道が開放され呼吸が停止したときにだけ，筋活動が生じたことに注目した．

筋の付着から，**鎖骨下筋** subclavius は潜在的な吸気筋であるようにみえる．しかし，この筋に関するデータはない．そして，たとえそれが活動しても，あまりに小さいため，吸気活動への寄与はたぶん重要ではないだろう．

想像では，**前鋸筋** serratus anterior muscle は，肩が固定されている場合には，肋骨を挙上できるであろう．Catton and Gray (1951) や Campbell (1954) は，筋電図研究により，この筋は，非常に深い呼吸の間でさえ，筋活動が生じなかったとしている．前鋸筋が呼吸活動に関与するという証拠はない．

腹部筋系とその役割

導　入

腹部の筋肉は，前外側のグループと後側のグループに分けられる．前外側グループの筋肉は，総計で5つある：**外腹斜筋** external oblique，**内腹斜筋** internal oblique，**腹横筋** transversus abdominis，**腹直筋** rectus abdominis，**錐体筋** pyramidalis．腹部の後側の筋肉は，総計で4つある：**腰方形筋** quadratus lumborum，**腸骨筋** iliacus，**大腰筋** psoas major，**小腰筋** psoas minor．

定義上，**腹部**は，その上を横隔膜によって，その下を骨盤への入口で囲まれている体の一部である．**前外側筋群**は，胸郭の下縁と骨盤との間の壁を形づくり，それらは，骨格や他の筋に付着している．その付着は，腹側腹壁の上の**腹部腱膜** abdominal aponeurosis や背側腹壁の**腰背筋膜** lumbodorsal fascia として知られる広範囲に分布する腱状のシーツを介して行われている．それらは，複雑である．

腹部腱膜は，腹側腹壁にある1枚の幅広く平坦な腱組織のシーツであり，胸骨から恥骨まで広範に広がっている．人体解剖すると，それは，腹側正中に，稠密な線維性の帯（**白線** linea alba）としてみられ，臍を除いて中断することなく，剣状突起から下の恥骨結合まで広がっている．

白線の両側で，この腱膜は，2枚の層に分裂し，1つは深部を通過し，他方は表在部を通過して腹直筋となる．

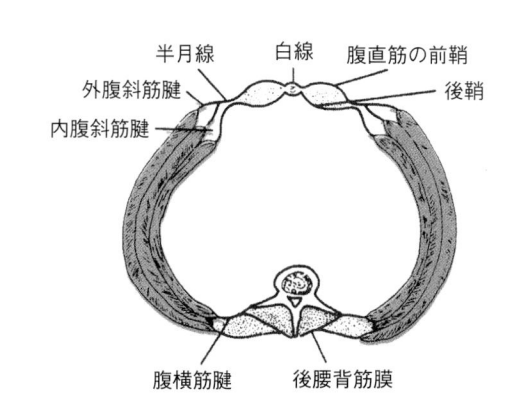

呼吸メカニズムを担当する筋　75

図2-60
腹壁の筋膜と腱膜．横断面の上面より見る．

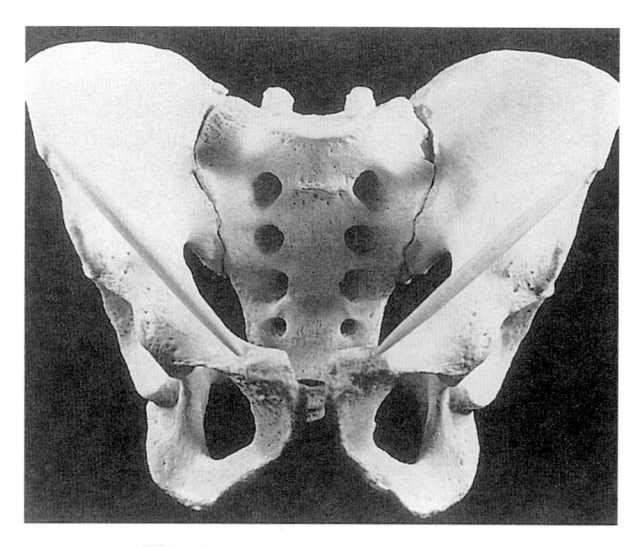

図2-61
鼠径靱帯．

このようにして，「**腹直筋の鞘** sheath of the rectus abdominis」とよばれる腱膜によって腹直筋は包まれる．対になった腹直筋のわずかに外側で，2枚の腱膜の層は再び会合し，第2の垂直な帯である**半月線** linea semilunaris を構成し，白線よりはるかに確認しやすい目標となる．図2-60で示すように，半月線は分かれて，3枚の腱膜の層となり，個々に横腹筋が入る．最表層は，腹部腹壁の全表面を覆う．それは，上方では，大胸筋の最も下の線維，胸骨の剣状突起，近隣の肋軟骨に付着する．下方では，恥骨結合と前腸骨棘に付着する．厚みのある明瞭な腱膜線維が，これらの2点を結合し，よく知られた**鼠径靱帯** inguinal ligament となる．それを図2-61に示す．この靱帯は，しばしば別個の構造としてみられる．実際に外腹斜筋の腱膜のまくれ上がった下縁となり，靱帯とよばれているにもかかわらず，それは腱として機能する．鼠径靱帯は，腹壁と下肢の間の鼠径部の境界を示す．あおむけに横たわり，一方の脚を床の方に垂らすことによって最も明瞭に鼠径靱帯はみえる（Woodburne, 1973）．

脊柱の下部で背側に位置する幅広い，2層になったシーツは，**腰背筋膜** lumbodorsal fascia とよばれている．それは，腰椎の棘と腸骨稜の後部に付着する．図2-60で示すように，この筋膜は分かれて，2層の腱膜を生じ，それらには内腹斜筋と腹横筋が付着する．

前側腹筋 Anterolateral abdominal muscles

外腹斜筋 External oblique　外腹斜筋は，腹筋のなかで，最大で最も強靭で，最も浅在性の筋である．それは，広く，薄い，四辺形となっている．図2-62で示すように，第5肋骨から第12肋骨までの下縁外面から筋肉の短冊を介して生じる．筋線維のなかには，下内方に走行して，腸骨稜の前半に停止し，残りの筋線維は腹部腱膜の外層の領域に沿って停止する．

この筋は，さまざまな役割をもっている．そのうちの1つが腹部内容を圧縮することである．それにより，腹腔内圧と胸腔内圧が上がる．すなわち：排尿，排便，嘔吐，出産，深い呼気活動を支援する．これらは両側性に活動すると脊柱を屈曲させ，一側が単独で活動すると，脊柱を横に曲げ，脊柱を回転させる．

内腹斜筋 Internal oblique　内腹斜筋も腹壁の腹外側に位置し，外腹斜筋のちょうど深部にある．比較的小さくて薄く，腹部筋系の中間層を形成している．図2-63で示すように，その走行は外腹斜筋と反対になる．そのため，上行斜筋とよばれることもある．それは，腸骨稜の前3分の2と鼠径靱帯の外側半から起こる．後側の束はほぼ垂直に走行し，筋肉の短冊になって，最後の3〜4本の肋骨の軟骨下縁に終わる．

腸骨稜に起始をもつ残りの短冊は，腹部の外側壁に広がるにつれて，分枝していき，半月線の領域で，正中線からさまざまな距離をとって外腹斜筋と腹横筋の腱膜に融合する腱膜に終わる．しかしながら，この腱膜を介して内腹斜筋は最終的に白線に停止する．

鼠径靱帯に起始をもつ線維は，下内方に走行し，**鼠径鎌** falx inguinalis とよばれる短冊として恥骨に入る腱状のシーツに終わる．

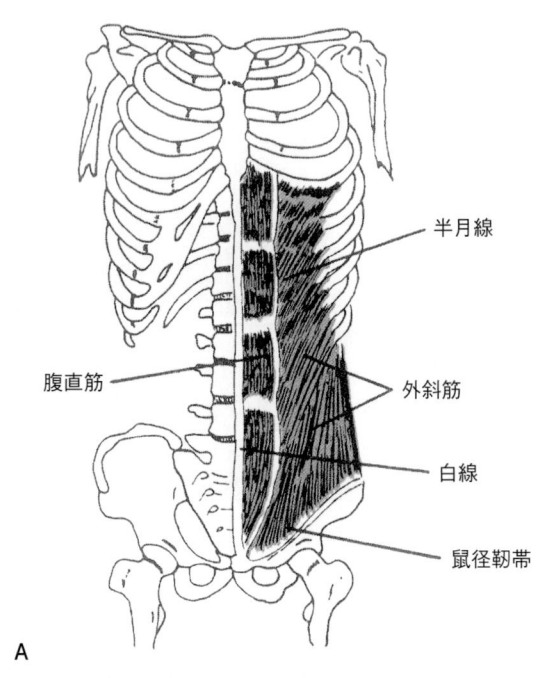

76　第2章　呼　吸

図2-62
(A) 外腹斜筋と腹直筋．(B) 腹直筋の解剖，
(C) 外腹斜筋の解剖．(Fang Ling Lu.による)

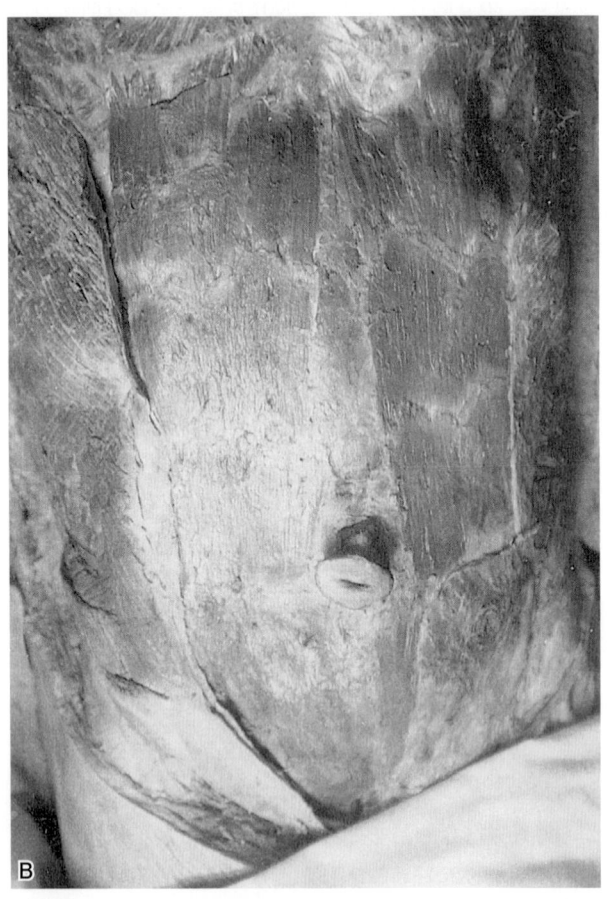

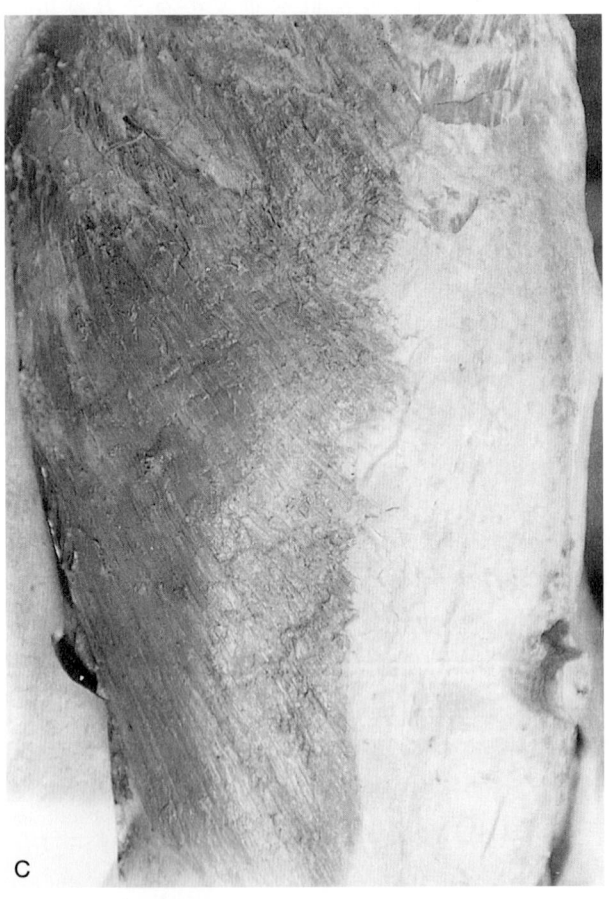

　内腹斜筋の活動も腹部内容を圧縮するので，強制的呼気を支援するのみならず，腹部内臓の内容を吐き出す筋の活動も支援する．内腹斜筋は，姿勢筋でもある．両側が一緒に活動すると，恥骨の方へ肋軟骨を引くことによって脊柱を屈曲させる．そして，一側だけの活動は，脊柱を側方に曲げて，回転させる．

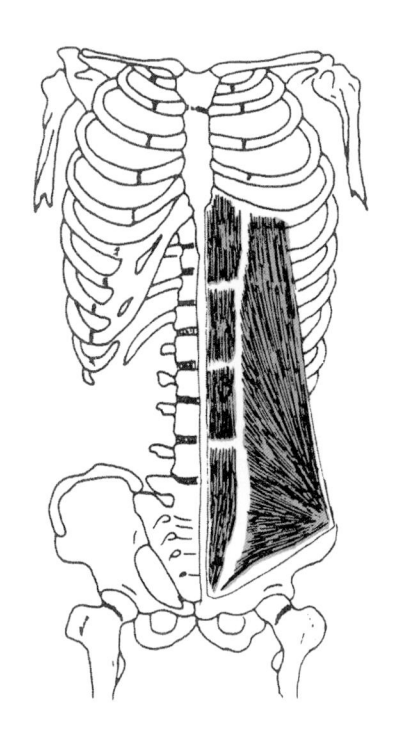

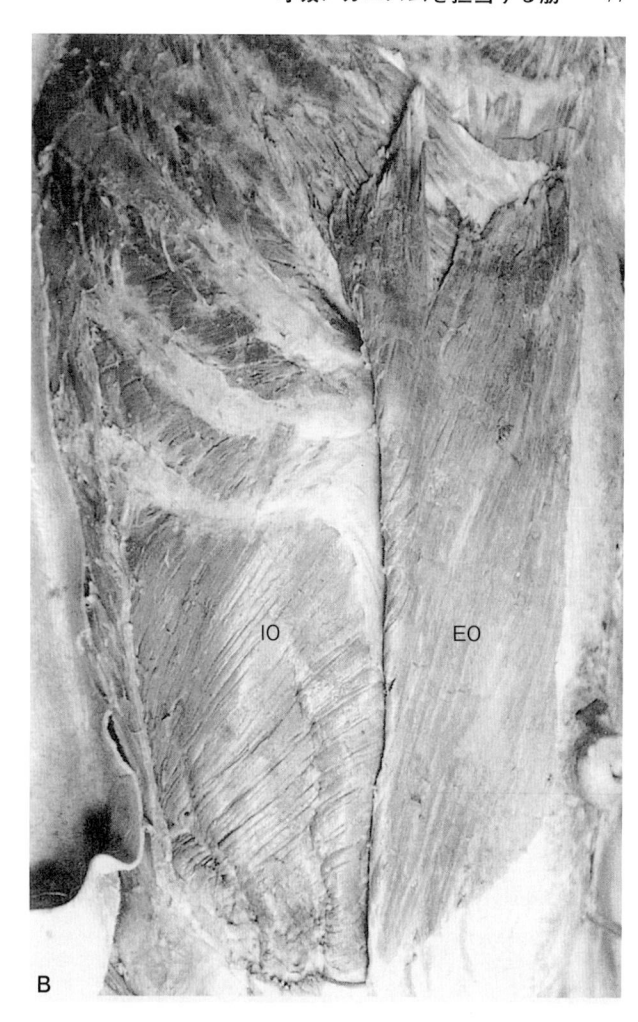

図 2-63
内腹斜筋（IO）と外腹斜筋（EO）の概要図（A）と解剖（B）．

腹横筋 Transversus abdominis 腹横筋は，腹筋で最も深い位置にある．文字通り，筋線維の走行は水平である．この筋は第6肋骨から第12肋骨までの内面から，肉厚の短冊として生じ，それらは横隔膜と胸横筋の線維に入り混じっていく．これらの筋線維には別の由来もある．すなわち，腰背筋膜から生じるもの，腸骨の前4分の3の内側縁からのもの，鼠径靱帯の外側3分の1からのものがある．線維は，水平方向に走行し，腹部腱膜の最深層に入り込む．最下方の線維のうち，いくらかのものは，いくぶん下方に走行し，恥骨に入り込むものがある．この筋を図 2-64 に示す．

この筋肉も腹部を収縮させる．そして，その内容物を圧縮する．姿勢筋ではなく，たぶん強制呼気のためのものであろう．実際に，その構造からすると，腹横筋は腹筋で最も効率的で最も効果的であると考えられる．

腹直筋 Rectus abdominis 以前に言及したように，腹直筋は，ほぼ完全に腱膜の鞘に囲まれている筋であり，この鞘は，腹直筋の運動が妨げられない位置に腹直筋を保っている．この筋は，正中線に平行で，白線の少し外側にある．恥骨頭から腱を介して生じ，その腱状の短冊で反対側の同名筋と入り混じる．起始点の直後は，この筋は細く分厚いが，垂直方向に走行を変えるにしたがって，むしろ広く薄くなり，上腹部ではいくぶん分岐する．この筋は，第5，第6，第7肋骨の軟骨に付着するが，この付着は多様ではある．図 2-62，2-64 で示すように，筋線維は剣状突起にも付着する．

腹直筋は，横方向に走行する明確な腱によって，4つ，ときには5つの部分に分けられ，それぞれはいくぶん他から独立して収縮できる．

以前に述べたように，**腹直筋の鞘 sheath of the rectus abdominis** は腹部腱膜が融合したり分裂したりすることで形作られる．臍と恥骨結合の間の中間部あたりより上のレベルでは，内腹斜筋の腱膜は分離できていないので，腱膜の3枚の層のすべてが腹直筋より腹側を通

78　第2章 呼　　吸

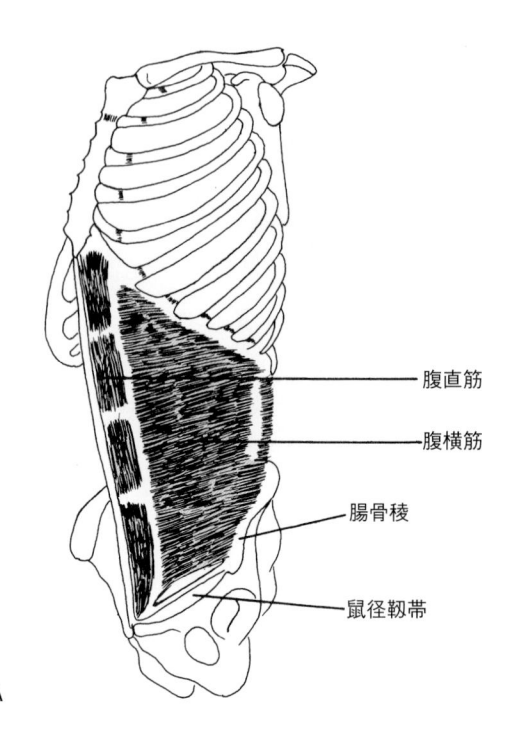

図2-64
(A) 腹横筋と腹直筋.(B) 内腹筋（IA）は腹横筋（TA）を示すために,翻転されている.(C) 前外側壁の窓により,筋が3層になっていることがわかる.外腹筋（EA），内腹筋（IA），腹横筋（TA）.

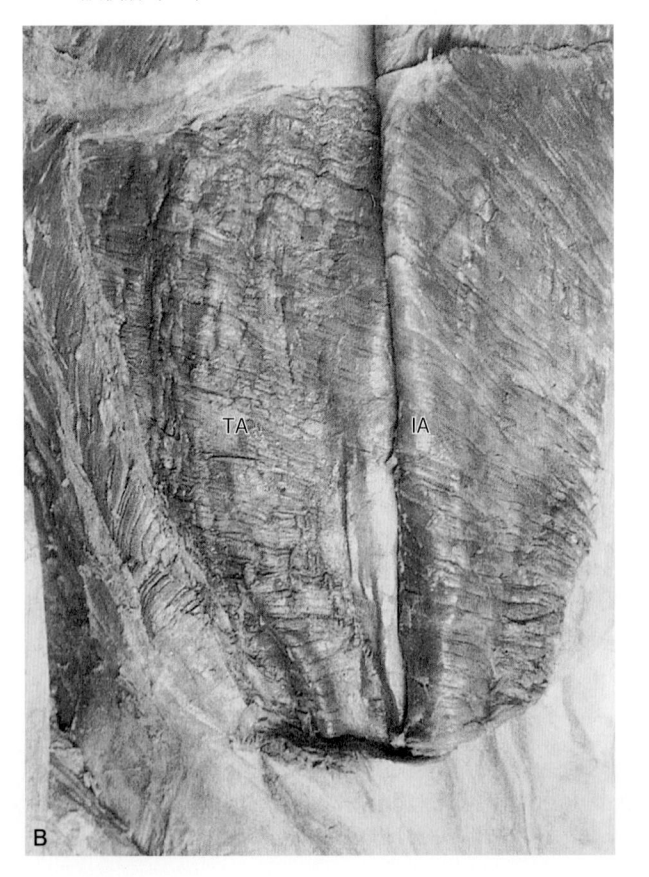

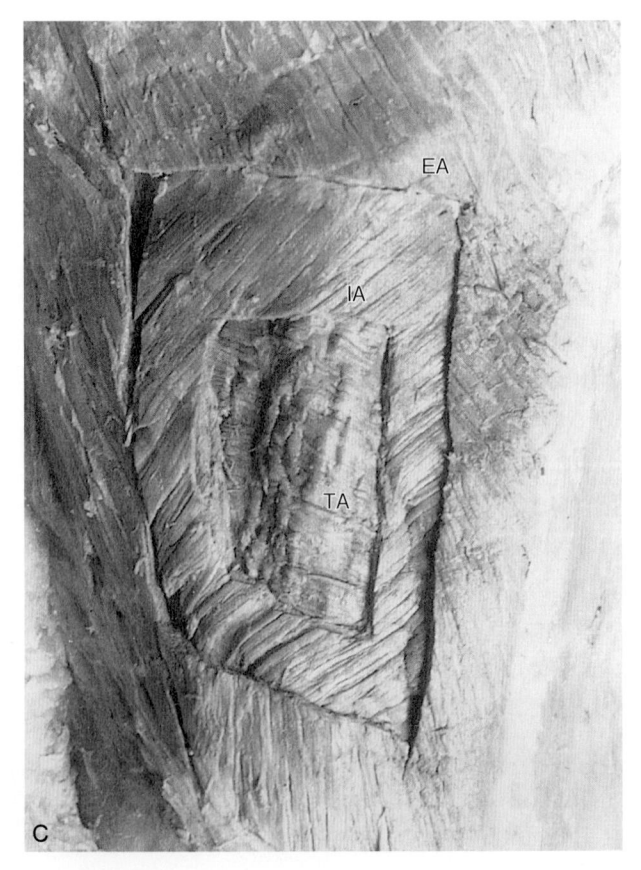

過する．腱膜の配列におけるこの変化が生じる領域は，**分界線** arcuate line によって明示される．

恥骨の方へ胸骨を引くことによって，腹直筋は脊柱をとくに腰部で屈曲させる．この筋の活動も，腹壁を緊張させて腹部内容の圧縮を支援する．腹筋群の活動を考えれば，呼吸でのその役割は考えることができるであろう．

錐体筋 Pyramidalis．この筋肉は，腹部筋系の説明では，しばしば省略される．また，約10％の人ではみられない．小さく，非常に多様性に富む筋肉で，腹直筋の最下部の前方に存在する腹直筋鞘のなかにある．

前側腹筋群の活動　腹部筋群の活動は，種類が多くかつ多様である．前側腹筋群のたいへん重要な役割の1つでありながら，しばしば見落とされる役割の1つは，脊柱の屈曲としての役割である．実際に，この筋群は，脊柱の胸部と腰部を屈曲させることができる唯一の筋群である．一方，まったく明らかなもう1つの機能は，腹部内容を単純に包んで，支持することである．この支持機能は，3層の前側腹筋が多様な走行をすることに依存している．脊柱を固定する筋群がとくに活動していないと仮定して，腹筋群がもたらす効果を調べてみよう．

両側の腹筋が同時に収縮すると，脊柱は屈曲し，体幹は前屈する．一側だけの筋が収縮すると，体は横に曲がり，収縮した筋の反対側に回転する．脊柱がしっかりと固定されているなら，腹筋の収縮は腹部内容を圧縮する．これらの筋肉は胸郭に付着するため，腹筋の収縮は下方へ肋骨を引くことになる．その結果，胸腔容積を減少するのを支援する．それぞれの筋の付着部位と走行が相違するために，すべての腹筋が，同程度には，呼気活動には関与していないだろう．その構造上の見地からは，**腹斜筋** oblique muscle はおそらく肋骨を引き下げることに効果的であり，**腹横筋** transversus abdominis muscle は腹部内容を圧縮することに効果的であろう．

呼気の放出を抑制するために喉頭筋が収縮した状態で，胸郭が固定されている場合，高い腹腔内圧や胸腔内圧を必要とするような活動では，腹筋が機能するということを知っている．

外腹斜筋と腹直筋は表在性であるため，他の筋より比較的詳しく研究された腹筋である．腹筋は通常「腹筋群」として論じられるが，ここでは外腹斜筋と腹直筋の呼吸性活動についてだけ引用する．

Campbell（1952）は，初期の研究の1つで，仰臥して静かに呼吸している被験者では，外腹斜筋と腹直筋には筋活動がないと報告している．このことは容易に想像できると思う．しかしながら，最大努力での呼気時には，これらの筋から活動が検出された．さらに，筋活動は最大努力での吸気時にも検出された．データにもとづく彼の結論では，腹筋の収縮は，吸気の深さを制限する因子であり，これがまさにこれらの筋の本当に重要な機能であろうとしている．この吸気を制限する活動は，酸素欠乏のために生じた迅速で深い呼吸時には検出されなかった．

Davis and Zemlin（1965）は，若年成人での外腹斜筋と腹直筋について調べた．筋活動は，急速な強制的呼気の間や軽度に咳嗽するような作業の間は常に検出されていた．外腹斜筋は常に2人の被験者でわずかな活動しか示さず，多くの被験者では，最大呼気の終了時でさえ，腹直筋はほとんど活動を示さなかった．

腹筋が姿勢調節の役割をもっているために，筋電図学的研究はいくぶんか制約を受ける．その理由は，立位と座位をとる間はほとんど常時，前側腹筋の筋活動が生じているからである．この筋活動は，慎重に姿勢を調整することによって最小化できる．Campbell and Green（1955）は，もしも，これらの条件の下でも，呼吸リズムに応じた筋活動が検出されるとしたなら，その筋活動は吸気時に低下し，呼気時に増強すると報告した．背臥位での安静呼吸時には，腹筋の筋活動は検出されない．

Campbell and Green も，腹筋は仰向きであろうが垂直位であろうが，換気が高いレベルに達するまで，あまり強くは収縮しないと報告している．ほとんどの健常者において，腹筋の収縮は，呼気圧が非常に高い（10cmH$_2$O）ときだけ生じ，肺容量を制御したなら，段階的に呼気努力を変化させると，筋電図活動は，その呼気努力に比例する．肺容量を増大させるにつれて，呼気圧の大半は弾力により受動的に発生する．

後側腹筋 Posterior abdominal muscles

私たちが考察するべき唯一の後腹部の筋は，**腰方形筋** quadratus lumborum である．その他の3つの後側の筋——**腸骨筋** iliacus，**大腰筋** psoas major，**小腰筋** psoas minor——は下肢の筋肉である．それらの筋は，大腿と骨盤の屈曲時に活動する．

腰方形筋とその活動　腰方形筋は，その名前が連想させるように，おおむね四辺形である．それは，腹壁の腹外側面に位置する平坦な筋肉のシーツである（**図2-**

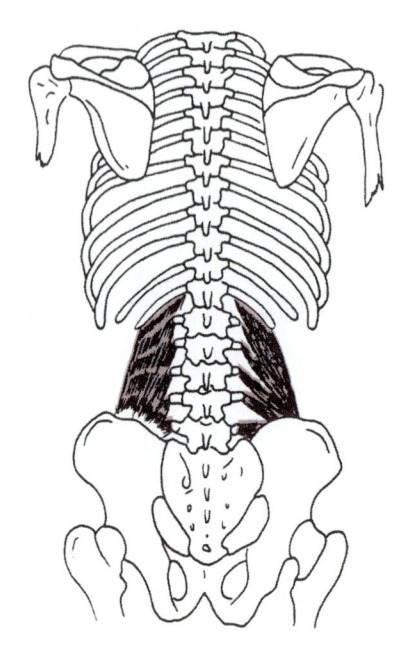

80　第2章　呼　吸

図2-65
腰方形筋.

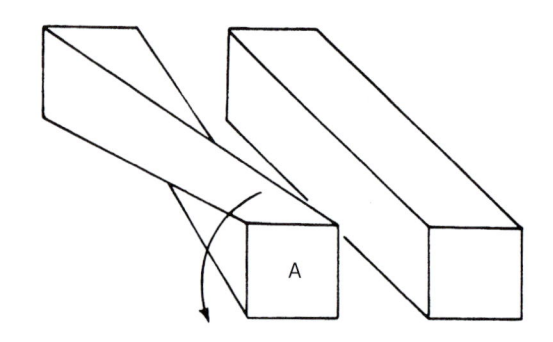

図2-66
トルクの説明．弾性のある棒が捻られると（A），元に戻ろうとする回転力が生じる．これをトルクとよぶ．

65）．その筋線維は，腸骨稜と顕著な靱帯（**腸腰靱帯 iliolumbar ligament**）から腱膜を介して生じる．腸腰靱帯は，内側では第5腰椎の横突起に，外側では腸骨稜に付着する．筋線維は，ほとんど垂直上方に走行し，わずかに収束して短冊状になり，第1から第4腰椎では横突起と最後の肋骨の内側半分の下縁に入りこむ．

　力学的見地から，2つの機能が，この筋肉のものであると考えられる．肋骨に付着していることで，この筋は積極的な呼気筋と考えられる．加えて，腰方形筋は，下後鋸筋とともに，横隔膜が内臓を押し下げようとするとき，横隔膜を引き上げようとする力に対抗して，下2本の肋骨を固定する可能性がある．

　下部肋骨の固定が横隔膜の活動にとっては補助的なものであるので，腰方形筋は吸気にとっては補助的である．しかしながら，この視点を支援する根拠は，ほとんどない．この筋は，また，活動している方に向けて，横に腰椎を屈曲させる姿勢筋でもある．

呼吸力学
The mechanics of breathing

導　入

　静かに吸気している間，横隔膜，肋間筋，たぶん斜角筋も，収縮することによって，全三次元方向に胸の寸法を増加させる．肺は，緊密に胸壁の動きに追随して拡大し，肺内の空気圧が外界の空気圧に等しくなるまで，空気は内部へ外界から流れる．同時に，腹部内臓は下行性の横隔膜によって圧縮され，腹腔内圧は上昇する．

　いったん肺が膨張したならば，吸気筋はいくぶん段階的に，その活動をやめ，胸郭や肺自身が有する復元力が発揮され始める．横隔膜を上昇させる上向きの力は，腹部内臓と上昇する腹腔内圧によって産生される復元力の1つである．肺-胸部複合体も，拡張力にさらされ，吸気筋がその活動を休止するにつれて，増加的に復元力が優勢になり始める．肋骨は，吸気時には，ねじれながら上昇し，**トルク**とよばれる回転性の復元力を与えるために「ねじれはほどける」．「トルク」については**図2-66**で示す．

　このシステムはまた，重力によっても影響されるので，**位置エネルギー**は**運動エネルギー**の形で回復される．そして最後，肺組織自身が相当な弾力性をもち，肺が胸壁に連結されているため，肺組織は増加する伸展性により継続的に復元力を発揮する．これは，胸部を巻きもどされた位置に戻す傾向がある；同時に，肺の弾力性は，空気を肺から噴出するのに必要な呼気力を産生する．

　私たちは，この安静時の呼吸サイクルの過程を，能動的吸気と受動的呼気とよんでいる．成人の男女では，毎分約12回で，合計6〜9*l*が換気されるために，各回で500〜750ccの空気が交換される．この値を**分時換気量 minute volume** とよんでいる．

　私たちの日々の生活では，この一見単純で理解しやすそうな安静呼吸過程が，いろいろな理由で障害されることがある．このような事象は，とくに発話時にみられ，

歌唱時にはより際立ってみえるかもしれない．遅かれ早かれ，君たちは，安静時吸気と強制的呼気について，もう少し詳細に調べなければならないが，この過程は意味のある正式名称が必要であることを知るであろう．

肺気量分画の計測

呼吸生理学の歴史は紀元前約3000年ころからの歴史があるにもかかわらず，呼吸生理学では，定義や記号の標準化は1950年代まで行われなかった（Pappenheimer, et al., 1950）．

ある種の肺の体積や容量については，基本的には臨床現場や研究室内で主に用いられる．それらの測定が随意的な呼吸運動に依存しているため，得られる体積や容積は明らかに人間に限定されたものである．一部の計測値は，通常では行われない作業での肺の容量を示す．にもかかわらず，呼吸器系がどのように作業しているかを説明し，理解するのは重要である．

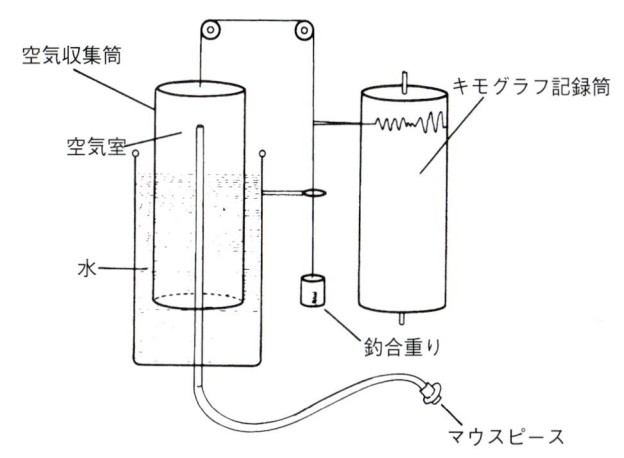

図 2-67
湿式肺活量計と市販されているコンピュータ肺活量計．

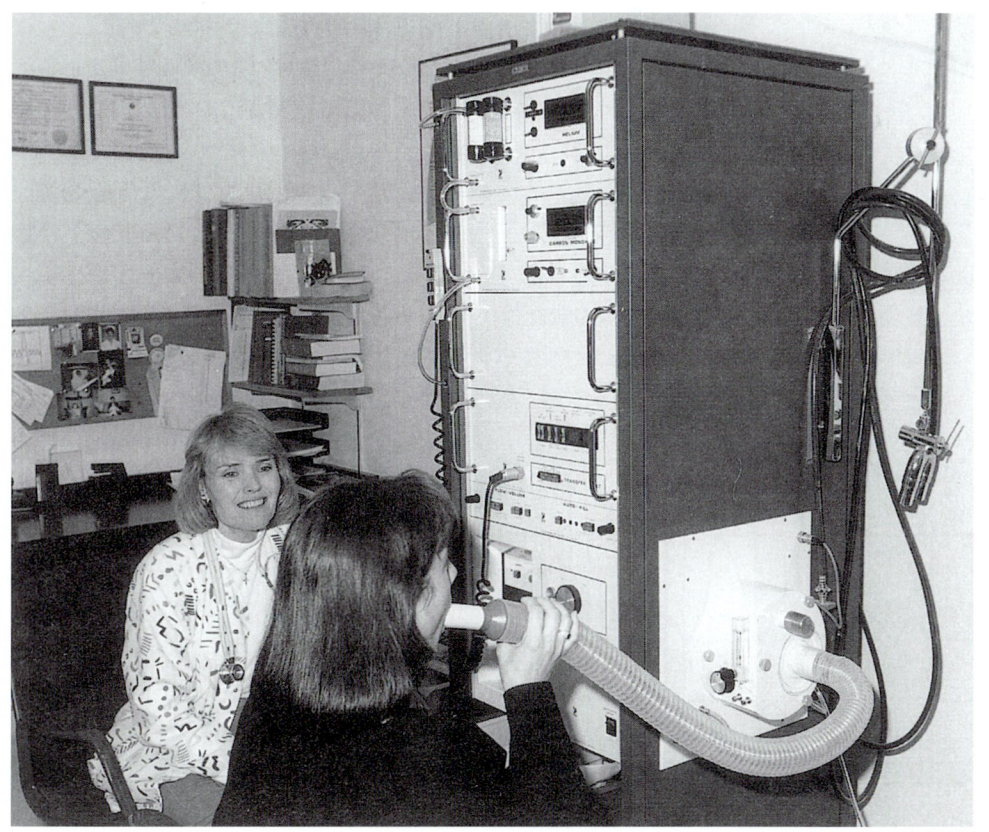

肺気量分画や他の数値は，**スパイロメータ（湿式肺活量計）** wet spirometer として知られている単純な装置によって，直接計量ができる．図2-67で示すように，肺活量計は，水で満たされた1つ目の管の中に逆さまに挿入したもう1つの管から構成されている．逆さまの管は，重りによって平衡状態が保たれているか，その実質的な重量がゼロとなるようにバネで平衡がとられている．逆さまになった筒の中の空気を吸ったり，その筒に空気を吹き込んだりすると，それに応じて逆さまの筒は上下する．上下動の範囲は出入りする空気量に依存している．

インク記録装置付きの市販の肺活量計を図2-67で示す．現在利用できるコンピュータ化されたシステムでは，はるかにより迅速に肺気量分画の計測値が得られる．図2-68で示す研究室仕様のシステムでは，多チャネルの筋電計と気流計測装置を一緒に組み込んである．

肺活量計で得られる記録は，**スパイログラム** spirogram とよばれている．肺気量分画の例を図2-69で示す．

肺気量分画の用語は，肺気量や肺の容量に関する特異的な用語である（訳者注：わが国では，肺気量分画を表現する際にvolumeもcapacityも区別せずに用いて，「気量」としているが，原著者（Zemlin）は，これら2つを区別して記述している．本書では，日本語訳上で混乱する場合には，capacityを気（容）量とし，原語を付した．なお図表では，通例にしたがった用語にした）．

肺気量 lung volume は，互いに重複しない独立した値である；ある肺気量には，別の肺気量は含まれない．すなわち，**肺気量** lung volume 同士の間には共通性がない．しかしながら，**肺気（容）量** lung capacity には2つ以上の肺気量が含まれる．最大吸気（容）量と肺活量 vital capacity は肺活量計で直接計量できるが，機能的残気量 functional residual capacity と総肺気（容）量 total lung capacity は計算して出さなければならない．

年齢や性が同一であるグループにおいてさえ，肺気量分画にはかなりの多様性があることを知ることは重要である．その結果，統計的な正常値からの偏差は大きくなり，診断上の意味が生じる．

肺気量 Lung volumes

1回換気量 Tidal volume (TV)

1回の呼吸サイクルの間に吸気から排気されるまでの空気量（吸気から呼気まで）は，1回換気量として知られている．安静時における若年成人男性での1回換気量として，しばしば引用される値は750ccである．同じ若年成人男性グループで，1回換気量は軽作業時に平均1,670ccとなり，重作業では平均2,030ccまでに達する．すなわち作業は酸素消費量の増加を必要とし，翻って個人の1回換気量の値に反映されることがわかる．

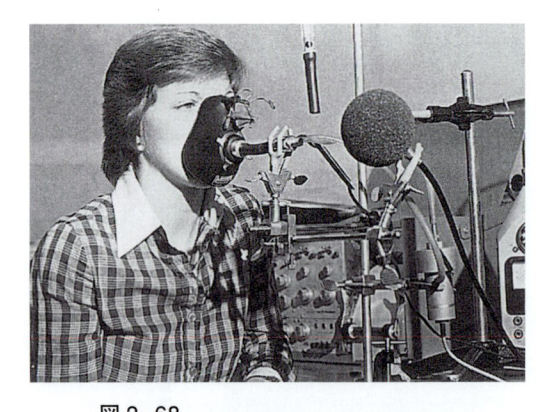

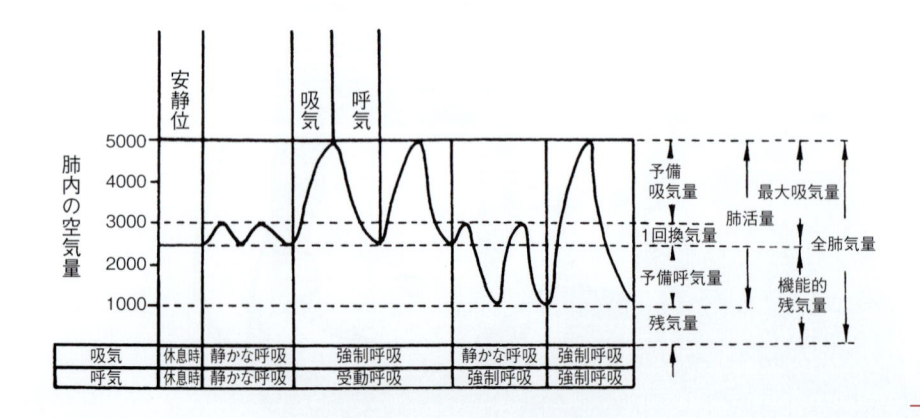

図2-68
呼吸機能と気流を評価する検査室の設定．

図2-69
肺機能を示すスパイログラム．

加えて，臨床的に正常な個人において，正常値の範囲がこのように大きいことは，1回換気量のもつ臨床的意義が低く，その解釈がむずかしいことを示している．例えば，成人男性での95%信頼区間は，675～895ccであるが，成人女性での95%信頼区間は，285～393ccまでである．おおかたの成人では，1回換気量の平均は約500ccであり，これについてはよく述べられている．

予備吸気量 Inspiratory reserve volume (IRV)

1回換気サイクルで吸気される空気量以上に吸気できる空気量は，予備吸気量（IRV）とよばれている．安静状態（静かに呼吸）では，予備吸気量は約1,500から約2,500ccまでの間で変化する．

予備呼気量 Expiratory reserve volume (ERV)

安静呼気もしくは受動的な呼気の後に，強制的に吐き出せる空気量は，予備呼気量（**静止肺気量 resting lung volume (RLV)**）として知られている．過去においては，この量は，残気量または余剰気量（現在では古い表現である）として知られていた．予備呼気量は通常約1,500ccであり，若年成人では2,000ccと高くなることがある．

残気量 Residual volume (RV)

最大呼出の後も，肺や気道の中に残る空気の量は，残気容量とよばれている．肺は胸壁に対してきつく結合されているので，最大呼出の後でさえ，肺組織は相当に伸展されている．この理由のために，最大努力で呼出した後であっても，相当な空気量は放出されないで残る．**残気 residual air** とよばれているこの空気の量は，若年成人男性で約1,000から1,500ccまでになる．この空気は，死後でさえ肺と上気道の中に残る．もちろん，私たちは残気量については語ることができない．「残気呼吸する人 residual breathers」や「残気スピーカ residual speakers」などのことばが今も用いられることは残念である．残気量 residual volume と機能的残気量 functional residual capacity という言葉の間の混同が，後で考察するが，このように誤って術語が使用される理由であるのかもしれない．

「残気」は随意的に肺から吐き出せないことが，残気量を直接測定できない理由にはなるが，特別の臨床検査によっては計算できるにちがいない (Mead and Milic-Emili, 1964)．

死後直後に肺が胸部から摘出されるなら，肺と胸郭壁との結合は壊れる．すると，ほとんどすべての残気は肺固有の弾性によって吐き出されると考えられる．しかし，少量（約500cc）の空気は最小残気量として残る．これによって，肺の比重は，水よりも小さくなり，肺は水に浮く．一方，死産の胎児から摘出された肺は沈む．

吸気の深さに関係なく，約150ccの残気は，酸素を血液に供給することも，二酸化炭素を受け取ることもできない．それは**停滞空気 dead air** とよばれ，鼻腔，喉頭，気管，気管支と気管支梢，などの停滞空気腔（**死腔 dead-air space**）に残る．この部分の空気は，吸気の最後に吸入され，次の呼気サイクルの開始直後に最初に吐き出される空気である．呼気段階の最後に，肺胞から強制的に排出される150ccの空気は，この死腔に残る．この空気は二酸化炭素を運搬しているにもかかわらず，次の吸気段階の初めに肺胞に吸い込まれる第1番目の空気となる．したがって，約150ccの吸気は，内呼吸のためには「機能しない」とみなされるべきである．

長時間にわたる浅呼吸のために，ほとんど空気が十分に交換されない症例では，過剰な二酸化炭素が肺胞と血液に蓄積されていく可能性がある．これが生じると，無意識に深呼吸が自動的に生じ，それを私たちは「あくび」という．

肺気（容）量 Lung capacity

最大吸気量 Inspiratory capacity (IC)

安静呼気のレベルから吸入できる最大の空気量は最大（深）吸気量とよばれている[11]．それは，肺活量計で直接測定することができ，1回換気量と予備吸気量の合計に等しい．

肺活量 Vital capacity (VC)

可及的に深く吸気した後に，吐き出すことができる空気の量は，肺活量として知られている．それは，1回換気量と予備吸気量と予備呼気量の合計である．成人の男性において，それは3,500ccから5,000ccまでの範囲で変動する．個人の体格と肺活量の相対的な大きさの間の関係を予想することは合理的である．例えば，5歳の少

---

[11] 安静呼気レベルとは，呼吸器系での平衡状態のことをいう．肺の圧縮力は，胸郭の伸展力と釣り合っている．

84　第2章　呼　吸

年が約 1.25*l* の肺活量をもち，女児は約 1.0*l* の肺活量をもつ．9歳の小児は，およそ 2*l*（少年も少女も）の肺活量をもつ．17歳の男性では約 4.5*l*，女性は約 3.75*l* の肺活量をもつ．これらの値には，一般的な体の大きさの違いが反映している．実際には，肺活量の数値については，身長，体重，体表面積にもとづいて計算された標準値が確立されている．

機能的残気量 Functional residual capacity（FRC）

安静呼気時に肺と気道中に残る空気量は，機能的残気量として知られている．それは，予備呼気量と残気容量の合計で計算できる．若年成人において，男性の機能的残気量は，約 2,300cc に達する．

全肺気量 Total lung capacity（TLC）

肺が最大吸気時の頂点で保持できる空気量は，理論的に全肺気量として知られており，すべての肺気量の合計に等しい．

肺気量と肺容量の意義

体位の影響

正常で健常な人では，肺内の空気量とさまざまな肺容量は，主に体の大きさや体格に依存している；しかしながら，姿勢もこれらの値に影響する．

ほとんどの肺気量と肺容量は，立っているよりは横になっているときに減少する．主に2つの因子がこの変化の原因である：1つは，横になっているとき，腹部内臓が上方へ横隔膜を押しあげる傾向があること，第2に，臥位になっていると肺血液量は増加し，肺内の空気が利用できる肺のスペースが減少することである．

Hixon, Goldman, Mead（1973）は，呼吸に関する研究の一部として，音読時の呼吸行動に対するさまざまな体位の影響について研究している．安静呼気レベルでの肺容積は，仰臥位では立位よりも約 20% 小さくなり，対応して発話はより低いレベルで生じるようになるとした．図2-70に，異なる体位での機能的残気量（FRC）を，標準的な文章の音読時の排気量とともに示した．縦軸は，音読時のブレスグループの呼気量を表す．ブレスグループとは，同じ1回呼気運動の間に産生される一群の音節を意味する．ブレスグループの終わりには吸気のための短い休止があり，それらは，とくに音読時での，文章や

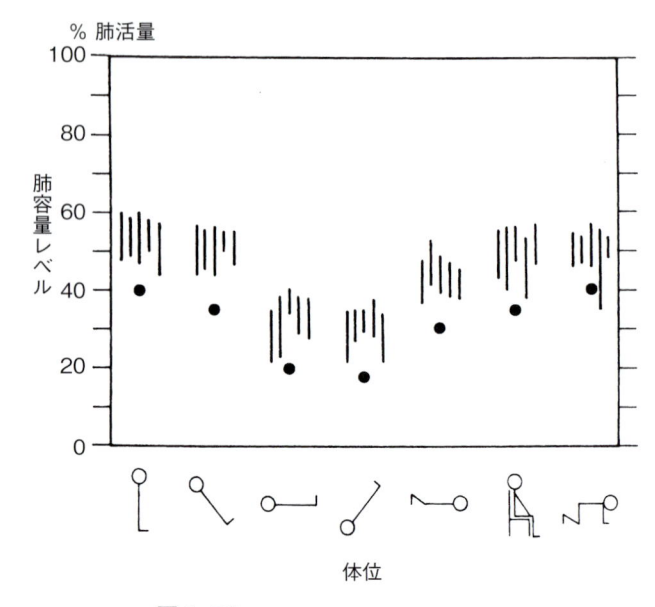

図2-70
異なる体位での機能的残気量．(Hixon, T., M. Goldman, and J. Mead. J. Sp. Hrng. Res., 16, 1973 より許可を得て引用)

音節の境界と一致することがわかった．

> **臨床ノート**　呼吸に対する体位の影響を経験するために，あたかも車椅子に閉じこめられた脳性麻痺の小児のように椅子に体を落し込み，深く呼吸しようと試みてみよう．あなたはたぶん呼吸することに苦しさを感じるであろう．しかし，呼吸の深さが大きくなるにつれて，あなたの体はまっすぐ正立するようになる．
>
> 多くの脳性麻痺の人々では，とくに車椅子に乗っている人々では，脊柱側彎症（脊椎の横方向の彎曲）が段階的に悪化する．そして，ますます，その人々にとっては，"まっすぐに座る" ことがむずかしくなる．

残気量の役割

"残気" という語は，役立たない何か，または重要な過程での当然の結果というようなことを想起させる．残気には非常に重要な役割がある．外界との空気交換がない場合であっても，肺胞で血液に空気を提供するうえで重要である．肺に残気がないと，血液中の二酸化炭素と酸素の濃度は，呼吸ごとに上下する．

新生児の肺は体格に比較してかなり大きいので，吸気

過程の間，強い伸展を受けない．予備呼気量ともよばれる静止肺気量は，空気が入っていない肺の容積とほぼ同じである．加えて，胸壁は実質的には呼気力を提供できない構造になっており，呼気は肺組織の弾力によって生じる．以上の結果，新生児では実質的に予備呼気量も残気容量もないため，眠っているときの1分あたりの呼吸数は，116〜124もの数値になる！

肺活量に影響を及ぼす因子

解剖学上の体格以外に3つの因子が，肺活量に影響を及ぼす．1つ目は，君たちが知っているように，測定中の体位である．呼吸筋系の強靱さは2つ目の重要な因子であり，3つ目は胸部-肺複合体の伸展性（換言すると**肺コンプライアンス**）で同様に重要である．例えば，肺線維性疾患は，肺活量の計測値に強く影響する．

大気圧より低い胸膜表面圧は，人の一生全体を通じて正常に維持され，極端な強制的呼気のほんのわずかの間，例えば咳嗽やくしゃみのようなときにだけ大気圧を上回る．いかなる呼吸行動であっても，それは吸気，呼気，まったく呼吸していないときでさえ，胸膜表面圧は肺胞内圧に対して常に負圧である．

図2-71で示すように，胸膜表面圧と肺胞内圧の間の差圧は変化し，この差圧こそが吸気と呼気の間の肺容量の変化を担っているのである．

肺壁を挟んだ両側の圧力差（ΔP）の変化による肺容量（ΔV）の変化の大きさが，肺コンプライアンスと定義される．この比率（ΔV/ΔP）が高ければ高いほど，肺はより大きな対応性をもつ．通常，肺と胸郭をあわせたコンプライアンスは，1cmH$_2$Oにつき0.13*l*である．換言すれば，肺胞内圧が1cmH$_2$O増加すると，肺は130m*l*分拡張するということである．

> **臨床ノート** 肺組織を破壊し，線維症か浮腫をもたらすような，あるいは肺胞を閉塞し，肺の伸縮を抑制するような疾患や状態は何でも，肺コンプライアンスの低下をもたらす．
>
> **肺気腫 emphysema** では，肺の内部構造が過剰に伸展される結果，肺コンプライアンスは増加する．その結果は安静時の肺の大きさの増大となる．なぜなら肺胞-胸膜の表面差圧が通常よりも肺を膨張させるためである．加えて，**脊柱後彎症 kyphosis** (hunchback)，**不良な姿勢 poor posture**，重度の

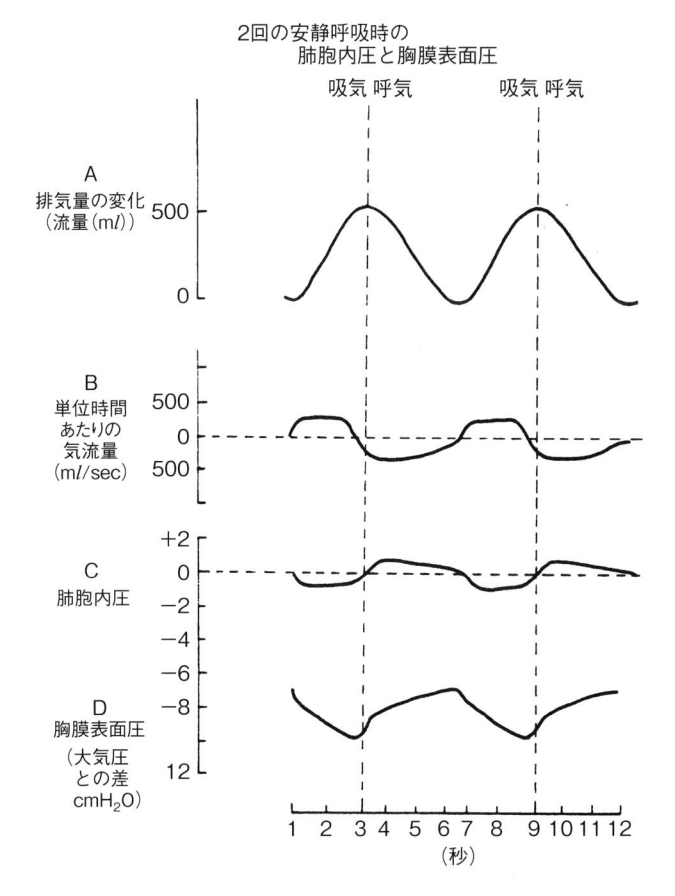

図2-71

安静呼吸時での2周期の間の肺胞内圧，単位時間あたりの気流量，胸膜表面圧．肺容量の変化 (A)，単位時間あたりの気流量 (B)，大気圧に対する肺胞内圧 (C)，胸膜表面圧 (D)．

A 排気量の変化（流量 (m*l*)）
B 単位時間あたりの気流量 (m*l*/sec)
C 肺胞内圧
D 胸膜表面圧（大気圧との差 cmH$_2$O）

> **脊柱側彎症 scoliosis**，あるいは**線維性肋膜炎 fibrotic pleurisy** のような胸壁奇形は，肺の伸展性を減らし，全肺コンプライアンスを減らす．

若年成人男性での肺活量は約4.6*l*であり，若年成人女性では3.1*l*である．しかしながら，これらの値は，体格，体力や他の因子によってもかなり異なる．例えば，男性のスポーツマンでは，6〜7*l*の肺活量をもつ可能性がある．それは標準の値の30〜40%増しである．

個人の体格や性差に加えて，肺気量 lung volume と肺気（容）量 lung capacity は，年齢によって異なる．6〜75歳までの男性と女性での全肺気量と肺活量を，図2-72に示した．データは，Spector (1956, p. 267) からのものである．図2-73に，20〜79歳の男性を対象に，体表面積 body surface area (BSA) に基づいて算出

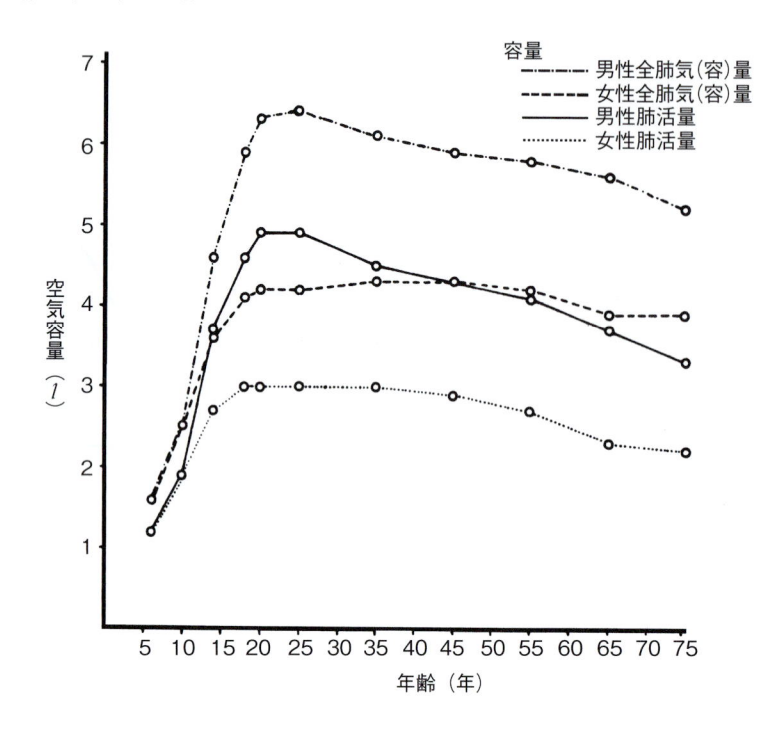

図 2-72
全肺気(容)量と肺活量．男性と女性での年齢との関係を示す．

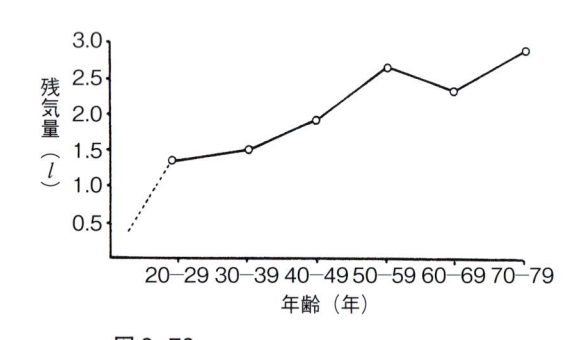

図 2-73
残気量．成人男性で年齢との関係を示す．

年齢とともに変化しないが，最大吸気量と機能的残気量はわずかに年齢とともに変化することを発見した．残気量は増加し，肺活量は減少するとわかった．

Russell and Stathopoulas (1988) は，成人ではパーセント肺活量は楽な発声から大声までの間に増加するが，子供では増加しないことを見つけた．成人では，小児よりも機能的残気量を使っていた．その結果は，小児での呼吸は，主に構音動作による要求に影響され，声の強さを得るための要求からの影響は二次的であることが示された．Winkworth et al. (1995) は，自発的な会話では，肺気量は肺活量の 42〜63% の間で変化することを発見した．加えて，話し言葉の強さの増大には，必ずしも肺気量の増大は伴わなかった．これらの結果は，自発的な会話では，音読と比較して，神経機構が呼吸行動に影響することを示している．

これらの研究は，小児において，発話時の呼吸様相が，生まれてから10歳頃までに，大人のようになることを示唆している．

空気交換率

分時換気量 minute volume は，安静呼吸時（能動的な吸気と受動的な呼気）に1分あたりに交換される空気をリットルで表したものである．私たちは，静かに呼吸し

した残気量を示した．この年齢変化の間に，残気量は2倍になり，これには胸-肺コンプライアンスの変化が反映されている．

呼吸行動に，性別と年齢が影響するかという疑問も検討されている (Brody and Thurlbeck, 1986 ; Hoit, Hixon, Watson, and Morgan, 1990)．体格や組織組成の変化に加えて，全体の肺コンプライアンスは，年齢とともに変化する．これらすべてが，さまざまな呼吸機能上に反映される (Agostoni and Hyatt, 1986 ; Agostoni and Mead, 1964 ; Gaultier and Zinman, 1983)．

年齢と発話時の呼吸との関係は，Hoit and Hixon (1987) によって研究されている．彼らは，全肺気量は

ているときや安静時には，空気が1分につき約12回交換されるということを知っている．前述したように，1回換気量が約500ccであると仮定できるので分時換気量は約6lである．安静時では，男女間の1分間の呼吸回数に有意差はない．しかし，重作業時での呼吸回数は，女性で30回，男性で21回まで増加する．

随意的で強制的な呼吸作業は研究の目的で要求されることがある．それにより，換気交換できる最大率と呼吸過程での呼吸と筋肉の関係が決定される．ヒトが強制的に完全に1分間呼吸できるとして，そのときに交換が可能な空気の量は，**最大分時換気量** maximum minute volume または **分時最大換気量** maximum breathing capacity とよばれている．

ヒトは，過換気症候群 hyperventilation[12] を生じることなく2,3秒以上，強制的に吸気・呼気することができない．しかし，そのような作業で交換された空気の量が，通常，1分あたりの体積(l)であらわされる．健常な若年成人男性では，例えば，1分の強制呼吸（彼が1分間作業を続けることができるとして）で，150〜170lの空気を交換できる．通常，8〜10秒間に得られた資料が，最大分時換気量の信頼できる推定値とされる．

まったく明らかなことであるが，呼吸器系は著しい予備力を有している．最大分時換気量は，短時間計測した分時換気量の25倍と同程度，長時間計測での分時換気量の20倍である．

空気は，約79%の窒素と20%の酸素，0.04%の二酸化炭素から成る．1分につき5lの割合での正常な換気率で，約1lの酸素が吸入される（5,000ml×0.20=1,000ml）．このうち，安静時には約200mlの酸素を消費する．残りの800mlは，呼気の間に外気に戻される．運動時には，身体は1,000ml以上の酸素を消費する．このことによって身体活動に伴って呼吸率が増加することの理由がわかる．呼気は，約75%の窒素，16%の酸素，4%の二酸化炭素を含む．

機能単位の概念

正常な状態では，肺-胸部-腹部系は，呼吸の目的のために機能単位を構成する．安静位において，この系の個々の構成要素は，異なる力を発揮し，平衡状態を維持したり，互いに反対に作用したり，また同時に，相互に補足するように活動する．

個々に運動していても肺は胸郭壁や横隔膜に結合しているが，肺が胸郭から切り離されると，理論的な考えであるが，肺は崩壊するであろう．それが，通常肺が伸展力を受けているということのはっきりした徴候である．機能的な呼吸器系には，よく知られた陰性の**胸腔内圧** negative intrapleural pressure がある．

一方で，肺からはね返っている力は，胸郭の容積を減らす傾向があり，肺が摘出されると，腹腔の容積は減少するが，胸部の容積は増加する．

図2-74に，肺（引っ張られたバネにたとえて表している）固有の弾性は，肺の容量を減らす傾向にある．同様の考え方で，胸郭は，その寸法を増大する傾向にある圧縮したバネによって，表してある．これは，肺-胸単位が，ベクトルの異なっていない，反対方向に活動する2つの力で構成されていることを意味する．その結果，肺が胸膜結合によって胸壁に密接に結合すると，肺は自分自身の肺組織による圧迫力にさらされる．

その後，安静時に，これらの力は，腹部内容の下方への力が合わさることで，なんとか釣り合う．その空間関係のために，腹部内容の重力による効果は，横隔膜に対して下向きの力をかけるということがわかる．そして，肺は横隔膜にもしっかりと結合されているため，横隔膜も同じ重力効果を受ける．

正常な呼気相の終了時に，胸腔内圧は重力とほとんど等しく，方向で正反対となるので，横隔膜ドームの下の

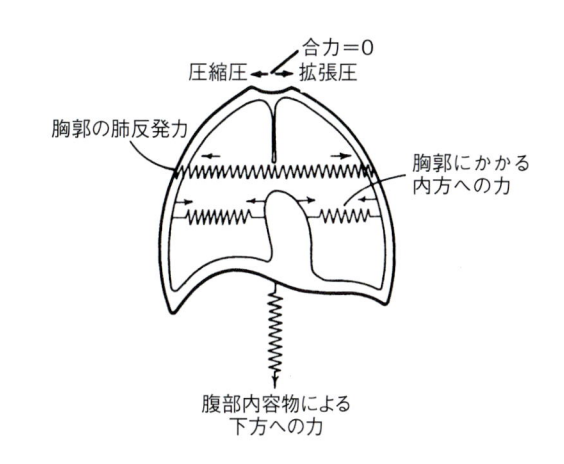

図2-74
平衡状態の肺-胸部単位.

---

[12] 過換気症候群は過剰な呼吸に起因して生じ，血液中から異常に二酸化炭素を損失する．

88　第2章　呼　吸

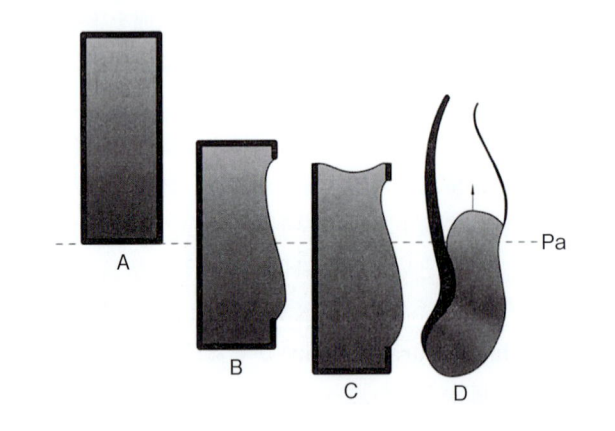

図2-75
横隔膜-腹部単位のモデル．腹腔は，柔軟な壁をもつ液体に満ちた容器にたとえられる．逆さまにした容器(A)では，いちばん底での液体の圧は大気圧(Pa)に等しい．壁が柔軟である(B)ために，大気圧と液体圧は中間では等しく，天井と壁が柔軟(C, D))であると，液圧は容器の上部近くで大気圧と等しくなる．正立位の人では，肺(矢印)の弾性反跳力は，下向きの力に抵抗し，大気圧と流体圧は横隔膜のドームの真下あたりで等しくなる．(Agostoni and Mead, 1964による)

圧力はほぼドームの表面の圧力と同様になる．換言すれば，横隔膜内外の差圧はゼロになる．このことは，腹壁，横隔膜，胸郭，肺の弾力と腹部内容にかかる重力との間に平衡状態が存在することを意味する．この平衡状態は**安静呼気レベル resting expiratory level**として知られている．

正常呼吸時では，この平衡状態は，腹圧と胸圧との間の相互作用が一定であることから，一過性の状態である．

腹部内臓の直接的な機械的結合の役割を見落とすべきではないが，腹腔も閉鎖系であるので，力学的見地から，体液に満ちた容器として考慮されるべきである．実際に，腹部内臓は腹腔液に浮いており，結果として腹腔内での異なる2点間には圧力差が存在する．直立した姿勢で呼吸筋が緊張していない状態であれば，腹腔上部の圧力は陰圧であり，腹壁は膨張できるので腹腔上部は内部に引き込まれる傾向がある．同様に，腹腔の容器の上(横隔膜)も膨張できるので，前述したように，それは胸膜腔内で対向する力がなかったならば，下方へ引かれることになる．これらの効果は**図2-75**で示す．

呼吸機能における腹部内臓の役割についての説明としては簡単ではあるが，この説明の指摘するところは，じつに胸郭とその役割についてだけの説明では不完全で，呼吸のメカニズムを構成するものとして，胴体全体を考えに入れなければならないということである．

しばし，バネ理論に戻り，安静時に胸部の拡張力とそれに対する肺の反動力が釣り合い，平衡になることを心に思い浮かべると，肺-胸郭複合体が，拡張されたり圧縮されるときに，それらの力はもはやバランスがとれなくなることがわかる．胸郭が吸気筋の筋力で拡張するにつれて，肺のバネは，その正常な平衡状態を越えて伸展される；したがって，それはだんだんとより大きな反発力を発揮するようになる．拡張が終わると，伸展された「バネ」は，もう一度胸郭の「バネ」によって平衡状態に保たれるまで「巻き戻る」．その後，肺内圧が大気圧より高くなると，非筋性の力によって受動的な呼気相になる．

一方では，胸郭のバネが呼気筋の能動的な力によって，正常な平衡状態を越えて圧縮されると，胸腔を拡張しようとする反発力が肺組織に生じ，肺内の圧力は大気圧より低い圧に瞬間的に落ちる．空気は肺内に入り，それが受動的な吸気をもたらす．

胸腔での圧力の関係

以前に，君たちは，大気圧より高くても低くても，空気圧が湿式開放型の圧力計によって測定されるのを知った．

肺内の圧力は，**肺圧 pulmonic pressure**か**肺胞内圧 alveolar pressure**とよばれている．いずれにせよ，参照圧は大気圧である．加えて，これらの圧力は，通常水柱の高さ(cmH_2O)または水銀柱の高さ(mmHg)で表される．例えば，**大気圧 atmospheric pressure**は，**水銀気圧計**とよぶ，よく知られている真空のガラス管中で約760mmの高さまで水銀柱を上昇させることができる．日常，その気圧を，760mmHgまたは756mmHgとして示す．実際には圧力はmmでは測定されない．もちろん，大気圧が760mmHgか756mmHgの圧と同じであるというほうが便利であるが，いくらか無頓着である．

呼吸時の胸膜間の圧力変化の大きさのため，**胸膜-表面圧 pleural-surface pressure**は水銀柱のmm表示(mmHg)で表されるが，一方で**肺胞内圧 alveolar pressure**は水柱のcm表示(cmH_2O)である．便宜上，水銀が水の13.6倍の密度をもつということを説明することによって，私たちは水銀の圧力を水圧に変換することができる．その結果，水銀柱1cmを上昇させる圧力は，水柱13.6cmを上昇させる．

気道が完全に開放され，呼吸筋が完全に弛緩している

なら，肺の内部と外界との間の空気の行き来は比較的自由で抑制されていない．そして，肺内圧（肺胞内圧）は大気圧と同じである．気体運動の性質についての既知の事実から考えると，もしも肺胞内圧が大気圧でない場合には，空気は肺内に入ったり出たりするであろう．しかしながら，吸気が開始され，肺が拡張する瞬間に，肺胞内圧は大気圧より小さくなり，吸気の頂点で肺胞内圧は最低となり，大気圧と比較して $-1 \sim -2 cmH_2O$ になる．空気は，もちろん，肺胞内圧と大気圧の差圧に比例した流速で肺に入る．

吸気相が最大に肺が伸展した状態で終わると，肺胞内圧はもう一度上昇する．吸気のまさしく終わる段階で（気道は開放されていると），肺胞内圧は大気圧と同じになる．一方，肺はどんどん拡張しているため，胸膜表面圧（休息時には約 $-3 \sim -5 cmH_2O$）が低下し始める．それは，吸気相の頂点で $-8 \sim -10 cmH_2O$ に達する．この点で，もちろん，肺は最大に伸展され，同時に肺は最大の反発力を示すということである．

呼気相が始まると，胸郭の減少するのと同程度の速さで，肺は弾性によって収縮し，肺内の空気は圧縮される．肺胞内圧は約 $1 \sim 2 cmH_2O$ ほど大気圧を上回った後，もう一度大気圧と同じレベルに下がるまで，空気は肺から流出する．呼気終了時に，胸膜表面圧は，再び大気圧のレベルより約 $-3 \sim -5 cmH_2O$ のレベルに戻る．呼吸の全段階のなかの3つの時点で肺胞内圧は大気圧と等しくなる：吸気開始時，吸気終了時，呼気終了時である．

安静呼吸2周期の間の，単位時間あたりの呼気流量，肺容量の変化，肺胞内圧と胸膜表面（胸膜腔内）圧の間の関係を図2-71に図式的に示した．カーブの形状は理想的なものであり，それは多くの因子によって変化する．

例えば，呼吸速度だけが増加するなら，肺胞内圧および胸膜表面圧の関係と肺気量の変化は同じままである．連続した呼吸周期の間の時間は当然減少し，それは1秒当たりの空気量の増加，換言すると分時換気量の増加に反映される．

安静呼吸時にはガス交換が比較的抵抗のない経路を通して起こる．図2-71に示した，なめらかな，ほぼS字状のカーブは，吸気筋が活動を急激に止めるのではなく，むしろ吸気相が呼気相に徐々に入り込んでいくというような事実を証明している．両者間の微妙な相互作用によって，呼吸パターンにはほぼ無制限に近い多様性がある．もしも呼気筋が活動に参加した場合，とくにこのことは真実となる．

私たちは横隔膜運動を随意的に調節できないが，ほんのわずかの練習で，私たちのほとんどは，独立した胸部と腹部の運動を，随意的な吸気運動と呼気運動の間にできるようになる．例えば，比較的深い呼吸をして，腹部を突出したまま維持した状態で，随意的に驚くべき量の空気を吐き出すことはむずかしくない！　相対的な胸-横隔膜-腹筋運動の多くの組み合わせは，吸入と呼気の両方に影響するのは明らかである．この事実は，筋を吸気性か呼気性かという風に，独断的に分類することが，とくに発話や歌唱活動時には，非常に危険であることのもう1つの理由となる．

図2-71で示されたカーブはまったく対称形である．しかし，通常，呼気相は吸気相よりいくらか時間的には長い．加えて，わずかな時間のずれが，空気摩擦の影響で，肺胞内圧と気流の変化の間に生じる．これらの影響は，気流に対する抵抗を導入することで最大になる可能性がある．

肺胞内圧の調節

強制呼気 Forced exhalation

安静呼吸時の呼気力は，絶対的にほぼ受動性である．しかしながら，状況が必要とするときには，腹筋群の随意的な収縮は急速換気を容易にする．また気道抵抗が増大する場合には，強制呼気は肺胞内圧を必要に応じて代償的に増加させる．

換言すれば，強制呼気は受動的な呼気を補完し，また安静時レベル以下での肺気量での呼気力を与える．まったく明らかであるが，強制呼気は実質的にどんな肺気量のときでも可能である．例えば，バースデー・ケーキの上のすべてのロウソクを吹き消そうとしている人を想像しよう．原著者の場合には 3×20 本あまりのロウソクが，1回の呼吸で消されなければならない．その挑戦は克服できないわけではないが，非常に深い吸気を必要とし，その直後に長時間の強制的呼気を行う必要がある．非常に高い肺気量にしていても，大声でのスピーチ，歌唱，または叫び声，あるいは特定の楽器の演奏では，強制呼気を要求する．

肺胞内圧の上昇も，呼気筋の活動性収縮によらずに生じることもある．深い吸気の後，気道抵抗が生じると，このことはとくにあてはまる真実である．

弛緩圧 Relaxation pressure

君たちは，肺-胸部複合体が吸気時に拡張するにつれて，受動的な呼気力が反発力を生み，その反発力は系全体を平衡状態に戻す傾向があることを知っている．肺-胸部複合体が，強制呼気時に圧縮されると，反発力がまた生じて，系は拡張して平衡状態になる．しかしながら，この場合には肺胞内圧は陰圧となり，気流は肺に向かう．完全に受動的な力によって発生する圧力，それが陽圧（大気より高い圧）であろうが陰圧（大気より低い圧）であろうが，弛緩圧（訳者注：経肺圧，肺内圧とよぶ場合もある）とよんでいる．

復元力の大きさは，単純な実験で直接測定できる．柔かい管とマウスピースとが連結された水圧力計だけを用意すればよい．安静時肺気量のとき，呼吸器系は平衡状態にあり，ガス交換は起こらない．肺胞内圧は大気圧と同じであり，圧力計は「0」圧力を示す．安静時レベルで，健常者の肺は，肺活量の約38%の空気量を含む．被験者が，安静時レベルより少量多い空気を吸気して，マウスピースを口にくわえたまま完全にくつろぐと（むずかしい作業でもあるが），圧力計内の水柱によって口からの呼気流は抑えられ，そして肺-胸部-圧力計を1つの単位とする系は閉鎖系になる．

この状況下で，わずかに陽圧となった肺胞内圧が，圧力計に記録される．肺活量計を用いて，安静時の肺活量との比較のために，吸気量と呼気量とが注意深く計測されるなら，肺気量と弛緩圧との関係を視覚的に示すことができる．

弛緩圧曲線 Relaxation-pressure curve 弛緩圧曲線を図2-76に示す．被験者間での比較ができるよう，肺気量は肺活量に対するパーセントで表している．肺胞内圧（圧力計で計測）は，cmH_2O で表されている．もちろん，圧のかかった空気は仕事をすることができ，発話のための動力源であるのは，この圧縮された空気である．

図2-76を見るとき，中央付近の範囲での肺気量では，肺気量と弛緩圧の間には比較的線形関係がみられるが，肺気量の両端では非線形関係となることに注意する．この非線形性は，伸展性と圧縮性の限界が接近しつつあり，そして呼吸器官を構成する身体構造がいっそうの歪みに抵抗し始めていることを示す．中央付近の範囲では，弛緩圧は肺活量1%につき約0.5cmH_2Oの割合で変化する．しかし，肺気量の2つの両端の領域では，肺気量の変化に対して，もっと急激に弛緩圧が変化する．

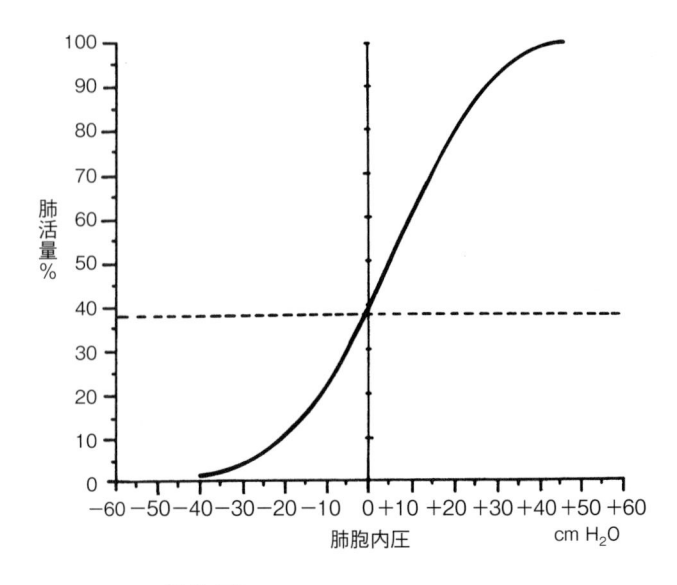

図2-76
弛緩圧曲線．肺-胸部複合体と肺内での気量によって生成される受動的な圧の間の関係を示す．

弛緩圧曲線は，全呼吸器系によって生成される圧を表すが，その曲線は肺と胸壁によって発生する弛緩圧に分解される（Agostoni and Mead, 1964；Konno and Mead, 1968）．図2-77において，肺と胸壁の弛緩圧は，図中の胸の絵の中の矢印で描かれる．力の大きさは一定の比率で示されていないが，弛緩圧はベクトル状に示されている．左側の点線は，胸壁の弛緩圧曲線を表す．胸壁の安静時肺気量は，肺活量の55%くらいである．右側の点線は，肺の弛緩圧曲線を表す．肺活量0%の時点でさえ，肺の弛緩圧曲線は安静時肺気量には達しない点に注意してほしい．これは，最大呼気努力の後でさえ，肺は一定量の伸展力を受けていることを意味する．君たちは，すでに，これで残気量が説明できるのを知った．

肺気量の影響 55%肺活量より大きい肺気量では，肺と胸郭の両方が内側に引かれ，その結果，双方とも弛緩圧の効果に貢献する．55%肺活量より小さい量では，胸郭は外に向かって引かれ，一方肺は内側に引かれる．中央あたりでの肺気量では，肺気量の変化に伴う弛緩圧への変化への寄与の程度は，肺と胸壁でほとんど同程度である．肺気量の両極で起こる弛緩圧の急激な変化は，高い容量では肺のせいであり，低い容量では胸壁のせいであると考えられる．

全系での弛緩圧曲線も，38%肺活量より高い肺気量では，吸気性の過程が活性化し，努力性の筋活動を必要

図2-77
構成部分のもつ力の弛緩圧曲線への寄与．胸壁の安静時容量は肺活量の55%であり，たとえ肺活量が0%になっても，安静時肺気量には達しない．最大呼出努力で排気した後でさえ，肺は一定量，伸展される．このことが，残気容量を説明する．(Agostoni and Mead, 1964による)

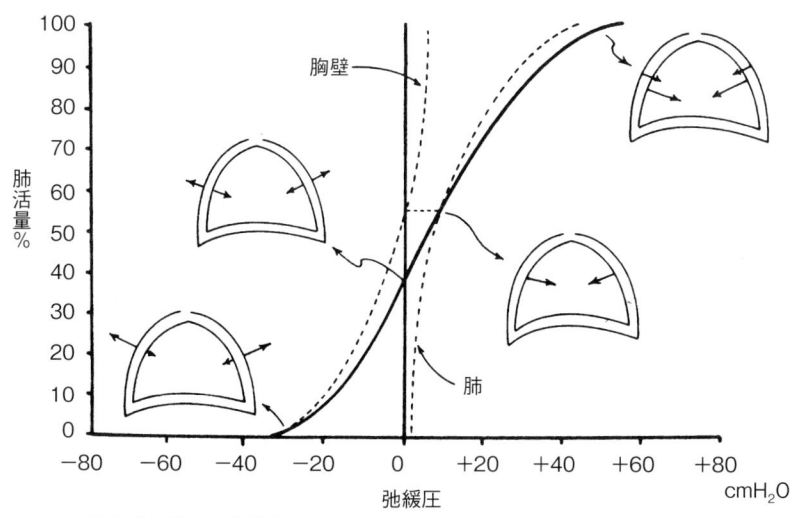

静止肺気量での胸膜表面圧＝－5cmH₂O
0%肺活量以下の安静時肺容量55%肺活量での胸壁での安静時肺容量．
矢印は復元力の方向と大きさを示す．

とするが，呼気力は受動的である．38%肺活量より低い肺気量では，呼気性の過程が活性化し，努力性の筋活動を必要とするが，吸気力は受動的となる．

弛緩圧曲線の意味　弛緩圧曲線の意味は，わかりやすい．例えば，安静時肺気量より上で，弛緩圧曲線と0軸との間の領域は，吸気筋が弾性の抵抗力に打ち勝つために出さなければいけない力を表す．一方では，安静時肺気量以下の領域は，強制的呼出の努力時に呼気筋によって発揮されなければいけない力を表す．換言すれば，これらの領域は，肺，胸郭，胸壁の合成弾性力を表している．弛緩圧曲線の意味は，Rahn et al. (1946), Campbell (1958), Agostoni and Mead (1964) らにより，さらに詳細に考察されている．

圧-容積図 Pressure-volume diagrams

別の圧曲線が，能動的な吸気力と呼気力を測定することによって得られる．最大呼気圧と最大吸気圧を弛緩圧曲線とともに図示すると，全図で圧-容積図となる．**図2-78**では，3つの異なる状況が表されている：

1. 呼吸筋群が完全に安静状態であるとき (Rp)．
2. 吸気筋が最大に収縮したとき (Ip)．
3. 呼気筋が最大に収縮したとき (Ep)．

図2-78に示される圧-容積図は，Rahnらの得た資料に基づいている．圧は，mmHgで表されている．

吸気圧曲線 inspiratory pressure curves を得るために，被験者は，最初，肺を随意的に，規定の%肺活量になるようにふくらませ，その後，スパイロメータのチューブを通して空気を吸い込むように指示される．もちろん，システムが閉じているので，空気は肺に入ることができない．しかし，陰圧だけは発生する．構造的な見地から，吸気圧はしぼんでしまった肺の状態で最大になり，完全にふくらまされた肺では最小であるはずである．Rahnらの得た数値を，**図2-78** でのIp曲線で示す．

呼気圧曲線 expiratory pressure curves を得るためには，被験者は自発的に完全に肺から空気を排する．これが終了すると，肺にはわずかな空気が残るだけである．その後，被験者は，規定の%肺活量まで吸気を指示され，その後にスパイロメータのチューブを通して最大努力で排気する．呼気圧は，ほぼ完全に空気が抜けた肺で最小であり，完全にふくらまされた肺で最大になるはずである．呼気圧曲線を，**図2-78** のEpで示す．

非常に低い肺胞内圧から非常に高い肺胞内圧まで発生させることができる人間の能力に対して，昔から強い関心がもたれてきたのは，どんどん未知の環境に人々を送り込んできた科学技術の進歩と歴史的に関連があるようである．水中での航海，潜水に伴う加圧下での環境，空気の薄い高い高度を飛行する環境などは，それらの例である．例えば，大気圧の空気を吸って，

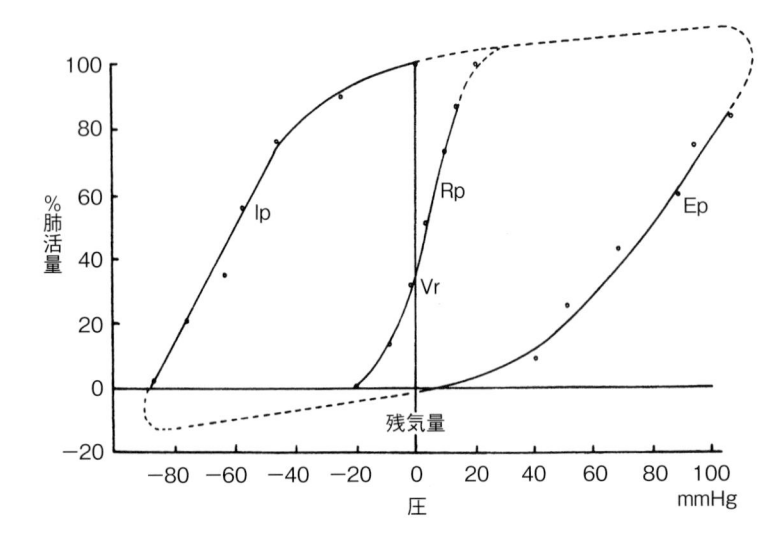

図2-78
呼吸時の圧-容量曲線．吸気圧（Ip），弛緩圧（Rp），呼気圧（Ep）は，Rahn et al.（1946）のデータに基づく．

上昇する水圧に胸郭がもはや打ち勝つことができなくなる前に，どれほど深く人は水中を降下することができるのか？

1907年に，Basel（Switzerland）のJacquetは，「pneumatic differentiation cabinet」を用いて，実験した．そのcabinetの中では，被験者が，その中に座って，外界と管を用いて呼吸できた．送風装置を用いてチャンバの内圧を変化させて，大気圧より低い圧にしたり高い圧にして資料を得た．内圧を変化させたときの安静状態での被験者の1回換気量を計測し，初めての**弛緩圧曲線**を得た．

1911年に，Bernoulli（有名な数学者の子孫）は，同じチャンバを使用して，異なる陰圧と陽圧を内部に発生させ，最大吸気量と最大呼気量を計測した．これらの最大努力曲線 maximum-effort curves を，Jacquetの弛緩圧曲線と組み合わせることによって，初めての弛緩圧-容量曲線図が得られた．

その後，1919年にFritz Rohrer（スイスの生理学者で医師）は，初期のJacquetとBernoulliの研究では明らかにならなかった，弛緩圧-最大努力曲線 relaxation and maximum-effort pressure curves を得た．しかしながら，彼の実験方法は特異的であった．その理由は，彼がさまざまな圧力での肺容量よりも，むしろさまざまな肺容量での圧力を計測したためである．しかし，Fenn and Rahn（1964）が指摘するように，Rohrerの洗練された呼吸運動力学についての高度な分析は，追試されるべき重要な基本事項をほとんど何も残さないほどであったけれども，彼の仕事は生理学の教科書には決して記述されることはなかった．結果として，過去の研究に関する知識をもたずに，すべての圧-容量に関する問題は，第二次世界大戦の間に再び研究されるようになったのだ！

しかし，今回は，人が高空を飛んだり，水中深く潜ったり，そして地球の重力場から自由に宇宙へ飛び出すことを夢みていたので，これらの研究は受け入れられたのであった．

肺胞内圧の要求　しばしば日常生活では，受動的に生成される内圧を上回る肺胞内圧が必要とされることがある．加えて，肺気量の広い領域を越えて，陽圧の肺胞内圧が，ある種のスピーチや歌唱作業では必要である．喉頭と発声についての次章では，君たちは，発話機構が必要とする気圧はまったく適切なものであるということを知る．例えば，声帯振動を維持するために要求される肺胞内圧の最小値は3cmH$_2$O程度であるが，特定の子音の産生，大声での発話，歌唱には，15〜20cmH$_2$Oほどの圧が必要である．

図2-78の圧-容量曲線図が示唆するのは，呼吸器系は実際には，必要に応じてかなり高い肺胞内圧を発生させることができるということである．咳または強いくしゃみをするときのように，最大努力性呼気の際には，肺胞内圧は200cmH$_2$Oの高さまで上昇し，爆発的に開放された空気は毎時120〜160kmの速度で，上気道を通って口から放出される！　最大努力性吸気の際，肺胞内圧は-150cmH$_2$Oになることがある．これは，突然の横隔膜の収縮活動である「しゃっくり」のときに生じる．しゃっくりは，吸気時に声帯ヒダが唐突に瞬間的に

閉鎖することによって吸気が中断される激しい活動である.

圧-容量曲線図の意味　圧-容量曲線図の興味深い意味の1つは, 吸気圧曲線と呼気圧曲線を検討することでみることができる. いかなる肺気量であっても発生させうる最大吸気圧や最大呼気圧は, 弛緩圧と筋力の算術的合計になることである. 最大呼気圧は, 完全にふくらまされた肺からの弛緩圧と筋力の合併効果である. 驚くほど高い呼気圧を, 非常に低い肺気量で発生させることもできる. 肺活量のわずか10%まで膨らまされた肺では, 40mmHg (55cmH$_2$O) 以上の圧を発生させることができるが, ここでは, 筋性の努力は, 一部分が胸郭が外側へ戻ろうとする傾向に打ち勝つために費やされ, また一部分が肺胞内圧の上昇のために費やされる.

安静時レベルでは, 呼気圧は完全に筋肉の努力に依存している. その理由は, 弛緩圧は安静時の肺容量ではゼロであるためである. 換言すれば, 呼気圧曲線では, 安静時より大きな肺容量では, 弛緩圧と筋力の両方とも正の符号を有するが, 一方, 筋力が陽圧になる安静時レベル以下での肺容量では, 弛緩圧は負の符号となる. 安静時レベル以下での弛緩圧も筋力は, 相互に拮抗的である.

吸気圧曲線にとっては, これらは相反的である. 安静時レベル以上の肺容量では, 筋力が負の符号で, 弛緩圧は正の符号である. 安静時レベル以下の肺容量では, 弛緩圧と筋力の両方ともが負の符号になる.

このような関係が示すのは, 呼吸器官は多様なシステムであり, ほとんど無制限に陽圧と陰圧の力の組み合わせが, 非常に広い肺気量の範囲全体で, 肺胞内圧を正確に調節していることである.

吸気力と呼気力は同時に発生するので, 呼吸筋の寄与の様相について正確に詳細に調べることは, 特定の肺胞内圧について十分に説明するためには必要である. 特定の肺気量での肺胞内圧は, 弛緩圧によって説明できるように思えるが, 実際には拮抗する吸気筋力と呼気筋力の結果であり, 弛緩圧の力ではまったくない.

私たちは, 実際の気流は起こっていないような相対的に静止した条件の下での肺胞内圧の生成について話してきた. 発話行動に呼吸の力学を適用するためには, 君たちは運動している状態を考えなければならない. さらにものごとをむずかしくするのは, 音声言語器官内部での気流に対する抵抗が, 構音, ピッチと声の強さの抑揚, ストレスの置き場, 最終的に言語上の因子のせいで常時変化している条件の下で, 特定の肺胞内圧が非常に正確に維持されなければならないことを説明する必要がある. 私たちが望むことができる最高のものは, せいぜい問題の複雑さを直観的に認識することである. 君たちは, 音声生成システムの一部だけをみることで, 発話機構の複雑さを理解しようとするのは危険であることも理解し始めているだろう.

気流抵抗の効果

発話機構は, 驚異的音響生成システムである. しばらくの間, この音響システムで生成される多様な音について考えてみよう. この音響システムで産生される演目はいろいろであり, しかもその多様性にもかかわらず, 発話機構は, 呼気流に対する抵抗以外の何物でもないように作動している. そのために, 実際に声が出れば, その声は, 構音器官の運動による呼気流が阻害されたことに付帯して生じた随伴現象以上の何物でもないようにみえる! 人間の声の美しさに興味をもっている人々にとって, このような見方は挑発的であろう. しかしながら, 力学的見地から, この音声音響機構を学習することによって, 君たちは, 構音, 発語 (phonatory), 呼吸系の間の機能的な関係を理解できるようになる.

気道抵抗 Airway resistance

発話のメカニズムを, 図2-79 に模式図で示す. 喉頭のレベル以下での気流に対する抵抗は, 比較的低く, ほぼ一定である. 気管と気管支は, 喉頭周辺での圧力の影響にいくぶん負けるが, 君たちの学習の目的のためには, ここでの気流抵抗は低く一定であるとしよう. 一方, 喉頭は可変弁で, 状況によりその抵抗はまさしく最低から絶対的不変状態まで多様に変化する. 例えば, 強制吸気時には声帯ヒダは相互に大きく分かれていて, 喉頭は気流に対してはほとんど抵抗にならない. また, 声帯ヒダは, 肺を出たり入ったりする空気の流れを妨げるために, 正中線で気密に合わさることができる. 喉頭の抵抗は, 最小から絶対的な高さまで変化できる可変抵抗であるといえる.

舌, 口唇, 軟口蓋などの声道の残りの構造も, 広範囲にわたって抵抗を気流に与えることになる. 例えば, 声道を楽にして, 母音「uh」を表出している間, 構音器官はごくわずかな気流抵抗しか示さない. 子音の連続表出

94　第2章　呼　吸

気流抵抗源
- 鼻腔は，軟口蓋が下垂していると一定の気流抵抗となる
- 構音器官（舌，口唇，歯牙）は著しく多様な気流抵抗となる
- 声帯（著しく多様な抵抗）
- 気管と気管支（相対および一定の抵抗）

電流は電圧に比例し，抵抗に反比例する

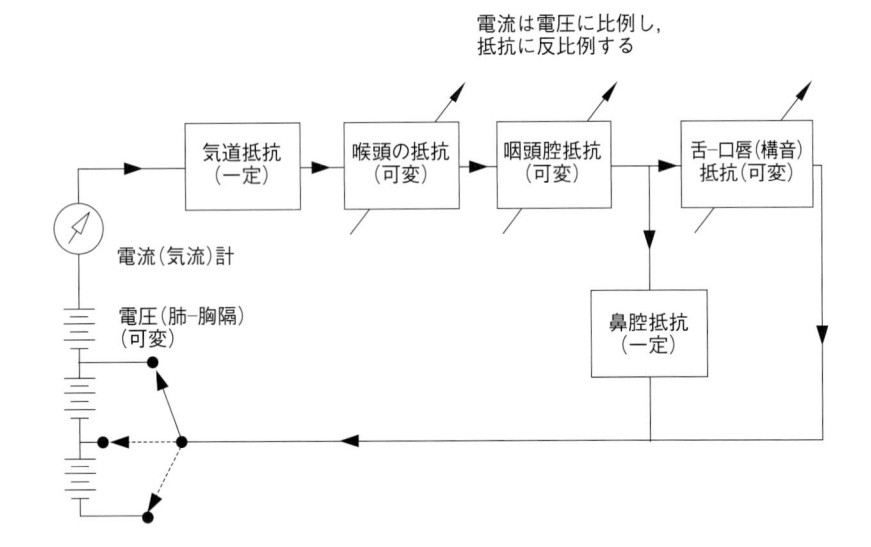

図2-79
発話メカニズムと単純な電気的等価回路．空気圧，呼気流量，気流抵抗に関係づけている．

の間は，構音器官はかなりの抵抗を与え，閉鎖子音や破裂子音の表出の間，気流抵抗は瞬間的に絶対最高圧となる．空気を用いた伝達システムとしては，声道はほぼ無限に調節ができ，結果として最小から絶対最高圧まで連続的に気流抵抗を変えることができる．開放された気道での最小の気流抵抗の位置は流体の一端にあり，接近した声帯ヒダや口唇（両唇圧縮）は流体のもう一方の端にある．絶対的最高圧よりわずかに小さな気流抵抗は，発話，ロウソクを吹き消すとき，（誰もみていないときに）息を吹きかけてスープを冷やすときには，かならず発生する．

電気的近似

気流抵抗が上昇するという条件の下で気流を一定に維持しようとするなら，代償性に肺圧力は増大することが必要である．気道抵抗と肺圧力への要求との関係は電気的等価回路によって示すことができ，そのなかで発話メカニズムは図2-79で示されるような単純な電気回路に置き換えられる．その回路は，電池（肺－胸郭）と一連の電気抵抗器（気道）から成る．回路のメーターは，電流（気流）計を示す．

オームの法則 Ohm's law とよばれる電気の基本法則によると，電流は，電圧に正比例し，反対に回路の抵抗に反比例する．この等価回路では，気流は肺胞内圧に正比例し，反対に気道抵抗に反比例する．図2-79で示される回路において，喉頭レベル以下の気道は，抵抗値の固定された1個の抵抗器として示してある．喉頭弁と構音器官には，一連の可変抵抗器として示されている．

この電気回路においては，電気抵抗が増加しても電流が一定に維持されるためには，抵抗に比例して電圧の増加が必要になる．同様に，気道抵抗が増加しても気流を

呼吸力学

維持するには，肺胞圧すなわち肺胞内圧の増加が必要となる．一方で，一定に圧力が保たれている状態で，もしも抵抗が増大するなら，気流はそれに応じて減少する．

このことから，音声表出には直接的にほとんど関係がないけれども，気流抵抗は吸気過程の間にも生じることがわかる．Otis et al. (1950) は，1分につき15回吸気すると，吸気のための努力の約28.5％が，空気の流れによって生じる抵抗に打ち勝つために使われ，残り71.5％の努力が，胸郭と肺組織の弾力に打ち勝つために使われることを発見した．今度，激しい陸上競技を終了した後の選手をみることがあったら注意してみよう．上気道をまっすぐにして空気抵抗を減少させるために，いかに頸部を伸展させているか．

発話中の圧と気流の調節

声門下（肺胞内）圧の測定

単純で理想的な発話でさえ，呼吸器系の作業は，非常に複雑なものである．発話作業によって気流が生じている間に，呼気流の抵抗をもたらすことなく声門下圧を測定するのは非常にむずかしい．静止圧を測定するマノメータによる方法は，気流が存在する環境では使用できない．

声門下圧を測定するのに用いられる1つの方法は，実際的には間接的な方法である．先端に小さいゴム風船をつけたカテーテルを，被験者の鼻孔を通して，のどを通過させ，食道内部に挿入する．いくぶんか風船をふくらませておくと，気管内の圧力は気管壁と食道壁を通って風船に伝達され，圧力感知装置（例えば電気マノメータ）に記録される．しかしながら，この方法に問題がないわけではない．1つには，被験者は，この方法をあまり好まない．加えて，食道バルーンによって計測されるような圧は，肺気量によってかなり変化する胸膜表面圧をも反映する．

声門下圧を計測するもう1つの方法は，直接的であり，明らかにはるかに正確性に富んでいる．かなりの大口径の皮下針を，喉頭レベルの直下で直接気管内に刺入し，針に連結した圧力センサで声門下圧を測定しようとするものである．この方法も被験者には好まれない．また，実際に気管へ刺入する方法を使用した実験はわずかしかない．

一定レベルでの声門下圧の維持

単純な発話作業，たとえば肺気量の広範な領域を超えて中母音の表出を維持するような作業の間に声門下圧を測定する場合，よく知られている弛緩圧曲線からの非常に興味深い乖離がみられる．私たちは，弛緩圧が肺の空気量に応じて変化し，そして100％の肺活量で，声門下圧は，筋収縮の寄与なしで40cmH$_2$O程度になることを知っている．

しかしながら，母音を長時間か持続的に表出する間は，声門下圧は驚くほど一定のレベルに保たれる．図2-80において，6cmH$_2$Oでの一定の声門下圧が，肺容量の全範囲を通して声帯ヒダを振動状態にしている．安静時肺容量以下の領域も含めて，ここでは弛緩圧は通常負になる．中母音の連続表出時の声門下（肺胞内）圧-流量-肺容量の関係を図2-80に示す．

馴染みのある弛緩圧-声門下（肺胞内）圧-肺容量の関係は，最も単純な発話作業にとってでさえ，劇的に変わる．気流と声門下圧は発声時間全体を通じて一定レベルに維

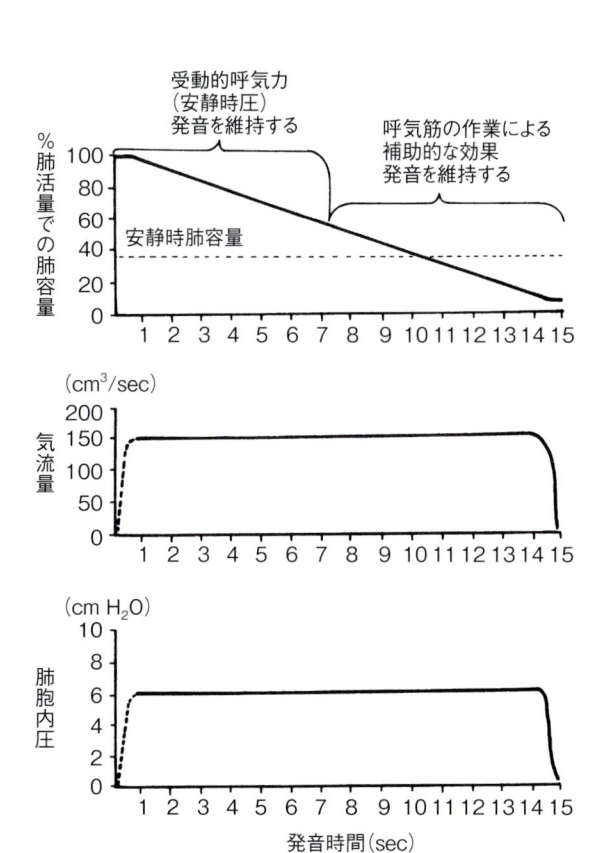

図2-80
母音の持続的表出の間の声門下（肺胞内）圧，気流，肺容量の関係．

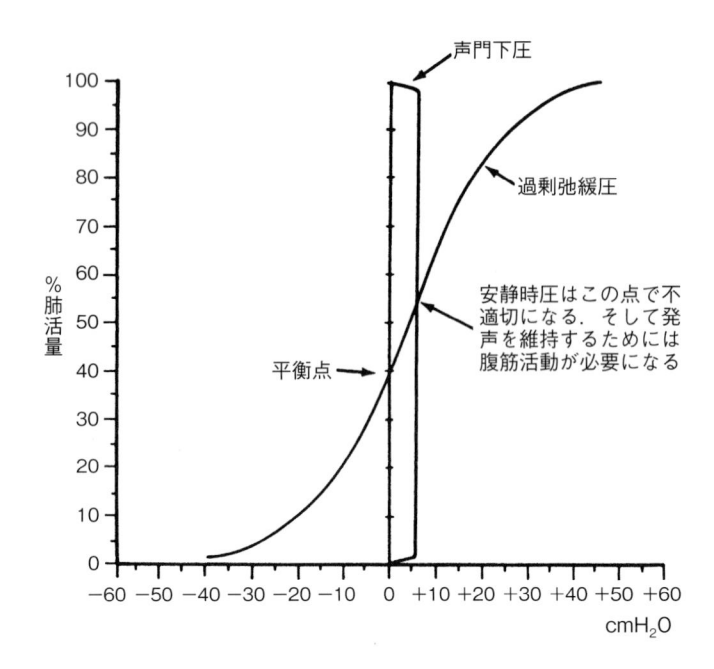

図2-81 弛緩圧曲線に重ねた声門下（肺胞）圧．

持される．ここでは，時間軸が図に導入されている．

おそらく，私たちが直面する最も明らかな問題は，弛緩圧が発話機構が要求する条件より高い肺気量においても，また正常な弛緩圧が陰圧になるような低い肺気量のどちらでも，どのようにして呼吸系が一定の陽圧値で声門下圧を調整することができるかということである．弛緩圧曲線の再検討は，私たちに若干の情報を供給してくれる．

図2-81において，中母音［ə］の持続的発声の間の約6cmH$_2$Oの声門下（肺胞内）圧が弛緩圧曲線に重ねてある．高い肺気量では，弛緩圧は発話機構が必要とする以上の圧になる．君たちは，気道抵抗がごくわずかであるならば，吸気の深さに関係なく，吸気動作の終了時には，肺胞内圧は大気圧と同じになるということを前に学んだ．君たちも私も，非常に深く呼吸し（100%肺活量），単純に吸気筋系を能動的収縮状態に維持することによって気道を開放した状態で，高い肺気量を保つことができる．ここに，弛緩圧が吸気筋によって破られる例がある．肺胞内圧は，もちろん大気圧と同じであり，マノメータ上では0をさす．マノメータに向かって完全に弛緩していくと，約40cmH$_2$Oの声門下圧すなわち肺胞圧が発生する．単純な発話作業では，ゼロに維持される肺胞圧と完全に弛緩していくときに発生する圧力との間の妥協が必要である．

100%肺活量で，単純な発話作業の間に，全体として約6cmH$_2$Oの声門下圧を残しながら，吸気筋系の収縮を維持して，約35cmH$_2$Oの弛緩圧に打ち勝たなければならない．80%肺活量では，約15cmH$_2$Oの圧の分だけ，吸気筋系は打ち勝たなくてはならず，55%肺活量あたりでは，弛緩圧単独で発話状態の維持を担う．

55%以下の肺活量では，呼気筋系の増加的な収縮が，陰性になった弛緩圧に打ち勝ち，声門下圧を6cmH$_2$Oに維持することが要求される．発話の間，打ち勝たなければいけない弛緩圧は，最大肺気量で最高となることが，図2-81をみるとよくわかる．55%肺活量程度で，弛緩圧は持続的な空気の支出を伴って徐々に減少し，声門下圧と弛緩圧がほぼ等しい大きさになるまでつづく．

Checking action（制御活動）

胸郭-肺の巻き戻しによって，過剰な声門下圧を生成させないようにする筋活動をchecking action（制御活動）とよぶ．図2-82では，発話時に，6cmH$_2$Oの声門下圧を維持するために必要な筋活動が，陰影をつけた領域で示してある．基準圧を示す垂直軸の左では，55%肺活量より上に，垂直軸の右では，55の%肺活量の下にみられる．

声門下圧の変化とchecking action（制御活動）との関係を検討しながら，いくつかの追加的な発話活動について考えよう．

次の章では，声門下圧は，楽に発話する間の3cmH$_2$Oから，強く発話するときの20cmH$_2$O程度まで変化する

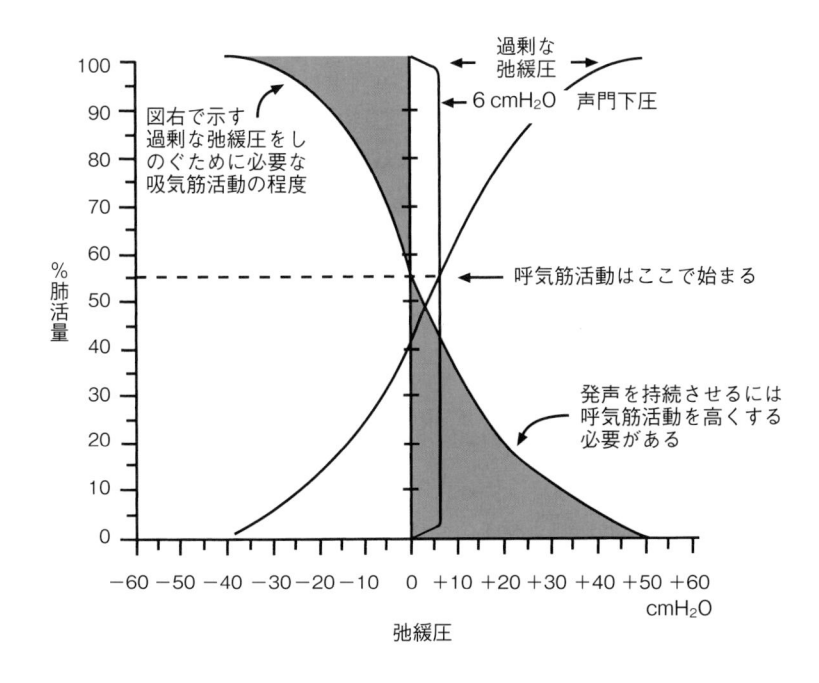

図2-82
発音時に一定の声門下圧を維持するために要求される筋活動.

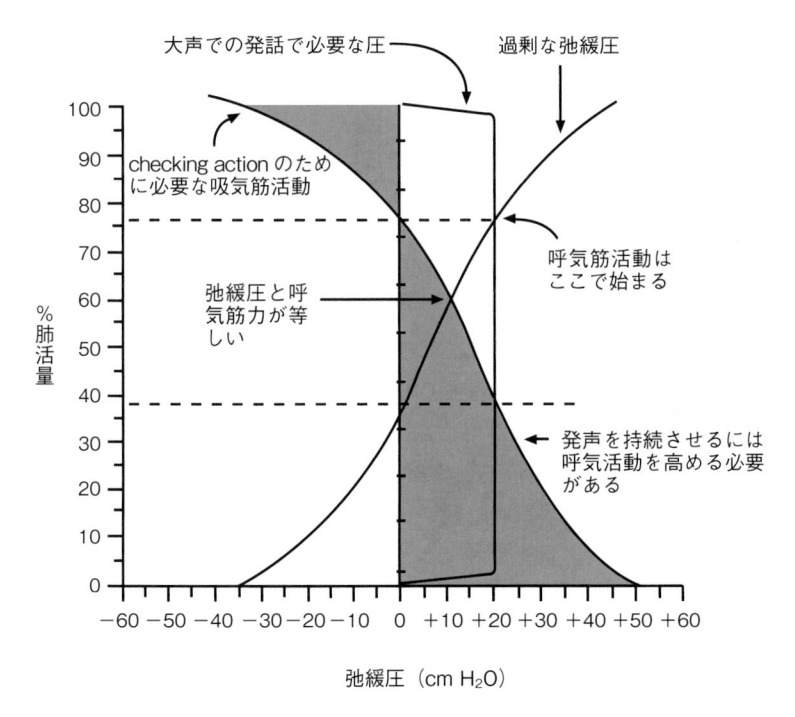

図2-83
気道抵抗と要求される監視活動との関係. 気道抵抗が上昇するにつれて, 過剰な弛緩圧に打ち勝つために必要な吸気活動は低下する.

ことについて若干詳細に勉強する. 発話の強度が高くなるにつれて, 声門下圧もしだいに強くなるという事実は, 喉頭での呼気流に対する抵抗も増大しているということを示している. 図2-83で示されるように, 気流抵抗と要求される checking action（制御活動）との間には逆相関が予想される. 声門下圧を20cmH₂Oに維持するために必要な筋活動を, 陰影をつけられた領域として再び示した. 約75%肺活量以上の肺気量では左側に, 約75%肺活量以下の肺気量では右側に示してある.

与えられた声門下圧を維持するために必要な checking action（制御活動）の程度と気道抵抗との間には逆相関がある.

構音器官での気道抵抗の複雑さと会話中の喉頭抵抗の複雑さを同時に考慮すると, 筋活動, 呼気流, 気道抵抗,

声門下圧という因子の間の相互作用は，実際には表現できない．会話レベルでは，checking action（制御活動）が要求されるのは，気道抵抗が減少したり増加したりすることに応じて，スイッチを入れたり，切ったりすることである．

ここまで考察してきたように，checking action（制御活動）の役割は，少なくともある程度には強調することができた．弛緩−筋−努力曲線を何気なくみても，発話に先立って高い肺気量にまで吸気することは，筋活動の見地からは非常に不経済な行動であることがわかる．

発話に必要な肺気量

Rahn et al.（1946）は，**安静時の肺容量は約38％肺活量**に等しく，**1回換気量は肺活量の約15％**に達することを示した．換言すれば，肺活量の約53％は，安静時吸気の後の肺に残る．

少なくとも2つの研究で，％肺活量として表すときの吸気の終わりでの吸気量に関しては，音声生成に必要な呼吸の条件と生命維持のために必要な条件があまり異ならないことが明らかになった．Idol（1936）は，140人の被験者の半分以上で，通常の発話よりも生命維持を目的とするほうが，より深く呼吸することを示し，Hoshiko（1964）は，約50％肺活量が発話のために吸気されることを示した．これら以外の研究からも明らかなことは，個人の正常な呼吸行動が，幅広い範囲で行われ，生命目的のために十分に深く呼吸できているなら，その呼吸行動は，発話の目的にとっては完全に適していると結論するのは合理的といえる．君たちは，次の章で，不適当な喉頭運動が実質的な呼気の浪費に帰着することを知るだろう．不十分な声量は，不十分な声門下圧の結果ではなく，むしろ喉頭や構音器官または共鳴腔の使用が不適切であることに起因する可能性がある．いくつかの研究で，すべての人において，大声で発話するために通常の発話よりも多くの呼気が必要であるというわけではないことが示されている．Idolは，140人の被験者の約3分の1で，大声での発話での呼気の消費量が，通常の発話よりも少ないことを発見した．これらの結果は，以後のPtacek and Sander（1963）による研究によっても支持された．この一見，矛盾するような状態は，次章で再び議論する．

Hixon et al.（1973）は，「ある種のタイプの発音が生じるような大雑把な境界をもつ肺気量の範囲がある．」と報告した．正立位で，通常の声の大きさで，行う会話レベルでの発話の大部分は，約35〜60％の肺活量の範囲の中央あたりで生じる．Hixonらは，正常な安静呼吸時よりも発話時には，より深い呼吸が生じるとも主張している．大声での発話時には，より高い声門下圧が要求され，話し言葉は比較的高い肺気量（60〜80％肺活量）から始まる．

Russell and Stathopoulos（1988）は，発話作業時の子供と成人での呼吸動作を比較するなかで，大声での発話で，成人は小児よりも高いパーセンテージの肺活量を使用していることを示した．大声での発話時に，成人では機能的残気量までも使われたが，小児ではみられなかった．構音動作は，成人よりも小児にとって，より大きな影響を呼吸に及ぼす．

発話が可能だと考えられる肺気量の範囲は，約35〜70％の肺活量の範囲内で，弛緩圧曲線の線形部分の範囲内である．その範囲は，とくに監視活動を必要としない範囲である．歌うことは，発話より，はるかにたいへんな状況を生みだす．

発話のための胸壁解剖

発話中の胸壁運動の研究にもとづいて，Hixon et al.（1973）は，胸郭と腹部の「発話特異性」姿勢があることを示した．彼らは，同じ肺気量であっても，安静呼吸状態にあるときより，発話中のほうが，胸郭は相対的により拡張し，腹部は比較的拡張していないということを示した．さらに，この状態に姿勢を調整することで，急激に声門下圧の変化を起こす構音運動を行っても，呼吸器系の形状を大きく変えることなく，胸郭を望ましい最適の形状にしていると示唆している．

発声開始前の胸郭運動を調べた研究がある（Baken et al., 1979；Wilder, 1980；Baken and Cavallo, 1981）．Bakenらの研究では，被験者が，さまざまに肺気量が変わる1回換気サイクル中の任意の呼吸相で，与えられた指示に反応して，できるだけ急速に母音［ɑ］を発声するように指示された．この方法は，音声表出を指示する合図は，被験者にとっては予測できず，それによって発声開始前に通常行われる吸気のための胸郭運動の準備ができないことを意味している．

訓練されていない若年成人男性の集団では，どの段階で指示が入っても，進行中の胸郭運動は指示後にも約245msecの間続いた．この潜時の後，発声開始直前に

明確な胸郭の調整が生じた．この発音開始前の調整の時間は，刺激が与えられたときの肺気量に関係していた．肺気量と調整時間は逆の関係にあるとわかった．すなわち，安静時の1回換気量の50％以上の肺気量では，調整時間は約82msec，50％以下の肺気量では100msecの調整時間であった．調整時間中の肺気量の変化がごくわずかであったけれども，発音開始前の胸郭の典型的な調整は，腹腔の圧縮と胸郭の伸展によって行われていた．

呼吸型の多様性

呼吸運動が多様なタイプを有することは有名である．各吸気相で腹壁を著明に突出させる人もいれば，腹壁はほとんど突出させずに胸郭を外側に拡張させる人もいる．わずかではあるが，極端に上部の胸郭だけを拡張させて呼吸する人もいる．これらの人では，吸気時に肩を上げることによって，胸郭を「もち上げている」ようである．このような相違が，呼吸型の一般的な記述用語に反映された．すなわち，**横隔膜（腹式）呼吸 diaphragmatic (abdominal) breathing**，**胸式呼吸 thoracic breathing**，**鎖骨呼吸 clavicular breathing** である．

Campbell（1954）と Wade（1954）は，横隔膜呼吸では，吸気の主要筋として選択的に横隔膜を使用しているとは必ずしもいえないことを示した．彼らは，胸式呼吸者が，横隔膜呼吸者以上に著しく高い肋間筋活動を示さないこともを示した．

たぶん，横隔膜式呼吸か胸式呼吸であるかは，通常の言語活動にはほとんど影響を及ぼさないだろう．Lindsley（1929）は，男性と女性の両方ともに腹部突出の自然な傾向があることを見つけ，彼は女性には胸式呼吸の傾向がある点を指摘した．これらの結果は，Sallee（1936）と Gray（1936）の研究で支持された．大部分の人では，腹壁と上下の胸郭は吸気時に拡張する．しかし，どの部分が優先的に拡張するかは個人ごとに多様であることは疑いないことである．

Gray（1936）は，男性と女性の約65％が横隔膜呼吸であることを発見した．彼は，声質や聴覚的印象は，呼吸部位の優先性には影響されないようである証拠も見つけた．Gray（1936）は，鎖骨呼吸では「のど」を過剰に緊張させ，不適切な呼吸様式となる可能性があるので，回避されるべきであると主張している．純粋な鎖骨式呼吸者には，しかしながら，あまり遭遇することはない．

実際，鎖骨式呼吸が独立して生じ，すなわち胸式呼吸とはまったく独立して起こるかどうかには疑問もある．

しかしながら，ときに，音声表出を妨げるような特異的な呼吸型に遭遇することもある．それは，oppositional breathing として知られていて，例えば脳性麻痺におけるように，筋収縮の連続パターンを調節する機能の欠陥から生じるようである．oppositional breathing の人では，同時に吸気筋と呼気筋を収縮させているようである．健常者では，通常の（会話レベルでの）音声表出の流れのなかでは，ある程度の oppositional breathing を行っているようであるが，通常は制御目的で行っている．例えば，発声が吸気筋系の収縮によって調節されるというようなことである．そのメカニズムは微妙であり，文章で表現したり，測定するのは困難である．しかし，肋間筋が，声門下圧を脈動性に制御できるとして述べられることもある．

> **臨床ノート**　呼吸タイプを表すために，呼吸部位に加えて，頻繁に用いられる他の用語がある．
> 1. Eupnea ─正常呼吸．通常の静かな呼吸．
> 2. Hyperpnea ─過呼吸．呼吸の深さの増加．呼吸数の増加の有無にかかわらず，通常1回換気量が増加すること．肺換気量が肺活量に近くなると，呼吸は疲労状態となり，**呼吸困難**または空気飢餓とよばれるようになる．
> 3. Apnea ─無呼吸．正常な呼気の終わりで呼吸が停止すること．この状態は，ときに，睡眠時に起こる（**睡眠時無呼吸 sleep apnea**）．
> 4. Apneusis ─吸気位で呼吸が停止すること．
> 5. Cheyne-Stokes respiration ─チェイン‐ストークス呼吸．何回かの呼吸サイクルで段階的に1回換気量が増大し，その後に1回換気量の漸減が続く．この周期が繰り返される状態．**周期性呼吸**ともよばれてる．原因として最も頻度が高いのは心不全である．
> 6. Biat's respiration ─無呼吸が続発する深いあえぎ呼吸の反復を特徴とする周期性呼吸の1つのタイプ．脳脊髄液が非常に高圧であるか脳の破壊的な疾患を有する患者でしばしばみられる周期性呼吸．

> **臨床ノート**　図 2-84 で示されるグラフは肺疾患の検査結果の一部である．**肺気腫 emphysema** で

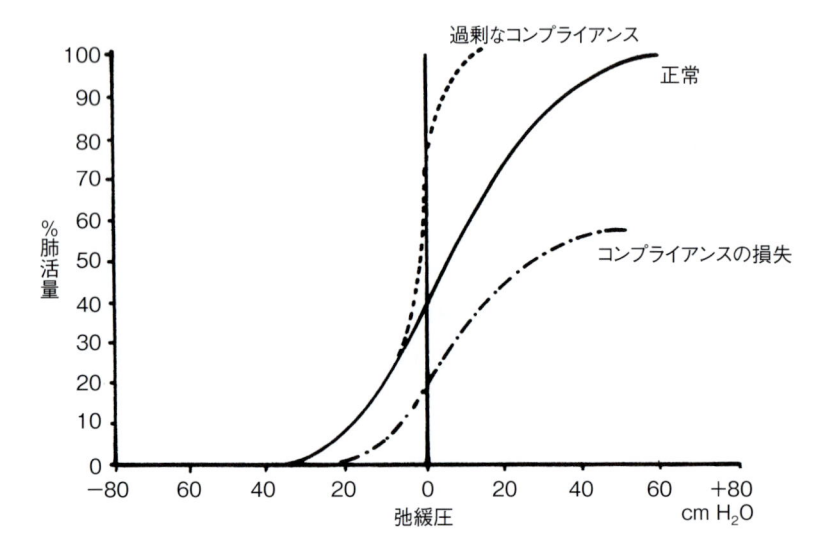

図2-84
肺コンプライアンスと肺の胸腔内圧．正常な肺と疾患を有する肺の場合．

は，肺コンプライアンスが増加し，肺の弾性反跳が減少するため，音声表出に必要な高さに空気圧を高めるためには，吸気の深さを増大させ，強制的呼気が必要になる．**肺線維症 pulmonary fibrosis** では，肺コンプライアンスが減少し，肺の弾性反跳が増加するため，吸入される空気量は最小になり，頻繁に呼吸を中断することが予想される．これらの両方の症状が加齢に伴ってみられ，両方とも「息切れ」とよばれる印象を与える．

呼吸は簡単なプロセスでない．実際，控え目に言っても，現在まで蓄積された巨大な量の知識を，完全に理解して統合することは偉業に近いものである．次の結論のためのパラグラフは，決してそのような情報統合を企てようとしたものではない．それは生命維持を目的とする呼吸サイクル，単純な発話のための呼吸サイクルを概括的に説明することが目的である．

呼吸サイクルの説明

安静位において，肺内の圧（肺胞内圧）は大気圧に等しく，横隔膜（吸気の主要筋）は逆さまになったボウル形を示す．横隔膜は，腹部内臓を胸郭内臓から切り離して，解剖学的に胴体を胸腔と腹腔に分ける．

吸気開始時に，横隔膜の後側の筋線維と，わずかな程度であるが，前側の筋線維が収縮し，横隔膜腱中心をいくぶんか前下方に引き，胸郭の垂直径を増大させ，同時に腹腔内圧を上昇させるために腹部内容を圧縮する．横隔膜は明らかにすべての健常者で活動的であるが，その活動はほとんど常に肋間筋の支援を受けている．肋間筋は，肋骨を外転させ，肋間隙を狭くし，胸郭の前後径ならびに横径を増大させている．とくに吸気終了に向かう段階では，斜角筋も活動性を上昇させる．斜角筋は，いちばん上の肋骨を挙上するのを支援する．呼吸筋系を**図2-85**にまとめる．

大気圧より低い胸膜内圧は肺を胸壁に結合する．そして胸郭の大きさが増大すると，肺胞内圧を相対的に大気圧より約2cm低い陰圧にする．肺胞内圧が大気圧に等しくなるまで空気は肺の内部に流れる．肺が膨張するにつれて吸気筋は段階的に活動性を低下させ，呼気筋の受動的な力がその役割を開始する．上昇した腹腔内圧は横隔膜を収縮していない状態に押し戻し，ねじれた肋骨とひずんだ組織は，自身の形状を再び戻し始め，胸部全体の大きさは減少し，その結果，肺組織はより歪みの少ない状態になる．肺胞内圧は少しの間上昇し，もう一度肺胞圧と大気圧が等しくなるまで，空気は体外へ流れる．

吸気筋はゆっくり収縮し始め，新しい呼吸サイクルが開始される．1回換気量は，約350〜750ccの間であり，正常呼吸数は1分につき約12回である．分時換気量は，約4〜9lである．筋活動を増大することで，安静時レベルから3lもの空気を吸気できる．

もしも呼出時に気道抵抗が生じると，肺-胸部複合体の反発力によって肺胞内圧が大きく上昇する．喉頭で声帯ヒダが接近すると抵抗が生じ，振動し始め，発声が生

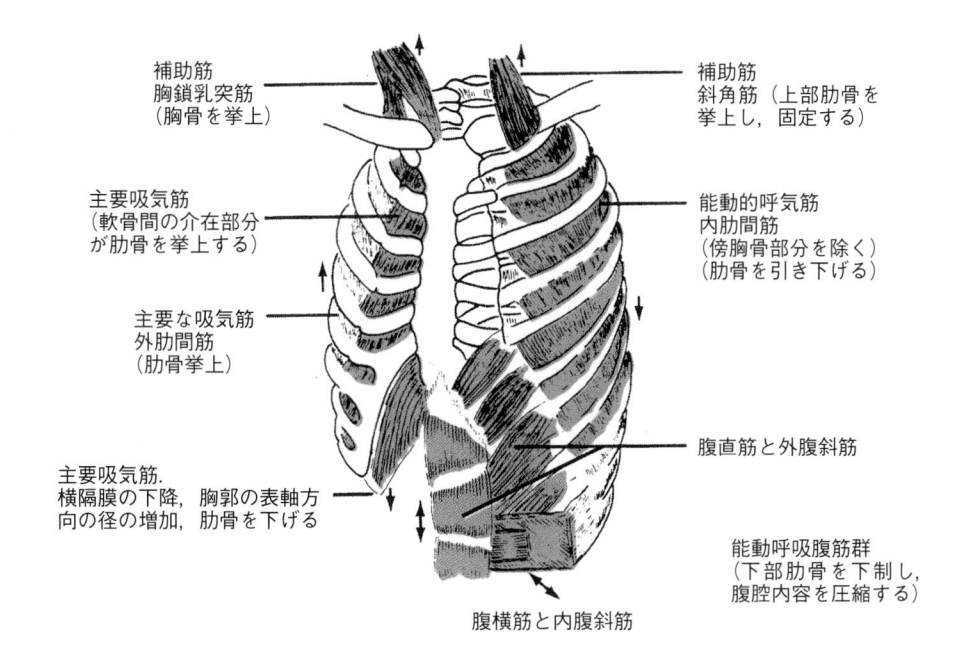

図2-85
主要な呼吸筋.

じる．別の気道抵抗は，舌，口唇等によって形成される．そして，もし個々の部位で気流を生じさせるのであれば，肺胞内圧の上昇が必要になる．

高い肺気量では，肺-胸郭単位で生じる受動的な復元力は，40cmH$_2$Oと同程度の肺胞内圧を発生でき，補足的な筋（腹部）活動の効果で，肺胞内圧は200cmH$_2$Oと同程度のレベルにまで増大させることができる．非常に低い肺気量（0～38％の肺活量）では，受動的な復元力は，肺胞内圧を陰圧にし，吸気筋の関与によって，ますます増大的に陰圧は大きくなる．

音声表出には，肺胞内圧すなわち声門下圧を必要とする．その圧の範囲は5～20cmH$_2$Oで，通常かなり広い範囲の肺気量の範囲をもつ．その範囲は，もちろん，気流速度と発話の長さに依存する．高い肺気量では，胸郭によって生成される弛緩圧は，構音器官の要求を上回る可能性がある．その場合，吸気筋系による監視機能が，肺胞内圧を調節するために過剰な胸-肺反跳運動に歯止めをかけることができる．中程度の肺気量では，まさに弛緩圧は発話に必要な肺胞内圧を提供し，低い肺気量（安静時レベル以下）では，肺胞内の陽圧は呼気筋によって維持されることになる．checking action（制御活動），弛緩圧，呼気筋の間の適切な相互作用で，発話機構には，正確に調整された声門下圧が与えられることになる．

文　献

Agostoni, E., and R. Hyatt. "Static Behavior of the Respiratory System." In A. Fishman, P. Macklem, J. Mead, and S. Geiger, eds., *Handbook of Physiology, Vol. 3, Section 3, The Respiratory System*, Bethesda, MD: American Psychological Society, 1986, (113–130).

Agostoni, E., "Action of Respiratory Muscles," pp. 337–386, in W. Fenn and H. Rahn, eds., *Handbook of Physiology, Respiration* 1, Sect. 3. Washington, D.C.: Amer. Physiol. Soc., 1964. Baltimore: Williams & Wilkins.

──── , and W. Fenn, "Velocity of Muscle Shortening as a Limiting Factor in Respiratory Air Flow," *J. Appl. Physiol.*, 15, 1960, 349–353.

──── , and J. Mead, "Statics of the Respiratory System," pp. 387–409, in W. Fenn and H. Rahn, eds., *Handbook of Physiology, Respiration* 1, Sect. 3. Washington, D.C.: Amer. Physiol. Soc., 1964. Baltimore: Williams & Wilkins.

Adams, C., and R. Munro, "The Relationship between Internal Intercostal Muscle Activity and Pause Placement in the Connected Utterance of Native and Non-Native Speakers of English," *Phonetica*, 28, 1973, 227–250.

Altose, M., "The Physiological Basis of Pulmonary Function Testing," *Clinical Symposia*, 31, 1979.

Baken, R., and S. Cavallo, "Prephonatory Chest Wall Posturing," *Folia Phoniatrica*, 33, 1981, 193–202.

──── , S. Cavallo, and K. Weissman, "Chest Wall Movements Prior to Phonation," *J. Sp. Hrng. Res.*, 22, 1979, 862–872.

Barnes, J., "Vital Capacity and Ability in Oral Reading," *Quart. J. Sp. Ed.*, 12, 1926, 76–181.

Basmajian, J., *Muscles Alive*. Baltimore: Williams & Wilkins, 1962.

Beckett, R., "The Respirometer as a Diagnostic and Clinical Tool in the Speech Clinic," *J. Sp. Hrng. Res.*, 36, 1971, 235–241.

Berg, Jw. van den., "An Electrical Analog of the Trachea, Lungs and Tissue," *Acta Physio. et. Pharmacol-Neer.*, 9, 1960, 361–385.

Berles, K., "Limitations of Surface Electromyography." Master's thesis, Champaign: University of Illinois, 1969.

———, and W. Zemlin, "Further Limitations of Surface Electromyography." Paper presented at ASHA Convention, Chicago, 1970.

Bloomer, H., "Roentgenographic Study of the Mechanics of Respiration," *Sp. Monog.*, 3, 1936, 118–124.

———, and H. Shohara, "The Study of Respiratory Movements by Roentgen Kymography," *Sp. Monog.*, 8, 1940, 91–102.

Bosma, J., H. Truby, and J. Lind, "Upper Respiratory Actions of the Infant." In *Proceedings of the Conference: Communicative Problems in Cleft Palate*. Washington, D.C.: ASHA Reports, No. 1, 35–49.

Bouhuys, A., D. Proctor, and J. Mead, "Kinetic Aspects of Singing," *J. Appl. Physiol.*, 21, 1966, 483–496.

Braun, N., N. S. Arora, and D. F. Rochester, "Force-length Relationship of the Normal Human Diaphragm," *J. of Appl. Physio: Environ. and Exercise Physio.*, 53, 1982, 405–412.

Brody, J. and W. Thurlbeck. "Development, Growth, and Aging of the Lung." In A. Fishman, P. Macklem, J. Mead, and S. Geiger, eds., *Handbook of Physiology, Vol. 3, Section 3. The Respiratory System*, Bethesda, MD: American Physiological Society, 1986, (179–191).

Campbell, E., "An Electromyographic Study of the Role of the Abdominal Muscles in Breathing," *J. Physiol.* (London), 117, 1952, 222–223.

———, "The Muscular Control of Breathing in Man," Ph.D. diss., University of London, 1954.

———, "An Electromyographic Examination of the Role of the Intercostal Muscles in Breathing in Man," *J. Physiol.* 129, 1955, 12–26.

———, *The Respiratory Muscles and the Mechanics of Breathing*. London: Lloyd-Luke Ltd., 1958.

———, *The Respiratory Muscles and the Mechanics of Breathing*. Chicago: Yearbook Medical Publishers, 1958.

———, "Motor Pathway," pp. 535–543, in W. Fenn and H. Rahn, eds., *Handbook of Physiology, Respiration 1*, Sect. 3. Washington, D.C.: Amer. Physiol. Soc., 1964. Baltimore: Williams & Wilkins.

———, "The Respiratory Muscles," pp. 135–140, in A. Bouhuys, ed., *Sound Production in Man, Annals of the N.Y. Acad. Sci.*, 155, 1968.

Campbell, E. J. M., and J. H. Green, "The Behavior of the Abdominal Muscles and the Intra-abdominal Pressure During Quiet Breathing and Increased Pulmonary Inhalation. A Study of Man," *J. Physiol.* (London), 127, 1955, 423–426.

Campbell, E., and Jellife, unpublished findings, 1951.

Catton, W., and J. Gray, "Electromyographic Study of the Action of the Serratus Anterior Muscle in Respiration," *J. Anat.* (London), 85, 1951, 412.

Caultier, C., and R. Zinman, "Maximal Static Pressures in Healthy Children." *Respiration Physiology*, 51, 45–61, 1983.

Cherniak, R., and L. Cherniak, *Respiration in Health and Disease*. Philadelphia: W. B. Saunders, 1961.

Comroe, J., *Physiology of Respiration*. Chicago: Yearbook Medical Publishers, 1965.

———, R. Forster, S. Dubois, W. Briscoe, and E. Carlson, *The Lung: Clinical Physiology and Pulmonary Function Tests*, 2nd ed. Chicago: Yearbook Medical Publishers, 1962.

Consolazio, C. F., H. Johnson, L. Matousch, R. Nelson, and G. Isaac, "Respiratory Function in Normal Young Adults at Sea Level and 4300 Meters," *Milit. Med.*, 133, 1968, 96–105. See also *DSH Abstracts*, 8, 1968, 223.

Constans, H., "An Objective Analysis of the Three Forms of Force in Speech," pp. 1–36, in G. W. Gray, ed., *Studies in Experimental Phonetics*, Louisiana University Studies, No. 27. Baton Rouge: Louisiana State University Press, 1936.

Crosjean, F., and M. Collins, "Breathing, Pausing and Reading," *Phonetica*, 36, 1979, 98–114.

Crouch, J., *Functional Human Anatomy*. Philadelphia: Lea & Febiger, 1979.

Dally, J., and F. Halls, "An Inquiry into the Physiological Mechanism of Respiration," *J. Anat. and Physiol.*, 53, 1908, 93–114.

Davis, S., and W. Zemlin, "An Electromyographic Study of Respiratory Musculature," 1965 (unpublished).

Demuth, G., W. Howatt, and B. Hill, "The Growth of Lung Function," *Pediatrics*, 35, Suppl. 1 (part II), 1965, 162–176.

Draper, M., P. Ladefoged, and D. Whitteridge, "Respiratory Muscles in Speech Breathing," *J. Sp. Hrng. Res.*, 2, 1959, 16–27.

Eblen, R., "Limitations on Use of Surface Electromyography in Studies of Speech Breathing," *J. Sp. Hrng. Res.*, 6, 1963, 3–18.

Felberbaum, R., "Upper Respiratory Tract Mechano-Receptors and Their Reflexes on Laryngeal Muscles" (Russian text) Fiziol. Zh. Schenov., 55, 1969, 783–744. Abstract in English found in *DSH Abstracts*, 10, 1970.

Fenn, W., "Mechanics of Respiration," *Amer. J. of Med.*, 10, 1951, 77–91.

———, "The Mechanics of Breathing," *Sci. American*, 203, Jan. 1960, 138–148.

———, and H. Rahn, eds. *Handbook of Physiology, Respiration*, 1, Sect. 3. Washington, D.C.: American Physiological Society, 1964. Baltimore: Williams & Wilkins.

Freud, E., "Voice and Breathing," *Arch Otolaryngol.*, 67, 1958, 1–7.

Gould, W., and H. Okamura, "Static Lung Volumes in Singers," *Ann. Otol. Rhinol. and Laryngol.*, 82, 1973, 89–95.

Gray, G., "Regional Predominance in Respiration in Relation to Certain Aspects of Voice," pp. 59–76, in G. W. Gray, ed., *Studies in Experimental Phonetics*, Louisiana University Studies, No. 27. Baton Rouge: Louisiana State University Press, 1936.

Gray, H., *The Anatomy of the Human Body*, 29th ed. (C. M. Coss ed.). Philadelphia: Lea & Febiger, 1973, 304–311.

Guyton, A., *Textbook of Medical Physiology*, 6th ed. Philadelphia: W. B. Saunders, 1981, Chaps. 5, 6, 7, 39.

Haldane, J., *Respiration*. New Haven, Conn.: Yale University Press, 1935.

Hart-Davis, A., *Scientific Eye: Exploring the marvels of science*. New York: Sterling Publishing Co., 1989.

Hanley, T., and R. Peters, "The Speech and Hearing Laboratory," in L. E. Travis, ed., *Handbook of Speech Pathology and Audiology*, 2nd ed. Englewood Cliffs, N.J.: Prentice-Hall, 1971.

Hardy, J., and T. Edmonds, "Electronic Integrator for Measurement of Partitions of the Lung Volume," *J. Sp. Hrng. Res.*, 11, 1968, 777–786.

Henderson, A., F. Goldman-Eisler, and A. Skarbek, "Temporal Patterns of Cognitive Activity and Breath Control in Speech," *Lang. Speech*, 8, 1965, 236–243.

Hirano, M., and J. Ohala, "Use of Hooked-Wire Electrodes for Electromyography of the Intrinsic Laryngeal Muscles," *J. Sp. Hrng. Res.*, 12, 1969, 362–373.

Hixon, T., and Collaborators, *Respiratory Function in Speech and Song*. Boston: College Hill Press, 1987.

Hixon, T., M. Goldman, and J. Mead, "Kinematics of the Chest Wall During Speech Production," *J. Sp. Hrng. Res.*, 16, 1973, 78–115.

Hixon, T., and G. Weismer, "Perspectives on the Edinburgh Study of Speech Breathing," *J. Sp. Hrng. Res.*, 38, 1995, 42–60.

Hoit, J., B. Plassman, R. Lansing, and T. Hixon, "Abdominal Muscle Activity During Speech Production," *J. of Appl. Physio.*, 65, 1988, 2656–2664.

Hoit, J., and T. Hixon, "Age and Speech Breathing," *J. Sp. Hrng. Res.*, 30, 1987, 351–366.

Hoit, J., T. Hixon, P. Watson, and W. Morgan, "Speech Breathing in Children and Adolescents," *J. Sp. Hrng. Res.*, 33, 1990, 51–69.

Hoover, G., "The Functions and Integrations of the Intercostal Muscles," *Arch. Int. Med.*, 30, 1922, 1–33.

Horii, Y., and P. Cooke, "Some Airflow, Volume, and Duration Characteristics of Oral Reading," *J. Sp. Hrng. Res.*, 21, 1978, 470–481.

Hoshiko, M., "Sequence of Action of Breathing Muscles During Speech," *J. Sp. Hrng. Res.*, 3, 1960, 291–297.

———, "Electromyographic Investigation of the Intercostal Muscles During Speech," *Arch. Physical. Med. Rehab.*, 43, 1962, 115–119.

———, (1964, unpublished findings.)

———, and K. Berger, "Sequence of Respiratory Muscle Activity During Varied Vocal Attack," *Sp. Monog.*, 32, 1965, 185–191.

Hoshiko, M., and V. Bolckcolsky, "A Respirometric Study of Lung Function During Utterance of Varying Speech Material," *Sp. Monog.*, 34, 1967, 74–79.

Huyck, M., and K. Allen, "Diaphragmatic Action in Good and Poor Speaking Voices," *Sp. Monog.*, 4, 1937, 101–109.

Idol, H. R., "A Statistical Study of Respiration in Relation to Speech Characteristics," pp. 79–98, in G. W. Gray, ed., *Studies in Experimental Phonetics*, Louisiana State Studies, No. 27. Baton Rouge: Louisiana State University Press, 1936.

Jaeger, M., and A. Otis, "Effects of the Compressibility of Alveolar Gas on the Dynamics and Work of Breathing," *USAF Sch. Aerospace Med.*, Rep. No. SAM-TDR-63-71, Conr. Mo. AF 41 (609)-1553, 1963, 15.

Jones, D., R. Beargie, and J. Pauly, "An Electromyographic Study of Some Muscles of Costal Respiration in Man," *Anatomical Record*, 117, 1953, 17–24.

Josephson, C., and M. Willens, "Physiology of the Singing Voice with Special Reference to the Relation of Respiration and Muscular Physiology," *Arch. Otol.*, 11, 1930.

Kalia, M., "Anatomical Organization of Central Respiratory Neurons," *Ann. Rev. of Physio.*, 43, 1981, 105–120.

Kent, R., B. Atal, and J. Miller eds., *Papers in Speech Communication*. Woodbury, N.Y.: Acoustical Society of America, 1991.

Koepke, G., A. Murphy, J. Rae, and E. Dickinson, "An Electromyographic Study of Some of the Muscles Used in Respiration," *Arch. Phys. Med. and Rehab.*, 36, 1955, 217–222.

Konno, K., and J. Mead, "Measurement of the Separate Volume Changes of Rib Cage and Abdomen During Breathing," *J. Appl. Physiol.*, 22, 1968, 407–422.

———, "Static Volume-Pressure Characteristics of the Rib Cage and Abdomen," *J. Appl. Physiol.*, 24, 1968, 544–548.

Kunze, L., "Evaluation of Methods of Estimating Sub-glottal Air Pressure," *J. Sp. Hrng. Res.*, 7, 1962, 151–164.

Ladefoged, P., "Linguistic Aspects of Respiratory Phenomena," pp. 177–181, in A. Bouheys, ed., *Sound Production in Man, Annals of the N.Y. Acad. Sci.*, 155, 1968.

Liljestrand, A., "Neural Control of Respiration," *Physiol. Rev.*, 38, 1958, 691–708.

Lindsley, C., "Objective Study of the Respiratory Processes Accompanying Speech," *Quart. J. Sp.*, 15, 1929, 42–48.

McFarland, D., and A. Smith, "Surface Recordings of Respiratory Muscle Activity During Speech: Some Preliminary Findings," *J. Sp. Hrng. Res.*, 32, 1989, 657–667.

McIlroy, M., R. Marshal, and R. Cristie, "The Work of Breathing in Normal Subjects," *Clinical Science*, 13, 1954, 125–136.

Mead, J., A. Bouhuys, and D. Proctor, "Mechanisms Generating Subglottic Pressure, pp. 177–181, in A. Bouheys, ed., *Sound Production in Man, Annals of the N.Y. Acad. Sci.*, 155, 1968.

———, and J. Marin, "Principles of Respiratory Mechanics," *J. Amer. Physical Therapy*, 48, 1968, 478–494.

———, and J. Milic-Emili, "Theory and Methodology in Respiratory Mechanics with Glossary of Symbols," pp. 363–376, in W. Fenn and H. Rahn, eds., *Handbook of Physiology, Respiration* 1, Sect. 3. Washington, D.C.: Amer. Physiol. Soc., 1964. Baltimore: Williams & Wilkins.

———, and J. Whittenberger, "Physical Properties of Human Lungs Measured During Spontaneous Respiration," *J. Appl. Physiol.*, 5, 1953, 779–796.

Minifie, F., T. Hixon, and F. Williams, eds., *Normal Aspects of Speech, Hearing, and Language*. Englewood Cliffs, N.J.: Prentice-Hall, 1973.

Müller, J., *The Physiology of the Senses, Voice, and Muscular Motion with the Mental Faculties*. Translated by W. Baly. London: Walton and Maberly, 1848.

Murphy, A., G. Koepke, E. Smith, and D. Dickenson, "Sequence of Action of the Diaphragm and Intercostal Muscles During Respiration, II Expiration," *Arch. Phys. Med. and Rehab.*, 40, 1959, 337–342.

Newsom Davis, J., T. Sears, D. Staff, and A. Taylor, "The Effects of Airway Obstructions on the Electrical Activity of Intercostal Muscles in Conscious Man," *J. Physiol.* (London), 185, 1966.

Otis, A., W. Fenn, and H. Rahn, "Mechanics of Breathing in Man," *J. Appl. Physiol.*, 2, 1950, 592–607.

Pappenheimer, J., J. Comroe, A. Cournand, J. Ferguson, G. Filley, W. Fowler, J. Gray, H. Helmholtz, Jr., A. Otis, H. Rahn, and R. Riley, "Standardization of Definitions and Symbols in Respiratory Physiology," *Fed. Proc.*, 9, 1950, 602–615.

Peterson, S., "An Electromyographic Study of the Respiratory Muscles in Man." Paper presented at ASHA Convention, Chicago, 1964.

Ptacek, P., and E. Sander, "Maximum Duration of Phonation," *J. Sp. Hrng. Res.*, 28, 1963, 171–182.

Radford, E., Jr., "Static Mechanical Properties of Mammalian Lungs," pp. 429–449, in W. Fenn and H. Rahn, eds., *Handbook of*

Physiology, Respiration 1, Sect. 3. Washington, D.C.: Amer. Physiol. Soc., 1964. Baltimore: Williams & Wilkins.

Rahn, H., A. Otis, L. E. Chadwick, and W. Fenn, "The Pressure-Volume Diagram of the Thorax and Lung," *Amer. J. Physiol.*, 146, 1946, 161–178.

Russell, N., and E. Stathopoulos, "Lung Volume Changes in Children and Adults," *J. Sp. Hrng. Res.*, 31, 1988, 146–155.

Sallee, W., "An Objective Study of Respiration in Relation to Audibility in Connected Speech," pp. 52–58, in G. W. Gray, ed. *Studies in Experimental Phonetics*, Louisiana University Studies, No. 27. Baton Rouge: Louisiana State University Press, 1936.

Schilling, R., "Movements of the Diaphragm in Speaking and Singing," *Deutsche Medizinische Wochenschrift*, 58, 1922, 1551–1552.

Schiratzki, H., "Upper Airway Resistance in Normal Man During Mouth Breathing," *Acta Otolaryngol.*, 58, 1964, 535–554.

Sears, T., and J. Newsom Davis, "The Control of Respiratory Muscles During Voluntary Breathing," pp. 183–190, in A. Bouhuys, eds., *Sound Production in Man, Annals of the N.Y. Acad. Sci.*, 155, 1968.

Sieben, A., "The Mechanics of Breathing," in C. Best and N. Taylor, eds., *The Physical Basis of Medical Practice*, 8th ed. Baltimore: Williams & Wilkins, 1960.

Skarbek, Ã., "The Significance of Variations in Breathing Behaviour in Speech and at Rest," *Acta Psychiat. Scand.*, 45, 1969, 218–258.

Snidecor, J., "Temporal Aspects of Breathing in Superior Reading and Speaking Performances," *Sp. Monog.*, 22, 284–289.

Spector, W. S., "*Handbook of Biological Data*," WADE Technical Report 56–273, ASTIA Document No. AD 110501, Aerospace Medical Research Laboratories, Wright-Patterson Air Force Base, Ohio, October 1956.

Steer, M. D., "Instruments in Speech Pathology," in L. E. Travis, ed., *Handbook of Speech Pathology*, 2nd ed., Englewood Cliffs, N.J.: Prentice-Hall, 1971.

Stetson, R., "The Breathing Movements in Speech," *Arch. Neer. de Phon. Exp.* 6, 1931, 113–164.

———, "The Breathing Movements in Speech," *Proc. Int. Cong. Phonetic Sciences*, 1932, 108–109.

———, "Speech Movements in Action," *Trans. Amer. Laryngol. Assn*, 1933, 29–42.

———, "*Motor Phonetics*," 2nd ed. Amsterdam: North-Holland, 1951.

———, and C. Hudgins, "Functions of the Breathing Movements in the Mechanism of Speech," *Arch. Neer. Phon. Exper.*, 5, 1930, 1–30.

Taylor, A., "The Contribution of the Intercostal Muscles to the Effort of Respiration in Man," *J. Physiol.*, 151, 1960, 390–402.

Tokizane, T., K. Kawamata, and H. Tokizane, "Electromyographic Studies of the Human Respiratory Muscles," *Jap. J. Physiol.*, 2, 1952, 232–247.

Wade, O. L., "The Chest and Diaphragm in Respiration," M.D. thesis, University of Cambridge, 1951.

———, "Movements of the Thoracic Cage and Diaphragm in Respiration," *J. Physiol.* (London), 124, 1954, 193–212.

———, and J. C. Gilson, "The Effect of Posture on Diaphragmatic Movement and Vital Capacity in Normal Subjects with a Note on Spirometry as an Aid in Determining Radiological Chest Volumes," *Thorax*, 6, 1951, 103–126.

Weismer, G., "Speech Breathing: Contemporary Views and Findings," in R. Daniloff, ed., *Speech Science*. San Diego: College Hill Press, 1985.

Weismer, G., "Speech Production," in N. Lass, L. McReynolds, J. Northern, and D. Yoder, eds., *Handbook of Speech-Language Pathology and Audiology*. Toronto: D. C. Decker, 1988.

Wiksell, W. "An Experimental Analysis of Respiration in Relation to the Intensity of Vocal Tones in Speech," pp. 37–51, in G. W. Gray, ed., *Studies in Experimental Phonetics*, Louisiana University Studies, No. 27. Baton Rouge: Louisiana State University Press, 1936.

Wilder, C., "Chest Wall Preparation for Phonation in Trained Singers," in V. Lawrence, ed., *Transcripts of the Eighth Symposium Care of the Professional Voice, Part II: Respiratory and Phonatory Control Mechanisms*. New York: The Voice Foundation, 1980.

Wilder, C., *Chest Wall Preparation for Phonation in Female Speakers*, in D. Bless and J. Abbs, eds., *Vocal Fold Physiology*. San Diego: College-Hill Press, 1983.

Winkworth, A., P. Davis, R. Adams, and E. Ellis, "Breathing Patterns During Spontaneous Speech," *J. Sp. Hrng. Res.* 38, 1995, 124–144.

Woodburne, R. T., *Essentials of Human Anatomy*, 5th ed. New York: Oxford University Press, 1973.

Zemlin, W., "An Electromyographic Investigation of Certain Muscles of Respiration," unpublished.

第 3 章

発　声
Phonation

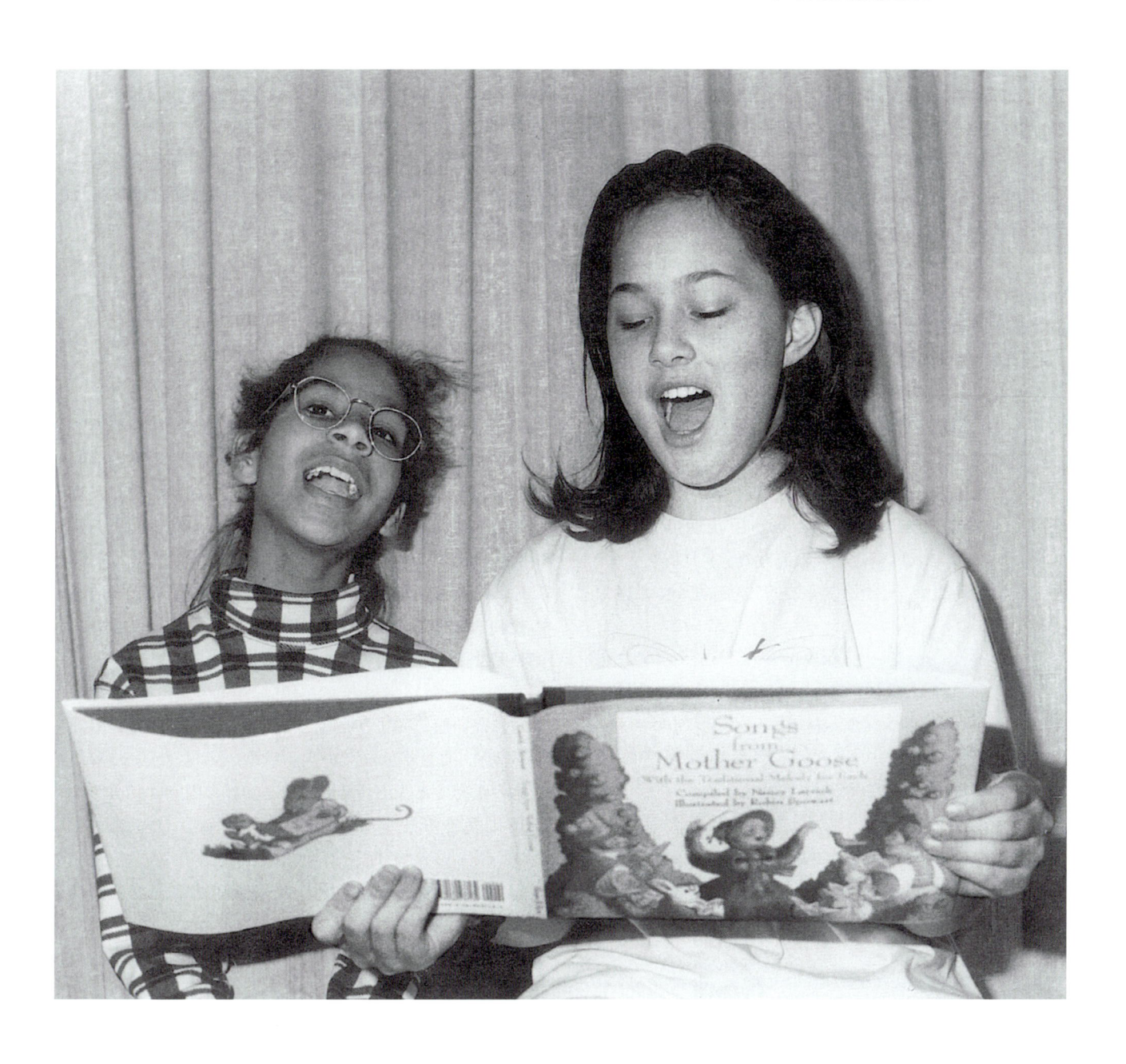

導 入 Introduction

　前の章では，話し言葉のメカニズムを，動力源，振動子，弁，フィルタからなる機械システムにたとえた．動力源について説明するには，次の段階として，声帯音が生成される過程を調べなければならない．

　エネルギー源は，変調されていない比較的安定した状態の肺からの呼気流であり，気管内を通過し，最終的に喉頭を通過する．喉頭は呼気流の振動を生むための主要器官であり，喉頭の一部である．**声帯ヒダ vocal fold** は，振動する要素を構成している．声帯ヒダの急速な開放，閉鎖は周期的に呼気流を遮断し，咽頭，口腔，鼻腔内で**声帯音 vocal（glottal）tone** すなわち声を生じる．それゆえ，狭めの変化と関連する空洞（それは集合的に**声道 vocal tract** として知られている）の音響特性は，比較的，単純な喉頭原音を意味ある音素に変える．

　喉頭は，気管の最も上位の端末であり，不対で，前頸部正中に位置する筋軟骨構造である（図3-1）．喉頭の垂直軸の中間付近で，前方に突出した隆起は，オトガイの真下に4本の指を，首の正中に沿って置くと容易に触診できる．軽く押しながら探ると，かなり明確な切欠きを見つけることができる．これが**甲状切痕 thyroid notch** である．これは声帯ヒダの前方の付着位置を示す．軽く甲状切痕に人差し指を置くと，上方に向かった指のつめは，喉頭を「つりさげている」といわれる構造である舌骨 hyoid bone を押す．

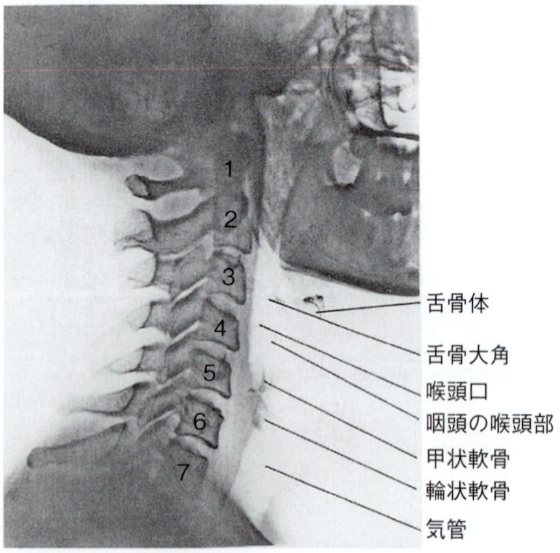

　このように，喉頭は，下を気管，上を舌骨で挟まれた位置にある．垂直的にみると，喉頭は，第3，第4，第5，第6頸椎のレベルに位置するが，喉頭の位置は年齢，性別，頭位，喉頭の活動性によって変化する．例えば，喉頭は，頸部を極端に屈曲，伸展すると，最大7cmの範囲を上下する．

　発話のための呼気流の産生は，呼吸機構の「非呼吸性」機能とされている；喉頭音の産生は，非生物学的機能とみなされている．すなわち，これまで君たちは，どのように，呼吸機構が生物学的機能と非生物学的機能をもつかをみてきた；喉頭にも，生物学的機能と非生物学的機能がある．

喉頭の生物学的機能 Biological functions of the larynx

　生物学的には，喉頭は呼吸器系内の構成単位と考えられている．その役割としては，喉頭は下気道のための防護装置として機能する．喉頭は，弁構造として働き，(1)空気が肺から逃げるのを抑制し，(2)異物が喉頭に入るのを防ぎ，(3)喉頭や気管に入るおそれのある異物を強制的に排出する．

　危険を及ぼす物質や異物は，**喉頭弁 laryngeal valve** の能動的な閉鎖によって，喉頭への侵入が防止される．能動的な閉鎖には胸郭の固定が必要であり，このことは第2章で述べた．喉頭弁の閉鎖は，呼気の漏出を予防し，非常に高い腹腔内圧を必要とする活動（例えば強制的排便，排尿，重量挙げなど）を容易にする．しかしながら，通常の正常である生体活動では，胸郭の固定は，適切に腹腔内圧を挙上するうえでは必要ない（Pressman, 1944）．

　胸郭の固定を担う同じ機構で，積極的に気道から異物が強力に放出される．いったん高い肺胞圧が発生すると，喉頭弁を瞬間的に勢いよく開放して，空気を爆発的に放出し，異物を気道から排出する．この行動を，私たちは「咳嗽」と称している．

図3-1
頸部側方X線写真．喉頭と舌骨の位置を示している．（E. Pernkopf, Atlas of Topographical and Applied Human Anatomy, Vol. 1., Philadelphia：W. B. Saunders Co., 1963 より）

1 — 舌骨体
2 — 舌骨大角
3 — 喉頭口
4 — 咽頭の喉頭部
5 — 甲状軟骨
6 — 輪状軟骨
7 — 気管

喉頭の非生物学的機能 Nonbiological functions of the larynx

　話をする霊長類として，私たちは，喉頭の主要な非生物学的機能は音声生成であるといわなければならない義務を有する．しかしながら，発話は，統合されたヒトの行動の一部であるという理由からは，それが非生物学的であるという概念は批評の対象になるかもしれない．私たちが他者と意志伝達をし，望みや要求を知らせることができるのは，主に音声言語を通じてである．実際，話し言葉は人間行動の大きな一部である．それは生物機能であると考えられるかもしれない．どちらの立場をとろうが，喉頭は，以前に言及したような生命維持に不可欠な生体活動を行っていない場合にだけ，音声生成機構として機能する．

　喉頭は極端に多用途の構造である．微妙な多くの調整が迅速にでき，非常に広い範囲でピッチと音量を調整して発音できる．しかしながら，力学の見地からは，喉頭は肺から出たり入ったりする空気の流れに対する多様な抵抗でしかなく，その観点からは，人の声は単に呼吸活動の「おまけ」と考えられる．

　喉頭に割り当てられる役割に関係なく，生物学的な弁であろうが，空気の流れに対する機械的な抵抗であろうが，美しくて用途が広い音を産生するシステムであろうが，その機能を完全に知るためには，そのユニークな構造を完全に理解する必要がある．人間の喉頭は，発音のために格別に良く作られたものである．

　声帯ヒダは，筋肉組織の長く，滑らかな丸い帯である．それらは，長くなったり短くなったり，緊張したり弛緩したり，外転したり内転したりする．あまり良く発達していない他の動物の喉頭と比較して，人間の披裂軟骨は，弁構造全長に対して実に短い．換言すると，このことは，声帯ヒダの振動部分が，発音にうまく適するように十分に長いことを意味する．

音声生成機構 The mechanics of the sound generator

　正常な呼吸運動の間，声帯ヒダはかなり広い間隔を開けて位置している．そして，しばしばいわれることとは反対に，ヒダの間隔は，吸気時と呼気時が同じか呼気時がいくぶんか大きい．空気が肺に流れ込み出ていくので，呼気流は妨げられない．この後で，喉頭の構造と行動の特性を考察するときに，私たちは，滑らかに流れる空気流が，どのようにして振動させられ，声門音を作るのかについて，深く調べることになる．簡単にいうと，喉頭は，ごく短い時間の空気の波動を急速に連続して起こすことによって声門音を作っている．この空気の振動は，喉頭上の空気柱を興奮させ，複雑な音を作る．空気の波動の生成は以下のようにして始まる：

　肺からの呼気流を抑制するために，声帯ヒダは完全かもしくはやや緩めに内転する．同時に，呼気は，声帯ヒダの下で空気圧を上昇させ，圧が十分高まったとき，声帯ヒダは吹き開けられ，声道に一団の空気が放出される．この空気の放出によって，声帯ヒダの下の空気圧は，即座に減少し，組織の弾性と減少した空気圧によって，単純に声帯ヒダはもともと内転していた位置に跳ね戻る．その結果，再び空気圧が上昇して，ヒダは吹き開けられる．いま述べたのが，**声帯ヒダの振動**の1回の周期である．普通の母音産生時に，声帯ヒダの振動は，男性で1秒につき約125回，女性では約210回で，小児ではもっと高い．

　いったん音声表出が始まって，喉頭の内転筋が突然に収縮すると，強制的に声帯ヒダが近接し，声帯ヒダの振動は抑制される．そのような活動を，通常，**声門破裂音 glottal stop** と称している．一方で，内転筋機構の急速な開放も，声帯ヒダを振動させて，glottal attack（glottal stroke）として知られる状態にし，あまり突然でない内転筋機構の開放がそれほど急速でないと，声帯ヒダ振動を徐々に始める．

　glottal attack と声門破裂音が，かなり高い頻度で起こる英語以外の言語もある．例えば，ドイツのいくつかの地方では，glottal attack と声門破裂音はごく通常に使われるが，音素的な意義はない．一方，トルコでは，glottal attack は音素上の意味をもって使われる．英語では，glottal arrest と glottal release は，想像以上に高い頻度で使われている．

喉頭の支持構造
The supportive framework of the larynx

舌骨 Hyoid bone

　舌骨は軸骨格の一部であるが，実際には喉頭を構成する枠組の一部というよりむしろ舌根の支えとなる構造で

108　第3章　発　声

ある．しかしながら，喉頭は，どことなく舌骨からぶら下がった状態であり，いくつかの外喉頭筋の上部での付着部となっている．この関係が，おそらく，舌骨がしばしば喉頭構造として述べられたり，図示されたりする理由の1つであろう．

　喉頭筋の付着部位となることに加えて，舌骨は大半の舌筋の下方の付着となっている．ドイツ語では，舌骨は zungenbein（舌の骨）とよばれている．全部で，22, 23 の筋肉が，舌骨に起始と停止を有している．それらの多くは，音声生成にとって非常に重要な筋である．

舌骨筋群 Hyoid musculature

　舌骨 hyoid bone（ギリシャ語 hyoeides）は，ギリシャ文字 upsilon（U）のような形状をしており，「他のいかなる骨にも直接的に付着部を有さない」という点でユニークである；むしろ，それは高度な運動を担当する構造に貢献するような筋や靱帯からなる複雑なシステムによってその位置につながれているといえる．舌と顎からの筋肉は上前面から舌骨に接近し，側頭骨からの筋肉と靱帯は上後面から接近する．胸骨や鎖骨からの筋と同様，外喉頭筋は下方から舌骨に接近する．舌骨に付着し，舌骨をその位置に懸架する筋群は，ときに**舌骨吊り下げ筋 hyoid sling muscles** とよばれている（表3-1）．

舌骨の解剖学

　図3-3で示すように，舌骨はU字型をしている．第3頸椎のレベルで，舌骨は水平に位置し，U字の腕はわずかに後上方に向いている．

　舌骨の本体は，対をなさない腹側体部から成る．その形状はおおむね四辺形である．そして，凸状の前面と明瞭に凹んだ後面を有し，この形状によって，強度を犠牲にすることなくその重さを最小化している．明確な横方向の稜線が上半分を通り，垂直方向に走行する中央隆線は前面を左右に分ける．

　後側に向いた腕は体の両側に1つずつあり，**大角 greater horn** として知られている．それらは，体部よりいくらか平坦で，体部から後方に向かうにつれて小さくなっていき，結節として終わる．それは，喉頭の甲状軟骨の上角と間接的にゆるい関節を作る．体部と大角の結合する点は，**小角 lesser horn（角）**として知られる上

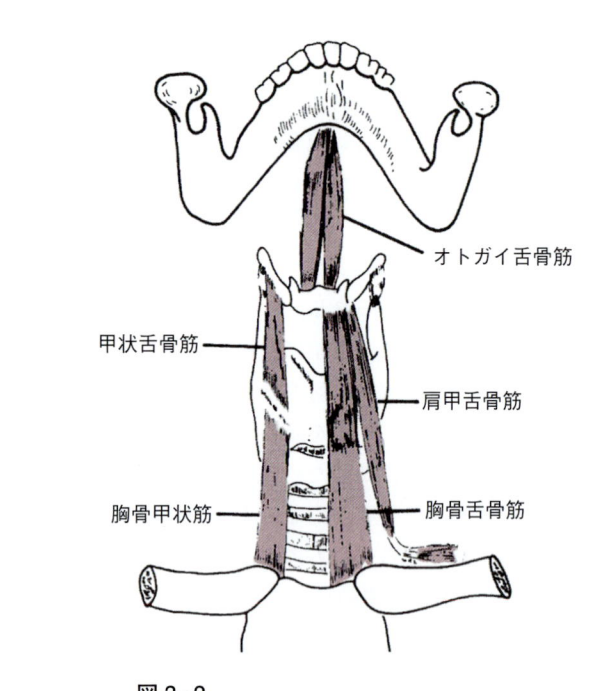

図3-2
頸部．革帯筋の一部を示している．

表3-1
舌骨吊り下げ筋群

	筋	起始	停止
1	茎突舌骨筋	茎状突起	舌骨
2	顎二腹筋（後腹）	乳様突起	舌骨
3	顎二腹筋（前腹）	舌骨	下顎骨
*4	オトガイ舌骨筋	下顎骨	舌骨
*5	甲状舌骨筋	甲状軟骨	舌骨
*6	胸骨舌骨筋	胸骨柄	舌骨
*7	胸骨甲状筋	胸骨柄	甲状軟骨
*8	肩甲舌骨筋	肩甲骨上縁	舌骨

*これらの筋肉は，集合的にしばしば頸部の「革帯筋」として知られている．図3-2に図示する．

喉頭軟骨の骨組　109

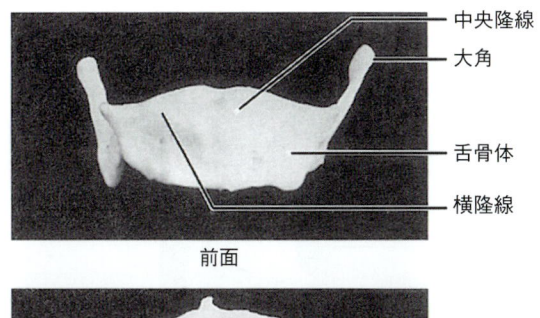

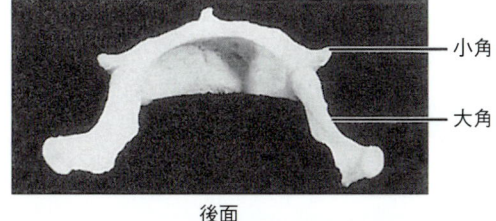

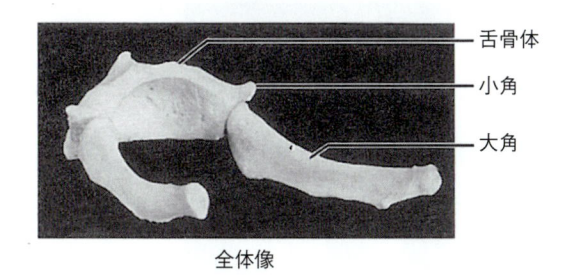

|中央隆線|
|大角|
|舌骨体|
|横隆線|
前面

|小角|
|大角|
後面

|舌骨体|
|小角|
|大角|
全体像

図 3-3
さまざまな角度から見る舌骨．

方に向かう円錐形の突起に特徴がある．小角は，通常，小さく円錐形をした弾性軟骨によって覆われる．

変異についての注意

舌骨と喉頭の軟骨の枠組みを構成する構造は，対象ごとに大きな変異がある．変異は，大きさ，全体の形態，対称性に頻繁にみられ，そのため，舌骨を一般化することは実に危険である．この後の喉頭の説明は，主に少数の標本を分析した結果に基づくが，変異に関する情報があるときにはそれを述べる．

喉頭軟骨の骨組
The cartilaginous framework of the larynx

喉頭の構造上の枠組みは，9本の軟骨とそれらに接続する膜と靱帯から成る．3つは不対のかなり大きな軟骨であり，3つは対をなす比較的小さな軟骨である．それらの構成は以下のとおりである：

1つの甲状軟骨（硝子軟骨），2つの披裂軟骨（硝子軟骨）

1つの輪状軟骨（硝子軟骨），2つの小角軟骨（弾性軟骨）
1つの喉頭蓋（弾性軟骨），2つの楔状軟骨（弾性軟骨）
である．軟骨は硝子軟骨か弾性軟骨から成る．

青年期に，硝子軟骨からなる構造が完全に成長発達した後，それらは，ゆっくりと骨化する[1]．このことは，幼児期と青春期という活動的で粗暴な年齢の間は，喉頭の骨格の枠組みは，かなり柔らかく，曲がりやすく，間質成長できる状態であるが，人生後半になると軟骨は徐々に骨様となりまったくもろくなる．

甲状軟骨 Thyroid cartilage

甲状軟骨（図3-4）は，喉頭の軟骨群のなかで最も大きいものである．その名前が「盾状」を意味するにもかかわらず，「thyro-」に結合した言葉は甲状腺との関係を意味する．

甲状軟骨は，**甲状軟骨板 thyroid laminae** とよばれている2枚のいくぶん四辺形のプレートから成る．それら2枚は，前方正中で相互に癒合し，喉頭の前部と側方の壁の大部分を構成する．この癒合点は，**甲状軟骨角 angle of the thyroid** として知られている．甲状軟骨板の癒合は上部において不完全であり，顕著なV字型の**甲状切痕 thyroid notch** となる．それは，**甲状腺隆起（喉頭隆起）**，すなわち「のどぼとけ（アダムのリンゴ）」として知られる喉頭前面の隆起の少し上で，明瞭な陥凹として触れることができる．

後ろから見ると，図3-4のように，甲状軟骨板は楔状の空間を封鎖するために分岐しているのがみられる．左右の甲状軟骨板が形成する角度は，成人男性で80°，成人女性で約90°である．

おのおのの甲状軟骨板の後縁は，上方と下方に長くなっており，それぞれ**甲状軟骨上角，下角**となる．図3-4で示すように，**上角**は上後内側に向いている．それらは，相対する舌骨の大角に靱帯で付着する．下内側に向く**下角**は，上角より短く，いくぶん分厚く，先端の内側面にある関節小面によって輪状軟骨との間で関節を作る．この関節小面は，標本ごとの多様性が高く，一方の小角で欠損したり，または両方ともない場合もある．

甲状軟骨に関する記述には，斜線 oblique line とよばれる「顕著な要衝」が取り上げられる．斜線は，各甲状

---

[1] 石灰化も起こるが，プロセスが骨化とはまったく異なる．

図 3-4
甲状軟骨.

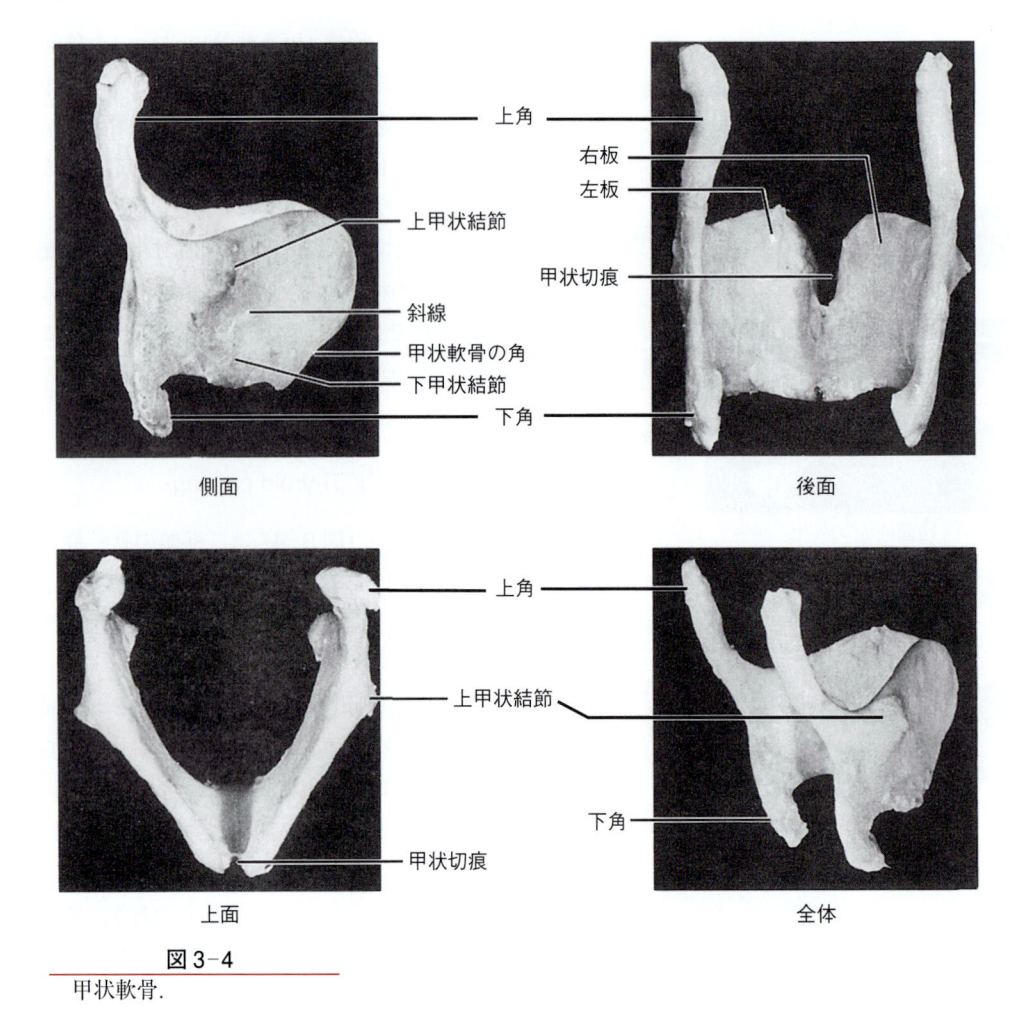

軟骨板の表面を横切り，上甲状結節から下甲状結節まで下前方に走行する．これらの結節を，**図 3-4** に示す．通常，斜線は明瞭であるが，この図の標本では疑わしい．私たちがみているものの実態は，腱である．

多数の標本の解剖の結果，90％の標本で，斜線は，上下の甲状結節の間を架橋して，甲状軟骨板を横切って，斜めに位置する線維帯である (Zemlin and Angeline, 1984)．この線維帯は，Beaunais and Bouchard (1868) と Testut and Laterjet (1948) らによって確認された．この線維帯を除去すると，甲状軟骨板の表面は滑沢になり，約90％の標本で軟骨性の斜線はなくなる．最近の組織学的研究では，線維性の弓が腱となることが示された．**斜線（腱）**は，**図 3-5** に示す．外喉頭筋系の説明のときに，再度この主題を論じる．

図 3-5 に示すように，約3分の1の甲状軟骨には，軟骨板の後上方4分の1のところに穴がある．そのサイズは非常に多様であり，しばしば喉頭内部への血管の進入路となる (Zemlin, Simmon, and Hammel, 1984)．

上角は，多様な大きさと形状をもち，まったく消失する場合もある．下角の多様性ははるかに小さい（**図 3-5**）．

輪状軟骨 Cricoid cartilage

輪状軟骨 cricoid cartilage は，硝子軟骨構造で，Vesalius はトルコの弓術家によって使用された輪にたとえた．この軟骨は，いちばん上の気管輪の直上に位置する．甲状軟骨より小さいが頑丈で，喉頭の枠組の下部を形成する．輪状軟骨は，2つの部分から成る：**前部の弓 anterior arch** と **後部の四角板 posterior quadrate lamina** である．

図 3-6 に示すように，**輪状軟骨板 cricoid lamina** は，ほぼ六角形のプレートであり，それはときに印環にたと

喉頭軟骨の骨組　111

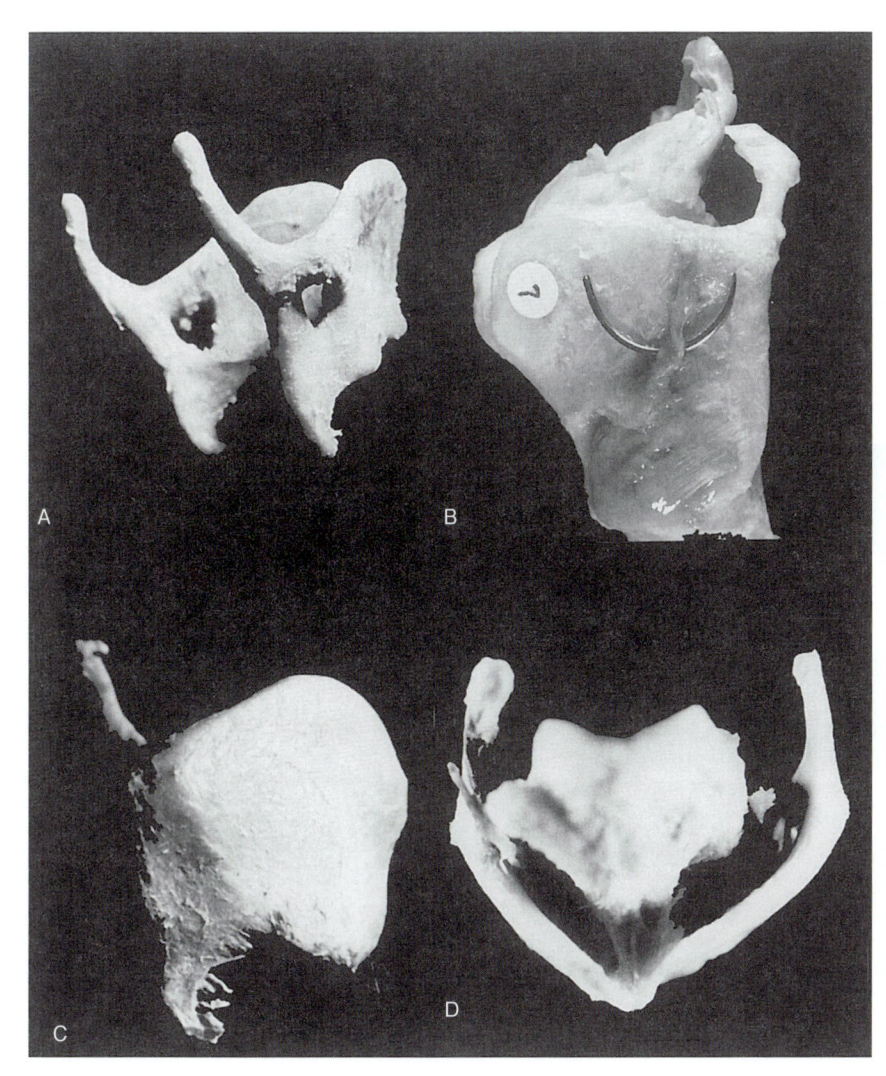

図3-5
甲状軟骨にみられる変異．(A) 甲状孔 Foramen thyroideum. 約3分の1の人に生じる．(B) 胸骨甲状筋と甲状舌骨筋の付着となる斜線（腱）．約90％の人にみられる．(C) 上角の加齢変化．約5％の人に起こる．(D) 甲状軟骨の非対称性．

えられる．この板は，上方に向かって広がり，甲状軟骨の後縁との間の空間を占める．輪状軟骨板の正中には著明な垂直隆起があり，2つの浅い陥凹を分ける．その隆起は上部食道の縦走筋線維の付着部位であり，2つの浅い陥凹は後輪状披裂筋の起始部になる．

輪状軟骨弓の両側の外側には，甲状軟骨の下角との間で関節を作る小さな卵円状の関節面がある．その関節は可動の車軸関節となり，それによって甲状軟骨も輪状軟骨もその関節の軸周りで回転できる．図3-7の点線で，この運動を示す．この回転運動は，声のピッチを変える機構として非常に重要な運動であり，本章の後半で詳細に考察する．

輪状軟骨の下縁は滑らかで，通常やや非対称であるが，それ以外にはこの軟骨下縁には重要な目標はない．輪状軟骨は，**輪状気管（膜）靱帯** cricotracheal ligament (membrane) によって第1気管輪と結合する．

披裂軟骨 Arytenoid cartilage

対になった披裂軟骨 arytenoid cartilage は，図3-8で示したが，輪状軟骨の斜面に位置する（図3-7）．主に硝子軟骨でおおむね相似形の三角錐（四面体）で，各軟骨は，基底面と頂点と3つの面をもつ．

前外側面は最も広く複雑である．それには2つの孔あるいは凹窩がある：頂点近くの**三角窩** triangular fovea と基底面近くの**楕円窩** fovea oblonga である．この2つの窩は，水平横方向に走行する**弓状稜** arcuate ridge によって分けられている．披裂軟骨の後外側の角は外側に向いた筋突起となり，その下面に丸い凹面の関節面をもち，輪状軟骨と関節をつくる．この筋突起は，いくつかの重要な喉頭筋の付着部位でもある．基底面近くの前部の角は，**声帯突起** vocal process とよばれる点状の突起として長くなっている．**声帯靱帯** vocal ligament は，声

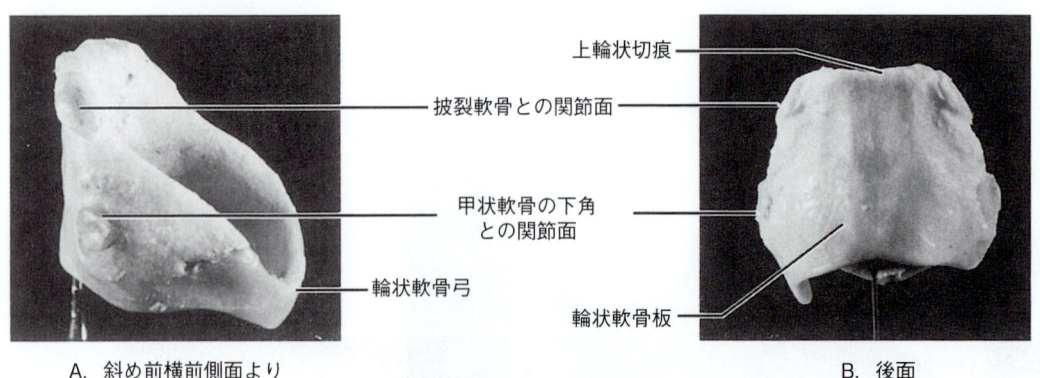

第3章 発声

図3-6
輪状軟骨.
A. 斜め前横前側面より
B. 後面
C. 上面 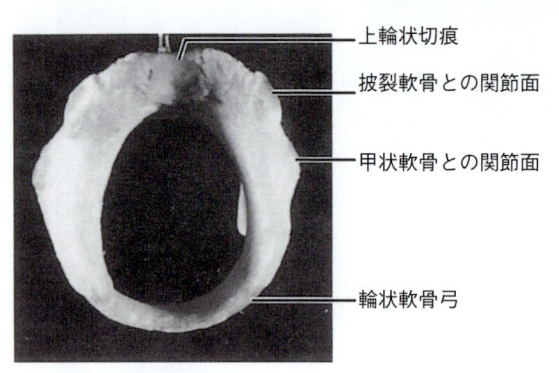

(ラベル: 披裂軟骨との関節面, 甲状軟骨の下角との関節面, 輪状軟骨弓, 上輪状切痕, 輪状軟骨板, 披裂軟骨との関節面, 甲状軟骨との関節面)

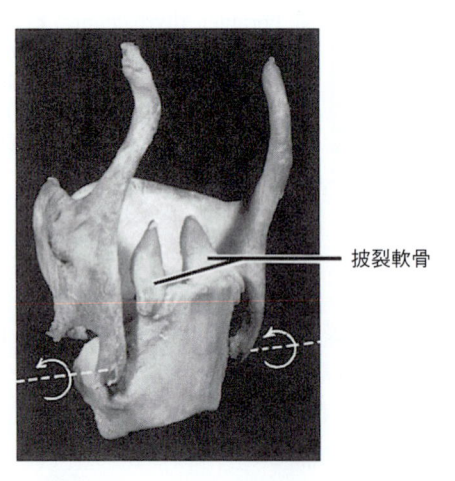

図3-7
輪状甲状関節の回転軸を示す関節結合した喉頭軟骨. 大きな上甲状角に注意しよう.

(ラベル: 披裂軟骨)

帯ヒダ vocal fold の重要な部分で, 声帯突起に入り込む.

小角軟骨 Corniculate cartilage

披裂軟骨の頂点は, 一対の円錐形で弾性のある**小角軟骨 corniculate cartilage**(その角状の形態からの名称)が被さっている. この軟骨は, 下等動物ではかなり大きいが, 人間では, かつて重要な保護機能を有した構造かもしれないが, 退化[2]した構造となっている.

喉頭蓋 Epiglottis

解 剖

喉頭蓋は, 弾力のある葉状の弾性軟骨もしくは弾性線維軟骨の構造体である. 舌骨と舌根のちょうど後ろに位置している. 上縁は広く, 丸く, 薄い. 下方で, 細くなり, **喉頭蓋茎 petiolus** とよばれる茎状構造になる.

喉頭蓋は, ちょうど甲状切痕の直下にある甲状軟骨角に, **甲状喉頭蓋靱帯 thyroepiglottic ligament** を介して付着する. 葉状部が最も広い部分で, それは弾性のある**舌骨喉頭蓋靱帯 hyoepiglottic ligament** によって舌骨にしっかりと接合している. 図3-9で示すように, 横側

---

[2] 種または個人の発達の前段階では機能していた構造の残遺. 「痕跡」は, Nomina Anatomica で使われ, 胚または胎児のときには機能する器官であったが, 変性しつつあるその残遺物を示すために使われる. 原始的構造であるが, ときに代替して使われることも未熟な器官との相違は理解されなければならない.

喉頭軟骨の骨組 113

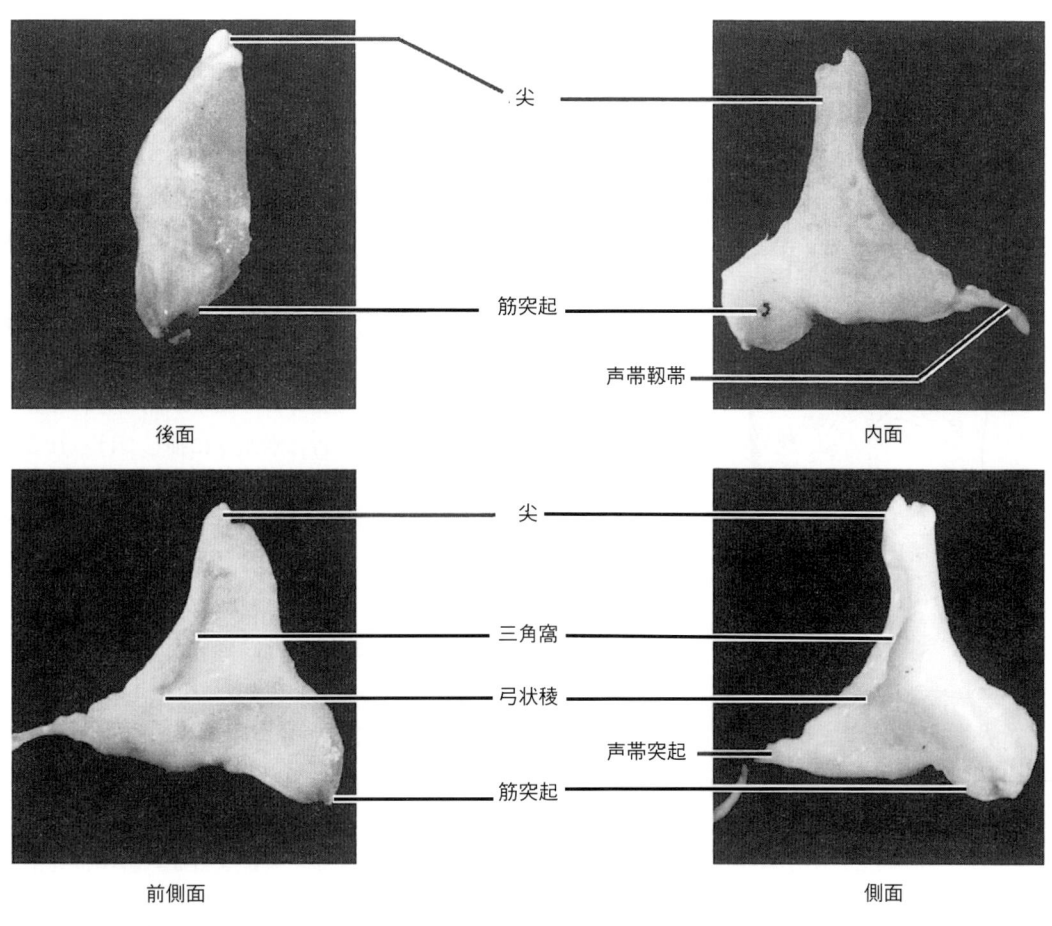

尖

筋突起

声帯靱帯

後面　　　　　　　　　　　　　内面

尖

三角窩

弓状稜

声帯突起

筋突起

前側面　　　　　　　　　　　　側面

図 3-8
左側披裂軟骨.

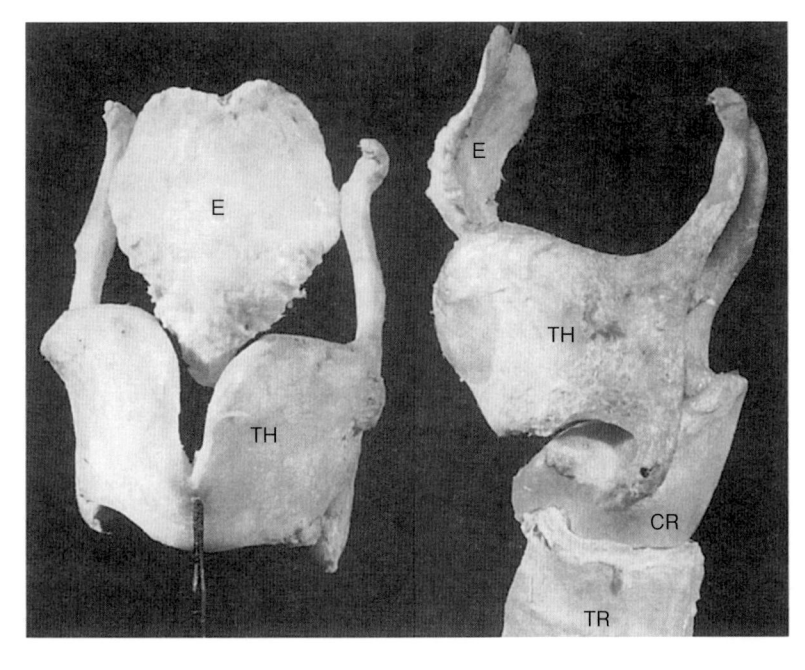

図 3-9
本来の位置にある喉頭蓋. 正面 (左) と側面 (右) (E) 喉頭蓋, (TH) 甲状軟骨, (CR) 輪状軟骨, (TR) 気管.

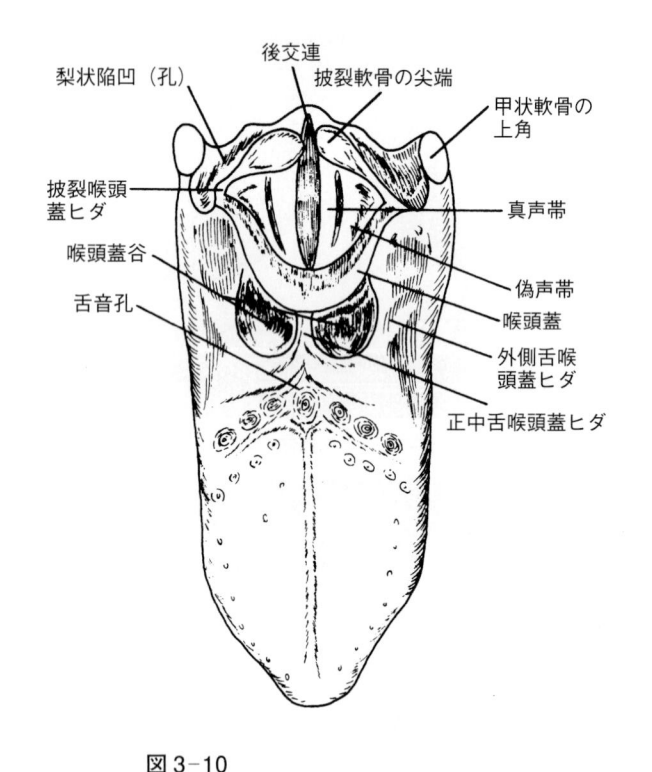

図3-10
本来の位置の喉頭蓋を上面から見る．隣接する構造との関係を示す．

からみると，前面（舌面）は前方に屈曲し，上からみると，図3-10のように鋭い凸面になっている．前面は，**正中舌喉頭蓋ヒダ（靱帯）** median lateral glossoepiglottic ligament と2つの**外側舌喉頭蓋ヒダ（靱帯）** lateral glossoepiglottic ligament によって舌根に連続する．2つの小窩または**喉頭蓋谷** valleculae が，喉頭蓋と舌根の間，正中舌喉頭蓋ヒダの両側に1つずつみられる．

大きな**脂肪体**が，舌骨から甲状切痕のレベルまで展開しており，喉頭蓋を舌骨と甲状軟骨から分離する．側方からみると，後方すなわち喉頭側の面は凹面である．喉頭蓋の下部は，間接的喉頭検査で容易にみられる結節に特徴がある．後面は，密着した粘膜によって取り巻かれている．

臨床ノート 喉頭蓋の上部は低年齢児では口腔診査の際に容易にみえる．喉頭蓋は，白色もしくはピンク色の三日月型で，舌のちょうど後ろにみえる．その後，上気道の成長と形状の変化が生じると，なんらかの検査器具や喉頭鏡がないとみえにくくなる．

機　能

人間の**喉頭蓋** epiglottis は，しばしば食物嚥下時に喉頭に入るのを防止する機能を有するといわれる．正確な仕組みについては，若干の論議がある．

1つの考えは，喉頭蓋が一種の落し戸として作用するということである．食塊が口腔から食道まですべっていく間に，反射によって，喉頭の入口上をパチンと閉鎖するという考え．喉頭蓋の圧迫は，披裂喉頭蓋ヒダ内の筋線維の収縮を通じて伝達されると思われる．

もう1つの考え方は，嚥下が開始されて食塊が咽頭に移動する間に，舌は喉頭蓋に押しつけられるという考えである．Van Daele et al. (1995) は，嚥下の間，喉頭は挙上し，舌骨は前方に移動し，外側舌骨喉頭蓋靱帯（ヒダ）は喉頭蓋の上部3分の1を下方に押さえこもうとする．

喉頭蓋は話し言葉にはほとんど寄与しないということは問題なくいえる．ただ，喉頭腔の大きさと形状を変化させることで喉頭音を変化させる可能性はある．低いピッチでは，喉頭蓋は実質的に喉頭入口部を覆うので，その内部をみることはむずかしくなる．ピッチが上昇すると，喉頭は「じゃまにならない所に移動する」ことで声帯の全景がみえるようになる．

喉頭蓋は，しばしば，人間では退化した構造であり，より下等な生物では，重要な生体機能を有する構造であると考えられている．人間では，あまり活動的な器官ではない．

Negus (1949) は，すべての哺乳類が喉頭蓋をもつということ，またそれはとくに鋭い嗅覚をもつ動物ではよく発達していることに注意するよう述べている．図3-11において，喉頭蓋がどのようにして軟口蓋に乗っかっているかに注意すること．Negus は，下等動物の喉頭蓋は，口腔以外の気道から口腔を分離するであろうと想像した．吸入された空気は，鼻腔を通って嗅覚感覚器を通り越す．こうして，口の中の食物は，吸入された空気の臭いを変化させず，さらに，口が開いているときでも，動物は最大の嗅覚能を発揮できる．

後の研究で，Negus (1949) は彼の観点を修正して述べている．すなわち，舌の運動作用によって，喉頭蓋がいくぶん横方向へ運動する（重要でない運動）と述べた．

嚥下の間，喉頭入口部を覆うために喉頭蓋が下がるという事実は，X線映画によって確認された（Ardran

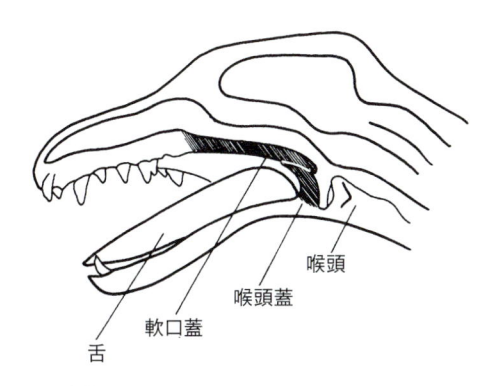

図 3-11
イヌにおける軟口蓋と喉頭蓋の関係. 動物は食べているときでも，嗅覚は有効である．

and Kemp, 1951, 1952, 1967；Saunders et al.,1951).
喉頭蓋は，喉頭の入口部を覆う際に2つの異なった運動をすることが報告されている．第一の運動は，喉頭蓋が甲状軟骨に接触するときに起こる．その運動は，垂直安静位から水平位までであり，それは食塊が咽頭を通過するにつれて起こる第二の運動に続く．この運動は，喉頭蓋の上部1/3を水平位より下方にもってくる．これらの運動は，舌骨の前方偏位の結果であり，甲状軟骨と舌骨が近接している結果でもある．VanDaele, Perlman, Cassell (1995) のコメントは，嚥下時に喉頭が挙上し，舌骨が前方に動くにつれて，対になった外側舌喉頭蓋ヒダ（靱帯）は喉頭蓋上部1/3を牽引して，水平位より下方位に引っ張るということを述べている．

　成人では，喉頭蓋の形状は著明に変化し，喉頭蓋と軟口蓋の間には何もない空間が生じる．これは人間が直立した動物であるためであり，人間の気道は喉頭蓋と軟口蓋の間の領域でほとんど直角に曲がっている．

楔状軟骨 Cuneiform cartilage

　喉頭蓋の両側から，粘膜のヒダが，靱帯性の筋肉線維を囲み，披裂軟骨の頂点まで延びている．これは，**披裂喉頭蓋ヒダ** aryepiglottic fold とよばれ，喉頭への入口を構成する（これらは図3-26に模式的に示している）．以前に述べた小角軟骨のちょうど前外側で，披裂喉頭蓋ヒダの内部に埋め込まれた1対の**楔状軟骨** cuneiform cartilage とよばれる楔形をした弾性軟骨がある．

　この小さな軟骨が披裂喉頭蓋ヒダ内に埋め込まれ，結合組織，脂肪，粘膜によって覆われているにもかかわら

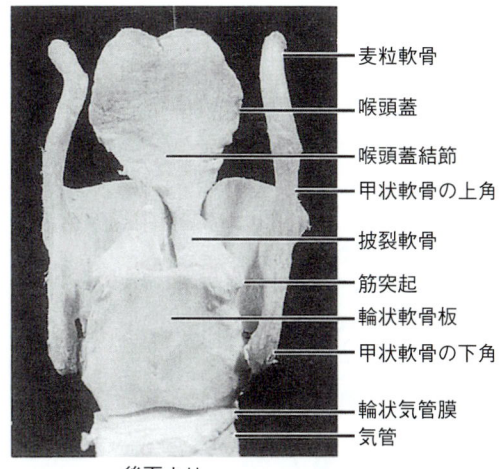

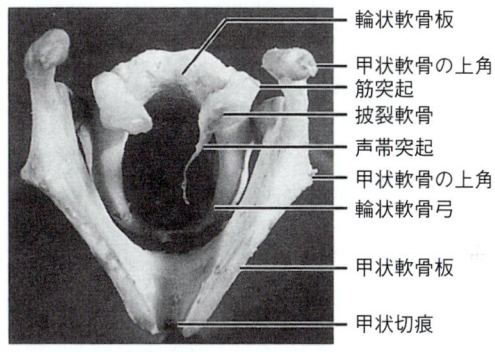

図 3-12
主要な喉頭軟骨と気管．

ず，喉頭を上から見おろすと，これらは顕著な隆起か腫隆（**楔状結節**）としてしばしばみられる．しかし，この軟骨は標本にすると消失することがある．なぜなら，下等動物においてはより顕著であるが，人では退化した構造のためである．この軟骨は，披裂喉頭蓋ヒダを支えて堅くし，喉頭の開口部を維持するのを助けている．

　主要な喉頭軟骨を図3-12に示す．後ろから見た軟骨と付随するいくつかの構造の概略図を図3-13で示す．

喉頭の関節

　喉頭にはたった2対の関節，**輪状披裂関節** cricoarytenoid joint と**輪状甲状関節** cricothyroid joint しかないにもかかわらず，声帯ヒダの内部調整のすべてがこれら2対の関節によって行われている．

輪状披裂関節 Cricoarytenoid joint

　輪状披裂関節は鞍関節であり，揺り椅子状の運動と限

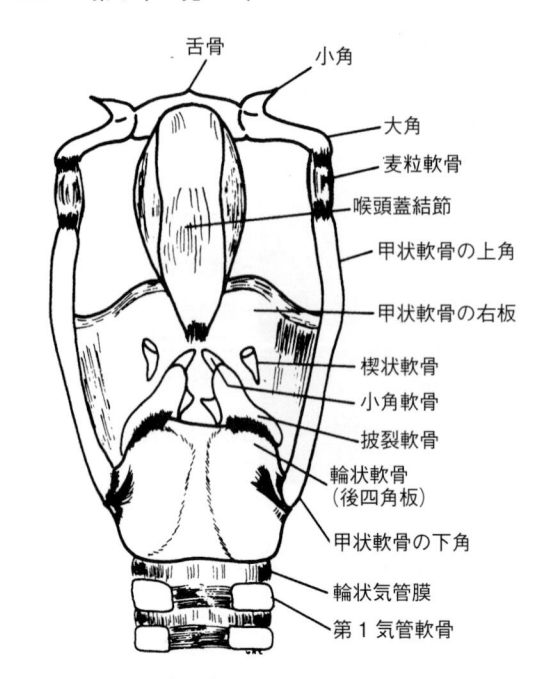

116　第3章　発声

図 3-13
喉頭軟骨と付随する構造（後面）

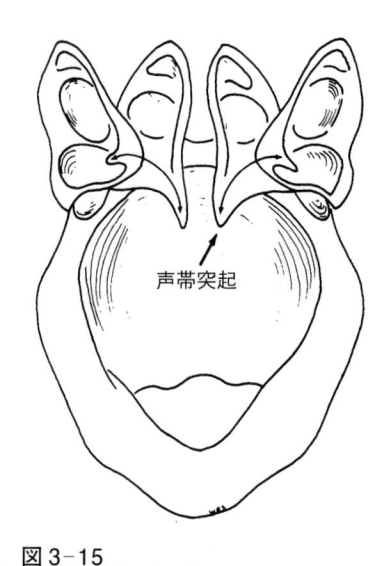

図 3-15
輪状披裂関節の運動．披裂軟骨のロッキングチェア様の外転運動は，声帯突起の上外方への運動を生み，声帯突起が内転するときには，内下方の披裂軟骨の運動が生じる．

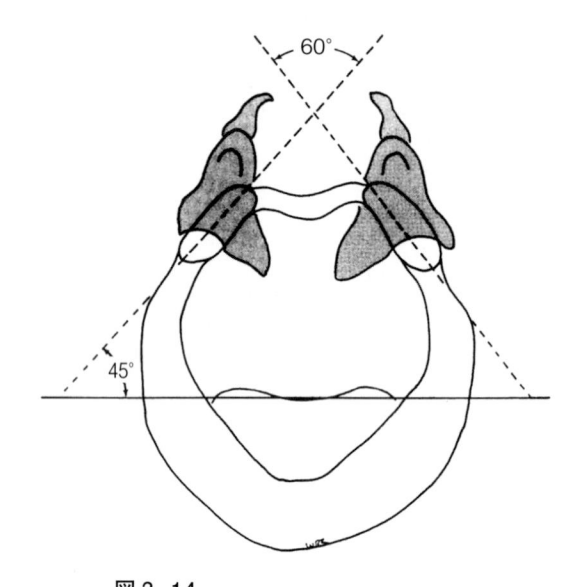

図 3-14
輪状軟骨の関節（輪状披裂関節）の角度的な方角．

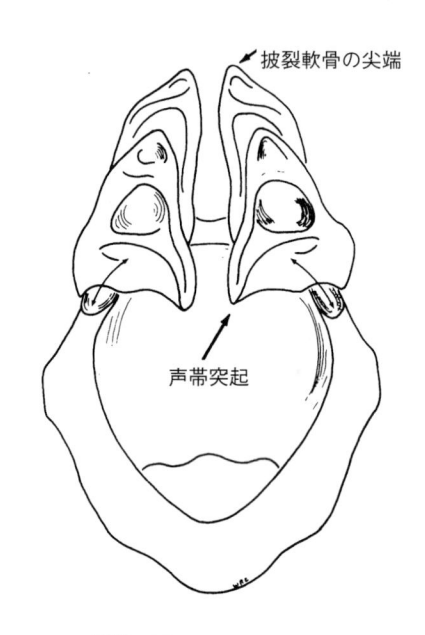

図 3-16
輪状披裂関節によって，滑走運動は制限されている．輪状軟骨関節面の方向によって，披裂軟骨の動きは，複雑な上内方向あるいは外上方向の滑走運動である．この運動は，ロッキングチェア様の運動が生じる間に起こる．

定的な量であるが滑走運動ができる．

輪状軟骨関節面 cricoid articular facet は，輪状軟骨板の上縁の斜面の外側に位置する．それは，楕円形で，凸面状をしており，その長軸は，後方から約25°ほど下前外方に斜め方向に向いている．この小面の長軸が後部に向くと，図 3-14 の場合のように，約 50～60°の角度で交差する．

披裂軟骨の関節小面 arytenoid articular facet は，前に言及したが，かなり環状であるが，鋭く凹面状でもある．筋突起の下面にあって，その凹面状の披裂軟骨の小面は，ぴったりと凸面状の輪状軟骨の小面に適合する；それに付属する筋系によって筋突起が運動するとき，輪状軟骨関節の小面の長軸に対して直角になって，回転あ

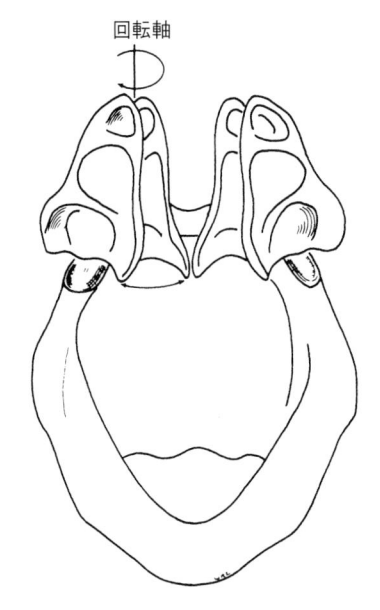

図 3-17
輪状披裂関節での論議の多い回転運動．この関節の特性のために，回転運動は無視でき，通常の喉頭ではまず起こらないだろう．

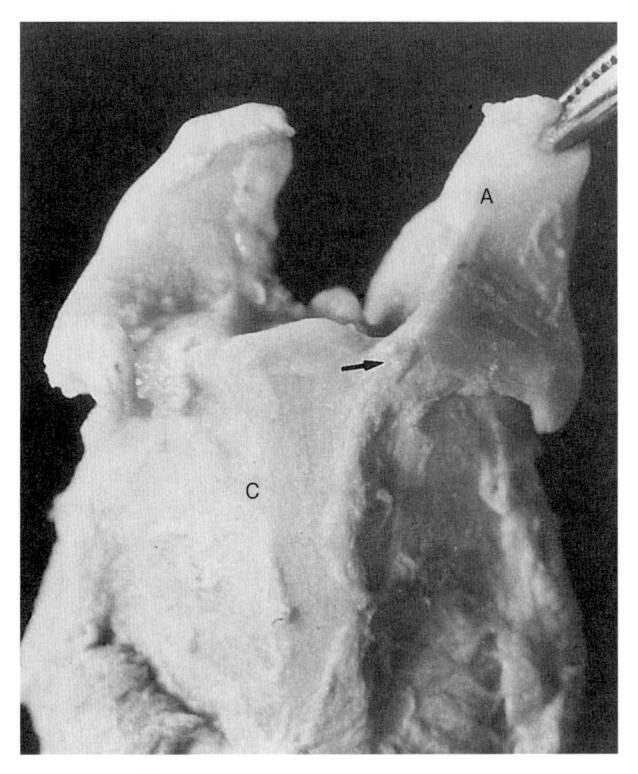

図 3-18
後輪状披裂靱帯が矢印で示されている．(C) 輪状軟骨, (A) 披裂軟骨．

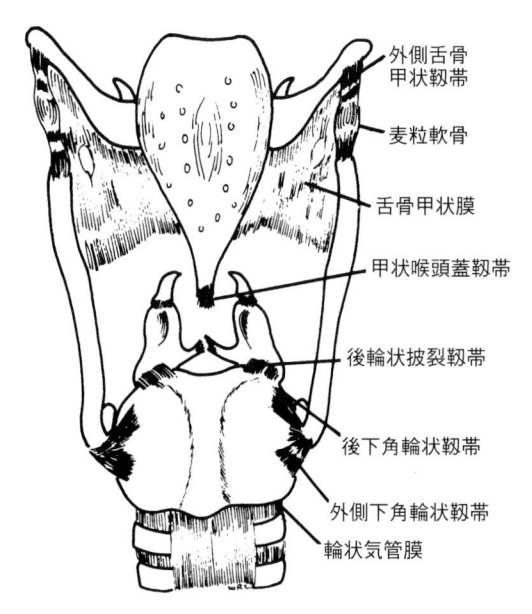

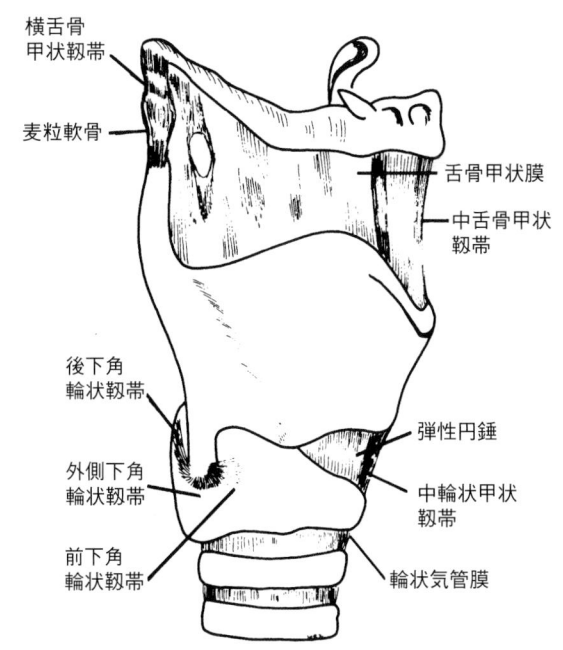

図 3-19
後方と側方から見た喉頭の靱帯と膜．

るいは揺り椅子状運動が生じる．しかしながら，この小面は下外側方向に傾斜するため，図 3-15 で示されるように，声帯突起の運動は上方に向かい，正中線から離れていく．換言すれば，披裂軟骨の揺り椅子運動が，外転運動であるときには声帯突起の上外方への旋回運動を生じ，内転運動時には，声帯突起の下内方への旋回運動となる．

輪状披裂関節は可動関節であるので，それは回転運動に加えて一定量の滑走運動もできる（図 3-16 に示す）．

垂直軸まわりでの第3の運動，非常に制限された旋回運動か回転運動もときに認められる．この論議の多い運動を図3-17に示す．この関節についてのSonesson (1960)による詳細な説明は，von Leden and Moore (1961)による数学的分析によって確認された．

後輪状披裂靱帯 posterior cricoarytenoid ligamentは，輪状披裂関節嚢の大部分を構成する．それは，披裂軟骨の動きを制限して，ある程度の影響をもつ．このよく発達した非常に重要な靱帯は，輪状軟骨板の上縁後面から，披裂軟骨の後面基底部まで伸びている．その走行は，斜め上外側方向である（図3-18, 3-19）．この靱帯は，披裂軟骨の前方運動の範囲を制限し，おそらく滑走運動の範囲に制限を課しているのであろう（Sonesson 1960）．

十分に発達しておらず，しばしば欠損する**前輪状披裂靱帯** anterior cricoarytenoid ligamentは，輪状軟骨から披裂軟骨の前外側基部まで及ぶ．これが存在すると，披裂軟骨の後方運動を制限する可能性がある．

輪状甲状関節 Cricothyroid joint

この関節が滑車関節であることは前述した．その回転軸は図3-7に示す．小さい円形か卵円形の関節面は，輪状軟骨弓の両側の外側に位置すると述べられている．この小面は，平坦か，わずかに凹面である場合も，わずかに凸面である場合もあり，またなかには極端に未発達で，完全に消失している例もある．甲状軟骨の下角の下縁の内面にある関節小面と同様である．しかしながら，通常，この関節は滑膜によって裏打ちされており，関節運動を制限する被膜靱帯によって強く結合している．関節小面が未発達か存在しない例では，関節は例外的に靱帯である．

Mayet and Muendnich (1958) は，**後下角輪状靱帯** posterior ceratocricoid ligament, **外側下角輪状靱帯** lateral ceratocricoid ligament, **前下角輪状靱帯** anterior ceratocricoid ligament を明示している．これらの靱帯は一緒になって被膜靱帯を構成する；それらを図3-20に示す．関節包の構造は，生じる運動の種類を決定する．

基本的な運動は，関節による水平方向の軸のまわりでの回転である．そのことは図3-7に示す．これは靱帯を緊張させるため，運動は回転運動に限定される．しかしながら，中間位では，この靱帯はいくぶんか弛緩しているので，限定的ではあるが矢状面に沿った滑走運動が生じる．この回転運動や滑走運動は，声帯の圧を上昇させ，声のピッチを上昇させる．

どの軟骨が回転運動を担っているかについては論争のあるところである．Mayet and Muendnichが支持する意見は，甲状軟骨は，それに付着する筋肉や他の構造で位置的に固定されているため，回転運動は**輪状軟骨** cricoid cartilageによって行われるとの意見である．図3-21で示すように，この運動は，前方において輪状軟骨弓と甲状軟骨の間の距離の減少に帰着する．同時に，披裂軟骨の声帯突起と甲状軟骨角の間の距離は増加する．Arnold (1961) や他の多くの研究者が支持するのは，甲状軟骨よりも輪状軟骨がこの重要な回転運動にかかわるという

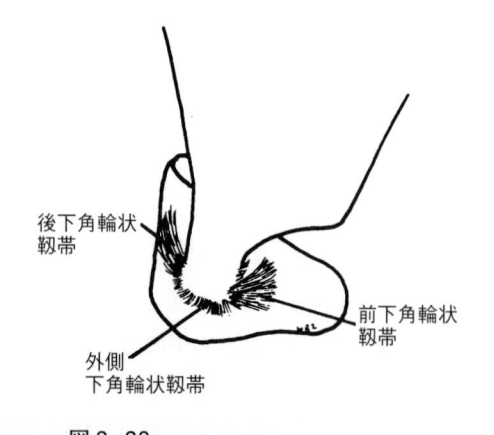

図3-20
輪状甲状関節の関節包靱帯．

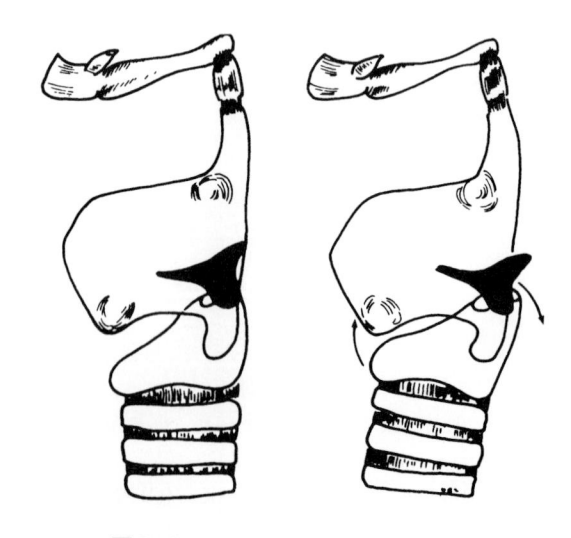

図3-21
輪状甲状関節の回転運動．Mayet and Muendnich (1958) は，輪状軟骨は回転して，前方で輪状軟骨弓と甲状軟骨の間の距離を減少させ，同時に，披裂軟骨の声帯突起と甲状軟骨の角の間の距離を増加させる．

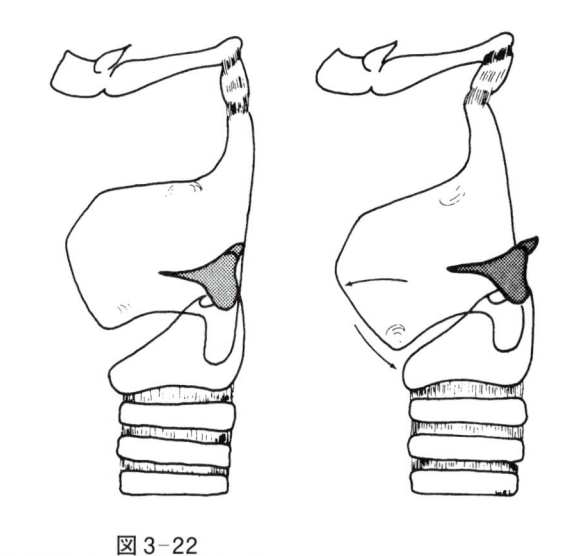

図3-22
輪状甲状関節の回転運動．甲状軟骨の前方への傾きは，喉頭の前後的距離を増加させ，その結果，声帯ヒダの緊張状態を高めた状態にする．

見方であり，それらを支持する根拠は非常に説得性が高い．
Cates and Basmajian (1955), Vennard (1967), Zemlin(1981)やその他の研究者らは，**甲状軟骨 thyroid cartilage** は実際に他の2つの軟骨よりも可動性が高いことを示唆している．図3-22で示すように，甲状軟骨が前方に傾くことは喉頭の前後的距離を同じく増加させる．加えて，Vennardは，輪状軟骨も甲状軟骨も筋力に負けることを示唆している．これは合理的な対応である．

関節靱帯に加えて，多くの他の靱帯と膜も喉頭に付随している．喉頭内に限定されるもの（内喉頭）があれば，喉頭（外部の）に隣接するもの（喉頭外）もある．

喉頭の膜と靱帯
Membranes and ligaments of the larynx

一群の靱帯と膜が，喉頭軟骨を隣接する構造に接続している．それらは，**外喉頭膜 extrinsic laryngeal membrane** とよばれており，舌骨甲状膜 hyothyroid membrane（甲状舌骨膜 thyrohyoid membrane），一対の外側舌骨甲状靱帯 lateral hyothyroid ligament，舌骨喉頭蓋靱帯 hyoepiglottic ligament，輪状気管膜 cricotracheal membrane である．

もう1つの靱帯と膜の群は，さまざまな喉頭軟骨を相互に連結して，それらの運動範囲と運動方向を調整するのを支援している群である．それは**内喉頭膜 intrinsic laryngeal membrane** であり，その1つは実際に声帯の振動部分の一部を構成している（喉頭弾性円錐 conus elasticus）．

外喉頭膜 Extrinsic laryngeal membrane

舌骨甲状膜・靱帯 Hyothyroid membrane and ligament
図3-23で示すように，喉頭は舌骨甲状膜によってつるされている．この膜は，舌骨と甲状軟骨の上縁との間の空間を占める．この膜は内側に向かって分厚くなり，そこで**中舌骨甲状靱帯 middle hyothyroid ligament** として知られるようになる．一方，後部において，上甲状角と舌骨の間の空隙の中では，再び膜は分厚くなる．**外側舌骨甲状靱帯 lateral hyothyroid ligament** の中に小さな結節が埋もれていることは頻繁に報告されている．この構造は，図3-13，3-23に示すように，**麦粒軟骨 triticial (grain of wheat) cartilage** とよばれている．

舌骨喉頭蓋靱帯 Hyoepiglottic ligament
舌骨喉頭蓋靱帯は，以前に喉頭蓋に関する部分で本書に記載した．それは，対にならず，正中にある，弾性に富む靱帯で，図3-23で示すように，喉頭蓋の前面から舌骨体の上の境界まで伸びている．

輪状気管膜 Cricotracheal membrane
以前に言及した輪状気管膜は，第1気管輪の上縁と輪状軟骨の下縁を結合する．この膜は，個々の気管輪を結合する膜よりも，わずかに広い範囲に広がっている．

内喉頭膜・靱帯 Intrinsic laryngeal membranes (ligaments)

関節囊での靱帯を除いて，**内喉頭膜（靱帯）intrinsic laryngeal membrane (ligament)** は，喉頭の弾性粘膜とよばれる1枚の幅広い結合組織から生じる．それは，連続性の弾性線維のシートであり，声帯と室靱帯（後述）の間の小空間を除いて，喉頭全体の内面を覆う．弾性膜の下部は，最も広がっており明確に境されている．それは，**弾性円錐 conus elasticus** として知られている．上部は，あまり明確でないが，**喉頭四角膜 quadrangular membrane** とよばれている．

第3章 発声

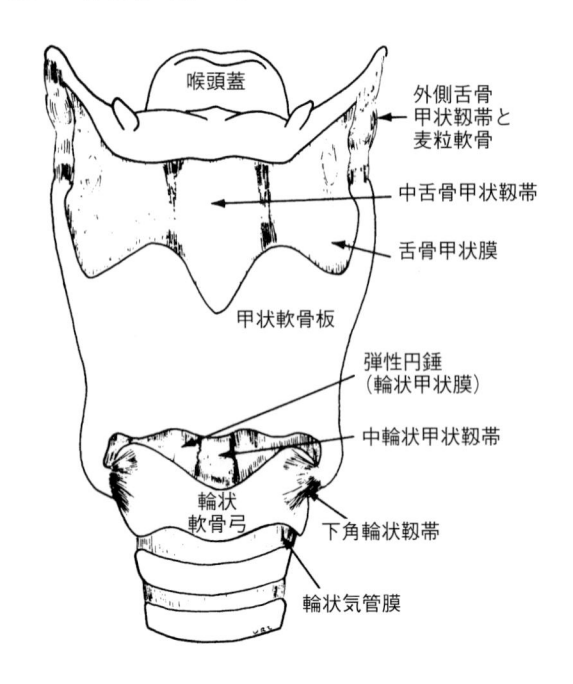

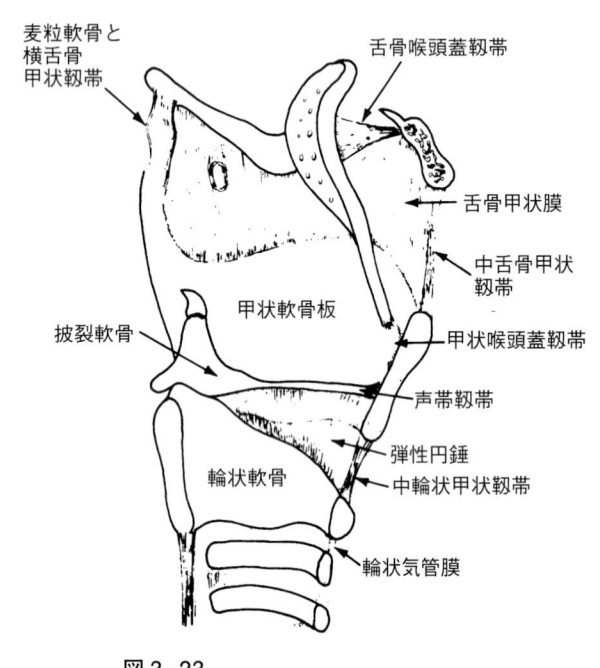

図3-23
喉頭の靱帯と膜。正面（上）と矢状面（下）．

弾性円錐 Conus elasticus（輪状声帯膜 Cricovocal membrane）

図3-24で，声帯ヒダの下の空洞が，漏斗状もしくは円錐形であることがわかる．これが「弾性円錐 conus elasticus」の語源である．甲状軟骨，輪状軟骨，披裂軟骨を相互に結合する連続膜は，**内側（前）輪状甲状靱帯 medial (or anterior) cricothyroid ligament** と2つの**外側輪状甲状膜 lateral cricothyroid membranes** に分けられる．それらは，一緒になって，図3-23，3-25で示すように，弾性円錐を構成し，それは輪状軟骨弓と板の上縁から声帯ヒダの上縁まで広がっている．

内側輪状甲状靱帯 Medial cricothyroid ligament
この靱帯は，明瞭な境界をもつ黄色の弾性組織の帯である．輪状軟骨弓の上縁から甲状軟骨の下縁（甲状下角）まで延びている正中線上の構造である（図3-23）．

外側輪状甲状膜 Lateral cricothyroid membranes
この膜は，正中にある輪状甲状靱帯部分より非常に薄い．それらは，輪状軟骨の上縁から生じて，上内側に走行し，披裂軟骨の声帯突起から甲状軟骨の角まで広がっている自由性の高い，厚い辺縁として終わる．これらの自由性が高く，厚い辺縁は，**声帯靱帯 vocal ligament** として知られている．

左右の声帯靱帯は，甲状軟骨上の共通の部位を付着部位とする．それは，**前黄斑 macula flava anterior** とよばれている．おのおのの声帯靱帯は，個々の対応する声帯ヒダ本体の内部にあって，声帯のヒダの内部を形成している．

四角膜 Quadrangular membranes
一対の四角形膜は，喉頭蓋の外側縁と隣接する甲状軟骨角から生じる．その線維は，後下方に走行し，小角軟骨と披裂軟骨の内面に付着する．図3-26において，おのおのの膜は，1枚の垂直方向の膜組織として概略的に描かれてある．膜は，上方で大きく分かれ，下に下がるにつれて左右から収束する．下方では，それらの膜は，**室靱帯**とよばれる自由で分厚い辺縁として終わる．図3-24で四角形膜と弾性円錐や他の喉頭構造との関係を示す．

披裂喉頭蓋ヒダ Aryepiglottic fold 四角膜の上縁は，粘膜下筋組織（披裂喉頭蓋筋）により変形し，一対の**披裂喉頭蓋ヒダ aryepiglottic fold** を形成する．それらを，図3-26にあるように，四角膜の上縁に描かれた太線で示す．十分には発達していない**披裂喉頭蓋筋 aryepiglottic muscle** は，喉頭蓋の円形の上縁の近くから披裂軟骨の頂点まで延びている．この頂点で，筋線維は斜披裂筋 oblique arytenoid muscle（後述）と連続する．**楔状軟骨**は，披裂喉頭蓋ヒダの内側に埋め込まれている．

歴史的に，披裂喉頭蓋筋は嚥下機構に関与し，披裂軟骨に上方の力を加え，喉頭蓋に下方への力を加えるといわれていた（Ekberg and Sigurjonsson, 1982）．著者ら

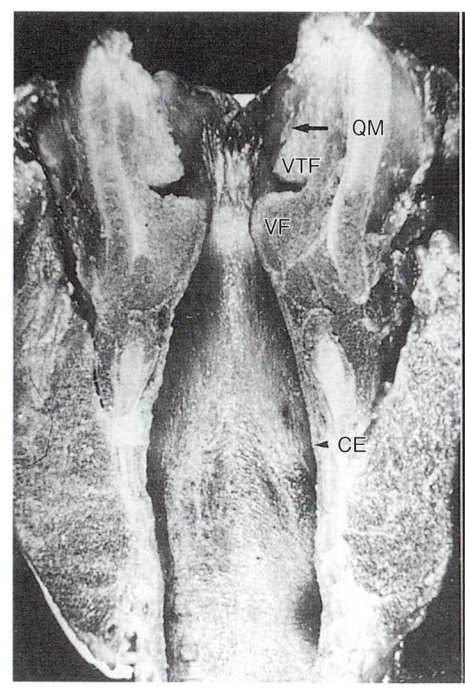

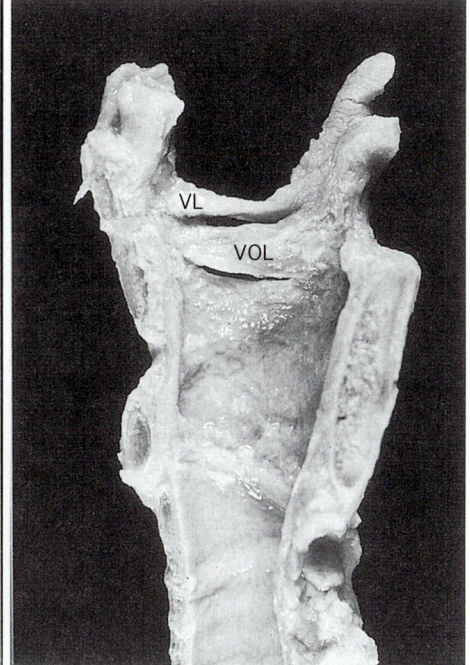

図3-24
左．喉頭前額断．喉頭四角膜（QM：quadrangular membrane）の弾性円錐（CE：conus elasticus）との関係を示す．右．喉頭四角膜と弾性円錐が除去されており，声帯靭帯（VOL：vocal ligament）と室靭帯（VL：ventricular ligament）が露出している．声帯ヒダ（VF：vocal fold）と室ヒダ（VTF：ventricular fold）もみえる．

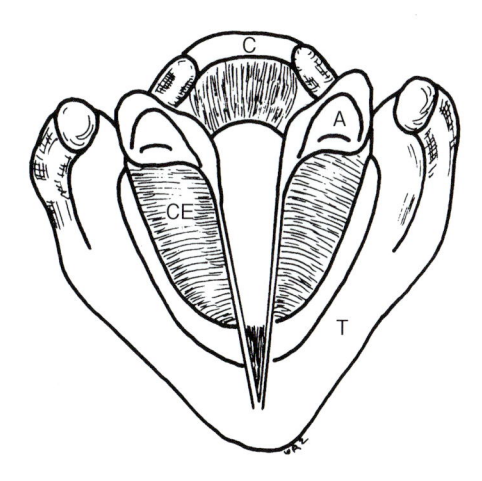

図3-25
喉頭軟骨に対する弾性円錐（CE），喉頭軟骨に対する関係（上面）．甲状軟骨（T：thyroid），輪状軟骨（C：cricoid），披裂軟骨（A：arytenoid）．

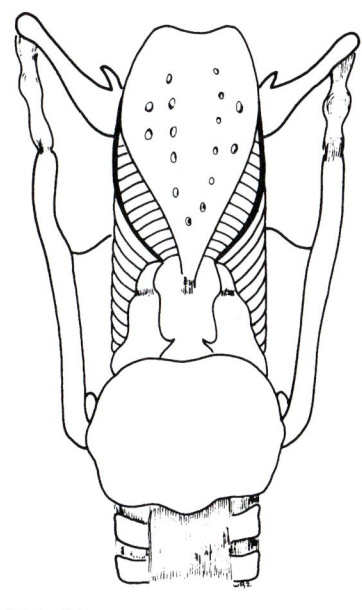

図3-26
喉頭四角膜と披裂喉頭蓋ヒダ（太線で示す）．

の解剖研究では，披裂喉頭蓋ヒダの筋線維を標本に一貫して見つけることはできず，あってもわずかであった．Van Daele et al.（1995）は，20の標本からたった2つの標本にしか披裂喉頭蓋筋線維を見つけられなかった．見つかった筋線維は，喉頭蓋の外側端には入っておらず，むしろ，それは外上方に回り，口蓋咽頭筋の垂直線維に連続していた．披裂喉頭蓋筋は論争のもとであった．Testut and Laterjet（1948）は，見つかったとしても，披裂喉頭蓋筋を小さくて弱いといった．Negus（1949）は，披裂喉頭蓋ヒダの筋線維を披裂内の筋と連続するといった（著者らの所見と一致する）．

喉頭の粘膜 Mucous membrane of the larynx

粘膜 mucous membrane が，上方では口と咽頭の裏打

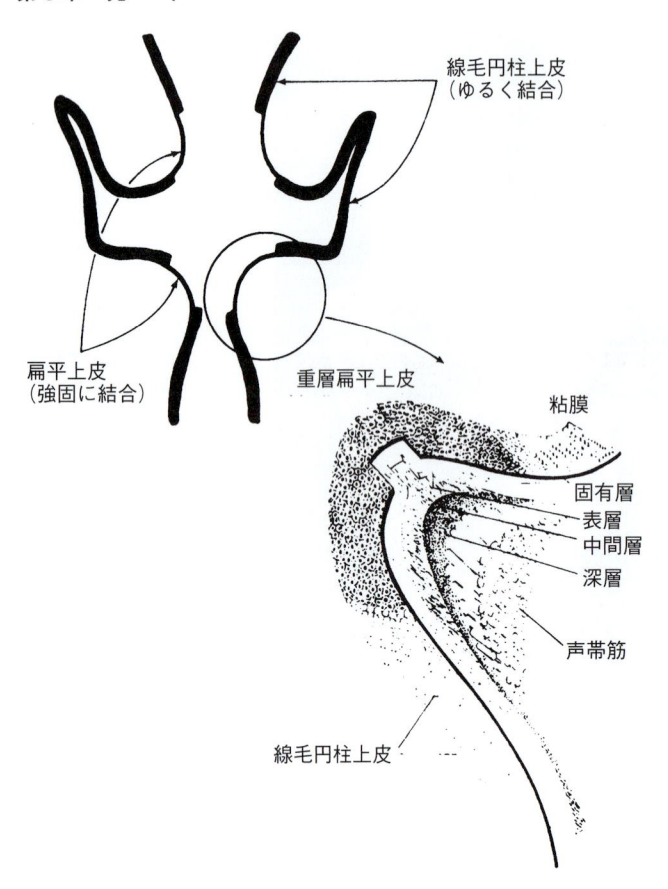

122　第3章　発　声

図3-27
喉頭粘膜（上図）とヒトの声帯ヒダの構造の線図．隣接する組織，固有層（3層），声帯筋との関係を示す．Hirano（1974）により報告された．

ちと連続し，下方では喉頭の粘膜と連続し，喉頭腔全体の裏打ちをする．この粘膜は，声帯と室靱帯の間の領域では，豊富な粘液腺を有している．

この粘膜は，喉頭蓋，披裂喉頭蓋ヒダ，声帯ヒダには，緊密に付着しているが，他の部では，ゆるく粘膜下の基底膜に付着する．喉頭蓋の前面の粘膜，後面の上半分の粘膜，披裂喉頭蓋ヒダ aryepiglottic fold の上部，喉頭室ヒダと声帯ヒダの内面は，重層扁平上皮によって覆われる．図3-27で示すように，残りの喉頭粘膜は，円柱上皮によって覆われる．発音の間に近接する真声帯の領域は，扁平上皮によって覆われる．

喉頭内部
The interior of the larynx

喉頭腔 The cavity of the larynx

喉頭の内部すなわち喉頭腔は，**喉頭口 aditus laryngis** から，輪状軟骨の下縁まで及ぶ．喉頭口は，いくぶん三角形の開口部である．そして，後より前方において広く，下斜め後方に下っている．その境界は，前方で喉頭蓋，横で披裂喉頭蓋ヒダ，後ろで披裂軟骨の頂点からなる．披裂軟骨と喉頭蓋の位置に応じて，その形状は変化する．

喉頭口の両横の深い陥凹は，**梨状陥凹（孔）pyriform sinus** として知られている．図3-10で示すように，それは外側で甲状軟骨と甲状舌骨膜によって境され，内側で披裂喉頭蓋ヒダによって境されている．

どのようにして声帯ヒダが棚様に喉頭腔に突出するのかを図3-28をみて注意してほしい．声帯ヒダの間の空間は**声門 rima glottidis**（glottis）とよばれている．声帯ヒダと声門を参照点として，喉頭腔は**声門上腔 supraglottal space** と**声門下腔 subglottal space** に分けられる．

声門上腔領域 Supraglottal region

喉頭室ヒダ ventricular fold（偽声帯 false vocal fold）と喉頭口との間の声門上腔領域は，**喉頭前庭 vestibule of the larynx** とよばれており，喉頭室ヒダと真声帯の間に位置する小さな声門上腔領域は，**喉頭室 ventricle of the larynx** とよばれている．

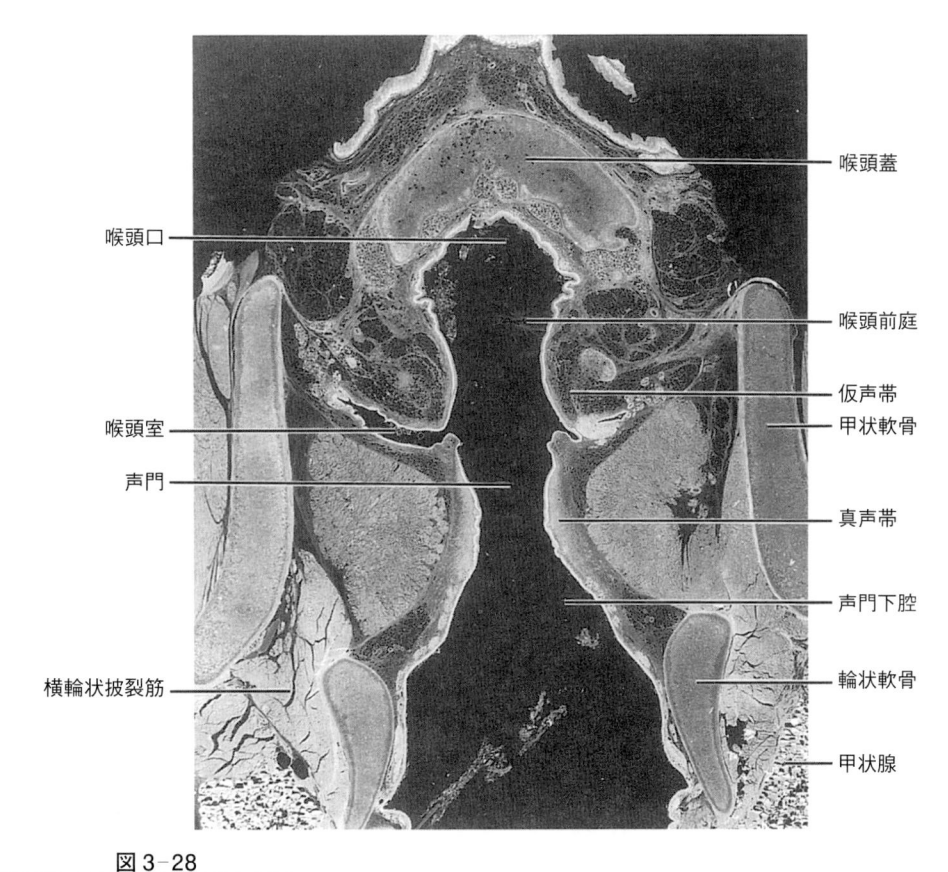

図 3-28
胎児喉頭の前頭断．その区分と指標を示す．

喉頭室 Ventricle of the larynx (Laryngeal sinus)

喉頭室は，ほとんど声帯ヒダ全長にわたって広がっており，前方で**喉頭小嚢** laryngeal saccule となり，上方に連続する．喉頭小嚢には，粘膜下脂肪組織に埋め込まれた粘液腺，数本の筋線維，室靭帯がある．

> **臨床ノート** 図3-1でわかるように，**喉頭室** laryngeal ventricle は，側方頸部X線上で，明瞭な陰影としてみられる．喉頭の硝子軟骨構造は，あまりX線を吸収しないので，喉頭をX線で調べるのは困難であり，とくに若年者で著明である．喉頭室は，声帯や他の喉頭構造の位置を同定したり計測したりするうえで有用な目印である．

喉頭室ヒダ Ventricular fold

喉頭室ヒダは，柔らかく弛緩した外観であり，緊張することはない．これらは前方に突出し，喉頭蓋の付着部の直下で，甲状軟骨の角に付着する．後方で，喉頭室ヒダは，三角窩で披裂軟骨の前外側面に付着する．

喉頭室ヒダは，披裂軟骨とともに運動するが，それらは声帯ヒダからははるかに離れたところに位置している．通常の環境では，喉頭室ヒダは発音時には振動しない．喉頭室ヒダの間の空間は，**仮声門** false glottis とよばれている．

> **臨床ノート** 喉頭筋群の括約筋様の活動は，喉頭室ヒダを近接させる．その場合，ヒダの振動によって声は出るが，その声は著しく歪んでいる．臨床的に**喉頭発声障害** ventricular dysphonia または**仮声帯の運動過剰症** hyperkinesia of the false vocal fold があるといわれる人がいる．
>
> 主要症状は声の粗さであり，その重症度は非常に多様である．通常は広く離れている**喉頭室ヒダ** ventricular fold は，内転して，部分的あるいは完全に真声帯を覆っている．この状態は心因性であるか，喉頭の器質性疾患に続発する可能性がある．
>
> 発声機構の音響学的効果の研究で，喉頭ヒダと喉

喉室ヒダは，振動する真声帯によって生成される喉頭原音を変化させることに関与する可能性があることを示された．

声門下腔領域 Subglottal region

喉頭腔の声門下腔領域とは，上は声帯，下を輪状軟骨の下縁で囲まれている領域である．前頭断でみると，図3-28のように，下でより広く，声帯のレベルで最も狭く見えるので，円錐形に見える．

喉頭のこの部分は，気管と気管支にまで広がっている線毛円柱細胞で内側が覆われている．気管の睫毛が喉頭の方へ向かうのと同じように，喉頭の睫毛は咽頭の方に向かい，下気道からの粘液と異物の蓄積を除去するのを助けている．

声帯 Vocal folds（Plicae vocales）

真の声帯は，喉頭室ヒダのちょっと下方で平行に横たわっている．喉頭室によって喉頭室ヒダから分離されている．対になった声帯は，甲状切痕の角の下近傍の甲状軟骨に起始をもつ．声帯の**前交連** anterior commissure（前部の付着）は左右の声帯が共通するが，**後交連** posterior commissure（披裂軟骨の前外側面の付着）の方に向かって後方に走行するにつれて声帯は分岐する．声帯の内側縁は，自由縁である．声帯は棚状の突起を喉頭腔に出す（図3-28）．

おのおのの声帯ヒダは，筋組織（**甲状披裂筋** thyroarytenoid muscle）の束と喉頭弾性円錐に連続する**声帯靱帯** vocal ligament から成る．筋の収縮状態や他の因子の状態により，声帯は，緊張状態での明瞭な鋭い内側縁の形状から弛緩した状態での丸い内側縁までの形状のどのような状態にでもなる．

本当の真声帯の色は，わずかにピンクであるが，従来の喉頭鏡検査では光沢がある白色にみえる．弾性線維と声帯靱帯の存在のために，声帯は前交連で黄色がかってみえる．声帯は，ヘビースモーカーではピンクに，喉頭炎の人では血液の赤色にみえる．

声門（Rima glottidis, Rima glottis, Glottal chink）

"**声門 glottis**"は，声帯とその間の開いた空間として定義されることもあるが，通常は左右の声帯の間の可変

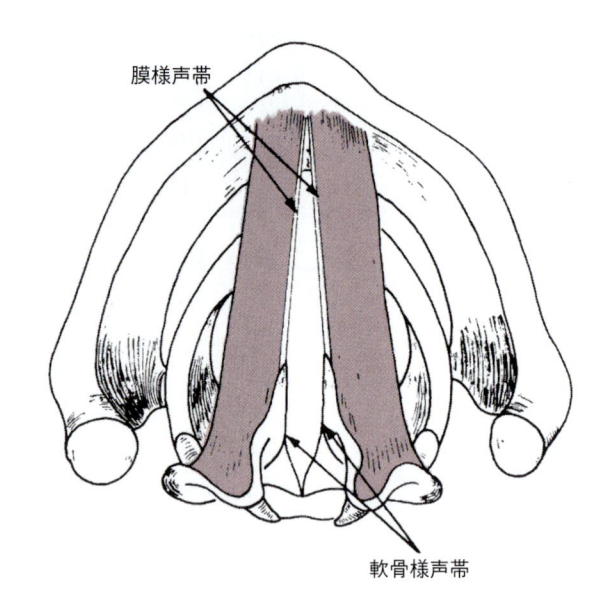

図3-29
上面より見た喉頭．膜様すなわち声門と軟骨性の声門を示す．

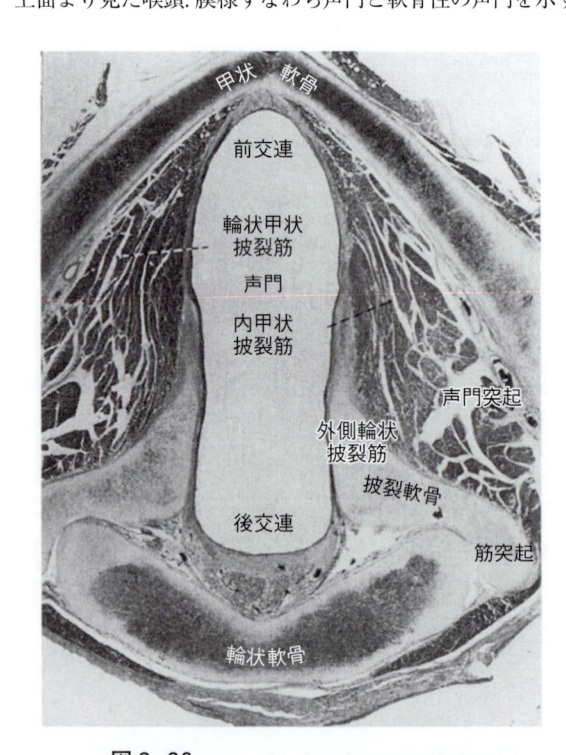

図3-30
成人喉頭の声門のレベルでの水平断．声帯突起が声帯ヒダの中へ突き出る様子を示している．(L. Lederer, Diseases of the Ear, Nose, and Throat. Philadelphia：F. A. Davis Company, 1938)

的な開口部のことを指す．このテキストでは，われわれ は後のほうの定義を用いる．

声門は，前交連から声帯突起と披裂軟骨の基部まで広がっている．前方部（声帯靱帯に囲まれている）は，**膜様（膜間）声門** membranous (intermembranous) glottis とよばれている．それは，前交連から声帯突起まで広がり，声門の約5分の3を構成し，安静時には女性の成人で12mm，男性で15mmの長さである（**図3-29**）．声

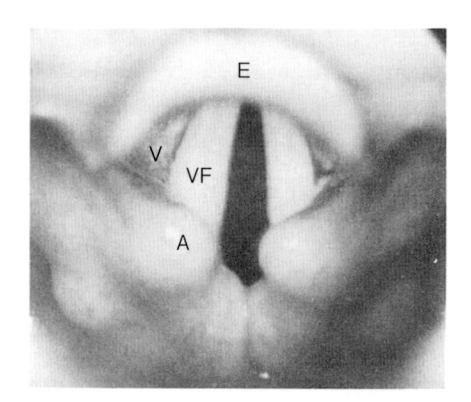

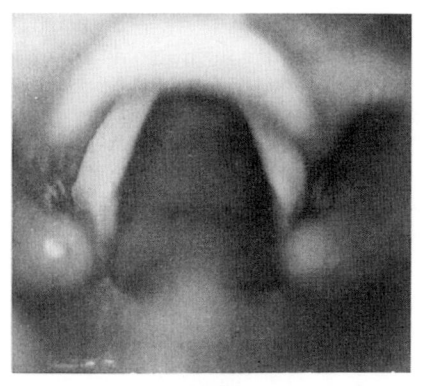

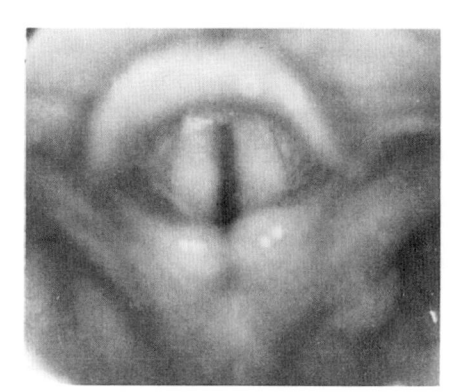

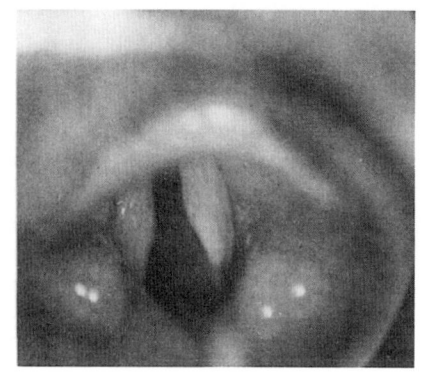

安静呼吸

強制呼吸

正常発声

ささやき声

図3-31A
さまざまな声門形状（写真）．
披裂軟骨尖（A），声帯ヒダ（VF），
喉頭蓋（E），室（偽声帯）ヒダ（V）．

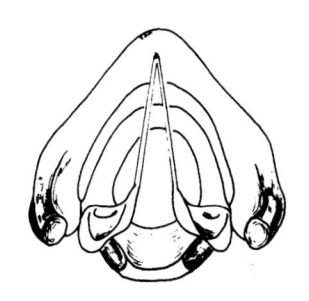

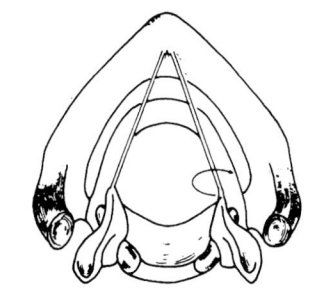

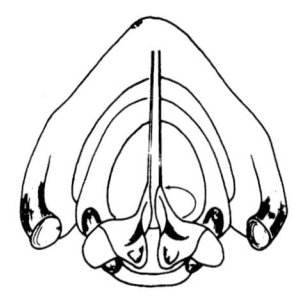

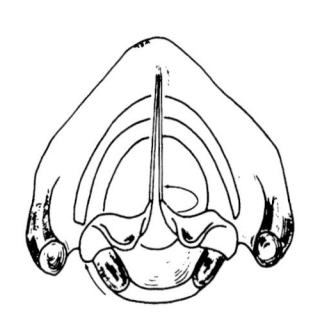

安静呼吸

強制呼吸

正常発声

ささやき声

図3-31B
さまざまな声門形状．

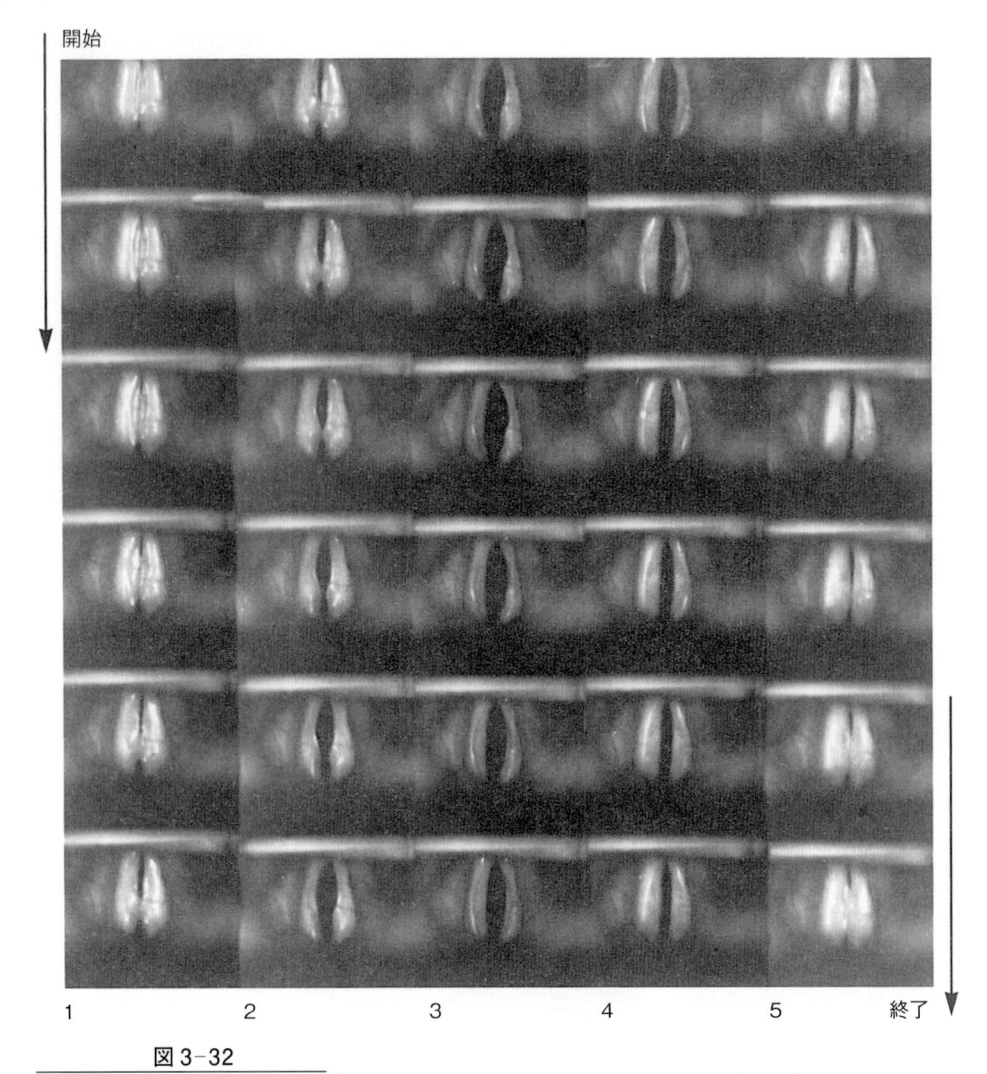

図3-32
1秒につき4,000フレーム露光できる高感度フィルムから得られた声帯ヒダ振動の一周期.

門の後ろ5分の2は，声帯突起と披裂軟骨の内側面に囲まれていて，**軟骨性（軟骨間）声門 cartilaginous (intercartilaginous) glottis** として知られている．それは，男性で約8mm，女性ではよりわずかに小さい（図3-29，3-30）．

喉頭活動と披裂軟骨運動の調節の程度によって，声門の長さと形態は多様に変化する（図3-31）．

安静時には，声帯突起間で測定された声門幅は，男性で約8mmである．強制的吸気時には，この値はほぼ2倍になる．加えて，声門の形態は，薄い切れ込み状から広く開口した菱形状までの間の多様な変化を示す．

超高速度映画による研究では，振動している声帯ヒダの軟骨部も振動するが，膜様部が最も活動的にみえる．声帯ヒダ振動の1サイクルの間の声門の形態変化を図3-32で示す．これらの画像は，1秒につき4,000フレームの露光率で撮られ，1回の振動周期1/140秒間の声門活動である．

喉頭筋
The muscles of the larynx

通常，喉頭筋系は，外喉頭筋，内喉頭筋に分けて述べられる．**外喉頭筋 extrinsic muscle** は，喉頭の外側の構造に1つの付着を有し，**内喉頭筋 intrinsic muscle** は喉頭内に起始と停止の両方の付着を有する．外喉頭筋も内喉頭筋も，喉頭の機能に影響するにもかかわらず，外喉頭筋は主に喉頭を支持し，特定の位置に喉頭を固定する役割を負っている．内喉頭筋は，主に発音機能の制御を

喉頭筋　127

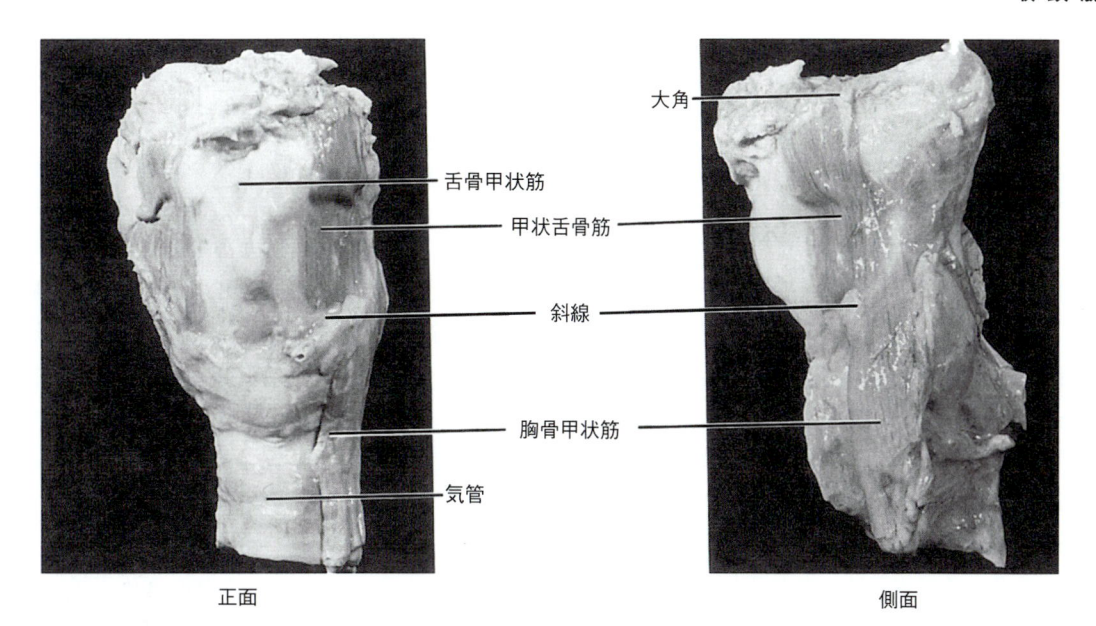

図3-33
喉頭の写真．甲状舌骨筋の起始と停止および胸骨甲状筋の停止が示されている．

担っている．
　他の筋（補助的）は，ほとんどの場合，舌骨に1つの付着を有しており，これらも喉頭機能に影響する．それらは，**舌骨上筋** suprahyoid muscle と**舌骨下筋** infrahyoid muscle に分けられる．機能的に，それらは喉頭の挙上筋と下制筋として分類される[3]．

外喉頭筋 The extrinsic muscles of the larynx

　外喉頭筋は，前述したように，喉頭の位置を決め，支持する役割をもつ．**胸骨甲状筋** sternothyroid muscle, **甲状舌骨筋** thyrohyoid muscle, **下咽頭収縮筋** inferior pharyngeal constrictor muscle がある．

胸骨甲状筋 Sternothyroid muscle

　胸骨甲状筋（図3-33, 3-34に示す）は，前頸部に位置する長細い筋肉である．胸骨甲状筋は，胸骨舌骨筋 sternohyoid muscle と肩甲舌骨筋 omohyoid muscle のみならず胸鎖乳突筋 sternocleidomastoid muscle の下1/3によっても，ほぼ完全に覆われる．
　胸骨甲状筋は，胸骨の胸骨柄の後面と第1肋軟骨から生じる．その筋線維は，上方，わずかに外方に走行し，

---
[3] 2つの外喉頭筋も，喉頭を上昇，下降させる機能をもつ．胸骨甲状筋は下制筋である；甲状舌骨筋は挙上筋である．

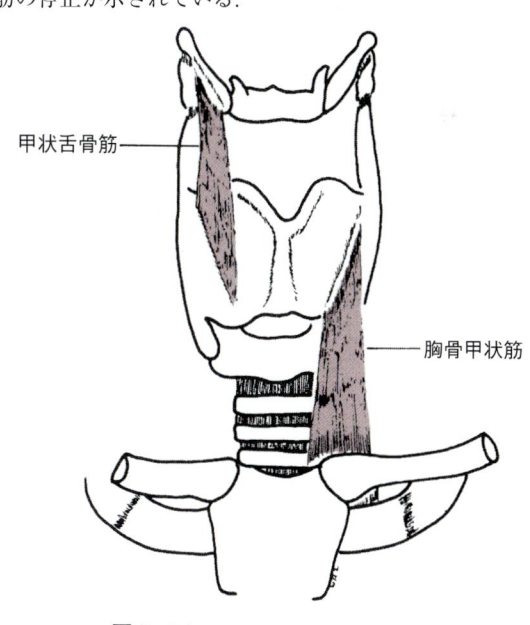

図3-34
胸骨甲状筋と甲状舌骨筋．

甲状軟骨の斜腱（線）oblique tendon (line) に入る．
　胸骨甲状筋の主作用は，下方へ甲状軟骨を引くことである．研究者のなかには，胸骨甲状筋が喉頭を下前方に引くことによって，咽頭を拡大していると主張する者もいる．

甲状舌骨筋 Thyrohyoid muscle

　甲状舌骨筋も前頸部に位置し，胸骨舌骨筋 sternohyoid muscle と肩甲舌骨筋 omohyoid muscle に覆われる．図3

128   第3章 発　声

-33で示すように，この筋は甲状軟骨板の斜腱（線）から生じる．筋線維は，垂直上方に走行し，舌骨の大角の下縁に入る．

　この筋の収縮は，甲状軟骨と舌骨の間の距離を減少させる．甲状軟骨が固定されると，この筋は舌骨を下制させ，舌骨が固定されると，この筋は甲状軟骨を挙上する．甲状舌骨筋も，図3-34に示す．

下咽頭収縮筋 Inferior pharyngeal constrictor

　咽頭pharynxとよばれる筋肉の「管」は，頭蓋底から輪状軟骨の下限まで広がり，それは食道と連続する．下半分の筋線維は甲状軟骨と輪状軟骨からのもので，**下咽頭収縮筋 inferior pharyngeal constrictor**を構成する．

　輪状軟骨から生じる筋線維は，水平に走行し，しばしば**輪状咽頭筋 cricopharyngeus muscle**として他の咽頭筋とは区別して知られている．甲状軟骨に起因する筋線維は，斜め上方に走行する．両側からの筋線維は，正中で会合し，括約筋の管を形成する．咽頭収縮筋は嚥下時に活動し，また発声機構における重要な共鳴腔を構成する．

　個々の筋についての説明で示されるよりも，**胸骨甲状筋 sternothyroid muscle**，**甲状舌骨筋 thyrohyoid muscle**，**下咽頭収縮筋 inferior pharyngeal constrictor muscle**の筋肉は，はるかに複雑である．胸骨甲状筋の非常に浅い部分の筋線維は，甲状軟骨の斜腱（線）上の一部に入るだけである．筋線維の中には，途中で遮られることなく，甲状舌骨筋の一部を構成する．胸骨甲状筋を，胸骨の付着から剥して，前方に翻転し，その深部を露出させる（図3-35のように）と，大きいが多様な筋線維が下咽頭収縮筋まで続くのがみられる．

　この筋肉複合体に対する喉頭の挙上-下制機能の任務は，単純であろう．これらの筋肉は，主に頸部で喉頭の位置を安定させるために機能しているのだろう．

　加えて，胸骨舌骨筋と甲状舌骨筋は，**心膜**（心臓を包む線維性の包膜）に，しばしばその大部分の起始をもつ．

舌骨上筋群（喉頭挙上筋）Suprahyoid muscles（Laryngeal elevators）

　舌骨上筋は，**顎二腹筋 digastric**，**茎突舌骨筋 stylohyoid**，**顎舌骨筋 mylohyoid**，**オトガイ舌骨筋 geniohyoid**，**舌骨舌筋 hyoglossus**，**オトガイ舌筋 genioglossus**である．後者の2つは舌の筋肉で，間接的に喉頭に影響する．甲状舌骨筋 thyrohyoid muscle（外喉頭筋）もまた喉頭を挙上させる．

顎二腹筋 Digastric muscle

　名前が連想させるように，顎二腹筋（図3-36）は2つの肉づきの良い筋腹から成る．**前腹 anterior belly**は，オトガイ結合の近くで下顎骨下縁の内面に起始をもつ．それは脂肪の薄い層によってだけ皮膚から切り離されており，痩せた人では，この筋肉の輪郭をみることができる．この筋の筋線維は，下後方に走行し，舌骨小角の領域に至る．**後腹 posterior belly**は，側頭骨の乳様突起

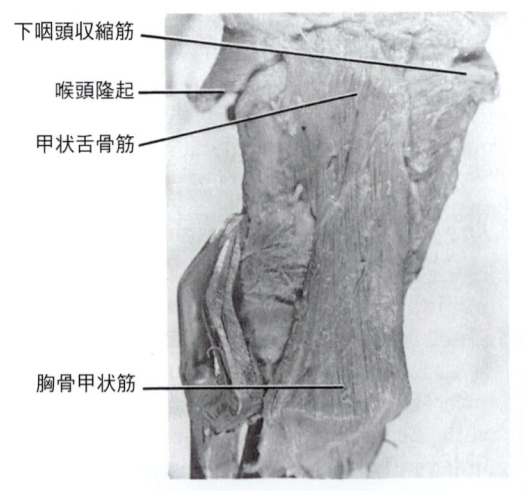

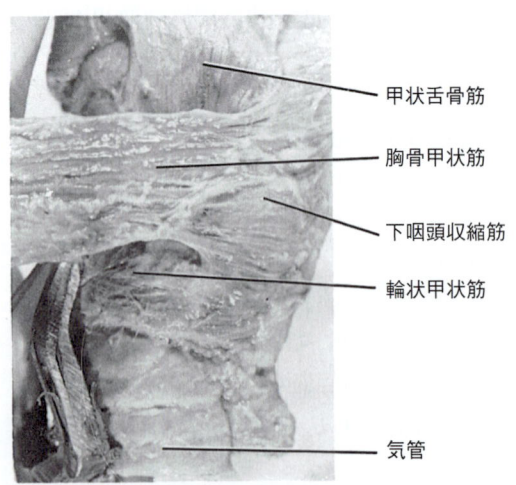

図3-35
翻転された胸骨甲状筋（右）とその深部線維の下咽頭収縮筋に対する関係．

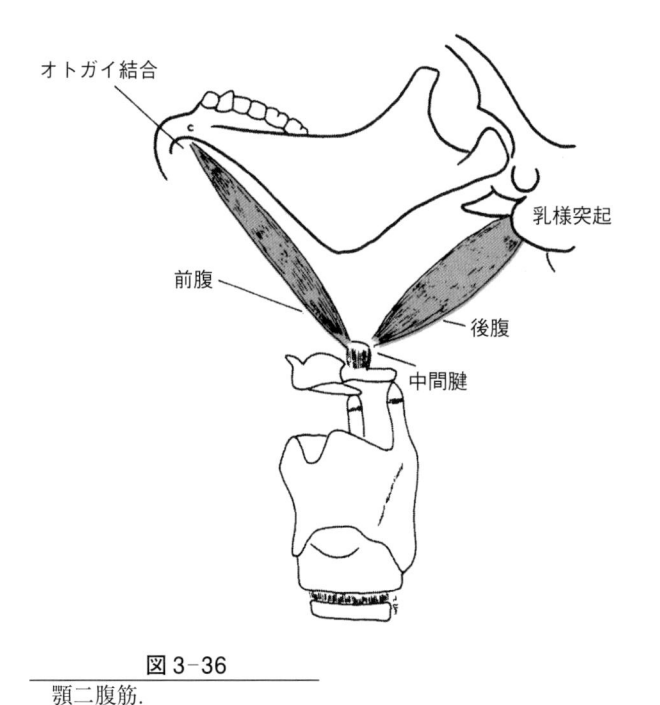

図 3-36
顎二腹筋.

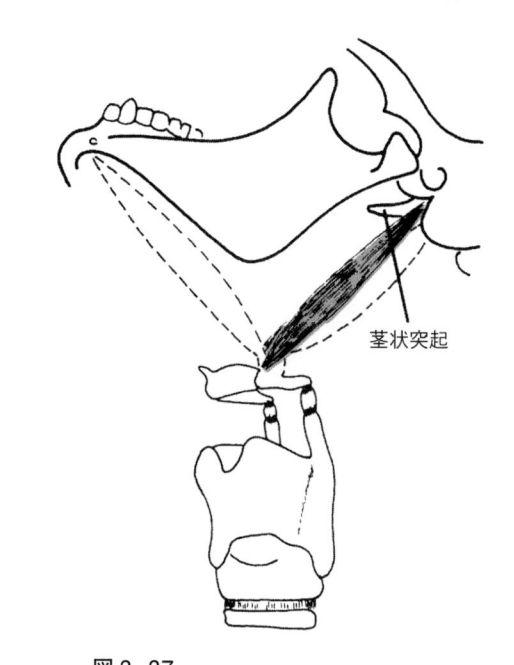

図 3-37
茎突舌骨筋. 顎二腹筋は破線で示される.

にその起始をもつ. 筋線維は, 下前方に走行し, 胸鎖乳突筋深部に付着する. 2つの筋腹は会合して, 中間腱 intermediate tendon によって結合し, 茎突舌骨筋を穿通する. この中間腱は, 広範に分布する舌骨上の腱膜の一部である線維性環によって, 舌骨の大角と体部の結合部に付着する.

顎二腹筋の収縮は舌骨を持ち上げ, 舌骨が固定されていれば, 下顎骨を下方に引く運動を支援する. 前腹の収縮は舌骨を上前方に引き, 後腹の収縮は舌骨を後上方に引く. 両方の活動とも, 嚥下の初期に重要である.

茎突舌骨筋 Stylohyoid muscle

茎突舌骨筋 (図 3-37) は細長い筋で, 顎二腹筋の後腹の表層に軽く接触している. この筋は, 側頭骨の**茎状突起** styloid process の後外側面に起始をもつ. 線維は, 下前方に走行し, 顎二腹筋の後腹の線維とおおむね平行に走行している. 舌骨に達する直前に, この筋は顎二腹筋の中間腱の両側を2つに分かれて通過し, 舌骨の大角との結合部で舌骨の体部に入り込む. この筋肉の収縮は, 舌骨を後上方に引く.

顎舌骨筋 Mylohyoid muscle

顎舌骨筋は薄く, 樋状の筋肉の薄膜で, 口底を形成する. 筋線維は, オトガイ結合から最後臼歯まで走行する**顎舌骨筋線** mylohyoid line (下顎体の内面上に走行する明瞭な骨の隆起) に沿って生じる. 図 3-38 で示すように, 筋線維は内下方に走行し, オトガイ結合から舌骨まで及ぶ腱状の正中縫線部分で反対側からの同名筋と結合する. 最後方の筋線維は, 直接舌骨の体部に付着する.

下顎骨が固定されていると, 顎舌骨筋の収縮は, 舌骨, 口底, 舌を挙上する. この筋は, 嚥下の初期に重要な役割をなす. 舌骨が固定されていると, 顎舌骨筋は下顎骨を下制するのを支援する.

オトガイ舌骨筋 Geniohyoid muscle

オトガイ舌骨筋は, 顎舌骨筋の上面の上に位置する対になった円柱状の筋肉である (図 3-39). オトガイ舌骨筋の対になった2つの筋は, しばしば正中線の両側で, お互いと直接接触するか, 単一の筋肉になっている場合もある.

筋線維は, 短い腱となってオトガイ結合の下に起始をもつ. それらは, 下後方に走行するにつれて, わずかに分岐し, 舌骨の体部の前面上に停止する. 下顎骨を固定すると, オトガイ舌骨筋は舌骨を上前方に引く.

舌骨舌筋 Hyoglossus muscle

舌骨舌筋は重要な外舌筋であるにもかかわらず, 間接的に喉頭の位置に影響を及ぼす. 図 3-40 で示すように,

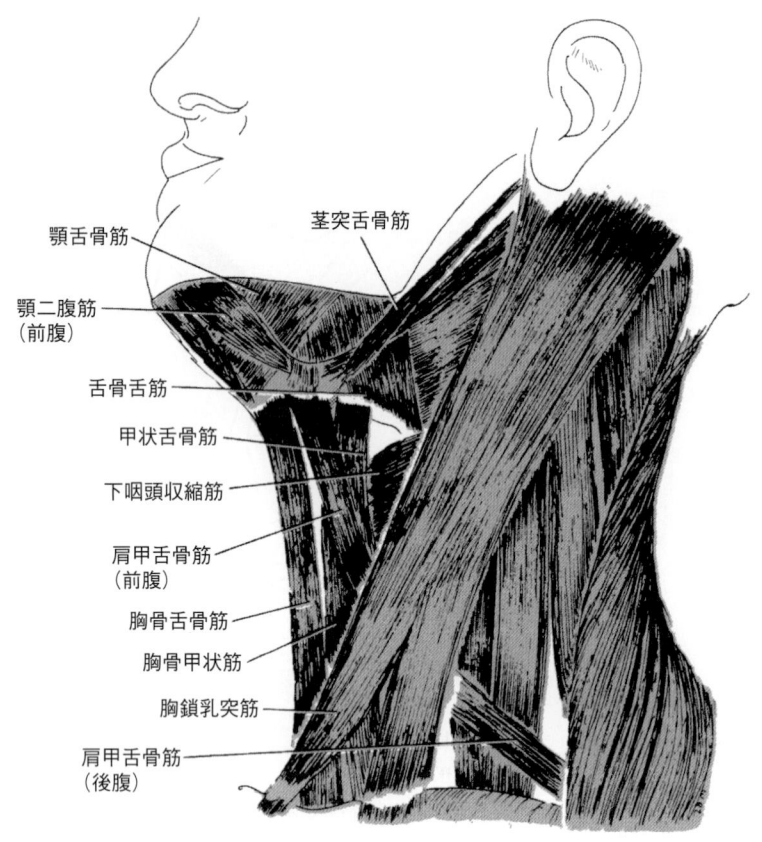

130　第3章　発　声

図3-38
頸部の筋群．これらの一部は，喉頭の位置と挙動に影響する．それらは，真の外喉頭筋と機能的に外喉頭筋と考えられている筋を含む．

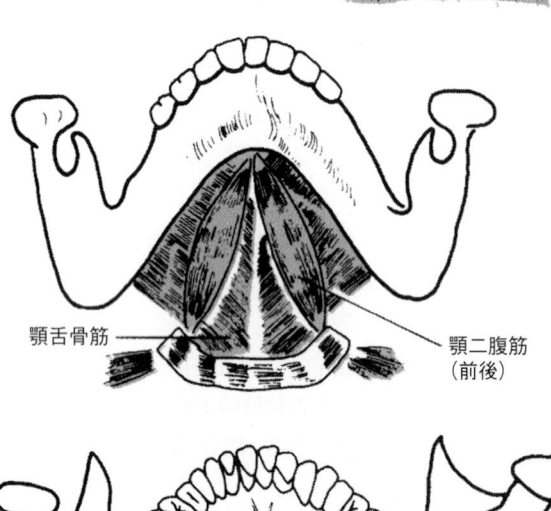

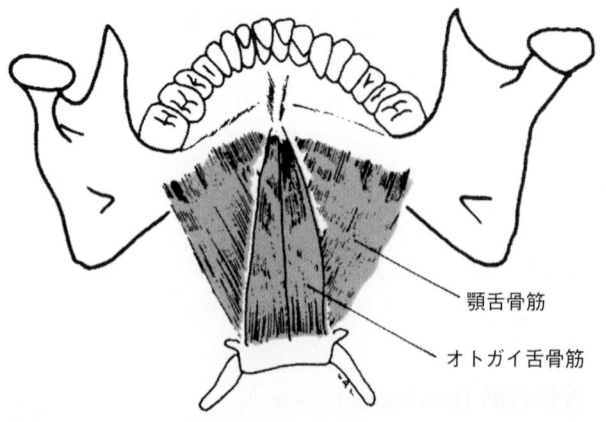

図3-39
顎舌骨筋とオトガイ舌骨筋．

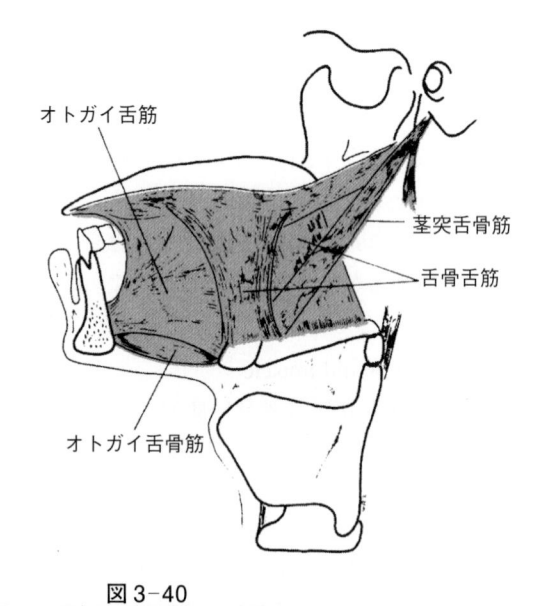

図3-40
外舌筋．喉頭構造との関係．

舌骨体と大角の上縁から生じ，上方へ走行し，直接，舌の後外側部に停止する．

オトガイ舌筋 Genioglossus muscle

オトガイ舌筋も，喉頭の位置に影響する外舌筋である．

喉頭筋　131

オトガイ結合に起始をもつ筋肉複合体である．筋線維は扇状に広がって停止する．下部の線維は舌骨体部に入り込み，上部の線維は舌の下面全体に入る．

　この筋の収縮は，舌骨を挙上し，前方へ引く．この筋は，舌骨舌筋とともに第4章でさらに詳細に考察する．外舌筋と喉頭構造との関係を図3-40に示す．

舌骨下筋群（喉頭下制筋）Infrahyoid muscles (Laryngeal depressors)

　2つの筋肉が下から舌骨を支える．それらは，**胸骨舌骨筋 sternohyoid muscle** と **肩甲舌骨筋 omohyoid muscle** である．その両方とも頸部の「革帯筋 strap muscle」である．**胸骨甲状筋 sternothyroid muscle** も，外喉頭筋であり，喉頭の下制筋と考えられている．

胸骨舌骨筋 Sternohyoid muscle

　胸骨舌骨筋は，頸部の前面に横たわる平坦な筋肉である（図3-41）．この筋の起始は，胸骨の胸骨柄後面，鎖骨の近心端とその近隣の靱帯組織である．筋線維は，垂直に走行し，舌骨体の下縁上に停止する．いずれの側の筋も，上方の停止部に近づくにつれて，相互に近接するようになり，互いと直接接触する場合や混ざりあって単一の筋肉としてみえることもある．下顎を抵抗に対抗して開けようとすると，胸骨舌骨筋は下方へ舌骨を引くように作用し，舌骨を固定する．

肩甲舌骨筋 Omohyoid muscle

　肩甲舌骨筋は，頸部の前外側面にある長く，細い，二腹を有する筋である．**下（後）腹 inferior（or posterior）belly** は，肩甲骨の上縁に起始をもつ．この筋の名称の由来はここにある．Omoは，肩に関連するギリシャ語である．図3-42で示すように，筋線維は，ほとんど水平に前方に走行して，中間腱で停止する．中間腱は，胸骨のわずか上で，帯状の腱によってその位置に固定され，この腱は，胸骨と第1肋骨に向かう．これらの帯状の筋群は，深頸筋膜の一部である．

　上（前）腹 superior（or anterior）belly は，中間腱に起始を有し，垂直方向やや内側に走行して，胸骨舌骨筋の挿入部のわずかに外側で，舌骨の大角の下縁に沿って走行する．これらの筋群の収縮によって，**肩甲舌骨筋 omohyoid muscle** は，頸筋膜を緊張させて，深呼吸のときに頸部が崩壊するのを防止している．

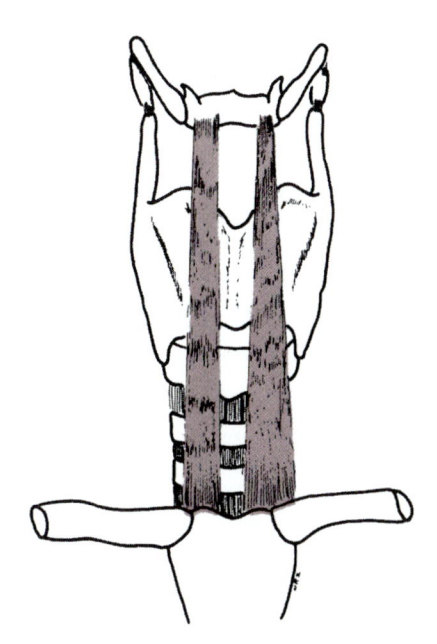

図3-41
胸骨舌骨筋．

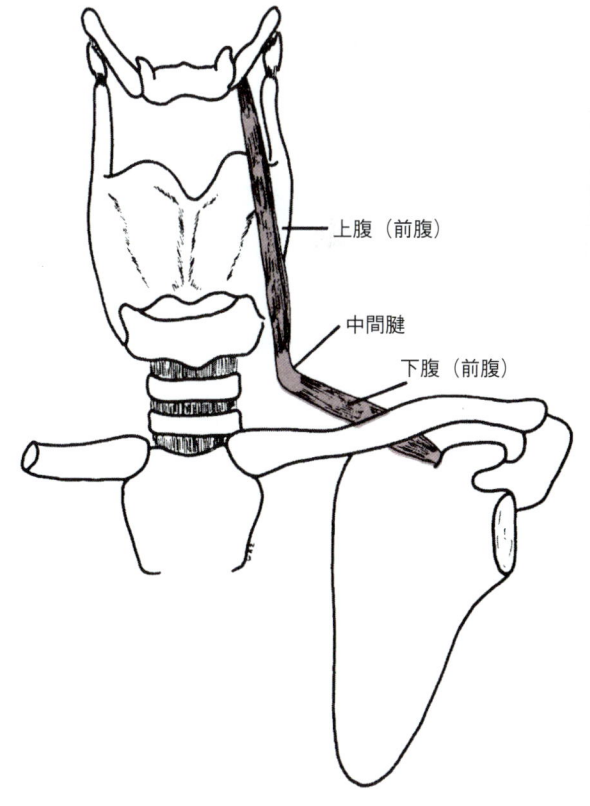

図3-42
肩甲舌骨筋．

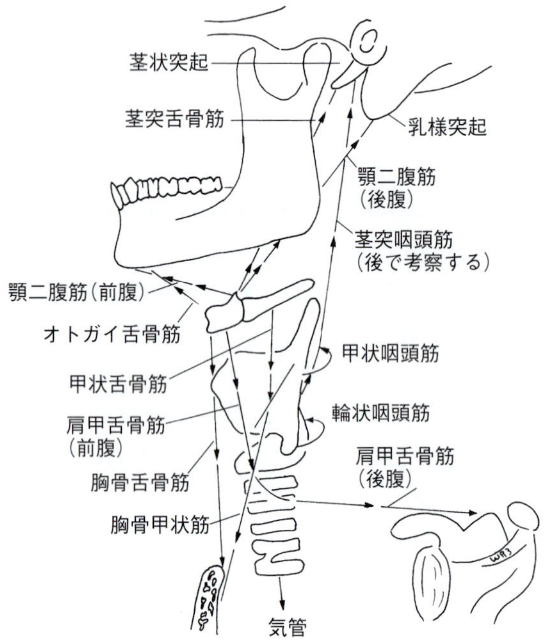

図3-43
外喉頭筋と機能的に関連する筋系の運動方向.

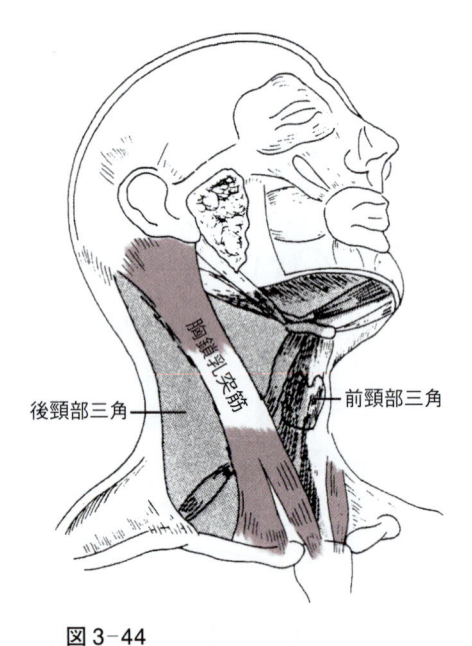

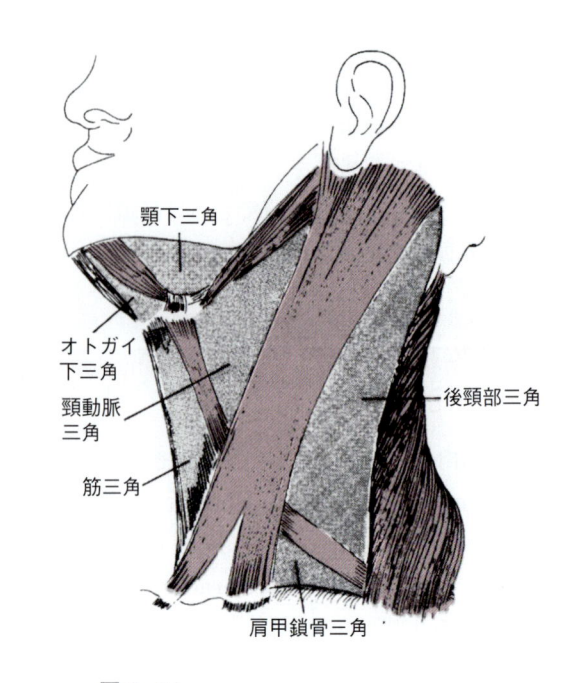

図3-45
顎下三角, 頸動脈三角, 筋三角, 頸部の前三角のオトガイ下三角, 頸部の後三角の後頸部三角, 肩甲鎖骨三角.

図3-44
前後の頸部三角. 胸鎖乳突筋との関係を示す.

肩甲舌骨筋の収縮も, 深呼吸時に肺尖部と同様に頸部の大きな血管が圧迫されるのを防止している (図3-43).
 肩甲舌骨筋もまた, 重要な解剖学的指標である. 図3-44, 3-45で示すように, 図示したり参考にする目的で, 頸部は三角形に分けられる. 前部と後部の三角形の解剖上の区別は胸鎖乳突筋によっている.

前部三角 anterior triangle は, 顎二腹筋と肩甲舌骨筋によって, 3つの補助的な三角形に分けられる. それは, **顎下三角** digastric triangle, **頸動脈三角** carotid (bloody) triangle, **筋三角** muscular triangle として知られている.

内喉頭筋 Intrinsic muscles of the larynx

導　入

 社会的にいえば, 適切な音声生成とは, 適当なピッチの抑揚と強度の変化を有した, かなり日常的なことである. 私たちのほとんどは, 自分の周囲の人の発話時の声の質は気にしていない. 実際, 通常, 音声障害をもつ人に直面してはじめて, 声の質や社会的受容性について気づく. 音声言語病理学専攻の学生は, 日常の発話時のメカニズムの複雑さや急速に連続する微妙な変化に痛々しいほど気を使う.
 喉頭 larynx は, 発話と聴覚に関わる機構の中で最も複雑な構造の1つである. 頸部に位置するにもかかわらず, 喉頭は驚くほど弱いものであるが, そのほとんどの障害の原因は濫用によるものである. 大まかにいえば, 喉頭は気道に影響する疾患に晒される. 私たちがものを

言う動物であるという事実は，私たちが口で呼吸し，喉頭を乾燥状態にすることを意味している．加えて，アルコール，喫煙，声の濫用，汚染された空気の吸入は，喉頭が耐えなければならない多種多様な濫用のいくつかである．

かなり**内喉頭筋**の複雑なシステムが，喉頭を複雑にしている原因である．これらの筋群は，そのユニークな構造と構成によって，日常会話で必要な多くの多様な変化を達成することが可能である．内喉頭筋は，声門形状や声帯振動への影響によって分類されてる．**外転筋 abductor muscle**，**内転筋 adductor muscle**，**張筋 tensor muscle**，**弛緩筋 relaxer muscle** が喉頭にある．外転筋は，呼吸活動時に披裂筋と声帯ヒダを分け，内転筋は反対に，発声と喉頭を保護するために披裂軟骨と声帯ヒダを近づける．声門の張筋は，声帯ヒダを伸展し，固くする．張筋の拮抗筋は，弛緩筋で，声帯ヒダを短縮する．

内喉頭筋は，常に対になって活動する．健康な喉頭では，一側の筋が，反対側の筋から独立して収縮することはない．

喉頭内部での筋の調節のタイプはたった二種類にすぎない．1つは，声帯同士を正中線上で合体させる「**内方圧迫力 medial compression**」と名づけられている力の程度と「**縦方向の伸展力 longitudinal tension**」とよばれる引っ張り力の程度である．これらの2つの調節と協同作業に加えて，呼気の関与の多様性は，人間の声の驚くべき多様性を説明する．

甲状披裂筋 Thyroarytenoid muscle（内転筋，張筋，ときには弛緩筋）

声帯の実質的な中心は甲状披裂筋である．しばしば，2つの別々の筋肉からなるといわれる．声帯靱帯の側面に位置する筋肉の部分は，**声帯筋 vocalis muscle** とよばれている．それが声帯ヒダの振動体である．その外側に

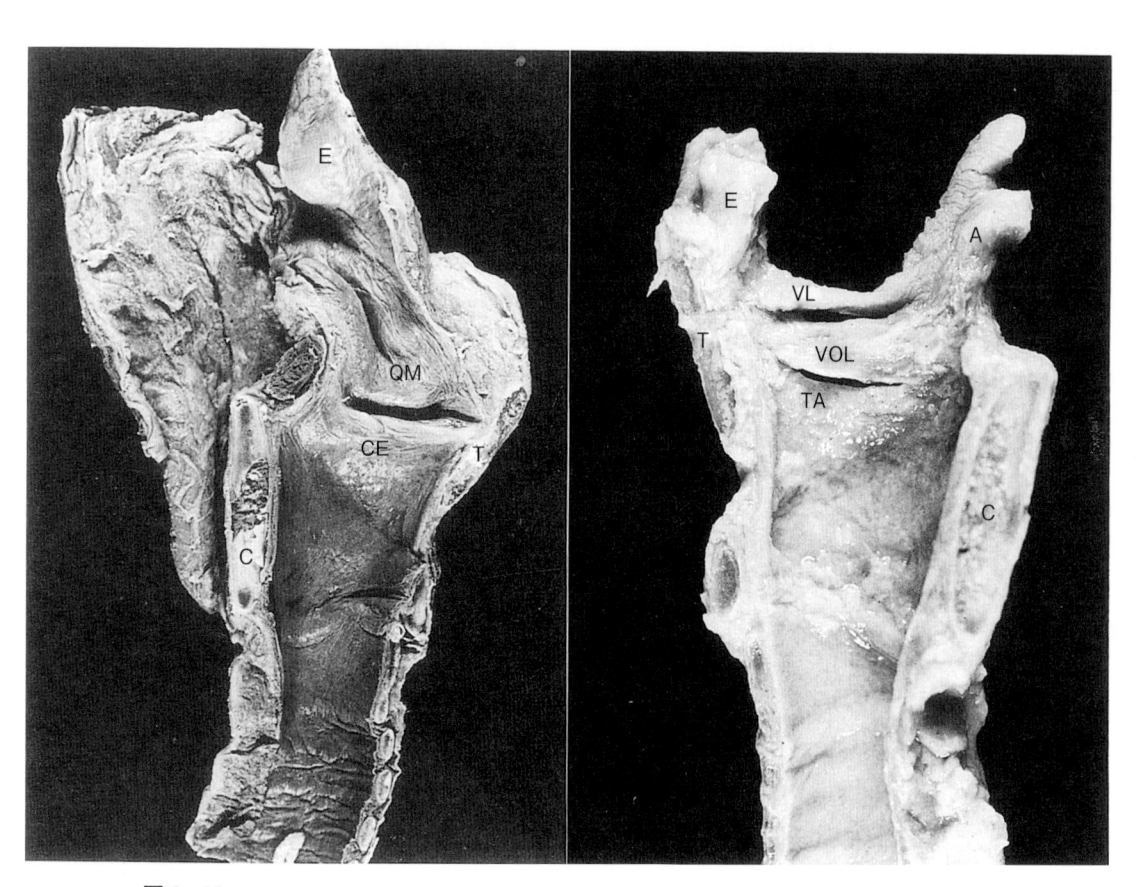

図 3-46
声帯靱帯と甲状披裂筋の矢状断面．上皮，弾性円錐（CE：conus elasticus）と喉頭四角膜（QM：quadrangular membrane）を左図に示す．これらの構造は右図では切除され，甲状披裂筋（TA：thyroarytenoid muscle），披裂軟骨（A：arytenoid cartilage），声帯靱帯（VOL：vocal ligament），室靱帯（VL：ventricular ligament）がみえる．明示されている他の構造としては，輪状軟骨板（C：cricoid plate），甲状軟骨（T：thyroid cartilage），喉頭蓋（E：epiglottis）である．

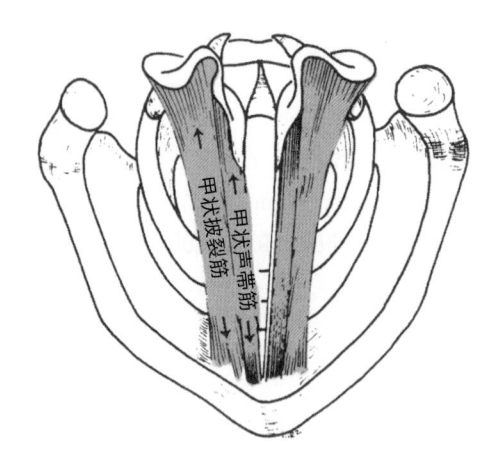

図3-47
声帯ヒダの筋系とその一次作用の概要．中間部分（声帯筋）の対抗のない収縮によって，声帯ヒダの振動部は弛緩する．

図3-48
内転位にある声帯ヒダの筋系．上から見るとねじられた外観になる（右）．外転したヒダ（左）は，「巻き戻された」ような外観となる．(E. Zemlin and W. Zemlin, Study-Guide/Workbook, Champaign, Ill.: Stipes Publishing Company, 1988)

あるのが，**喉頭筋群 thyromuscularis** である（図3-46）．

甲状披裂筋の解剖 甲状披裂筋は，甲状軟骨角の内面，狭い縦長の領域から生じる．上部の線維は，声帯靱帯の側面に位置し，後方に走行し，披裂軟骨の声帯突起の横下面に向かって入りこむ．下部の線維はねじられるために，かなり平行な走行路から離れる．それらは，外後上方向に振りながら走行し，披裂軟骨の楕円窩 fovea oblonga と基部に入る．

全体としてみる（図3-47）と，この筋は，縦長の楕円体として前方に始まる．後方に走行して披裂軟骨の方に向かうにつれて，この縦長の形態は，水平方向の形状に変わる．その結果，図3-48 で示すように，この筋はねじられた外観を呈することになる．これは，声帯ヒダが内転しているか，死体で観察した場合の特徴である．声帯が外転すると，声帯突起は起き上がり外側に回転する．その結果，水平方向の特徴は消失する．換言すれば，声帯ヒダが外転すると，図3-48 で示すように，ねじられていた筋がある程度「ほどける」ことになる．

甲状披裂筋の外側のいくつかの筋線維は，前後方向の走行ではなく，甲状軟骨角からほとんど垂直上方に誘導される．それらのなかには披裂喉頭蓋ヒダで消失するものもあれば，喉頭蓋の外側縁まで延びるものもある．この帯状の筋は，**甲状喉頭蓋筋 thyroepiglotticus muscle** である．

加えて，2, 3の筋線維は，喉頭室の外側縁に沿って走行し，喉頭蓋の外側縁に進入する．それらの筋は，喉頭室の筋肉を構成する．

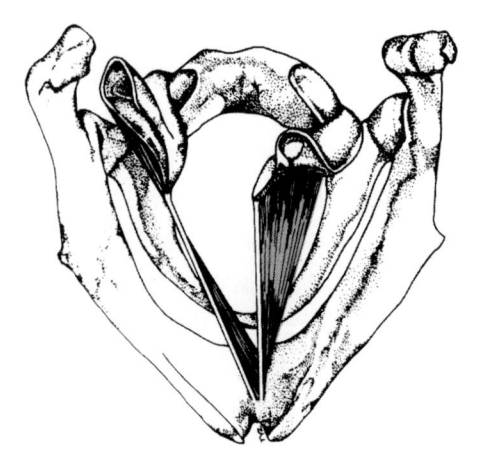

声帯の組織学 Hirano (1974, 1981) は，声帯ヒダは5枚の組織学的に異なった層から成ることを示した：

1. **上皮 epithelium**．重層扁平上皮．それは，声帯ヒダの形状を維持する薄くて固いカプセルと考えることができる．
2. **粘膜固有層**（Reinke's space）**の表層 superficial layer of the lamina propria**．疎性線維と基質からなる，これは柔らかいゼラチンの塊とみなされる．
3. **粘膜固有層の中間層 intermediate layer of the lamina propria**．主に弾性線維からなり，束になった柔らかいゴムバンドにたとえられる．
4. **粘膜固有層の深層 deep layer of the lamina propria**．膠原線維からなり，いくぶん木綿糸の束のようになっている．
5. **声帯筋 vocalis muscle**．声帯ヒダの本体を構成し，かなり固いゴムバンドの束のようになっている．

甲状披裂軟骨の生理と機能 Hirano の著述では，メカニズムの観点からは，この5枚の層は，さらに3つの部分に再分類される：**カバー cover**．上皮と粘膜固有層の浅層からなる；**移行層 transition**．粘膜固有層の中間層と深層からなる（声帯靱帯）；**ボディー body**．声帯筋からなる．外側の4つの層の機械特性は受動的に制御され，一方ボディー部の機械特性は受動的，能動的に調整される．

発音時，ファルセットの場合のように声帯ヒダが非常に緊張している場合を除き，下から上の表面まで喉頭粘

膜上に生じる波が, 声帯ヒダの振動の周期中にみられる. 粘膜固有層の柔軟な浅層は, 粘膜波の発生に不可欠であると想像されている. この波は声帯ヒダの上表面を乗り越えて連続するが, 通常, 甲状軟骨の境界線に達する前に消える.

甲状披裂筋 thyroarytenoid muscle の主要な機能は, 声帯の長軸方向の緊張状態の調節装置として作用することである. 他の内喉頭筋による拮抗作用がなければ, 甲状披裂筋は声帯を弛緩させ, 筋突起の上で筋を前方へ引くことによって, 声門を閉じる作業を支援する. 甲状披裂筋の収縮が他の内喉頭筋による拮抗作用を受けると, 結果として, 声帯ヒダの緊張は増加する. 状況に依存して, 声帯ヒダの内転筋, 張筋, あるいは弛緩筋として作用している.

甲状披裂筋 thyroarytenoid muscle は, 1 世紀以上の間, 多くの研究や議論の対象であった. この議論の焦点は, 2つの基本的な疑問に集約される：一番目は,「**声帯筋は, 識別可能な別々の筋肉として分けられるか**」, 第二番目は,「**声帯靱帯に筋線維は入っているのか**」, の2つである.

Wustrow（1952）は, **甲状声帯筋** thyrovocalis（**声帯筋**）として声帯突起に沿って入る甲状披裂筋の部分と**甲状筋** thyromuscularis として披裂軟骨の基部と声帯突起に沿って入る部分に分けられることを示した. Wustrow は, また甲状筋は, 披裂軟骨の筋突起に前方への牽引力を及ぼすことによって声帯ヒダを近づけるように機能すると主張した. 彼によると, 甲状声帯筋 thyrovocalis は, 声帯ヒダの緊張を制御する機能を

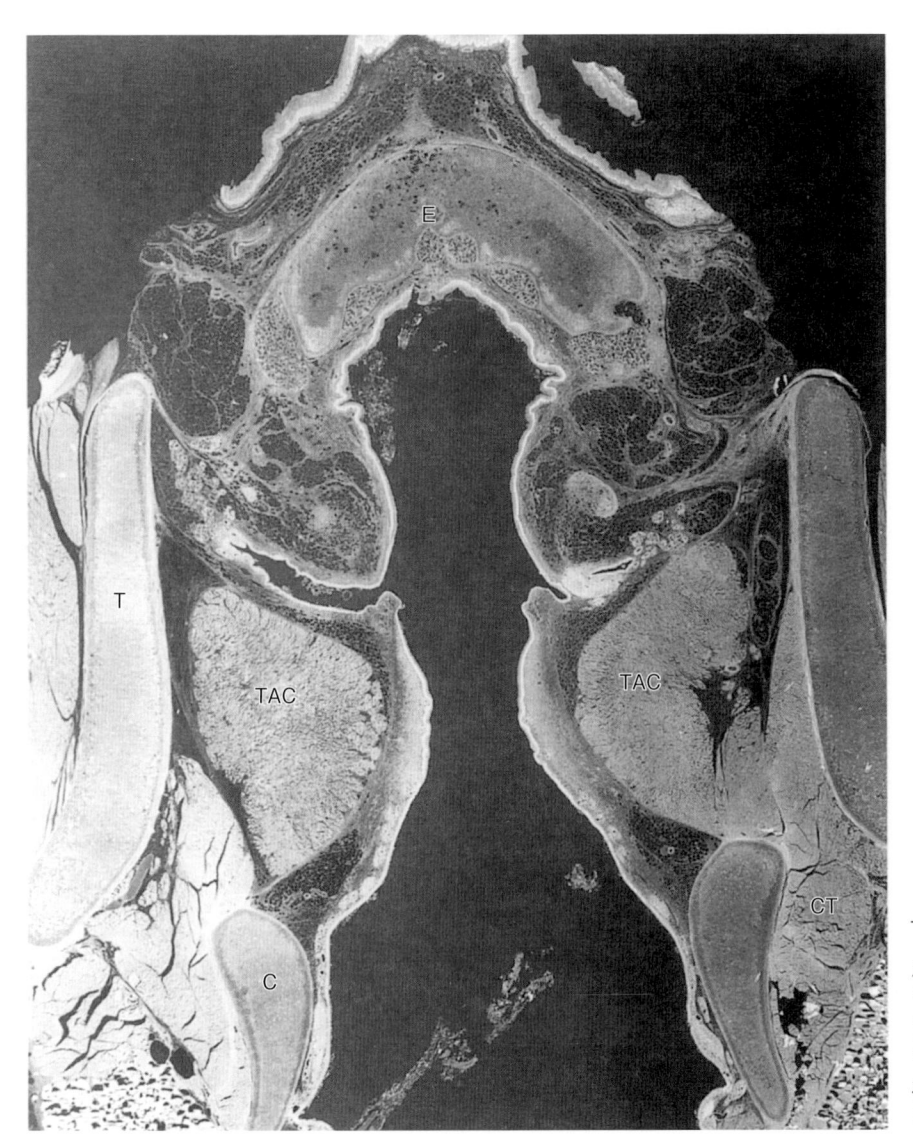

図 3-49
喉頭の前頭断. 1つの筋肉塊から成る声帯ヒダがみられる. 左側で, 甲状披裂筋と外側輪状披裂筋との間に連続性がみられる. 喉頭蓋 (E), 甲状軟骨板 (T), 輪状軟骨 (C), 甲状披裂筋-輪状甲状筋の筋の塊 (TAC), 輪状甲状筋 (CT).

136　第3章　発　声

もつとしている．この見解は，Van den Berg and Moll (1955) も支持している．しかしながら，著者ら自身の解剖所見ならびに Sonesson (1960) らの所見では，甲状声帯筋 thyrovocalis と甲状筋 thyromuscularis に分かれることの正しさを証明し，彼らの見解を支持するような甲状披裂筋内の筋膜などの解剖学的指標は明らかにできなかった．ヒトの喉頭の前頭断を図3-49に示す．解剖学的断面にもなんらの証拠は見つからない．

事情をさらにより複雑にしているのは，甲状披裂筋を，声帯靱帯の部分から剥離・除去を開始して，甲状軟骨に向かって外側に進め，慎重に除去していっても，声帯ヒダの筋系と外側輪状披裂筋の間の本当の境界を見つけることができない．

Sonesson が報告したように，「解剖学的に，声帯筋は輪状−甲状−披裂筋の塊に属しており，この筋肉の塊から部分的に自由に解剖できるだけのことである (Cruveilhier, 1844；Ruhlmann, 1874；Cunningham, 1917；Elze, 1925)．この筋肉の塊に属する甲状披裂筋と声帯筋は，それら自身の長軸全体に沿って融合し，筋膜も結合組織も，その間には示されない (Elze, 1925；Mayet, 1955)．披裂軟骨への進入部で，筋肉の塊の第3の筋（外側輪状披裂筋）が，他の2つの筋と融合する．しかしながら，声帯ヒダの前部と中間部で，外側輪状披裂筋と他の2つの筋の間に，結合組織が通常見つけられる (Mayet, 1955)．」

外側輪状披裂筋 lateral cricoarytenoid muscle については，声帯ヒダの他の内転筋とともに後述する．

Göerttler (1950) は，甲状披裂筋の斜めに走行する線維は声帯靱帯に進入し，それらは発音の間，声門の開口に寄与すると主張した．Göerttler によれば，これらの斜めの線維は前方部と後方部に分割される．前方部は，前方において甲状軟骨から生じ，後内側に走行し，声帯靱帯に入る．それは，甲状声帯筋であることが確認された．後方部は，Göerttler によると，披裂軟骨の筋突起から生じ，前内側の方向に走行し，声帯靱帯に入る．Göerttler は，この筋を**披裂声帯筋 aryvocalis muscle** としているが，甲状声帯筋とともに図3-50に図示した．

顕微鏡下での解剖による著者らの所見では，声帯靱帯のすぐ隣に接した筋線維の走行は声帯靱帯に平行であり，いかなる筋線維もその靱帯のなかには入らないことが示された．Sonesson (1960) は，著者らより低

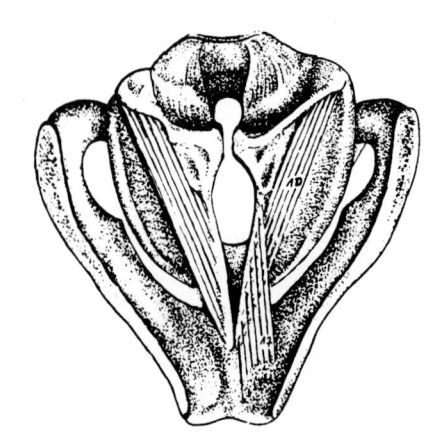

図3-50
Göerttler (1950) によって記載された甲状声帯筋と披裂声帯筋．披裂声帯筋は両側に示され，甲状声帯筋は左図に示されている．この図は，平面観（水平面）を示す．この図は，声帯ヒダと声門が上から現れるように描いている．以後の研究は，甲状声帯筋と披裂声帯筋の存在を支持できなかった（本文参照）．

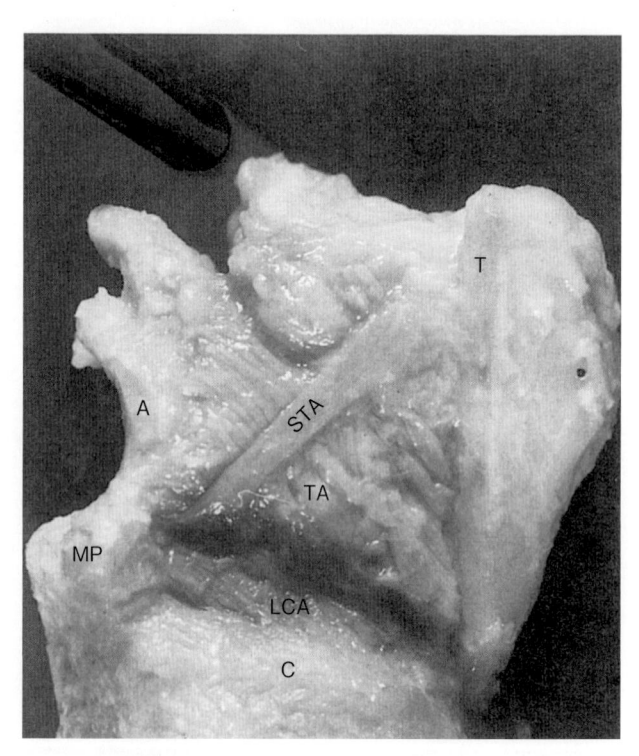

図3-51
上甲状披裂筋 (STA：superior thyroarytenoid muscle)．この筋は，前方で甲状軟骨 (T) から生じ，後下方に走行し披裂軟骨 (A) の筋突起 (MP) に付着する．甲状披裂筋 (TA) と外側輪状披裂筋 (LCA) も明示されている．LCA は，輪状軟骨に起始をもち，上後方に走行し，披裂軟骨の筋突起と外側縁に停止する．(Zemlin, Elving, and Hull, 1984 より)

倍率での観察で，また異なった染色法を用いていたが，声帯靱帯に筋線維が入る所見を得ることはなかった．しかしながら，喉頭の弾性円錐に入るような若干の筋

線維も存在することを見つけた．

　Sonessonの所見や著者らの所見は，Wustrow (1952), Mayet(1955), Van den Berg and Moll(1955), Schlossauer and Vosteen (1957, 1958), Manjome (1959) の所見と一致する．これらの所見も，音声生成の理論（この章の終わりのほうで考慮する主題）という点で，重要な意味をもつ．

上甲状披裂筋（弛緩筋）Superior thyroarytenoid muscle (Relaxer)

　この筋肉についてほとんどわかっていない．約半数の人間において生じるが，それは変異と考えられている．この筋肉は，甲状軟骨板を除去すると最も良く観察できる．軟骨板を除去すると，甲状披裂筋，上甲状披裂筋，外側輪状披裂筋の側面が見られる．図3-51で示すように，上甲状披裂筋は，声帯ヒダの外側面の上で斜めに位置する帯である．この筋は，甲状切痕の上限の近くから，披裂軟骨の筋突起まで走行する．

　収縮すると，上甲状披裂筋は甲状軟骨を後ろに傾け，声帯を弛緩させる．同時に，披裂軟骨の筋突起を前方に引っ張り，内方への圧縮力を高めることを支援する．

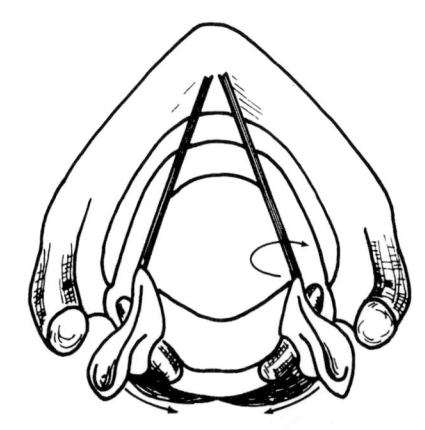

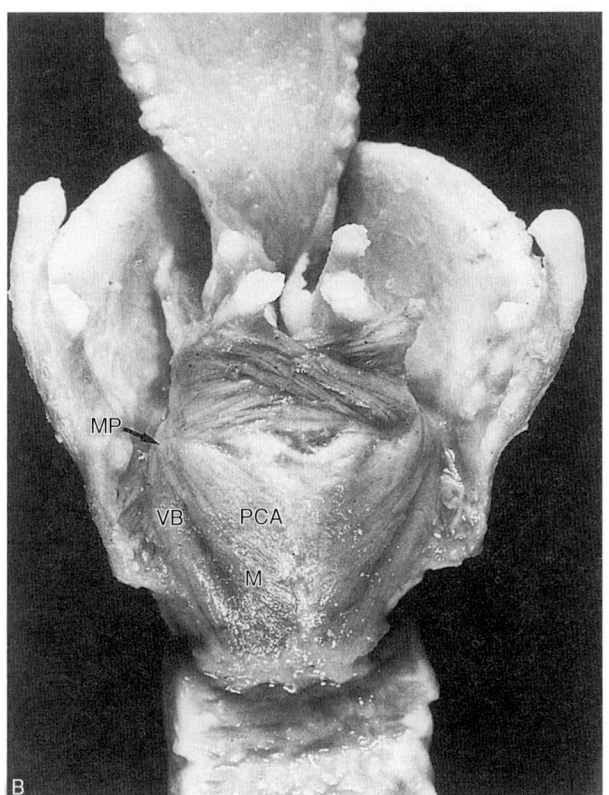

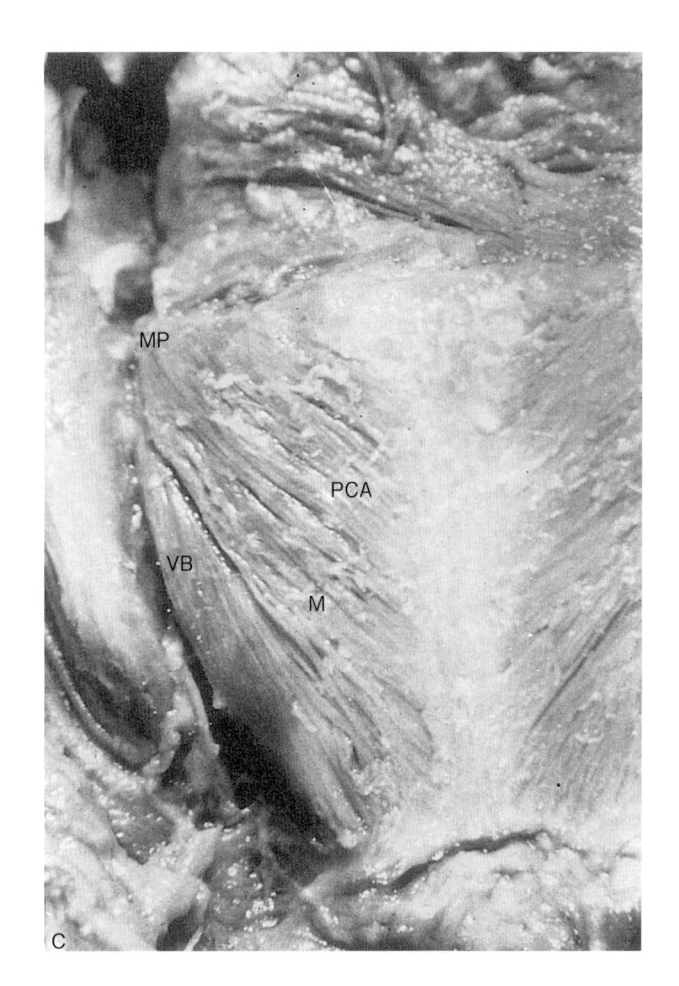

図3-52
　後輪状披裂筋（PCA）．この筋は垂直方向に走行する筋束（VB）で構成されており，通常中間の扇形の部分（M）とは別個のもので別の筋である．この筋を右図（C）で拡大した．この筋の運動方向を左上図（A）に示した．筋突起（MP）．

後輪状披裂筋（外転筋）Posterior cricoarytenoid muscle（Abductor）

喉頭には，たった1つの外転筋がある．それは後輪状披裂筋であり，輪状軟骨板 cricoid laminae の後面の浅い陥凹から生じる幅広い扇形の筋肉である．

最近の研究によって（Zemlin, Davis, and Gaza, 1984），この筋肉が，図3-52で示すように，2つの部分，すなわち，この筋の大部分を構成する外側で垂直方向に走行する筋束と内側で扇状の部分から成ることを示した．披裂軟骨の内側の筋突起の後面の上に外側の筋束は進入し，一方内側の部分は短い腱によって筋突起の上外側部に付着する．

この筋の構成様相から，外側の筋の束が外転筋であり，残りの部分が披裂軟骨を安定させ，固定していることが示される．外側の筋束の動作は，披裂軟骨の回転を生じ，その結果，声帯突起が外転し，同時に挙上する．このことは，人が息をはずませているときに，容易に観察される．図3-31Aの外転した声帯の写真は，被験者が深く息を吸い込んでいるときに撮ったものである．

2つの筋肉が，後輪状披裂筋に対する拮抗筋として作用する．それらは，**外側輪状披裂筋** lateral cricoarytenoid muscle と**披裂筋** arytenoid muscle である．これらが同時に活動すると，披裂軟骨を正中側に回転させ，左右の声帯突起ならびに付着する声帯靱帯も近づける．この複雑な動きによって，声帯の接触と抑制が同時に起こる．

外側輪状披裂筋（内転筋－弛緩筋）Lateral cricoarytenoid muscle（Adductor, Relaxer）

外側輪状披裂筋は重要な声門の内転筋であり，特定の状況の下では，声門を弛緩させるものとして機能する可能性がある．わずかに扇形をした筋であり，甲状軟骨の深い位置にある．その筋線維は，輪状軟骨の前外側弓の上縁に沿った面から生じる．それらは，上後方に走行して披裂軟骨の筋突起の前面に入り，線維のなかのあるも

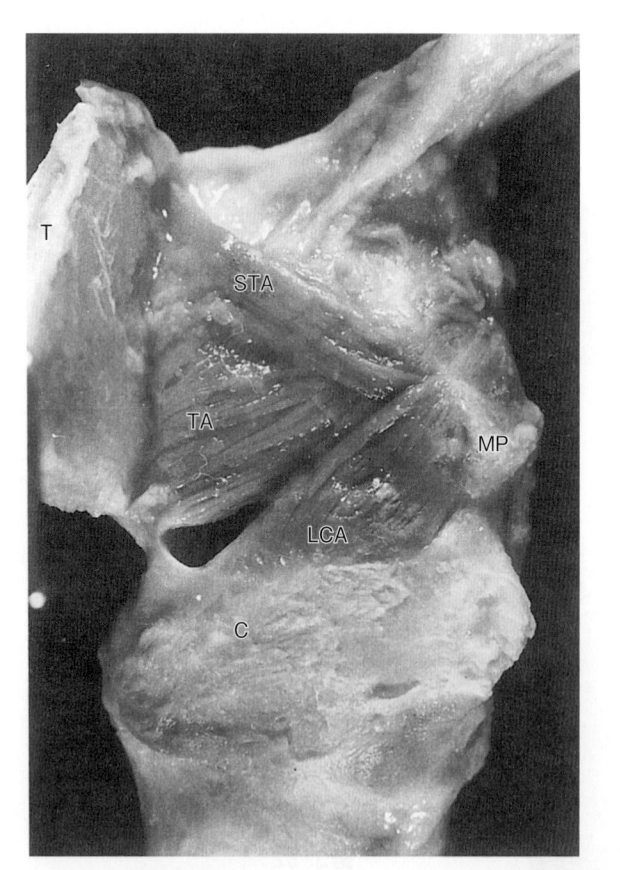

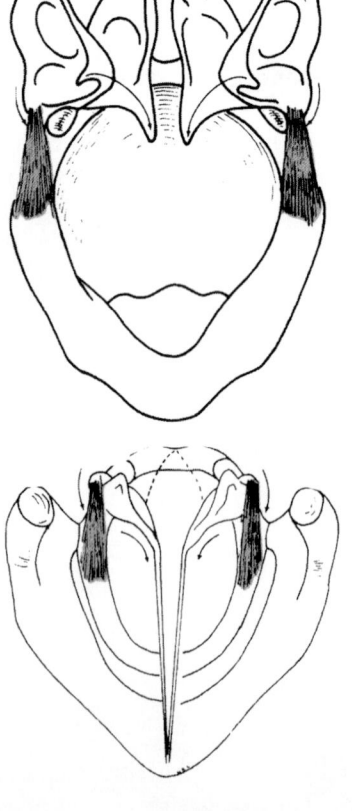

図3-53
外側輪状披裂筋の写真と拮抗されないときの活動方向の模式図．この筋は，声帯の主要な内転筋のうちの1つであって，ヒダの内方への圧縮を調整する役割を果たす．筋突起（MP），輪状軟骨（C），甲状軟骨（T），甲状披裂筋（TA），上甲状披裂筋（STA），外側輪状披裂筋（LCA）．

喉頭筋 139

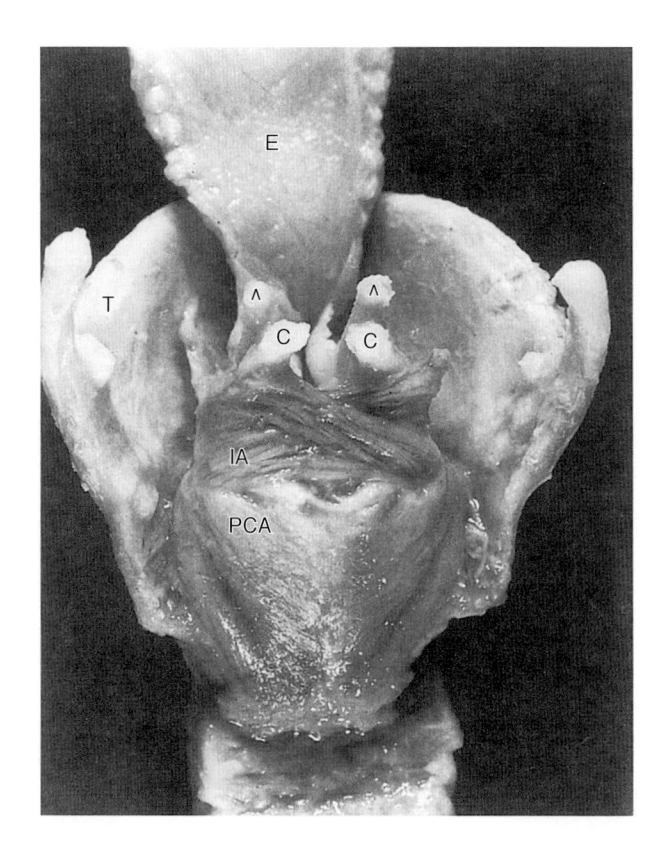

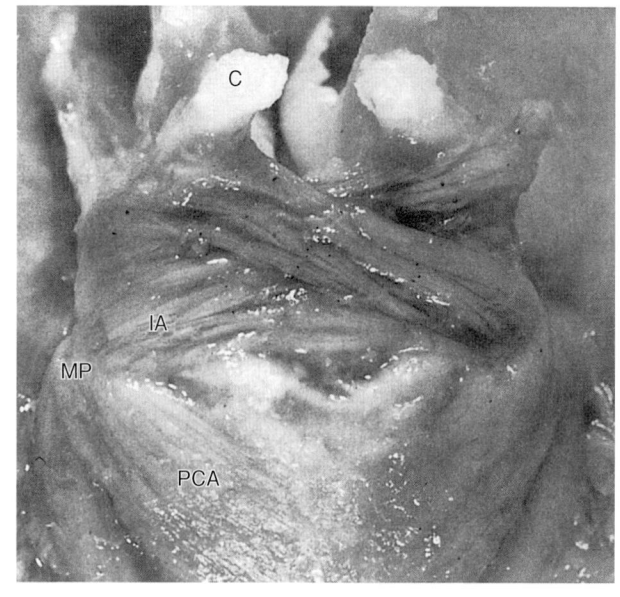

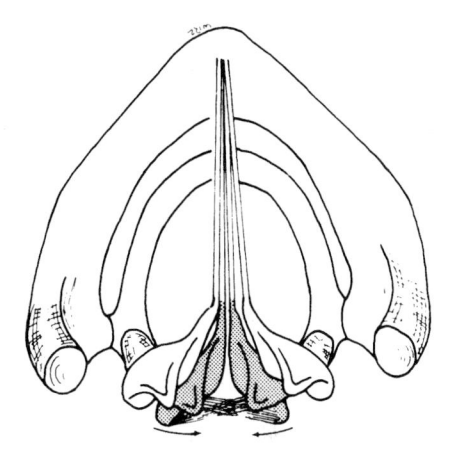

図3-54
披裂筋の斜線維(左),拡大図(右上),その運動方向(右下).この筋の収縮によって,披裂軟骨と声帯靱帯は接近する.甲状軟骨(T),喉頭蓋(E),後輪状披裂筋(PCA),小角軟骨(C),楔状軟骨(∧),披裂軟骨の筋突起(MP)も見える.

のは甲状披裂筋の線維と混ざる.

外側輪状披裂筋の主たる作用は,披裂軟骨を回転させ,声帯突起(と声帯靱帯)を正中線上にもってくることである.この筋肉は,声帯の内側への圧迫圧を調整する役割を担う.拮抗する活動がなければ,この筋肉は,ささやき声を産生する際の声門の形を作る(図3-31A, 3-53を見よ).

披裂(披裂軟骨間[4])筋(内転筋)Arytenoid (Interarytenoid) muscles (Adductors)

披裂筋は披裂軟骨の後面に位置する筋肉の複合体である.この筋は,通常,2つの筋—**斜披裂筋** oblique arytenoid muscle と **横披裂筋** transverse arytenoid muscle —に分けて記述される.

斜披裂筋 Oblique arytenoid muscle　斜披裂筋は,2つの筋のうち,比較的表層の筋である.この筋は,一方の披裂軟骨の筋突起の後面と後外側の表面近くから生じる多くの筋の束からなり,反対側の披裂軟骨の頂点近くに入る.後から見ると,図3-54のように,その筋束は「X」の文字の腕のように,お互いを横切っているように見える.

図3-54で示すように,わずかな筋線維は外側で披裂軟骨の頂上近傍に居続けて,上前方に曲がり,**披裂喉頭蓋筋** aryepiglottic muscle としての喉頭蓋の外側縁に入り込む.この非常に小さい筋(披裂喉頭蓋ヒダの内部に埋まっているのがみえる)は,嚥下の初段階で喉頭蓋を下げると信じられている.斜披裂筋は,披裂軟骨を近接

---
[4]「披裂軟骨間 interarytenoid」という用語は,以前出版の本書で使われ,比較的,正確であるようにみえたが,「披裂筋 arytenoid」は,現在,広く認められるようになった名称である.

140　第3章　発　声

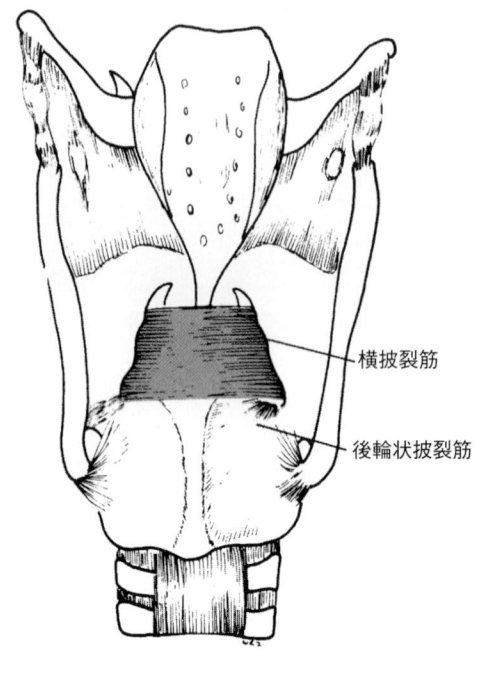

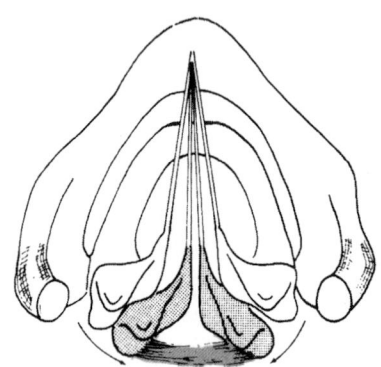

図3-55
横披裂筋（上図）とその動き（下図）．この筋の収縮により，披裂軟骨と声帯靱帯が接近する．

させるため，内方に向かう圧迫圧の調節装置となる．
　横披裂筋 Transverse arytenoid muscle　横披裂筋は頑丈な筋肉であり，解剖学的には明確に斜披裂筋とは別の筋である．**図3-55**で示すように，その線維は一方の披裂軟骨の外側縁と後面から生じ，水平方向に走行し，反対側の披裂軟骨の外側縁と後面に入る．
　比較的深部にある筋線維は，披裂軟骨の外側縁周辺につながり，甲状披裂筋の線維と混ざる．この筋の収縮は，関節嚢の長軸に沿って披裂軟骨を正中方向に滑らせることによって，披裂軟骨を近接させる．披裂軟骨は，接近するにつれ，いくぶん挙上される．

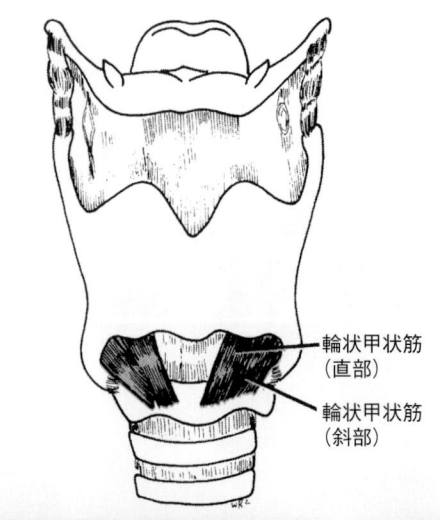

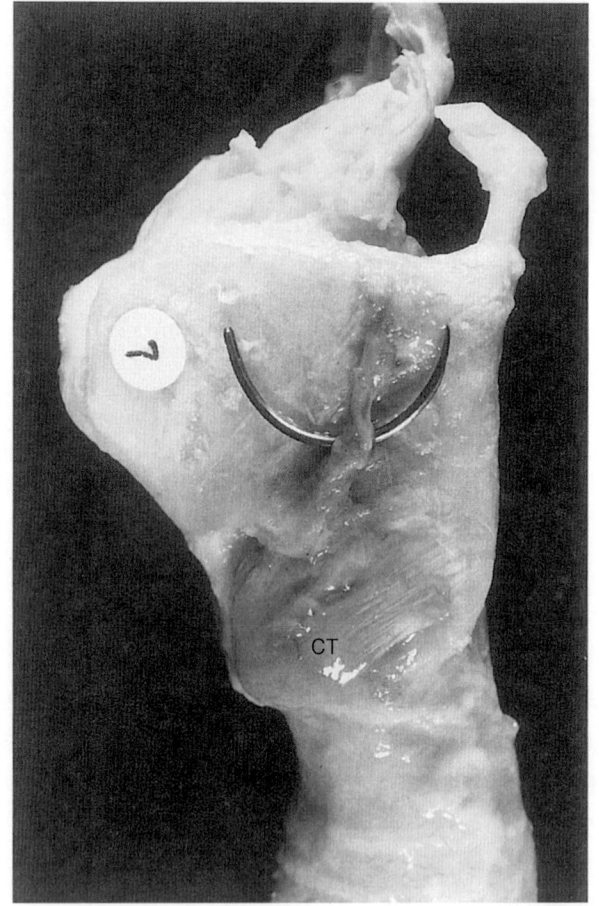

図3-56
輪状甲状筋とそれに付随する喉頭構造．

輪状甲状筋（張筋）Cricothyroid muscle (Tensor)
　甲状披裂筋を除いて，能動的に声帯を緊張させるか延長させることのできる筋は，わずかに1つしかない．それは，輪状甲状筋である．**図3-56**で示すように，輪状

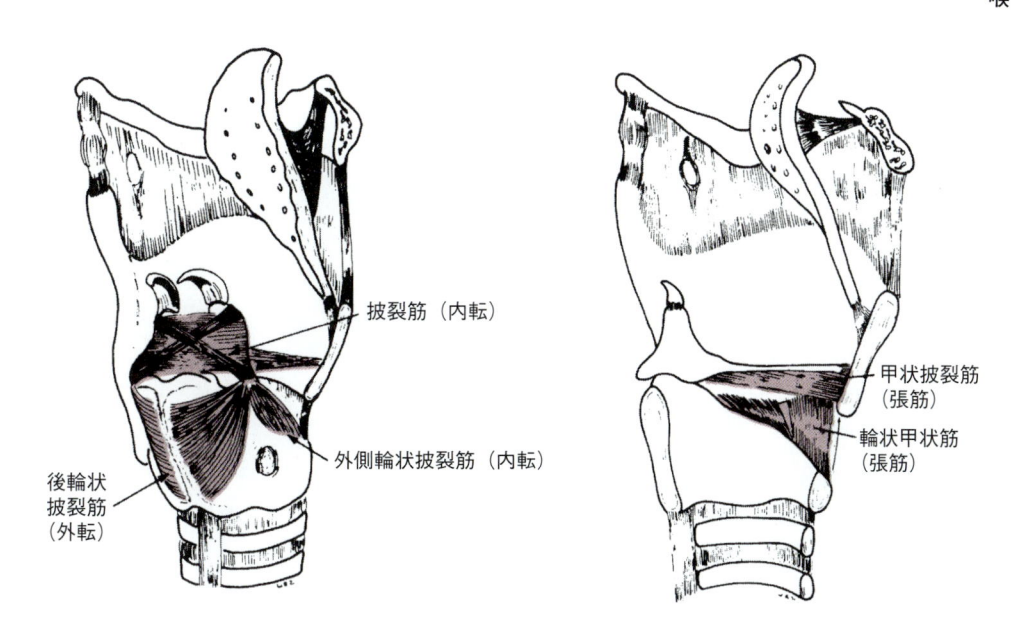

図 3-57
内喉頭筋の活動．声帯ヒダの外転は後輪状披裂筋の収縮により，部分的な内転（中央への圧縮）は外側輪状披裂筋の活動による．この内転運動は，披裂筋の収縮によって補完される．声帯ヒダの長軸方向の緊張は，主として輪状甲状筋の活動とその活動に拮抗する甲状披裂筋の収縮によって生じる．

甲状筋は扇形の筋肉（下より上が広い）である．この筋は，輪状軟骨弓の前外側から生じる．筋線維は分岐し，2つの明白な部分に分かれて，甲状軟骨に入る．

下部すなわち斜めの線維（**斜部 pars oblique**）は上後方に走行して，甲状軟骨の下角の前縁に入る．上部すなわち前部の線維（**直部 pars recta**）は，ほとんど垂直に上方へ走行し，甲状軟骨板の下縁の内側面に沿って入る（図3-56）．

前部の線維が収縮するや否や，輪状軟骨弓と甲状軟骨の間の距離は減少する．甲状軟骨が固定される（外喉頭筋によって）と，輪状甲状筋の収縮は輪状軟骨を上げることになる；輪状軟骨が固定される場合，中世の騎士のヘルメットの遮光板のように甲状軟骨は下方へ傾斜する．甲状軟骨角と披裂軟骨の声帯突起の間の距離が増加すると，声帯は伸展されて，緊張状態となる．これは，ピッチ変化のために必要な活動である．

輪状甲状関節には，わずかな滑走運動もみられる．輪状甲状筋の斜部の収縮は滑走運動を生じる．しかしながら，Arnold（1961）が述べるには，「輪状甲状間距離が伸縮するときには，滑走運動は緊張状態にある関節靱帯によって抑制される．滑走運動と揺動を図3-53，3-55に示す．

声門の張筋（輪状甲状筋と甲状披裂筋），外転筋（後輪状披裂筋），内転筋（披裂筋と外側輪状披裂筋），声門弛緩筋（拮抗筋の活動のないときの甲状披裂筋）の運動を図3-57にまとめる．

甲状腺 Thyroid gland

解剖学的に密接に喉頭に関係しているにもかかわらず，声産生に直接には関与しない構造が甲状腺である．しかしながら，この構造の疾患は喉頭機能に著明に影響を及ぼす．

臨床ノート 喉頭麻痺の原因のうち，最も頻度の高い原因は**甲状腺摘出術 thyroidectomy**である．甲状腺摘出術では，甲状腺の一部か全体が外科的に除去される（DeWeese and Saunders, 1977）．喉頭の筋に入る重要な運動神経[5]は，甲状腺の深層もしくは中間層の下を走行して，手術の際に偶然に切断されることがある．

甲状腺は豊かな血液供給を受け，**甲状腺峡部 isthmus**とよばれる正中の狭い部分を越えて連続する**左右の葉**か

---
[5] 反回神経．

142　第3章　発　声

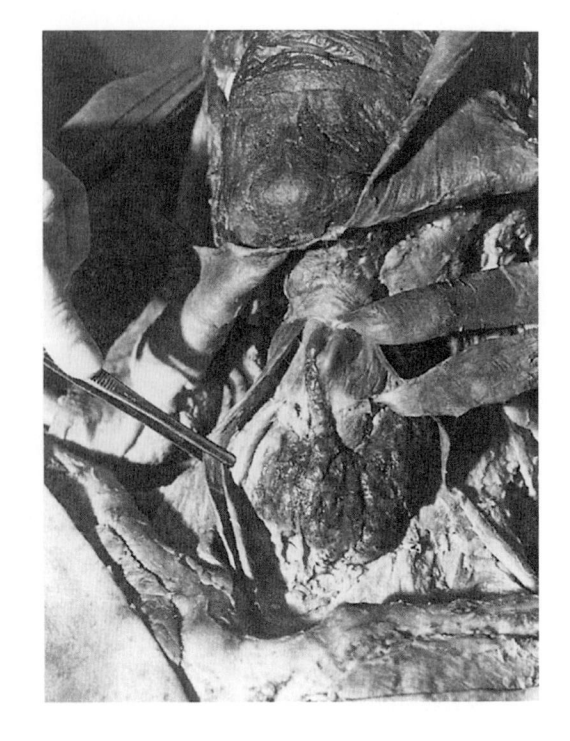

図3-58
喉頭と甲状腺の関係．右図は帯状の筋が翻転されて，甲状腺が示されている．

（左図ラベル）
広頸筋
顎下腺
舌骨
甲状腺隆起
甲状腺錐体葉
肩甲舌骨筋
胸骨甲状筋
胸骨舌骨筋
甲状腺
胸鎖乳突起

ら成る．図3-58で示すように，峡部は第2，第3気管輪と同じレベルに位置し，左右の葉はいずれも輪状軟骨の側面に位置する．

峡部が完全に消失する程度まで，甲状腺は高度に多様な構造になっている．第3葉（**甲状腺錐体葉 pyramidal lobe**）は，かなり高頻度にみられる構造である．これは，峡部の上縁から上方に向かって，喉頭を横切って（通常左側で）舌骨のレベルまで広がる．錐体葉は，それ以外の甲状腺からは離れている．甲状腺の代謝機能は，第5章で考察する．

喉頭生理の研究法
Method of investigation of laryngeal physiology

研究者は，1世紀半以上の間，積極的に喉頭機能を研究してきた．しかしながら，生きた喉頭内部を実際に観察できるようになるずっと前から，喉頭機能を推測する研究は行われていたことを示す確実な証拠がある．Galen（A. D. 130-200）（有名な医師で文筆家）は，声門を声帯音の音源と認めた最初の人物の1人だった．彼は，声の強度が軟口蓋と口蓋垂に依存していると思った．

ずいぶん後に，Andreas Vesalius は，彼の見事な著書である"De Humani Corporis Fabrica"（1543年発行）の中で，明確に，喉頭，舌骨，咽頭収縮筋を示している．喉頭について理解するのに著明な貢献をしたもう1つの仕事は，Julius Casserius of Piacenza による"The Larynx, Organ of Voice"の出版（1601年）と1700年代初期の Dodart の声門の空気流と声の強度に関係した論文である．彼は，声帯音とは比較的安静状態の声門上の空気柱に対する声門を通過する空気の衝撃によって生じる音であると結論した．

19世紀初期に喉頭鏡検査の試みが行われて以来，多様ないくつもの装置が，音声生成時の喉頭内部の運動の本質をもっと良く理解しようとして用いられてきた．

機能と構造が相互に非常に密接に関連するために，喉頭の基本的解剖学は音声産生機構に関する有益な情報を与えてくれる．まだまだ学ぶべきものは多い―解剖学が学問という木の「枯枝」ではないもう1つの例である．喉頭筋の関与の程度については，筋電図記録法によってある程度まで評価できる．X線もあまり望まれない若干の情報を与える．

喉頭が基本的に空力系システムであるので，完全に喉頭と呼吸器系の機構と機能との間に相互関係を認めるなら，音声産生の間に必要とされる空気圧と空気容量は指定されなければならない．

喉頭内部と振動する声帯はまた，「のど」の奥に挿入

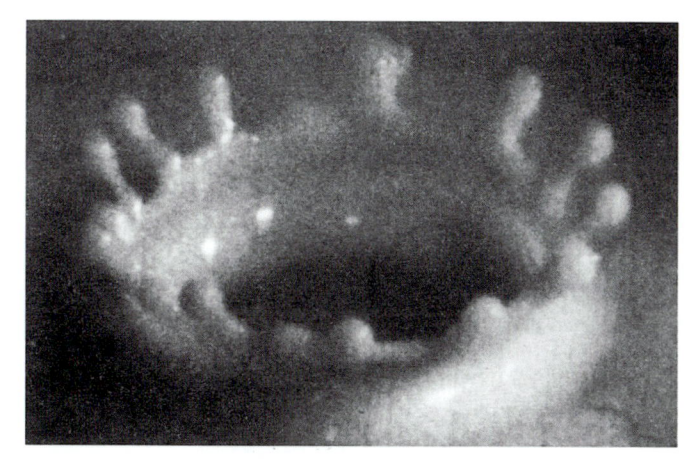

初期の声帯ヒダの運動の超高速度画像についての紹介では，1秒につき4,000フレームで撮影された1滴の牛乳が皿に落ちたときの写真が紹介された．その写真は，超高速度写真撮影の分解能を示している．この写真は，実際の映像から得られたものである．

した鏡によっても間接的，直接的に観察でき，声帯が見られれば撮影することもできる．

膨大な情報や知識を集積することに貢献した主たる因子は，喉頭の活動を検査・記録するための技術開発であった．しかし，近年の多くの有意義な技術革新にもかかわらず，今日でもなお，喉頭の生理についての非常に基本的な概念についてさえ異なる意見が存在する．

喉頭鏡検査の発達 The development of laryngoscopy

喉頭鏡検査 laryngoscopy（喉頭内部の検査）は，臨床であろうが研究であろうが，それらがうまくいくために解決するべき3つの非常に実際的な問題を持つ：(1)喉頭は，頸部深く，視界外に位置する；(2)喉頭の内部は暗く，視認するためには適切に照らされなければならない；(3)発音時の声帯の運動は，あまりに急速であるため，従来のどのような光学機器や肉眼でも見ることができない．このような方法で望める最高のものは，運動しているかもしれない何かがあることを示すだけのぼやけたイメージである．

これらの問題（他の問題も併せて）は，良好な喉頭鏡検査の開発のうえで実に膨大な作業の原因となった．その後の満足できる喉頭鏡検査の技術開発までに150年かかったというのはちょっとした驚きである．

間接喉頭鏡検査 indirect laryngoscopy の発達．喉頭鏡検査を目的とする装置は，1807年（Moore, 1937a 参照）に Frankfort-am-Main の Bozzini によって設計されたにもかかわらず，Manuel Garcia（フランスの音声教師）が音声生成時の喉頭内部の活動を1855年に記録するまでは用いられたことはなかった．長いハンドル（十分に曲がった）の先につけられた小さな鏡が，被験者の「のど」に入れられる．太陽光は，もう一方の手に持った鏡で最初の小さな鏡に向けられる．

Garcia は，歌唱時の喉頭内部の挙動に関して新しく重要ないくつかの事実を発見した．彼の観察の多くは，「Hints on Singing」と題された小さな本にみることができる．この小さな本は，Beata Garcia によってフランス語から翻訳された．この本は1894年に発行されたが，Garcia の時代以後に出た多くの後続研究は，彼の観察結果の確認以外の何ものでもなかった．Manuel Garcia の喉頭鏡検査に対する功績は，Herman Rohrer の呼吸生理学に対する功績と同じ程に高い．

方法論は Garcia の時代から実質的には変化していないが，研究者は肉眼での観察や間接的喉頭鏡検査には満足していなかった．

喉頭の透照診断法 transillumination．1860年に，Johann Czermak は，喉頭の透照診断法とよばれる新しい技術について述べている．「のど」の下に向けて光を導くよりはむしろ，Czermak は，首の前面から輪状軟骨の領域に集中的に光線を導き，喉頭内部を照らす方法である．透照された喉頭を「喉頭鏡」や「咽喉鏡」で見ると，「赤色の柔らかな陰」（フラッシュライトの上に置いた手に見えるような赤みがかった色にいくぶん似ている）として見ることができる．Czermak は，透照診断法が声帯の垂直径を測定するのに役立つ技術であると提案した．

初期の喉頭写真撮影法．1884年，Thomas French は喉頭の写真撮影法を報告した．French は，喉頭鏡に携帯カメラを固定して使用した．2番目の鏡が照明のために集光させている間に，重力によって落ちる単

純なシャッター機構が作動するようになっていた．Frenchが喉頭写真撮影法を完成させたとしてしばしば称賛されることがあるが，CzermakはFrenchに先立つ23年前の1861年に喉頭写真撮影した結果を発表していた（Moore, 1937a）．

振動している声帯を単一のフレームで写真撮影することに伴う特異的欠点の1つは，それが従来の喉頭鏡検査によってみることのできる以上のことはあまり明らかにできないということである．例えば，さまざまな音声活動や呼吸活動の間のおおまかな声帯の形状に関する情報は有益ではあるが，声帯それ自身は単なる白っぽい「ぼけた像」にすぎなくなる．

ストロボスコピー stroboscopy． strobolaryngoscopyの出現は映画撮影法の出現と一致し，その中でストロボスコピー stroboscopyの原理が喉頭検査で利用された．ストロボスコープは，観察者が，声帯の周期的運動を，あたかもそれが動いていないように見ることができる器具である．

ストロボスコープの原形（例えば，Michael Faraday製作のようなもの）は，円周に等間隔で開けられた孔（溝）をもつ回転するディスクから成る．回転ディスクによって，それに当たる光線は周期的に中断され，その下にある運動体は短く一定時間だけ照らされる．光線が孔（溝））を通って反対側に届くようにディスクの回転速度を調整し，各サイクルで同じ運動点が照らされる場合にだけ，周期的な運動にもかかわらず静止しているように見える；残りの周期の間は，ディスクが光を遮る．運動体が正確に同じ位置にあるときに運動体は常時観察されるので，視覚の残像によって目に見えるものが静止しているように見える．

現代のストロボスコープは，周期的に運動体を照らすために，点滅する明るい光を利用している．閃光の照射時間は極端に短時間であるため，照らされている間の運動体のごくわずかな運動距離は無視でき，運動体の輪郭は十分にシャープで明瞭に見える．もしも光の点滅周期が運動体の周期に同期せずに，わずかにずれていると，運動体は，「ずれ」の速度によって，非常にゆっくりとどちらかに移動しているように見える．

1930年に，Tiffin and Metfesselは，気流放電型の巧妙なストロボスコープの技術を開発した．その装置は，放電電圧を得るために増幅器の出力を使用した．増幅器の入力端子はマイクロホンに接続されており，ストロボスコープ・ランプの点滅頻度は，検査時の発声している声帯振動の基本周波数にもとづいて決定された．その基本周波数が声帯振動数に一致したとき，それは静止しているように見える．同期周波数から点滅率をわずかにはずれるように調整することによって，声帯は毎秒ほんの1～2サイクルで振動しているように見た目には写る．喉頭鏡に点滅光を導くことによって，声帯検査は過去においても同様に可能であった．ストロボ喉頭鏡 strobolaryngoscopyの歴史についての優れたレビューとしてはMoore（1937a）の著作があるので参考にしてほしい．

今日，「同期ストロボスコープ synchrostrobolaryngoscope」が診断用機器として耳鼻咽喉科クリニックでは使われることがある．

映画法 motion-picture photograpy． 1913年という早い時期に，映画撮影技術がちょうど実用化され始めていたとき，Chevroton and Vlesは喉頭の映画を撮影した．Hegener and Panconcelli-Calziaは，ストロボスコピー stroboscopyの原理と写真撮影の原理を結合することによって，1913年にストロボスコープの映画をとることができた．

多くの研究者が映画撮影技術を修正改良し，得られる検査結果の質を著しく改善し，実用性を向上させてきたが，従来の間接喉頭鏡検査によって得られる以上の詳細な情報は，映画法ではほとんど得られなかった．

現代の評価方法 Contemporary methods of investigation

内視鏡検査 Endoscopy

喉頭，気管，気管支，食道を直接可視化する方法は，**内視鏡検査 endoscopy** または **経口内視鏡検査 peroral endoscopy** とよばれている．用語"経口 peroral"とは，口腔を通過して行われるか，口腔を通して適用されるものに関連して用いられる．内視鏡検査には，対象とする臓器による特異性がある．例えば，気管支鏡，食道内視鏡検査，**喉頭直達鏡検査 direct laryngoscopy** である．

種々のサイズの内視鏡が利用できるが，本質的には，すべて，先端直前にある領域を照らす光源をもった管である（図3-59）．近年，**光ファイバー内視鏡 fiber-optic endoscope** が，臨床医学と喉頭研究で使われるようになった．軟性の喉頭鏡か気管支鏡が鼻を通して挿入され，

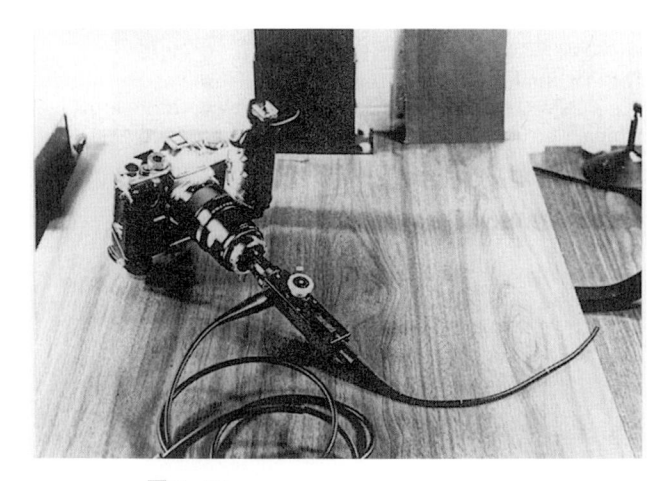

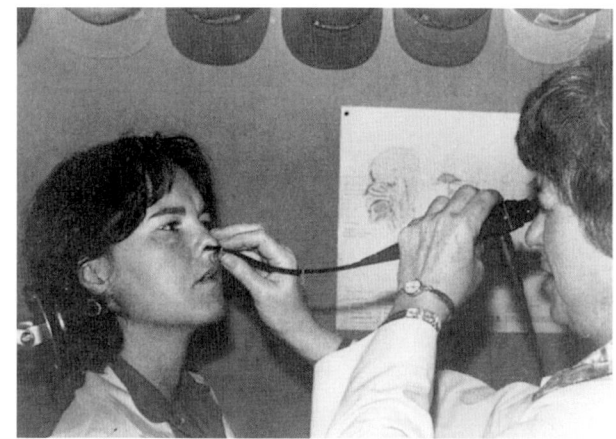

図 3-59
喉頭検査のための光ファイバー内視鏡.

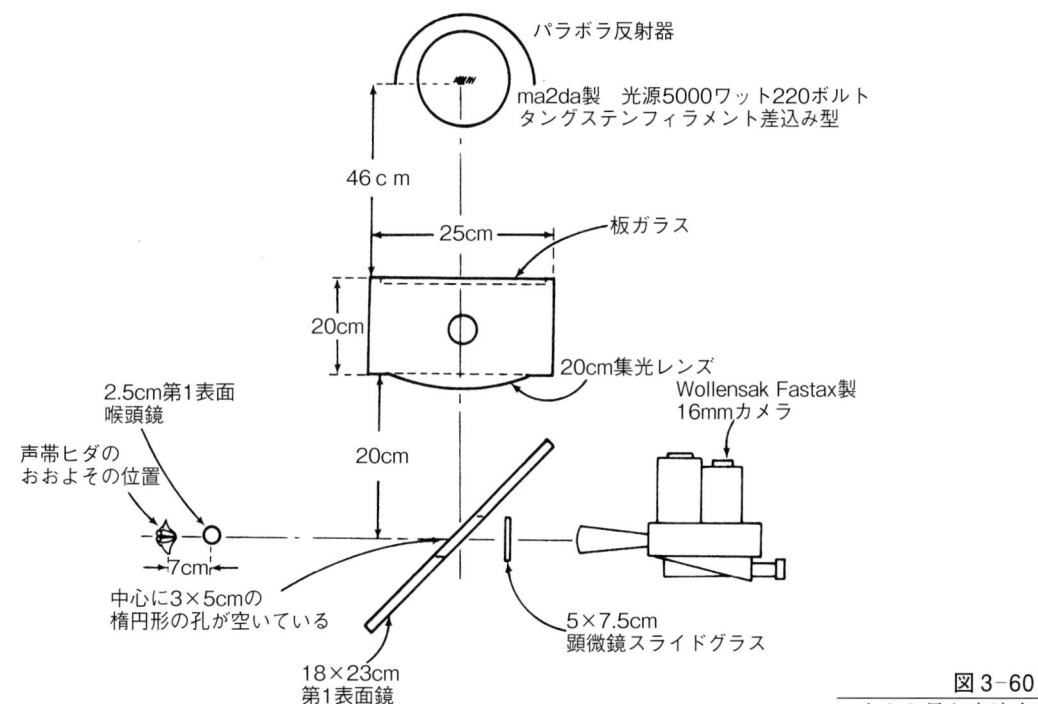

図 3-60
上から見た高速度映画撮影装置.

気管（または消化管鏡では食道）に導かれる.

高速度映画撮影法 High-speed cinematography

1940 年に, Farnsworth は, Bell Telephone Laboratories（ベル研究所）で，高速度映画カメラと 1 秒につき 4,000 フレーム（従来の映画撮影技術では 1 秒 24 フレームであった）の露光率をもつ喉頭の高速度映画撮影技術を開発した．その満足できる結果は相当な数の研究を生み出した．喉頭機能に関する多くの情報が，以後に続いた多くの喉頭に関する高速度映画研究によって蓄積された．

安全に喉頭を照らすために，5,000W の白熱灯からの光は，熱を吸収させるために水を満たしたタンクを通して放出された．図 3-60 は Bell Telephone Laboratories によって使われたのとほぼ同じ光学システムの上面図の概略図面であり，図 3-61A は喉頭写真撮影のために位置づけられた被験者を示し，図 3-61B は高速度カメラのシャッターを押す準備ができた検査者を示している[6]．図 3-62

---

[6] イリノイ大学でのセットでは，カメラは音声言語治療室内に設置することで，被験者の集中力に影響を及ぼす可能性のある高音の雑音を消すのに役立てている.

146　第3章　発　声

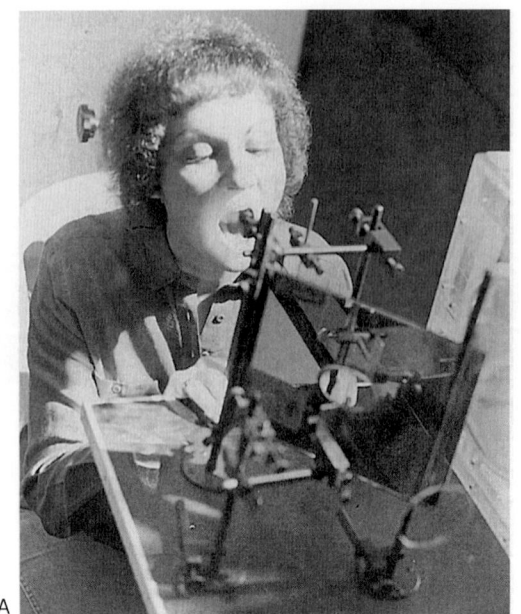

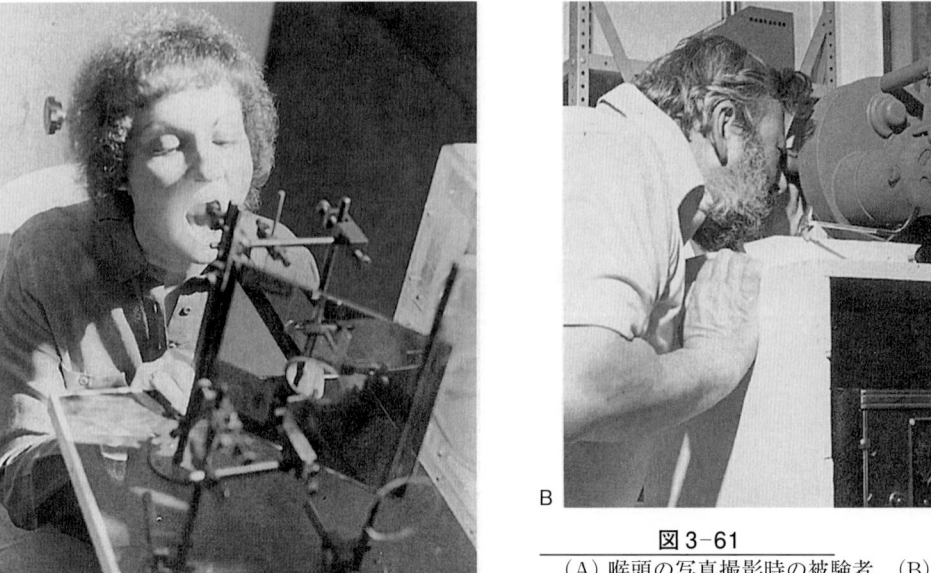

図3-61
(A) 喉頭の写真撮影時の被験者，(B) 写真撮影準備時の検査．

は，4,000フレーム/秒（1秒につき約100フィートすなわち30.5mのフィルム）で露光される高速度フィルムから得られた声帯ヒダの1周期全体を示している．

　大いなる賛辞がPaul Moore博士に与えられるべきである．彼は，喉頭映画撮影法の先駆者であり，それを実用的な研究に使える程度まで，高速度喉頭写真撮影法を発展させるのに尽力した．実際に，われわれが今日喉頭について知っていると思っていることの多くは，高速度カメラの「眼」を通して見たものである．

　喉頭の挙動についての相当量の情報が高速度喉頭写真撮影法を通して得られたが，この方法には深刻な若干の欠点がある．すなわち，被験者を選択して訓練する必要があることが少なからず欠点といえる．被験者が喉頭（咽喉）鏡に対する耐性を獲得し，実験者が声帯を十分見えるようになるための訓練は，時間がかかり，非常に要求度の高いものである．その結果，協力できる被験者は限定的であり，成人に限られる（一般的に）．喉頭写真撮影法は実験室での1つの訓練であり，実験者より被験者のほうにより多くの動機づけを要求するものである．

グロトグラフィ Glottography（電気的グロトグラフィ Electroglottography）

　いくつかの喉頭機能を評価する非侵襲的な技術として，グロトグラフ glottographまたはラリンゴグラフ laryngographとよぶ方法がある．頸部の両側，甲状軟骨の上に直接留置される電極によって，4メガヘルツ（MHz）の信号に対するコンダクタンス（電気抵抗と同様のもの）の変化を観察する．この装置は実質的に発話行動を障害しない．時系列資料として声門領域を図示的に記録できないにもかかわらず，それは（理想的に）時系列的に声帯ヒダが接触したかを測定できる（Chlders et al., 1990）．

透過光型光伝導検査 Transillumination-photoconduction

　精巧な装置と大量のフィルムを必要とするために，超高速度写真撮影法は高価な方法である．コンピュータが研究施設で重要な道具として使われるようになる前は，フィルムの分析には非常に時間がかかった．1959年に，Zemlinは，音声生成の間の声門運動の研究のために，比較的安価で，かつ時間のかからない技術の開発を試みた．同年，別の施設で研究していたSonessonが，よく似た技術についての予報を発表した．両者の技術とも，1936年にWullsteinによって使われていたものに非常に似ていた．

　SonessonとZemlinは，輪状軟骨の直下で前頸部に光を当て，声門の下からの光で喉頭を透照した．声帯は音声生成の間に開閉するので，弁状に活動し，さまざまな光量が左右の声帯の間を通過する．光は光電素子を励起し，素子はその表面に当たった光の量に比例して電気エネルギーを放出する．Zemlinはこの電圧を映画フィルムのサウンドトラックに入力し，一方，Sonessonはこ

図 3-62

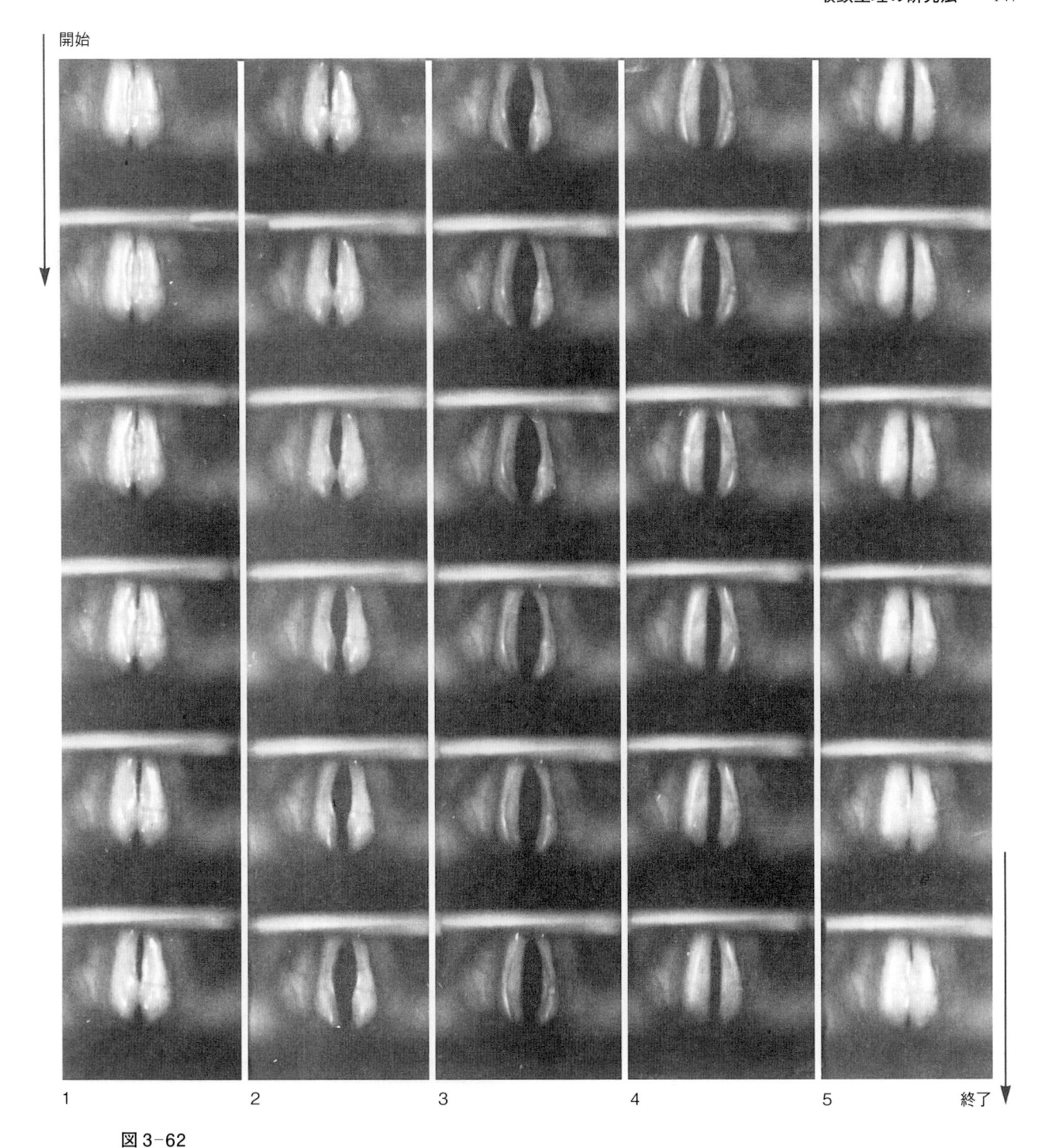

声帯ヒダの振動の1サイクル．1秒につき4,000フレームで露光された高速度フィルムから得られた．

の電圧を高感度陰極線オシロスコープに入力して，そのオシロスコープ上のイメージを撮影した．

これらの方法の有効性に関してはいくつかの問題が提示された (Wendahland Coleman, 1967; Coleman and Wendahl, 1968). しかしながら，その後のHarden (1975) による研究で，「声門領域の運動についての光電型グロトグラフは，基本的に超高速映画撮影法によって得られるのと本質的には同じ情報を示す.」ことが示唆された．

X線 Radiography

喉頭の骨組みは硝子軟骨で構成されているので，X線の吸収率はあまりよくない（とくに，若年者で著しい）

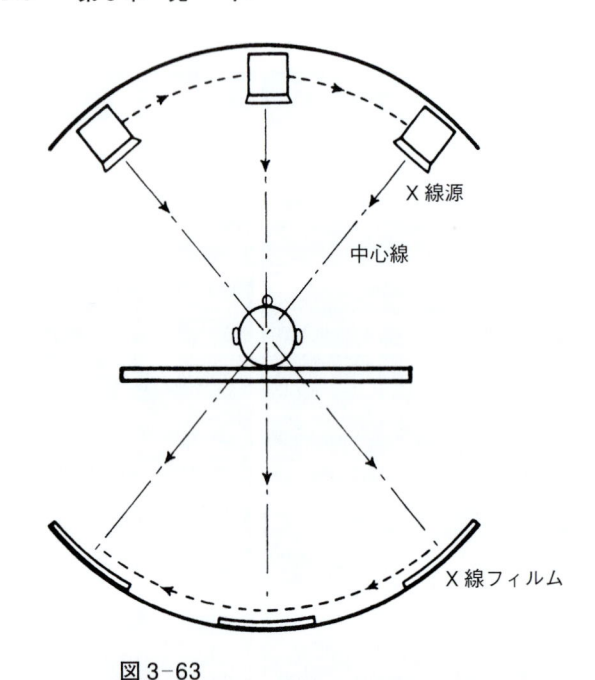

図 3-63
断層 X 線撮影の原理. X 線束は，声帯振動を同じかそれに近い率で放射されることで，声帯ヒダの振動パターンの「スローモーション」映画が撮影できる.

ので，従来のX線的方法ではときに満足いかない結果しか得られなかった. **区域 X 線断層撮影法 sectional radiography**（もしくは **X 線断層撮影法 laminagraphy**）とよばれる，比較的新しい技術は，かなり高い信頼性をもっている．予定した断層面以外の平面での構造のイメージをぼやけさせることにより，かなり詳細な像が得られ，平面断層図が得られる.

図 3-63 で示すように，この方法でのX線像は，照射線照射の間，フィルムを線源の移動方向とは反対側に対称的に移動させることで得られる．この方法で喉頭の前頭断を作ることができ，さまざまな発音作業時に声帯ヒダの位置と断面図を示すことができる.

このX線断層撮影法を用いた多くの研究が報告されている（Sonninena and Vaheri, 1958；Zaliouk and Izkovitch, 1958；Luchsinger and Dubois, 1956；van den Berg, 1955a；Hollien and Curtis, 1960, 1962；Hollien and Curtis, 1960, 1962；Hollien, 1964；と Hollien, Curtis, and Coleman, 1968）.

しかしながら，発声中の声帯の迅速な運動は，ぼやけたイメージとなるため，これがX線断層撮影法の解像度の限界である．この問題を克服するために，Hollien はストロボスコピーとX線断層撮影法の原理を組み合わせることによって，従来の断層撮影法を改良した．X線は，声帯の振動率かその近くの率で脈波状に出され，声帯の振動パターンの「スローモーション」フィルムが得られる．この方法は，**ストロボ断層撮影法 strobolaminagraphy** とよばれているが，簡略語で STROL とよばれている．Hollien と彼の共同研究者によって得られた結果は満足のいくものであり，音声生成中の喉頭内部の構造の運動に新たな光を投じた．この方法の詳細は，Hollien（1964）と Hollien and Coleman（1970）の論文を参照してほしい.

補助的な診断法および研究法

追加するべきいくつかの診断の方法があり，喉頭の行動に関して有用な情報を提供してくれる．おそらく，そのなかで最も重要なものは，さまざまな発音活動中の喉頭筋群の筋電図学的方法（EMG）と喉頭の空気力学的要素を計測する技術である.

筋電図 Electromyography

筋肉の生物電気活性を記録する技術は，生理学において多くの貢献をしたものの，同時に欲求不満をも惹起するものであり，この傾向は，喉頭の生理学でとくに顕著であった．心臓のような筋と比較して，喉頭筋活動は検出するのが困難である．よく知られている心電図 EKG（ECG）の場合，体の表面の実質的には，どこにでも2本の電極を適切に配置すると心筋活動を検出できる．身体の多くの筋は，筋肉の上の皮膚表面に，直接，単純に電極を配置することによって「記録」できる.

小さい筋あるいは深い筋には，異なった技術が要求される．隣接する筋による混信の影響を最小化するために，電極は対象とする筋に直接挿入される．**鉤状のワイヤ電**

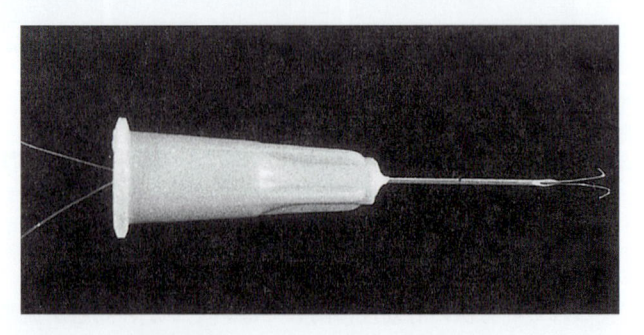

図 3-64
有鉤針金電極（3倍大）．皮下注射針を引き抜くと，針の端から突出した毛髪状の導線は筋肉内に留置される．被験者は，通常導線の存在に気づかない.

図 3-65
空気流記録装置.

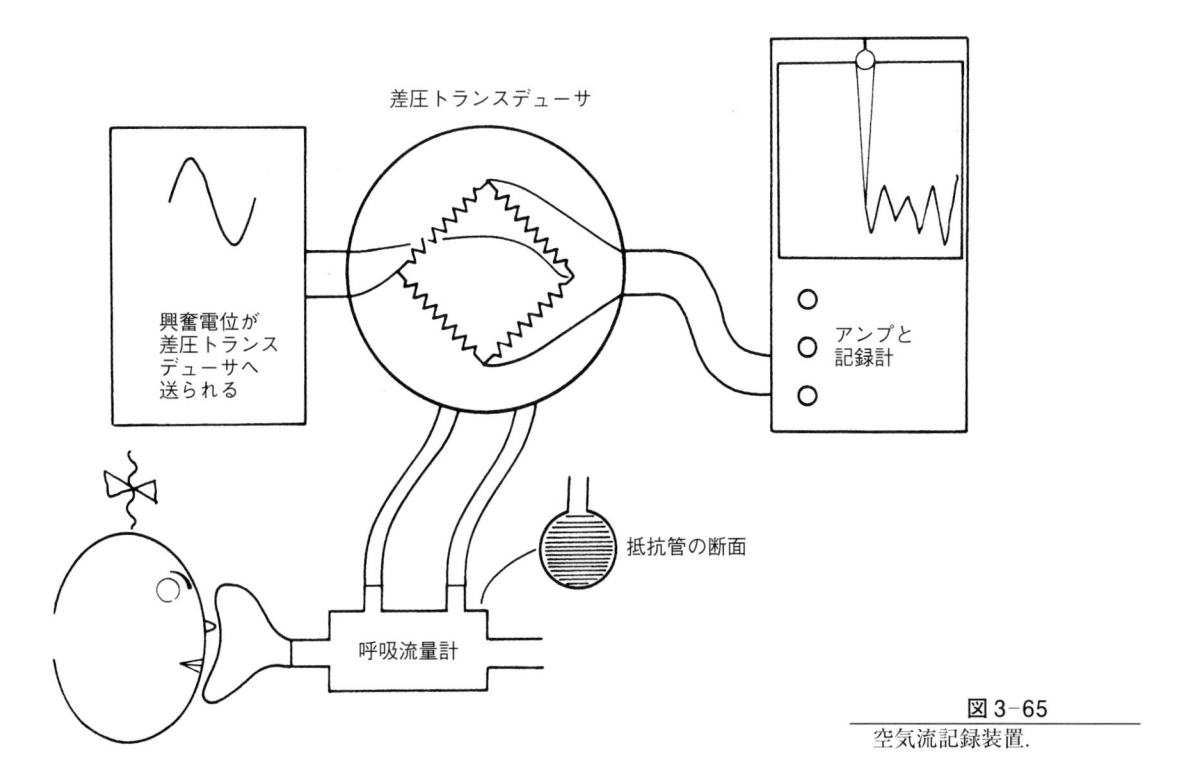

極（有鉤針金電極）hooked-wire electrode が望ましい．図 3-64 で示すように，絶縁された 2 つの尖った導線を皮下注射針に通し，先端を後ろに曲げて小さなフックを作る．筋活動を記録するために，注射針を単純に刺入して，その後引き抜く．そうすると，2 つの鉤状の導線は筋組織に留置される．いったん，筋肉内に入ると，これらの鉤状のワイヤ電極は，通常被験者には感知できない．この方法には，ほとんど，あるいはまったく疼痛はない．

選択した手法に関係なく，EMG 記録から得られる唯一の直接的な情報は，特定の筋肉または筋群が特定の運動作業の間に活動しているかということだけである．EMG 検査は，筋肉が何をしているかについては教えてくれない；それは，相対的な活動性を報告するだけである．このことは，EMG 研究結果には解釈が必要であり，それには当然追加的な情報が伴っており，少なからず筋肉の解剖とその解剖に従った活動の結果について，はっきりと理解できる能力が必要であることを意味している．電極を内喉頭筋系に刺入する技術は発展し，数年前までほぼ不可能だったことが現在では通常に実行されるまでになった．

興味のある読者には次の論文を勧める．Cooper (1965)；Fromkin and Ladefoged (1966)；Gay and Harris (1971)；Hirano and Ohala (1969)；Hirano et al. (1967)；Hirano et al. (1967)；Hirose and Gay (1973).

気流量と声門下圧の数値

基本的な喉頭運動に固有の情報と同様，喉頭の運動と構造の統合性に関する示標は，「気流」を使うことによって得ることができる．通常，たった 2 つの重要な測定値が研究や臨床では必要である；すなわち，さまざまな音声検査の間に得られる，喉頭を通過する気流量と空気圧である．声の強さも重要である．

技術的にはさまざまであるが，通常ある種の**呼吸流量計（ニューモタコグラフ）pneumotachograph** が使用され，それは気流記録装置の「中心」といえる．基本的に，この器具は空気流に対して非常にわずかな抵抗となる装置であり，結果として抵抗の前後でわずかな圧力差が発生する．この差圧は，システムの中を流れる空気の量によって直接変化する．気流記録装置の系統図は**図 3-65** で示される．フェースマスクは，直接，気流抵抗管に連結される．気流抵抗管は，その内部に格子をもち，系の中を流れる空気にわずかな抵抗を与える点に注意してほしい．屈曲できる管が，差圧トランスデューサ[7]と気流

---

[7] トランスデューサは，エネルギーを吸収し，同じ波形か，別の波形でエネルギーを放射する装置である．

150　第3章　発　声

抵抗管を連結し，圧力差が電圧に変換されるように反応し，次々に紙を吐き出すレコーダーのペンを動かす．気流は，通常 cm³/秒で表される．

　声の性質に影響する重要な因子は，喉頭によって与えられる気流に対する抵抗の量である；この抵抗は，普通より大きいか，小さい声門下圧で生じる．もしも喉頭が呼気流に適切な抵抗を与えられないなら，何かがおかしくなっていると考えるのは合理性がある．そのような状況では，声門下圧は通常の値まで高まらず，表出される声は質と強さに障害を被る．声門下圧（肺胞圧）の測定テクニックは，95ページに記載した．

喉頭の生理学と発音の機構
Laryngeal physiology and the mechanics of phonation

導　　入

　喉頭のおおまかな解剖所見は16世紀中頃から知られていた．しかしながら，喉頭構造の詳細については，いまだ研究されている．研究者は，100年以上もの間，振動する喉頭を観察し，写真撮影を続けている；筋電図学的研究や空気力学的研究の結果が絶えず発表され，構造や機能についての私たちの構築された知識は常に修正されている．

　これまでに，君たちは，喉頭内部では，たった2つの基本的な力の調整しか起こらないということを知った．それは声帯が正中に寄せられる力—medial compression とよばれている力—と長軸方向に伸展させる力—longitudinal tension とよばれている力—である．これらの2つの力の調整に加えて，呼気の多様な供給の様が相組み合わさり，人間の声に信じがたいような多様性を与えている．

　1886年，Stoker は，喉頭が単純な弦楽器によく似ていることを示した．1892年，Woods は，喉頭が弦の振動についての基本的な方程式に対応することを示した．

$$n = \frac{1}{L}\sqrt{\frac{T}{M}}$$

　　n = 振動数
　　L = 声帯の長さ
　　T = 声帯の緊張
　　M = 単位長あたりの質量

　弦の振動数を決定する基本的な因子は，弦の長さが関係する質量と緊張である．したがって，弦の振動は，その長さを半分にするか，4つの因子のうちの1つを変えて，緊張を増加させるか，質量を減少させることで2倍にできる．弦は物理学の基本的な法則に従って振動するが，喉頭は空気力学的な構造であって，その公式には部分的に応ずるだけである．振動する弦と同一に声帯をみることはできない．

　これらの問題は Sonninen(1956) によって報告されている：すなわち，声の**ピッチ**に影響する因子間の相互の関係は，以下の方程式によって表すことができると述べている：

$$f = C\frac{K}{M}$$

　　F = 声帯の振動数，C = 定数
　　$K = K^1 + K^2$．この式において，K^1 は声帯ヒダの内部の受動的な緊張（組織の弾性に起因する）を表し，K^2 は内部の能動的な張力（筋収縮と声帯ヒダの長さの変化に起因する長軸方向の緊張）を表す．
　　M = 声帯の質量

　前述の方程式のいずれも，内側方向の圧迫力 medial compression については考慮していないが，私たちは，今話題にしている呼気流が声帯を振動させる前には，かならず声帯は正中線上で接近しておく必要があることを知っていなければならない．

　声のピッチとスペクトル特性の両方，すなわち声質は，(1) 声帯振動数，(2) 声帯振動のパターンや時間的変化，(3) 声道の構造に依存して変化する．この章の後半では，君たちは声帯振動の振動数と時間変化を制御している機構について検討する．しかし，まず初めに，発声が開始される様相について，簡単に考察しよう．

発声開始 Onset of phonation

　発声開始は，二相に分けられる：**前発声相** prephonation phase と**起声相** attack phase．

前発声相 Prephonation phase

　前発声相は，声帯が外転している状態から内転もしくは部分的に内転した状態に変化する期間である．声帯を発声開始前にみると，通常，外転位にある；すなわち，被験者は呼吸している．安静呼吸時，成人男性の声門は，その最も広い部分で約13mmの幅をもっている．Negus (1929) によると，この幅は強制呼気の間は約2倍になる．図3-66は，強制吸気，強制呼気，安静呼気

A

強制吸気．この被験者では
声帯ヒダは最大に外転している．

B

強制呼気．この条件では，
声帯は安静呼吸時の声門とは
大きく異なっているようにみえる．

C

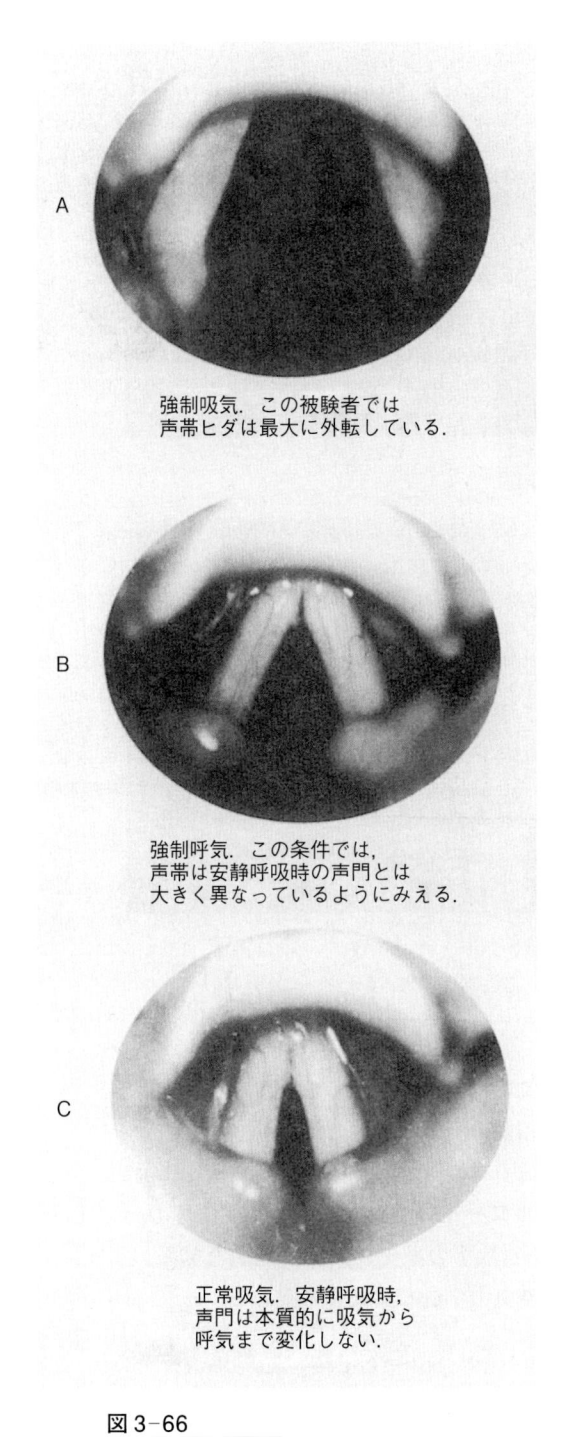

正常吸気．安静呼吸時，
声門は本質的に吸気から
呼気まで変化しない．

図3-66
強制吸気（A），強制呼気（B），安静呼吸（C）での声門形状．

の間の喉頭を示す．大部分の人では，安静呼吸時には，かなり一定の声門の開口量を維持している．

声帯ヒダの接触 Vocal fold approximation　前発声相の時間と声帯が接近する程度は高度に変化し，大きく表出しようとしている声に依存する．呼気の力が放出され，声帯ヒダが接近あるいは接触すると，下気道からの外向きの呼気流は妨げられ始め，声門下圧（声帯ヒダの下での圧力）は上昇を始める．加えて，呼気流速は，狭窄した声門を通過するにつれて，鋭く一気に上昇する．忘れてはならない重要な点は，ここである．

前発声相でのさまざまな段階の喉頭写真を図3-67に示す．これらの写真は，発声開始時に撮影された高速度映画フィルムのフレームの抜粋である．この被験者での前発声相全体の時間は約0.160秒である．図3-67Aは外転した声帯，BとCは声帯が正中線に向かって進んでいる際の状態を示す．図3-67Dは，ほぼ内転した声帯を示す．声帯が接近する程度は，**内方への圧迫 medial compression** と称される．それは内転筋の運動によって生じる．

内方への圧迫 Medial compression を担う筋活動
おおまかな筋機能に関する情報は，筋の付着に関する知識や関連する器官の構造から得られる．しかしながら，私たちは，そのような情報に重きを置きすぎることについては慎重である必要がある．なぜなら，個々の筋が単独では，まず固有の運動を行うようには活動しないからである．むしろ，筋は，ペアやグループとなって運動するため，どんな単一の筋であっても通常，その筋の収縮には協同筋の収縮を伴っている．さまざまな筋の微妙で精巧な相互作用が，適切な運動を生み出すのである．

その最適例が，声帯の内転運動である．外側輪状披裂筋 lateral cricoarytenoid muscle と披裂筋 arytenoid muscle を声帯の内転筋とよぶ．図3-68は，これらの筋肉のどちらか一方が独立して収縮した場合に何が起こるかを示している．Aでは，披裂筋の収縮が後方に筋突起を引くと，このように声帯突起を外に蹴りだす可能性があることに注意する．外側輪状披裂筋だけが収縮すると，披裂軟骨は回転し，筋突起が前に引かれ，声帯突起は内方に蹴られて，ささやき声の最中にしばしばみられるような声帯構造になる（B）．Cでは，外側輪状披裂筋と披裂筋が同時に収縮すると，披裂軟骨と声帯が接近し，声帯ヒダの内縁は平行になる．しかしながら，このような筋活動は，前方へ披裂軟骨を引くことにもなる．この運動は，後輪状披裂靱帯 posterior cricoarytenoid ligament と後輪状披裂筋 posterior cricoarytenoid muscle の拮抗的な運動によって抑制される．このことは図3-68Dに示した．3つの筋肉の協同的な運動の結果，声帯がきつく接近し，呼気流が生じると声帯ヒダは喉頭音を出すために振動を始める．

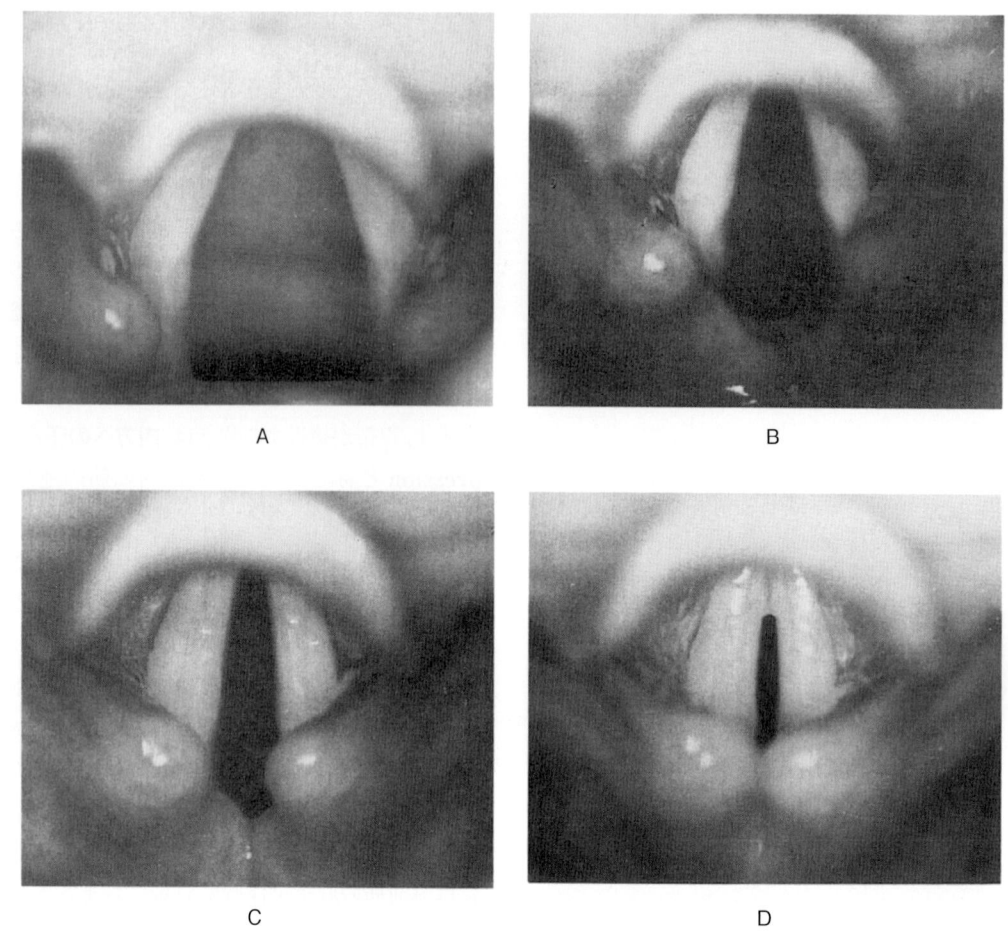

図 3-67
発声前の4つの段階.

声帯ヒダを強制的に引き離し，発声を始めるために必要な呼気圧の大きさと内方への圧迫力の程度との間には直接的な関係がある．

起声相 Attack phase

起声相は，声帯の内転に伴って始まり，最初に振動する周期全体に及んでいる．この相の時間は非常に多様である．基本的に前発声相の間での声帯の内転の程度と気流が放出される様式に依存している．

しばしば，声帯は前発声相の間には完全に内転しない；気流路の完全な閉塞は発声開始には必要ない．声門の隙間が約3mmまで狭くなると，最小の気流量で声帯は振動を始める．これらの条件の下では，呼気圧に要求される条件も最小である．von Leden(1961b)によれば，20〜40mmH$_2$Oに等しい声門下圧で十分であるとしている．

喉頭の高速度撮影では，不完全に内転した声帯の最初の運動は内側方向になることが示されている．この点は，声帯振動の理論に関する考察の後半で取り上げる．内方運動は，ベルヌーイ効果によって適切に説明できる．

ベルヌーイ効果 Bernoulli effect Daniel Bernoulli（科学と数学の歴史において著名な家系の1人）は，以下の空気力学的な公式を考案した：

$$d \times \frac{1}{2}(v^2 \times p) = c$$

d = 密度
v = 速度
p = 圧力
c = 定数

すなわち，理想流体の場合にベルヌーイ効果をあてはめると，流速が上昇するにつれて，総エネルギーが一定であれば圧力は低下しなければならない．この場合の圧力は気流の方向に対して垂直になる．このことは，気流の体積速度が一定ならば，流速は狭窄部で増加し，その

図 3-68

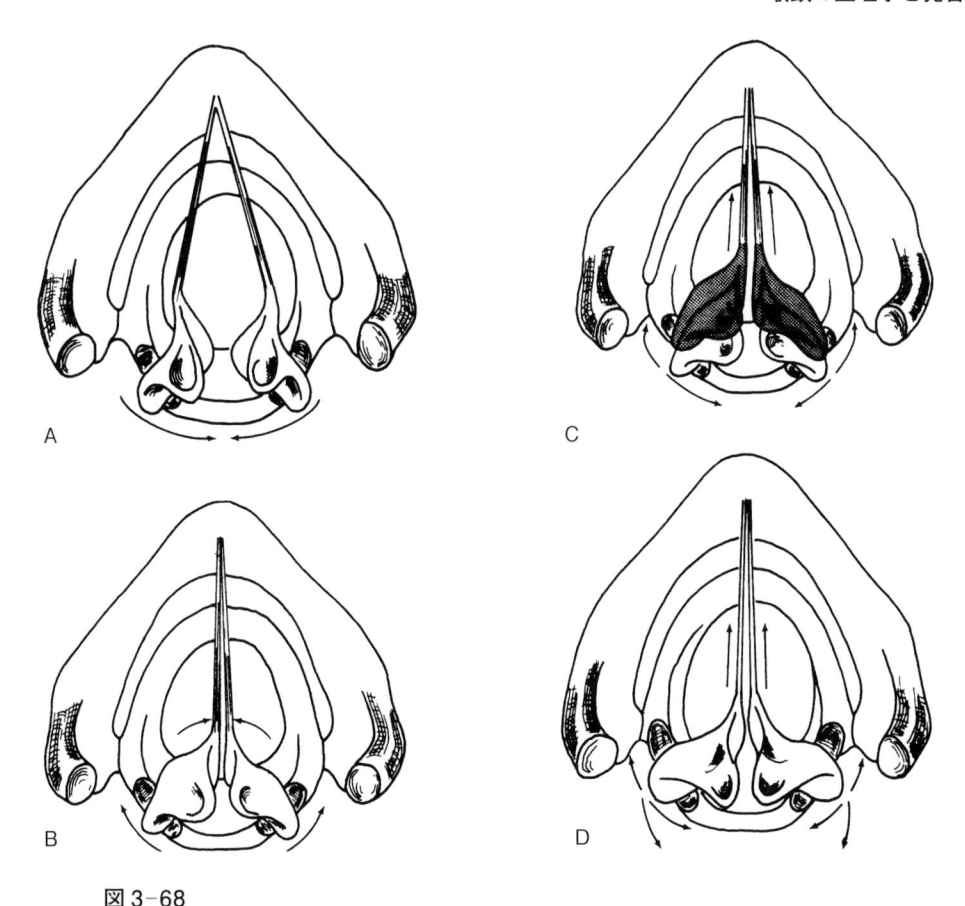

若干の内喉頭筋の活動．Aでは，披裂筋の収縮で声帯突起が外方に突き出る．Bでは，外側輪状披裂筋の収縮により，部分的に声帯突起は内転する．Cでは，披裂軟骨の前方運動も生じるけれども，外側輪状披裂筋と披裂筋の同時収縮により，声帯突起は内転する．Dでは，前方の運動は後輪状披裂靱帯と後輪状披裂筋の拮抗作用によって制限され，3つの筋の結合した活動は声帯靱帯と声帯ヒダの気密な接触に帰着する．

部での圧の減少を伴うことを意味している．

用語として使う「**全エネルギー**」とは，**運動エネルギー**（運動のエネルギー）と**位置エネルギー**（位置あるいは保存されるエネルギー）のことをいう．

ある特定の機械的な系においては，運動エネルギーと位置エネルギーの間では一定の交換がある．例えば，バネの上で上下運動する物体の場合，上下運動の2つの極で弾む方向を変化させる前に，その物体は静止する．静止の瞬間は，いかなる運動も起こっていないので，すべてのエネルギーは位置エネルギーとなる．すなわち，エネルギーは保存されるのだ！　運動の2つの極の中間では，すべてのエネルギーは運動エネルギーである．なぜなら，物体の速度は最大であり，そして，加速度はゼロ（位置エネルギーの結果）である．

もう一度いうが，全エネルギーは運動エネルギーと位置エネルギーの合計である．そして，流体の場合，全エネルギーは一定である．そのため，

$$E = KE + PE = C$$

このことは，もしも系に入り込んだ量と出ていく量が同じであるとするなら，流れる流体が狭窄部に入り込むと，その速度は増加することになる．

もしも速度が増加するなら，運動エネルギーもまた，増加しなければならない．そして，もしも全エネルギーが一定であるなら，位置エネルギーは減少しなければならない．私たちが問題にしている呼気流の場合，運動エネルギーは，流体の質量(密度)の1/2と呼気流速の2乗をかけたものに等しい．この方程式は，非常によく知られている

$$KE = \frac{1}{2}MV^2$$

$M=$ 密度または流体の質量
$V=$ 流速

位置エネルギーは圧（単位面積あたりの力）であるの

第3章 発　声

で，全エネルギーは運動エネルギーと位置エネルギーの合計に等しい．すなわち，

$$E = \frac{1}{2}MV^2 + P = C$$

流体の流速が増加すると，運動エネルギーは当然増加しなければならないので，位置エネルギー（圧力）はしたがって減少する．化粧品や塗料のスプレー，飛行機は，ベルヌーイ効果の原理で作動している．

ベルヌーイ効果の単純な具体例を**図3-69**で示す．図の下の方の管は，気管と思ってほしい．狭窄部は，喉頭と声帯を表し，より広い部分は上部の咽頭や口腔とみなす．明らかに，下から入る空気量と同じ量が，上部から放出され，その結果，気流速度は格段に狭窄部で高く，上部で低くなる．管に沿って圧力を記録する3台の圧力計の読みを示す．

ベルヌーイ効果の音声への応用　　音声にベルヌーイ効果を適用するには，呼気力によって空気流が放出される瞬間には，声帯はほとんど近接していることを仮定する必要がある．この空気流は，声門の狭窄部に達するまでは一定の速度をもつ．しかしながら，空気が声門の隙間を通過するとき，速度は増加する．その結果，声帯ヒダの内縁の間には陰圧が生じる．陰圧のために，ヒダはお互いの方に文字通り吸引される．

ベルヌーイ効果は，この声帯メカニズムを理解するうえで最も重要である．ベルヌーイ効果は日常の発声行動に当てはめるときにとくに重要になる（van den Berg, 1958a）．他の研究者，例えばHiroto（1966）やIshizaka and Matsudaira（1972）らは，ベルヌーイ効果の役割が過度に強調されているとしている．

発声開始 Initiation of phonation　　声帯ヒダの運動は，振動が始まるにつれて，**図3-70**に示すようになる．声門面積が特定の臨界値に到達すると，声帯ヒダは，実際に近接する前に振動を始める．この最初の運動は，声門開大部の面積の減少になる．声帯ヒダが完全に呼気流を遮断しないうちに，声帯ヒダは無数に振動する点に注意してほしい．

声門下圧が十分な限り，声帯の内方への圧迫力に打ち勝つ．声門ヒダは，呼気によって吹き離されて，声門上

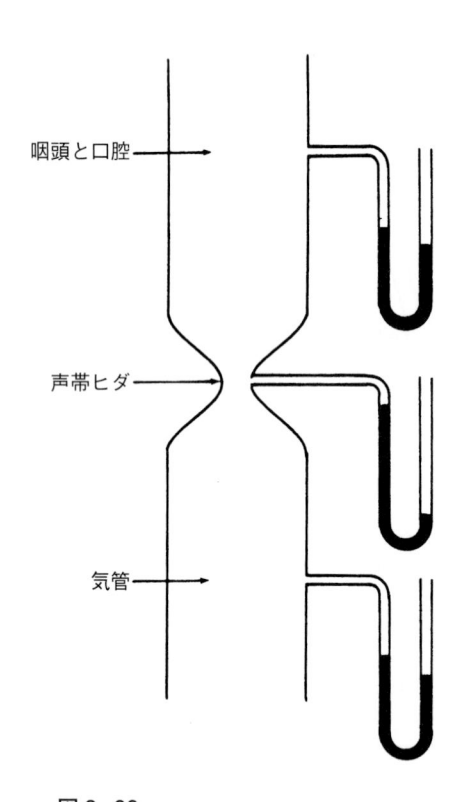

図3-69
声門でのベルヌーイ効果．狭窄部で気流速度が上昇すると，陰圧の大きさは増加する．

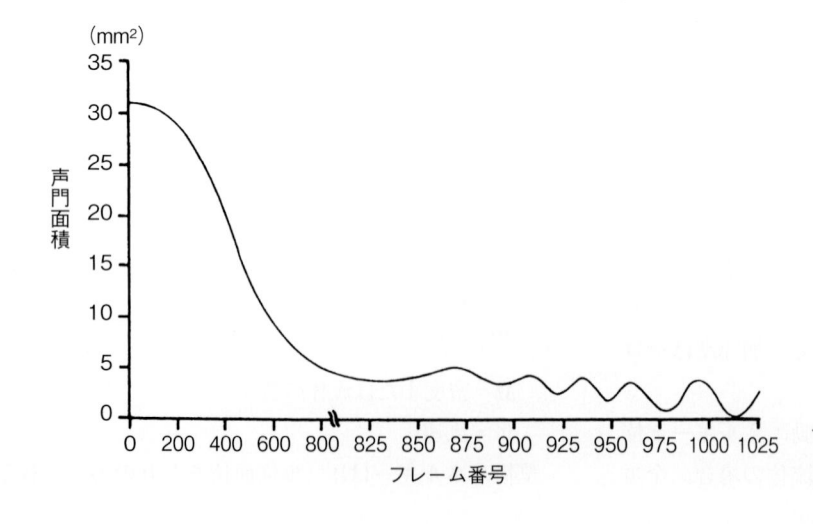

図3-70
発声前とattack phaseでの声門面積の変化．

部領域に一塊ずつ空気を開放する．このいくぶんか爆発的な空気塊の開放は，即座に短時間だけ声門下圧を減少させる．声帯組織の弾性は，ベルヌーイ効果と一緒になって，声帯を中央に戻らせることになる．

振動周期開始時の特性は，発声の強度，言語環境，声のピッチ，発声の習慣等の多数の変数によって影響される．発声が始まる様式を明らかにする問題は，1938年にMooreによって示された．彼は，空気流が開放されるには，3つの方法があることを示した：**同時起声 simultaneous attack**，**気息起声 breathy attack**，**声門起声 glottal attack**．

起声 Vocal attacks　**同時起声 simultaneous attack** では，呼吸と喉頭機構の間には健全な釣合いがあり，声帯が正中線で一致したときに呼気流が解放される．

気息起声 breathy attack では，呼気流は，声帯ヒダの内転が完成する前に解放される．声帯ヒダが周期的振動する間に，相当量の空気が吐き出される．

声帯ヒダがかなりの内方への圧迫力を受けている時に発声が始まり，同時起声 simultaneous attackes や気息起声 breath attack のいずれよりも唐突に声が生じる場合，声の調子は，本質的に爆発的となり，この起声は，**glottal attack**，**glottal shock**，**stroke of the glottis**（**coup-de-glotte**）とよばれている．

臨床ノート　大部分の言語聴覚士と耳鼻咽喉科医は，発声開始に同時起声 simultaneous attack をすすめる．その理由は，これらの専門職が，声門起声 glottal attack よりも同時起声 simultaneous attack のほうが声門を健全な状態にしておくには望ましいとみなしているためである．粗くて好ましくない声質は，声門起声 glottal attack による虐待的な声帯使用に伴って生じている場合がある．しかしながら，声門起声 glottal attack と同時起声 simultaneous attack をほとんど識別できないような方法で表出する人も実に高頻度で，見られる．

　気息起声を習慣的に用いるのは，単純に声産生には無効な方法である．これには2つ理由がある．1つは，起声の間に，未調整の呼気が声帯の間から漏れるために，摩擦性の音が声に重なり，「気息声」として知られる声音を生じるためである．もう1つは，呼気流が胸郭から放出されるときに声帯が内転しているため，声帯は気流に適切な抵抗を与えることができず，結果として声は弱音化する．

私たちは，声を3つの起声 vocal attack に分けた．これら3種の声は，しばしば相互には無関係であると思われることがある；実際，それらは，喉頭の機能低下を一端とし，喉頭の機能亢進をもう一方の端とした連続的な声質の変化領域のいずこかにある．私たちが「正常である」とする声の質の領域も，この間のどこかにかある．

振動サイクルの特徴

声帯面積

声帯ヒダの振動特性を記述するのに用いられる1つの方法では，1秒につき約4,000フレームの率で写真撮影されることが必要条件である．1つ以上の振動周期の間の画像がフレームごとに現像されて，声門領域の面積が測定され，計算される．その後に，時間（またはフレーム数）の関数としての声門面積のグラフが作られる．

喉頭の振動特性について知られていることの多くは，フレームごと分析によって研究されたものである．声帯ヒダの振動の典型的周期とみなせるフィルム画像を図3-71で示す．図3-72において，声門面積が各フレームから計算されて，時間軸上にプロットされている．対象にした被験者での，声帯ヒダの周波数は約168サイクル毎秒（Hz）であった[8]．フィルムは1秒につき約4,000フレームの割合で露光されている．開大期 opening phase は，初めの12フレームの間でみられた；換言すれば，その期間は，全振動周期の半分（50％）を占めていることになる．閉小期 closing phase は，次の9フレーム間に展開し，1周期の約37％であった．閉鎖期 closed phase は，終りの3フレーム間に展開し，全体の周期の約13％を占めた．これらの数値は，会話レベルでのピッチと強さでの発音状態を良く表している．

開放と速さの指数

Timcke, von Leden, and Moore（1958）は，声門波について広範に計測した．それは，喉頭を先進の「synchrostroboscopic」な技術（同期ストロボ撮影法）で照らし，振動周期の各期の相対的な時間を指数で表した．すなわち，声門が開いている間の1振動の間の全体の時間との比較

---

[8] "ヘルツ hertz（Hz）"は，一般的に，"1秒あたりの周期（サイクル）（cps）"と置き換えられる．Hz は，ラジオ波を発見した19世紀の物理学者，ハインリッヒ・ヘルツに敬意を表して使われている．

156　第3章　発声

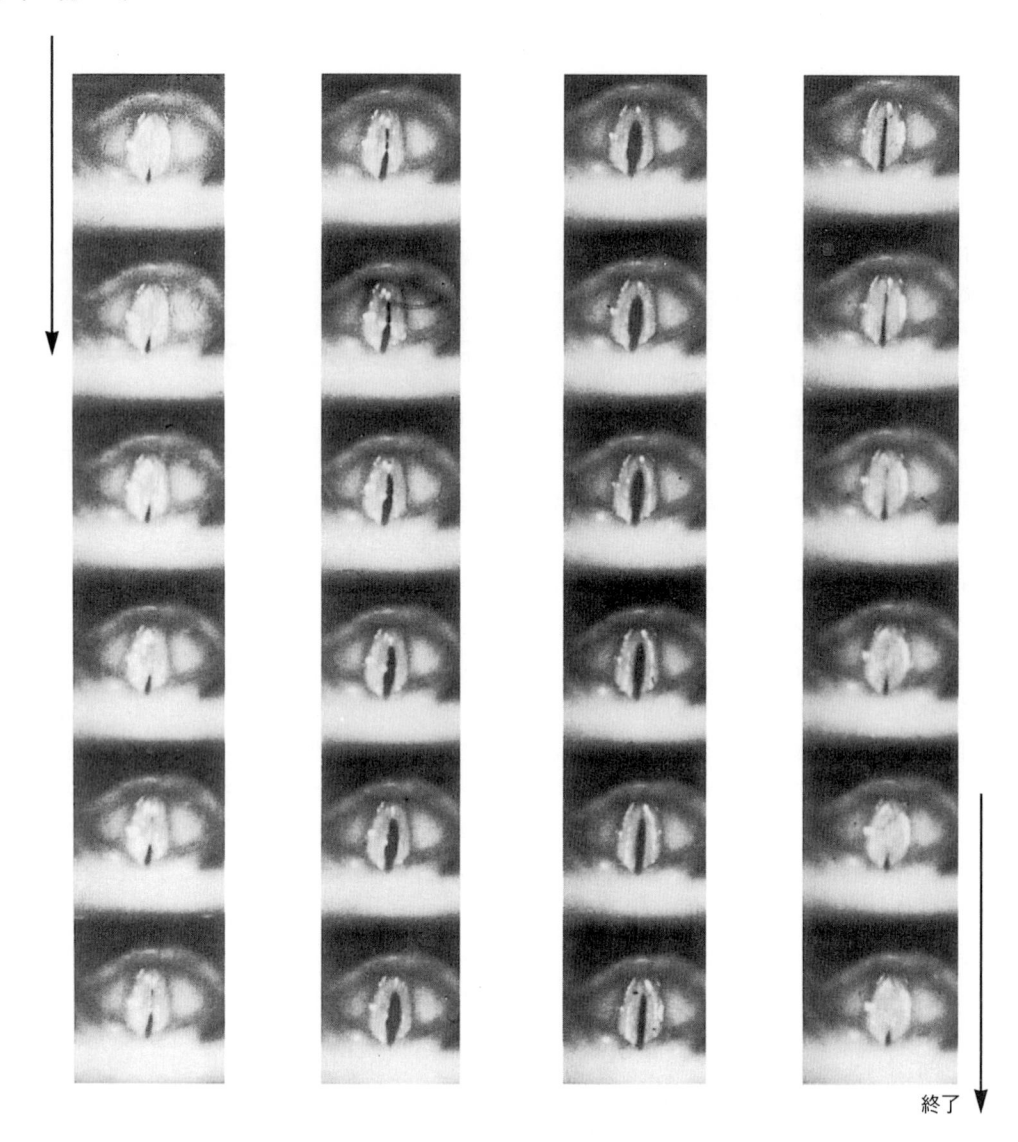

終了

図3-71
喉頭の高速度映画から得られる正常な声帯ヒダ振動の典型的サイクル.

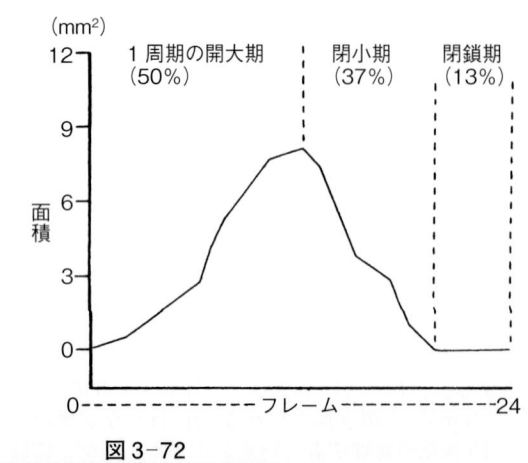

図3-72
1周期でのフレームに対する声門面積を示す曲線.

で得られる比率を**開放指数** open quotient（OQ）と称した.

$$OQ = \frac{声門が開いている時間}{1回振動周期}$$

後に，彼らは，喉頭の高速度写真撮影法を用いた研究を行った．彼らは，開大期と閉小期の間の時間計測値の相違に興味を有し，これら二期の間での比率を選び，それを**速度指数** speed quotient（SQ）と称した．
すなわち，

$$SQ = \frac{外転または外側への運動の時間}{内転または中央への運動の時間}$$

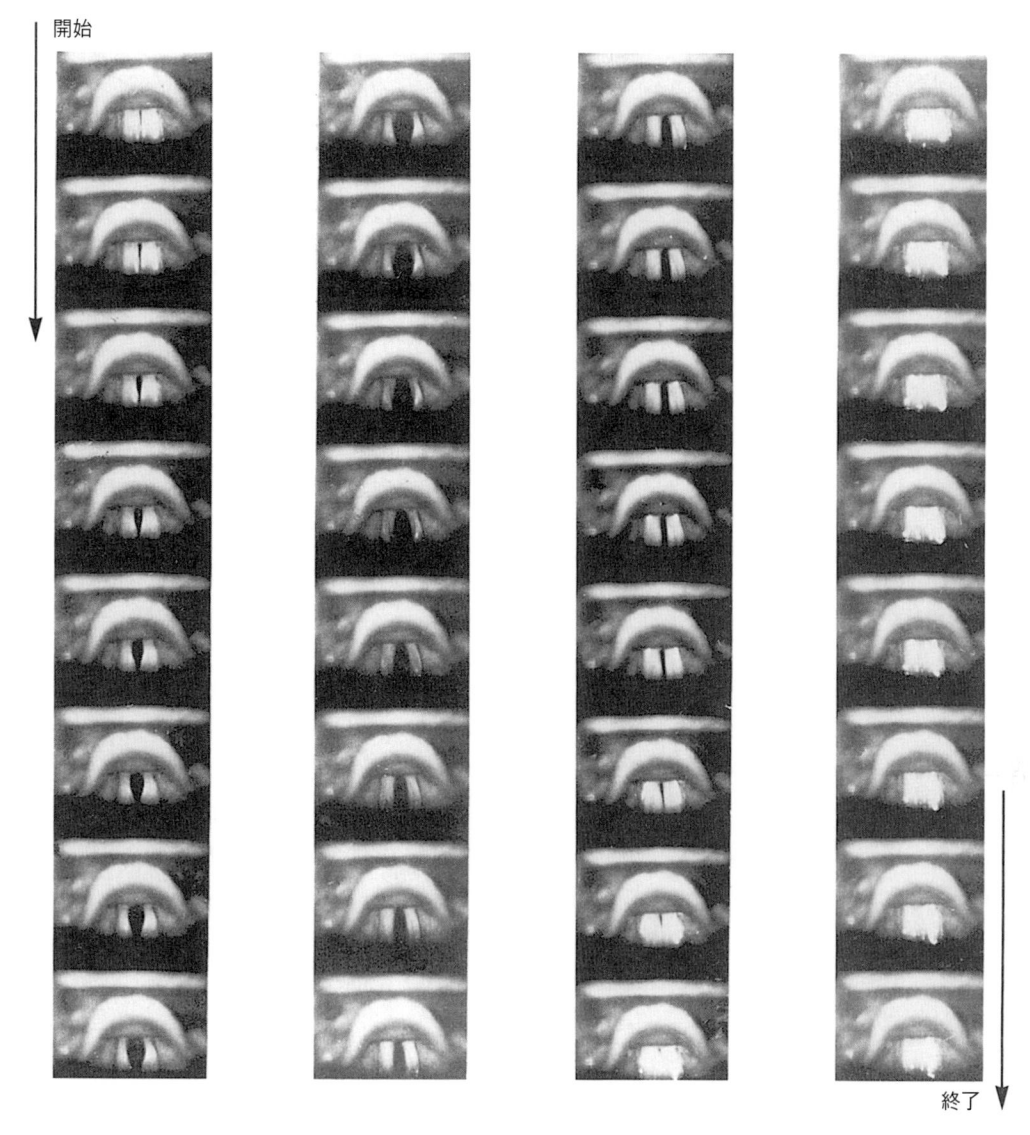

図 3-73
図 3-72 とは異なる振動モードでの通常の声帯ヒダ振動のサイクル.

　速度指数 speed quotient を使用することの利点は，声門が決して完全に閉まらないような症例では，開放指数 speed quotient が 1.0 になってしまうことである．速度指数は，振動特性に関する追加的な情報も提供する．**図 3-72** では，開放指数 = 0.85，速度指数 = 1.17 である．

声帯ヒダの振動モード

　声帯ヒダの振動モードも研究されてきた．**図 3-71** で，声門の隙間は，後の部分から開き始め，前に移動することに注意してほしい．声帯の閉鎖は，正中に向かって進む声帯ヒダの内縁全体から始まり，後ろの部分が閉まるのは最後である．これは声帯ヒダ振動の典型パターンであるが，ときには最初に前方でヒダが離れ，後方に向かって声門の隙間が移動するという場合もある（**図 3-73**）．喉頭の高速度写真撮影法では，振動周期の閉鎖期の間に，声帯全長に沿ってかなり強く声帯が接触することが示されている．とくに高い強さ（内方への圧迫力が高い）の場合に著明である．

　会話レベルでのピッチと強さでは，声帯はほとんどその全体で振動し，声帯ヒダの靱帯性の丸い辺縁の振動は，声帯実質に波状に伝達される．主たる振動は水平面方向であるが，わずかに垂直方向への偏位（0.2〜0.5mm）もある．その偏位量は声の大きさによってわずかに増加する．

158　第3章 発　声

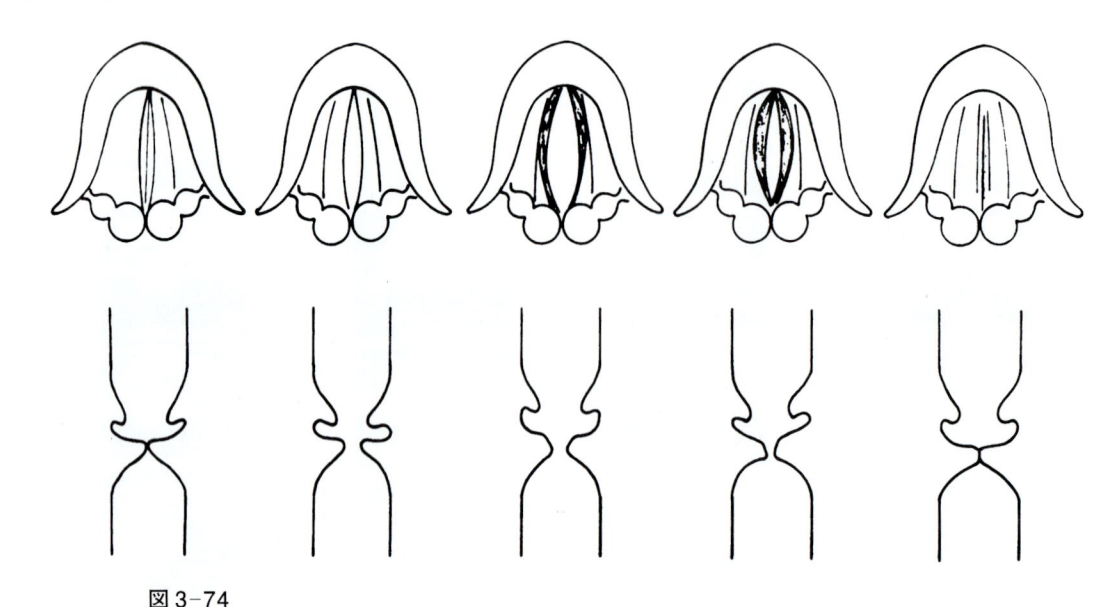

図 3-74
声帯ヒダ振動の1サイクルでの垂直位相の相違.

　喉頭運動の高速度映画では，声帯が呼気によって強制的に開放され，波打つように開口部の上方に進行することがわかる．声帯の下端がまず初めに，そして上端が最後に吹き離される．しかしながら，閉小期の間は，下端が上端を誘導する．この結果，**垂直位相差 vertical phase difference** として知られている現象を生じる（**図 3-74**）．さらに，振動周期中からいくつかのフレームを抜粋し示す（**図 3-75**）．垂直位相差 vertical phase difference の証拠が明らかにみられる．

　喉頭は非常に多能な道具であり，広範囲にわたるピッチと強さをカバーし，異なるモードの振動をもつ声音を出すことができる．一人一人の声は驚くべき情報量を伝達できる：すなわち，話者の性別，年齢，全身の健康状態，そして確実に情緒の状態について他者に語ることができる．声は，その声の主が誰であるかについても教えてくれる．

ピッチ変化の機構 The pitch-changing mechanism

導　入

　通常の状態で会話する人は，ほぼ2オクターブの範囲内で，喉頭音のピッチを変化させることができる（Fairbanks, 1959）．声帯ヒダの振動数の平均値は**基本周波数 fundamental frequency** として知られている．それがおおむね声の高さを決定する．基本周波数と声帯ヒダの振動数は1対1の関係である．

　若年成人男性の**ピッチレベル pitch level** は，音階では C_3 あたりであり，女性では，これより約1オクターブ高い．換言すれば，男性での基本周波数は約130 Hz であり，女性では約220 Hz である．成人男性と成人女性の**ピッチ範囲 pitch range** を**図 3-76** に示す．男性と女性でのピッチの範囲が，かなり重なる点に注意してほしい．すなわち，低音の女性と高音の男性が同じ範囲のピッチをもつと考えることには合理性がある．

　図 3-76 において，各モードの上よりモードの下のほうが，いくらか広範囲に広がっていることがわかる．このことが，通常の会話中に状況によっては，持続可能ないかなるピッチのなかでも，より低いピッチが使われる理由である．話し声の強さが急速に減少すると，文章の終わりで，このような非常に低いピッチになる傾向がある（Fairbanks, 1959）．

　特別に適切なピッチレベルが個人ごとにある．**自然なピッチレベル natural level** として知られており，それは主に個人の発声機構の物理特性で決定される．自然なピッチレベル natural level は，**至適ピッチレベル optimum pitch level** としても知られている．Fairbanks によると，自然なピッチレベルは，歌唱できる範囲全体（裏声の範囲も含んで）での約4分の1あたりに位置する．この4分の1分画については，年配の男性話者について研究した Pronovost（1942）の仕事に由来している．

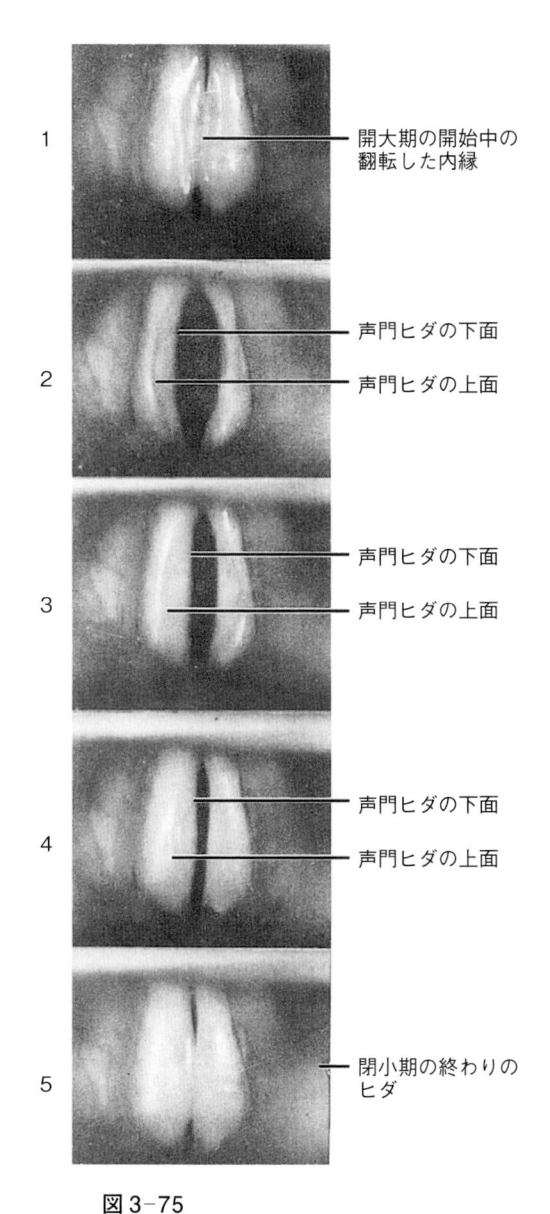

喉頭の生理学と発音の機構　159

1 ── 開大期の開始中の翻転した内縁
2 ── 声門ヒダの下面 / 声門ヒダの上面
3 ── 声門ヒダの下面 / 声門ヒダの上面
4 ── 声門ヒダの下面 / 声門ヒダの上面
5 ── 閉小期の終わりのヒダ

図 3-75
垂直位相差を示す高速度フィルムからの単一フレームの抜粋.

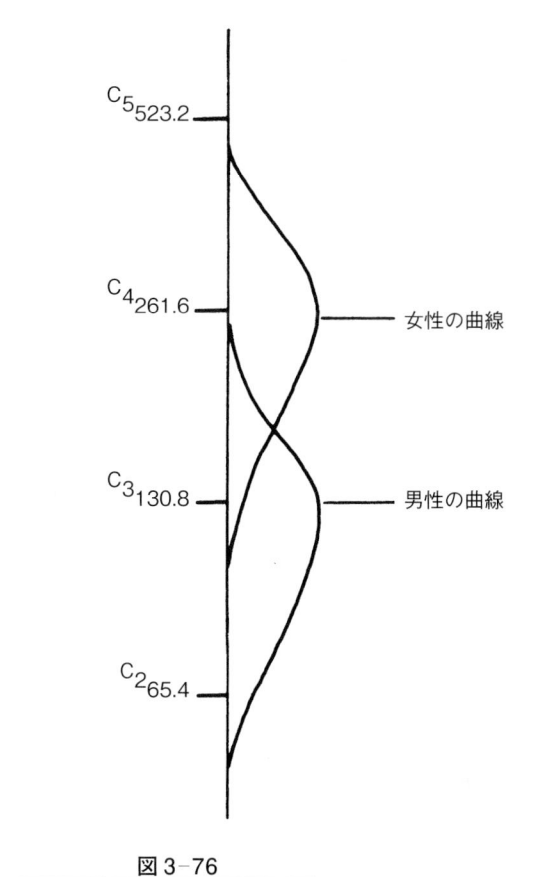

図 3-76
成人の男性と女性でのピッチ領域の相違.

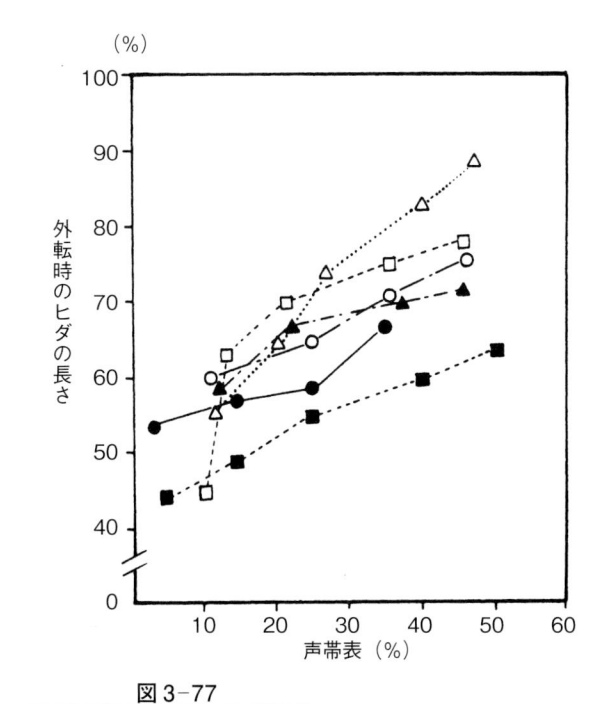

ピッチを上昇させるメカニズム Pitch-raising mechanism

声帯ヒダが外転した状態で測定すると，声帯の長さは，男性で約 15〜20mm，女性では 9〜13mm の範囲で変動する．声帯は外転した状態で最大長に近い．一般的な意見に反するが，発音時で内転しているときには，かなり短くなる．

ピッチの上昇に伴う声帯ヒダの変化　図 3-77 は，ピッチ変化に伴う声帯長の変化を示している．さまざまなピッチにおける声帯の長さは，外転した状態での声帯長を決して越えない点に注意してほしい．声帯の長さの

図 3-77
声のピッチ変化にともなう声帯ヒダ長の変化．（Hollien and Moore, 1960 による）

増加は，断面積（重量）の減少になり，それは結果としてピッチを高くする．

振動数が2倍になるためには，単位長あたりの重量は，4分の1に減少しなければならない．しかしながら，Hollien and Curtis (1962) は，高いピッチで発音しているときの声帯ヒダの厚さ（重量の指標となる）は，最も低いピッチでの発音時の厚さの半分以下には決して減らなかったとしている．このことは，ピッチの増加が重量の減少だけで単純に説明することができず，張力の要素もピッチ変化のメカニズムに重要な役割を果たすことを意味している．

実際，声帯の緊張度の上昇が，ピッチを上昇させる唯一の因子であり，同時にみられた長さや厚さの変化は，声帯が弾性組織であるために緊張度が上昇したことに付随して生じた現象であると想像することは，まったく不合理でない．

ピッチの上昇をもたらすのに必要な声帯の長さ（と緊張度）の変化は，3つの内喉頭筋（**輪状甲状筋** cricothyroid muscle，**甲状披裂筋** thyroarytenoid muscle，わずかな程度であるが**後輪状披裂筋** posterior cricoarytenoid muacle）の相互作用によって調整される

内喉頭筋の活動とピッチ上昇　　**輪状甲状筋** cricothyroid muscle は，甲状軟骨の前外側弓から生じ，垂直方向に走行する斜めの**直筋束**として甲状軟骨に入ることを思い出そう．直筋束の収縮は輪状甲状関節まわりでの回転運動を生じさせ，その結果，輪状軟骨と甲状軟骨の間の距離を前部で減少させる．図3-78で示すように，これは甲状軟骨角での披裂軟骨と甲状軟骨の間の距離の増加をもたらす．声帯ヒダは，披裂軟骨から甲状軟骨まで広がっているので，輪状甲状筋の直筋束の収縮は声帯ヒダを伸展し，その結果，声帯ヒダはより薄くなる．

図3-79で示すように，**斜走線維**の収縮は輪状甲状関節の上で甲状軟骨を前方に滑走させ，この動きも声帯を延長する．拮抗作用がなければ，この筋活動は声帯ヒダをほとんど緊張させることなく，声帯を伸長させる（Greene, 1957）．

拮抗する筋の力が声帯に作用しなければ，輪状甲状筋の収縮は単純に声帯を伸長し，より薄くする．いずれにせよ，緊張（とピッチ）はほとんど上昇しない．

声帯ヒダの緊張を上昇させるには，若干の付加的な機構が必要である．披裂軟骨の前方滑走運動は，頑丈な**後輪状披裂靭帯** posterior cricoarytenoid ligament と **後輪状披裂筋** posterior cricoarytenoid muscle の収縮によって抑制される．以前に行った「発声開始」についての考察で，君たちは，後輪状披裂筋がどのように声帯を外転させるかを知った．本項では，この非常に重要な筋が，ピッチ変化をもたらす際にどのように活動するかについてもみてみよう．

甲状披裂筋 thyroarytenoid muscle は，拮抗筋の活動なしに活動すると，披裂軟骨と甲状軟骨の間の距離を単純に減少させ，声帯を短縮する（弛緩させる）．それゆえ，

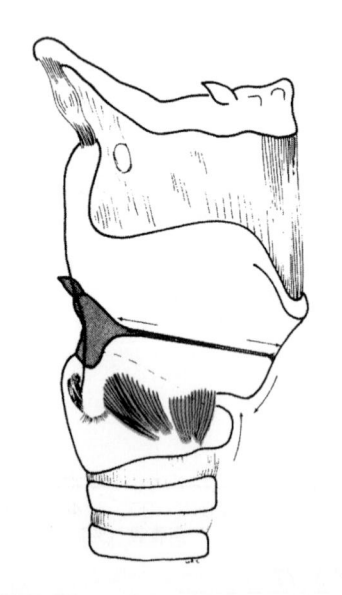

図3-78
輪状軟骨と甲状軟骨の回転による声帯の緊張．

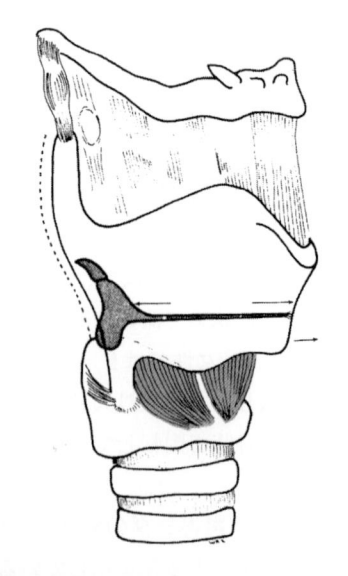

図3-79
甲状軟骨の輪状軟骨上での前方への滑走により，披裂軟骨と甲状軟骨の間の距離は増加する．

ピッチの上昇は，披裂軟骨に付着する後輪状披裂筋の支援を得た輪状甲状筋と甲状披裂筋（声帯ヒダ張筋）の拮抗作用によってもたらされる．

甲状披裂筋内の筋束の時間差収縮は緊張の増加をもたらす．すなわち，筋力の微妙な均衡によって，声帯ヒダは，その長さを著明に増大することもなく緊張する．Arnold（1961）は，

> 輪状甲状筋の主要な機能は，外側から大雑把に声帯を緊張させることであるとしている．なぜなら，声帯の緊張は，ピッチを上昇させつつ，声帯長を増加させることによって成し遂げられるので，それは等張性収縮である．対照的に，続いて生じる内甲状披裂筋（声帯筋）の収縮による声帯ヒダの内部の微細な緊張は，声帯ヒダの長さは変えずに生じ，予定のピッチレベルを表出する．すなわち，この収縮は等尺性収縮である；すなわち，輪状甲状筋と声帯筋は，異なるモードと目的を有する協調筋である．

と述べている．

実験的な根拠もあり，**輪状甲状筋 cricothyroid muscle**は声帯に「負荷をかける」ために機能し，微妙で微細な調整は声帯ヒダ筋系自体の収縮によって行われるという考えが支持されている．加えて，限られたピッチ領域を越えて発声しても，輪状甲状筋はかなり安定した活動レベルを維持するという証拠もある．この限界範囲を越えるとき，輪状甲状筋は，急にわずかに高い筋活動を示す．この一段階上昇した筋活動は，輪状甲状筋の機能が声帯

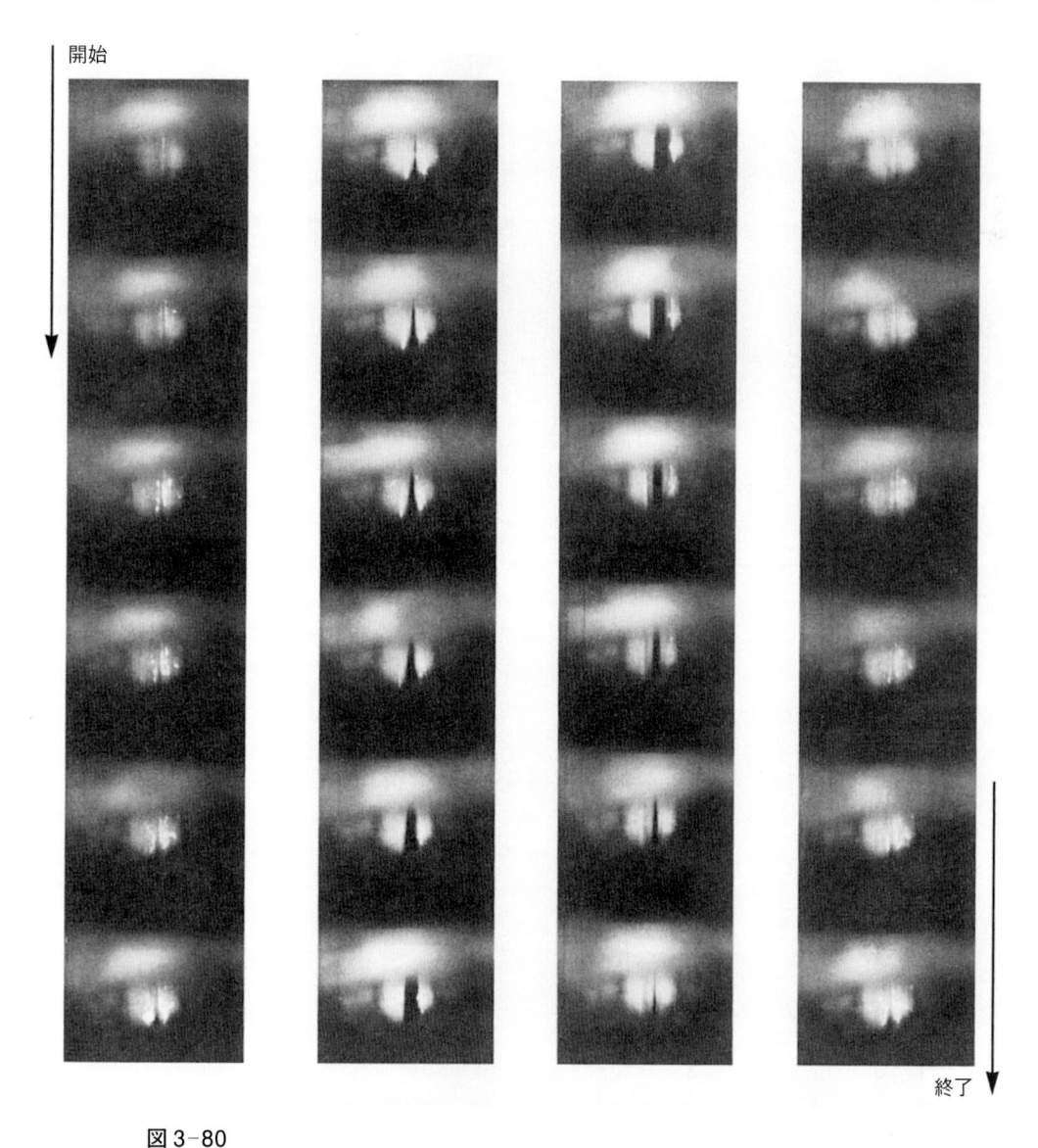

図3-80
自然なピッチレベルでの声帯ヒダ振動のサイクル（f_0=168Hz）．

162　第3章　発　声

に負荷をかけるか，大まかには声帯を緊張状態に変化させるという意見を支持する．より微細な調整は，その後に，声帯ヒダ筋系によって行われる．イヌの喉頭筋の単収縮反応についての研究で，Alipour-Haghighi et al. (1987) は，声帯筋が，非常に急速で迅速に，基本周波数を変化させることができるとわかった．

ピッチ上昇に関する研究結果　声帯ヒダは，より高いピッチの声を産生するためには，緊張し伸張されるので，いくつかの予測可能な変化が生じる．声帯ヒダは，伸張されると，丸く分厚い唇状の形態から細い帯状にまで変化できる．自然なピッチレベルで発声するときには，声帯ヒダは弛緩し，ほとんどグニャグニャの状態にみえるが，より高いピッチでは声帯は硬直して堅くみえる．声門は，非常に多様な細長い隙間にみえ，声帯ヒダの内側縁だけが振動にかかわるようにみえる．

自然なピッチレベルでの発声時の高速度映像からの1つのサイクルを**図3-80**で示す；比較のために，ほぼ1オクターブ高い（2倍の周波数）発声周期を**図3-81**で示す．振動サイクルの開大期，閉小期，閉鎖期の相対的な時間は，通常のピッチ範囲では，ほぼ同じである（Timcke, et al., 1958）．

しかしながら，極端に高いピッチでは，声帯ヒダは，

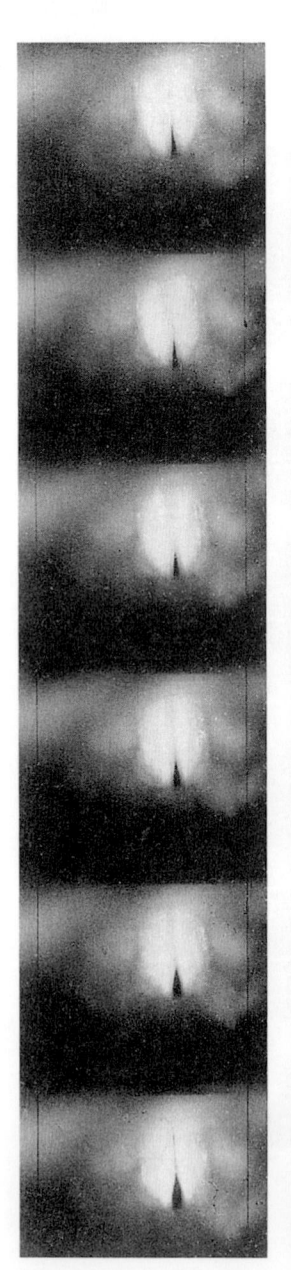

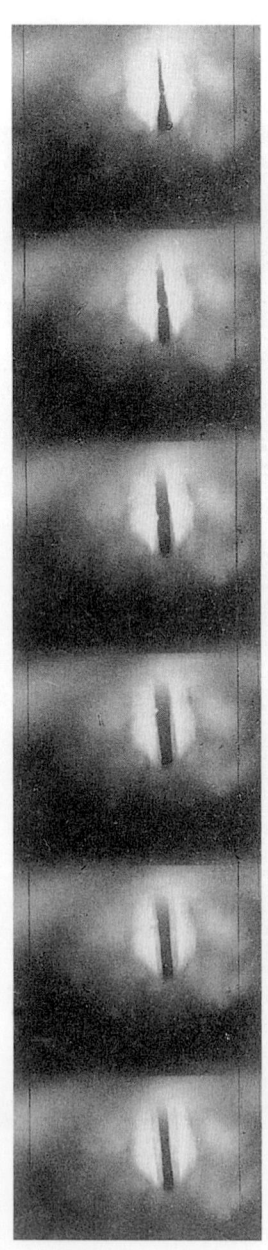

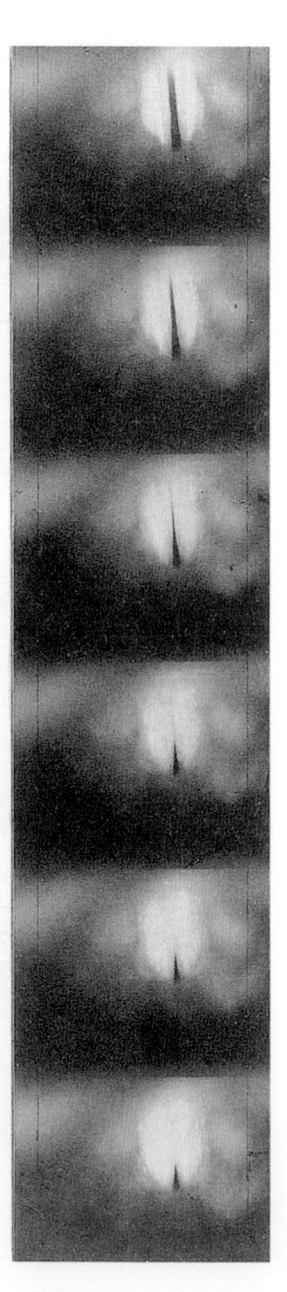

図3-81
高いピッチでの発声でのサイクル（$f_0=250$Hz）．

声帯突起の部分で完全に接触できなくなる傾向が増加する．このことで，より高いピッチの声質では，気息音になる傾向があるということの理由が説明できる．

以前に，声帯ヒダの長さは，声のピッチの上昇に伴って系統的に増加すること，声帯ヒダの長さの増加の程度は，どのようなピッチ領域であっても（ファルセットを除いて）有意に大きくないということを知った．Hollien (1960a) も，声帯ヒダの全体長と自然な発声時の周波数の間に関係を見つけている．大きな喉頭と長い声帯ヒダをもつ人は，より小さい喉頭でより短い声帯ヒダをもつ人よりも低いピッチ・レベルで発声する傾向がある．

Hollien and Curtis (1960) は，声のピッチが変化する間の喉頭の研究にX線断層撮影法を使用した．その結果，声帯ヒダは，周波数が高くなるとより薄くなり，一方，声帯ヒダの大きな変化は，被験者の発声領域の低周波数の領域で生じたとしている．

その後のX線による研究で，Hollien and Curtis (1962) は，声のピッチが上昇するにつれて，声帯ヒダの傾き（上縁から正中線に向かう傾斜）がしだいに大きくなるのと同様，声帯はしだいに上昇する傾向があると報告した．しかしながら，このような傾向はファルセットでは認められなかったとしている．

輪状甲状筋と甲状披裂筋に刺入した双極電極での筋電図記録法（EMG）を使用して，Larson et al. (1987) は，単一神経筋単位（SMU）の放電に伴った基本周波数（f_0）の変化を見つけた．SMUの放電タイミングと基本周波数（f_0ゆらぎ）の変化のピーク間の時間は多様であり，甲状披裂筋では 5〜20ms，輪状甲状筋では 6〜75ms まで変動した．加えて，基本周波数の明白な変動が，常域発声レベルよりも高いピッチレベルでの発声時には必ず記録された．

声門下圧とピッチ　　喉頭へ供給する呼気の特性は，ピッチに影響する因子として長く認められている．

声門下圧とピッチの関係についての初期の研究は，有名な生理学者 Johannes Müller (1843) とその後の Liskovius (1846) によって行われた．両者ともに，ピッチは上昇する声門下圧に反応すると結論した．Negus も，1929年，発声時の声帯ヒダの弾性と声門下圧はピッチの変化にかかわり，声門下圧がわずかに増加するだけでピッチはかなり大きく上昇するすることをとりあげた．Wullstein (1936) は，ヒトの新鮮な切除喉頭を使用して，声門下圧が2倍になったとき，基本周波数は85から115Hzまで上がることを報告した．

声門下圧をピッチに関連づけるこれらの実験を評価する際に，私たちは，重要なある点を心に留めて忘れないようにするべきである．すなわち，ピッチの上昇は声門下圧の上昇を伴うが，声門下圧を上昇させてもピッチは上昇することはない，ということである．因果関係を解釈する際，慎重でなければならない．例えば，Brodnitz (1959) は，被験者が，上り調子で歌っていると，声門下圧力が上昇することに注意を促した．その理由は，伸張された声帯のより大きな剛性が，呼気に対する抵抗を増大させる結果，声門下圧も増加しなければならなくなるからである．

多くの動物実験は，今世紀の中頃に行われ（Rubin, 1963a)，ほとんどの場合，達した結論は以下のようなものだった：声帯ヒダの緊張が一定の状態に保たれる限り，声門下圧の上昇はピッチの上昇に帰着しない．

Timcke et al. (1958) や van den Berg (1957) は，ピッチへの声門下圧の効果を示すある単純な実験を報告している．持続音の表出の間に，被験者の腹壁を突然押すと，声の強さが増大するだけでなくて，ピッチの上昇ももたらす．しかしながら，Rubin (1963a) は注意している：「もしも一定のピッチで持続発声している間に，身体の他の部分，横隔膜や胸郭に直接影響を及ぼさず，また呼気流にも直接影響を及ぼすことはない部位を鋭く押しても，ピッチは同様に上昇する」．Rubin はピッチ上昇を喉頭反射によるものと考えている．

Kunze は，1962年，一群の被験者が中等度の強さのレベルであって，さまざまなピッチ・レベルで発音したときの気管内圧（声門下圧）を直接的に測定した．彼の目的は，気管内圧を基本周波数と関連づけ，声門抵抗を基本周波数と関連づけることであった．**声門抵抗 glottal resistance** すなわち**インピーダンス impedance** は，喉頭がそこを通る空気の流れに与える抵抗の量の指標であって，声門下圧（P_{sg}）と体積速度または気流量率（U）から推定できる．声門抵抗（P_g）（dyne-second/cm^5 で表す）は，以下のとおりに推定できる [9]：

---

[9] 声門抵抗は，通常，有効気流量率（root-mean-square-value 2乗平均平方根）に対する有効声門下圧（rms）の比率として定義される（Flanagan, 1958；Isshiki, 1964；and van den Berg, Zantema, and Doornenball, 1957). しかしながら，装置上の制限のため，通常，これらの2つのパラメータの平均値だけが，声門の抵抗を推定するのに用いられている．

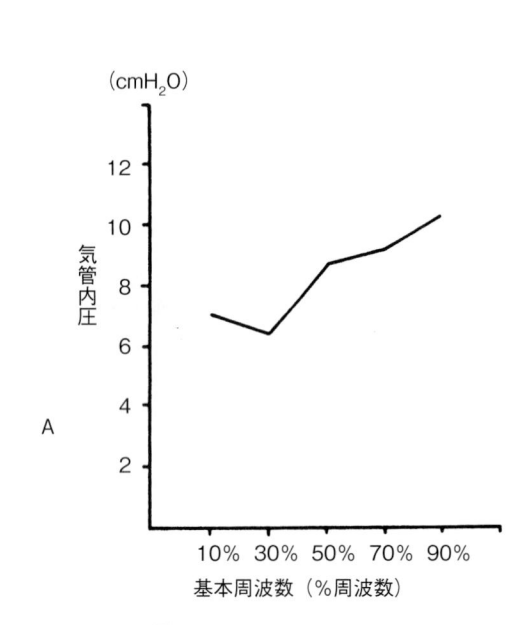

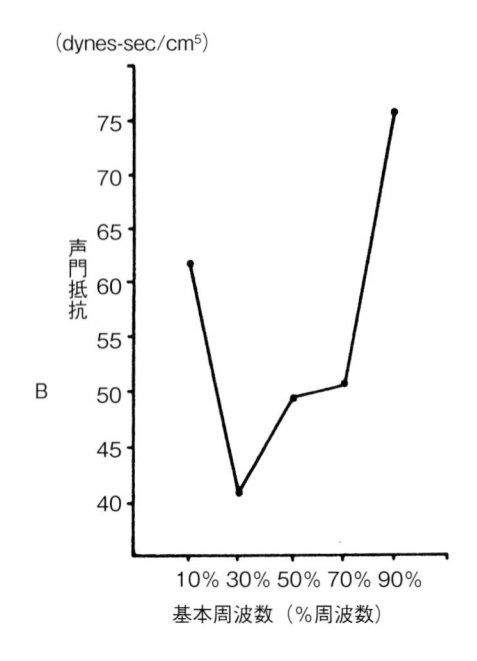

図 3-82

(A) 平均気管内圧力（cmH₂O 表示）と基本周波数の関係（10 人の成人男性）．(B) 声門の抵抗（dyne-sec/cm⁵ 表示）と基本周波数との関係（10 人の成人男性）・基本周波数のレベルは，持続可能な最低周波数より上の全周波数領域でのパーセンテージで表されている．(Kunze, 1962 による)

$$P_g = \frac{声門下圧}{流速（体積速度）}$$

$$= \frac{P_{sg}}{U} (\text{dyne-sec/cm}^5)$$

基本周波数の関数として気管内圧の変化を図 3-82A に，基本周波数の関数としての声門抵抗の変化を図 3-82B に示した．これらの資料は，声帯が上昇する緊張下におかれて，周波数を増すと，喉頭は気流への抵抗を増大させることを示している．彼らは，声門下圧の上昇は声門抵抗の上昇を克服するために必要であることを示した．基本周波数の 30% の領域で，声門抵抗が著しく低下することに注意してほしい．このことから，喉頭は，正常な話者の習慣的ピッチに密接にかかわる周波数で能率的に作動することがわかる．

このことはすべて以下の結論に至る：

ピッチ変化は，基本的に声門の緊張と質量によって調整される；しかしながら，喉頭が一定の緊張状態に保たれている状態での声門下圧の上昇は，ごくわずかにしかピッチを上昇させない．この観点は，Pressman and Keleman (1955) に支持されている．彼らは以下のように述べている：

実際に，声門下圧の変化によって声の質に生じる変化は，相対的に小さい．もしも声門下圧の変化がピッチ変化の主要な機構であるとするなら，人の声のピッチの範囲をまかなうためには，けた外れに非現実的な声門下圧の上昇が必要になるだろう．

ピッチを下降させるメカニズム

C_3 (131Hz) に習慣的ピッチをもつ人では，歌唱時には D_2 (73.4Hz) から C_5 (523Hz) くらいまで，ピッチの範囲は広がる．ファルセットを含むと，C_6 (1,047Hz) くらいまで広がる．換言すれば，習慣的ピッチは，表出可能なピッチ範囲の下限に近い．

これまでに，声帯ヒダの緊張と重量の減少が，主としてピッチの上昇をもたらすことを知った．これらのことは，周波数の減少が，声帯ヒダの単位長あたりの緊張の低下または重量の増加あるいはその両方によって説明されるにちがいないことを意味する．喉頭運動の観察は，声帯の重量と緊張の間に多少なりとも相互関係が存在することを示す；すなわち，一方が他方に影響を与えずに変化することはない．

声帯縁は，2 つのメカニズムで弛緩する．1 つは組織固有の弾性特性である．緊張下に置かれた声帯ヒダからいったん伸展力が除去されたなら，声帯は自身の固有の

弾力だけで単純に安静状態に戻ろうとする傾向がある．組織の弾性だけでは，何故，ピッチを習慣的ピッチ・レベルより下げることができるのかは十分に説明できない．積極的に声帯を短くするための力によって，緊張をさらに減少させることが行われなければならない．これによって，声帯は弛緩して厚くなる．

この作業の理論的な担い手としては，声帯ヒダの筋群自身であろう．この役割においては，他の筋肉によって拮抗されないとするなら，**甲状披裂筋 thyroarytenoid muscle**が主たる作用を担う筋の1つであろう：披裂筋と甲状軟骨をお互いの方に引き寄せ，声帯靱帯を短くして，弛緩させる．低いピッチでの正中方向への圧迫力は，たぶん，**外側輪状披裂筋**によって低下させられるであろう．ピッチ・マッチング実験(vocal shadowing)では，Leonard et al. (1988)は，男性も女性も(歌唱作業では)ピッチの減少はピッチの上昇よりも急速だったことを発見した．

外喉頭筋とピッチ変化メカニズム

ピッチ範囲の極限近くで声を出したり，ピッチを急速に変化させるためには，いくつかの外喉頭筋と補助的な筋系が，その役割を担う必要がある．

通常，喉頭は，発声時には上昇，下降して，高い音から低い音まで出しており，一部の音では他の音よりもさらに多く運動している．喉頭の位置のこのような急速な変化は，喉頭の挙上筋と下制筋，ならびに舌骨に付属する補助的な筋系によって行われる．

これらの筋群と考えられる活動は，**図3-43**に図示した．複合体としてのこれらの筋群の関与については正確には理解されておらず，外喉頭筋がピッチ変化をもたらす様式についてはほとんど何も知られてない．しかしながら，筋電図学的研究では，喉頭が下降すると**胸骨甲状筋 sternothyroid muscle**が活動し，喉頭が上昇すると**甲状舌骨筋 thyrohyoid muscle**が活動することが示されている(Faaborg-Anderson and Sonninen, 1960)．

喉頭の位置を変化させることにおける**下咽頭収縮筋 inferior pharyngeal constrictor**の役割も同様によく理解されていない．下咽頭収縮筋は椎前筋膜にゆるく付着する括約筋である．斜め上方に走行する筋線維にもかかわらず，この筋が収縮しても喉頭の位置は影響されない．Zenker and Zenker(1960)は，**甲状咽頭筋 thyropharyngeus muscle**として甲状腺中隔(laminae)から生じる下咽頭収縮筋の一部について明らかにした．彼らの著述では次

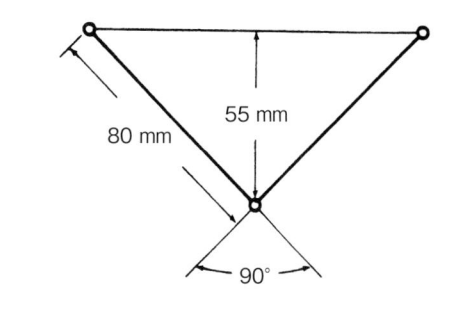

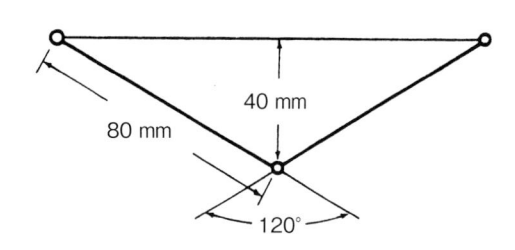

図3-83

Zenker and Zenker (1960)によって提示された甲状軟骨板の近接による声帯ヒダの長さの変化．

のように述べている．

声帯を長くする際には，甲状咽頭筋の他にも輪状甲状筋と弾力性のある靱帯(弾性円錐)が重要である．これら筋は，左右の甲状軟骨板を引き寄せ，それによって声帯の前部の付着を前方に変位させる．

若い被験者で撮影した断層撮影において，高い声の表出中に，2枚の甲状軟骨板が相当に接近することが見つけられた．Husson and DiJiab (1952)は，甲状軟骨板は，小さな声から大声に移行するときに接近し，さらにファルセットから胸声域への移行する間は，さらにより特異的に接近することを報告した．甲状軟骨板がともに運動することは，声帯をかなり伸展する結果となる(**図3-83**)．喉頭のスペースが狭くなることは，いずれにしても，甲状咽頭筋の主要な機能と思われなければならない．

ここまでのことで，喉頭の構造は複雑であり，筋群は，ある瞬間にはお互いの活動を補足し，次の瞬間には拮抗する作用もあることが明らかになった．喉頭の構造と機能についての概念を構築するには，喉頭にもたらされるどんな変化もが，活動中のさまざまな力の算術的合計(ベクトル)の結果になることを理解しなければならない．

声の強さを調節するメカニズム
The intensity-changing mechanism

強さの変化は私たちの日常の言語行動で重要な部分を占めており，日常会話レベルでの発話の間でさえ，声のトーンの強さの幅は相当な範囲に及ぶ．図3-84は，著者が無意味文を話したときの声の強さ曲線である．無意味文は，Fairbanks（1959）によって考案されたもので，かつて一般のアメリカ方言にあった音素をサンプリングしたものである．この曲線から，強さの範囲が30デシベルを上回ることは明白である．これは，1に対して1,000のオーダーでの強さの比率を表す．かすかな音から純粋な雄叫びまで，最小と最大の音の相違は，70デシベル以上までになる．

強さの変化のメカニズムを説明する試みは，1700年のDodartまでさかのぼることができる；多くの研究が当時から行われたにもかかわらず，意見の相違は20世紀まで続いた．

声帯ヒダの運動と強さの変化

Farnsworth（1940）の高速度映画研究のうちの1つで，声の強さが高くなるにつれて，声帯ヒダは，その振動の間，声の強さに比例した長さの時間，閉じたままである点に着目した．彼は，声帯ヒダの最大変位量は，比例的ではなく，増加する点にも注意した．Pressman（1942）は，声門下圧が増加するにつれて，ヒダ振動の振幅はより大きくなると述べた；正中への付加的な運動は，もっと完全である．

高速映画による別の研究において，Fletcher（1950）は，中等度の強さでの発音時とそのレベルより5～10デシベル上での発音時の声帯振動を比較した．彼も，クレッシェンド（「膨らむ」のイタリア語，音量が増加する）の間に，喉頭の高速度映画を撮影した．際立った1つの発見があった：振動サイクルの閉鎖期の時間は，声の強さに伴って延長した．図3-85は，5デシベルの声の強さの違いでの，声門面積を時間の関数として示している．点線は，高い声での強さ曲線である．閉鎖期の時間の増加に注意してほしい．これらの変化は，クレッシェンドでの高速度フィルムでも明らかである．すべての声の強さの変化は，212Hzの周波数で約12デシベルに達した．

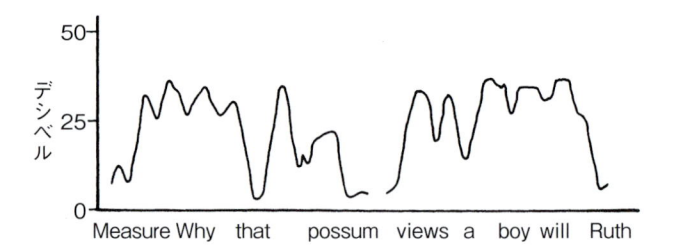

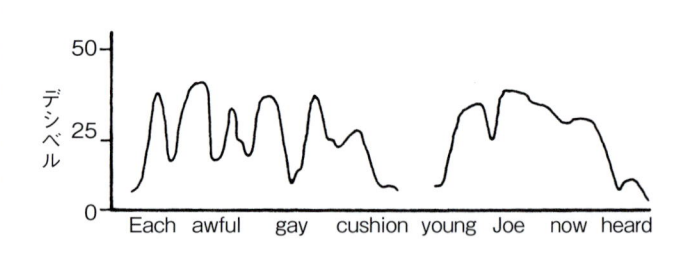

図3-84
本書の著者が話した無意味文の音圧曲線.

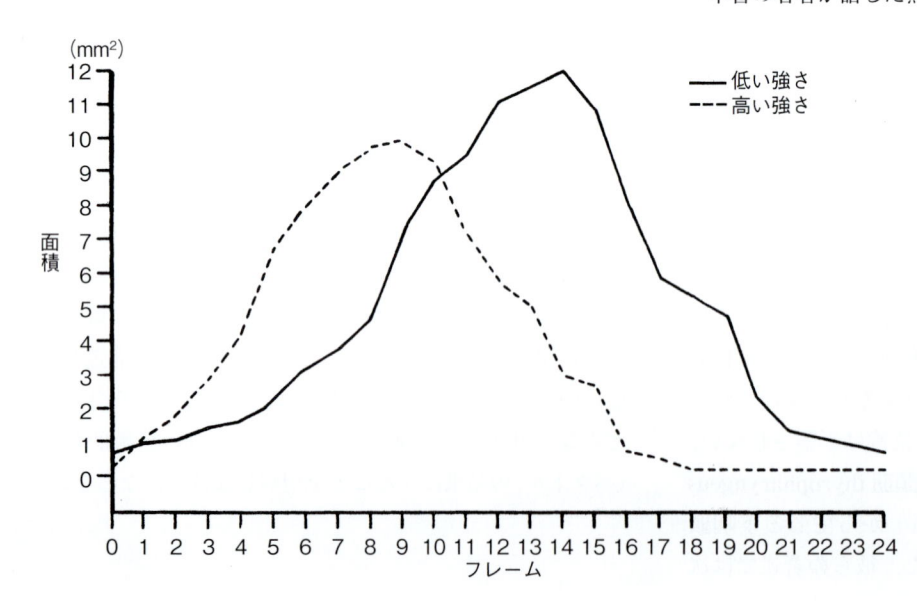

図3-85
低いピッチ（168Hz）での時間（フレーム間の時間=0.25msec）と声門面積の関係．音圧差=5dB.

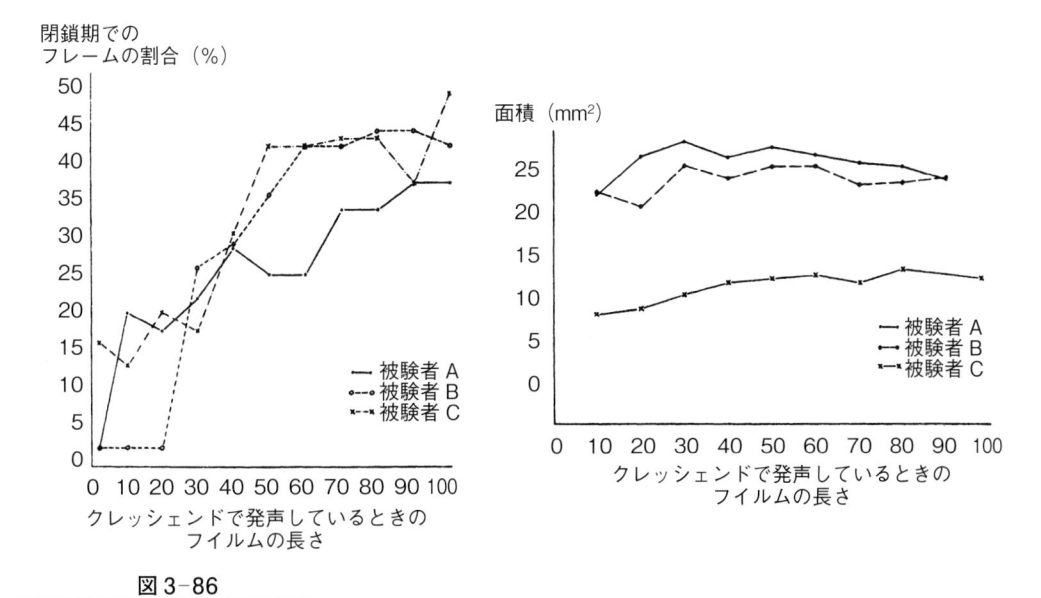

喉頭の生理学と発音の機構　167

図 3-86
クレッシェンドで発声しているときの高速度映画から得られた，閉鎖期におけるフレームの割合 (%)（左）と声門の最大開放面積（右）．

2つの特徴は明瞭である：閉鎖期の時間は強度に応じて増加し，最大声門面積は基本的に一定に維持される．これらの画像は，声帯の最大側方運動は，声の強さに伴って増加するという主張を支持しない（図 3-86 参照）．Fletcher の実験の所見は Bernick によって再現された (1963)．その結果は Fletcher の結果と矛盾しなかった．

声門下圧と声の強さ

測定は，声門下圧と声の強さの関係についても行われた．Van den Berg (1956) や Ladefoged (1960) は，声の強さのレベル[10]が声門下圧の二乗と比例することを証明した．Ladefoged and McKinney (1963) は，声門下圧のピーク値が声の強さの実効的ピーク値 ($Sp^{0.6}$) に比例していることを発見した．すなわち，声門圧は，声門下圧の 0.6 乗の力と比例していた．

Kunze (1962) は声門下圧と声の強さとの間に正の関係があることを示し，有効な経験則としては，声門下圧が 2 倍になると，声の強さレベルは約 8〜12 デシベル増加するということである．以前に，君たちはわずか 2〜3 cmH_2O の圧で，低い声の強さでの発音を維持できるということを知った．声門下圧の値は，大声でのスピーチでは 15〜20 cmH_2O になり，さらに叫び声ではもっと高くなる．気管内（声門下）圧と声の強さの関係は図 3-87B で確認できる．

ここまでを要約すると次のようになる．振動周期の閉鎖期の時間は，声の強さに応じて延長し，声門下圧も声の強さに応じて上昇する．声帯の外側運動の程度は，声の強さに応じて増加する人もあれば，他方不変のままの人もいる．しかし，声の強さが上昇するにつれて，声帯が正中線で合わさる力は，すべての被験者で上昇する．これは，正中への圧迫力が増加し，喉頭は気流への抵抗を増加させることを意味する．その結果，声門下圧は，増加する声門抵抗に打ち勝つために増加しなければならなくなる．

声門抵抗，気流，声の強さ

声門抵抗 glottal resistance が声の強さに関係することは，Kunze (1962) のデータが示している．図 3-87A において，声の強さの関数として，気流の平均速度が示されている．図 3-87B において，気管内圧が声の強さに対してプロットされている．図 3-87C において，声門抵抗は，声の強さの関数としてプロットされている．声の強さが上昇するにつれて，声門抵抗は著明に増加する．これは，高い声の強さで高い声門下圧になることを反映している．声門抵抗の増加は声門下圧の上昇を必要とする．上昇する声門抵抗は，上昇する声門下圧によって代償されなければならない．

1964 年，Isshiki は，声の強さ，声門下圧，気流速度，声門抵抗の間の関係を調べた．彼は，低いピッチでの発音時には，声の強さは，声門抵抗の上昇によって上昇することを発見した．すなわち，声帯ヒダの正中への圧迫

---
[10] 音圧レベル (Sound pressure level : SPL) は，特定の圧力と参照標準値 0.0002 $dyne/cm^2$ との相違のデシベル表示である．

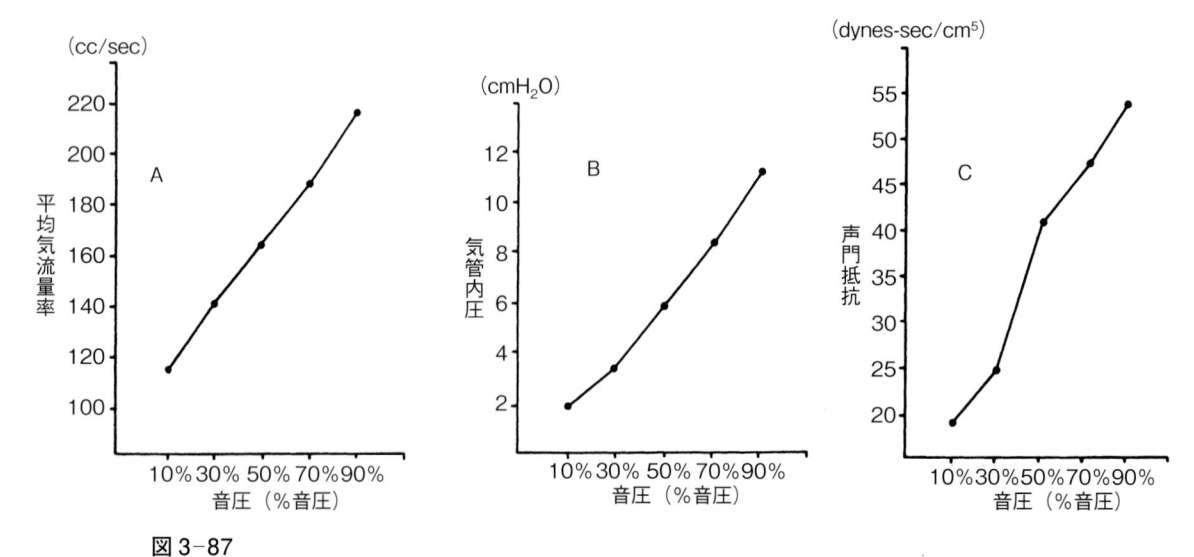

図3-87
10人の成人男性での (A) 平均気流量率 (cm^3/sec) と声の音圧, (B) 気管内圧 (cmH_2O) と声の音圧, (C) 声門抵抗 (dyne-sec-cm^5) と声の音圧. 声の音圧レベルは, 持続可能な最低の音圧以上の音圧の範囲でのパーセンテージで表される. (Kunze, 1962 による)

力と声帯ヒダの緊張は, 気流に対する声門抵抗を増やし, その結果, 声門下圧を上昇させることを要求する. しかしながら, 高いピッチでは, 声門抵抗は最大値に近いほど高くなっているので, 声のピッチに影響を及ぼさずに抵抗を増加させることはできないようになっている. Isshiki は, 高いピッチでの声の強さは, 声門抵抗の変化によってではなく, 声門を通過する気流の速さによって制御されると結論した. この増加する気流は, 呼気の力によって調整される. 低いピッチから中等度の高さのピッチでは, Isshiki は空気コスト air cost (容積速度) は, 広い範囲の声の強さで, 相対的に一定であることを示し, その結論は Kunze らの結論と矛盾することを報告した.

1965年, Charron は, 低いピッチから高いピッチで, 低い声の強さと高い声の強さでの声門活動の高速度映画撮影と呼気筋の筋電図記録で Isshiki の結論を検証することを試みた. 全体として, Charron の資料は, Isshiki の結論を支持した.

声の強さの上昇が, 限度はあるものの, 空気の支出率にあまり影響を及ぼさなかった被験者もあった. 発声に必要な声門下圧が上昇するにもかかわらず, 気流に対する喉頭の抵抗も大きくなるため, 単位時間あたりの呼気流量は実際に減少する. これは Isshiki や Ptacek and Sander (1963B) のデータによって支持される. そして, 被験者のなかには, 小さな声から中等度の大きさでの発声よりも長い時間, 大声で低いピッチの声での発声を維持できることが可能である被験者もあることを発見し

た. 声帯ヒダは, 低い声の強さでの発声時よりも, 高い声の強さでの発声時において, 振動周期のより長い部分で閉鎖期になるので, 気流が生じるのはより短い時間になる. 換言すれば, 気流 (U) は直接的に声門下圧 (P_{sg}) に比例し, 反対に声門抵抗 (P_g) には反比例する.

$$U = \frac{P_{sg}}{P_g}$$

声の強さの変化を担当する筋系

3種おそらく4種の喉頭筋の活動に, 呼気力をプラスしたものが, 声の強さの変化を担当する. 声帯の強力な内転活動は**外側輪状披裂筋** lateral cricoarytenoid muscle と**披裂筋** arytenoid muscle の同時収縮によって達成され, 一方声門の緊張の増加は, 甲状披裂筋または輪状甲状筋, おそらくはその両方の筋によって調整される. なぜ, 声の強さの上昇に伴ってピッチが上昇するのかは, 声帯ヒダの緊張の増加によって説明することができる.

ピッチと声の強さの関係

声の強さの上昇は, 声帯の圧迫力の増加と呼吸器官の活動性の上昇によって調整されるけれども, 声の強さの範囲は周波数(ピッチ)に依存している (Coleman, et al, 1977). 男性と女性での基本周波数-声の強さの関係は図3-88で示される. 比較的未熟な歌手が, 自分自身のピッチの範囲内で, 選択されたピッチ間隔ごとに, 最も低い声の強さレベルと最も高い声の強さレベルで声を出すように

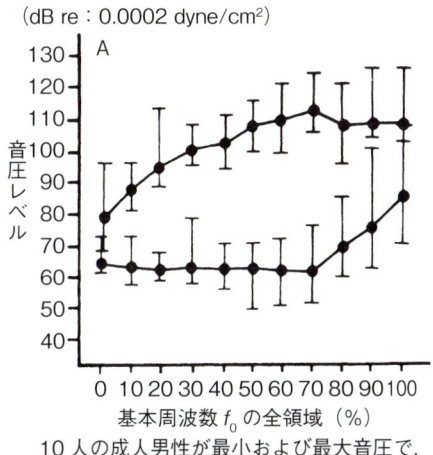

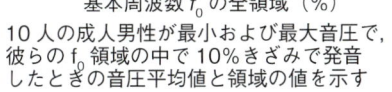

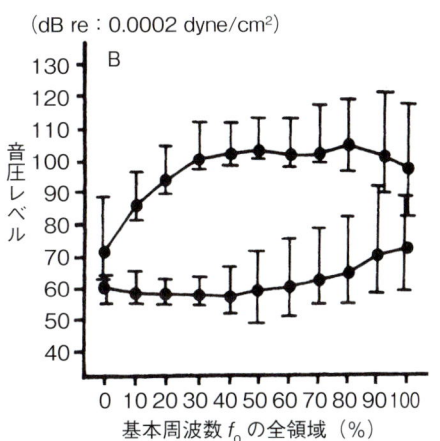

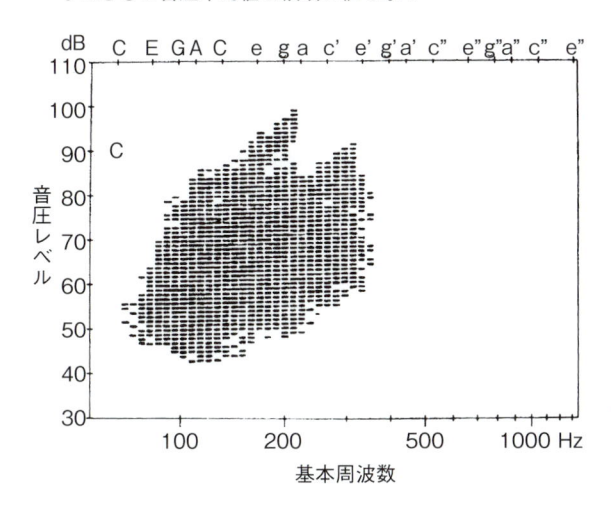

喉頭の生理学と発音の機構 169

図 3-88
基本周波数と音圧の特徴．(A) 男性，(B) 女性，(Coleman, et al., 1977 より)．(C) 自動記録された phonetogram (Pabon & Plomp, 1988 より)．

指示された場合である．声の強さの範囲は，基本周波数の下限で最小になり，50～70％の範囲で最大にふくらみ，周波数の上限で再び減少した．基本周波数-声の強さの関係は，phonetograms (Damste, 1970；Pabon and Plomp, 1988), voice fields (Rauhut, et al, 1979), voice profiles (Bloothooft, 1982) としても知られている．

Pabon and Plomp (1988) は，コンピュータ・インタフェースを用いて，基本周波数を変数とする関数として声の強さレベルだけでなく，声の「雑音」と同様に，pitch perturbation (ジター)，スペクトル形状も示すことができた．自動的に記録された phonetogram の例を図 3-88C で示す．

Titze (1992) は，声域 profile の音響学的解釈を提示して，なぜ声の強さの範囲が声域の下限と上限で減少するのかの理由を説明した．彼は，声の強さが音源のスペクトル分布（調和エネルギー）に依存することを示した．

彼は，低い基本周波数での減弱した声の強さの範囲では，声門下圧が上昇するときに，基本周波数を上昇しないように維持するのは，生来的にむずかしさがあると示唆している．

声門上下圧差 Transglottal pressure differential (TPD)

気流，声帯ヒダ振動の周波数，声の強さの関係は，単純なものでない．声産生に関連する重要な因子は，声門をはさんだ圧力の差である．以前に，私たちは，2～3cmH$_2$O の声門下圧で発声は持続できるということを知った．そして，ピッチと声の強さの変化に関する考察全体を通じて，私たちは，声道の声門上部が呼気流にほとんど何の抵抗も与えないと仮定した．このように，声門上圧は空気圧とほぼ同じで，声門下圧が大気より大きいと，声門上下圧差はほぼ声門下圧に等しい．

しかしながら，もしも声道の声門上部での収縮が，口腔内圧や咽頭圧を上昇させる原因になる場合，摩擦音を生じる場合のように，効果的な声門下圧は減少し，これは声門上下差圧の低下に反映される．声門上下圧差 transglottal pressure differential（TPD）は，声門下圧（P_{sg}）マイナス声門上圧（P_o）に等しい．すなわち，

$$TPD = P_{sg} - P_o$$

この表現から，もしも声門上圧が声門下圧に近い場合，喉頭レベルでの圧差はゼロに近づくことが明白であり，その結果，声帯振動は抑えられる．実際に，このようなことは起こる．例えば，両唇音の構音動作は，「喉頭を閉ざす」ことになる．声道全長にそっての圧の低下は声門下圧に等しくなるので，私たちは会話の間の構音動作による声道の絞扼は，絶えず声門が利用できる呼気圧に影響を及ぼしている．

声門上下圧差に対する構音の影響

口腔気道の開放状態の声門上下圧差への影響を図3-89で示す．口腔気道の開放量は，母音生成時に最も大きくなり，声門上圧はほとんど大気圧に等しくなる．有声破裂音発音時に閉じられた気道では，声門上圧と声門下圧はほぼ等くなる．

とくに興味深いのは，子音生成での閉鎖相の間に起声が起こることである．もしも起声が起こるなら，空気の移動がなければならない．例えば，鼻腔に短絡するか咽頭と口腔壁が強制的に伸展されるかが生じる必要がある．Lubker（1973）による研究は，声門上腔を拡張させる能動的なメカニズムがあるとし，鼻腔への気流漏出の可能性を否定した．Perkell（1969），Kent and Moll（1969）は，有声破裂音が，同名の無声音よりも，かなり大きな声門上腔の容積で生じることを示した．例えば，声門上腔は，［p］よりも［b］のほうが大きい．Kent and Mollは，咽頭の伸展は舌骨の降下を伴うことを発見した．これは，咽頭壁を弛緩させる能動的過程である．咽頭壁は，筋弛緩のせいで受動的に伸展する可能性もある（Bell-Berti, 1975）．

話し言葉のメカニズムにおける，呼気流に対する全抵抗（Z）は，喉頭，舌，口唇，その他の構成要素によって与えられる抵抗の合計に等しい．すなわち，

$$Z_{total} = Z_{glottic} + Z_{supraglottic}$$

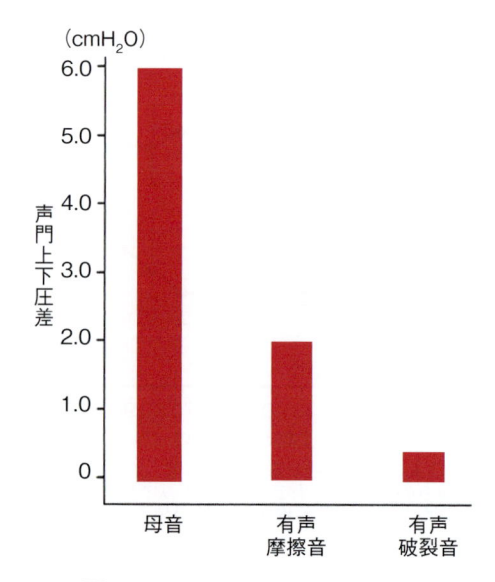

図3-89
声門上下圧差．口腔での開放量に影響される．母音で気道の開放面積は最も大きく，声門上圧は，この条件下ではほとんど大気圧である．有声破裂音での口腔声道の閉鎖では，圧降下はわずかである．有声摩擦音は，母音と破裂音の間に位置する．口腔声道をわずかに開くと，気道内圧を維持することができる．（D. Warren, Speech, Language, and Hearing, Vol. 1, Normal Processes, Lass, McReynolds, Northern, and Yoder, eds. Philadelphia：W. B. Saunders Company, 1982より）

声門上下圧差の意義

声門上下圧差の重要性を軽視してはいけない．君たちは，呼吸器系が，どのように喉頭の挙動に影響して，ピッチと声の強さを調整し，喉頭と呼吸器系がピッチと声の強さの調整の間に，どのように協力するのかをみてきた．私たちは，構音のプロセスが喉頭運動に抑制を課すことも，心に留めておかなければならない．口腔内圧が，構音器官の絞扼によって上昇するとき，呼吸性の代償がないならば，声門上下圧差は低下するはずであり，その結果は，ピッチあるいは声の強さ，またはその両方の低下になるかもしれない．ここでは，呼吸，喉頭，構音器官系の間の微妙で洗練された相互作用について，垣間みてみよう．

臨床ノート　声門上下圧差についての概念の臨床応用例は，声の濫用によって生じた声帯結節や他の病変に対する音声治療にみられる．［m］音表出時のように構音器官が絞扼されるとき，極端な大声で声を出すこと（声の濫用）はほぼ不可能である．どんなに試みても，有声子音の音量に対しては実質的な限界がある．この方法は，患者が，声を濫用し

ていない状態での発声の感触を得るのに役立つ．

checking actionと気流抵抗

　声門上下圧差についての考察を終える前に，言及するべきことがもう1つある．第2章で，吸気筋系の持続的収縮が胸郭からの反跳を受けないなら，喉頭の要求を越えて高い圧が，胸郭の膨張によって形成されることを知った．私たちは，話し言葉のメカニズムが与える気流抵抗とchecking actionとの間に特定の相互関係があると思わなければならない．極端なケースとしては，深い吸気に続いて，口唇や舌，または声帯ヒダによって呼気流を完全にとめておくことである．抵抗あるいはインピーダンスは無限である；呼気流は起こらず，その結果，吸気筋系によるchecking actionの必要はない．

　深い吸気後に，通常会話でのピッチと声の強さで，中舌位母音を発声するのは，またまったく異なった事象である．喉頭によって生じるわずかな気流抵抗を除いて，声道のインピーダンス系は非常に低くなり，もしも気流が調節されないなら，checking actionは必須である．checking actionと声門抵抗の間の相互関係は，Holstead (1972) によって研究された．彼女は，checking actionは喉頭の抵抗が増加すると減少することを発見した．

　以後の情報の多くは，主に歌唱時の声に関するものである．このような歌唱時について情報を紹介する理由は，歌唱時に喉頭メカニズムは最大能力を発揮し，その時の情報が，複雑な発声過程についての君たちの理解力を強化できるためである．

声区 Voice register

　慣例によって，声帯ヒダの振動率は，楽音での用語（ピッチ）か基本周波数（サイクル/秒 c/s，ヘルツ Hz）であらわされる．いずれにせよ，音階とは，バスの声での60Hz未満（音階のB_1）からソプラノの声での1,568Hz以上（音階のG_6）まで分布する連続変数である．歌手は**声区register**という観点で声を記述する．registerは「声の範囲」を意味する：**高い声区 high register**，**低い声区 low register**，**胸声区 chest register**または**頭声区 head register**などという．

　1841年に，Manuel Garciaは以下のように声区を定義した：「術語'声区register'は，高低を示すスケール上で連続する，同じメカニズムの原理によって作り出される同質の声を意味している．その本質は，別のメカニズムの原理によって産生された同質の連続する声と本質的に異なる」．

　この定義は，ウェブスター辞書による定義―「特定の一連の音，とくに人間の声のことで，同じ方法で産生され，同じ質をもつ声：頭声区．」―とあまり変わらない．

　Garciaは，彼の小さな名著，"Traits complet de l'art du chant" (1841/1855) において，3つの声区があるとしている．すなわち，**胸声区 chest register**，**中声区 middle register**，**頭声区 head register**といわれている．声区を分ける他のシステムのなかには，声の範囲で5つ声区をもつものもある；しかしながら，1人の歌手では，全5区の声区をカバーすることはない．

　Mörner, et al. (1964) は，「声区」の用語の問題を認め，音楽の専門家と人の声の専門家での声区の間の境界のピッチの平均値についての見解は相当よく一致しているようにみえると述べている．例えば，中間のピッチと高いピッチの間の境界の平均は，特定の種類の声では少ししか変動しないと注意した．その境界は，低音の声ではC_4 (278Hz) に位置し，ソプラノの声ではF_4 (349Hz) に位置する．低音から中等度のレベルへの移行は，バス声でD_3 (147Hz) で，テノールではE_3 (165Hz) で起こる．Mörnerらの示唆は：「声域を定義するための唯一信頼が置ける共通の特徴は，音階の上の範囲である」とした．かれらは，5つの基本的な声域，**最も低い声域**，**低い声域**，**中等度の声域**，**高い声域**，**最も高い声域**とした．これらの声域に近い領域と境界線を図3-90に示した．声区"register"の同義語も示した．

声域と声帯ヒダの振動モード

　声帯ヒダの振動の特定のモードすなわちパターンは，通常，既定のピッチ範囲に制限されている．この範囲の限界を越えて発声しようとすると，振動モードは，その後のピッチ範囲に適合するように調節される．このような声帯ヒダの振動モードの変化は，声区の調節性の分解能とみなされている．

　このように，声が特定の声区の限界を越えると，声の質は，突然に変化する可能性がある．この声質の変化は，声区の主要な特徴であり，声区の割り当ての基準としても用いられる．声の専門家や声楽の教師は，特別に，歌唱訓練の基本的な作業の1つとして，複数の声域を（それがどんなに多くあっても）混ぜ合わせ

172　第3章　発　声

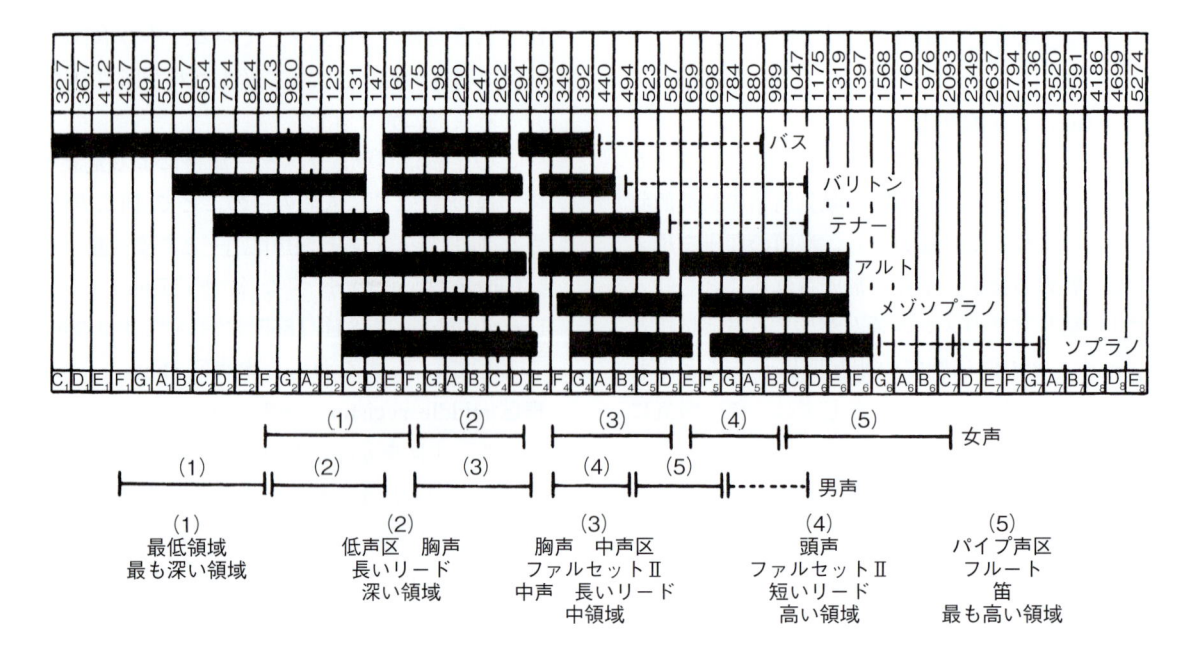

Mörner らにより示されている母音の声区の用語と隣接する境界（1964）.

図 3-90
Nadoleszny（1923）による歌唱時の声の生理的範囲，声区を述べるときに使われる用語，Mörner et al.（1964）によって提案された接する境界と声区の用語.

て1つの機能単位にして，耳慣れたリスナーでさえ声区の移行点がわからないようにする訓練を行うことに賛意を示す．実際には，このようなことは理想である（Brodnitz, 1959）．

歌い手のなかには，自身の才能の程度や特定の声のタイプに依存して，別の歌手の2〜3の声区を単一の声区の中に有しているようにみえる人もある．よく訓練された一部の人では，発声を休止したり，声区の移行に気づかれることなく，3オクターブ以上のピッチのすべての範囲を通して「滑るピッチ」（glissando グリッサンド）を表出できる．声を操作するという観点から，そのような人が単一の声区をもつとみなすのは合理的ではあるが，Mörner らによれば，そのような人では，含まれる楽音の範囲に基づいてだけ，特定の数の声区の中の声音を表出したのであろうとしている．

声区基準 Voice register criteria

用語の上で遭遇する問題点の多くは，まだ「声区基準 voice register criteria」を確立するための共通した基本概念がないという事実から生じている．Garcia らが推進した定義に固執するなら，声区は生理学的観点から定義されるべきである．しかしながら，喉頭内部の行動についての私たちの知識は，完全からはほど遠い．そして，歌声の主観的な評価から確立された境界は，乏しいデータに基づいた「客観的境界」と同じほど，歌い手にとってだけは貴重なものであるだろう.

Brodnitz（1959）は，バス，バリトン，テノール，コントラルト，メゾソプラノ，ソプラノといった従来の歌声の分類が，声楽の役割を割当てるためには有効であるが，解剖学や生理学に基づいた分類基準には使えないことに注意するべきであるとした．声区は，伝統的に歌声の分類のための概念であった．

しかしながら，もしも声の質の分類の一般的な概念を受容するなら，その分類基準を，歌声にだけ限定するのはむずかしくなる．その基準は，発話の間の声も含むまで拡大されなければならない．以上，問題はあるのだが，個人が通常のピッチ範囲の限界に近いところで発声すると，歌っていようが話していようが，突然の喉頭調節は生じる．

ピッチ範囲の限界 The limits of the pitch range

中間すなわち**普通**のピッチ範囲の上限に近づくと，声帯ヒダの振動様式は急に変化し，**ファルセット**または

loft register でのトーンの範囲の声を生じる．高いソプラノの声をもつ女性は，ファルセットの声区を備えていないが，「**喉頭の笛 laryngeal whistle**」を示す．ピッチ範囲の下限での喉頭調整は，いわゆる **glottal fry** または **pulse register** に帰着する．

ファルセット Falsetto

　ファルセットはピッチ領域の上方の極限に限られており，それはまた，声帯振動数の変化だけではなく，振動の様式の変化の結果でもある特有の声質である．通常のピッチ範囲の上限とファルセットの下限の間には相当な共通の領域がある．大部分の歌手そして絶対的に歌手ではない私たちの多くも，中間すなわち通常の声区内にあると認められる高音を出すことができ，ファルセットの声区の下の範囲内にあると認められる同じピッチをもつ声を正確に表出できる．これは，ファルセットの調整が声質にもとづいて行われる例であるが，私たちは，すでに，この声区の調節を担う喉頭内部の適応についていくつかのことを知っている．

　ファルセット産生時の喉頭の高速度映画により，声帯ヒダは振動するが，自由縁だけで接触し，ヒダの他の部分は相対的に硬直して振動していないままであることを明らかにした．さらに，「ヒダ」は，長く，硬く，辺縁に沿って非常に薄くなっているようにみえ，しばしば弓状に近い形状であった．高速度フィルムから得られたファルセットのサイクルを**図 3-91** に示す．これは，**図 3-80，3-81** での被験者と同じ被験者のものである．このような振動の様相は，声帯ヒダの筋系が緊張していることを示唆しており，筋電図記録では，同様に輪状甲状筋の活動が高まっていることが示された．ファルセットが生じるメカニズムについては議論の余地がないというわけではない．事実，ファルセットは複数の仕組みによって生じるという高い可能性がある（Rubin and Hirt, 1960）．Aikin (1902) によるファルセットについての初期の説明は，時間を経た現在まで，もちこたえることができたようである：

　　左右の［声帯］靱帯は，外側輪状披裂筋や同様に近傍の他の筋肉によってお互いに強く圧迫される結果，それらの端は声帯突起の前のわずかな長さだけで接触し，短縮されたわずかの長さの靱帯だけが自由に振動するというものである．披裂筋をわずかに弛緩させ，ピッチに変化を与えることなく，声門をかすかに開ける．

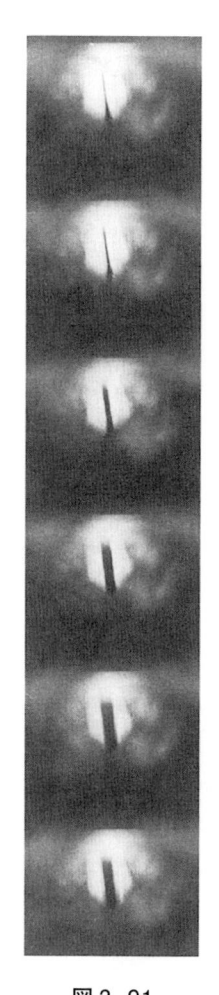

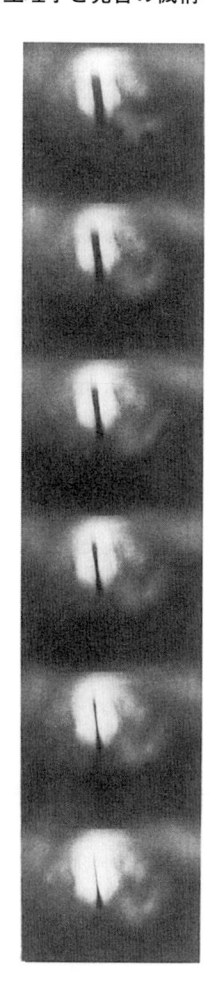

図 3-91
図 3-80 と図 3-81 と同じ被験者によるファルセットでのサイクル (f_0=400Hz)．

　Farnsworth(1940)，Brodnitz(1959)，Pressman(1942)，Pressman and Kelemen (1955) らも，ファルセットの生成機構を同様のものとしている．すなわち，声帯ヒダが，できるだけ緊張して伸張されたとき，ピッチをそれ以上に上昇させるには，異なるメカニズム（すなわち，**減衰 damping**）が作動する必要がある．声帯突起の領域での声帯ヒダの後方部分が緊密に接触して，振動しなくなる．その結果，振動する声帯の長さはかなり短くなる．

　Rubin and Hirt (1960) は高速度写真撮影と X 線を利用して，歌い手に用いられるファルセットの生成メカニズムについて研究した．彼らは，歌い手（男性）のなかには，減衰性の方法でファルセットを出すことがあることも発見した．彼らは，ファルセットが，緊張した形状，狭い声帯間の隙間，発声中に振動する声帯縁，そして必ずしも正中では交わらない状態の声帯で，より頻繁に表

174　第3章　発　声

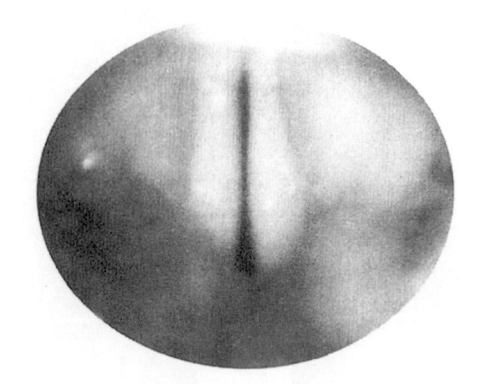

ファルセット

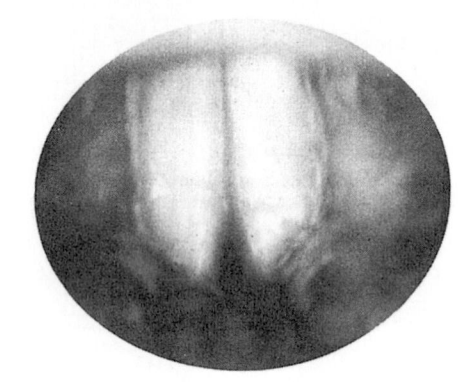

高いピッチ

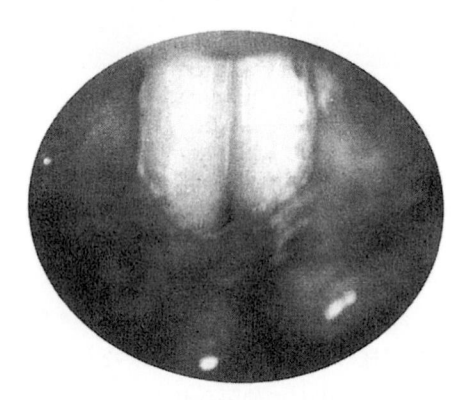

正常なピッチ

図3-92
一般的な声門形状．正常なピッチ，高いピッチ，ファルセットでの発音時．

出されることを発見した．彼らは，これを「開いた隙間 open-chink」と「閉じた隙間 closed-chink」のメカニズムとよび，ある瞬間はヒダは接触し，別のときには閉じないという事実は，声の強さだけの問題であるとしている（Rubin, 個人連通）．

比較する目的で，正常なピッチ，高いピッチ，ファルセットでの発声時の男性被験者の声門の形状を**図3-92**

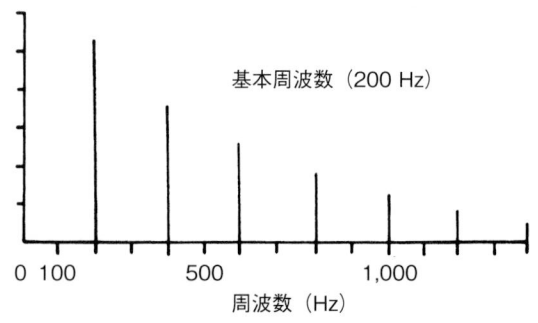

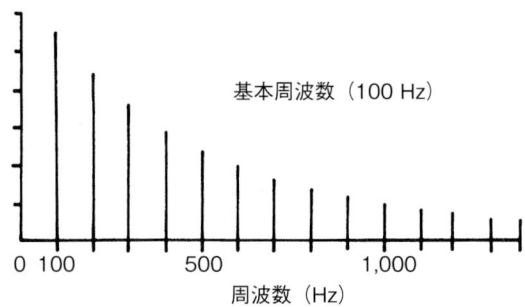

基本周波数（200 Hz）

基本周波数（100 Hz）

図3-93
喉頭音のスペクトル．基本周波数が非常に高いとき，低い基本周波数のときと比較して，倍音は広い間隔を置いて並ぶ．

に示す．ファルセットのときの声帯ヒダの側縁が弓状になっていることに注意してほしい．これは振動が声帯ヒダの前方部で限定して生じていることを示している．

ファルセットの声区で出される声質は，ほとんどフルートのような音である．部分的には声帯ヒダが示す単純な振動の形状のせいであり，部分的には高い振動数のせいでもある．**図3-93**で示すように，基本周波数が非常に高いとき，調和的に関係する倍音は広い間隔で分かれた周波数となる；したがって，与えられたどんな周波数領域でも，低い基本周波数をもつ音（または声）においてよりも，高い基本周波数をもつ音の構成成分のほうが少なくなる．このことは，テノールの声の比較的浅い声質と比較したとき，低い音声のほうが豊かな声質をもつことをある意味では説明する．

声帯が極端な緊張の下に置かれると，声帯は振動周期の閉鎖期には決して完全に接触することはない．声門の最も遠心の部分は，開いたままである．その結果，大きな排気音に加えて，声のトーンの上に気息音が混じった声質になる．

喉頭の笛 Laryngeal whistle

Brodnitz（1959）によれば，ファルセットは頭声区

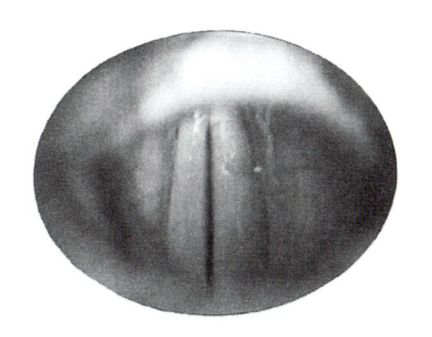

図 3-94
喉頭音生成中の喉頭.

(Garcia による声域の定義に従った場合) より上にある. 高い女性の声は, ファルセットを示すことはなく, 喉頭の笛を示す. 喉頭の笛は, 声帯振動によって発生するのではなく, 声帯の間から空気が流出することで鳴る笛のようなものである.

小児の多くは, 明瞭なフルートのような喉頭の笛を出すことができる. 図 3-94 でわかるように, 声帯ヒダは非常に緊張しているようにみえ, 声門は非常に狭い (約 1mm) 隙間となっており, そこを空気が流れる. 笛を吹いている間の声門下圧は非常に高く, 30cmH$_2$O にも達する.

ファルセットと喉頭の笛の周波数帯を, 図 3-90 に示す. 歌唱時の声の多様な周波数の範囲も示す. 黒い横棒の途中の抜けている部分は, 胸声区 chest register, 混声区 mixed register, 頭声区 head register への移行点を示している. 男声の横棒の右の破線の領域は, ファルセットの範囲を示す; ソプラノの声域の上に, 喉頭の笛の声区はある. 水平の黒線は, 各タイプの話し声の平均的, 習慣的ピッチを示す.

グロッタルフライ Glottal fry (パルス・レジスター Pulse register)

ピッチの範囲の下限での喉頭調整は, いわゆるグロッタルフライ glottal fry, すなわち「きしみ声, クリーク声」となる. Moser (1942) は, グロッタルフライについて以下のように述べている:「それは, 容易に出せるが, 記述的に表現するのは非常に困難である. 若者が多人数でモーター・ボートの音を真似して出している音に聞く人もいるが, 私には, それよりポンポン跳ねているポップコーンの音に似ているように聞こえる.」

グロッタルフライは, 可能な最も低いピッチで静かに発音しようとすると出すことができ, その結果, あたかも散発的に爆発する状態の喉頭で, 泡だつように鳴る音に感じる. 実際に, 正に, そのようなことが起こっているようである. 著者による高速度映画撮影では, 声帯ヒダは強く接触しているが, 同時に声帯ヒダは, 自由縁に沿っては弛緩しているようにみえ, 声門下の空気は, 声門の前 3 分の 2 の接触部で, 声帯ヒダの間から泡を出しているようである. 声帯ヒダの振動数は, 1 秒につき約 30 〜 80 回, 平均約 60 回である. 閉鎖期が振動周期の約 90% を占め, そして開大相と閉小期は結合され, 全周期の約 10% を占める.

Moore and Leden (1958) は, グロッタルフライ産生の間の声帯振動を記載している. それは, 声帯が連続して迅速に二度開閉し, その後に長い時間, 閉じたままであることを発見した. それは, この二重の振動パターンを「切分法を用いたリズム syncopated rhythm」と称した. 著者や Moore and Von Leden が述べた振動周期を図 3-95 に示す. グロッタルフライの発生機構は, まだよくわかっていない. さらに, どれほどの空気圧が, グロッタルフライの産生に必要であるかは, もっとわかっていない. 呼気流量は, あまりに少ないため測定するのは困難であるが, 呼気圧の測定では, グロッタルフライは最小の圧 (2cmH$_2$O) で生じた. しかしながら, これらの結果は, 他の研究者のデータと反している (Murry and Brown, 1971b; Murry, 1971).

臨床ノート グロッタルフライは, しばしば, 嗄声や粗い声質と同一視されたり, それらに随伴することがあるため, 「重拍発声障害 dicrotic dysphonia」に伴う臨床症候群として分類された.

この種の発声様式は, 文のちょうど終わりに, とくにピッチと声の両方が消失し始めるときに聴取されるため, 正常な「声のレパートリー」の 1 つと考えられなければならない. グロッタルフライの産生は, 正常もしくは常域ピッチの範囲の下限の延長で, 用語の真の意味において「声区 voice register」と考えられるべきである. 発話のちょうど最後以外の発話中に重畳するなら, グロッタルフライは好ましくない.

ビブラート Vibrato

ここまで, 考察を, ある限定的な条件での声帯活動の

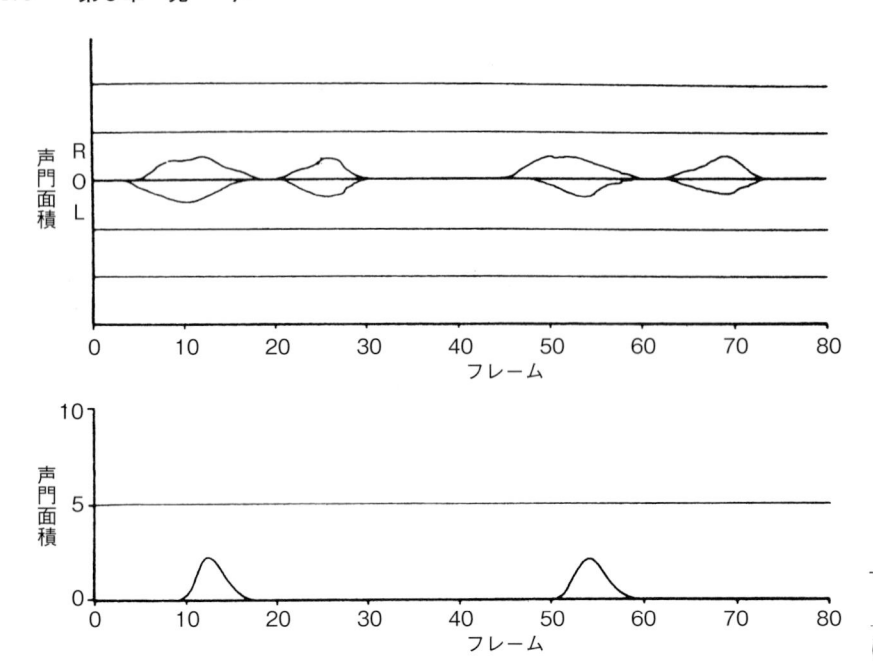

図 3-95
声門フライの際の振動サイクル．
上図：Moore and von Leden (1958) によるもの，下図：著者らのもの．

作業に伴うピッチ変化に限定し，また抑揚やストレスなどの他の因子を伴うピッチ変化や強さの変化に制限してきた．膨大な量の研究論文は，主に歌唱時に起こる，わずかで急速なピッチ変化や強さの変化を対象にしている．歌唱時でのピッチ変化と強さの変化はビブラート vibrato と称されるが，歌唱時でのピッチ変化が誇張されるとき，その効果は**トレモロ tremolo** とよばれている．

ビブラートは，特有の「豊かな色」を歌声に加える声帯の現象である．ほとんど誰もが，ある種のビブラートを出すことができるが，望ましいピッチと強度変化をコントロールするためには，訓練が通常必要である．ピッチと強さの変化が広範囲である場合，"**トリル trill**"が使われる．トリルは，音楽では，2つの連続するトーンのすばやい移行に用いられ，声楽に適用されると「トリルの方法で歌う」ということを意味する．

ビブラートは，基本周波数（F_0）の微妙な制御を示すため，音声言語科学の研究者にとっては興味深い．Horii (1989) は，歌唱時における声のビブラートと神経学的に障害をもつ患者の声の震えの間の音響学上の類似性は，音声言語病理学者の興味を刺激すると指摘した．例えば，Ramig and Shipp (1986) は，声の震えとビブラートにおいて，基本周波数 F_0 に近似した変調周波数とその範囲を見つけた．しかし，変動の大きさは震えのほうがビブラートよりも大きかった．

ビブラートは相当な研究テーマであったにもかかわらず，その産生を担う生理学的機構については，ほとんど何もわかっていない．Seashore (1923), Kwalwasser (1926), Metfessel (1932), Gray (1926), Tiffin (1932), Schoen (1922) らの名前は，ビブラートについて記述した文献や定義している文献ではしばしばみられるが，その産生の生理学的背景についての報告を試みたのは1922年の Schoen であった．

間接喉頭鏡検査を用いて，14人の被験者を対象に，Schoen はビブラートを産生している間の喉頭を調べた．ビブラートが完全に喉頭内に限定して生じている被験者はいなかった．すべての被験者で，なにがしかの限定的な筋振動があり，その振動は「横隔膜領域」か喉頭のすこし上で感知された．舌背でビブラートの振動数に一致した振動がみられた被験者もあった．Schoen は，これらを，「喉頭上ビブラート supralaryngeal vibratos」とよんだ．

1932年，Tiffin and Seashore が，声のビブラートの生理に関してコメントしている：

ビブラートの制御には，数種類の異なった筋肉の組み合わせや筋群がかかわるという可能性がある．

筋活動電流の技術を用いて神経学的問題に多くの光が当てられてきた．ビブラートは，動物のすべての大型の筋系に起こる正常な周期性運動の1つのものであろう．また，ある種の特定の緊張や安定性の低下が，震えに類似した周期運動性の声を出現させやすいということも，ありそうである．

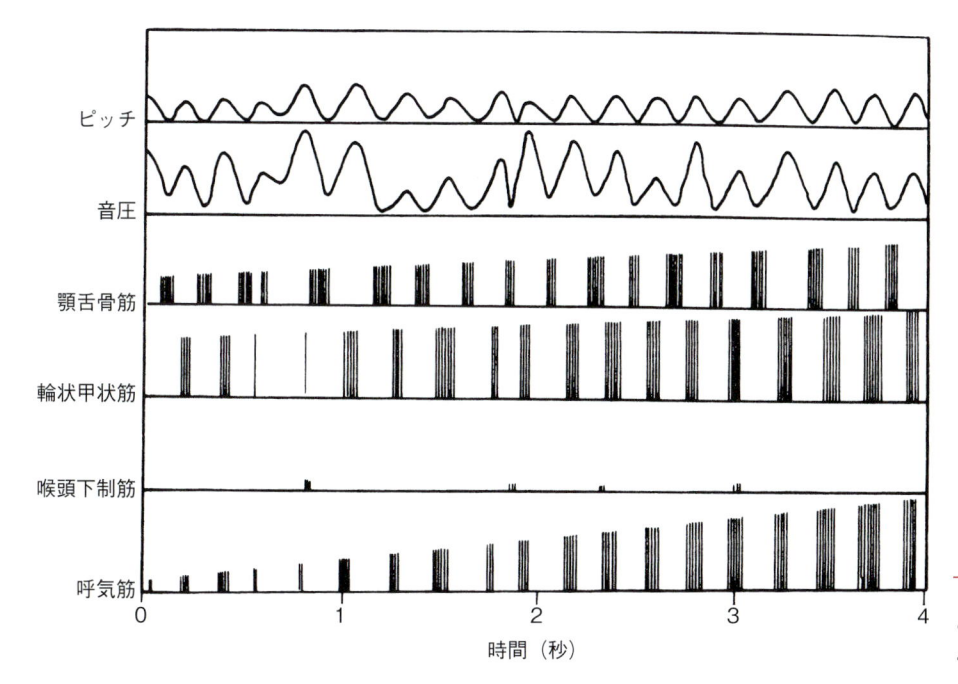

図3-96
ビブラート生産中の音響記録と筋電図記録.（Mason, 1965より）

　Tiffin and Seashore によって提示された問題のいくつかは，現代の研究機関が用いる測定機器を用いると答えられるかもしれない．1965年，Mason は，筋電図と高速映画撮影を同時に行って，ビブラート発生のメカニズムについて研究した．喉頭挙上筋，下制筋，舌筋のいくつか，呼気筋のいくつかを対象に筋電図を用いて研究した．同時にビブラート産生中の喉頭の高速映画も撮影された．

　Mason が得た典型的なデータの概要を，図3-96に図示した．上2つの軌跡は，声の記録からのものである．ピッチと声の強さの変化は，1秒につき約5回の割合で起こり，おおむね互いに同調していた．データは，**輪状甲状筋**の活動性の上昇を示し，ピッチと声の強さが上昇する間に，呼気筋の活動性が上昇し，ピッチと声の強さが低下する間に，**顎舌骨筋**の活動性が高まることもあった．さらにデータは，呼気筋の活動性の亢進に伴って声門下圧が上昇する場合もある可能性を示した．付加的に声門下圧が上昇することで，ビブラートの間に声の強さが上昇することが説明でき，その一方で，声門抵抗の微妙な変化は，声門下圧を変化させる．

　高速度喉頭映画は，ビブラートが通常の発音とほとんど差がないことを示した．明らかに，声帯ヒダの緊張の変化は，声帯長の変化も伴わず，通常の視覚的な方法でみるにはあまりに微妙であった．Perkins and Yanigahara (1968) から学んだように，声帯ヒダの緊張状態のわずかな変化には，声帯ヒダの長さは変化する必要はない．

　Horii (1989) は，声のビブラートについての広範な研究で，Mason と同様，1秒につき約5回の割合で変調することを示した．声のビブラートの周波数変調の時間パターンが正弦波であると一般には仮定されているが，Horii は線形波（三角波か方形波）のほうが優勢であることを発見した．歌手や話すことを職業とする人では，基本周波数を，上昇させる速さよりも急速に低下させることができる．Horii はビブラートでは，基本周波数を低下させるより，上昇させるほうが速かったことを発見した．この一見矛盾するような挙動を担う機構については，よく理解されていない．

声品質 Voice quality
（意味論のメリーゴーランド）

　私たちは，声帯ヒダの緊張と単位長あたりの質量が，振動のモードと振動数に影響するということを繰り返しみてきた．しかしながら，声帯ヒダは一対となって行動するので，正確にいえば，その緊張と質量の問題は，左右のヒダにとって同じであるということは重要である．例えば，片方よりわずかに重い声帯ヒダは低速で振動し，その結果，聴覚的印象は粗い声になる．加えて，声帯ヒダは，それらを正中線に寄せる力だけでなく，声門下圧の影響も受ける．

　これらの因子——声帯の長軸方向の緊張，単位長あたり

の質量，内方への圧迫力，声門下圧，物理的な左右対称性—全部が，声の品質に重要な影響をもつ．喉頭は非常に感度が高い空気力学的器官であり，モードと振動数に影響する因子は微妙なバランスをもって維持されなければならない．ときとして，急性または慢性的な疾患が侵襲することがあり，喉頭機構が適切に機能できなくなることがある．またある場合には，アレルギー反応や急激な声帯の濫用（タバコ，アルコール，大声）による局所浮腫は，声帯ヒダの物理的特性を変化させ，声は通常の質から逸脱する．声は，精神衛生状態をも含む個人の全身健康状態についての驚くべき良い指標である．

　声の質は，議論の対象となるテーマであり，決して解決されることのないものであるが，用語上の問題が意見の相違の原因でもある．人間の声を記載するのに用いられる用語の数は，各言語がもつ形容詞の数だけに制限される．

　声の分類方法は，それが受け入れられるなら，明記できる声のパラメータに基づかなければならない．そして，実際の事象が，私たちの頭の中の，ときには伝統的であるイメージを支持できることが前提である．

音声生成の特異的パラメータ Specifiable parameters of voice production

　音声生成の特異的パラメータとは，(1) 最大周波数（ピッチ）領域，(2) 声帯ヒダ振動数の平均値（習慣的ピッチ），(3) 空気コスト（最大発声持続時間），(4) さまざまなピッチでの声の最小-最大強さ，(5) 声帯ヒダ振動の周期性（ジター），(6) 雑音，(7) 共鳴である．

1. 最大周波数（ピッチ）領域

　正常な声は，日常の会話の間に柔軟にピッチを変化させている．もしもピッチ変化の柔軟性がなかったら，会話は非常に単調に聞こえる．成人の話者では，通常，最も低い持続可能なトーンより上に2オクターブの音までの周波数の範囲をカバーする声を生成できる（1オクターブは，高音と低音の周波数の比率が2：1になる）．キーボードやピッチパイプを用いることによって，ある人が持続的に出せる最も低い音を決定することができ，最も高い音は，最も低い音より上，少なくとも2オクターブでなければならない．

臨床ノート　私たちは，一般的な声の問題には，しばしば出せる周波数の範囲制限が伴うことを知っておく必要がある．

2. 声帯ヒダ振動数の平均値（習慣的ピッチ）

　声帯ヒダ振動数の平均値は習慣的ピッチを表すが，研究室以外の環境では正確な同定はむずかしい．しかしながら，適切か不適切かの判断は，しばしば満足できる指標になる．一部のボイスセラピストは，「最適ピッチ」とは，可能なピッチ範囲の最低ピッチから4分の1に位置するという概念に粘り強く固執している（Fairbanks, 1959）．この概念は，通常のピッチ範囲を同定する技術とされている．Stone（1983）は，「最適ピッチ」が，全ピッチ範囲の下から17〜29%の範囲にあることを報告している．

臨床ノート　Cooper（1973）によって提案された「um-hum」テクニックで最適ピッチを決定する方法は，役立つ臨床ツールかもしれない．試行錯誤も臨床環境では意味をもつ（Boone, 1977）．

3. 空気コスト（最大発声持続時間）

　適切に振動する健康な喉頭は，1秒につき約100〜200ccの空気を利用すると思われる．空気コスト（容積速度）の正確な計測は研究室外ではむずかしいけれども，成人話者では，約15〜25秒の間，無理のない発音を維持することが可能でなければならない．最大発声持続時間（Maximum phonation time：MPT）は，声帯の効率性の検査として一般に使用されている．この検査は，有効性には危険性を有しているが，少なくとも訓練効果はある（Stone, 1983）．

臨床ノート　過剰な空気コストは，通常，不十分な内方への圧迫，声帯上で成長する新生物，または浮腫を原因とする．それらの問題は，「声の雑音成分」と完全には分離できない．

4. さまざまなピッチでの声の最小-最大強さ

　周波数範囲全体に沿ったさまざまな点で話者が作り出せる最小と最大音圧のレベル（SPL）を決定する検査には，SPLメーターが必要である．中央付近の領域で，最小音圧-最大音圧の差が50dBであるのは，正常範囲である（Coleman, et al., 1977）．

5. 声帯ヒダ振動の周期性

　質量，長さ，緊張，声門下圧が一定に維持されるなら，

声帯ヒダ振動は，かなり適度に正確な規則性をもって繰り返される．

Zemlin (1962) は，母音の長時間産生中に，声帯ヒダ振動の1周期（$T=1/f$）で起こる変化について検討した．33人の被験者において，母音［ɑ］の持続発声中に，周期間での時間の相違が0.2～0.9msecまで変動し，その平均は平均0.41 msecであった．この変動は大きくはないが，それらは，声帯ヒダの非常にわずかな変化が，正常な声帯振動の間にも起こることを示唆する．変動がある範囲内にある限り，周期ごとに，振動時間がわずかに変動する（ジター Jitter）のは，聴取された声の質には悪い影響を及ぼさない．1963年，Wendahlは，電子的喉頭の類似体を使用して，連続した周期と周期の間で，周波数の相違の大きさが変化する声刺激を生成した．彼は，2つの中央の基本周波数を，10Hz, 8Hz, 6Hz, 4Hz, 2Hz, 1Hzの中央値で周波数の変化があった．聴取者は，被験音の嗄声を評価した．Wendahlは，中央値周辺で1秒につき1回という非常にわずかな周波数の変動は，粗糙声に聞こえ，粗さの大きさの判定は直接連続した周期と周期の間の周波数の相違に関連していた．彼，周波数変化は一定に保たれた状態なら，認知された粗さの程度は周波数の中央値に関連することを示唆した．このように，男性と女性の声の場合，周波数の等しい変動であっても，男声がより粗い声をもつと判定される．図3-97で示すように，ジターは，音響スペクトログラム上で検出できる．縦の声のバーの不均一な隙間に注意する[11]．Karnell (1991) は，喉頭の乱流の計測値は，資料収集のために用いられた方法に依存していることを示した．彼は，ジター漸近線の前には190サイクルも

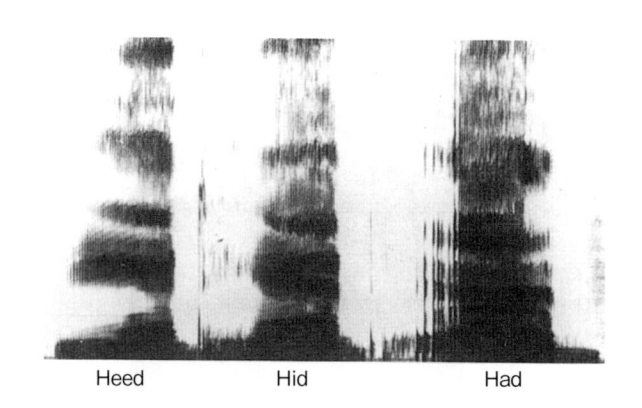

---

[11] 音響エネルギの分布を同定する従来の方法は，周波数の関数として，スペクトログラムを作成している．この図では，周波数はX軸上，音響エネルギーはY軸に沿って示される．音響スペクトログラムを作るには，録音された短い（2.4秒）音の資料が，可変フィルターを通してサンプルを繰り返し再生することによって分析され，グラフィック記録装置に出力される．資料は，まず低周波（80Hz）で検査され，連続的にわずかに高い周波数で反復して調べられ，上限（8,000Hz）に達するまで続く．分析が行われると，時間の関数として音響エネルギーが図示される．周波数はY軸，時間はX軸上に示され，相対的なエネルギーの強さが，資料のどの時点であろうが，暗いパターンでZ軸上に表される．正常サンプルと鼻音のサンプルでみられるように，規則正しく間を空けた垂直の縞が，正確に周期的な声帯ヒダ振動を示す．他のサンプルは，雑音成分が重畳しているため不規則か非周期的な振動を表す．

図3-97
声帯ヒダの振動が非周期的であることは，このスペクトログラム上の縦の声のバーの間隔が不均一であることによって明らかである．とくに"Had"において著明である．

必要で，シンマー漸近線の前には130サイクルも必要であることを発見した．彼は，病的音声は，非病的音声よりも，変動分析には，より長い「分析ウインドウ」を必要とすることを示した．

6. 雑音 Noise

ここで使われる「雑音noise」とは，声のスペクトル分布における音響エネルギーの非周期性や不規則分布が及ぼす声の質に関する用語である．「**粗糙性 roughness**」とは，知覚されて，定義されて，記述できる，聴取者の聴覚的印象に基づいた声の質に用いられる (Toner, et al., 1990)．Tonerらは，母音の粗糙性を定量化するために心理物理尺度法を使用した．彼らは，母音の粗糙性を評価するために，Direct Estimates Magnitude (DEM) と Equal Appearing Interval Scales (EAI) の値を比較した．彼らは，DEMかEAIのいずれかが，母音の粗糙性の聴覚的評価とスペクトル上の雑音レベル（spectral noise level：SNL）との間の関係を調べるのに用いることができることを発見した．

声の質の分類　私たちは，声帯ヒダは，正常であれば，振動サイクルの閉鎖期に正中線で会合して，完全かほぼ完全に呼気流を遮断することを知った．しかしながら，声帯ヒダが完全に接触できないなら，振動サイクルの全期間中に呼気が連続して放出されることになる．音響分析の結果では，周期性，非周期性のトーンに重なる広帯域の雑音としてみられる（図3-98, 3-99）．空気の漏れは，強い摩擦性の成分を生成し，その成分は振動する声帯ヒダによって発生する声に伴う．その結果生じる声の質は，声帯ヒダ振動の周期性に応じて，気息声

180　第3章　発　声

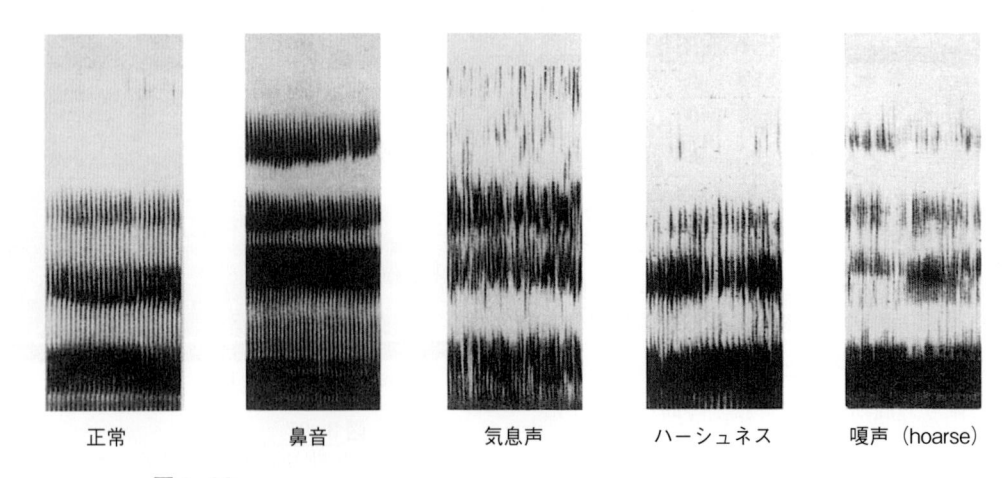

正常　　　鼻音　　　気息声　　ハーシュネス　　嗄声（hoarse）

図 3-98
さまざまな声の質でのスペクトログラム．（Fairbanks, 1959より）

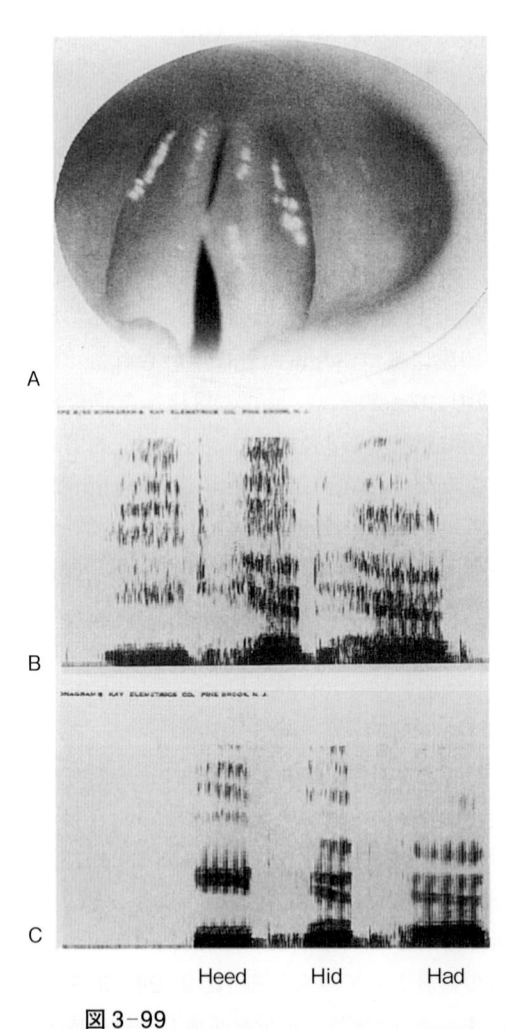

図 3-99
（A）声帯結節とそのスペクトログラム（B）．手術後6週時（C）の声と比較して，非周期的な声帯ヒダ振動と雑音成分に注意すること．

Heed　Hid　Had

breathy，嗄声 hoarse, harsh といわれる．これらの用語は，スペクトログラムによって明らかにされたように，エネルギー分布と非周期性を基礎として Fairbanks（1959）によって定義された．

異なる声の質でゆっくりと生成された母音［æ］のスペクトログラム特性を，図 3-99 で示した．そのスペクトログラムは，持続発声時の母音のスペクトログラフから得られた短時間の部分であり，正常な資料を対照資料として示してある．Fairbanks は，嗄声 hoarseness がハーシュネス harshness と気息声 breathiness の特徴を合わせていると述べた．彼は，嗄声 hoarseness のなかで，ハーシュネスの要素が強くなったり，気息声の要素が優勢になったりと，どちらが優勢になるかはさまざまであると指摘している．これらの多様性と優勢性の相違は，おそらく障害された声を識別して分類するうえでの問題を生じ，ハスキー，しわがれ声 throaty とかのような別の用語を生じる．

私たちは，1番目の人によってハーシュネスであると判断された声が，次の人には嗄声と聴取され，3番目の人には気息声と聞こえる可能性を心に留めておかなければならない．これらの約束事は，知覚に基づいており，その判断の有効性には疑問の余地はない．ある人の声の別々の要素を聞いたという理由だけで，君と私の評価が互いに一致しないかもしれない．そして同じ理由で，私たちの判断は信頼できないようである．この理由は，声の質以外の多くの因子が，私たちの聴覚的判断に影響するからである．例えば，説得力があって流暢な話しかたをし，うまく選ばれた語彙を使う話者の場合，その話者

がどのように話しているかというより，何を話しているかという単純な理由で，その話者の声の質を過剰に良いと判断する傾向がある．私たちは，メッセージ（話の内容）に反応して，メッセンジャー（話し言葉）には反応しない傾向がある．

> **臨床ノート** 声の質に関するどんな問題であっても，それを扱うときには，最終的な産生物（声）を音響学的に問題とするのではなく，むしろ，産生物は随伴する現象として扱うべきである．雑音が多く非周期性の声と他の質の声は，しばしば喉頭疾患やまたは構造上の異常の兆しであり，そのような声の問題に悩む人は誰であろうが，迅速に医師の適切な診断を求めるように勧められなければならない．粗糙で雑音の多い声（嗄声）の一般的な原因は，急性喉頭炎であり，声帯ヒダの粘膜の腫脹と肥厚を伴っている．その結果，声帯振動は非周期的となり，左右のヒダの運動に位相差が生じ，不完全な声門閉鎖となる．声の濫用，アレルギー，新生物も，嗄声や粗糙声を生じる．

Fairbanksの分類システムは臨床的に好都合で魅力的であり，信頼性と有効性には疑問もあるが，暖かく受け入れられている．

気息声 Breathiness 気息声すなわち雑音の多い声は，非効率的な発声である．通常，非常に狭い声の強さの範囲になる．声帯ヒダの不十分な内方への圧迫を伴い，声帯の抵抗が負けないうちは，声門下圧はあまり高まる必要がない．低い声門下圧は，声の強さが低いことを意味する．加えて，空気コストは非常に高く，しばしば正常値の3～4倍になる．

声の雑音の程度は，呼吸周期の間に変化する．通常，呼気過程の開始時に最も顕著になる．雑音が多い声は，好ましくない発声習慣の結果であるか，もともとの器質的な原因による場合かである：すなわち，喉頭の構造上の異常の結果である可能性がある．構造上の異常は，一方では，慢性的な声の濫用の結果である可能性もある．大きな**声帯結節**は，声の濫用の結果である（図3-99A）．その声のスペクトログラムを図3-99Bに示す．この対象者が声を出すには，1秒につき433ccの空気消費量，すなわち正常者の4倍を必要とした．重度の雑音性の気息声は語環境に依存している可能性がある．例え

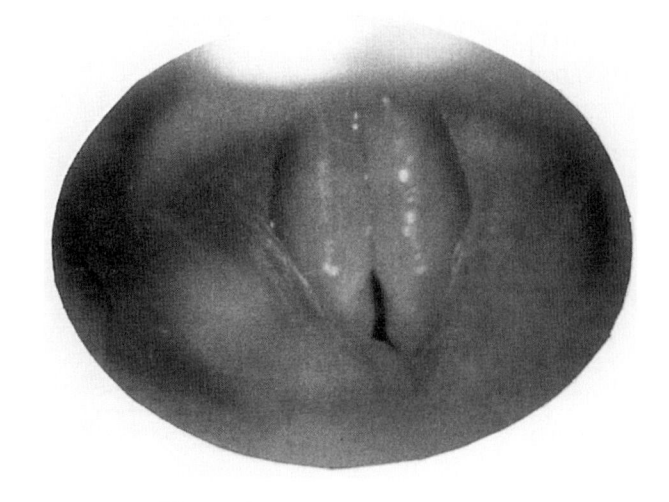

図3-100
声門の最後方部での強固な割れ目．雑音の多い声となる．

ば，単独表出される"apple"の母音[æ]は，母音に先立って気息音が聞こえる"happy"の[æ]と同程度には気息声ではなさそうである．

雑音が多い声か気息音が混じった声には，相互に生理学的な関連がありそうであるが，最終的な音響産生物が異なるかどうかはわかっていない．最も一般的に引用される関連性は，声門の最後方部で持続的に隙間があることである（図3-100）．疑いなく内方への圧迫力が不十分であることの結果である．高速度映画では，しばしば明らかに健全な喉頭構造と正常な声をもつ人では，声門の後部に眼に見える隙間がみられることがある．気息声となる声門の隙間には臨界値があるが，声門の隙間の大きさと声の質の関係は十分には理解されていない．声門の隙間の出現に関係があるのは年齢である．例えば，Linville（1992）は，若い女性の話者が，年長の女性よりも高頻度で後部の間隙と不完全な閉鎖を示すことを見つけた．若年話者では，前方の間隙すなわち紡錘状の形状を示すことはまずなかった．対照的に，前方の間隙は，年長者での最も一般的にみられる唯一のタイプであった．

わずかに気息声（と他の声の特性）が混じった状態での，声門機能についての高速度映画による研究から，Fletcher（1947）は，正常な声と気息声が混じる声の間の明白な相違は，声帯の側方運動の程度に依存すると結論した．図3-101で示すように，最大側方運動の間の声門面積は，通常の面積の130％以上であった．Fletcherは，声帯の異常な側方運動は，甲状披裂筋の

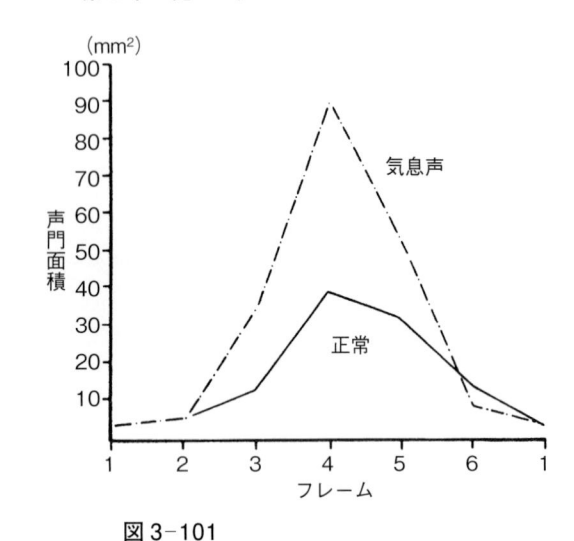

図3-101
気息声と正常な声質での声帯ヒダ振動の比較.

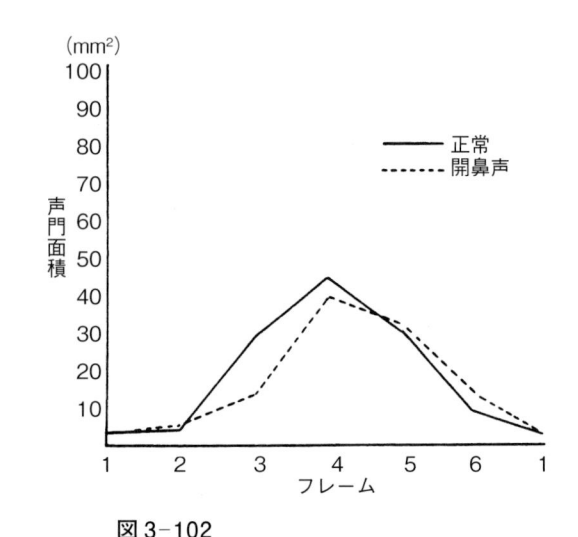

図3-102
正常な声と開鼻声での声帯ヒダの振動モード.（W. Fletcher, 1947より）

弛緩に原因があるとした．彼は，極端に気息声が混じった声を表出しているときでさえ，声門は完全に閉鎖していることも指摘している．

7. 共鳴 Resonance

声道の共鳴に伴う声の質の問題は，多様な音声障害の一タイプであるとはされないこともある．これは，問題の中心が喉頭にあるのではなく，喉頭と開口している口腔の間の伝達経路にあるからである．

声の**鼻音化**の程度は，口腔と咽頭腔への鼻気道のカップリングの程度に依存している．表出された声の品質は，交代したか追加された共鳴腔である鼻腔の存在に顕著に影響を受ける．そのため，鼻音声は，**閉鼻声 hyponasality**（例えば，鼻が閉塞している場合）から**開鼻声 hypernasality**（例えば，軟口蓋が鼻腔への通路を閉じていない場合）までの間の多様な共鳴状態を呈する．その間には正常な開鼻声も含まれており，明確な境目はない．

鼻音化の声の質，すなわち開鼻声は，必ずしも問題があるわけではない；実際に，ある程度の鼻音性は，好ましいともされる．そのような鼻音化は，ある種の地域性を有する方言にみられる．開鼻声は，軟口蓋の組織量不足が原因になることもあり，その場合には咽頭腔と鼻腔を適切に遮断できないことになる．話し方の習慣による場合もあるし，軟口蓋の筋系を制御することができないことによる場合もある（例えば，脳幹損傷）．閉鼻声は過大なアデノイドが原因であったり，アレルギー反応に引き続いて生じる咽頭組織の浮腫が原因であることもある．

> **臨床ノート**　ときに同じ声であるのに開鼻声と閉鼻声の両方の特徴を認めることがある．通常，それは口蓋帆咽頭（鼻咽腔）閉鎖不全症を有しつつ，鼻気道が閉塞されている人に認められる．
>
> 鼻音化は，しばしば構音の問題と考えられることがあり，鼻音化に関与する因子は，特定の構音の誤りとも関係する．

一般的には，鼻音化は，音声伝達の経路の欠陥であり，真の声の問題ではないと考えられるが，Fletcher（1947）は，鼻音化された母音表出時の声帯ヒダの挙動は正常と異なることを示している．すべての彼の被験者では，一貫して声帯ヒダの形状に独特の所見がみられた．**図3-102**で示すように，開鼻声での開大期は，正常な声の品質とはまったく異なっていた．Fletcherは，側方運動の程度が右のヒダの方が左のヒダよりかなり大きい点にも興味をもっている．声帯ヒダ振動の非対称性は，鼻音化した声にだけみられた．

彼より過去の報告でも，開鼻声の原因が，少なくとも部分的には，喉頭にあるとすることを示唆している．Curry（1910）は，開鼻声が，不十分な口蓋帆咽頭閉鎖機能，咽頭の絞扼，喉頭の過剰な緊張，これらすべての組み合わせによって生じると仮定している．Paget（1930），Russell and Tuttle（1930），Russell（1931），Travis et al.（1934），Warren（1936），Curry（1959）ら，すべてが，開鼻声が声帯振動のパターンの問題も一因である可能性を示唆している．

ささやき声 Whisper

　私たちは，だれでも，一度や二度は，声を出さずに「ささやき声」で話す必要がある状況を経験している．この「ささやき声」は，声帯活動ではない発声である．「ささやき声」の「話し声」との本質的な相違は，呼気を出している間に声帯を振動させずに，音響効果を生じることにある．正常な発声では，披裂軟骨は引き寄せられ，その内面は直接接触する．声帯は，お互いに平行状態に維持される．しかしながら，「ささやき声」のときには，披裂軟骨はわずかに外転して「つま先を入れた」ような状態になり，軟骨性の声門の領域に小さい三角形の隙間をつくる．呼気が放出されると，乱気流が隙間に起こり，摩擦音が発生する．図3-103で示すように，いくらか声帯は外転し，声門は逆さまになったY字型となる．この形状は，ささやき声の間にみられる多くの形状のうちのたった1つのパターンである．ときには，声門は，通常の呼吸時にみられるような形状となる場合もある．

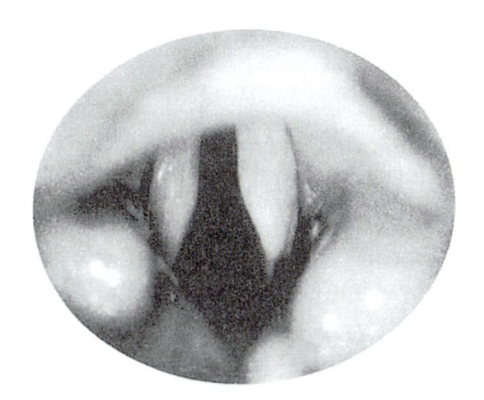

ささやき声

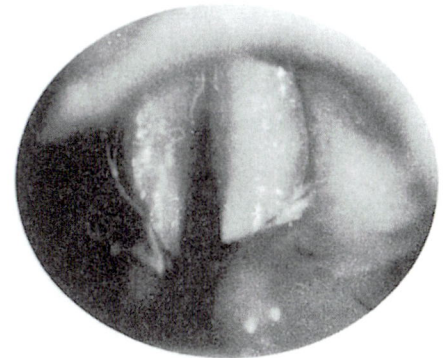

気息声

図3-103
ささやき声と気息声での声門形状

声門を通る呼気流はささやき声の産生に非常に重要な役割を果たす．強制的なささやき声では，$200 \text{cm}^3/\text{sec}$の呼気流となる（Monoson and Zemlin, 1984）．

　Pressman and Keleman (1955) は，低いレベルでのささやき声では，声帯ヒダは，安静時呼吸の位置よりも，もう少し近接していると主張している．彼らは，母音[ɑ]が表出されているときには，声門の辺縁は直線状であると述べ，[i] 産生時には，披裂筋の声帯突起の"つま先を入れる"ような運動変化があるが，それらの声帯ヒダ本体の内方への変位はない．かれらは，披裂筋が母音[i]産生の間は収縮することができないと仮定することによって，そのような声門形状について説明している．

　ささやき声の間に喉頭を高速度映画でみると，声帯ヒダが，わずかに運動する被験者もあれば，まったく運動しない被験者もいる．通常の発音時のように，大きな範囲で，周期的に振動するような場合はまったくなかった．「ささやき声」が，発声機構をほとんど何も必要としないにもかかわらず，発声の様式としては，最良とはいえず，良くて次点程度である．例えば，大声での「ささやき声」での声の強さは，せいぜい会話レベルの声の強さの20dB未満である．「ささやき声」は，非効率的な呼気の供給により行われる．人は，発声時には30秒もの長い間発音できる一方，同じ人であっても1回の吸気で約10秒しかささやくことができない．

　胸壁運動の観察，圧-流量測定法を用いて，Stathopoulos et al.（1991）は，ささやき声では，声を出して話すことと比較して，一般的に，低い肺気量，低い気管内圧，より多い声門通過気流量，喉頭での低い気道抵抗，1回吸気当たりの少ない音節数であることを発見した．さらに，対象とした健常被験者のささやき声での行動は，話し言葉や音声の障害をもつ人の行動とは似ていないことを発見した．とくに，喉頭抵抗は，有病者では低いことに特徴があった．

　摩擦音（例えば，ささやき声で産生される音）は，主に非周期性の音，すなわち発声時間内のどんな瞬間でも予測不可能なスペクトル（エネルギー分布は，ほとんどランダムである）をもつ音から成る．ささやき声には，基本周波数や和音の構造がない．この理由で，ささやき声で抑揚をつけるのは容易ではない．唯一，雑音成分の周波数の帯域だけは，声道のわずかな変化によって変えることができる．この変化は，ピッチの上昇，下降についての主観的印象を産む可能性がある．声門を通る空気

流の容積速度の変化も，発生している雑音の特徴を変えるが，声門は実質的に気流に抵抗を与えないので，可能なのは，ささやき声の強さをわずかに変えることだけである．

> **臨床ノート**　ささやき声の特徴についての徹底的な研究は，Monoson（1976）が行っている．彼女のデータは，ささやき声が声帯には虐待的であるとはみなされず，治療法として声帯を安静状態にしておくことが推奨されるような場合でも，通常の声を使う発音の代わりとして使えるとの主張を支持した．

喉頭の年齢と性差

幼児の喉頭

幼児の喉頭は，成人の喉頭の単純なミニチュア・モデルではない．形状，相対的な大きさ，頸部に占める位置が異なる．出生時，輪状軟骨の下限は，第2頸椎と第3頸椎の間に位置する．喉頭蓋は，軟口蓋に接触しており，乳児の呼吸を補助している（Laitman and Crelin, 1976）．新生児の頭部の矢状断面図を図3-104に示す．この図は，喉頭蓋と軟口蓋の関係を示している．

幼児と成人の喉頭は，その形と舌骨への近接程度において異なる．乳児では，舌骨と甲状軟骨は，間に空隙がなく，しばしば直接接触する．図3-105は，幼児の喉頭の軟骨骨格を，ほぼ成人での喉頭と同じサイズまで拡大することで，さまざまな軟骨同士の大きさの比率の相違を示してある．成人と比較して，乳児の構造はずんぐりした外観であり，相対的に披裂軟骨が大きいことに注意すること．

喉頭の降下

出生直後から，脊柱の成長や頭蓋底と脊柱とがなす角度の変化によって喉頭の降下が生じ，5歳時には輪状軟骨の下縁は第6頸椎の高さに下がる．喉頭は降下し続け，15歳から20歳の間に，C7の上縁のレベルに到達し，その後，残りの人生全体を通じてゆっくりと降下を続ける（図3-106）．

若者の喉頭

乳児や小児の喉頭には，識別可能な性差はなく，この

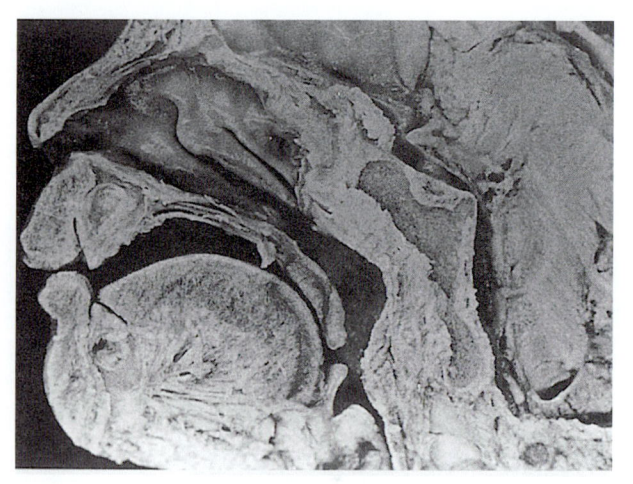

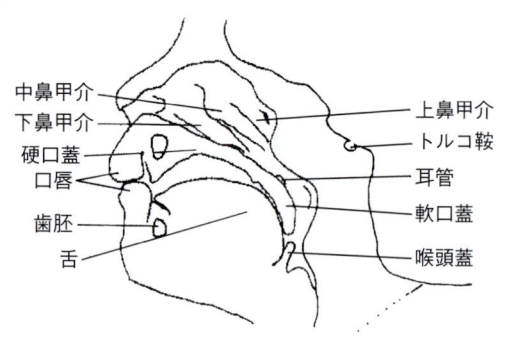

図3-104
幼児の頭部の矢状断．軟口蓋に対する喉頭蓋の関係を示している．

ことは両性での声の類似性に反映されている．思春期開始前での少年の声と少女の声の間には，ピッチやピッチ範囲は，ごくわずかしか違わない（Fairbanks, Herbert, and Hammond, 1949；Fairbanks, Wiley, and Lassman, 1949）．一方，Wilson（1979）は，7歳から11歳の間に，少年と少女の両方の声で，その基本周波数は低下すると報告した．女児において，基本周波数は，295Hz（7歳）から265Hz（11歳）まで，男児では，295Hz（7歳）から235Hz（10歳）まで減少していた．

喉頭軟骨の全体的な形状は，両性とも，思春期前から思春期中の標本ではかなり一貫している．しかし，喉頭隆起には，思春期前の標本と成人男性標本の間で著明な相違がある（Kahane, 1975）．思春期の間に，軟骨構造は急速に成長する．男性において，声帯ヒダは，長さが約10mm増加するだけでなく，厚みも増す．結果として，声の下限は完全に1オクターブ下がる．喉頭のこの変化は，「変声」として知られている．

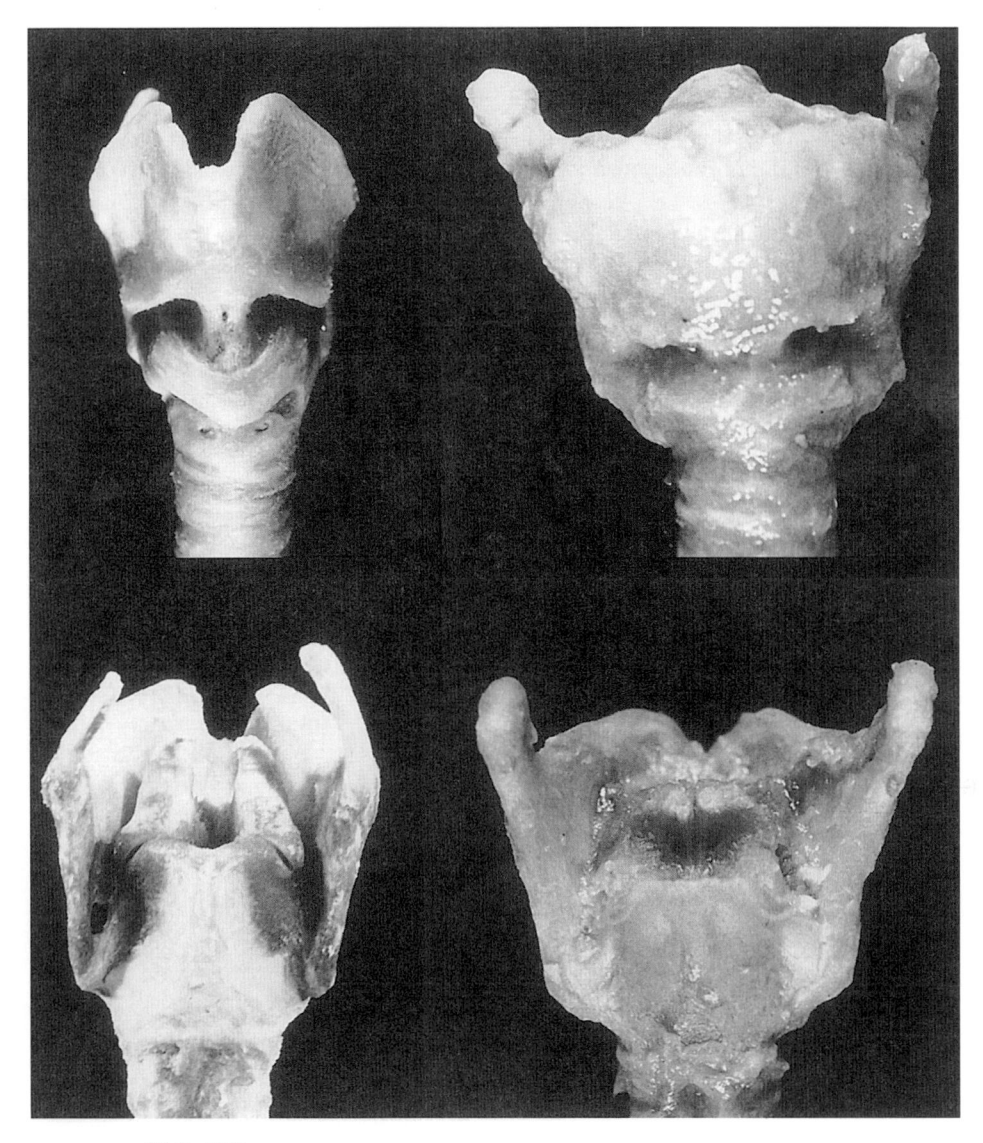

図3-105
成人（左）と小児（右）での喉頭軟骨．さまざまな軟骨同士の大きさを示すために，ほぼ同じ高さにして示してある．

女性の喉頭も，思春期の間に成長するが，その程度は，小児期全体を通じて成長するのと同程度である．声帯ヒダは約4mm長さが増加し，声の下限は約2～3度低くなる程度である．

声帯ヒダ（真声帯）

出生時，声帯の長さは，約2.5～3mmであるが，1歳時の終わりに5.5mmまで増加する．10歳までは声帯ヒダの長さにほとんど性差がない．男児では，思春期の開始に急成長し，その成長は性ホルモンの影響で加速される．思春期後に声帯は，男性で17mmから20mmの長さになり，女性では約12.5mmから17mmまでになる．

私たちは，声帯が上皮からなる階層構造をもつということを知っている；表層，中間層，深層からなる粘膜固有層；および最後に，甲状披裂筋（声帯筋）．Hirano et al.（1981）は，これらの層を，カバー（粘膜固有層の上皮と表層），移行層（粘膜固有層の中間層と深層），ボディー（声帯筋）とに分類している．

新生児の声帯ヒダの**粘膜**は非常に厚く，声帯靱帯は約4歳まで発達しない．16歳までには，内部構造は，成人に非常に類似してくる．声帯ヒダの層構造は，青春期の間に成熟する．Hiranoらは，「このように，声変わり

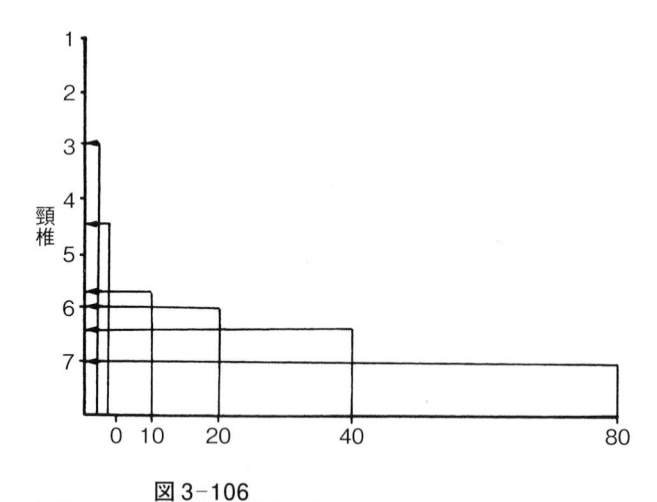

図3-106
生存中の喉頭の垂直降下量．このグラフは、輪状軟骨の下縁の頸椎に対する関係をさまざまな年齢で示している．（J. Wind, On the Phylogeny and Ontogeny of the Human Larynx. Groningen：Wolters-Noordhoff Publishing, 1970 を基に）

表3-2
成人の男性と女性での甲状軟骨の左右の板のなす角度のまとめ．上縁での角度と下縁での角度の比較．

研究	平均角度（上縁）男性	平均角度（上縁）女性	平均角度（下縁）男性	平均角度（下縁）女性
Malinowski (1967)	85.30	91.10	71.00	79.00
Neiman (1971)	78.75	78.80	35.00	38.80
Maue (1970)	69.63	80.97	–	–
Kahane (1975)	84.20	92.50	–	–
Smith (1978)	74.57	87.58	91.05	104.38

は声帯ヒダの容積の増加だけでなく，声帯ヒダ粘膜の内部構造の変化も関連する．」と述べている．

高齢になると，とくに男性で，喉頭の弾性円錐と固有層の弾性線維に種々の変化が起こる（Kahane, 1983）．弾性線維は相互の結合を失い，声帯靱帯の密度は低下する．筋組織の喪失と結合組織の増加も，声帯ヒダのボディ内で生じる．これらの変化は，高齢の女性での喉頭では，はっきりとはみえない．

喉頭軟骨角

幼児の喉頭軟骨板は，いくぶん半円形で，成長過程の間に増加的に角張ってくる．Kahane (1975) は，左右の喉頭軟骨板が結合することによって作られる角度は，基本的に思春期前の男女では同じであるとしている．成人における，わずかな違いに注目している；その角度は，成人男性で84.2°，成人女性で92.5°であった．200の標本体からの喉頭の計測によれば，喉頭の角度は，成人男性で78.5°，成人女性で86.2°であった（**表3-2**）．喉頭軟骨板の角度は，女性喉頭でより丸い傾向がある（**図3-107**）．

喉頭の軟骨板の間の角度の関係と声帯ヒダの長さの関係が調べられている．喉頭の前後径は，左右の喉頭軟骨板の分岐が増加するのに伴って減少するので，君たちは，声帯ヒダの長さは同様に減少すると想像するかもしれない．しかしながら，甲状軟骨は，声帯の前方にしか付着

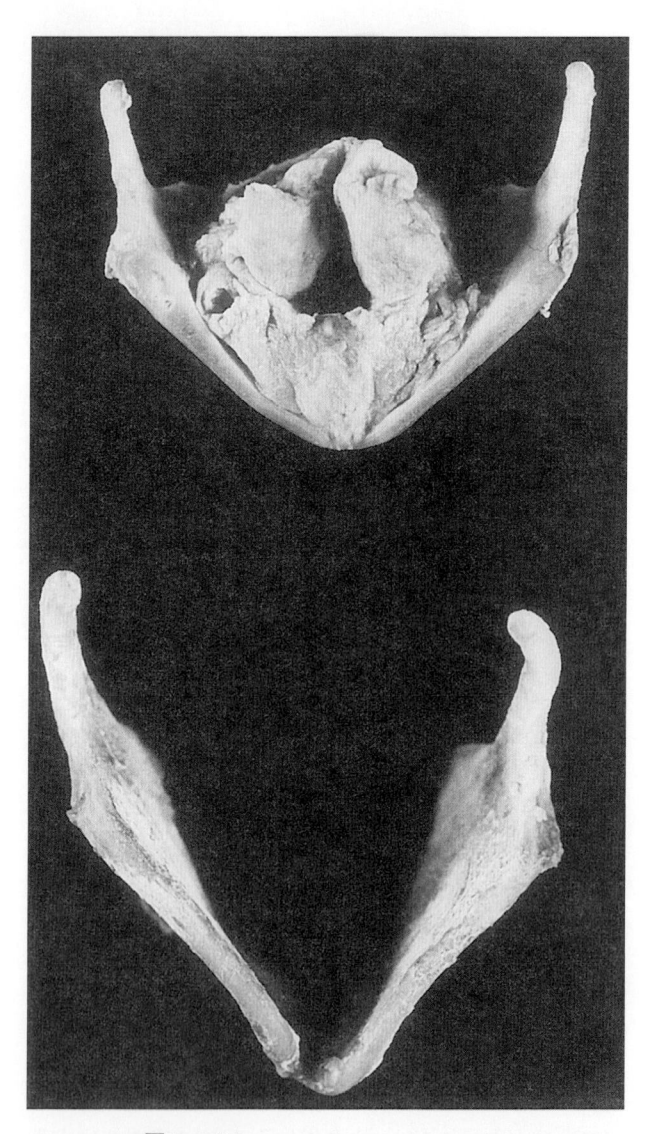

図3-107
成人男性（下）と成人女性（上）の喉頭（上面）．男性と比較して女性の甲状軟骨が丸い形状であることに注意．

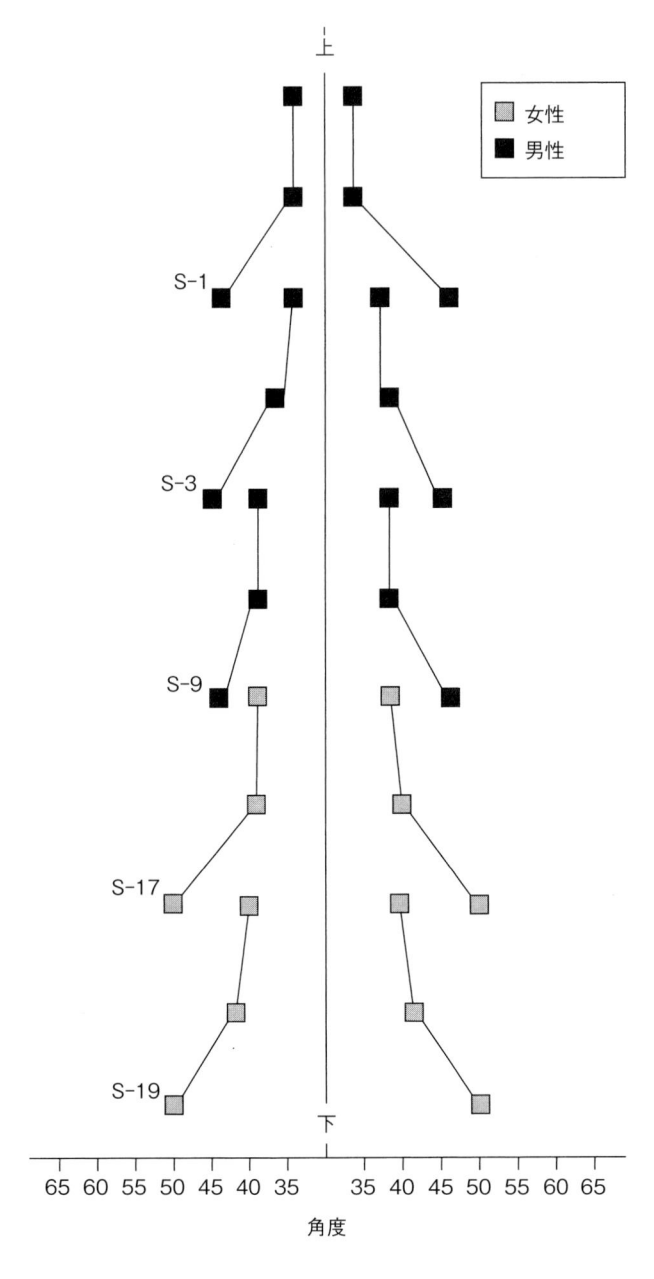

図 3-108A
　このグループ（Type Ⅰ型）での喉頭の標本は，上縁での角度から中央部で角度はかすかに増加し，中央部での角度から下縁での角度まで実に突然の増加を示する．20標本のうちの5標本がそうであった（25%）．

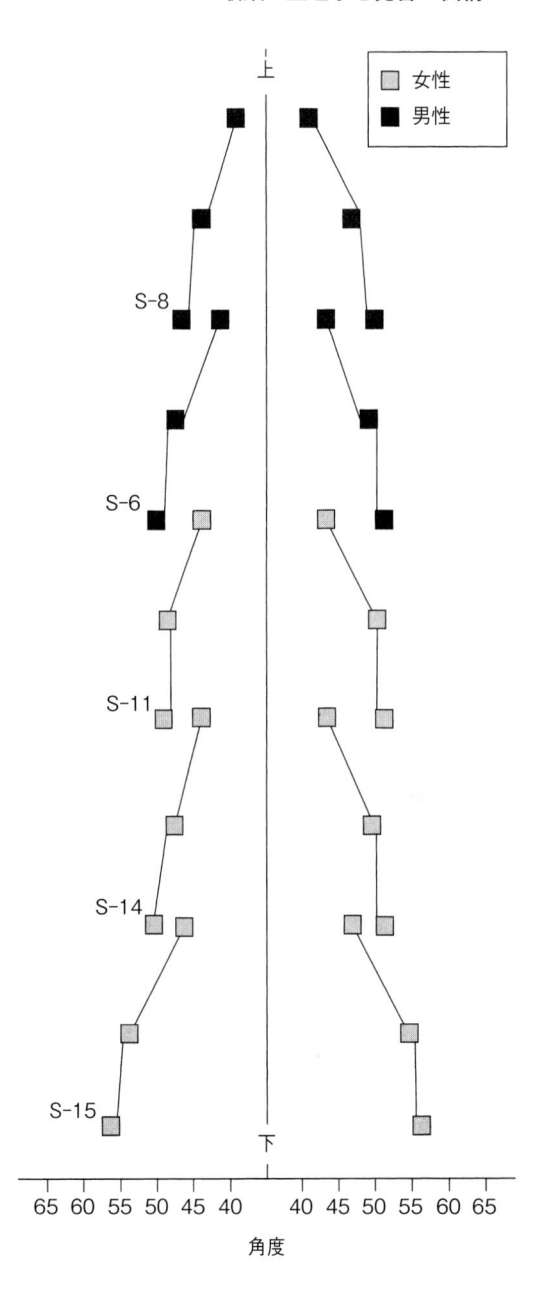

図 3-108B
　このグループ（Type Ⅱ）での喉頭の標本は，上縁での角度から中央部での角度は突然に増加するが，中央部から下までの角度の増加はかすかである．20標本のうちの5標本がそうであった（25%）．

部をもっていないことを思い出さなければならない．後方では，声帯ヒダは，披裂軟骨の声帯突起に付着しているので，結果として輪状軟骨に結わえ付けられていることになる．このことは，ユークリッド幾何学の見地から，喉頭の角度と声帯ヒダの長さとの間には関係があるかどうかの疑問には合理性がないことを意味している．20の標本体の詳細な分析で，Smith（1978）は，声帯ヒダの長さと喉頭の角度には一定の関係がないことを示した．彼女の結論は，成人男性と成人女性でみられるような，喉頭の角度の違いも明らかにしている．男女両方の成人には，3つの形状のタイプがあるようである．これらの形状タイプを，**図 3-108** で示す．Smith は，ほぼ

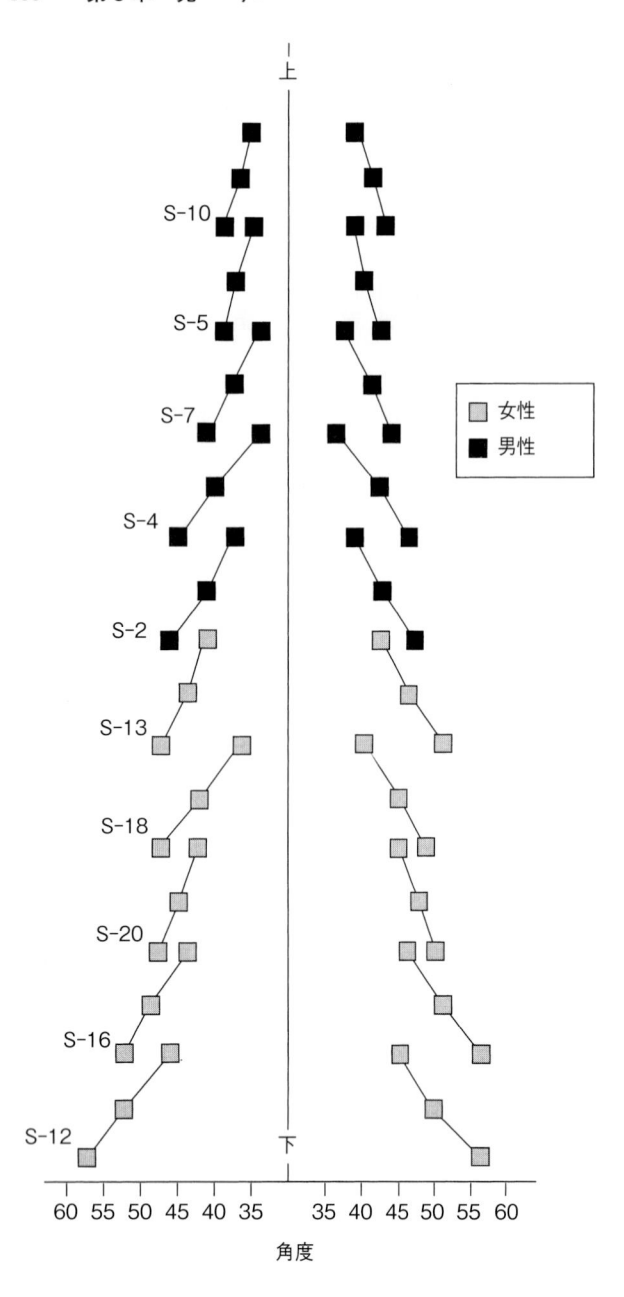

うな図の通念とは相違している．彼女の結果は，Moore (1971), Kahane (1978), Neiman (1971), Malinowski (1967), Zemlin (1981) らの結果とは合致していた．

喉頭の加齢

ピッチレベル pitch level と**ピッチ範囲 pitch range** は，成長と加齢に伴って変化することを示す研究がある．Fairbanks (1942), Fairbanks et al. (1949), Mysak (1959) らの結果は，声のピッチはおおまかに喉頭の成長率と一致した率で下がり，中年で，ピッチレベルはわずかに上がり始めるということを示唆している．加齢に伴うピッチ範囲の変化についての論文は十分にはないが，年齢の増加に伴うピッチ範囲の減少の傾向はありそうである．これらの変化は，たぶん，甲状軟骨と輪状軟骨の石灰化とともに，声帯ヒダの筋組織の変質と結合組織の増加によるものだろう (Kahane, 1980 ; Hirano et al., 1981)．輪状披裂関節の関節面の加齢に伴う変化 (19〜80歳まで) を，India ink pinprick pattern を用いて Kahn and Kahane (1986) は研究した．かれらは，高齢者の関節面は，機械的な表面の摩滅と硬化を示すことを発見した．これらの変化は，音声生成の機能に影響を与える結果になる可能性がある．特徴的な隙間をもつパターンが，輪状軟骨と披裂軟骨の両方の関節面でみられた．加えて，披裂軟骨上の隙間は，輪状軟骨の隙間と直角の位置関係にあった．同様の研究で，Kahane and Kahn (1986) は，3〜30歳までの標本では年齢に関連したコラーゲン線維の変化はみられなかったとしている．

幼児の喉頭の軟骨は，成人よりも，はるかに軟らかく，柔軟である；年齢が上昇すると，喉頭軟骨の**骨化 ossification** と**石灰化 calcification** が生じ始める．甲状軟骨と輪状軟骨 (ヒアリン軟骨) は20歳代初期に硬化し始め，65歳までには，喉頭のすべての枠組みが，弾性軟骨を除いて，通常は骨に変わる．弾性軟骨は，とくに筋突起で，石灰化の徴候が示される (Malinowski, 1967)．高齢者から得られた190標本以上の喉頭では，完全に石灰化した披裂軟骨はみられなかった．

行動学的見地から，Hoit and Hixon (1992) は，母音表出時の間，喉頭の閉鎖に使われる努力 (喉頭の気道抵抗) は，若い男性よりも，75歳の男性で低いことを発見した．喉頭の気道抵抗は，女性では，年齢に伴う有意差がなかった．臨床家は，喉頭の気道抵抗は，一般に男性より女性で高いことに気づかなければならない．

図 3-108C
このグループ (Type III) での角度は，上縁から中央部を経て下縁までほぼ等しく増加していた．20標本のうちの10標本がそうであった (50%)．

すべての標本で甲状軟骨の上縁がわずかにゆがんでいることを発見した．彼女の結果は，普通，ある程度の非対称性が甲状軟骨にはみられるという概念を補強している．しかしながら，彼女の結果では，甲状軟骨板の角度が，男性では 90〜100°，女性で 120〜130° であるという，古い文献で多くの著者によって支持されているよ

音声生成の理論 Theory of voice production

2つの大きな理論が，音声生成を扱う文献の多くを占めている．一方の理論では，声帯ヒダは振動させられているという考え方，もう一方の理論では，喉頭音は振動する声帯が産生するという考え方である．音声生成の古典的な理論（他に何もないとして，単に「この理論が年代的に古くからある」という理由で,古典的という意味である）は，**筋弾性-空気力学説** myoelastic-aerodynamic theory とよばれている．それは，それより新しい**神経同期説** neurochronaxic theory とは直接的に反対の理論である．

筋弾性-空気力学説 myoelastic-aerodynamic theory. 簡単に述べると，筋弾性-空気力学説とは，声帯ヒダが十分に確立された空気力学的原理に従うと仮定する理論である．圧縮可能で弾性を有する声帯ヒダは，肺と気管からの空気流によって振動させられる．その振動数は，声帯の緊張と質量に関係する声帯ヒダの長さに依存する．粘液，粘膜，結合組織（弾性円錐，声帯靱帯から成る），筋組織，声帯同士の接触面の特性は，すべて振動のモードと振動数に影響する．これらの特性は，主に内喉頭筋の精巧な相互作用によって調整される．

筋弾性-空気力学説は，1843 年に Johannes Müller によって最初に提示され，それ以来ずっと一般的に受け入れられてきた．この理論は，Tonndorf (1925) や Smith (1954) によって，わずかに修正されたが，卓越したもともとの理論の特徴は年余にわたって不変のままであった．筋弾性-空気力学説の完全な定量的解釈は，van den Berg (1958a) によって発見された．実際，私たちが喉頭を理解するうえでの van den Berg の貢献はたいへん大きく，筋弾性-空気力学説がときには彼の発案であると考えられるほどである．

1950 年，有名な物理学者で音声科学者でもある，Raoul Husson は，筋弾性-空気力学説とは革新的に異なる理論を紹介した．

神経同期説 neurochronaxic theory. Husson よって展開された神経同期説は，一つ一つの声帯振動の新しい振動周期は，脳から左右で対になった迷走神経の反回神経を経由して声帯筋まで伝達される神経インパルスによって始められると仮定している．これは，声帯ヒダの振動数は，声帯筋に到達する神経インパルスの発火頻度に依存することを意味しており，筋弾性-空気力学説では重要であった要素とはまったく別のものである．

筋弾性-空気力学説と神経同期説は，これら2つの理論を1つの有効な理論に統合することが不可能なほど，異なったものである．Husson の理論が提示された直後から，この理論を確認するために多くの追試が行われた．次にあげる研究結果のまとめは完璧とはいえないが，それらは神経同期説が一般的に無視されるようになった理由を示している．

神経同期説は，声帯ヒダの筋線維が，斜め内側に向かって走行し，声帯靱帯に進入するという仮説に依存している．これらの筋線維が収縮すると，声帯ヒダは離れることになる．声帯ヒダの筋線維の走行は前後方向であり，斜めの筋線維は声帯靱帯には入らないということは，何度もいくつかの研究で確かめられた (van den Berg and Moll, 1955)．加えて，高速度映画での発音開始時の所見は，声帯ヒダの最初の運動は，正中方向に向かうことが常に示されている．

また左右の反回神経 recurrent laryngeal nerve の走行の相違のために，反回神経の左の分枝（左の声帯ヒダに供給される）は，右の声帯ヒダに入る右の分枝よりも約 10cm 長い．神経インパルスがもつと思われる最高速度は約 100m/秒であるので，1 秒につき 500 インパルス（非合理的に高すぎるが）の割合で，神経インパルスは，左の声帯ヒダには右の声帯ヒダへのインパルスより 1msec 遅れて到達する．その結果，左右の声帯は完全に位相が異なるように振動する．一方の声帯ヒダが開放位にあると，他方は正中位にある．

結論は，van den Berg (1957) や Rubin (1960) が示すように，声帯は加圧された空気流がないと振動することができない．

正常な喉頭機能のほとんどが，筋弾性-空気力学説によってまだ容易に説明できるのに対して，声帯ヒダ振動に関しての神経同期説を支持する決定的証拠はごくわずかにしかない．

共鳴腔音（パフ，不協和，一過性）説 cavity-tone (puff, inharmonic, or transient) theory. 声のトーンがどのようにして生成されるかは，何百年もの間，関心をひいてきた．声のトーンに関する最も初期の出版物のうちの1つは，Willis (1830) によるものである．母音産生を担う主体が何かを決定するために，空洞共

振器を用いた一連の実験を行い，母音が共鳴腔の音であり，共鳴管の長さに依存する音であると結論した．彼は，共鳴腔音 cavity tone が，声帯をリードとした音の構成や振動するリードによって生じる喉頭原音の基本周波数とは関係はないと想像した．

Willis の理論は，今は，母音産生の"共鳴腔音"説と考えられており，母音と確認された音は共鳴している管の全長にだけ依存し，完全に声帯音からは別個のものであるとしている．彼の実験では，母音は，共鳴管の全長が増加すると，次の順序で聞こえることを発見した：i, e, a, o, u．管の全長が声帯音の波長の倍数になると，このパターンは逆の順序で繰り返された．Willis は，喉頭の機能とは，単純に喉頭上の共鳴腔を励起する一陣の空気の放出（puff）であると感じた．

調和音（上音，定常状態）説 harmonic (overtone, steady state) theory． Charles Wheatstone は，1837 年に，Willis の実験を追試することを試みた．彼は，声帯の音は単純でなく，むしろ複雑であり，多くの基本周波数の和音を含んでいることに注目した．彼は，聞こえている母音は声帯音の複数の和音要素の増加の結果であると思った．Wheatstone によると，喉頭は複雑なトーンを生成するために機能し，そのトーンには声門上腔が影響するとしている．

1862 年，話し言葉と聴覚に関する卓越した学者である Helmholtz は，Wheatstone の実験の追試とさらなる実験を行った．以後「ヘルムホルツ共鳴器」とよばれる共鳴装置を用い，共鳴腔は，声帯音の固有振動数に一致するか密接に近似する和音すべてに影響する点に注意した．Helmholtz は Wheatstone の理論を磨き上げただけであるが，彼は母音生成の調和説 harmonic theory の創始者であるとの称賛を与えられることがある．しかしながら，Helmholtz は，調和説や共鳴腔音説の特定の主唱者ではなかったようである．彼は，それらの理論が，同じメカニズムを単なる別の表現方法で示しているだけであると示唆していた．

1890 年，Hermann は，49Hz で歌唱される音の倍音構造に基づいて，調和説はありえないことを示した．49Hz では，母音の周波数特性は，28 次の倍音と同じであった．彼は，たとえ共鳴腔によって強化されても，そのような倍音はあまりに弱くて聞こえず，合成された音と母音は相互に独立したものとなると結論した．Hermann は，母音の顕著なエネルギー領域を**フォルマント・バンド**とよび，それ以来，現在まで用いられている用語となっている．

1896 年，Rayleigh and Trendelenburg は，母音についての広範な研究により，両方の説に利点があると結論した．一方，1904 年，Scripture は，母音は単に頭蓋の腔の自然共鳴の結果であると主張した．1929 年，Fletcher は，2 つの説は相容れないものであるという概念を支持した．彼は以下のように述べている：「2 つの説の違いは，これまでも想像した人がいるように，母音が産生されている間に何が起こっているのかという概念の相違ではなく，限界のある物理学用語で運動を表し，記述しようとする方法にあるのだ」．

彼は，不協和音説（共鳴腔音説）は，人がより直接的な方法で，何が起こっているのかを示すことができ，発話機構に興味がある音声学者には価値がある．一方，調和音説は，話し言葉を，周波数で構成要素に分けることに興味があるエンジニアに有用である．

声帯ヒダの振動の**粘膜弾性空気力学説 mucoviscoelastic aerodynamic theory** については，喉頭のモデルに関する以下の考察で示す．

喉頭モデルと声道モデル

導　入

発話に対する喉頭の寄与の程度，さまざまな組織の役割，声帯ヒダの内方圧迫圧の影響，声帯ヒダの長軸方向の筋長を評価するための 1 つのテクニックは，モデルを使用することである．完全にうまく結果を得るためには，モデルは，構造や系についての既知のすべての特性を表すシステムをもたなければならない．

人間の話し言葉メカニズムのモデルを作るには，少なくとも 2 つの方法がある．1 つの方法は，Sir Richard Paget（1930）が使ったうまい方法であり，ゴムのような声帯と，その上に複雑な共鳴腔を据え付ける系である．かなりの試行錯誤の後，見かけ上，人間に似た音が出せるようになったので，たぶんこのモデルは話し言葉メカニズムのいくつかの特性を有していたといえるだろう．

D. C. Miller は，Paget と同時代の人であり，母音の音響記録を分析し，複雑な声の波形を，一つ一つの波が一定の波長と振幅をもった単純な波形（正弦波）にまで分解した．Miller は，母音を合成して，Paget

がいうように，「多くのオルガンのパイプ（個々のパイプは，分析によって推察された連続した単純な波形の1つずつに匹敵する音を生成するようにデザインされている）を一緒にして，同時に空気を吹きつけることによって，もともと最初に生成されたような音と同様の母音を再生することができた」としている．

これらと基本的に異なるやり方としては，いくつかの既知のシステムの特性に基づいて，喉頭（と声道）のモデルを造ることである．もしも，喉頭の組織量，弾性，コンプライアンスが，緊張因子，圧迫圧，声門下圧，容積速度，振動モードと同様に既知であれば，エンジニアは予知的な自動発振システムを設計することが可能かもしれない．すなわち，それは人の声のような音を出すだろう．人間のスピーチをデジタル・コンピューターによって模倣するうえでは，喉頭の数学的モデルは多くの長所がある．すなわち，声帯ヒダの挙動のさまざまなパラメータがもつ声の音響効果に対する影響を同定するために，次々とそのパラメータを一時に変化させることができるということも，その1つである．喉頭挙動の周期性，垂直方向および前後方向の声帯ヒダの位相差，これらを他の特性を系統的に制御したうえで評価することができる．

1自由度モデル Single-degree-of-freedom model

声道シンセサイザのための自励発振する音源で，しばしば引用される例は，1自由度モデル single-degree-of-freedom model である．これは，Flanagan and Landgraf (1967) によって記述されている．このモデルでの声帯ヒダは，1つの塊として，正中に向かったり離れたりするように運動しなければならない．声帯ヒダは，他の部位には移動しない．Flanagan and Landgraf は，声帯ヒダは，空気力学的な発振器として作動し，その振動は，物理的パラメータ（例えば声門下圧，声帯ヒダの緊張，声道形状）によって自動的に決定されるとした．音声合成と構音研究に用いるための実際的モデルには，これらの自励振動する特性が反映される必要がある．

そのようなモデルを図3-109に示す．声帯ヒダは質量 M をもつ単純な機械式発振器と考えられる．質量 M とは，対になった声帯のうちの片方の質量である；声帯ヒダの緊張状態を表すバネ定数 K；粘膜による減衰 B，これは左右の声帯が閉鎖時に相互に接触する境界面の状態に依存する．すなわち，声帯ヒダの実質が衝突する相手側の表面は，相対的に質量ゼロか主に粘液性か液状で

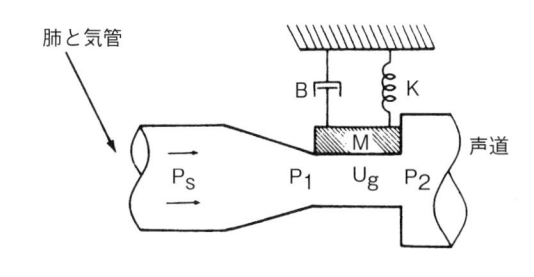

図3-109
声帯の1自由度モデル．(Flanagan and Landgraf, 1967 による)

ある．閉鎖するヒダが正中線で出合うと，ヒダの運動量はいくぶん減弱するが，声帯ヒダの内部の特性のために，ヒダの組織は正中線に向かって変位していく傾向がある．結果として，声門は短時間，閉じられ，同時に，声帯ヒダの実質に作用する力は，即座に声門を開大する方向に向くことになる．声帯は自動的に振動する．

境界面も，実質性に固くなり，その場合，声帯ヒダは即座に運動量が減少する．減衰の程度は，もちろん，個々の条件によってまったく異なる．**粘液性の状態で**ヒダが出合うと，ヒダはお互いの中に入り込む傾向がある．**境界面が固い条件**の下では，ヒダははね返ることになる．粘液性で固い境界面であれば，低いピッチになったり高いピッチになったりして発音するであろう．

図3-109において，記号 P_s は，声門下圧を意味し，P_1 と P_2 は，それぞれ声門の入口と出口での音響圧を示し，U_g は，声門開口部を通過する音響体積速度 acoustic volume velocity を示している．音響体積速度を，声門を通る空気流の速度と混同してはいけない．

以前に述べたように，図3-109で示されるモデルは1自由度モデル single-degree-of-freedom system といわれている．しかしながら，低ピッチレベルから中等度のピッチ・レベルの間では，振動する声帯は，上下方向の位相差を示し，振動時には，かなりの量の垂直変位することが知られている．声帯ヒダは，単一の物体としては，正中線に向かったり離れたりする運動は示さない．このことは，「真の喉頭」の挙動を示そうとするには，もっと複雑なモデルが必要であることを意味している．

2自由度モデル Two-degree-of-freedom model

これらのモデルは，声帯ヒダの垂直変位について説明するために提案された．1972年，Ishizaka and Flanagan によって述べられたように，図3-110で示される2自

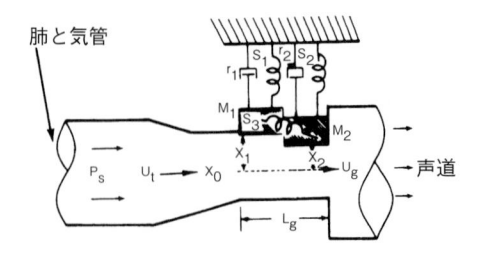

図3-110
声帯の2自由度モデル.（Ishizaka and Flanagan, 1972による）

由度モデルには，声帯ヒダと同じようないくつかの振動の特徴をもつ．声帯は，2つの運動体 M_1 と M_2 によって示され，それぞれに独立して純粋に水平方向の運動ができる．

1自由度モデルと同様に，おのおのの運動体は，質量 M，バネ定数 K，粘性減衰 B をもつ単純な機械振動器と考えられる．しかしながら，運動体は，S_3 によって連結され，それぞれ x_1 と x_2 の側方運動することによって，水平方向で M_1 と M_2 に力を供給するために活動する．もしも，ここで声門の長さを L_g としたら，対になった運動体（真の喉頭のように）での，M_1 と M_2 の領域に対応した声門面積 A_1 と A_2 は，$A_1=2L_g^{-1}x_1$, $A_2=2L_g^{-1}x_2$ となる．

図3-110で示すように，平衡位では x_0 である．バネ S_1 と S_2 によって示される固さは，声帯ヒダの縦方向の緊張によって発生する．運動体が，その平衡位置（x_0）から，距離 x_1-x_0 と距離 x_2-x_0 だけ離れているなら，その復元力は，$S_1(x_1-x_0)$ $S_2(x_2-x_0)$ に等しくなる．

しかしながら，(1) 復元力は距離に直線的に比例するのではない，(2) 声帯ヒダの振動パターンは正弦波パターンではない，(3) ある条件下では，システムが不安定になるということに注意が必要である．

図3-110において，抵抗 r_1 と r_2 は，声帯ヒダの組織の粘着特性を表す．シンボル r_1 と r_2 は，ダッシュポットを表す．ダッシュポットの一般例は，開けたドアが急速に閉まろうとするのを防止するのに用いる水圧式のピストンシリンダである．喉頭でのダッシュポット r_1 と r_2 は，S_1 と S_2 の復元力のために運動体 M_1 と M_2 の速度を減少させるように機能する．

このモデルでは気管を通る気流は，U_t として示される．M_1 と M_2 で収縮に至ると，速度は増加し，その結果，復元力はベルヌーイ効果によって補完される．

16運動体モデル Sixteen-mass model

Matsushita(1975)やHiroto(1966)によると，振動する喉頭での粘膜の大きなうねりは非常に重要な因子であり，喉頭の粘性はとくに強調されなければならない．実際に，"粘弾性空力学 mucoviscoelastic aerodynamic" は，声帯ヒダ振動説とされている．この理論は，喉頭の裏装粘膜と声帯靱帯の間が比較的ゆるく結合していることの重要性を教えてくれる．もしも両者の結合が固いと，垂直方向の位相の相違は容易には起こらず，実際的に喉頭はまったく振動することができない．

超高速度映画撮影技術によると，振動する声帯は，水平的に前後に位置がずれるにつれて，よく知られている垂直方向の位相差を示しだす．しかし，ヒダの最先端は，いくぶん垂直方向に外翻し，乱れた粘液と粘膜のうねる波が声帯ヒダの上面に沿って生じる．これは，声帯ヒダが実際には多くの自由度をもつことを意味する．あるモデルが自然に聞こえる音で発話を構成するなら，そのモデルは，実際に振動しているヒト喉頭の特性を反映しなければならない．

喉頭の16運動体モデルは1973年にTitzeにより提案された．人に似た話し言葉をシミュレーションしようとして，(1) 少なくとも2つの明白な声区で発音し，(2) 言語病理学的研究に対して十分な対応性を提供し，(3) 声帯ヒダの一過性の反応，例えば適度な咳払いや声の中断なども模倣でき，(4) 直接的な生理学的相関をもつパラメータで調節され，(5) 発声の「自然さ」を増加できるようにした．

Titzeのモデルは，ヒダの垂直および水平運動，水平相および垂直相の位相差を含むさまざまな声帯ヒダの観察結果をシミュレーションしようと試みたものである．各声帯ヒダは，振動の間，異なってふるまう2つの部分から構成されるものとして考えられている．その2つとは，粘膜と声帯筋であり，これらは声帯靱帯に強く結合している．2自由度システムでは，ゆるい結合であると考えられるが，それらの質量と緊張状態の相違は，全体として，粘膜と声帯靱帯との間の垂直位相差の説明にはもっと重要である．加えて，この結合は不変でなく，声帯の緊張や声帯長の変化に伴ってピッチが変化する間に変動する．

女性歌手が高いピッチで発声しているときの粘膜の状態が，8つの節点での定常波パターンによって観察された．このパターンと数学的な考えかたによって，Titze

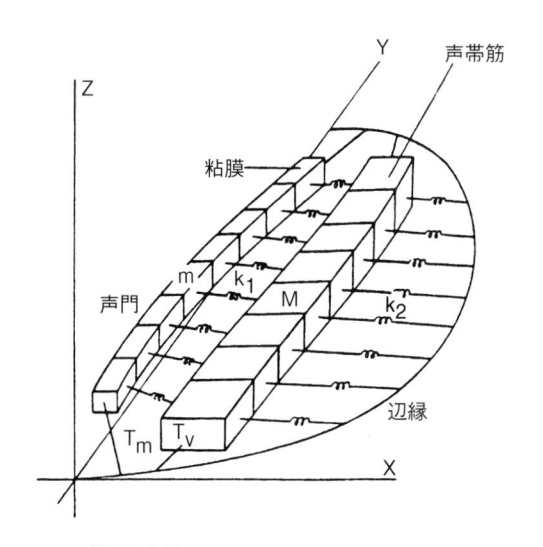

図3-111
Titze (1973) による声帯ヒダ16運動体モデル.

は, 粘膜と声帯筋-声帯靱帯の複合体をそれぞれ8つに細分割した. それによって, このモデルは, 16の運動体から構成されて, 呼気流に対して垂直方向(横方向)と, 気流と同じ方向に運動できるようになった. 縦方向の運動は考慮されていない. 16運動体モデルを, 図3-111に示す.

Titzeは, 声帯ヒダに作用する力を, おおまかに3つのカテゴリーに分けた. それらは, 「**内部力**」,「**外部力**」, 「**非保存力**」である.「**内部力**」は, 最も近くの隣接する力にだけ用いられ, ある部分に作用する4方向の近接する力の内の最大の力をもつ. これらの力は「保存力」であり, 空間依存性であり, 一般的なフックの法則にしたがっている.

$$\text{stress} = k \times \text{strain} \quad (\text{Hooke's law}).$$

保存力を扱う公式で, 構成部分の位置を平衡状態にある位置と関係づけて説明できる. そして, 声帯筋-声帯靱帯の運動体要素であれば2つの隣接する運動体要素の間の緊張, 最も境界線に近いすなわち粘膜運動体要素の場合にはバネ定数と側方への引っ張り力がわかる.

2つの「**外部力**」とは, 重力と空気力学的な力である. 「**非保存力**」とは, 声門を通る呼気流に伴う損失, 声道での損失, 声帯組織での損失である. 声帯ヒダが外転するか, 内転するかによって, システムの減衰因子は変動する. このモデルに定量的な弾性を入力するために, Titzeはvan den Berg (1960b) からの, 以下の情報を利用した:

1. 声帯靱帯によって示される最大の引っ張り力は, 安静時の力の強さの約30%である. 一次近似で, 応力-歪み曲線は指数関数的である. 最大に引っ張られているため, 靱帯は膨張できず, ただ紐のような挙動をとる.
2. 弛緩した筋組織は, 弛緩時の筋の長さの50%でこの点に達する.
3. 声帯筋に支持される陽性の引っ張り応力は, 0から約 10g/mm^2 まで連続的に変化する (van den Berg, 1958a).

Titzeは, **負の引っ張り応力**(圧縮力)が存在し, この負の応力の特性は陽性の引っ張り応力に類似していると仮定している. 声帯靱帯と声帯筋での引っ張り応力の総和を計算するには, 靱帯と筋の深さ, 陽性の引っ張り応力, 応力定数が仮定される. ゼロからわずかに能動的な筋緊張を変えることによって, もしも引っ張り力があまり高くないなら, 靱帯で支えられる緊張は筋活動にともなって減少することが観察できる.

振動していないときには, 粘膜はほとんど引っ張り力には寄与しない. 活動時には, 粘膜はかなり変位し, 残りの声帯ヒダの位相はずれる. その結果, 個々の運動体要素の間には大きな横方向の引っ張り応力が発生する. Titzeは, 指数関数的な弾性運動が粘膜によって示される (利用可能な実際の弾力性についての情報はないので) と仮定する. バネ定数 k_1 と k_2 は, どの位置かに依存する; 筋の活動性が関与して, 外側方向への変形に対する抵抗は増大する.

このモデルのコンピュータ・シミュレーションによって, 声門の形状, スペクトル, 呼気流特性, 速度関数が得られ, それによってヒトのスピーチに関して利用できるデータの近似値が得られる. Titzeのシステムは, 全体として, 声帯ヒダの16運動体モデル, 咽頭と口腔に近似した18分節からなる円筒管, 鼻道に近似した同様の12分節からなる円筒管から構成されている. そのモデルは, 人間のスピーチに非常に似た振動と関連する圧力を発生することができる. シミュレーションを制御するのに用いられるパラメータには, 直接, 生理学的な関連を有する, 例えば声門下圧, 筋緊張, 舌と下顎の構音運動がある. このモデルでは, 発声は少なくとも2つの声区で可能であり, 発声系の一過性の応答は模倣できるため, このモデルで病的音声の中には研究できるものがある.

1975年, Titze and Strongは, 声帯ヒダを, 離散的な運動体とバネのシステムではなく, むしろ連続体とみなして, 自分たちのモデルに, 声帯ヒダ組織の粘弾性特性を追加した. 垂直位相差が起こるとき, 組織粘性と非

圧縮性の効果を盛り込み，水平運動と垂直運動の間での結合を説明した．以前の有限要素モデルでは固定されていた要素だった．

1979年，Titze and Talkin は，さまざまな喉頭形状が，発声に及ぼす影響を，声帯ヒダのカーブした境界面とそれらの粘弾性特性を考慮に入れてモデル化した．彼らは，基本周波数が，主に声帯ヒダの長さの影響を受けることを示した．すなわち，基本周波数は，筋層での前後方向での応力によって制御されている．かれらは，声門下圧は基本周波数をコントロールするうえでの主要な因子ではないことも発見した．

1984年，Titze は，声門面積，声帯ヒダの接触面積，声門気流量のパラメータを述べている．パラメータは，**外転指数 abduction quotient**，**形状指数 shape quotient**，**位相指数 phase quotient**，**負荷指数 load quotient** で，これらに**基本周波数 fundamental frequency** と**振幅 vibrational amplitude** が加わる．パラメータ表示とコンピュータ・モデリングは，声帯ヒダの挙動についての私たちの知識と理解をいっそう推進すると確信している．

ここまでの本書で，空気流と喉頭の振動による発声のメカニズムを勉強してきたが，喉頭音を変化させ，付加的な音声を生成することを担っている構造についての話に移ろう．これらの構造のことを，**構音器官 articulator** とよんでいる．

文　献

Abramson, A. S., L. Lisker, and F. Cooper, "Laryngeal Activity in Stop Consonants," *Haskins Labs. Status Rep. on Speech Res.*, SR-4, 1965, 6.1–6.13.

Aikin, W. A., "The Separate Functions of Different Parts of the Rima Glottidis," *J. Anat. and Physiol.*, 16, 1902, 253–256.

Alipour-Haqhiqi, F., I. Titze, and P. Durham. "Twitch Response in the Canine Vocalis Muscle." *J. Sp. Hrng. Res.*, 30, 1987, 290–294.

Allen, E. L., and H. Hollien, "A Laminagraphic Study of Pulse (Vocal Fry) Register Phonation," *Folia Phoniat.*, 25, 1973, 241–250.

Ardran, G., "The Mechanism of the Larynx, the Movements of the Arytenoid and Cricoid Cartilages," *Brit. J. Radiol.*, 39, 1966, 640–654.

Ardran, G., and F. Kemp, "The Mechanism of Swallowing," *Proc. Roy. Soc. Med.*, 1951, 1038–1040.

Ardran, G., and F. Kemp, "The Mechanism of Swallowing," *Dent. Pract.*, 5, 1955, 252–263.

Ardran, G., and F. Kemp, "The Mechanism of the Larynx I. The Movements of the Arytenoid and Cricoid Cartilages," *Brit. J. Radiol.*, 39, 1966, 641–654.

Ardran, G., and F. Kemp. "The Mechanism of the Larynx II. The Epiglottis and Closure of the Larynx.," *Brit. J. Radiol.*, 40, 1967, 372–389.

Arkebauer, H. J., T. Hixon, and J. Hardy, "Peak Intraoral Air Pressures During Speech," *J. Sp. Hrng. Res.*, 10, 1967, 196–208.

Arnold, G. E., "Physiology and Pathology of the Cricothyroid Muscle," *Laryngoscope*, 71, 1961, 687–753.

Babington, Benjamin, "Proceedings of the Humanitarian Society," *London Medical Gazette*, 10, 1829, 555.

Baisler, P. E., "A Study of Intra-laryngeal Activity of Voice in Normal and Falsetto Registers," Ph.D. diss, Northwestern Univ., 1950, Abstr., *Sp. Monog.*, 1951, 174.

Baken, R. J., "Neuromuscular Spindles in the Intrinsic Muscles of a Human Larynx," *Folia Phoniat.*, 23, 1971, 204–210.

―――, and C. R. Noback, "Neuromuscular Spindles in Intrinsic Muscles of a Human Larynx," *JSHR*, 14, 1971, 513–518.

Barnes, J., "Vital Capacity and Ability in Oral Reading," *Quart. J. Sp.*, 12, 1926, 176–182.

Basmajian, J. V., and C. R. Dutta, "Electromyography of the Pharyngeal Constrictors and Levator Palati in Man," *Anat. Record*, 139, 1961a, 561–563.

―――, "Electromyography of the Pharyngeal Constrictors and Soft Palate in Rabbits," *Anat. Record*, 139, 1961b, 443–449.

Beaunis, H., and A. Bouchard, *Nouveaux Elements d'Anatomie Descriptive*. Paris: J. B. Bailliere et fils, 1868.

Behringer, S., "Die Anordnung der Muskultur in der menschlichen Stimmlippe und im Gebiet des Connus elasticus," *Zeitschrift fur Anatomie und Enwicklungsgeschichte*, 117, 1955, 324–342.

Bell-Berti, F., "Control of Pharyngeal Cavity Size for English Voiced and Unvoiced Cognates," *J. Acoust. Soc. Amer.*, 57, 1975, 456–461.

Berg, Jw. van den, "Sur les theories myo-elastique et neurochronaxique de la phonation," *Rev. de Laryngol.*, (Bordeaux), 1954, 495–512.

―――, "On the Role of the Laryngeal Ventricle in Voice Production," *Folia Phoniat.*, 7, 1955a, 57–69.

―――, "Transmission of the Vocal Cavities," *J. Acoust. Soc. Amer.*, 27, 1955b, 161–168.

―――, "Direct and Indirect Determination of Mean Subglottic Pressure," *Folia Phoniat.*, 8, 1956, 1–24.

―――, "Subglottic Pressure and Vibrations of the Vocal Folds," *Folica Phoniat.*, 9, 1957, 65–71.

―――, "Myo-elastic-aerodynamic Theory of Voice Production," *J. Sp. Hrng. Res.*, 1, 1958a, 227–244.

―――, "On the Myoelastic-aerodynamic Theory of Voice Production," *Nat. Assoc. Teachers of Singing Bulletin (NATS)*, 14, 1958b, 6–12.

―――, "Über die Regelung der Stimmlippenspannung durch von aussen eingreifende Mechanismen," *Folia Phoniat.*, 12, 1960a, 281–293.

―――, "An Electrical Analogue of the Trachea, Lungs, and Tissues," *Acta Physiol. Pharmacol. Neerl*, 9, 1960b, 361–385.

―――, "Vocal Ligaments versus Registers," *Current Problems in Phoniatrics and Logopedics*, 1, 1960c, 19–34.

―――, "Sound Production in Isolated Human Larynges," *Ann. N.Y. Acad. Sci.*, 155, 1968, 18–27.

———, and J. Moll, "Zur Anatomie des menschlichen Musculus Vocalis," *Zeitschrift für Anatomie und Enwicklungsgeschichte*, 117, 1955, 465–470.

———, J. T. Zantema, and P. Doornenball, Jr., "On the Air Resistance and the Bernoulli Effect of the Human Larynx," *J. Acoust. Soc. Amer.*, 29, 1957, 626.

Bernick, H., "A Study of Internal Laryngeal Activities at Low and High Intensities," Master's thesis, University of Illinois, Champaign, Ill., 1963.

Black, J. W., "The Pressure Component in the Production of Consonants," *J. Sp. Hrng. Dis.*, 15, 1950, 207.

Bloothooft, G., "Nievwe ontwikkelingen in de fonetografie," *Logopedie en Foniatrie*, 54, 1982, 78–90.

———, "Some Physiological Accompaniments of Speaking," AD-622976. Springfield, Va.: Clearing House for Fed. Scientific and Tech. Inf., U.S. Dept. Commerce, 1965.

Boone, D., *The Voice and Voice Therapy*, 2nd ed. Englewood Cliffs, N.J.: Prentice-Hall, 1977.

Bordone-Sacerdote, C., and G. Sacerdote, "Investigations on the Movement of the Glottis by Ultrasounds," *Fifth Congress Inter. d'Acoustique*, Sept. 1965, paper A-42.

Brewer, D. W., and S. T. Dana, "Investigations in Laryngeal Physiology: The Canine Larynx," *Ann. of Otol. Rhinol. Laryngol.*, 72, 1963, 1060.

———, and K. Faaborg-Anderson, "Phonation: Clinical Testing Versus Electromyography," *Ann. Otol. Rhinol. Laryngol.*, 69, 1960, 781–804.

Broad, D. J., "Phonation," in F. D. Minifie, T. J. Hixon, and F. Williams, eds., *Normal Aspects of Speech, Hearing, and Language*. Englewood Cliffs, N.J.: Prentice-Hall, 1973.

———, and G. E. Peterson, "The Acoustics of Speech," in L. E. Travis, ed., *Handbook of Speech Pathology and Audiology*, Englewood Cliffs, N.J.: Prentice-Hall, 1971.

Brodnitz, F. S., *Vocal Rehabilitation*. Rochester, Minn.: Whiting Press, 1959.

Buchthal, F., "Electromyography of Intrinsic-Laryngeal Muscles," *Quart. J. Exp. Physiol.*, 44, 1959, 137–148.

———, and K. Faaborg-Anderson, "Electromyography of Laryngeal and Respiratory Muscles: Correlation with Phonation and Respiration," *Ann. Otol. Rhinol. Laryngol.*, 73, 1964, 118.

Carhart, R., "Infra-glottal Resonance and a Cushion Pipe," *Sp. Monog.*, 5, 1938, 65–97.

———, "The Spectra of Model Larynx Tones," *Sp. Monog.*, 8, 1941, 76–84.

Carr, P. B., and D. Trill, "Long-Term Larynx-Excitation Spectra," *J. Acoust. Soc. Amer.*, 36, 1964, 2033.

Casserius, Julius, "The Larynx, Organ of Voice," *Acta Oto-Laryng.*, Suppl., 261, 1969. Translated from the Latin by Malcolm Hast and Erling Holtsmark. Orig. Pub. 1601.

Cates, H. A., and J. V. Basmajian, *Primary Anatomy*, 3rd ed. Baltimore: Williams & Wilkins, 1955.

Cavagna, G. A., and R. Margaria, "An Analysis of the Mechanics of Phonation," *J. Appl. Physiol.*, 1965, 301–307.

Charron, R., "An Instrumental Study of the Mechanisms of Vocal Intensity," Master's thesis, University of Illinois, Champaign, Ill., 1965.

Chevroton, L., and F. Vles, "Cinematographie des Cordes Vocales et de Leurs Annexes Laryngienne," *Comptes Rendus Academie Science*, 156, 1913, 949–952.

Childers, D., D. Hicks, P. Moore, L. Eskenazi, and A. Lalwani, "Electroglottography and Vocal Fold Physiology," *J. Sp. Hrng. Res.*, 33, 1990, 245–254.

Clerf, Louis, "Photography of the Larynx," *Ann. Otol. Rhinol. Laryngol.*, 34, 1925, 101–121.

Coleman, R. F., "Decay Characteristics of Vocal Fry," *Folia Phoniat.*, 15, 1963, 256.

———, "Male and Female Voice Quality and Its Relation to Vowel Formant Frequencies," *J. Sp. Hrng. Res.*, 14, 1971, 565–577.

———, and R. Wendahl, "Vocal Roughness and Stimulus Duration," *Sp. Monog.*, 34, 1967, 85–92.

———, and R. Wendahl, "On the Validity of Laryngeal Photosensor Monitoring," *J. Acoust. Soc. Amer.*, 44, 1968, 1733–1735.

———, J. Mabis, and J. Hinson, "Fundamental Frequency-Sound Pressure Level Profiles of Adult Male and Female Voices," *J. Sp. Hrng. Res.*, 20, 1977, 197–204.

Collier, R., "Physiological Correlates of Intonation Patterns," *J. Acoust. Soc. Amer.*, 58, 1975, 249–255.

Colton, R. H., "Vocal Intensity in the Modal and Falsetto Registers," *Folia Phoniat.*, 25, 1973, 62–70.

———, and H. Hollien, "Phonational Range in the Modal and Falsetto Registers," *J. Sp. Hrng. Res.*, 15, 1972, 708–713.

———, and H. Hollien, "Perceptual Differentiation of the Modal and Falsetto Registers, *Folia Phoniat.*, 25, 1973, 270–280.

Cooper, F. S., "Research Techniques and Instrumentation: EMG," *Amer. Sp. Hrng. Assn. Reports*, No. 1, 1965, 153–168.

———, M. Sawashima, A. Abramson, and L. Lisker, "Looking at the Larynx During Running Speech," *Ann. Otol. Rhinol. Laryngol.*, 85, 1971, 678–682.

Cooper, M., *Modern Technqiues of Vocal Rehabilitation*. Springfield, Ill.: Charles C Thomas, 1973.

Crystal, T. H., "Model of Larynx Activity During Phonation," *Mass. Inst. Tech. Quart. Rep.*, No. 78, 1966, 212–219.

Curry, R., *The Mechanism of the Human Voice*. New York: David McKay, 1959.

Curry, S. S., *Mind and Voice*. Boston: Expression Company, 1910.

Czermak, Johann, "Bemurkungen zur Lehr von Mechanismus des Larynx Verschlusses," *Wien Medizinische Wochenschrift*, 10, 1860a, 745–747.

———, *Der Kehlkopfspiegel*. Leipzig: Englemann, 1860b.

———, "Application de la Photographie à la Laryngoscopie et à la Rhinoscopie," *Comptes Rendus Academie Science*, 1861.

Damste, R. H., "The Phonetogram," *Practica Oto-Rhino-Laryng.*, 32, 1970.

Damste, P. H., and G. H. Wieneke, "Experiments on the Elasticity of the Vocal Cords," *J. S. African Speech Hrng. Assoc.*, 20, 1973, 14–21.

Dedo, H. H., "Electromyographic and Visual Evaluation of Recurrent Laryngeal Nerve Anastomosis in Dogs," *Ann. Otol. Rhinol. Laryngol.*, 85, 1971, 664–668.

DeWeese, D., and William Saunders, *Textbook of Otolatyngology*, 2nd ed. St. Louis: C. V. Mosby, 1977.

Dickson, D. R., J. C. Grant, H. Sicher, E. L. Debrul, and J. Paltan, "Status of Research in Cleft Lip and Palate: Anatomy and Physiology, Part 2," *Cleft Palate J.*, 12, 1975, 131–156.

Dodart, M., "Sur les Causes de la Voix de l'Homme, et de ses Differens Tons," *Memoires de l'Academie Royale des Sciences*, 1700, 256–266.

———, "Supplement au Memoire sur la Voix et les Tons," *Memoires de l'Acadamie Royale des Sciences*, 1707–1773.

Donovan, R., "Variables of Laryngeal Tone," *Folia Phoniat.*, 19, 1967, 281.

Draper, M. H., P. Ladefoged, and D. M. Whitteridge, "Expiratory Pressures and Air Flow During Speech," *British Medical J.*, 1, 1960, 1837–1843.

Duffy, R. J., "Fundamental Frequency Characteristics of Adolescent Females," *Lang. Speech*, 13, 1970, 14–24.

———, "Description and Perception of Frequency Breaks (Voice Breaks) in Adolescent Female Speakers," *Lang. Speech*, 13, 1970, 151–161.

Dunker, E., and B. Schlosshauer, "Klinische und experimentelle studien uber Stimmlippenschwingungen," *Archiv für Ohren-Nasen und Kehlkopfheilkunde*, 172, 1958, 363.

Ekberg, O., and S. Sigurjohsson, "Movement of the Epiglottis During Deglutition," *Gastrointestinal Radiology*, 7, 1982, 101–107.

Eskenazi, L., D. Childers, and D. Hicks, "Acoustic Correlates of Vocal Quality," *J. Sp. Hrng. Res.*, 33, 1990, 289–306.

Ewald, J. R., "Die physiologie des Kehlkopfes und der Luftrohre," in Paul Heymann, ed., *Handbuch der Laryngologie and Rhinologie*, Vienna, 1898.

Faaborg-Anderson, K., "Electromyographic Investigation of Intrinsic Laryngeal Muscles in Humans," *Acta Physiologica Scandinavica*, 41, Suppl. 140, 1957.

———, "Electromyography of Laryngeal Muscles in Humans: Techniques and Results," in F. Trojan, ed., *Current Problems in Phoniatrics and Logopedics*, Vol. III. Basel: S. Karger, 1965.

———, and A. Sonninen, "The Function of the Extrinsic Laryngeal Muscles at Different Pitch," *Acta Oto-Laryngol.*, Stockholm, 51, 1960, 89–93.

———, and William Vennard, "Electromyography of Extrinsic Laryngeal Muscles During Phonation of Different Vowels," *Ann. Otol. Rhinol. Laryngol.*, 73, 1964, 248.

Fairbanks, G., "An Acoustical Study of the Pitch of Infant Hunger Wails," *Child Development*, 13, 1942, 227–232.

———, *Voice and Articulation Drillbook*, 2nd ed. New York: Harper & Row, 1959.

———, E. L. Herbert, and J. M. Hammond, "An Acoustical Study of Vocal Pitch in Seven- and Eight-Year-Old Girls," *Child Development*, 20, 1949, 71–78.

———, J. H. Wiley, and F. M. Lassman, "An Acoustical Study of Vocal Pitch in Seven- and Eight-Year-Old-Boys," *Child Development*, 20, 1949, 63–69.

Fant, G., *Acoustic Theory of Speech Production*. The Hague: Mouton, 1960.

———, and B. Sonesson, "Indirect Studies of Glottal Cycles by Synchronous Inverse Filtering and Photo-electrical Glottography," *STL/QPR*, 4, 1962, 1–2.

Farnsworth, D. W., "High-Speed Motion Pictures of the Vocal Cords," *Bell Lab. Record*, 18, 1940, 203–208.

Ferguson, G. B., and W. J. Crowder, "A Simple Method of Laryngeal and Other Cavity Photography," *Arch. Otolaryngol.*, 92, 1970, 201–203.

Ferrein, A., "De la Formation de la Voix de l'Homme," *Historie de l'Academie Royale des Sciences de Paris*. Tome 51, 1741, 4–9.

Fessard, A., and B. Vallencien, "Données Electrophysiologiques sur le Fonctionnement de l'Appareil Phonatoire du Chien," *Folia Phoniat.*, 9, 1957, 152–163.

Fink, B. R., "Tensor Mechanism of the Vocal Folds," *Ann. Otol. Rhinol. Laryngol.*, 71, 1962, 591–600.

———, "Spring Mechanisms in the Human Larynx," *Acta Oto-Laryngol.*, 77, 1974a, 295–304.

———, "Folding Mechanisms of the Human Larynx," *Acta Oto-Laryngol.*, 78, 1974b, 124–128.

———, *The Human Larynx: A Functional Study*. New York: Raven Press, 1975.

———, and F. Kirschner, "Observations on the Acoustical and Mechanical Properties of the Vocal Folds," *Folia Phoniat.*, 11, 1959, 167.

Fischer-Jørgensen, E., and A. T. Hansen, "An Electrical Manometer and Its Use in Phonetic Research," *Phonetica*, 4, 1959, 43.

Fishman, B. V., R. E. McGlone, and T. Shipp, "The Effects of Certain Drugs on Phonation," *J. Sp. Hrng. Res.*, 14, 1971, 301–306.

Fitch, J. L., and A. Holbrook, "Modal Vocal Fundamental Frequency of Young Adults," *Arch. Otolaryngol.*, 92, 1970, 379–382.

Flanagan, J. L., "Some Properties of the Glottal Sound Source," *J. Sp. Hrng. Res.*, 1, 1958, 99–116.

———, "Estimates of Intraglottal Pressure During Phonation," *J. Sp. Hrng. Res.*, 2, 1959, 168–172.

———, *Speech Analysis, Synthesis, and Perception*. Berlin: Springer, 1972.

———, "Voices of Men and Machines," *J. Acoust. Soc. Amer.*, 51, 1972, 1375–1387.

———, and L. Landgraf, "Self-oscillating Source for Vocal Tract Synthesizers," *Conf. on Speech Communication and Professions*, M.I.T., 1967.

Fletcher, H., *Speech and Hearing*. Princeton, N.J.: D. Van Nostrand, 1929.

———, *Speech and Hearing in Communication*. Princeton, N.J.: D. Van Nostrand, 1953.

Fletcher, Wm. W., "A High-Speed Motion Picture Study of Vocal Fold Action in Certain Voice Qualities," Master's thesis, University of Washington, Seattle, Wash., 1947.

———, "A Study of Internal Laryngeal Activity in Relation to Vocal Intensity," Ph.D. diss., Northwestern University, Evanston, Ill., 1950.

Floyd, W. F., V. E. Negus, and E. Neil, "Observations on the Mechanism of Phonation," *Acta Otolaryngol.*, 48, 1957, 16–25.

Fourcin, A. J., "Laryngographic Examination of Vocal Fold Vibration," in B. Wyke, ed., *Ventilatory and Phonatory Control Systems*. London: Oxford University Press, 1974.

Fourcin, A. J., "Laryngographic Assessment of Phonatory Function," in C. L. Ludlow and M. O. Hart, eds., *Proceedings of the Conference of the Assessment of Vocal Fold Pathology. ASHA Reports 11*, 116–128. Rockville, MD: American Speech-Language-Hearing Association, 1982.

French, Thomas R., "On a Perfected Method of Photographing the Larynx," *N.Y. Med. J.*, 1884, 653.

———, "The Laryngeal Image Photographed During the Production of Tones in the Singing Voice," *Transactions of the American Laryngological Association*, 8, 1886, 107.

Freudenthal, Wolff, "On Transillumination of the Larynx and of the Sinus Maxillaris, with Special Reference to Voltolini's Work," *Amer. J. Medicine*, 23, 1917, 511–513.

Fromkin, V., and P. Ladefoged, "Electromyography in Speech Research," *Phonetica*, 15, 1966, 219–242.

Fry, D. L., W. W. Stead, R. V. Ebert, R. E. Lubin, and H. Wells, "The Measurement of Intraesophageal Pressure and Its Relationship to Intrathoracic Pressure," *J. Lab. and Clin. Med.*, 40, 1952, 664–673.

Fukuda, H., and J. A. Kirchner, "Changes in the Respiratory Activity of the Cricothyroid Muscle with Intrathoracic Interruption of the Vagus Nerve," *Ann. Otol. Rhinol. Laryngol.*, 81, 1972, 532–537.

Fukuda, H., C. T. Sasaki, and J. A. Kirchner, "Vagal Afferent Influences on the Phasic Activity of the Posterior Crioarytenoid Muscle," *Acta Oto-Laryngol.*, 75, 1973, 112–118.

Garcia, Manuel, "Observations on the Human voice," *London, Edinborough, and Dublin Philosophical Magazine and Journal of Science*, 10, 1855, 511–513.

———, *Hints on Singing*. New York: E. Schuberth, 1894.

Garel, J., "Nouvel Appareil Perfectionné pour la Photographie Stéréoscopique du Larynx sur le Vivant," *Review de Laryngologie*, 40, 1919, 249.

Gay, T., and K. S. Harris, "Some Recent Developments in the Use of Electromyography in Speech Research," *J. Sp. Hrng. Res.*, 14, 1971, 241–246.

———, M. Strome, H. Hirose, and M. Sawashima, "Electromyography of the Intrinsic Laryngeal Muscles During Phonation," *Ann. Otol. Rhinol. Laryngol.*, 81, 1972, 401–409.

Gilbert, H. R., C. Potter, and R. Hoodin, "Laryngograph as a Measure of Vocal Fold Contact Area, *J. Sp. Hrng. Res.*, 27, 1984, 173–178.

Gill, J. S., "Automatic Extraction of the Excitation Function of Speech with Particular Reference to the Use of Correlation Methods," *Proc. III Int. Congr. Acoust.*, Stuttgart, 1, 1959, 214–216.

———, "Recent Research on Methods for Automatic Estimation of Vocal Excitation," *Proc. Fourth Int. Congr. Phon. Sci.*, Helsinki, A. Souijarui and P. Aulto, eds. The Hague: Mouton & Co., 1962, 167–172.

———, "Estimation of Larynx-Pulse Timing During Speech," *Proc. Stockholm Speech Comm, Sem.*, 1, 1962.

Göerttler, K., "Die Anordnung, Histologie and Histogenese der quergestreiften Muskulatur in menschlichen Stimmband," *Zeitschrift für Anatomy and Enwicklungsgeschichte*, 115, 1950, 352–401.

Gottstein, J., "Die Durchleutung des Kehlkopfs," *Deutsche Medizinishe Wochenschrift*, 15, 1889, 140–141.

Gould, W. J., G. J. Jako, and M. Tanabe, "Advances in High-Speed Motion Picture Photography of the Larynx," *Trans. Amer. Acad. Ophthalmol. Otolaryngol.*, 78, 1974, 276–278.

Gray, G. W., "An Experimental Study of the Vibrato in Speech," *Quart. J. Speech Ed.*, 12, 1926, 296–333.

———, "Some Persistent Questions in Vocal Theory," *Quart. J. Sp.*, 2, 1934, 185–194.

Greene, M. C. L., *The Voice and Its Disorders*. New York: Macmillan, 1957.

Gross, W. B., "Voice Production by the Turkey," *Poultry Science*, 47, 1968, 1101–1105.

Grutzner, P., "Physiologie der Stimme und Sprache," *Handbuch der Physiologie*, 1, Berlin, 1879.

Gupta, V., and G. S. Beavers, "A Model for Vocal Cord Excitation," *J. Acoust. Soc. Amer.*, 54, 1973, 1607–1617.

Haglund, S., "The Normal Electromyogram in Human Cricothyroid Muscle," *Acta Oto-Laryngol.*, 75, 1973, 448–453.

Hamlet, S. L., "Vocal Compensation: An Ultrasonic Study of Vocal Fold Vibration in Normal and Nasal Vowels," *Cleft Palate J.*, 10, 267–285.

Hanson, D., B. Gerratt, and G. Berke, "Frequency, Intensity, and Target Matching Effects," *J. Sp. Hrng. Res.*, 33, 1990, 45–50.

Harden, J., "Comparison of Glottal Area Changes as Measured from Ultra High-Speed Photographs and Photoelectric Glottographs," *J. Sp. Hrng. Res.*, 18, 1975, 728–738.

Hardy, J. C., "Air Flow and Air Pressure Studies," *Amer. Sp. Hrng. Assoc. Reports No. 1*, 1965, 141–152.

———, "Techniques of Measuring Intraoral Air Pressure and Rate of Air flow," Letter to ed., *J. Sp. Hrng. Res.*, 10, 1967, 650.

Hast, M. H., "Subglottic Air Pressure and Neural Stimulation in Phonation," *J. Appl. Physiol.*, 16, 1961, 1142–1146.

———, "Physiological Mechanism of Phonation: Tension of the Vocal Fold Muscle," *Acta Oto-Laryngol.*, 62, 1966a, 309–318.

———, "Mechanical Properties of the Cricothyroid Muscle," *Laryngoscope*, 76, 1966b, 537–548.

———, "Mechanical Properties of the Vocal Fold Muscle," *Practica Oto-Rhino-Laryngol.*, 29, 1967, 53–56.

———, and S. Golbus, "Physiology of the Lateral Cricoarytenoid Muscle," *Practica Oto-Rhino-Laryngol.*, 33, 1971, 209–214.

———, and B. Milojevie, "The Response of the Vocal Folds to Electrical Stimulation of the Inferior Frontal Cortex of the Squirrel Monkey," *Acta Oto-Laryngol.*, 61, 1965, 196–204.

Hegener, J., and G. Panconcelli-Calzia, "Eine einfache Kinematographie und die Strobokinematographie der Stimmlippen bewegungen bein lebenden," *Vox*, 23, 1913, 81–82.

Heller, S. S., W. R. Hicks, and W. S. Root, "Lung Volumes of Singers," *J. Appl. Physiol.*, 15, 1960, 21–40.

Helmholtz, H. von, *On the Sensations of Tone*, trans. A. J. Ellis. New York: David McKay, 1912.

Hermann, J., "Photographische Untersuchungen," *Pflüger's Archiv für die Geschichte Physiologie*, 74, 1890, 380.

Hertz, C. H., K. Lindstrom, and B. Sonesson, "Ultrasonic Recording of the Vibrating Vocal Folds," *Acta Oto-Laryngol.*, 69, 1969, 223–230.

Hirano, M., "Intranasal Sound Pressure During Utterance of Speech Sounds," *Folia Phoniat.*, 18, 1966, 369–381.

———, "Morphological Structure of the Vocal Cord as a Vibrator and Its Variations," *Folia Phoniat.*, 26, 1974, 89–94.

———, *Phonosurgery*, Official Report of the 76th Annual Convention of the Oto-Rhino-Laryngological Society of Japan, May, 1975.

———, *Clinical Examination of Voice*. New York: Springer-Verlag, 1981.

———, Y. Koike, and H. von Leden, "The Sternohyoid Muscle During Phonation," *Acta Oto-Laryngol.*, 64, 1967, 500–507.

———, and J. Ohala, "Use of Hooked-Wire Electrodes for Electromyography of the Intrinsic Laryngeal Muscles," *J. Sp. Hrng. Res.*, 12, 1969, 362–373.

———, S. Kurita, and T. Nakashima, "Growth, Development and Aging of Human Vocal Folds." Paper presented at Vocal Fold Physiology Conference, Madison, Wisc., May 31, 1981.

———, J. Ohala, and William Vennard, "The Function of Laryngeal Muscles in Regulating Fundamental Frequency and Intensity of Phonation," *J. Sp. Hrng. Res.*, 12, 1969, 616–628.

Hirose, H., and T. Gay, "Laryngeal Control in Vocal Attack. An Electromographic Study," *Folia Phoniat.*, 25, 1973, 203–213.

Hiroto, I., "Pathophysiology of the Larynx from the Point of View of Vocal Mechanism," *Pract. Otol.*, Kyoto, 59, 1966, 229–292 (Japanese text).

———, M. Hirano, Y. Toyozuma, and T. Shin, "Electromyographic Investigation of the Intrinsic Laryngeal Muscles Related to Speech Sounds," *Ann. Otol. Rhinol. Laryngol.*, 76, 1967, 861–872.

Hixon, T., "Turbulent Noise Sources for Speech," *Folia Phoniat.*, 18, 1966, 168–182.

Hoit, J., and T. Hixon, "Age and Airway Resistance During Vowel Production in Women," *J. Sp. Hrng. Res.*, 35, 1992, 309–313.

Holliday, J., "Light and Electron Microscopy of the Epithelium of the Human True Vocal Cord, *Laryngoscope*, 86, 1976, 1596–1601.

Hollien, H., "Some Laryngeal Correlates of Vocal Pitch," *J. Sp. Hrng. Res.*, 3, 1960a, 52–58.

———, "Vocal Pitch Variations Related to Changes in Vocal Fold Length," *J. Sp. Hrng. Res.*, 3, 1960b, 150–156.

———, "The Relationship of Vocal Fold Length to Vocal Pitch for Female Subjects," *Proc. XII Int. Speech and Voice Therapy Conf.*, Padua, 1962a.

———, "The Relationship of Vocal Fold Thickness to Absolute Fundamental Frequency of Phonation," *Proc. Fourth Int. Congr. Phon. Sci.* Helsinki, A. Sovigarvi and P. Aalto, eds. The Hague: Mouton, 1962b, 173–177.

———, "Vocal Fold Thickness and Fundamental Frequency of Phonation," *J. Sp. Hrng. Res.*, 5, 1962c, 237–243.

———, "Laryngeal Research By Means of Laminagraphy," *Archiv. of Otolaryngol.*, 80, 1964, 303–308.

———, and R. F. Coleman, "Laryngeal Correlates of Frequency Change: A STROL Study, *J. Sp. Hrng. Res.*, 13, 1970, 271–278.

———, and R. H. Colton, "Four Laminagraphic Studies of Vocal Fold Thickness," *Folia Phoniat.*, 21, 1969, 179–198.

———, and J. F. Curtis, "A Laminagraphic Study of Vocal Pitch," *J. Sp. Hrng. Res.*, 3, 1960, 361–371.

———, and J. F. Curtis, "Elevation and Tilting of Vocal Folds as a Function of Vocal Pitch," *Folia Phoniat.*, 14, 1962, 23–36.

———, and G. P. Moore, "Measurements of the Vocal Folds During Changes in Pitch," *J. Sp. Hrng. Res.*, 3, 1960, 157–165.

———, and P. Moore, "Stroboscopic Laminagraphy of the Larynx during Phonation," *Acta Oto-Laryngol.*, 65, 1968, 209–215.

———, and R. Wendahl, "Perceptual Study of Vocal Fry," *J. Acoust. Soc. Amer.*, 43, 1968, 506–509.

———, J. F. Curtis, and R. Coleman, "Investigation of Laryngeal Phenomena by Stroboscopic Laminagraphy," *Med. Res. Eng.*, 7, 1968, 24–27.

———, G. P. Moore, R. Wendahl, and J. Michel, "On the Nature of Vocal Fry," *J. Sp. Hrng. Res.*, 9, 1966, 245–247.

Holmes, J. N., "An Investigation of the Volume Velocity Waveform at the Larynx During Speech by Means of an Inverse Filter," *Proc. Stockholm Speech Comm. Sem.*, 1962.

Holstead, L., "Thoracic and Laryngeal Interaction in Regulating Subglottal Pressure During Phonation," Ph.D. diss., University of Illinois, Champaign, Ill. 1972.

Horii, Y., "Frequency Modulation Characteristics of Sustained /a/ Sung in Vocal Vibrato," *J. Sp. Hrng. Res.*, 32, 1989.

Hsu, Y.-H., Y.-H. Liu, and T.-C. Leng, "Anatomical Study of the Recurrent Laryngeal Nerve," *Chinese Med. J.*, 81, 1962, 481–484.

Husson, R., "Étude des Phenomemes Physiologiques et Acoustiques Foundamentaux de la Voix Chantee," Thesis, University of Paris, Paris, 1950.

———, "A New Look at Phonation," *Nat. Assoc. Teachers of Singing Bulletin (NATS)* 13, 1956, 12–13.

———, "Special Physiology in Singing Power," *Nat. Assoc. Teachers of Singing Bulletin (NATS)*, 14, 1957, 12–15.

———, "The Classification of Human Voices," *Nat. Assoc. Teachers of Singing Bulletin (NATS)*, 13, 1957, 671.

Husson, R., and A. DiJiab, "Tomographie et Phonation," *J. de Radiol. Electrol.*, 33, 1952, 127–135.

Ingelstedt, S., and N. G. Toremohm, "Aerodynamics Within the Larynx and Trachea," *Acta Otolaryngol.*, Suppl. 158, 81–92.

Ishizaka, K., and J. L. Flanagan, "Acoustic Properties of a Two-Mass Model of the Vocal Cords," *J. Acoust. Soc. Amer.*, 51, 1972, 91.

———, and M. Matsudaira, "Fluid Mechanical Considerations of Vocal Cord Vibration," *SCRL Monograph No. 8*, Speech Communications Research Laboratory, Santa Barbara, 1972.

———, and M. Matsudaira, "What Makes the Vocal Cords Vibrate?" In Y. Kohasi, ed., *The 6th International Congress on Acoustics*, Vol. II. New York: Elsevier, B-9–B-12.

Isshiki, N., "Regulatory Mechanism of the Pitch and Volume of Voice," *Otorhinolaryngology Clinic*, Kyoto, 52, 1959, 1065.

———, "Voice and Subglottic Pressure," *Studia Phonologica*, 1, 1961, 86.

———, Regulatory Mechanisms of Voice Intensity Variation," *J. Sp. Hrng. Res.*, 1964, 17–29.

———, "Vocal Intensity and Air Flow Rate," *Folia Phoniat.*, 17, 1965, 92.

———, and R. Ringel, "Air Flow During the Production of Selected Consonants," *J. Sp. Hrng. Res.*, 7, 1964, 233–244.

Isshiki, N., and H. von Leden, "Laryngeal Movement During Coughing," *Studia Phonologica*, 3, 1963/4, 1.

Ito, H., "Histoanatomical Studies of the Intrinsic Laryngeal Muscles," *Studia Phonologica*, 1, 1961, 117.

Jensen, P., "Adequacy of Terminology for Clinical Judgment of Voice Quality Deviation," *Eye, Ear, Nose, and Throat Monthly*, 44, 1965, 77–82.

Judson, L. S., and A. T. Weaver, *Voice Science*, 2nd ed. New York: Appleton-Century-Crofts, 1965.

Kahane, J., "The Developmental Anatomy of the Human Prepubertal and Pubertal Larynx," Ph.D. diss., University of Pittsburgh, 1975.

———, "A Morphological Study of the Human Prepubertal and Pubertal Larynx," *Amer. J. of Anat.*, 151, 1978, 11–20.

———, "Age Related Histological Changes in the Human Male and Female Laryngeal Cartilages: Biological and Functional Implications," in V. Lawrence, ed., *Transcripts of the Ninth Symposium: Care of the Professional Voice*, Part I. New York: The Voice Foundation, 1980, 11–20.

———, "Postnatal Development and Aging of the Human Larynx," *Seminars in Speech and Language*, 4, 1983a, 189–203.

———, "A Survey of Age-Related Changes in the Connective Tissues of the Larynx," in D. Bless and J. Abbs, eds., *Vocal Fold*

Physiology. San Diego: College-Hill Press, 1983.

Kahane, J., and A. Kahn, "India Pinprick Experiments on Surface Organization of Cricoarytenoid Joints," *J. Sp. Hrng. Res.*, 29, 1986, 544–548.

Kahn, A., and J. Kahane, "India Ink Pinprick Experiments on Surface Organization of Cricoarytenoid Joint (CAJ) Articular Surfaces," *J. Sp. Hrng. Res.*, 29, 1986, 536–543.

Kakita, Y., "Investigation of Laryngeal Control in Speech by Use of a Thyrometer. *J. Acoust. Soc. Amer.*, 59, 1976, 669–674.

Kaplan, H. L., *Anatomy and Physiology of Speech*. New York: McGraw-Hill, 1960.

Kaplan, M., and E. F. Kaplan, "Binary Recording of Vocalization and Gross Body Movement in Psychophysiological Study of Dogs. *J. Exper. Annals Behavior*, 6, 1963, 617–619.

Karnell, M., "Laryngeal Perturbation Analysis: Minimum Length of Analysis Window," *J. Sp. Hrng. Res.*, 34, 1991, 544–548.

Keenan, J. S., and G. C. Banett, "Intralaryngeal Relationships During Pitch and Intensity Changes," *J. Sp. Hrng. Res.*, 1962, 173–178.

Kelleher, R. E., R. C. Webster, R. J. Coffey, and L. Quigley, "Nasal and Oral Air Flow in Normal and Cleft Palate Speech: Velocity and Volume Studies, Using Warm Wire Meter and Two Channel Recorder," *Cleft Palate Bulletin*, 10, 1960, 1966.

Kempelen, W. von, *Mechanismus der menschlichen Sprache*. Wien: 1791.

Kent, R., and K. Moll, "Vocal-Tract Characteristics of the Stop Cognates," *J. Acoust. Soc. Amer.*, 46, 1969, 1549–1555.

Keros, P., and D. Nemanic, "The Terminal Branching of the Recurrent Laryngeal Nerve." *Pract. Oto-Rhino-Laryngol.*, 29, 1967, 5–10.

Kitzing, P., and B. Sonesson, "A Photoglottographical Study of the Female Vocal Folds During Phonation," *Folia Phoniat.*, 26, 1974, 138–149.

Koike, Y., and M. Hirano, "Glottal-Area Function and Subglottal-Pressure Variation," *J. Acoust. Soc. Amer.*, 54, 1973, 1618–1627.

Kotby, M. N., and L. K. Haugen, "The Mechanics of Laryngeal Function," *Acta Oto-laryngol.*, 70, 1970, 203–211.

———, "Critical Evaluation of the Action of the Posterior Cricoarytenoid Muscle Utilizing Direct EMG Study," *Acta Otolaryngol.*, 70, 1970, 260–268.

Kovac, Akos, "Asymmetric Roentgenography of the Vocal Cords," *Acta Radiologica*, 53, 1960, 426–431.

Koyama, T., E. J. Harvey, and J. H. Ogura, "Mechanics of Voice Production, II. Regulation of Pitch," *Laryngoscope*, 81, 1971, 47–65.

Kunze, L. H., An Investigation of the Ranges in Sub-glottal Air Pressure and Rate of Air Flow Accompanying Changes in Fundamental Frequency, Intensity, Vowels, and Voice Registers in Adult Male Speakers," Ph.D. diss., State University of Iowa, Iowa City, Iowa, 1962.

———, "Evaluation of Methods of Estimating Sub-glottal Air Pressure," *J. Sp. Hrng. Res.*, 7, 1964, 151–164.

Kwalwasser, J., "The Vibrato," *Psychological Monogr.*, 36, 1926, 84–108.

Ladefoged, P., "The Regulation of Sub-glottal Pressure," *Folia Phoniat.*, 12, 1960, 169–175.

———, "Physiological Studies of Speech," *Kungl. Tekniska Högskolan (KTH), Speech Transmission Laboratory (STL), Quarterly Progress Report (QPR)*, 3, 1961, 16–21.

———, "Subglottal Activity During Speech," in *Proc. of the Fourth Int'l Cong. of Phonetic Sciences, Helsinki*, 1961. The Hague: Mouton, 1962, 73–91.

———, "Some Physiological Parameters in Speech," *Lang. and Speech*, 6, 1963, 109–119.

———, M. H. Draper, and D. Whitteridge, "Syllables and Stress," *Miscellanea Phonetica*, 3, 1958, 1–14.

———, and V. Fromkin, "Electromyography in Speech Research," *UCLA Working Papers in Phonetics*, 2, 1965, 37–50.

———, and N. P. McKinney, "Loudness, Sound Pressure, and Subglottal Pressure in Speech," *J. Acoust. Soc. Amer.*, 35, 1963, 454–460.

Laitman, J., and E. Crelin, "Postnatal Development of the Basiocranium and Vocal Tract Region in Man," in J. Bosma, ed., *Symposium on Development of the Basiocranium*. Washington, D.C.: Department of Health, Education, and Welfare, 1976, 206–220.

Large, J., S. Iwata, and H. von Leden, "The Male Operatic Head Register Versus Falsetto," *Folia Phoniat.*, 24, 1972, 19–29.

Larson, C., G. Kempster, and M. Kistler, "Changes in Voice Fundamental Frequency Following Discharge of Single Motor Units in Cricothyroid and Thyroarytenoid Muscles," *J. Sp. Hrng. Res.*, 30, 1987, 552–558.

Lebrun, Y., "On the Activity of Thoraco-Abdominal Muscles During Phonation," *Folia Phoniat.*, 18, 1966, 354–368.

———, and J. Hasquin-Deleval, "On the So-called 'Dissociations' Between Electroglottogram and Phonogram," *Folia Phoniat.* 23, 1971, 225–227.

Leden, H. von, "The Peripheral Nervous System of the Human Larynx," *Arch. of Otolaryngol.*, 74, 1961a, 494–500.

———, "The Mechanism of Phonation" *Arch. of Otolaryngol.*, 74, 1961b, 660–676.

———, and N. Isshiki, "An Analysis of Cough at the Level of the Larynx," *Arch. of Otolaryngol.*, 81, 1965, 616–625.

———, and P. Moore, "The Mechanics of the Cricoarytenoid Joint," *Arch. of Otolaryngol.*, 73, 1961, 541–550.

———, M. Le Cover, R. L. Ringel, and N. Isshiki, "Improvements in Laryngeal Cinematography," *Arch. of Otolaryngol.*, 83, 1966, 482–487.

Lejune, F. E., R. H. Cox, and C. J. Haindel, "Review of the Available Literature on the Larynx for 1962," *The Laryngoscope*, 73, 1963, 1529–1588.

Lennox-Browne, "On Photography of the Larynx and Soft Palate," *British Medical Journal*, 2, 1883, 811–814.

Leonard, R., R. Ringel, Y. Horii, and R. Daniloff, "Vocal Shadowing in Singers and Non-singers," *J. Sp. Hrng. Res.*, 31, 1988.

Lieberman, P., "Pitch Perturbations of Normal and Pathological Larynxes," *Proc. Stockholm Speech Comm. Sem.*, 1, 1962.

———, R. Knudson, and J. Mead, "Determination of the Rate of Change of Fundamental Frequency with Respect to Subglottal Air Pressure During Sustained Phonation," *J. Acoust. Soc. Amer.*, 45, 1969, 1537–1543.

Lindqvist, J., "Inverse Filtering: Instrumentation and Techniques," *Kungl. Tekniska Högskolan (KTH), Speech Transmission Laboratory (STL), Quarterly Progress Report (QPR)*, 4, 1964, 1–4.

———, "Studies of the Voice Source by Means of Inverse Filtering," *Kungl. Tekniska Högskolan (KTH), Speech Transmission Laboratory (STL), Quarterly Progress Report (QPR)*, 2, 1965, 8–13.

Linville, S. E., "Glottal Gap Configuration in Two Age Groups of Women." *J. Sp. Hrng. Res.*, 35, 1992, 1209–1215.

Lisker, L., "Supraglottal Air Pressure in the Production of English Stops," *Haskins Labs. Status Rep. On Speech Res.*, SR-4, 1965, 3.1–3.15.

——, A. S. Abramson, F. S. Cooper, and M. H. Schvey, "Transillumination of the Larynx in Running Speech," *J. Acoust. Soc. Amer.*, 45, 1969, 1544–1546.

Liskovius, K. F., *Physiologie der menschichen Stimme*. Leipzig: 1846.

Lubker, J. F., "Simultaneous Oral-Nasal Air-Flow Measurements and Cinefluorographic Observations During Speech Production," Master's thesis, State University of Iowa, Iowa City, Iowa, 1962.

——, "A Consideration of Transglottal Airflow During Stop Consonant Production," *J. Acoust. Soc. Amer.*, 53, 1973, 212–215.

——, and K. L. Moll, "Simultaneous Oral-Nasal Air Flow Measurements and Cinefluorographic Observations During Speech Production," *Cleft Palate J.*, 2, 1965, 257–272.

Luchsinger, V. R., and C. Dubois, "Phonetische und Stroboskopische Untersuchungen on einem Stimmphenomen," *Folia Phoniat.*, 8, 1956, 201–210.

——, and K. Pfister, "Die messung der Stimmlippen ver langerung beim steigern der Tonhole" (The measurement of the lengthening of the vocal folds during pitch change), *Folia Phoniat.*, 13, 1961, 1–12.

Machida, J., "Air Flow Rate and Articulatory Movement During Speech," *Cleft Palate J.*, 4, 1967, 240–248.

Malannino, N., "Laryngeal Neuromuscular Spindles and Their Possible Function," *Folia Phoniat.*, 26, 1974, 291–292.

Malecot, A., "An Experimental Study of Force of Articulation," *Studia Linguistica*, 9, 1955, 35–43.

——, and K. Peebles, "An Optical Device for Recording Glottat Adduction-Abduction During Normal Speech," *Zeitschrift für Phonetik, Sprachwissenschaft und Kommunikationsforschung*, Band 18, Heft 6, 1965. Berlin: Akademie-Verlag, 545–550.

Malinowski, A., "Shape, Dimensions, and Process of Calcification of the Cartilagious Framework of the Larynx in Relation to Age and Sex in the Polish Population," *Folia Morphologica*, 26, 1967, 118–128.

Manjome, T., "The Anatomical Studies on the Laryngeal Muscles of the Japanese," *J. Oto-Rhino-Laryngol. Soc. Japan*, 62, 1959, 1890–1901.

Marinacci, A. A., *Applied Electromyography*. Philadelphia: Lea & Febiger, 1968, 298.

Martenson, A., and C. R. Sköglund, "Contraction Properties of Intrinsic Laryngeal Muscles," *Acta Physiol. Scand.*, 60, 1964, 318–336.

Martony, J., "On the Vowel Source Spectrum," *Kungl. Tekniska Högskolan (KTH), Speech Transmission Laboratory (STL), Quarterly Progress Report (QPR)*, 1, 1964, 3–4.

——, "Studies of the Voice Source," *Kungl. Tekniska Högskolan (KTH), Speech Transmission Laboratory (STL), Quarterly Progress Report (QPR)*, 1, 1965, 409.

Mason, R. M., "A Study of the Physiological Mechanisms of Vocal Vibrato," Ph.D. diss., University of Illinois, Champaign, Ill., 1965.

——, and W. R. Zemlin, "The Phenomenon of Vocal Vibrato," *Nat. Assoc. Teachers of Singing Bulletin (NATS)*, 22, 1969, 12–17.

Matsushita, H., "The Vibratory Mode of the Vocal Folds in the Excised Larynx," *Folia Phoniat.*, 27, 1975, 7–18.

Mathews, M. V., J. E. Miller, and E. E. David, Jr., "An Accurate Estimate of the Glottal Wave-Shape," *J. Acoust. Soc. Amer.*, 33, 1961, 843.

Maue, W., "Cartilages, Ligaments, and Articulations of the Adult Human Larynx." Ph.D. diss., University of Pittsburgh, 1970.

——, and D. R. Dickson, "Cartilages and Ligaments of the Adult Human Larynx," *Arch. Otolaryngol.*, 94, 1971, 432–439.

Mayet, A., "Zur functionellen Anatomie der menschlichen Stimmlippe," *Zeitschrift für Anatomy und Enwicklungsgeschichte*, 119, 1955, 87–111.

——, and K. Muendnich, "Beitrag zur Anatomie und zur function des M. Cricothyroideus und der Cricothyreiodgelenke," *Acta Anatomica*, 33, 1958, 273–288.

McGlone, R. E., W. R. Proffit, and R. L. Christiansen, "Lingual Pressures Associated with Alevolar Consonants," *J. Sp. Hrng. Res.*, 10, 1967, 606–615.

——, W. H. Richard, and J. F. Bosma, "A Physiological Model for Investigation of the Fundamental Frequency of Phonation," *Folia Phoniat.*, 18, 1966, 109–116.

Mead, J., M. B. McIlroy, N. J. Silverstone, and B. C. Kriete, "Measurement of Intraesophageal Pressure," *J. Appl. Physiol.*, 7, 1955, 491–495.

Meano, C., and A. Khoury, *The Human Voice in Speech and Song*. Springfield, Ill.: Charles C Thomas, 1967.

Megendie, F., *An Elementary Compendium of Physiology*. trans. E. Milligan. Philadelphia, 1824.

Merkel, C. L., *Der Kehlkopf*. Leipzig: 1873.

Mermelstein, P., "An Extension of Flanagan's Model of Vocal-Cord Oscillations," *J. Acoust. Soc. Amer.*, 50, 1971, 1208–1210.

Metfessel, M., "The Vibrato in Artistic Voices," *University of Iowa Studies in the Psychology of Music*, 1, 1932, 14–117.

Metzger, W., "How Do the Vocal Cords Vibrate?" *QJS*, 14, 1928, 29–39.

Meyer-Eppler, W., "Zum Erzeugungsmechanismus der Gerauschlaute," *Zeitschrift für Phonetic*, 7, 1953, 196–212.

Miller, D., *The Science of Musical Sounds*. New York: Macmillan, 1937.

Miller, R. L., "Nature of the Vocal Cord Wave," *J. Acoust. Soc. Amer.*, 31, 1959, 667–677.

Minifie, F. D., C. A. Kelsey, and T. J. Hixon, "Measurement of Vocal Fold Motion Using an Ultrasonic Droppler Velocity Monitor," *J. Acoust. Soc. Amer.*, 43, 1968, 1165.

Monoson, P., "A Quantitative Study of Whisper," Ph.D. diss., University of Illinois, Champaign, Ill., 1976.

——, and W. Zemlin, "Quantitative Study of Whisper," *Folia Phoniat.*, 36, 1984, 53–65.

Moore, P., "A Short History of Laryngeal Investigation," *Quart. J. Sp.*, 23, 1937a, 531–564.

——, "Vocal Fold Movement During Vocalization," *Sp. Monog.*, 4, 1937b, 44–55.

——, "Motion Picture Studies of the Vocal Folds and Vocal Attack," *J. Sp. Hrng. Dis.*, 3, 1938, 235–238.

——, and H. von Leden, "Dynamic Variations of the Vibratory Pattern in the Normal Larynx," *Folia Phoniat.*, 10, 1958, 205–238.

——, F. White, and H. von Leden, "Ultra-High-Speed Photography in Laryngeal Physiology," *J. Sp. Hrng. Dis.*, 27, 1962, 165–171.

Mörner, M., F. Fransson, and G. Fant, "Voice Registers," *Kungl. Tekniska Högskolan (KTH), Speech Transmission Laboratory (STL), Quarterly Progress Report (QPR)*, 4, 1964, 18–20.

Moser, H. M., "Symposium on Unique Cases of Speech Disorders: Presentation of a Case," *JSD*, 7, 1942, 102–114.

Moulonguet, A., P. Laget, and R. Husson, "Démonstration, chez l'Homme, de l'existence dans le nerf récurrent de potentiels d'action moteurs synchrones avec les vibrations des cordes vocalles," *Bulletin de l'Academie Nationale Medicine*, 137, 1953, 475–482.

Müller, J., 1843: Cit. by Grutzner.

Murakami, Y., and J. A. Kirchner, "Reflex Tensor Mechanism of the Larynx by External Laryngeal Muscles," *Ann. Otol. Rhinol. Laryngol.*, 80, 1971a, 46–60.

———, "Vocal Cord Abduction by Regenerated Recurrent Laryngeal Nerve," *Arch. Oto-laryngol.*, 94, 1971b, 64–68.

Murry, T., "Subglottal Pressure and Airflow Measures During Vocal Fry Phonation," *J. Sp. Hrng. Res.*, 14, 1971b, 544–551.

———, and W. S. Brown, Jr., "Regulation of Vocal Intensity During Vocal Fry Phonation." *J. Acoust. Soc. Amer.*, 49, 1971a, 1905–1907.

———, and W. S. Brown, Jr., "Subglottal Air Pressure During Two Types of Vocal Activity," *Folia Phoniat.*, 23, 6, 1971b, 440–449.

Myerson, M., *The Human Larynx*. Springfield, Ill.: Charles C Thomas, 1964.

Mysak, E. D., "Pitch and Duration Characteristics of Older Males," *J. Sp. Hrng. Res.*, 2, 1959, 46–54.

Nadoleszny, Max, *Untersuchungen über den Kunstgesang*. Berlin: Springer, 1923.

Nauck, E., *Morphologisches Jarbuch*, 87, 1942, 536.

Negus, V. E., *The Mechanism of the Larynx*. London: Wm. Heinemann, 1929.

———, *The Mechanism of the Larynx*. St. Louis: C. V. Mosby, 1929.

———, *The Comparative Anatomy and Physiology of the Larynx*. New York: Grune and Stratton, 1949.

———, "The Mechanism of the Larynx," *Laryngoscope*, 67, 1957, 961–986.

Neiman, G. S., *Observations on the Anatomy of the Thyroid and Cricoid Cartilages of the Human Larynx*. Master's thesis, University of Illinois, Champaign, Ill., 1971.

Oertel, M., "Über eine neue Laryngostroboskopische Untersuchungsmethode," *Zentralbl.f.d med. Wissensch.* 16, 1878, 81–82.

Ohala, J., and R. Vanderslice, "Photography of States of the Glottis," *UCLA Working Papers in Phonetics*, 1, 1965, 58–59.

Öhman, S. E., "New Methods for Averaging EMG Records," *Kungl. Tekniska Högskolan (KTH), Speech Transmission Laboratory (STL), Quarterly Progress Report (QPR)*, 1, 1966, 5–8.

Ohyama, M., N. Ueda, J. E. Harvey, and J. Ogura, "Electrophysiologic Study of Reinnervated Laryngeal Motor Units," *Laryngoscope*, 82, 1972, 237–251.

Ondrackova, J., "Vocal-Cord Activity," *Folia Phoniat.*, 24, 1972, 405–419.

O'Rahilly, R., and J. A. Tucker, "The Early Development of the Larynx in Staged Human Embryos. Part 1: Embryos of the First Five Weeks (to Stage 15)," *Ann. Otol. Rhinol. Laryngol.*, 82, Suppl. 7, 1973.

Orlikoff, R., "Assessment of the Dynamics of Vocal Fold Contact from the Electroglottogram. Data from Normal Male Subjects," *J. Sp. Hrng. Res.*, 34, 1991, 1066–1072.

Pabon, J. P. H., and R. Plomp, "Automatic Phonetogram Recording Supplemented with Acoustic Voice Quality Parameters," *J. Sp. Hrng. Res.*, 31, 1988, 710–722.

Paget, R., *Human Speech*. New York: Harcourt, Brace, 1930.

———, "Artificial Vowels," *Proc. Roy. Soc. A.*, 102, 1923, 755.

Perkell, J., *Physiology of Speech Production: Results and Implications of a Quantitative Cineradiographic Study*. Cambridge, Mass.: M.I.T. Press, 1969.

Perkins, W. H., and Y. Koike, "Patterns of Subglottal Pressure Variations During Phonation," *Folia Phoniat.*, 21, 1969, 1–8.

———, and N. Yanigahara, "Parameters of Voice Production: I. Some Mechanisms for the Regulation of Pitch," *J. Sp. Hrng. Res.*, 11, 1968, 246–267.

Perlman, A. L., I. R. Titze, and D. S. Cooper, "Elasticity of Canine Vocal Fold Tissue," *J. Sp. Hrng. Res.*, 27, 1984.

Pernkopf, E., *Atlas of Topographic and Applied Human Anatomy*, Vol. I. Philadelphia and London: W. B. Saunders, 1963.

Piquet, J., and G. Decroix, "Les Vibrations des Cordes Vocales," *Ann. Otol. Rhinol. Laryngol.*, 64, 1957a, 337–340.

———, C. Libersa, and J. Dujardin, "Die Stimmlippenschwingungen. Experimentelle Studien," *Archiv für Ohren-Nasen-Kehlkopf heilkunde*, 169, 1956, 297.

———, C. Libersa, and J. Dujardin, "Étude Experimentale Peroperatoire, chez l'Homme, des Vibrations des cordes Vocales sans Courant d'Air Sousglottique," *Revue de Laryngologie*, 77, 1957, 510–514.

Portmann, G., "The Physiology of Phonation," *J. of Laryngol. and Otol.*, 1957, 1–15.

———, R. Humbert, J. Robin, P. Laget, and R. Husson, "Étude Electromyographique des Cordes Vocales chez l'Homme," *Comptes Rendus Soc. Biol.*, 169, 1955, 296–300.

Pressman, J., "Physiology of the Vocal Cords in Phonation and Respiration," *Arch. Otolaryngol.*, 35, 1942, 355–398.

———, "Effect of Sphincteric Action of Larynx on Intraabdominal Pressure and on Muscular Action of Pectoral Girdle," *Arch. Otolaryngol*, 39, 1944, 14–42.

———, and G. Keleman, "Physiology of the Larynx," *Physiological Reviews*, 35, 1955, 506–554.

Pronovost, W., "An Experimental Study of Methods for Determining Natural and Habitual Pitch," *Sp. Monog.*, 9, 1942, 111–123.

Ptacek, P., and E. Sander, "Breathiness and Phonation Length," *J. Sp. Hrng. Dis.*, 28, 1963, 267–272.

———, "Maximum Duration of Phonation," *J. Sp. Hrng. Dis.*, 28, 1963, 171–182.

Quigley, L. F., Jr., R. C. Webster, R. J. Coffey, R. E. Kelleher, and H. P. Grant, "Velocity and Volume Measurements of Nasal and Oral Air Flow in Normal and Cleft-Palate Speech, Utilizing a Warm-Wire Flow Meter and a Two-Channel Recorder," *J. of Dental Res.*, 42, 1963, 1520–1527.

Rayleigh, Lord, and O. Trendelenburg, in Lord Rayleigh, *Theory of Sound*, 2 vols. 2 ed. London, 1896.

Ramig, L., and T. Shipp, "Comparative Measures of Vocal Tremor and Vocal Vibrato," *J. of Voice*, 1, 1986, 162–167.

Rauhut, A., E. Sturzebecher, H. Wagner, and W. Seidner, "Messung des Stimmfelder," *Folia Phoniat.*, 31, 1979.

Ringel, R., and N. Isshiki, "Intraoral Voice Recordings: An Aid to Laryngeal Photography," *Folia Phoniat.*, 16, 1964, 19–28.

Rothenberg, M., "A New Inverse-Filtering Technique for Deriving the Glottal Air Flow Wavework During Voicing," *J. Acoust. Soc. Amer.*, 53, 1971, 1632–1645.

Rubin, H. J., "Further Observations on the Neurochronaxic Theory of Voice Production," *Arch. Otolaryngol.*, 72, 1960, 207–211.

———, "Experimental Studies in Vocal Pitch and Intensity in Phonation," *Laryngoscope*, 72, 1963a, 973–1015.

———, "The Neurochronaxic Theory of Voice Production: A Refutation," *Arch. Otolaryngol.*, 28, 1963b, 267–272.

———, and C. C. Hirt, "The Falsetto. A High-Speed Cinematographic Study," *Laryngoscope*, 70, 1960, 1305–1324.

Rubin, H. J., M. LeCover, and W. Vennard, "Vocal Intensity, Subglottic Pressure, and Air Flow Relationships in Singers," *Folia Phoniat.*, 19, 1967, 393–413.

Rueger, R. S., "The Superior Laryngeal Nerve and the Interarytenoid Muscle in Humans: An Anatomical Study," *Laryngoscope*, 82, 11, 1972, 2008–2031.

Rumaswamy, S., "The Ganglion on the Internal Laryngeal Nerve," *Arch. Otolaryngol.*, 1, 1974, 28–31.

Russell, G. O., *Speech and Voice.* New York: Macmillan, 1931.

———, and C. H. Tuttle, "Some Experiments in Motion Photography of the Vocal Cords," *J. Soc. Motion Picture Eng.*, 15, 1930, 171–180.

Sasari, C. T., H. Fukuda, and J. A. Kirchner, "Laryngeal Abductor Activity in Response to Varying Ventilatory Resistance," *Trans. Amer. Acad. Ophthalmol. Otolaryngol.*, 77, 1973, 403–410.

Schlosshauer, B., and K. Vosteen, "Über die Anordnung und Wirkungsweise der im Conus elasticus ansetzenden Fasern des Stimmuskels," *Laryngol. Zeitschrift.*, 36, 1957, 642–650.

Schoen, M., "The Pitch Factor in Artistic Singing," *Physiological Monog.*, 31, 1922, 230–259.

———, *The Vibrato*, University of Iowa Studies, Iowa City, Iowa, 1932.

Schwabe, F., and C. Siegert, "Bemerkungen zum Beitrag 'Vocal intensity, subglottic pressure and air flow relationships in singers,'" (Rubin, et al.), *Folia Phoniat.*, 25, 1973, 150–154.

Scripture, E. W., *Elements of Experimental Phonetics.* New York: Scribner, 1904.

Seashore, C., "Measurements on the Expression of Emotion in Music," *Proceedings of the National Academy of Science*, 1923, 323–325.

Shearer, W. T., H. F. Biller, J. H. Ogura, and D. Goldring, "Congenital Laryngeal Web and Interventricular Septal Defect," *Amer. J. Dis. Child.*, 123, 1972, 605–607.

Shin, T., and D. D. Rabuzzi, "Volume Conduction of Evoked Potentials in Adjacent Laryngeal Muscles," *Ann. Otol. Rhinol. Laryngol.*, 79, 1970, 290–299.

Shipp, T., and H. Hollien, "Perception of the Aging Male Voice," *J. Sp. Hrng. Res.*, 12, 1969, 703–710.

Smith, M., G. Berke, B. Garratt, and J. Kreiman, "Laryngeal Paralysis: Theoretical Considerations and Effects on Laryngeal Vibration, *J. Sp. Hrng. Res.*, 35, 1992, 545–554.

Smith, S., "Remarks on the Physiology of the Vibration of the Vocal Cords," *Folia Phoniat.*, 6, 1954, 166–178.

———, "Chest Register Versus Head Register in the Membrane Cushion Model of the Vocal Cords," *Folia Phoniat.*, 9, 1957, 32–36.

———, "On Pitch Variation," *Folia Phoniat.*, 11, 1959, 173.

Smith, S. B., "The Relationship between the Angle of the Thyroid Laminae and Vocal Fold Length." Masters thesis, University of Illinois, Champaign, Ill., 1978.

Smitheran, J., and T. Hixon, "A Clinical Method for Estimating Laryngeal Airway Resistance During Vowel Production," *J. Sp. Hrng. Dis.*, 46, 1981, 138–146.

Sondhi, M. M., "Measurement of the Glottal Waveform," *J. Acoust. Soc. Amer.*, 57, 1975, 228–232.

Sonesson, B., "Die Function elle Anatomie des Cricoarytenoidgelankes," *Z. Anat. entw.*, 121, 1959.

———, "A Method for Studying the Vibratory Movements of the Vocal Cords: A Preliminary Report," *J. Laryngol.*, 73, 1959, 732–727.

———, "On the Anatomy and Vibratory Pattern of the Human Vocal Folds," *Acta Oto-Laryngol.*, Suppl. 156, 1960.

Sonninen, A., "The Role of the External Laryngeal Muscles in Length-Adjustments of the Vocal Cords in Singing," *Acta Oto-Laryngol.*, Suppl. 130, 1956.

———, and E. Vaheri, "A Case of Voice Disorder Due to Laryngeal Asymmetry and Treated by Surgical Medioposition of the Vocal Cords," *Folia Phoniat.*, 10, 1958, 193–199.

Stathoopoulos, E., J. Hoit, T. Hixon, P. Watson, and N. Solomon, "Respiratory and Laryngeal Function During Whisper," *J. Sp. Hrng. Res.*, 34, 1991, 761–767.

Stevens, K., "Acoustical Aspects of Speech Production," Chap. 9, W. Fenn and O. Rahn, eds., *Handbook of Physiology, Respiration*, 3, Baltimore: Williams & Wilkins, 1965.

———, and A. House, "An Acoustical Theory of Vowel Production and Some of Its Implications," *J. Sp. Hrng. Res.*, 4, 1961, 303–320.

Stoker, G., "The Voice as a Stringed Instrument," *British Medical Journal*, 1, 1886, 641–642.

Stone, R., "Issues in Clinical Assessment of Laryngeal Function: Contraindications for Subscribing to Maximum Phonation Time and Optimum Fundamental Frequency," in D. Bless and J. Abbs, eds., *Vocal Fold Physiology.* San Diego: College-Hill Press, 1983.

Stone, R. E., Jr., and A. Nuttal, "Relative Movements of the Thyroid and Cricoid Cartilages Assessed by Neural Stimulation in Dogs," *Acta Oto-Laryngol.*, 78, 1974, 135–140.

Strenger, Folke, "Methods for Direct and Indirect Measurement of the Subglottic Air-Pressure in Phonation," *Studia Linguistica*, 14, 1960, 98–112.

Strube, H. W., "Determination of the Instant of Glottal Closure from the Speech Wave," *J. Acoust. Soc. Amer.*, 56, 1974, 1625–1629.

Sussman, H. M., R. J. Hanson, and P. F. MacNeilage, "Studies of Single Motor Units in the Speech Musculature: Methodology and Preliminary Findings," *J. Acoust. Soc. Amer.*, 51, 1972, 1372–1374.

Sutton, D., C. Larson, and D. Farrell, "Cricothyroid Motor Units," *Acta Oto-Laryngol*, 74, 1972, 145–151.

Svec, J. G., H. Schutte, and D. Miller, "A Subharminic Vibratory Pattern in Normal Vocal Folds," *J. Sp. Hrng. Res.*, 39, 1996.

Takase, S., "Studies on the Intrinsic Laryngeal Muscles of Mammals —Comparative Anatomy and Physiology (Japanese text), *Otol. Fukuoka.*, 10, 1964, 18–58. See also *disorders of speech and hearing Abstracts*, 6, 1966.

Tanabe, M., K. Kitajima, and W. J. Gould, "Laryngeal Phonatory Reflex. The Effect of Anesthetization of the Internal Branch of the Superior Laryngeal Nerve: Acoustic Aspects," *Ann. Otol. Rhinol. Laryngol.*, 84, 1975, 206–212.

Tarnoczy, T. H., "Opening Time and Opening Quotient of the

Vocal Cords During Phonation," *J. Acoust. Soc. Amer.*, 23, 1951, 42–44.

Testut, L., and A. Laterjet, *Traite d'Anatomie Humaine*, 9th ed. Paris: G. Doin, 1948. Tome premier.

Tiffin, J., "The Role of Pitch and Intensity in the Vocal Vibrato of Students and Artists," *University of Iowa Studies in the Psychology of Music*, I, 1932, 134–165.

———, and M. Metfessel, "Use of the Neon Lamp in Phonophotography," *Amer. J. Psychol.*, 42, 1930, 638–639.

———, and H. Seashore, "Summary of the Established Facts in the Experimental Studies in the Vibrato up to 1932," *University of Iowa Studies in the Psychology of Music*, I, 1932, 344–376.

———, J. Saetveidt, and J. Snidecor, "An Approach to the Analysis of the Vibration of the Vocal Cords," *Quart. J. Sp.*, 24, 1938, 1–11.

Timcke, R., H. von Leden, and P. Moore, "Laryngeal Vibrations: Measurements of the Glottic Wave. Part I. The Normal Vibratory Cycle." *Arch. Otolaryngol.*, 68, 1958, 1–19.

———, H. von Leden, and P. Moore, "Laryngeal Vibrations: Measurements of the Glottic Wave. Part II. Physiologic Variations," *Arch. Otolaryngol.*, 69, 1959, 438–444.

———, H. von Leden, and P. Moore, "Laryngeal Vibrations: Measurements of the Glottic Wave. Part III. The Pathologic Larynx," 71, *Arch. Otolaryngol.*, 71, 1960, 16–35.

Titze, I., "The Human Vocal Cords: A Mathematical Model, Part I," *Phonetica*, 28, 1973, 129–170.

———, "The Human Vocal Cords: A Mathematical Model, Part II," *Phonetica*, 29, 1974, 1–21.

———, "Parameterization of the Glottal Area, Glottal Flow, and Vocal Fold Contact Area," *J. Acoust. Soc. Amer.*, 75, 1984, 570–580.

———, "Acoustic Interpretation of the Voice Range Profile (Phonetogram)," *J. Sp. Hrng. Res.*, 35, 1992, 21–34.

———, and W. Strong, "Normal Modes in Vocal Cord Tissues," *J. Acoust. Soc. Amer.*, 57, 1975, 736–744.

———, and D. Talkin, "A Theoretical Study of the Effects of Various Laryngeal Configurations on the Acoustics of Phonation," *J. Acoust. Soc. Amer.*, 66, 1979, 60–74.

Toner, M. A., F. Emanuel, and D. Parker, "Relationship of Spectral Noise Levels to Psychphysical Spacing of Vowel Roughness," *J. Sp. Hrng. Res.*, 33, 1990.

Tonndorf, W., "Die mechanik bei Stimmlippenschwingungen und beim Schnarchen," *Zeitschrift für Hals-Nasen und Ohrenheildunde*, 12, 1925, 241–245.

Töpler, A., "Das princip der Stroboskopischen scheiben," *Annals. d. Physik*, 128, 1886, 108–125.

Travis, E., R. Bender, and A. Buchanan, "Research Contributions to Vowel Theory," *Sp. Monogr.*, 1, 1934, 65–71.

Tschiassny, K., "Studies Concerning the Action of the Musculus Cricothyreoideus," *Laryngoscope*, 54, 1944, 589.

Tucker, G., Jr., W. Alonso, J. Tucker, M. Cowan, and N. Druck, "The Anterior Commissure Revisited," *Ann. Otol. Rhinol. Laryngol.*, 82, 1973, 625–636.

Tucker, J., and R. O'Rahilly, "Observations on the Embryology of the Human Larynx," *Ann. Otol. Rhinol. Laryngol.*, 81, 1972, 520–523.

———, and G. Tucker, "Some Aspects of Fetal Laryngeal Development," *Ann. Otol. Rhinol. Laryngol.*, 84, 1975, 49–55.

Van Daele, D., A. Perlman, and M. Cassell, "Intrinsic Fibre Architecture and Attachments of a Human Epiglottis and Their Contributions to the Mechanism of Deglutition, *J. Anat.*, 186, 1995, 1–15.

Van Hattum, R., and J. Worth, "Air Flow Rates in Normal Speakers," *Cleft Palate Jour.*, 4, 1967, 137–147.

Van Michel, C., "Phonatory Glottic Movements Without Emission of Sounds. An Electroglottographic Study," *Folia Phoniat.*, 18, 1966, 1–8.

Vennard, Wm., *Singing: The Mechanism and the Technic*, rev. ed., New York: Carl Fischer, 1967.

Verschuure, J., "The Electroglottography and Its Relation to Glottal Activity," *Folia Phoniat.*, 27, 1975, 215–224.

Vesalius, Andreas, *De Humani Corporis Fabrica*. Basel: Johannes Oporinus, June 1543a.

———, *Epitome*. Basel: Johannes Oporinus, June 1543b.

Voltolini, R., *Die Krankheiten der Nase*. Breslau: E. Morgenstern, 1888.

Walton, J. H., ed., "The Larynx," *Clinical Symposia*, CIBA, 1964.

Warden, Adem, "New Application of the Reflecting Prism," *London Medical Gazette*, 1844, 256.

Warren, N., "Vocal Cord Activity and Vowel Theory," *Quart. J. Sp.*, 1936, 651–655.

Wegel, R., "Theory of Vibration of the Larynx," *Bell Syst. Tech. J.*, 9, 1930, 207–227.

Weiss, D., "Discussion of the Neurochronaxic Theory," *Arch. Otolaryngol.*, 70, 1959, 607–618.

Wendahl, R., "Laryngeal Analog Synthesis of Harsh Voice Quality," *Folia Phoniat.*, 15, 1963, 241–250.

———, and R. Coleman, "Vocal-Cord Spectra Derived from Glottal Area Waveforms and Subglotta Photocell Monitoring," *J. Acoust. Soc. Amer.*, 41, 1967, 1613.

———, P. Moore, and H. Hollien, "Comments on Vocal Fry," *Folia Phoniat.*, 15, 1963, 251.

Werner-Kukuk, E., and H. von Leden, "Vocal Initiation," *Folia Phoniat.*, 22, 1970, 107–116.

West, R., "The Nature of Vocal Sounds," *Quart. J. Sp.*, 12, 1926, 244–295.

Wheatstone, C., *Westminister Review*, 1837, 27.

Whicker, J., and K. Devine, "The Commemoration of Great Men in Laryngology," *Arch. Otolaryngol.*, 95, 1972, 522–525.

Willis, W., "On Vowel Sounds, and on Reedorgan Pipes," *Transactions of the Cambridge Philosophical Society*, 3, 1830, 231.

Wilson, K., *Voice Disorders in Children*, Baltimore: Williams & Wilkins, 1979.

Winckel, F., "How to Measure the Effectiveness of Stage Singers' Voices," *Folia Phoniat.*, 23, 1971, 228–233.

Woods, R., "Law of Transverse Vibrations of Strings Applied to the Human Larynx," *J. Anat. and Physiology*, 27, 1892, 431–435.

Wright, J., "The Nose and Throat in Medical History," *Laryngoscope*, 12, 1902, 270–271.

Wullstein, Horst, "Der Bewegungsvorgang und den Stimmlippen warend der Stimmgebung," *Arch. für Ohren-Nasen-und-Kehlkopfheilkunde*, 142, 1936, 124.

Wustrow, F., "Bau und Funktion des menschliche Musculus Vocalis," *Zeitschrift für Anatomie und Enwicklungsgeschichte*, 116, 1952, 506–522.

Wyke, B., "Laryngeal Myotatic Reflexes and Phonation," *Folia Phoniat.*, 26, 1974, 249–264.

———, "Laryngeal Neuromuscular Control Systems in Singing.

A Review of Current Concepts," *Folia Phoniat.*, 26, 1974, 295–306.

Yanagihara, N., "Aerodynamic Examination of the Laryngeal Function," *Stud. Phonol.*, 5, 1969–70, 45–51.

——, Y. Koike, and H. von Leden, "Phonation and Respiration Function Study in Normal Subjects," *Folia Phoniat.*, 18, 1966, 323–340.

——, and H. von Leden, "Respiration and Phonation," *Folia Phoniat.*, 19, 1967, 153–166.

Zaliouk, A., and I. Izkovitch, "Some Tomographic Aspects in Functional Voice Disorders," *Folia Phoniat.*, 10, 1958, 34–40.

Zboril, M., "Electromyographie der inneren Kehlkopfmuskelm bei verschiedenen Phonationstypen," *Arch. für Ohren-Nasen-und-Kehlkopfheilkunde*, 184, 1965, 443–449.

Zemlin, E., and W. Zemlin, *Study Guide/Workbook to Accompany Speech and Hearing Science. Anatomy and Physiology.* Stipes Publishing Co., Champaign, IL, 1988.

Zemlin, W. "A Comparison of a High-Speed Cinematographic and a Transillumination Photo-conductive Technique in the Study of the Glottis During Voice Production," Master's thesis, University of Minnesota, Minneapolis, Minn., 1959.

——, "A Comparison of the Periodic Function of Vocal-Fold Vibration in a Multiple Sclerosis and a Normal Population," Ph.D. diss., University of Minnesota, Minneapolis, Minn., 1962.

——, *Speech and Hearing Science: Anatomy and Physiology*, 2nd ed. Englewood Cliffs, N.J.: Prentice-Hall, 1981.

——, "Developing a Working Construct of the Structure and Function of the Speech Mechanism," *Amer. Sp. Hrng. Assn.* (*ASHA*) XXVI, 1984, 71.

——, and A. Angeline, "The Extrinsic Laryngeal Muscles in Relation to the Thyroid Cartilage," *Amer. Sp. Hrng. Assn.* (*ASHA*), XXVI, 1984, 71.

——, P. Davis, and C. Gaza, "Fine Morphology of the Posterior Cricoarytenoid Muscle," *Folia Phoniat.*, 36, 1984, 233–240.

——, S. Elving, and L. Hull, "The Superior Thyroarytenoid Muscle in the Human Larynx," *Amer. Sp. Hrng. Assn.*, XXVI, 1984, 71.

——, R. Mason, and L. Holstead, "Notes on the Mechanics of Vocal Vibrato," *Nat. Assoc. Teachers of Singing Bulletin* (*NATS*), 27, 1971, 22–26.

——, A. Simmon, and D. Hammel, "The Frequency of Occurrence of Foramen Thyroideum in the Human Larynx," *Folia Phoniat.*, 36, 1984, 296–300.

Zenker, W., and J. Glaniger, "Die Starke des Trachealzuges beim lebenden Menschen und seine Bedeutung für die Kehlkopfmechanick," *Zeitschrift fur Biol*, 11, 1959, 154–164.

——, and A. Zenker, "Uber die Regelung der Stimmlippenspannung durch von aussen eingreifende Mechanismen," *Folia Phoniat.*, 12, 1960, 1–36.

第 4 章

構　音
Articulation

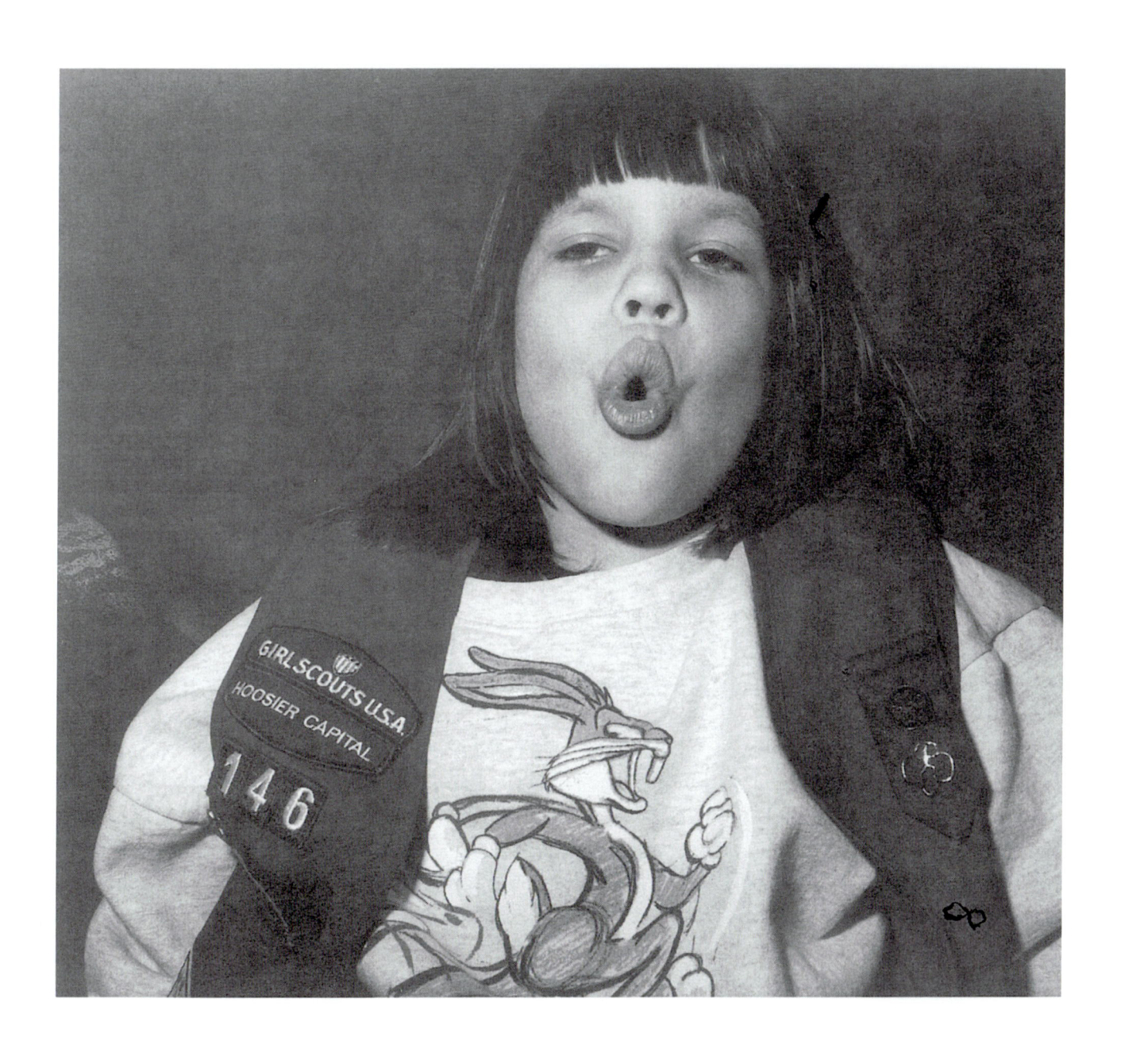

導　入
Introduction

　ここまでの話し言葉の機構についての解説では，動力源と振動の要素について扱った．動力源は，肺，関連する骨格，筋肉から構成され，音のしない空気流の形でエネルギーを提供する．振動する声帯ヒダは，この呼気流を急速に連続する空気の塊に変換する．

　もしも喉頭を，それ以外の声道から分離することが可能なら，喉頭での出力は不明瞭なズーという雑音であり，その振動数は声帯ヒダが異なる振動数で振動するのに応じて変化することがわかる．声門下圧が変化するにつれて，出力の強度も変化する．喉頭雑音は，私たちが話し言葉として聞く音とは異なることを理解しなければならない．声帯ヒダが，高くなった声門下圧によって吹き上げられるたびに，加圧された空気の爆発音が声道に放出される．例えば，200回/秒で振動する声帯ヒダでは，離散的な空気の爆発音は，1/200秒の割合で声道に放出される．これらのエネルギーの一時的な爆発の効果は，喉頭より上で静止している空気柱を興奮させることであり，この空気柱は短時間だけ振動する．各振動の振幅は急速に衰えるが，エネルギー爆発が急激に連続するために空気柱は振動を続ける．

　声門上の空気柱の内部で発生するこれらの短時間の振動は，声門音と喉頭音を作る．この音は音響的に豊かであり，基本周波数の倍数である周波数を調和的に総和した結果である多くの音声要素から構成される．声道は，その形状に依存して，**声門音 glottal tone** の一部を共鳴させるか，強化することができる．すなわち，声門音は，声門の形状すなわち声道の音響特性に依存して有声音を作る．声道は，**フォルマント**とよばれている4〜5個の顕著な共鳴音をもち，それらの周波数は声道の形状と長さで決定される．

　声帯ヒダより上の声道は，咽頭，鼻および口腔から構成される．声道の形状の調整とそれによる音響特性は**構音 articulation** として知られており，この調整を担当する構造は**構音器官 articulator** とよばれている．

　構音器官は，音素を生成する．例えば，空気流が声道に沿って，どこかの狭窄部位を通過するとき，生じた摩擦は空気流を乱流にし，**摩擦音 fricative noise** が生成される．これは，われわれが誰かに「シー」と音を出して，静かにするようにと警告するときに出す種類の音である．他の音素は，声道を外に向かって通過する空気の流れを瞬間的に妨げることによって発生する．唇と舌のような構音器官は，声道を遮断する弁として機能し，弁の突然の開放は耳に聞こえる一陣の空気の塊を放出する．そのような操作によって生成される音は，**破裂音 stop** とよばれている．［p］や［t］音がその例である．

　摩擦音と破裂音が声帯ヒダの振動に依存せずに産生されることを考慮に入れることは重要である．破裂音と摩擦音が発生する間に声帯ヒダが活動していると，結果として生じる音は声門音が重なった雑音になる．声帯ヒダの振動なしで発生する声音は，**無声音 unvoiced sound** として知られ，声帯ヒダの振動を伴う声音は**有声音 voiced sound** と称される．このようにして，摩擦音と破裂音（大雑把な子音の分類であるが）は，有声化して表出されたり（［ð］），無声化して表出されたり（［θ］）し，母音は常に有声音である．

　この章の目的は，構音機構について述べ，構音器官と音声生成とを関連づけることである．呼吸と喉頭のメカニズムの場合と同様，構音メカニズムは，支持する構造と筋系から構成されている．支えとなるフレームワークは，顔面骨，下顎または下顎骨，頸椎である．

頭　蓋　骨
The skull

全　体　像

　頭蓋骨は，頭の骨の構造であり，下顎骨を除いて，**縫合 suture** として知られている関節によってしっかりと結合される22本の不定型な平らな骨から成る．縫合は，頭蓋骨に限定されている不動の線維性の関節である．以前に，私たちは矢状縫合と冠状縫合が，身体の矢状面と前額面の参照線になるということを知った．主要な頭蓋の縫合を図4–1Aで示す．それらは，**矢状 sagittal**, **冠状 coronal**, **ラムダ lambdoidal**（人字）縫合（一対の縫合，ギリシャ文字「λ」を形成する），**後頭乳突縫合 occipitomastoid suture** であり，これらの用語は縫合の位置を示している．「矢状」の起源となった矢状の目印は，幼児頭蓋骨でよくみることができ，上から見ると図4–1Bのように見える．

　本質的に1つの統合された構造であるとしても，頭蓋骨は，脳を収容し保護する**頭蓋 cranium**（脳頭蓋）と，

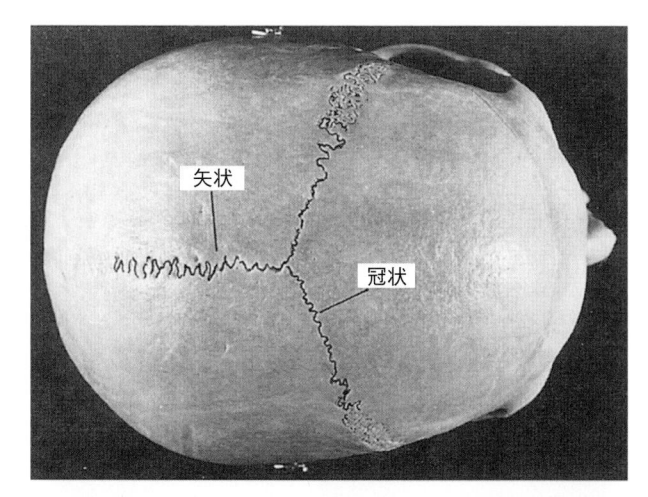

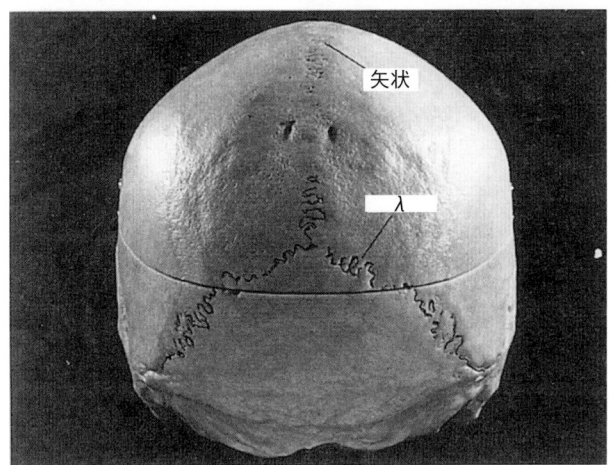

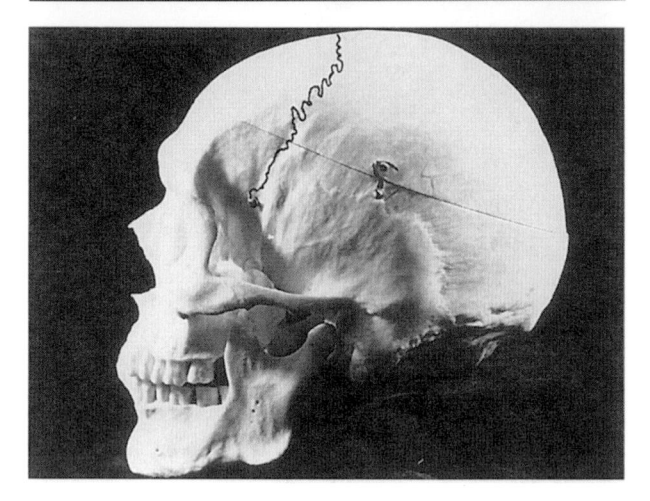

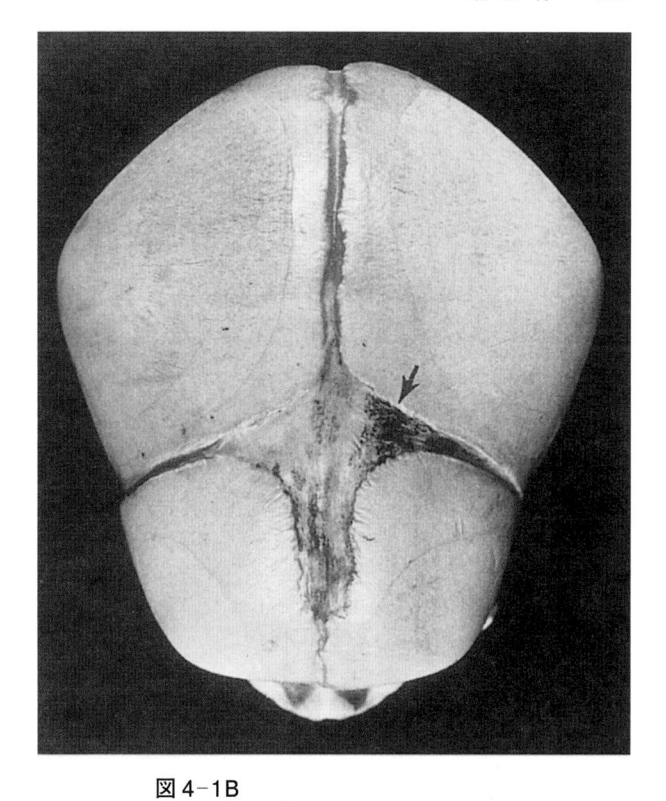

図 4-1B
(B) 上部から見た幼児の頭蓋骨. 矢印は大泉門を指している. そのため矢状縫合 (sagittal suture) は顕著である*.

咀嚼器官, 音声生成, 呼吸, 特殊感覚, 顔面表情筋のための**顔面骨格 facial skeleton** に分けることができる. 8つの頭蓋骨と14の顔面骨がある:

顔面骨		頭蓋骨	
下顎骨	1	篩骨	1
上顎骨	2	前頭骨	1
鼻骨	2	頭頂骨	2
口蓋骨	2	後頭骨	1
涙骨	2	側頭骨	2
頬骨	2	蝶形骨	1
下耳甲介	2		
鋤骨	1		
計	14	計	8

顔面骨と頭蓋骨に加えて, 頭部はさらに7つの骨を有

図 4-1A
(A) 頭蓋の主要な縫合. 上面には矢状縫合 sagittal suture が見える; 後面には λ [状] 縫合 lambdoid suture が見える; 側面には冠状縫合 coronal suture が見える.

---

* Sagittarius 射手座は, 南の星座であり, 矢を射ているケンタウロスの姿として見られる. 〔第9番目のは占星術で Zodiac の徴でもある.〕

する．それで合計29になる．それらは，聴覚のための3つの（中耳）**耳小骨** auditory (middle ear) ossicles である—**キヌタ骨** incus (2)，**アブミ骨** stapes (2)，**ツチ骨** malleus (2)—である．これらは，側頭骨の中に収容されている．さらに単一の，構音にはかかわらず，頭蓋のいずれの骨とも直接接触をしない非関節性の**舌骨** hyoid bone である．

頭部の個々の骨について考察する前に，図4-2, 4-3,

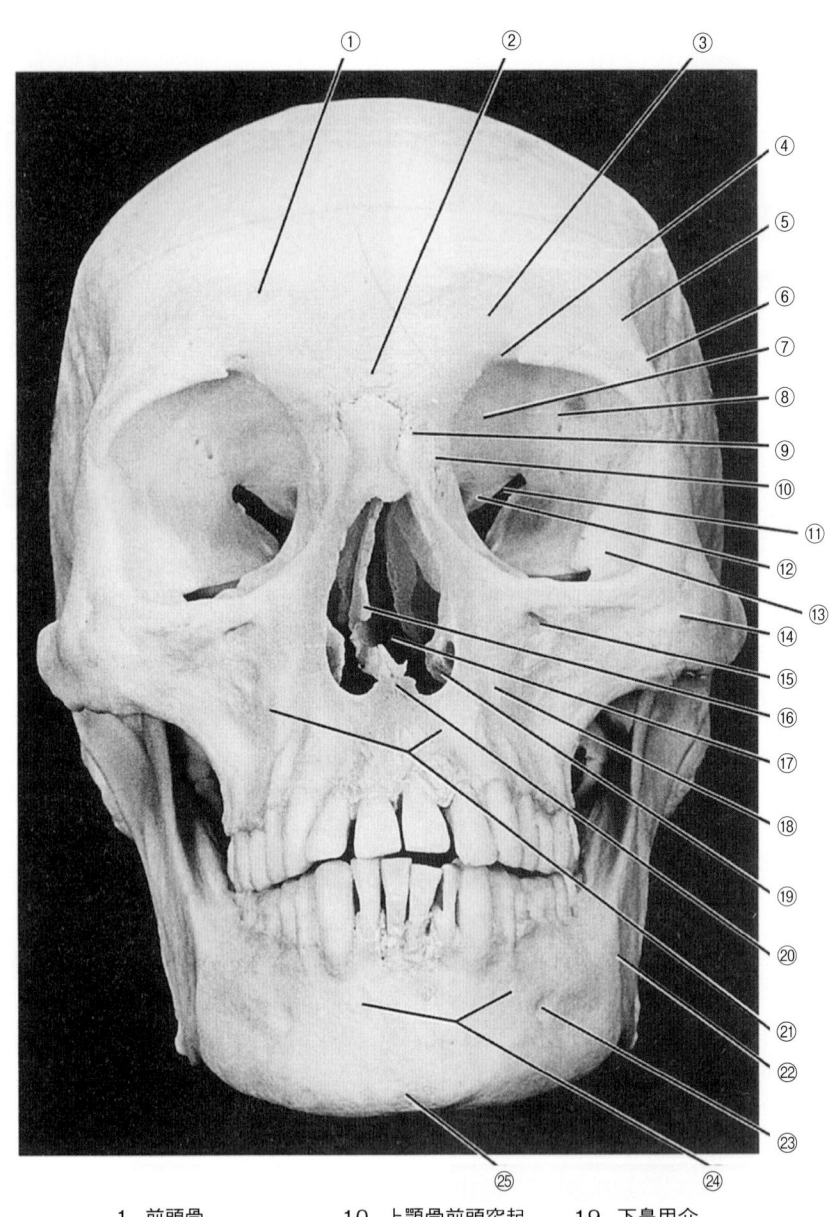

1. 前頭骨
2. 眉間
3. 眉弓
4. 眼窩上切痕
5. 眼窩上縁
6. 頬骨突起
7. 前頭骨の眼窩板
8. 蝶形骨の眼窩面
9. 鼻骨
10. 上顎骨前頭突起
11. 上眼窩裂
12. 視神経管
13. 頬骨の眼窩面
14. 頬骨（基底部）
15. 眼窩下孔
16. 鼻中隔
17. 鼻腔
18. 上顎骨犬歯窩
19. 下鼻甲介
20. 前鼻棘
21. 上顎骨体
22. 下顎骨斜線
23. オトガイ孔
24. 下顎骨体
25. オトガイ隆起

図4-2
正面から見た頭蓋骨．（Zemlin and Stolpe, 1967 より）

頭蓋骨　209

4-4に示される関節でつながれた状態の頭蓋骨について調べよう．これらの図は，個々の骨と2本以上の骨が関連する主要な目印を示し，それらによって大まかに紹介ができるであろう．

図4-2で示すように，頭蓋骨の前額面で最も明らかな穴あるいは凹みは，2個の**眼窩 orbit**と鼻腔である．

各眼窩は，生体では，眼球などの関連した組織を含んでいる．眼窩の入り口（眼窩口 aditus orbitae）は，**眼窩上縁 supraorbital margin**と**眼窩下縁 infraorbital margin**によって特徴づけられ，眼窩は，上，下，外側，内側を壁に囲まれている．涙腺は，生体では，眼窩の上外側部（前頭骨の中）にある凹みの中に位置しているが，涙は

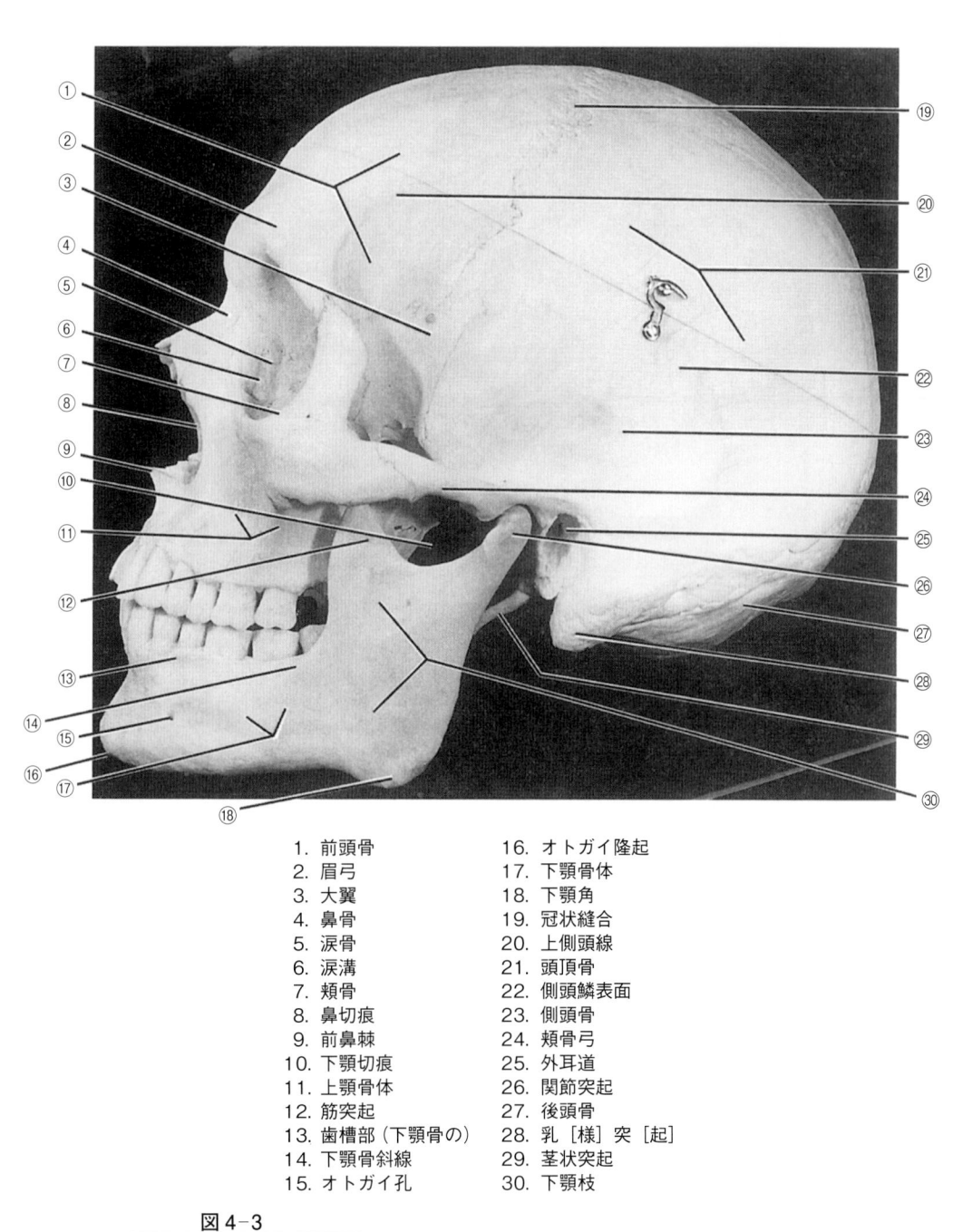

1. 前頭骨
2. 眉弓
3. 大翼
4. 鼻骨
5. 涙骨
6. 涙溝
7. 頬骨
8. 鼻切痕
9. 前鼻棘
10. 下顎切痕
11. 上顎骨体
12. 筋突起
13. 歯槽部（下顎骨の）
14. 下顎骨斜線
15. オトガイ孔
16. オトガイ隆起
17. 下顎骨体
18. 下顎角
19. 冠状縫合
20. 上側頭線
21. 頭頂骨
22. 側頭鱗表面
23. 側頭骨
24. 頬骨弓
25. 外耳道
26. 関節突起
27. 後頭骨
28. 乳［様］突［起］
29. 茎状突起
30. 下顎枝

図4-3
側面から見た頭蓋骨．（Zemlin and Stolpe, 1967より）

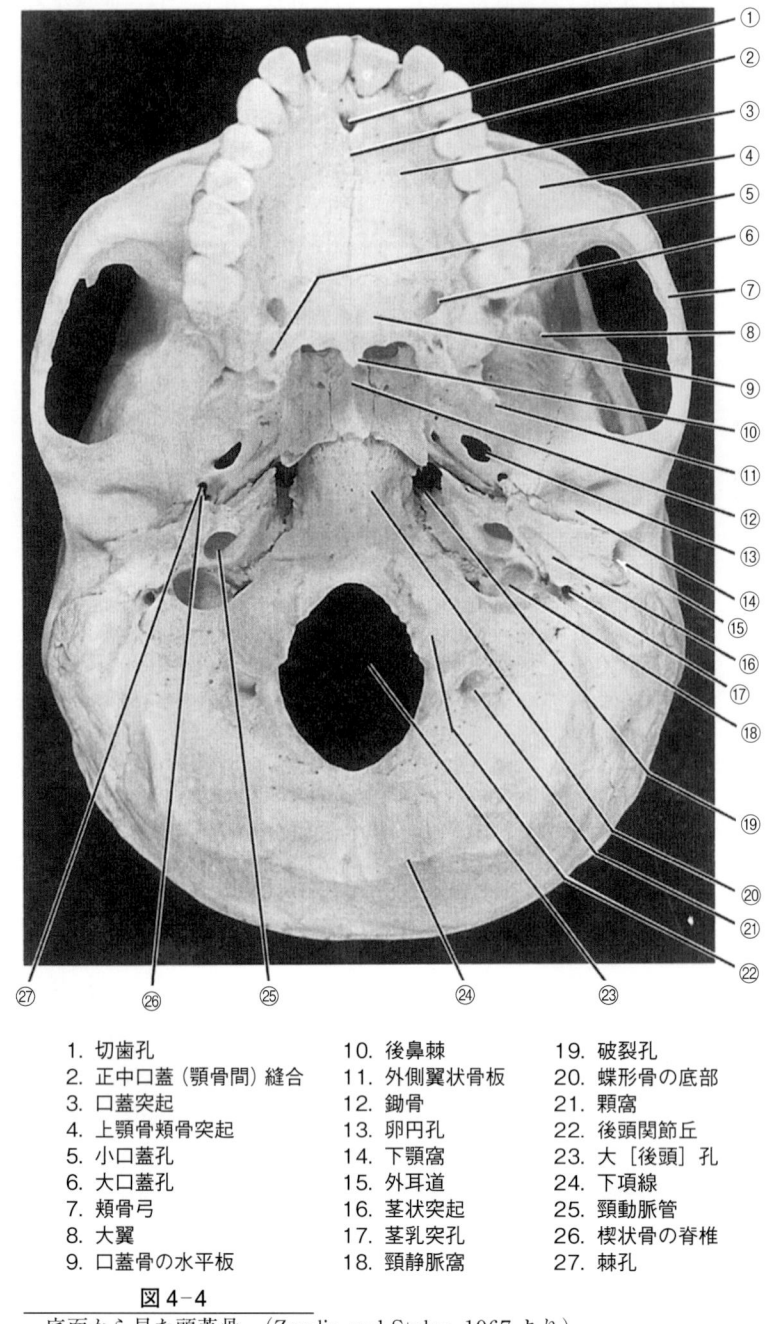

210　第4章　構　音

1. 切歯孔
2. 正中口蓋（顎骨間）縫合
3. 口蓋突起
4. 上顎骨頬骨突起
5. 小口蓋孔
6. 大口蓋孔
7. 頬骨弓
8. 大翼
9. 口蓋骨の水平板
10. 後鼻棘
11. 外側翼状骨板
12. 鋤骨
13. 卵円孔
14. 下顎窩
15. 外耳道
16. 茎状突起
17. 茎乳突孔
18. 頸静脈窩
19. 破裂孔
20. 蝶形骨の底部
21. 顆窩
22. 後頭関節丘
23. 大［後頭］孔
24. 下項線
25. 頸動脈管
26. 楔状骨の脊椎
27. 棘孔

図4-4
底面から見た頭蓋骨．（Zemlin and Stolpe, 1967より）

涙腺窩に位置する涙嚢に向かって流れ，それは眼窩（涙と上顎骨の間にある）の下内側の部分にみられる．眼窩の後ろには，上下の眼窩裂 superior and inferior orbital fissures と視神経管 optic canal がある．生体では，視神経管は視神経（視覚）と眼動脈をもたらす．上眼窩裂を通って，眼球運動のための運動神経（動眼神経，滑車神経，外転神経）が筋に送られる．下眼窩裂を通って，眼領域に感覚神経（眼神経）と眼静脈が送られる．

鼻腔 nasal cavity は顔面骨の深部を横断し，骨性の**鼻中隔** nasal septum によって左右半分に分けられる．**図4-2**のように，鼻中隔は必ずしも正中線に位置していないので，鼻腔は左右不均等に分かれる．鼻中隔は，特

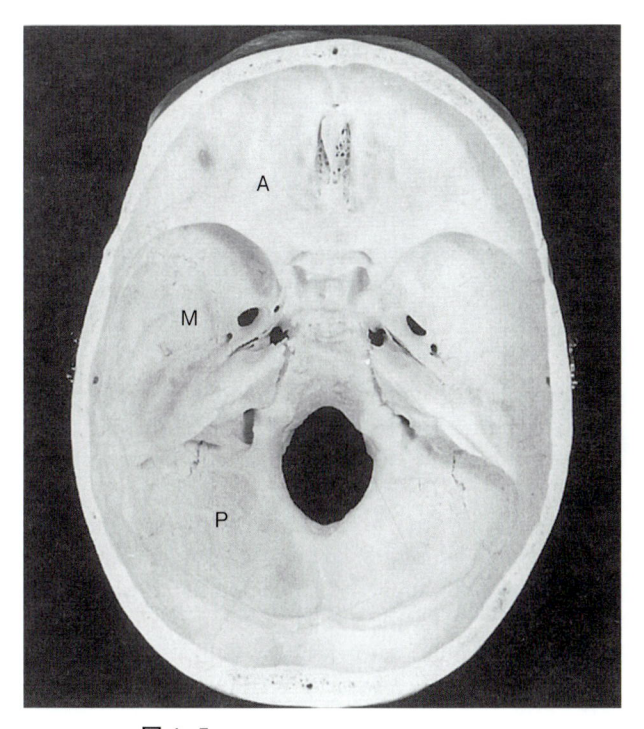

図4-5
頭蓋底．前頭蓋窩（A），中頭蓋窩（M），後頭蓋窩（P）が示されている．

頭葉，側頭葉，小脳を収容するために形作られる．

いくつかの明らかな骨の目印が，個々の骨にはある．例えば，後頭骨の**大後頭孔** foramen magnum と側頭骨の**乳様突起** mastoid process と**茎状突起** styloid process である．他の明瞭な頭蓋骨の部品が複数の骨に関連して存在する．それらのうちの2つは，(1) **頬骨弓** zygomatic arch であり，**側頭窩** temporal fossa として知られている凹面を横切って曲がり，もう1つは (2) **硬口蓋** hard palate であり，上顎骨と口蓋骨から構成される（図4-4）．

高等哺乳類（人間を含む）では，2組の歯が与えられる．最初の一組は，子宮内でかなり発達し，幼小児期に現れる．それは**乳歯** milk (deciduous) teeth であり，deciduous 脱落性という語が意味するように，一時的な歯牙である．しかしながら，その次に生える歯は**永久歯** permanent teeth である．永久歯は，若年齢で萌出し，疾患や外傷を受けなければ，生涯残る．歯牙は全体として，顔面骨の成長パターンに重大な影響を及ぼす．そして，歯の欠損は，とくに初期の年齢では，顔面骨の形状に大きな影響を及ぼす．

君たちへの激励のことば：頭蓋骨はきわめて複雑な構造物である．その構成と構造を完全に理解できるのは，適切に指導されて学習したときだけである．組み合わせた1枚の写真を作るには，2, 3, おそらくもっと多くの細部の写真が必要であろう．イラストと簡潔なテキストは有用ではあるが，実際の頭蓋骨ほどには役立たない．人間には構造上の相違があると思われ，その相違が互いを個人として認知するのを助けている．これらの個々の構造上の相違も頭蓋骨に起こるので，君たちが勉強する標本が必ずしも解剖学書のイラストと同じでないことに驚いてはいけない．

顔面頭蓋骨

下顎　Mandible

成人の下顎骨（図4-6）は，1つの骨と考えられている．しかしながら，出生時には，その鏡面像になっている半分ずつは線維性軟骨で結合されている．そして，その結合は通常出生後1年の間に硬化する．上から見ると，図4-7A のように，下顎骨はU字型に見える．弓を作っている部分は，**下顎骨体** body (corpus) とよばれ，左右半分ずつが接合される点は，**オトガイ線維軟骨結合** mental symphysis とよばれている．図4-7B にあるよ

徴的に，若干の偏位を示し，それは正常な個体発生の結果よりも，むしろこれまでに受けた体験（鼻部への強打など）を反映する．鼻中隔は，この章の後半で若干詳細に記述するが，ここでは鼻腔内の外側壁にある「巻いた骨」について言及する．これらの「巻物」は内部に突出し，鼻腔路を**鼻道** meatus（空気のための通路）に分ける．それらは甲介または**甲介骨** turbinated bone とよばれている．

人体計測法で主に使用される固有の目標が，ときに個々の標本を記述する際の参考として使われる．それは，こめかみ，頭頂，前額，後頭である．**こめかみ** temporae（側頭）は，頭蓋骨の外側であり，頭蓋骨で最も上方の点が**頭頂** vertex である．frons は**前額**で，後頭 occiput は頭蓋骨の後ろである．

"skull **頭蓋**"は，本来はボウルを意味するが，現在では22個の関節で結合された頭蓋骨と顔面骨を意味する．"calavaria **冠**"は，頭蓋帽を構成するボウルを意味する．頭蓋冠が取り除かれると，図4-5 の場合のように，頭蓋底に3つの大きな境界がみられる．それらは，**前頭蓋窩** anterior cranial fossa, **中頭蓋窩** middle cranial fossa, **後頭蓋窩** posterior cranial fossa で，それぞれ大脳の前

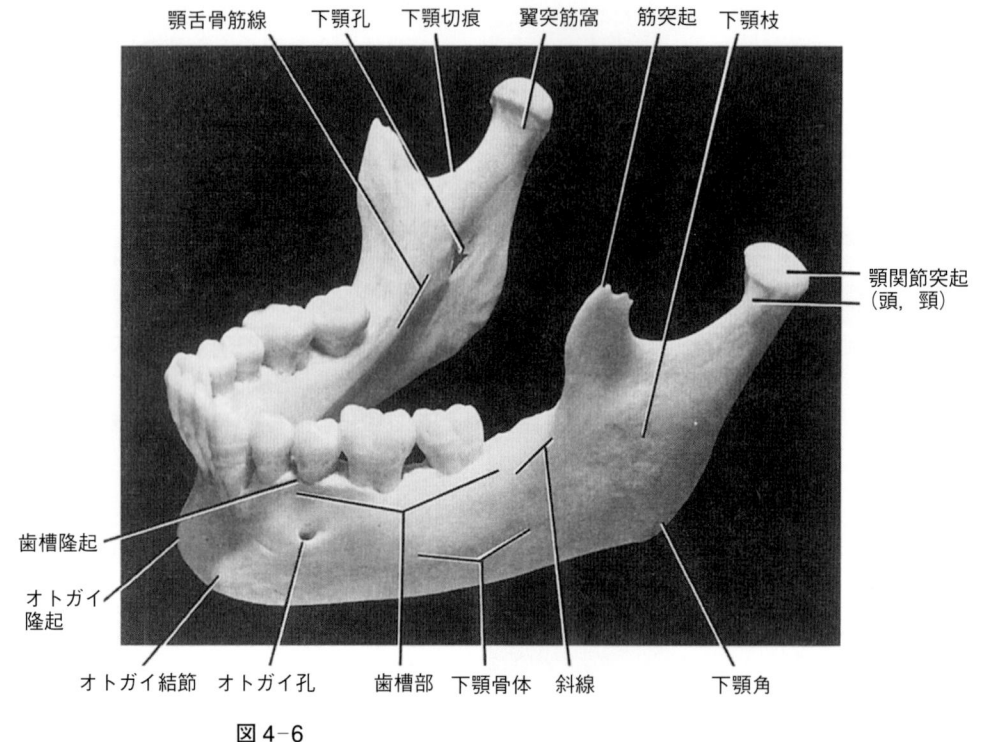

図のラベル: 顎舌骨筋線　下顎孔　下顎切痕　翼突筋窩　筋突起　下顎枝　顎関節突起（頭，頸）　歯槽隆起　オトガイ隆起　オトガイ結節　オトガイ孔　歯槽部　下顎骨体　斜線　下顎角

図4-6　遠近法で見た下顎骨．（Zemlin and Stolpe, 1967 より）

うに，正面から見ると，オトガイ線維軟骨結合は，下縁近くで二股に分かれる垂直方向の正中隆起としてみえる三角形を形成し，**オトガイ隆起** mental protuberance（オトガイ点）とよばれている．それは通常中心部で陥凹しており，その結果，**オトガイ結節** mental tubercle とよばれている2つの突起が生じる．

下顎骨の内面は，線維軟骨結合の近くで，2つの小さい後向きの隆起を示す．それら2つは上下方向に配置される．これらは，**オトガイ棘** mental spine として知られており，その大きさは，不明瞭な隆起から顕著な2つの棘まで多様である．下から見た下顎骨を図4-7Cに示す．

歯のある下顎骨の上面は，**歯槽弓** alveolar arch として知られている．それは，個々の歯牙のための**歯槽** dental alveolus を含む．歯槽は，**槽間中隔** interalveolar septa によっておのおの分けられている．

下顎骨弓は後方に向かっていくらか外側方向に振り，**下顎枝** mandibular ramus（文字通り，体部からの枝）に接続する．その位置で，下顎の左右半分ずつは大きく分かれる．側面から見ると，図4-7Dに示すように，下顎枝の後面は下顎骨体の下縁と一緒になり，下顎角を形成する．**下顎角** angle of the mandible は，成人では，直角（90°）に近い．左右の下顎枝は垂直方向の四辺形のプレートであり，下顎骨体の後ろの部分から上方へ広がっている．各下顎枝の上縁は2つの顕著で重要な目印をもつ，**筋突起** coronoid processes と**関節突起** condylar processes である．これらは，**下顎（半月）切痕** mandibular (or semilunar) notch によって分離されている．

筋突起 coronoid process（2つの突起の前方の方）は，いくらか後側方向に向かうくちばし状の突起である．したがって，前方に凸で後方に凹となっている．それは，側頭筋（後述）の付着部位として用いられる．**関節突起** condylar process は，頭部と頸部から成る．関節頭は，両側で側頭骨のところで頭蓋骨と関節結合し，頭蓋骨における唯一の可動関節となる．**翼突窩** pterygoid fovea（外側翼突筋の付着のためのへこみ）も，関節突起にある．下顎枝の内面には，容易に指示できる目印である**下顎孔** mandibular foramen がある．ここは神経と血管の入り口である．下顎孔の前上方には**下顎小舌** lingula があり，これは蝶下顎靱帯 sphenomandibular ligament の付着部位である．

頭蓋骨　213

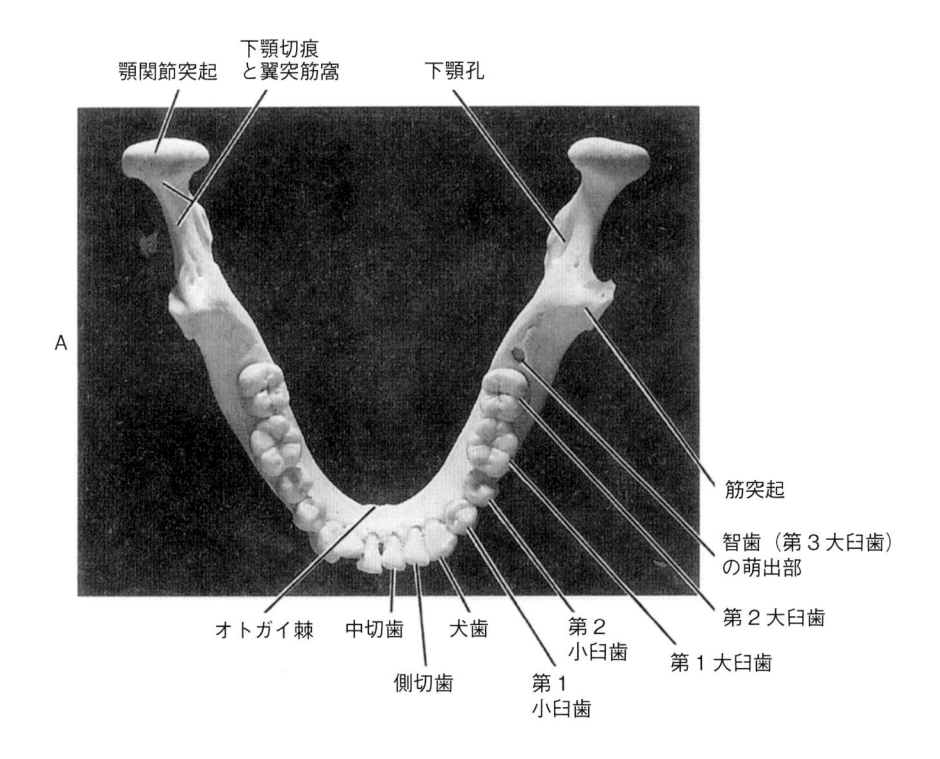

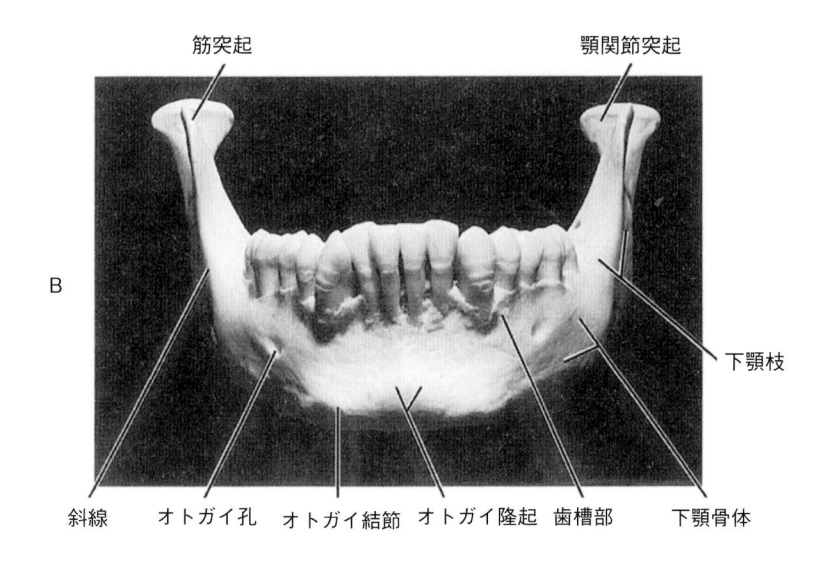

図 4-7
(A) 上から見た下顎骨．
(B) 正面から見た下顎骨．

　下顎骨体も，いくつかの重要な目印をもつ．各オトガイ結節から始まり，後上方に走行する**斜線 oblique line** とよばれている不明瞭な隆起がある．図 4-7D で示すように，それは下顎枝の前面に連続する．顕著な目印は，斜線（線維軟骨結合の外側）のちょうど上にみられる．それは**オトガイ孔 mental foramen** であり，オトガイ神経と血管が骨内部から外部表面に出ていくための骨の穿孔部である．下顎骨体の内面上の目立つ目印は**顎舌骨筋線 mylohyoid line**[1] と**顎舌骨筋神経溝 mylohyoid groove** である．顎舌骨筋線は，顎舌骨筋の下顎骨への付着部位を示し，口底の形成に関与する．

　構音機能　下顎骨は，大きく，緻密で，非常に強い骨である．この骨の音声生成に対する貢献の主なものは，おそらく下顎歯牙を収納し，舌や他の多くの筋群の付着

---

[1] mylo-：臼歯（molar）に関連している．

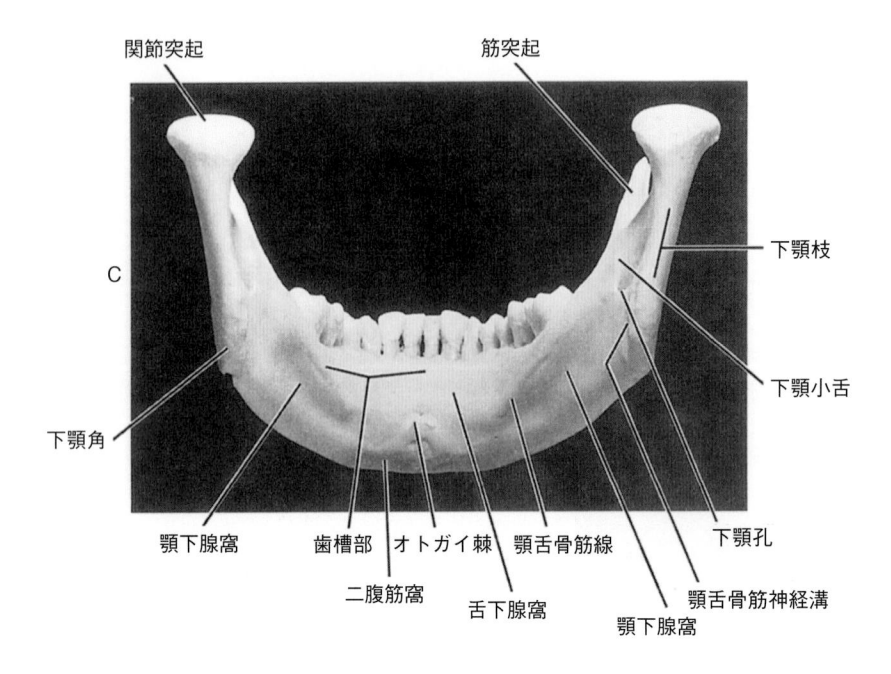

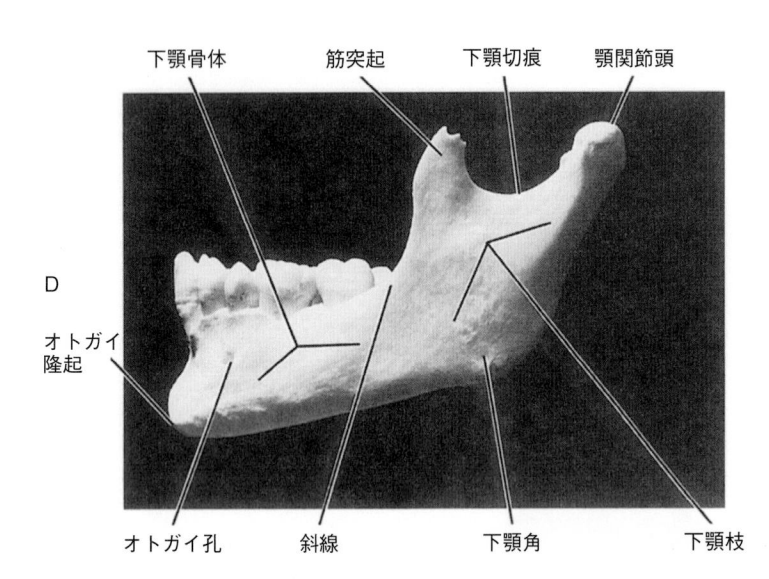

図4-7（つづき）
(C) 後ろから見た下顎骨．
(D) 側面から見た下顎骨．

部になることにある．下顎骨とそれに含まれる舌の運動は，口腔の大きさと音響特性を変化させる．通常の会話の間の下顎運動の程度は驚くほど小さい．切歯部で測定すると，2,3mm程度である．実際，下顎は会話の間，まったく運動する必要はない．この証明としては，葉巻やパイプ喫煙者にみられる．上下の歯の間で確実に吸い口を噛み締めていても，なんの問題もなく完全に適切に会話ができることにある．

奇形 Anomaly
[下顎骨の先天的低形成（Pierre Robin syndrome）]　この症候群は，偽性の**大舌症 pseudomacroglossia**を有する**小顎症 micrognathia**（異常に小さい下顎）から成る．(舌は通常，大きさにおいては正常であるが，口底が短くなるため，頬側の口腔が大きさを減少することになる．その結果の1つは，吸気の間の空気流の閉塞である)．他の特徴としては，**舌根沈下 glossoptosis**（舌の下方への偏位），**高口蓋**，**口蓋裂 cleft palate**である．硬軟口蓋裂は一般的にみられるが，必ずしもこの症候群の特徴ではない．しばしば，下顎骨は進行的に成長するので，4〜6歳頃には正常もしくは正常近くまで顔面の形態は発

達する．下顎骨形成不全（不完全発達）のため，多様な**歯科領域の奇形**がこの症候群には伴う．

[**顎顔面異骨症**（トリーチャ・コリンズ症候群 Treacher Collins Syndrome, Francescetti-Zwahlen-Klein syndrome）] この症候群が優性遺伝するという正当な証拠があるが，その表現形はしばしば不完全である．この症候群の特徴は，**小顎症 micrognathia**（ピエール・ロバン症候群より重症ではない），**外眼角 palpebral fissure**（目尻の角度）が下方に傾いている眼裂であり，その結果，ダウン症とは逆のような特徴を与える．下眼瞼の**欠損 colobomas**（眼組織の欠損），沈んだ頬骨，口角と耳の間にある**盲孔 blind fissure**[2]，耳介奇形，後退している顎，大口症が顔貌の特徴である．4人に1人の割合で，わずかの毛が頬部の方に広がる．

口蓋は，非常に高く，症例の約40％において裂がある．推測されるように，不正咬合は共通して，頻出し，重度である．耳介奇形は，しばしば外耳道，中耳の一部または全部の欠損と聴覚障害を伴う．

精神遅滞の発生率は，はっきりとはわかっていない．この症候群は一度見ると忘れられない．顔面と聴覚機構の胎生期での発生について知ると，はるかに理解しやすい症候群である．説明の都合上，下顎骨形成不全 mandibular hypoplasia と顎顔面異骨症 mandibulofacial dysostosis の例を図4-8で示す．

上顎 Maxillae

下顎骨を除いて，上顎骨は顔面で最も大きな骨である．これら1対の骨は，上顎全体を形成し，口蓋，鼻腔底，外壁，眼窩の床の形成に寄与し，音声生成に重要な役割を果たす．

各骨は，大雑把にはピラミッド状の**骨体**で，**頬骨突起 zygomatic process**，**前頭突起 frontal process**，**歯槽突起 alveolar process**，**口蓋突起 palatine process** から成る．骨体が四面体であるので，観察するべき面は4面ある：前面，後面（側頭骨の下），上面（眼窩），内面（鼻）．

前面には多くの目印がある．そのいくつかを図4-9に示す．重要な注意する部分は，**犬歯根隆起 canine eminence**，**眼窩下孔 infraorbital foramen**，**前鼻棘 anterior nasal spine** である．章が進むにつれて，これらの目印の重要性が明らかになる．後面は，**側頭下窩** infratemporal fossa の一部を作る．前面と後面は，もしも頬骨突起がないなら連続する．頬骨突起は前後の境界線を作る．後面には，2つの目印がある：(1) **歯槽管 alveolar canal** であり，後上血管と神経を運搬し，(2) **上顎結節 maxillary tuberosity** は口蓋骨との間で関節を

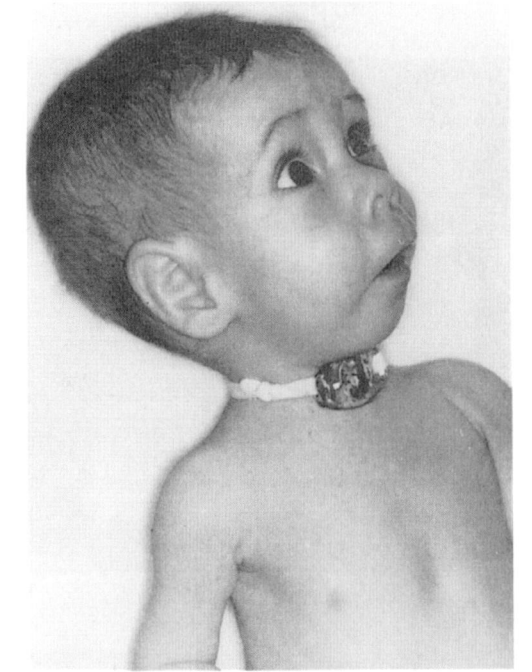

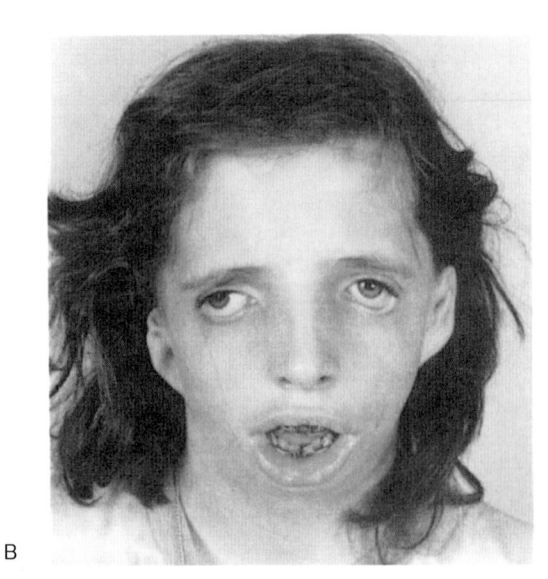

図4-8
(A) 下顎骨形成不全（Pierre Robin syndrome）．(B) 顎顔面異骨症（Treacher Collins syndrome または Francescetti-Zwahlen-Klein syndrome）の例．
(Center for Craniofacial Anomalies, Univ. of Illinois Medical Center, Chicago, Ill. の好意による)

---
[2] 一端が閉鎖しているか，隠されているかの裂．

第4章 構音

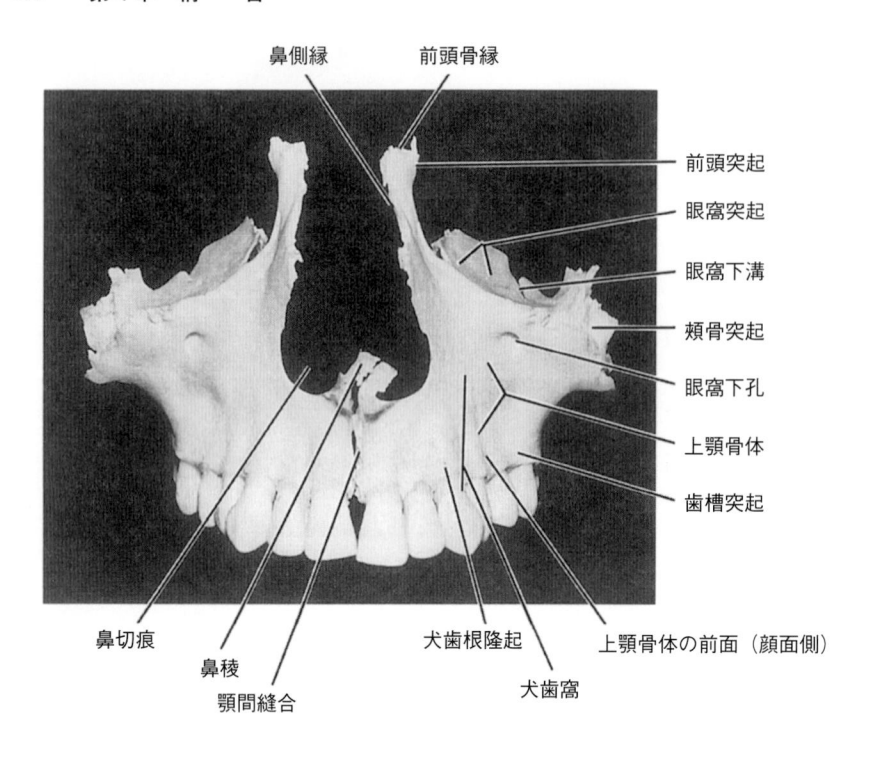

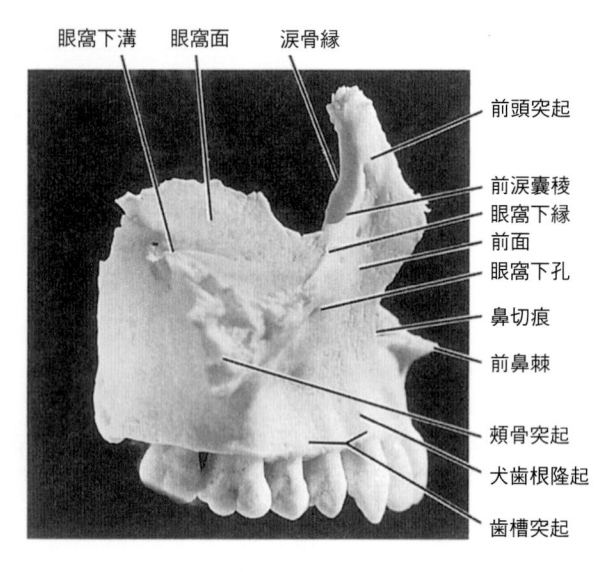

図4-9 正面から見た上顎骨（上）と側面から見た上顎骨（下）．

作る．上顎骨の上面は三角形状であり，眼窩底の大部分を作る．内縁は，涙骨，篩骨，口蓋骨と関節結合する．上面の顕著な目印としては，**眼窩下溝 infraorbital groove**である．これは眼窩下の血管と神経が通っている．内面は，上顎洞に向かって開放している．図4-10に示すように，この開口部は，関節を外した頭蓋骨で最も良好にみられる．関節が付いた標本では，内面はほとんど鼻甲介に隠れている．

梁の役割としての骨 上顎骨は，そのサイズが示すほど，がっしりした重い骨ではない．これは，上顎骨が充実した骨の塊でなく，拡張した**上顎洞 maxillary sinus**（Highmore洞，antrum of Highmore）を含んでいるためである．このように成人頭蓋骨での上顎骨は中空の殻であるため，歯槽から斜め上方に走行する3つの骨の支えがないなら，噛む力に容易に屈する．梁の役割を担う支持のための骨については，図4-11に概要を示す．1つは眼窩の内面を上昇し，もう1つは外面を上昇しつつ上下の枝に分かれ，1つは**頬骨 zygoma**として水平に走行する．これについては後に考察する．2つの枝の他方は（上の枝），眼窩洞の外側の境界線と壁を作り，最終

頭蓋骨　217

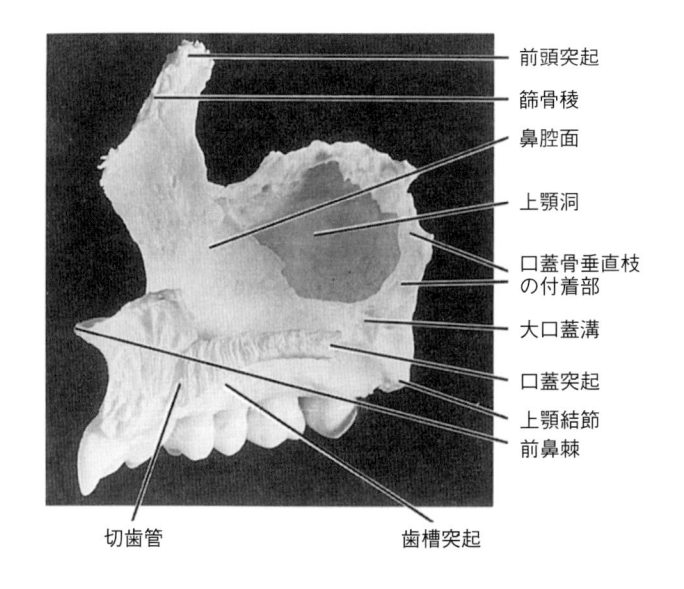

図4-10
内側からみた右側上顎骨. 副鼻腔を開放している.

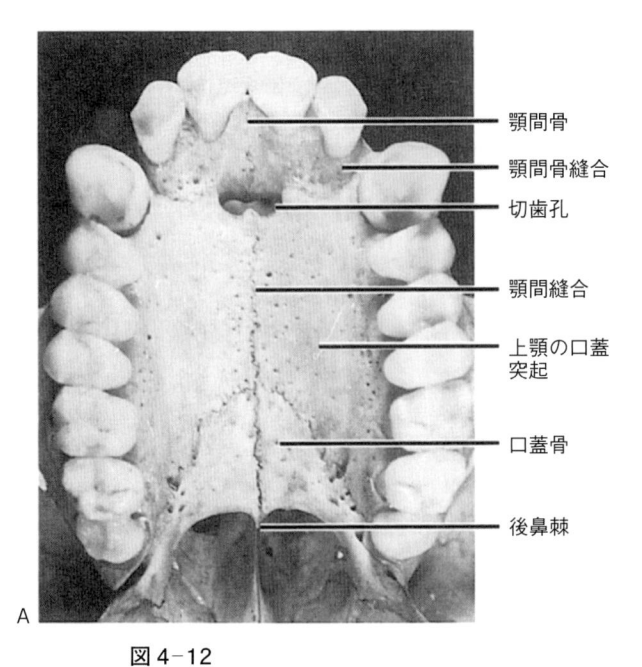

図4-11
顔面頭蓋を支持する支えの壁.

図4-12
類人猿の口蓋（A），成人の口蓋（B）.

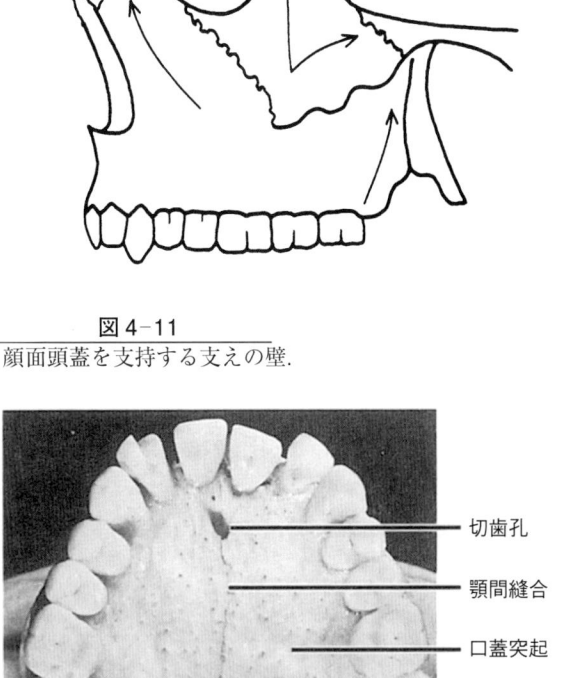

的に前頭骨に達する．第3の支持骨は，蝶形骨（これも後で考察する）の翼状突起によって形成される．図4-11で示すように，それは上顎最後臼歯から頭蓋底まで広がる．上顎の突起群が顔面頭蓋の強度の増加に貢献することは明白である．

突起 Process　三角形の**頬骨突起 zygomatic process**は外側に向かう．それは，頬骨と関節結合する．**前頭突起 frontal process**は，非常に強い骨のプレートであり，上内側わずかに後方に向かう．この骨は，鼻の外側の枠を構成し，その内面は鼻腔の外側壁を作る．**歯槽突起 alveolar process**は，歯を収納する上顎の分厚い，スポンジ状の部分である．成人での歯槽突起は8つの腔に分けられ，それぞれが歯牙を収納する．標本によっては，犬歯が歯槽突起を穿孔し，上顎洞に達する場合もある．関節結合した状態の歯牙をもつ頭蓋骨では，上顎の歯槽突起は，歯槽弓すなわ歯槽堤を形成する．

218　第4章　構音

　口蓋突起 palatine process は，内側に向かって水平に走る分厚い突起であり，正中で反対側からのもう1つの口蓋突起と結合し，鼻腔底と骨口蓋の天井のほとんどの部分（4分の3）を形成する．図4-10で示すように，後ろより前方でかなり厚い．図4-12Bにあるように，下から見ると，凹んだ粗面には注目すべきいくつかの目印がある．**正中顎間縫合 intermaxillary suture** は，前方に向かって走行し，**切歯孔 incisive foramen** に終わる．

　若年者や下等動物では，微細な縫合が，切歯孔から側切歯と犬歯の間まで及んでいるのがみられることがある．この微細な縫合の前にある小さな三角形の部分は，**中間顎 premaxilla（intermaxillary bone 顎間骨）** であり，大部分の脊椎動物では独立した別の骨である．ヒトにおいては，**中間顎 premaxilla** の境界線をつくる微細な縫合は非常に低年齢で消え，しばしばその跡は成人頭蓋骨では見つけることができない．図4-12において，類人猿とヒト成人での骨口蓋を，比較の目的で示す．その微細な縫合が，類人猿の口蓋では切歯孔から外側に広がり，ヒトでは欠損していることに注意する．

　前頭断でみると，図4-13のように，口蓋突起の内側縁は**鼻稜 nasal crest** として知られている高い隆起を示す．それは，反対側からの鼻稜とともに，垂直な鋤骨を収める前後に長い溝を形成する．前方で，鼻稜は**前鼻棘 anterior nasal spine** とよばれる鋭い突起として前方に続き，これは頭蓋骨のX線検査において重要な目印になっている．

　関節　　各上顎骨は，9本の骨と関節結合する：頭蓋骨である前頭骨 frontal bone と篩骨 ethmoid bone；顔

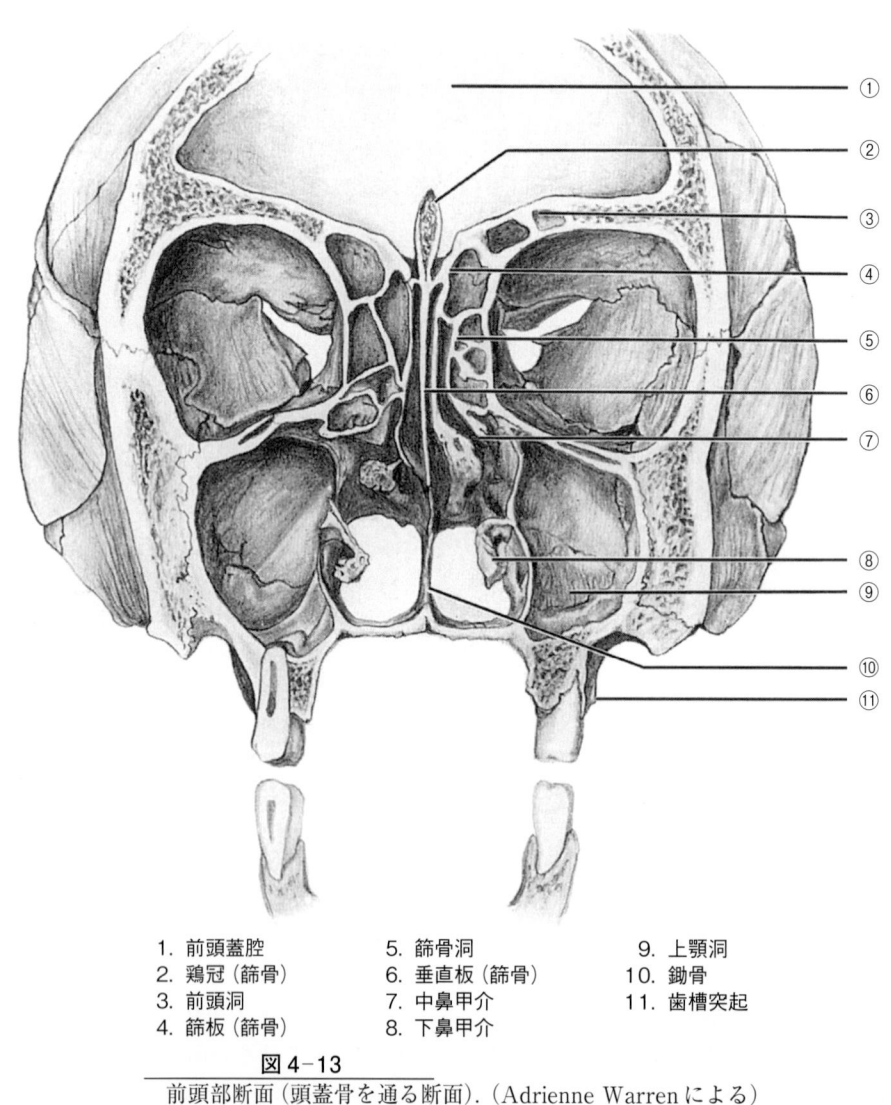

1. 前頭蓋腔
2. 鶏冠（篩骨）
3. 前頭洞
4. 篩板（篩骨）
5. 篩骨洞
6. 垂直板（篩骨）
7. 中鼻甲介
8. 下鼻甲介
9. 上顎洞
10. 鋤骨
11. 歯槽突起

図4-13
前頭部断面（頭蓋骨を通る断面）．(Adrienne Warrenによる)

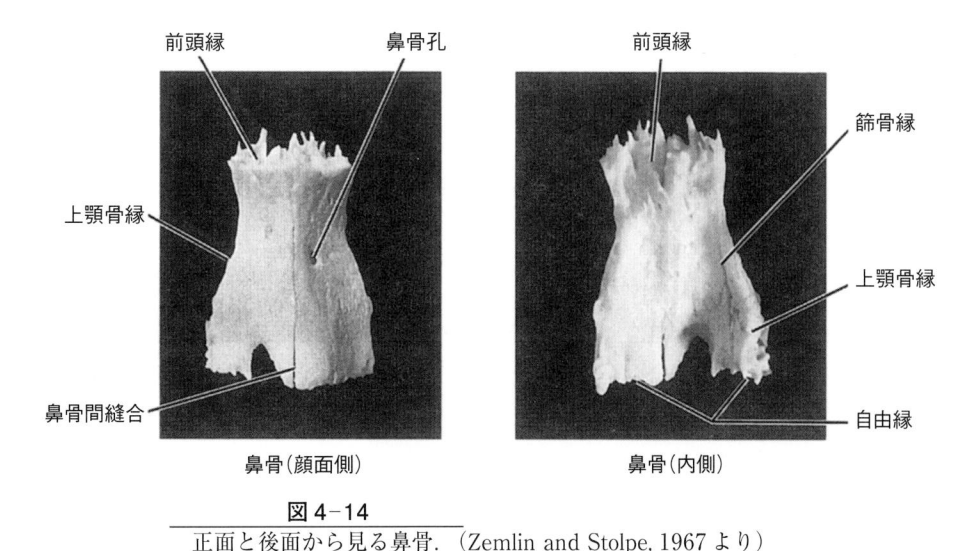

図 4-14
正面と後面から見る鼻骨．(Zemlin and Stolpe, 1967 より）

面骨である，鼻骨 nasal bone，涙骨 lacrimal bone，頬骨 zygomatic bone，口蓋骨 palatine bone，鋤骨 vomer，下鼻甲介 inferior nasal concha；反対側の上顎骨．

鼻骨 Nasal bones

2枚の小さい長方形のプレート状の骨が，並んで鼻柱を形作る．それらが鼻骨であり，図 4-3, 4-14 に示される．上顎の前頭結節の内側に位置して，それらは上方で前頭骨と篩骨の垂直板に，反対側からの鼻の基部に関節でつながる．それらは，鼻中隔軟骨とも関節をなす．

口蓋骨 Palatine bones

口蓋骨は比較的小さいにもかかわらず，それらは非常に重要であると同時に複雑である（図 4-15）．図 4-16 で示すように，それらは鼻腔の後ろに位置し，上顎と密接に関係して，口蓋骨は 3 つの空洞の形成に関与する：鼻腔の床と外側壁，口蓋，眼窩底．

口蓋骨の水平板は，とくに関心を引く．それは，四辺形で，2つの表面をもつ：凹んだ上面は，鼻腔の床を形作り，凹んだ下面は骨口蓋の後ろ4分の1を形成する．その前縁は上顎骨の口蓋突起と関節を作り，後縁は自由端である．内側では，骨は後方に連続し，反対側からの口蓋骨と連結して，後鼻棘 posterior nasal spine を形成し，これは頭蓋骨のX線検査のための重要な要衝である．外側に向かうと口蓋骨は上方へ急に回転し，垂直方向のプレートを形作る．このように，後ろから見ると，口蓋骨は文字Lに似ている．

口蓋骨は6本の骨と関節を作る：反対側からの同名骨，蝶形骨 sphenoid，篩骨 ethmoid，上顎骨 maxilla，下鼻甲介 inferior nasal concha，鋤骨 vomer．

涙骨 Lacrimal bones

涙骨は，顔面骨で最も小さく，眼窩の内側壁の一部を作る．各涙骨は，眼窩面と鼻側面をもち，4本の骨と関節を作る：前頭骨，篩骨，上顎骨，下鼻甲介．涙骨は，図 4-3 で示される．

頬骨 Zygomatic (Malar) bones

頬骨は，図 4-17 で示すように，おおむね四辺形であり，4つの突起と結合する：**前頭蝶形突起 frontosphenoidal process**，**眼窩突起 orbital process**，**上顎突起 maxillary process**，**側頭突起 temporal process**．この骨はかなり小さい骨で，上顎骨と側頭骨の頬骨突起とともに，顕著な**頬骨弓 zygomatic arch**（頬骨）を形成する．

頬骨は，前頭骨，蝶形骨，上顎骨，側頭骨と結合する．それは，眼窩の外側壁と床を作る．図 4-4 で示すように，頬骨弓は，頭蓋骨の外側から生じる．そのために，頬側面（外側）と側頭骨面（内側）をもつ．構音と咀嚼に重要ないくつかの筋肉が頬骨に付着する．

下鼻甲介 Inferior nasal conchae (Inferior turbinated bones)

下鼻甲介は，鼻の外側壁の最下部を作る．その一般的な形状において，下鼻甲介は，篩骨（後で考察する）が巻き上がって外側に張り出したような形をしている．下

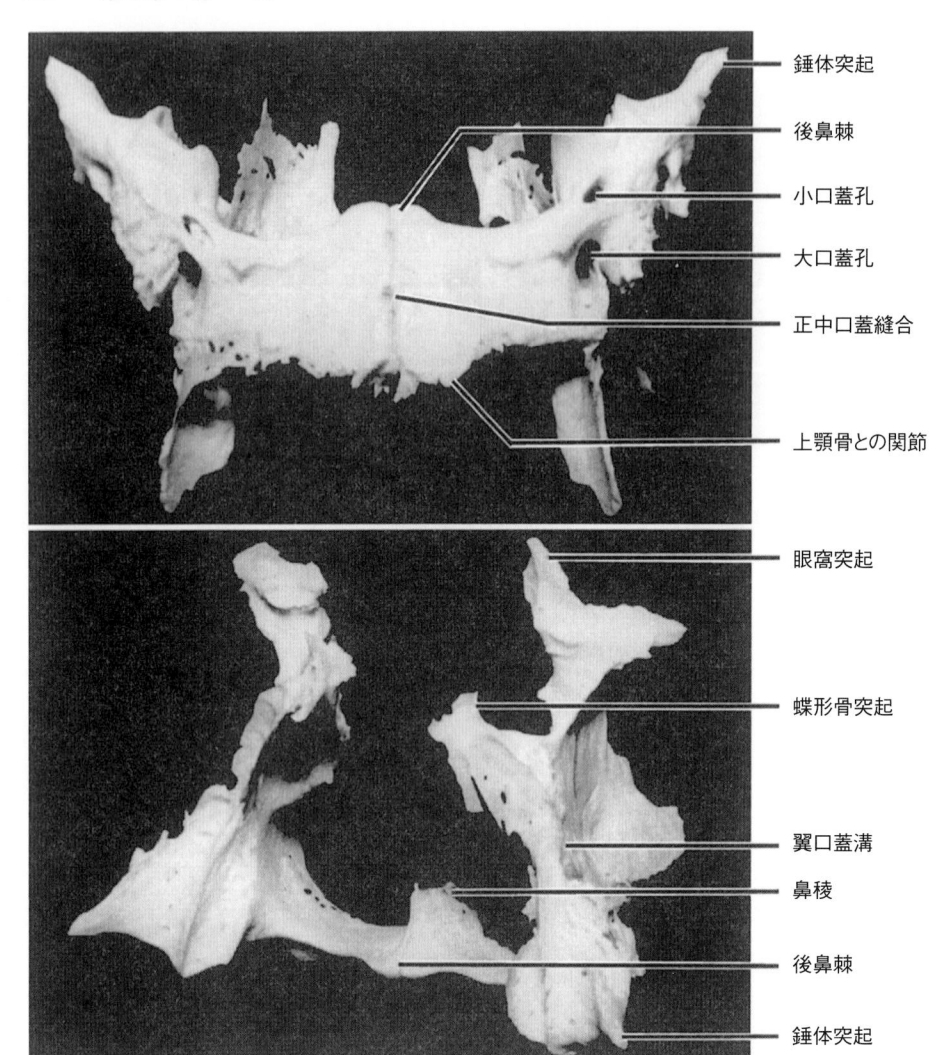

図4-15 下から見た口蓋骨（上），後ろから遠近法で見た口蓋骨（下）．いずれも縫合で組み合わせている．（Zemlin and Stolpe, 1967 より）

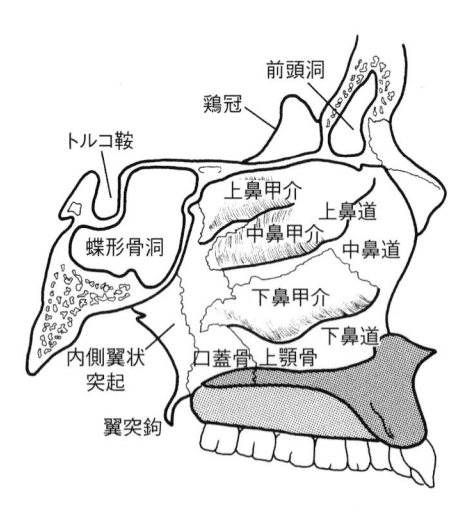

図4-16 鼻腔の外側壁．下鼻甲介と隣接する構造との関係を示している．口蓋骨の垂直部分と硬口蓋（陰影部）も示した．

鼻甲介は，前方で上顎と結合し，後で口蓋骨と結合するが，下縁は自由端である．下縁は，下鼻道の外側上方の境界を作る．下鼻甲介と近隣の構造との関係を，図4-13，4-16に示す．

鋤骨 Vomer bone

鼻中隔の骨部の下半分は，鋤骨から構成されている．この骨は不対の薄い四辺形のプレートで，下方で上顎骨と口蓋骨，上方で篩骨の垂直板と蝶形骨の吻側と結合する．後面は自由端であるが，前面は鼻の軟骨性鼻中隔と結合する．鋤骨と近隣の骨を，図4-4，4-18に示す．

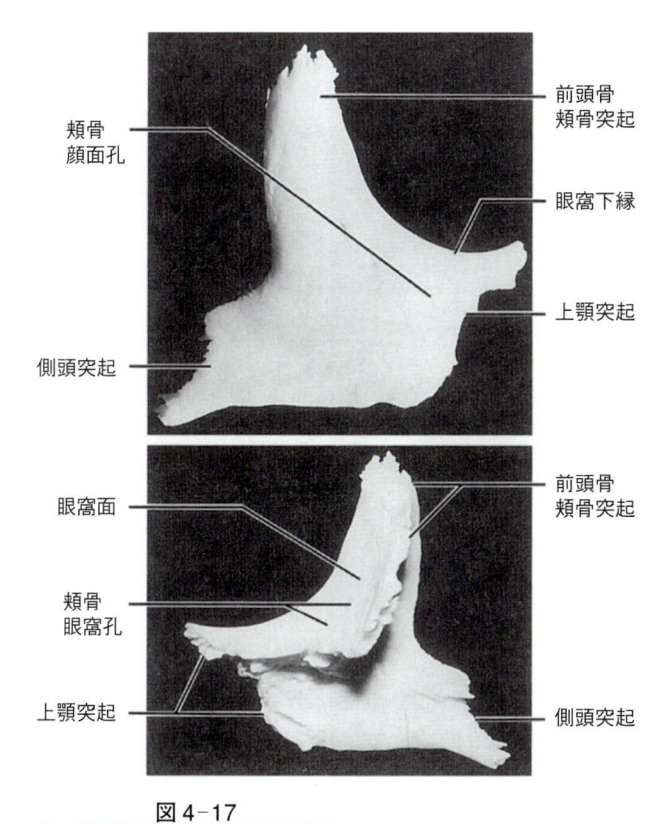

頭蓋骨

篩骨 Ethmoid bone

不対の篩骨（図4-19）は，頭蓋骨と考えられているが，これは顔面骨格の形成に関与する．これは非常に繊細で複雑な骨で，前頭骨の眼窩板の間から下に飛び出て，前頭蓋底の内側部分を構成すると同時に，眼窩の壁と鼻腔を構成する．それは4つの部分から成る：水平の**篩板 cribriform plate**，**篩骨迷路 ethmoidal labyrinth** とよばれる2つの外側の塊，下の**垂直板 perpendicular plate** と上の**鶏冠 crista galli** からなる垂直の構成部分．上から見ると，篩骨はざっと立方体様に見え，後ろから見ると，図4-19のように，T字型に見える．

篩板 cribriform plate は，分割板としての役割をもち，鼻腔から頭蓋を分離している．それは，前頭骨（図4-20で示す）の篩骨切痕に向かって入り，その結果，鼻腔の天井を作る．前方で正中から上方にのびる突起は，厚い三角形の突起である**鶏冠 crista galli**，文字通り「鶏の頭」状の骨である．それは，**大脳鎌 falx cerebri**（大脳半球を分離する硬膜のヒダ）の付着部位である．篩板の穿孔部を経て嗅神経は鼻腔に現れ，鼻甲介の表面に沿って下る．

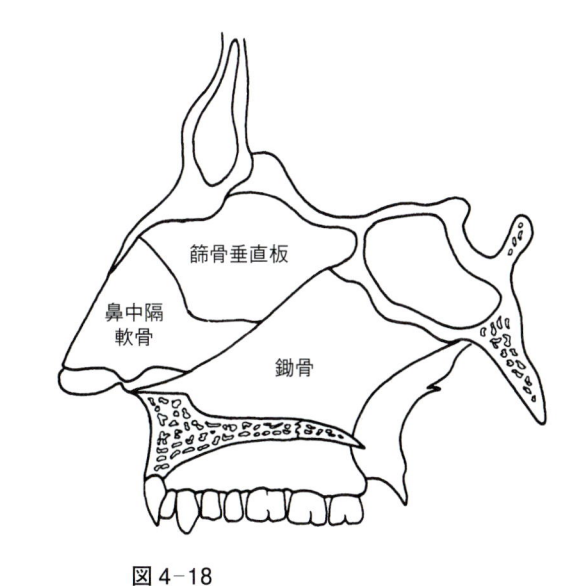

垂直板 perpendicular plate は薄く，平坦な薄板で，ほぼ四辺形をなし，篩板の下面から下方へ垂直的に走行する．垂直板の前縁は前頭骨および鼻骨と結合し，前方では鼻の軟骨性中隔に結合し，後方では鋤骨の前縁と結合する．垂直板の後縁は薄く，蝶形骨吻（後で考察する）と関節を作る．

各**篩骨迷路 ethmoidal labyrinth** は，薄い壁の，非常に多様な形状の含気蜂巣から成る．この腔胞は前方，中央，後方に集団として存在する．他の副鼻腔と異なって，出生時に篩骨には含気蜂巣が存在するが，もちろん迷路は小さい．迷路は，眼窩の内側壁の広い領域を形成する1枚のとても薄い紙状の骨からなる眼窩板によって境界されている．篩骨迷路の内側面は，鼻の上部の外側壁から成る．これらは巻物のような張り出し（上下の**鼻甲介 nasal conchae**）による薄い骨である．それらについては，鼻腔の構造としてすでに考察した．

その複雑さと多数の結合のために，篩骨は慎重に学習することが必要である．それは，15の骨と関節結合する：前頭骨，蝶形骨，鼻骨，上顎骨，涙骨，口蓋骨，下鼻甲介，鋤骨．

前頭骨 Frontal bone

不対の前頭骨（脳頭蓋の前部を作る）は，**鱗状部分**

222　第4章　構音

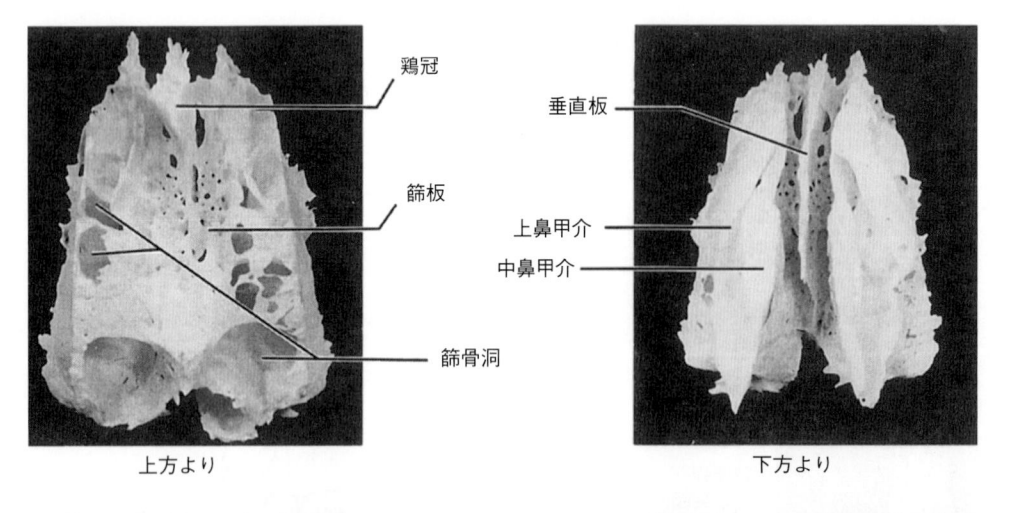

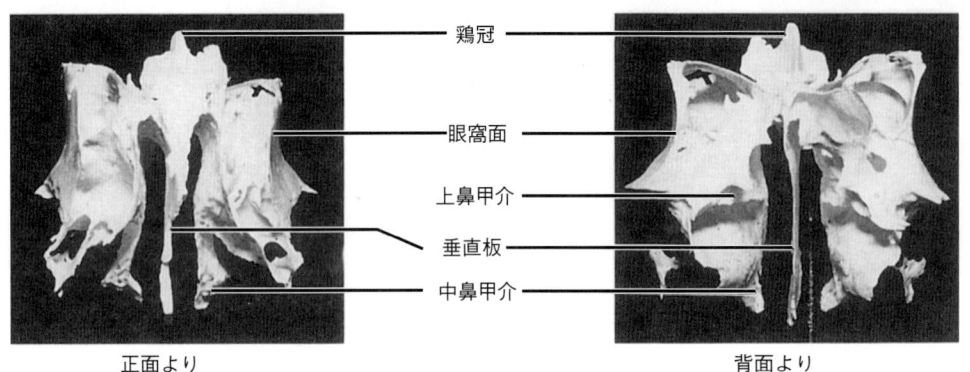

図中ラベル（上方より）: 鶏冠, 篩板, 篩骨洞
図中ラベル（下方より）: 垂直板, 上鼻甲介, 中鼻甲介
図中ラベル（正面より）: 鶏冠, 眼窩面, 上鼻甲介, 垂直板, 中鼻甲介
図中ラベル（背面より）: （同上）

図4-19　篩骨の多様な所見.(Zemlin and Stolpe, 1967より)

squamous portion（垂直板すなわち額）と**眼窩部** orbital portion（眼窩の天井部と両側鼻腔の形成に寄与する水平部分）から成る．鱗状部分の外面は凸面である（図4-20）．それは，**正中前頭縫合** frontal suture を有していることもある．この縫合は，幼少期には前頭骨を2分している．正中線の両側，眼窩上縁より上に，**前頭結節（隆起）** frontal eminence がある．この隆起は，若者においてとくに顕著な滑らかな丸い隆起である．この隆起のわずか下に，2つのかなり明確な**眉弓** superciliary arch がある．大きさは多様であるが，通常は男性でより大きい．眉弓は内側になるとより顕著になり，鼻切痕より少し上の突出である**眉間** glabella に融合する．

　鱗状部分は**眼窩上縁** supraorbital margin によって下方を境され，眼窩上縁は眼窩の上の境界線となる．この縁は，**眼窩上切痕**（または孔）supraorbital notch に特徴がある．外側で眼窩上縁は頑丈な**頬骨突起** zygomatic process と連続する．眼窩上縁の間の正中線上で，鱗状部分は下方に向かい鼻部の一部として連続していく．それは粗く平坦でない**鼻切痕** nasal notch に終わり，内側では対になった鼻骨と関節を作り，外側で上顎の前頭突起と涙骨との間で関節を作る．鼻切痕の中心には，下方に向いた前鼻棘があり，それは鼻中隔の一部を作り，前方で鼻骨と，後方で篩骨の垂直板と関節を作る．

　鱗状部分の凹面状の内面には，正中に垂直矢状溝があり，その縁は下方で会合して前頭稜を形成し，その**前頭稜** frontal crest は小さい**盲孔** foramen cecum で終わる．一部は篩骨との関節によって形成される．

　水平部分すなわち眼窩部は，介在する篩骨切痕を除いて連続する2枚の眼窩板から成る．そのプレートの眼窩面は滑らかで凹面状で，涙腺窩があり，それは上外側の眼窩縁に位置している．関節がつながった標本において，**篩骨切痕** ethmoid notch は篩骨の櫛状板によって占められている．篩骨切痕の辺縁には多数の深い陥凹または半気泡があり，同様の篩骨の縁と一緒になって，**篩骨蜂巣** ethmoid air cell すなわち副鼻腔を形成する．下方の額棘の両側に前頭洞の開口部がみられ，それは後外上方に展開し，眉弓の後ろの領域にまで広がる．

　前頭骨は，不対の蝶形骨，篩骨，対になった頭頂骨，鼻骨，上顎骨，涙骨，頬骨と関節結合する：合計12ある．

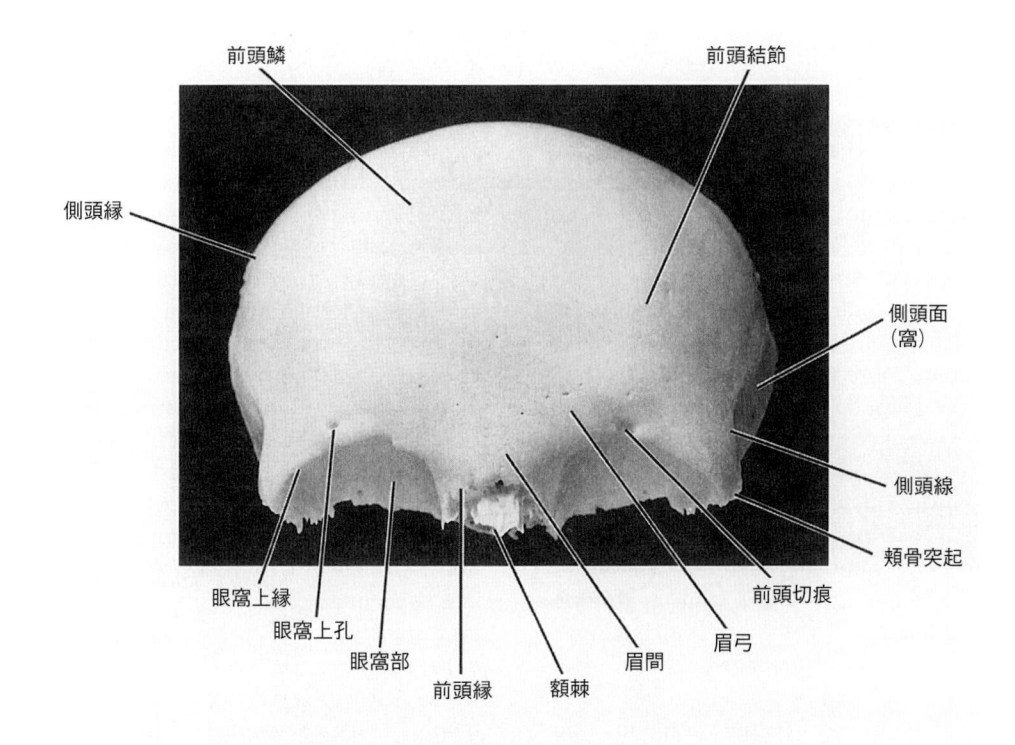

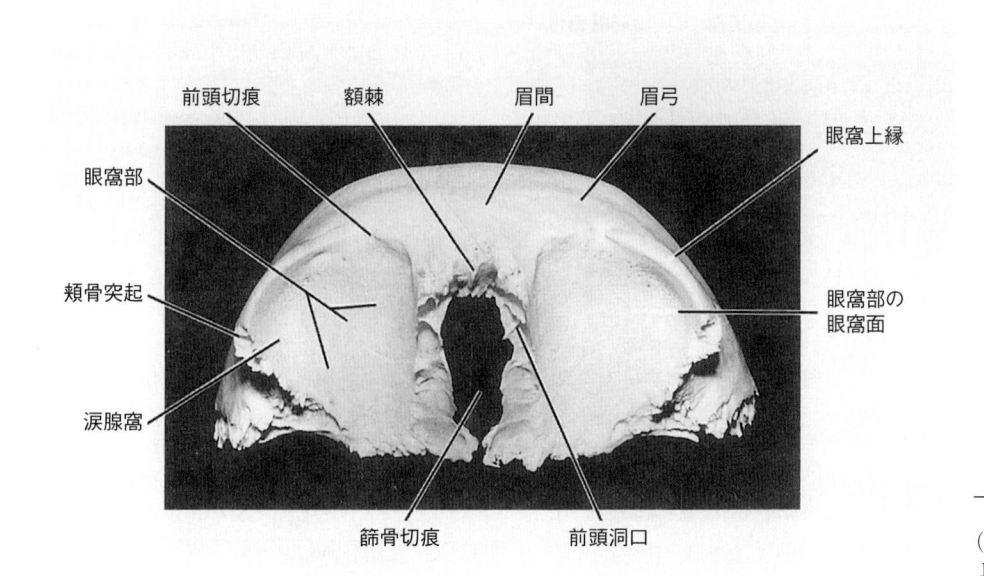

図4-20
前頭骨．正面（上）と底面（下）．（Zemlin and Stolpe, 1967より）

頭頂骨 Parietal bone

　対をなす頭頂骨は，正中で相互に組み合わさって，大部分の頭蓋の丸い屋根を形作っている．各頭頂骨は，形状では大まかに四辺形であるが，よく観察すると2つの面，4つの角，4つの縁がある．いくつかの目印を図4-21に示す．

　外面は，凸面状で，滑らかで，中心近くにある**頭頂結節 parietal eminence**（隆起）に特徴がある．比較的高齢者の標本では，とくに2本の曲線が外面中央を越えてアーチを作っている．これらは上下の**側頭線 temporal line** である．ともに一緒になって，これらは，側頭筋膜と側頭筋（後に考察する咀嚼筋の1つ）の起始となる．小孔（頭頂孔）は，矢状縫合（頭頂骨間縁）の近くに出現する．

　内面は凹面状で，脳とその結合組織の被覆（髄膜）の脳回旋と表在性の血管に一致する多くの凹みに特徴がある．上縁近くには浅い溝があり，関節結合させた模型では，この溝は**上矢状洞 superior sagittal sinus**（脳頭蓋の

224　第4章　構　音

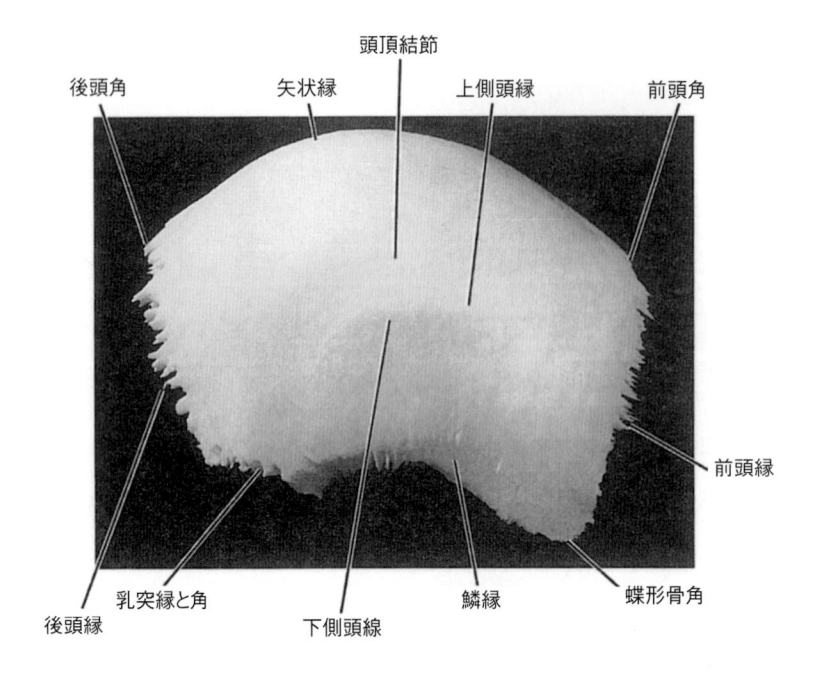

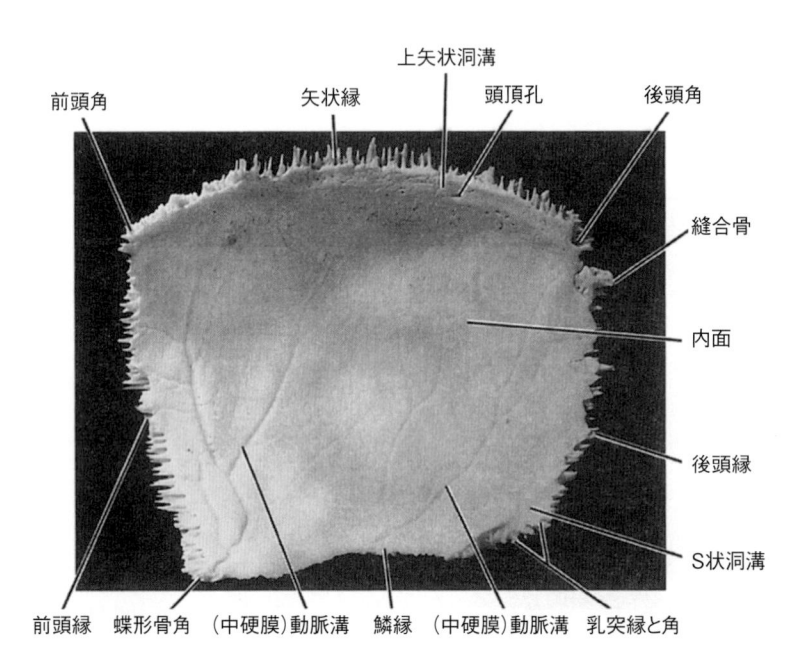

図4-21　頭頂骨．右側外面（上）と内面（下）．

静脈系の重要部分）を形成する．**矢状縁 sagittal margin** は，反対側の頭頂骨と関節結合するために深いギザギザが刻まれている．**後頭骨縁 occipital margin** と**前頭骨縁 frontal margin** も深いギザギザをもつが，これは側頭骨の鱗状部分と関節結合する鋭い斜角がついた**側頭骨縁 temporal margin** と対照的である．

　骨縁同士の縫合の名称が，隣接する骨同士の名前に由来しないことは注目に値する．すなわち，頭頂骨間縁は**矢状縫合 sagittal suture** を，側頭-頭頂縁は**鱗状縫合 squamosol suture** を，前頭-頭頂縁は**冠状縫合 coronal suture** を，後頭-頭頂縁は**ラムダ縫合 lambdoid suture** を，それぞれ形成している．

　各頭頂骨は，全部で5本の骨と関節を作る：後頭骨，前頭骨，側頭骨，蝶形骨，反対側からの頭頂骨．

後頭骨 Occipital bone

不対の後頭骨は，頭蓋の後下方の部分を作り，しばしば台形として記述される．その最も目立つ目印は，大きな開口部（**大後頭孔** foramen magnum）である．この孔は，この骨を後頭骨鱗部，基底部，2つの外側部（顆状）に分ける．

鱗部の外面は，上下方向，左右方向に凸面状である．正中で，その骨の頂上と大後頭孔の間の中間あたりに，**外後頭隆起** external occipital protuberance（最も顕著な点で，イニオンとして人類学では意義深い点である）が見つかる．この隆起から両側の外側に向かって，不明瞭な（とくに若い標本では）**上項線** superior nuchal line

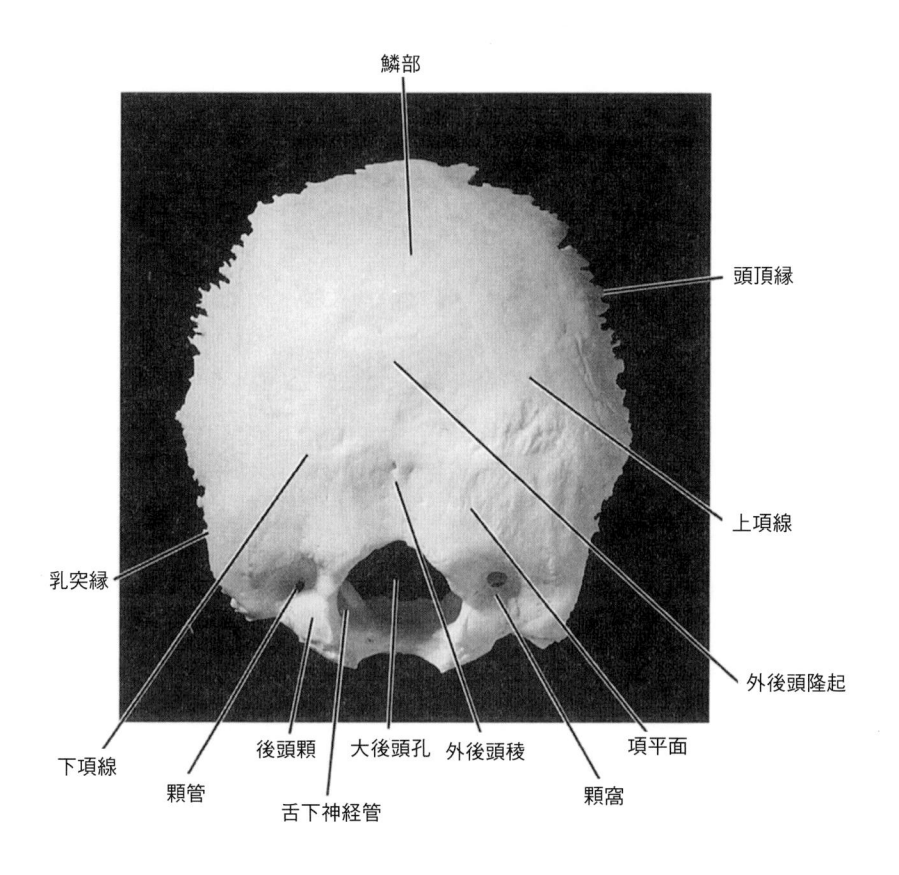

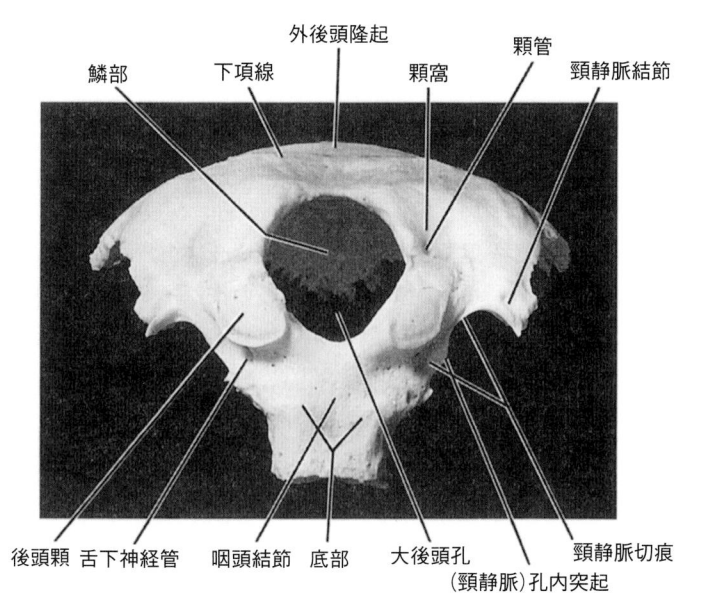

図4-22
後頭骨．後面（上）と下面（下）．
(Zemlin and Stolpe, 1967 より)

がある．この上項線より上の鱗部は頭皮筋系の付着であり，下部は頸筋（すなわち「うなじ」の領域）の付着のためにある．上項線の下に平行にあるのは**下項線 inferior nuchal line** で，主に頸筋の付着点である．

内面は，上下方向，左右方向に高度に凹面状である．外後頭隆起の部位に一致する内面の部には**内後頭隆起 internal occipital protuberance** があり，特徴的である．内後頭隆起は重要な目印である．内面は，すべて内後頭隆起で交差する**横稜 transverse crest** と**縦稜 longitudinal crest** によって4つの窩に分けられる．集合的に，これらの稜は，**十字隆起（十字の形）cruciform eminence** として知られている．

下面，大後頭孔の横にある後頭骨の部分は，第1頸椎すなわち環椎の上面との関節顆である．図4-22で示すように，その関節顆は腎臓形で，わずかに凸面状の関節面をもつ．個々の関節顆の基部は前方で短い**舌下神経管 hypoglossal canal** をもち，背側には**顆窩 condylar fossa** がある．顆窩は頭部をきつく後傾するときに，環椎の上関節突起の後縁が動くところである．

後頭骨の基部は，大後頭孔からいくぶん上前方に向いている．その下面には正中**咽頭結節 pharyngeal tubercle** があり，咽頭の線維性正中縫線の付着となる．これは後述する話し言葉のメカニズムで重要な部分である．基部は，前方で蝶形骨体と関節結合する（後に癒合する）．

大後頭孔はいくぶん卵円形ではあるが，むしろ五角形であると述べるほうが正確である．それは，脊椎と前脊髄動脈が通り，脊髄と脳の交差点の目印でもある．

全部で，後頭骨は6本の骨と関節結合する：2つの頭頂骨，2つの側頭骨，蝶形骨，環椎．

側頭骨 Temporal bones

一対の側頭骨は，脳頭蓋の外側基底部と側面の大部分を作る．各側頭骨は，5つの部分から成る：**鱗部**，**乳様部**，**錐体部**，**鼓室部**，**茎状突起**．

図4-23で示すように，**鱗部 squamous portion** は，側頭骨の外側，前部，上部を作る．外面は，まったく滑らかな凸面である．外側の鱗部の傑出した目印は，長いアーチ型の**頰骨突起 zygomatic process** である．これは頰骨弓を形成するために頰骨の側頭突起と結合する．図4-23で示すように，この結節は，最初は外側に向かい，その後に鋭く前方に向かう結果，外側面は凸面になって皮下に位置し，内面は凹面状となる．それは，咬筋（咀嚼筋）筋腹の付着部となる．鱗部の上縁は，鋭い斜角をもち，上縁のほとんどが頭頂骨の斜角のついた骨縁との間で関節を作る．この種の縫合は，横方向から頭部に打撲が加わったときに，これら2つの骨が変形するのを防止するための良好な保護機能となっている．

側頭骨の**錐体部**は，蝶形骨と後頭骨の間の頭蓋底に位置する．それは平衡機能と聴覚機能に必要不可欠な器官部分を収納するため非常に重要である．側頭骨のこの部分については，後にいくぶん詳細に記載するので，ここでは必要な数語の説明だけにとどめる．その名前が連想させるように，**錐体部 petrous**（ラテン語 petra, 石）portion は，粗く，外観上は多くの穴と管があり，非常に硬い．

下後側で錐体部は**乳様突起 mastoid process** とよばれる円錐状の突起として終わり，それは胸鎖乳突筋と他の頸筋の付着部となる．突起の内側の境界には，かなり深い**乳突切痕 mastoid notch** があり，これは顎二腹筋の付着部位となる．前方で，乳様突起は鱗状部分と癒合し，その下では鼓室部と癒合する．それも側頭骨の鼓室と外耳道の形成に関与する．

図4-24で示すように，乳様突起の断面には，多くの多様な形をした**乳突蜂巣 mastoid air cell** が見える．突起の上部では，大きく非常に不規則な含気蜂巣であるが，下部の方に向かうと，しだいに小さくなり，段階的に骨髄に置換する．上前方部での含気蜂巣は，かなり大きな鼓室前庭に変わっていく．これは，**包被鼓室 tympanic antrum**（側頭骨の鼓室の天井 tegmen tympanum）によって，上部を境界されている．

鼓室部は，カーブした厚い骨のプレートであり，乳様突起の前方で，鱗部と錐体部のわずかに下に位置する．外側に向かって，開放された粗面で，生体では，外耳道の軟骨部分に連続している．その凹面状の後上面は，外耳道の前壁，底，後壁の一部を作る．その前下方の面は，**錐体鼓室裂 petrotympanic fissure** と**鼓室鱗裂 tympanosquamosal fissure** の線で下顎窩の後部で鱗状部と会合する．その後縁は，**鼓室乳突裂 tympanomastoid fissure** によって乳様突起から切り離される．下面の内側部からは，骨の鞘（**鞘状突起 vaginal process**）が生じる．これは茎状突起の基部を包む．

突出した**茎状突起 styloid process** は，多様な長さをもつ鋭い骨の柱で，作成された研究用の頭蓋骨ではしばしば消失しているが，これは3つの筋肉の起始となる：

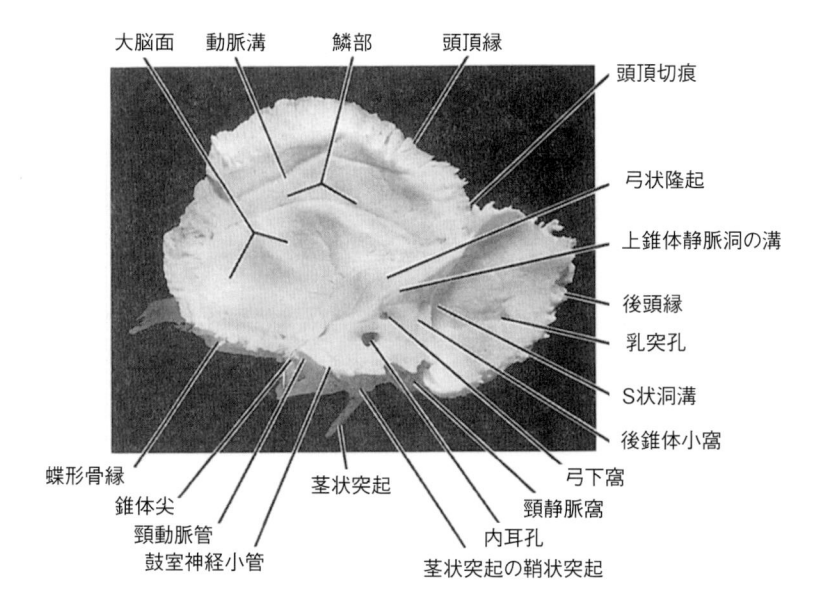

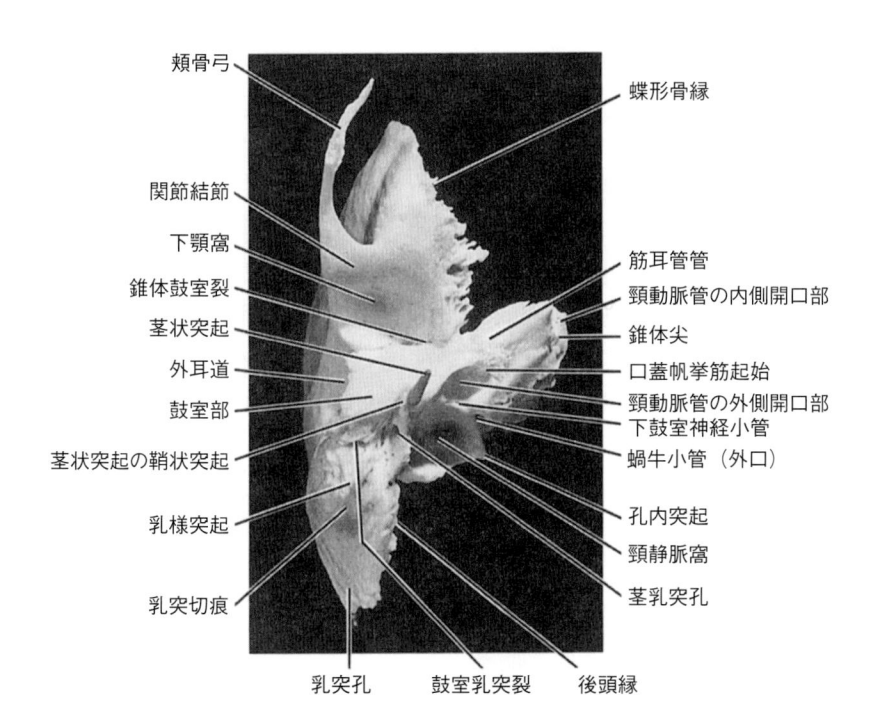

図 4-23
右側側頭骨．側面（上）と下面（下）．

茎突咽頭筋 stylopharyngeus muscle, **茎突舌筋** styloglossus muscle, **茎突舌骨筋** stylohyoideus muscle. 茎状突起は, **茎突下顎靱帯** stylomandibular ligament と **茎突舌骨靱帯** stylohyoid ligament の付着にもなっている. 茎突舌骨靱帯は, 茎状突起の先端から, 下前方へ走り, 舌骨の小角まで走行する. その結果, 舌骨は頭蓋骨から懸架されることになる.

各側頭骨は, 骨関節（骨縫合）によって, 後頭骨, 蝶形骨, 頭頂骨, 頬骨と結合するが, 下顎骨とは, **下顎窩** mandibular fossa にある自由に可動する関節（可動関節）によって結合している.

蝶形骨 Sphenoid bone
　頭蓋骨で最も複雑な骨のうちの1つで, 理解するのに

228   第4章 構　音

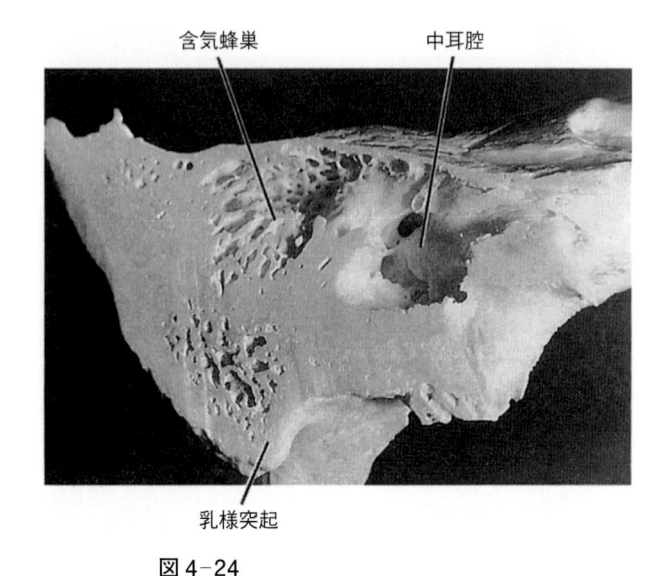

図4-24の写真ラベル：含気蜂巣、中耳腔、乳様突起

図4-24
左側側頭骨を通る断面．乳突領域での気泡の含気蜂巣が見える．

最もむずかしい骨の1つは，蝶形骨である（**図4-25〜4-28**）．非常に複雑な骨であるため，この骨に関心のある君たち学生には，この教科書を補完する情報を得るために，良好な保管状態にある頭蓋骨を用いて，十分に準備をしたインストラクターの指導を受けることを強く勧める．

蝶形骨は，頭蓋骨の基底部，篩骨の後ろ，大後頭孔と後頭骨底部の前底に位置する．その特徴的な形状のため，蝶形骨はしばしば翼を広げたコウモリまたは蝶にたとえられる．その構成は，**体部**（体），体部の横から外側に延びる2つの**大翼**と2つの**小翼**，下方を向いた2つの**翼状突起** pterygoid process である．

蝶形骨はおおむね立方体様の形状で，その体部には，2つの**蝶形骨洞** sphenoid sinus があり，それぞれは正中にある不整形の薄い中隔でお互いから境されている．体部の前面は鼻腔の後壁である．後壁には，正中線上に稜があり，篩骨の垂直板と関節結合し，鼻腔の鼻中隔の一部となる．蝶形骨洞（蝶形骨甲介によって部分的に覆われる）に開放する不規則な通路が**蝶形骨稜** sphenoidal conchae の両側にみられる．甲介は，頭蓋骨との関節を外す過程でつぶれる；しかしながら，生体では，甲介は，薄い骨性の膜であり，稜以外の，蝶形骨，篩骨，口蓋骨と結合し，体部の前面を作る．前面の外側縁は粗く，篩骨と関節を作り，下前縁が口蓋骨と結合し，上縁は前頭骨と関節を作る．体部の下面は小さい隆起（**蝶形骨吻** sphenoidal rostrum）をもち，それは鋤骨の翼の間の陥凹と関節を作る．

蝶形骨の後面は明瞭ではない．蝶形骨後面と後頭骨底部との結合は，青年期に達する頃までには骨化してしまう軟骨の介在層に影響される．蝶形骨の含気洞は，大後頭孔の位置くらいまで後方の後頭骨底部に達する場合もある．

体部の上面は，滑らかな面，深い溝，顕著な隆起，突起が，複雑に配置されている．前方で，小さい突起（**篩骨棘** ethmoid spine）が，篩骨の櫛状板と関節結合する．この後方には，**蝶形骨隆起** jugum に入り込む小翼の結合によって作られる滑沢な面がある．その後縁は**視交叉**

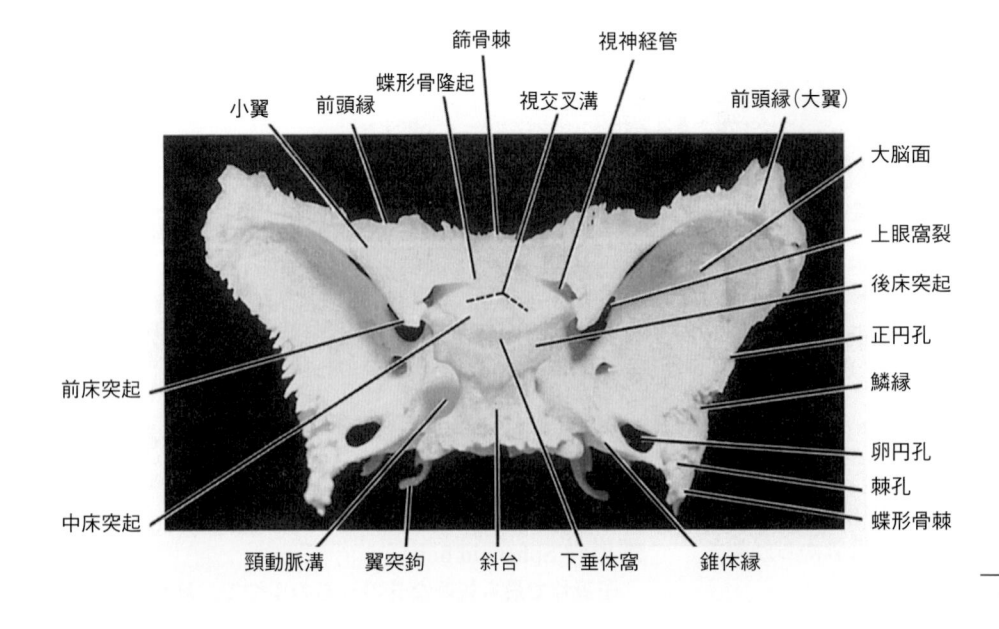

図4-25の写真ラベル：小翼、前頭縁、蝶形骨隆起、篩骨棘、視交叉溝、視神経管、前頭縁（大翼）、大脳面、上眼窩裂、後床突起、正円孔、鱗縁、卵円孔、棘孔、蝶形骨棘、前床突起、中床突起、頸動脈溝、翼突鉤、斜台、下垂体窩、錐体縁

図4-25
蝶形骨（上面）．

頭蓋骨 229

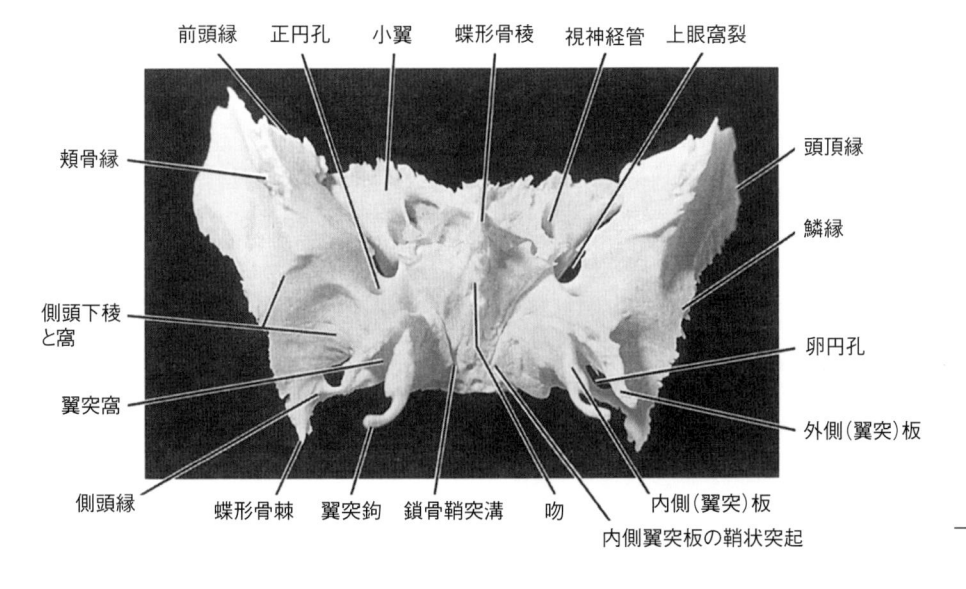

図 4-26 蝶形骨（下面）.

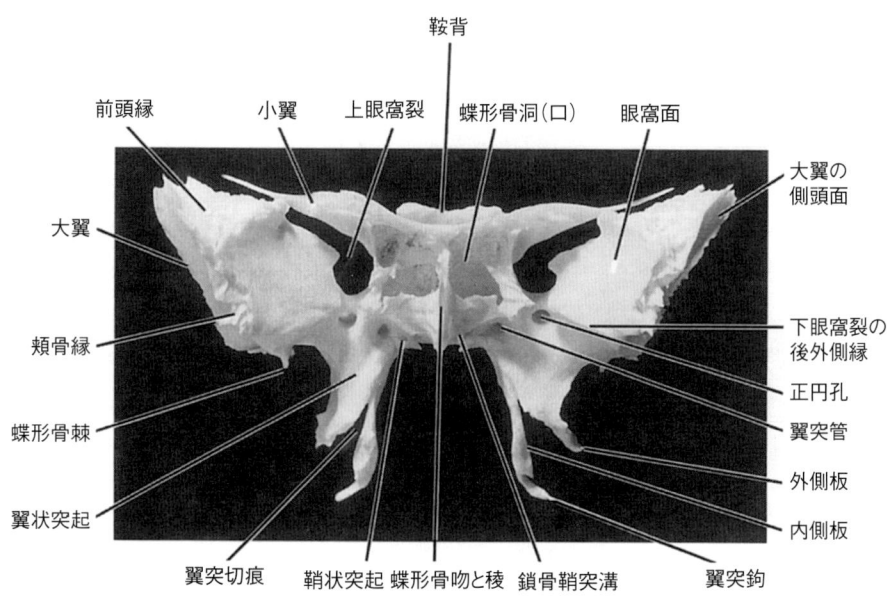

図 4-27 蝶形骨（正面）.

溝 chiasmatic sulcus があり，生体では，そこに視神経交叉 optic chiasma が収まる．この溝は，前方で**視神経管 optic canal** と結合し，この管を通って視神経と眼動脈が眼窩に入る．この溝のすぐ後には，生体では，脳下垂体を収容する**トルコ鞍 sella turcica** があり，トルコ鞍の最も深い凹みの中には**下垂体窩 hypophyseal fossa** がある．**鞍結節 tuberculum sellae** として知られる小さな前突起部は，視交叉溝の後壁を形成する．比較的大きな突起部が，下垂体窩の後ろにある．それは**鞍背 dorsum sellae** として知られており，明瞭な**後外側床突起 posterior clinoid process** が付着する．鞍背から，体部は後頭骨底部に連続し，それらは一緒になって，大後頭孔の方に後傾する**斜台 clivus** を形成する．

小翼は，側方に向かう板状の骨で，蝶形骨体部の前上方から起こる．それらは，最終的には鋭い点となって，前頭蓋窩の後縁にしばしばみられる．小翼の上面は，前頭蓋窩の後部を作り，2つの翼が合流する（翅垂）部位についてはすでに考察した．小翼の下面は，上眼窩裂[3]の上部の境界線となる．小翼の前縁はギザギザであり，前頭骨の眼窩板と関節結節を作る．滑沢な後縁の内側の境界線は，前床突起によってわかる．

---

[3] 生体では，上眼窩裂を以下の神経や血管が通る．動眼神経，滑車神経，外転神経；三叉神経の眼神経枝；硬膜動脈，眼動脈．

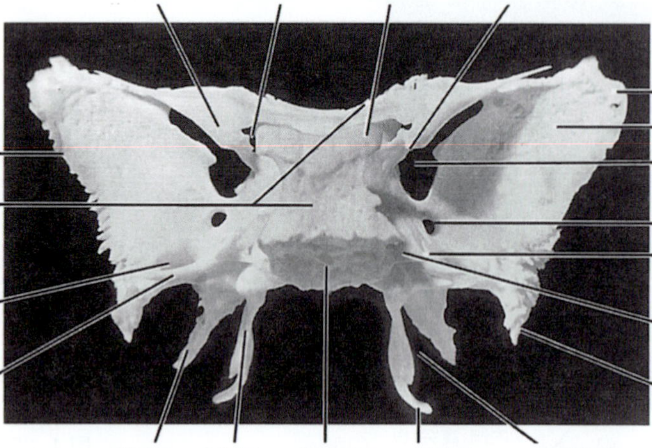

図4-28 蝶形骨（後面）.

体部の外側表面は，大翼と翼状突起を生じる．**大翼**は側方に向かうと同時に，上方へカーブし，わずかに後方に向かう．後縁は，側頭骨の鱗部と錐体部の間の角度に適合する明瞭な三角形に特徴がある．**蝶形骨棘**は，上記した三角形の頂点の下側にみられ，口蓋帆張筋と蝶下顎靱帯の線維の付着部となる．蝶形骨棘の下側，側頭骨の錐体部に沿って，蝶形骨は耳管（エウスターキオ管）を収容するための溝をもつ．大翼の大脳側の面は，頭蓋骨の中頭蓋窩の一部を作る．前方で大翼は体部を結合し，明瞭な**正円孔** foramen rotundum となり，生体では三叉神経の上顎枝が入る．正円孔の外側，わずか下にあるのが**卵円孔** foramen ovale で，それは，三叉神経の下顎枝と硬膜動脈を通す．

大翼の眼窩面は，滑らかな凹面で，眼窩の外側壁の後側半分を構成する．その上縁は，前頭骨の眼窩板と関節結合するためにギザギザであり，一方その滑らかで丸い下縁は下眼窩裂の後外側縁を作る．内側縁は上眼窩裂の下縁を作り，ギザギザの外側縁は頬骨と関節結合する．

対になった**翼状突起** pterygoid process は，大翼が体部と結合する部位から垂直にちょうど正円孔の下を下行する．後側で，翼状突起は，**外側板** lateral pterygoid plate と**内側板** medial pterygoid plate に分けられる．この分割によって，深い**翼突窩** pterygoid fossa に加えて，V字型の裂（**翼突切痕** pterygoid notch）が生じる．前方で，翼突切痕の先端は，口蓋骨の錐体突起と関節結合する．**外側板** lateral plate は，外側翼突筋および内側翼突筋の起始となり，卵円孔に向かって開放された後縁をもつ．

内側板 medial plate は，比較的細く，鼻腔の外側壁の後側の境界となる．内側板は，内側で，劣った鉤状の延長部，**翼突鉤** pterygoid hamulus として終わり，そこには口蓋帆張筋が付着する．後縁は，上咽頭収縮筋の付着となり，その下端は翼突下顎縫線になる．翼状突起の内側板の前縁は口蓋骨の垂直板と関節結合し，一方，外側板の前縁は**翼上顎裂** pterygomaxillary fissure（頭蓋骨X線検査のための重要な要衝）の後側の縁を作る．

蝶形骨は，頭蓋のすべての骨と関節結合する：後頭骨，頭頂骨，前頭骨，篩骨，側頭骨．また，顔面骨とも関節結合する：鋤骨，口蓋骨，頬骨．しばしば上顎骨の粗面とも結合する．蝶形骨は，眼窩，鼻腔，咽頭腔を構成し，頭蓋窩の前部と中央部の間の部分を構成する．

ここでは，蝶形骨について，かなり詳細に記述したつもりである；それは，この骨の突起，主要な目印，関節結合について把握することで，君たちは「頭蓋骨」とよぶ複雑な構造物をより良く理解できるようになるからである．

副鼻洞（副鼻腔）Sinuses

導　入

外見では，頭蓋骨の骨は，固くて大きくみえる．しかしながら，図4-13でみるように，頭蓋骨の多くは実は中空の殻である．すなわち，それらは副鼻腔をもつ．副鼻腔は，**粘骨膜**（薄い膜が骨膜と粘膜の融合によって作られる）によって裏打ちされている空気に満ちた空間で

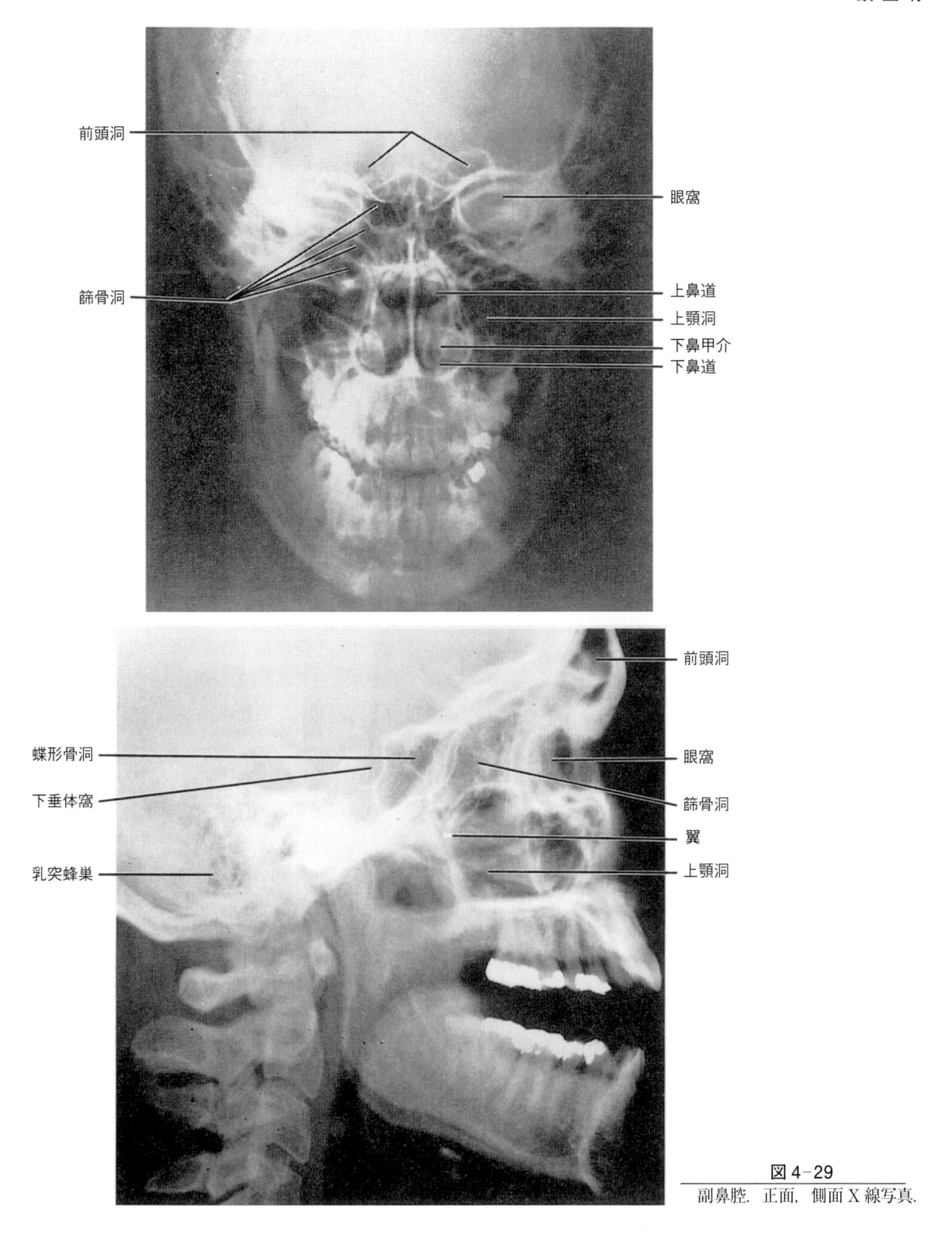

図 4-29
副鼻腔. 正面, 側面 X 線写真.

ある. この膜では, 腺, 神経, 維管束の組織は十分になく, 気道上皮に固有の線毛（偽重層）円柱上皮に覆われている. 4 対の副鼻腔が鼻腔に流路をもつ. その位置から**副鼻腔** paranasal sinus とよばれている. それらは, **前頭洞** frontal sinus, **上顎洞** maxillary sinus, **篩骨洞** ethmoid sinus, **蝶形骨洞** sphenoid sinus である. 図 4-

13，4-29に示す．

前頭洞 Frontal sinuses

前頭洞を，図4-13，4-16に示した．それらは，眉弓の後に直接位置する（図4-20）．前頭洞は対であり，正中の骨隔壁[4]によってそれぞれ左右に分けられている．この洞は，出生時には実質的には存在せず，思春期の後に成人骨でみられる大きさに達する．前頭洞は，前述した前篩骨蜂巣の1つから発達するが，出生後1～2年後までは前頭骨には空気が入らない．発達中の副鼻洞とは，鼻粘膜がその中に膨出している過程であると考えられる．これらの副鼻洞は，鼻腔の中鼻道に排液する．

上顎洞 Maxillary sinuses

上顎洞については，上顎骨の項で記述したが，副鼻腔で最も大きく，それは出生時には存在している．副鼻腔の範囲は，図4-10でみることができる．この写真では，下鼻甲介は，副鼻洞（ハイモール洞）への開口部を露出させるために除去されている．想像どおり，上顎洞は鼻腔の中鼻道へ流出する．

篩骨洞 Ethmoid sinuses

この副鼻洞は出生時に存在し，「篩骨」の項ですでに詳細に考察している（図4-13）．それらの複雑さのため，篩骨洞はしばしば**篩骨迷路 ethmoid labyrinth**と称される．この複雑な副鼻洞を構成する小室が，前，中，後のグループに分けられることを思い出そう．後部の小室は鼻腔の上鼻道に通じ，前部と中央の小室は中鼻道に通じる．

蝶形骨洞 Sphenoid sinuses

蝶形骨の体部には2つの蝶形骨洞（著しく多様性に富む正中中隔によって相互に分離されている）を含むということを以前に学んだ．これらの副鼻洞は出生時には存在せず，生後3年後まで，蝶形骨は空気を送らない．蝶形骨洞は，鼻腔の上鼻甲介の後ろ上方に位置する**蝶篩陥凹 sphenoethmoid recess**に通じている．

副鼻腔の機能

多くの機能が，副鼻腔にあると考えられてきたが，これは，私たちが本当は副鼻腔の機能が何であるかということを明確には知らないということの証明である．それらは，頭蓋骨の共鳴性には最小程度の貢献をしていることを除いて，音声言語表出に関しては本当の意義はない．

1つの考え方に，顔面骨が頭蓋骨から離れて差動的に成長することが，骨組織の内部に空洞が発達することになり，それが副鼻洞の発達になるということがある．副鼻腔は頭蓋骨の重さを減らすが，副鼻腔が存在しなかったら，そのスペースは海綿骨が充填するだろうが，海綿骨は緻密骨と同じ比重ではないので，その減少量はわずかである．

副鼻腔の感染（副鼻腔炎）が声の質に影響を及ぼすとよくいわれる．そして，それを根拠にして，共鳴機能がときに副鼻腔の役割であるとされることがある．副鼻腔が感染しているときに声質が悪くなることは事実であるが，副鼻腔の感染が声の質に影響を及ぼすことはありそうにない．すなわち，その場合，副鼻腔と鼻腔に同時に感染があり，その合併した炎症の効果が声の質を変化させることの原因と考えられる．副鼻腔の内側を覆っている粘膜は鼻腔粘膜と連続しているので，鼻腔粘膜のどんな炎症でもたぶん副鼻腔粘膜に伝播する．しかしながら，副鼻腔壁の疼痛に対する感受性は，副鼻腔開口部や鼻腔粘膜ほど敏感でない．

歯性膿瘍からの疼痛が副鼻腔感染からの疼痛とよく混同されるために，上顎の歯牙に対する上顎洞の関係は，重要な臨床的意味をもつ（Deweese and Saunders, 1973）．加えて，抜歯されるときに，歯根の先端の残遺物は上顎洞に入る可能性がある．

乳突蜂巣 Mastoid air cells

側頭骨の乳突部の含気蜂巣は，真の副鼻腔というよりもむしろ鼓室前庭の憩室と考えられている．乳様突起は出生時には存在するが，小さく骨で充満している．出生後の2～6年間に，骨は鼓室前庭から生まれる気室に置換する．含気蜂巣（図4-24で示される）は空気で満たされ，側頭骨の鼓室の含気蜂巣に連続する粘膜で裏打ちされている．

---

[4] 中隔 Septumは，ラテン語の「分割」の意味であり，一般的な解剖学的命名法では，分割壁または分割を意味している．

声道腔
The cavities of the vocal tract

導 入

　君たちは以前に，喉頭音声は，基本周波数に調和した豊富な倍音から成るために複雑であるということを知った．声道の音響特性に依存して，特定の倍音が，他の音を犠牲にして増強されることを知った．声道の共鳴は**フォルマント formant** とよばれている．語音明瞭度に関与する情報は，声全体でのエネルギーの周波数や力量によるよりも，むしろさまざまな音声周波数のなかの主たるもののエネルギーの分布によって伝達される．換言すれば，声道全体の構造（長さと断面積）の変化が，共鳴特性（**フォルマント周波数 formant frequency**）の変化に帰着する；そのため，かなり特定の予測可能なエネルギー分布をもつ音が作られる．これらの場合には，声道は，喉頭レベルでの音源によって生成される原音を濾過したり修飾したりしている．

　声道は，喉頭での1つの音源以外にも他の音源を活性化し，子音とよんでいる音を出す．下唇を上顎の歯に押しつけて，空気の塊を開放することによって [f] 音を出すが，同じ声道構造によって，その音の有声 [v] を生成する．舌を上顎の歯の端に軽く当てて，空気の塊を開放することによって [θ] 音を生成し，同じ構音動作によって，[ð] 音を表出する．

　解剖学的見地からは，声道は5つの腔に分割される：頬腔，口腔，咽頭腔，一対の鼻腔．これらは連続しているため，まず非常に簡単に多様な腔について説明する．詳細な説明は，「構音に関連する構造」のセクションで行う．

頬腔（口腔前庭）Buccal cavity

　頬腔は，口唇と頬の状態に応じて，その形状と大きさを変える．それは，狭い空間で，外部は口唇と頬部であり，内部は歯茎（歯肉）と歯牙によって囲まれた小さな空間である．下顎を閉じている状態では，歯と歯の間の小さな隙間，両側の最後臼歯（智歯）の後の隙間によって，頬腔は口腔と交通する．

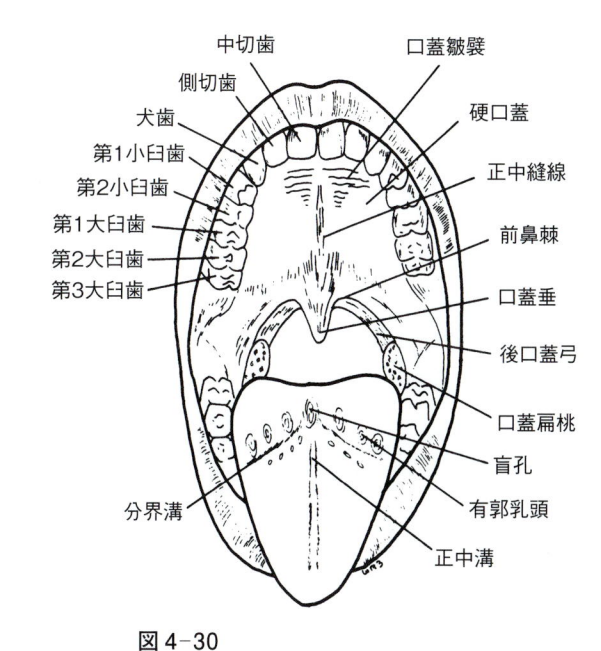

図 4-30
口腔と近傍の構造の模式図．

口腔 Oral cavity

　口腔は，前と横を歯牙と歯槽突起により囲まれ，上を硬軟口蓋により囲まれ，後ろを口蓋舌弓により囲まれ，下を主に舌を構成する筋肉の床によって囲まれている．口腔と付随する構造を**図 4-30，4-31** に示す．

口峡 Oropharyngeal isthmus

　口腔が，咽頭と鼻腔に交通する部分を口峡とよぶ．それは，横を**口蓋舌弓（前口蓋弓）palatoglossal arch (anterior faucial pillars)** により，上を軟口蓋により，下を舌背によって，それぞれ囲まれている．口蓋舌弓と**口蓋咽頭弓（後口蓋弓）palatopharyngeal arch (posterior faucial pillars)** は，**図 4-30，図 4-31** にみられる．

咽頭腔 Pharyngeal cavity

　咽頭は，頭蓋底から後ろで第6頸椎，前で輪状軟骨の高さまで及ぶ筋肉による膜性の管である．長さ約12cmで，横断面は卵円形である．前後径よりも横径のほうがいくらか広い．咽頭腔は，しばしば**鼻咽頭 nasopharynx**，**口咽頭 oropharynx**，**喉頭咽頭 laryngopharynx** に分けられる．**図 4-32** でその付随する構造とともに見ること

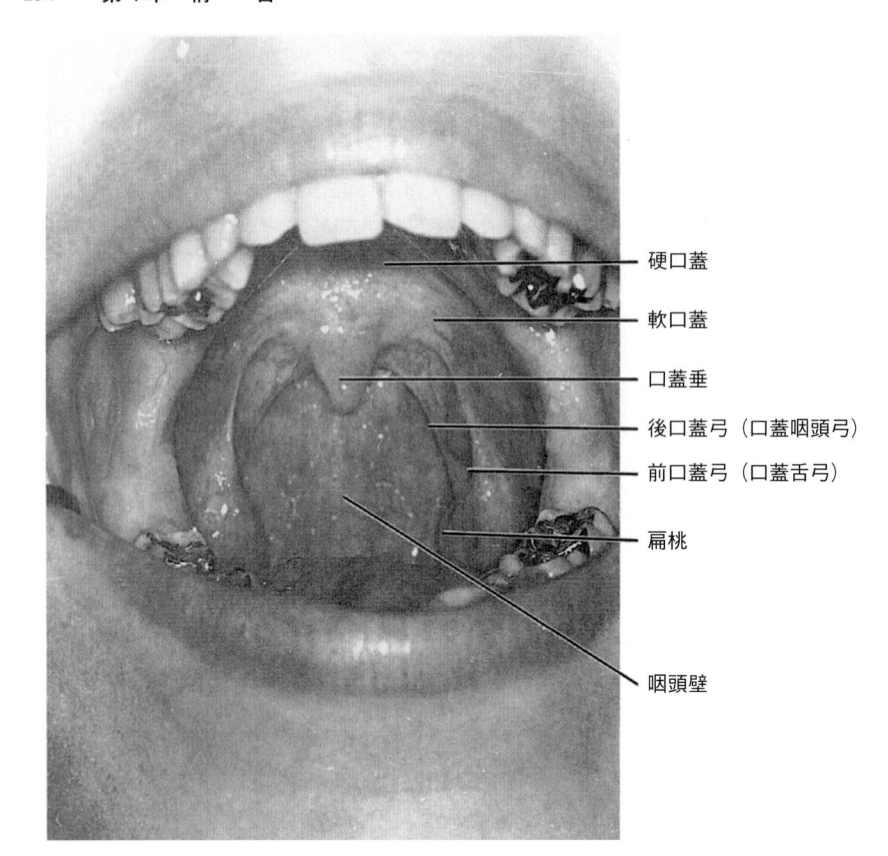

図 4-31
口腔内写真.

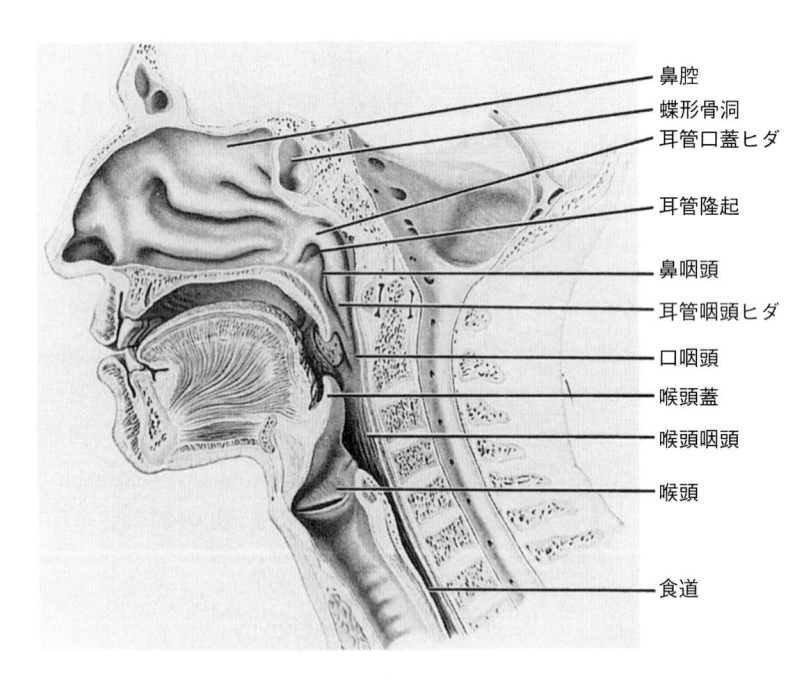

図 4-32
咽頭と近傍の構造.

ができる．
　咽頭は，主に結合織で，上部は粘膜骨膜であり，食道に向かって下がるにつれて筋性になる．

鼻咽頭 Nasopharynx
　鼻咽頭は，蝶形骨吻と後頭骨の咽頭隆起によって上部を囲まれ，下は軟口蓋のレベルで区切られる．前方で**後鼻孔 posterior nare** あるいは鼻腔の上甲介と交通し，横で耳管咽頭口と交通する．

口咽頭 Oropharynx

口咽頭の上部の限界は，軟口蓋の高さであり，下の境界は舌骨の高さである．前方で，口蓋舌弓と口蓋咽頭弓を介して口腔と交通している．

喉頭咽頭 Laryngopharynx

上は舌骨の高さで境される喉頭咽頭は下方で食道と連続する．前方で喉頭口，喉頭蓋，披裂喉頭蓋ヒダで作られる喉頭の**開口部** aditus laryngis と交通する．

全部で，咽頭は，鼓室，口腔，喉頭，鼻腔，同様に食道と交通する（**図 4-32**）．

鼻と鼻腔 Nose and nasal cavities

鼻は，顔面の中央にある目立つ器官と定義できる (Blakiston, 1941)．上（嗅部）は嗅覚器官，下（呼吸）は気道の入り口を構成し，そこで吸気は暖められ，加湿され，不純物が浄化される．付け加えて，鼻部の大きさと形状はさまざまであるため，顔の全体的な印象や審美性に影響する（**図 4-33**）．

一般に鼻を記述するのに用いられる用語は，**鼻尖**（頂点 apex），**鼻孔**（外鼻孔 nare）を含む基部，鼻骨が前頭骨と結合する**鼻根**，**鼻背** dorsum（鼻根と鼻尖の間に位置する），**鼻橋** bridge（鼻背の上部）である．鼻橋にだけ，骨性の骨格構造がある．それ以下3分の2は，柔軟な，軟骨の枠組みであり，身体損傷に耐えることができるようになっている．

鼻部の軟骨

鼻中隔 septal cartilage，**外側鼻軟骨** lateral nasal cartilage，**大小の鼻翼軟骨** major and minor alar cartilage と，それらの間に介在する結合組織は，入口弁と考えられ，空気の吸入を制御していると考えられている．

図 4-34 からわかるように，大翼軟骨 major alar cartilage が鼻尖のほとんどを形成し，大翼の外側に位置す

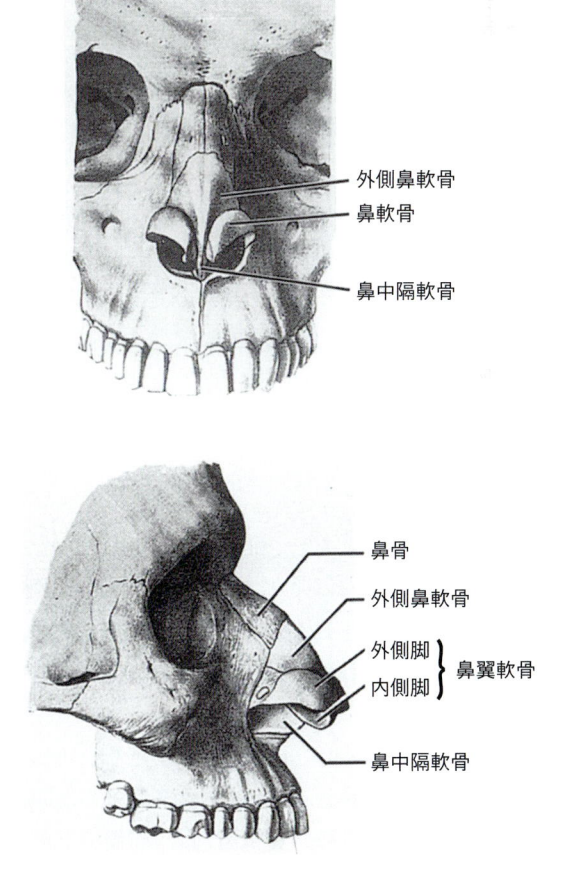

図 4-33
鼻の外面の特徴．

図 4-34
鼻部の枠組み．(Sicher and Tandler, Anatomie für Zahnartze, 1928 より)

236　第4章　構音

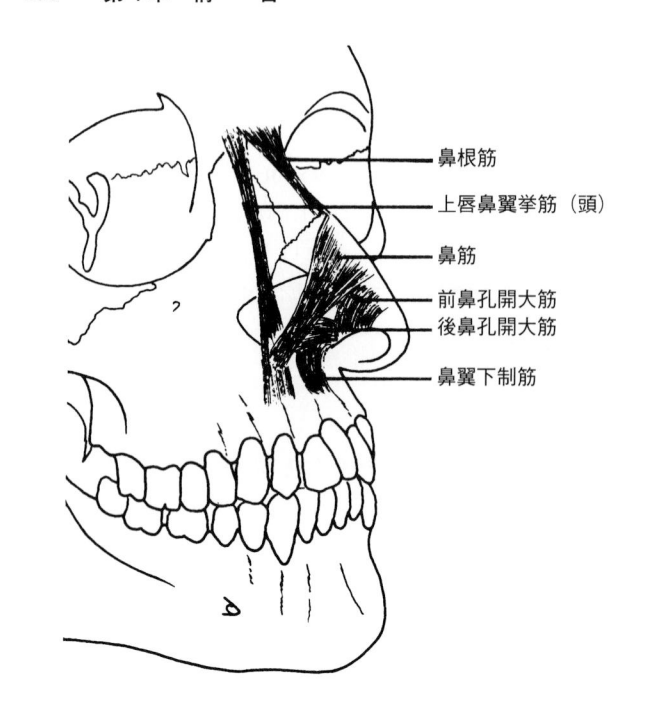

図4-35
鼻部の筋.

ラベル：鼻根筋／上唇鼻翼挙筋（頭）／鼻筋／前鼻孔開大筋／後鼻孔開大筋／鼻翼下制筋

る比較的小さい小翼軟骨 minor alar cartilage は鼻の全体像に影響する．おのおのの翼の軟骨性の延長部（脚 crura として知られている）は，鼻孔の骨組みを構成し，鼻孔の一部を分けている．基部を左右2つの別々の鼻孔に分割するのは，**鼻中隔軟骨** septal cartilage の一部である．

この領域での線維性脂肪組織の沈着の程度で，個人ごとの鼻の形が相違する．外側鼻軟骨 lateral nasal cartilage は鼻の中央1/3に位置し，上方の鼻骨と下方の大翼軟骨の間にある．

鼻部の筋肉

鼻部の小さな筋群は，人間では未発達（痕跡的？）な，表情筋の一種である．それらの日常での役割は小さいが，補助的に合図や表情を伝える役割においては重要であるといえる．直接鼻部に作用する5つの筋肉を**図4-35**に模式的に示した．

鼻根筋 Procerus muscle　鼻根筋は小さな三角形の不対の筋肉で，下部の鼻骨と上部の外側鼻軟骨の筋膜から腱状の帯となって生じる．鼻根筋[5]は，眉間で下部の

---

[5]「鼻根筋 procerus」は，ラテン語で長く細い，あるいは高いを意味する．

前額部の皮膚に入る．この筋線維のなかには，scalp muscle 前額筋（前頭）の線維と連続するものもある．筋活動時には，鼻根筋は眉の内側角を引き降ろし，同時に鼻橋の上の皮膚にしわをつくる．眉をひそめるとき，なにかに集中しているとき，眩しい光を浴びたときに，このような活動が生じる．

鼻筋 Nasalis muscle　鼻筋は，上顎の犬歯窩の上外側の領域から生じる．筋線維は，上内側に走行し，反対側から鼻筋と鼻根筋の腱膜に連続する腱と一体になる．収縮時に，鼻筋は鼻部の軟骨を下げ，それによって，鼻孔を狭くする．

> **臨床ノート**　鼻孔を狭くする活動は，開鼻声，とくに聞き取れる鼻漏出を有する人にみられる代償性の活動である．

鼻中隔下制筋（鼻翼下制筋）Depressor septi (Depressor alae nasi)　鼻中隔下制筋は上顎の犬歯窩に起こり，鼻中隔軟骨の下の境界と隣接する鼻翼に合流する．文字通り，この筋肉は，鼻翼を下げて鼻孔を締めつける．

鼻拡張筋 Nasal dilator　2つの筋，前，後の**鼻拡張筋 nasal dilator** が鼻孔を開大する．前鼻拡張筋は，鼻の外側軟骨の下縁から生じて，鼻翼を覆う皮膚の深部に入る．後鼻拡張筋は，上顎の鼻開口部と近接する種子軟骨から生じ，鼻翼軟骨の上下部の皮膚に入る．

上唇鼻翼挙筋 quadratus labii superior（眼角筋）の角上部も鼻孔を開大する．

鼻腔 Nasal cavities

鼻中隔によって切り離される2つの狭い，ほぼ対称形の室からなる鼻腔は，**前鼻孔** anterior nare を介して外部と，そして**後鼻孔** posterior nare を介して鼻咽頭と交通する．**鼻前庭** nasal vestibule は，鼻孔の開口部の内側のわずかな拡張部である（**図4-36**）．

鼻中隔 nasal septum は，内側に位置する骨と軟骨で構成される垂直方向のプレートである．**前方の軟骨部分**（**図4-18**で示される）は，上部で篩骨の垂直板と結合し，下部で鋤骨と前鼻棘との間を結合する．たいていの場合，鼻中隔の軟骨部分は，片側（通常左側）に偏位している．著しい偏位は，潰瘍性鼻中隔や呼吸困難の原因となる．**後側の骨の部分**は，篩骨，蝶形骨吻，鋤骨の垂直板で作られる．鼻中隔の骨性部は，正中からあまり偏位しない．

声道腔　237

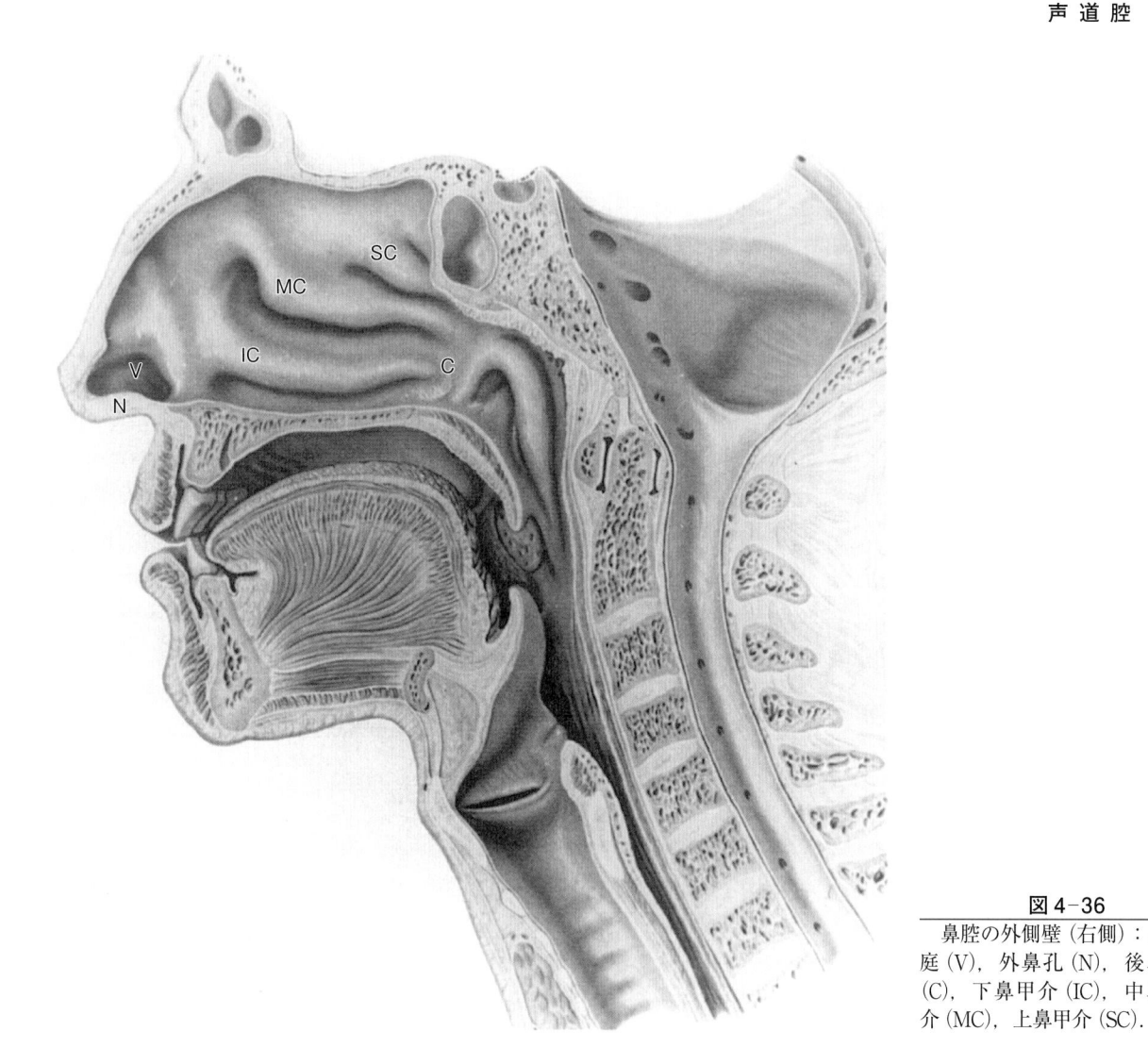

図 4-36
鼻腔の外側壁（右側）：鼻前庭 (V), 外鼻孔 (N), 後鼻孔 (C), 下鼻甲介 (IC), 中鼻甲介 (MC), 上鼻甲介 (SC).

　鼻腔の外側壁は，**上鼻甲介** superior nasal conchae, **中鼻甲介** middle nasal conchae, **下鼻甲介** inferior nasal conchae と各鼻甲介に対応した鼻の通路（**鼻道** meatus）によって構成される．各鼻道の名称は，その上にある鼻甲介の名をとっている（**図 4-37**）．外側壁の迷路構造は，鼻腔の表面積を著しく増加させることによって，鼻の機能を効率化している．

　外側壁にも鼻腔が副鼻腔と交通する開口部があることはすでに学んだ．鼻腔の前頭断面図を**図 4-37** で示す．鼻腔の外側壁，内側壁をそれぞれ**図 4-18, 4-32** に示す．鼻腔底は，凹面状で，上顎骨と口蓋骨によって作られる．鼻腔の天井は左右的に非常に狭く，篩骨の櫛状板にある多くの微小な穴が穿通している．その穿通部分を通して，嗅神経の分岐が鼻に入り込み，鼻中隔の上部と隣接する外側壁の上に達する．

鼻の機能

　鼻は，常時，温度と湿度の大きな変化，ほこり，汚れた空気にさらされている．このような実態は，まさに鼻の機能に関しての強力なヒントを与える．すなわち，嗅覚（人間では，味覚を強化することはない）は別にして，鼻には3つの機能があることを示している：温度制御，湿度制御，塵埃制御．

　上述したように，鼻甲介と鼻道は，特異的な線毛上皮の上に重なる粘膜によって覆われた広い面をもつ．

　吸入された空気が鼻に入ると，吸気は屈曲した鼻道に当たり，鼻甲介の表面の上を通過する．鼻の組織には非常に豊かに毛細血管が分布するため，血液を含む勃起組織すなわち「膨張する」スペースを作る．冷気が鼻に入りこむと，血液がそのスペースに充満し，鼻甲介の腫脹が誘発される．ひるがえって，吸気された空気には，次々と血液からの熱が伝達される．非常に暖かい空気が鼻に

238　第4章　構　音

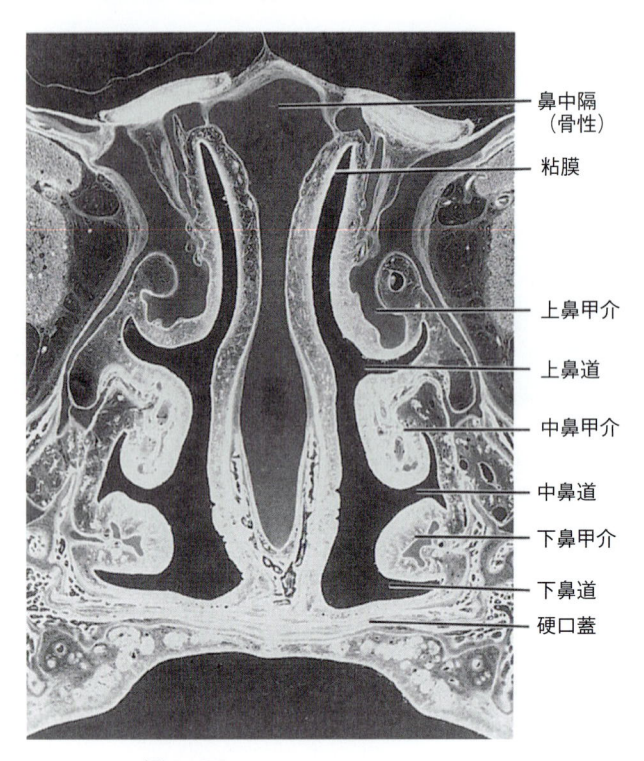

図4-37
前頭部断面（胎児，鼻腔を通る断面）.

（鼻中隔（骨性），粘膜，上鼻甲介，上鼻道，中鼻甲介，中鼻道，下鼻甲介，下鼻道，硬口蓋）

入ったときには，この逆の変化が起こる．この仕組みは非常に効率的である．すなわち，吸入した空気を250msecほどで鼻腔内を通過させる間に，外界の空気温が，-40℃から+80℃の間のいかなる温度であっても，体温近くまで暖めることができる．

さらに鼻咽頭に達した空気は，75～80%のほとんど一定の相対的な湿度をもつ．吸入された空気は，鼻腔中を通過する短い時間に，鼻粘膜から水分を受け取る．DeWeese and Saunders (1973) は，1,000m*l* もの水分が，24時間の間に鼻から蒸発することを報告している．もちろん，失われる水分の量は，吸入された空気の湿度によって変化する．

また，鼻の粘膜は，吸入された空気の洗浄作用をもつ．バクテリアや塵は，鼻腔を覆う湿った粘膜によって「捕えられる」．線毛作用は，常に毎分約10mmの速さで，鼻腔後方の気道で咽頭方向に粘液の覆いを押す．最終的に，粘液と汚れは，嚥下されて，胃で処分される．

構音に関連する構造
The articulators and associated structures

口の機能

音声言語機能にかかわる他の部分と同様，口は非生物学的機能と同時に生物学的機能をもつ.

生物学的機能

口は，消化・呼吸経路と外部の両方に交通している．それは，前後の口蓋弓（口峡）を介して咽頭と交通し，頬側の前庭や口裂を経て外界と交通する．消化過程の開始点であることもまた，重要な生物学的機能である．**プチアリン ptyalin**（唾液に含まれる非常に強力な酵素）は，澱粉をマルトース maltose すなわち二糖類に転換することにより食物を分解することを助けている．ほとんどの人の食べ方を思い浮かべると，その作用は食物が胃に向かう前のほんの一瞬にしか作用しない．

非生物学的機能

口の構造は，声道の共鳴特性を変化させ，また声音を生成する．非常に良く動く口唇と舌のために，口は声道内で最も高い運動性と適応性を有する共鳴腔といえる．構音機能に関連する他の口腔内の構造としては，歯，硬口蓋，軟口蓋，頬，下顎である．構音器官の可動性に関する初期の研究で，Hudgins and Stetson (1937) は，9人の被験者を対象にして，高い一貫性を見いだした．被験者たちは，できるだけ速く，一音ごとに区切った構音動作で，さまざまな音節を繰り返し表出した．舌尖が最も良く動く構音器官であり，"ta ta ta..." と繰り返したとき1秒につき8.2回 "ta" を繰り返すことが可能であった．他の構音器官の数値は，下顎で7.3回，舌背で7.1回，口唇で6.7回，軟口蓋で6.7回であった．これらの値は，以降の研究と本質的に一致している．

スピーチやコミュニケーションにおいてあまり重要な役割を担わない非生物学的機能が口にはある．例えば，口唇は重要な構音器官であるだけでなく，顔面表情を伝える媒体でもある．加えて，口唇と顔面の運動は，大部分の人が思うよりはるかに意志伝達を促進する目に見える第2の手がかりである．表情を読むことは，私たちのほとんどがまったく意識せずに行っていることであり，驚くべきことは，私たちのほとんどが表情を読むことに

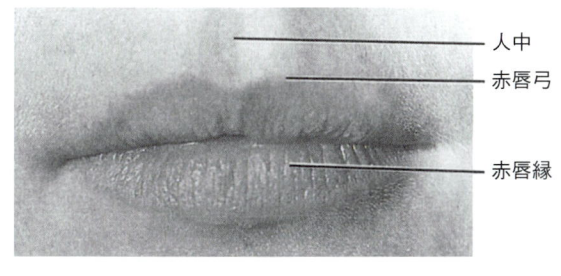

構音に関連する構造　239

図4-38
口唇.

関しては専門家であるといえる！

多機能のピラミッド

実際的な感覚において，話し言葉の表出機構を構成する構造の活動を，生物学的機能と非生物学的機能に分けることは，いくぶん不自然であり，厳密には，ある特定の動作を操作するという観点からだけみた場合にだけ適用できるものであろう．この問題はMartone（1963）によって述べられている．彼は，胸骨から鼻尖と外耳孔の上まで広がる領域を区切り，この領域を「多機能のピラミッド」と名づけた．なぜなら，この領域が，器官単独あるいは一部として，表情，咀嚼，嚥下，呼吸，言語の機能を担う構造を含むことによっている．これは実に機能的なアプローチであり，考慮に値するものである．しかしながら，そのようなアプローチは，口腔とそれの関連構造の機能解剖についての記述的な知識を前もって必要とするものである．

口唇（口裂）Lips（Rima oris）

解　剖

口唇は，口の開口部と頬側口腔の外部との境界の一部を担い，外部は外皮（皮膚）により，内部は粘膜によって覆われている．皮膚と粘膜の間には，筋肉，腺組織，かなりの量の脂肪がある．口唇（図4-38）は，しばしば，4層の組織から成るといわれている．それは，深くなるにしたがって，皮膚，筋，腺，粘膜である．

口唇と頬の内側を覆っている粘膜は，口唇の外皮と咽頭の粘膜に連続している．それは，重層扁平上皮によって覆われている．口唇の皮膚は，明確な線（上唇のキューピッド弓）として終わり，**赤唇部**は皮膚と粘膜との間の移行領域である（Orban, 1957）．この領域が赤色に見えるのは，上皮がeleiden（組織透明度を増加させる）を高度に含んでいることで上皮下の血管組織の色が透けて見えるためである．上口唇の赤唇正中において，結節とよばれるわずかな突起がある．この部分と鼻中隔を連結する垂直溝は，**人中 philtrum**とよばれている．人中は，鼻中隔の**鼻柱 columella**と連続する．

舌側すなわち内面で，上口唇は**上唇小帯 superior labial frenulum**[6]とよばれている組織のヒダによって正中で歯槽につながる．類似するが比較的弱い構造（**下唇小帯 inferior labial frenulum**）が下唇を下顎につなぐ．

口唇腺 labial gland（粘膜直下にある）は，口の開口部周辺の口唇の内面にある．球形の小さな豆粒状であり，多数の小さい開口部が口腔に開放している．構造的に，それは唾液腺に類似する．

機　能

下唇の位置がいくぶん下顎運動に依存しているため，下唇は上唇よりも多く動く．また，より速い．加えて，ほとんどの顔面表情筋は下口唇に入り込み，口唇運動の多様なレパートリーに貢献する．両口唇は，例えば両唇音 bilabial [p][b][m]などを出すために圧迫される．[p][b][m]発音時には，下口唇はおおまかに距離としては上口唇の二倍進む．下口唇は，上口唇よりも，静止時の閉鎖力を生み出す能力が低い（Barlow and Netsell, 1986）．しかしながら，上口唇は下口唇よりも可動性に劣る（Amerman, 1993）．**口唇音 labial**，例えば[hw]や[w]の生成において，口唇は大きく絞扼するが，呼気の流れは止めない．口唇歯音 labiodentalは，例えば[f]や[v]は，上顎切歯と下口唇の閉鎖によって作られる．[u]や[w]においては，口唇は歯牙に向かって広げられる（牽引される）か，丸められるか突出するかである．いくぶん広げられた口唇では，母音は[i]音となるが，口唇を丸めると，音は[u]に近づく．

口唇の反射は，口腔内圧の変化に反応して誘発される．この圧力変化は，音声生成時に起こるのと類似している．その結果，機械受容器は，音声生成のための感覚運動統合のために，口腔内圧の変化に反応する（McClean, 1991）．

頬 Cheeks（Buccae）

頬は，連続する口唇と同様，外側では皮膚から，内側では粘膜から構成されており，それらの間には，顔面筋，

---

[6] A frenulum（小さい帯；ラテン語．係留索）．構造の運動範囲を制限する．

咀嚼筋，腺組織とかなり明瞭な皮下脂肪のパッドが見つかる．頬の粘膜は，上下顎の歯肉に移行して融合し，軟口蓋の粘膜とも連続する．この粘膜は，頬筋の筋膜にしっかりと結合しており，緊密に筋運動に従属する．

腺 Gland

口唇腺に類似した腺が頬の粘膜と筋の間にみられる．これらの腺の5つ～6つは，他より大きく，最後臼歯の位置での頬部口腔前庭に開放する．それらはその名も**臼歯腺** molar gland である．頬には**耳下腺** parotid salivary gland の唾液腺管（Stenson 管）が開放している．それは上顎第2大臼歯の位置での頬側口腔前庭に開放している．粘膜の状態は，唾液ムチンの皮膚軟化作用によって維持されている．この作用は，機械摩擦による傷害から粘膜の運動性を守っている．**ムチン** mucin（糖タンパクの混合物）は，粘液の主要な成分である．唾液は，口腔内の粘膜の炎症を和らげる乳剤として機能する．唾液が安定して流れることは，正常な音声言語生成にとって必須である．われわれはみな，一度や二度は，「口渇」（おそらく緊張した状況での神経過敏状態）や粘膜が口腔のいろいろな面に接触することで，舌運動が緩慢になり，うまく動かないような経験がある．

口腔内には，ワルトン Wharton 管を経て，**顎下腺** submaxillary (submandibular) salivary gland から唾液が分泌する．ワルトン管 Wharton's duct は，**舌小帯** lingual frenulum（歯茎の舌側面から舌下面まで延びる組織のヒダ）の両側で舌下面に開放している．その部は**リビヌス管** ducts of Rivinus を経て**舌下腺** sublingual salivary gland からの唾液も分泌する．リビヌス管はワルトン管より内側に開放する．

頬部脂肪体（ビシャの脂肪床）Buccal fat pad (Pad of Bichat)

以前に述べたように，頬部筋の深い面は粘膜によって覆われている．しかしながら，浅い面は，頬部脂肪体とよばれる明瞭な脂肪組織に直接接触している．乳児でとくによく発達しており，それは乳児が授乳する際の吸啜活動で重要な役割を担っているといわれており，ときどき哺乳パッド suckling pad とよばれている．しかし，その機能を支援する証拠は明確でない．

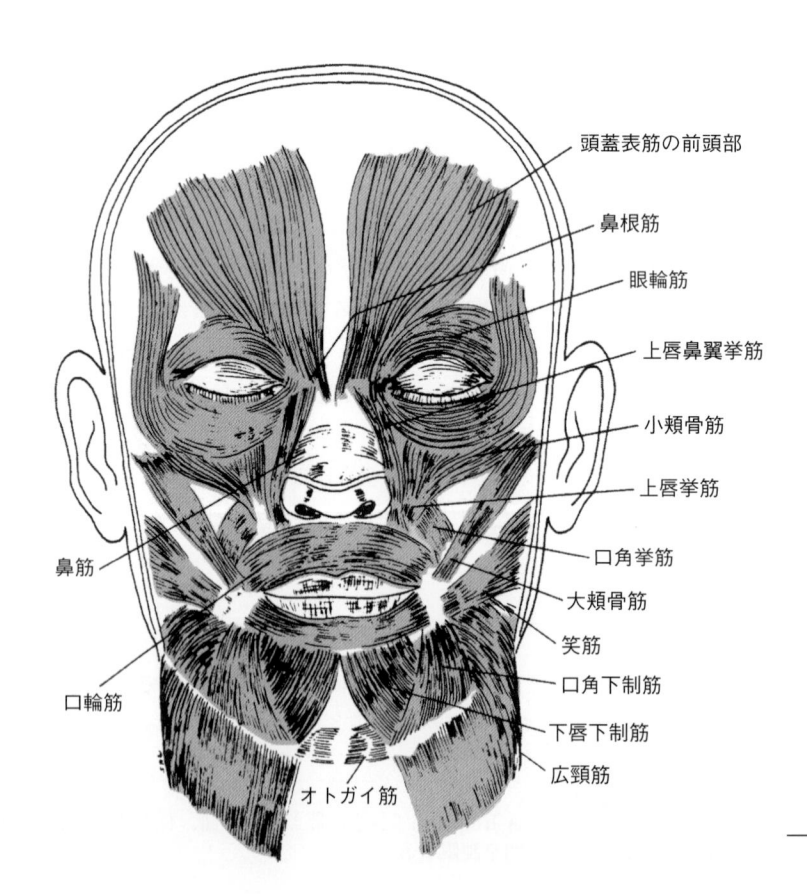

図4-39
顔面（表情）筋—浅層（正面）．

構音に関連する構造　241

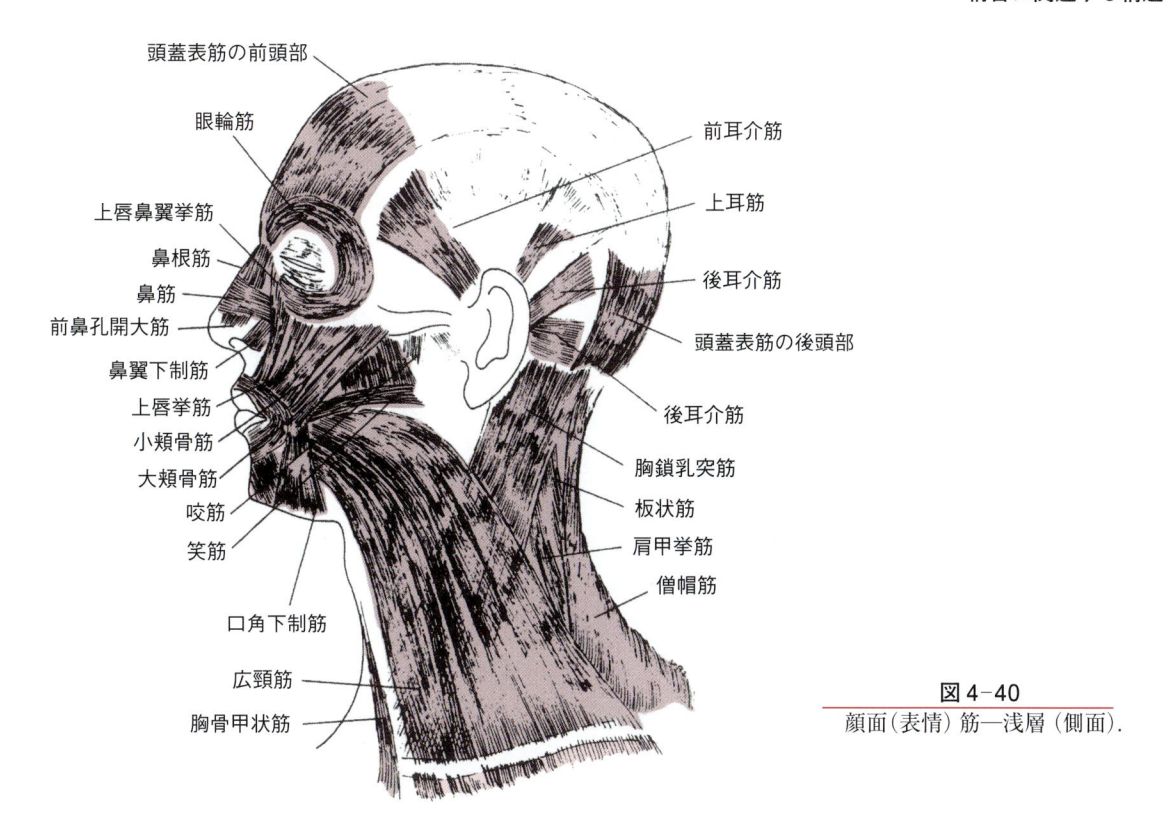

図4-40
顔面(表情)筋—浅層(側面).

顔面と口腔の筋肉

　顔面筋，とくに表情筋は，骨格筋に特有の筋膜の鞘が欠けているということでユニークである．とりわけ，それらの大きさ，形状，発達の程度は，年齢，歯列，性別に依り，個体ごとの変異と同様に多様である．また，それらの筋線維は直接皮膚に入る．これらの特徴によって，われわれが日々の生活で目撃する多様な表情の組み合わせを可能にしている．口唇は，多くの顔面筋が関係しているために，顔面のなかで最もよく動く部分である．顔面と口唇の筋肉は，内部で相互に関連しているため，それらは機能的な一単位である．

口輪筋 Orbicularis oris muscle

　口唇に作用する主要な筋は口輪筋（口唇内に位置し，口裂を完全に囲む筋線維の卵型の円環）である．それは，外来筋のみならず内在の筋の線維からも成るために，複雑な筋肉と考えられている．すなわち，筋線維のなかには口唇にだけ限定的なものもあれば，他の顔面筋からの線維の一部が口唇に入り込んでいるものもある．口唇の筋肉は，また2枚の層に分けられる：同心円状に並ぶ深層の筋線維と他の顔面筋を覆うように並ぶ表層の筋である．

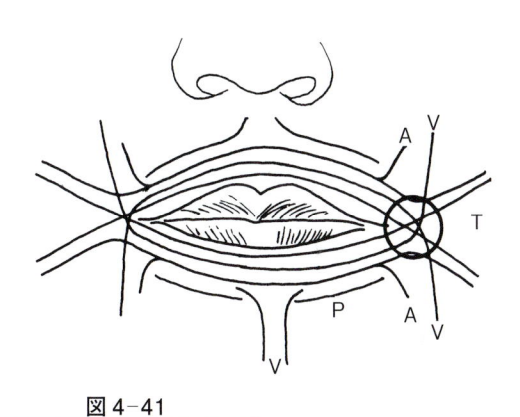

図4-41
口唇に入る顔面筋の模式図．横（T），口角（A），垂直（V），平行（P）．口唇軸は円（口角のすぐ横）によって示す．

　口輪筋は，括約筋である（**図4-39，4-40**）．収縮すると，口は閉じ，唇をすぼめる．外来筋は，次の3群に分けられる：**横方向に走行する筋群**．これらはその起始から水平に走行し，口輪筋に入る；**口角に付く筋群**．上下から斜めに口角に接近する筋群；上下からまっすぐに直接口の端に入る**口唇の筋群あるいは垂直方向の筋群**．これらの筋が口唇に入り込む様式は，**図4-41**に示した．

　横方向の筋群は，歯牙に向かって口唇を引き，特定の子音（例えば両唇の破裂音や鼻音）の生産のために，口唇の圧縮を容易にしている．口角の筋群は，微笑むとき

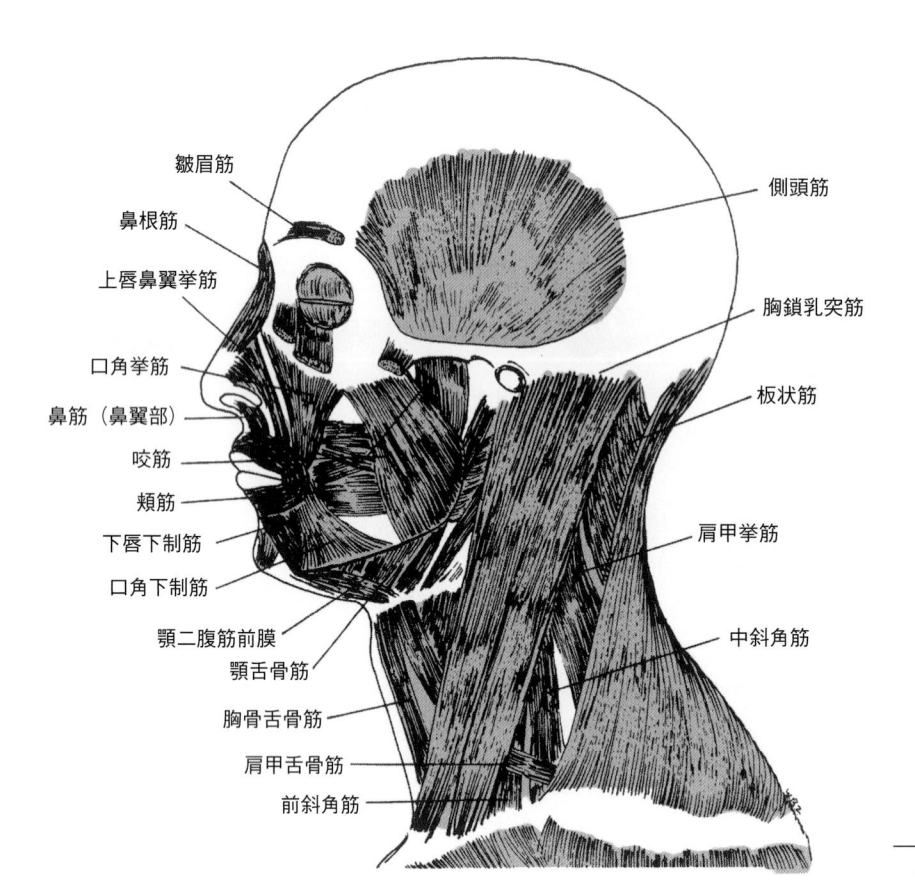

図4-42
顔面筋—深部.

や眉をひそめるような表現を作るのに使われる．口唇の筋群すなわち垂直方向の筋群は，顔面表情を作るときに重要であり，加えて口角を圧縮する際にも重要である．第4の筋群，**平行筋群**も図4-41に示す．この筋群は，用語の上では真の意味の口唇の筋肉ではなく，むしろ口の部位の外側を覆う表層の筋肉である．

8～9つの筋肉が，2つの口角のおのおのに収束し，明瞭な結節状の塊（口唇軸）で交錯する．図4-41に模式図で示す．口唇軸は，口角から約12mm離れたところに位置する．個人，人種，顔面表情，活動内容によって，その位置はさまざまに変わる．

口唇機能の筋電図学的研究では，口唇行動は，その行動に固有の筋肉の活動によるものであると思わせる．しかしながら，口唇活動は複雑な総合作用であるため，口唇内部のある単一の筋肉の筋線維の活動だけが担うと考えるのは危険である（Blair and Smith, 1986）．

横顔面筋 Transverse facial muscles

横顔面筋は，**頬筋** buccinator muscle と**笑筋** risorius muscle である．

頬筋 Buccinator（Bugler's）muscle　頬筋（図4-42）は，頬部の主要な筋肉である．顔面の筋肉の最も深層にあり，口唇への外来筋のなかでも，最も深層であるために，それは複雑な起始を有する．本来の起始は**翼突下顎縫線 pterygomandibular raphe** ならびに**靱帯**[7]であるが，残りの線維は上顎骨の歯槽突起の外側面と下顎骨の最後臼歯領域から生じる．翼突下顎靱帯は腱のような構造であり，内側翼状突起の鉤から顎舌骨筋線の後側の限界まで走行する．それは図4-43に示す．もしも翼突下顎靱帯がなかったとしたら，上咽頭収縮筋と頬筋の筋線維は連続するであろう．

頬筋の線維が水平に前内方に走行し，上下口唇の筋線維に混じっていく．中心部の線維は口角の方へ収束し，停止する前にX状に交差する．これは，中央部の比較的低い位置にある線維が上口唇に入り，上の側の線維が下口唇に入ることを意味している．最も上方にある線維は，X状に交差せずに，上口唇に入る；最も低い位置にある線維は，下口唇に入る．この複雑な配置のために，頬筋

---

[7] これは，2つの筋肉の間の腱状のものを靱帯と称する例である．

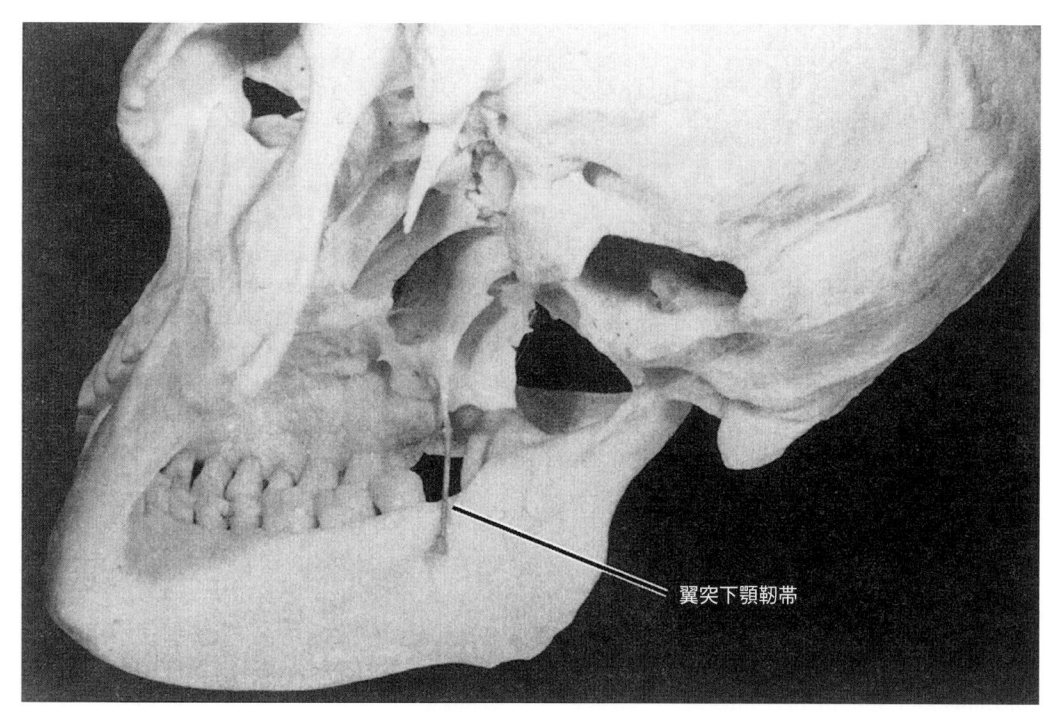

図 4-43
下から遠近法的に見た頭蓋骨．翼突下顎靱帯を再現している．

は歯に向かって口唇と頬を圧迫することができ，横に口の端を引くことができる．

　後側で，頬筋は咬筋（後述）によって覆われ，一方前側では口唇に入る他の顔面筋によって覆われる．そのため，頬筋は，通常は**図 4-42** ほどには見えない．

　笑筋 Risorius muscle　　笑筋は，非常に多様性に富んだ筋であり，見かけ上咬筋を覆う筋膜から生じる．頬筋より表層で，頬筋線維と平行な線維が水平に走行する．ほとんどの線維は，口角の皮膚と粘膜に入り込み，一部の線維は下口唇の筋線維に混ざり続ける．収縮すると，笑筋は口角を外側に引っ張る．

口角にかかわる顔面筋 Angular facial muscles

　口角の顔面筋群は，**上唇挙筋** levator labii superior，**上唇鼻翼挙筋** levator labii superior alaeque nasi，**小・大頬骨筋** zygomatic minor and major，**下唇下制筋** depressor labii inferior である．

　上唇挙筋 Levator labii superior muscle　　上唇挙筋は，眼窩の下縁から生じる幅広い起始をもつ．頬骨と上顎から生じる筋線維もいくぶんある．**図 4-39** に示すように，その線維は下方に走行し，口角挙筋と上唇鼻翼挙筋の間で上口唇に入る．上唇挙筋は，上口唇の主たる挙筋であり，いくぶん上口唇を外転させる．

　上唇鼻翼挙筋 Levator labii superior alaeque nasi　上唇を挙上する筋と鼻孔を開大する筋は，上顎の前頭突起と眼窩下縁から非常に細長いスリップ状の筋として，その起始をもつ．それは，下方わずかに外方に走行し，2つの筋肉のスリップに分かれ，1つは鼻の横の軟骨構造に，他方は口輪筋に入り込む．

　小頬骨筋 Zygomatic minor muscle　　小頬骨筋は，頬骨上顎縫合の領域で，頬骨の顔側（頬側）の面から生じる．**図 4-39** でみられるように，その線維は，下内方に走行し，口輪筋に挿入する．

　大頬骨筋 Zygomatic major muscle　　大頬骨筋は，かなり長く細い筋肉で，小頬骨筋の外側で，頬骨の頬側面から起始は生じる．**図 4-39** に示すように，筋線維は，下内方に走行し，口輪筋と口角の外皮に入り込む．収縮すると，この筋は，笑顔のときや「にこっ」と微笑むときのように，口角を上外方に引く．

　下唇下制筋 Depressor labii inferior muscle　　下口唇を下に引く筋は，小さく平らな四角形の筋肉であり，下口唇の下，正中からすこし外側に位置する．それは，オトガイ孔の近くの下顎骨の外斜線から生じる．収縮すると，この筋は下外方へ下口唇を引く（**図 4-39**）．

垂直顔面筋 Vertical facial muscles

口輪筋に進入する垂直筋には3組ある：**オトガイ筋** mentalis，**口角下制筋** depressor anguli oris，**口角挙筋** levator anguli oris muscles．一緒になって，これらは，口唇を固くむすび，口唇を上下させるのを補助する．

オトガイ筋 Mentalis muscle オトガイ筋（オトガイ挙筋）は，下唇小帯の傍にある円錐形をした筋束である．筋線維は，下顎骨の切歯窩（切歯の少し下）に生じ，下降してオトガイの皮膚に付着する．オトガイ筋は，下口唇とオトガイ唇溝（口唇オトガイ溝（図4-33））を挙上し，あごの皮膚にしわをつくる．それは下口唇の基部を持ち上げるので，飲水時に下口唇を突出外転させるのを助ける．それはときどき「口をとがらす筋肉」ともよばれている．筋電図（EMG）によると，睡眠の間でさえ，（不可解な所見であるが）オトガイ筋はかなり持続的に活動している．

口角下制筋 Depressor anguli oris muscle 口角を下に引く筋は，平坦で，下唇下制筋の線維の表層で外側にある三角形のシート状の筋肉である．それは下顎骨の外斜線から起こり，その線維は広頸筋（後述）の線維と相互にかみ合っている．その筋線維は，垂直上方に走行するにつれて収束し，ほとんどの場合口角で口輪筋に入りこむ．しかしながら，若干の線維は上口唇にも入る（図4-39）．収縮すると，この筋は，口角を下に引くか，下口唇に向かって上口唇を下方に引くことによって，唇を固く結ぶのを支援する．

口角挙筋 Levator anguli oris muscle 口角挙筋（一部は図4-39でみられる）は，口角下制筋の上方の抵抗筋である．それは平坦な三角形の筋で，口角より上で，上唇挙筋より深層に位置する．その起始は，鼻翼の外側，上顎の犬歯窩浅層である．その線維は，口角に向かって走行するにつれて収束し，線維のなかには上口唇に入るものもある．またあるものは交差して口角で下口唇に入るものもある．収縮すると，口角挙筋は口角を引き上げ，さらに下口唇も上方に引くことによって口を閉じるのを支援する．解剖すると，口角挙筋と口角下制筋の線維は共通しているようである；すなわち，2つの筋は，上顎骨の犬歯窩で起こり，下顎骨に入るたった1つの垂直方向の筋肉であるようにみえる．

平行な顔面筋群 Parallel facial muscles

平行な顔面筋群は，**上唇切歯筋** incisivus labii

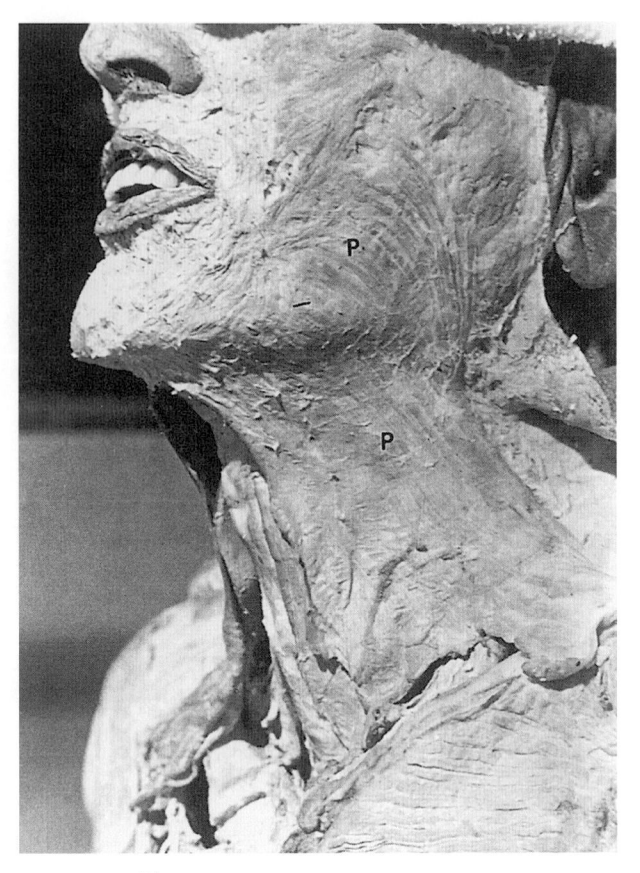

図4-44
広頸筋（P）．

superior と**下唇切歯筋** incisivus labii inderior である．

上唇切歯筋 Incisivus labii superior muscle 上唇の切歯筋は，平らな細い筋で，上唇挙筋より深い位置にある．その走行は，上唇の口輪筋の横線維に平行である．筋線維は，犬歯のすこし上の上顎骨に起こる．外側方向に走行して口角に至り，その領域の他の筋の線維に混ざる．収縮すると，上唇切歯筋は口角を内上方に引く．換言すれば，唇をすぼめたり，丸めたりするのを支援している．

下唇切歯筋 Incisivus labii inferior muscle 下唇切歯筋は，上唇切歯筋の拮抗筋である．それは，小さく細い筋であり，口角の下に位置して，下唇下制筋より深層にある．この筋は，側切歯の領域で下顎骨から生じる．その筋線維の走行は，下口唇の口輪筋の横線維に平行している．口輪筋の線維と相互に絡み合いながら口角に入り込む．収縮すると，この筋は口角を内下方に引く．

広頸筋 Platysma —浅頸筋

広頸筋は，顔面筋であるにもかかわらず，その分布の状態のために，通常，浅頸筋といわれる．この筋は，細

く平らな幅広い筋で，前頸部側面の大部分を覆っている．

広頸筋は，発生学的には，すべての顔面筋と同じ原基に起因する．筋の一部は広がって，顔面と頸部の側面と正面を覆う浅層を形成する．このことが，広頸筋が顔面神経によって支配される理由である．広頸筋は通常，大胸筋と三角筋の上部を覆う筋膜に起こるといわれているが，これはこの筋肉の原基が遊走する下限である．線維の多くは，下顎骨の下縁に付着し，その付着は下顎角の後ろにまで及ぶ．前方の線維は，オトガイ結合の部分で反対側の線維と交じり合い，図4-44でわかるように，多くの線維が口角で混じりあう．筋線維は，顔面に幅広く分布し，頰筋と眼輪筋にまでも分布しているのがみられることがある．

この筋の機能は，十分にはわかっていない．Gray (1973) は，下口唇と口角を，下外方に引き，部分的に開口に寄与すると述べている．この筋全体が随意的に収縮すると，頸部の皮膚は下顎骨の方に引き上げられる．頸部の根っこの部分の直径を増加させ，強い襟の圧を緩和する．この作用は，**抗絞扼動作 antisphincteric gesture** として知られており，おそらく頭頸部から静脈血を排液するのを容易にしている．

広頸筋の筋電図（EMG）は，にこっと微笑んでいるとき，わずかな抵抗に対して下顎を下制しているときに収縮し，とくにスピーチの際に口唇が圧迫され，後方へ引かれるときに活動する（Zemlin and Czapar, 1974）．

補助的な表情筋

私たちがここまで議論してきた筋は，主に顔面表情筋または口の筋である．他の筋，例えば眼瞼の筋や頭皮の筋[8]も，表情を作るのに効果的に使われる（図4-39, 4-40）．

帽状腱膜 galea aponeurotica（epicranial aponeuroses） として知られている頭蓋骨にゆるく結合した皮下筋膜が，頭蓋冠の相当な部分を覆っている．頭蓋骨に緩く付着しているために，頭皮が可動性をもち，頭皮の下で血液（血腫）が急速に蓄積され血腫ができることがわかる．

頭蓋表筋 epicranius は，帽状腱膜に付着して非常に広範囲に広がる薄い筋肉で，しばしば，後頭筋腹（**後頭筋 occipitalis muscle**）と前頭筋腹（**前頭筋 frontalis**

---

[8] 頭皮は，頭蓋を覆う毛髪をもつ外皮として定義される．

muscle）からなるといわれる．前頭筋は，眉をつり上げて，驚きの表現を伝えるために額にしわを寄せる．

眼輪筋 orbicularis oculi は，眼窩を囲んでいる絞扼筋状の筋肉である．それは前頭骨の鼻突起（上顎前頭突起）から起こり，短い線維帯は**眼瞼靱帯 palpebral ligament** とよばれる．これらの筋の付着のために，眼輪筋は3部からなるといわれる：まばたきする場合のような穏やかに眼瞼を閉じる眼瞼部 palpebral portion，ウィンクする場合のような確実に眼瞼を閉じる眼窩部 orbital portion，涙を眼部に引き入れる場合の涙囊部 lacrimal portion．

皺眉筋 corrugator は，前頭筋と眼輪筋の深層にある．この筋は，眉部隆線の内側端から生じ，大部分の線維は上外側を通過し，眉弓の中央より上の皮膚に入る．いくらかの線維は下方に走行し，皮膚に入りこみ，眉を下方に引く．集合的に，皺眉筋の線維は，眉を下内方へ引くことで，額にしわを寄せている．それはときに「眉をひそめる」筋肉とよばれ，Gray (1973) によると，苦悶の表情を表す主要な筋肉と考えられている．

歯牙 Teeth

導　　入

私たちはみんな，歯には非生物学的機能と同様に生物学的機能があることを知っている．身体の他の多くの構造においても同様であるように，特異的な機能は各歯に与えられた名称から確認できる．すなわち，**切歯 incisors**（incisive or cutting teeth）は，食物を剪断することに適している鋭い刃をもつ「のみ」の形であり，一方尖った牙状の犬歯は，剝ぎ取ったり，裂くために最適である．平坦で，幅広い表面をもつ臼歯は，押しつぶして磨り潰すために用いられる．したがって，生物学的に歯は消化プロセスの前駆段階である．

歯の非生物学的機能は，人の日常生活において不可欠な役割を果たす．顔面全体の顔貌への歯牙の大きな影響は，よく議論され，正当な理由をもっている．下顎と歯牙は，顔面のほぼ3分の2を構成し，顔の構造の特性を決定する重要な要素である（Martone, 1963）．歯とその支持構造は，正常な音声表出にとって重要である．それらは，直接的にいくつかの子音の産生に関与する．とくに [f] [v] [θ] [ð] 音である．他の多くの子音，とくに舌軟口蓋音，舌口蓋音，舌歯槽音として分類される子音

の表出時には舌と歯牙が接触することについてはパラトグラフィーなどの記録法によって確認できている．しかしながら，最も本質的なことは，私たちが発する，母音も含むすべての音の生産時に歯が演じる重要な役割を認識することである．

　生涯を通じて成長する動物（魚，サメ，ほか）においては，歯は絶えず脱落し，身体全体の大きさにふさわしい大きさをもつ新しい歯牙と置き換わっている．脱落した歯には，しばしばほとんど摩耗した徴候がみられない．高次哺乳類（人間を含む）では，2組の歯が用意されている．最初の1組（子宮内でかなり発達する）は，幼少児期に出現する．脱落性の歯（乳歯）とよばれ，それらは永久歯より比較的小さく，白く，年長児では極端に磨り減ってくる．

　永久歯は低年齢で萌出し，疾患に罹らない限り，生涯残る．精製炭水化物（糖，菓子，など）と一般的に「柔らかい」食品の発現が，虫歯，歯周病，歯牙欠損（これらは自然界では餓死に至る疾患である）の増加に関係している．人間社会では，その重要性にもかかわらず，歯牙は生命を維持するうえでは不可欠でない．

　ちょっと見ただけなら，歯牙は歯槽隆線から突出した小さな骨ばった牙以外の何物でもないように見える．しかしながら，より詳細に観察すると，結合組織，血管，神経が，無機質と同様に，歯牙を構成しているダイナミックな生きた器官であることがわかる．それなりに，他の身体と同様に，歯牙は，疾患，感染，障害を受けやすい．乳歯列や永久歯列について考察する前に，歯牙の一般的な構造を見ることには価値がある．

歯牙の構造

　歯は，解剖学上3つの部分に分けられる：**歯冠 crown**, **歯根 root**, **歯頸 neck**．エナメル質 enamel によって覆われる歯の部分は，歯冠である．それは，歯の約3分の1を占める．歯根はセメント質によって覆われる部分で，それは歯の約3分の2を構成する．歯頸部は，エナメルで覆われた歯冠とセメント質で覆われた歯根の間の移行部にある多少不明瞭な領域である．歯は，通常セメントエナメル境界でわずかに狭窄する．

　歯冠は，「見える部分の歯」として定義できる．すなわち，口腔内で**歯茎 gum**（**歯肉 gingivae**）から上方に突出している歯の部分．歯根は，顎を構成する組織内に埋め込まれた歯の部分である．

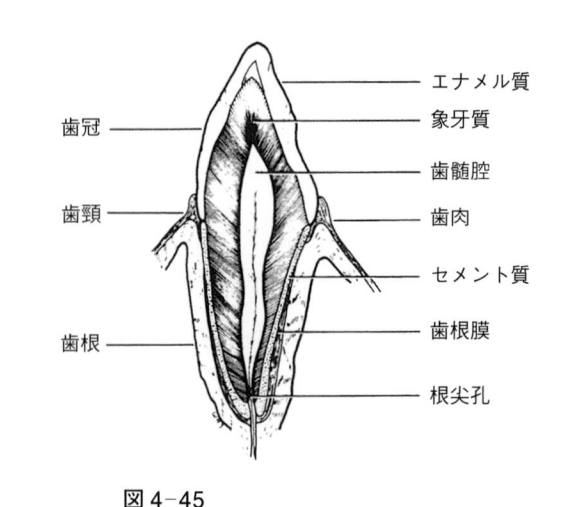

図4-45
歯の断面の模式図．

（ラベル：歯冠，歯頸，歯根，エナメル質，象牙質，歯髄腔，歯肉，セメント質，歯根膜，根尖孔）

　若年者においては，エナメル質で覆われた歯冠のすべてが口腔内に露出しているというわけでなく，一方，高齢者の場合には，歯牙は磨り減っており，歯冠全部，歯頸部，歯根の一部が口腔内に露出していることがある[9]（それゆえに，高齢者の年齢に言及するとき，歯が長くなっていると表現することがある）．

　Sicher and DuBrul（1975）は，解剖学的歯冠と解剖学的歯根を，それぞれエナメル質で被覆された部分，セメント質で被覆された部分と称している．常時口腔内で露出している歯牙の部分を，**機能的（臨床）歯冠 functional (clinical) crown** という；周囲の組織に埋め込まれ，それらと有機的に結合している部分を，**機能的（臨床）歯根 functional (clinical) root** という．若年期には，機能的歯冠は解剖学的歯冠より小さく，高齢者になると反対になる．歯牙を貫くおおむねの断面図を図4-45に示す．

　象牙質 Dentin　象牙質は，歯の固い部分を構成し，ときに歯の象牙とよばれる．それは黄白色の血管を含まない無血管組織であり，再生しないけれども，生涯を通じて形成し続ける．その結果，髄腔は段階的に縮小する．象牙質は，約3分の1が動物性物質で，3分の2が無機塩類からなるミネラル化した組織である．動物性物質は，**歯小管 dental canaliculi** から成る．これは，歯牙全長を走行する原形質の物質の平行した細管群である．バクテリア，機械的圧力，化学作用などの因子によって妨害されると，これらの細管が，歯髄神経に痛覚を伝達する．

　歯髄 Dental pulp　歯髄は，神経と血管に富む組織

---

[9] 歯牙周囲の組織の疾患は，歯槽骨吸収に帰着する．

である．それは歯根管 pulp canal に含まれ，おおむね歯牙全体の形状に似る．管の拡大した部分は髄腔 pulp cavity とよばれている．歯根管は，根尖孔を通じて近隣組織と歯根の先端（根尖）apical foramen で交通する．

エナメル質 Enamel　エナメル質は，歯の最も密度の高い部分であり，身体で最も硬い物質である．重さにおいて約96％がミネラルである．萌出直後は半透明であるが，エナメル質は年齢とともに黄色化していく．エナメル質にはたった1つしか機能がない．すなわち摩滅または咬耗に抵抗することである．それは臼磨する咬合面で最も厚く（2.5mm），セメント質に接続する歯頸部に向かってしだいに薄くなる．この**セメントエナメル境界 cementoenamel junction** が，歯頸部である．

セメント質 Cementum　歯根を覆う骨のような実質がセメント質であり，これは象牙質より柔らかく，約50％がミネラル化されている．セメント質の新しい層は，生涯にわたって作られ，歯の運動を補償している．

歯周靱帯 Periodontal ligament

歯は，歯周靱帯として知られている結合組織によって，それぞれの**歯槽（窩）**の中の壁につるされている．その状態は，**釘状関節 gomphosis**（釘と窩縫合 peg-and-socket suture）として知られている関節である．歯周靱帯の中にある白い弾性のない線維は，歯にかかる機械的な外力の吸収に役立つ．

歯牙に対する機械的圧迫力は，大なり小なり線維束を伸展する．そのため，歯牙にかかった咀嚼圧はセメント質と骨に作用する張力に変換される．もしも成長面に直接的に圧が負荷されると，骨やセメント質の成長は起きないので，「この力の変換は，正常な歯の機能的生命にとって不可欠である」(Sicher and DuBrul, 1975)．歯頸部で，歯周靱帯は歯肉（歯茎）によって覆われる．

健全な口腔では，歯肉は薄いピンクで見かけ上の点々があるが，赤く，滑らかで，光っている口腔粘膜とは対照的である．

歯の形態学

おおまかに4種類の歯がある：**切歯 incisor，犬歯 canine，小臼歯 premolar，大臼歯 molar**．それらを図4-46 に示す．

切歯 Incisor　上顎中切歯は「のみの形」で1つの歯根をもつ．それらは，やや下前方，斜めに向いている．

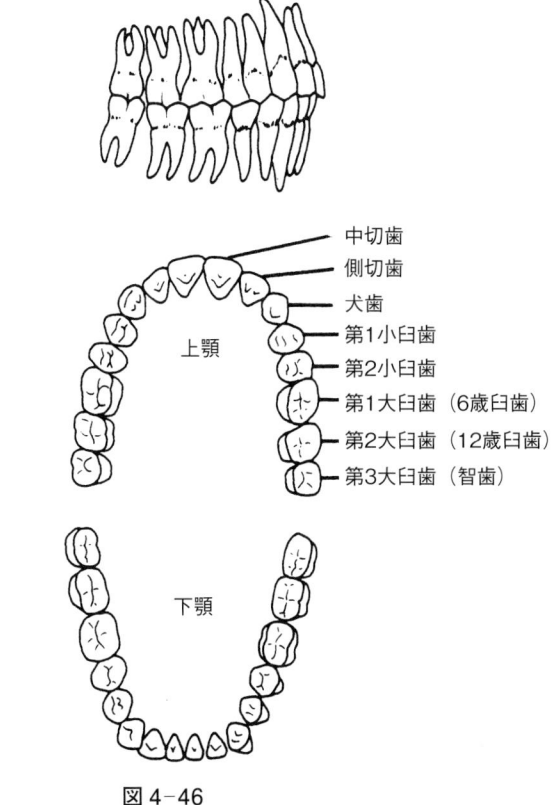

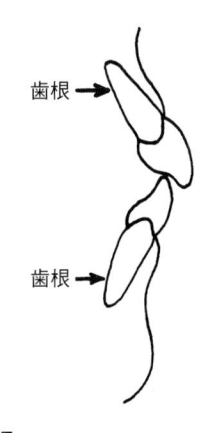

図4-46
永久歯列弓．

図4-47
側面から見た切歯の正常な咬合接触状態．下顎前歯の切縁は，上顎切歯の舌面の凹面に適合する．

上顎側切歯 upper lateral incisor は，上顎中切歯より小さく，またより小さな歯根をもち，はるかに多様性に富む（人口の約2％で先天的に欠損する）．下顎中切歯は，上顎中切歯に形状の点で似ているが，かなり小さい．さらに下顎中切歯は下顎側切歯よりも小さい．上顎歯列弓の前後径は下顎歯列弓より大きいため，**下顎中切歯**

lower central incisor の上3分の1は上顎切歯によって隠れてしまう．この隠れる状態が，**オーバーバイト**として知られる正常な関係である．加えて，下顎切歯は上顎切歯より垂直方向に植立している．結果として，上顎切歯は下顎切歯より約2～3mm前方に飛び出る．これは**オーバージェット**とよばれている．

図4-47で示すように，切歯の唇側（外側）面は凸面で，舌側（内側）面は切端近くで凹面になっており，基底部に向かうと急に凹面状になる．凸面部分，**歯帯 cingulum** とよばれている部分は，上顎切歯にだけ顕著である．

犬歯（尖歯，眼歯）Canine 犬歯は側切歯のすぐ外側にある．それは，1つのとがった歯冠すなわち尖端をもつ大きな歯である．上顎犬歯は，下顎犬歯より大きく，強く，とくによく発達した根をもっている．

小臼歯 Premolar（Bicuspid） 小臼歯は，実質的に発達した咬合面（切歯では切端に相当する）に特徴がある．小臼歯の咬合面には，通常2つの尖端がある．小臼歯は，犬歯の後方に位置する．永久歯列弓には8つの小臼歯があるが，乳歯列弓にはない．通常，1本の平坦な歯根をもっている；しかしながら，上顎第1小臼歯は2本の歯根をもつ傾向がある．

大臼歯 Molar 大臼歯は最も大きな歯である．永久歯列弓には12個，各顎骨に6個あり，乳歯列弓では，8個，各顎骨に4個ある．図4-46で示すように，大臼歯は大きく，広い，ほぼ四角形をした咬合面をもち，大臼歯の機能に良く適応している．上顎の第1大臼歯が最も大きく，第3大臼歯（智歯）が最も小さい．加えて，上顎大臼歯は3つの根をもち，下顎大臼歯は2根である．しかしながら，興味深いことは，上顎大臼歯は通常わずかに下顎大臼歯より小さい．臼歯の咬合面は特徴的である．第1大臼歯は一般に4つの尖端をもち，第2大臼歯は3つ～4つ，第3大臼歯は3つである．

歯面 歯列弓はカーブしているため，従来の解剖学上の図形用語の適用は混乱しやすい．そこで，歯牙解剖学者は，歯の5つの自由表面に特別な名前を与えた．

1つ目の面は，噛み切ったり咀嚼したりする面である．それは反対側の顎の歯に接触する面であるので，**咬合面 occlusal surface** とよばれている．切歯では，咬合面は「のみ」状の**切縁 incisal edge** になる．おのおのの歯の1つの面は口腔に向いているが，他の面は口腔前庭か固有口腔の方を向いている．固有口腔側に向く面は，舌に対する関係のために**舌側面 lingual surface** と称され，反対側の面は，犬歯や切歯では**唇側面 labial surface**，臼歯

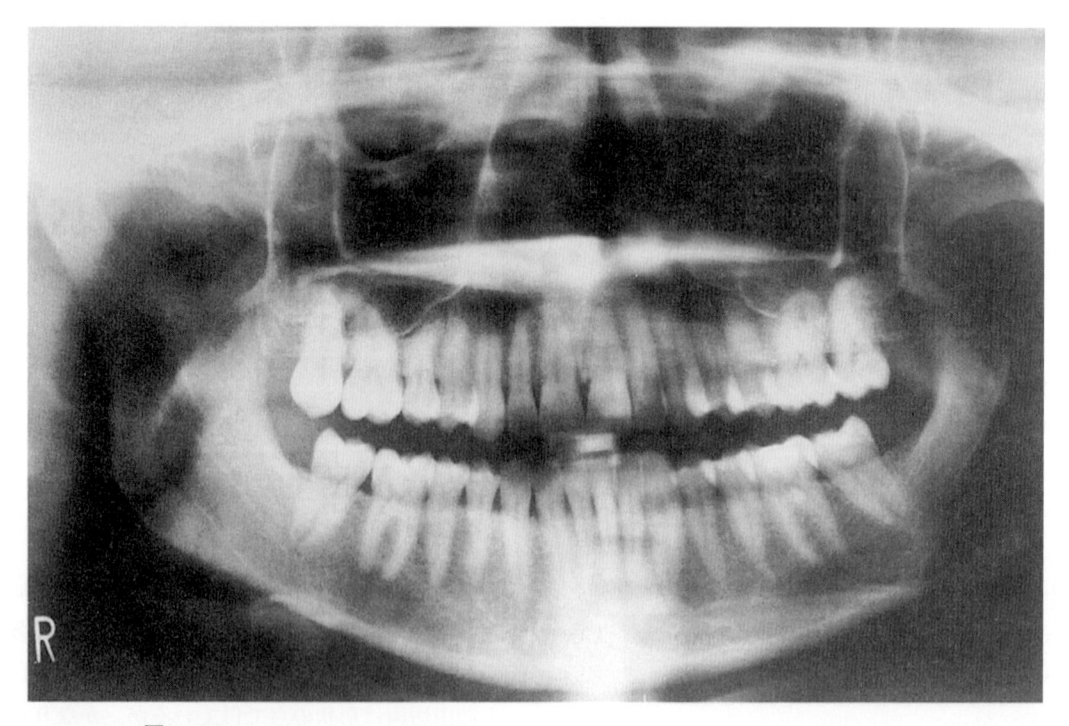

図4-48
永久歯列弓のパノラマX線写真．（Callahan, Lord, King, and McCabe, orthodontists, Champaign, IL より提供）

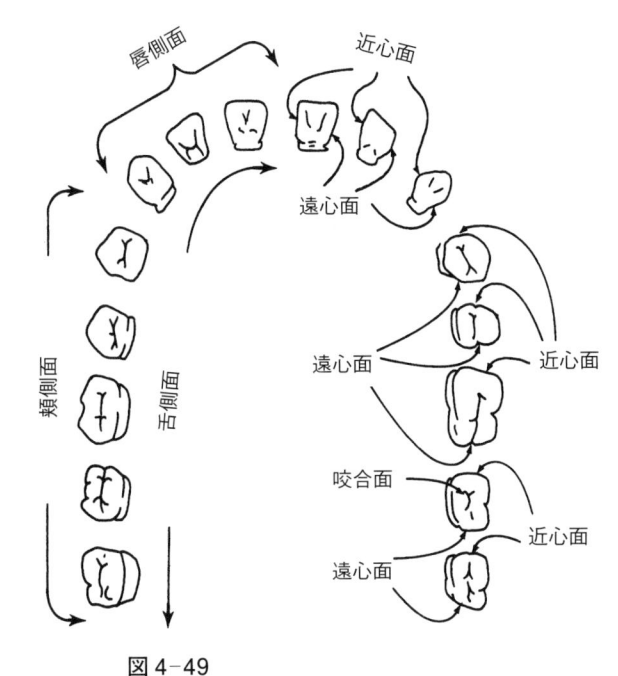

図 4-49
歯牙の各面の名称のまとめ.

では**頬側面** buccal surface とよばれている.

最後臼歯を除いて，残り2本の大臼歯の他の2つの自由表面は，隣接する大臼歯[10]と接触している．これらの面は**隣接面** approximal surface であり，それは特別な名前が与えられている．もしもカーブした歯列弓がまっすぐになったと想像してみよう，ちょうど図4-48で示すパノラマX線写真のようになったとする．この場合，私たちはおのおのの歯が**近心面** mesial surface（正中の方に向かう側）と**遠心面** distal surface（正中から離れる側）をもつということがわかる[11]．

歯冠に関する方向と領域は，**咬合面側** occlusally，**歯頸部側** cervically という用語で示され，歯根では，歯頸部側，根先側という用語で示される．これらの用語を，図4-49にまとめた.

歯牙の一生

発達過程は，乳歯と永久歯で本質的には同じであり，4つの期間で考えることができる：**成長期** growth，**石灰化期** calcification，**萌出期** eruption，**咬耗期** attrition.

成長期は，歯蕾の初期の形成である．将来の歯を形作

---

[10] 「唇側」と「頬側」は，ときに「顔側」と置き換えて使用することもある．この場合には，すべての歯牙に用いえる．
[11] 小臼歯と臼歯では，「近心」は「前面」に，「遠心」は「後面」に置き換えて用いられることがある．

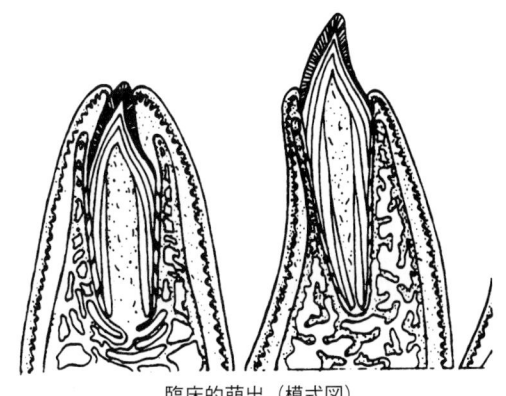

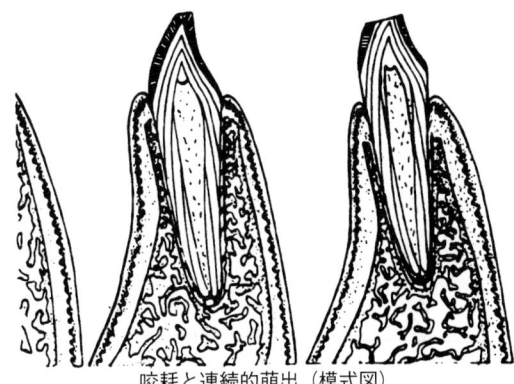

図 4-50
歯牙の臨床的萌出と咬耗の模式図．(Atlas of the Mouth, American Dental Association の好意による)

る細胞の特異化と配列，エナメル質と象牙質の基質の形成である．石灰化期は，エナメル質と象牙質の基質が，無機塩類（主にカルシウム）の沈着によって硬くなる過程である．萌出期はかなり完全に発達した歯が口腔に進入する期であり，咬耗期は，萌出した歯の接触面や咬合面でエナメル質が磨り減っていく過程である.

成長期 Growth　歯牙は，外胚葉と中胚葉の変形であり（図1-9），胎生5～6週の間に発現する徴候を示し始める．歯胚発育の詳細な説明は，このテキストの第7章に示す．胚子約8～9mmの段階で，原始口腔上皮は，最終的に歯が生える領域に沿って下部の中胚葉に向かって膨張し始める．おのおのの顎のなかで蹄鉄形に濃厚化する部分は**歯堤** dental lamina とよばれ，その部分と周囲細胞から，個々の**結節歯胚**（歯蕾）tooth bud が生まれ，それは後に歯に発達する．歯根の発達が始まるとすぐに，歯は歯胚（芽）洞から口腔まで段階的に移動し始める．歯が移動する原因になる力の起源はわかっていない．

萌出期 Eruption　歯の萌出についての一般的な概

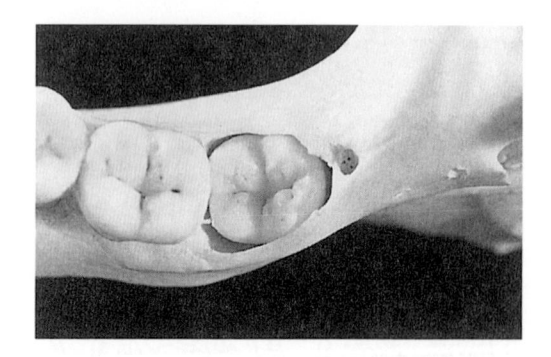

図 4-51
第 3 大臼歯（智歯）の骨内萌出．

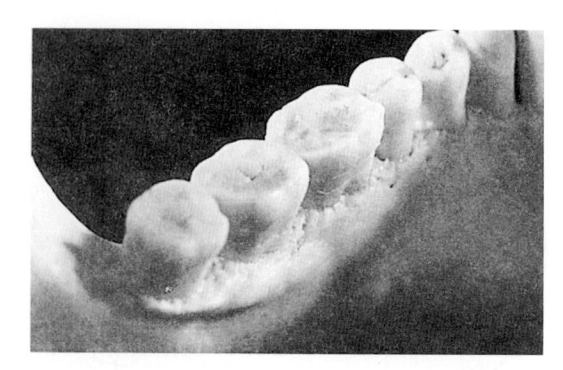

図 4-52
咬耗の例．臼歯の尖端が滑らかになっている．

図 4-53
乳歯列弓．

念は，歯冠が口腔内に移動するということである．歯が十分に発達して，移動時にさらされる力に耐えられるようになると，図 4-50 で示すように，歯は歯肉の中を進む．萌出のこの段階は，**臨床的萌出**（観察可能）**clinical eruption** とよばれている．臨床的萌出のいくぶんか前に，**歯は骨内萌出 intraosseous eruption** として知られている段階で歯槽頂線を通過して萌出する．歯の石灰化と歯根の発達が，骨内萌出の間にも進行中である点は注目に値する．この萌出が生じた直後に，歯を萌出させた部分の骨組織は硬化し始める．この組織が歯槽を形成し，歯牙にしっかりとした足場と歯周靱帯を提供する．

萌出は，ときに単純な機械的力学を基礎にして説明される．私たちはみんな，子供の歯は「切歯」であると聞いたことがある．このことから，歯は，荒っぽい力で，歯が生えようとする力によって，萌出経路の組織を切り裂いて萌出する印象をもつようになる．もちろん，発達する歯胚が，その周囲や萌出経路の組織に対して，押しのけようとする力を発揮することは真実である．しかしながら，実際には，その力は賦課された組織が反応して吸収され，最終的には発達する歯によって生じるアンバランスな力は減少することになる．

圧迫力がかかった歯槽骨の内部では，**破骨細胞 osteoclasts** が作られる．それらは，大きな多核細胞で，骨吸収の特性をもっており，その結果，萌出中の歯に萌出のための道を開いていく．骨内萌出の例を図 4-51 に示す．歯が歯肉を「切る」ことで通過する過程で，圧は特定の酵素を活性化し，組織の「分化」をもたらす．その過程は複雑であるが，単純な機構で説明することは重要である．

成熟に関連する多くの現象と同様に，萌出は一過性の状態であり，身体が反応する不均衡な力として作用する．

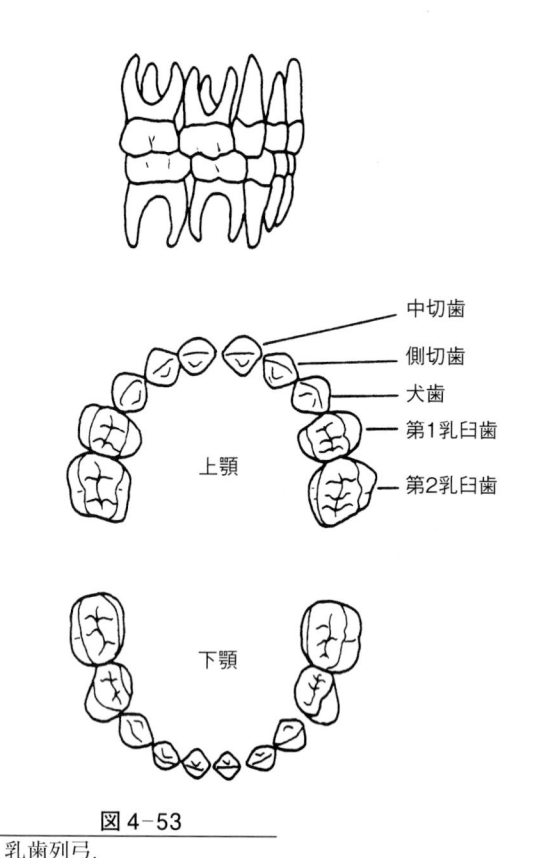

それは恒常性に基づくものであり，言い換えると，正常な身体が安定性に向かう傾向性といえる．

咬耗期 Attrition いったん，歯牙が口腔内に萌出すると，その直後から歯は，摩耗，圧迫，引っ張り等の力にさらされる．結局，エナメル質が体で最も硬い物質であっても，歯は摩耗の徴候を示し始める．この過程は，咬耗とよばれている（図 4-50）．定義上，咬耗は歯牙の使用によるエナメル質の摩滅または欠損とされる．新しく萌出した永久切歯の切縁には，**切縁結節 mamelon** とよばれる 3 つの小さい結節があるが，咬耗によって急速

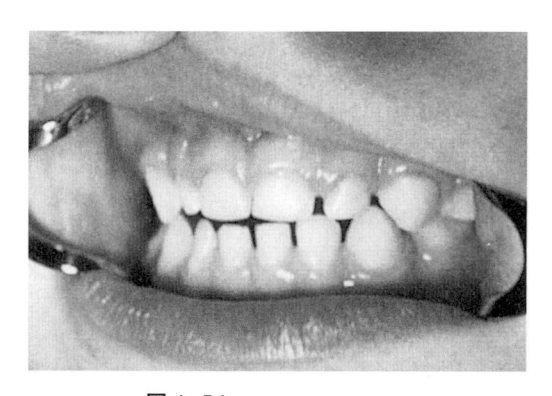

図 4-54
乳歯.

表 4-1
乳歯の萌出と脱落の順序

	萌　　出	脱　　落
下顎乳中切歯	6～9 カ月	6～8 年
上顎乳中切歯	8～10 カ月	7～8 年
上顎側切歯	8～10 カ月	7.5～8.5 年
下顎側切歯	15～20 カ月	6.5～7.5 年
第1乳臼歯	15～21 カ月	9.5～11 年
犬歯	15～20 カ月	9～12 年
第2乳臼歯	20～24 カ月	10～11.5 年

下顎の歯牙の萌出は，通常，上顎歯牙の萌出に先行する.

にすり減る．若年成人で，それらが存在するなら，不正咬合があることを示唆する．

異常あるいは早期の咬耗は，パイプを歯で保持するパイプ喫煙者でみられる．正常な咬耗が生じる通常の部位は，咬合面と隣接（歯間）面である．歯牙の持続的萌出は，咬耗が起こる間の空間関係を維持するのを助けている．咬耗が正常なプロセスであると理解することは重要である．実際，それは歯列全体を維持するうえで必要である．咬耗と萌出は一生を通じて続き，私たちの歯は，残りの人生を消耗するのとほぼ同時にすり減っていく．咬合面の咬耗は，図 4-52 にみられる．

脱落性（一次）歯列弓（乳歯列弓）Deciduous (Primary) dental arch

乳歯は，永久歯より小さくて，数が少ない．しかしながら，全体としての形状は，密接に各乳歯の後続永久歯に似ている．欠損のない乳歯列には，20 本の歯（上顎に 10 本，下顎に 10 本）がある．乳歯の配列は，以下の公式によって表される：

$$I\frac{2}{2}C\frac{1}{1}M\frac{2}{2} \times 2 = 20$$

I = 乳切歯
C = 乳犬歯
M = 乳臼歯

このように各歯列弓で，2 本の乳切歯（乳中切歯と乳側切歯），1 本の乳犬歯，2 本の乳臼歯がある．乳歯列弓を図 4-53 に模式的に示す．乳歯の写真を図 4-54 に示す．乳歯は小さいので，歯列弓が成長するにつれて，正常であるならば，隣り合う乳歯同士の間の隙間は大きくなる．

乳歯の萌出は，生後半年から始まり，表 4-1 で示すように，2 歳の終わりまで続く．これらの正常データは，大集団から採取した大きな資料数に基づいており，一人一人の幼少児にとっての実際の歯の萌出の順を表すわけではない．また，乳切歯の萌出では 2 カ月，乳臼歯の萌出では 4 カ月，脱落の時期では 6 カ月の偏差がある．

混合歯列 Mixed dentition

5 歳の終わり頃から 6 歳の間に，最初の永久歯が乳歯列弓に萌出する．これは混合歯列期の開始であり，概して 6～7 年にわたる．このように，乳中切歯が脱落しなければ，6 歳児は 20～24 本の歯をもつ．混合歯列期は，第 2 乳臼歯の脱落で終わる．7 歳児の頭蓋骨での混合歯列を図 4-55 に示す．この模型の児では，混合歯列期の間に，歯は正常な咬合関係をとる位置には移動していない．正常咬合でみられるオーバーバイトとオーバージェットも存在しない（図 4-47）．この小児では，噛むときに切歯は接触していない．

ここまで述べたことから，歯牙の成長と歯槽堤の発達に関して，歯列弓が単なる無機質の静止した構造ではなく，むしろダイナミックな生きた器官であるということは明瞭である．歯全体の装置としての妥当な成長と健康状態は，歯と支持構造に作用する外力とのバランスに依存している．乳歯は，それが「一時的」であり，すぐに永久歯と置換することになるのでしばしば無視される．乳歯の健康が永久歯萌出のための適切な空間を確保するうえで重要であると理解することは，重要である．乳歯の脱落はとくに深刻ではないが，乳犬歯または乳臼歯の早期喪失は永久歯列弓の不正咬合の問題に帰着する．Atlas of the Mouth（米国歯科医師協会出版，1956）では，永久歯の早期喪失に関して以下のような記述がある：

第 1 大臼歯は，歯列弓の「かなめ石」である．下顎第 1 大臼歯の抜歯は，直後には置換が生じないが，第

252　第4章　構　音

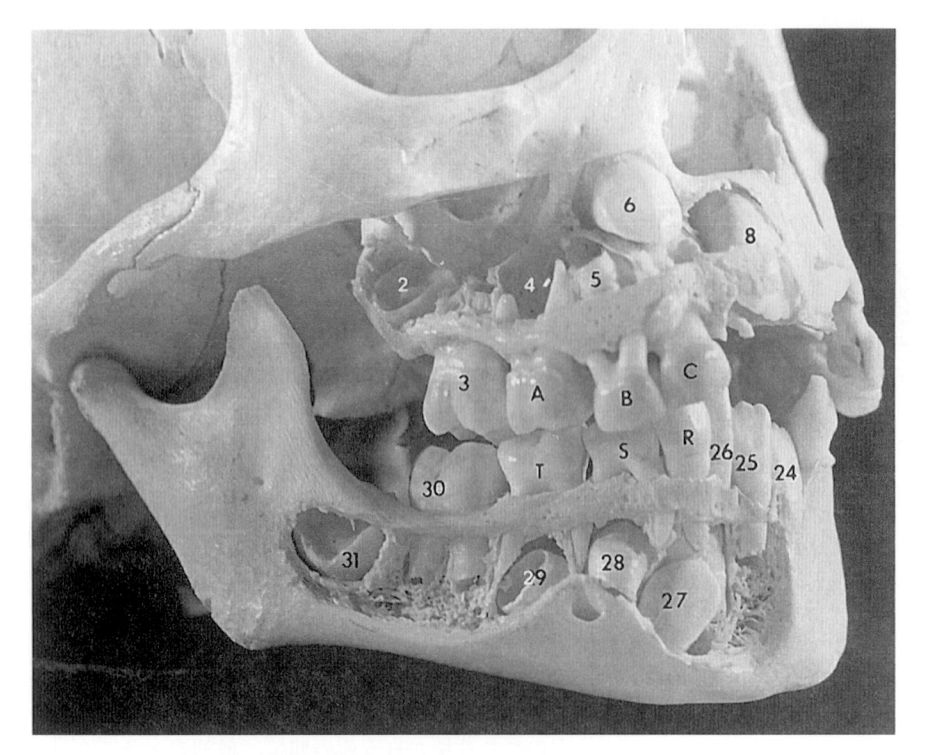

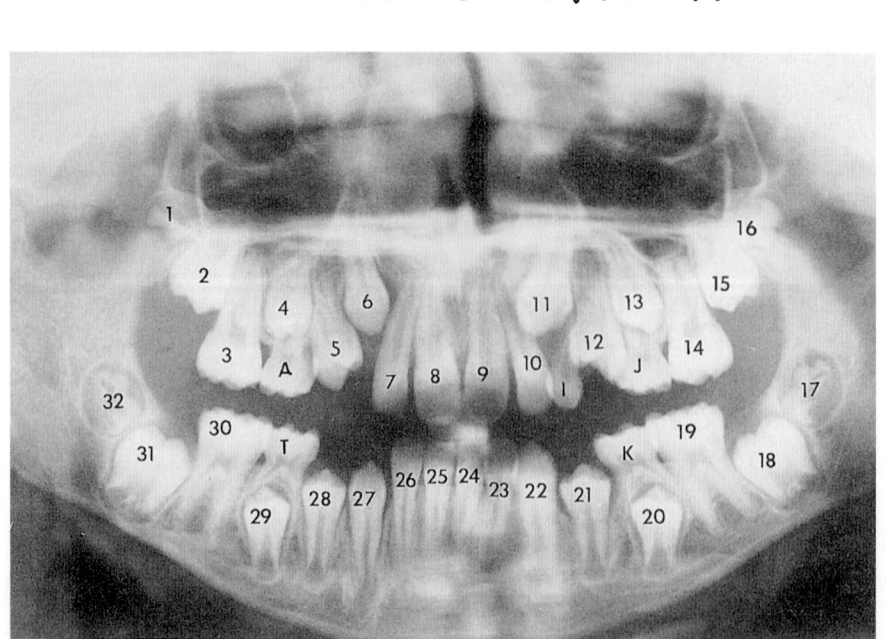

図4-55
7歳児の頭蓋骨模型（上）と実際の子供でのX線写真（下）での歯列．歯牙は，個々に固有の番号によって識別される：右上第3大臼歯（1），左上第3大臼歯（16），左下第3大臼歯（17），右下第3大臼歯（32）．乳歯は，同様に，アルファベットで識別される．

構音に関連する構造 253

図 4-56
萌出した乳歯 (D) と発達中の永久歯 (P) の組織切片.

表 4-2
永久歯萌出の順序

	年　齢
上顎乳中切歯	7〜8
下顎乳中切歯	6〜7
上顎側切歯	8〜9
下顎側切歯	7〜8
上顎犬歯	11〜12
下顎犬歯	9〜10
上顎第1小臼歯	10〜11
下顎第1小臼歯	10〜12
上顎第2小臼歯	10〜12
下顎第2小臼歯	11〜12
上顎第1乳臼歯	6〜7
下顎第1乳臼歯	6〜7
上顎第2乳臼歯	12〜13
下顎第2乳臼歯	11〜13
上顎第3乳臼歯	17〜25
下顎第3乳臼歯	17〜25

　歯は通常,男児より女児で早期に萌出する.ときどき,余分の歯が上顎中切歯の領域で見つかる.これらは過剰歯とよばれている.

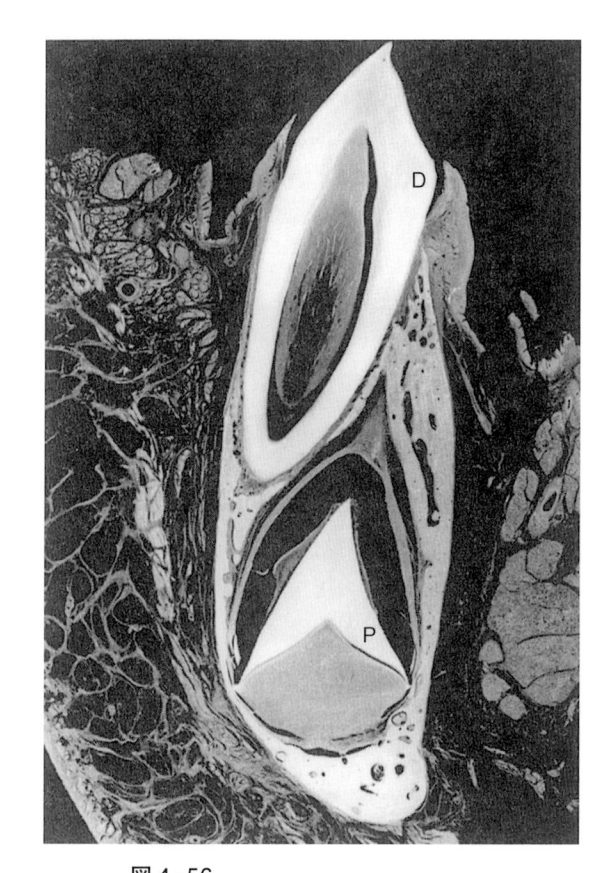

2大臼歯萌出後にとくに,歯の偏位,不正咬合,歯周疾患,齲蝕に帰着するとしている.

永久歯列弓 Permanent dental arch

　永久歯には2群ある:乳歯と置き換わる群と脱落性の乳歯が存在しない群である.前者は,**後続永久歯** successional permanent teeth とよばれている;後者は永久歯の大臼歯であり,**付加的永久歯** superadded permanent teeth (訳者注:わが国では後続永久歯という) とよばれている.永久歯の発達は,基本的に乳歯と同様である.

　後続永久歯 Successional teeth　　後続永久歯の形成は,胎生10週目に開始される.乳歯を生じたのと同じ歯堤で,最初は膨隆として現れる.そして,乳歯の臨床的萌出が起こる頃までには,後続永久歯は成熟期に向かう途中にある.

　付加的な永久歯 Superadded teeth　　永久大臼歯の発達パターンは,後続永久歯のパターンとはわずかに異なる.胎生5カ月目までに,乳歯を生じた歯堤は,成長しつつある第2乳臼歯を越えて後側に伸びて,第1永久大臼歯になる特別な歯胚に変化していく.第1番目の乳歯が生える前に,この第1大臼歯はかなり発達している.第2大臼歯のための特別な歯胚の形成は,第1番目の乳歯が萌出するのと同時に起こる.そして,第3大臼歯のための歯胚の形成は第1大臼歯の萌出と同時である.

　脱落 Shedding と萌出 Eruption　　発達の間,永久歯は乳歯の舌側に移動して,骨の隔壁によって乳歯から切り離される.萌出した乳歯と発達中の永久歯を横断する面での組織学的標本を図4-56に示す.永久歯の歯冠が成熟するにつれて,対応する乳歯と骨の隔壁に興味深い変形が起こる.

　破骨細胞が現れる.徐々に,乳歯の歯根同様に,乳歯と永久歯を分けている骨の隔壁も吸収され,乳歯全体が歯冠を残すだけになるまで続く.乳歯は,永久歯の萌出によって,単純に歯槽から押しだされるのではない.乳歯の歯冠は,永久歯の臨床的萌出が差し迫ると脱落する.多くの大人も子供も,枕の下に儀式として置く歯牙の部分(訳者注:日本での「下の歯は屋根の上に,上の歯は床下に」と同じ),すなわち乳歯冠が歯全体を作っているという印象をもっている.それらの人々にとって,乳歯がどの点で見てもその後続永久歯と同程度に複雑であると理解するのは困難なことである.この考え方が,乳歯列に対する適切なケアの必要性に対する一般的な消極的な姿勢をもたらす.

永久歯の萌出の流れを表4-2に示す．もう一度述べるが，これらは標準的なデータであり，標準的な萌出順が実際の個人ごとの萌出順を代表するものではない．

説明　おのおのの顎には合計16本の永久歯がある：4本の切歯，2本の犬歯，4本の小臼歯と6本の大臼歯．第3大臼歯（智歯）は，先天的に欠損する場合があり（集団によっては25％の人で），埋伏したり萌出できなかったりする場合もある．このことは，とくに下顎第3大臼歯に多い．上顎第3大臼歯はめったに埋伏しない．

大臼歯の大きさは，後側に行くにつれて小さくなる．永久切歯は，先行する乳歯よりも大きく，それは唇側に振って（口唇の方に向かって）切縁から萌出する．

歯の障害にかかわる先天障害

不十分な歯牙の発達や過剰歯の形成は，以下のような奇形に帰着する：

無歯症 anodontia（歯の欠如）は，結節歯胚の形成不全から生じる．**外胚葉性形成異常 ectodermal dysplasia** とよばれている先天障害の状態は，完全無歯症に帰着し，正常な発生部位の障害（口蓋裂など）は部分無歯症に帰着することがある．第3大臼歯，上顎側切歯，下顎第2大臼歯は，最も発生が障害される歯である．

過剰歯 supernumerary teeth は，歯堤が過剰な数の結節歯胚を発生すると生じる．過剰歯は，上顎中切歯の領域で最も頻繁に生じる．

出生歯 natal teeth（出生時に存在する歯）は，正常な乳歯の一部である可能性もあり，過剰歯の場合もある．隣接する歯の位置と萌出を障害する傾向がある．

巨歯症 macrodontia（巨大な歯）と**矮小歯 microdontia**（小さな歯）は，通常，歯胚の発達障害の結果である．上顎側切歯は，細長い先細りの形状（釘形）を示すことがある．

癒合歯 twinning（2つの歯が結合した状態）は，乳歯の下顎切歯に最も頻繁に起こる．癒合は，**発芽 germination**（1つの根の上に二分割された冠を形成する単独の歯胚の分割）から生じるか，**融合 fusion**（1つの歯として萌出するはずの歯牙の結合）から生じる．

癒着 concrescence は，セメント質の過剰な形成から生じる隣同士の歯の歯根の融合である．この種の癒合は，上顎大臼歯に最も頻繁に起こる．

エナメル質形成不全症 amelogenesis imperfecta は優性遺伝の特徴をもち，エナメル質が異常に薄くなり，その結果，象牙質の黄色が透けて見えることになる．この状態は，通常，乳歯にも永久歯にも影響を及ぼす．

象牙質形成不全症 dentinogenesis imperfecta（遺伝性オパール様象牙質，遺伝性乳白色象牙質）は，象牙質が十分に石灰化されていない状態である．歯は不透明で真珠様で，エナメル質は剝がれ落ちる傾向がある．

斑状歯 mottled enamel は，極端に高いフッ化物（2.0ppm）を含有している水を飲んでいる人でみられる．それは，小さい白いパッチから，重篤な褐色がかった変色まで多様である．

変色歯 discolored teeth は，発達中のエナメル質に特定の物質が混入して生じる．すべてのテトラサイクリン（抗生物質）系薬品は，褐色がかった黄色変色を発生させる可能性がある．臨界期は，乳歯で胎生4カ月，永久歯で16歳である（エナメル質は，第3大臼歯を除いて8歳までの間に完全に形成される）．

歯の空間関係

正常な頭蓋骨では，上顎歯列弓は，下顎歯列弓より，わずかに大きな直径と長さをもっている．これが普通であって，そのために上下の歯の正常な関係は，**上顎が被蓋咬合 maxillary overbite** になっている．すなわち，上顎切歯と犬歯，程度は低いが小臼歯も，下顎の歯牙の唇側（外側）を噛むように，上顎歯列弓が下顎歯列弓を覆い，内側に閉じ込める．上顎小臼歯と大臼歯は頬側に偏位する．図4-47で示すように，上顎切歯が下顎切歯に唇側（前側）にある量を**オーバージェット overjet** という．正常なオーバージェットは，2～3mmである．

上下歯列弓の歯同士の正常な関係は，上顎第3大臼歯と下顎中切歯を除いて，1本の歯に反対側の顎の歯列の2本の歯が対向している．下顎歯列弓の大臼歯は，上顎歯列弓の大臼歯より1咬頭分（半幅分）前に位置し，咬合の分類法の基礎はこの関係で定義される．これを図4-46に示した．健常で成熟した永久歯列の写真を図4-57に示した．

永久歯萌出過程の間，歯と歯の間の空間は大きくなる．この状態を**歯間離開 diastema** とよび，正常であり，通常自動的に修正される．それを図4-58に示す．

習慣的にリラックスした下顎の位置は，中心位[12]に

---

[12] 中心咬合位は，下顎が上顎に対して中心位から交合していることを指す（すなわち，上下顎の歯牙が完全に咬合接触している状態）．

構音に関連する構造 255

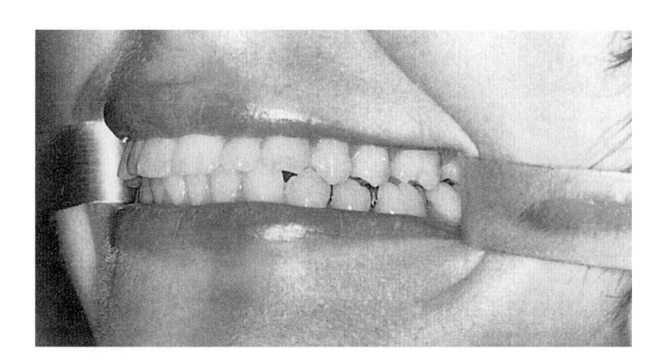

図 4-57
健康な，永久歯列．

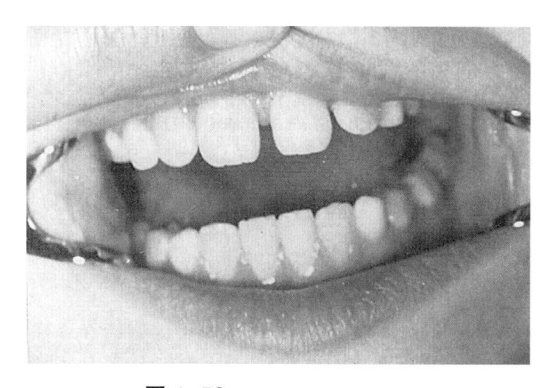

図 4-58
9歳児での正中（歯間）離開．

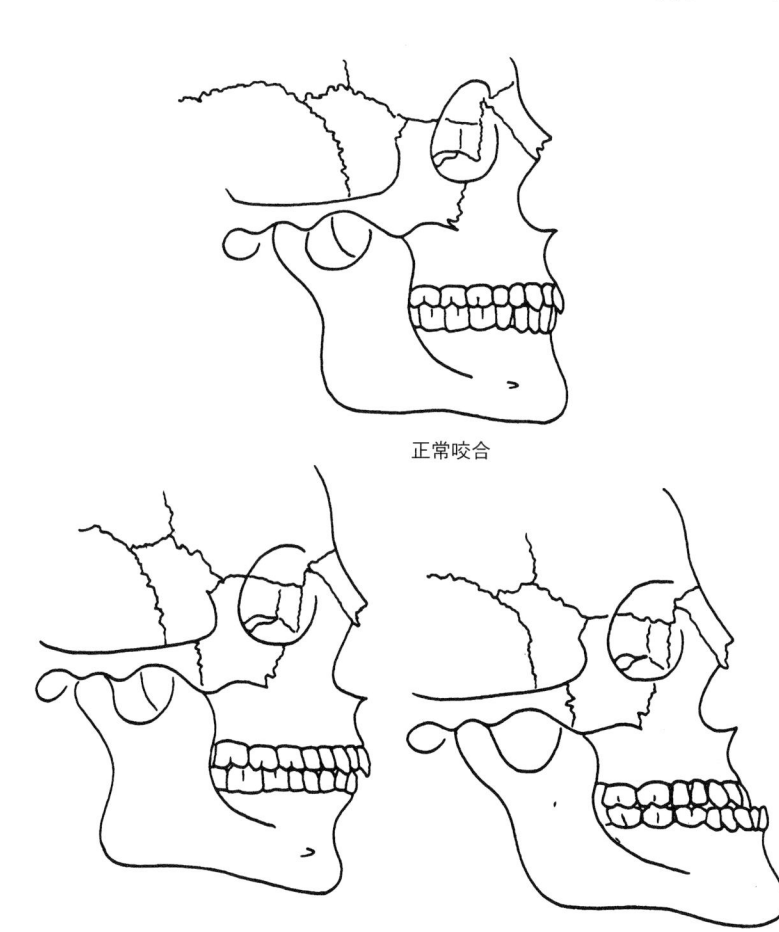

正常咬合

下顎後退（Ⅱ級）　　　下顎前突（Ⅲ級）

図 4-59
咬合タイプ．

あり，上下の歯は接触せず，かすかに離れている．上下の歯の間のスペースは，**安静空隙**（フリーウェイスペース）freeway space または **安静位空隙** interocclusal clearance とよばれている．

咬合 Occlusion

定義によると，咬合とは，安静位における上下の歯の咬合面の完全な会合または接触を意味する．実際には，この用語は，対向する歯列弓（各歯列弓の対向する歯列弓との関係）における個々の歯の位置決めと同様に歯の配置の意味も含むようになった．対向する咬合面が中心咬合位で合わさるとき，咀嚼筋によって発生する力は歯槽骨の広い領域全体に分布する．不正咬合では，ほんの少数の歯だけが接触し，咬合力は非常に狭い面積にしか

分布しない．成人期において，不正咬合は歯を失う主要な原因である．

アングルの分類 Angle's classification　1899年にAngleは，3種からなる咬合の分類系を提唱した（**図4-59**参照）．上下顎の関係は，中心咬合での歯の観察によって決定される．

I級（正常）咬合では，下顎の第1大臼歯の尖端は，対向する上顎の歯牙の対応する尖端の前の内側で相互に咬みあう．この咬合は，正常な顔の輪郭を提供する．I級不正咬合 malocclusion では，臼歯の関係は正常であり，その変異は，前方の歯列弓（近心）部分にある．

II級不正咬合は，下顎第1大臼歯の尖端が上顎歯列弓の対向する大臼歯の後ろの内側にあるときに起こる．これは上下の不正咬合のなかで最も頻度が高く，集団の約45％でみられる．II級不正咬合では，オーバージェットの増大，下顎後退位，顔面高の減少という外見にいたる．

III級不正咬合では，下顎第1大臼歯の尖端は対向する上顎の歯より1本以上前で咬みあい，上顎前突と長い顔面高という所見になる．

中立咬合 neutrocclusion（クラスI），遠心咬合 distocclusion（クラスII），近心咬合 mesiocclusion（クラスIII）は，現在では使われなくなっている．

交叉咬合 Crossbite　正常な状態では，下顎の歯牙は上顎の歯牙に覆われる．この関係の逆転は交叉咬合とよばれ，単独歯から全歯列弓を含む場合まである．

位置異常 Malpositioned teeth　個々の歯牙の位置を述べるうえで，特定の用語が使われるようになっている．

1. **歯軸傾斜 axiversion**—不適切な歯軸の傾斜．以下の用語は，歯がどちらに「傾いているか」を特定する用語である：
   遠心傾斜（遠心に傾斜）**distoversion**
   舌側傾斜 labioversion（舌の方に傾斜，すなわち歯列弓から舌側に傾斜）
   近心傾斜 mesioversion（近心に傾斜）
2. **半萌出 infraversion**—咬合面に至るまで十分に萌出しなかった歯牙．
3. **過剰萌出 supraversion**—正常な咬合線を過ぎて成長した歯牙．それは，著しく口腔内に向かって伸長する．
4. **捻転歯 torsiversion**—歯牙自身の長軸を中心に回転した歯．ねじれは許容できる代償である．

開咬 Open bite および閉咬 Closed bite　ときに，歯

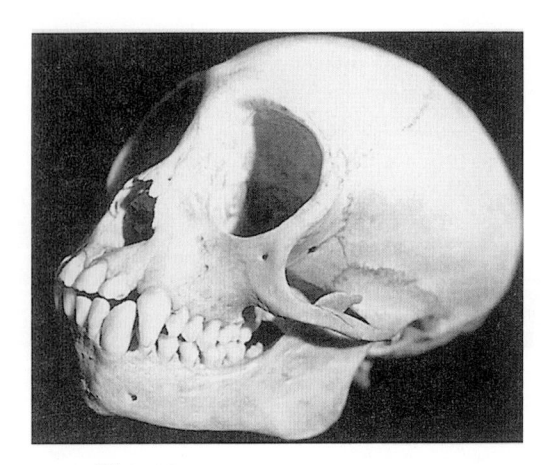

図4-60
類人猿の歯列．大きな犬歯，3つの小臼歯，他の残りの顔面の大きさと比較して大きな下顎に注意．

の発達の過程で，前歯が萌出に失敗して，咬合線まで至らなかったり（低位咬合），臼歯が正常な咬合線を越えて萌出することがある（高位咬合）．いずれにせよ，**開咬（オープンバイト）open bite** として知られている状態が起こる：すなわち，上下の前歯は相互に接近することができず，持続的にスペースが上下前歯の間に存在する．反対に，臼歯の低位咬合または前歯の高位咬合により，上下の臼歯が接触できなくなる．その咬合状態は，**閉咬（クローズドバイト）closed bite** として知られている．開咬および閉咬の状態は，必ずしも両側性に起こるというわけではなくて，歯列弓の片側だけに生じることもある．その場合，**片側性の開咬**として知られる状態になる．開咬は，個人の全身健康状態に害を及ぼす可能性があり，構音障害の発生に関係する可能性がある．

進化の影響　想像できるように，現代の人間の咀嚼器官は私たちの先人ほど発達していない．かなり明確な相違は，第3大臼歯の損失と全体としての歯列の短縮化である．注：類人猿の写真（**図4-60**）では，大きな犬歯と3つの大臼歯がある．ヒトの進化に伴うもう1つの特徴は，顔面頭蓋の減少であり，それは顔の突出感を軽減する．このことは，**図4-61**で示すように，現代の人間と類人猿の顔面頭蓋の側面像を比較することによってみることができる．しかしながら，Sicher and DuBrul（1975）は，下顎の長さの減少と歯列の短縮化は，同じペースでは起こっていないと指摘する．

現代人においては，下顎の短縮化がさらに亢進しており，歯列の短縮化よりももっと確実である．個人の全身成長と下顎の成長が完成に近づいた頃に，第3大

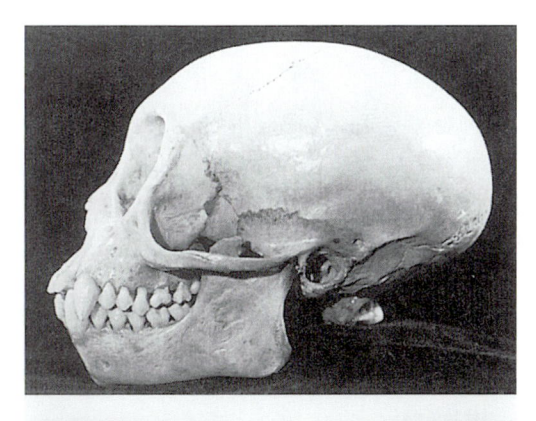

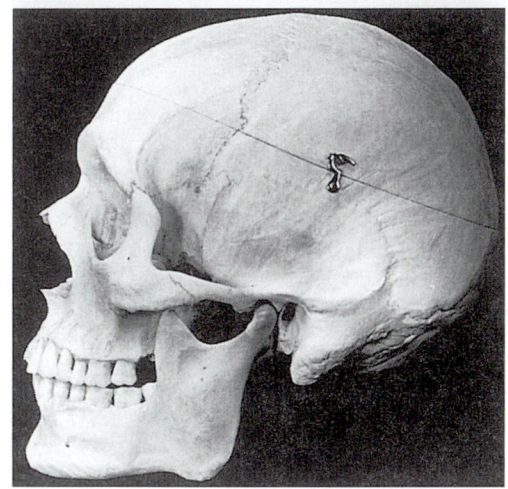

構音に関連する構造　257

の1分野である．歯科矯正治療での治療段階では，すでに認められる不正咬合と二次的に生じる障害を軽減したり除去したりする．それを**歯列矯正**とよぶ．実際の歯列矯正治療（**介入的治療**）では，不正咬合の発現に至る可能性のある原因を除去しし，**予防的歯列矯正**は正常咬合の状態を維持するための歯科矯正学の分野である．矯正治療は，齲蝕歯数の減少や早期の歯牙の喪失の防止に役立ち，歯列と顔面頭蓋の間の正常で好ましい関係を維持するのに効果的である．

簡単に述べると，矯正歯科医の役割は顎の中での歯の位置を移動させる装置の設計をすることである．

驚くほど小さな力が長期にわたって歯に負荷されると，身体は不均衡な状態を修正するために反応する．歯の一方の側に高い力が加わると，歯槽骨を吸収する**破骨細胞**が形成され，同時に力が減弱した側では**骨芽細胞**が形成される．結果として，歯は文字通り移動する．歯は顎の中で，個々にまたは群として動かすことができ，それらの歯軸を中心に回転させることもできる；顎発育は，適切に力をかけることで制御できる．

ほとんどすべての矯正装置は，わずかに1つの機能しかもたず，それは適切な位置に歯を動かすために安定して制御された力を賦課することである．私たちは日常的に「ブレース（訳者注：わが国ではブラケットとよぶ）」とよんでいるが，矯正歯科医が利用する基本的ツールは「装置」とよばれている．

私たちは，顎の大きさの割にあまりに大きい歯がある場合にどのようにして叢生が生じるかについて知った．また，顎があまりに歯の割に小さい例にも遭遇することもある．これは口呼吸に連続して発症する重篤な場合の一例であり（Massler and Schour, 1958），若年で治療を受けない限り，歯列には重篤な叢生が生じる．加えて，口蓋が非常に高いと，鼻道を通過することができる空気量が制限されることになり，自由な鼻呼吸を非常にむずかしくする．この状態は口呼吸の結果であり，ひるがえってなおいっそう口呼吸を促進することになるのは興味深い．これは，手に負えない状況である．

舌 Tongue

導　入

舌の主要生体機能は，味覚，咀嚼，嚥下である．舌は，歯によって破砕される場所に食物を移動させ，食物と唾

図 4-61
側面から見た類人猿の顔面頭蓋（上）と現代の成人男性の顔面頭蓋（下）．

臼歯が一度に萌出するために，多くの人で第3大臼歯のためのスペースが減少する．

歯科矯正 Orthodontics　歯が口に比べてあまりに大きいとどうなるか，または，口があまりに歯の割に小さいとどうなるかということについての説明を，私たちすべてが聞いたことがある．また，子供は，お父さんの歯とお母さんの口をもつ，これが叢生の原因を説明している．理由がどうであれ，顎の前後長と歯列弓の長さの間の不均衡が，矯正歯科専門医の診察と管理を必要とする問題を惹起する．

歯列の不調和は，低年齢で現れ始め，歯科医師または**小児歯科医 pedodontist** が見つけるだろう．**小児歯科 pedodontics** は，小児の歯と口の疾患の診断と処置に関係する歯学の専門領域である．叢生歯列または不正咬合を呈している小児は，矯正歯科医 orthodontist に紹介される．**歯科矯正学 orthodontics** は，歯と不正咬合の予防と異常の修正，それに関連して顔面の問題を扱う歯学

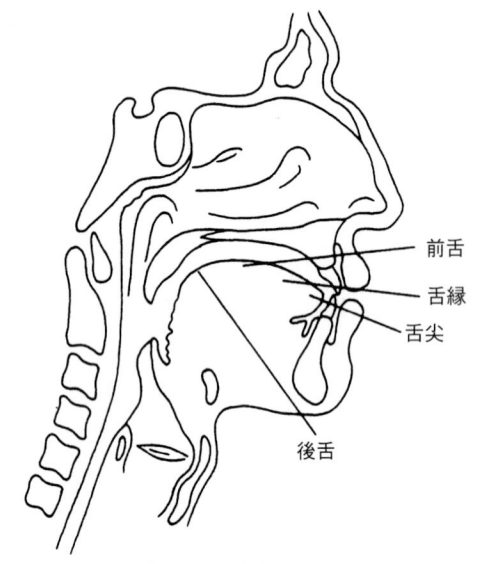

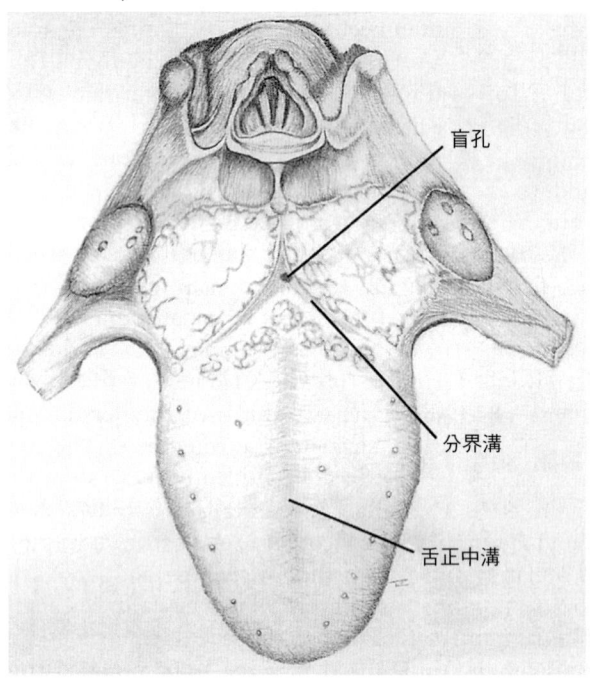

258　第4章　構　音

図4-62
舌背の区分（上）と舌背の主要な部位上の目印（下）．

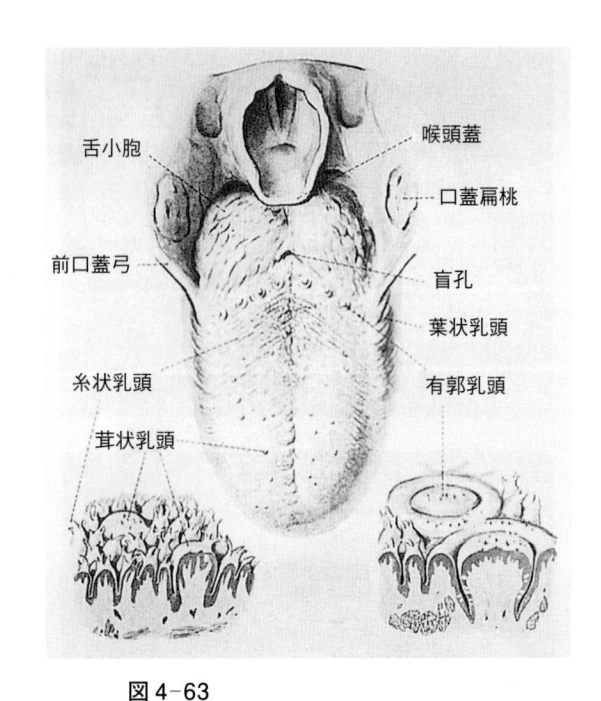

図4-63
舌．上面．（Atlas of the Mouth, American Dental Association の好意による）

う．実際，舌は非常に目だった構造であり，驚くほど急速に，連続性をもって，多くの異なる形状に変わり，多様な位置に移動できる．

舌は高度に神経調節されており，舌の大半は複雑な筋線維の配列になっていることで，そのように急速かつ微妙な運動を連続して行える．

舌の概要

解剖学的根拠に基づくと，舌は**舌体**と**舌根**に分けられる．口蓋に対する舌の位置関係に基づくと4つの領域にも分けられる．図4-62でみられるように，前歯に最も近い舌の部分は**舌尖**とよばれ，上顎の歯槽堤のわずかに下の部分を**舌縁**とよび，硬口蓋の下の部分は**前舌**，軟口蓋の下の部分は**後舌**とよばれている．

安静時の舌の形状は，私たちが直立動物であるために，舌背の前舌部と後舌部は相互に直角の関係になっている．舌の方向がこのように変化していることで舌運動は多様性をもち，私たちが話せる理由の1つである．舌は，口蓋と頭蓋底から筋肉によって「吊るされた状態」である．舌は，筋活動によって，挙上と後退の両方とも可能であり，さらに，舌は，筋肉によって，下顎骨のオトガイ結合の内面，舌骨，咽頭に固定されている．舌は喉頭蓋に靭帯によって付着している．舌は運動でき，下顎を

液を混ぜ合わせ，その後に食物を拭って，食塊を作る．食塊を咽頭に押し込むことによって，その仕事を終える．

舌が，構音器官のうちで最も重要で最も活動性が高いことは疑いのないことである．舌の機能は，口腔の形状を変化させ，口腔と付随する腔の共鳴特性を調節している．舌もまた，空気の流れを抑制したり阻止する弁として活動し，歯牙，歯槽突起，口蓋と同様に雑音発生器として活動する．ときには，有声子音の生成時のように，舌は，雑音発生器に加えて喉頭音の変調器の役割をも担

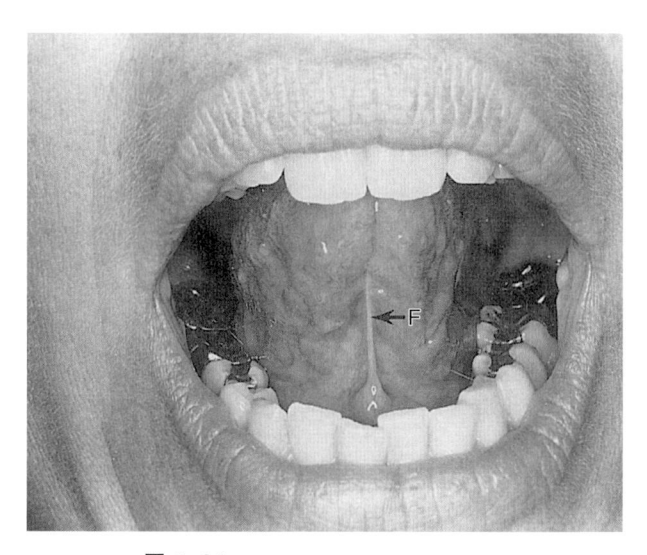

図 4-64
舌小帯 (F).

移動することもできる．そして，この両者は，異なった方向にも，同じ方向にも，また同時に運動することもできる．舌は，その下面の領域で，蹄鉄型に開放されているため，舌縁と舌尖は舌体自体から独立して運動できる．これは，舌尖と舌縁を上下に巻きこめることができることを意味し，なかには舌体自体を，カエルの舌のように，舌自身の上で後ろ向きに畳める者もいる．

表面解剖

舌は2つの原基から発生するため，成熟した舌では，表面性状と感覚神経支配が相違する．背側は，**縦の舌正中溝** longitudinal median sulcus によって分けられる．舌正中溝は，前方から後方にある**盲孔** foramen cecum とよばれる重要な伸長部をもつ「くぼみ」まで連続する．盲孔は，甲状腺原基の残遺物である．盲孔から，**分界溝** sulcus terminalis とよばれる浅いV字型の溝が，前側方に向かって舌側縁まで走行する．これは，舌の背側の前3分の2を後3分の1から分ける目印である（図4-62下図）．

分界溝の前後の表面領域は，解剖学的にも，機能的にもまったく異なる．分界溝の前の領域（**口蓋側舌面**）palatine surface は，**乳頭** papillae とよばれている真皮の突起によって特徴づけられる．それらは，舌の背側3分の2全体に厚く分布しており，その表面に特徴的な粗さを与える．乳頭の4つのタイプを図4-63に示す．**有郭（球状の）乳頭**（約10個）vallate (circumvallate) papillae は，盲孔と分界溝前のすこし背側でV字型の列を作る．

それは，末梢部分に味蕾を有する．舌縁と舌尖でみられる**茸状乳頭**（キノコ形）fungiform papillae は，大きく，丸い隆起で，赤色で，二次乳頭で覆われている．味蕾は自由に分布している．**糸状乳頭** filiform papillae は，最も一般的である．それらは，横方向になる舌尖以外では，有郭乳頭に平行な線や列状になって分布する．**単純な乳頭**（皮膚の乳頭と類似の）で，より大きな乳頭の表面のみならず粘膜全体をカバーしている．

舌後方3分の1（**咽頭側舌面**）は，外観上，口蓋側舌面よりなめらかである．その部分は，多数の粘液腺と**舌扁桃** lingual tonsil から成るリンパ腺の集合を含むので，いくぶん，結節性である．ときどき甲状腺の残遺が，この領域で見つかることがある．

安静時には，舌下面は口底と接触している．**舌小帯** lingual frenulum (frenum)（図4-64）は，舌の裏側の正中に口底から伸びている．舌小帯から生じる特定の構音障害の原因の説明として「tongue-tie」という表現を使う．実際に，ときどき，舌小帯は舌尖近くにまで及び，舌突出を妨げる可能性がある．しかしながら，舌小帯は，年齢とともに伸び，問題をまず残さない．

浅層解剖

舌下面を覆う粘膜は，薄い扁平上皮で，他の口腔の内側を覆っている粘膜と同一である．咽頭側面の粘膜はかなり厚く自由に運動できるが，舌背の前方を覆う粘膜はまったく薄く，密接に舌の筋系に付着する．粘膜は，**真皮 corium** とよばれる結合組織の層から構成され，皮膚では，真皮は表皮の下にある．真皮は，線維結合組織の密集したフェルト状のネットワークであり，自由に弾性線維が入り込んでいる．この弾性線維は，舌筋を通過して，舌正中にある線維性の舌中隔までたどることができる．真皮は舌「骨格」の一部を作るため，重要な役割を担っている．

深層構造

もしも筋の収縮がある2点間の距離を減少させるなら，その筋は動かされた2つの構造に筋の停止をもつ必要がある．筋肉は，ある臓器の内側から生じて，特定のコースをたどり，それから筋の停止なしに終わることはできない．舌粘膜（固有層）の真皮，線維性の中隔，深部の結合組織が，**舌の骨格**というべき構造を作ることから，かなりの程度まで，舌の変幻自在な性質を説明する

260　第4章　構　音

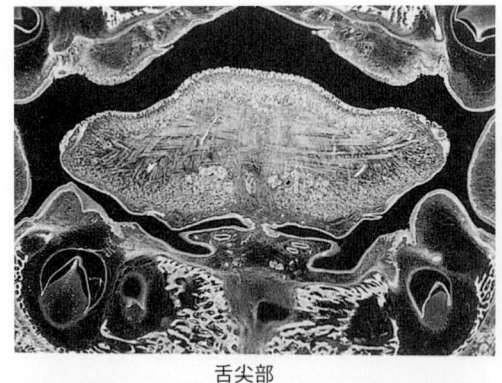

図4-65
舌の前頭断面（5カ月胎児）．

舌尖部　舌体部　前舌部

上縦舌筋
垂直舌筋
横舌筋
下縦舌筋
オトガイ舌筋

ことができる[13]．

　舌には，8（または9）種の筋があり，内舌筋と外舌筋に分けられる．2つのグループはかなりの程度に交雑するので，いったん外舌筋が舌に入り込むと，その特定の外舌筋の走行をたどることはむずかしくなる．線維が内舌筋であるか外舌筋であるかを決定することはさらにむずかしい．舌は，正中の線維性中隔によって左右2つに分けられるので，すべての舌筋は対であると考えられている．各半分ごとに，運動神経，感覚神経，血管が別個に入り込んでいる．このことは，半身不随や他の脳疾患の症例で明白である．そのような症例では，舌突出時に舌は一側に変位する可能性がある．

内舌筋 Intrinsic muscles of the tongue

　4つの内舌筋がある：上縦舌筋，下縦舌筋，横舌筋，垂直舌筋．それらを図4-65，4-66に示す．

　上縦舌筋 Superior longitudinal muscle　　上縦舌筋は，舌背の粘膜の少し下に存在し，しばしば斜め縦方向の薄い筋線維の層といわれる．その筋肉は，実際に舌の相当部分を占める．筋線維は，舌根近くの粘膜下線維組織（以前に記載した）と正中の線維性の中隔から生じる[14]．舌の正中部分に閉じ込められていて，上縦舌筋は舌尖や舌背には到達しないが，それは通常舌骨までは追跡できる．筋線維は，前方に走行して，舌側縁に至り，線維膜に終わる．

　収縮すると，この筋は舌を短くし，それによって舌尖を上方へ巻き上げることができる．斜走線維は，上方へ舌側縁を回し，舌背側を凹面状または樋状の形状にする．

　下縦舌筋 Inferior longitudinal muscle　　下縦舌筋は，舌の下面，いくぶん外側に位置した筋線維の束から成る．下縦舌筋は，オトガイ舌筋と舌骨舌筋の間を走行し，それらと交雑する．下縦舌筋の筋線維は，舌根から舌尖にまで及ぶ．舌骨に起因する筋線維もあるが，前方でいくぶんかの筋線維は茎突舌筋の線維と混ざる．収縮すると，この筋は，舌を短くするか舌尖を下方へ引く．

　横舌筋 Transverse muscle　　横舌筋線維は，正中の

---

[13] プロテウス Proteus（海神，オケアノス Oceanus とテテュス Tethys の息子）は，多くの異なる容姿をとれる彼の能力で有名だった．このように，potean（変幻自在）とは，容易に姿，性質，または原理を変えられるもの何でもを意味する．

[14] 中隔 septum は，図4-66での前頭断でもみることができる．

構音に関連する構造   261

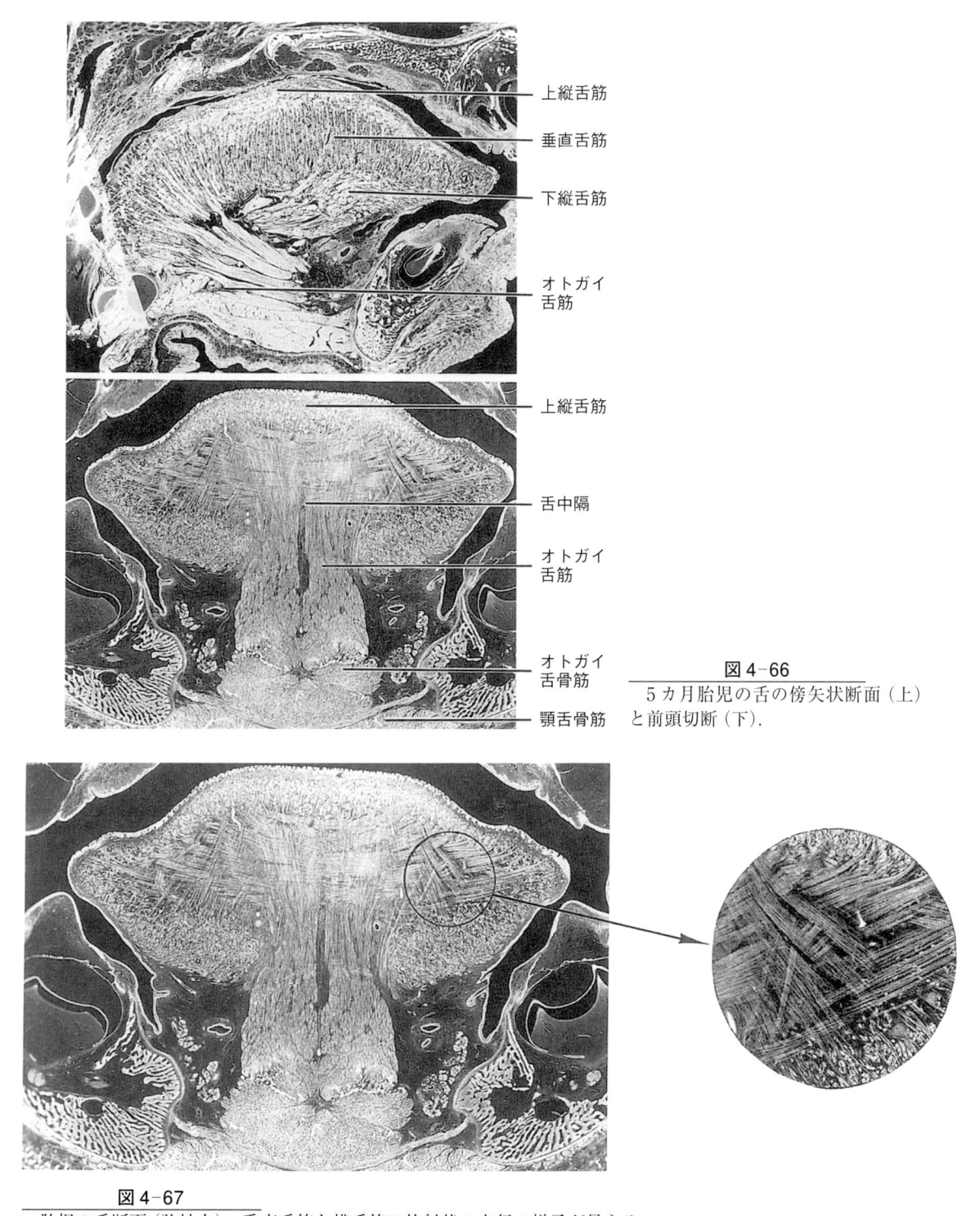

	上縦舌筋
	垂直舌筋
	下縦舌筋
	オトガイ舌筋
	上縦舌筋
	舌中隔
	オトガイ舌筋
	オトガイ舌骨筋
	顎舌骨筋

図 4-66
5カ月胎児の舌の傍矢状断面（上）と前頭切断（下）．

図 4-67
胎児の舌断面（強拡大）．垂直舌筋と横舌筋の放射状の走行の様子が見える．

線維性中隔から生じ，そのまま外側方向に走行し，舌側縁の粘膜下線維組織に終わる．図4-67でわかるように，最外側の線維の走行は，いくらか放射状である．この扇状の分布の結果として，横舌筋の線維のなかには，最終的には垂直線維と同じ走行をとるようである．横舌筋の収縮は，舌を細くし，挺出させる．

垂直舌筋 Vertical muscle　　垂直舌筋線維は，舌背の粘膜から生じる．それらは，垂直下方，いくぶん外側

に走行し，舌側縁と舌下面に終わる．図4-65,4-66でわかるように，筋線維は舌の外側部分に限定されている．それらは，また前方でより高く発達する．垂直舌筋は舌を平らにする．

外舌筋 Extrinsic muscles of the tongue

4つの筋肉が，舌近傍の構造から生じ，舌に進入する．オトガイ舌筋，茎突舌筋，口蓋舌筋，舌骨舌筋である．外舌筋と付随する構造を図4-68に示す．

オトガイ舌筋 Genioglossus muscle (Geniohyoglossus)
オトガイ舌筋は，舌組織の束を作り，外舌筋で最も強く，最も大きい．それは平坦な三角形の筋で，舌正中近くに位置する．オトガイ舌筋の一部は図4-65にみられる．図4-68には模式図を示す．それは上オトガイ棘（下顎結合の後面）から生じる．最も下にある筋線維は舌骨まで走行し，舌体上部の薄い腱膜に付着する．残りの線維は，舌背まで扇状に展開し，舌根から舌尖（舌の最先端にはオトガイ舌筋線維は欠損する）まで広がる領域の正中線の両側の粘膜下線維組織に入り込む．筋線維のなかには，上咽頭（上咽頭収縮筋）の側で融合する．左右の同名筋は，舌正中の線維性中隔によって分離されているが，頂点に向かうとそれらは混ざりあう．

この筋肉は，多くの舌位について説明する．**後側の線維**は舌全体を前方に引き，舌尖を口から突き出させるか，舌尖を歯や歯槽に押しつける．ある特定の感情の表現が，ときに後側の筋線維によって行われる．**前部の線維**が収縮すると，舌は後方に牽引され，筋肉全体の収縮は舌を下方へ引き，舌背を樋状にする．

茎突舌筋 Styloglossus muscle 茎突舌筋は，茎状突起で生じる3つの筋肉のうちで最も小さいものである．茎状突起の前外側からと茎突下顎靱帯 stylomandibular ligament から起こり，放射状に走行し，直後に扇形のシート状の筋肉になる．それは，下前方に走行し，図4-68で示すように，舌背近くの舌側縁に入り込み，下縦舌筋の線維と交雑する筋線維もある．残りの線維は，重なって舌骨舌筋の線維に混ざる．

収縮時に茎突舌筋は舌を上後方に引くため，オトガイ舌筋の真の拮抗筋であると考えられている．また，舌の側縁を上方へ引く可能性があるため，内舌筋が舌背を凹形または樋状にするのを支援する．

口蓋舌筋 Palatoglossus muscle 口蓋舌筋は，舌または口蓋の筋肉と考えられている．舌の筋肉とみなすときに舌口蓋筋と称される．この筋は，軟口蓋の前面から生じる．軟口蓋では反対側からの同名筋と連続している．筋線維は，下方いくぶん外方へ走行し，舌側縁に入り込み，そこで混じりあい，横舌筋の線維，茎突舌筋と舌骨舌筋の浅層の線維と連続する．

収縮すると，口蓋舌筋は軟口蓋を下げるか，舌の後方を挙上して，背側に溝を作る．この筋は，それを覆っている粘膜で，口蓋舌弓（前口峡柱）を形成する；この筋については，口蓋弓と軟口蓋について扱うセクションでもう一度言及する．

舌骨舌筋 Hyoglossus muscle 舌骨舌筋は，1枚の薄い四辺形の筋肉で，舌骨の大角の上縁と舌骨体から生じる．筋線維は，垂直に走行し，わずかに分岐し，舌の後半分の外側粘膜の下の組織に入り込む．これらの線維は交雑して，口蓋舌筋の線維と連続する．舌骨舌筋の他の線維は，その方向を変えて茎突舌筋の線維と交錯する．図4-68で，舌骨体から生じる線維は，大角から生じる線維と重なる点に注意すること．舌骨の小角および舌骨体と大角の結合部から生じる筋線維の小さい束は，舌骨舌筋に平行なコースをとり，ほとんどの場合舌側縁の内舌筋に入り込み，舌尖に続く線維もある．筋線維のこの束は舌骨舌筋の一部と考えられることもあり，また別の筋（**小角舌筋 chondroglossus muscle**）とされる場合もある．

舌を後退させ，低くさせる機能のほかに，舌骨舌筋および小角舌筋は舌骨を上昇させる機能がある．このように，舌の筋と発声の間には潜在的な関係があるというこ

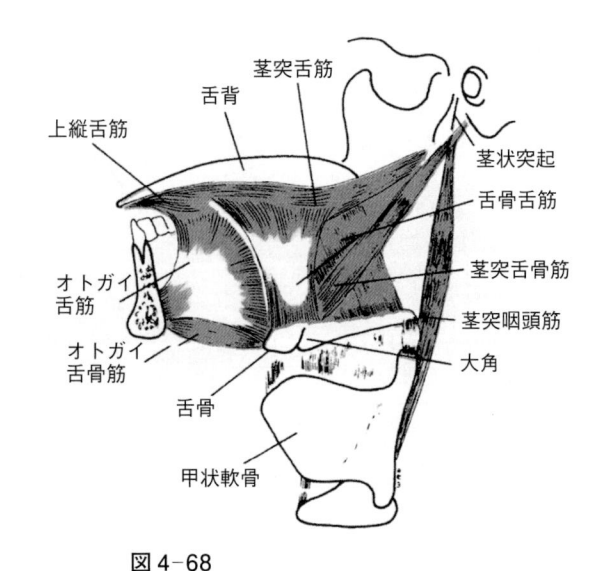

図4-68
外舌筋と関連する構造の模式図．

とがわかるだろう．

舌奇形 Anomalies of the tongue

舌の先天異常には，**巨舌症 macroglossia** と**小舌症 microglossia** がある．両方とも非常に珍しい．巨舌症は，クレチン症 cretinism，ダウン症候群 Down syndrome，末端肥大症（下垂体疾患による）acromegaly でみられる．**二裂舌 bifid tongue** はめったに遭遇しない．**偽性巨舌症**とよばれる状態は，非常に小さな下顎（小顎症），例えばピエール・ロバン症候群 Pierre Robin syndrome（訳者注：近年では，小顎症に続発する症状のために，Robin sequence と称する），トリーチャ・コリンズ症候群 Treacher Collins syndrome などに関連して生じる．ピエール・ロバン症候群では，下顎の成長は2，3カ月以内で起こり，障害は解消される．

黒毛舌（舌黒質）black hairy tongue（lingua nigra） は，糸状乳頭が伸びた状態で，通常舌分界溝の少し前にみられる．それは，慢性的な口内出血や長期にわたる抗生物質療法が原因として生じる．口腔内に血液が存在するため，特有の**口臭 fetor ex ore** がある．他の症状としては，発疹，変色，乾燥舌などであり，通常，全身発熱と脱水を伴っている．

構音器官としての舌

さまざまな舌の運動と形状は，主に舌筋により調整され，下顎運動による調節はわずかである．外舌筋と内舌筋の収縮による一部の舌運動を，**図 4-69** に図式的に示す．どんな特定の舌位や姿勢でも（安静位からはずれた），たいてい複数の筋肉の相補的な収縮の結果であると理解しなければならない．もし筋収縮のさまざまな組み合わせのすべての結果について思索すると，舌姿勢のレパートリーは驚異的なものになる．

運動調節　MacNeilage and Sholes（1964）は，小さな表面電極を使用して，1人の被験者を対象にして，17の異なるタイプの［p］-母音-［p］音節発声時に，舌の13の場所からの筋活動についての筋電図学的記録を行った．加えて，X線データと解剖学的情報が，母音生産の間の特定の舌筋活動について説明するために用いられた．彼らの所見では，例えば，オトガイ舌筋の後側の部分が舌を前方に動かすために収縮すると，口咽頭の深さは増加し，とくに高舌位母音では著明であったと報告している．彼らは，外舌筋の多くに特定の機能がある

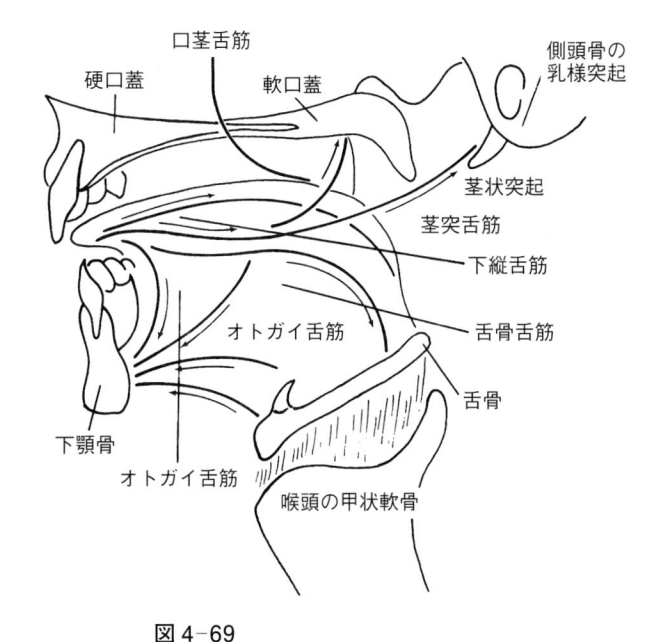

図 4-69
舌筋の機能上の関係図．

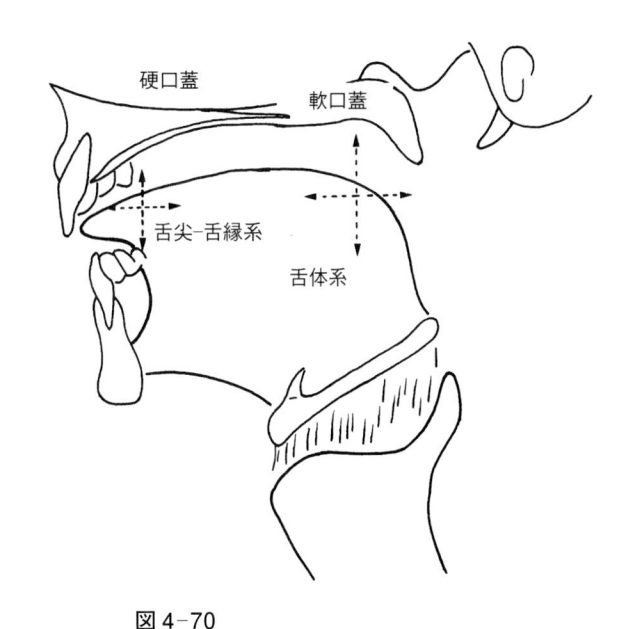

図 4-70
舌構音パラメータ1-2（舌矢状面上）．（Hardcastle, 1976 より許可を得て改変）

ことを示したが，内舌筋の離散的な活動については明示できなかった．この研究の結果として，舌の運動制御の全体像は，舌筋の複雑さ，舌運動時の速さと精度についての知識から想像されたものの1つである．

その印象は，単一の筋でみられる単純な**弾道運動 ballistic movement** の1つではないということである．弾道運動とは，運動自体が終了する前に，突然に単一の

図 4-71
上図：舌構音パラメータ5（上）；右図で，垂直破線は前頭断面の位置を示す．
中図：舌構音パラメータ6；右図での垂直破線は前頭断面の位置を示す．
下図：舌構音パラメータ7．（Hardcastle, 1976 より許可を得て改変）

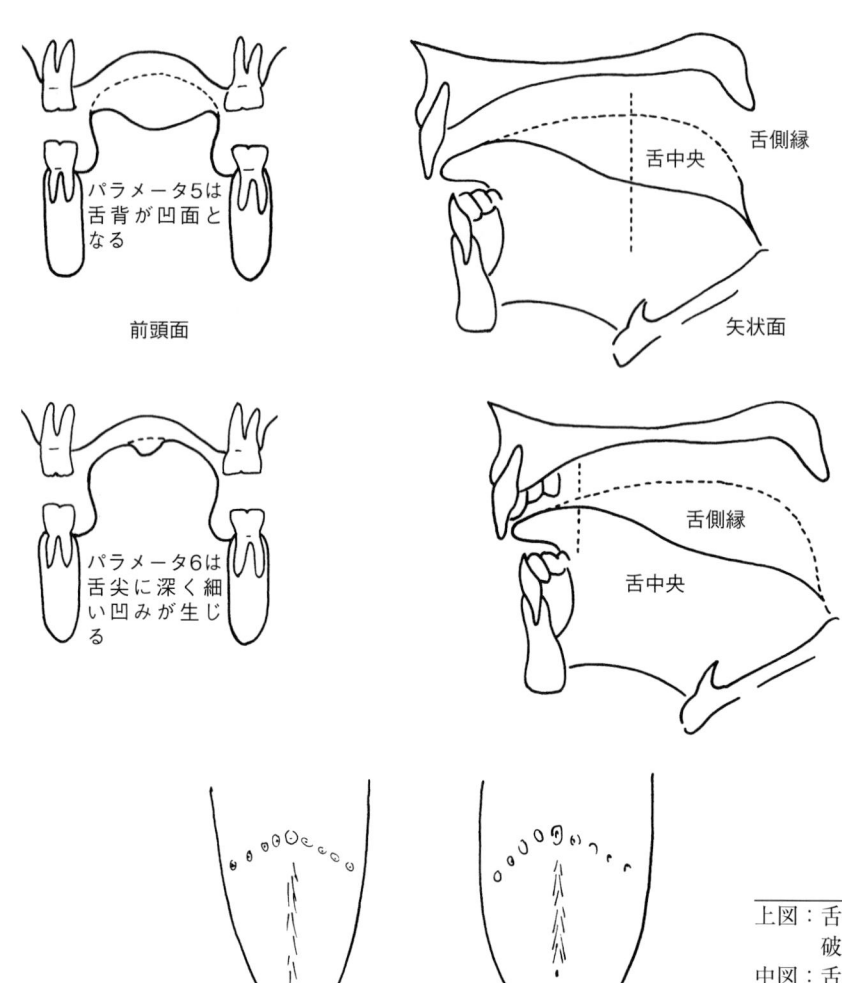

筋の収縮が止まることで生じる．一方，舌運動は，微細に段階的に調節される複雑な運動パターンであり，その運動では，1つか2つの筋肉が大部分の運動を産生し，他の筋はその運動に協力するか，近隣の構造を固定するか，能動的にその運動を抑制しようとしている．

トランペット奏者や職業的に大衆の前で演説する者のように，とても舌を使うのに熟練した被験者（超正常者 supranormal）であっても，舌の強さに関しては「正常 normal」被験者と異ならなかったが，より大きな持久性を有していた（Robin, et al., 1992）．

構音のパラメータ　Hardcastle（1976）は，発話時の舌の位置や姿勢を説明する7つの構音パラメータを列記している．そのパラメータを，図4-70，4-71に模式的に示したが，以下の通りである：

1. **舌体部の水平的前後運動**（オトガイ舌筋の後部によって主に調節される）．低舌位母音の産生の間に起こる運動．例えば，[ɑ]音の産生時の舌尖運動はあまり重要ではなく，たとえ運動があっても[ɑ]音はほとんど変化しない．

2. **舌体部の垂直的上下運動**（茎突舌筋と口蓋舌筋によって調節され，協調作用として下縦舌筋の活動を伴う）．おそらく中舌位母音や口蓋音で使われる．

3. **舌側縁の水平的前後運動**（横舌筋とオトガイ舌骨筋後方によって調節される）．そり舌音の構音で重要．

4. **舌側縁の垂直的上下運動**（上縦舌筋によって調節され，しばしばパラメータ1と2を伴う）．[i]，[t]，[n]，[s]音の表出時に使用される．

5. **舌体の横断面形状の変化—口蓋に対して舌を凸面-凹面にする運動**．Hardcastleは，これらの形状のためには，茎突舌筋，口蓋舌筋，支援筋として横舌

筋を列挙しており，[t]音でみられる．
  6. **舌の全長にわたる横断面形状の変化**—舌の中心溝を形成する運動．例としては[s]音で生じる舌形状．中心溝の形成を担う筋は，横舌筋と垂直舌筋である．茎突舌筋と口蓋舌筋は，相乗的に活動する．
  7. **舌背表面形状の変化**—幅を広げるか先細りにする運動．[t]，[s]，[l]，[i]，[e]の構音に用いられ，横舌筋と舌骨舌筋によって調節される．

　音声生成で使用されるパラメータの数に関して，母音は最も少なく基本的にパラメータ1と2を使用し，歯槽子音ではパラメータ1, 2, 3, 4, 7を利用する．摩擦音[s]などのgrooved fricativesは，すべての構音パラメータが最大限に関与する．

下顎 Mandible

導　入

　下顎骨の主要な機能は咀嚼であり，また声道の共鳴特性を変化させることによって発話に関与する．それは，下顎の歯牙を収納している．下顎の歯牙は重要な構音器官である．下顎骨と歯は下顔面を構成する．口唇と舌の姿勢は，いくぶん，下顎運動に依存する．最大開口量は50mmを上回る可能性があるにもかかわらず，話し言葉の表出には，下顎はわずかな前後運動（2〜3mm）と垂直運動（7〜18mm）しかしない．

　下顎運動が発話時にわずかであるにもかかわらず，不十分，不適当，緩慢な下顎運動になると，構音障害が発生する．下顎は大きな構造であるにもかかわらず，顎運動の迅速さは驚くべきものであり，舌尖運動以外に下顎運動の速さに勝るものはない．下顎運動の最大回数は，「pa pa pa」表出時で，1秒につき約7.5回で，舌尖運動の最大回数は，「ta ta ta」表出時で，1秒につき約8.2回である．下顎は，発話時には，決して完全に閉まらない点に注意しなければならない．したがって，構音障害を不正咬合や歯列不正のせいであると考えることについては非常に慎重でなければならない．一方では，開口位では，声の音圧は4〜5dB程度強くなることを，演説家や歌手は知っている．

　下顎の主要な動きは，挙上と降下である．また，突出と後退も可能であり，臼磨運動時の側方運動も可能である．正常な下顎の可動性は顎関節の健全性に依存している．顎関節の障害は不正咬合の原因となり，また逆に過

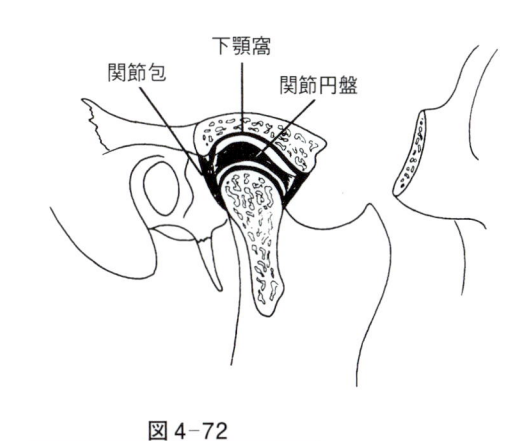

図4-72
顎関節の模式図．

蓋咬合のような咬合障害は歯列不正や不正咬合によって生じる可能性があるので，この関節の解剖学は注目に値する．

顎関節 Temporomandibular joint

　下顎骨は，顔面における唯一の可動骨であり，関節を介して側頭骨と結合している．この関節は，蝶番運動と臼磨運動の両方が可能であり，換言すると**蝶番滑走関節 ginglymoarthrodial**である．下顎骨の関節突起と側頭骨の下顎関節窩の前部との間の関節は顎関節とよばれている．この関節は，外耳道の入り口ですこし前下部に指を置き，下顎を開閉すると触診できる．

　説明　図4-72で模式的に示すように，下顎骨の関節突起は，**下顎窩（関節窩）**に座している．下顎窩は，狭い裂（**錐体鼓室裂**）によって2つの部分に分けられる．下顎窩の前方（側頭骨の鱗状部分によって作られる）は，滑らかで，線維性軟骨で覆われ，下顎骨の関節突起で間接的に関節結合する．すなわち，関節突起は**関節円板**によって関節窩から切り離される．下顎窩の後部は，鼓室板によって作られ，非関節性である．**関節包**は，完全に関節を囲む薄い膜であり，下顎窩の関節面ならびに下顎骨の関節突起頸部に付着する．

　Sicher and DuBrul（1975）の指摘では，顎関節の関節面は，他の関節のように通常のガラス軟骨によって覆われておらず，むしろ血管組織を欠いた線維軟骨によって覆われている．この関節のユニークなもう1つの特徴は，2つのタイプの関節要素が複合体となって歯の運動に関与するということと，もう一方で歯の形状と位置が特定の関節運動に影響するということである．そして，

図4-73
顎関節にかかわる靱帯群.

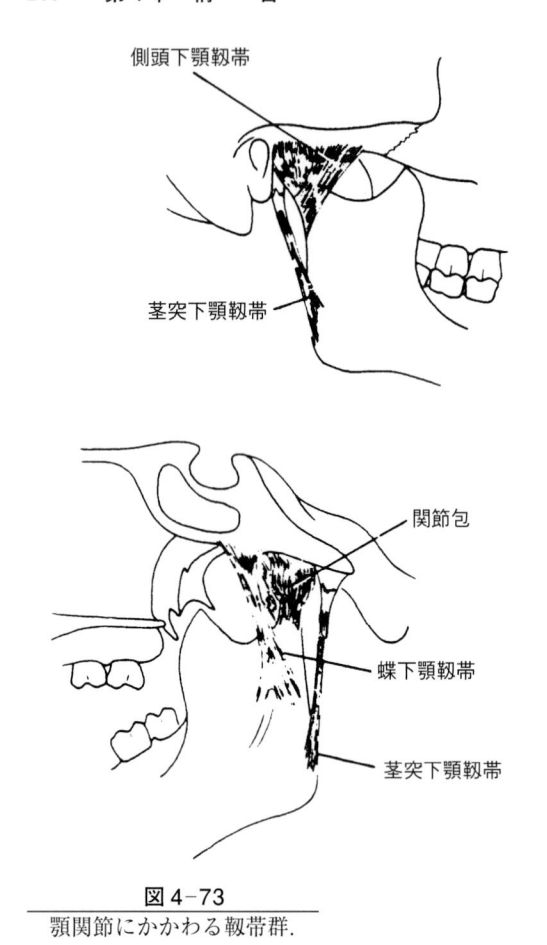

左右の顎関節が，1つの両側性の関節を構成するのだと理解しなければならない．

下顎窩の天井は薄くて半透明である．このことは，関節円板と下顎骨の関節突起を収容する下顎窩が，通常は顎関節の力に耐えうる機能的な構成要素ではないことを示唆する．ストレスは，関節頭と関節円板の間，および関節円板と関節結節（下顎窩の分厚い前部）との間で吸収される．下顎窩全体は線維性組織によって裏打ちされているが，この線維性組織は，関節結節の部分で厚みを増すものの，天井部分ではほとんど骨膜以上に厚くはなっていない．このことが，下顎窩が顎関節にかかる応力を分散する機能を担わないことの根拠である．

靱帯 Ligaments **側頭下顎靱帯（外側靱帯）** temporomandibular ligament (lateral ligament)は，頬骨弓の根元で関節結節の頬側面から生じる2本の短い帯である．図4-73で示すように，その線維は，後方に走行するにつれて，下顎骨頸部の後ろに沿って入り込む．靱帯の深葉は，関節突起の外側面上で終わる．側頭下顎靱帯は，関節運動を制限する靱帯系の一部である．この靱帯は，関節突起の下後方への変位，関節結節からの脱離を予防する．

もう1つの靱帯は，顎関節の内側面にある．**蝶下顎靱帯** sphenomandibular ligament（図4-73）は，下顎運動に影響を及ぼさないので，側頭下顎靱帯に対する副靱帯と考えられている．これは蝶形骨棘の小さな突起上に起こり，その後，下外側斜めに走行し，**下顎小舌**に入り込む．

茎突下顎靱帯 stylomandibular ligamentは，もう1つの副靱帯である．図4-73で示すように，この靱帯は側頭骨の茎状突起から生じ，下顎角の位置まで伸びる．

下顎下制筋（下顎内筋）Mandibular depressors (Inframandibular muscles)

下顎骨を下方に動かす4つの筋肉のうちの3つは，以前に記したように，喉頭の挙上筋である．それらは顎二腹筋 digastricus，顎舌骨筋 mylohyoid，オトガイ舌骨筋 geniohyoidであり，もう一度ざっと考察してみる．第4番目の筋，外側翼突筋 lateral (external) pterygoidは，ときに下顎骨の開大筋として分類されるが，この筋も下顎骨下制筋として機能する．

顎二腹筋 Digastricus 顎二腹筋は，前腹および後腹からなり，これら2つの筋腹は中間腱によって結合されている．後腹は，側頭骨の乳様突起（乳突切痕）から生じ，前下方に舌骨体部まで走行する．前腹は，下顎結合の下縁の内側面から生じ，舌骨体部と舌骨大角に付着する中間腱まで後下方に走行し，腱状のループを作る．

この筋肉が収縮すると，舌骨を上げるか，または舌骨が固定されているならば，下顎を下制する．前腹は舌骨を前上方に引き，後腹は舌骨を後上方に引く．

顎舌骨筋 Mylohyoid 顎舌骨筋は口腔底の筋を形成する．下顎骨の顎舌骨筋線から生じ，最後臼歯から下顎結合まで広がる．下内方に走行し，正中縫線で反対側からの同名筋と結合する．しかしながら，最後方の線維は舌骨骨体に入る．

この筋肉の下顎下制の効果はたぶん最小であろうが，無視はできない．下顎骨の位置のわずかな調整でも，後頭関節果の上に載る頭蓋骨のバランスに影響することを理解する必要がある．頭蓋骨バランスの調整には，順次，前後の脊椎頸部筋系の調整が必要になる．

オトガイ舌骨筋 Geniohyoid オトガイ舌骨筋は，顎舌骨筋の内側縁の少し上に位置する．それは，下顎結

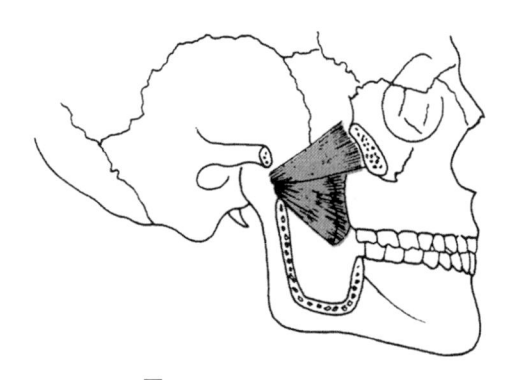

図 4-74
外側翼突筋の模式図（外側翼状突起）．

合の後面の下オトガイ棘から生じる．筋線維は，後下方に走行し，舌骨の前面に進入し，収縮時に喉頭を挙上するか，下顎骨を下制する．

下顎下制筋は舌骨に付着するので，下制運動に対する抑制は，舌骨が固定されない限り，舌骨の挙上運動に帰着する．これは，胸骨舌骨筋の機能のうちの1つである．君たちは，口を開けるという単純な行動が，実際には非常に複雑なものであり，下顎運動は発話の全過程におけるほんの一部であると理解し始めているだろう．

外側翼突筋 Lateral pterygoid muscle 外側翼突筋は2つの頭部を有しており，1つは蝶形骨の大翼の外側部分から生じ，もう1つは外側翼状突起の外側面から生じる．筋線維は，後方水平に走行するにつれて収束し，**翼突窩**（下顎骨の関節突起前頸部の凹み）に向かい，顎関節の関節円板の前縁に入る．

その動きは複雑であるが，手短かにいえば下顎骨を突出させ，関節突起を関節結節の上で下前方に滑走させる．この筋の一側だけが収縮すると，下顎は臼磨運動をする．外側翼突筋を図4-74に示す．

下顎挙上筋 Mandibular elevators

下顎骨を上方へ引く筋で上下顎は接近する．3つの下顎挙上筋がある：咬筋 masseter，側頭筋 temporalis，内側翼突筋 medial pterygoid．

咬筋 Masseter muscle 咬筋（図4-75A）は，咀嚼筋で最も強力な筋である．厚く平坦な四辺形の筋は下顎枝の外側面を覆い，それは外層と内層から成る．外層の筋線維は，この筋の大半を構成し，幅広く厚い腱膜によって頬骨弓から生じる．下方，いくらか後方に走行して下顎角と下顎枝に入る．内層（深層）の線維は，それほど

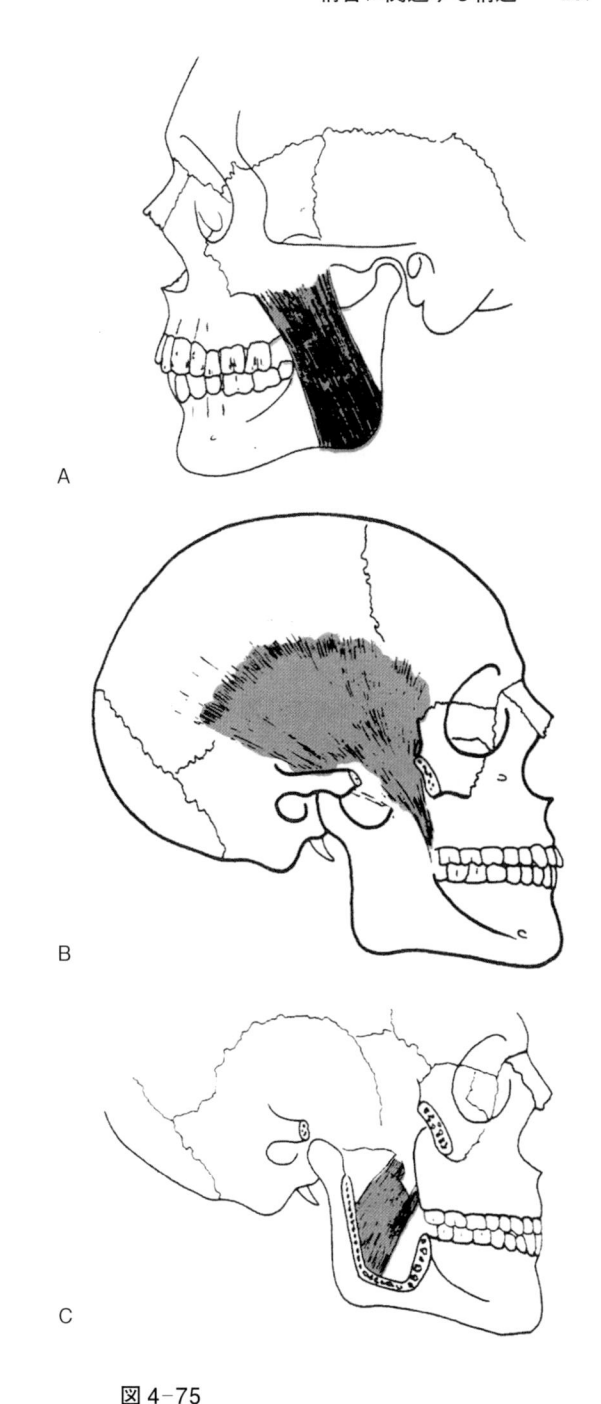

図 4-75
（A）咬筋（外層）の模式図．（B）側頭筋の模式図．（C）内側翼突筋の模式図（内側翼状突起）．

広範に分布していない．それらは，頬骨弓の下縁の後面と内面全体から生じる．この線維は，下前方に走行し，下顎枝上半分と下顎骨の筋突起の外面に入る．

収縮すると，この筋は顎を閉じる．外（浅）層は，臼歯の咬合面に対して直角に力を発揮するので，咬合圧は臼歯領域の歯にかかる．深層は，下顎骨を挙上すること

に加え,閉口運動に重要な後方牽引のための機能をもつ.咀嚼筋は力に適応する筋肉である.それはかなりの量の腱組織から成り,その間に介在する短い筋線維と層状の配置になっている.このことは,全体として,この筋がゆっくりであるが,力強く収縮することを意味する.咀嚼筋はとくに草食動物でかなり発達している.それは,嚥下の前に食物を磨り潰すためである.

Weber and Smith (1987) は,咬筋に対する機械刺激によって反射が生じることを発見した.彼らは同様の反射を,下口輪筋とオトガイ舌筋にも誘発させることができた.口唇と舌を機械的に刺激すると,反射性の反応が咬筋に生じることを発見した.

側頭筋 Temporalis muscle 側頭筋は,側頭窩全体から生じる幅広く,薄い,扇形の筋肉である.**側頭窩**は,上下の側頭線の間にあるたいへん浅い凹みとして頭蓋骨にみられる.側頭窩は,幅広い弓状になって,頬骨の前頭突起から,前頭骨と後頭骨を横切って走査し,側頭骨の乳様突起の領域に終わる.図4-75Bで示すように,側頭筋の線維は頬骨弓の下を走行するにつれて急速に収束し,下顎枝の前面,筋突起の範囲に沿って停止する.

この筋の前部と中央部の線維は,主に垂直方向のコースを進む線維である.それらの線維により側頭筋は下顎挙上機能をもつ.最も後方の線維は水平に走行し,下顎骨を後方へ牽引することに寄与する.全体として,側頭筋は「はじける」ような運動をする筋肉で,下顎運動の速さを得るために造られている.この筋は,食物を引き裂く肉食動物でとくに発達し,食物嚥下前の磨り潰し運動にはかかわらない.

内側翼突筋 Medial pterygoid muscle 内側翼突筋は厚い四辺形の筋肉で,垂直方向に走る翼突窩に起始をもち,外側翼突板の内面から生じる.この筋の第2の小片は,上顎の粗面からと口蓋骨の垂直板から生じる.この筋線維は,後下外方に走行して,下顎枝と下顎角の内面に入る(図4-75C).

内側翼突筋は,ときどき,**内側の咬筋 internal masseter** とよばれる.それは,解剖学的にも,機能的にも,咬筋と同等であるためである.内側翼突筋と咬筋は,下顎の筋輪を形成する.この**筋輪 muscular sling**の中に下顎角が収まり,この筋輪で頭蓋骨に下顎枝をぶら下げている.下顎の筋輪は,上下顎の間での機能的関節を形成し,顎関節はそのガイドを務めているといえる.

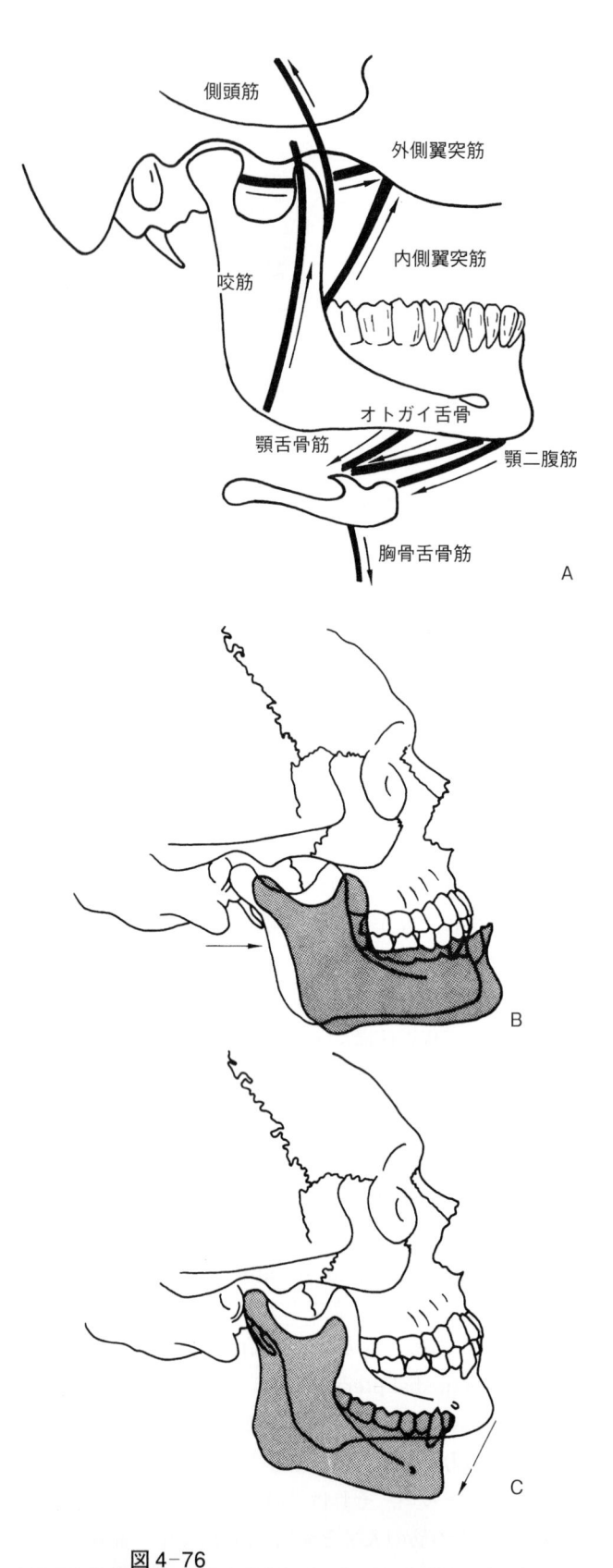

図 4-76
(A) 筋活動のまとめ, (B) 下顎骨の滑走運動, (C) 下顎骨の回転運動.

下顎運動 Mandibular movement

関節円板が介在するために，顎関節は，実質的な意味で，真の二重関節である．1つは円板と関節結節との間の関節（**上の関節**），もう1つは下顎骨の関節突起と円板の間の関節（**下の関節**）である．複雑な顎関節の性質のみならず関節全体に作用する筋肉が幾何学的に複雑な配列をするため，下顎運動は複雑である下顎骨に作用する筋活動の方向を**図4-76A**で図式的に示した．筋活動による主要な運動は，以下のように要約される：

1. **挙上 raising**：
    a. 内側翼突筋 internal pterygoid
    b. 咬筋 masseter
    c. 側頭筋 temporalis
2. **下制 lowering**：
    a. 外側翼突筋 external pterygoid
    b. オトガイ舌骨筋 geniohyoid
    c. 顎二腹筋（前腹）digastricus (anterior belly)
    d. 顎舌骨筋 mylohyoid
    e. オトガイ舌筋 genioglossus
3. **突出 protrusion**：
    a. 外側翼突筋 external pterygoid
    b. 内側翼突筋 internal pterygoid
4. **後退 retraction**：
    a. 側頭筋（後部）temporalis (posterior part)
    b. 顎舌骨筋 mylohyoid
    c. オトガイ舌骨筋 geniohyoid
    d. 顎二腹筋（前腹）digastricus (anterior belly)
    e. オトガイ舌骨筋 geniohyoid
5. **外側 lateral**：
    a. 外側翼突筋 external pterygoid
    b. 側頭筋（後部）temporalis (posterior part)

下顎運動は，咽頭腔のサイズを変化させることに加えて，口唇の姿勢，舌位置，口腔の形状にも影響する．下顎の位置は，喉頭の高さにも影響する．複雑ではあるが，下顎運動は，直線運動と回転運動に「分解する」ことができる．

直線運動 Translational movement 上の関節は直線運動を行う．これは，下顎のあらゆる点が，すべて同じ方向に直線的か曲線的に移動することである．下顎で，円板と関節突起は，機能的な1つの単位となって，関節結節の後側の斜面に沿って，下か上に滑走する．この種の運動が両側性に行われるときには下顎骨は単に突出するか，後退する．一方，一側で起こると，下顎は一方の側の外側に向かって振る運動となる．

突出運動と後退運動時には，関節円板と下顎骨は，前下方か後上方に滑走し，関節突起は関節結節としっかりと接触した状態となる．このことは**図4-76B**に示す．滑走運動が，関節円板と関節結節の間で生じると，その結果として，関節突起は前後方向に運動する．

回転運動 Rotational motion 下の関節は回転運動を行う．この運動では，下顎のいくつかのポイントが1つの方向の軸周りに運動し，それら以外の点は，反対方向に運動する．単純な回転運動としてよく知られている例は，ヒンジを中心に開閉する扉の運動である．**図4-76C**で示すように，下顎における蝶番運動は，2つの関節突起の中心を通り抜ける水平な横軸の周りで生じる．

複合運動 Combined movements 正常な環境では，直進運動と回転運動の両方が同時に生じる．すなわち，上の関節での滑走運動と下の関節での回転運動が通常組み合わさっている．しかし，状況しだいで，一方の運動が他の運動より優性になることもあり，多様である．

開口運動時，関節突起は横軸周りで，関節円板に対して回転し，同時に，関節円板と関節突起は下顎窩の関節結節の傾斜に沿って下前方に滑走する．下顎を最大開口すると，前方滑走運動は関節包を下顎窩から外してしまい，その結果として関節突起は，側頭骨の頬骨突起の関節結節の下に移動する．このようなこと（**亜脱臼 subluxation**）が起こると，非常に明確なカクンという音が感じられ，耳にも聞こえる！ 発話のための下顎運動は，咀嚼活動のために生じる運動パターンを参考にしてモデル化されている．筋電図（EMG）では，咀嚼とはまったく異なった筋活動が示されている（Moore, et al., 1988）．

顎関節の奇形 Anomalies of the temporomandibular joint

Schwartz（1956）によって記載された**顎関節-疼痛機能障害症候群（顎関節症，TMJ症候群）**として知られている複合的でまれな症状は，約3～4倍女性の方に多い．この複合的症状は以下のようなものである．

1. 顔面疼痛と筋痙攣．
2. 下顎運動の低下，咬筋の突然あるいは連続的な伸展症状の発症．
3. 顎運動に伴う関節雑音，クリッキング，ポッピング，グレイティング．

安静，加温，鎮静剤，筋弛緩薬，咬合調整，これらの

270 第4章 構音

すべてが，ほとんどの急性や外傷性の顎関節障害の処置におおむね奏効する．これらの処置は，また，**顔面筋疼痛機能障害（myofacial-pain dysfunction：MPD）症候群**にも適用できる．この症候群も，通常，40歳未満の女性に多い．MPDは，しばしば特発性である（因果関係は未知）．

1934年に，Costenは複雑な症候群について記載した．それは，聴覚と身体平衡上の問題，頭痛，口と咽頭の灼熱感，さまざまな程度の開口障害（咀嚼筋の痙攣）を症状とする．Costenは，この複合的な症状は，臼歯の欠損から生じる下顎の過蓋咬合により顎関節が障害を受けることによると考えた．しかしながら，以後の研究では，これらの症状が不正咬合によって惹起されているということを強く支持する結果はでなかった．

関節円板の肥厚と変位は，しばしば顎関節症に伴う疼痛と雑音の原因となる．他の原因としては，直接的な外傷（習慣性脱臼）と関節炎がある．慢性の変位や亜脱臼（部分的脱臼）は，通常，各筋肉同士の不均衡の結果であり，女性でより多い．下顎骨は，前方にだけ脱臼する．脱臼の整復は，臼歯の上に親指を置いて下顎を押し下げ，同時にオトガイを挙上することで行える．下方への圧力は咀嚼筋系の痙攣に打ち勝ち，オトガイを持ち上げることで関節突起を後方に回転させる．

下顎骨の**癒着 ankylosis**[15]は，しばしば感染症や外傷性，発達障害に続発する．両側性の顎関節強直が幼児期で生じる場合，結果はオトガイの後退となり小顎症を呈する．片側性の顎関節強直が起こる場合，健側の下顎枝は延長し，その結果，下顔面の対称性は失われる．

顎関節は，3つの平面で運動する：**垂直面 vertical plane**（開閉），**前後面 anterior-posterior plane**（突出と後退），**水平面 horizontal plane**（横方向）．この3つの自由運動は，顎関節の健全性だけでなく，咀嚼筋の健全性にも依存している．

口蓋 Palate

口蓋の発話機能に対する貢献は，実に単純に述べることができる．それは，鼻咽頭とそれ以外の声道の間の結合の程度を調整している．口蓋は，前方の固定された骨

---

[15] 癒着 Ankylosisは，疾患，外傷，異常な発達のために生じる関節の融合．

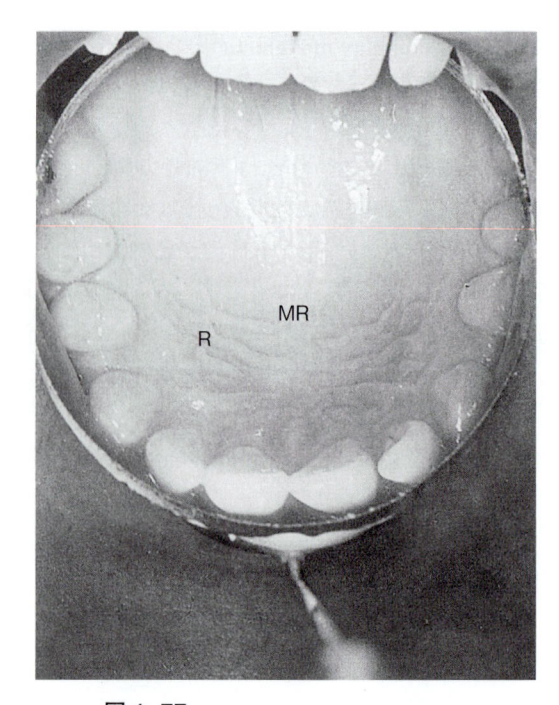

図4-77
口蓋．口蓋皺襞（R）と正中縫線（MR）が見える．

性のプレートと後方の筋性の弁状構造から成るが，しばしば3つの部品からなるともいわれる：**歯槽弓 alveolar arch**，骨性の**硬口蓋 bony hard palate**，筋性の**軟口蓋 muscular soft palate**．口蓋のおおむねの側面図を図4-18で示す．下から見た硬口蓋は図4-12で，図4-13には前額断面を示した．歯槽弓は，歯を有する上顎の骨性の突起で粘膜の覆いから成ることを思い出そう．

硬口蓋 Hard palate

硬口蓋は，上顎の**口蓋突起 palatine process**の内側突起によって形成される．口蓋突起は，正中で関節結合し，骨口蓋と鼻腔底の前方4分の3を構成する．図4-10でわかるように，口蓋突起は，歯槽弓に融合していく前方で後方より厚くなる．後方では，口蓋突起は対になった口蓋骨の水平板と関節結合する．それらは，硬口蓋の後方4分の1を構成する．水平板の後縁は自由端で，後方で左右が連続し，正中で**後鼻棘 posterior nasal spine**を形成する．

下在する粘膜骨膜に強く密接に結びついた粘膜によって，硬口蓋は覆われる．この膜はとくに前部の歯槽弓の遠心側斜面でよく発達しており，そこで**口蓋皺襞 rugae**とよばれる一連の横稜またはしわを示す．口蓋皺襞は，年齢とともに顕著でなくなるが，たぶん舌口蓋構音を容

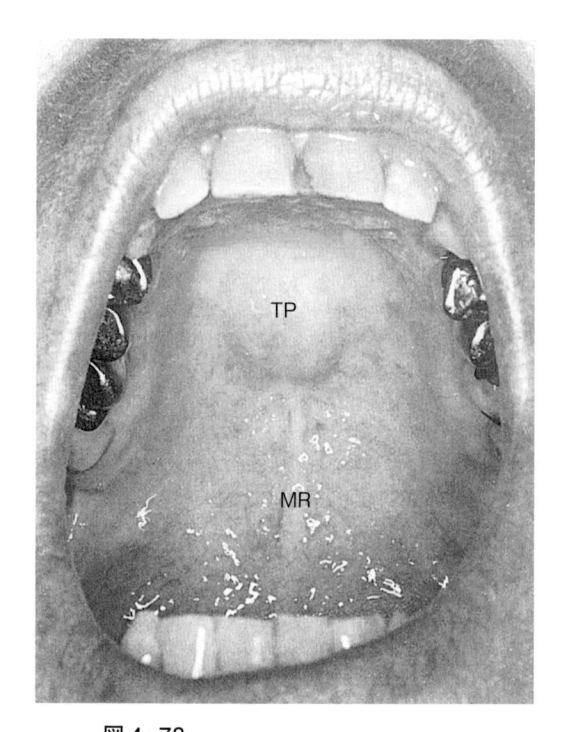

図 4-78
口蓋隆起（TP）と正中縫線（MR）．

易にしているのだろう．口蓋皺襞の後方に連続して口蓋全長にわたる**正中縫線 midline raphe** がみられる．口蓋皺襞と正中縫線は図 4-77 でみられる．

ときどき，臨床口腔診査時に，硬口蓋全体にわたる正中隆起をみることがある．この隆起は，分厚くなった骨膜と粘膜から成ることもあるが，もっと頻度が高いのは，上顎間縫合に沿った**外骨腫 exostosis**（骨の外方成長したもの）の結果であることが多い．解剖学においては，膨隆や腫脹は，**隆起 torus** として知られ，この例として，**口蓋隆起 torus palatinus** がある．隆起周辺の粘膜骨膜は，青っぽい色合いをもつと思われる．歯科装置を付ける人を除いて，口蓋隆起は，ほとんど何にも影響を及ぼさない．口蓋隆起（人口の約20％が有する）の例を図4-78に示す．

口蓋（弓）Palatal vault (arch)

図4-10，4-13で示すように，硬口蓋は前方と側縁で厚く，正中に向かってしだいに薄くなる．その結果，下面は前後方向のみならず横方向にもアーチ型となる．口蓋弓の範囲は，かなり個人ごとに多様であり，大部分は歯列の状態に依存している．無歯顎では萎縮する傾向があり，その結果，口蓋は平らな外見になる．口蓋弓の高さは，口腔の音響特性に直接的に関係し，個人の音声特性に関与する．

口蓋弓の地理学的な説明は，**口蓋図 palatopograph**（個々の口蓋弓の等高線を得られる計測器）によって可能である．口蓋弓についての初期の説明は，Bloomer (1943) によって行われた；説明には，口蓋弓の高さ，傾斜の角度，さまざまな平面をもつ口蓋領域が含まれていた．口蓋弓は幾何学的な形状に関しても分類された．Crane and Ramstrum (1943) は，3種の基本的口蓋形状について述べている：菱形，三角形，卵形．口蓋形状の意義については，まだ定量的には明らかにされていない．

軟口蓋（口蓋帆）Soft palate (velum)

軟口蓋は，その前方で口蓋骨の後縁の自由端に付着している．**口蓋腱膜 palatal aponeurosis** によって付着し，口蓋腱膜は前方でとくによく発達しており，後方ではあまり発達していない．側方で，軟口蓋の筋線維は，上咽頭収縮筋の線維と連続する．軟口蓋は後方に向かっており，弛緩しているときには口咽頭にカーテンのようにぶら下がっている．

軟口蓋での筋線維の配置は，軟口蓋を，挙上，下垂，緊張させるようになっている．5つの筋肉が軟口蓋の運動に関与する．2つは**下制-弛緩筋**（口蓋舌筋と口蓋咽頭筋），2つは**軟口蓋挙上筋**（口蓋帆挙筋と口蓋垂筋），1つは**下制-緊張筋**（口蓋帆張筋）である．口蓋の約3分の1は，かなり均一に分布している結合組織から成り，筋組織（3〜23％）は軟口蓋の中心に限局して存在する (Ettema and Kuehn, 1994)．

軟口蓋が上下するに応じて，声道の形状は変わり，結果として共鳴特性は変調する．さまざまな鼻音を産生するために，軟口蓋は下方位をとる．それによって，鼻腔が声道に追加され，声道の長さが増加し，複雑になり，予想するように，発声された声の質が変化する．正常では，軟口蓋は，図4-79Aのように，母音の生産時には挙上し，鼻音生産時には相対的に下位になる．図4-79Bにあるように，軟口蓋は正常な呼吸の間は低位である．軟口蓋の解剖所見をより詳細に観察すると，軟口蓋の運動能力と話し言葉への貢献度は，高く評価せざるをえない．

軟口蓋の筋群と相互に密接に関連する咽頭筋群は，視覚化するのが困難である．困難な理由の1つは，口蓋と咽頭の解剖方法にある．脊椎の前と脊椎の後の筋系，頸椎，頭蓋底は，咽頭後壁を露出させようとすると除去せ

——————軟口蓋

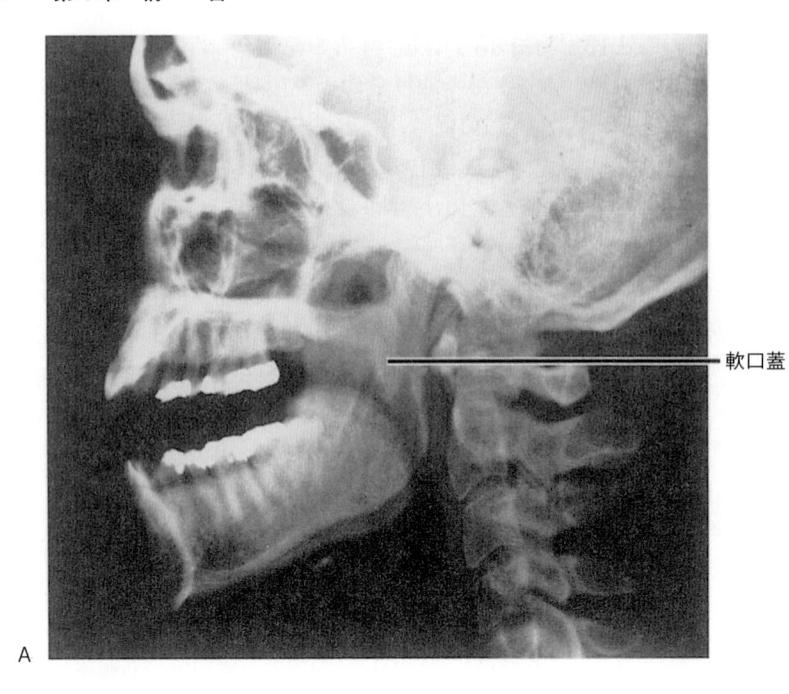

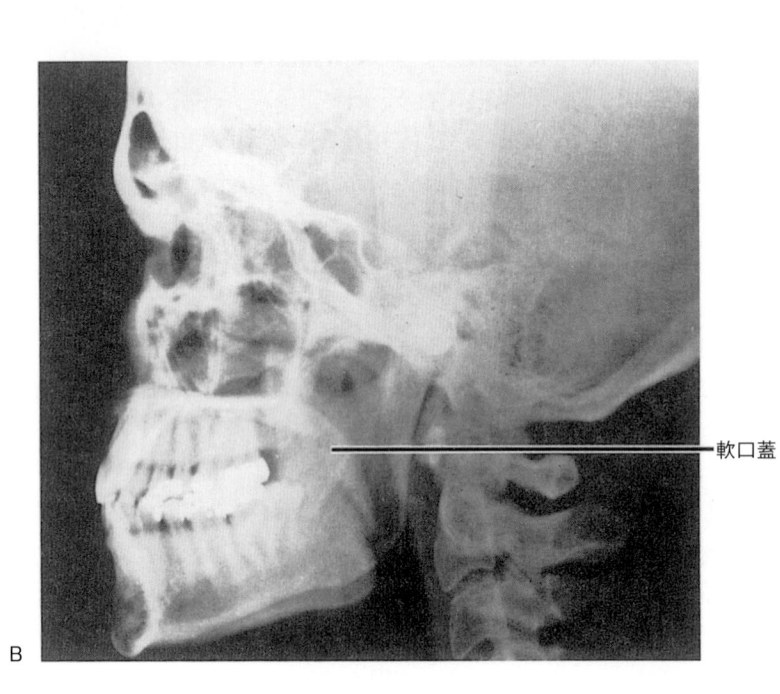

A

——————軟口蓋

B

図4-79
側方頭部X線写真．母音表出時（A）と呼吸時（B）の軟口蓋の位置がわかる．

ざるをえない（図4-80）．その後，咽頭後壁は長軸方向に切開されて，図4-81で示すように，咽頭，鼻腔，口腔，喉頭口を覆っている粘膜が現れる．裏装している粘膜が除去されないと，口腔と咽頭の複雑な筋系はみることはできない．頭部の矢状断でも分析することはできるが，正常な空間関係は失われる．

口蓋帆張筋 Tensor palati（Tensor veli palatini）

外側翼状突起・内側翼状突起，卵円孔，頸動脈管，蝶錐体裂がみえる頭蓋底を図4-82に示す．口蓋帆張筋は，リボンのような筋肉として，翼状突起の内側板の基部にある蝶錐体裂のすぐ前にある薄いプレートから生じる．それは，蝶形骨棘と蝶形骨角，耳管（エウスタキオ管）の軟骨部の前外側壁からの筋線維を受ける．この筋は，翼状突起の内側板と内側翼突筋の間を垂直に下降し，実

に細い腱状の筋に変わる．この**腱**は，翼状突起の内側板の翼突鉤に巻きついて，内側方向に走行し，**口蓋腱膜**に展開する．扇状の腱膜線維のなかには，硬口蓋の後縁（口蓋骨の水平板）に付着するものや，内側で筋線維が反対側の腱膜と融合するものもある．最も遠心にある筋線維は，軟口蓋の結合組織と筋に融合する．ある意味では，口蓋腱膜は軟口蓋の線維性「骨格」を作っている．

口蓋帆張筋には2つの重要な機能があり，その動きの意味は容易に理解できる．図4-83で，翼状突起の内側板の翼突鉤は，硬口蓋の高さよりいくぶん下方にある点に注意する．このことの意味するところは，口蓋帆張筋が収縮すると，その筋力は硬口蓋より外下方に向かい，その結果，口蓋腱膜は緊張し，いくぶん低位になるということである．同時に，口蓋帆張筋は耳管の粘膜性の前外側壁を，動かない軟骨性の内側壁から引き離し，軟骨を「巻き戻し」て通常は閉鎖している耳管を開放する．これによって，内耳腔の空気圧を外気圧と等しくすることが可能になる．

口蓋帆挙筋 Levator palati（Levator veli palatini）
軟口蓋の体部は，口蓋帆挙筋によって作られている．この筋は，見かけと違って複雑な筋肉である．側頭骨の錐体部の頂点ならびに耳管の軟骨構造の後内側壁から生じる．下内前方に走行し，軟口蓋に入る円筒状の筋肉である（**図4-84**）．軟口蓋複合体の矢状断面図で，口蓋帆挙筋は，**図4-85**で見られるように隆起を形成する．口蓋帆挙筋線維は，軟口蓋の上面に沿って分布し，反対側からの同名筋と交雑する．

ある意味では，2本の口蓋帆挙筋は，軟口蓋のために筋肉のワナを作る．（注）図4-85で，軟口蓋の遠心側

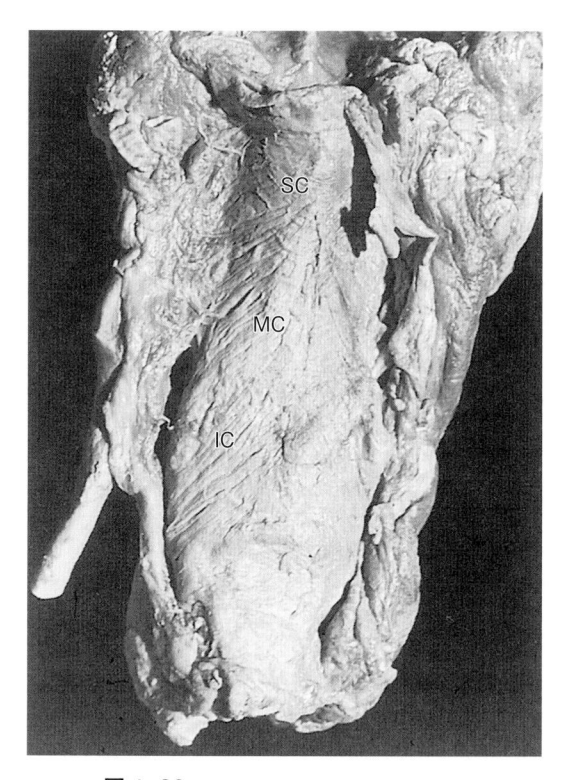

図4-80
咽頭と関連する構造（後面）：上咽頭収縮筋（SC），中咽頭収縮筋（MC），下咽頭収縮筋（IC）．

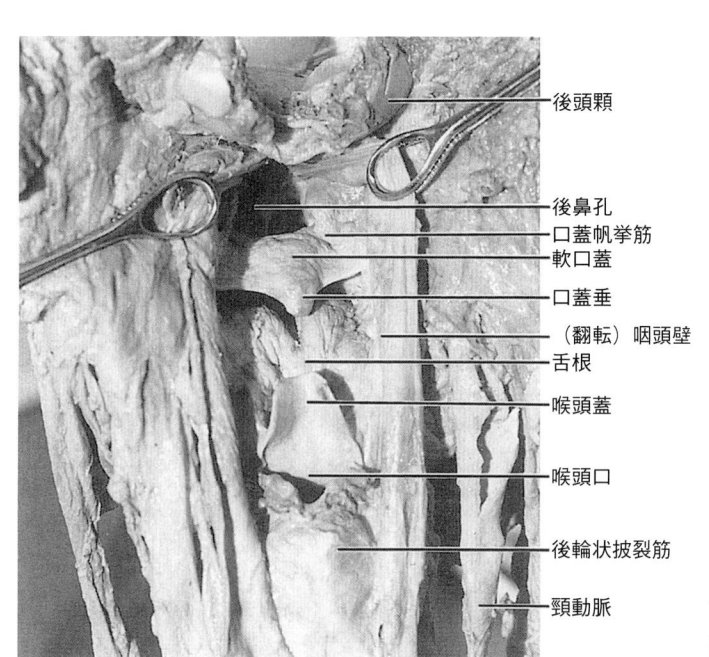

図4-81
咽頭（後壁の長軸方向の切開後）．口腔，鼻腔，喉頭口が見える．

ラベル：後頭顆，後鼻孔，口蓋帆挙筋，軟口蓋，口蓋垂，（翻転）咽頭壁，舌根，喉頭蓋，喉頭口，後輪状披裂筋，頸動脈

の部分はほとんど硬口蓋平面と直角をなしている．口蓋帆挙筋の活動は，垂直位にある軟口蓋を水平位まで挙上して，わずかに後方に軟口蓋を引っ張ることである．この活動は，同時に生じる口蓋帆張筋の緊張作用によって補足される．この合成された活動の結果，軟口蓋は咽頭後壁に接触し，鼻腔から口腔を分離する（**図4-79A**）．口腔から鼻腔を切り離すために後の咽頭壁と接触するということである．

これまでの研究で，発音時の口蓋帆挙筋活動（力）は，blowing活動時の筋活動にもとづいて決定された筋活動範囲の下の方の領域で起こる傾向があることが示されている．実際に，発話時に要求される筋肉の活動領域は，全活動領域に比較すると実に小さい（Kuehn and Moon, 1994）．例えば，若年成人では，140〜240cmH$_2$Oの範囲で口腔内圧を生成することができるが，発話での必要な圧は6〜10cmH$_2$Oの範囲である．発話に使われる口唇の力は，最大努力で発揮できる力の10〜20％だけである（Barlow and Abbs, 1983）．

口蓋垂筋 Musculus uvulae（Azygos uvulae） 口蓋

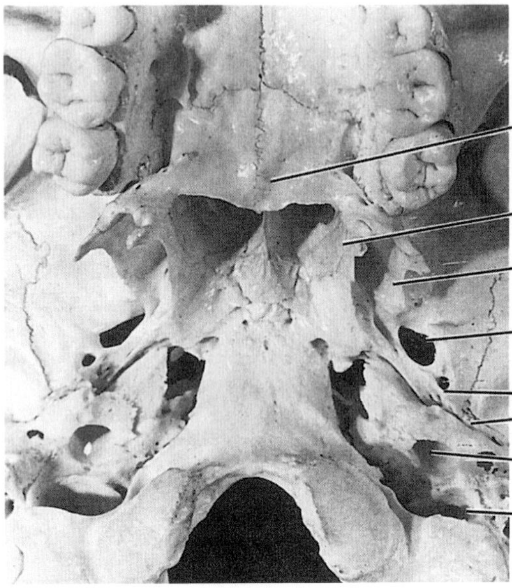

図4-82
頭蓋底の詳細図．外側・内側の翼状突起，卵円孔，頸動脈管，蝶錐体裂が見える．

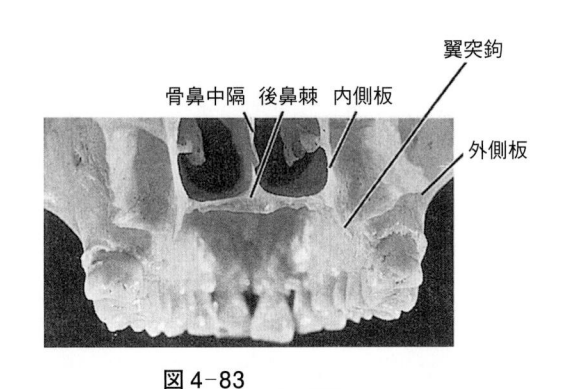

図4-83
後面から見た頭蓋底．内側翼状突起の鉤と硬口蓋との関係がわかる．

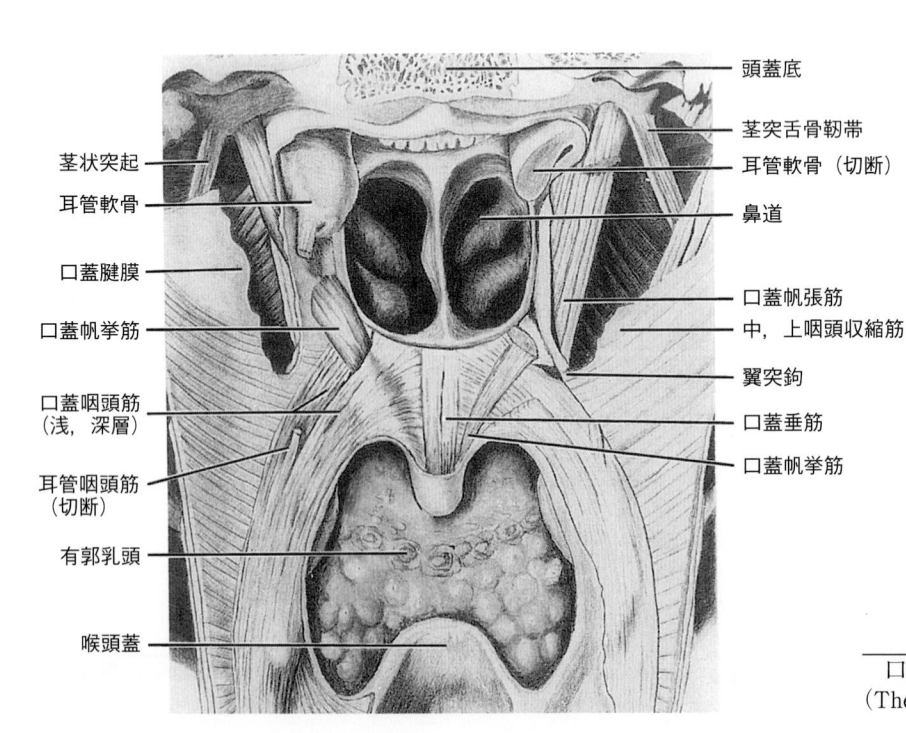

図4-84
口蓋帆挙筋（後方からの観察）．
（Therese Zemlinによる描画）

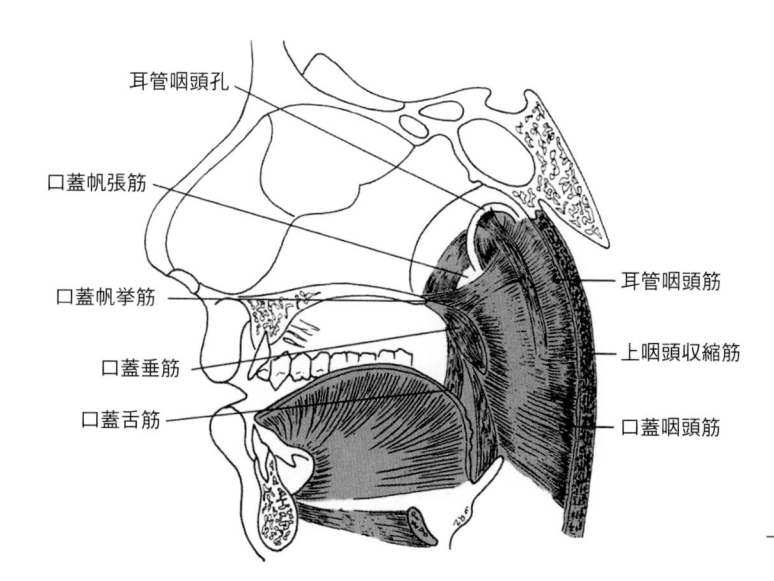

図4-85
口蓋筋群と隣接する構造.

垂筋はしばしば，一対の筋肉と考えられるが，解剖学テキストでは，それは不対であるとして，azygos（奇状，不対）であるとしている．それは，口蓋骨の後鼻棘と近隣の口蓋腱膜から生じる．後方に向かって軟口蓋全長を走行し，**口蓋垂**（軟口蓋の正中で垂れ下がった構造）に入る．

収縮すると，この筋は軟口蓋を短くし，持ち上げるが，その機能は議論の対象外というわけではない．例えば，英語会話では口蓋垂は特定の役割を果たさないようであるが，他の言語のなかには重要な構音器官として機能している場合もある．口蓋垂（図4-80で示す）は，変性した物または遺残と考えられることもしばしばであるが，比較的高度の哺乳類だけに存在する（Kaplan, 1960；Palmer and LaRusso, 1965）．

口蓋垂の長さと厚みには相当なバリエーションがあり，非常に長い口蓋垂は，かつて「嘔吐を防止するために」として切除されたこともある．口蓋垂は，どのような長さであろうが，たぶんまったく何も問題を引き起こさないだろう（DeWeese and Saunders, 1973）（訳者注．長過ぎる口蓋垂は睡眠時無呼吸症に伴ってみられることがある）．

口蓋垂裂 bifid uvula は，75人に1人の割合で発生する．比較的珍しいにもかかわらず，口蓋垂裂は，粘膜下（軟）口蓋裂の可能性を示すために，重要な臨床的意義をもつ．粘膜下（軟）口蓋裂では，軟口蓋は一見したところ無傷の粘膜であるため，正常に見える可能性がある．しかし，実は，筋組織の欠損が存在する可能性がある．青っぽい色合い（とくに正中線で）をもつ口蓋垂裂と軟口蓋は，

口蓋が短く適切な筋系がないことを示唆する．開鼻声は，しばしば粘膜下（軟）口蓋裂に認められる．

口蓋舌筋 Palatoglossus muscle 口蓋舌筋は，咽頭筋として多くの著者によって記述されている；しかし，それを口蓋の筋肉あるいは舌の筋肉とみなしている者もいる．私たちは，前にこれを舌の外来筋であるとした．口蓋舌筋は，口蓋腱膜の下面から生じ，その部で反対側からの同名筋と連続する．筋線維は，下前外方に走行して，舌の側縁に入り，舌背側で縦舌筋と混ざる．この筋は，表面を覆う粘膜とともに，口蓋舌弓（前口蓋弓）を形成する．収縮すると，それは軟口蓋を下げるか，軟口蓋が固定されていると，それは舌背と舌側縁を挙上する．この筋肉の走行が半円形であるので，いくぶんか括約筋様に活動し，収縮すると**口蓋舌弓** palatoglossal arch の長さを減少させる．

口蓋咽頭筋 Palatopharyngeus (Pharyngopalatine) muscle 口蓋咽頭筋は，軟口蓋の筋であると同時に咽頭の縦走筋である．この筋は，軟口蓋から生じる長い肉付きのいい筋束である．軟口蓋で，この筋線維の多くは反対側からの同名筋と連続する．残りの筋線維の起始からは複雑な枝分かれがあり，翼突鉤の領域から生じる線維もあり，また耳管の軟骨部から生じるものもある（これは**耳管咽頭筋** salpingopharyngeus とよばれる筋肉の細長いスリップを構成する．これについては後に論じる）．

筋線維が生じた直後，それらは下行する口蓋帆挙筋によって2つの束に分けられる．1つの束は口蓋帆挙筋の上を通過し，一方は下を通過する（図4-84）．実質的に，

第4章 構音

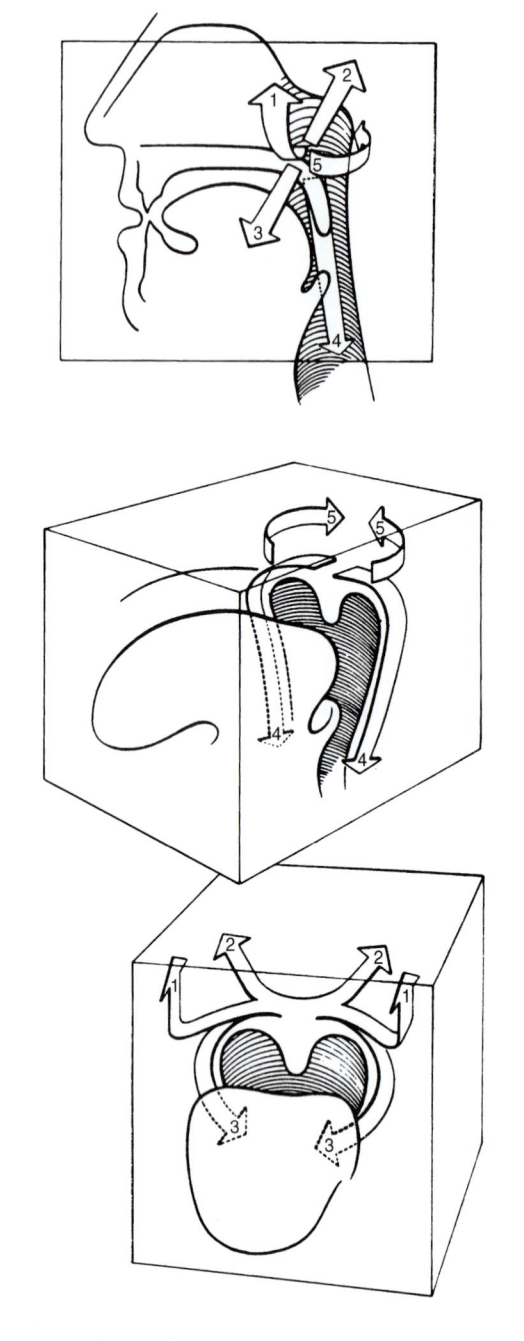

なわち**後口蓋弓** posterior faucial pillar に収束し，外向きに消失してしまう．ほとんどの線維は咽頭の外側壁に入り込み，咽頭の最前方位の筋線維は，甲状軟骨の後縁と上角に付着する．

口蓋咽頭筋の主要な機能は，嚥下時に下咽頭に食塊を導くことである．口咽頭における筋線維が半円形の走行をするために，この筋は，口蓋を下方に牽引し，**口蓋咽頭弓**の間の距離を減少させる括約筋として活動する．このような活動は，嚥下や嘔吐の際にみられる動きである．この筋が収縮すると喉頭を持ち上げるか，前方に甲状軟骨を傾けるので，この筋が外喉頭筋とも考えられているのは合理的である．喉頭挙上は，ピッチ範囲のなかで極端に高い方の限度で発声すると，しばしば起こる．

発話の間の口蓋筋系の機能は，**図4-86**で示すように，Fritzell（1969）が推定している．その簡潔さにおいて，素晴らしいシェーマである．この図はすべての口蓋筋系の推定される機能を要約しており，特別に有益なものである．

扁桃腺 Tonsils

下が上より広い小さな三角の領域が，口蓋舌弓と口蓋咽頭弓の間に存在する．このスペースは，**扁桃窩**とよばれ，口蓋扁桃と称されるリンパ組織の塊で部分的に満たされる．それらは，口咽頭への入口を囲む扁桃腺組織の環の一部である．この環は**ワルダイエル輪** Waldeyer's ring とよばれ，横が口蓋扁桃，上が**咽頭扁桃（アデノイド）** adenoid，下が**舌扁桃** lingual tonsil で構成される．扁桃腺は，耳管（エウスタキオ）管への入口でもみられ，耳管扁桃として知られている．

舌扁桃 Lingual tonsil

舌扁桃は，舌根の多くを覆うリンパ濾胞の集団である．

アデノイド（咽頭扁桃）Adenoids (Pharyngeal tonsil)

アデノイドは，鼻咽頭の後壁に位置するリンパ組織の集合である．幼児期，10歳代になっても，アデノイドは通常肥大している．頭蓋断層撮影を用いた継続的研究によって，Subtelny and Koepp-Baker (1956) は，15人の被験者のアデノイドの成長を調べ，そのうちの何人かには出生後から青春期，成人期まで調査した．彼らは，アデノイドが予測可能な発育過程をとることを報告し

図4-86
口蓋帆咽頭（鼻咽腔）閉鎖筋とそれらの活動の模式図：(1) 口蓋帆張筋，(2) 口蓋帆挙筋，(3) 口蓋舌筋，(4) 口蓋咽頭筋，(5) 上咽頭収縮筋．(Fritzell, 1969 より)．

口蓋帆挙筋は，口蓋咽頭筋 palatopharyngeus の2枚の層にはさまれる．口蓋帆挙筋のわずか外側で，2つの筋束は単一のリボン状の筋として融合する．筋線維は広範な起始をもつにもかかわらず，咽頭の下半分に向かうにつれて，急速に**口蓋咽頭ヒダ** palatopharyngeal fold す

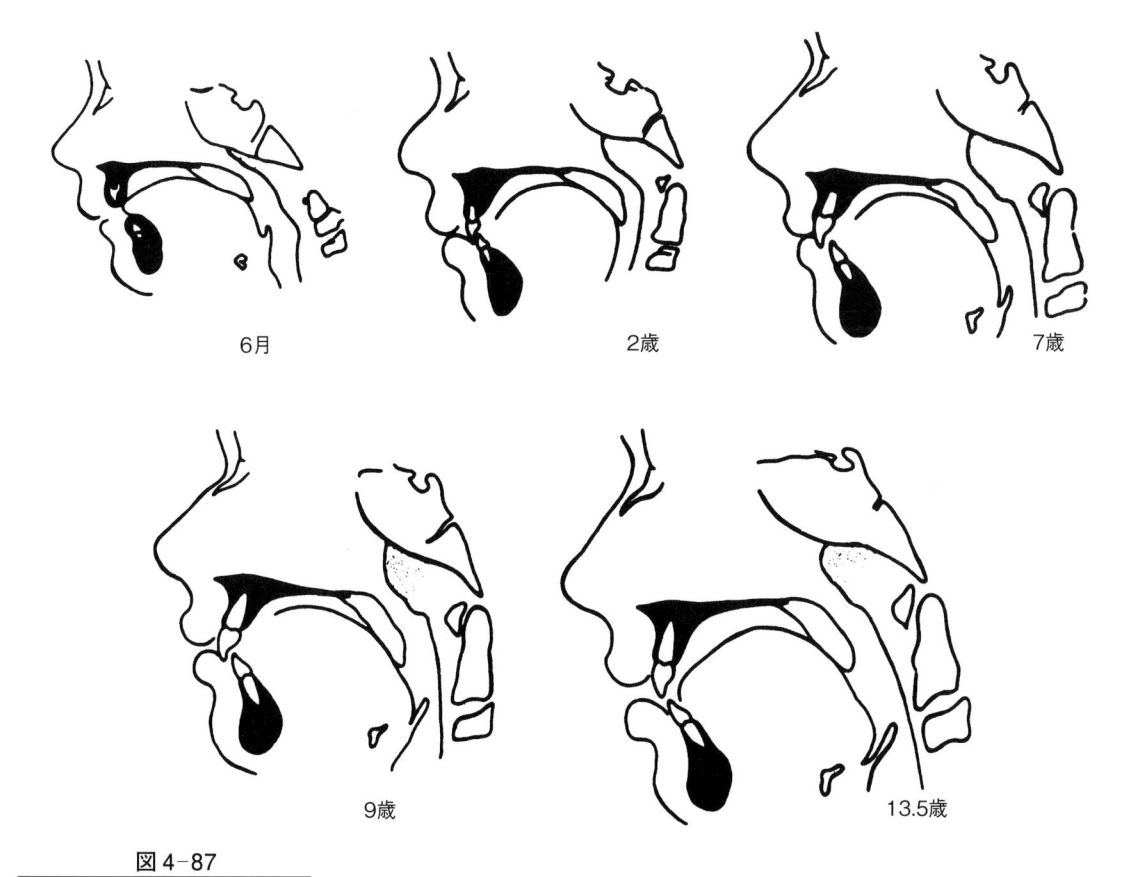

図 4-87
同一人での側方頭部 X 線規格写真.幼少児期から成長がピークに達するまでのアデノイドの様子を示している.(Plastic and Reconstructive Surgery, 18, no. 3, 1956. Courtesy J. D. Subtelny and H. Koepp Baker より)

た.出生直後に,鼻咽頭の天井を形成する軟組織は,後斜め方向に傾斜し,咽頭後壁に融合する.アデノイド組織は,少なくとも生後6カ月までは明確にはわからず,2歳頃までに鼻咽頭腔の半分を占める程度まで通常発達する.その後,アデノイドはゆっくりしたペースで成長を続け,9〜10歳頃にピークに達する.成長がピークに達したあと,成長パターンはまったく反対の挙動をとる;すなわち,その組織は萎縮し始め,質量は激減する.成人期までに,アデノイド組織は通常完全に萎縮する.アデノイド組織の成長パターンを,図4-87に図示する.
(注)鼻咽頭の天井は,乳児では凹面状であり,アデノイドの下前方への成長によって,思春期に凸面状になる.成人になると,鼻咽頭はもう一度凹面状になる.しかしながら,著者が強調しているのは,アデノイド組織の成長が前下方に向かうにもかかわらず,顔面頭蓋成長もまた,前下方へ向かっているということであった.その結果,鼻咽頭の範囲は,微妙なバランスを保持しているということである.顔面成長は,この章の後半でより詳細に考察する.

口蓋扁桃 Palatine tonsils

舌扁桃とアデノイドは直接にはみえないが,口蓋扁桃は口腔診察で容易にみられる.それらは幼児で比較的大きく,ときにほとんど口咽頭に通じる通路を閉塞するほどにまでなる.しかしながら,思春期の直後には,縮小するか萎縮する.口蓋扁桃の内側面すなわち咽頭面は,開放され視認できるが,外側面は咽頭壁に埋め込まれている.それは線維性皮膜によってその位置に保持される.扁桃腺の可視部分の表面は粗面状であり,それは**扁桃腺小窩** tonsillar fossulae とよばれる陰窩である12〜15の開口部が存在するためである.小窩は枝分かれし,深く広がって扁桃腺構造に達する.扁桃腺より上の小さいスペースは**扁桃上窩** supratonsillar fossa とよばれ,扁桃膿瘍の場合に,高頻度で膿が貯留する部位である.

278 第4章 構音

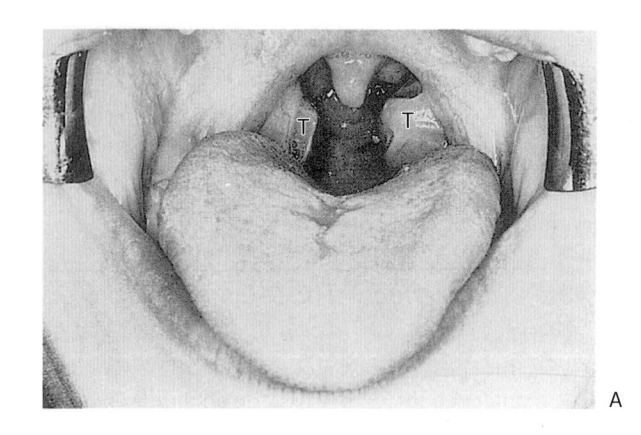

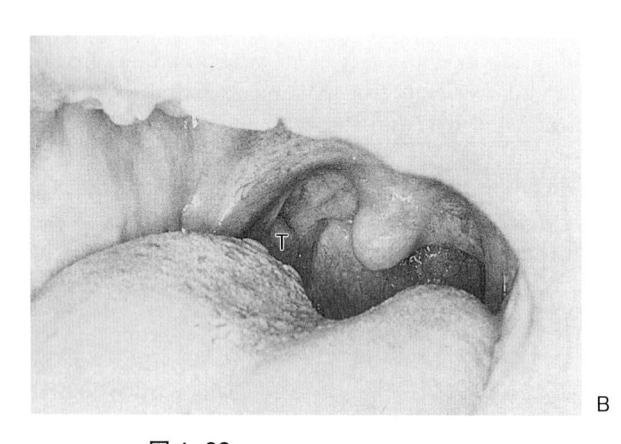

図 4-88
扁桃腺（T）．（A）10歳児，（B）15歳児．

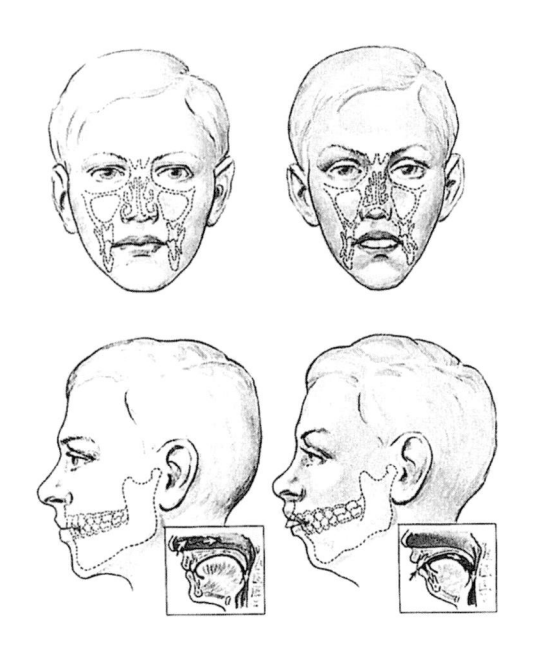

図 4-89
アデノイド顔貌．(Atlas of the Mouth, American Dental Association の好意による)

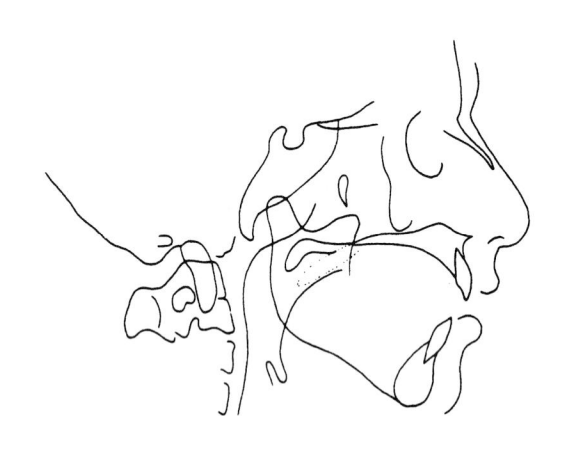

図 4-90
正常な口蓋であるが，深い咽頭をもつ小児の側方頭部 X 線規格写真のトレース．(Center for Craniofacial Anomalies, University of Illinois. Courtesy Dr. Samuel Pruzansky より提供されたX写真からのトレース)

話し言葉との関連

ワルダイエル咽頭輪は，身体への細菌侵入に対する防衛機構であり，この理由でしばしば感染部位となる．細菌は，扁桃陰窩を満たして，小窩の開口部で小さな白っぽい塊としてみられる．小さな子供においては，そのような白っぽい塊が，とくに口蓋扁桃において，ほぼ持続的にみられる．10歳児の比較的大きな扁桃腺を図4-88Aに，そして15歳児の扁桃腺を図4-88Bに示した．慢性的な感染や反復性の感染は，アデノイドから耳管と中耳にまで感染を広げる可能性がある．加えて，咽頭扁桃の肥大は，鼻音産生に影響を及ぼす可能性があって，特定の声の問題の原因になる可能性がある．慢性的な扁桃肥大は，**アデノイド顔貌 adenoid face** とよばれる口呼吸とそれに関連した症候群を惹起する可能性がある．そして，顔面頭蓋が成熟期に近づく年齢の間に，とくに深刻な状態となる．口蓋弓は非常に高くなり，鼻柱が広がる．上口唇は短縮化し，上顎切歯の唇側転位，細長い顔面，鈍く凝視する表情は，すべてアデノイド顔貌でみられる特徴である（図4-89）．

アデノイドは，**口蓋帆咽頭閉鎖（鼻咽腔閉鎖）velopharyngeal closure**（訳者注．velopharyngeal closure は，一般に「鼻咽腔閉鎖機能」と称しているが，原語の意味からは「口蓋帆による咽頭の閉鎖」のことであるため，本書では原語からの訳にした）の達成に関係する．ときに，図4-90の被験者のように，軟口蓋がわずかに短かった

り特別に深い咽頭である場合がある．この小児は正常な口蓋を有するが，咽頭が深すぎて，口蓋帆咽頭閉鎖が困難になっている．音響上の結果は，もちろん開鼻声である．ときに，正常な咽頭が肥大したアデノイドによって浅くなっているために，先天的に短い軟口蓋であっても，十分に口蓋帆咽頭閉鎖が達成できる場合がある．このように，先天性の口蓋帆咽頭閉鎖不全は，アデノイドの存在によってマスキングされる．しかしながら，アデノイドの外科的除去によってマスクされなくなると，一時的（通常よくある）か恒久的に開鼻声が生じる可能性がある．Brodnitz（1959）の主張は，永続的あるいは不可逆的な開鼻声は，アデノイド切除術ではまず生じないとしている．しかしながら，この問題は議論の対象であり続けている．多数の小児と若年成人のX線的長期的研究に基づいて，Subtelny and Koepp-Baker（1956）は，アデノイド切除術後に，不可逆的な鼻音化が現れる例もあると結論している．アデノイド切除術と開鼻声の関係は，Mason（1973）らによって，明らかにされた．彼はアデノイド切除術後の言語障害は，適切な術前評価によって予防されることを示唆している．

咽頭 Pharynx

ここまでの話し言葉のメカニズムについての説明から，関係する多くの構造は，非生物学的機能同様に，生物学的機能を有していることがわかった．咽頭（Sicher and DuBrul（1975）は「腸への入口」とよんでいる）は，呼吸器系と消化器系の上部をなしている．図4-91から，咽頭上部は，喉頭上の発話メカニズムの実質的な部分を担い，二重機能をもち，一方，喉頭の下での咽頭の機能はやはりまったく明確である．成人男性において，声帯ヒダと口唇までの距離は，約17cmである．

咽頭は，頭蓋底から第6頸椎のレベルまで及ぶ円錐形の筋腱組織による管状構造で，長さは約12cmである．咽頭は，上部で最大約4cmの幅で，前後的に約2cmである．前面が喉頭で，後面が第6頸椎とする高さでは，咽頭は幅約2.5cmと，かなり狭くなる．最も低い位置で，咽頭は食道と連続する．このレベルで，前後の咽頭壁はお互いと直接接触し，食道に食物を通過させるときだけ分離する．ある意味で，咽頭全体の筋の配列は，腸での筋にずいぶん似ている．頭蓋底の方へ向かうと咽頭は少し拡張するが，大まかには輪状で絞扼筋様である．

発話に対する咽頭の役割は，完全には理解されていない．その機能は，共鳴腔のうちの1つであり，声道の音響特性，喉頭のレベルで生成される音源のエネルギー分布の調整に有意に寄与するのは確実に知られている．咽頭は，音声生成においては，とくに積極的に活動する構造ではない．すなわち，声道のサイズや形状の変化は，咽頭筋による咽頭壁の変化では，それほど調節されず，むしろ咽頭が密接に関連する舌や軟口蓋の運動から生じ

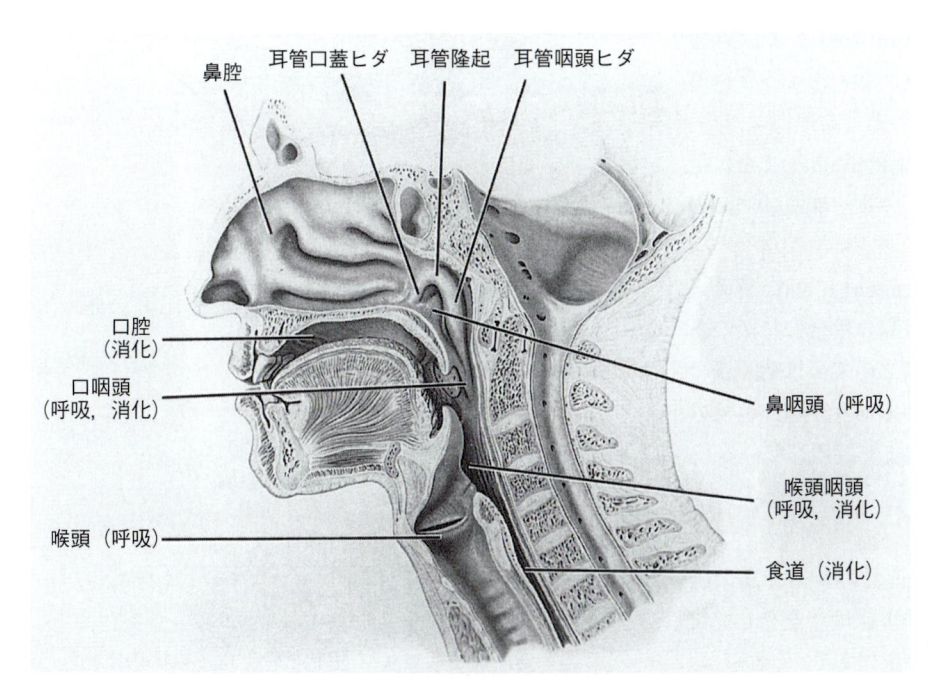

図4-91
咽頭の生理機能と関連する構造．

る変化や喉頭の挙上下制運動によっている．しかしながら，近年，X線映画透視法と筋電図検査によって，咽頭の形態の変化が音声生成の間に起こる可能性が示された．しかしながら，これらの変化はとくにはよく理解されていない．

以前に述べたように，咽頭腔は，鼻の部分，口の部分，喉頭の部分に分けられる．

鼻咽頭 Nasopharynx

咽頭の上後方限界は，蝶形骨吻と後頭骨の咽頭の突出部によって作られる．下限は，軟口蓋のレベルである．前方で，鼻咽頭は鼻腔の後側である後鼻孔と交通する；側方では，耳管と咽頭口で交通する．鼻咽頭は後壁と側壁をもつ．鼻咽頭は鼻腔に開放しているため，前壁は欠損している．

鼻咽頭の外側壁の顕著な特徴は，**耳管咽頭口 pharyngeal ostium** である．この管は，外後方やや上方に向かって走行し，中耳腔につながる．耳管の軟骨骨格の咽頭側（内側）の終末端は，際立った粘膜の隆起を生じている．結果として，いくらか三角形をした小孔の後側の部分は，**耳管隆起 torus tubarius** とよばれる隆起によって特徴づけられる．図4-91に示すように，粘膜のヒダが，耳管隆起の後縁から垂直下方に走行している．このヒダは，**耳管咽頭ヒダ salpingopharyngeal fold** とよばれており，耳管咽頭筋を内部に含む．同様であるが比較的小さいヒダが，耳管隆起の上縁から軟口蓋まで走行している．これは，**耳管口蓋ヒダ salpingopalatine fold** とよばれている．鼻咽頭は，耳管咽頭口と耳管隆起のちょうど後ろ側の小さな領域で広がっている．この顕著な陥凹は，ローゼンミュラーの咽頭陥凹 fossa of Rosenmuller または**咽頭窩 pharyngeal recess** とよばれている．咽頭は，この点で最も広くなる．

鼻咽頭の後壁は，**咽頭扁桃 pharyngeal tonsil**（アデノイド）として知られているリンパ組織の集合に特徴がある．思い出そう．鼻咽頭における第2の特徴は**咽頭嚢**である．それは，正中粘膜上での陥凹であり，咽頭扁桃の上部からはるかに後頭骨の咽頭隆起まで展開している．

口咽頭 Oropharynx

口咽頭は，上は軟口蓋から下は舌骨のレベルまで広がっている．前方では，口腔と口蓋弓（口峡）を介して交通している．口咽頭の構造体は，外側壁にある．それらは，口蓋扁桃と口蓋咽頭弓（後口蓋弓）palatopharyngeal arches (posterior faucial pillars) である．

鼻咽頭が本質的に相対的に不動である一方，口咽頭は比較的能動的である．これは，可動性の軟口蓋と口咽頭にまで入り込む舌基部も可動性をもつためである．

喉頭咽頭 Laryngopharynx

喉頭咽頭は，上は舌骨から下は第6頸椎のレベルまで及ぶ．下より上で非常に広くなっている漏斗状構造であり，**喉頭口**（喉頭への入口）と交通する．

咽頭の筋肉

咽頭腔は，3層の組織から成る：咽頭腱膜とよばれる

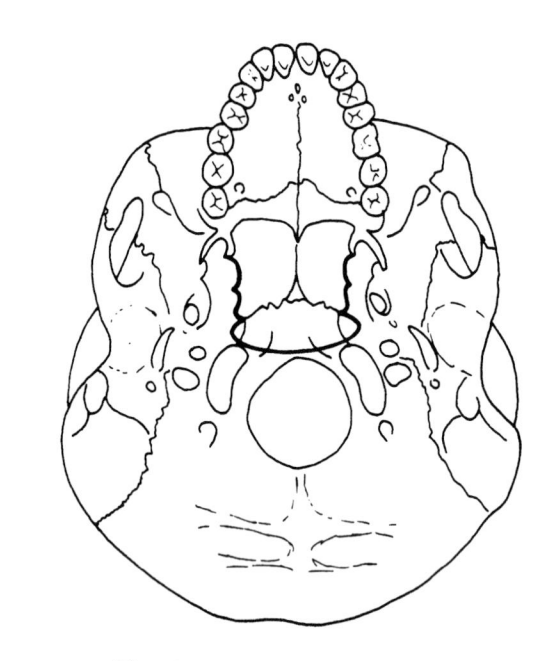

図4-92
頭蓋底への咽頭腱膜の付着部位（太線）．

表4-3
咽頭収縮筋

収縮筋	構成筋	起　始
上	1. 翼突咽頭部	翼状突起内側板
	2. 頰咽頭部	翼突下顎縫線
	3. 顎咽頭部	顎舌骨筋線
	4. 舌咽頭部	舌側縁
中	5. 大角咽頭部	舌骨大角
	6. 小角咽頭部	舌骨小角
下	7. 甲状咽頭部	甲状軟骨
	8. 輪状咽頭部	甲状軟骨下角と輪状軟骨から

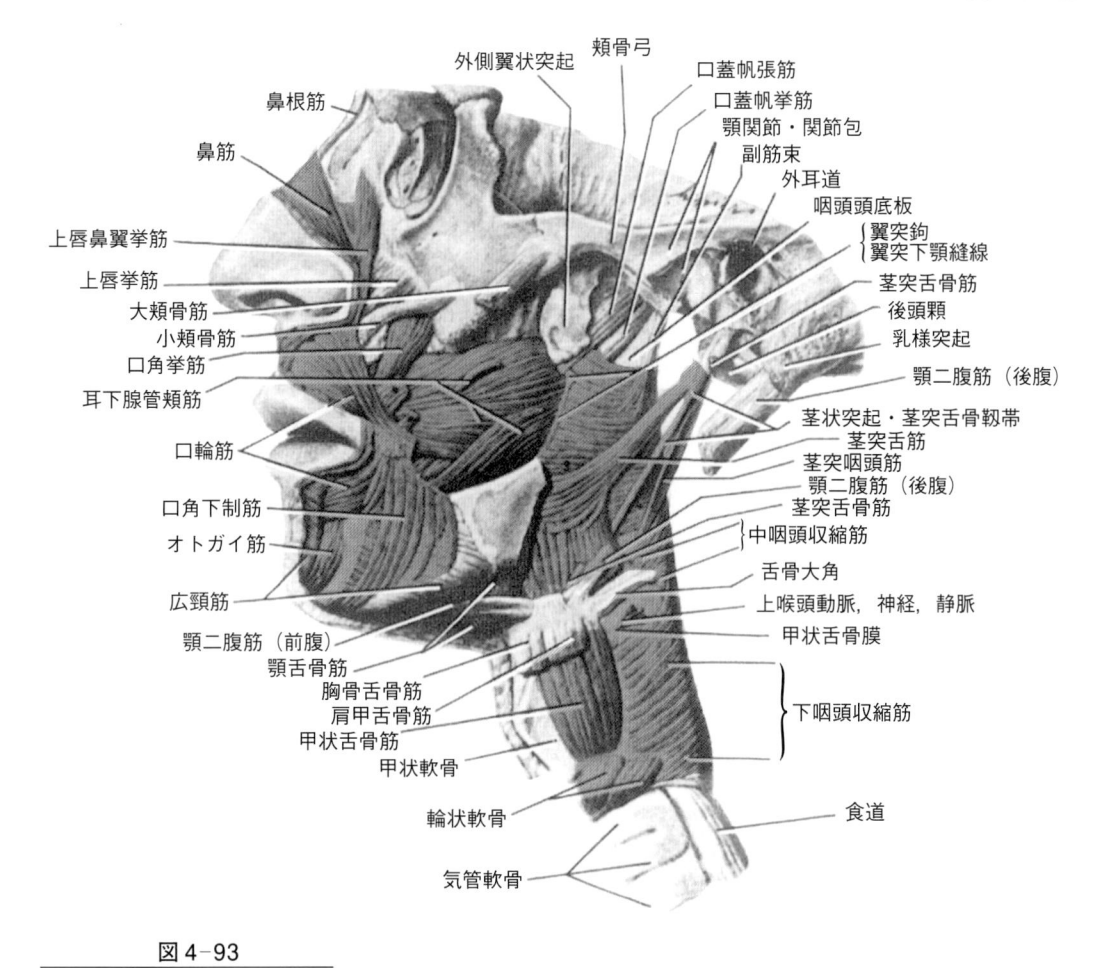

図4-93
側面から見た咽頭筋と顔面筋．（Clemente, 1975 より）

線維性被膜，粘膜被覆，比較的強い筋層．

咽頭腱膜は，上は，後頭骨の咽頭結節，側頭骨の錐体部，耳管軟骨，蝶形骨の内側翼状突起に付着する．内側翼状突起から，翼突下顎縫線に沿って，下顎骨の顎舌骨筋線の後縁まで下降し，そこから舌の外側縁，茎突舌骨靱帯，舌骨，甲状軟骨に連続する．腱膜は上方では明確な輪郭を有するが，下方ではその明瞭性を失っていき，同時に筋と置き換わっていく．頭蓋底に対する咽頭腱膜の付着部位を図4-92で模式的に示す．ある意味では，咽頭の筋肉部分は，この腱膜から釣り下がっているといえる．

咽頭粘膜は，咽頭が交通するすべての腔の粘膜と連続する．

咽頭筋は，3対の括約筋から成る：上，中，下咽頭筋である（図4-93，4-94）．図4-94，表4-3で示すように，解剖学的見地からは，咽頭は8つの筋部分から成る．上咽頭収縮筋は，これらの最初の4つの部分から，中咽頭収縮筋は5, 6の部分から，下咽頭収縮筋は7, 8の部分から構成される．

上咽頭収縮筋 Superior constrictor muscle　上咽頭収縮筋は，最も弱く，かつ咽頭筋のなかで最も複雑である．それは，4つのかなり異なる筋束から成る．

第一番は，**翼突咽頭筋** pterygopharyngeal muscle で，内側翼状突起の下3分の1と翼突鉤の突起から生じる．その線維が一貫して口蓋咽頭筋の線維に混ざるという事実は，口蓋帆咽頭閉鎖機構への重要な含みがある．

上咽頭収縮筋の線維も，**翼突下顎縫線** pterygomandibular raphe に起因する．この縫線については，鮮明に思い出せると思うが，頬筋を咽頭収縮筋から分ける腱性の目印である．この縫線から生じる筋線維は，ときに**頬咽頭筋** buccopharyngeus muscle とよばれる．

上咽頭収縮筋の第3の部分は，**顎咽頭筋** mylopharyngeus muscle で，顎舌骨筋線の後と隣接する下顎骨の歯槽突起から生じる．

282　第4章　構音

図中ラベル（左側、上から）:
蝶下顎靱帯
咽頭腺
咽頭頭底板
副筋束
茎乳突孔
乳突蜂巣
錐体後頭軟骨結合
鞍背
斜台
口蓋帆挙筋
外側翼突筋
茎状突起
茎突舌骨靱帯
茎突舌骨筋
内側翼突筋
耳下腺
顎二腹筋（後腹）
茎突下顎靱帯
内側翼突筋
下顎
顎下腺
茎突舌筋
茎突舌骨筋
舌骨（大角）
甲状腺（左葉）
副甲状腺

図中ラベル（右側）:
咽頭縫線
茎突舌骨筋
顎二腹筋（後腹）
翼突咽頭部（1）
頰咽頭部（2）
茎突咽頭筋
茎突舌筋
茎突下顎靱帯
顎咽頭部（3）
内側翼突筋
茎突舌骨筋
舌咽頭部（4）
顎二腹筋（前腹）
咽頭壁の筋の存在している部分
小角咽頭部（5）｜中咽頭
大角咽頭部（6）｜収縮筋
甲状咽頭筋（7）｜下咽頭
輪状咽頭筋（8）｜収縮筋
筋の欠如する領域
（憩室が発生しやすい部位）
甲状腺（右葉）
副甲状腺
気管
食道

上咽頭収縮筋　　　　中咽頭収縮筋　　　　下咽頭収縮筋
1. 翼突咽頭筋　　　5. 小角咽頭筋　　　7. 甲状咽頭筋
2. 頰咽頭筋　　　　6. 大角咽頭筋　　　8. 輪状咽頭筋
3. 顎咽頭筋
4. 舌咽頭筋

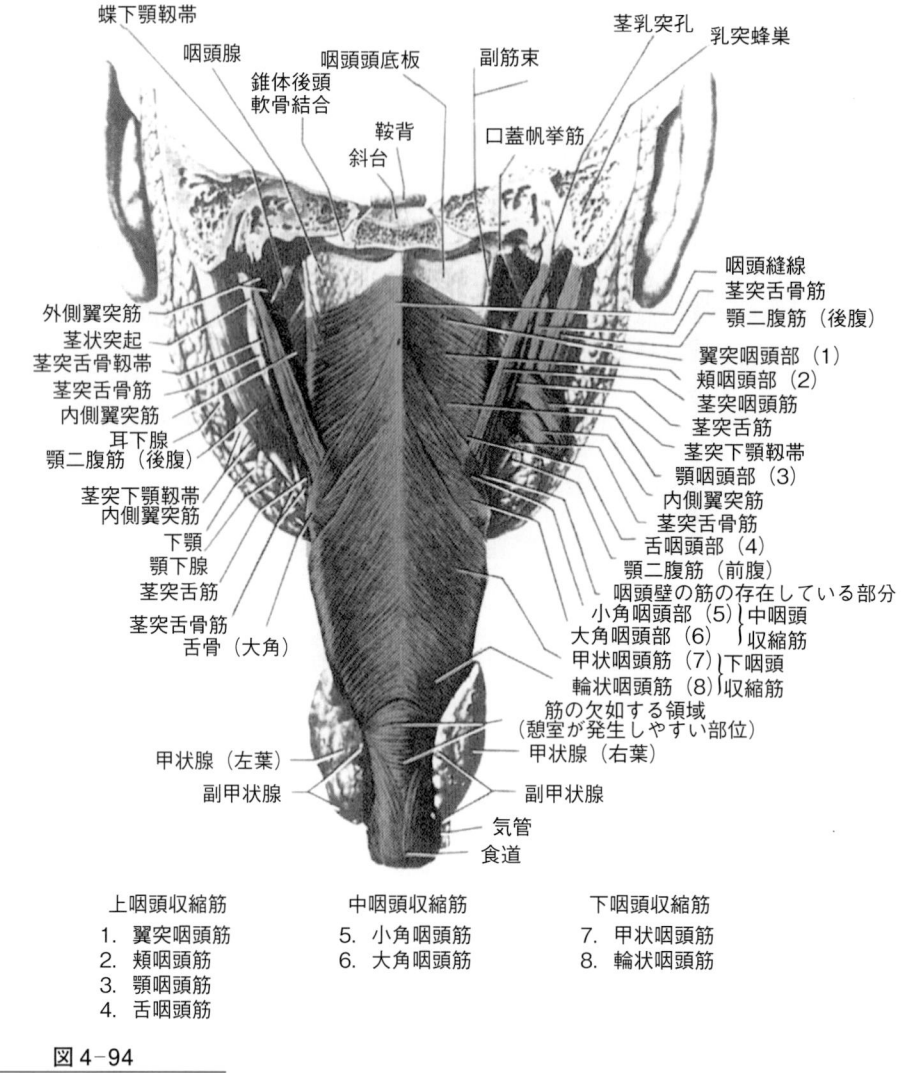

図4-94
後面から見た咽頭筋．（Clemente, 1975 より）

　第4の部分，**舌咽頭筋** glossopharyngeus muscle は，舌の側縁から生じた2，3の筋束から成る．

　上咽頭収縮筋の線維は，後ろに曲がり，それから内側に向かい，斜めにカーブし，正中咽頭縫線に入る．最上方の線維は，いずれの側でも正中の外側の領域では頭蓋底に付着できない．したがって，筋を含まない空間が，口蓋帆挙筋と頭蓋底の間の領域に存在する．このスペースは，腺組織と結合組織（咽頭腱膜）によって満たされ，**モルガーニ洞**（喉頭室）sinus of Morgagni と称される．

　中咽頭収縮筋 Middle constrictor muscle　中咽頭収縮筋は，いくらか扇形である．それは，2つの比較的明白な領域からの筋線維で構成されている．中咽頭収縮筋の多くは，舌骨の大角の上縁から生じる線維に由来する．これらの線維は，**大角咽頭筋** ceratopharyngeus muscle を構成する．残りの線維は，舌骨の小角と茎突舌骨靱帯から生じる**小角咽頭筋** chondropharyngeus muscle を構成する．

　中咽頭収縮筋の線維は後内方に走行するにつれて，放射状に展開し，内側咽頭縫線に挿入される．最内側の線維は，下咽頭収縮筋の上部の線維の下をいくらか下方へ走行する．中間の線維は横方向に走行し，上部の線維は斜め上方に走行して，上咽頭収縮筋の下部の線維に重なる．

　下咽頭収縮筋 Inferior constrictor muscle　下咽頭収縮筋は，咽頭筋のなかで最も厚く，強く，広く分布している．大部分の線維は，甲状軟骨板と甲状軟骨の上角から生じる．しかしながら，下咽頭収縮筋の実質部分は，胸骨甲状筋の連続成分である．胸骨甲状筋が，その胸骨

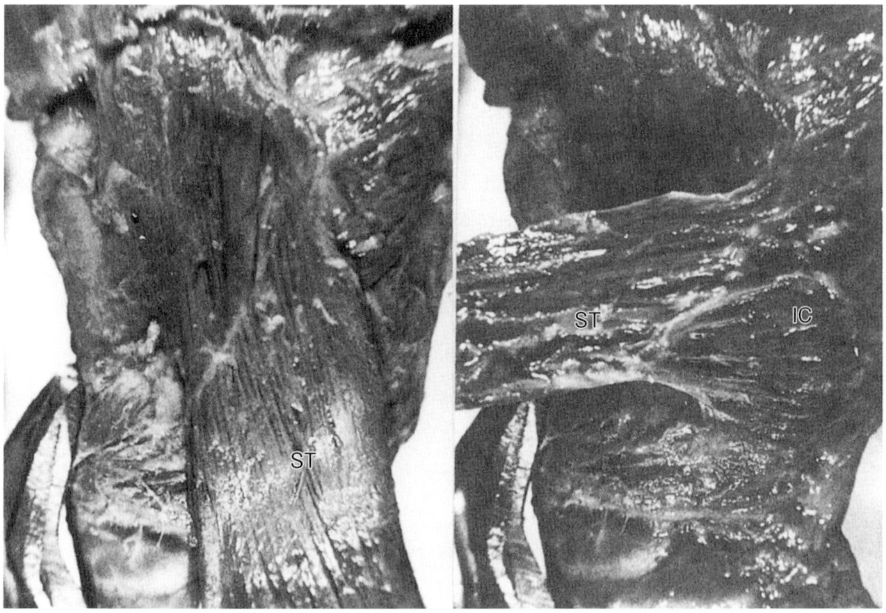

図 4-95
翻転した胸骨甲状筋（ST）と下咽頭収縮筋（IC）との関係.

側の付着から解放されて，前方へ翻転されると，図 4-95 のように，その深層にある多くの筋束が下咽頭収縮筋まで続き，その筋を構成するのがみられる．甲状軟骨（そして胸骨甲状筋から）から生じる筋線維は，**甲状咽頭筋 thyropharyngeus muscle** とよばれている．私たちは，以前の章で，甲状咽頭筋が甲状腺の薄膜の間の角度の関係に影響するということを知った．追加的な筋線維群が，輪状軟骨と甲状軟骨の下角から生じる．**輪状咽頭筋 cricopharyngeus muscle** を構成する線維は，しばしば輪状甲状筋から連続する追加的な筋線維を伴う．

それらの起始から，後内方に走行するにつれて，下咽頭収縮筋の筋線維は，急激に扇状に分岐し，そこで反対側からの同名筋と交雑し，正中咽頭縫線を作る．最下方の筋線維は，下斜め方向に走行し，環状になって食道の筋線維と混じり合う．これらの線維は，食道の括約筋機能に関与する．

臨床ノート　これらの下咽頭収縮筋の線維は，喉頭切除術を受けた人での食道発声において重要な役割を果たす．その際に，しばしば仮性声帯として機能するのは輪状咽頭筋である．

下咽頭収縮筋の残りの筋線維は，上方に向かうにつれて徐々に垂直方向の走行となり，最上方の線維ではほぼ垂直に走行する．

咽頭腔は，粘膜と非常によく発達した基底膜によって裏打ちされている．この組織を除去すると，図 4-81 の場合のように，垂直筋線維の明確な領域が咽頭腔の外側壁上でみることができる．3 つの筋肉が，筋肉組織の垂直層に貢献する．それらは，茎突咽頭筋 stylopharyngeus，耳管咽頭筋 salpingopharyngeus，口蓋咽頭筋 palatopharyngeus である．

茎突咽頭筋 Stylopharyngeus muscle　長い筋肉の紐である．茎突咽頭筋は，側頭骨の茎状突起の基部の内側から生じる．それは，咽頭側壁に沿って下方に走行し，最終的に上・中咽頭収縮筋の間に入る．筋線維のなかには，咽頭収縮筋と交錯するものもあれば，口蓋咽頭筋の線維と混合するものもあり，また少数は甲状軟骨の上角の後縁に向かって走行するものもある．成人の頭蓋骨での茎状突起間の距離は約 7～8cm である．先に私たちは，咽頭は上部で幅約 4cm であると知った．このことは，茎突咽頭筋の収縮が，咽頭を挙上しながら広げることを意味している．咽頭と喉頭構造には密接な関係があり，咽頭の挙上は喉頭の挙上に帰する．

耳管咽頭筋 Salpingopharyngeus muscle　耳管咽頭筋は，非常に密接に茎突咽頭筋と口蓋咽頭筋に関係している．耳管咽頭筋は，非常に細長い筋肉のスリップであり，耳管の開口部での耳管軟骨の内側面の下縁から生じる．その粘膜のコートとともに，口蓋咽頭弓（後口蓋弓）palatopharyngeal arch (posterior faucial pillar) のすぐ横で**耳**

管咽頭ヒダ salpingopharyngeal fold を形成する．図 4-85 で示すように，耳管咽頭筋は**口蓋咽頭筋** palatopharyngeus muscle の線維に混ざるため垂直に走行する．

収縮すると，耳管咽頭筋は上内側に咽頭の外側壁を引く．この筋（およびその粘膜性の鞘）は，舌を舌圧子で押さえて動かないようにした状態で，嘔吐を惹起させると見ることが可能である．Dickson and Dickson (1972) は，胎児と成人の標本の顕微鏡による分析で，大きさにおいて一貫性がなく，あるものでは一側で欠損し，また両側性で欠損するものもあることを示した．これらの知見は，この筋肉が担当しているとされていた機能上の意義に疑いを投げかけた．しかし，耳管咽頭筋が，耳管軟骨フレームワークを拡張させることを助けていることは可能性としてありえる（Dickson and Maue, 1970）．

口蓋咽頭筋は，軟口蓋の下制筋として機能することは，以前に議論した．

脊柱に対する咽頭の関係

咽頭は，頭蓋底から懸架される筋粘膜性の管であり，頸柱から驚くほど自由に動く．咽頭が脊柱に筋肉の付着を有さないため，これは理屈にかなっている．椎前筋（頸長筋と頭長筋）を覆う筋膜は，咽頭後壁を覆う筋膜にゆるく結合している．このことは，咽頭周囲の構造群と脊柱ならびにその筋群の間では，独立した運動が許されていることを意味している．また，このことは，あたかも軸骨格が欠けているかのように，咽頭と軟口蓋の運動を調べることができることを意味する．口蓋帆咽頭閉鎖を担う機構は，発話において非常に重要な役割を果たす．そして，音声言語職は，この機構に精通するべきである．

口蓋帆咽頭閉鎖機構（鼻咽腔閉鎖機構）
Velopharyngeal mechanism

（訳者注：velopharyngeal mechanism がいつの頃から鼻咽腔閉鎖機能と称されるようになったのかわからないが，本来の原語の意味では，「口蓋帆 (velum) で咽頭 (pharynx) を閉じる機能」もしくは「口蓋帆と咽頭の複合体としての機能」ということになる．鼻咽腔閉鎖機能とするのは鼻咽頭 nasopharynx と誤まって解されている場合も散見されるので，早期に議論されることを望んでいる）

発話での役割

非常に簡単に述べると，口蓋帆咽頭閉鎖機構の役割は，口腔と鼻腔の間での音響的な結合の程度を変えることである．口蓋帆咽頭閉鎖は非常に重要な構音操作である．その理由は，不十分な閉鎖であると，子音生産のための口腔内圧を上昇できず，鼻にかかった声となるためである．無声子音は有声子音に，破裂音は鼻子音に，そして，母音は明白に開鼻声となる．不適当に過剰な口蓋帆咽頭閉鎖は，よく知られている「閉鎖性鼻声」となる．私たちのほとんど全員が，ひどいアデノイドの問題をもつ子供が歌を歌うと，Here We Go Gatherig Duts id Bay (Here we go gathering nuts in May) となることを知っている．

口蓋帆咽頭閉鎖の程度と運動タイミングは，2 つの重要な構音のパラメータである．口蓋帆咽頭閉鎖は，軟口蓋の挙上と後方への牽引によって達成され，同時に鼻咽頭の側壁を締めつける．咽頭後壁は，一部の人では軟口蓋と接触するために前方に運動するため，軟口蓋短小例での代償性動作とみなされている．

X 線映画法 Cinefluorographic studies

X 線映画法は，同一被験者では，生成する音素，発話の速さ，軟口蓋の運動速度にかかわらず，軟口蓋の軌道はかなり一定であることを明らかにした．母音が単独で表出されるときには，完全な口蓋帆咽頭閉鎖が起こらない可能性があるが，軟口蓋の高さは舌位置によって影響され，低舌位のときよりも高舌位のときのほうが高い．口蓋帆咽頭閉鎖不全症の人のための訓練刺激と訓練材料を開発するときには，これらの 2 つの所見は重要な意味がある．軟口蓋の高さは，母音に隣接する子音にも影響され，母音が非鼻音に隣接するよりも鼻音に隣接するときのほうが低くなる．加えて，鼻子音表出時の口蓋帆の高さは，高舌位母音に隣接する場合のほうが低舌位母音に隣接する語環境よりも高くなるが，口蓋帆咽頭筒状部分は両方の場合とも開いている．咽頭側壁運動は鼻音では軽度で，側壁運動は非鼻音では比較的一定である．口蓋帆咽頭閉鎖の X 線映画研究で，Moll (1962) は低舌位母音は高舌位母音より弱い閉鎖を示し，鼻音 [n] に隣接する母音では不完全閉鎖を示し，[n] に先行する母音での閉鎖は [n] に続く母音よりも弱い閉鎖であったとしている．彼は，母音単独での閉鎖は非鼻子音での語環境よりも閉鎖が弱くなる傾向があると報告した．

Hagerty and Hill（1960）も，母音産生時には不完全閉鎖であったことを示している．それ以前の研究でも，Hagerty et al.（1958）は，[ɑ] では不完全な閉鎖がみられ，[s] 音では完全閉鎖することを示した．

Bloomer（1953）は，顔面が部分的に切除された患者を対象に，軟口蓋と咽頭の運動の直接観察と写真撮影によって口蓋帆咽頭閉鎖運動を検討し，完全な口蓋帆咽頭閉鎖は，母音生産の間，必ずしもみられなかったと示した．彼は，低舌位母音よりも高舌位母音のほうが，より大きな閉鎖程度が得られる点に注意した．

筋電図学的研究 Electromyographic studies

軟口蓋を挙上する主要な筋肉は口蓋帆挙筋であるが，口蓋帆張筋もまた軟口蓋運動に関係する筋である．Fritzell（1969）は，軟口蓋の筋系に関する筋電図学的研究によって，口蓋帆張筋は，ほとんど非活動性であると示した．解剖学上，軟口蓋を下制する2つの筋がある：口蓋咽頭筋 palatopharyngeus muscle と口蓋舌筋 palatoglossus muscle．驚くべきことに，口蓋咽頭筋は，鼻音の生産時のほうが，非鼻音生成時よりも低い活動性を示す．口蓋舌筋に関する知見は，議論の最中である．Fritzell（1969），Lubker et al.（1970），Lubker and May（1973）は，筋電図学的研究において，口蓋舌筋は鼻子音生産時に活動的であるとわかった．一方で，Bell-Berti（1976）は，彼女の4人の被験者のうちの3人で口蓋舌筋の活動性を見いださなかったとしている．

他の研究

口蓋帆咽頭閉鎖機能は，母音と鼻子音を含む子音を連続して産生しているときに，鼻腔気流を計測することによっても研究されている．Hoit et al.（1994）は，口蓋帆咽頭閉鎖機能が年齢とともに劣化するという所見は得られなかった．このことは，それ以前に示唆された（Hutchinson, et al., 1978）ことと同様であった．Keefe and Dalton（1989）は，気流ではなく，光検知システムを用いて，口蓋帆咽頭筒状部分を通る光の量を測定している．彼らは，口蓋帆咽頭筒状部の開閉スピードが，さまざまな鼻子音の生産にともなって変化し，そのスピードは舌位置に影響されることを発見した．通常の話す速さ（199語/分）では，口蓋帆咽頭筒状部が開放されるときの軟口蓋の速さは123msecで，閉鎖運動時には約126msecであることを発見した．これらの値は，X線映画法によって実際に観察したKuehn（1976）のデータと異ならなかった．

パッサバント隆起 Passavant's pad

19世紀の中頃までは，軟口蓋運動によって，ほとんどすべての口蓋帆咽頭閉鎖機能を説明できると考えられていた．1863年に，しかしながら，Gustave Passavantは，口蓋帆咽頭閉鎖時にみられる咽頭後壁の前方への運動について述べた．彼は，上咽頭収縮筋の翼突咽頭部が，第1頚椎の弓あるいは結節のレベルで咽頭後壁の前方運動に関与する点を指摘した．その結果が，パッサバント隆起，-パッド，-クッションとして知られる筋組織の膨隆である．彼はこのパッドを口蓋裂の人にみつけたが，この隆起を発話時に重要な意味をもつものとして一般集団にまで一般化した．

パッサバント隆起とよばれる筋組織のこのクッションは，上咽頭収縮筋の翼突咽頭部の線維と口蓋咽頭筋の線維が融合することによって作られるとわかった．思い出してみよう．口蓋咽頭筋は軟口蓋に起始をもち，垂直下方に走行し，甲状軟骨の上にほとんどの部分が入る．しかしながら，一部は後方に走行し，上咽頭収縮筋の上部（翼突咽頭部）と融合する．この前方に向かうパッサバント隆起は，正常な口蓋と咽頭構造を有する人よりも，口蓋裂を有する人で著明であるようだ．口蓋裂を有する人にとっては，不十分な軟口蓋組織が，咽頭後壁と咽頭側壁の積極的な運動によって代償されているのかもしれない．しかしながら，正常な構造では，咽頭後壁の積極的な運動は，咽頭と軟口蓋の間の閉鎖を得るうえではほとんど必要でない．大部分の人は機能的なパッサバント隆起を所有せず，このパッドは，口蓋帆咽頭閉鎖運動を行うことによって獲得された後天性のものである可能性が高い．

口蓋帆咽頭閉鎖を得るうえでのパッサバント隆起の寄与については，賛否両論であった．ときには，パッサバント隆起の存在自体が疑われたこともあった（Calnan, 1954）．Hagerty et al.（1958）は，断層撮影法を用いて，歯擦音 [s] の単独表出時と母音 [ɑ] 表出時の咽頭後壁運動について80人の被験者のフィルムを対象に検討した．パッサバント隆起が明白だった9人の被験者を除いて，咽頭後壁は，わずかしか前方運動を示さなかった．また，9人のうち6人において，しかしながら，咽頭後壁と軟口蓋の実質的な接触はパッドの高さよりも上方で行われており，パッドが機能的な閉鎖のために必要でな

いようにみえるほど閉鎖は強かった．

ハリントンの研究 Harrington's study

口蓋帆咽頭閉鎖機能についてのたいへんな研究であり，しばしば引用される研究に，Harrington（1944）の研究がある．かれは，10人の標本で頭頸部の解剖を行い，口蓋帆咽頭閉鎖に関する3つの構造写真，3人の被験者での口蓋帆咽頭閉鎖機能についてのX線撮影を行った．その研究では，すべての被験者が口蓋裂を有する人であった本研究の結果として，Harringtonは，従来可能であった以上にほぼ完全に口蓋帆咽頭閉鎖機能の本質について報告できた．彼の結論は，軟口蓋は，口蓋帆挙筋の活動によって挙上し，後方へ引かれ，同時に咽頭後壁は，主に環椎の前結節のレベルで，上咽頭収縮筋の口蓋線維の収縮のために前方へ引かれるというものであった．Harringtonは，軟口蓋の活動性は，口蓋帆咽頭閉鎖の間，かなり変化するにもかかわらず，咽頭後壁の前方運動の程度は，少なくとも発話時には，比較的一定のようであるとした．彼は，口蓋帆咽頭閉鎖の間，咽頭側壁の内方運動が相当な量になることを発見し，その運動はいくぶんか翼突咽頭筋の翼突鈎部と口蓋部によると考えた．しかしながら，彼は，内方運動が大きく縦方向にわたって起こるので，この運動の主たる担当筋は耳管咽頭筋であるにちがいないとした．耳管咽頭筋は，耳管の開口部と同じ高さからパッサバント隆起のレベルのわずか下まで，咽頭側壁を内側に引っ張ると述べている．彼は，口蓋帆咽頭閉鎖の間，内側運動の程度は，軟口蓋の挙上程度に直接的に関係する点にさらに着目した．Harringtonは，軟口蓋の高さは[ɑ]から[æ]，[i]，[u]へとしだいに大きくなることを発見した．彼は，4つの母音間での口蓋帆咽頭閉鎖の違いが，母音生産の間の舌の高さに関係することを示した．

現在，軟口蓋の後上方運動に加えて，鼻咽頭の側壁の実質的な内方運動があると考えられている．換言すれば，口蓋帆咽頭閉鎖は絞扼筋の活動にいくらか類似していると思われる．

嚥下 Swallowing/deglutition

嚥下は，基本的な生体機能のうちの1つである．成人は，毎日，500回以上を嚥下する．嚥下運動は，最初は随意的な活動として生じるか，反射的に生じるかである．胎生10週目という早い時期にみられる嚥下は，口唇，舌，咽頭，口蓋帆咽頭，下顎，下咽頭，喉頭，舌骨，食道が関与するという要求の多い活動である．嚥下のために必要な神経学的な統合は，多くの脳神経に対する指令が必要である．**頭頸部**のいかなる部位であっても，その外傷や疾患は，嚥下障害を惹起する可能性があるため臨床的に重要である．

歯が中心咬合位で咬合し，硬口蓋に対して舌で生成される力や歯の咬合面で発生する力が，顔面構造を形作るうえで大きな影響をもつとされるのは，正常な嚥下のときだけである．私たちは，習慣性の開口が顔面成長に重大な影響を及ぼすことを知っている．それによって，正常から逸脱した嚥下動態になることもある．

第1期（口腔期）

嚥下の第1期は随意的である（私たちが無意識に行っているとしても）．口唇は固く閉じられ，切歯に押しつけられ，前舌は挙上し，硬口蓋に対して圧迫される．そして，この運動は，土石流のように舌背全体に広がる．舌の上で食塊が形成され，口腔の後ろの方に押しだされる．第1期の終わりに，軟口蓋は舌の後方で閉じ，食塊を形成するのを助ける．同時に，舌骨は上昇して，前方に動く．その後，舌背は後上方に挙上し，左右の口蓋舌弓の間は狭くなり，食塊は口峡を通過して口咽頭に入り込む．

第2期（咽頭期）

第2期は不随意相であり，軟口蓋の挙上と緊密化によって始まり，同時に，口蓋咽頭括約筋（上咽頭収縮筋の上部）の収縮によって咽頭後壁にしっかりと近接する．この段階で，不十分な口蓋帆咽頭閉鎖であると，液体や食物は鼻咽頭に漏れ出すことになる．口咽頭峡部（口峡）はしっかりと閉じられ，同時に，喉頭は舌骨の後方で上方に牽引され，咽頭も上方に引き上げられる．同時に，披裂喉頭蓋ヒダは接近し，披裂軟骨は上前方に引かれる．これらの運動すべてが，食塊が喉頭に入るのを防止するのに役立つ．上，中咽頭収縮筋の連続収縮に反応して，食塊は喉頭蓋の後面を越えて，密閉された喉頭入口部を通過し，下咽頭に滑り込む．

上咽頭収縮筋の筋電図学的研究では，反射性運動時（嚥下と嘔吐）の間に最大の筋活動が記録されていた．単語 /hawk/ の表出とバルサルバ変法の間では，わずかの活動しか観察されなかった．母音表出は，安静時レベルか基線レベルよりわずかに高い活動であった（Perlman, et al., 1989). 加えて, Perlman and Liang (1991) は, 嚥下時の喉頭の変位を Fourcin Electroglottogram を使用して測定した. 彼女らは, この装置が臨床上有用であると示唆した.

嚥下時には, 喉頭蓋が喉頭の入口 (喉頭口) を覆うために下方に折れ曲がる事実は, 頻繁に X 線撮影によって確認されている (Ardran and Kemp, 1951, 1952, 1967). 喉頭蓋は, 喉頭口を覆う際に 2 つの異なった運動をすることが報告されている. 第 1 の運動は, 喉頭蓋が甲状軟骨に付着する部位で起こる. 第 1 の運動は, 垂直安静位から水平位になる運動であり, その後, 食塊が咽頭を通過するにつれて, 引き続いて, 第 2 の運動が生じる. 第 2 の運動は, 水平位より下に喉頭蓋の上 3 分の 1 が下がってくる. これらの運動は, 舌骨の前方変位と甲状軟骨が舌骨へ近接する結果のようである. Perlman et al. (1995) の示唆は, 喉頭が嚥下時に挙上し, 舌骨が前方に移動するにつれて, 対になった外側舌骨喉頭蓋靱帯が喉頭蓋の上 3 分の 1 に受動的な牽引力を及ぼし, 喉頭蓋が水平位より下に引っ張られる, というものである.

最終段階 (第 3 期　食道期)

最終段階は, 下咽頭収縮筋の収縮運動から始まり, その運動が食塊を圧迫して, 食道に押し出し, 同時に食道は蠕動運動を開始する. 蠕動運動は, 尺取虫のような消化管の収縮運動である. これらの段階は, 離散的ではなく, 連続性をもって急速に生じ, 私たちが食べているときには 1 時間につき 300 回にもなる.

頭部の成長[16]

頭蓋骨は, 音声に関連した筋系のための静止した有機物の柱ではない; むしろ, それは動的な, 生きた構造であり, 差動的に成長し, 環境の変化に応じて適応することができ, 疾患も生じる.

研究方法

頭蓋骨のさまざまな構造を計測することから離れて, 頭蓋骨の成長についての研究には 2 つの主要な方法が採用されてきた. 第 1 は**生体染色法**として知られている. それは, 成長する動物 (通常サル) に, アリザリン赤

alizarin red のような骨に入り込む染料を注入する方法である. 標本では, 骨が染色された層状になり, その層が成長の指標となる. 第 2 の方法は, 成長期の間, 動物や人間の頭蓋骨を**継続的に** X 線撮影する方法である. X 線研究は生きている人間にも適用できるという長所があり, それらは, 軟組織 (例えば軟口蓋や咽頭) の成長も明らかにできる. どんな X 線写真であっても, その価値は, 大きく分析方法に依存している. 現在でもなお, 頭部 X 線研究法は, 軟組織の研究 (King, 1952; Subtelny and Koepp-Baker, 1956; Subtelny, 1957; and Willis, 1952) のみならず頭蓋骨構造の成長についての研究にも (Broadbent, 1930, 1937; Brodie, 1940, 1941; Subtelny, 1957) 有効である.

X 線は, 音声生成の間の構音動作を明らかにするのにも役立っている (Chiba and Kajiyama, 1958; Fant, 1970, 1973; and Hardcastle, 1976).

発話の間に撮影された **X 線映画フィルム cineradiographic film** は, 非常に有益なものである. 例として, Perkell (1969) による踏み込んだ研究や Fritzell (1969); Amerman et al. (1970); Moll and Daniloff (1971) らの研究がある.

研究者は一般に **X 線頭部規格撮影 cephalometric roentgenography**, すなわち X 線による頭部計測法を用い, 発話器官の構造的, 機能的な統合の様相を検討してきた. 頭部 X 線規格写真 cephalometry と頭蓋骨計測法 craniometry は, 人類学, 歯学, 歯科矯正学で用いられるが, 標準化された方法を採用することが必須である.

頭部 X 線規格写真研究 Cephalometry

図 4-96B で示すように, 頭部は**フランクフルト平面 Frankfort horizontal plane** (この平面はオルビターレ (眼窩下縁最下部) とポリオンを通る平面) に正しく位置づけられる. **オルビターレ**は, 眼窩下縁の最も低い点で, **ポリオン**は外耳道の最上縁で最も外側にある点である. ポリオンは軟骨点で X 線上に現れないため, しばしば**トラギオン (耳 [珠] 点)** がポリオンの代わりに使われる. それは, 耳珠の切欠きの上で最前方にある点である. **耳珠** (図 4-96A) は, 耳道への入口であり, 後ろわずかに外方へ突出する耳タブである. 以下の計測点, 線, 面は, 頭蓋骨を記述するのに役立つ目印である. 側方頭部 X 線写真を図 4-97 に示す. 同じ X 線写真の部分的なトレースを図 4-96B に示す. このなかには頭蓋計測の研究で

---

[16] 出生前の頭部の成長については, 第 7 章 (胎生学) で示す.

288 第4章 構音

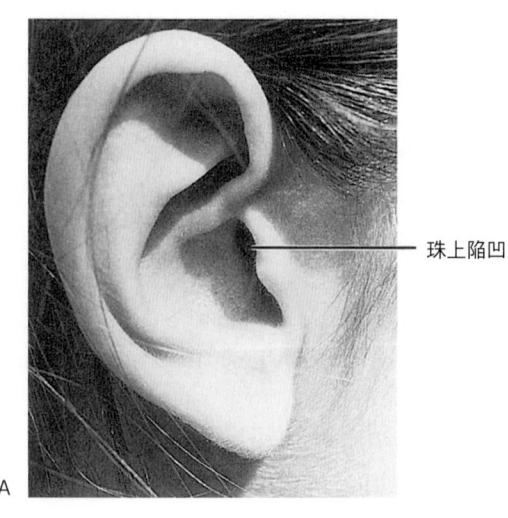

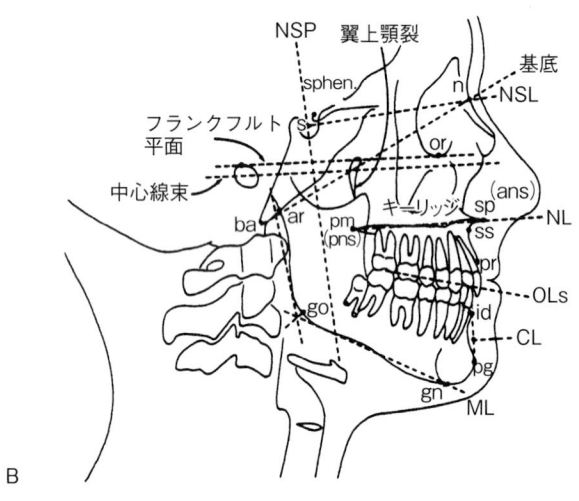

図4-96
(A) 耳介．珠上切痕を示す．(B) 図4-97のX線写真の部分的なトレース．頭蓋計測法で使われる基準線と平面を示す．

図4-97
側方頭部X線規格写真．健常者，思春期女性．(Center for Craniofacial Anomalies, University of Illinois. の好意による)

使用される多くの参照点と参考線や参考面も示してある．かなり一般的な用途で用いられる目印とともに，作成された頭蓋骨の，下面，側面，正面を図4-98，4-99に示す．

目印と計測点

1. **A点**：上顎の前鼻棘から上顎の歯槽堤までの曲面上で，最も内側の計測点．基部すなわち支持する上顎骨と歯槽骨（歯槽基底）の交差点である．また，**サブスピナーレ subspinale（ss）**ともよばれる．口蓋裂において，この面は変則的な歯列や大きな口蓋裂セグメントの前方部分の変位のためにしばしば凸面状となる．

2. **前鼻棘（ans）**：上顎中切歯の間の歯槽突起の正中の鋭い骨の突起．

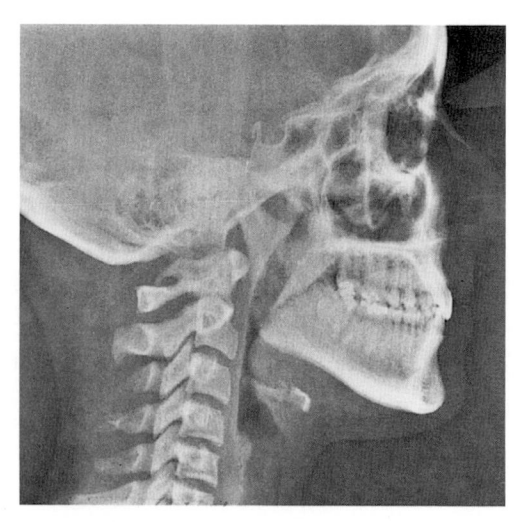

3. **アルティクラーレ Articulare（ar）**：外頭蓋底の輪郭と関節頭の背面の輪郭との間の交差点．

4. **外耳点 Auricular point（au p）**：外耳道の中央．

5. **バジオン（ba）**：大後頭孔の前縁上の最も前方で下方の点．この点は，側方頭部X線規格写真上であまり明確でないので，ボールトン Bolton 点がその代わりにしばしば使われる．

6. **ボールトン点 Bolton（bp）**：後頭関節丘の後の凹面上の最上点．

7. **ブレグマ Bregma（br）**：矢状縫合と冠状縫合が接触する点．

8. **グラベラ Glabella（gl）**：眉弓の間の正中矢状面上の最前方点．

9. **グナチオン Gnathion（gn）**：下顎骨の下部の線維軟骨結合における正中線上の最下点．それは，生体でも容易に触れる．

10. **ゴニオン Gonion（go）**：下顎角の，最も下後方で，最も外側にある点．側方頭部X線規格写真において，ゴニオンは，図4-96で示すように，下顎骨の下縁と後縁の間の角度を二分することによって位置が決められる．

11. **インフラデンターレ Infradentale（id）**：下顎の中切歯間の歯槽粘膜の最も高い歯間の点．

12. **イニオン Inion（in）**：外後頭隆起の最も顕著な正中にある点．

13. **キーリッジ Key ridge（kr）**：zygomaxillare として

図 4-98
頭蓋骨（側面と基底面）．

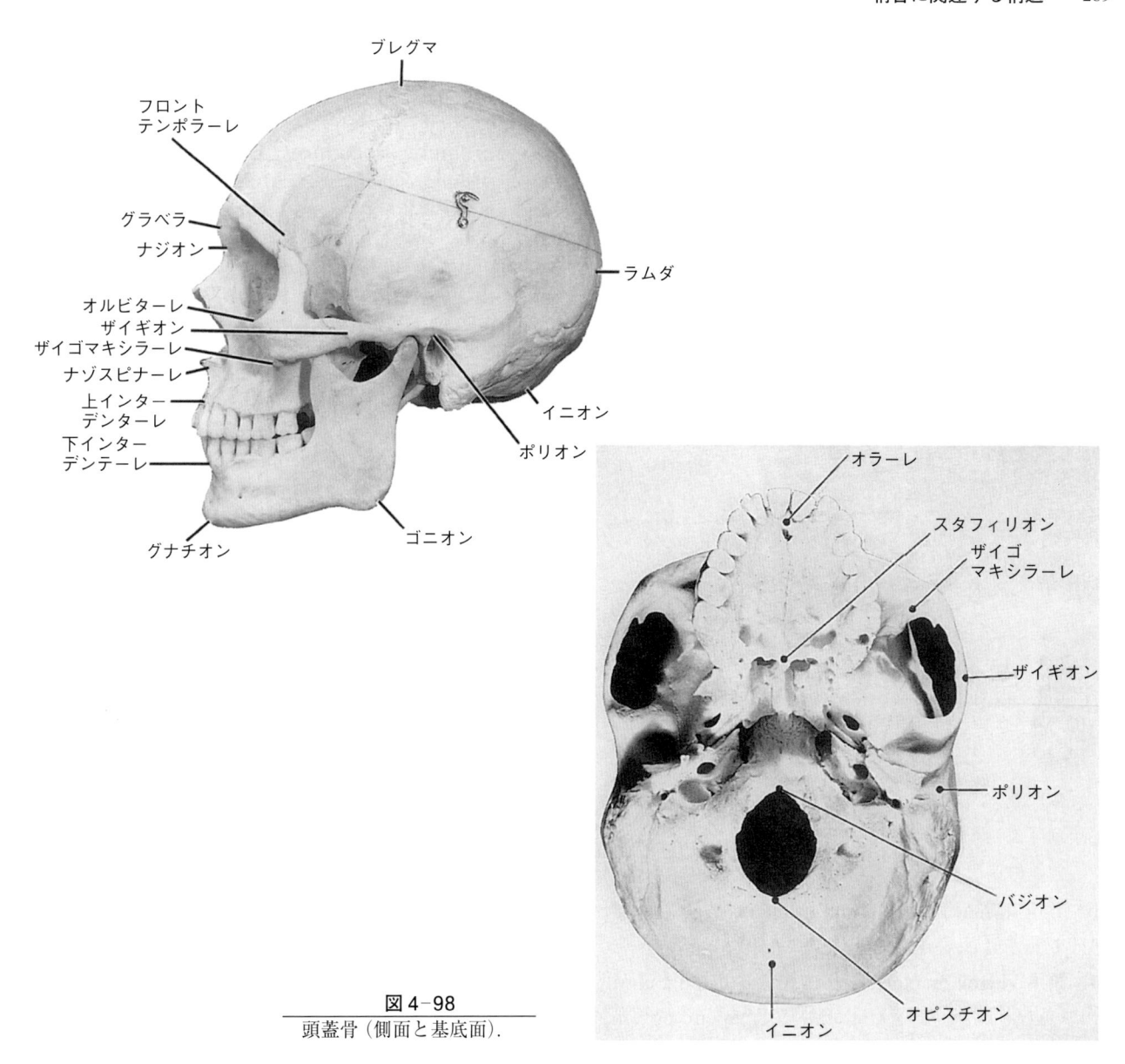

知られる，頬骨上顎隆起上の最も低い点．
14. **ラムダ Lambda（la）**：頭蓋冠の矢状縫合とラムダ縫合の交差点．
15. **メントン Menton（m）**：顔面計測における最下点．
16. **ナジオン（鼻根点）Nasion（n）**：正中矢状面によって分割される前頭鼻骨縫合の中央点．
17. **オルビターレ眼窩下点 Orbitale（or）**：眼窩縁の最も低い点．
18. **ポゴニオン Pogonion（pg）**：あごの最も前方に突出した点．
19. **ポリオン Porion（p）**：外耳道の上縁の中央点．頭蓋計測において，それは耳桿の中央に位置する．

20. **後鼻棘（pns）**：口蓋骨の水平板後縁の結合した終端によって作られる突起．
21. **歯槽点 Prosthion（pr）**：上顎中切歯間の正中平面上の歯槽粘膜上の最も低い歯間点．また，上顎歯槽弓の最も低く最も顕著な点として定義される．それは，顔面高ではなく顔面の前後径を計測するのに用いられる．
22. **プテリゴマキシラーレ Pterygomaxillare（ptm）**：蝶形骨の翼状突起と上顎骨が翼上顎裂を形成し始める点．最も低い点が頭蓋計測で使われる．
23. **セラ Sella（s）**：トルコ鞍の中心．
24. **トルコ鞍 Sella turcica（s）**：蝶形骨の松果体（下垂

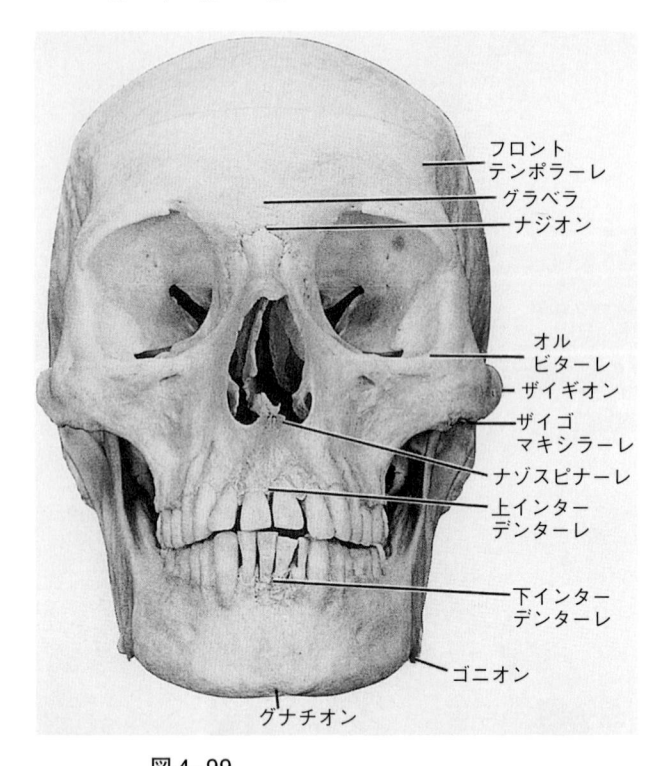

290　第4章　構　音

図4-99
頭蓋骨（正面）．人類学で使用される目印を示す．

図4-100
側方頭部X線規格写真．鼻咽腔閉鎖機能を評価するための計測値を示す．（Subtelny, 1957による正常値）

年歳：15歳1月

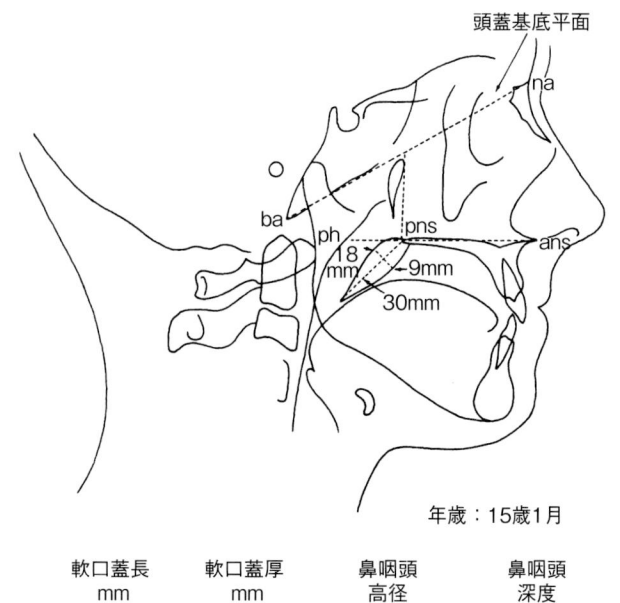

軟口蓋長 mm	軟口蓋厚 mm	鼻咽頭高径	鼻咽頭深度
30	9	29	18

（標準値）（32.9±1.397）（8.9±0.617）（27.5±2.117）（22.9±3.831）

$\dfrac{\text{Pns-Ph}}{\text{軟口蓋長}}$ =60%　　（標準値）　（70.5±8.789）

体）窩．

25. **耳［珠］点トラギオン Tragion（t）**：耳珠のちょうど上の切欠き．
26. **トルコ鞍結節 Tuberculum sellae（ts）**：トルコ鞍との前方境界．
27. **頭頂 Vertex（v）**：頭部（正中矢状面での）で最も高い点．

参考線と平面

1. **ボルトン平面 Bolton's plane**：ナジオンとボルトン点を結ぶ平面（Broadbent-Bolton line ブロードベント-ボルトン線ともよばれる）．
2. **ブロードベント線 Broadbent's line**：セラとナジオンを結ぶ線．
3. **頭蓋底平面 Cranial base line**：ボルトン点とナジオン鼻根点を結ぶ線．
4. **顔面平面 Facial line or facial plane**：ポゴニオンとナジオンを結ぶ平面．
5. **フランクフルト平面 Frankfort horizaontal plane**：ポリオン（あるいはトラギオン）とオルビターレを通る平面．
6. **口蓋平面 palatal plane**：前鼻棘と後鼻棘を通る平面．
7. **ハックスレー線 Huxley's line**：バジオンとナジオンを結ぶ線．
8. **ナジオン-セラ線 Nasion-sella line（n-s）**：ナジオンとセラを結ぶ線．
9. **咬合平面 Occlusal plane（Ols）**：切歯部でのオーバーバイトの1/2の点と咬合している最後臼歯の咬頭の高さの1/2を示す点の間に引ける線．

　これらの参考点や線のほとんどは，一般的に使用されるものであり，読者は歯科矯正や口蓋裂の問題のみならず，話し言葉の正常機能と異常な機能について扱った文献上で，多くのこれらの用語に遭遇するであろう．頭部の静止X線写真を分析するのに用いられる参考点・線は，また，X線映画フィルムのフレーム毎分析にも適用できる．口蓋帆咽頭閉鎖機能や顎顔面領域の成長についての研究では，特異的な計測法が用いられる．口咽頭領域（軟組織を含めて）の側方X線写真の部分的なトレースを図4-100に示す．

　測定方法　　軟口蓋の長さ，厚み，鼻咽頭の垂直高さ，

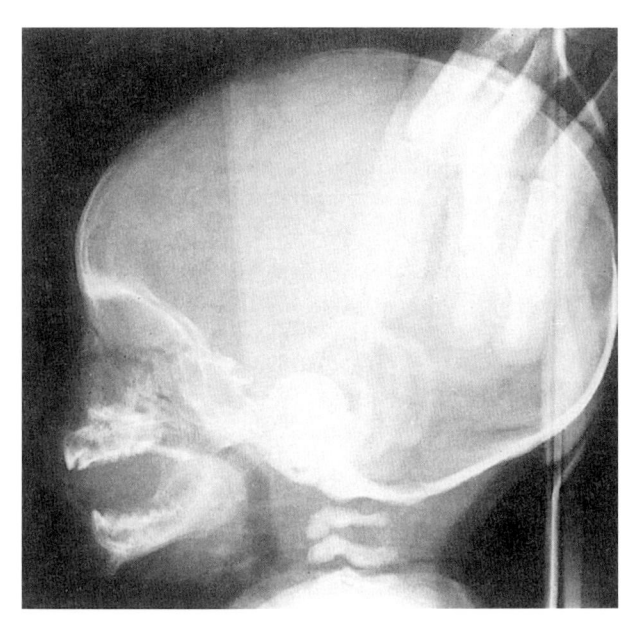

図4-101
健常児での側方頭部X線規格写真．軟口蓋は，硬口蓋と直線状をなし，咽頭後壁に対して垂直である．(Center for Craniofacial Anomalies, University of Illinois. の好意による)

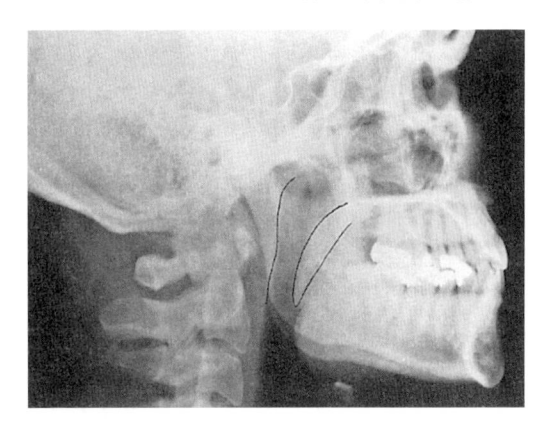

図4-102
成人での側方頭部X線規格写真．傾斜した軟口蓋と咽頭後壁との関係がわかる．

水平面での深さについての測定はよく行われる．これらの計測は，安静時と母音［ɑ］の持続発声の間に行われる．加えて，軟口蓋長と咽頭の水平的深さの間の比率も評価されている（Subtelny, 1957）．

その計測は，以下のように行われる：頭蓋底は，ナジオンからバジオン（ボルトン点）まで引かれた線（頭蓋基底線）によって，顔面と咽頭から明確に区別して描かれる．第2の線は，参考点である前鼻棘と後鼻棘を通り，咽頭後壁の軟組織まで延長した線であり，口蓋平面を示す；後鼻棘（pns）から咽頭後壁（ph）までの距離を計測することによって，鼻咽頭の水平的深さが効果的に得られる．鼻咽頭の垂直高径を研究するためには，後鼻棘から頭蓋基底線への距離を計測する．Subtelnyによれば，この距離は，**図4-100**に示すように，硬口蓋の背面と直角をなす線に沿って計量されて，頭蓋基底線と交差するように投影される．安静時の軟口蓋の長さは，後鼻棘から口蓋垂の先端への距離を計測することによって得られる；軟口蓋の口腔面が舌背から分けて，明確に輪郭を描くことができるなら，軟口蓋の最大厚みが計測される．

Subtelnyの研究 上記したような計測法が用いられた例として，Subtelny（1957）による長期的頭部X線規格写真の研究がある．彼らは，口蓋裂をもつ小児のための長期的リハビリテーション計画を容易に作成しようとして，軟口蓋，咽頭の進行性の成長と発達について研究した．30人の健常被験者を対象に，幼少期から成人期初期までの連続的な頭部X線規格写真が分析された．被験者は，男性と女性が同数であった．X線法は，Broadbent（1930, 1931）によって開発された技術を使用し，被験者の頭部を特別に造られた頭部固定用のホルダーによって安定させた．このようにすれば，被験者の頭部は常に同じところに位置づけることができ，年月を経ても連続して比較できるX線写真が得られた．X線写真検査は，生後1年の間は3カ月ごと，1歳から3歳では6カ月ごと，18歳までは毎年行われた．

Subtelnyの所見の一部は，以下のように要約される：
軟口蓋長の成長は，生後直後の早期に最も急速であり，約1〜2歳までは長さにおいて一貫して著明な成長であった．1〜2歳で成長は横這いになり，約4〜5歳まで成長は続いた．その後の平均的成長は一貫しているが，生後1年間にみられたほど急速ではなかった．

軟口蓋の厚みの変化は，生後1年の間が最も急速で，その後に続く年齢では，14〜16歳で最大厚みに達するまで，平均的成長はわずかなものであった．

Subtelnyは，乳児の軟口蓋は舌背上に安置され，**図4-101**で示すように口咽頭に向かって下方に傾斜し，ほとんど硬口蓋に一致した所見を与えることを発見した．しかしながら，成長に伴って，軟口蓋は，咽頭後壁により平行に近い関係に近づく（**図4-102**）．Subtelnyは，軟口蓋の角度の変化は，Broadbent（1937）やBrodie（1941）らが述べた顔面頭蓋の下前方成長とKing（1952）によって発見された咽頭の垂直径の増加に関係

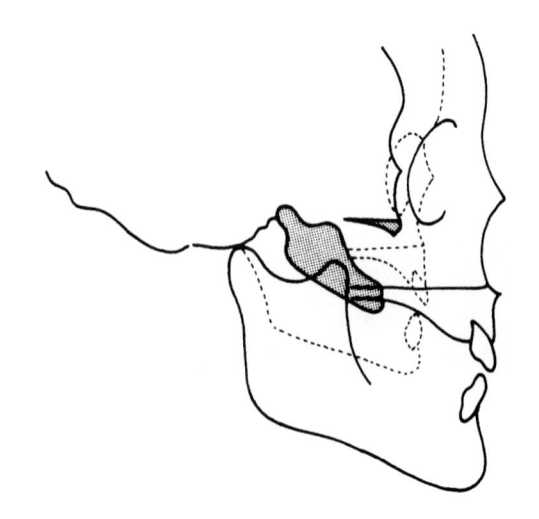

図 4-103
側方頭部 X 線規格写真の重ね合わせ．顔面頭蓋の前下方への成長がわかる．

表 4-4
軟口蓋長に対する鼻咽頭の水平距離の比率の平均値と標準偏差

年齢（歳）	比率	平均値 $\frac{(後鼻棘－咽頭後壁)}{軟口蓋長} = \%$	標準偏差
0.25	10	73.8	12.7516
0.50	14	66.3	8.6944
0.75	14	65.2	8.9528
1	17	68.6	14.6142
1.50	16	62.5	11.5912
2	18	67.1	14.1381
2.50	19	60.0	8.6470
3	27	65.1	11.3986
4	27	65.1	14.1092
5	26	68.7	9.6563
6	23	66.3	15.0549
7	27	69.6	14.1922
8	23	68.7	13.6498
9	24	66.0	13.1667
10	26	68.3	9.8647
11	25	66.3	10.1304
12	23	68.3	9.5014
13	22	66.2	8.3813
14	17	70.0	9.1434
15	17	70.5	8.7881
16	17	71.4	6.9858
17	10	72.6	11.4739
18	6	70.2	6.9927

(J. D. Subtelny, "A Cephalometric Study of the Growth of the Soft Palate," Plastic and Reconstructive Surgery, 19, 1957 より)

することに注意するように述べている．

図 4-103 で示すように，顔面頭蓋の成長に伴い，硬口蓋は頭蓋底から離れて平行した様式で変位していく．Subtelny は，同時に生じる鼻咽頭の垂直高の変化を確認することに関心をもっていた．平均的垂直高は，乳児期から初期の成人期までに 2 倍になり，そして最も著明な変化は生後 1 年半の間に起こることを発見した．これらの所見は，King（1952）の所見を支援する．

顔面頭蓋の下前方への成長と鼻咽頭の高さの増加とともに，鼻咽頭の水平的深さの増加がある．成長速度は，幼小児期から初期の成人期まで，かなり緩徐に持続する．データは，深さが変動することを示しているが，それは咽頭後壁上のアデノイドの成長を反映するためであろうとした．

Subtelny は，口蓋帆咽頭閉鎖を確立するうえで利用される軟口蓋の組織の相対的な量も測定している．すなわち，咽頭の水平深さは，軟口蓋長に対する比率で述べられている．彼は，鼻咽頭の深さは，軟口蓋長の 2/3 に近いことを発見した．個人差は，かなり大きく，大きな標準偏差に反映される（表 4-4）．しかしながら，結果は，60〜70％の指数が口蓋帆咽頭閉鎖のために十分な組織量であることを示す．より高いパーセンテージは，適切な閉鎖が期待できなくなる可能性を示す．例えば，図 4-104 の被験者は，かなりの大きさのアデノイドをもつにもかかわらず，非常により高いパーセンテージをもつ．そのような値からは，アデノイドの萎縮か外科的切除によって，不可逆的な開鼻声が生じる可能性が伺われる．

頭蓋骨の成長に対する影響

頭蓋骨の成長に関する研究は，脳を収容する頭蓋冠と咀嚼のための顔面頭蓋という 2 つの部品が，1 つの解剖学的，生物学的単位に組み込まれるという事実によって，必然的に複雑になる．脳のカプセルの成長は脳それ自身の成長に完全に依存し，顔面頭蓋の成長は，筋肉，歯，舌の成長に依存しているために，問題が生じる．頭蓋骨の 2 つの部品は，異なる発達過程をとるだけでなく，それらの発達の時間的順序も異なっている．例えば，脳は 10 歳までに，その形態上の発育は約 90％に達するが，その頃に歯と顎にとっては最終的な成長期が開始され，20 歳頃まで進行する．

骨と軟骨の成長

骨と軟骨の成長の仕組みを知ることは，頭蓋骨の成長

について研究するうえで重要である．石灰化した骨は，その硬さのため，**介在性成長**（拡張的な）は不可能である．骨組織は，したがって，**付加的**または**追加的**成長できるだけである．他の結合組織（例えば軟骨）は，介在的に成長する．このことは，**線維芽細胞**（結合組織細胞）プラス新しい膠原性（弾性）線維と合着物質を発生させることを細胞分裂に要求する．

硝子軟骨 hyaline cartilage は，介在性で付加的に成長する．介在性成長は軟骨細胞（軟骨細胞）の分裂によって始まり，その後，新しい硝子質の物質を生産するようになる．付加成長は，軟骨が軟骨膜の層によって覆われる部位にだけ生じる．軟骨膜（結合組織）の細胞は**軟骨芽細胞**に分化する．そして，それは次々に硝子軟骨の基質を発生する．硝子軟骨は，出生時3つの主要な部位で見つかる：鼻の骨格，蝶後頭軟骨結合（軟骨結合で結合する後頭骨の部分を加えて），下顎頭である．縫合部での成長は，縫合部の結合組織の増殖であり，新しい骨の付加ではない．

幼児の頭蓋骨

出生時，頭蓋骨は，身体のわりに実に大きい．しかしながら，新生児の頭蓋骨を成人の頭蓋骨と比較すると，顔の部分は，**図4-105**でわかるように小さい．成人での顔面は頭蓋骨の約半分を占めるが，幼児の頭蓋骨での顔面部分は頭蓋骨の約8分の1である．フランクフルト平面での頭蓋骨に関していえば，成人での頭蓋骨は高さは20.5cmであるが，顔面高（ナジオンからグナチオンまでの距離として）は11.1cmである．したがって，成

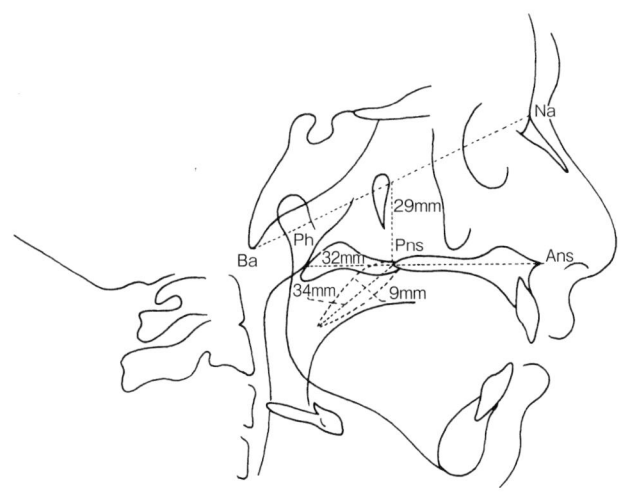

年齢：18歳4月

軟口蓋長	軟口蓋厚	鼻咽頭高径	鼻咽頭深さ
34	9	29	32
（標準値）35.2±1.414 (ok)	提示されず	28.1±1.7029 (ok)	24.2±1.8668 （深い）

$\dfrac{Pns-Ph}{軟口蓋長}$ ＝97％　　　（正常値）（70.2±6.9927）

図4-104
口蓋帆咽頭閉鎖機能の正常性が疑わしい被験者での側方頭部X線規格写真のトレース．

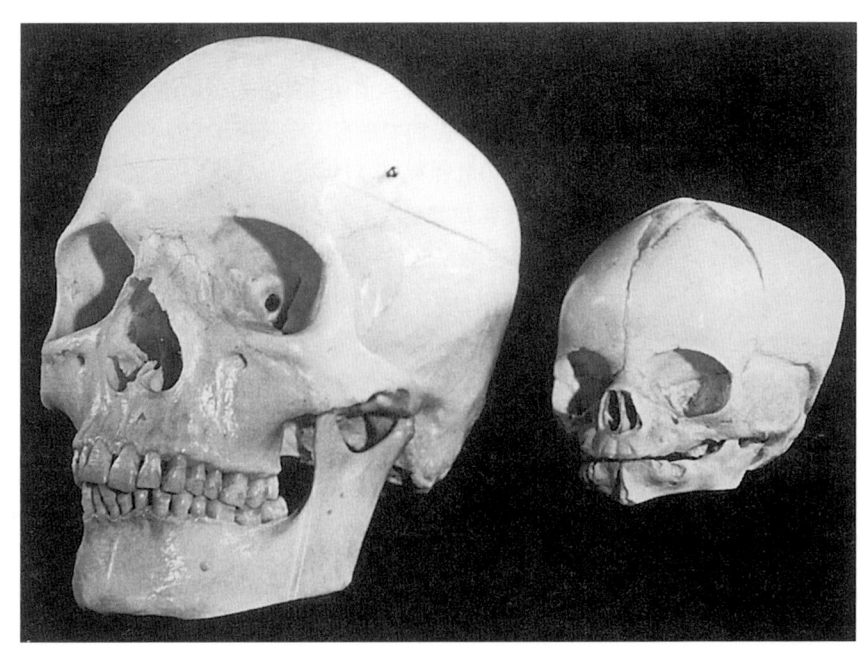

図4-105
新生児の頭蓋骨と成人の頭蓋骨の比較．

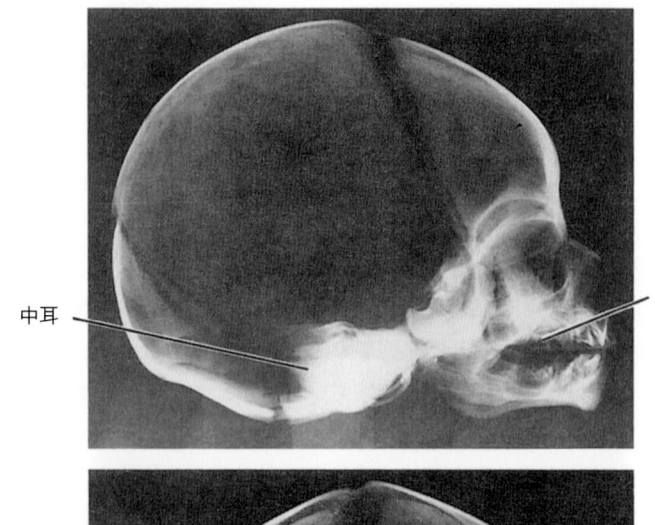

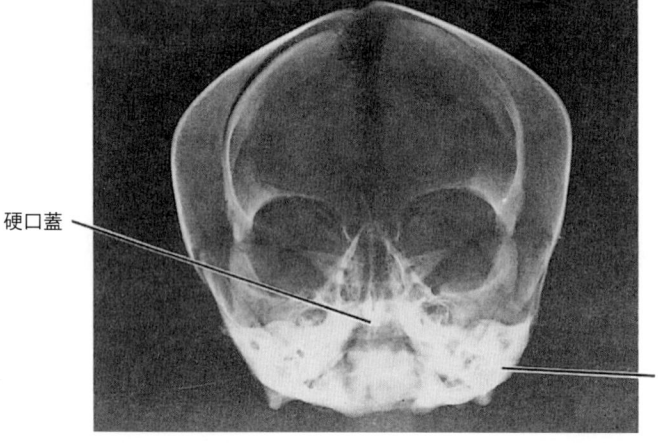

図 4-106
幼児の頭蓋骨の X 線写真．口蓋平面に対する中耳の関係を示す．

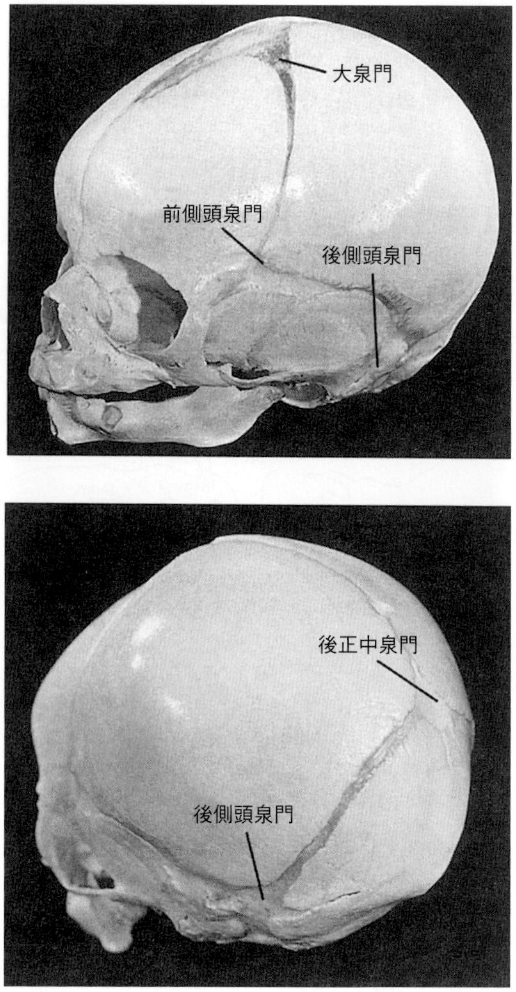

図 4-107
泉門の位置がわかる幼児頭蓋骨．

人での顔面高は頭蓋骨全体の高さの約54％といえる．幼児の頭蓋骨（高さ11.1cm）では，3.5cmの顔面高で，頭蓋骨の全体の高さの約35％になる．

さらにいくつかの相違が，写真を観察すると明らかになる．成人での下顎骨の高さは9.0cmであり，それは総頭蓋骨の高さの43％で，顔面高の81％に等しく，幼児の下顎骨が高さは2.0cmであるため，それは総頭蓋骨の高さの20％，総顔面高の57％である．これらの違いは，小児では上顎骨と下顎骨での主に歯槽骨の発達が不十分であるからと考えられる．

口蓋平面との関連のうえでの中耳腔の高さの違いは重要であるが，これについては後に扱う．成人での中耳腔底は，乳児におけるよりもはるかに高い．これは，**図4-106**で示す側貌で明らかである．幼児の頭蓋骨の正面X線像では，鼻腔は眼窩の間にほぼ完全に位置し，梨状口の下縁が眼窩底の高さのわずか下にあることに注意．

成人では，これらの2つの高さの違いは約2.0cmである．

乳児においては，前頭結節と頭頂結節が顕著であり，頭蓋骨は頭頂結節で最も広く，一方成人の頭蓋骨では通常側頭骨の乳様突起のわずか下で最も広くなる．

眉弓と乳様突起は，幼児の頭蓋骨では，それほど発達していない．

骨化していない膜性の領域が，頭頂骨のさまざまな方向にみられる．それらは，春あるいはフィルターを意味するフランス語からとった**頭蓋泉門** fontanelle とよばれている．前後の正中泉門 midline fontanelle は**図4-107**にみられ，前側頭（蝶形）泉門 anterolateral (sphenoid) fontanelle と後側頭泉門（乳突）posterolateral (mastoid) fontanelle は両側にみられる．前正中泉門は，頭蓋冠が成人で最も高くなる位置を占めるので，それはしばしば**大泉門**とよばれている．

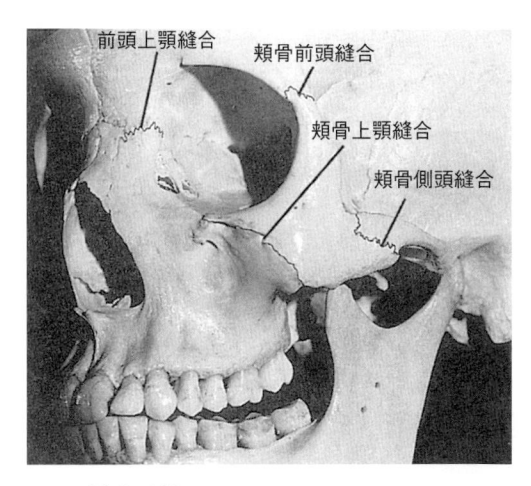

図4-108
上顎骨複合体の成長の主要部位を示す．顔面は下前方に成長することがわかる．

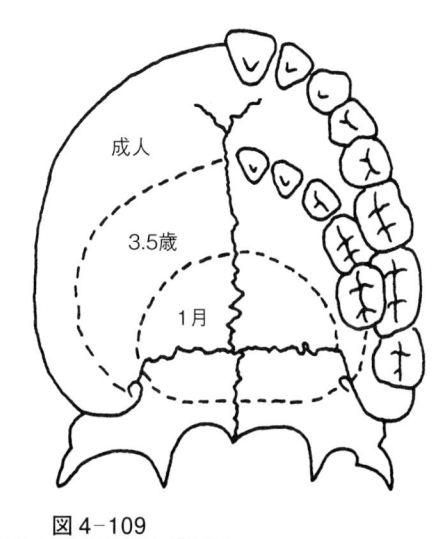

図4-109
口蓋と歯列弓の前方への成長．水平面での成長の模式図．

頭蓋の成長

後側頭泉門は通常出生直後に消えていくが，一方大泉門は2歳中頃まで閉じない．誕生後最初の2年間に脳のカプセルと脳は，その体積が3倍になるので，これは重要な点である．その後，この成長率は7歳頃まで減速し，その後の年々の成長はわずかなものになる．脳のカプセルは，10歳までには約90％の成長と体積に達する．

顔面頭蓋の成長

出生後1年間，顔面頭蓋は頭蓋冠よりもかなり急速に成長する．この成長の間，頭蓋骨は三次元のすべての方向—上下，左右，前後のいずれにも成長し，顔面頭蓋と脳頭蓋の当初の関係は維持される．すなわち，口蓋平面，咬合平面，下顎下縁平面は，頭蓋底に対して一定の角度を維持する．成長段階の間に，これらの3つの平面の平行関係は，わずかに変化するだけである．

上顎成長 Maxillary growth　上顎骨と口蓋骨から成る上顎骨複合体の成長には3つの基本的な部がある．これらの3つの部とは，前頭上顎縫合，頬骨上顎縫合，側頭頬骨縫合である．図4-108で示すように，これらは，すべての上顎骨複合体が下前方に偏位するような様式で平面上に並ぶ．この成長期間に，骨口蓋の前後的な深さはほとんど2倍になるが，横方向の成長はわずかである．これは，図4-109に図式的に示す．

口蓋の成長は，付加成長である．上顎骨の幅径の増加は，内側口蓋縫合の付加成長に加えて，口蓋突起と上顎複合体が接合する部位での蝶形骨の翼状板の下外側方向への成長の影響にもよる．5歳の終わりまでには，口蓋は成人口蓋幅径の約6分の5に達し，10歳までには幅径の最大値に達する．

顔面高の増加は，乳切歯が発達する生後最初の6カ月間，切歯と犬歯が萌出する7歳から11歳までの間が最も著明である．上顎の前後的成長の研究から，3つの段階で急激な成長が示される：第1永久大臼歯が発達し，萌出する5～6歳；それぞれ第2および第3大臼歯が下降し，萌出する11歳と16歳．

下顎成長 Mandibular growth　下顎骨体の高さは，外側（唇側）面への骨の付加によって得られる．成長は，上顎の歯槽突起の成長に似ている．すなわち，舌側方向への成長は，下顎枝後縁での稠密骨の沈着による．下顎関節頭の関節面の下のガラス軟骨が継続的に増大し，その軟骨は骨の沈着によって骨に置換され，下顎骨と咬合面を下方に下げる．

大きな下顎骨成長の証拠として，下顎枝の後縁の高さと長さ，下顎角から顎関節までを正確に計ると，成長期には2倍以上になる．上顎の成長メカニズムと比較して，この下顎骨の成長は特異的である．上顎の成長が主に骨縫合と付加成長であるのに対して，下顎骨の成長は顎関節頭のガラス軟骨における間質成長による．

［幼小児］出生時，下顎骨体は実に単なる殻であり，乳歯のための歯槽を含むのみである．2つの切歯，1つの犬歯，2つの臼歯がおのおのの4分の1の位置にある．図4-110で示すように，下顎下縁平面と下顎枝のなす角度は

296　第4章　構音

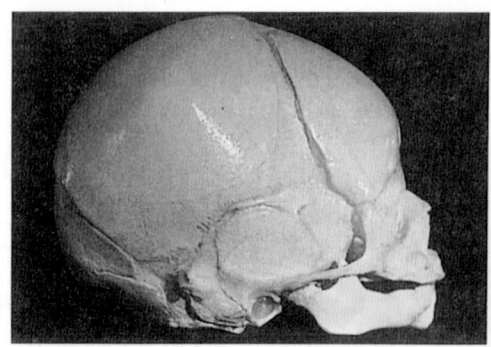

小児下顎骨

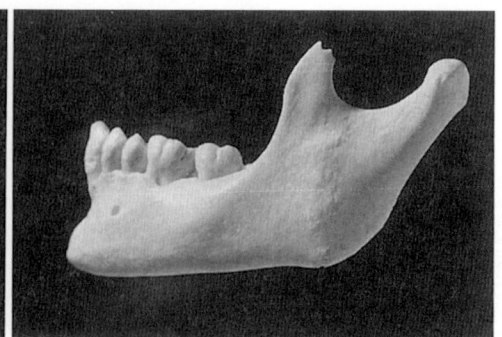

成人下顎骨

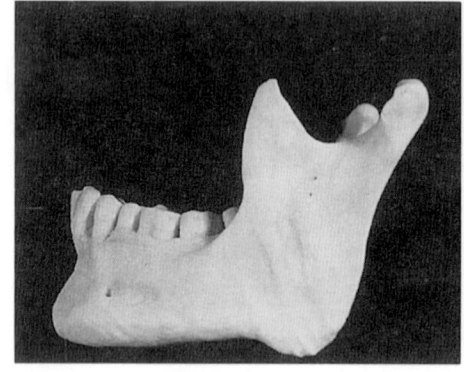

若年成人の下顎骨

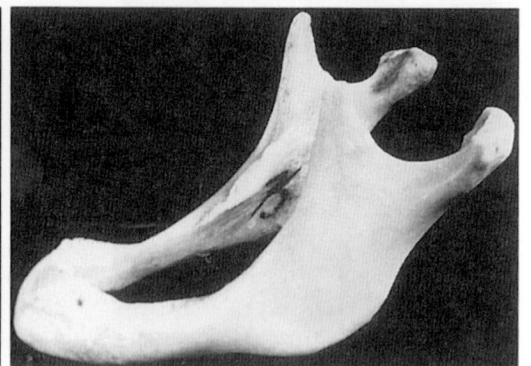

歯牙喪失後の高齢者下顎骨

図 4-110
加齢に伴う下顎骨の変化．

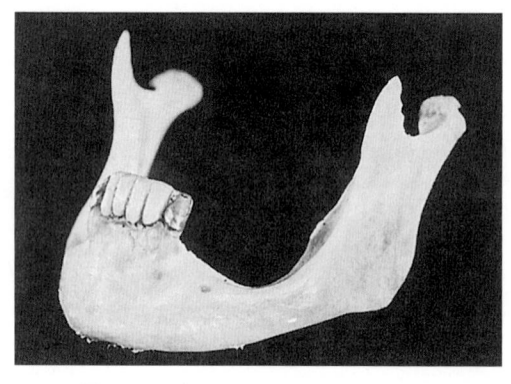

図 4-111
部分的無歯顎．歯槽骨吸収の結果を示す．架橋義歯がある部分では，それ以外のところと比較して歯槽骨は比較的健全である．

鈍角で，約170°である．出生直後，左右半分ずつの下顎骨は，線維軟骨で下から結合するようになり，通常1歳の終わりまでには完成する．以前に述べたように，下顎体は前後方向に伸展し，3つの追加的な永久歯の部屋を提供し，その部位はオトガイ孔の後の領域で発達する．

増加的な歯の発達とその結果生じる歯槽突起の成長のために，下顎骨体の深さは増加する．下顎角はだんだんと鈍角ではなくなり，4歳児で約140°になる．成人の下顎骨では，歯槽部と歯牙の下部は，ほぼ同等のスペースを占有する．下顎枝は，下顎角に対してほぼ垂直になり，110～120°になる．

［老化の影響］　老年期に，下顎骨体は，その垂直径を減じる．これは，歯の欠損に続いて生じる歯槽突起の吸収による．下顎枝は再び斜め方向になっていき，下顎角は約140°になる．

完全な無歯顎は，かつてほど頻繁には遭遇しないが，図4-111で示される標本は，顎の正常な生体機械としての過程を維持することの重要性を示している．犬歯は天然歯であるが，4つの切歯はポンティック（ブリッジ）である．換言すれば，切歯は，審美的にも機能的にも，存在しない歯の代わりをする「架橋義歯」の一部になっている．「架橋義歯」が位置する所での歯槽骨は，とくに下顎のそれ以外の部位と比較して，比較的健康であることに注意してほしい．無歯顎部分の歯槽骨の喪失は，廃用萎縮のせいである．下顎骨の安静位は，下顎の吊りひも状の筋と側頭筋から成る筋系に依存している．このことは，安静位の下顎の角度はかなり安定したままであり，すべての歯が失

われたあとだけ下顎の角度は段階的に減少することを意味する．このことは，適切な歯科治療の重要性を示している．

頭蓋骨の性差

思春期の開始まで，男性と女性の頭蓋骨には，ごくわずかな違いしかない．しかしながら，成人での女性の頭蓋骨は男性より一般に小さい．すなわち，女性の頭蓋の容積は，約10%小さく，全体の構造は，あまり明瞭でない骨の頂上，隆起，突起によって特徴づけられる．女性の頭蓋骨の骨の壁は，男性より薄く，グラベラ，眉弓，乳様突起はあまり顕著でない．加えて，女性での副鼻腔は小さい．

Gray (1973) によると，眼窩の上縁は鋭く，垂直な前額，前頭隆起や頭頂隆起は顕著で，頭蓋冠は通常いくらか平らである．表面の輪郭はより丸く，顔面骨は粗くなく，顎と歯は男性よりも小さい．Sicher and Dubrul (1975) は，女性の頭蓋骨の一般的な輪郭は，成人男性の頭蓋骨の輪郭よりむしろ小児の頭蓋骨の輪郭に類似していると述べている．彼らは，これらの違いは表層的で，たぶん筋活動に相関するだろうとも指摘している．

頭蓋骨の形態の相違で性別を判定するのがときに非常にむずかしく，不可能なまで，現代人では，成人の男性と女性の頭蓋骨の筋系の発達の違いは小さくなった．加えて，全体の頭蓋容積は，単に体細胞性の特性にかなり相関している．すなわち，成人女性は，通常，成人男性より小さく，筋骨もたくましくない．

構音器官の音声言語機能への寄与
Contributions of the articulators

研究方法

挑　戦

発話行動のための複雑で高度に統合化されたプロセスについて知られていることの多くは，身体内部を観察する方法で研究されてきた．また，構音とそれに関係する喉頭や呼吸の運動のさまざまなパラメータを定量化する試みによっても研究されてきた．印象深い一連の機器が研究目的のために開発されてきた．しかし，装置の利用技術が高度に洗練されてはきているものの，発話中の急速な運動を同定するのは非常に困難である．非常に正確な測定は，音声合成に関心をもつ研究者や言語学者にとって貴重である．

Fujimura (1961) が指摘したように，電気的な類似体によって音声を生成しようとするとき，研究者は，発話器官の構成単位に要求される運動速度についての詳細な説明を前もって行うことはできないことを知るであろう．構音器官の運動に関する情報は，話し言葉の詳細な音響分析に由来するにもかかわらず，その分析結果は，これから起こる構音運動についての情報（予知的情報）というよりも，むしろ過去に起こったことについての情報（後ろ向き情報）であることがわかる．ある既定の条件に従った音響効果を得るのに必要な構音器官の特異的な変化は分析するまでわからない．それでもある種の仮説はしばしば必要とされる．音響分析研究の結果と生理学的研究の結果を同時に得ることは，発話プロセスの運動力学を明らかにするうえで不可欠であるが，それはむずかしい．

空気力学的計測 Aerodynamic measurement

音声研究に導入された最も初期の道具の1つは**肺活量計**であった．本来，それは肺機能を評価するのに用いられているものである．発話メカニズムの構造的，機能的な統合性を評価するのに用いられたが，その有用性は分解能が小さいという制限のために限定的であった．発話中に生じる，わずかであるけれども重要な空気消費量の変化については肺活量計では見つけられなかった．

声道を通る空気流量と口腔内での空気圧の数値を正確に示せる道具なら利用できる．**空気圧センサ**を，カテーテル（鼻孔または口角を通して）かマウスピースを介して被験者につなぐ．口腔内圧の変化は，センサに圧依存性の電圧を発生させ，それを記録する（通常はインク描記記録装置を用いる）．これらの装置は，子音生産の間の口腔内圧を測定するのに用いられた (Arkebauer, et al., 1967)．声道を通る気流は，通常，**ニューモタコグラフ pneumotachograph** を用いて口のところで評価される．（第3章，図3-66の説明を参照）

筋電図 Electromyography

音声生理学の多くの研究は，筋電図（EMG）（筋肉の活動性の記録方法）を用いて行われてきた．筋電図とそ

の欠点は，第1章で簡単に考察した．適切な制御技術で，相対的な筋や筋群の活動とスピーチへの影響が検討できる (Fritzell, 1969)．

写真撮影法 Photography

　動画のフレーム毎分析法（例．口唇や顎の運動）は，音声生成に光を投じた技術である (Fujimura, 1961)．

X線 Radiography

　静止側方**X線撮影法**や**X線映画撮影法** cineradiography（映画X線撮影法 motion picture radiography）は，母音産生，子音構音，構音運動時の舌位についての研究において広範囲に使われてきた．

　Russell (1928) は，母音産生時の構音を研究する試みで，側方頭部X線写真を初期に使用している．彼の結論は，母音は共鳴腔や舌位に関して一貫した特徴をもたず，従来の母音三角が誤っていたとしている．Trevino and Parmenter (1932) は，Russel の結論に疑問を投じた．彼らは Russel の研究でのX線撮影時の頭位の制御が不十分であると批判した．この結果を根拠に，連続X線撮影法は，異なった時間での構音運動を比較する方法としては不適当であるということになった．1934年，Kelly and Higley が，姿勢の問題から生じる問題を除くために特注の頭位ホルダーを用い，10人の被験者を対象に母音 [u] [o] [ɑ] [e] 産生時に得たX線写真を分析した．かれらは，[o] を除いては伝統的な母音三角が有効であると結論した．1937年，Holbrook and Carmody は，英語とそれ以外の言語を使用する被験者を対象に，母音と子音の表出時の500枚以上の側方頭部X線写真を分析した．かれらは，標準的な母音はかなり安定した舌位で表出される傾向があることを発見し，それは母音三角または母音四角の一般的な概念を支持する結果となった．

　X線映画撮影法（増感装置と組み合わせて）の開発は，連続音表出時や嚥下運動のような，それ以外の方法では検出不可能な事象の間の舌，顎，口蓋運動を観察する有益な技術を研究者に供給した．情報の質は，主に映画撮影の間に使用される制御方法に依存している．

　特定の因子については，Moll (1965) によって考察されており，それらは考慮に入れられなければならない．例えば，研究方法としては，正常な話し言葉メカニズムをできるだけ抑制しないような方法でなければならない．頭位安定装置，頭頸部の異常な姿勢，鎮静または局所麻酔は，もしもそれらの影響を考慮していないなら，使ってはいけない．私たちが音声活動について知っていることの相当な量はX線撮影法から得られている．この方法の唯一の重大な欠点は**放射線障害**である．今日，きわめて少ない機関でしかX線撮影による研究はできなくなっている．しかしながら，映画撮影時間と放射線照射量を減少するための新しい技術は開発されている．それらの1つとして，コンピュータ制御による**X線マイクロビーム法**があり，有用なものである (Fujimura, et al., 1973 ; Sawashima, 1976 ; Kiritani, 1977)．

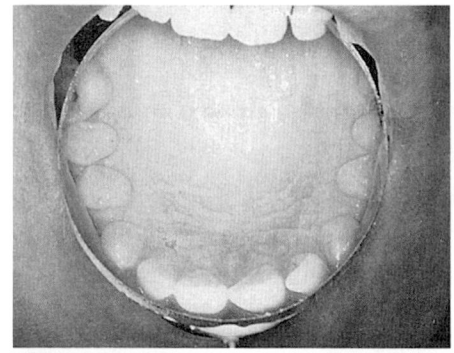

A　黒色の粉をつけていない口蓋

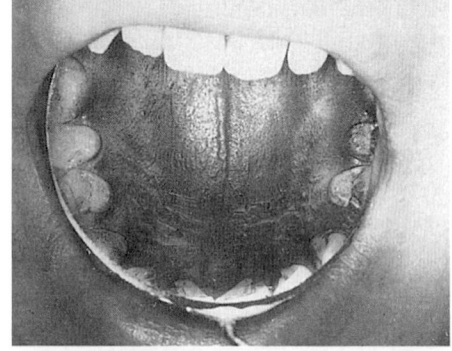

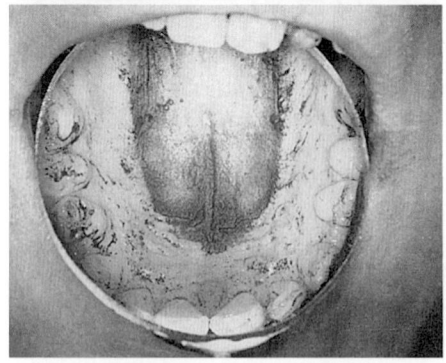

B　粉をつけた口蓋

C　舌-口蓋接触を示すパラトグラム

図 4-112
直接パラトグラム．口蓋に黒い粉がふりかけられている．この粉は，舌-口蓋接触によって拭い取られ，さまざまな構音運動の間の舌の位置が明らかなる．

パラトグラフィー Palatography

　舌位置の研究の初期のテクニックはパラトグラフィーとよばれており，一時は，発話時の舌位を研究するうえで，たぶん最も徹底的に利用された方法であった．種々の音声表出時の，舌と歯槽の接触部位や舌と口蓋の接触領域を記録する目的では，まだ音声学者や音声言語研究によって使われている．**直接パラトグラフィー**では，対象とする声音の表出前にanatomizerを用いて，硬口蓋，歯の舌面，軟口蓋全部に暗色の粉が散布される．炭の粉末と粉末にした甘いチョコレートの混合物に不快感は感じない．この混合物は非常によく口蓋に付着し，甘く，実験が完了したときには容易にすすぎとれる．声音の表出後に，小さい卵円形の鏡を口腔に挿入し，口蓋全体を直接調べるか写真撮影する（図4-112）．この技術は，単独音しか研究資料にならないという事実により限界がある．

　1964年，Palmerは，舌口蓋接触の連続記録が可能な**間接パラトグラフィー**の技術を報告した．一群のトランスデューサが，薄い人工口蓋に埋め込まれ，舌との接触時に反応した．接触状態は，口蓋の模式図様のディスプレイ上にマウントされた一群のミニチュア・ランプによって視覚的にモニターできた．この技術によって，会話レベルでの発話時の舌-口蓋接触の連続記録が可能になった．パラトグラフィーのより最近の応用は，コンピュータ表示技術と発話時の舌口蓋接触の動向のコンピュータ分析技術を組み合わせることである（Fletcher, et al., 1975）．

構音追跡装置 Articulation tracking devices

　追跡用の装置，とくに**歪み計**システムを使用するものが有益であると明らかになった（Abbs and Gilbert, 1973；Müller and Abbs, 1979, Barlow and Abbs, 1983）．文字通り，これらの装置は歪みに電気的に応答する．すなわち，歪みが多ければ，より電気的反応は高くなる．歪み計は，口唇，下顎，軟口蓋の運動の程度と速さの測定に用いられた．これは，安価で比較的非侵襲性の技術（針やカテーテルを用いない）である．Moller et al.(1971)は，歪み計を使用して，軟口蓋運動を測定し，Proffit et al.(1965)は，歪み計を使用して，発話時の舌の力を測定した．

　もう1つの構音追跡システムは，**超音波法**として知られており，超高周波音の伝達子を皮膚に押しつけることによって情報を得ている．組織特性の連続性が失われるまで，音は組織を通過して伝達され，その後，不連続面で音は反射して，再度皮膚表面で検出される．実に「こだま」のようであり，音源から反射壁までの距離が，音が戻ってくるまでの時間で測定される．超音波を咽頭側壁の測定に使った研究（Minifie, et al., 1970；Skolnick, et al., 1975；Hawkins and Swisher, 1978）や舌運動の測定に使った研究がある（Minifie, et al., 1970）．超音波による1つの欠点は，反射を生じた組織特性の連続性の消失の原因は何かを同定することが必ずしも可能でないということである．音は咽頭側壁で反響したのか，それとも骨の構造から反射したのか？　これはむずかしい．

音声生成：レビュー

　私たちは，呼気流に力が与えられている間に，呼気流に対して抵抗を与えると，安定した，変調されていない空気供給が声門下で得られるということを知っている．気流に対する抵抗は，声道上の多くの点で生じる．私たちは，すでに喉頭レベルでの気流に対する抵抗が，どのようにして喉頭音を生成するかについては知った．しかしながら，私たちは声帯ヒダの振動運動自身が，最後に耳で声音として聞こえるものの音源ではないことを理解しなければならない．振動性の声帯運動は，耳に聞こえる「音声生成過程」の引き金である．

　これは最初は不可解なように見えるが，上昇した声門下圧によって声帯ヒダが吹き上げられ離されるときはいつでも，空気は短時間だけ声道に開放されると認めると理解できる．1秒につき150回の率で振動している声帯ヒダであると，空気は1/150秒間声道に放出される．これらの一時的なエネルギーの開放の効果は，相対的に休止中の声門下の空気柱を興奮させることであり，それは短時間振動する．振動の振幅は急速に消失するが，エ

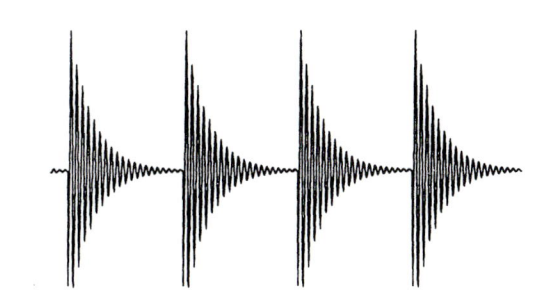

図4-113

減衰振動.

ネルギーの爆発の急速な連続は，振動中の空気柱を維持するのに役立つ．

　振動エネルギーが消失しつつあるので，急速に振動は消えていく．私たちは，これらの振動を**減衰振動**とよぶ．すなわち，声帯ヒダの振動の音響学的な効果としては，急速に連続する減衰振動が声門上の声道で生成されているということである．それが，声帯ヒダ振動の結果として声道内で発生する音である．連続する減衰振動を図4-113に示す．

　声門下圧と声門を通過する容積速度（気流）の値が知られているとき，声門下でのパワーが計算され，口唇からの一定の距離で計測した声の音響パワーと比較できる．声門下パワーの音響パワーへの転換効率は，非常に低いことがわかる．しかしながら，もしも転換が効率的である場合，自分の発した声の音圧で自分自身の耳が聞こえなくなるだろう．

　声帯ヒダによって発生する振動は，ちょうど3つのパラメータ（周波数，強度，時間）をもち，これらは単独ではごくわずかな意味しかもたらさない．私たちが知っているように，言語活動のためには，声帯ヒダと開いている口との間にある構造によって，声道の振動特性が調整されなければならない．これらの調整の大部分は，共鳴と反共鳴（減衰）の原理によって説明できる．

共鳴 Resonance

固有振動数 Natural frequency

　適当な状況の下で，外部からエネルギーを与えられると，ほとんどすべての物は，それ自身の固有振動数で振動する．私たちは，振動する声帯ヒダの振動数は，空気流からエネルギーを与えられるとき，張力の直接的な関数となり，質量の逆関数になる理由について知った．裏庭のブランコや木の枝は，突風によって動かされると，最適な振動数で振動する．ブランコに乗る楽しさを経験した人であれば，どんなに頑張って努力しても，どんなに頑張って力を貯めても，ブランコが揺れる振動数は一定であることを知っている．ただし，ブランコの揺れの大きさは，努力（振動数ではなく）によって変化する可能性はある！

強制振動 Forced vibration

　ブランコは「固有自然周期または固有振動数」をもち，ブランコを「不自然な周期」で揺らすためには，不合理な量の力が必要である；すなわち，不合理な力を「揺れ」に強制的に入れなければならない．そのような振動の用語は「強制振動 forced vibration」である．外部の力が，固有振動数で振動している系から除かれても，系は相当な時間，振動し続ける．その減衰はわずかである．非固有振動数で振動するものあるいは強制振動をしているものの振動は，外部の力が除かれると，急にまったく停止する．そのような系は，高い減衰系であるといわれる．

エネルギーの放射 Radiation of energy

　音叉の「くし」は，その固有振動数のときに，最大の力で，そして最も長く振動する．すなわち，音叉の固有振動数が200Hzで，100, 200, 300, 400, 500Hzの構成要素（合成音）を含む振動力によって動かされるとき，音叉の「くし」は，たとえ200Hzの構成要素が最も強くなくても，200Hzで振動する．音叉は200Hzの構成要素のエネルギーを吸収する．これを200Hzで共鳴するという．同じ理由で，固有振動数でエネルギーを吸収するものは何でも，その同じ振動数で最もエネルギーを発する．振動系は，それらの固有振動数で常に共鳴する！それらは，固有振動数以外の振動数では，あまりエネルギーを吸収しない．

振動する空気柱の共鳴周波数 Resonant frequencies of vibrating air columns

　ブランコと木のように，空気柱も自分自身の固有振動数をもつ．これは，オルガンのパイプが良い例である．もっと良いのは話し言葉メカニズムにおける声道である．単純な実験で，空気柱がどのように振動するかを示せる．

　ほとんど誰でも，細口瓶の口の向こうに息を吹いて，深い，柔らかい音を出したことがあるだろう．この音を**エッジトーン**とよんでいる．どんなに強く（限度はあるが）吹いても，瓶はたった1つの周波数でしか共鳴しない．瓶の中の空気分子は，呼気の力を強くすると大きく振動する可能性はあるが，急速に振動することはない．換言すれば，音は大きくなるが，決してピッチが高くなることはない．振動する空気柱は固有振動数をもつ．別の言い方をすると，瓶は固有振動数で共鳴する．水を加えると，空気柱は短くなり，共鳴周波数は上昇する．このように，振動する空気柱の共鳴周波数は，サイズと空洞の構造を調整することによって操作できる．

エッジトーンは，空気柱を振動させる1つの方法であるが，ほかにも方法がある．瓶を唇から1cmほど離して保持し，空気流を一瞬吹き込む（より適切な用語としては，両唇性のパフを行う）と，一瞬間だけ音が瓶の口で鳴る．この音のピッチは，それが一瞬であるにもかかわらず，空気柱がエッジトーンを出す方法で振動させられたときと同じピッチである．また，先の実験と同様，水を瓶に加えるとピッチは上がる．以前に言及したように，もしも振動する声帯ヒダを切り離して，その上に瓶を置くことができるなら，瓶の中の空気柱は声帯ヒダの上に置く前と同じ振動数で振動し，その振動数は声帯ヒダの振動数ではないのだということを知らないといけない．その意味は，声帯ヒダは振動して特定の振動数で空気の一団を放出するにもかかわらず，瓶の中の空気柱の振動数は単に瓶の長さと断面構造だけで決定されるということである．瓶の共鳴腔は，吹き付けられた一団の空気の中に含まれていたエネルギーの中から瓶の固有振動数に等しいものだけを吸収する．

空気柱は，声帯ヒダによって発せられる離散的な一団の空気によって，短時間だけ振動させられる．空気柱が振動させられる速さが声のピッチを決定し，空気柱が共鳴する周波数が声のトーンの質を決定する．このことは，一例として，安静時の声道断面積が維持される間，発話メカニズムが，可能なピッチの範囲の大部分で母音を出すことができることの理由である．

音声生成のソース・フィルタ理論
The source-filter theory of speech production

次の表現は，どんな固有の音素でも，その産生に関係する関数の記号的な方程式である：

$$|P(f)| = |U(f)| \cdot |H(f)| \cdot |R(f)|$$

口唇からのある距離での**音圧スペクトル** $P(f)$ は，音源によって生成される容積，速度，スペクトルの産物であり，換言すると音源の振幅対周波数の特性 $U(f)$，声の伝達特性 $H(f)$，口唇での放射特性 $R(f)$ の積である（ここでは口唇を通過する体積速度は音圧に変換されている）．垂直の棒は，私たちがこれらの関数の大きさだけに関心をもっているということを意味し，表記法 (f) は振動数の関数を意味する．

この表現は，ある意味で，音声波は，それが発せられると，1つ以上の音源に対する声道の反応であるという

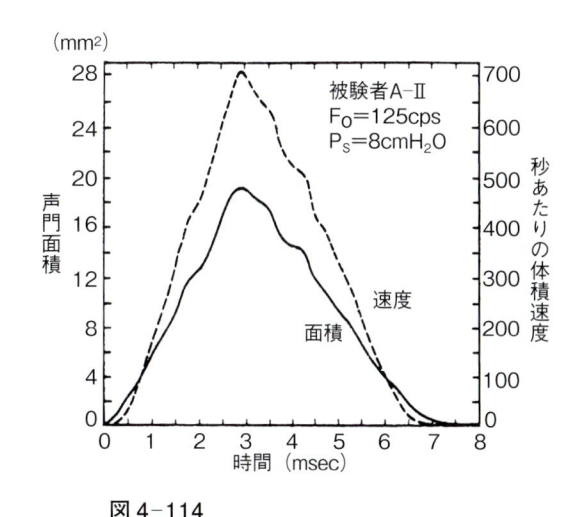

図4-114
声門面積と抽出された体積速度．（Flanagan, 1958 より）

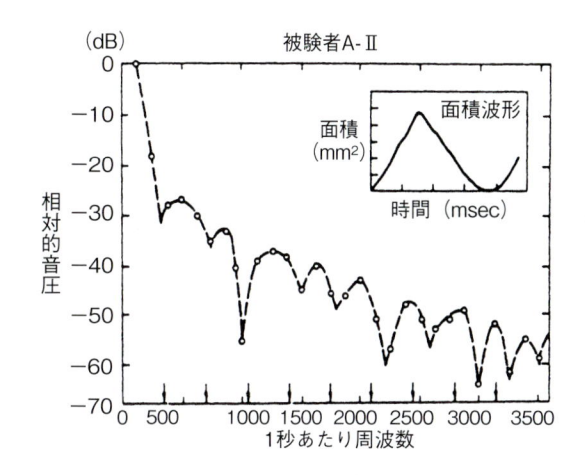

図4-115
声門面積曲線のための振幅スペクトル．（Flanagan, 1958 より）

ことを意味しており，この表現は，Fant (1970) によって詳述された音声生成のソース・フィルタ理論の基礎の大きな部分を構成している．

音源特性 Characteristics of the source

1958年，Flanaganは喉頭原音の特性を計算した．彼は，声帯ヒダ振動のよく知られている時間-声門面積グラフを用いた．資料は，発声の間の喉頭内部の超高速映画から得られた．私たちは，そのようなグラフを前の章でみた．声門下圧に関する正常データを使用し，Flanaganは声門面積関数から声門抵抗を計算した．翻ってそれは声門を通る気流（換言すると体積速度，すなわち私たちの方程式の $|U(f)|$）の指標となった．声帯ヒ

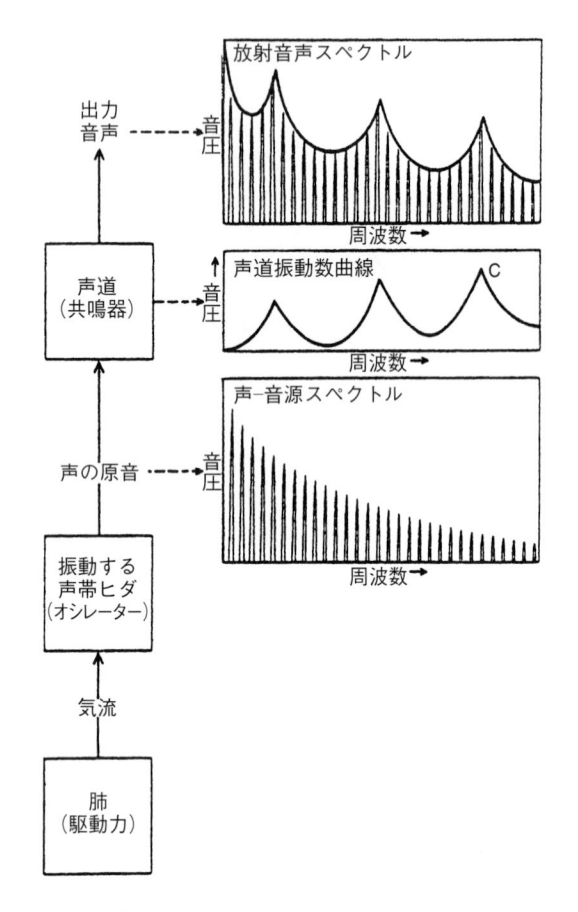

302　第4章　構　音

図 4-116
放射音声と喉頭での声のスペクトルの模式図.("The Acoustics of the Singing Voice" by Johan Sundberg. Copyright 1977 by Scientific American, Inc. より. 無断転載禁ず)

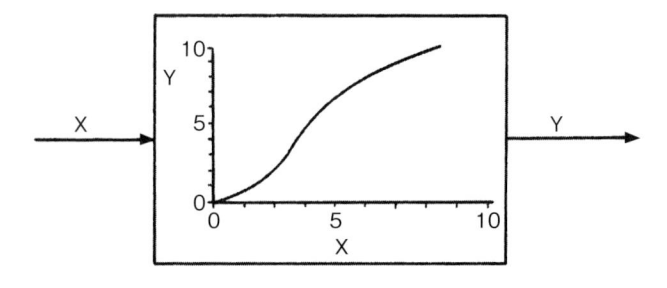

図 4-117
伝達関数の模式図. Y 値は, 箱内に示す伝達関数によって X の変化に対応して変化する.

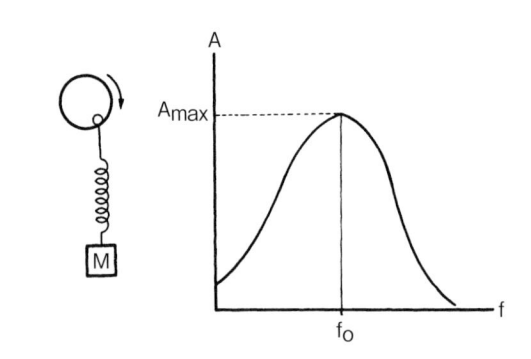

図 4-118
f_0 のときに最大振幅で振動する「おもり-ばね」振動装置. $f=f_0$ のときに, エネルギーの移行が最大になる.「おもり」-ばね振動装置の共鳴周波数は f_0 であり, 右のグラフはおもり-ばね振動装置の伝達関数を表す.

ダの振動の一周期の間の声門面積の変化と得られた体積速度の変化の曲線を図4-114に示す. 声帯ヒダの振動数は F_0 で, 声門下圧は P_s で表される.

図4-114の声門面積曲線での**音圧スペクトル**（振動数の関数としての音圧）の変化を図4-115で示した. このグラフによって, 喉頭音が複雑であり, それは声帯ヒダの振動速度によって決定される**基本周波数**とその倍音の総和から構成されることがわかる. すなわち, 部分音は基本周波数の共鳴音である. このように, 声帯ヒダが1秒につき100回振動することによって喉頭で作られる雑音は, 100Hzの成分と100Hzの倍数の成分が合成された音を含む. すなわち, 100, 200, 300, 400Hzの成分が雑音の中に含まれる. 加えて, 部分音（和声）の振幅は, 1オクターブにつき約12デシベルの割合で減少する. これが, 喉頭で生成される**音源スペクトル**である. これが,

おおかたの話し言葉を作る原料（喉頭原音）となる. 図4-116で示される声の音源スペクトルの概念図は, ある意味で, ソース・フィルタ理論の絵画的表現といえる. 周波数が増加するにつれて, その多くの和声の振幅は一様に減少する. このグラフは, ヒトの声音の音源スペクトルを表す.

声道の伝達関数 Transfer function of the vocal tract
　ソース・フィルタ方程式における3つの因子のなかで, 声道の音響特性が, 声音間に認められる相違に最も直接的に関連する. 私たちは, この因子を声道伝達の周波数選択性利得関数 frequency-selective gain function であるとし, これを私たちの等式の $|H(f)|$ と同一視している. これは声道の伝達関数として知られている.

　伝達関数は, 図4-117で例示される. この図では, X が箱に入り, Y が箱から出ていくことが示されている. 箱の内部に設置された機能に従って, Y は X に関連づけられる. **共鳴曲線**とは, 共鳴器の伝達関数を図示した

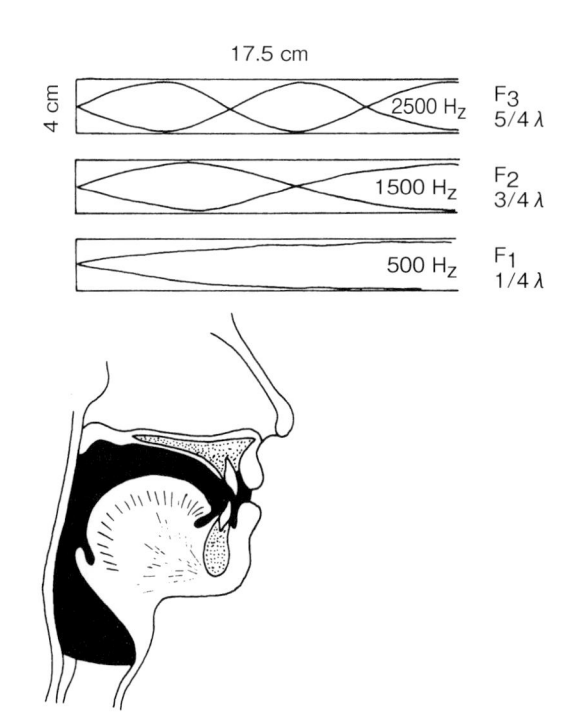

図 4-119
声道が，一端で閉じられた，長さ 17.5 cm で，一定の断面積をもつ管として示されている．第 1 共鳴周波数は，管の全長の 4 倍の波長をもち，残りの連続する共鳴周波数は，第 1 共鳴周波数の奇数倍の波長をもつ．

ものといえる．「おもり-バネ」式の振動体を図 4-118 に示している．バネの上端は，速度が変えられるクランクに固定されている．**おもり M** が変位した後に放出されると，バネは固有の**共鳴振動数** f で上下動する．さてここで，クランクを振動数 f で回転させてみる．もしも f がゆっくりと変化するなら，おもりの**振幅 A** は変化して，$f=f_0$ のときに振幅は最大値 A_{max} に達する．おもりは，クランクの振動数 f で振動することを強いられ，$f=f_0$ であるときに，最大エネルギーが生じ，振幅はその最大値に達する．これが**共鳴**である．そして，**図 4-118** のグラフは「おもり-バネ」振動体の**伝達関数**を表す．声道の共鳴曲線は，声道の伝達関数を表す．

声道—単調な構造の管

声門から口唇までの声道を測定すると，それは均一な構造の管に近いことがわかる．すなわち，声道の断面積は，全長を通じてかなり均一である．ちなみに，声道の全長は，平均して成人男性で約 17.5 cm，成人女性で 14.7 cm，幼い小児で 8.75 cm である．

われわれの単調な管が咽頭上部で 90°屈曲するという事実は，音響上の見地からはまったく意味をもたない．このことは，声道が，平均 17.5 cm の長さをもつ単調で，一端が閉じられている管として扱えることを意味する（**図 4-119**）．必ず，声道は一端が閉じられた管として扱われなければならない．その理由は，口唇の開口部ではまったく抵抗がないけれども，声門で高い抵抗があるためである．

一端が閉じられた管は，管の全長の 4 倍の波長をもつ波の振動数に最もよく共鳴し，最もよくエネルギーを吸収する．長さ 17.5 cm の管の一端が閉じられている場合，第 1 共鳴周波数の波長は 70 cm である．もしも音速を 340 m/sec（室温）としたとき，共鳴周波数は，**基本的な波動方程式**によって与えられる．

$$f = \frac{V}{\lambda} = \frac{340 \mathrm{m/sec}}{70 \mathrm{cm}} = 485.7 \mathrm{Hz}$$

ここに提示した声道モデルでの第 1 共鳴周波数は 485.7 Hz と計算される．一端が閉鎖され，他端が開放されている管では，最も低い共鳴周波数の奇数倍の振動数で共鳴する．もしも概算的に第 1 共鳴周波数を 500 Hz にすると，第 2 共鳴周波数は 500×3（1,500）Hz で，第 3 共鳴周波数は 500×5（2,500）Hz となる．声道は，このような共鳴振動数を 4～5 個もつが，与えられた母音の同定には，最初の 3 つの共鳴周波数だけは特定される必要があり，それら 3 つを**フォルマント**とよんでいる．フォルマントは，声道での空気圧の定常波の振動数と一致する．

フォルマント周波数（レゾナンス）
Formant frequencies（resonances）

音源スペクトルの特定の部分音の周波数がフォルマント周波数に近いほど，口唇での音の振幅はより大きくなる．音源での部分音の周波数がフォルマント周波数と同じである場合に，口唇で発される音の振幅は最大になる．

例えば，声門音が 100 Hz の基本周波数をもつと仮定しよう．声門のスペクトルの和声は 100 の倍数になり，第 5 の倍音は 500 Hz の周波数をもち，第 15 は 1,500 Hz というような周波数をもつ．この声門音の倍音は，正確に声道モデルのフォルマント周波数に一致する．もしも基本周波数が 120 Hz なら，第 5 の倍音は 600 Hz の周波数，第 13 では 1,560，第 21 倍音の周波数は 2,520 Hz の周波数をもつ．これらの周波数は十分に声道のフォルマント周波数に近いため，これらの周波数の音も強化されるが，フォルマント周波数に正確に一致した周波数ほど

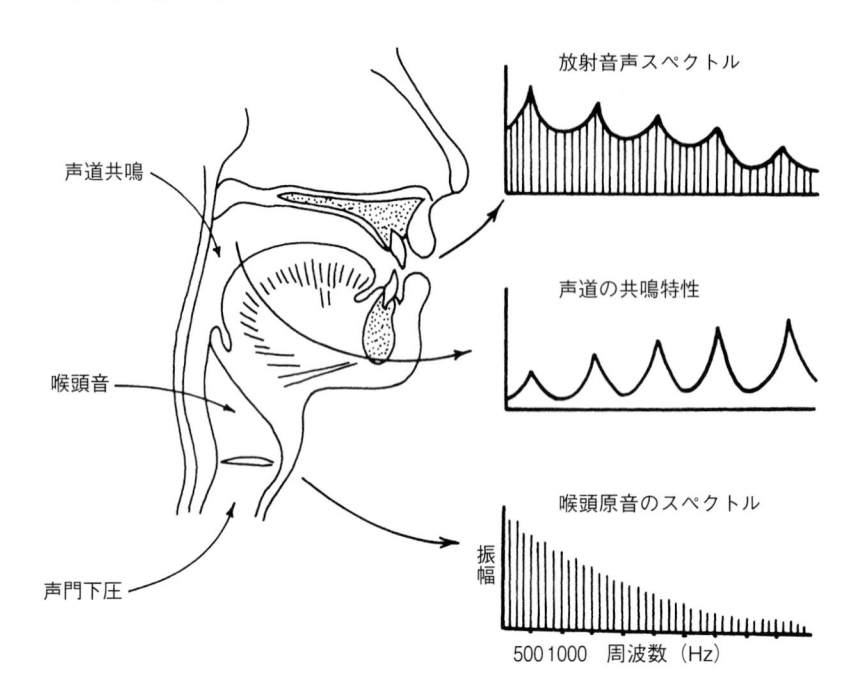

図4-120
中舌位母音を出している人のX線写真のトレース：喉頭原音のスペクトルと声道の音響反応特性（伝達関数）のスペクトル．放射された母音のスペクトルを最上図で示す．

ではない．

Sundberg（1977）が述べるように，「明確な声音を表出するのは，音源の周波数包絡のこの動揺にある：すなわち，特定のフォルマント周波数は包絡線上のピークとして放射音声スペクトル上に現れ，これらのピークが特定の音の特徴を示す．」

声道の絞扼の効果

共鳴またはフォルマント周波数は，声道の形状と長さによって決定される．声道が長くなるにつれて，すべてのフォルマント周波数は小さくなり，短くなるにつれて，周波数は大きくなる．その結果，最も高いフォルマント周波数は小児で，最も低い周波数は成人男子で，これらの中間に女性の周波数があると考えられる．

声道は複雑な管である．主に咽頭と口腔から構成され，ときに鼻腔も加わることがある．君たちは，声道が，声門スペクトルの部分音のいくつかに共鳴する（すなわち増強する）ことを知った．声門音は，声道の断面形状によって修飾される．中母音を出している人の側方X線像を図4-120で示す．予測される喉頭原音のスペクトルと声道の共鳴特性によって修飾された後の声門音スペクトルも示す．

声道断面積の変化も，個々のフォルマント周波数を移動させる．さまざまな声道形状の概略図を，いくつか図4-121に示し，表出された母音のスペクトルも一緒に示す．一般的にいって，顎を開けると，声道の形状は声門近辺での形状に近くなり，声道は開いている口の位置まで広がる．これは，最も低いフォルマントである第1フォルマント（F_1）の周波数に影響し，顎を開けると上昇する傾向がある．第2フォルマント（F_2）は，特に舌背の形状の影響を受け，第3フォルマント（F_3）は，舌尖の位置の影響を受ける．

私たちの知識だけで，声音を出すのに必要な声道の調整様相についてはかなりうまく表現できる．例えば，音声学者は，かなり特異的な舌位置が特定の母音の生産に関係しているということを以前から知っていた．舌は著しく変形しやすく，口腔内の多くの構造に接触するので，舌位について適切に説明するのは非常にむずかしい．実際，母音生産時の舌の形状は，その大まかな位置と口唇の丸めの程度とともに明らかにすることによって記載される．

放射抵抗 Radiation resistance

音声生成に関するソース・フィルタ理論の等式についての解説を完成するためには，口唇での放射特性 $|R(f)|$（口唇を通過する容積速度が音圧パターン（話し言葉）に変わる）を考慮する必要がある．空気粒子の移動は，高い音圧のほうが低い音圧のときよりも大きくなる．このことは，空気粒子の移動が，声門音スペクトルの低い周波数の音において，高い周波数の音より大きくなることを意味している．口唇で呼気圧により音波が放射される

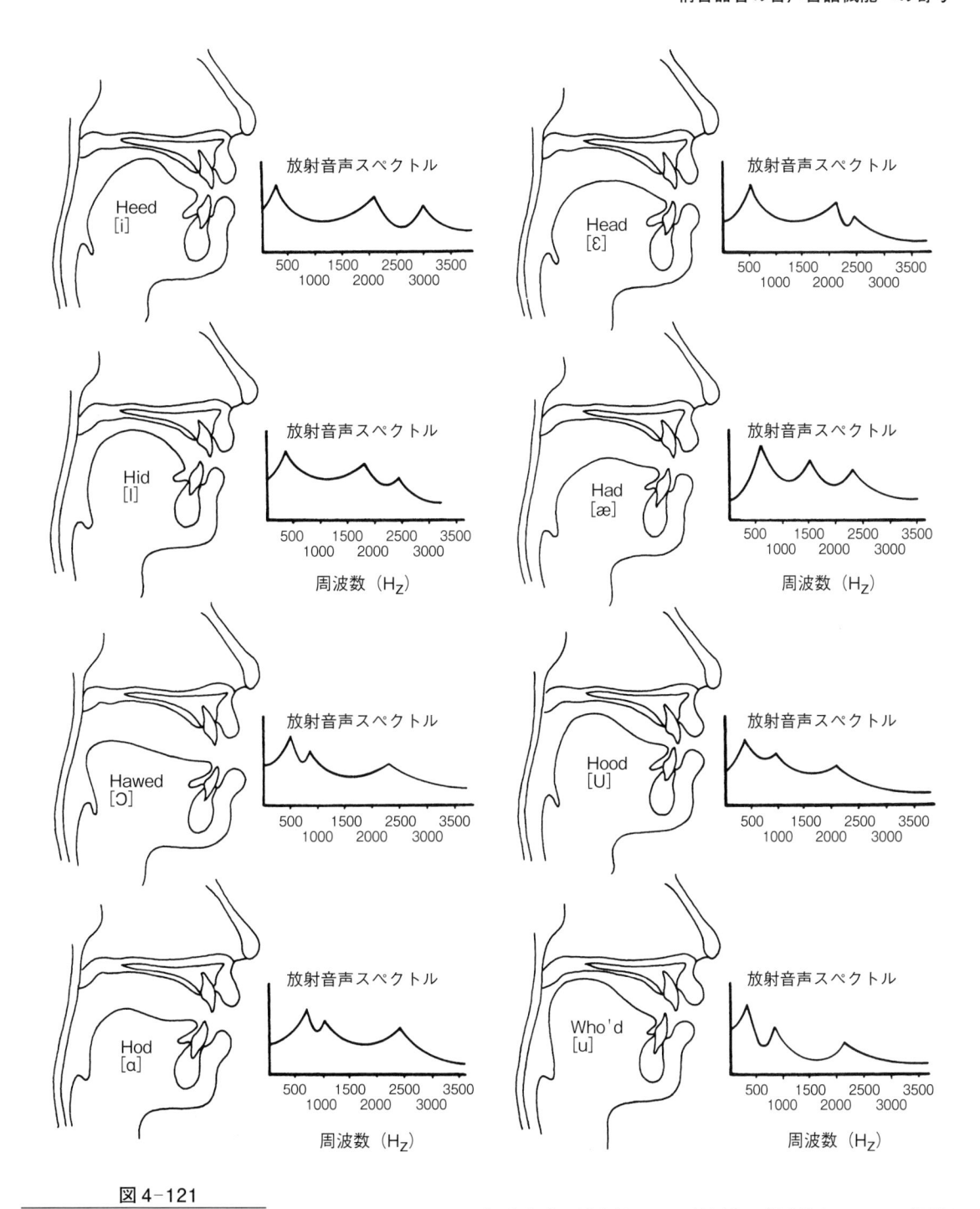

図 4-121
単語 "heed, hid, head, had, hod, hawed, hood, who'd" 発音時の母音部での X 線写真の部分的トレース. 放射された母音のスペクトルを図示した.

と，低周波で大きく移動した空気粒子の運動は，呼気圧による波が興奮させた空気による大きな抵抗を受ける．これは高周波でわずかな移動しかしない空気粒子の運動に対するよりも大きい．放射抵抗は，1オクターブにつき約6デシベルの割合で，低周波音に抵抗するので，高周波音を「好む」ことになる．放射抵抗の結果は，声門原音でのスペクトルの傾斜角が12デシベルであるのに，放射された声では1オクターブにつき6デシベルの傾斜になるということである．

306　第4章　構　音

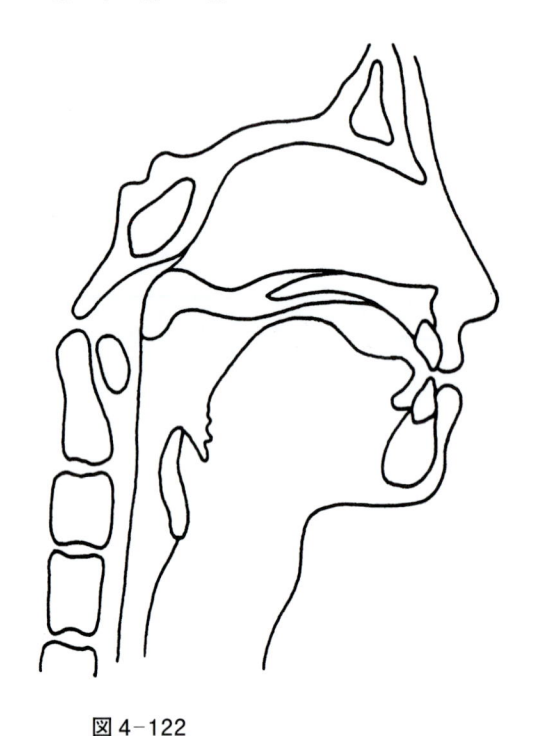

図 4-122
母音［i］表出時の舌位置の模式図.

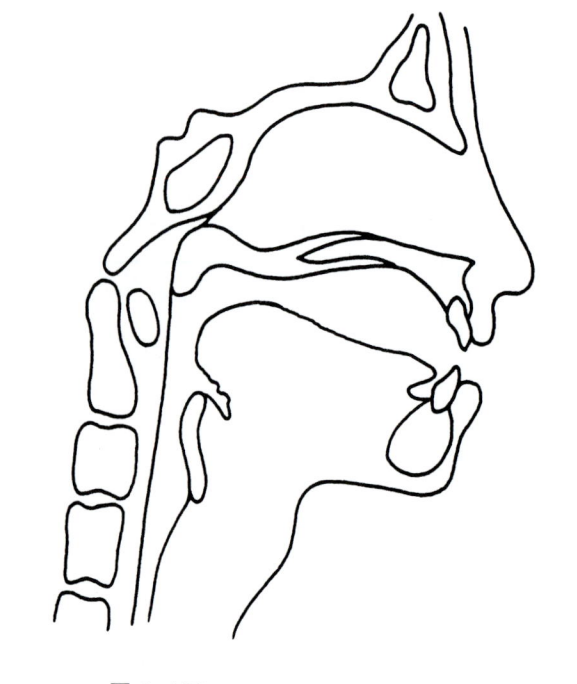

図 4-123
母音［ɑ］表出時の舌位.

母音 Vowels

分　類

　母音生産のための声道の修飾には，構音動作の4つの因子がかかわる．それら4つの因子とは，主たる絞扼の部位，絞扼の程度，口唇の丸めの程度，筋緊張の程度である．

　基本母音 Cardinal vowel　　発音時の舌の位置は，舌体の最も高い点の位置で定義される．舌位を，何かの参照点なしに，高，低，前，後，より前と述べることはむずかしい．Denes and Pinson (1963) は，発音時の舌位は，基本母音での舌位と比較することで，しばしば記述されると述べている．基本母音とは，使用される言語を問わず，知覚上の音質が実質的に同じものである一組の母音のことである．それらは，一組の標準的な参照音を構成し，その音質はどんな固有の言語でも，独立して定義される．話者に関するX線的研究では，かなり予測可能な舌位が基本母音の特性に関係していることが示され，その結果，基本母音の舌位と他のすべての母音の舌位を比較することが共通になった．

　合理的な範囲で，舌をかなり高く，前方に位置させ，ただし，舌尖で口蓋を触れずに（**図 4-122**）出した母音

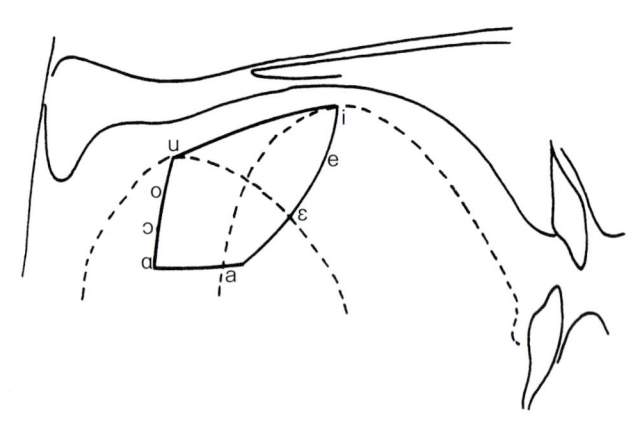

図 4-124
主要な母音構音時の相対的舌位．母音の構音運動の範囲を実線で示す．閉鎖時，舌背や前舌の形状は点線で示した．

は［i］であると認識される．一方，もし舌を口腔内で逆の位置に極端に移動させて，すなわち，低く後方に移動させた場合（**図 4-123**）には，母音［ɑ］として認識される．全部で，8つの基本母音がある．それらの相対的な生理学的位置は基本母音図としてしばしば示される（**図 4-124**）．

　基本母音は，母音産生時の舌位の生理的限度を記述するのに役立つ；私たちが産生できる母音はすべて，基本

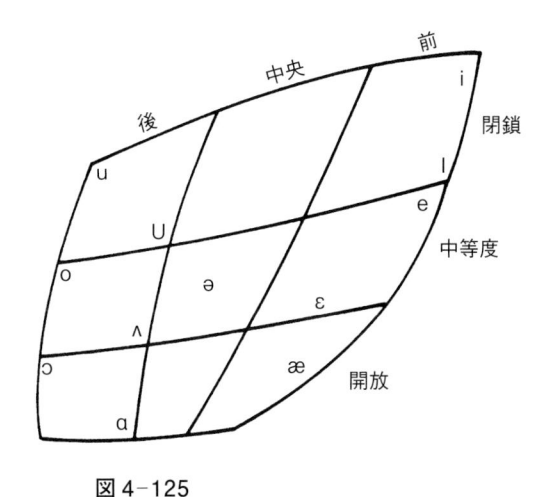

図4-125
母音四辺形によって表される英語母音の舌位.

母音図に示される範囲のなかに入る.

母音四角形 Vowel quadrilateral　伝統的な母音三角より望ましい母音四角形を図4-125に示す．英語では，基本母音と関連させて，これは一般に母音の構音位置として認識されている．

母音は，口蓋との関係で分類されることもある．通常の母音産生時に，舌が高く口蓋に近いとき，発声される母音は狭母音 closed vowel とよばれ，舌が口底まで引き下げられ，低くなったときに，母音は開放母音 open vowel という．母音四角形の中央近くに舌を置いて出された音は，中母音または中間母音とよばれている．

舌の構音位置は，口腔の前方や後方ということもある．例えば，母音［i］は，**閉じた前舌母音**で，［u］は**閉じた後舌母音**である．一方，［æ］は，開いた前舌母音であり，［ɑ］や［ɔ］は開いた後舌母音である．口唇の丸めや筋緊張も，母音を分類するのに用いられる．

口唇の丸め Lip rounding　いくつかの母音は，口唇を比較的横に広げた状態で表出される．team での［i］, miss での［I］, said での［ɛ］, bad での［æ］が，若干の例である．これらは, hawk での［ɔ］, coat での［o］, wood での［U］, soup での［u］のように，丸めた口唇での母音とは対照的である．

筋緊張 Muscle tension　加えて，いくつかの母音では，産生時に他の母音よりも筋活動を高める必要がある．ただし，その機構はまだ明らかにはなっていない．このことは，**緊張-弛緩**の相違をもたらし，絞扼部位，絞扼の程度，口唇の丸めの動作については，ほとんど同じである母音同士を区別するのに役立つ可能性がある．例え

ば，母音［i］は緊張した母音として分類され，その生理学的，音声学的に近いとされる［I］は弛緩した母音である．かなり同じことが，［e］（緊張性）と［ɛ］（弛緩性）にもいえ，同様に［u］と［U］もそうである.

他の因子が，緊張-弛緩特性に関係する可能性がある．それらのうちの1つは表出時間である．緊張性の母音は表出時間が長く，同時に，それらは，近い関係にある弛緩性の母音よりも音響的に強力である．

二重母音 Diphthongs　母音に非常に類似した声音の群があり，それは二重母音とよばれている．それらは，ときに，2つの連続的な母音の混じりあったもので，同じ音節内で発音されると記述される．すなわち，その音節の表出は，構音器官が1つ目の単一の母音の位置をとることで始まる；その後，次のもう1つの母音の位置に向かって，滑らかに移動する．その移動運動は，2, 3, またはより多くの母音にまたがる可能性がある．

母音構音

図4-120に，中母音産生時の声道の概略を示す．以前に示したように，声道形状は等価の単純な共鳴器モデルによって表すことができる．声門原音の和声の振幅を，周波数（**声門スペクトル**）の関数として，右側に示す．声道の伝達関数を示す**音響反応曲線**を中段に示し，最上段に放射音声の**サウンドスペクトルグラフ**を図示する．喉頭**原音**の倍音は，125Hz（125Hzの声帯ヒダの振動率を意味する）ごとに示される．全体として，放射される母音スペクトルには，5つの例外を除いて，音源スペクトルと同じ波形をもつ：その例外が，**スペクトル・ピーク**であり, 500, 1,500, 2,500, 3,500, 4,500Hzにある．それらは，声道のフォルマントを表すが，スペクトル・ピークについて話す際，それらを「フォルマント」とする傾向があるが，完全に正しいというわけではない．フォルマントとは，声道特性のことである．どんな母音でも最初のフォルマントを第1フォルマント（F_1），二番目を第2フォルマント（F_2），三番目を第3フォルマント（F_3）としている.

声道は，声門原音での共鳴音の周波数には影響を及ぼさず，むしろ，声道の固有振動数に一致するかほとんど一致する共鳴音の振幅を増強する．声道を一定の形状に維持しながら，異なる基本周波数で発音すると，声門原音の共鳴音の分布の様相は変化するが，今産生されている母音のスペクトル・ピークの周波数は同じままである．音源の特性の変化は，声道の伝達関数を変化させない．

図4-126

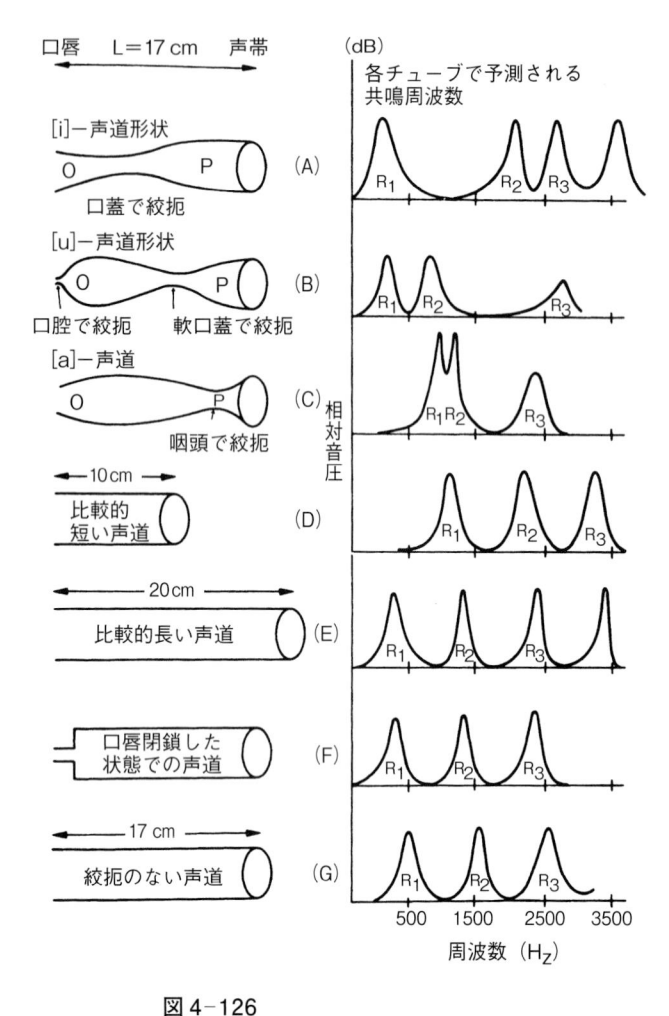

声道のフォルマント分布パターン．声道長と狭窄部位の相違によってパターンが異なる．(G)は，中間母音でのフォルマント分布を示す．(Daniloff, Schuckers, and Feth, The Physiology of Speech and Hearing : An Introduction, Prentice Hall, Englewood Cliffs, N.J., 1980 より)

母音は，それ自身がもつ固有のエネルギー分布やスペクトルによって特徴づけられ，その特徴は声道断面積や声道長の特性が影響する．音響特性の変化は構音器官によって伝達される．構音器官の動きが生じるのでフォルマント分布がどうなるかについては，ある程度まで，予測することができる．母音生産のための主要な構音器官は，舌，顎，口唇である．そして，声道長は喉頭の動きによって変化する．

もしも，2つ以上の種類の母音をもとうとすると，単純な共鳴器モデルではなく，もっと複雑なモデルにならなければならない．私たちのモデルで，管の異なった部分の直径と長さをさまざまに変えると，フォルマント周波数の位置を変えることができる．図4-126で模式的に示したこのような変化は，口唇を丸く突出した状態，舌の形や位置の変化，下顎の位置の変化による声道断面積や声道長の変化を示している．

私たちの構音器官には操作できる物理的パラメータが3つある：声道の長さ，声道の長軸に沿った絞扼位置，絞扼の程度である．

声道の長さ Length of the vocal tract　君たちは，以前に，第1フォルマント周波数が，管の全長の4倍の波長をもつということを知った．このことが，成人女性の声道フォルマント周波数が，成人男性の声道フォルマント周波数より高い理由である．フォルマント周波数は，声道の長さに反比例する．

声道の絞扼 Constrictions of the vocal tract　声道の絞扼程度もフォルマント周波数に影響を及ぼす．声道のいかなる絞扼でも，F_1を低下させる原因となり，絞扼が強ければ強いほど，F_1の低下は著しいということは興味深い．一方，F_2周波数は，後舌領域での絞扼によって低下し，その絞扼がより大きければ，よりF_2低下は著明である．

君たちは，どんなフォルマントも，声道上のある特定領域の特性によって変化するのではないということを知り始めただろう．すなわち，F_1は咽頭に，F_2は奥舌領域での口腔に「属している」ということはできない．その例が，今，私たちが知った，F_1は声道のどのような部位での絞扼によってでも低下し，F_2は奥舌領域の絞扼によって低下するということである．しかしながら，前舌領域での絞扼はF_2周波数を上昇させ，同時にF_1周波数を低下させる．

声道長の増加 Increasing length of vocal tract　同じことが，口唇を丸めたり，喉頭を低下させることでもいえ，それらのいずれもが声道の有効長を増加させ，フォルマント周波数全部が低下する（Lindblom and Sundberg, 1971）．口唇の突出は，約1cm声道の有効長を増加させ（Fant, 1970；Perkell, 1969），それはF_1の周波数を約26Hz減少させる．このわずかな周波数の変化は知覚上の重要な意味をもつ（Falangan, 1955）．

加えて，喉頭は発話の間，2cmも上下動し（Perkell, 1969），それにより声道の有効長は増減する．その結果，F_1周波数は，それに伴って50Hzも変動する．

これらの運動動作（口唇突出や喉頭位置の変化）は，舌の「伝統的な」発語動作を伴い，一見矛盾するような，少なくとも予測できないような方法で，声道の音響特性を調整している．換言すれば，発話は高度に個人ごとに

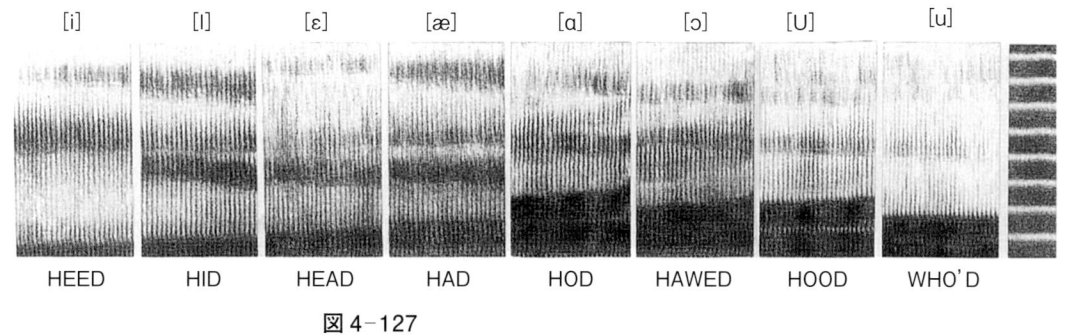

図 4-127
図 4-121 と同じ一連の単語発音時の母音の音響分析結果の抜粋.
右のおのおのの灰色の棒の中心は，500Hz ごとの区切りである.

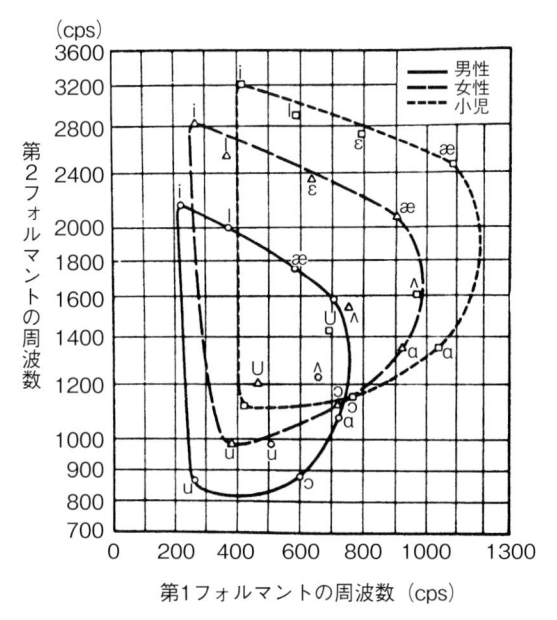

図 4-128
男性，女性，小児で，母音の第 1 フォルマント周波数に対する第 2 フォルマント周波数をプロットした図.（Peterson and Barney, 1952 による）

特化した作業の結果であり，ある程度，その過程は個人ごとに特異的である．私たちは，発話が不変の運動動作によるものであるとの概念はもってはならない(Ladefoged, et al., 1972)．

スペクトログラフ音響分析　図 4-121 は，heed, hid, head, had, hod, hawed, hood, who'd という単語中の母音表出時の，被験者の X 線動画の部分的トレースと各母音のスペクトルを示したものである．**図 4-127** は，同じ単語での母音のサウンドスペクトル分析の結果の抜粋である．heed, hid, head, had では，F_2 が下がり，F_1 は上がる．図 4-121 の X 線画像のトレースを調べると，舌が絞扼している領域での声道断面積の変化がみられるため，それでフォルマント分布の変化が説明できる．

第 1 フォルマント周波数と第 2 フォルマント周波数の関係を図式的に表示する方法が，母音産生時のある種の生理学的な大きさを示せるように用いられている．1948 年に Joos は，Potter と Peterson 同様，第 1 フォルマントの周波数を第 2 フォルマントの周波数に対してプロットすると，そのグラフが，従来の母音線図を 45°右に回転したグラフになることを示した(**図 4-128**)．周波数の尺度が 1,000Hz 以下では線形で，1,000Hz より上では対数である点に注意しなさい．それは，音の周波数とピッチの判定結果の関係に近い (Koenig, 1949)．フォルマント周波数は女性のほうが男性より高く，小児のフォルマント周波数はどちらの成人よりも実質的に高い．しかしながら，周波数の違いは，声道全体の大きさに単純には相関しない．Fant (1973) は，その相違が，口腔長に対する咽頭長の比率が男性が女性より大きい傾向があることに帰した．

一般的なアメリカ英語での母音　母音産生に関する話題から離れる前に，普通のアメリカ英語の母音は，声道の声帯ヒダの興奮だけによって産生されることを付け加えておきたい．通常のスピーチで母音が産生される間は，声道自体は比較的一定の構造を保持する．文章会話の間，二重母音の場合では母音が子音や他の母音に入り込む可能性があるので，短時間に母音が移行したフォルマントのシフトが生じるので，声道構成が，比較的安定していたり，外れたりするのは驚くべきことではない．

母音のもう 1 つの特徴は，通常，実質的な口腔と鼻腔の間が連続した状態では発されないということである．声道と鼻腔の過剰な接続状態は，音声の鼻音化になる．

第4章 構音

表4-5
母音

狭窄程度	舌隆起の位置		
	前	中央	後
高度	[i] eve	[ɝ] bird	[u] boot
	[I] it	[ə] over	[U] foot
中程度	[e] hate	[ʌ] up	[o] obey
	[ɛ] met	[ə] alarm	[ɔ] raw*
軽度	[æ] at		[ɑ] father

*この母音は低-後舌位母音として図4-125に示すように分類される.

子音 Consonants

母音と子音の比較

これまで君たちは，喉頭レベルでの気流抵抗の結果や母音産生について扱ってきた．ここから私たちは，舌，口唇，顎運動によって声道上に生成される絞扼や気道抵抗についても検討しよう．

子音は，声道の閉塞によって生理学的には特徴づけられるが，構音点，構音方法，有声か無声かによってしばしば述べられる．子音は，しばしば，絞扼性の話し言葉の動作であるともいわれるが，ほとんどの母音も，ある程度の声道の絞扼による特徴をもっている．Flanagan (1965) は，母音が **tongue-hump-position**（舌の隆起の位置）/**degree-of-constriction**（絞扼の程度）に従って分類できるとした．**表4-5** において，各母音は，母音を含むキーワードで示される．これは，以前に述べた**閉鎖-開放／前-後型の仕組み close-open/front-back scheme** とは似ていないが，声道の絞扼は説明必要な相対的な用語であるという概念は強調されなければならない．

子音はしばしば音節の始めや終わりにくるため，子音が会話中の話し言葉全体で約62％を占め，母音が約38％である．これは，母音1音につき子音約1.5音発声していると考えることができることを意味する．子音は，母音よりも多くの「情報」をも伝える．すなわち，2つの単語の間の意味の相違は，母音間の相違よりも，子音間の最小の相違のほうが，より頻度高く伝達される．

子音は，母音より絞扼性が高いだけではない；それらは，母音よりもっと速く，一過性である発話の質の大部分を説明できる．

子音の分類

図4-129や子音分類図（表4-6）でわかるように，構

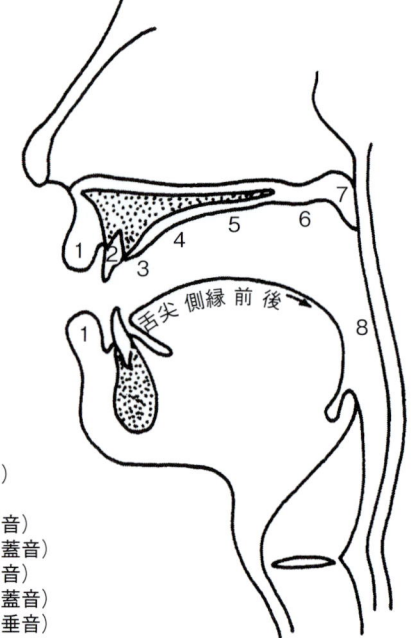

1. 口唇（口唇音）
2. 歯牙（歯音）
3. 歯槽堤（歯槽音）
4. 硬口蓋（前口蓋音）
5. 硬口蓋（口蓋音）
6. 軟口蓋（軟口蓋音）
7. 口蓋垂（口蓋垂音）
8. 咽頭（咽頭音）

図4-129
構音と構音点を示す頭部矢状断面図．

音部位は，口唇（口唇音や両唇音），歯茎（歯槽音），硬口蓋（口蓋音），軟口蓋（軟口蓋音），声門（声門音）である．**構音法**は，子音が音節の初めか終わりにあるときの絞扼の程度を示す．例えば，閉鎖が完全な場合，子音は**破裂音 stop** とよばれる；不完全なら，子音は**摩擦音 fricative** とよばれる．若干の子音では，持続性の音として出され，**継続音 continuant** と称される．空気が完全に遮断された後，充満した空気が聴覚的に聞こえるほどに開放されるとき，その子音が**破裂音**とよばれることもある．他の例では，完全な閉鎖の後に，かなりゆっくりと充満した空気が開放されると；破裂音が摩擦音として開放される．そのような子音（[tʃ] や [dʒ]）は，**破擦音 affricate** とよばれる．Carrell and Tiffany (1960) は，破擦音は，空気が開放される間の変位や変化に依存せず，単純な破裂音＋摩擦音という組み合わせの音とはみなせないと強調している．

滑音 glide とよばれている他の音は，構音器官の迅速な動きによって産生され，雑音成分は，破裂音や摩擦音ほど顕著でない．滑音の例としては，[w]，[j]，[r] がある．**流音 liquid** [r] や [l] は，舌が挙上する方法で産生されるため特徴的な子音である．流音 [l] は，呼気流が舌の側縁の周りを多少自由に流れるので，**側音 lateral** ともよばれている．

表 4-6
構音点と構音法による英語子音の分類

構音点	破裂音 無声	破裂音 有声	摩擦音 無声	摩擦音 有声	鼻音 無声	鼻音 有声	滑音と流音 無声	滑音と流音 有声
唇	[p]	[b]				[m]	[hw]	[w]
唇舌			[f]	[v]				
歯			[θ]	[ð]				
歯槽	[t]	[d]	[s]	[z]		[n]		[l]
口蓋	[tʃ]	[dʒ]	[ʃ]	[ʒ]				[j] [r]
軟口蓋	[k]	[g]				[ŋ]		
声門			[h]					

滑音や流音は，母音か子音として使われるので，ときに**半母音 semivowel** とよばれている．ある音声語環境のなかで，それらは音節として扱われ，結果として母音として用いられることもあり，一方，他の語環境では，それらは音節の開始や終了を担い，それゆえ子音として機能することもある．

有声 Voiced/無声 Unvoiced 子音が振動する声帯ヒダで産生されると，有声音とよばれる．それらの主要な振動の発生源は喉頭であり，声道上のどこかでの二次的な絞扼が雑音を生成している．その放射は口からである．十分に口腔内圧が高まり，乱流が生成される場合，この音源は騒音源といわれ，子音は無声音になる．しばしば，規定の構音動作が，有声か無声かの相違しかない一対の子音に関係する．対になった「関連する」子音の一組は，**同族音 cognate** とよばれている．有声の [b] と無声の [p] は，同族の一組を構成し，他の例としては [s] と [z]，[f] と [v] がある．

破裂音 Stops 破裂性子音は，声道内の数箇所が完全に閉鎖されることによって生じる．呼気が放出されて閉鎖部の後方で呼気圧は上昇を続け，構音器官が衝動的な動きで閉鎖部を開放して，非常に急速に空気が開放（破裂）されることで破裂音が生じる．**表 4-6** で示すように，破裂音の構音は，[b] や同族の無声音である [p] の構音は口唇で，[d] と [t] のペアでは歯槽と舌で，[g] と [k] では口蓋と舌で産生される．

破裂音の表出は，発話機構全体の統合性に依存している．構音器官は，生成される口腔内圧に対抗するために，確実に，しっかりと接触する必要がある．口腔内圧の上昇は，十分な口蓋帆咽頭閉鎖強度を必要とするが，発話中に生成される口腔内圧は驚くほど低い．1967 年，Arkebauer, Hixon, Hardy は，口腔–咽頭腔に留置されたポリエチレン管によって，特定の子音産生時の口腔内圧を測定した．成人と小児の両方について調べた．ほ

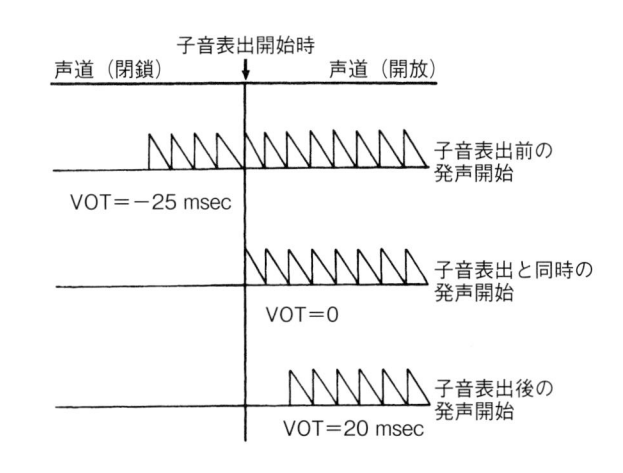

図 4-130
音声表出準備時間 voice onset time の略図．
上図：発声の開始は子音の放出前 25msec であるので，VOT は -25msec である．
中図：発声の開始は子音の放出時であるので，VOT は 0 である．
下図：発声の開始は子音の放出後 20msec であるので，VOT は +20msec である．

とんどの子音での口腔内圧は 3～8cmH$_2$O の範囲であった．加えて，無声音での口腔内圧は，有声音よりかなり高いとわかった．これは，もちろん，声帯ヒダ前後での圧の低下，換言すると**喉頭上下での差圧**を反映している．

[発音準備時間 Voice-onset-time（VOT）] 表出された破裂音が有声音か無声音かを明確にすることは，困難を伴うものである．有声音も無声音も，極短時間の完全な沈黙を伴って生じる．破裂音が母音–子音–母音（VCV）配列の中央で生じるとき，有声音と無声音の実際の差異を確認するのは困難である．

[定義] 発音準備時間 voice-onset-time（VOT）とよばれている現象は，子音—母音（CV）や母音—子音—母音（VCV）環境での有声音と無声音の明確な区別をするた

めの重要な指針であるかもしれない．発音準備時間（VOT）は，破裂子音の構音運動の過程上の呼気破裂時刻と直後の即時の声帯ヒダ振動の開始時刻との間の時間的間隔のことである．この時間間隔は，**呼気開放時刻の瞬間**を参照時（t=0）として用いて測定される．すなわち，呼気開放時刻より前の時刻での喉頭振動の開始は，**負符号のVOT**値となり，呼気開放時刻より後の喉頭振動開始は正の符号のVOT値を与える．**図4-130**に示す．一般的にいって，VOTが25msec以上である場合，音素は**無声**であるとみなされる．VOTが約20msec未満の場合，それは**有声**であるとみなされる（Stevens and Klatt, 1974）．有声破裂音のなかには，発音前あるいは負の符号のVOT値で表出される．有声音と無声音の間を区別するためのVOTの臨界値は，20〜25msecの間にある．このことは，VOTが，有声音と無声音の間を区別するための唯一の手がかりではないことを示唆している．この研究は，構音点が歯茎から軟口蓋まで移動するにつれて，VOTは増加することを示した．

　Hoit et al.（1993）は，VOTが肺気量に依存することを示した．VOTは，ほとんどの場合，大きな肺気量でより長く，小さな肺気量ではより短かった．喉頭挙動の指標としてVOTを用いるとき，彼らの所見は肺気量を考慮に入れる必要性があることを示唆している．

[普遍性 Universality]　知覚的なキューとしての発音準備時間（VOT）は，ほとんど普遍的な言語学の現象であるようである．Lisker and Abramson（1964）は，発音準備時間（VOT）が，異なる11の言語では，有声音と無声音を区別するための適切な手がかりになることを指摘した．彼らは，VOTが構音方法に対しても感受性があるとも報告している．例えば，軟口蓋音は，一貫して長いVOTをもち，これは口唇音や舌尖音もそうである．

[声を区別する他の因子 Other aspects of voicing distinction]

　しかしながら，初期には，発音準備時間（VOT）についての研究者でさえ，破裂音の開始時と発声開始時の間の時間間隔だけでは，音声の区別はできないとしていた（Klatt, 1975）．この意味は，複雑な発声開始時の特性に関する他の聴覚的因子も考慮されなければならないということである．

　声門が破裂後も開放されていると，声門上腔で非周期的な励起が生じて雑音が発生する．換言すれば，無声子音は**吸収**されて聞こえなくなる．英語では，少なくとも，声が聞こえるときにはそのような吸収はなく，また吸収

表4-7
摩擦子音

構音点	有　声	無　声
唇	[v] vote	[f] far
歯	[ð] then	[θ] thin
歯槽	[z] zoo	[s] see
口蓋	[ʒ] beige	[ʃ] she
声門		[h] how

表4-8
滑音と流音

構音点	有　声
口蓋	[j] you
唇	[w] we
口蓋	[r] red
歯槽	[l] let

があるときには声は通常存在しない．これは重要な手がかりである（Winitz, et al.（1975））．

　知覚的な手がかりと思われるもう1つの音響特性としては，フォルマント変位の存在（または不在）である．有声破裂音では，起声の後にフォルマントの急速な変位が明確にある（Stevens and Klatt, 1974）．無声破裂音では，しかしながら，起声が起こる前に，フォルマントの変位は終わっている．

　母音のピッチ変化は，有声であろうが無声であろうが，先行子音の認知に影響する．

　興味深いことに，新生児は，生後に獲得するべき言語をいまだもっていない時期であっても，有声子音と無声子音を区別することが可能なようである（Eimas, 1976）．このことによって，人間が言語学的特徴を検出できる機能をもって生まれるという仮説に至った（Eimas and Corbit, 1973）．

　摩擦音 Fricatives　摩擦音は，声道での雑音によって発生する．雑音は，声道のいくつかの場所での絞扼で発生する．摩擦音を産生する声道の絞扼は，英語では5つの共通した部位で生じる．[h]音（これは声門で生成される）を除いて，すべての有声摩擦音は無声の同族音をもっている．摩擦子音の構音点と構音方法を，キーワードに基づいて**表4-7**に示した．

　滑音 Glide と流音 Liquid　滑音と流音の特徴は，有声音であり，口腔からの放射音で，鼻音化はないことである．これらの音は，ほとんど常に母音に先行し，それらは母音に似る．ただし，それらは母音よりも声道を多

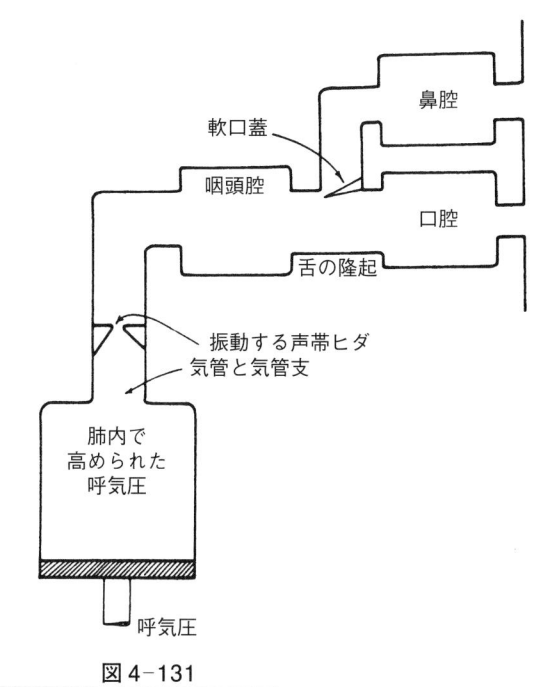

図4-131
声道の機能的構成要素．軟口蓋が下降すると，鼻腔，咽頭腔，口腔は連結する．（Flanagan, 1965より改変）

く絞扼するという点で異なっている．滑音と流音の構音点と構音方法を**表4-8**に示す．

鼻音 Nasal 3種の鼻子音 [m] [n] [ŋ] は，振動する声帯ヒダの興奮によって生じる．それらは有声であるが，同時に，両口唇の間，歯槽堤と舌，硬口蓋や軟口蓋と舌背による完全な絞扼が生じる．鼻咽頭の筒状部分は広く開かれるので，伝達経路は鼻腔複合体である．このことは，放射音の大部分が鼻孔から生じることを意味する．

この複雑な構音動作は，声道全長を増加させることになる．その結果，すべてのフォルマント周波数は低下する．一方，鼻腔を通して聴覚経路が蛇行し，加えて声門でのエネルギーが2つの音響共鳴系（口腔と鼻腔）に働くために，単独の共鳴系の場合よりも，共鳴音圧はいくぶん減少する．加えて，鼻腔と声道との間の相互作用によって，共鳴は非鼻音性の母音ほど明瞭ではない．鼻音表出時の発声器の模式図を**図4-131**に示す．鼻音産生のために，軟口蓋は完全に低位となり，口腔と鼻腔は平行して開放する共鳴系になる．[m]（両唇鼻音），[n]（歯槽鼻音）では，絞扼点の後の口腔容積が音響学的に重要である．その効果は共鳴管の全長を増加させることであり，その結果，F_1の低下が生じる．実際に，鼻音では，F_1の振動数は通常250Hz以下にある．

口腔の絞扼が，[ŋ]のように，軟口蓋近くである場合，口腔の「シャント」としての効果は最小であり，共鳴器はまさに咽頭と鼻腔から成る．[ŋ] でのフォルマント分布は，母音での分布とあまり異ならない．フォルマントは，母音より振幅が小さく，以前に述べたように，母音のフォルマントほど明確ではない．しかし，共鳴系の有効長が増加するため，F_1は約250Hz，F_2は1,000Hz，F_3は2,000Hzでみられる．

図4-131で示すように，低位にある軟口蓋は，並列する2つの共鳴系を作る．換言すれば，2つの平行な共鳴系（おのおのの断面積は実質的には異なる）は，共通の声門音源により励起させられる．2つの平行な共鳴系の相互作用の結果のうちの1つは，母音産生に通常関係するフォルマントが，周波数と振幅において実質的に変化することであり，通常どちらか一方の系のフォルマントは，実際に放射された声のスペクトルを表さない．それは，音響エネルギーが鼻腔の複雑な音響経路によって吸収されるために，フォルマントは生じないようにみえるが，これは，それほど単純なものではない．これらの変化は，**反共鳴**とよばれる現象のせいにされることもある．それは2つの平行する音響系の間の相互作用の結果である．反共鳴に関する考察は，この教科書で意図している対象ではない；もしも興味があるなら，Chiba and Kajiyama (1958)，Flanagan (1965)，と Fant (1970) の研究に向かわないといけない．

図4-131の場合のように，興奮している単独の音源が，2つの平行する音響系に接続されている場合，あるいは単一の共鳴系がいずれかの終端以外のどこかで興奮させられるときに反共鳴がしばしば起こる．母音は声門の興奮で通常産生され，それらのフォルマントによって特定される．一方，鼻子音を含めて，子音は，声道上のどこかでの興奮で産生される結果，音響学的には2つの平行した共鳴系となる（**図4-131**に図式的に示される）．子音は，したがって，フォルマント（共鳴）とアンチフォルマント（反共鳴）の両方によって特定される．

詳説 長年，発話時の構音点と構音法について研究されてきた．それらは，何度も繰り返して慎重に発話機構を内観し，批判的に観察することによって行われてきた．通常，開発されてきた分類法では，理想的な声音が，しばしば単独音として，理想的な構音法で表出されるときの状態を示している．変動が起こることは知られている．変動は，個人の発話の癖や連続音表出時に隣接する音素の影響によって生じる．しかし，変動を数量化した

り特定するのは困難である．困難にしている理由の1つは，声音の表出スピードである．私たちが発音する音節は，大部分が子音と母音のかなり単純な組み合わせである．話し言葉で生じる音節の約75%は，CVC，CV，もしくはVCの組み合わせである．そして，会話では，1秒につき約5つの音節が表出される．これは，私たちが1秒につき約12.5の音素を生成することを意味する．そのような急速な生理学的事象を追うことは実にむずかしい．

発話時の語環境の因子

人間が実行できる連続的に順序だった複雑な神経筋行動のなかで，発話は最も洗練されたものである．生後早期に獲得される音声言語が，その後の読んだり書いたりする能力を決定する．

最初は，1つの音素が，別の音素の後に，独立して発声され，それが連続して表出することで，意味のある前後関係をもったスピーチになると説明しがちである．実際は違う．このような表出の動作は，字や文章を書くときに起こる連続的に順序づけられた神経筋行動のタイプである．しかし，個々の音素が単独で表出されたなら，隣接する音素と意味のある前後関係を作ることができないので，前後関係のある意味をもったスピーチには適用できない．例えば，"his speech"という文節を，まず[h]を表出し，次の母音[I]，そして最後に[z]を，それぞれ単独で表出しようと試みて，その後で糸に通した数珠玉のように，これらの音をまとめて表出してみよう．単語"speech"の[s]に何が起こるか？ これは，肉体的に不可能な作業である．どのように，私たちは行っているのか？ 1つの音素は次の音素と混ざるように，そして，1つの音素の生成は，その音に先行する音と論理的に正しい結果となるように，私たちの運動動作をどのように調節しているのであろうか？

もしも「糸に通した数珠玉理論」が有効でないとしたら，私たちは**刺激-反応**モデルを通して説明できるかもしれない．すなわち，連続的に生成される動作は，時間的に連鎖した反射によって並べられる．1つの話し言葉の要素が生成されると，図4-132で示すように，次の要素が生成されるための反射的反応が誘発される．その反応は運動**感覚**フィードバック（運動の認識）の形をとり，次の音に連続していく．刺激-反応モデルは，「糸に通した数珠玉」とあまり異ならない．例えば，最後の[p]

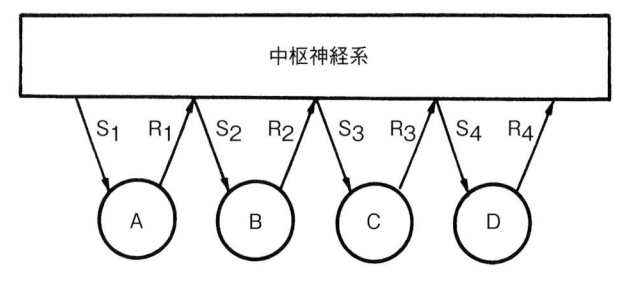

S＝音声作成の指令（刺激）
R＝運動器のフィードバック（反応）
A,B,C,D＝音声の連続的表出

図4-132
音声表出の刺激-反応モデル．1つの音の構音動作は，次の音を表出するための反応を誘発する．（Daniloff, et al., 1980を基に作成）

の発語動作は，必ずしも最初の[p]の動作と正確には同じではない．加えて，1つの特定の音を生成する運動動作の後には，必然的に1つの特異的な音も続かない．したがって，[p]の後には，[l]，[r]，母音が続く．刺激-反応行動が，意味ある発話のなかで疑いなくなんらかの役割を担う一方，発話で使う音の連続性を正しくし，一過性に適切な順序になることを担当する別の因子がなければならない．1つの因子は，私たちが，原始的な脳を覆う非常に複雑で精巧な大脳皮質をもつということである．

私たちが意味のあるスピーチを聞くとき，私たちが聞いているものは離散的な音素の連続ではなく，むしろ流れのある話し言葉を聞いている．

目標 Targets

話す目的は，意図的な結果を生む音声言語音の流れを生成することである．目標とするところは，正確な音の産生である．この目標が達成されるには，呼吸運動の目標するところが，喉頭運動と構音運動の要請に適しており，喉頭運動の目標とするところが，構音運動の目標とするところに適切であり，構音運動の目標とするところが，正しい音の基準を満たすということが必要である．伝統的に，私たちは，単音として声音を表出するときの構音動作を，意味のある前後関係をもったスピーチでの構音運動の基準となる動作であるとみなしてきた．これらの構音動作が基準であるかどうかについて，実質的な議論をするのはむずかしい．表出された声音として私たちが聞いたものは，それが単音であろうが意味のあるス

ピーチであろうが，どちらも実際に基準であろう．構音動作を複数組み合わせることによって，同じ聴覚効果をもつ声道の構造を作ることは可能である．Lindau et al. (1972) は以下のように述べている．

　話し手が母音産生時に目的とするもの，すなわち話者の目標は，音響空間を特定の状態に構成することであり，そこではフォルマント間の関係が重要な役割を演ずる．母音の目標の本質は，構音であるよりも聴覚印象でもある．話者が母音の目標を達成するために利用する特定の構音機構は，副次的な重要性しかもたない．

このことと同様，同じことが子音の構音にもいえることは追加しておこう．

同じ聴覚的な印象は，代償構音によって生成されたり，単に個人の構音行動の特性に起因するといえる．歌手は，この代償能力にたいへん長けた人であるといえる．歌手がしばしば用いる開口位は，「慣習的な」構音姿勢を制約する．すなわち，喉頭を下げるか，口唇をすぼめることで，あるいは両方とも行って，フォルマント周波数を低下させる．

意味のある前後関係をもつ発話での間，1秒に10～15音が構音される．構音動作はその目標とするところに近づくかもしれないが，時間的制約によって，理想的な目標（単音として生成される場合と同じ音を出す）を達成することは許されない．構音器官は，理想的な目標に到達しなかったり，通り越す可能性がある．しかしながら，聴覚が目標とするところに達するなら判定基準は満たされたことになる．もしもそれが達成されるなら，ニアミスであっても十分にかまわない．その後の目標は，聴覚印象と構音である．

音声学と音素論 Phonetics and phonemics

音声学は基本的に分類学（自然な関係に従う分類法）である．そこでは，声音は，基本母音，構音点，構音方法に関連して述べられたり，分類されたりする．一方，**音素は，意味論的な違いを伝えたり，与えたりする抽象的な音の単位**である．"bill"，"pill"，"till"，"dill"，"kill"，"gill"という単語は，すべて，それらの最初の音素のため，異なった別のものを意味している．これらの単語の意味は，語の最後に [s] を加えることでも変化する．しかしながら，音の違いのすべてが，単語の意味の変化に帰着するというわけではない．母音は，短くしたり，長くしたり，鼻音化したりできるが，"bill"は"bill"である．ほぼ同じ方法で表出されるが，音素上の意味を有さない声音は，音素の**異音 allophones** とよばれている．

分節の特徴 Segmental features

ここまで，私たちは，母音と子音の構音について調べてきた．米国の小学校では，音節とは，発音時に切り離

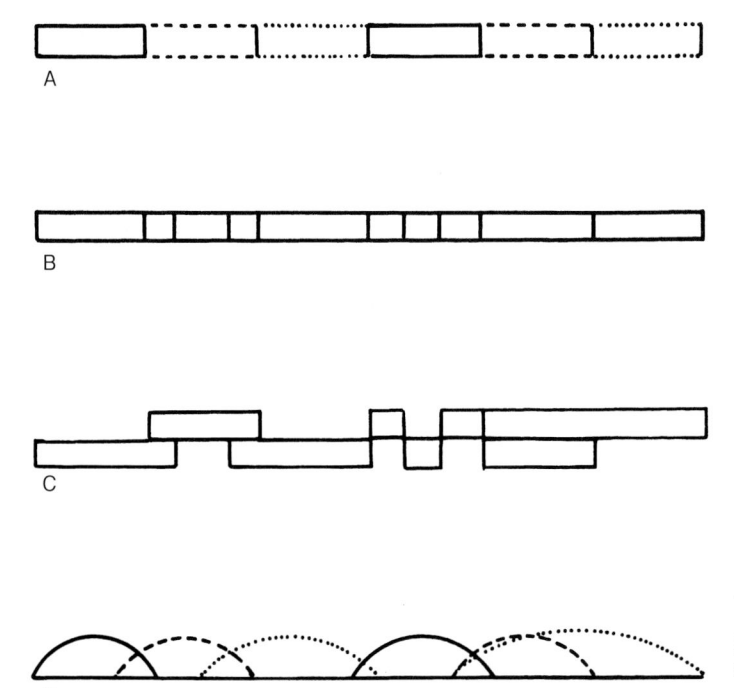

図4-133
話し言葉の要素の時系列的表現．(A) 理想的な音素配列（数珠球状）．(B) と (C) 音響学的な観点．(D) 音素-実際に聞こえる音声との相互関係．(Fant, 1973 より)

316　第4章　構音

されることのない連続した声の単位を構成する1つ以上の音であるということを学ぶ．音節は，単語全体(boy)や語の一部(A-mer-i-ca)を作ることができる．声音は，**セグメント segment** ともよばれている．次のように，母音，子音，音節は，以下のようなセグメントの特徴から成る：

分節型特徴のリスト

特徴番号	特徴
	音源特徴
1	声
2	雑音
3	移行音
	共鳴特徴
4	閉鎖性音
5	摩擦音
6	側音
7	鼻音
8	母音様
9	移行音

あるものとまったく同一の音声セグメントでは，これらのセグメントタイプの特徴をもったどんな組み合わせでも見つけることが可能である．ここでの「特徴」は，糸につながる数珠玉としての音声と徐々に変化し重なり合う持続的に連続する音声の間を対比するのに役立つ手段である．図4-133は，さまざまな概念を示したものである．上から，

A) 一連の理想的なオーバーラップしない音素（糸でつながった数珠玉）．

B) 連続した最小の音声セグメント．その境界は，音声波の構造の相対的に明白な変化によって決められる．

C) 音声セグメントを特徴付ける1つ以上の音声の特徴が，いくつかのセグメントに重なっている．

D) 音声波の中の特定の事象に，どの程度依存しているかを述べる各音素での連続変化する重要な機能．オーバーラップは，明確な境界なく曲がる．(Fant, 1973 より)

図4-133から，1回発音での連続音のセグメントの数は，音素の数よりも多い．Fant はいう，

　音声セグメントは，多くの同時に生じる音の特徴に分解できる可能性がある．音声のセグメント間の境目は，2つ以上の音の特徴の少なくとも1つが始まるか，終わるかすることでわかる．しかし，まったく同一の音の特徴が，連続したいくつかのセグメントにわたる可能性がある．一般的な例としては，連続した有声音での声帯振動の連続性である．

超分節性要素 Suprasegmental elements

　ピッチ，音量，時間の韻律的特徴から成る超分節性要素は，話し言葉のセグメント全体にわたる．それらは，ストレス，イントネーション，抑揚を話し言葉に与える．韻律上の特徴は，情緒や，ときによっては意味さえも話し言葉に含ませる際に重要である．例えば，あなたは，「私は，それを欲しくない I don't want it.」という文章の中の異なる語に強勢をつけ，抑揚のパターンを変えること

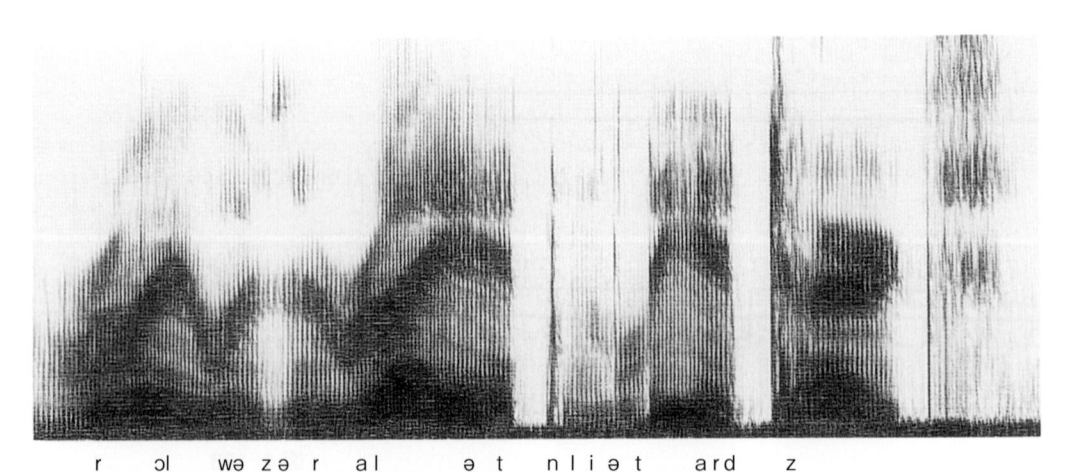

ROY WAS A RIOT IN LEOTARDS

図4-134
音節 "Roy" のスペクトログラムは，二重母音を示す "leotards" で大きく影響を受けている．

構音器官の音声言語機能への寄与　317

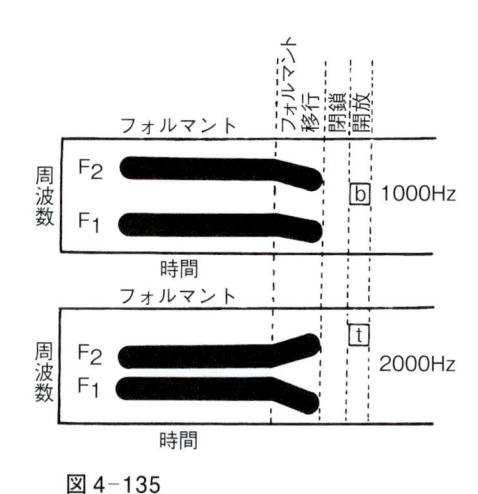

図4-135
[b]または[p]に続く母音をもつVCパターンでのスペクトログラム．ここで第2フォルマントは，子音表出時の周波数（約1,000Hz）に「曲がり」，母音は子音[t]か[d]に続く（上図）．ここで，第2フォルマントは，約2,000Hzで子音の表出時の周波数に「曲がる」（下図）．

によって，この文章の情緒的内容と意味を変えることができる．それらがしばしば過ぎ去ったセグメントの境界を越えるので，これらの特徴は超分節性とよばれている．

移行 Transition

　私たちは，声音が意味のある文章中に生じるときに，その音の連続性を調べると，子音の役割とは，発音中の母音を妨害することであるようにみえる．すなわち，子音は，母音が「オン/オフされる」ことを許可しているようにみえ，そして，まさしく子音構音の性質は，子音に先行したり後続したりする母音形成動作に影響する．この子音構音の結果の1つは，私たちが比較的安定した母音構音とみなす傾向があるものが，**フォルマント移行**によって実際は特徴づけられているということである．それは子音に入るか出るかの構音を反映する．図4-134でわかるように，フォルマント移行は，二重母音の特徴でもある．第1，第2フォルマントは，「Roy was a riot in leotards.」の産生時の構音器官の運動をとくに反映する．第1フォルマントの移行は，構音法を反映し（そこでは，舌が声道の絞扼をもたらす），第2フォルマントの移行は，構音動作を反映する（それは破裂性子音の認知に重要である）．

　図4-135のスペクトログラムは，この後者の点の例示である．ここでは，母音-子音（VC）が示されている．母音が破裂子音に接近するにつれて，子音に特徴的である**burst周波数**の方へ，第2のフォルマントは「曲がる」．

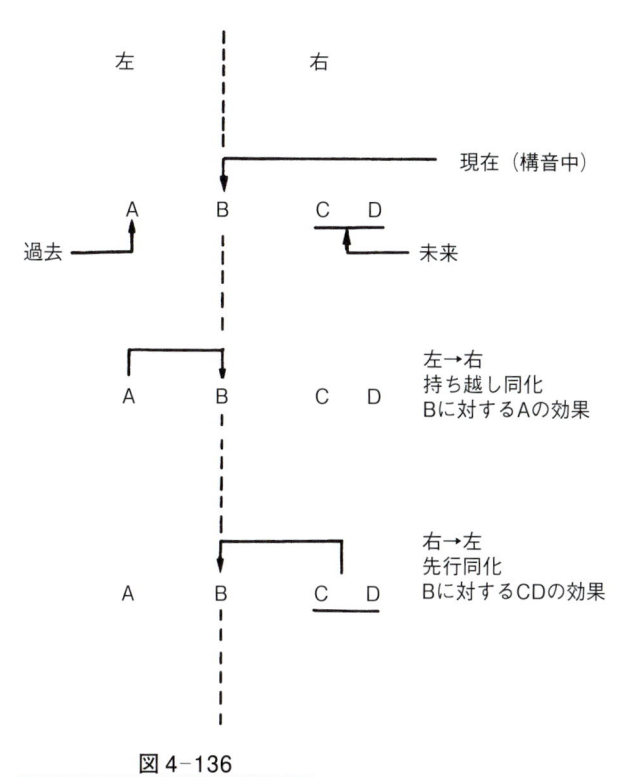

図4-136
左-右（R-L），右-左（L-R）の二重構音．

[b]や[p]の産生では，母音[ɑ]の第2フォルマントは，それらの子音のburst周波数（約1,000Hz）の方に曲がる．[t]や[d]では，第2フォルマントは，約2,000Hzのburst周波数の方へ曲がる．

　母音のフォルマント移行は，子音の認識のきっかけを提供する．これらの移行の意義は，Fant（1973）らによって認められていた．Fantによれば，

　　1つもしくは近隣のいくつかの音を横切るフォルマントのパターンの時間-変位（フォルマント移行と称される）は，しばしば，伝統的に子音に割り当てられる音のセグメントの構成に固有の手がかりを補なう子音の同定のための重要な聴覚的きっかけとなる．

同化 Coarticulation

　2つ以上の声音の構音動作が同時に起こるような方法で重なると，**同化 coarticulation**が起こる．"class"という語での[kl]の[l]は，破裂音[k]の放出前に通常完全に構音されている．私たちは構音動作を重ねることで，1つの音が発生する間に，次の音を産生するために構音器官が「セットされている」．もちろん，これは聞き手が知覚することができない多くの異音のバリエー

318　第4章　構　音

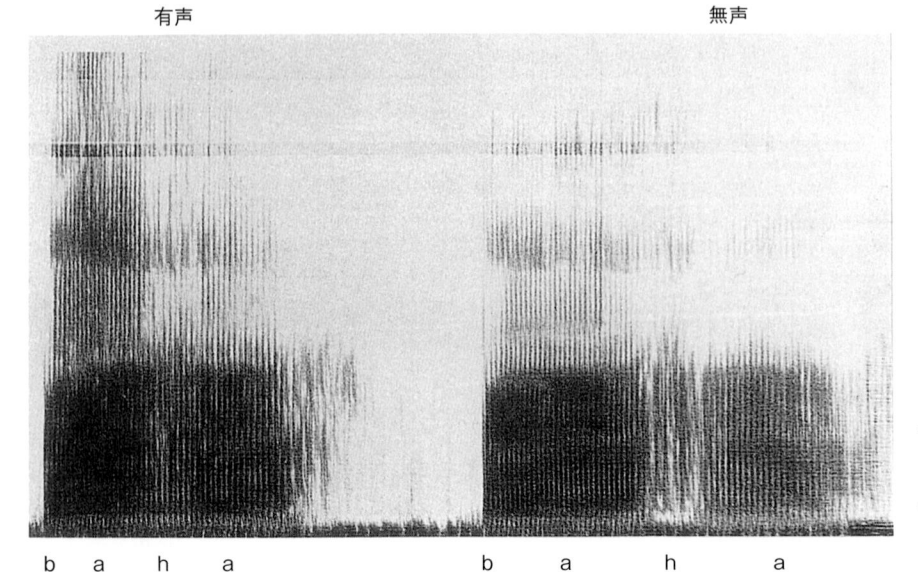

有声　　　　　　　　　　　　　　　　　　無声

b　a　h　a　　　　　　　　　b　a　h　a

図4-137
単語「Baja[baha]」表出時の, 同化の例. 左では, ほぼ完全に有声化しているが, ゆっくりと表出すると, Bajaの[h]は右側のスペクトログラムで示すように無声になる.

ションとなる.

臨床ノート　複数の子音からなる一群を表出するとき, とくに破裂音ではじまるときには, 低年齢児ではおのおのの子音を単独では正確に構音できても, その子音の一群を完全には同化させずに話せることはない. 例えば, 単語blueは, 単語balloonから[n]を抜いたような単語に似せて表出する. そのような逸脱は幼児では珍しくないが, 将来同化が改善されるという証拠は, 音声がまだ成熟中であることを示唆するので注意が必要である. また, 構音検査や音韻検査では, その同化が検査時に重要であろうがなかろうが, 検査者が聞いたように正確に記録するべきである.

単語heedの産生時には, 口唇はいくぶん後方に牽引され, 単語who'dでは, [h]が産生されないうちから口唇はすぼめられている. 同化は, 私たちの「糸につながれた数珠玉」的な発話モデルが, 非常に不満足なモデルであることを示す理由となる. 私たちの理想的な構音とその目標は, 先行したり, 後続したりする声音を表出することによって損なわれる. 図4-136は, 構音の重なりが, **予測的である**（右から左に, RL）か, 過去から未来に**持ち越される**か（左から右に, LR）ということを意味している. RL, LRのいずれの例も, 構音の目標は, 1つの音から次の音に滑らかに移行するのを容易にするためには, 個々の音の表出には妥協が許される必要があ

ることを示し, これが人間のスピーチの本質である.

同化は, 素早い声音生産の性質によって, 音声生理学の必要な構成要素であり, 人-機械システムでは開発するのが非常に困難である理由の1つである.

臨床ノート　同化の複雑さは, 新しく治療で獲得させた声音が, 治療環境以外での会話レベルでのスピーチに汎化させることが困難であるという理由も説明する. それは, 私たちがあまりに短時間にあまりに多くの結果を期待しすぎているからかもしれない. すべての音声環境で滑らかにRL移行やLR移行で, 声音を急速に表出できないなら, 同化を用いさせようとする試みは意味のある会話の自然の流れを中断する.

同化は, ときどき, [特徴の展開]ともいわれる. このことの意味は, 起声, 鼻音化, 構音法, 構音点のような特徴は, 構音法が最も程度が低いものの, すべて同化される. 構音法の変化は, 通常, 異音的な変化よりもむしろ音素の差異を生じることが多い.

同化は, しばしば鼻音性を伴って生じることもある. 母音が鼻子音に先行するとき, 軟口蓋は母音生産の間に低位をとることがみられ, その結果, 母音は鼻にかかった声となる. この特徴（鼻音化）は, 鼻子音の前の2～3以上の多くの母音にまで広がる.

同化は, 起声のときにも生じる. 例えば, 単語Baja[bɑhɑ]における[h]は, 伝統的には無声音として分

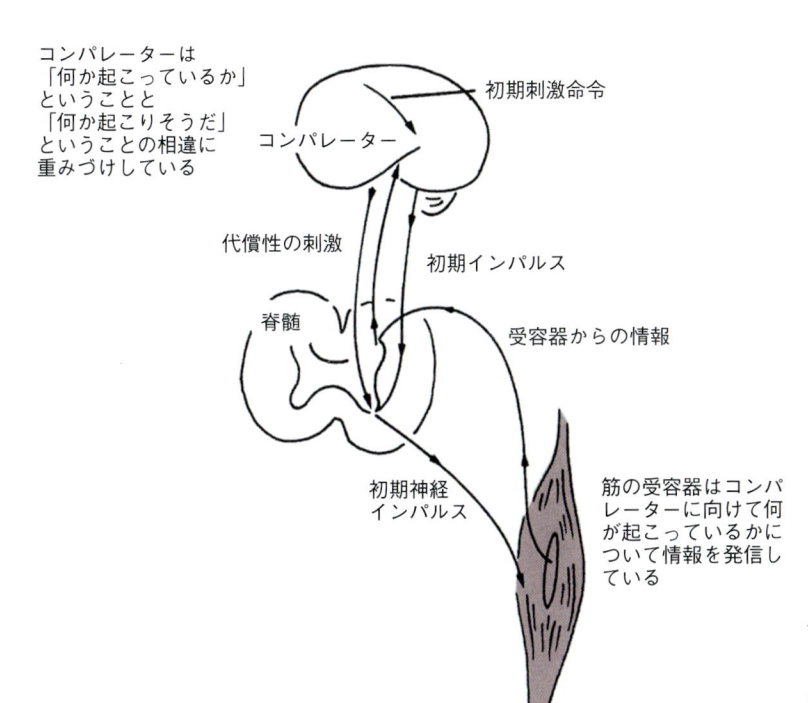

コンパレーターは「何か起こっているか」ということと「何か起こりそうだ」ということの相違に重みづけしている

図 4-138
フィードバック・システムの概略．コンパレータ（脳）は，筋への入力信号と筋収縮によって生成された出力信号の相違を増強する．

類されるが，意味のあるスピーチでは，ほぼ完全に声に出して表出される．しかしながら，ゆっくりと［h］を発音すると，たしかに声は出ない．これは，図 4-137 のスペクトログラムの中で示される．

発話でのフィードバックの役割

聴覚フィードバック Auditory feedback

何かをいわれているときに，何がいわれているのかを聞かずに，何かをいおうとして，何かをいうことは非常にむずかしい．図 1-34 で示されたように，聴覚フィードバックは私たちが自分の発話の状態をモニターする主要な方法である．話し言葉を制御することは，しばしば**サーボシステム**にたとえられる．そのシステムでは，センサがシステムの出力を採集し，それを入力情報と比較する．出力が目的にかなうように，違い（誤差信号）が入力を修正するのに用いられる．これは，図 1-34 で**相互の影響**と**フィードバック**として示される．聴覚フィードバックのどんな中断であっても，ほとんど会話生成の問題に帰着する．これは，幼小児期に聴覚を失った小児の話し言葉でとくに明らかである．いったん発話機能が十分に確立されると，その後に重篤な難聴をこうむった人では，聴覚器官フィードバックの役割は弱くなるが，適切な構音動作を維持するためには，運動感覚のフィードバックを使用する必要がある．

遅延性聴覚フィードバック Delayed auditory feedback

私たちの耳に自分の声が達するためには 2，3msec かかる．1950 年代初期に多くの実験が行われ，発話中に被験者が聞くヘッドホンに加えて調整されたテープレコーダが使用された．テープレコーダは，約 200msec 遅れて被験者の耳に声が入るようになっていた．このシステムは，遅延性聴覚フィードバックとよばれ，ほとんどの人で話し言葉の質はひどく低下した．その話し方は，ためらうような，流れるような，反復するような（吃音に酷似する）状態になり，音韻の特徴が劇的に損なわれた．タイミングと抑揚は不適切になり，遅延性聴覚フィードバックに対応するのが非常に困難になる．その効果は，被験者が「そのフィードバックシステムに打ち勝とう」とした研究時間が終了した後でも残る．

運動フィードバック Motor feedback

運動器官と他の感覚機能の間にも相互作用がある．それは，ほとんど意識しないものであるが，私たちの音声言語機能の全体を制御している．筋，腱，粘膜は，精巧

で感度の高い，伸展，圧，接触，他の受容器を有しており，運動範囲，筋緊張の程度，運動の速さ，その他多くの情報を届ける．この情報は，脳や脊髄に戻り，音声活動（と身体運動）のために連続的に並べた神経指令に組み込まれる．これらの受容器は，ほとんどの場合適応するのが非常に速い．すなわち，それらは，運動が起こっている間だけ情報を送る．いったん，運動器官が行くべきところに行き着けば，私たちは運動器官がどこにあるかについて思い出す必要はない．図4-138では，下位運動ニューロン（遠心性神経単位）がインパルス（Nl）を筋肉に送っており，筋はそれから縮む．筋の運動は受容器（R）を刺激し，受容器は，求心性（感覚）神経単位を使って情報を**コンパレーター**に送る．同時に，最初の神経インパルスに関する情報も，コンパレーターに送られ，遠心性神経インパルスと求心性神経インパルスの相違が比較される．その後，コンパレーターの出力は，下位運動ニューロンへ「代償性情報」を伝達する．

代償運動の促進

　フィードバックメカニズムの重要な役割の1つは，疾患や障害の場合に代償を容易にすることである．もしも麻酔薬が口腔に使われたとしたら（例として，歯科医院での両側性下顎神経ブロックの場合），疼痛が抑制されると同時に，接触および伸展受容器によるフィードバックも障害される．話し言葉の明瞭性は維持されるにもかかわらず，過剰にアルコールを飲んだときの人に似て，構音の正確さとタイミングは障害される．

　1976年に，Abbsらは，下顎の筋肉からの筋紡錘フィードバックが障害されると，顎運動は遅延し，しばしば目的を達成できなくなると報告した．1975年，再度，Folkins and Abbsは，［p］構音時に下顎を突然抑制すると，口唇は代償的に20〜30msec閉鎖することを示した．

　さらに完全に発話の神経調節を知るためには，私たちは神経系（第5章の主題）を学習しなければならない．

文　献

Abbs, J., and B. Gilbert, "A Strain Gauge Transduction System for Lip and Jaw Motion in Two Dimensions: Design Criteria and Calibration Data," *J. Sp. Hrng. Res.*, 16, 1973, 248–256.

―――, J. Folkins, and M. Sivarjan, "Motor Impairment Following Blockade of the Infraorbital Nerve: Implications for the Use of Anesthetization Techniques in Speech Research," *J. Sp. Hrng. Res.*, 19, 1976, 19–35.

Abramson, A. S., and L. Lisker, "Voice Onset Time in Stop Consonants," in Haskins Laboratories, *Status Report on Speech Research*, SR-3. New York: Haskins Laboratories, 3, 1965, 1–17.

Amerman, J., "A Maximum-Force-Dependent Protocol for Assessing Labial Force Control," *J. Sp. Hrng. Res.*, 36, 1993, 460–465.

Amerman, J., R. Daniloff, and K. Moll, "Lip and Jaw Coarticulation for the Phoneme /æ/," *J. Sp. Hrng. Res.*, 13, 1970, 147–161.

Angle, E. H., "Classification of Malocclusion," *Dental Cosmos*, 41, 1899, 248–264, 350–357.

Ardran, G., and F. Kemp, "The Mechanism of the Larynx, Part II: The Epiglottis and Closure of the Larynx," *Brit. Jour. Rad.*, 40, 1967, 372–389.

Ardran, G., and F. Kemp, "The Protection of the Laryngeal Airway During Swallowing," *Brit. Jour. Rad.*, 25, 1952, 406–416.

Ardran, G., and F. Kemp, "The Mechanism of Swallowing," *Proc. of the Royal Soc. of Med.*, 44, 1951, 1038–1040.

Arey, L., *Developmental Anatomy: A Textbook and Laboratory Manual of Embryology*. Philadelphia: W. B. Saunders, 1966.

Arkebauer, H., T. Hixon, and J. Hardy, "Peak Intraoral Air Pressures During Speech," *J. Sp. Hrng. Res.*, 10, 1967, 196–208.

Barclay, J. R., "Noncategorical Perception of a Voiced Stop: A Replication," *Perception and Psychophysics*, 11, 1972, 269–273.

Barlow, S., and J. Abbs, "Force Transducers for the Evaluation of Labial, Lingual, and Mandibular Motor Impairments," *J. Sp. Hrng. Res.*, 26, 1983, 616–621.

Barlow, S., and R. Netsell, "Differential Fine Force Control of the Upper and Lower Lips," *J. Sp. Hrng. Dis.*, 29, 1986, 163–169.

Bell-Berti, F., "An Electromyographic Study of Velopharyngeal Function in Speech," *J. Sp. Hrng. Res.*, 19, 1976, 225–240.

Blair, C., "Interdigitating Muscle Fibers Throughout Orbicularis Oris Inferior: Preliminary Observations," *J. Sp. Hrng. Res.*, 29, 1986, 266–269.

Blair, C., and A. Smith, "EMG Recording in Human Lip Muscles: Can Single Muscles Be Isolated?" *J. Sp. Hrng. Res.*, 29, 1986, 256–266.

Blakiston's New Gould Medical Dictionary, 5th ed. New York: McGraw-Hill, 1941.

Bloomer, H. H., "A Palatopograph for Contour Mapping of the Palate," *J. Amer. Dent. Assn.*, 30, 1943, 1053–1057.

―――, "Observations of Palatopharyngeal Movements in Speech and Deglutition," *J. Sp. Hrng. Dis.*, 18, 1953, 230–246.

Broadbent, B. H., "Roentgenographic Method of Measuring Biometric Relations of the Face and Cranium," White House Conference on Child Health and Protection, 1930, Report of Committee A, Growth and Development, Sect. 1, p. 23.

―――, "New X-ray Technique and Its Application to Orthodontia," *Angle Orthod.*, 1, 1931, 45.

―――, "The Face of the Normal Child," *Angle Orthod.*, 7, 1937, 209.

Brodie, A. G., "Some Recent Observations on the Growth of the Face and Their Implications to the Orthodontist," *Amer. J. Orthod. and Oral Surg.*, 26, 1940, 741.

―――, "On the Growth Pattern of the Human Head from the Third Month to the Eighth Year of Life," *Amer. J. Anat.*, 89, 1941, 209.

Brodnitz, F. S., *Vocal Rehabilitation*. Rochester, Minn.: Whiting

Press, 1959.

Calnan, J., "The Error of Gustaf Passavant," *Plastic and Reconstruct. Surg.*, 13, 1954, 275–289.

Carrell, J., and W. Tiffany, *Phonetics: Theory and Application to Speech Improvement*. New York: McGraw-Hill, 1960.

Cates, H., and J. V. Basmajian, *Primary Anatomy*. Baltimore: Williams & Wilkins, 1955.

Chiba, T., and M. Kajiyama, *The Vowel—Its Nature and Structure*. Tokyo: Phonetic Soc. of Japan, 1958.

Clemente, C., *Anatomy—A Regional Atlas of the Human Body*. Philadelphia: Lea & Febiger, 1975.

Cooper, F. S., "Research Techniques and Instrumentation: EMG," *Proceedings of the Conference: Communicative Problems in Cleft Palate*, ASHA Report No. 1, 1965, 153–168.

Cooper, W. E., "Selective Adaptation for Acoustic Cues of Voicing in Initial Stops," *J. Phonetics*, 2, 1974, 303–313.

Costen, J., "A Syndrome of Ear and Sinus Symptoms Dependent upon Disturbed Function of the Temporomandibular Joint," *Ann. Otol., Rhin., Laryng.*, 43, 1934, 1–15.

Crane, E., and G. Ramstrum, "A Classification of Palates," unpublished Master's thesis, University of Michigan, Ann Arbor, 1943.

Daniloff, R., G. Schuckers, and L. Feth, *The Physiology of Speech and Hearing: An Introduction*. Englewood Cliffs, N.J.: Prentice-Hall, 1980.

Denes, P., and E. Pinson, *The Speech Chain*. Baltimore: Waverly Press, 1963.

DeWeese, D., and W. Saunders, *Textbook of Otolaryngology*, 4th ed. St. Louis: C. V. Mosby, 1973.

Dickson, D., and W. Dickson, "Velopharyngeal Anatomy," *J. Sp. Hrng. Res.*, 15, 1972, 372–382.

———, and W. Maue, *Human Vocal Anatomy*. Springfield, Ill.: Charles C Thomas, 1970.

Eimas, P. D., "Speech Perception in Early Infancy," in L. B. Cohen and P. Salapatek, eds., *Infant Perception*. New York: Academic Press, 1976.

———, and J. D. Corbit, "Selective Adaptation of Linguistic Feature Detectors," *Cognitive Psychology*, 4, 1973, 99–109.

———, W. E. Cooper, and J. D. Corbit, "Some Properties of Linguistic Feature Detectors," *Perception and Psychophysics*, 13, 1973, 247–252.

Ettema, S., and D. Kuehn, "A Quantitative Histological Study of the Normal Human Soft Palate," *J. Sp. Hrng. Res.*, 37, 1994, 303–313.

Fant, G., *Acoustic Theory of Speech Production*, The Hague: Mouton, 1970.

———, *Speech Sounds and Features*, Cambridge, Mass.: M.I.T. Press, 1973.

Flanagan, J. L., "A Difference Limen for Vowel Formant Frequency," *J. Acoust. Soc. Amer.*, 27, 1955, 613–617.

———, "Some Properties of the Glottal Sound Source," *J. Sp. Hrng. Dis.*, 1, 1958, 99–116.

———, *Speech Analysis and Synthesis*. New York: Academic Press, 1965.

Fletcher, S., M. J. McCutcheon, and M. Wolf, "Dynamic Palatography," *J. Sp. Hrng. Res.*, 18, 1975, 812.

Fogh-Anderson, P., *Inheritance of Harelip and Cleft Palate*. Copenhagen: NYT Norkisk Forlag, Arnold Busk, 1942.

Folkins, J., and J. Abbs, "Lip and Jaw Motor Control During Speech: Responses to Resistive Loading of the Jaw," *J. Sp. Hrng. Res.*, 18, 1975, 207–220.

Folkins, J., R. D. Linville, K. Garrett, and C. Brown, "Interactions in the Labial Musculature During Speech," *J. Sp. Hrng. Res.*, 31, 1988, 253–264.

Fritzell, B., "The Velopharyngeal Muscles in Speech," *Acta Oto-Laryngol.* Suppl., 250, 1969, 5–81.

Fujimura, O., "Bilabial Stop and Nasal Consonants: A Motion Picture Study and Its Acoustical Implication," *J. Sp. Hrng. Res.*, 4, 1961, 233–247.

———, S. Kiritani, and H. Ishida, "Computer-Controlled Radiography for Observation of Movements of Articulatory and Other Human Organs," *Comput. Biol. Med.*, 3, 1973, 371–384.

Gay, T., "Effect of Speaking Rate on Diphthong Formant Movements," *J. Acoust. Soc. Amer.*, 44, 1968, 1570–1573.

Goffman, L., and A. Smith, "Motor Unit Territories in the Human Perioral Muscles," *J. Sp. Hrng. Res.*, 37, 1994, 975–984.

Gray, H., *The Anatomy of the Human Body*, 29th ed., C. M. Goss, ed. Philadelphia: Lea & Febiger, 1973.

Hagerty, R. F., and M. J. Hill, "Pharyngeal Wall and Palatal Movement in Post-Operative Cleft Palates and Normal Palates," *J. Sp. Hrng. Res.*, 3, 1960, 59–66.

———, H. S. Pettit, and J. J. Kane, "Posterior Pharyngeal Wall Movement in Adults," *J. Sp. Hrng. Res.*, 1, 1958, 203–210.

Haggard, M., S. Ambler, and M. Callow, "Pitch as a Voicing Cue," *J. Acoust. Soc. Amer.*, 47, 1970, 613–617.

Hardcastle, W., "The Use of Electropalatography in Phonetic Research," *Phonetica*, 25, 1972, 197–215.

———, "Instrumental Investigations of Lingual Activity During Speech: A Survey," *Phonetica*, 29, 1974, 129–157.

———, *Physiology of Speech Production*. London: Academic Press, 1976.

Hardy, J. C., "Air Flow and Air Pressure Studies," *Proceedings of the Conference: Communicative Problems in Cleft Palate*, ASHA Report No. 1, 1965, 14–152.

Harrington, R., "A Study of the Mechanism of Velopharyngeal Closure," *J. Sp. Dis.*, 9, 1944, 325–344.

Hawkins, C., and W. Swisher, "Evaluation of a Real Time Ultrasound Scanner in Assessing Lateral Pharyngeal Wall Motion During Speech," *Cleft Palate J.*, 15, 1978, 161–166.

Hoit, J., N. Solomon, and T. Hixon, Effect of Lung Volume on Voice Onset Time (VOT)," *J. Sp. Hrng. Res.*, 36, 1993, 516–521.

Hoit, J., P. Watson, T. Hixon, P. McMahon, and C. Johnson, "Age and Velopharyngeal Function During Speech Production," *J. Sp. Hrng. Res.*, 37, 1994, 295–302.

Holbrook, R. T., and F. J. Carmody, "X-ray Studies of Speech Articulations," *University of California Publications in Modern Philology*, 20, 1937, 187–238.

Hudgins, C. V., and R. H. Stetson, "Relative Speed of Articulatory Movements," *Arch. Neerl. Phon. Exper.*, 13, 1937, 85–94.

Hutchinson, J., K. Robinson, and M. Herbonne, "Patterns of Nasalance in a Sample of Normal Geronotologic Speakers," *J. Comm. Dis.*, 11, 1978, 469–481.

Joos, M., "Acoustic Phonetics," *Language*, 24, Suppl., 1948, 1–136.

Kaplan, H. M., *Anatomy and Physiology of Speech*. New York: McGraw-Hill, 1960.

Keaster, J., "Studies in the Anatomy and Physiology of the Tongue," *Laryngoscope*, 1940, 222–257.

Keefe, M., and R. Dalton, "An Analysis of Velopharyngeal Timing in Normal Adult Speakers Using a Microcomputer Based Photodetector System," *J. Sp. Hrng. Res.*, 32, 1989, 39–48.

Kelly, J., and L. B. Higley, "A Contribution to the X-ray Study of Tongue Position in Certain Vowels," *Archives of Speech*, 1, 1934, 84–95.

King, E. W., "A Roentgenographic Study of Pharyngeal Growth," *Angle Orthod.*, 22, 1952, 23.

Kiritani, S., "Articulatory Studies by the X-ray Microbeam System," in M. Sawashima and F. S. Cooper, eds., *Dynamic Aspects of Speech Production*. Tokyo: University of Tokyo Press, 1977.

Klatt, D., "Voice Onset Time, Frication, and Aspiration in Word-Initial Consonant Clusters," *J. Sp. Hrng. Res.*, 18, 1975, 686–706.

Koenig, W., "A New Frequency Scale for Acoustic Measurements," *Bell Laboratories Record*, 27, 1949, 299–301.

Kuehn, D., "A Cineradiographic Investigation of Velar Movement Variables in Two Normals," *Cleft Pal. Jour.*, 13, 1976, 88–103.

Kuehn, D., and J. Moon, "Levator Veli Palatini Muscle Activity in Relation to Intraoral Air Pressure Variation," *J. Sp. Hrng. Res.*, 37, 1994, 1260–1270.

Kuehn, D., and N. Azzam, "Anatomical Characteristics of Palatoglossus and the Anterior Faucial Pillar," *Cleft Palate Jour.*, 15, 1978, 349.

Ladefoged, P., J. DeClerk, M. Lindau, and G. Papcun, "An Auditory Motor Theory of Speech Production," UCLA Phonetics Laboratory, *Working Papers in Phonetics*, 22, 1972, 48–76.

Liberman, A. M., K. S. Harris, P. D. Eimas, L. Lisker, and J. Bastian, "An Effect of Learning on Speech Perception: The Discrimination of Durations of Silence with and Without Phonetic Significance," *Language and Speech*, 4, 1961, 175–195.

———, K. S. Harris, J. A. Kinney, and H. Lane, "The Discrimination of Relative Onset Time of the Components of Certain Speech and Nonspeech Patterns," *J. Exp. Psych.*, 61, 1961, 379–388.

Lieberman, P., *Intonation, Perception, and Language*. Research Monograph No. 38. Cambridge, Mass.: M.I.T. Press, 1967.

Lindau, M., L. Jacobson, and P. Ladefoged, "The Feature Advanced Tongue Root," UCLA Phonetics Laboratory, *Working Papers in Phonetics*, 22, 1972, 48–76.

Lindblom, B., and J. Sundberg, "Acoustical Consequences of Lip, Tongue, Jaw, and Larynx Movement," *J. Acoust. Soc. Amer.*, 50, 1971, 1166–1179.

Lisker, L., "Closure Duration and the Intervocalic Voiced-Voiceless Distinction in English," *Language*, 33, 1957, 42–49.

———, and A. S. Abramson, "A Cross-Language Study of Voicing in Initial Stops: Acoustical Measurements," *Word*, 20, 1964, 384–422.

———, and A. S. Abramson, "Some Effects of Context on Voice Onset Time in English Stops," *Language and Speech*, 10, 1970, 1–28.

Lubker, J., and K. May, "Palatoglossus Function in Normal Speech Production," *Papers from the Institute of Linguistics*, University of Stockholm, 17, 1973, 17–26.

———, B. Fritzell, and J. Lindquist, "Velopharyngeal Function: An Electromyographic Study," Speech Transmission Lab., Royal Institute of Technology (KTH) QPR, 4, 1970, 9–20.

Lundstrom, A., *Introduction to Orthodontics*. New York: McGraw-Hill, 1960.

MacNeilage, P. F., and G. N. Sholes, "In Electromyographic Study of the Tongue During Speech Production," *J. Sp. Hrng. Res.*, 7, 1964, 209–232.

Martone, A. L., "The Phenomenon of Function in Complete Denture Prosthodontics," a collection of reprints from *J. Prosthet. Dent.* St. Louis: C. V. Mosby, 1963.

Mason, R., "Preventing Speech Disorders Following Adenoidectomy by Preoperative Evaluation," *Clinical Pediatrics*, 12, 1973, 405–414.

Massler, M., and E. Schour, *Atlas of the Mouth*. Chicago: American Dental Assn., 1958.

Mattingly, I. G., A. M. Liberman, A. K. Syrdal, and T. Halwes, "Discrimination in Speech and Nonspeech Modes," *Cognitive Psychology*, 1971, 131–157.

McClean, M., "Lip Muscle EMG Responses to Oral Pressure Stimulation," *J. Sp. Hrng. Res.*, 34, 1991, 248–251.

Minifie, F., T. Hixon, C. Kelsey, and R. Woodhouse, "Lateral Pharyngeal Wall Movement During Speech Production," *J. Sp. Hrng. Res.*, 13, 1970, 584–594.

Moll, K. L., "Velopharyngeal Closure on Vowels," *J. Sp. Hrng. Res.*, 5, 1962, 30–37.

———, "Photographic and Radiographic Procedures in Speech Research," *Proceedings of Conference: Communicative Problems in Cleft Palate*, ASHA Report No. 1, 1965, 129–139.

———, and R. Daniloff, "An Investigation of the Timing of Velar Movements During Speech," *J. Acoust. Soc. Amer.*, 50, 1971, 678–684.

Moller, K., R. Martin, and R. Christiansen, "A Technique for Recording Velar Movement," *Cleft Palate J.*, 8, 1971, 263–276.

Moore, C., "Symmetry of Mandibular Muscle Activity as an Index of Coordinative Strategy," *J. Sp. Hrng. Res.*, 36, 1993, 1145–1157.

Moore, C., A. Smith, and R. Ringel, "Task-Specific Organization of Activity in Human Jaw Muscles," *J. Sp. Hrng. Res.*, 31, 1988, 670–680.

Müller, E., and J. Abbs, "Strain Gauge Transduction of Lip and Jaw Motion in the Midsagittal Plane: Refinement of a Prototype System," *J. Acoust. Soc. Amer.*, 65, 1979, 481–486.

Nishimura, H., R. Semba, T. Tanimura, and O. Tanaka, *Prenatal Development of the Human with Special Reference to Craniofacial Structures: An Atlas*. Bethesda, Md.: U.S. Department of Health, Education, and Welfare, National Institutes of Health, 1977.

Orban, B. J., *Oral Histology and Embryology*, 4th ed. St. Louis: C. V. Mosby, 1957.

Osborne, G., S. Pruzansky, and H. Koepp-Baker, "Upper Cervical Spine Anomalies and Osseous Nasopharyngeal Depth," *J. Sp. Hrng. Res.*, 14, 1971, 14–22.

Palmer, J. M., "A Continuous Recording Technique for the Palatograph," Paper presented at Chicago, Ill., 1964 ASHA Convention.

———, and D. A. LaRusso, *Anatomy for Speech and Hearing*. New York: Harper & Row, 1965.

Passavant, G., *Ueber die Verschliessung des Schlundes beim Sprechen*. Frankfort a. M.: J. D. Sauerländer, 1863.

———, "Ueber die Verschliessung des Schlundes beim Sprechen," *Archiv. fur. Pathol. Anat. u. Physiol.*, 46, 1869, 1.

Patten, B., *Human Embryology*. Philadelphia: Blakiston, 1946.

———, "The Normal Development of the Facial Region," in S.

Pruzansky, ed. *Congenital Anomalies of the Face and Associated Structures*, Springfield, Ill.: Charles C Thomas, 1961.

Perkell, J., *Physiology of Speech Production: Results and Implications of a Quantitative Cineradiographic Study*. Cambridge, Mass.: M.I.T. Press, 1969.

Perlman, A., and H. Liang, "Frequency Response of the Fourcin Electroglottograph and Measurement of Temporal Aspects of Laryngeal Movement during Swallowing," *J. Sp. Hrng. Res.*, 34, 1991, 791–795.

Perlman, A., E. Luschei, and C. Dumond, "Electrical Activity from the Superior Pharyngeal Constrictor During Reflexive and Nonreflexive Tasks," *J. Sp. Hrng. Res.*, 32, 1989, 749–754.

Perlman, A., D. Van Daele, and M. Otterbacher, "Quantitative Assessment of Hyoig Bone Displacement from Video Images During Swallowing," *J. Sp. Hrng. Res.*, 38, 1995, 579–585.

Perrier, P., L. J. Roe, and R. Sock, "Vocal Tract Area Function Estimation from Midsagittal Dimensions with CT Scans and a Vocal Tract Cast: Modeling the Transition with Two Sets of Coefficients," *J. Sp. Hrng. Res.*, 35, 1992, 53–67.

Peterson, G., and H. Barney, "Control Methods Used in a Study of the Vowels," *J. Acoust. Soc. Amer.*, 24, 1952, 175–184.

Pisoni, D. B., and J. H. Lazarus, "Categorical and Noncategorical Modes of Speech Perception Along the Voicing Continuum," *J. Acoust. Soc. Amer.*, 55, 1974, 328–333.

Potter, R., and G. Peterson, "The Representation of Vowels and Their Movements," *J. Acoust. Soc. Amer.*, 20, 1948, 528–535.

Proffit, W., J. Palmer, and W. Kydd, "Evaluation of Tongue Pressure During Speech," *Folia Phoniat.*, 17, 1965, 115–128.

Pruzansky, S., ed., *Congenital Anomalies of the Face and Associated Structures*. Springfield, Ill.: Charles C Thomas, 1961.

Raphael, L. J., "Preceding Vowel Duration as a Cue to the Perception of the Voicing Characteristics of Word-Final Consonants in American English," *J. Acoust. Soc. Amer.*, 51, 1972, 1269–1303.

———, M. F. Dorman, and F. Freeman, "Vowel and Nasal Duration as Cues to Voicing in Word-Final Stop Consonants: Spectrographic and Perceptual Studies," *J. Sp. Hrng. Res.*, 18, 1975, 389–400.

Robin, D., A. Goel, L. Somodi, and E. Luschei, "Tongue Strength and Endurance: Relation to Highly Skilled Movements," *J. Sp. Hrng. Res.*, 35, 1992, 1239–1245.

Russell, G. O., *The Vowel*. Columbus: Ohio State University Press, 1928.

Sawashima, M., "Current Instrumentation and Techniques for Observing Speech Organs," *Technocrat*, 9, 1976, 19–26.

Schwartz, L., "A Temporomandibular Joint Pain–Dysfunction Syndrome," *J. Chronic Dis.*, 3, 1956, 284–293.

Sicher, H., "The Growth of the Mandible," *J. of Periodontia*, 16, 1945, 87–93.

———, *Oral Anatomy*. St. Louis: C. V. Mosby, 1949.

———, and E. L. DuBrul, *Oral Anatomy*, 6th ed. St. Louis: C. V. Mosby, 1975.

———, and J. Tandler, *Anatomie für Zahnartze*. Vienna and Berlin: Springer, 1928.

Skolnick, M., J. Zagzebski, and K. Watkin, "Two-Dimensional Ultrasonic Demonstration of Lateral Pharyngeal Wall Movement in Real Time—A Preliminary Report," *Cleft Palate J.*, 12, 1975, 299–303.

Stevens, K. N., and D. H. Klatt, "Role of Formant Transitions in the Voiced-Voiceless Distinction for Stops," *J. Acoust. Soc. Amer.*, 55, 1974, 653–659.

Subtelny, J. D., "A Cephalometric Study of the Growth of the Soft Palate," *Plastic and Reconstructive Surg.*, 19, No. 1. 1957, 49–62.

———, and H. Koepp-Baker, "The Significance of Adenoid Tissue in Velopharyngeal Function," *Plastic and Reconstructive Surg.*, 12, 1956, 235–250.

Summerfield, A. Q., and M. P. Haggard, "Perceptual Processing of Multiple Cues and Contexts: Effects of Following Vowel upon Stop Consonant Voicing," *J. Phonetics*, 2, 1974, 279–295.

Sundberg, J., "Acoustics of the Singing Voice," *Scientific American*, 236, March 1977.

Swanson, C. P., *The Cell*, 2nd ed. Englewood Cliffs, N.J.: Prentice-Hall, 1964.

Trevino, S. N., and C. E. Parmenter, "Vowel Positions as Shown by X-ray," *QJS*, 17, 1932, 351–369.

Weber, C., and A. Smith, "Reflex Responses in Human Jaw, Lip and Tongue Muscles Elicited by Mechanical Stimulation," *J. Sp. Hrng. Res.*, 30, 1987, 70–79.

Willis, R. H., *A Cephalometric Study of Size Relationships of the Normal Male Soft Palate*, Master's thesis in dentistry, Department of Orthodontia, University of Washington, Seattle 1952.

Winitz, H., C. LaRiviere, and E. Herriman, "Variations in VOT for English Initial Stops," *J. of Phonetics*, 3, 1975, 41–52.

Zemlin, W., and C. Czapar, "The Platysma Muscle," Paper presented at 1974 ASHA Convention, Detroit.

———, and S. Stolpe, *The Structure of the Human Skull*. Champaign, Ill.: Stipes, 1967.

Zlatin, M. A., and R. A. Koenigsknecht, "Development of the Voicing Contrast: Perception of Stop Consonants," *J. Sp. Hrng. Res.*, 18, 1975, 541–553.

第 5 章

神経系
The Nervous System

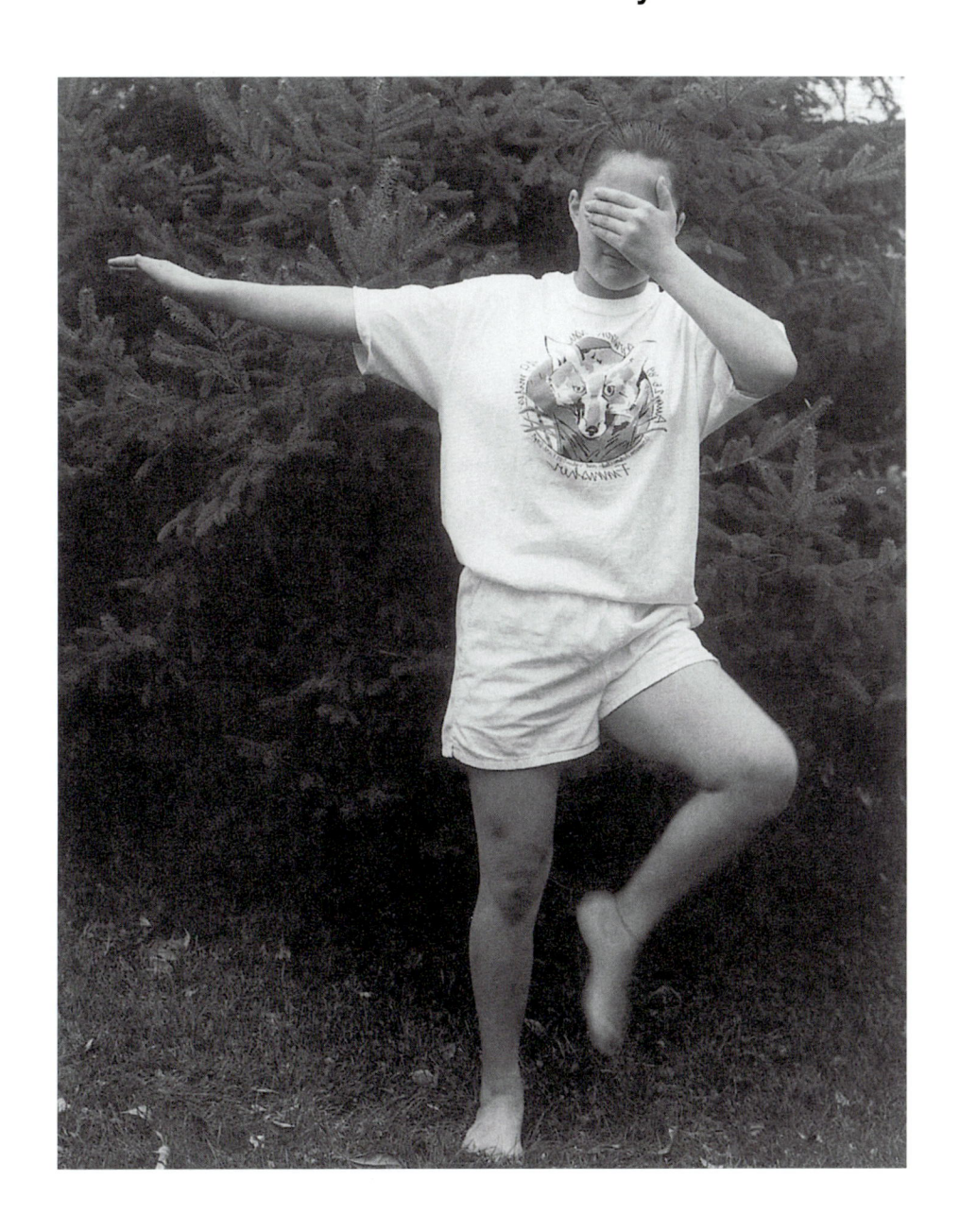

導入
Introduction

　私たちの行動は事実上すべて，観察できないものはもちろん観察できるものも，結局，神経系に媒介される．その神経系は理解しがたいほど複雑であり，**ニューロン neurons**（ギリシャ語 nerves「神経」）とよばれる数十億個の高度に分化した細胞で構成されている．神経系にあるニューロンの数は100億から1,000億以上と推定され，それぞれは1,000個から10万個の別のニューロンと「結合している」かもしれない．ニューロンは，ある刺激に対する反応が状態の短期変化を引き起こし，それが次に隣接する神経細胞や筋細胞への刺激として作用しうるという点で，独特のものである．

　しかしながら，私たちの行動のあるものは必ずしも直接神経系の制御下にあるわけではない；つまり，身体や血液化学の変化も私たちの行動の変化を起こすかもしれない．これらの変化はしばしば腺系，とくに**内分泌系 endocrine system**（ギリシャ語 endon「内部」+krinein「分ける」）の分泌，言い換えれば，体内に分泌することの結果である．

　神経系と内分泌系は通常2つの別々の系とみなされている．しかし，機能上，それらは私たちが認識しているよりはるかに共通点が多い．例えば，ある内分泌腺は神経系のもととなっている胚組織と同一の組織から生じている．内分泌系と神経系は一緒に，私たちが行うほとんどすべてに責任を負っている，高度に統合された行動-制御機構を構成しているのである．

　非常に大まかにいえば，生命過程のような内部活動はかなり内分泌系に調節され，観察できる行動は神経系に媒介されているのである．神経系は迅速な行動に責任を負っているが，内分泌系はある一定期間以上かかる非常にゆっくりとした反応をひき起こす際に機能する，ともいえるかもしれない．

　単純な環境に生きている単純動物は，ヒドラの単純な神経網から明らかなように，複雑な神経系を必要としない．たくさんの細胞で構成されている，より大きな動物は環境に対しもっと頻繁にかつ複雑に順応していき，ますます複雑な神経系を必要とする．例えば，低級なプラナリアにでさえ，尾部にまでつながっている大きな側方の神経付きの，明確な前方脳がある．しかし，動物の大きさは神経系の複雑さや大きさと直接的に等しいわけではない．体重約180ポンド（約81.5kg）の成人は重さ約3ポンド（1,360g）の脳をもっているが，体重約1,600ポンド（約725kg）の完全サイズの雄のヘラジカには1ポンド（約453g）以下の，手のひらにちょうどすっぽり入る程度の脳しかない．

　より高度の無脊椎動物とすべての脊椎動物では，神経線維のネットワークは，その複雑さにもかかわらず，いくつかの点で不十分であるとわかり，補足内分泌系は進化している．この系では，直接的あるいは間接的に血液に放出された，特定の化学薬品が比較的長期間の特定の影響をもたらす体のさまざまな部位に循環する．内分泌系は非常に密接に神経系と結びついているため，本章は内分泌腺とその影響のいくつかを簡単に記載することで終える．

　しかし，私たちが神経系の研究に着手する前からでも，多数の疑問が表面化し，答えを待っている．神経学者たちは同じ疑問をもち，あるものは答えを得ていない．どのように，あるいは，なぜ脳は進化したのだろうか？　私たちが学んだり，忘れたりするとき脳にはどんな変化が起きているのだろうか？　私の脳は私だろうか？　私たちはなぜ「右」と「左」の脳をもち，それらはどの程度排他的な機能をもっているのだろうか？　脳はそれ自身を理解できることがあるのだろうか？　ある人々において，なぜ脳は「自滅する」のだろうか？　どのように脳は体のために自分自身の鎮痛剤を作り出すのだろうか？　意識とは何だろうか？

仕事の道具
Tools of the trade

　多くの研究技術や道具は神経学者の自由になる．最もよく使われるものの1つが**顕微鏡**と連合カメラである．顕微鏡検査は，Leewenheckが単一レンズで神経組織を観察したときの1647年にさかのぼる．組織硬化剤としてのアルコール（Reil, 1809）やクロム酸（Hannover, 1844）の導入は薄片組織の形態学的保全の発展に重要な進歩だった．1842年に，Stilling & Wallackが組織の切片用に原始的な**ミクロトーム**を考案した．その後のパラフィン，コロジオン，セロイジンのような埋め込み媒質の導入が今日知られている組織学の起源となった．種々の染料技術は同じ組織のさまざまな局面を観察するために非常に重要であることがわかった．ある染料はニューロンの核を明らかにし，ある染料は細胞体を，さらに別の染料はまさに神経細胞体の原形質の拡張を明らかにした．

最初，光学顕微鏡は標準的な光学装置だった．時の経過とともに，進歩は蛍光顕微鏡検査，電子顕微鏡検査，暗視野，偏光，写真術と結合した干渉顕微鏡検査に及んでいる．

臨床神経学者は選択的な損傷部位を結果として起こる行動と関連づけることができる．X線，磁気共鳴画像，核磁気共鳴，ポジトロンCT，SPECT，CTのような非侵襲的なX線画像法すべては現代の神経科学者に神経系の天文学的な複雑さのある部分を目で見えるようにした．神経移植術や組織培養は，胎生学や比較生理学同様に，貴重な研究技術である．例えば，軸索に関する非常に初期の研究はイカで行われた．

初期の研究者たちは自分の名前を論文に不朽の業績として残している．それはReil (1807)，Remak (1836)，Purkinje (1837)，Kuhn (1862)，Deiters (1865)，Ranvier (1871)，Golgi (1871)，Ramón y Cajal (1908)，Nissl (1892) であり，彼らは全員神経学の先駆者として歴史的に記録されている．

神経系の一般的構成
General organization of the nervous system

神経系を作っている線維と細胞は体中を不均一に分布している．脳には数十億のニューロンと神経線維があるが，耳たぶには数個の感覚線維しかない．実際，神経系は単一の，高度に統合された行動–調整系であるため，それについて議論するのはむずかしい．神経系のいかなる単一要素も神経系のほかの残りから単独で正当に扱えないことを認識して，私たちは神経系を，少なくとも記述目的で，個々の下位体系に分類することができる．しかしながら，私たちは再びここで困難に遭遇するかもしれない．分類のあるものは解剖的基礎に成り立ち，また別のものは機能的基礎に成り立っているかもしれない．これらの潜在的困難を念頭において，続けることにしよう．

神経系の分類 Divisions of the nervous system

機能的基礎では神経系のニューロンのほとんどすべては**体性**か**自律**かに分類される．

体性ニューロンは観察できる事象の産生，あるいは環境的事象と変化の受容のどちらかに関連している．一方，**自律**ニューロンは主に，内臓や血管，腺に起こることのように，生命過程に関係し，それらはしばしば体の無意識な活動とみなされている．概して，体性線維は随意運動に関係し，自律線維は不随意運動に関係している．生まれたときでさえ，自律神経系は健康的に体内環境を維持するために十分発達している．心拍数と呼吸数は慎重に調節され，消化は予定どおりに続き，そのほか体内のことすべてが，宿主に関して無条件に何も考えることなく，進み続ける．

自律（自己制御）神経系は適切に命名されている．機能的観点からも，ニューロンもしくはその突起は（ニューロン細胞体あるいは中枢神経系から伝達する）**遠心性**，あるいは（ニューロン細胞体あるいは中枢神経系に伝達する）**求心性**としてどちらかに分類されうる．

解剖的基礎では，神経系全体を中枢神経系と末梢神経系とに分類できる．**中枢神経系**は頭蓋骨と脊柱に囲まれ守られ，脳と脊髄から成り立つ部分である．**末梢神経系**は，脳神経と脊髄神経，さらに末梢結合と自律神経系に分けられる．次に，**自律系は交感（胸腰部）神経系と副交感（頭蓋仙骨）神経系**とに下位分類される．神経系の

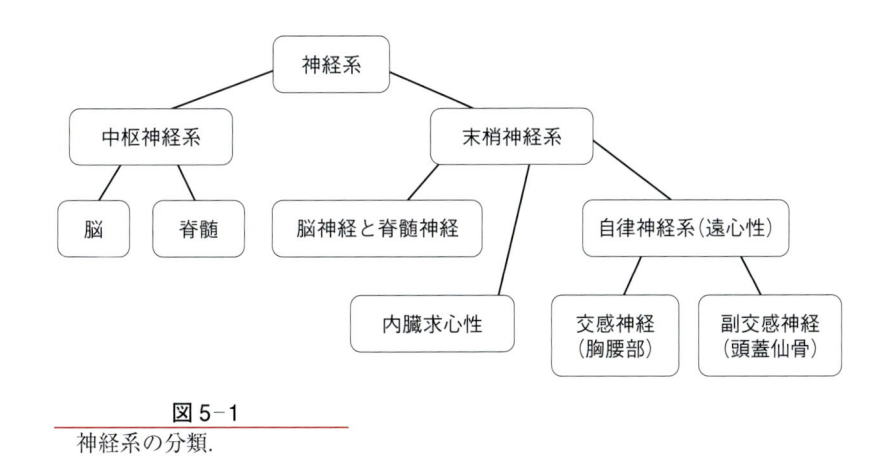

図5-1
神経系の分類．

ニューロン・神経・神経路 Neurons, nerves, and nerve tracts

　神経系の基本的な機能的単位はニューロンとして知られている高度に特定化された細胞である．それは**細胞体 cell body** とその伸長部分あるいは**神経突起 nerve processes** のすべてを含んでおり，本質的に次の2つのタイプがある：(1) **樹状突起 dendrites**（ギリシャ語 tree「木」）は，求心性であり，神経インパルスを細胞体へ伝達する．(2) **軸索 axons**（ギリシャ語 axis「軸」）は，遠心性であり，神経インパルスを細胞体から伝達する．

　私たちは機能的神経解剖学や神経生理学において個々のニューロンあるいは要素について議論することはほとんどない．むしろ，多数のニューロンから軸索や樹状突起の束から典型的に構成されている**神経**について議論する．**感覚神経 sensory nerves** はもっぱら求心性であり，**運動神経 motor nerves** はもっぱら遠心性，**混合神経 mixed nerves** は，予想どおり，求心性と遠心性の両方の神経突起からなっている．

　末梢神経系の軸索あるいは樹状突起の束は神経とよばれているが，中枢神経系ではこれらの束は神経路とよばれている．**神経 nerve** は典型的に，痛みの伝達・温度・筋緊張・四肢の動き・四肢の位置・運動インパルスの筋への伝達のような，さまざまな機能をもっている軸索と樹状突起から構成されている．**神経路 nerve tracts** は，たった1つだが，非常に特異的な機能をもっている軸索もしくは樹状突起の集まりから構成されている．

シナプス The synapse

　機能している神経系の最も重要な局面の1つは，神経インパルスが体のある部分から他の部分へ到達する経路である．最初の神経インパルスは，**図5-2**で示されるように，まさに燃えている一連の火薬のように伝達される電気-化学的波である．「ニューロン」間の火薬列の不連続に注意．それは，連鎖のなかの2つのニューロンの間にある，**シナプス間隙 synaptic cleft** とよばれる，事実上の空間（顕微鏡的）を表している．火薬が末端に到達すると，最終末にある小さな山は勢いよく燃え，後続の，あるいは隣接の（**シナプス後の**）「ニューロン」にあ

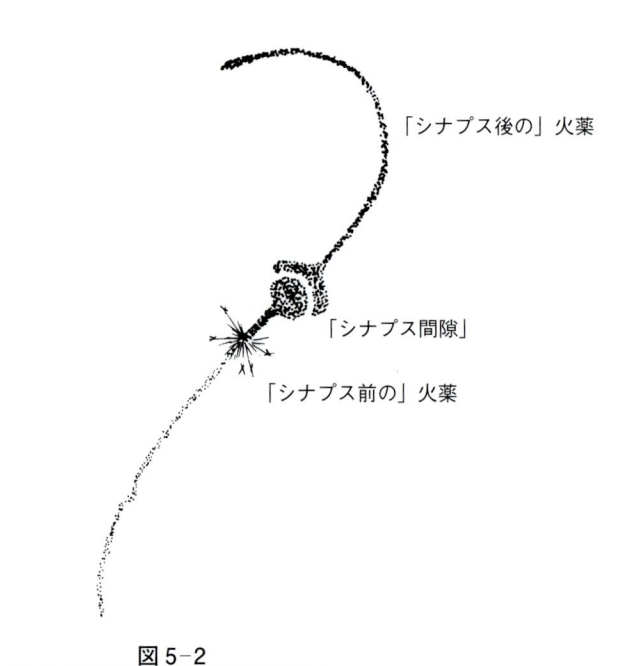

図5-2
神経インパルスの伝達とシナプス間隙を横切るインパルスの伝達を説明する火薬の類推．

る火薬の山を発火させる熱を生み出すのである．神経シナプス（ギリシャ語 synapsis「接触」）には，「燃えているインパルス」の伝達はあるが，組織の実際上の生理的連続性は伴わないのである．

　神経シナプスはインパルスを一方向にだけ移動させ，ここは火薬模型が分解され始めるところである．それは，もう少し勢いよく燃えさせ，その過程において燃えているインパルスの伝達を促進させるために，火薬の「シナプス前の」山に何かを付加するという単純なことであろう．さらに，インパルスの伝達を抑制するためにその2つの山の間に楯あるいは柵を置くこともできるであろう．神経組織の注目すべき特徴の1つは神経伝達を抑制あるいは促進するためにそれ自体の化学物質を作れることである．約30種の**神経伝達物質**が発見されており，その多くは近年のことである．あるものは興奮性，あるものは抑制性であり，これは神経伝達が神経伝達物質に似た特性をもつ薬剤に影響されうることを意味し，神経系について知られていることの多くはこの方法だけでわかったのである．

中枢神経系 The central nervous system

脳 The brain

　脊椎動物の最も下等な種類にでさえ，中枢神経系は頭

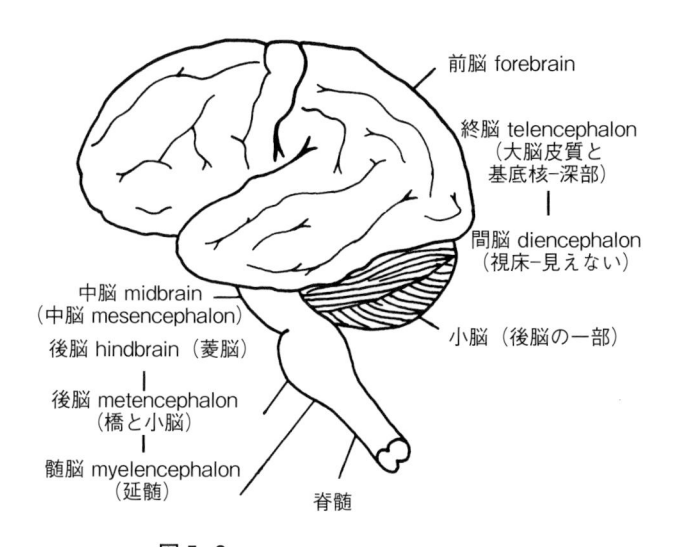

図5-3
脳の主な分類：後脳（菱脳），中脳，前脳（終脳と間脳）．

部で私たちが脳とよんでいる構造にまで広がっている中空の脊髄から成り立っている．脳 brain という用語はアングロ・サクソン古語 braegen からのものであり，神経系の中心を意味している．しかし，ギリシャ語で，enkephalos という語は頭蓋骨内にある神経組織の主要部に関係している．

ある意味で，脳は脊髄の拡張物である．しかし，脳は脊髄のように機能的に分節化されておらず，私たちをヒトにしている高次レベルの機能―つまり論理的に考え複雑な言語体系を使う能力の責任を負っている，神経系の高度に分化した部分である．図5-3に示されるように，脳は**後脳 hindbrain**，**中脳 midbrain**，**前脳 forebrain** に分けることができる．

後脳 Hindbrain　後脳はその形（ギリシャ語 rhombos「こま」）を示す語である，**菱脳 rhombencephalon** としても知られている．次に菱脳は**後脳 metencephalon**（ギリシャ語 meta「後」+ enkephalos「脳」）と**髄脳 myelencephalon**（ギリシャ語 myelos「髄」）に分けられる．成人では脊髄が脳に移っていく大きな領域である髄脳は，**延髄**[1] **medulla oblongata** とよばれている（図5-3）．脊髄の流体でいっぱいの中心の管もまた後脳に延びており，そこは**第4脳室 fourth ventricle** として知られている．

---

[1] 髄 medulla は器官あるいは構造の中央あるいは最も内側部分を意味するために用いられる一般的解剖学用語である．

後脳 hindbrain の上部あるいは前部は**後脳 metencephalon** とよばれている．後脳 metencephalon の突起した背側領域は**小脳 cerebellum**（「小さい脳」）によって構成され，後脳 metencephalon の腹側は**橋 pons** とよばれる延髄の上方への連続部分である．それは小脳の2つの半球をつなぎ，小脳を大脳や脊髄と結合する橋として機能することから適切に名づけられている．しっかりとした回旋状の構造である小脳は，四肢の運動，平衡，姿態の調節のための重要な調整の中枢である．大脳あるいは前脳のように，小脳は灰白質の**皮質 cortex**（ラテン語 bark, shell「樹皮，貝殻」）と白質と灰白核の**内部 interior** から構成されている．

中脳 Midbrain　中脳 midbrain もまた**中脳 mesencephalon**（ギリシャ語 mesos「中間」）とよばれ，本質的に前脳と後脳とをつなぐ結合部である．さらに，動きを調整したり協調したりするのに役立つ大切な核を含んでいる．中脳の流体で満たされている腔は**中脳水道 cerebral aqueduct** とよばれている．これは後脳の第4脳室を前脳の脳室と結合している．

前脳 Forebrain　前脳は**間脳 diencephalon** と**終脳 telencephalon** とに分けられる．間脳を構成している構造は第3脳室の側方に配置されている（図5-4参照）．間脳の厚い側方の壁は**視床 thalamus**（ギリシャ語 thalamos「奥の部屋」）と**視床下部 hypothalamus** から成り立っている．**視床 thalamus** は感覚情報を終脳に伝えるための主要な中継と統合の中枢である．**視床下部 hypothalamus** は数あるなかでとくに内臓活動・水分平衡・体温・睡眠・代謝機能に影響を及ぼし，制御する多数の核から成り立っている．

終脳 telencephalon（ギリシャ語 telos「遠くに，少し離れて」）はヒトの脳の最大部分である．これは**大脳 cerebrum**，つまり深く貫通している**大脳縦裂 longitudinal fissure** によって分けられている2つの高度に入り組んだ**大脳半球 cerebral hemisphere** からできている．大脳半球表面の脳回は**回 gyri**（ラテン語 circle「円」）として知られ，**溝 sulci**（ラテン語 sulcus「溝」）とよばれているくぼみで分割されている．さらに顕著な回や溝のいくつかには名前がつけられている．**外側溝 lateral sulci** と**中心溝 central sulci** はそれぞれの大脳半球を各部分あるいは**葉 lobes** に分けるための表示として用いられている．しかし，葉に割り当てられている名前はそれらが最も強く関連する頭蓋骨に基づいている．図5-5に示されるように，**前頭葉 frontal lobe** は中心溝の前にあり，

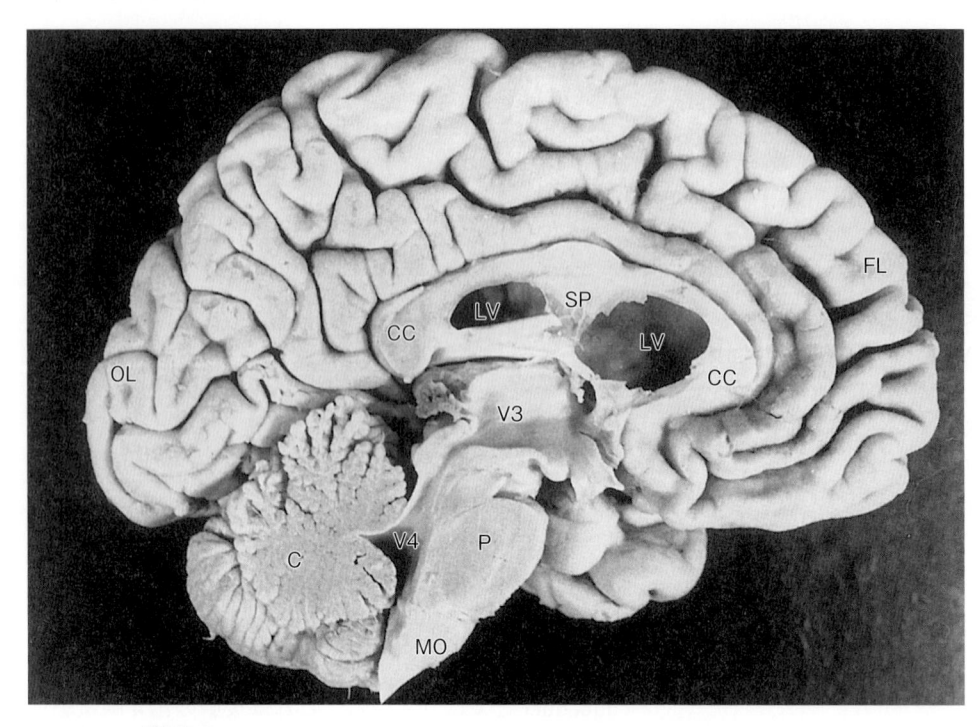

図 5-4
脳室と関連する構造を示す脳の内側面.

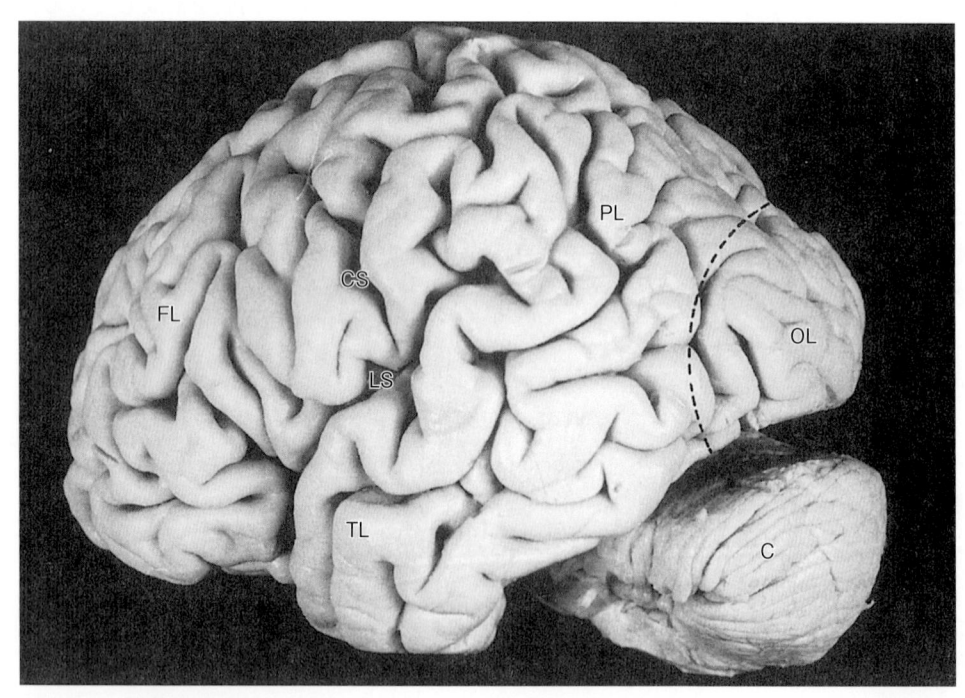

(LV) 脳室　(C) 小脳
(MO) 延髄　(V3) 第 3 脳室
(CC) 脳梁　(OL) 後頭葉
(V4) 第 4 脳室　(FL) 前頭葉
(P) 橋　(SP) 透明中隔

間脳の主要な構造は第 3 脳室の外側（深部）にある.

図 5-5
大脳と小脳の外側面.

(C) 小脳　(LS) 外側溝
(PL) 頭頂葉　(CS) 中心溝
(OL) 後頭葉　(TL) 側頭葉
(FL) 前頭葉

頭頂葉 parietal lobe は中心溝の後ろで外側溝の上にある. **側頭葉** temporal lobe は外側溝の下にある. **後頭葉** occipital lobe は側頭葉と頭頂葉から分離する明確な溝がないため輪郭をはっきりさせるのはむずかしい.

大脳半球の前額断面は灰白質の皮質層と, ひとまとめに**大脳基底核** basal ganglia（または nuclei）として知ら

神経系の一般的構成　331

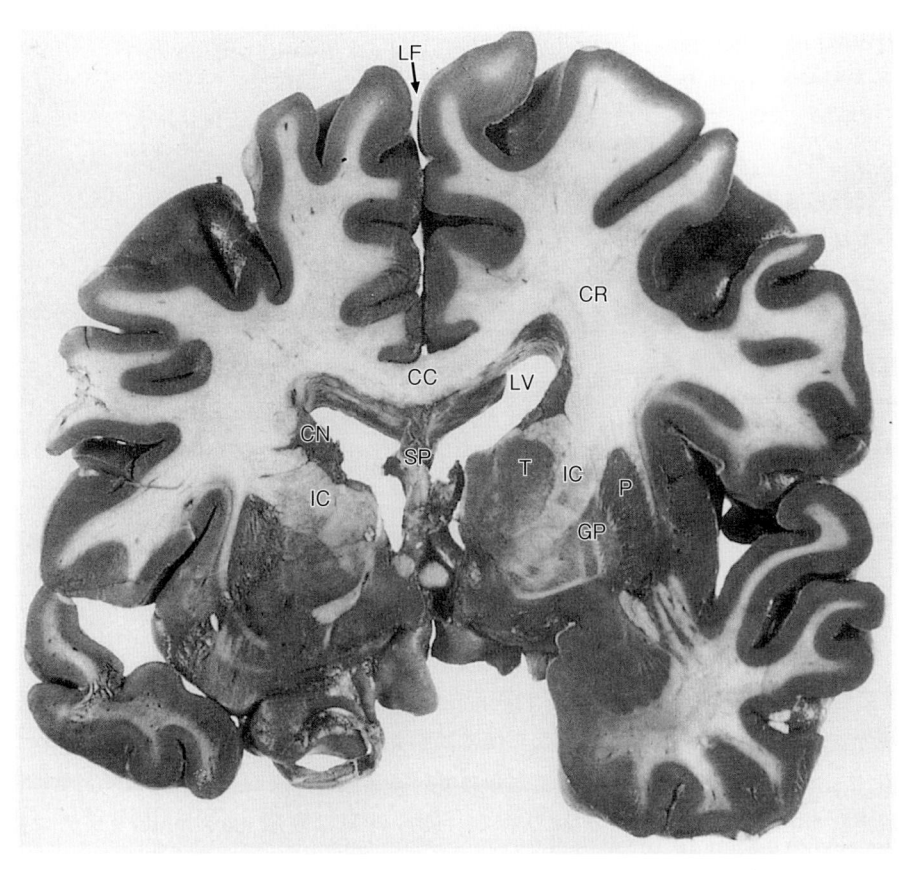

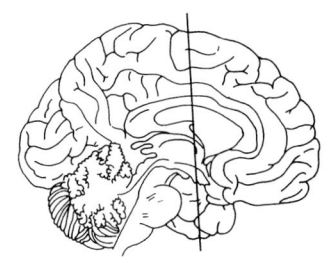

図5-6

基底核・内包（IC）とほかの構造との関係を示す大脳の前額断面．基底核は尾状核（CN）とレンズ核から構成され，レンズ核は被殻（P）と淡蒼球（GP）より成っている．以上の領域は線条体として知られている．

CC 脳梁　　CR 放線冠　　LF 大脳縦裂　　LV 側脳室　　SP 透明中隔　　T 視床

非対称性に注意——一部不完全な切断面による．

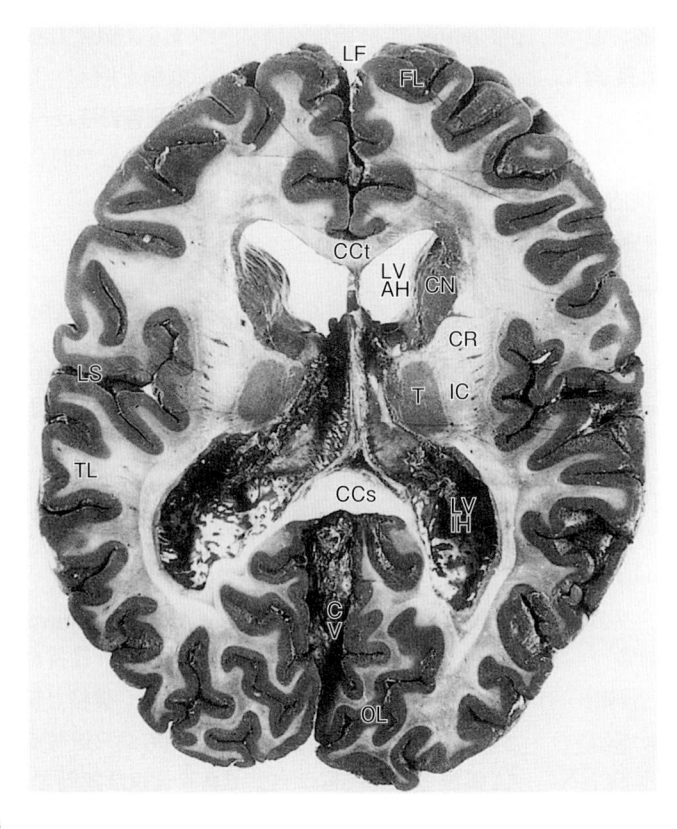

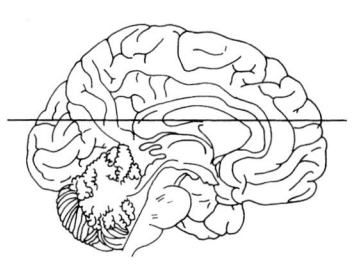

図5-7

大脳の横断面．

CN 尾状核　　CR 放線冠　　IC 内包
LVAH 側脳室（前角）　　T 視床
CCs 脳梁（膨大）　　CCt 脳梁（幹）
CV 小脳（虫部）　　I 島　　LF 大脳縦裂
LS 外側溝　　LVIH 側脳室（下角）
FL 前頭葉　　OL 後頭葉　　TL 側頭葉

れている多層性の灰白質と白質の内部集合体を現している．それらは図 5-6，5-7 に示されている．

脳幹 The brain stem 各構造を前脳，中脳，後脳の部分とよぶことはわずらわしいかもしれない．そこで，脳幹という用語が間脳・中脳・橋・延髄の各構造を表すためにしばしば用いられている．小脳は脳幹と連結しているが，その一部分とはみなされない．

脳幹は多くの上行および下行神経路と，感覚機能・運動機能を調整する中枢の大部分を構成している多数の核を含んでいる．また，内臓，内分泌，行動，代謝の各機能の調節に関連する中枢同様，**脳神経 cranial nerves**（頭部を供給する神経）のほとんどのための核を含んでいる．脳幹は特定の感覚（とくに視覚と聴覚）のほとんどとも関連し，頭部と頚部の一部にある筋活動を制御する．

脊髄 The spinal cord

延髄の下部（尾部）末端は脊髄まで延び，延髄に連続している．脊髄は第 1 頚椎の上部境界レベルから第 1 腰椎の下部境界あたりまで延びている．

脊髄の横断面は白質に囲まれた灰白質の中心を示している．**灰白質 gray matter** は，中線を横切って灰白質の**横行交連 transverse commissure** でつながっている 2 つの三日月体からできており，文字 H の形あるいは蝶々の形をしている．横行交連を通っている前額面は各三日月体を**前角 ventral**（または anterior）**horn** と**後角 dorsal**（または posterior）**horn** とに分け，それぞれは脊髄の完全な長さを延ばしている．

概して，前角にある神経細胞・神経突起は運動機能と関連しており，後角の神経細胞・神経突起は受容（感覚）機能・調整機能と関連している．前角は**下位運動ニューロン lower motoneurons**（motor neurons）を含み，その軸索は脊髄神経の運動根として脊髄を離れていく．後角は非常にたくさんの**介在ニューロン internuncial neurons**（connecting neurons）と後根神経節のニューロンからの軸索を含んでいる（図 5-8）．それらは脊髄神経の感覚根として脊髄に入り込む．

脊髄には頚部と胸部に顕著な腫大がある．これは上肢と下肢の筋を供給している灰白質にあるニューロンの増加によるものである．白質は**前柱 ventral column**（前索）・**側柱 lateral column**（側索）・**後柱 dorsal column**（後索）に分けられ，それぞれが上行路と下行路を含んでいる．

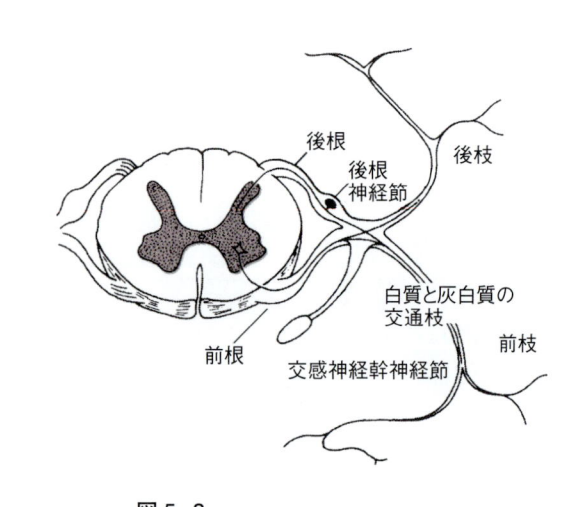

図 5-8
蝶形の灰白質と典型的な脊髄神経の配列を示す脊髄横断面．

髄膜 The meninges

脳と脊髄は髄膜 meninges（ギリシャ語 meninx「膜」）として知られている 3 層の保護的な結合組織に完全に包まれている．最も外側は**硬膜 dura mater**（ラテン語 hard「硬い」+ mater「母」）とよばれている．**クモ膜 arachnoid mater** はその名前が示すように，クモの巣状の膜であり，脳をゆるく包んでいる．最も内側の**軟膜 pia mater**（「やさしい母」），つまり，脳をしっかりと包んでいる血管に富む膜は，元気な脳を明るいピンク色にする．クモ膜と軟膜との間の空間は**脳脊髄液 cerebrospinal fluid** で満たされ，それは第 4 脳室から空間に入り込み脳と脊髄の周りを循環している．

末梢神経系 The peripheral nervous system

末梢神経系は頭蓋骨と脊柱の骨領域の外側に位置している神経系の部分と定義される．これは，図 5-9 に示されているように，12 対の脳神経と神経節，脊髄神経の前根と後根，31 対の脊髄神経と後根神経節，末梢神経，自律神経系の神経節と神経突起を含んでいる．

脊髄神経と脳神経 Spinal and cranial nerves

個々の脊髄神経は後脊髄神経根と前脊髄神経根の結合によって構成されている．結合直後，後枝と前枝が放出され，それぞれが後根と前根の両方から線維を運んでいる．機能として後根は感覚であり前根は運動であるため，

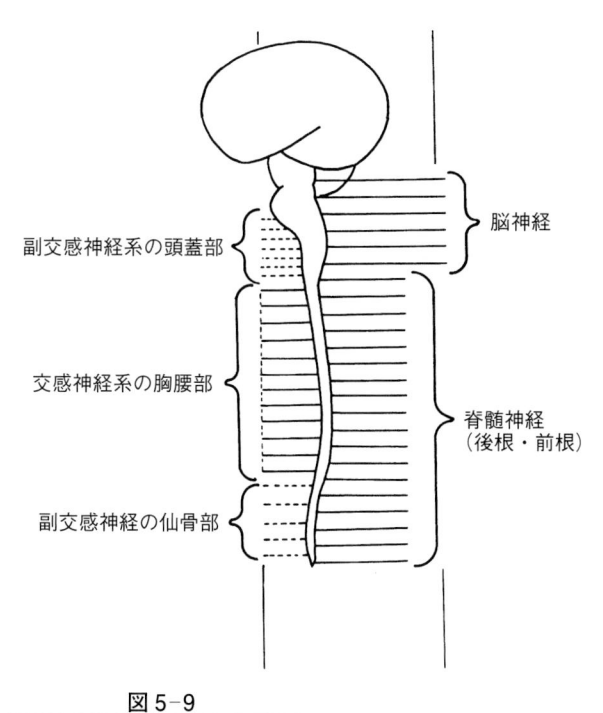

図5-9
末梢神経系．12対の脳神経，31対の脊髄神経の後根・前根，自律神経系を含む．

すべての枝は混合している（運動線維と感覚線維の両方を運んでいる）．脊髄神経の**運動線維** motor fibers は脊髄の灰白質の前柱にある細胞体から発生しているが，**感覚線維** sensory fibers は脊髄の外側の神経節にある細胞体から発生している（図5-8）．

同じように，**運動脳神経** motor cranial nerves は脳幹内の細胞体（それらの**起始核**）から発生し，**感覚脳神経** sensory cranial nerves は脳の外側にある細胞群から発生している．これらの細胞は神経の幹に神経節を形成し，あるいは目や鼻のような末梢感覚器に配置されるかもしれない．感覚神経の中枢突起は（ほとんど）脳幹に進み，それらの**終核**を形成している神経細胞のまわりに樹状分枝を呈することで終える．感覚神経の終核は大脳皮質とつながりがある．

自律神経系 Autonomic nervous system

自律神経系は体の内部環境を制御し，末梢神経系の残りは外部環境に反応し順応する．その名前が示すように，自律神経系は自己調節している．これは私たちの内部でほとんど定期的に起こる適応について考えなくてよいことを意味している．

自律神経系は，ときどき**内臓遠心系**とよばれており，**交感神経**（あるいは胸腰部の）部分と**副交感神経**（あるいは頭蓋仙骨の）部分とに分けられる．両者は心臓，体の腺組織，内臓や目などの平滑筋を供給する遠心性神経から成り立っている．主な制御中枢は視床下部の核にある．交感神経部分の主要な役割は恐れや緊張の高い条件に体を適応させることであり，副交感神経部分のそれは正常な体内環境を回復させることである．

脳幹と脊髄にある自律神経細胞の**神経節前線維**はある脳神経と脊髄神経の前根に随伴している．これらの線維は中枢神経系の外側に位置している神経節に続いている．神経節細胞の軸索は**神経節後線維**とよばれている．それらは内臓，腺，平滑筋，心筋を供給している．

交感神経部分 Sympathetic division　自律神経系の交感神経部分には，長い神経幹が頭蓋底から尾骨まで脊椎柱の両側面に位置している．この**交感神経幹**はその長さに沿って公平に等間隔で相互に連結する神経節を提供している．通常，3つの頸神経節，胸部に10～12，腰部に4つ，仙骨部に4つないし5つある．交感神経幹の分枝は多数の**叢** plexuses（ラテン語 braids「三つ編み」）を構成し，それらもまた神経節を含んでいる．図5-10で示されているように，交感神経幹を行き来する神経線維は脊髄神経の前枝に連結する．これらの連結神経線維は，**交通枝** rami communicantes として知られ，節前-節後線維から成り立っている．

典型的には，有髄の節前線維（白質枝）は前根を通って脊髄を出て，シナプスが無髄の（灰白質枝の）節後細胞と共起する．交感神経幹の神経節に進んでいく．この節後細胞の軸索は（ときどききわめて長いが）交感神経幹を出て，少なくともある程度は，脊髄神経の前枝と一緒にその目的地に進んでいく．

副交感神経部分 Parasympathetic division　自律神経系の副交感神経（頭蓋仙骨）部分は，（第一に）頭頸部の内臓を供給している脳神経と，骨盤にある内臓を供給している仙骨部分を含んでいる．その神経節は幹よりむしろ供給されている器官に，あるいはその近くに位置している．自律神経系のその両方の線維は，事実上交感神経部分に供給される全構造がさらに副交感神経部分によって供給される程度まで，胸部・腹部・骨盤で混ぜられる．

ほとんどの**脳神経** cranial nerves（頭部の末梢神経）は脳幹に核をもち，その神経は頭蓋底にある孔を通り抜

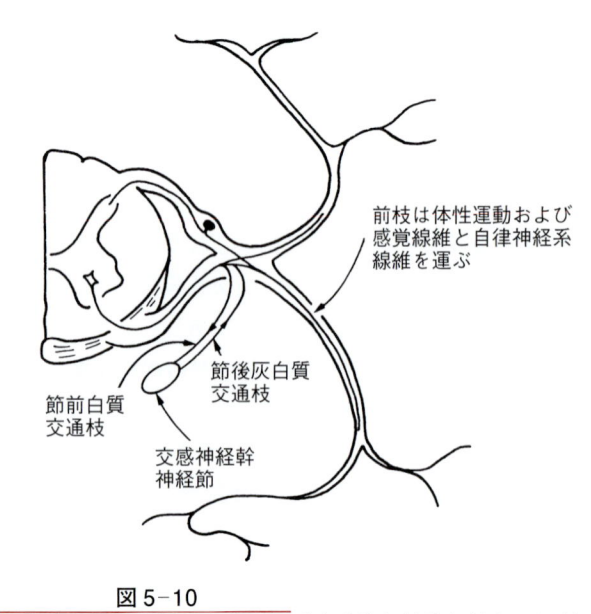

図5-10
節前・節後線維と自律神経系交感神経幹神経節との関係。節前線維（白質枝）は幹にある神経節とシナプスを形成するために脊髄を出る。節後線維（灰白質枝）は脊髄に戻り，脊髄の前枝にあるほかの線維と一緒に現れる．

ける．それらの機能にしたがって，運動，感覚，あるいは混合と分類されている．脳神経と脊髄神経は類似した起始をもっているが，脳神経はすべてが混合神経ではなく，後根や後枝，前根や前枝をもっておらず，すべての神経が神経節をもっていないという点で，両者は異なっている．脳神経は情報を特定の感覚からと受容器[2]から伝え，それらの出力は眼・顔・顎・舌・咽頭・喉頭の筋肉である．それらはさらに副交感神経の供給を頭頸部の内臓にしている．

脳神経は脳あるいは脳幹を出る順にローマ数字（Ⅰ～Ⅻ）でよばれている．これらの名前はそれらの構造（例　三叉）や，機能（例　嗅覚），あるいは配分（例　顔面）を反映している．（脳底に位置している）脳神経の**運動核**のほとんどは両側の皮質表象を受けているので，核の「上」（核上性）の病変は通常一時的な影響をもっている．顔面神経は，後に議論されるが，興味ある例外である．

さてここで，神経系についてざっと目を通しておこう．

---

[2] **受容器 receptors** はさまざまな種類の刺激に反応する感覚神経の終末である．**固有受容器 proprioceptors** は，とくに移動中の体の位置，バランス，平衡についての情報を供給する．**外受容器 exteroceptors** は，皮膚や粘膜のように，圧，温度変化，痛みに反応する．**内受容器 interoceptors** はインパルスを内臓から伝達する．

この注目すべき部分は，大部分，自然淘汰とよばれる興味を引く過程によるものである．私たちは脳に頼り，それらはますます複雑になっていった．私たちはしだいに自分たちの歯に頼らなくなり，そのためそれは退行していくのである．

中枢神経系の機能解剖学
Functional anatomy of the central nervous system

原始的神経管は5つの第二次脳胞と脊髄に分化し，それらのすべてが中枢神経系を構成している．第二次脳胞とは終脳・間脳・中脳・後脳・髄脳である．

髄膜 The meninges

頭蓋と脊柱によって中枢神経系に供給される保護に加えて，脳と脊髄はひとまとめに，髄膜として知られている神経のない結合組織の3層に囲まれている．髄膜層間には，脳と脊髄を湿らせ，滑らかにし，保護する**脳脊髄液 cerebrospinal fluid** がある．実際，脳はその流体の中に浮かんでいるのである．

硬膜 Dura mater

髄膜の最も外側は硬膜，つまり脳と脊髄を保護する鞘として，また頭蓋冠の内壁として機能する硬い2層の膜である（図5-11）．それはさらに，末梢神経を覆っている結合組織である，**神経上膜 epineurium** を形成するために脳神経と脊髄神経とともに広がっている．

硬膜の外層は骨膜性であり内層は髄膜性である．これらの2つの層は頭蓋内でしっかりと結びついている．ただし，これらが**静脈洞 venous sinuses** を構成するために分かれるところと髄膜層が脳の主要な部分間に**線維性中隔 fibrous septa** を構成するところは除く．外層は骨組織への細い線維性投射によって頭蓋の内側表面にしっかりと付着している．その付着は縫合線に沿ってと大孔の端で最も強い．のちに詳細をみていくように，硬膜の静脈洞は静脈血を脳から内頸静脈に，そしてそこから心臓に排出させている複雑な経路体系を構成している．脳脊髄液もまたクモ膜の静脈洞への投射（クモ膜顆粒）を経由して硬膜の静脈洞へ排出している．

硬膜の髄膜層は脳の大きな部分を分ける4つの主要な

中枢神経系の機能解剖学　335

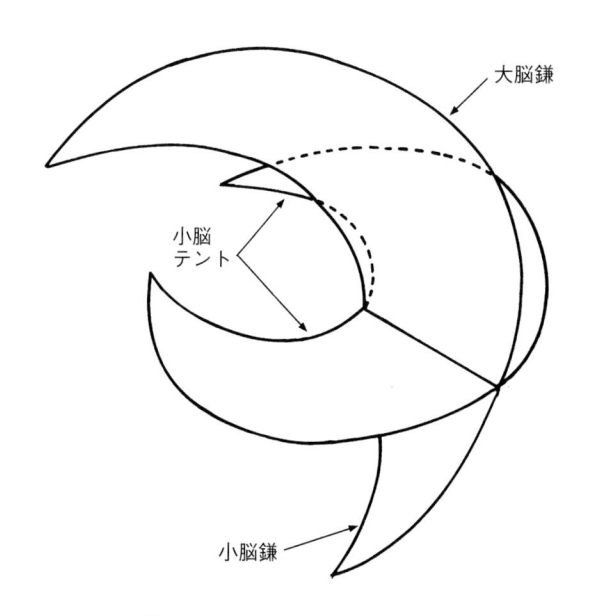

図5-11
硬膜の髄膜層によって構成されるヒダ.鞍隔膜は見えない.

ヒダを構成し，それらは不完全に頭蓋冠をコンパートメントに分けている．ひとつは**大脳鎌 falx**（ラテン語 sickle「円形鎌」）**cerebri** であり，それは2つの半球の間の大脳縦裂にわたっている．また，それは前方で篩骨の鶏冠から，後ろの後頭隆起まで進んでいき，硬膜を横断する棚，**小脳テント tentorium**（ラテン語 tent「テント」）**cerebelli** とつながっている．小脳テントは小脳を大脳半球の後頭葉と切り離している．

2つの小脳半球を分けている硬膜の小さな三角形のヒダは**小脳鎌 falx cerebelli** とよばれ，一方，4番目のヒダは**鞍隔膜 diaphragma sella** とよばれている．それはトルコ鞍と下垂体の外被を作っている．小脳テントの前方の投射は鞍隔膜とつながっている．脊髄の硬膜は，脊髄を囲むゆるい鞘を構成しているが，髄膜層とまさにつながっている．骨膜層は大孔に付着しており，脊椎管にはつながっていない．**硬膜外腔**は硬膜と脊髄管との間と硬膜と脊髄との間にある．硬膜外腔はゆるい疎性結合組織（肉柱の）とたくさんの血管で占められている．

クモ膜 Arachnoid mater

クモ膜 arachnoid（ギリシャ語 arachno「クモ」）mater はクモの巣に似ていることからそのようによばれている．図5-12A にある，クモ膜のある大脳半球のクモの巣状の外見に注目．中大脳動脈（MCA）が図5-12A，図5-12Bにみられるが，クモ膜自体は血管組織をもっていない．それは網状線維の繊細な膜であり，その外側面と内側面は中皮によって裏打ちされている．クモ膜はゆるく脳と脊髄を包んでいるが，大脳縦裂（大脳鎌）と小脳テント以外では，脳回に続いている．クモ膜は**硬膜下腔**の中にある流体の薄い層によってのみ硬膜の内側表面と切り離されている．

クモ膜下腔も存在するが，大脳半球の表面上はほとんどない．脳回の高さで，クモ膜と下位の軟膜とが接近しており，そこでそれらは**軟膜 leptomeninges**（ギリシャ語 leptos「弱い，繊細な」）とよばれている．クモ膜は溝の橋渡しをし，増大するクモ膜下腔を出て，**クモ膜下槽 subarachnoid cisterns** が構成されるところで脳とクモ膜との間の空間は広くなっている（図5-13）．

上矢状洞に隣接する部位でクモ膜の小さな叢が洞通路に投射している．これらの叢は，**クモ膜顆粒（絨毛）arachnoid granulations（villi）**とよばれ，脳脊髄液が静脈血流に吸収する方法をもたらしている．クモ膜顆粒は図5-12Bで矢印によって示されている．クモ膜の小さな副矢状部位は脳の表面から引きはがされていることに注意．これはクモ膜と硬膜との癒着によって起こっている．脳脊髄液の静水圧[3]は静脈圧のそれを超え，クモ膜顆粒は脳脊髄液をクモ膜下腔から上矢状洞に流れ込ませている一方向弁として作用している（図5-13）．

軟膜 Pia mater

髄膜の最も深いところにある層は，軟膜とよばれ，疎性結合組織，クモ膜を軟膜に結合している小柱の粗い網状組織によってつなぎ合わされている高度な脈管膜である．軟膜の豊富な血管の性質が新しい脳標本のピンク色の原因である．軟膜は非常に密に脳と脊髄の表面の回やでこぼこをたどっている．軟膜はさらに脳室にまで及び，そこで，脳室上衣とともに，側脳室・第3脳室・第4脳室の**脈絡叢 choroid plexus** を構成している．脈絡叢は脳脊髄液の生成のための主要部位である．図5-14で，側脳室（LV）の顆粒状の外観に注目．それは脈絡叢の房によるものである．

---

[3] 流体静力学（静水力学）は平衡状態における液体に関係する学問領域．

336　第5章　神経系

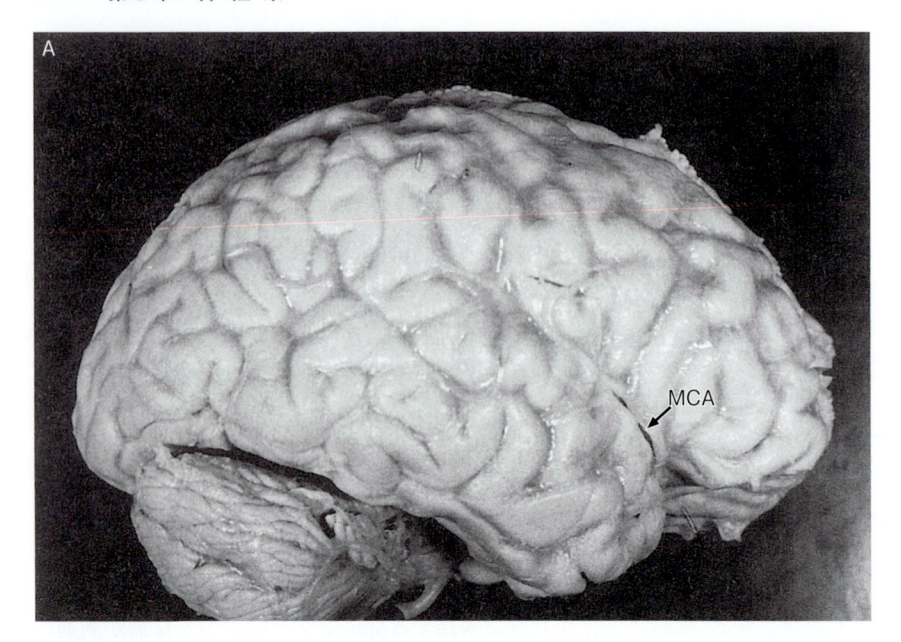

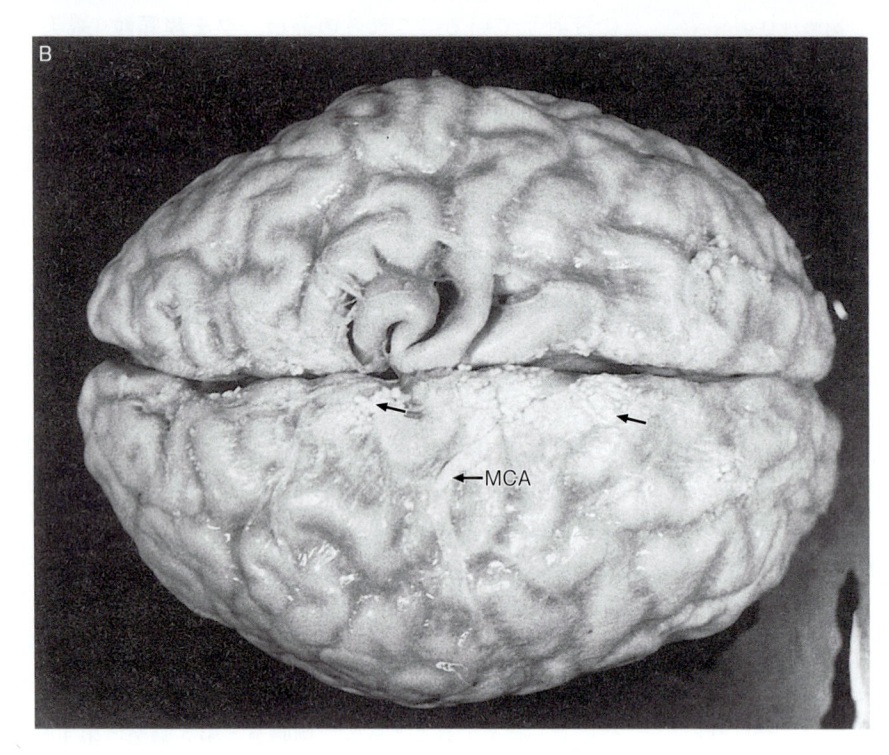

図5-12
クモ膜のある脳とない脳．Aの外側面では，中大脳動脈が矢印で示されている．Bでは，クモ膜顆粒と同じように，中大脳動脈は矢印で示されている．Cは，クモ膜を取り除いた脳（次頁）．

脳 The brain

終脳（前脳）The telencephalon (Forebrain)

　大脳半球は，図5-15のように矢状断面でみると，互いに非常に近い鏡像である．しかし，細かくみると，右半球と左半球とではニューロンの分布だけではなく機能においてもいくつかの明らかな違いがある．これはとくに発話と言語にかかわる部位に当てはまる．上から見た脳標本が図5-16で示されている．右半球（RH）と左半球（LH）の明らかな違いは，左半球の中心溝の同定がきわどいというところまでみられる．各半球にはすべて迷路のようなヒダと凹窩に特徴づけられた，3つの表面—凸状の外側面，平らな内側面，でこぼこの下方面—がある．それぞれのヒダは**回 gyrus** として知られ，凹窩は

中枢神経系の機能解剖学　337

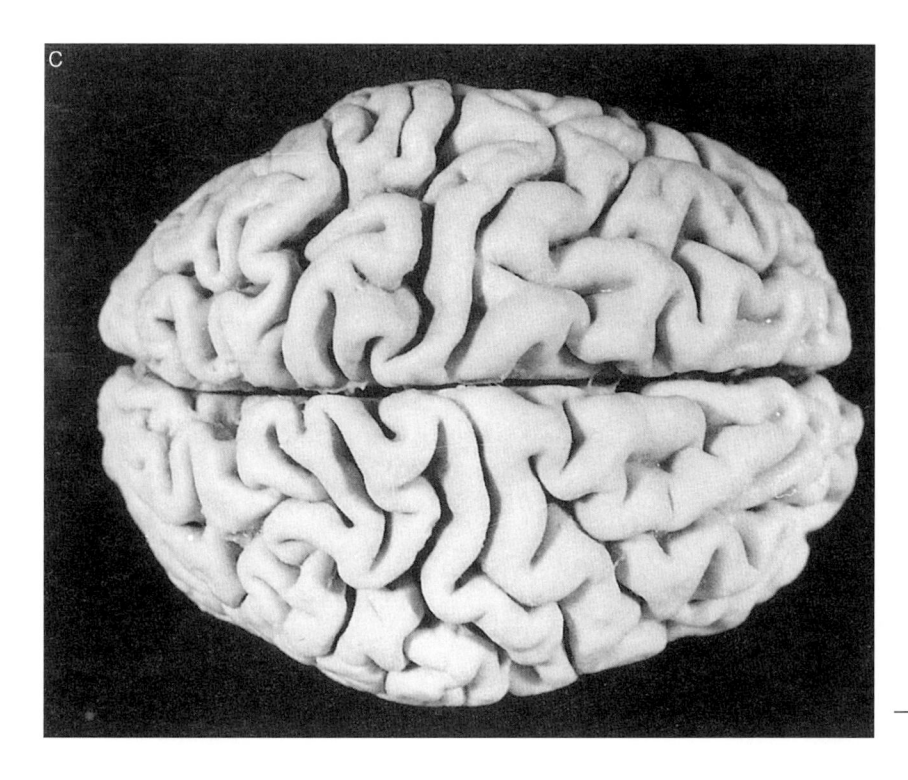

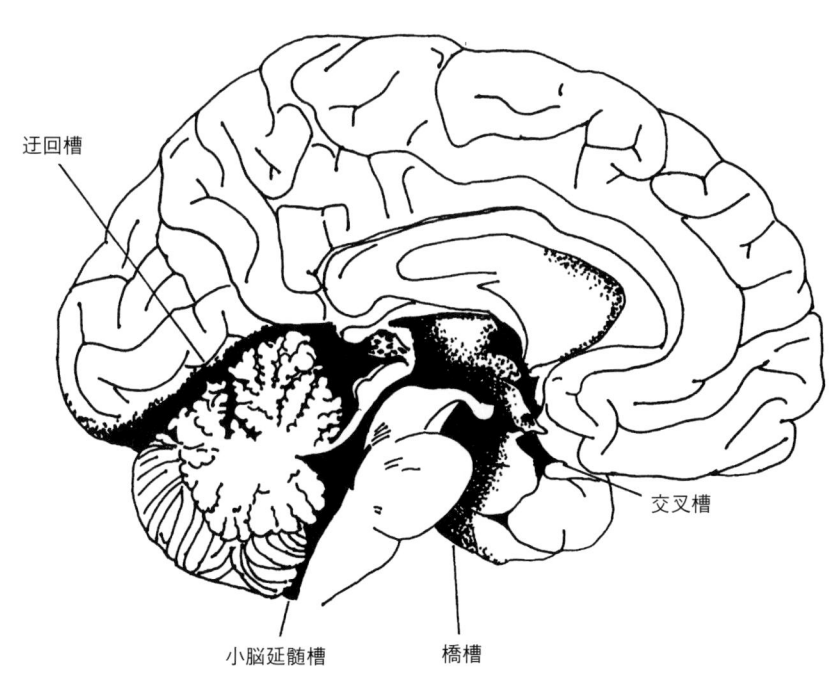

図 5-12
つづき

迂回槽
交叉槽
小脳延髄槽　橋槽

図 5-13
クモ膜下槽の模式図.

溝 sulcus，あるいはとくに深い場合は，**裂** fissure とよばれている．溝と裂という用語はときどき交換可能で用いられている．例えば，目立っている外側溝はしばしば外側裂とよばれる．

大脳裂 Cerebral fissures　脳には参照標識として役立つたくさんの重要な裂がある．**大脳縦裂** cerebral longitudinal fissure についてはすでに述べた．これは2つの大脳半球を分けている．この区分は前と後ろでは一部分だけだが，中央では，**脳梁** corpus callosum，2つの半球を1つにする交連線維の重要な帯を貫いている．

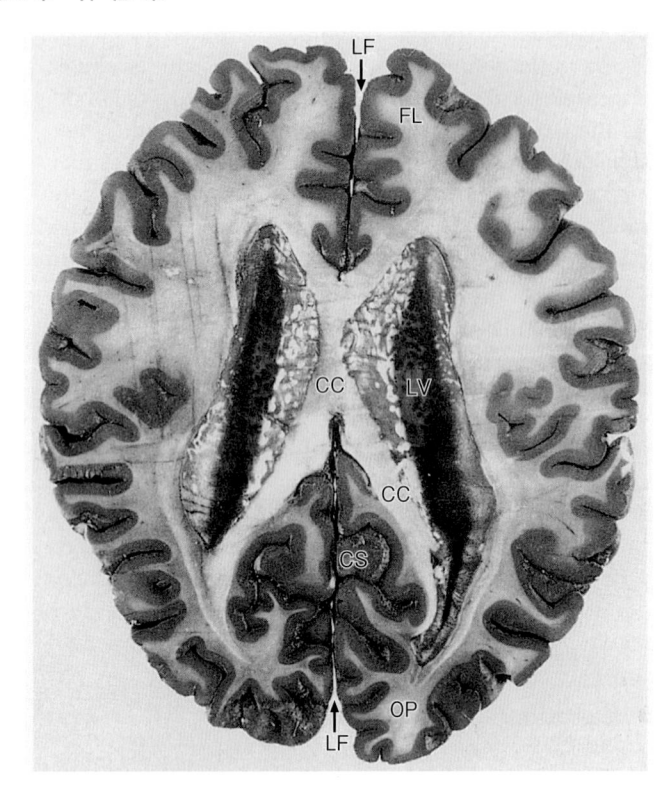

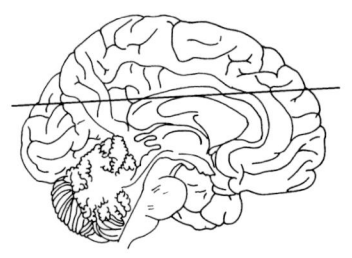

図 5-14
側脳室（LV）の顆粒状外観は分泌性脈絡叢による．脈絡叢は側脳室・第3脳室・第4脳室でみられる．

CC 脳梁　　CS 帯状溝　　FL 前頭葉
LF 大脳縦裂　　OP 後頭極

この裂に達している髄膜のヒダが**大脳鎌 falx cerebri**である．

大脳と小脳は深く貫いている**横断裂 transverse fissure** によって互いに分かれており，図5-11に示されているように，そこに達している髄膜のヒダは**小脳テント tentorium cerebelli** とよばれている．

外側面 The lateral surface　　**中心溝 central fissure** (sulcus，ローランド溝) は各半球の外側面の下方と上方との境界のおよそ中ほどから始まっている（図5-17A）．そして，上方の境界の中心点近くで終わるまで斜め上へ進んでいる．中心溝は，取り囲んでいる回の形と一致していないため，脳標本で見つけるのは困難かもしれない．

外側溝 lateral fissure (sulcus，シルヴィウス溝) はそれぞれの半球の外側面の下方境界から始まり，少し中間点より後ろで終わるまで斜め上へ進んでいる．前頭葉にある中心溝と外側溝との接合部は**発話運動野 motor area for speech** である．

葉 Lobes　　中心溝と外側溝は大脳半球を4つの葉—**前頭葉 frontal lobe**・**側頭葉 temporal lobe**・**頭頂葉 parietal lobe**・**後頭葉 occipital lobe**—に分けることに役立っているが，それらは間近にある頭蓋骨から名づけられている．**島 insular lobe**（ライル島）も各半球に認められる．これは外側溝の下部で深く埋もれており，外側溝の唇縁，**弁蓋 opercula**（ラテン語 cover「おおい」あるいは lid「ふた」）が分けられるときにだけみられる．島には十分にわかっていない内臓機能がある．

[前頭葉 Frontal lobe]　前頭葉の外側面は検査上，中心前溝，上前頭溝，下前頭溝を示し，それらは表面を上前頭回・中前頭回・下前頭回に分けている．**中心前回 precentral gyrus** は骨格筋への通常の運動経路と結合している領域であるためとくに注目すべきである．左側下前頭回は右側下前頭回より強く巻き込まれており，**ブローカ言語野 Broca's speech area** とよばれている．

[頭頂葉 Parietal lobe]　頭頂葉は中心後溝と頭頂間溝を含んでいる．図5-17Aで示されるように，**中心後溝 postcentral sulcus** は中心溝と平行に進んでいる．2つの間の領域，**中心後回 postcentral gyrus** は主要な体性感覚野である．さらに，頭頂葉は**上頭頂回**と**下頭頂回**（または小葉）を示している．下頭頂小葉はさらに角回と縁上回に分けられる．**角回 angular gyrus** は文字言語の理解にとくに重要である．もし左側の角回が損傷されると，たとえ発話と理解の能力を保持していても，読み書き能力は失われることがある（**失読失書 alexia and agraphia**）．

[後頭葉 Occipital lobe]　後頭葉は比較的小さなピラ

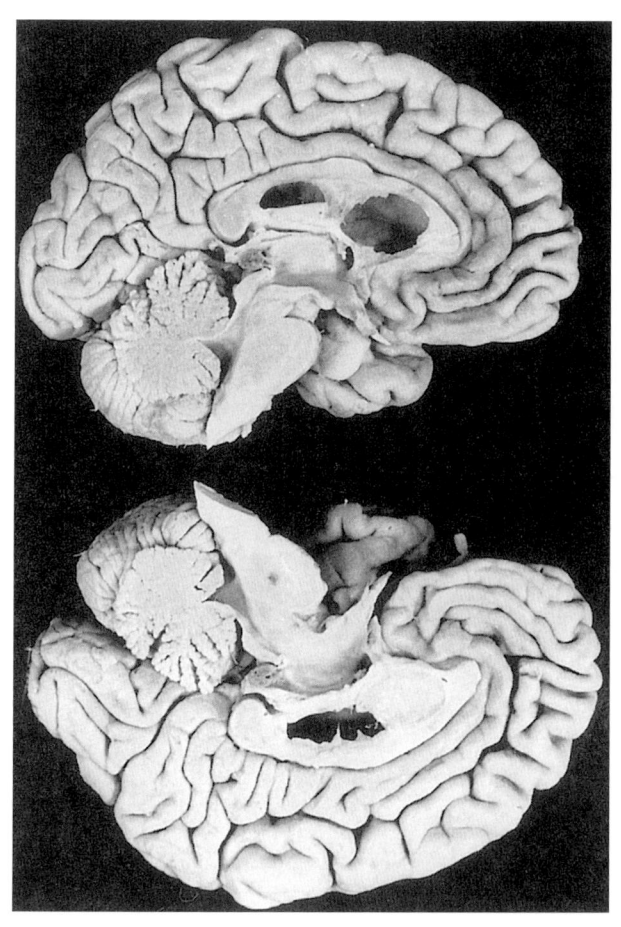

中枢神経系の機能解剖学　339

図5-15
このような矢状面でみると、2つの大脳半球は互いに鏡像のようにみえる。総じてこれは正しいと思われるが、右半球と左半球の間には多くの相違点がある。とくに発話産生と言語にかかわっている脳の部分において当てはまる。

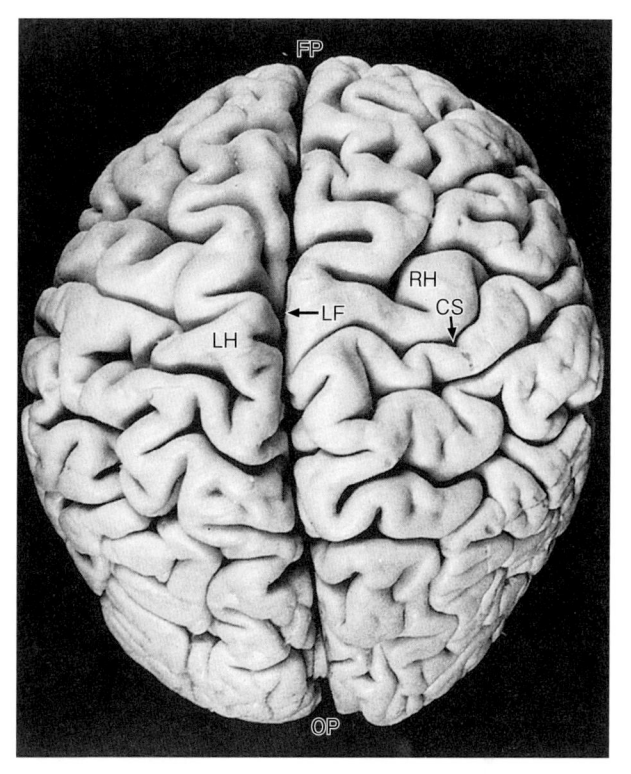

図5-16
上からみた脳の標本。右半球（RH）と左半球（LH）の回の違いに注意。中心溝（CS）は右半球では容易に確認できるが、左半球では明らかではない。

ミッド状をしており、ここには外側面を**上方回**と**下方回**に分けている**外側後頭溝 lateral occipital sulcus**がある。その上方回と下方回の両方は前方で頭頂葉と側頭葉につながっている。

［側頭葉 Temporal lobe］　側頭葉は外側溝と平行に進んでいる2つの溝によって**上側頭回・中側頭回・下側頭回**に分けられる。側頭葉もまた大脳に深く広がっている上位表面を示しており、それは外側溝の下方境界を構成している。部分的に島を覆っている回の部分は**側頭弁蓋 temporal operculum**とよばれている。**聴覚皮質中枢**のほとんどはこの上位表面に位置している。

内側面 The medial surface　半球の内側面をみるために、脳は中央線で切断されなければならない。最も顕著にみられる構造は**脳梁 corpus callosum**である。脳梁は縦裂の底面と側脳室の天井部分を構成している。有髄線維からできており、実質上、2つの半球の皮質領域すべてを相互に連結している。脳梁の各部分は脳梁吻・脳梁膝・脳梁体（幹）・脳梁膨大である（図5-17B）。いったんその線維が中央で交差すると、大脳皮質のほとんどすべてに扇状に広がっていく。

脳梁は学習された弁別力・感覚の経験・記憶の**対側半球への移動**において大切な役割を担っている。脳梁の完全な矢状切断は明らかな神経学的欠損を起こさないが、これらの患者は記憶、知覚、認知、ある種の自発性に関して2つの半球の機能的独立を示す、というのは興味深い。半球は互いに連絡せず、劣位（右）半球で得た情報は発話や書字によって伝達されないのである。しかしながら、優位半球による言語表現の障害はない。この種の行為は言語表現や複雑な思考がほとんど独占的に優位（左）半球で組織されていることを私たちに示している。

大脳半球の内側は**頭頂後頭溝 parietooccipital sulcus**を示し、それはかなり深い裂け目として下前方へ進み、

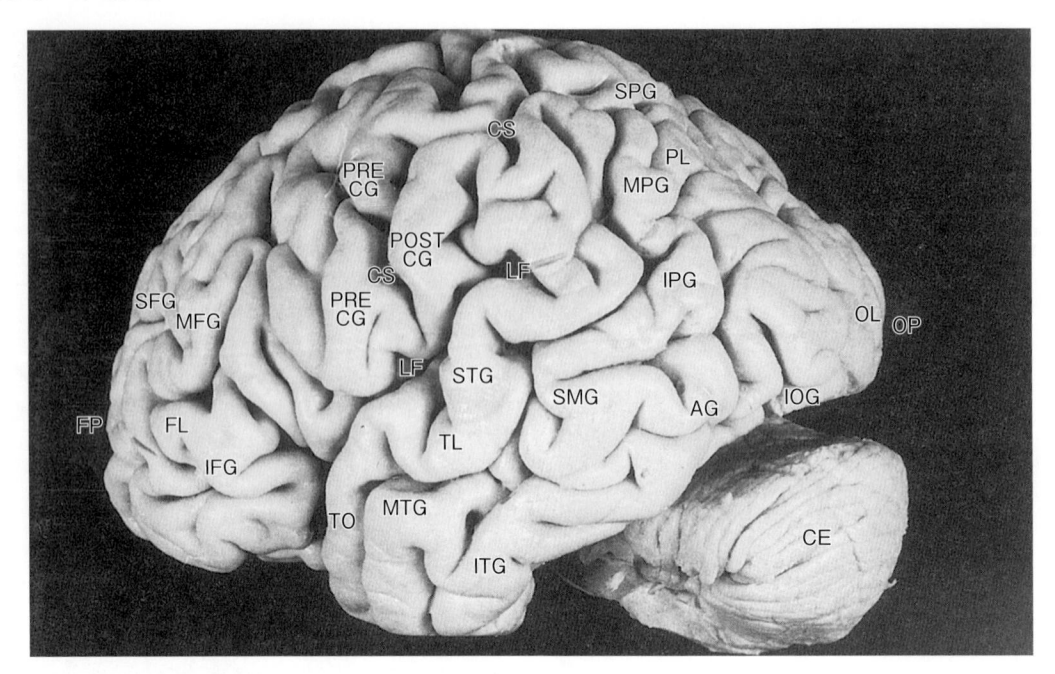

図5-17A
大脳半球と小脳（CE）の外側面．

回	前頭葉	側頭葉	頭頂葉	後頭葉
上	SFG	STG	SPG	
中	MFG	MTG	MPG	
下	IFG	ITG	IPG	IOG

AG 角回　　POST CG 中心後回　　SMG 縁上回
CS 中心溝　PRE CG 中心前回　　TO 側頭弁蓋
LF 外側溝

脳梁のすぐ下の裏側で鳥距溝と一緒になる．**鳥距溝** calcarine fissure は後頭極から頭頂葉の後ろの境界部分まで伸びている．この鳥距溝は後頭葉を**楔部** cuneus と**舌状回** lingual gyrus とに分けている（図5-17B）．**帯状溝** cingulated（ラテン語 girdle「帯」）sulcus は，脳梁の前の境界あたりから始まり，その上方面にほぼ平行に走っているが，脳梁膨大近くで背部に向きを変え，**境界溝** marginal sulcus として知られている半球の中央線上の境界で終わっている．上前頭回と傍中心回の両者は帯状回に平行に進み，頭頂葉尾部から中心傍小葉の部分は**楔前部** precuneus として知られている．

側頭葉の内側面は**海馬傍回** parahippocampal gyrus，**鈎** uncus（ラテン語 hook「かぎ」），**脳弓** fornix（ラテン語 arch「アーチ」）の構造を示しており，それらは嗅覚と辺縁系に関連している．

辺縁葉と辺縁系 The limbic lobe and limbic system

普通の意味では本当の葉ではなく，**辺縁葉**は前頭葉，頭頂葉，側頭葉の最も内側の縁（つまり，辺縁）で成り立っている．一緒に，これらの縁は脳幹の上方部分を取り囲んでいる．**辺縁系** limbic system は，爬虫類に優占であり，私たちの神経系の非常に原始的な部分である．系統発生的に，2億年から3億年前に誕生したと考えられている．これは温度調節，摂食，怒り，性機能に関連している．主な構成要素には**海馬** hippocampus，**脳弓** fornix，**帯状回** cingulate gyrus，**乳頭体** mamillary body，**扁桃体** amygdale，**鈎** uncus，**嗅球** olfactory bulb を含んでいる（図5-18）．

辺縁系は感覚情報を脳幹の網状構造から受け取り，その出力を戻し，前頭葉と視床下部につながっている．これらの投射は嗅覚・味覚・渇き・空腹・怒り・恐怖・性的欲求のような，私たちの「動物的行動」を媒介している．この行動の多くは大脳皮質のより高次の機能に「優先」されうる．辺縁系は短期記憶にも関係している．海馬と扁桃体の両側病巣は短期記憶の喪失をもたらすが，長期記憶は保たれる．

下位面 The inferior surface

大脳の下位面は次の

中枢神経系の機能解剖学　341

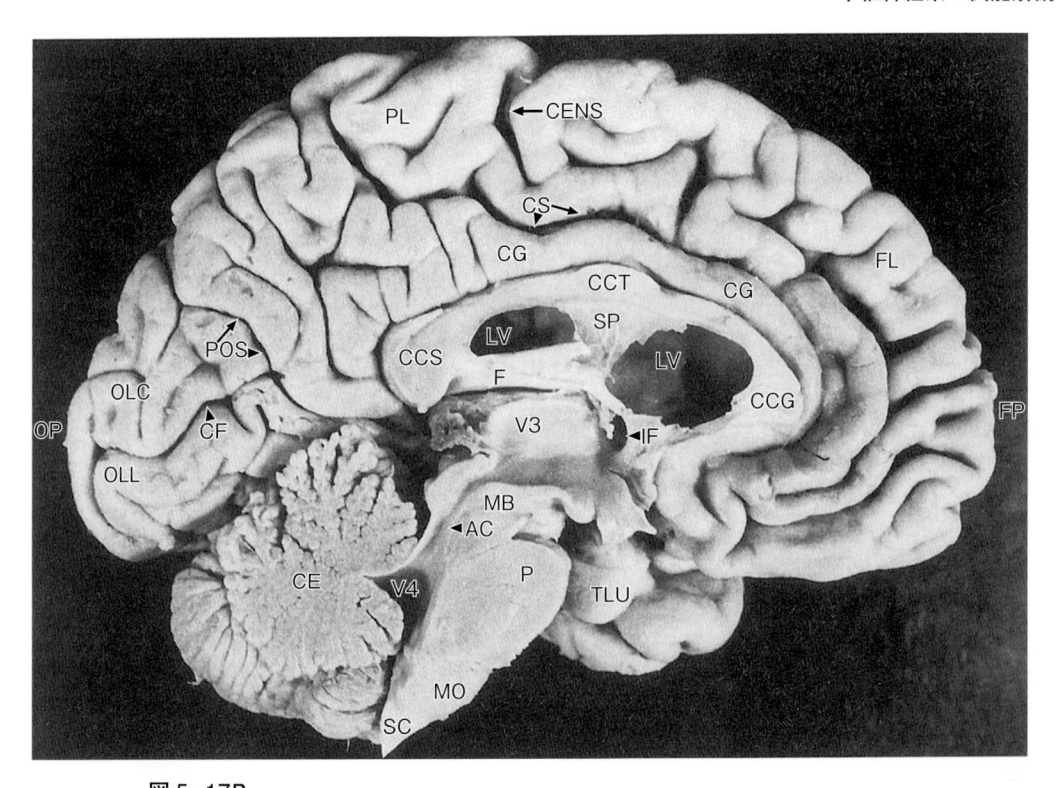

図 5-17B
いくつかの顕著な標識点を示している脳の矢状面.

AC 中脳水道	F 脳弓	OP 後頭葉
脳梁	FL 前頭葉	P 橋
CCG（膝）	FP 前頭極	PL 頭頂葉
CCS（膨大）	IF 室間孔	POS 頭頂後頭溝
CCT（幹）	LS 外側溝	SC 脊髄
CE 小脳	LV 側脳室	SP 透明中隔
CENS 中心溝	MB 中脳	TLU 側頭葉（鉤）
CG 帯状回	MO 延髄	V3 第 3 脳室
CS 帯状溝	OLC 後頭葉（楔部）	V4 第 4 脳室
CF 鳥距溝	OLL 後頭葉（舌状回）	

2つの部分に分けることができる：(1) 側頭葉と後頭葉の下位面を構成している大きな部分, (2) 前頭葉の眼窩面. 後方部分の突起した回は**舌状回・後頭側頭回・海馬傍回・鉤**を含んでいる. 前頭葉の眼窩面は中間に**嗅球 olfactory bulbs** を含み, その背部に**視床下部 hypothalamus** の構造がみられる. それらは乳頭体, 灰白隆起, 下垂体柄, 下垂体, 視神経交叉を含んでいる（図 5-19, 5-20）.

大脳の白質 White matter of the cerebrum 大脳の広範囲にわたる皮質下白質は次の 3 種類の線維を含んでいる：(1) **投射線維 projection fibers**—インパルスを遠隔部位から大脳半球に, そして大脳半球から伝達；(2) **連合線維 association fibers**—同じ半球内でさまざまな皮質部位と相互連結；(3) **交連線維 commissural fibers**—2 つの半球の相当する皮質部位と相互連結.

白質の共通中心部は, 投射線維・連合線維・交連線維を含み, 図 5-21 で示されているように, 水平断面では卵型の外観を呈し**半卵円中心 semioval center** とよばれている.

[投射線維 Projection fibers] インパルスを大脳皮質に行き来させる求心性線維と遠心性線維は脳幹に集まる扇状の束にある白質に入っていく. これらの放射状投射線維は**放線冠 corona radiate** を構成している（図 5-22A, 5-22B）. これらの線維が脳幹に近づくと, それらは**内包 internal capsule** とよばれる白質の引き締まった帯を構成する. その内包は**基底核 basal ganglia** とよばれる核（灰白）質に内側と外側をはさまれている. 水平断面でみると, 内包は前脚と後脚を示し, 両者の結合部は**膝 genu** とよばれている（図 5-23 参照）.

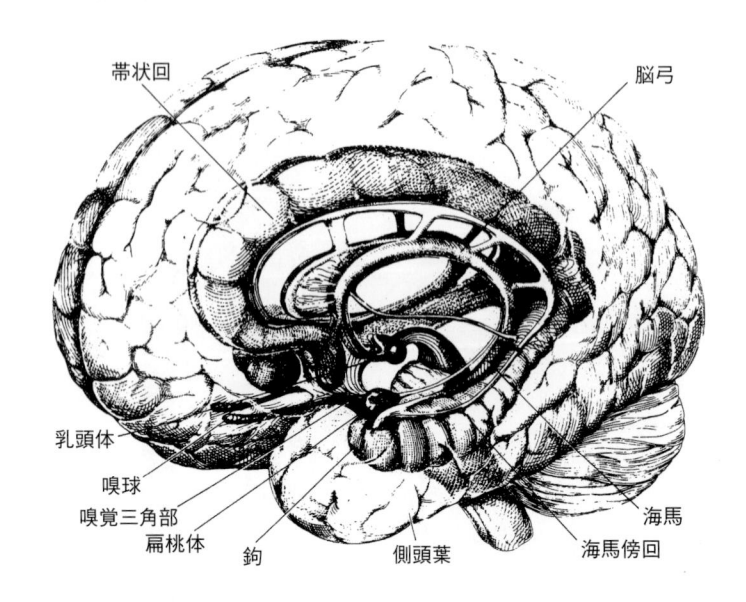

図5-18
辺縁系を含む構造.（Solomon H. Snyder による "Opiate Receptors and Internal Opiates" より. Scientific American, Inc. 1977年版権. 全版権所有）

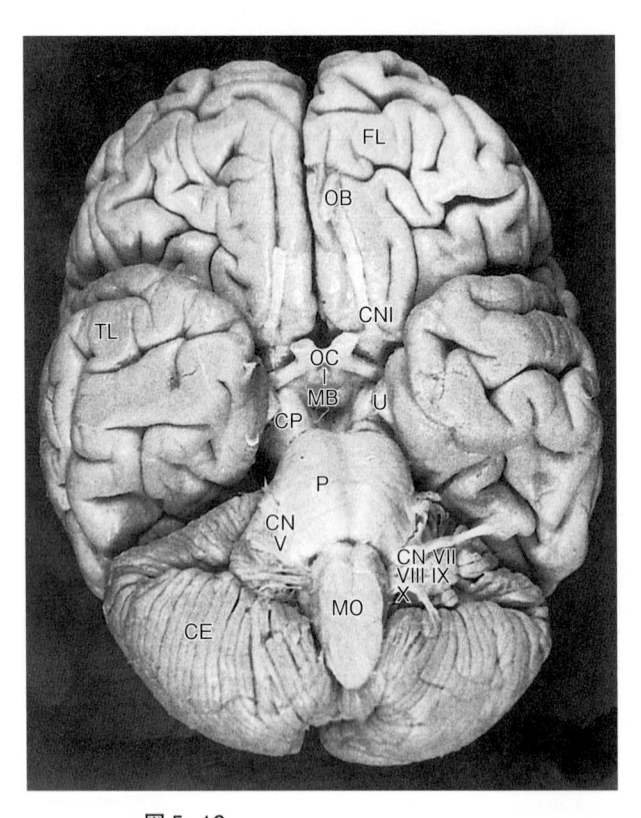

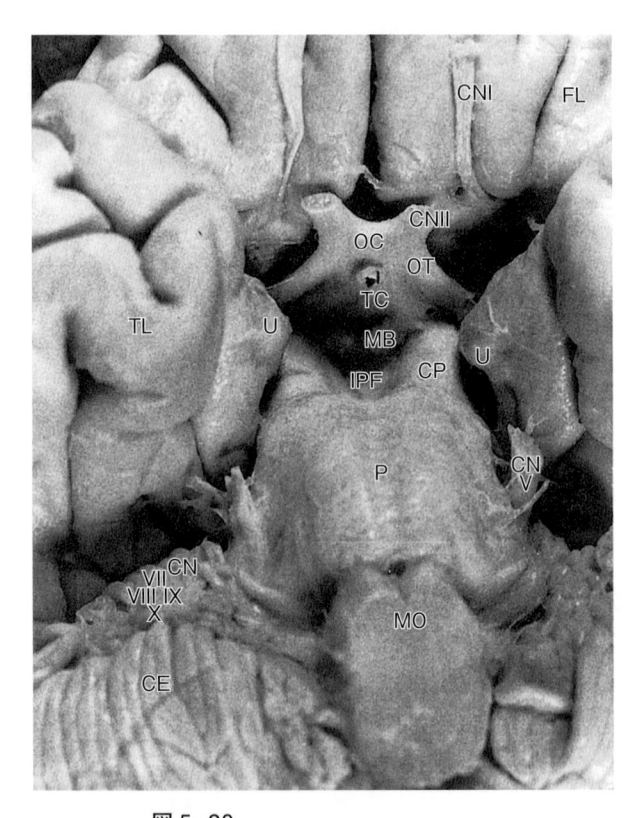

図5-19
下から見た脳.

図5-20
詳細に見た脳の底面.

脳神経
CN I 嗅神経
CN II 視神経 (20)
以下の出現
CN V 三叉神経
CN VII 顔面神経
CN VIII 聴神経
CN IX 舌咽神経
CN X 迷走神経

CE 小脳
CP 大脳脚
FL 前頭葉
I 漏斗（解剖時破損）
IPF 脚間窩 (20)
MB 乳頭体
MO 延髄

OB 嗅球 (19)
OC 視交叉
OT 視索
P 橋
TC 灰白結節 (20)
TL 側頭葉
U（鉤）側頭葉

中枢神経系の機能解剖学　343

れらは脳梁と前交連である．

脳梁 corpus callosum は，大脳の矢状断面に認められる顕著な構造であり，すべての葉の皮質領域を対側半球に相当する領域と相互に連絡している．図5-17Bにおいて，前方で脳梁は**膝 genu** を構成するために後ろに曲がっていることに注意．後ろで，脳梁は**膨大 splenium**（ギリシャ語 bandagelike structure「帯状構造」）を作り上げるために太くなる．これは第3脳室の脈絡叢や松果体，中脳を部分的に覆っている．

前交連 anterior commissure は小さく，脳梁膝のちょうど真下で中央線を横切っている．自転車のハンドルのような形をしており，嗅球と中側頭回・下側頭回とを結んでいる．ハンドルの「つかむ部分」が図5-24で認められる．

脳室 The ventricles　大脳半球の前額断面は大脳の脳室，胎児性の神経管の腔の成熟した派生部分を示している．脳室は臨床の観点から重要なだけでなく，参照目印として非常に有効である．各半球は第3脳室として知られているより小さい中央の腔と連絡している側脳室を含んでいる．

側脳室 lateral ventricle は上方で脳梁に，側面で基底核の一部に，下方で視床に接している．各側脳室は**体 body** と3つの**角 horns** から成り立っている（図5-25）．側脳室は**室間孔 interventricular foramen**（モンロー孔）を経由して第3脳室と連絡している．

第3脳室 third ventricle は，大脳半球間にあるかなり狭い腔であり，間脳を含む構造に接している．これは**中脳水道 cerebral aqueduct**，中脳を貫いている非常に狭い管とつながっており，次に第4脳室とつながっている．**第4脳室**[4] **fourth ventricle** は，背側面で小脳と前面で橋と延髄に接しており，脊髄の**中心管 central canal** に下方へつながっている．

脳室の特定の上皮細胞全体はリンパ液のような**脳脊髄液 cerebrospinal fluid** を作る．これらの細胞は**脈絡叢 choroid plexus** を構成している．

脳脊髄液循環 Cerebrospinal fluid circulation　脳脊髄液はその循環を側脳室から開始し，第3脳室に入り，そこから第4脳室へ行き，そこで小さなすき間を経由して，クモ膜下腔に拡散する．これは脳周囲を循環し続け，最後に脳から血液を排出する複雑な静脈系に吸収され

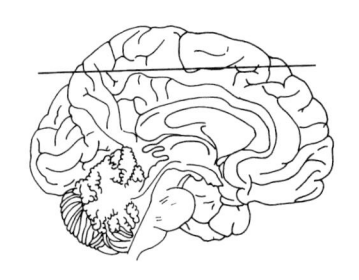

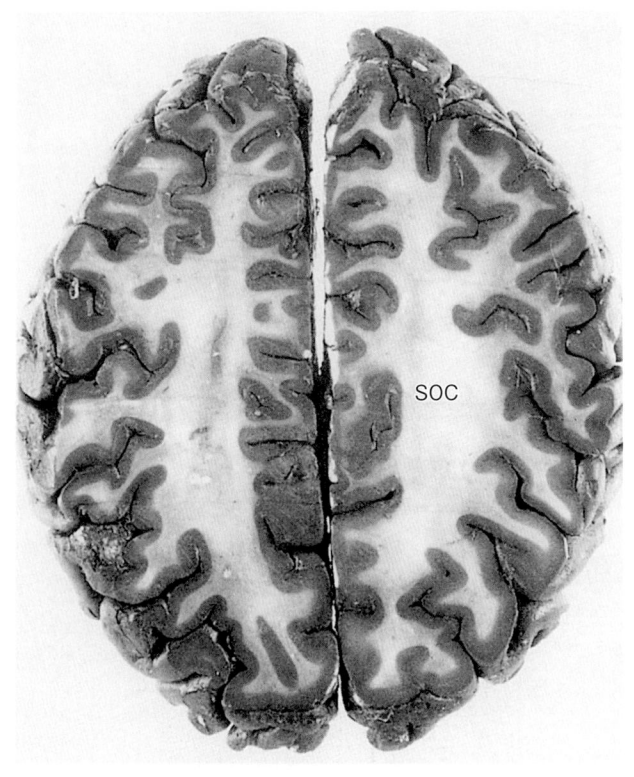

図5-21
投射線維，連合線維，交連線維のすべてが大脳の半卵円中心（SOC）を作っている．

[連合線維 Association fibers]　皮質のさまざまな部分と相互連絡する線維は長いかもしれないし，短いかもしれない．**短い線維**は隣接する回の細胞を結んでいる．**長い線維**は，同一半球内の皮質部分と相互連絡しており，図5-22Aにあるように3つの主要な束を構成している．(1) **鉤状束 uncinate fasciculus** は（眼窩面の）前頭回を側頭葉の前方部分とつないでいる；(2) **弓状束 arcuate fasciculus** は島の側面にあり，上前頭回と中前頭回を側頭葉の部分（発話に関係する部分）につないでいる；(3) **帯状束 cingulum** は，半球の内側に位置し，前頭葉と頭頂葉の部分を海馬領域と側頭葉の皮質につないでいる．

[交連線維 Commissural fibers]　交連線維の2つの帯は2つの半球の対応する皮質領域と相互連絡している．そ

---

[4] 第4脳室は大脳の脳室ではない．これは脳幹にある．

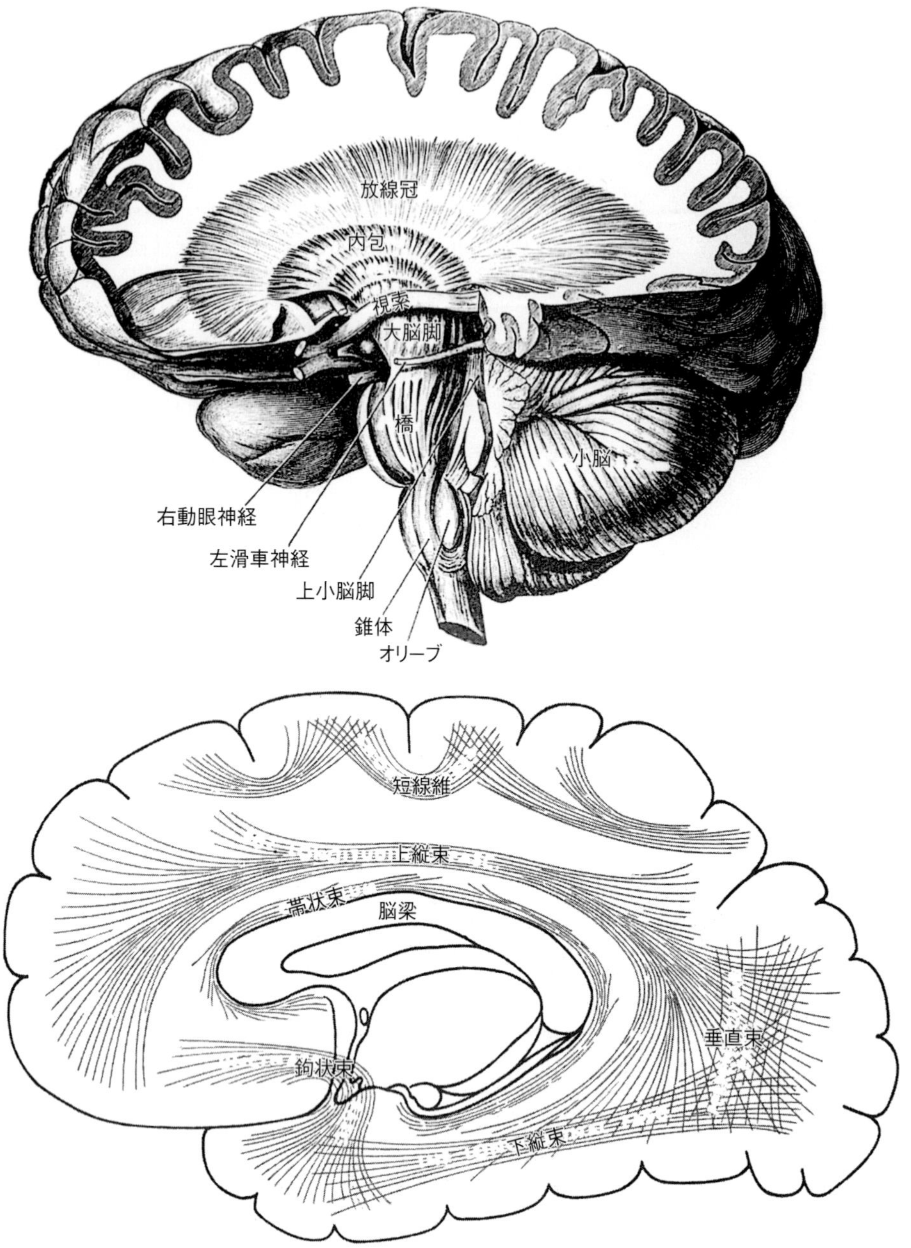

344　第5章　神経系

図5-22A
放線冠（上）；鉤状束，弓状束（上縦束），帯状束を含む連合線維；脳梁の交連線維（下）の略図．

る．側脳室が満たされると，その圧力は約100〜200mmの水柱を上げる．この圧力のために，脳脊髄液は室間孔を通って第3脳室に流れ込み，そこから第4脳室へ中脳水道を通って流れる．ここで，脳脊髄液は，第4脳室の室頂にある**マジャンディ孔 foramen of Magendie**や（第4脳室の最も外側にある）**ルシュカ孔 foramina of Lushka**を通って，クモ膜下腔に流れていく．

クモ膜下腔の拡張した範囲は**槽 cisterns**とよばれ，その名前は，図5-13に示されているように，その位置を表している．主要な槽は小脳延髄槽，橋槽，脚間槽，交叉槽である．槽に入っていくと，脳脊髄液は脳のまわりを流れ，脳は最終的にはそれを**矢状静脈洞 sagittal sinus**領域（ここでは硬膜の2層が静脈系の部分を構成するために分けられている）に送っている．クモ膜の小さな叢（クモ膜顆粒）は矢状静脈洞に突き出ており，浸透過程によって，脳脊髄液が静脈血流に入っていく（図5-26）．

臨床ノート　脳脊髄液は毎時約25ml脈絡叢によって作られる．そして，総量が100〜200ml

中枢神経系の機能解剖学 345

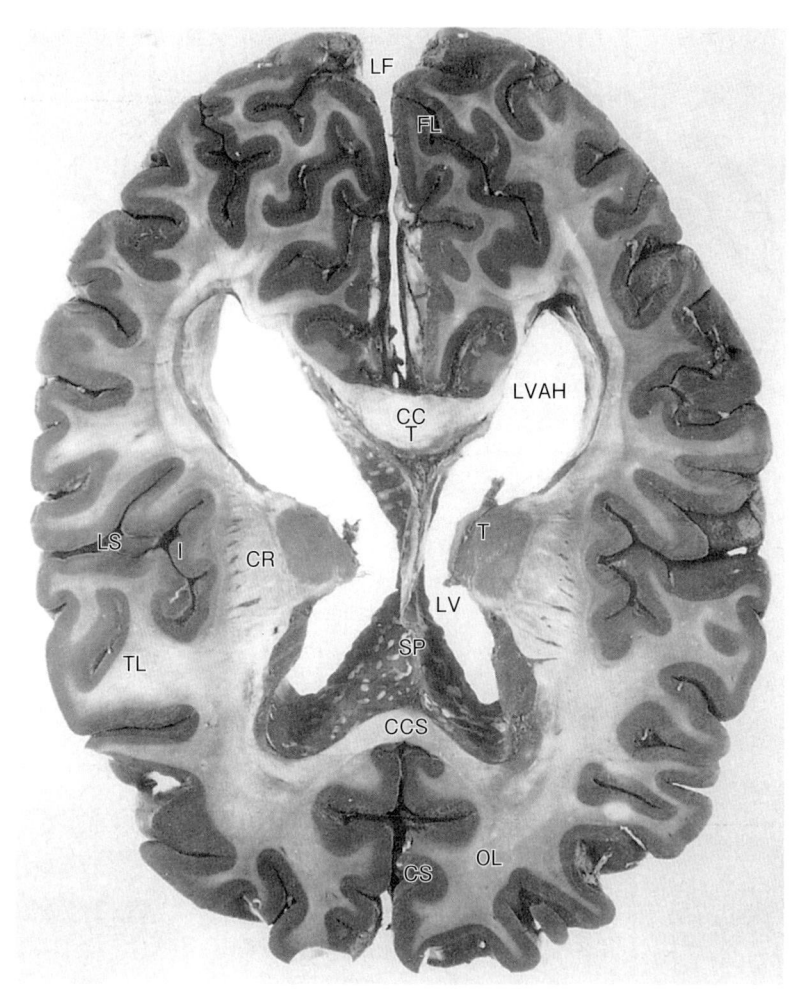

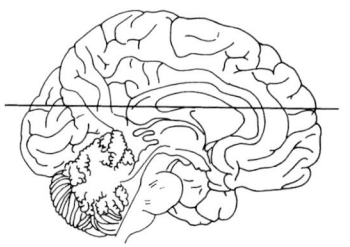

図 5-22B
放線冠 (CR) を示す脳の水平断面.

CCS 脳梁(膨大)　　CCT 脳梁(幹)
CS 鳥距溝　　FL 前頭葉　　I 島
LF 大脳縦裂　　LS 外側溝
LV 側脳室　　LVAH (前角)
OL 後頭葉　　SP 透明中隔
T 視床　　TL 側頭葉

になると，6時間ごとに完全に入れ替えられる．もし急性感染症のような何かが排出か吸収のどちらかを妨げると，脳脊髄液圧は500mmH₂Oまで上昇し，頭痛，徐脈と呼吸数減少，意識喪失のような圧症状を即座に起こし，慢性的な場合には，**閉塞性水頭症**あるいは**交通性水頭症**をもたらす．小児では，頭蓋縫合の癒合より前，水頭症は頭蓋の肥大を，ときには脳損傷を引き起こす．交通性水頭症の治療は手術であり，多くの技術が脳脊髄液を内頚動脈に迂回させるために開発されてきている．

大脳基底核 The basal ganglia　基底核という用語は，大脳の中の**灰白質 gray matter** のいくつか，あるいはすべてに適用されるために一貫性がなく漫然と用いられている．もしまさに終脳のこれらの構造と定義されるならば，基底核は**尾状核 caudate nucleus** と**レンズ核 lenticular nucleus** を含み，それらは**内包 internal capsule**

と一緒に**線条体 striate bodies** (corpus striatum) を構成している．一部の研究者たちは前障と扁桃核(間脳の派生物)も含めている．そして，事態を複雑にしているのは，解剖学的，機能的関連のために，(中脳にある)黒質と赤核がしばしば含まれるということである．私たちは大脳基底核が尾状核とレンズ核から成り立っているという立場をとっていくことにする．

[線条体 Striate bodies (Corpus striatum)]　線条体は基底核の部分を分けている白質層のために縞状にみえていることから，そのように名づけられ，白質と灰白質との階層化された層となっている．

[尾状核 Caudate nucleus]　尾状核(ラテン語 having a tail「尾をもっていること」)は，図5-27A, 5-27Bに示されるように，灰白質の長く引き伸ばされたかたまりであり，それ自体曲がり，その進路のすみずみまで側脳室の壁に従っている．尾状核のふくれたくちばし状の先端もしくは**頭 head** は，図5-28Aでみられるように，

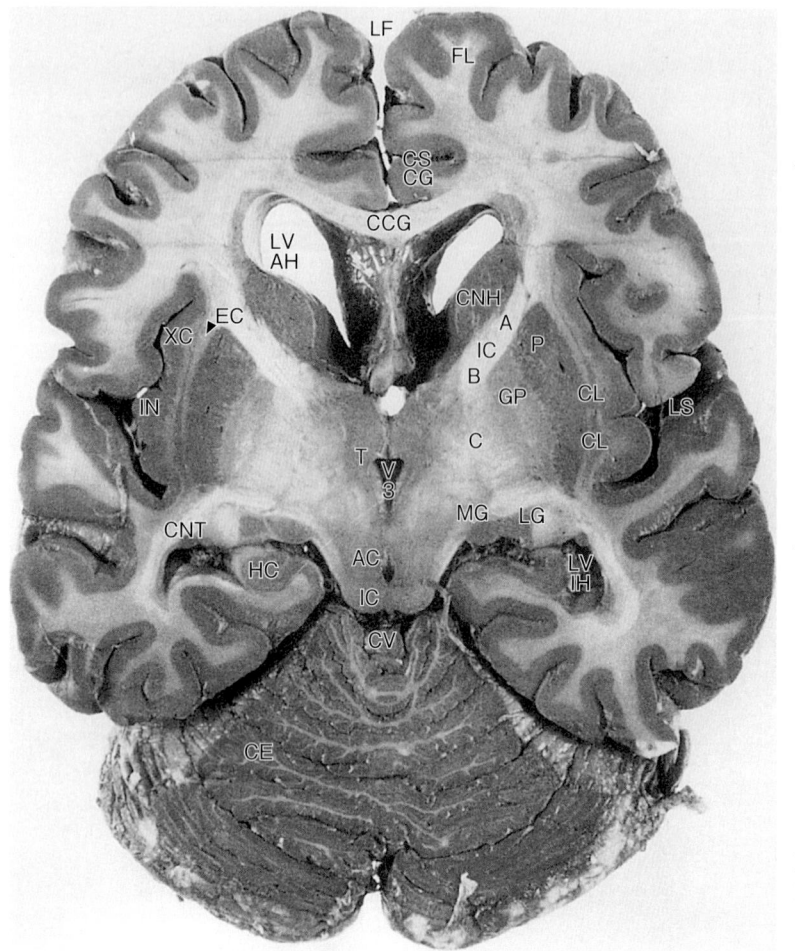

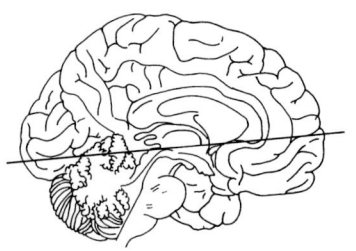

図 5-23

内包 (IC), 内包前脚 (A), 内包膝 (B), 内包後脚 (C), 第3脳室 (V3) を示す脳の水平断面.

AC 中脳水道　　CCG 脳梁 (膝)
CE 小脳 (CV) 虫部　CNH 尾状核 (頭)
CNT 尾状核 (尾)　　CG 帯状回
CL 前障　　CS 帯状溝　　EC 外包
FL 前頭葉　　GP レンズ核の淡蒼球
HC 海馬　　IC 下丘　　IN 島
LF 大脳縦裂　　LG 外側膝状体
LVAH 側脳室前角　　LVIH 側脳室後角
MG 内側膝状体　　P 被殻
XC 最外包

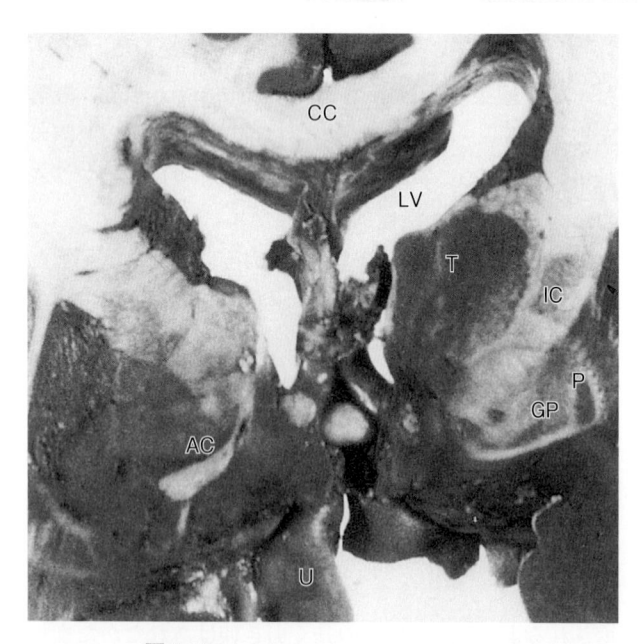

図 5-24

前交連 (AC) の位置を示す脳の前額断面. 一部だけがみえる.
CC 脳梁　GP 淡蒼球　LV 側脳室　P 被殻　T 視床
U 鉤 (側頭葉)

側脳室の前角の中に突き出ている. ここで尾状核頭はレンズ核に続いていく. 尾状核のほかの部分は尾の方向に鋭く曲がる高い弓形の尾に引っ張られ, 側脳室の形に従っていき, 再びくちばし方向に鋭く曲がる. そこで尾状核は**扁桃核** amygdaloid nucleus (辺縁系の一部分) に続いている (その曲がった経路のために, 尾状核の尾部は大脳の前額面で2回切られる). その広がりのほとんどにわたって, 尾状核は**内包** internal capsule とよばれる白質の目立った層によってレンズ核から分けられている. 前方で, 尾状核とレンズ核は連続している.

[レンズ核 Lenticular nucleus]　レンズ核 (図 5-28A, 5-28B) は大脳白質のまん中にある. 大きさや形の点でややブラジルナットに似ている. その構造は2つの別々の核, 被殻と淡蒼球からできている. **被殻** putamen (ラテン語 shell「貝」) は淡蒼球の外側に位置している, かなり厚い凸面のかたまりである. レンズ核のより大きな部分, その外側表面は挿入された前障と外包によって島

中枢神経系の機能解剖学 347

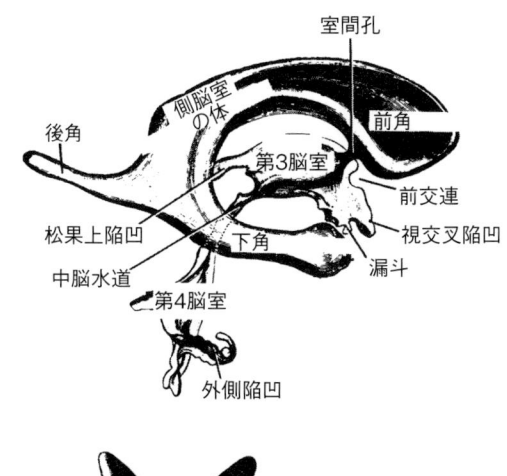

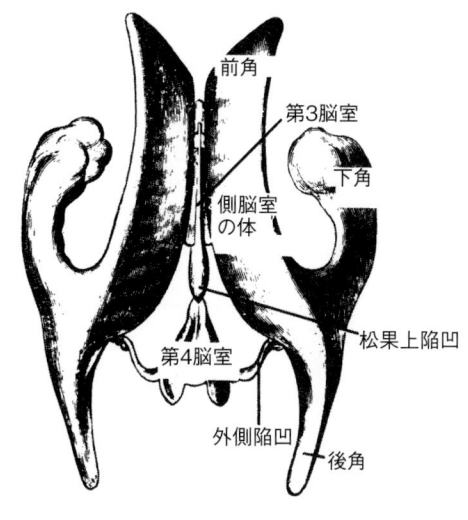

図 5-25
側面（上図）と下面（下図）から見た脳室の分布の描画．(Gray's Anatomy, 29th ed., 1973 より．Lea & Febiger, Philadelphia. の好意による)

皮質と分離されている（図5-7）．**淡蒼球 globus pallidus** は被殻の内側にあり，白質の薄い層によって分けられている．さらに，淡蒼球は白質の内側層（**内側髄板 internal medullary lamina**）によって内側部分と外側部分とに分けられている．これは，その多くの有髄線維のために，被殻よりも明るい色をしており，この名前―淡蒼球がついている．加えて，髄板と細い有髄線維束によって，レンズ核はやや縞模様の外見を呈している．したがって，**線条体**[5] **corpus striatum** となった．

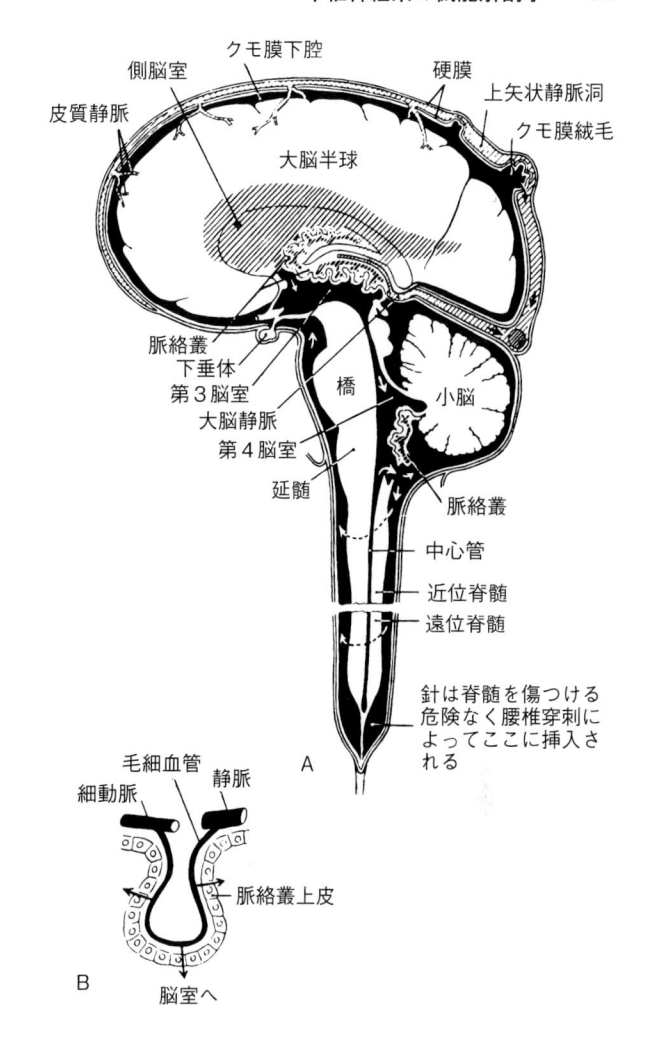

---

[5] 雑記：尾状核と被殻はしばしばまとめて線条体 striatum といわれ，系統発生的年齢のために新線条体 neostriatum として知られてもいる．淡蒼球は旧線条体 paleostriatum とよばれ，扁桃は，たとえ嗅覚や辺縁系の機能であるとしても，原始線条体 archistriatum とよばれる．

図 5-26
（A）脳脊髄液の循環（黒部分）：矢印は循環の方向を示す．描画は神経系の正中断面を表し，したがって第3脳室，中脳水道，第4脳室，中心管を，斜線で表されている側脳室のおおよその大きさと位置とともに，示している．第4脳室にある孔を通って脳脊髄液はクモ膜下腔に達することに注意．クモ膜絨毛の1つを通って脳脊髄液は硬膜静脈洞の中の静脈血に入っていくことにも注意．（B）脈絡叢の基本的模式図．脳脊髄液は血漿から構成され，脈絡叢上皮を通って脳室腔に行く．（Gardner, 1975 より）

[前障 Claustrum]　前障（ラテン語 barrier「障壁」）は被殻の外側縁と島皮質との間にある灰白質の薄い層である．これは**外包**として知られている白質の伝導路に外側と内側で接している．前障はときどき島の灰白質の分離した部分とみなされる．この細胞構造は大脳皮質の最も深い層のそれと似ている．これは別として，前障について多くはわかっていない．前障は図5-23, 5-28Aで確認できる．

[扁桃核 Amygdaloid nucleus]　扁桃核は側脳室下角の前方境界の頂にあり，そこでは尾状核の前方に向かって

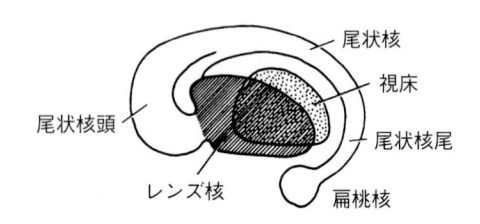

図5-27A
模式的に提示された尾状核.

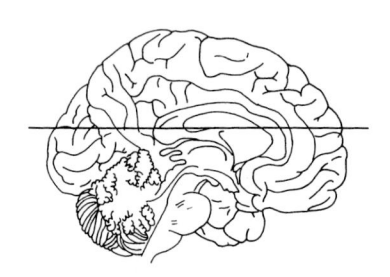

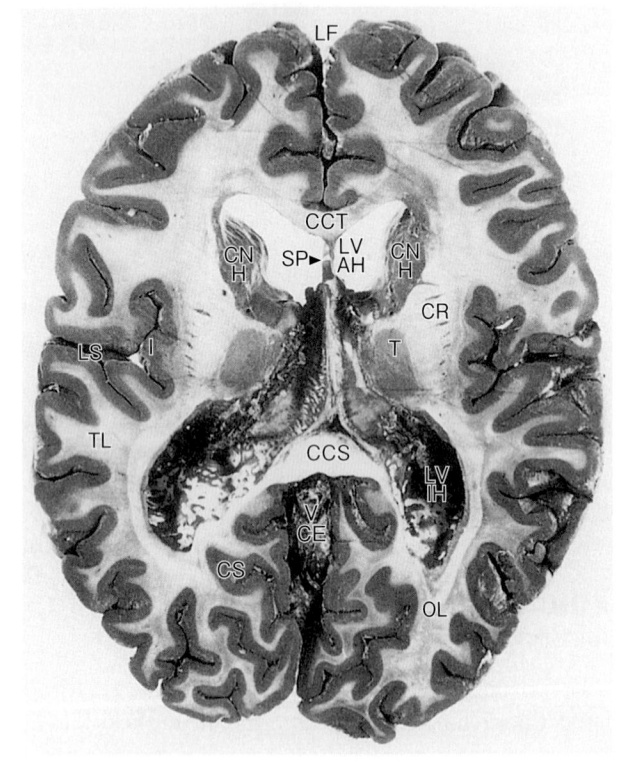

図5-27B
尾状核頭（CNH）が側脳室前角（LVAH）にどのように投射するかを示す脳の水平断面.

CCS 脳梁（膨大）	OL 後頭葉
CCT 脳梁（幹）	SP 透明中隔
CR 放線冠	T 視床
CS 鳥距溝	TL 側頭葉
LS 外側溝	V 虫部
LVIH 側脳室（下角）	CE 小脳

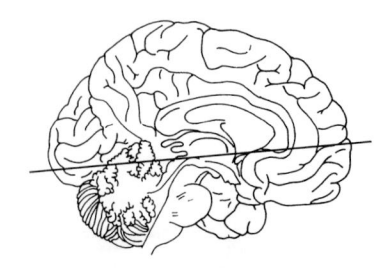

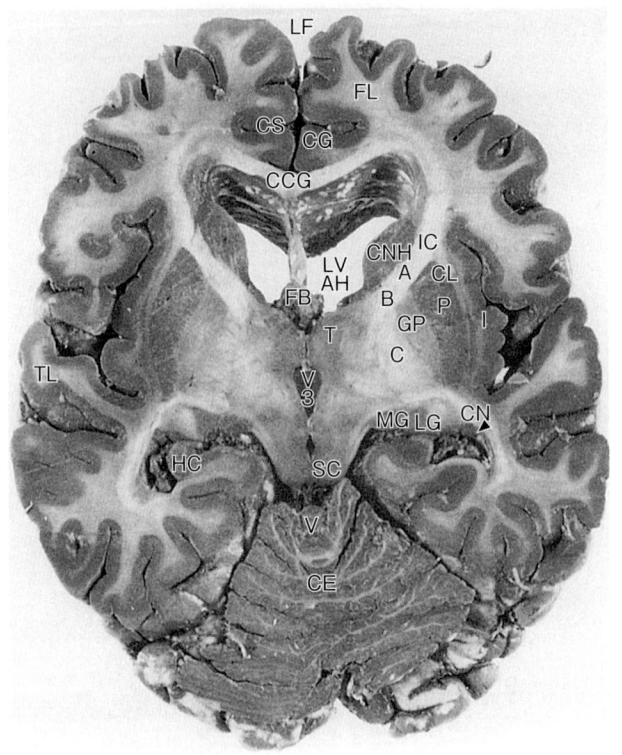

図5-28A
内包（IC）と隣接構造との関係を示す脳の水平断面.

A（内包前脚），B（内包膝），C（内包後脚）

CL 前障	GP 淡蒼球
CCG 尾状核（膝）	HC 海馬
CE 小脳	I 島
V 小脳虫部	LF 大脳縦裂
CG 帯状回	LG 視床の外側膝状体
CN 尾状核（尾）	LVAH 側脳室前角
CNH 尾状核（頭）	MG 視床の内側膝状体
CS 帯状溝	P 被殻
FB 脳弓	SC 上丘
FL 前頭葉	T 視床

いる尾に続いている．両側の扁桃体は前交連によって相互連絡している．辺縁系の部分であるそれらは嗅球から線維を受け，視床下部に線維を投射している．

ヒトの扁桃部位への電気刺激は恐れの感情，困惑，意

中枢神経系の機能解剖学　349

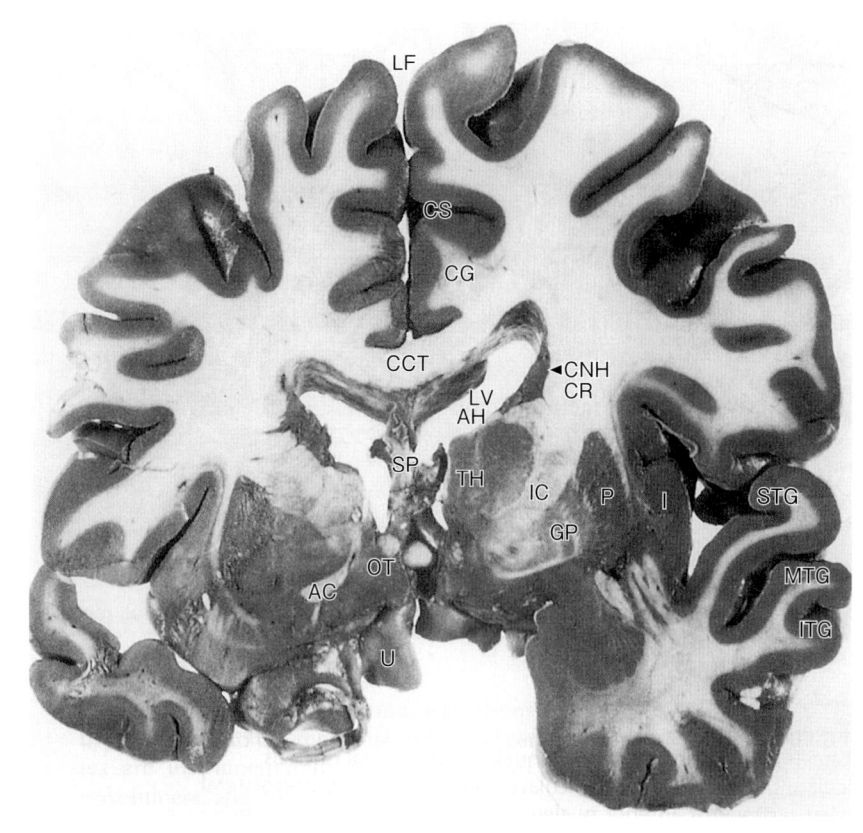

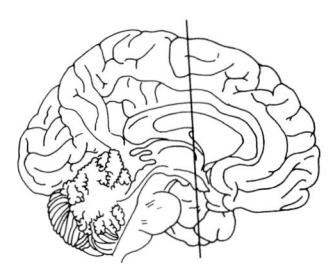

図 5-28B
内包（IC）と隣接構造との関係を示す脳の前額断面．

AC 前交連　　　CCT 脳梁
CG 帯状回　　　CNH 尾状核頭
CR 放線冠　　　CS 帯状溝
GP 淡蒼球　　　I 島　　ITG 下側頭回
LF 大脳縦裂　　LVAH 側脳室前角
MTG 中側頭回　P 被殻
OT 視索　　　　SP 透明中隔
STG 上側頭回　TH 視床
U 側頭葉の鉤

識障害，即時記憶障害をもたらす．扁桃体は食物や水分摂取にも重要な役割を果たしている．

［内包 Internal capsule］　内包はレンズ核を尾状核からと視床から分ける白質のかなり広い帯である（図5-28）．大脳皮質からの扇形の投射線維は**放線冠 corona radiate** として基底核に向かって収束している．これらの線維は**内包 internal capsule** として基底核に入り，出て，**大脳脚 crus cerebri** として中脳に進んでいる．大脳皮質からの主な運動投射経路を構成しているのと同一の線維は3つの異なる用語によって知られている．初めに放線冠，次に内包，最後に大脳脚である．

　図5-28Aで示されているように，脳の水平断（横断）でみると，内包はV字型をしており，V字の尖端は中央に向かっている．膝 genu（あるいは尖端）から，内包前脚は外側吻側方向に伸び，内包後脚は外側尾部方向に伸びている．内包の線維の一部は基底核の内側と外側をつないでいる．前脚の線維の一部は，視床から前頭葉皮質（**視床皮質 thalamocortical**）に，前頭葉皮質から視床（**皮質視床 corticothalamic**）に，前頭葉から橋の核（**前頭橋 fronto-pontine**）に，投射されている．膝と後脚は運動皮質から遠心性線維を含み，脳神経（**皮質延髄 corticobulbar**）へ，あるいは姿勢と歩行の骨格筋（**皮質脊髄 corticospinal**）への共通運動経路の重要な部分である．

［機能 Function］　基底核は大脳皮質のほとんどすべての部分から入力を受けているが，とくに運動野から受けている．また，中脳の黒質にあるドーパミン合成細胞からの重要な求心性線維に加えて，視床から放射線維も受けている．**ドーパミン dopamine** は重要な神経伝達物質である（詳細は後述する）．これらの細胞は線条体にあるドーパミン感受細胞に投射する．ドーパミンの欠乏は運動障害，なかでもパーキンソニズムをもたらす．

　基底核は姿勢・歩行・バランス・歩行中の腕振りといった運動のような複雑な運動機能調節の重要な構成要素である．もう1つの重要な機能は本質的に抑制性であり，基底核は筋緊張の減少に役立ち，筋群の運動行為の調整を援助している．

臨床ノート　基底核の損傷は不随意運動，筋緊張の増大（**固縮 rigidity**），**安静時振戦**（意志による運動中は消失）を引き起こす．とくに尾状核と被殻の損傷は次の症状の原因となる：

1．**アテトーゼ athetosis**（とくに指と手首の，不随

意運動，緩慢，よじらせてヘビのような動き）
2．ヒョレア chorea（突然の発作的な無目的な動き．ヒョレアはリウマチ熱から起こりうる．またはハンチントン舞踏病のように遺伝するかもしれない）
3．パーキンソニズム Parkinsonism（固縮，安静時振戦，仮面様顔貌，小刻み歩行）
4．バリスムス ballismus（突然乱暴に揺れる動き）あるいは片側バリスムス hemiballismus（体の片側だけに出現）

間脳 The diencephalon

間脳は，発生学的に前脳から始まり，大脳半球に完全に囲まれているため，それらの一部分のようにみえ，その腹側面だけが損傷のない完全な脳で観察されうる．その小ささにもかかわらず，神経核とその結合の数は信じられないほど複雑であり広範囲にわたる重要性をもっている．間脳は**視床 thalamus**，**視床上部 epithalamus**，**視床腹部 subthalamus**，**視床下部 hypothalamus** から成り立っている．

視床 Thalamus　上からみると，大脳半球と脳梁の除去に続いて，視床は第3脳室の両側にある，およそクルミの大きさの卵型のかたまりから成り立っているのがわかる．各視床は尾部にむかって非常に広がりをみせ，その拡大部分は，「クッション」を意味するラテン語，**視床枕 pulvinar** とよばれている．視床の背部核の最大のものであり，中脳の上にさしかかっている．

視床枕は**外側膝状体 lateral geniculate body** として知られている卵円形隆起に外側で連続し，**内側膝状体 medial geniculate body** とともに，かつて**視床後部 metathalamus** とよばれていた．膝状体は現在，視床固有の部分と考えられている．内側膝状体は，聴覚経路から線維を受けていて，視床枕の下に位置している．対の**外側膝状体**は，視索から線維を受け，視交叉を通って中脳を横切り連結している．

視床の背側外側面は，**視床内髄板 internal medullary lamina**，視床にまで広がりそれを内側部，外側部，前方部に分けている白質のY字型層，に続く白質の薄い層で覆われている（図5-29）．視床組織は主として灰白質であり，26対の核から成り立っている．そのひとつ，**正中核 midline nucleus** は，通常第3脳室に橋渡しをし，

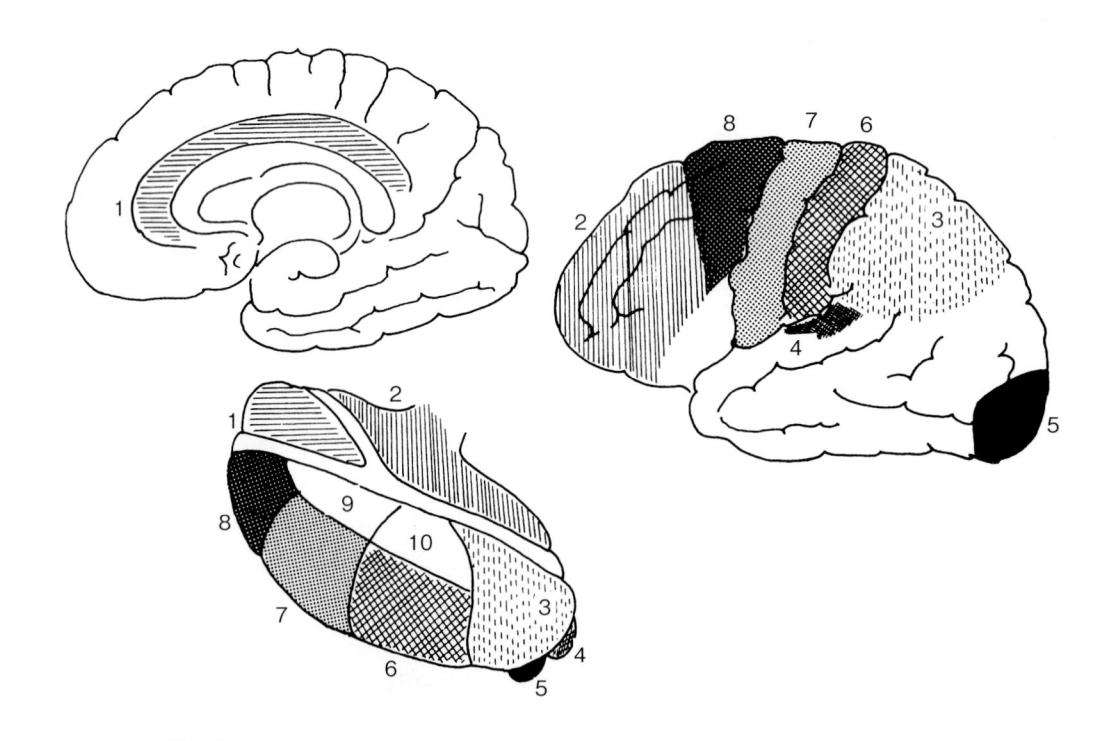

図5-29
視床核とその皮質投射．(1)前核，(2)内側核，(3)視床枕，(4)内側膝状体，(5)外側膝状体，(6)後外側腹側核，(7)腹側外側核，(8)前腹側核，(9)背側外側核，(10)後外側核．

中枢神経系の機能解剖学　351

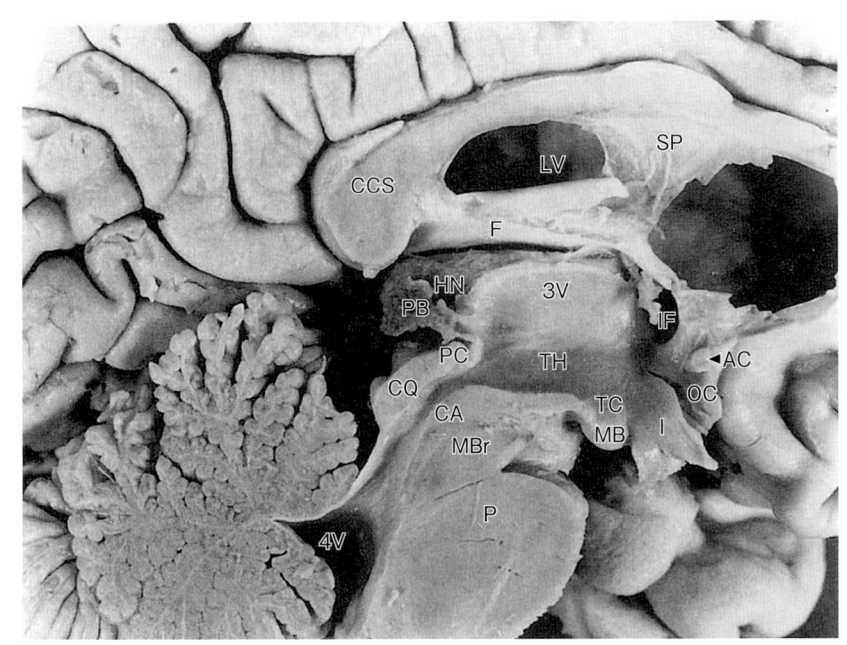

図 5-30A
脳の矢状断面は，松果体（PB），後交連（PC），手綱核（HN）を含む視床上部の構造のいくつかを示す．

CA 中脳水道　　　CCS 脳梁（膨大）
CQ 四丘体　　F 脳弓　　IF 椎間孔
LV 側脳室　　MBr 中脳　　P 橋
PC 後交連　　SP 透明中隔
4V 第4脳室
3V 第3脳室—内側切除が視床（TH）を示す
　視床下部は漏斗（I），乳頭体（MB），視交叉（OC），灰白結節（TC）を含む．

両側の視床をつないでいる．これは主に神経膠組織を含んでいる．

視床核とそれらの皮質投射の概略は**図 5-29** に示している．**視床放線 thalamic radiation** は，視床の外側面から出て，内包に入り，大脳皮質で終わる経路に関して用いられる．

視床は非常に重要である．なぜならば，視床は神経インパルスすべてを，嗅覚以外の体の全部分から，直接的に，あるいは間接的に，受けているからである．また，小脳，大脳皮質，多くの近傍の核からもインパルスを受けている．個々の視床核の機能についての詳細な検討は本書の範囲を完全に超えている．簡単に，視床核の役割は次の5つの基本的機能にまとめられる：

1. 嗅覚以外の感覚入力すべてを意図的意識[6]のために大脳皮質へ中継し処理．
2. 正確な位置測定ではなく，痛みや温度，触覚のありのままの様相を知覚．
3. 楽しさや不愉快さを感覚に伝達し，感情的反応に影響．例えば，ある嗅覚と視覚経験は私たちを不調にするかもしれない．
4. 覚醒や注意，睡眠-覚醒循環に影響する皮質行動を

---
[6] 嗅覚入力が視床を通って中継されないという事実は煙探知機がなぜ不可欠であるかを説明する．人々は煙の非常に強いにおいにでさえ覚醒しない．

図 5-30B
下から見ると，脳幹は視床下部のいくつかの構造と視索（OT）を示す．

I 漏斗　　　　　CP 大脳脚
MB 乳頭体　　　MO 延髄
OC 視交叉　　　ON 嗅神経（CN I）
TC 灰白結節　　P 橋

維持.
 5. 小脳と淡蒼球から運動皮質への入力のために中継し場所を調整.

視床核は機能的基盤に沿って，(1) 感覚中継核，(2) 運動中継核，(3) 連合核，(4) 辺縁系中継核，(5) 網様体核，に分けることもできる．

比較的大きく，広範囲に及ぶ関係や明らかな重要性にもかかわらず，視床の機能の多くのことがまだわかっていない．**運動中継核**が小脳と基底核による筋活動の制御に重要であることはわかっている．また，辺縁系への視床病変の影響はある程度知られているが，推測範囲を超えている．

視床上部 Epithalamus 視床上部は手綱三角と松果体，後交連から成り立っている．これらの構造物は第3脳室の後方の境界に位置し，図5-30にあるように，脳の矢状断でみることができる．**手綱三角 trigonum habenulae**（松果体に隣接する三角部位）は嗅覚線維を受け脳幹に広く投射する核を含んでいる．それらは嗅覚の反応に役立っている．

松果体 pineal body（松かさのような形）は，上丘（中脳の構造）の間のくぼみにある小さい正中円錐形構造である．実際に腺，松果体は性腺発達において機能している．これはしばしば思春期後石灰化し，そのため脳のX線検査で貴重な参照標識として役立つ．**後交連 posterior commissure** は，松果体の下に隠れており，中脳の2つの上丘（視索の一部）をつないでいる白い線維の丸みをおびた帯である．これは視覚反射（瞬目）に役立っている．

視床腹部 Subthalamus 視床腹部は間脳の構造であり，ときどき基底核に含まれる．これは視床の腹外側にあり，視床を内包と隔てている．中脳からの赤核と黒質はこの中に伸びている．主要な核は**視床腹部核 subthalamic nucleus** である．視床腹部核は内包と大脳脚との間の転移の背側表面に位置している．この核は淡蒼球からと大脳の運動皮質および前運動皮質から線維を受け，運動機能の調節・調整に役立っている．

視床下部 Hypothalamus 視床下部を組織している構造は第3脳室の床のほとんどを形成している．これには乳頭体，灰白隆起，漏斗，神経下垂体（下垂体の神経部分），視交叉が含まれ，図5-30にあるように，それらすべてが脳の基部から確認できる．視床下部のほかの構造は，図5-30で輪郭を描かれている．第3脳室の室傍部位を占めている．

辺縁系の一部である**乳頭体 mamillary bodies** は，正中線で両側にある2つの丸いかたまりであり，第3脳室の底部の真下にある．**灰白隆起 tuber cinereum** は，乳頭体のすぐ吻側にあり，灰白質の表面がくぼんだ隆起である．外側でこれは視索（図5-30）と大脳脚に接している．前方で中空の茎，**漏斗 infundibulum** に続いており，**神経下垂体 neurohypophysis**（後葉）を結合するために下方と前方へ突き出ている．**視交叉 optic chiasm** は灰白隆起のすぐ吻側に位置しているX字型構造である．これは視神経から線維を受け，およそ半分が視交叉で交差し，外側膝状体に，そしてそこから大脳の後頭葉に続いている．

視床下部の機能は非常に多様であり内分泌系や自律神経系と複雑に絡み合っているため，完全な説明はこの章の範囲を超えている．第3脳室の両側にある，視床下部は脳弓に横断されているため，乳頭体にあるその末尾に進んでいくと（図5-22），視床下部のそれぞれ半分は求心性結合と遠心性結合のある核の内側領域と外側領域に分けられる．そしてその多くは次のような体調節機能に結びついている：

新陳代謝と水分バランス．内側領域核のある細胞は抗利尿ホルモン（ADH）を分泌しており，それは腎臓によって水分の再吸収を制御するために神経下垂体に作用している．炭水化物と脂肪の代謝も視床下部核によって調節されている．

自律神経系制御．視床下部はおそらく自律神経系の主要な調節器かつ統合器であろう．また，感情行為（激怒）の表現も媒介する．

睡眠・覚醒機構．視床下部から視床へと大脳皮質ヘとの放線は睡眠，覚醒，意識の状態を制御するのに役立っている．

体温調節．長期間極端な寒さや暑さにさらされた体は体内温度でほとんど変化を示さないだろう．寒さに対する自律神経系の交感神経部分と過度の暑さに対する副交感神経部分との相補的刺激は，血流とその結果熱放散を非常に正確に調節する．これらの自律機構は体温を37℃に維持している．

食物摂取調節と**第二次性徴**は視床下部活動に割り与えられた別の機能である．

中枢神経系の機能解剖学　353

中脳 The mesencephalon (Midbrain)

中脳は橋と小脳（菱脳の構造）を間脳と終脳に結合している短く，圧縮された部分である．これは2つの腹外側の**大脳脚** cerebral peduncles と背側部分の対になった**上丘と下丘**（四丘体 corpora quadrigemina）を含む**被蓋** tectum（ラテン語「屋根のような」）から成り立っている．中脳は中脳水道に貫通されており，第3脳室を第4脳室に結合している（図5-30A）．

大脳脚 Cerebral peduncles　　大脳脚は，中脳水道の腹側にあり，内包の連続部分として脳底部から現れ，正中線に集まり，橋の上部に入りこんでいる（図5-31）．大脳脚の間の空間は**脚間窩** interpeduncular fossa とよばれ，クモ膜下槽の1つの場所である．大脳脚は上方で両側に視索がある．

それぞれの大脳脚は**被蓋** tegmentum とよばれる背側部分と**大脳脚** crus cerebri とよばれる腹側部分から成り立っている．これらの2つの部分は**黒質** substantia nigra とよばれる濃い灰白質の層によって分離されている．この部位の細胞は，線条体に投射し，**メラニン** melanin とよばれる色素を含み，それらは**ドーパミン** dopamine とよばれる神経伝達物質を作っている．ドーパミン合成細胞の破壊は厳しい運動障害をもたらす．その1つがパーキンソニズムである．

被蓋 tegmentum，大脳脚の背側部分は，多くの重要

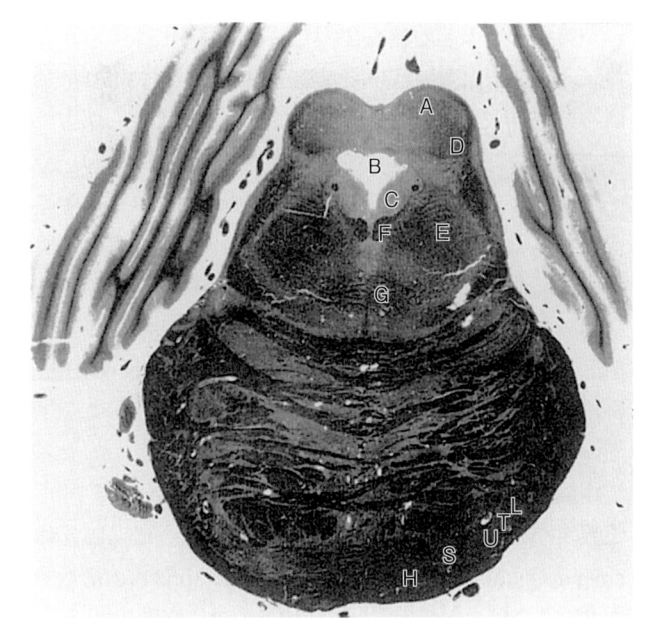

図5-31A
下丘の横断面．

A. 下丘　B. 中脳水道
C. 中心灰白質　D. 外側毛帯
E. 網様体　F. 滑車神経核
G. 上小脳脚の交差　H. 前頭橋核路
S. 発話筋への皮質延髄線維　U. 上肢への皮質延髄線維
T. 体幹への皮質延髄線維　L. 下肢への皮質延髄線維

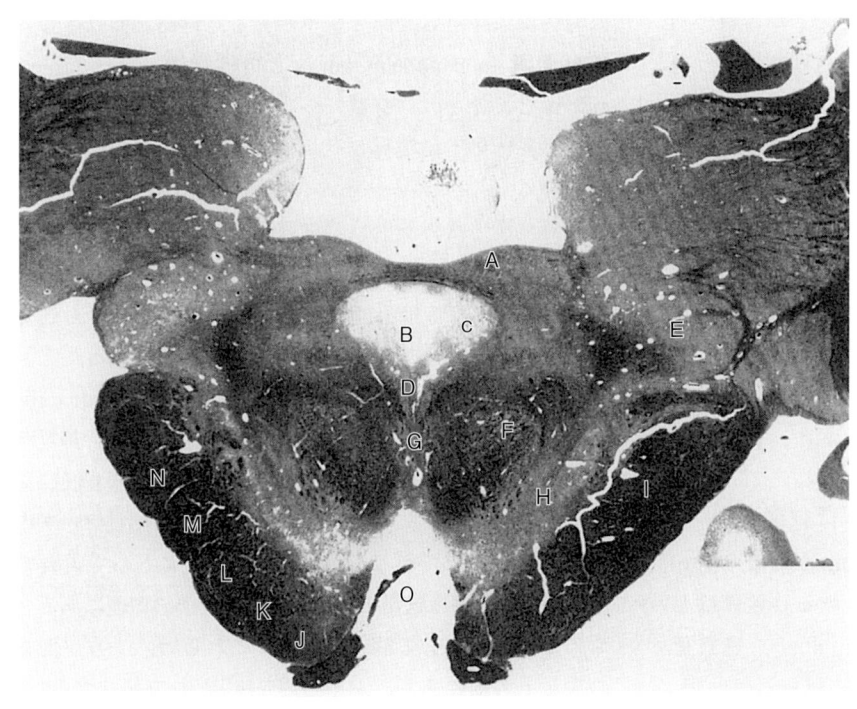

図5-31B
赤核-黒質の横断面．

A. 上丘　B. 中脳水道　C. 中心灰白質　D. 動眼神経（Ⅲ）核
E. 内側膝状体　F. 赤核　G. 動眼神経（Ⅲ）線維　H. 黒質
I. 大脳脚　J. 前頭橋核路　K. 顔・頭・首への錐体路の皮質延髄線維
L. 上肢への皮質脊髄線維　M. 体幹と下肢への錐体路の皮質脊髄線維
N. 側頭頭頂後頭橋路　O. 脚間窩

な核と神経路を含んでいる．被蓋の灰白質はさらにいくつかの脳神経の起始核も含んでいる．図5-31で示されるように，灰白質層は中脳水道を囲んでいる．これは動眼神経（Ⅲ）と滑車神経（Ⅳ）の核を含み，これら両方は眼の付帯的筋肉を供給している．

赤核 red nuclei は，正中線の両側で，中脳水道のすぐ腹側にあり，目立つ．これは運動（錐体外路）系の重要な構造であり，小脳から線維を受けている．また，これは赤核脊髄路 rubrospinal tract として脊髄の反対側に投射している．さらに，2つの上小脳脚 superior cerebellar peduncles（結合腕）は，被蓋を通って上昇し，およそ下丘の位置で交差している．

中脳蓋 Tectum　中脳蓋は，中脳の背側部分であり，上丘と小丘（小さな丘）を示し，それらは一緒に四丘体 corpora quadrigemina を構成している．丘は対の構造であり，正中線の両側で，一方が他方の上に位置している．普通，それらは，大脳の後頭葉と小脳の上部表面との間に隠れているため，正常な脳ではみることはできない．それらは図5-30，脳の矢状断で四丘体（CQ）と名づけられ，見ることができる．図5-31A，5-31Bでも見られる．これらの図は中脳の横断面である．

上丘 superior colliculi は重要な視覚中枢である．その細胞は線維を，動眼神経核・滑車神経核・外転神経核（すべて眼の筋の運動神経）へ，他の運動核へ，そして大脳へ投射する．上丘にある多くの細胞は視野の動きにのみ反応する．上丘は，反射中枢に加えて，ある種の随意的な眼球運動の中枢も統合する．上丘は聴覚情報と視覚情報の統合に責任がある．

下丘 inferior colliculi は聴覚経路の重要な要素である核の凝縮したかたまりから構成されている．これらもまた重要な反射および統合中枢であり，線維を上丘，小脳，脊髄，内側膝状体に投射している．下丘は，音源に目あるいは頭を向けるような反射や突然の音にぎょっとする反応，突然の予想外の音への反応として起こる瞬きに，役立っている．

菱脳 The rhombencephalon (Hindbrain)

菱脳は髄脳 myelencephalon あるいは延髄 medulla oblongata と，橋 pons と小脳 cerebellum から成り立っている後脳 metencephalon とに分けられる．延髄はしばしば，とくに bulbar polio や corticobulbar（「皮質延髄の」）ような複合語のときに，bulb とよばれる．

髄脳（延髄）Myelencephalon (Medulla oblongata)
髄脳は，長さ1インチで直径が普通の鉛筆とほぼ同じで，脊髄とつながり，第1頸椎の上方表面のレベルで尾部に制限されている．この境界はさらに第1頸椎の出現レベルを示している．上の，延髄は橋につながっているが，これら2つの構造の境界は盲孔 foramen cecum，つまり脊髄の長さいっぱいに伸びている前正中裂 anterior median fissure の小さな三角形の広がりによって定められている．延髄上，この裂は，正中線上で交わり反対側につながっている遠心性神経線維束にさえぎられている（図5-32A）．

この領域は錐体 pyramids，あるいは錐体交叉 pyramidal decussation とよばれている重要な境界標を構成している．それは大脳皮質から脊髄の前角へ行く途中の下行運動線維を含んでいる．これは私たちの主要な運動経路である．運動線維の約60%が錐体で正中線を超えている．これらは交叉性錐体路 crossed pyramidal tract（あるいは外側大脳脊髄束）として脊髄につながっている．残りの非交叉性（直通）線維は直通錐体路 direct pyramidal tract（あるいは前大脳脊髄束）を構成している．

延髄上部の錐体の両側には下オリーブ核 inferior olives があり，それは小脳へ行く途中にある自己受容性インパルスの中継核である．明白でない後中間裂 posterior median fissure は，前正中裂とともに脊髄の長さいっぱいに通っており，延髄を対称的に半分に分けている．これらの間に中心管と第4脳室がある．外側表面はさらに前外側溝 anterolateral sulcus と後外側溝 posterolateral sulcus とに分かれ，脊髄につながってもいる．下オリーブ核は錐体の上の境界レベルで，これらの溝の間に位置している．

前外側溝と後外側溝は脳神経のいくつかの発生場所である．舌下神経は，舌に運動線維を供給しており，（オリーブ核のレベルで）前外側溝から発生し，舌咽神経と迷走神経は同じレベルで，後外側溝から発生している．

後外側溝の延髄背側部分には，薄束 fasciculus gracilis と楔状束 fasciculus cuneatus を含む，多くの上行神経路がある（図5-32B）．これらの経路は核で終わる脊髄にある線維の延長である．これらは視床への上行感覚データ中継局の役目をしており，運動 locomotion にとって重要である．この経路は延髄の背側で，後中間溝の側面にある2つの垂直の柱として観察できる．これらは，一方が他方の少し上の横にあり，ふくらみ（核）として終結する．

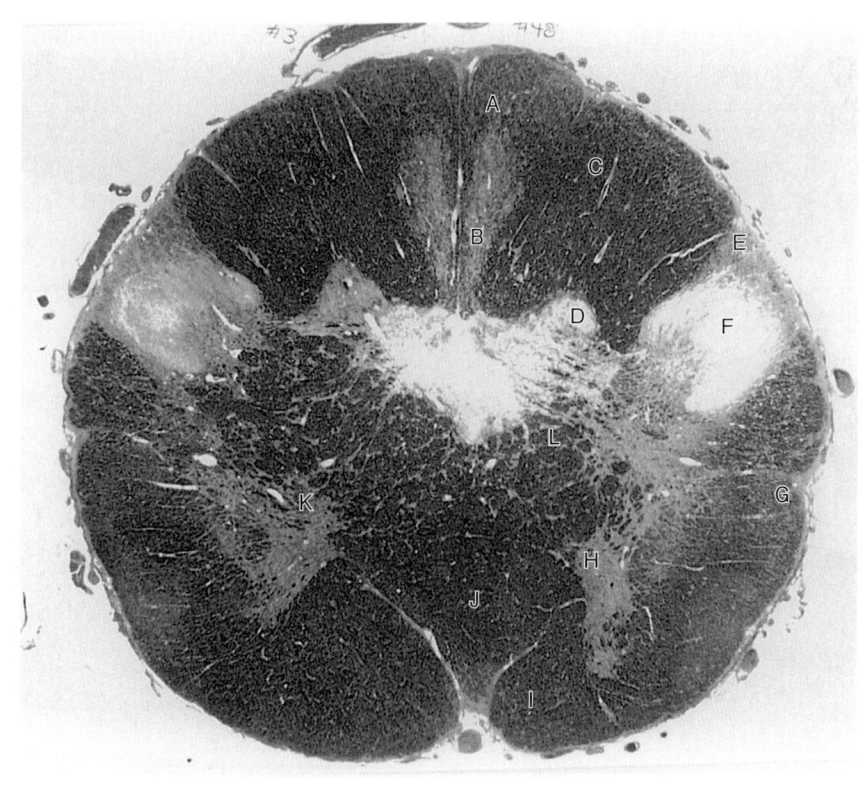

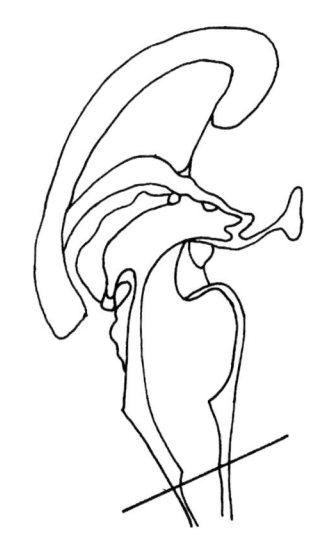

中枢神経系の機能解剖学 355

図 5-32A
錐体交叉を通る延髄の横断面.

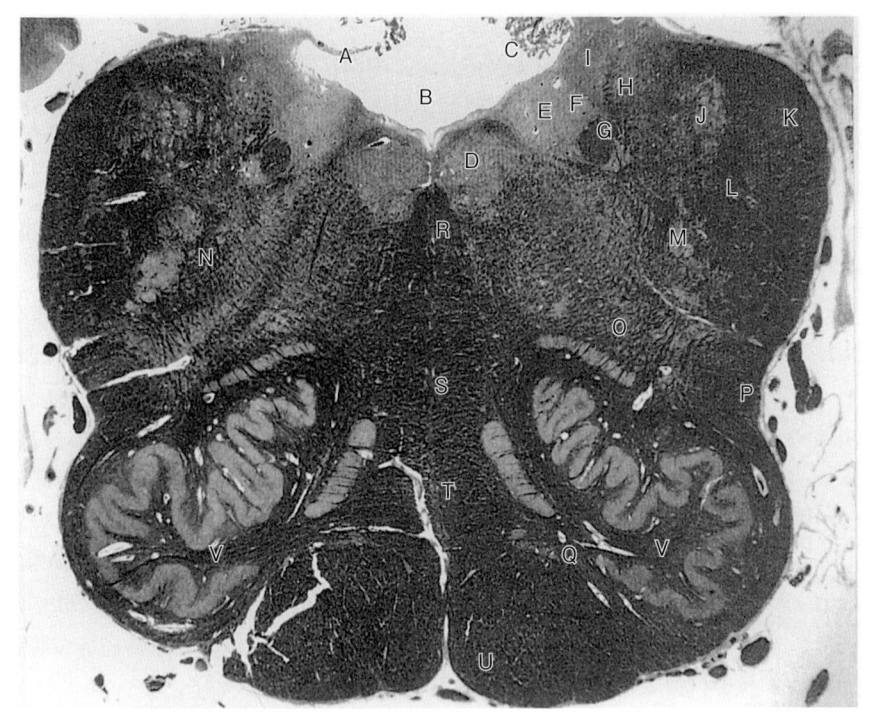

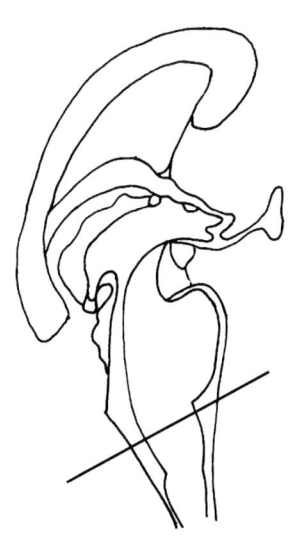

A. 薄束　　B. 薄束核
C. 楔状束　D. 楔状束核
E. 三叉神経（V）の脊髄路
F. 三叉神経（V）の脊髄路核
G. 脊髄小脳路　　H. 脊髄前角
I. 前皮質脊髄路　　J. 錐体交叉
K. 網様体　　L. 外側皮質脊髄路

図 5-32B
オリーブ核の中央を通る延髄の横断面.

A. 下髄帆　B. 第4脳室　C. 脈絡叢　D. 舌下神経（XII）　E. 迷走神経（X）の背側運動核　F. 孤束核　G. 孤束　H. 下前庭神経核　I. 前庭神経内側核　J. 副楔状束核　K. 下小脳脚　L. 三叉神経（V）の脊髄路　M. 三叉神経（V）の脊髄路核　N. 疑核　O. 網様体　P. 前脊髄小脳路と前・外側脊髄視床路　Q. 舌下神経（XII）線維　R. 内側縦束　S. 内側毛帯-楔状束部分　T. 内側毛帯-薄束部分　U. 錐体路　V. 下オリーブ核

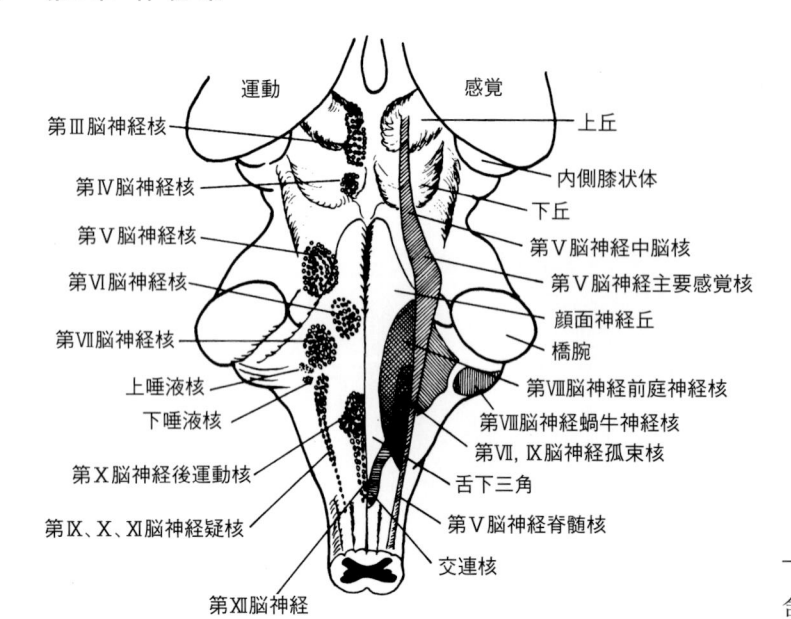

図中ラベル（背側からみた延髄の運動・感覚核を含んだ，菱脳の核）：
- 運動／感覚
- 第Ⅲ脳神経核
- 第Ⅳ脳神経核
- 第Ⅴ脳神経核
- 第Ⅵ脳神経核
- 第Ⅶ脳神経核
- 上唾液核
- 下唾液核
- 第Ⅹ脳神経後運動核
- 第Ⅸ，Ⅹ，Ⅺ脳神経疑核
- 第Ⅻ脳神経
- 上丘
- 内側膝状体
- 下丘
- 第Ⅴ脳神経中脳核
- 第Ⅴ脳神経主要感覚核
- 顔面神経丘
- 橋腕
- 第Ⅷ脳神経前庭神経核
- 第Ⅷ脳神経蝸牛神経核
- 第Ⅶ，Ⅸ脳神経孤束核
- 舌下三角
- 第Ⅴ脳神経脊髄核
- 交連核

図 5-33
背側からみた延髄の運動・感覚核を含んだ，菱脳の核．（多くの文献を改変）

　延髄の後方部分の上方境界は一対の茎，**下小脳脚** inferior cerebellar peduncles（あるいは**索状体** restiform bodies）を経由して小脳に続いている．それらは線維を脊髄と延髄から小脳へ運んでいる．重要な運動神経路と感覚神経路に加えて，延髄もほかの脳神経核を含んでいる．それらは図 5-33 に示されている．

　延髄の中央部分の多くは**網様体** reticular formation から成り立っている．その網様体は脳幹の完全な中心部のいたるところで見つけられる核の 3 つの長い柱から成り立っている．網様体の中にある目立たない核，**疑核** nucleus ambiguous は迷走神経，舌咽神経，副神経に寄与している．疑核の真上に 2 つの小さな**唾液核** salivary nuclei が認められ，それらは顔面神経と舌咽神経によって，顎下腺，舌下腺，耳下唾液腺を供給している．**孤束** tractus solitarius の核は延髄の長さを伸ばしている．これは感覚性であり，顔面神経，舌咽神経，迷走神経から線維を受けている．そして最後に，**背側**および**腹側蝸牛神経核** cochlear nuclei は下小脳脚の真下，橋のレベル近くにある．これらは聴覚機構から線維を受けているため私たちにとって非常に大切である．

　延髄も呼吸と循環の調節のために次の中枢を含んでいる：

　　心臓抑制中枢 cardiac inhibitor center—心拍数を制御する．

　　血管収縮中枢 vasoconstrictor center—線維を自律神経系の一部としてさまざまなレベルで現れる脊髄に送る．ある線維は血管の末梢拡張を引き起こし，ある線維は血管収縮を引き起こしている．

　　呼吸中枢 respiratory center—自動的に感情や身体的要求によって呼吸数を修正する．

　さらに，多くの反射が延髄に媒介されている．これらには咳，くしゃみ，嘔吐，瞬き，消化管の動きさえ含まれている．

　後脳（橋） Metencephalon (Pons)　横からみると，図 5-4 のように，菱脳は**橋** pons として知られている丸く前方向の隆起を示している．それは小脳の腹側で，上の中脳と下の延髄との間にある．橋の組織は灰白質と混ざった，縦横組み合わせた白い線維からできている．内部の橋の多くは延髄の網様体につながっている網様体から成り立っている．

　横行線維は正中線に橋渡しをし，**中小脳脚** middle cerebellar peduncles（**橋腕** brachium pontis）を形成するために両側に集まっている．これらはある程度交連として役に立ち，小脳の 2 つの半球をつないでいる．橋の背側部分である**被蓋** tegmentum は大脳脚の被蓋に続いているが，腹側は縦線維からできており，大脳脚に続いている．大脳脚は延髄の錐体に続いている．橋の腹側部分も，小脳への途中で大脳からのインパルスの中継中枢として活動する**橋核** pontine nuclei の集合を含んでいる．

　橋の被蓋は錐体の背側にある延髄のその部分に似ている．被蓋は上行および下行の感覚経路と運動経路，網様体の延長，三叉神経（Ⅴ）・外転神経（Ⅵ）・顔面神経（Ⅶ）・聴神経（Ⅷ）のそれぞれの核（または核の部分）を含んでいる．

中枢神経系の機能解剖学　357

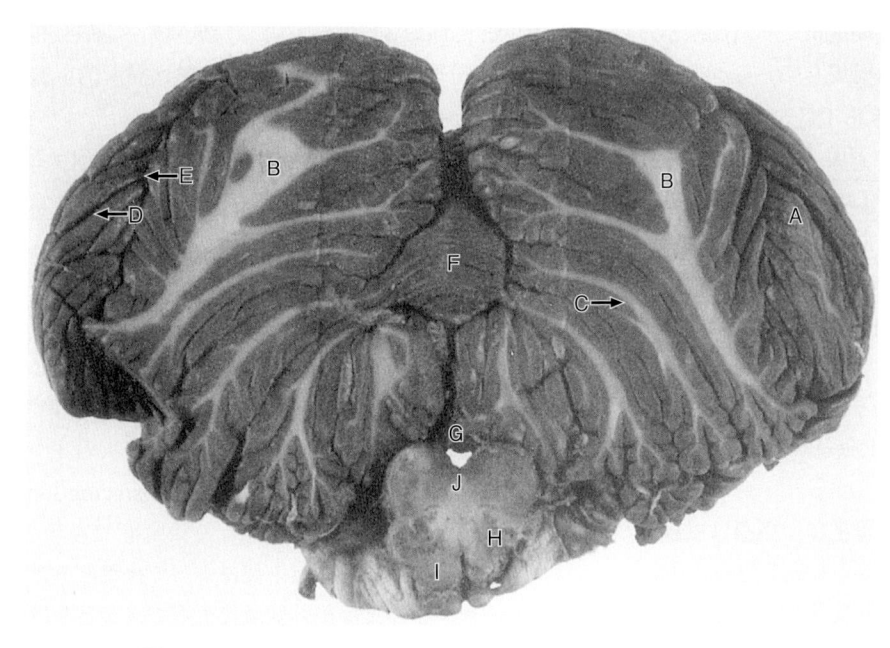

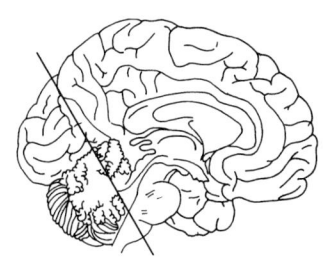

A. 小脳皮質（灰白質）
B. 髄体（白質）　C. 小脳活樹
D. 小脳回（大脳の回と同じ）
E. 小脳溝（大脳の溝と同じ）
F. 小脳虫部　G. 第4脳室
H. 下オリーブ核（橋）
I. 錐体路　J. 橋被蓋

図5-34A
皮質の葉状性質と結びついている白質が，どのように木の枝，つまり活樹にたとえられているかを示す小脳の前額断面．

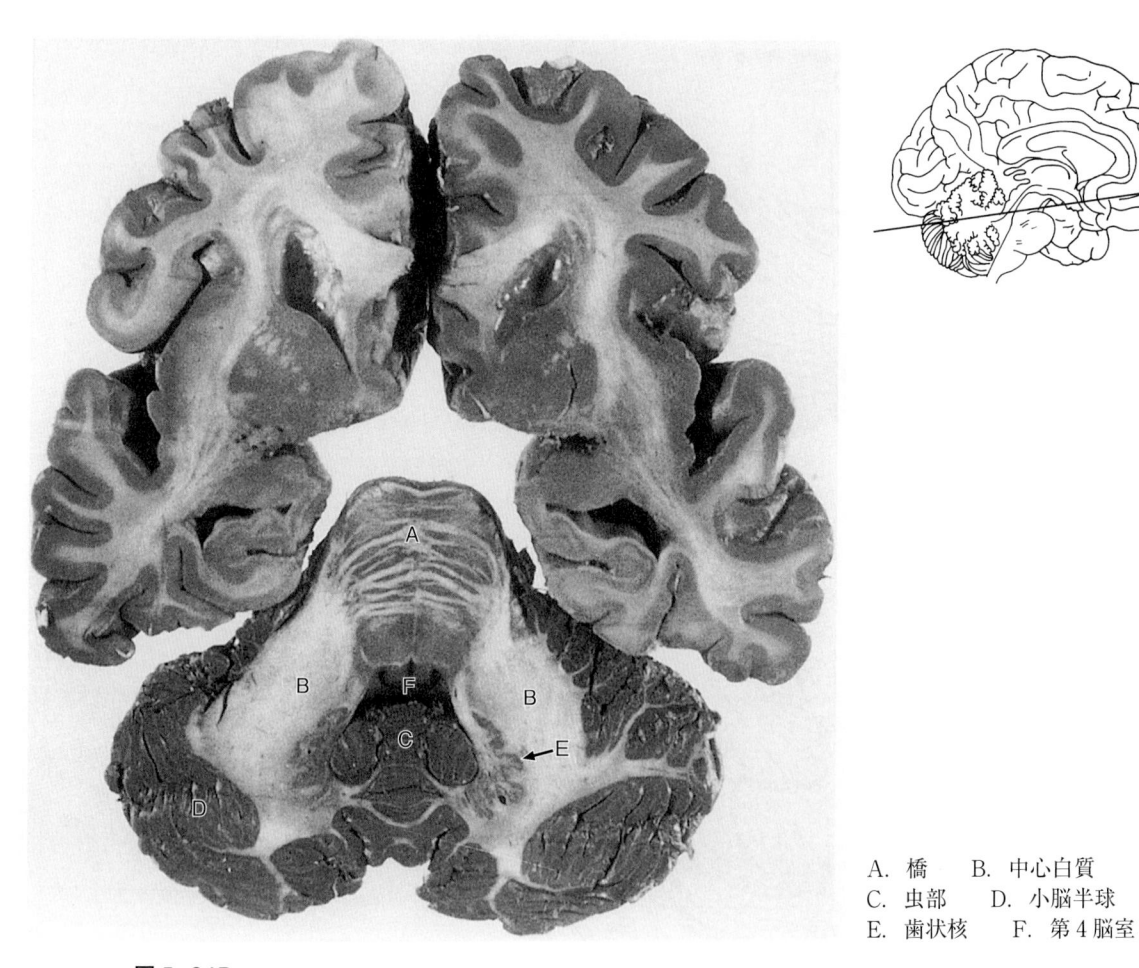

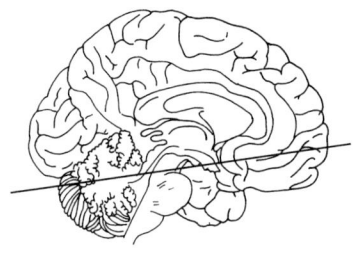

A. 橋　B. 中心白質
C. 虫部　D. 小脳半球
E. 歯状核　F. 第4脳室

図5-34B
小脳のこの水平断面にある中心白質は樹状分岐しているのがわかる．

後脳（小脳）Metencephalon (Cerebellum)　小脳（小さな脳）は菱脳のより大きな部分を構成している．後頭蓋窩の底部にあって，それはやや卵形で，やや平たく，正中線で明らかな圧縮を伴い，その表面は非常にたくさんの縦方向の隆起によって特徴づけられる．そして，その隆起は小脳に薄層状，または葉片状の外観を呈している．事実,平行する隆起は**小脳回 folia cerebelli** とよばれ，それらは小脳の組織を深く切っている裂によって分けられている．前額断面でみると，図5-34のように，皮質の深部白質は枝状の外観になっている．それは**小脳活樹 arbor vitae**（ラテン語 tree of life「生命の木」）とよばれ，図5-34Bにも示されている．

[外部構造 External structure]　大雑把に，小脳は**虫部 vermis** とよばれている狭い中間部分から成り立っており，その虫部は部分的に2つの**小脳半球 cerebellar hemispheres** に覆われている．これらは側方と後方に投射している．表面の裂は小脳を葉に分けている．その葉は系統発生的基礎に基づいて**古小脳 archicerebellum**（初め），**旧小脳 paleocerebellum**（古い），**新小脳 neocerebellum**（新しい）に分類される．これらの分類は局所的，機能的組織を反映している．

古小脳は，**片葉 flocculus**（ラテン語 flock of wool「毛くず」）と**小節 nodulus** から構成され，小脳の最も原始的部分であり，胎生学的に発達する最初の部分である．これは前庭神経と体位や平衡の感覚と密接に関連している．古小脳は**後外側裂 posterolateral fissure** によって小脳のほかの部分から分けられている．旧小脳は主として四肢の制御に関連し，新小脳は大脳皮質に関係している．

それぞれの小脳半球は機能的基礎によって次の3つに分けられる：**前葉 anterior lobe**，**後葉 posterior lobe**，**片葉小節葉 flocculonodular lobe**．矢状断面でみると，前葉は小脳の先端にあり，第1裂によって後葉と分けられている．片葉小節葉は後外側裂によって後葉と分けられている（図5-35）．小脳の葉の図は例外なく混乱あるいは挫折のもとである．片葉小節葉の上にある前葉が後葉の後ろに現れるというのはどういうことか？　慣例と

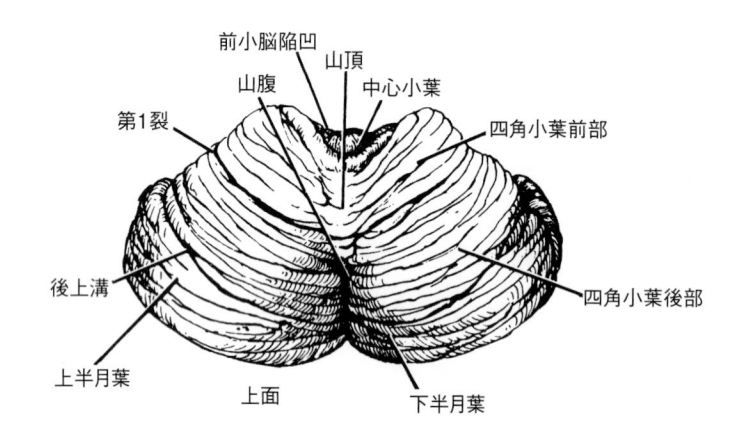

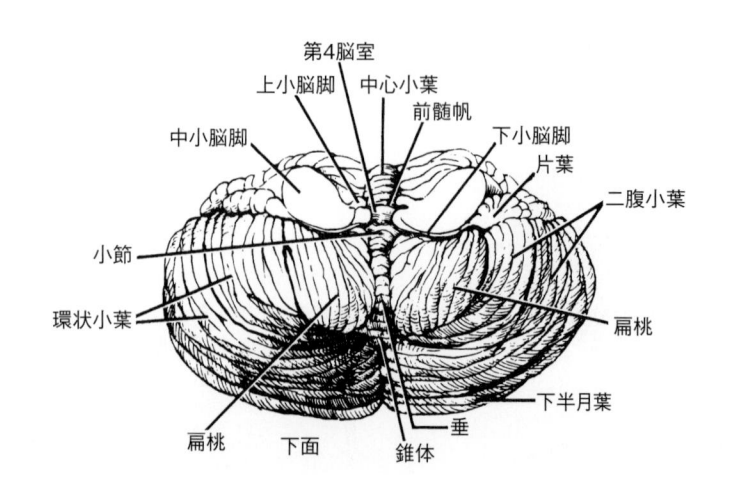

図5-35
小脳の主な葉と裂溝．

して，神経科学者は，1冊の本が開かれているのとまったく同じようにまるで「開かれている」ように小脳を示してきた．小脳に関していえば，後ろでとじている本を想像してほしい．それで本が開かれると，前葉は結局，後葉と片葉小節葉の後ろになる．

虫部 vermis は図5-36で示したようにたくさんの構成要素に分けられている．前から，虫部の表面相は**小舌** lingula，**中心小葉** central lobule，**山頂** culmen（ラテン語 summit「頂」），**山腹** declive（ラテン語 sloping「傾斜」），**葉** folium（ラテン語 leaflike「葉のような」）に分けられる．

もう一度，前から，虫部（小脳半球）の両側の構造は次のようになっている：**中心小葉翼**，**前四角小葉**，**後四角小葉**，**上半月小葉**．3つの裂がこれらの分割を助けている．この3つは**後中心裂** postcentral fissure，**第1裂** primary fissure，**後上方裂** posterior superior fissure である．

下方からみると，下虫部は（後ろから）**隆起** tuber，**錐体** pyramid，**垂** uvula，**小節** nodulus に分けられる．真下から見た半球は，**下半月小葉** inferior semilunar lobule，**二腹小葉** biventral lobule，**小脳扁桃** tonsil，**片葉** flocculus，**片葉脚** pedunculus of the flocculus に分けられる．下方表面上の裂は**錐体後裂** postpyramidal，**錐体前裂** prepyramidal，**後外側裂** postlateral を含んでいる．

[内部構造 Internal structure] 小脳は灰白質（小脳皮質）の広い表面，4対の皮質下核，白質から成り立っている．

小脳の**皮質** cortex は外側の分子層と内側の顆粒（あるいは核）層から構成されている．**分子層** molecular layer（図5-37）はいくつかの小さな神経細胞，**籠細胞** basket cells，**ゴルジ細胞** Golgi cells，**星状細胞** stellate cells を含んでいる．それはまた，**プルキンエ細胞** Purkinje cells 層の複雑な樹状の広がりを含んでいる．プルキンエ細胞は一列に配列されている．これらは分子層の最も深い部分を占め，分子層と顆粒層との変わり目を形成している．これらの樹状突起は分子層に広がり，その軸索は顆粒層を通って小脳の白質に入っている．これらの軸索は同一葉と隣接葉にあるほかのプルキンエ細胞に回帰性副軸索を出すが，結局，プルキンエ細胞軸索は小脳核に終わっている．

顆粒層 granular layer はぎっしりつまった**顆粒細胞** granular cells（すべてのニューロンのなかで最小）からできており，その軸索は分子層に穿通している．これの機能はプルキンエ細胞を興奮させることである．代わって，顆粒細胞は，小脳脚を通って小脳に入る求心性線維の終末枝である**苔状線維** mossy fibers によって興奮させられる．これらの線維は延髄にある下オリーブ核から生じている．**登上線維** climbing fibers もまた小脳に入る．これらは橋核，前庭神経核，網様体，三叉神経核からと脊髄小脳路からの軸索である．

プルキンエ細胞 Purkinje cells は皮質からの最終経路である．その軸索は深い核で終わっている．それらは苔状線維と顆粒細胞を通って直接興奮させられ，籠細胞，

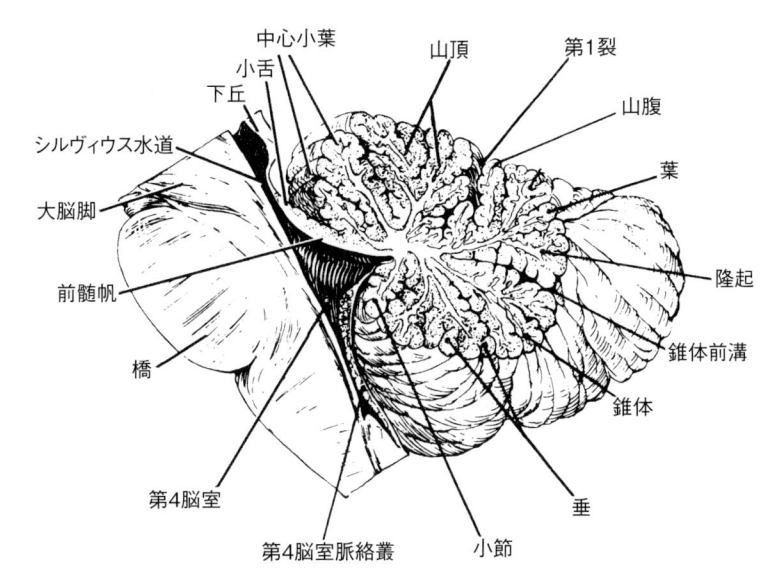

図5-36
虫部の区分を示す小脳の矢状断面．

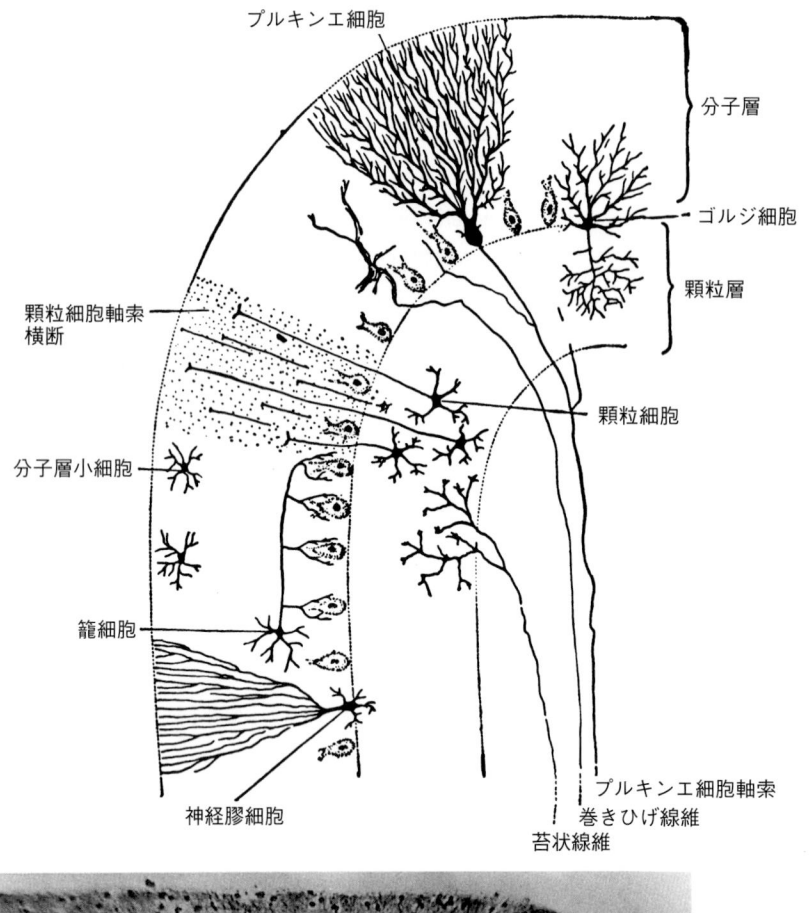

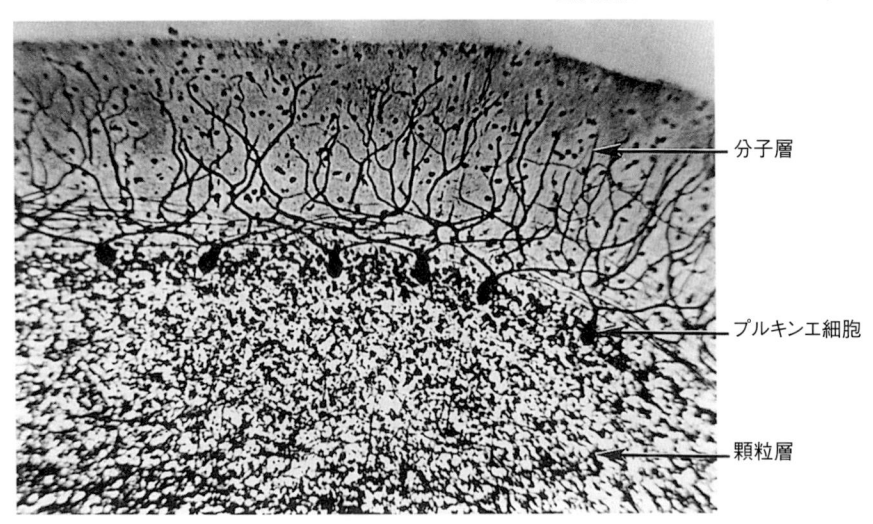

図5-37
数種類の細胞（上）(Gray, 1973より）と小脳皮質の顕微鏡写真（下）を示す小脳皮質.

星状細胞，ゴルジ細胞を通って間接的に抑制されうる．これは，小脳に入るインパルスが抑制および興奮機構の両方を活性化するが，プルキンエ細胞からの出力は完全に抑制的であることを意味している．

図5-38に示されている，4対の核は小脳の中心白質内にある．それらのうちの最も大きく最も外側にあるのは**歯状核** dentate nucleus であり，そのしわやギザギザ状の外見から，そう名づけられた．その隣は**栓状核** emboliform nucleus（ギリシャ語 emblos「栓」）であり，その次は**球状核** globose（ラテン語 globe「球体」）である．正中線の反対側には**室頂核** fastigeal（ラテン語 to slope up「傾斜すること」）nuclei がある．これらの核はほと

んど独占的にプルキンエ細胞から線維を受けている．

小脳の白質は**求心性線維**，**遠心性線維**，**内在性線維**から成り立っている．内在性線維のほとんどはプルキンエ細胞からの軸索であり，そのすべてが小脳核で終わっている．そして白質内には連合線維と交連線維もある．遠心性線維は小脳核の投射である．すべての求心性線維と遠心性線維は出発し3対の小脳茎か小脳脚を経由して小脳に入っていく．

上小脳脚 superior cerebellar peduncle（結合腕）は**歯状核赤核** dentaterubral 線維を歯状核から反対側の赤核と視床まで運ぶ．また，脊髄から小脳に入り旧小脳の皮質で終わる**腹側脊髄小脳** ventral spinocerebellar 線維と，さらに前庭核で終わる上小脳脚に掛かっている線維，**鉤状束**を運ぶ．

中小脳脚 middle cerebellar peduncle（橋腕）は最大の脚であり，橋にある核から反対側の新小脳の終末まで線維を運ぶ（図5-39）．

下小脳脚 inferior cerebellar peduncle（索状体）は第

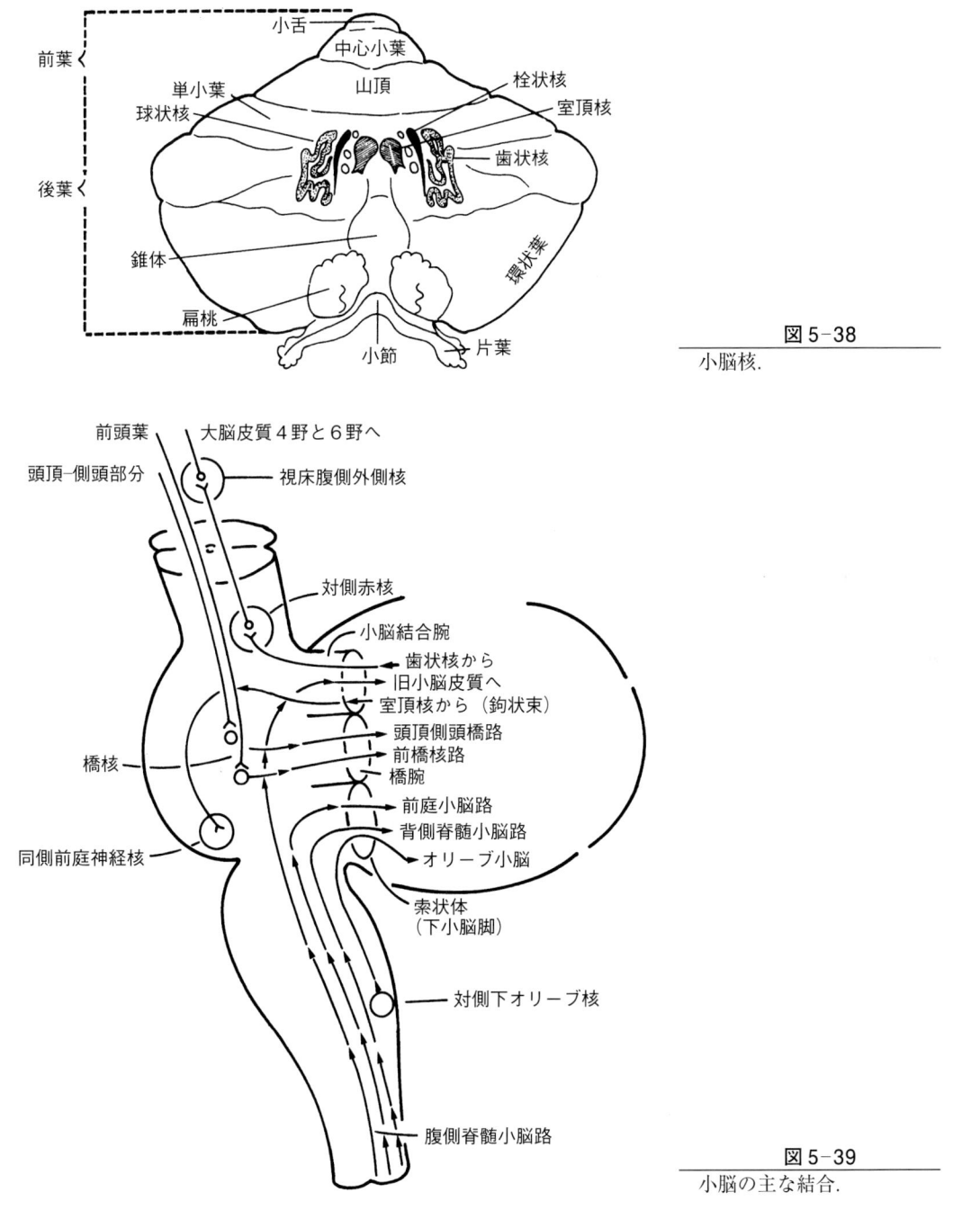

図5-38
小脳核．

図5-39
小脳の主な結合．

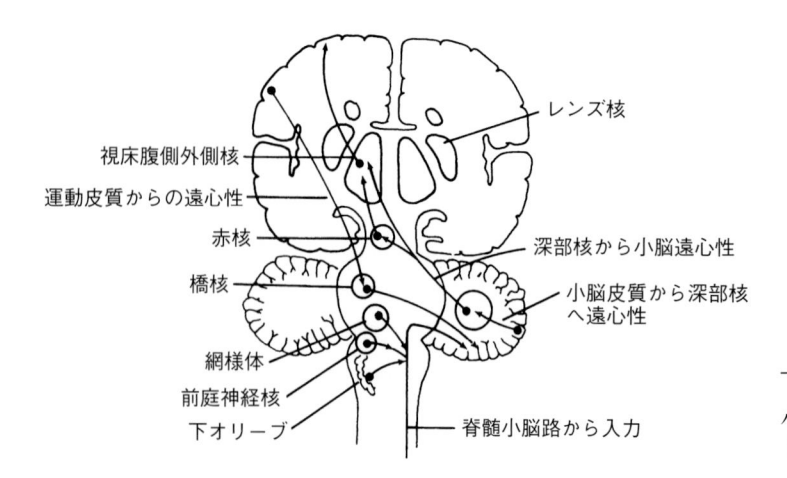

図5-40 小脳の神経結合．小脳皮質-橋核-新小脳-深部核-視床-大脳皮質のフィードバックに注意．

4脳室の外壁に沿って上昇し中小脳脚と上小脳脚との間の小脳に入る．これは線維を反対側のオリーブ核から直接小脳半球までと虫部まで運ぶ．また，脊髄から来て前葉と旧小脳につながっている**背側脊髄小脳 dorsal spinocerebellar** 線維も運んでいる．さらに前庭核から片葉小節葉（古小脳）の終末まで線維を運ぶ．その主要な結合のいくつかは図5-39で示されている．

[機能 Function] 小脳は事実上，体のすべての骨格筋の長さと緊張についての入力を受けている．その役割は，意識的努力の点で何も必要としない滑らかな協調パターンであるように，皮質的に誘発された動作の埋め合わせをすることである．それは高度に統制された運動調節システムであり，筋と四肢の動きを連続的に追跡できるものである．

小脳は，さまざまな入力情報と筋収縮のタイミングと範囲や四肢の運動などを調整する出力情報をすばやく分析できる比較測定器（コンパレーター）にたとえることができる．これらの機能は体についての膨大な量の情報—姿態，動作，四肢の運動，筋収縮の範囲と速さとそれらの関節への影響，自律神経の活動，大脳基底核・橋神経節・前庭神経節・大脳皮質の活動範囲—を必要としている．小脳に入る求心性線維は小脳を去る遠心性線維の約40倍以上ある．

小脳の機能は随意的制御下にはない．言い換えると，私たちは小脳の機能に直接気づかないし，小脳の機能を大部分は意図的に修正しない．小脳の機能のかなめ石は登上線維と苔状線維，顆粒細胞によって興奮させられる**プルキンエ細胞 Purkinje cells**にあると思われる．代わって，これらは4つの深部小脳核から唯一抑制インパルスをそれらに投射することによって放出を調節している．

核から運動経路への出力は視床と脳幹の核（前庭神経核，網様体，赤核）経由で間接的である．この回路は，**図5-40**にまとめられ，初めに随意的運動のために運動皮質と前運動皮質を含んでいる．

運動インパルスは橋核に達し，大脳皮質に中継される．そこから，プルキンエ細胞によって，深部核に，そして視床に行く．視床は運動皮質に投射し，その回路は完成される．その回路の完成中，小脳は筋収縮や四肢の運動，姿勢についての情報を求心性入力から受け取っていく．小脳は起こるであろうことを大脳皮質が起こるだろうと「決めた」ことと比較し，必要ならば，正しい情報を大脳皮質に中継しなおす．

小脳の機能は**同側**に現れる．右側小脳半球の活動は体の右側に影響するが，大脳皮質の運動機能は**対側**である．右側運動皮質は体の左側に影響する．

小脳は系統発生学的に「区分されうる」ため，その機能はしばしば古-，旧-，新-のことばによって描写される．小脳のさまざまな部分に指定されている機能は大きく臨床症状と比較生理学的実験に基づいている．

古小脳 archicerebellum の損傷は平衡維持の障害，しばしば歩行に影響するほどの障害を生じる．古小脳損傷の人は足を広げた歩行（幅広歩行 wide base gait）によって補償しようとする．急性中毒の人は古小脳損傷に起因する歩行障害と同じタイプを示す．小脳障害から起こる動揺，よろめき，体幹失調は，前庭障害の場合には，目を閉じるとさらに悪くなるだろう．

古小脳は筋緊張，平衡，筋の，主に体幹の姿勢にかかわる前庭神経と核から入力を受けている．その遠心性線維は前庭核に，そして下小脳脚経由で網様体に投射している．

動物では，**旧小脳 paleocerebellum** の電気刺激は同側

の抗重力筋の抑制を引き起こす．前葉の損傷は伸筋と強直を供給する運動ニューロンの促進，脳性麻痺でしばしばみられる状態になる．旧小脳の周波数特定性表象は，体の尾部が最も前方部に表され，体の頭部が後方部に表されていることを示している．

抗重力筋からの求心性インパルスは，虫部の山頂へと旧小脳へ直接行く背側と腹側の脊髄小脳経路を通って小脳に入っていく．そしてインパルスは深部核に中継され，そこから上小脳脚経由で赤核，視床，最後に運動および前運動大脳皮質へ行く．

新小脳 neocerebellum の役割は主に共力的のようであり，損傷は随意運動行為の範囲の制御不能につながる．運動は届かない，あるいは行きすぎるかもしれないし，随意運動に付随した振戦（**企図振戦 intention tremor**）や運動のすばやい変化不能（**反復拮抗運動不能症 dysdiadocho-kinesia**）を伴うかもしれない．発話は不適切な音の混入で不明瞭となりうる（**断綴言語 scanning speech**）．すばやく，抑制されていない左右への眼球運動（**水平眼振 lateral nystagmus**）も新小脳損傷から起こりうる．企図振戦，断綴言語，眼振は**多発性硬化症 multiple sclerosis**の古典的3主徴を構成している．

新小脳損傷の患者は**はね返り現象**を示す可能性もある．これは相反性神経回路を調節できない現象である．例えば，おなじみの膝蓋腱反射では，下肢は正常に伸びて，次に元の位置に戻る．はね返り現象では，下肢はガクンと動き，次に時計の振り子のようにゆれ始める．はね返り現象は，肘の屈筋が活動的に抵抗に対して収縮し，手が顔からまさに数インチのところで止まるときにもみられる．抵抗の突然の解除は手に顔を打たせるだろう．正常では，小脳が屈筋を抑制し，伸筋（三頭筋）に手が顔を打つのを妨げさせるであろう．

運動皮質からのインパルスは橋核と中小脳脚を経由して小脳に到達する．そのインパルスはそこで深部核に中継される．それらは小脳から上小脳脚経由で赤核，視床に，そして再び運動・前運動大脳皮質に運ばれる．このループの調整は自動調節である電気式「サーボ体系」に似ている．

小脳は神経系の残りの部分と同じくらい疾患や外傷に抵抗力がある．関係している部位によって，小脳損傷は非常に特異的な症状を引き起こす．しかし，私たちは，多くの小脳症状が小脳以外の損傷から来ているかもしれないことを認識しておかなければならない．正常な小脳の入力を妨げる機能障害は小脳損傷を示唆する症状になるかもしれない．新小脳の比較的大きな皮質のために，それには高い補償の可能性がある．これは，ある急性の損傷によって起こった症状がなぜ徐々に消失するのかを部分的に説明する．

脊髄 The spinal cord

延髄の下位の端は脊髄まで伸び，脊髄につながっている．脊髄は第1頸椎の上位境界レベルからおよそ第1腰椎の下位境界まで伸びている．脊椎管の残りの下位部分は腰部と仙骨の神経によって占められている．

外見的特徴 External features

胎生学的発達の初期の段階で，脊髄は**脊椎管**全体を占め，**脊髄神経**は脊髄にほぼ直角にそれぞれの椎間孔を通っている．しかし，脊柱の発達とともに，脊髄は脊柱より短くなり，神経根は脊髄を去るとき，進んでいく方向がますます斜めになっていく．およそ第1胸髄神経から始まり，その神経は出るまで下方に進んでいくと考えられる．腰部と仙骨の神経は脊柱から出口点に達するまでほとんど垂直に下降している（図5-41）．脊髄の下端の位置は固体間でやや変わりやすく，脊柱の動きによっても変化する．例えば，脊柱が曲げられるとわずかに上

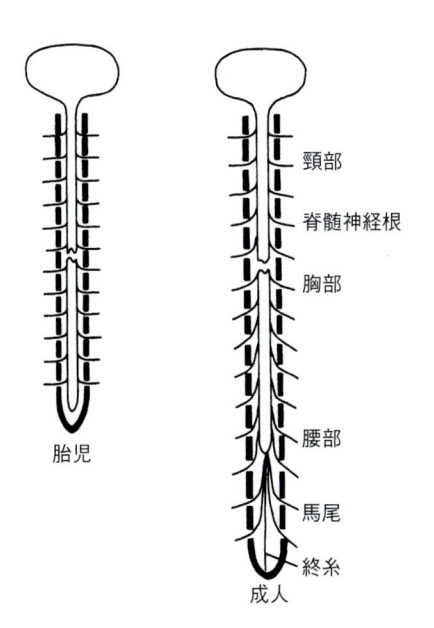

図5-41
胎児と成人の神経系の脊柱における脊髄神経の経路．

方へ引っ張られる.

　脊髄は突然終わるのではなく，むしろ徐々に鈍端，**脊髄円錐 conus medullaris** まで細くなっていき，その先端は線維性組織の細い細糸（硬膜の連続）の中まで伸びている．この細糸は，**終糸 filum terminale** として知られ，尾骨に続いている．脊髄円錐より下で，脊髄神経は馬の尻尾の様相を呈し，**馬尾**[7] **cauda equina** とよばれる．脊髄全体は**中心管 central canal** に突き抜けられ，その中心管は胎児の神経管腔の痕跡である．しかし，成人では，中心管はしばしば痕跡もなくなっている．

　31対あるいは32対の**脊髄神経 spinal nerves** は脊髄から現れ，8対は頸部，12対は胸部，5対は腰部，5対は仙骨からである．1対あるいは2対の尾骨神経も脊髄の末端から現れている．脊髄の分節はみることはできないが，しばしば一連の脊髄分節から作り上げられたとみなされ，それぞれは対の脊髄神経の付属物と同じ程度の長さを占めている．

　脊髄はおおよそ円柱の形に描かれている．しかし，その横断の直径は前後の直径より若干大きい．直径約13mmであるが，第3頸椎から第2胸椎と第9胸椎から第12胸椎までのレベルは除く．このレベルで末端に関連する増加した神経組織は**頸膨大 cervical enlargement** と**腰膨大 lumbar enlargement** となる．頸膨大の方がより明白である．

　延髄のように，脊髄は**前正中溝**と**後正中溝**によって不完全に右半分と左半分とに分けられている．前正中溝（あるいは裂）は2つのうちの深いほうで，その床は白質の横行帯，**脊髄白前交連**によって作られている．後正中溝は狭いが，神経膠細胞組織の中隔はそこから半分以上脊髄に広がっている．追加縦溝である，**後外側溝**はさらに脊髄を分け，図5-42に示されるように，それと**後正中溝**との間にある脊髄の部分は**後索 posterior funiculus** とよばれている．脊髄の3分の2上方で，狭い溝，つまり**後中間溝**は後索を内側の**薄束 fasciculus gracilis** と外側の**楔状束 fasciculus cuneatus** に分けている．後外側溝の前にある脊髄の部分は**前側方部分**とよば

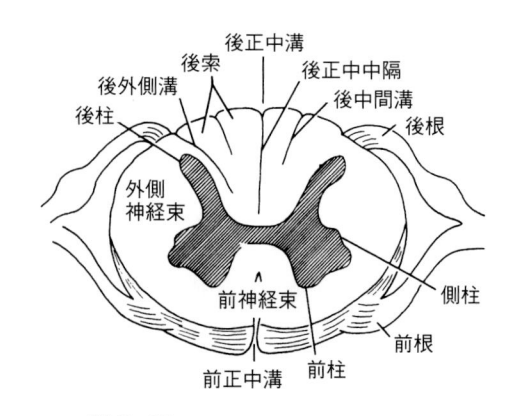

---

[7] **馬尾 cauda equina** の部分では，脊髄を刺したり，馬尾神経を損傷したりすることなく脳脊髄液を引き出すために，針を腰椎L-4とL-5の間に刺すことができる．この手法は**腰椎穿刺 lumbar puncture** あるいは**脊椎穿刺 spinal tap** として知られている．

図5-42
裂溝に関して，後神経束，外側神経束，前神経束を示す脊髄の横断面．

れ，それは，脊髄神経の前根の発生によって，さらに**外側神経束 lateral fasciculus** と**前神経束 anterior fasciculus** に分けられている（図5-42）．

内部構造 Internal structure

　脊髄の横行分節は白質に囲まれた灰白質の中心核を示している．

　灰白質 Gray matter　　灰白質は正中線で灰白質の**横行交連 transverse commissu** によってつながっている2つの三日月体からできており，それは文字Hあるいは蝶の形のようにみえる．横行交連を通る前額面はそれぞれの三日月を**前角 ventral (or anterior) horn** と**後角 dorsal (or posterior) horn** とに分けている．これらは脊髄全体に広がっているため，**前柱 ventral column** と**後柱 dorsal column** ともよばれる．

　前柱は運動ニューロン細胞を含んでおり，その軸索は脊髄神経の**運動根 motor roots** として脊髄を出る．上方の頸部，胸部，仙骨中央部では，横行交連部分の灰白質が外側に**側角 lateral horn** あるいは**側柱 lateral column** として広がっている．それは自律神経系の細胞を含んでいる．後角は非常に多くの感覚細胞を含んでいる．

　前柱と後柱との間の部分，横行交連の反対側あたりでは，灰白質が**脊髄網様体**を構成している突起のネットワークのような連続として白質の中に広がっている．

　知ってのとおり，前柱と側柱の細胞は運動機能に関連し，後柱の細胞は受容器と機能調節に関連している．灰白質はさらに特別の**核 nuclei** と**層 laminae** に組織されている．これらは神経細胞体の縦柱として考えられ，そ

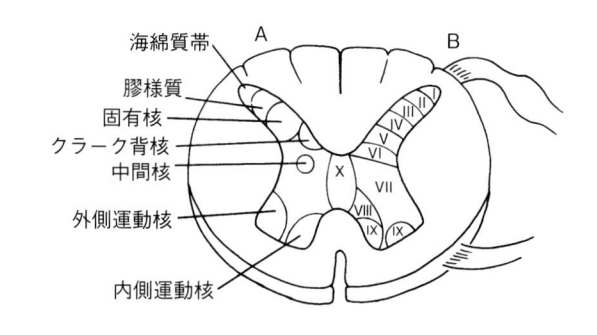

図 5-43
灰白質の核（A）と層（B）への区分を示す脊髄の横断面．

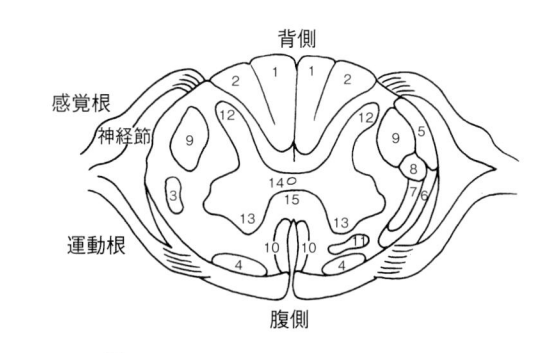

図 5-44
白質内の主要な上行路と下行路を示す脊髄の横断面．

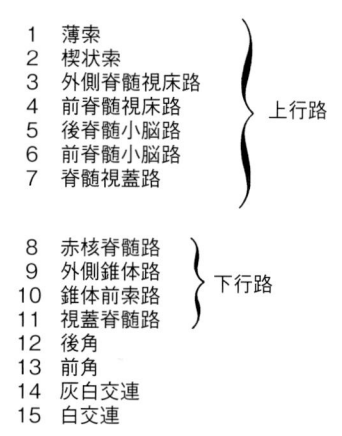

1　薄索
2　楔状索
3　外側脊髄視床路　　┐
4　前脊髄視床路　　　│
5　後脊髄小脳路　　　├上行路
6　前脊髄小脳路　　　│
7　脊髄視蓋路　　　　┘

8　赤核脊髄路　　　　┐
9　外側錐体路　　　　├下行路
10　錐体前索路　　　　│
11　視蓋脊髄路　　　　┘
12　後角
13　前角
14　灰白交連
15　白交連

の多くは特定の機能（層の場合は構造）とともに脊髄全体に広がっている．

1950年代に，スウェーデンの神経生理学者 Bror Rexed が，前柱と後柱のさまざまな部分の細胞構築学に基づいて，脊柱の灰白質を10層に分けた（**図 5-43**）．後角は第Ⅰ層から第Ⅵ層で構成されている．側角は第Ⅶ層を含み，前角は第Ⅷ層と第Ⅸ層を含んでいる．第Ⅰ層は辺縁帯とよばれており，その意義はわかっていない．第Ⅱ層と第Ⅲ層はひとまとめにして**膠様質 substantia gelatinosa** として知られている．第Ⅴ層は第Ⅳ層から入力を受け，その細胞は脳幹の網様体に続いている．第Ⅵ層は固有受容器と外受容器から入力を受ける．第Ⅶ層は，**背核 nucleus dorsalis**（あるいはクラーク柱 Clarke's column）としても知られ，皮質脊髄線維から入力を受け，節前の自律神経細胞を含んでいる．第Ⅸ層は脊髄神経の前（運動）根を上行する**下位運動ニューロン lower motor neurons** の房を含んでいる．第Ⅹ層は中心管を直接囲んでいる細胞からできている．

白質 White matter　　脊髄の白質は交連部分に加えて3対の**索 funiculi**（前索，側索，後索）に分けられる．それぞれの索は次の3つを含んでいる（**図 5-44**）：(1)内臓および固有受容器[8]の情報を皮質下運動中枢に伝達する上行線維路，(2) 高位運動中枢からの下行路，(3) 習慣性反射を伝える短い体節間線維．

---

[8] **固有受容器 proprioception**（ラテン語 proprius「自身の」，ラテン語 perceptio「知覚に関係あること」）は，とくに移動中の，位置の認識，バランス，筋肉系部分における平衡の変化に関係する．固有受容入力は筋，腱，関節，内耳の前庭器官にある特定の受容器に起こる．

索のそれぞれにある経路は次のとおりである：
前索の伝導路 tracts of the ventral funiculus
1．姿勢と筋緊張の調節のための前庭核，網様体，視蓋からの運動路．
2．随意運動のための小さな非交差の運動路．
3．体の反対側からの触感，くすぐり，かゆみに気づくための感覚路．この経路は性的な極度の興奮の感覚を伝えるとも考えられている．
4．脊髄レベル反射のための体節間**脊髄固有路**．

後索の伝導路 tracts of the dorsal funiculus
1．**薄束 fasciculus gracilis**．上行感覚路は下肢からと体幹からの圧感覚，触覚，振動覚，運動覚を伝える．
2．**楔状索 funiculus cuneatus**．上行感覚路は上肢からの同じ感覚を伝え，これらはすべて意識に到達する．

側索の伝導路 tracts of the lateral funiculus
1．**錐体（皮質脊髄）路 pyramidal tract**．随意運動のための運動皮質からの大きな交差性運動路．
2．**赤核脊髄路 rubrospinal tract**．筋緊張のための赤核からの伝導路．
3．**脊髄小脳路 spinocerebellar tracts**．筋と腱の緊張デー

タを小脳に伝達するための一方向，一交差の経路.
4. 体の反対側からの痛みや熱さを伝える**外側脊髄視床路** lateral spinothalamic tract.
5. 無意識の固有受容器データを下オリーブ核に伝える，おもに頸部の経路.
6. 反射的行動のための体節間路.

表5-1は脊髄のおもな上行路と下行路のまとめを含んでいる.

白質内のさまざまな伝導路は，図5-45で示されるように，**局所解剖学的分布** topographical distribution を示している．前柱では，仙骨部分が最も外側で頸部が最も内側であることに注意．その配列は後柱では逆である．この情報は診断で非常に重要になりうる．例えば，正中線のちょうど外側，後索にある損傷は下肢からの感覚を妨げ，下肢が何をしているのか，どこにあるのかを報告できないのである．

脊髄の損傷 Lesions of the spinal cord

脊髄のさまざまな部位の局所解剖学的配列のために，損傷は非常に特有の，同時にさまざまな臨床徴候を生み出すことができる．

皮質脊髄路（運動路）のニューロンは前角でシナプスを形成する．シナプスのレベルより上の運動ニューロンは**上位運動ニューロン** upper motor neurons（UMN）とよばれ，シナプスより下のニューロンは**下位運動ニュー**

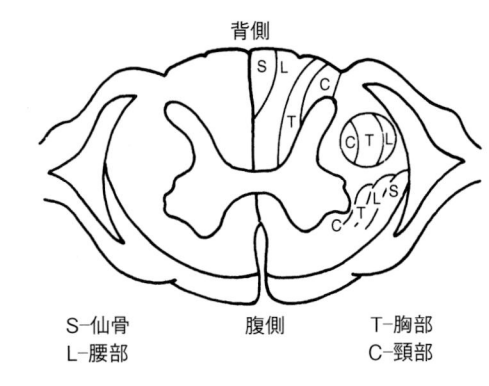

図5-45
脊髄上行路の局所解剖学的配列．前外側柱において仙骨部は最も外側，頸部は最も内側であることに注意．この配列は後柱では逆になる．

S-仙骨　L-腰部　T-胸部　C-頸部

表5-1 脊髄のおもな上行路と下行路のまとめ

前白質柱	
下行路	機能
腹側皮質脊髄路（錐体前索路）	随意運動
前庭脊髄路	平衡-反射
視蓋脊髄路	聴覚-視覚反射
網様体脊髄路	筋緊張
上行路	機能
前脊髄視床路	軽い接触
脊髄オリーブ核路	固有受容器-反射

外側白質柱	
下行路	機能
外側皮質脊髄路（錐体路）	随意運動
赤核脊髄路	筋緊張-共力作用
オリーブ脊髄路	反射
上行路	機能
背側脊髄小脳路	固有受容器-反射
腹側脊髄小脳路	固有受容器-反射
外側脊髄視床路	疼痛-温度
脊髄視蓋路	反射

後白質柱	
下行路	機能
半円束・中隔縁束	連合および統合
上行路	機能
薄束・楔状束	振動，運動，関節覚，二点識別

ロン lower motor neurons（LMN）とよばれている．上位運動ニューロンと下位運動ニューロンの損傷は異なるパターンの臨床徴候を引き起こす．同時に，脊髄損傷は上位運動ニューロン疾患と下位運動ニューロン疾患の両方の徴候を生み出すかもしれないと認識しておくことが大切である．

一般的に，上位と下位両方の運動ニューロン損傷は損傷レベル以下の麻痺と感覚消失を引き起こす．しかし，臨床徴候は次のものを含んでいる：

UMN 損傷	LMN 損傷
痙性麻痺	弛緩性麻痺
筋萎縮なし	筋萎縮あり
線維束性攣縮・線維性収縮なし	線維束性攣縮・線維性収縮あり
深部腱反射亢進	深部腱反射消失

性機能の障害と排便・排尿調節の消失は脊髄損傷における臨床像の一部かもしれない．

大脳皮質（外套）The cerebral cortex（Pallium）

大脳皮質は大脳半球のためにぴったりとした帽子を作っている．その表面部分のおよそ3分の1しか観察できない．また，溝や裂の壁が露出されていない部分を作っている．もし皮質が取り除かれると，重さ約600g（1lb），平面面積約0.75m²（2.5sq ft）を覆い，厚みは約1.5mmから4.5mmまで変動する．これは約150億の神経細胞と約500億の神経膠細胞を含んでいる．

大脳皮質は系統発生的に，3つの機能的部分に分けることができる．**原外套 archipallium** は，辺縁系に関連する古い皮質であり，前頭葉，頭頂葉，側頭葉の最も内側の部分に位置している．**旧外套 paleopallium** は，嗅覚系に関連する皮質部分を含んでいる．**新皮質 neocortex** は大脳皮質の残り90%である．

顕微鏡下の皮質は，6つの層に組織された，5つの型の神経細胞を示している（Campbell, 1905；Cajal, 1906；Brodmann, 1909）．図5-46で示されているように，それらは分子層・外顆粒層・外錐体層・内顆粒層・内錐体層・多形層であり，5つの型の細胞，つまり錐体細胞・顆粒細胞・マルチノチ細胞・水平細胞・多形細胞で構成されている．

最も目立っている細胞は**錐体細胞 pyramidal cell** として知られ，それらは小・中・大・巨大錐体細胞に分類される．顕微鏡でみてみると，図5-47のように，細胞体はピラミッド状をしている．その軸索は下位の白質に伸びているが，その樹状突起は皮質表面に進んでいる．

ベッツの巨大錐体細胞 giant pyramidal cells of Betz は5番目の皮質層，とくに運動皮質でみることができる．この細胞は体の横紋筋を供給する錐体（皮質脊髄）路となる．小さな**顆粒 granule**（あるいは**星状 stellate**）細胞は皮質のあらゆるところでみられるが，それらは一定の層に位置している．それらは短く枝分かれした軸索が特徴である．図5-46は6つの皮質層を図式的に表したものである．皮質の外観は顕微鏡スライドの準備に使われる染色によって決まる．それぞれの染色は大脳皮質の細胞構築についてなんらかの区別を表している．ゴルジ染色はより目立つニューロンを示すが，ニッスル染色はニューロン細胞体を示す．ほかの染色はまさに有髄線維パターンを表している．

大脳皮質の厚みは部位から部位まで変化するのと同じように，さまざまな型の細胞の層の配置と配分も変化する．例えば，皮質領域はさまざまな層の適切な厚みや求心性線維と遠心性線維の数などで異なっている．皮質細胞の最も表面の層は遠心性だけでなく求心性でもある．これらは皮質のほかの部分に進んで行く**連合ニューロン association neurons** である．第4層は視床放線からの神経末端を含んでいるが，第5層は運動細胞，つまりベッツの巨大錐体細胞を含んでおり，それらは運動神経インパルスの開始に責任がある．

従来，組織学的均質性を明示している皮質領域は特有の機能的特徴をもつといわれている．多くの実験的かつ臨床的研究法が**細胞構築学 cytoarchitectonics**（細胞の構造）と**髄鞘構築学 myeloarchitectonics**（神経線維の配分）を機能に関連づけようと何年にもわたって用いられてきた．それらには手術中の神経組織摘出，病気経過の研究，局所麻酔下の皮質部位への電気刺激，比較生理学が含まれる．数知れない実験が，急性・慢性の両方で，実験動物で行われてきたが，神経生理学の多くは特定種のようであるため，その結果はいくらか注意して解釈されなければならない．言い換えると，ある種（例えば，イヌ）から別の種（例えば，ヒト）を推測することは危険かもしれない．

大脳皮質の個々の部位は完全な自律ではない．それらはほかの部位，あるいはおそらく半球全体に影響されて

368　第5章　神経系

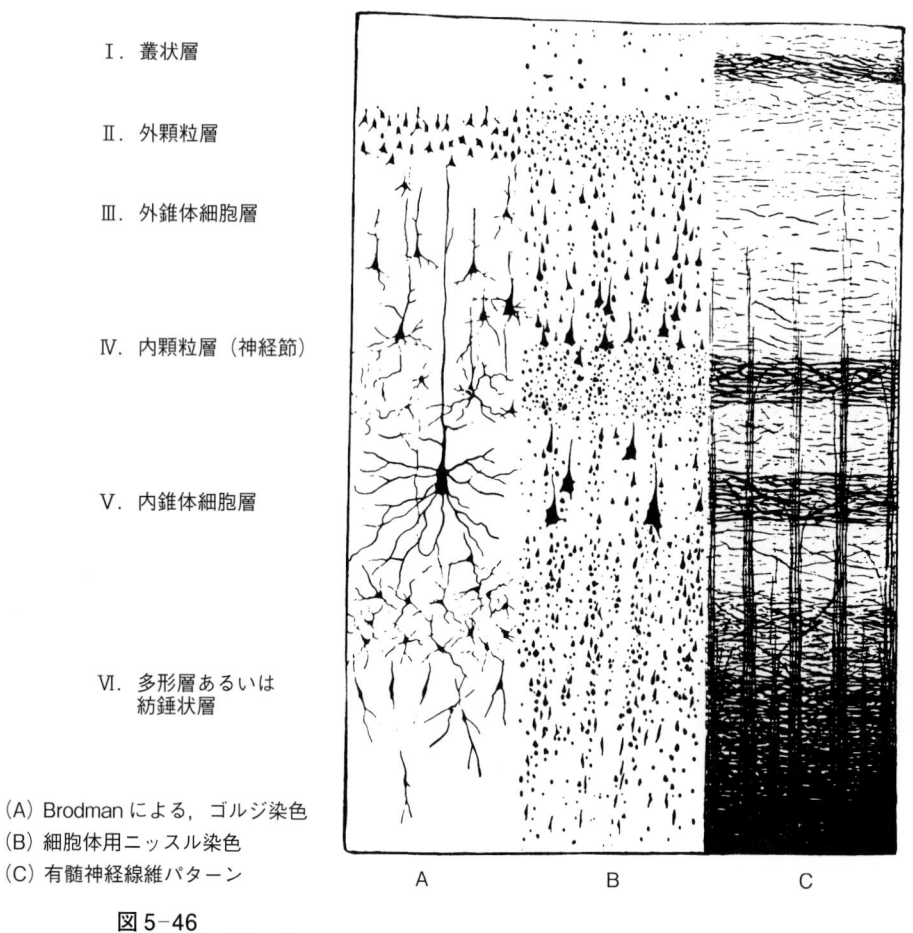

I. 叢状層

II. 外顆粒層

III. 外錐体細胞層

IV. 内顆粒層（神経節）

V. 内錐体細胞層

VI. 多形層あるいは紡錘状層

(A) Brodmanによる，ゴルジ染色
(B) 細胞体用ニッスル染色
(C) 有髄神経線維パターン

図 5-46
6つの皮質細胞層の略図．(1) 分子層あるいは叢状層，(2) 外顆粒層，(3) 外錐体層，(4) 内顆粒層，(5) 錐体層，(6) 多形層．(A) Brodmann (1909) によってみえる皮質，ゴルジ染色使用，(B) 細胞体にニッスル染色使用，(C) 有髄神経線維用染色使用．

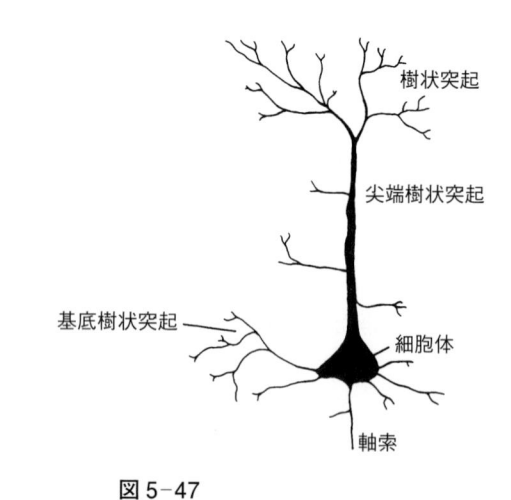

図 5-47
第V層から錐体細胞の顕微鏡撮影描画．

いるだろう．たとえ皮質のさまざまな部位の相互関係が完全に立証されていないにせよ，私たちはある部位が特定の機能と関連していることを知っている．大脳皮質とそれらに特定されている機能がある領は図 5-48 で示されている．

皮質のマッピング Cortical mapping

重要な皮質地図，あるいは**器官構築学的な図**は1909年にブロードマン Brodmann によって明らかにされた．彼は，図 5-49 にあるように，細胞にニッスル染色を使って，細胞構築学に基づいて大脳皮質の47のさまざまな領に番号を付けた．さらに，手術でさらされた皮質を電気刺激することによって，研究者たちは脳の機能的な同質部位のいくつかのマッピングに成功した（Penfield

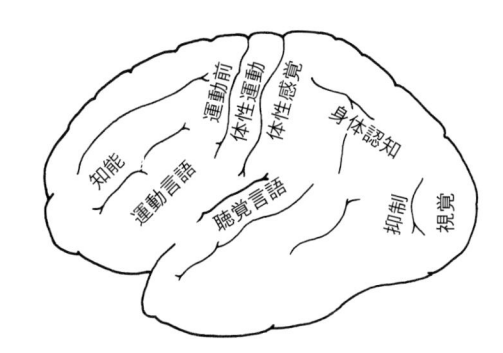

図5-48
大脳皮質機能の模式的位置.

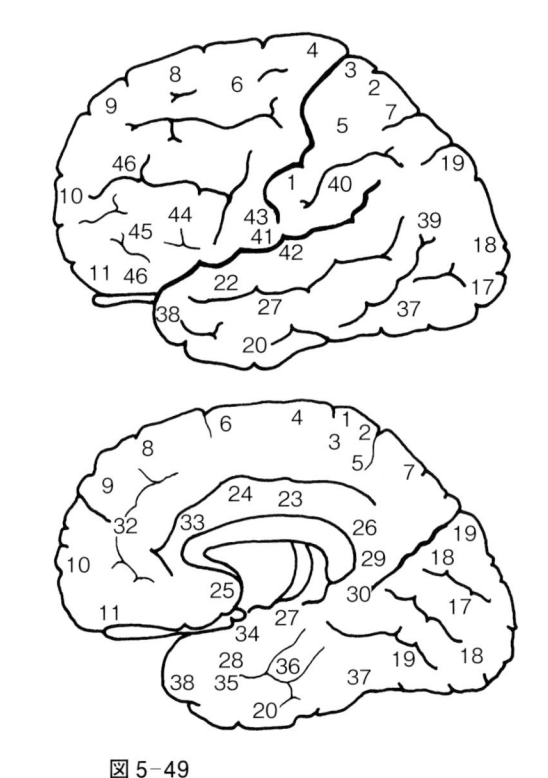

図5-49
ブロードマンの脳地図.

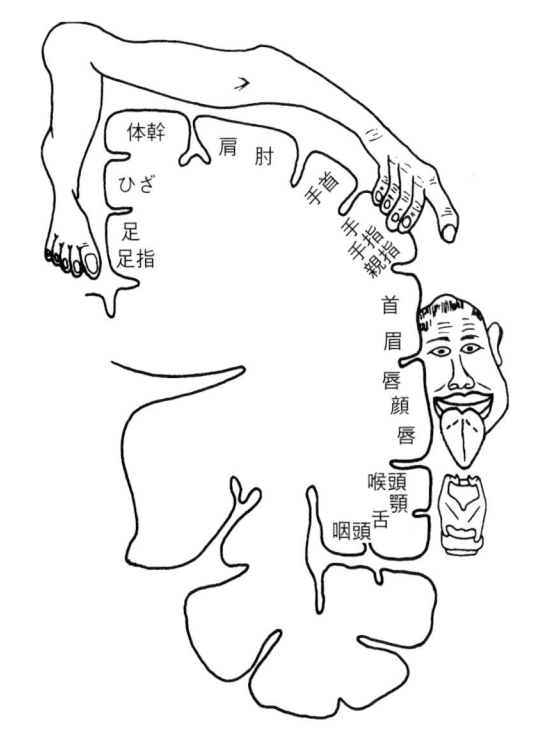

図5-50
運動ホムンクルス.体の歪みは皮質復元の範囲と重要性を示す.手と舌には肘や体幹より多くの運動(と感覚)皮質復元がある.

and Roberts, 1959).

原外套と旧外套はブロードマンの24野から3野で構成されている.残りの領野は新皮質であり,だいたい次の4つの型に分けることができる：(1) **求心性**(感覚), (2) **統合的**(連合), (3) **遠心性**(運動), (4) **抑制**.

脳の運動皮質は中心前回の全部と前頭回の後方部分を含んでいる.ブロードマンの4野と6野に相当する.運動皮質は顆粒層の欠損とベッツの巨大錐体細胞の存在に特徴づけられている.かつて,随意運動行為のすべての錐体路調節はこれらの巨大細胞だけにあると考えられた.しかし,ほかの錐体細胞や皮質のほかの部分も貢献しているのである.運動皮質は脳の最も徹底的に地図化された部分の1つである.

運動(と感覚)皮質に身体描写を図式化するために用いられた半写実的技術は**ホムンクルス homunculus**(ラテン語 little man「小人」)とよばれている.図5-50に一例が示されている.その身体配分からわかるように,身体の体積や領域と皮質復元 cortical representation の程度との間には,ほぼ正反対の関係がある.例えば,四肢を供給する運動皮質の領域は舌を供給する領域よりも有意に大きくない.これは,構造の皮質復元の量と神経を供給する範囲との間には直接的関係がある,ということを意味している.

運動野 Motor areas もし運動皮質(4野)の外科的にさらされた中心前回が大脳縦裂近くの部分,言い換えると脳の頂点で,刺激されると,運動が腰と体幹で起こる.もし大脳縦裂と外側溝との中間領域が刺激されると,運動は手首と指に起こり,もし外側溝近くの領域が刺激されると,運動が顔面部分に起こる.延髄(錐体)レベルで運動線維の交差があるため,左の運動皮質の刺

激は体の右側に運動を引き起こす．これはとくに四肢に当てはまる．体の正中矢状面近くの筋は大脳の両側支配下である．4野への主な入力は小脳から，視床経由でくる．

運動前野 Premotor areas　運動前野あるいは中心前野（6野）は巨大錐体細胞がないだけでそのほかは運動野とほとんど同じである．この領野の刺激によって引き起こされる運動反応は4野，つまり運動野を通る伝達によって生じるのである．

生じた運動はさらに複雑な行為におけるより大きな筋群を含んでいる．6野の正面にある部分は8野である．この部分の刺激は眼の，あるいは眼と頭部との共同運動を引き起こす．普通は，眼は同じ方向へ一緒に動く．もし眼が左へ向けば，運動は外転神経による左の外側直筋の収縮と，動眼神経によって起こる右の内側直筋の収縮によってもたらされる．運動前野からの線維は**錐体外路 extrapyramidal tract** とよばれる重要な運動制御システムに貢献する．

ブローカ野 Broca's area　運動性言語野 motor speech area は**前頭弁蓋 frontal operculum** 部位，44野と45野，外側溝と中心溝との接合部に位置している．これらの部分は発話産生に必要な運動に責任を負っている．たとえ両側半球にあるこれらの領野が発話筋を供給しても，発話運動が生み出されるのは優位半球，通常は左半球からである．44野と45野は右よりも左のほうが大きく，非常に入り組んでおり，損傷は発話産生の障害を引き起こす．

補足運動野 Supplemental motor area　この領野は，ブロードマンによる番号がなく，前頭葉の内側面，4野と6野の間に位置している．引き出される運動は両側性であり，腕の挙上，姿勢変換，四肢や体幹の筋肉の収縮から成り立っている．

一次感覚野 Primary sensory areas　これらの領野は感覚，その質，強度，位置の知覚にかかわっている．

[体性感覚野 Somatic sensory area]　**中心後回 postcentral gyrus**（1，2，3野）は脳幹から視床を通って外受容性および自己受容性の求心性線維を受けている．感覚野の局所解剖的投射は運動野とほとんど同じである．痛み，温度，粗い接触のようなほかの感覚は中心後回と視床の両方を必然的に含んでいる．

[聴覚野 Auditory sensory area]　41野と42野は横側頭回の上位境界にあり，また上側頭回の一部も占めている．この部分は両方の内側膝状体から線維を受けている．

ときどき**ウェルニッケ野 Wernicke's area** とよばれている22野は，41野と42野を囲んでいる．これは過去の聴覚的経験を現在の感覚に関係づけることにかかわっており，聴覚連合野である．これらの聴覚野は**弓状束 arcuate fasciculus**，つまり主要な連合路の1つを通って，ブローカ野に伝える．

[視覚野（または有線野）Visual sensory (or striate) area] 17野は**鳥距溝 calcarine sulcus** の壁にあり，楔部と舌状回の両方に伸びている．これは薄板状にみえるため有線とよばれている．この部位に入っている視覚線維は第4細胞層で終わっている．ここではこれらの線維が非常に集中しているため肉眼でみえる白い帯を構成している．この線条は，ときどき**ジェンナーリ線 stria of Gennari** とよばれ，視覚の皮質中枢であり，外側膝状体から線維を受けている．色・大きさ・形態・運動・光・透明度のような視覚はすべてこの領野で認識される．18野と19野は**視覚連合野 visual association areas** である．さらに**パラ有線野 parastriate area** ともよばれ，視覚印象の合成やそれらの過去の経験との連合に，つまり認識や鑑別に，責任を負っている．それはまた，眼球運動を視覚印象に関連づけている．

頭頂領野（5野・7野・39野・40野）は視覚野・聴覚野・体性感覚野の間にある．この部位は周辺領野から感覚印象を相関させ，統合している．

[前庭野 Vestibular area]　43野は，**めまい**[9]の認識と嘔気の感覚のためにあり，頭頂葉の中心溝と外側溝の接合部にある．

[抑制部位 Suppressor regions]　6野・8野・12野・19野・24野の電気刺激はその部位に抑制された皮質活動を引き起こし，皮質全体にゆっくり広がり，30分が必要とする過程である．皮質損傷によって起こる症状は特定の機能の欠損だけでなく，抑制機能の不足という結果もあるかもしれない．例えば，もし4野の真正面にある抑制領野が損傷されると，痙性と過緊張が起こるかもしれない．

---

[9] めまい vertigo は，ときどき誤って dizziness と同じと考えられているが，これは実際に動きの錯覚を起こさせるような感覚である．**他覚的めまい**は世界が自分の周りを回転しているという感覚に特徴づけられ，**自覚的めまい**は自分自身が空間を回転しているような感覚である．

半球優位性 Hemispheric dominance

2世紀に，ペルガモンの剣闘士のための内科医だったガレン Galen は，脳に当てられた圧力が麻痺を引き起こすことを発見し，哲学者アリストテレス Aristotle の教義を一掃するほど十分な証拠を書いた．アリストテレスは心臓がヒトの思考の中心であると信じていたのである．しかし，ガレンの報告は無視され，次に続く1,000年の間，脳の理解はほとんど進歩しなかった．

1500年代の初め，芸術家レオナルド・ダ・ビンチ Leonardo da Vinci は，100体以上解剖したと主張し，脳室が脳の機能の責任を負っていると断言した．例えば，記憶は第3脳室で生じ，想像と常識は第1脳室で生じた．

17世紀中頃までに，脳の構造はかなり正しく描かれ，その血液供給量は詳細に立証された．

18世紀後半，神経科学者 Franz Josef Gall が，創造性・知性・脳のほとんどの属性のような個性の特色はヒトの頭蓋骨の隆起を感じることによって決定されると主張した．こうして，骨相学の擬似科学，科学史における悲劇の章が生まれた．

1871年，Santiago Ramón y Cajal は，初めて個々のニューロンを描き出す銀染色技法を発見した．これは神経科学における新しい章を開く発見である．Cajal の発見から間もなく Camillo Golgi は神経学に神経細胞間のシナプスの概念を提供した．1906年，Cajal と Golgi はノーベル医学賞を分け合った．これは神経科学における啓発の時代だった．

同じ時期に，ある論争が2つの神経科学者たちのグループの間で起こっていた．1つのグループは，2つの半球は互いの鏡像であり，両半球は類似した機能を分担していると考えた．もう一方のグループは，半球は限定され，ことばや言語のような機能は一方の半球にあると考えた．両グループは，左半球が体の右側の運動と感覚を支配し，右半球が体の左側の運動と感覚を支配しているということについては一致していた．これは右半球の運動野に損傷を受けた人は体の左側が部分的にあるいは全体に麻痺するかもしれないことを意味している．両グループは，いったん損傷を受けた神経組織は自然回復しないことにも気づいていた．

1861年，パリ人類学会で，外科医であり神経解剖学者であるポール・ブローカ Paul Broca が，話せなくなった過去の患者の脳を提示した．その患者は言語を理解しジェスチャーでコミュニケーションをとったが話せな

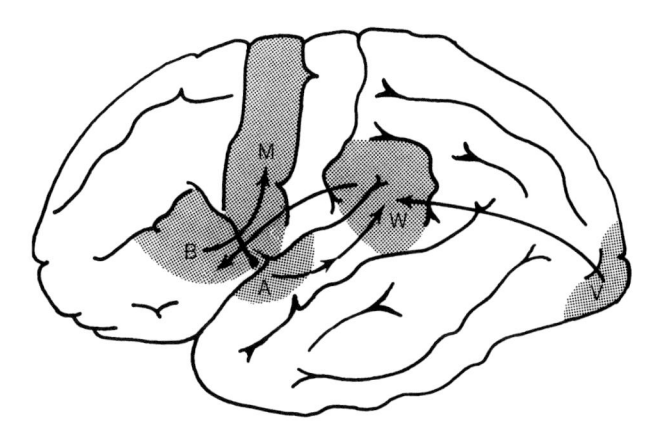

図 5-51
発話産生のための特定領野を示す左大脳半球．これは聴覚野（A），ブローカ野（B），運動皮質（M），視覚皮質（V），ウェルニッケ野（W）を含む．視覚あるいは聴覚刺激に対する言語反応のために，反応の何らかの表象がウェルニッケ野（聴覚と視覚が統合されるところ）からブローカ野へ伝達される．この経路は弓状束である．

かった．ブローカは左大脳半球の損傷が**失語症**の原因であると主張した．ブローカはもう1つ主要な発見をした．右半球における同様の損傷は（人口の90%で）失語症を引き起こさなかった．10年後，ドイツの神経学者，カール・ウェルニッケ Karl Wernicke は異なるタイプの失語症を報告した．ウェルニッケの患者は完全に話すことができるが，彼らの言ったことは理解できない，もしくは全体に無意味だった．ウェルニッケは彼の患者の**左側頭頭頂部** left temporoparietal region，外側溝の後部境界（図5-51）に損傷を見つけた．

ことばの認識と言語表現は**ウェルニッケ野 Wernicke's area** の完全な状態によって決まる．Penfield and Roberts（1959）は，皮質のマッピング研究で，ウェルニッケ野の電気刺激が話す患者の能力を大いに妨げることを知った．ウェルニッケ野は聴覚および視覚刺激の統合とブローカ野への入力の産生に責任を負っている．情報は**弓状束 arcuate fasciculus** を通って伝達され，この重要な連合路への損傷も発話産生を崩壊させるかもしれない．ある人は話しことばも書きことばも理解できるが，それらを復唱することができない．

文字言語と視覚的認知の理解は皮質の視覚野からウェルニッケ野への結合を必要とする．**角回 angular gyrus** は，ウェルニッケ野の真後ろにあり，視覚認知統合系の重要な部位である．左角回の損傷は読んだり，書いたりができなくなる（**失読失書**）が，ことばを話したり理解したりする能力は保持できる．右半球の同様の損傷は通

常言語に影響はない.

　興味深いことに,また,幸いにも,8歳以下の子どもの言語野の損傷は重度の失語症を引き起こすかもしれないが,しばしばほとんど完全に回復する.

　右利き人口の約90％で,左半球が言語,利き手,分析的思考過程,ある種の記憶に限定されている.左半球は左手利きの人の約64％で優位であり,右半球優位は約20％である.左半球は両手利きの人の約60％でも優位であり,両半球が同じように優位なのは30％である(Restak, 1984).

　もし左半球がそのような特定の機能をもっているならば,右半球の機能は何だろうか？　というもっともな疑問をもつかもしれない.確かに,運動皮質と感覚皮質は別として,右半球は必要だろうか？

　体の多数の特徴のうちの1つは予備システムである.私たちは2つの肺をもち,体は1つだけでうまくやっていける.同じことが腎臓にも当てはまり,目や耳の損失は明らかな障害ではあるが,生命を脅かすものではない.かつて神経科学者(少なくとも彼らのうちの何人か)は,2つの半球は神経系のために予備システムを構成しているのだろうか,と思った.この疑問には半球が解剖学的に互いに分けられるかどうかで答えられるだろう.

　1940年代に,重度のてんかん(発作が脳梁を越えて伝えられた)の患者を助けるための絶体絶命の努力として,Dr. Van Wagenenが脳梁を通った切断によって2つの半球を分けた.発作は抑えられ,手術は明らかな否定的作用をもたらさなかった.その後の研究は,それぞれの半球が独立して働き,**交連切開術 commissurotomies**の場合,右脳は左脳が何をしているのか,文字通りわからないということを示した.人は(左脳に関連している)右手で物体に触り,命名できる.同じ人が左視野に提示された物体をことばで確認できる.物体が左手(右脳)に渡されると,その人はことばで確認できない.このような人たちは近時記憶において困難かもしれない.各半球は,独自の特定の感覚・記憶・理解・思考をもった独立脳である.

　人口の約90％で,左半球は言語(書字,読字,発話),利き手,計算,記憶のほとんどの局面で機能を果たしている.右半球は**立体認知 stereognosis**(触覚による知覚),空間概念化,非言語的伝達記号を専門として扱っている.右半球は音楽を聴いたり芸術作品をみたりするための道具でもある.Gardner (1975) は,右半球は全体論的過程を扱っている,と述べている.

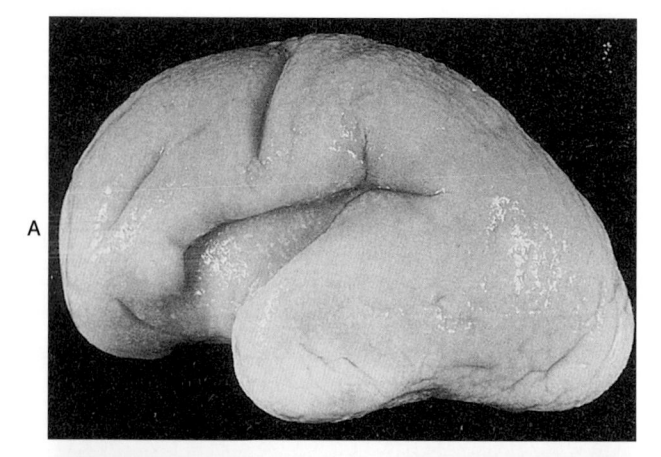

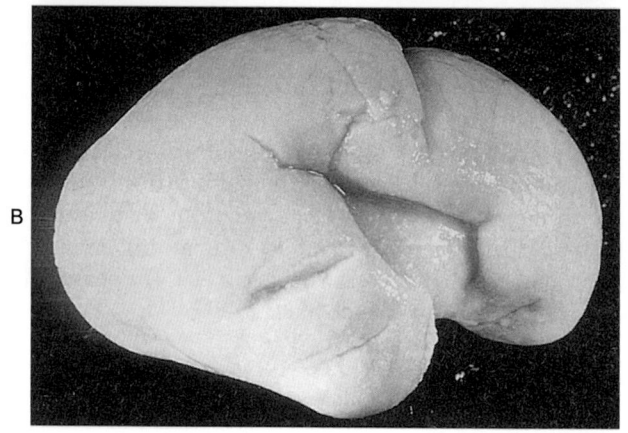

図5-52
(A) 4カ月胎児の脳の左半球側面.島葉に注意,成長する前頭葉と側頭葉に覆われていない.さらに,前頭葉の回旋の開始にも注意.(B) 右前頭葉はまだ滑らかである.(Patty Gauper による解剖)

　半球間には肉眼的解剖学上の違いはみられるが,およそ2歳まで,どちらも優位でないことは一般的に認められている.これに対する支持は,左半球損傷を被ったがそれにもかかわらず言語を獲得した(そして左手利きになった)子どもで確かめられる.左前頭葉は通常右半球よりも大きく,複雑に入り組んでいるが,このことが大脳優位に関係あるかどうか,確かではない.これらの解剖学的相違は胎児の脳や言語をもたない,少なくとも私たちが知っているような動物の脳で確かめられる(図5-52).

　左右半球の機能についての補足的情報は,(脳を満たしている)内頸動脈の1つに速効性麻酔薬,**アモバルビタール amobarbital**(アミタール)を注射することによって得られた.非常に早く一方の半球は機能を果たさなくなるが,もう一方の半球は影響を受けない.この結果は分離脳患者から得た結果に似ている.優位(左)半

球は音声言語・文字言語の理解と産生，数学的計算，分析的思考過程に機能を果たしている．右半球は触覚，視覚，聴覚の情報（通常，左半球に伝達される）を感知し，脳のその部分は芸術的創造性に役立っている．しかし，右脳は感じたり思ったりすることの言語表現産生には非常に限られた容量しかもっていない（Restak, 1984）.

大脳皮質損傷 Cerebrocortical lesions

大脳皮質の損傷は，特定領野の損失の結果だけでなく，皮質抑制の源として作用する隣接した抑制野の結果でもある症状を引き起こす．4野，つまり運動野の損傷は非常に限局した麻痺，あるいは部分的麻痺を引き起こすかもしれない．深部腱反射の低下や喪失も反対側に起こるかもしれない．熟練を要する高度な協調運動だけが影響されるまで，これらの症状は時間とともに改善するかもしれない．しかし，もし4野の前にある抑制部分が含まれると，**過緊張と痙性**が起こるかもしれない．8野の損傷は眼の運動制御の損失（共同偏視）を引き起こすかもしれない．

私たちは，優位半球の44野の損傷が**失語症**とよばれる言語過程障害となることをみてきた．ブローカ失語の人は言うことをわかっているがことばを作り出すことができない．失語症と**発語失行 verbal apraxia**は区別しなければならない．つまり発語失行は構音運動の運動プログラミングの障害から起こる発話障害である．学習された連続の運動行為の支配は連合皮質の機能であって，運動皮質ではない．失行は麻痺を含まず，むしろ優位半球の連合皮質の損傷によって随意的運動ができなくなることである．おもしろいことに，障害を受けた連合皮質の部分と出てきた失行のタイプとの間には関係がないようである．ある運動行為を生み出す概念を単に失っているかもしれないにもかかわらず，同じ筋肉と運動指令のセットを含む運動行為を保っている患者がいる．失語症と発語失行との鑑別診断はむずかしい場合があり，臨床家による相当な量の経験を必要とする．

運動障害性構音障害 dysarthriaは発語筋の運動支配が中枢あるいは末梢神経系の損傷によって損なわれる発話障害である．損傷は弛緩性麻痺（**筋緊張低下 hypotonicity**）を起こす下位運動ニューロン，あるいは固縮（**筋緊張亢進 hypertonicity**）が特徴の上位運動ニューロンを含む場合がある．運動障害性構音障害（dysarthria）は遅く，努力的で，不正確な構音に特徴づけられるかもしれない．

網様体 The reticular formation

網様体は中枢神経系全体に広がっている不可欠な「意識系」の部分である．この網様体は視床経由で大脳皮質に到達する皮質活動を調節する．

解剖学的に，網様体は脊髄の上方境界から視床まで広がっている散漫に組織された核の3つの柱から構成されている．網様体は上行求心性路から多感覚入力を受ける．そして，これは視床の内側腹側の「非特定」核に伝えられる．網様体の機構は単一ニューロンが視床と，順に，大脳皮質の大きな領野を活性化できるほどである．単一の皮質部分が**意識 consciousness**（環境と自分自身の認識）の責任を負っているのではないことを理解しておくのは大切である．皮質の全領野が意識系の部分であると考えられる．

機能的に，網様体は求心性（受容）系と遠心性系とに分けることができる．覚醒状態では，外的・内的環境の両方からの感覚情報は**上行性網様体賦活系 ascending reticular activating system**（ARAS）を通って視床に，最後には，全体的な放線によって大脳皮質のすべての部分へ，投射される．さらに，遠心性皮質活性は再び視床を通って皮質に戻される．これは覚醒の程度と相互に関連する高い皮質活性になる（図5-53）．

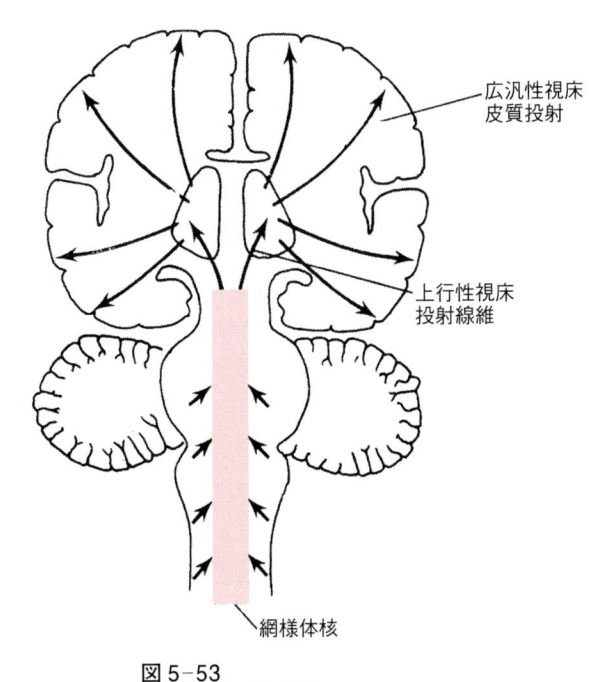

図5-53
上行性網様体賦活系．

意識は2つの主要な要因によって変えられるかもしれない．網様体は皮質に届く**上行外界感覚入力** ascending exterosensory input を調節あるいは支配でき，また，体内で引き起こされる**内因性感覚入力** endogenous sensory input を調節できる．皮質への入力が少なくなるにつれて，睡眠レベルに達するまで，意識レベルは下がっていく．しかし，睡眠は単なる無意識の状態ではなく，**レム睡眠**（rapid eye movement（REM）sleep 急速眼球運動睡眠）と**ノンレム睡眠**（nonrapid eye movement（non-REM）sleep 非急速眼球運動睡眠）から成り立っているといわれている．ノンレム睡眠の間，これはレム睡眠の前に起こるのだが，速くない眼球運動が生じ，バイタルサインは安定している．夢はレム睡眠中に起こり，体は寝ているが脳は覚醒しているといえるかもしれない．私たちが睡眠とよんでいる状態は，通常，約8時間後に，網様体系によってすばやく逆にさせられる．

網様体はインパルスをさまざまな源から受け取る．それらは脊髄からと脳神経からの上行体性および内臓感覚路；大脳皮質，基底核，小脳からの運動インパルス；自律神経系からのインパルスを含んでいる．網様体系の単一ニューロンは25,000個のほかのニューロンを上方へ活性化させられると判断されている．この発散あるいは分散の結果は網様体への入力が非常に多くのほかのニューロンを抑制もしくは興奮させることができるということである．

末梢神経系の機能的解剖
Functional anatomy of the peripheral nervous system

末梢神経系は定義上，頭蓋骨と脊柱の骨境界の外側にあるあらゆるニューロンあるいは神経細胞突起である．それは脳神経，前根と後根付きの脊髄神経，後根神経節と末梢分枝，さらに自律神経系の部分も含んでいる．**神経** nerve は神経線維の集合と定義される場合がある．単一の神経線維は非常に小さいため顕微鏡の助けがなければみることはできないが，複数の神経は普通の鉛筆ぐらいの直径になる．以前，中枢神経系からインパルスを運ぶ**ニューロン** neurons は**遠心性**（あるいは運動）ニューロンとよばれ，中枢神経系にインパルスを運ぶニューロンは**求心性**（あるいは感覚）ニューロンであることを学んだ．ほとんど全部の神経は**混合**である；つまり，遠心性線維と求心性線維の両方を含んでいる．しかし，脳神経では機能として感覚か運動のどちらかしかないものがある．

供給されている組織に基づいて，7つのタイプの神経線維が確認されている．それらは以下の通りである．

1. **一般体性求心性線維**，すべての脊髄神経と一部の脳神経にある．これはインパルスを中枢神経系へ皮膚や筋肉，結合組織にある受容器から導いていく．
2. **特殊体性求心性線維**，視神経と聴神経にのみある．
3. **一般内臓性求心性線維**，脳神経と脊髄神経の両方にあり，頸部・胸部・腹部・骨盤の臓器へと体中の血管と腺へ分配される．
4. **特殊内臓性求心性線維**，においと味の特殊な感覚に制限され，したがって，嗅神経・舌咽神経・迷走神経によってのみ運ばれる．
5. **体性遠心性線維**，体の横紋筋に分配され一部の脳神経とすべての脊髄神経にある．
6. **一般的内臓性遠心性線維**，脳神経と脊髄神経の両方にあり，自律神経系の末梢神経節に分配される．一般的に，これらの線維は体中の平滑筋と腺を供給している．
7. **特殊内臓性遠心性線維**も認められている．これらは喉頭，咽頭，軟口蓋，咀嚼筋，顔面表情の横紋筋を供給しているため，あいにく，その名称は誤解を招きやすい．この線維は脳神経にだけある．

脳神経 The cranial nerves

12対の脳神経が通常認められ，ローマ数字と名前で表されている．これらは脳幹からの出現に従って番号がつけられている．したがって，最も吻側の神経は第Ⅰ脳神経（嗅神経），最も尾部の神経は第Ⅻ脳神経（舌下神経）とよばれている．脳神経の名前は機能（例．視神経と嗅神経），構造（例．三叉神経），分布（例．顔面神経と迷走神経）を反映している．これらはある場合には数字で，またある場合には名前で表されているため，研究者は名前と連合した数字の両方に精通すべきである．375ページの記憶法が役立つかもしれない．

脳神経が現れる，あるいは付随している脳の領野は**表在起始部** superficial origin として知られている．12対の脳神経の起始部は，脳の底面から見ると，**図5-54**のようになっている．

運動機能がある脳神経，あるいは脳神経の分枝は，脳

末梢神経系の機能的解剖 375

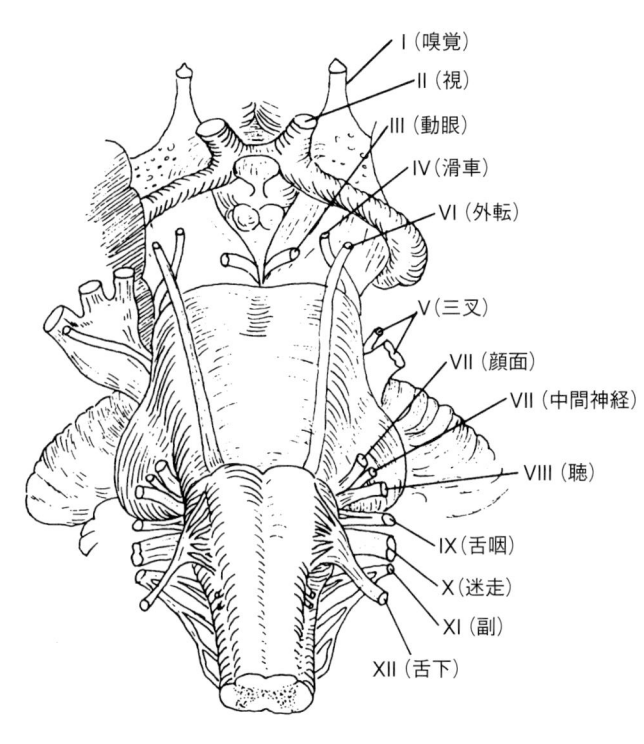

図5-54
脳神経出現を示す脳の底面.

ラベル（左図）:
I（嗅覚）
II（視）
III（動眼）
IV（滑車）
VI（外転）
V（三叉）
VII（顔面）
VII（中間神経）
VIII（聴）
IX（舌咽）
X（迷走）
XI（副）
XII（舌下）

脳神経
I . on — Olfactory　　　　　感覚（におい）
II . old — Optic　　　　　　感覚（視覚）
III . Olympus — Oculomotor　運動（輻輳と遠近調節）
IV . towering — Trochlear　　運動（眼を下転・外転）
V . tops — Trigeminal　　　感覚と運動（眼・鼻・顔への感覚：髄膜）（咀嚼筋と舌）
VI . A — Abducent　　　　　運動（外側眼筋を供給）
VII . Finn — Facial　　　　　感覚と運動（舌と軟口蓋への感覚）（顔面筋とアブミ骨筋）
VIII . and — Acoustic　　　　感覚（聴覚とバランス）
IX . German — Glossopharyngeal
　　　　　　　　　　　　　感覚と運動（扁桃、咽頭，軟口蓋への感覚）（咽頭筋と茎突咽頭筋）
X . vended — Vagus　　　　感覚と運動（耳，咽頭，喉頭，内臓への感覚）（咽頭筋，喉頭，舌，内臓の平滑筋）
XI . at — Accessory（spinal）　運動（咽頭筋，喉頭，軟口蓋，頸部）
XII . hopps — Hypoglossal　　運動（頸部筋，舌の外在筋と内在筋）

幹の中にある**運動核 motor nuclei**から生じている．これらの核は胎児の基底板から発達するため，脊髄の前角細胞に非常に類似している．感覚性脳神経（あるいは感覚性分枝）は脳幹の外側にある**神経節 ganglia**から生じ，脊髄神経の後根神経節に非常に類似している．脳幹に入っていくと，感覚神経は感覚神経核に進んでいく．この神経核は神経管の翼状板から発達している．脳神経核の位置は**図5-33，5-55**に示されている．

第I脳神経と第II脳神経，つまり嗅神経と視神経を除く，すべての脳神経はそれぞれの構造を供給するために頭蓋骨境界を出る．

脳神経のすべてが直接ことばの産生やことばの受容に関係しているわけではない．たとえば，嗅神経（第I脳神経）はにおいに関係している．これはコミュニケーションを促進するかもしれないがことばの産生それ自体ではない．脳神経の全体の機能が**図5-56**に図式的に表されている．そして，次の簡単な説明はこれらの機能の理解を助けてくれるだろう．

第I脳神経（嗅神経）Cranial nerve I (Olfactory)

嗅神経は，ある意味では，実際の神経ではなく，脳の引き伸ばされた拡張部分である．嗅神経線維は上鼻甲介と隣接鼻中隔の粘膜に分布している．この神経の約20の分枝は篩骨の**篩板 cribriform plate**を穿通し，そこでは**嗅球 olfactory bulb**に入っていく．受容器がある鼻粘膜は，すべての粘膜同様，分泌性である．その受容細胞はニューロンであり，それぞれ粘膜の自由表面に達する糸状の房を帯びている．これらの受容細胞の中枢突起は嗅神経線維を構成している．これらは篩板から入っていくために束の中を上がっていき，嗅球の灰白質で終わる．嗅球は脳の底部を検査するとみられるものである．嗅球にある細胞からの軸索は嗅索から脳に入り，視交叉（梨状皮質）と海馬のちょうど外側の大脳皮質へ行く．

連合線維の中には直接中脳の背側部と橋に行くものと，間接的に海馬を通って行くものとがある．これらの連合線維は，例えば不快なにおいによる突然の嘔気，あるいは，食べ物のおいしそうなにおいによる涎（唾液）と突然の「空腹」感といったような，強力な反応に責任を負っている．嗅覚は，ヒトにでさえ，信じられないほど敏感で選択的である．私たちがにおいをかいでいる物質は，空気中に微量のガス，油，エステル，酸などを放出している．鼻粘膜に到達すると，それらは分解し，受

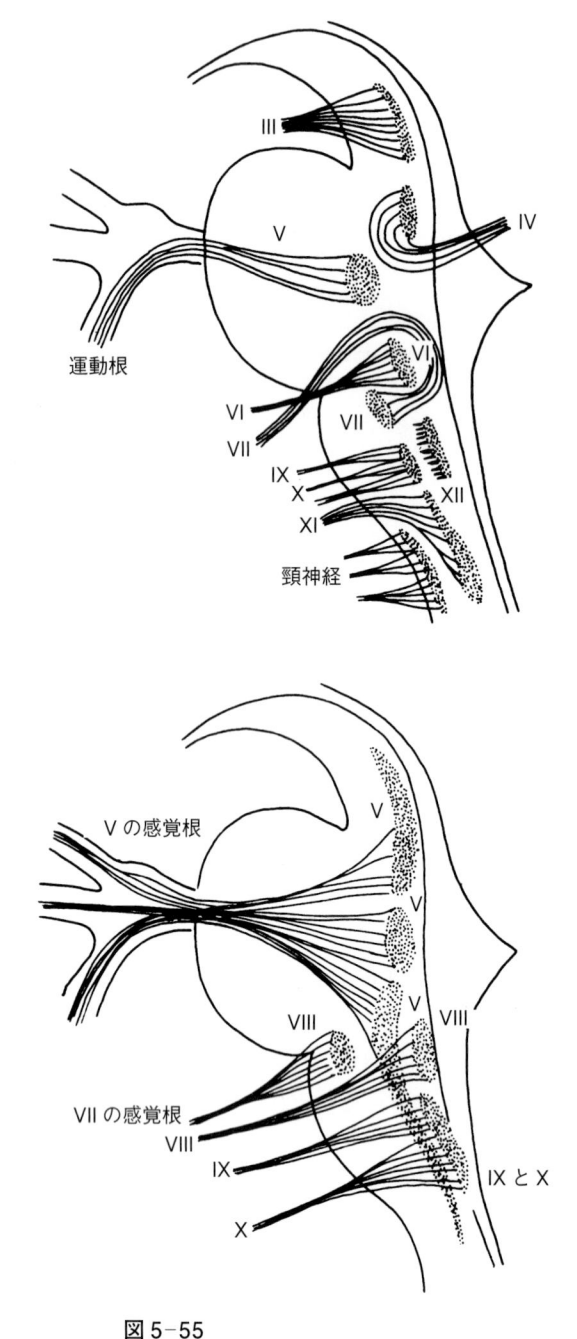

図5-55
運動神経（上図）と感覚神経（下図）の核の位置を示す脳幹．

図5-56
脳神経機能の説明図．

容細胞の終末神経枝に移動し，それらを刺激する．嗅覚は，甘い（砂糖）・すっぱい（酸）・にがい（キニーネ）・しょっぱいに限定される味覚に比べるとはるかに弁別的である．温度，質感，痛みのような別の感覚は，普通私たちが味覚として経験しているものに貢献している．臨床的見地からみると，嗅神経系はさほど重要ではない；しかしながら，においの喪失には，とくに一側性では，診断的意義がありうる．

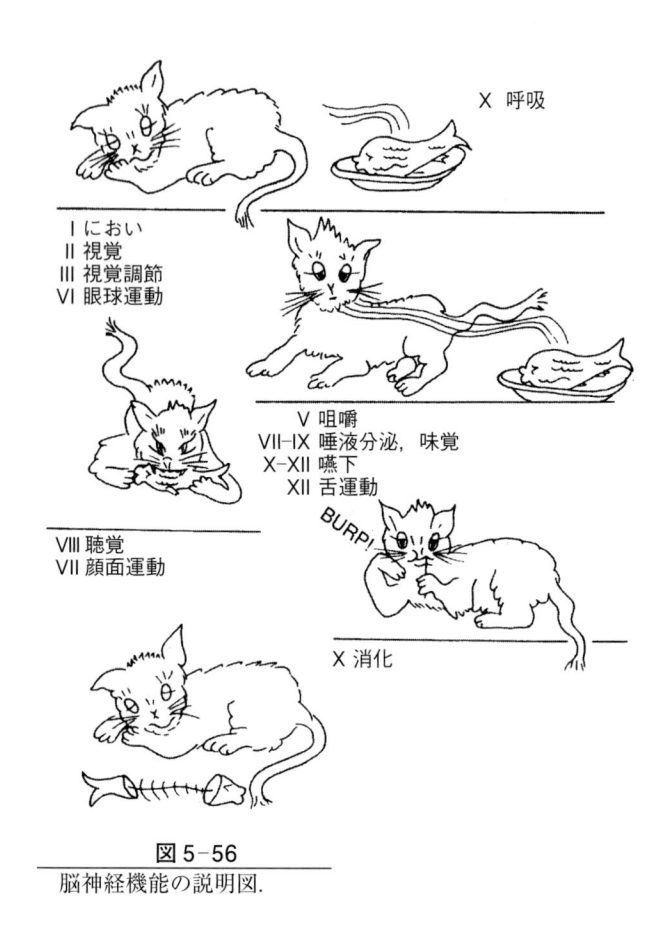

臨床ノート　においの感覚は味覚を補足しており，そのことは喉頭摘出術を受けた人に問題をもたらす．彼らはもはや鼻で呼吸することはなく，食べ物に味がないとしばしば不平をいう．

第Ⅱ脳神経（視神経）Cranial nerve Ⅱ (Optic)

視神経もまた実際の脳神経というより脳の引き伸ばされた拡張部分とみなされている．網膜の**杆体 rods** と**錐体 cones** は網膜にある第2双極性ニューロンとともにニューロンを作っている第1ニューロンを構成している．**網膜 retina** は，複雑な光受容器を構成しており，脳の拡張部分でもある．直接（検眼鏡を用いて）みることができる中枢神経系の唯一部分である．網膜にある双極性の第2ニューロンは**神経節細胞**，つまり，視神経線維を構成している有髄性軸索の第3ニューロンと一緒にニューロンを作っている．

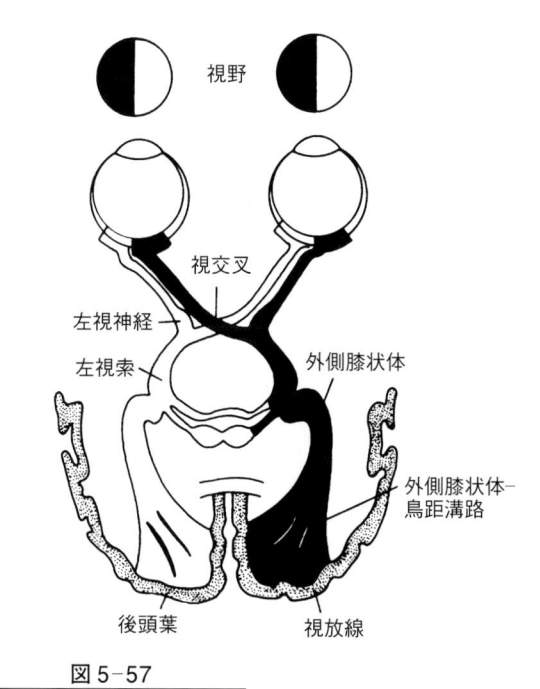

図5-57
視索.

視交叉 optic chiasm では，各網膜の内側半分からの神経線維が交差しているが，各網膜からの外側線維は交差せずに，まっすぐのままである．視索はシナプスが再び生じる外側膝状体につながり，第4ニューロンを引き起こす．それらは後頭皮質あるいは鳥距皮質につながっている（図5-57）．視神経の中枢結合は複雑である．外側膝状体からの線維には視床，上丘，視蓋前核に進むものがある．視索からの線維には直接上丘に進むものもあれば，直接脳幹の視蓋前核に進んで入っていくものもある（視蓋前部は上丘と視床の間の移行帯である）．さらに，後頭皮質からの投射線維はほかの皮質と皮質下部分に行く．これらの二次連合のために，視覚に関係する多くのさまざまな反応が可能となる．

視神経の損傷は1つの眼のさまざまな程度の視覚損失の原因となりうるが，視交叉の損傷は両眼の片側（耳側）視野の視覚損失の原因となりうる．視覚損失は盲目 anopia とよばれ，それで，視交叉の損傷は両耳側半盲 bitemporal hemianopia になりうる．

視索，外側膝状体，あるいは後頭葉の損傷はそれぞれの眼の視野の右半分あるいは左半分の損失になりうる．例えば，右視索の損傷はそれぞれの眼の視野の左半分の損失となる．

眼球の硬い硬化した外皮は脳の硬膜に連続し，頭蓋内圧のいかなる上昇も眼球の後ろに伝えられ，視神経乳頭 optic disc，つまり視神経が現れる部分の内側への突出を起こす．この状態はうっ血乳頭 choked disc とよばれ，検眼鏡でみることができる．

第Ⅲ脳神経（動眼神経）Cranial nerve Ⅲ (Oculomotor)

動眼神経は，運動神経線維を眼瞼（眼瞼挙筋）と動眼筋に供給し，虹彩 iris の括約筋と水晶体 lens の毛様体筋を供給する副交感神経線維も運ぶ．その線維は中脳水道の底部近くにあるそれらの核から生じ，前方へ進み，大脳脚の内側から現れる．

動眼神経の損傷は共同眼球運動と輻輳眼球運動の両方を妨げる．共同運動では，両眼は同じ方向を見，輻輳運動では，両眼は内側を見る（自分の鼻を見ようとするときのように）．損傷は眼瞼の下垂（眼瞼下垂 ptosis）や瞳孔散大，二重視（複視 diplopia）にもなりうる．

第Ⅳ脳神経（滑車神経）Cranial nerve Ⅳ (Trochlear)

滑車神経核の起始部から，運動である滑車神経の線維は上眼窩裂に入っていく前に大脳脚のまわりに巻きつく．その線維は，視軸を下方と外側へ動かす，眼の上斜筋を供給する．滑車神経の一方の損傷は，とくに下や片側を見ようとしたときに，複視を起こす．

第Ⅴ脳神経（三叉神経）Cranial nerve V (Trigeminal)

脳神経のなかで最も大きい神経である三叉神経は，ことばの産生に重要である．これは大きな感覚根とより小さな運動神経根を通って橋の片側から現れる．大雑把に，感覚部分は顔面・口・下顎の表在構造と深部構造に役立っているが，運動部分は咀嚼筋や軟口蓋，顎二腹筋の顎舌骨と前腹に役立っている．運動神経根は卵円孔経由で頭蓋を出て，そこでは三叉神経の感覚部分の下顎骨分枝をただちに結合する．こうして，下顎骨分枝は感覚線維と運動線維の両方を含む．三叉神経の運動神経根は内側と外側の翼状突起，咬筋，頬筋を供給する．運動神経根は鼓膜張筋（中耳）と口蓋帆張筋も供給する．下歯槽神経は，主として感覚性であるが，わずかに運動線維を含んでいる．それらは顎二腹筋の顎舌骨と前腹を供給している．

感覚根の線維配分は極度に複雑であり，一部の配分のみ認められるだろう．感覚根の線維は側頭骨の錐体尖近くにある半月神経節から生じる．そこからそれらは橋に

378 第5章 神経系

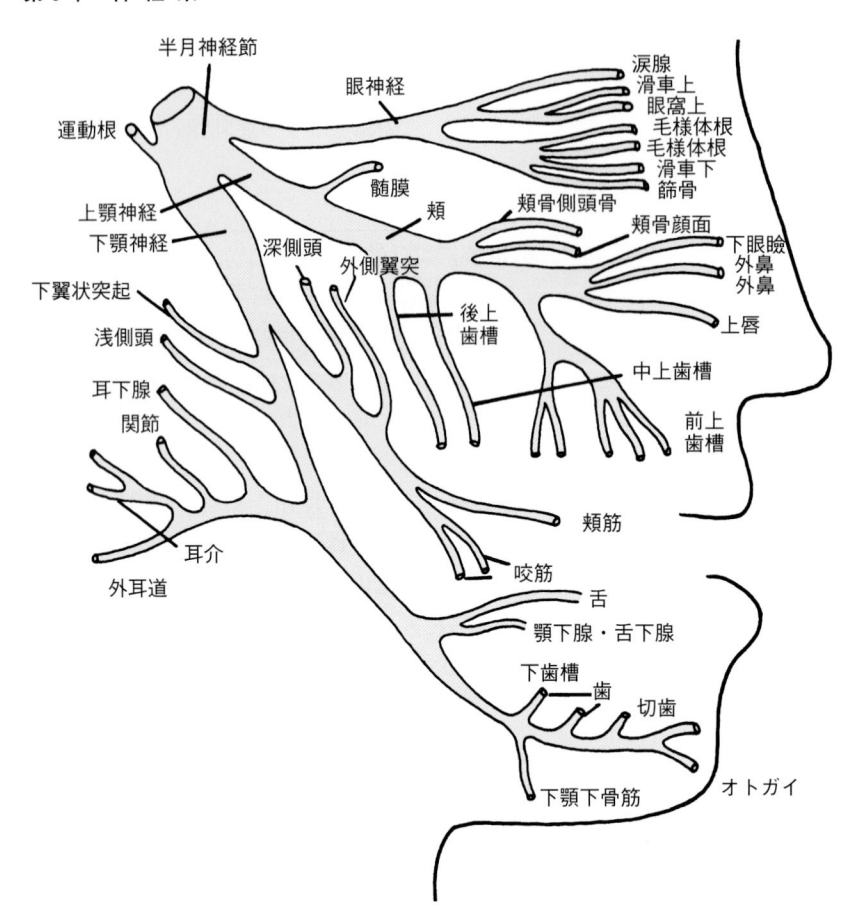

図5-58
三叉神経の分布図.

進み，三叉神経の感覚核で終わる．図5-58で示されているように，半月神経節は**眼神経・上顎神経・下顎神経**とよばれる，3つの大きな分枝神経（「三叉神経」の由来）のもとである．

眼神経分枝は感覚である．これは上眼窩裂を通って頭蓋を出て，この分枝は鼻腔や副鼻腔の粘膜と顔面部分上部と前方頭皮の皮膚に加えて，涙腺，眼瞼，角膜，眼の虹彩を供給している．

上顎神経分枝は硬膜の一部，下の眼瞼，顔面上部の皮膚，口上部の粘膜，鼻，上咽頭，副鼻腔，上顎の歯肉と歯，口蓋を供給している．

下顎神経分枝は，三叉神経の中で一番大きな分枝であり，感覚線維と運動線維の両方を含んでいる．これは下の歯と歯肉，咀嚼筋，耳と隣接する側頭部分の皮膚，顔面下方部分，舌の前方3分の2の粘膜を供給している．

半月神経節を出た直後，これは2つの大きな分枝，前方と後方の部分と，1つの小さな分枝，**神経棘 nervous spinosus** に分かれる．これは硬膜と乳突蜂巣を供給している．**前方部分**はおもに運動であり，先に述べたように，咀嚼筋を供給している．感覚線維は頬部の皮膚と粘膜，耳，外耳道の外皮，鼓膜，さらに側頭下顎関節と耳下腺，側頭部の皮膚を供給している．

舌枝は，舌下腺・舌の前方3分の2の粘膜・口腔と歯肉の粘膜を供給し，味覚の線維を運んでいる神経，**鼓索神経**を通って顔面神経と連絡している．これは鼓室（中耳）を通り抜ける．

下顎神経分枝の**後方部分**はおもに感覚であるが，いくつかの運動線維も運んでいる．

三叉神経の損傷は多くの症状の原因となりうる．そのうちのいくつかは次の通り：

1. 損傷側の感覚消失．
2. 咀嚼筋の麻痺の結果起こる咀嚼困難．
3. **角膜反射**の喪失．1本の糸で眼に触ると通常まばたきが起こる．
4. 口腔底（顎二腹筋の顎舌骨と前腹）の筋緊張の喪失．
5. **三叉神経痛**あるいは**疼痛性チック**（顔面部分の鋭い激痛）．
6. 鼓膜張筋の麻痺のために音への感受性亢進．

臨床ノート 三叉神経はさらに口蓋帆張筋を供給するので，当然ながら，運動線維の損傷は軟口蓋の統合性に影響を及ぼすだろうと推測するかもしれない．しかしながら，これは事実ではないようである．

第Ⅵ脳神経（外転神経）Cranial nerve Ⅵ (Abducent)

外転神経は，外転神経核から生じている線維の運動神経であり，上眼窩裂を通って眼窩に入り，眼の外側直筋で終わる．外転神経の損傷は**内斜視**（眼が鼻側に引っ張られる）を引き起こし，複視が起こる場合もある．

第Ⅶ脳神経（顔面神経）Cranial nerve Ⅶ (Facial)

顔面神経は，ことばの産生にとって大きく，複雑で重要なものであり，実は，2つの神経である：**顔面神経固有**（特殊内臓性遠心性）で顔面表情筋を供給し，そして**中間神経**で一般内臓性遠心性，一般および特殊内臓性求心性，一般体性求心性を運んでいる．

顔面神経の際立った特徴は，それがほかの脳神経と連絡することである．連絡分枝の機能的意義は十分知られてはいないが，顔面神経は聴神経（Ⅷ）・三叉神経（Ⅴ）・迷走神経（Ⅹ）・舌咽神経（Ⅸ）と，さらに頸神経とも連絡している．

運動神経根は，神経の主要体を構成し，橋の組織の深部にある運動核から生じている．初めに，運動神経根は後方と内側に進んでいく；そして完全に曲げられ（外転神経の核の周囲），聴神経のすぐ近傍にあるオリーブ核と下小脳脚の間，橋の下方の境界で現れる．

中間神経は，顔面神経の外側膝にある，**膝神経節**から生じている（図5-59）．神経節細胞の中枢突起は顔面神経の幹を去る一方，まだ内耳道にある．この神経根は運動神経根の近くの橋に入り，**孤束 tractus solitarius** とよばれている核で終わる．起始部の表在点から，2つの神経根は（聴神経の集合で）内耳道の底部にある顔面神経管の中に進んでいく．顔面神経管は側頭骨の錐体部分を通って，最初は外側に進行し，次に突然曲がり，それが茎乳突孔で現れるところまで後方と下方に進むという，複雑な進路をとる．顔面神経管が進路を変更する点は**膝状体**として知られ，膝神経節を含み，そこから中間神経が生じる．

ほかの神経は膝神経節から現れ，そのうちの1つは**浅大錐体神経**である．これはおもに感覚（特殊内臓性）であり，軟口蓋の粘膜を供給している．まだ管の中にある間，顔面神経は運動神経線維を中耳のアブミ骨筋に出し，**鼓索神経**も引き起こす．鼓索神経の線維は中耳腔を通って進み，三叉神経の下顎神経分枝と結合し，最終的に舌の前方3分の2の粘膜で終わる．そこではこれらは舌のその部分のために味覚神経を構成している．

茎乳突孔から現れると同時に，顔面神経は耳介筋や顎二腹筋後腹，茎突舌骨筋を供給する分枝を出す．神経の主要な幹は耳下腺組織を通って前方へ進み，下顎枝の後ろに続いていく．進行中に，これは頭部，顔面，頸部上部の側面を広範囲に分布する多くの小さな枝を出している．

側頭枝は前耳介筋と上耳介筋や前頭筋，眼輪筋，皺筋を供給する．**後耳介神経**は後方耳介筋を供給する．**頰骨枝**は眼輪筋を供給し，一方，**頰枝**は顔面の表在筋と鼻筋を供給する．頰枝のほかの線維は頰筋と口輪筋を供給する．**下顎神経分枝**は下口唇筋を供給し，**頸枝**は広頸筋を供給する．

中間神経は自律神経系の副交感神経分裂の線維を運んでいる．これらの線維は**上唾液核**から生じ，咽頭，口蓋，鼻腔，副鼻腔の腺と粘膜に運ばれる．舌下唾液腺と顎下唾液腺もまた中間神経に供給される．

顔面神経の損傷はさまざまな症状を作りうる．最も頻繁に起こる損傷は側頭骨錐体部分の管の中にある顔面神経の浮腫の結果である．

ベル麻痺 Bell's palsy とよばれる症候群は通常3週間以内におさまる．これは次のものを含む．

1. 口角の下垂と鼻唇溝の扁平を伴った同側顔面筋の麻痺．
2. 眼瞼閉鎖不可能と眼瞼裂の大きさの拡大．
3. 角膜反射の消失．
4. 中耳にあるアブミ骨筋の麻痺による低周波音に対する敏感性．
5. 涙生成の不足，唾液生成の低下，舌の同側の3分の2における味覚の消失（鼓索神経機能）．

顔面神経運動核は2つの部分，つまり眼の上の顔面筋に貢献するものと下方顔面筋に貢献するもの，とに分けられる．上位顔面運動ニューロンは両側の皮質入力を受け取り，下位運動ニューロンは反対側の皮質入力を受ける．皮質損傷は反対側顔面筋に麻痺を起こすが，前頭筋に影響を及ぼすことはない．顔面筋は反対側の運動皮質から神経支配を受けているが，前頭筋は両側皮質の神経支配を受けている．

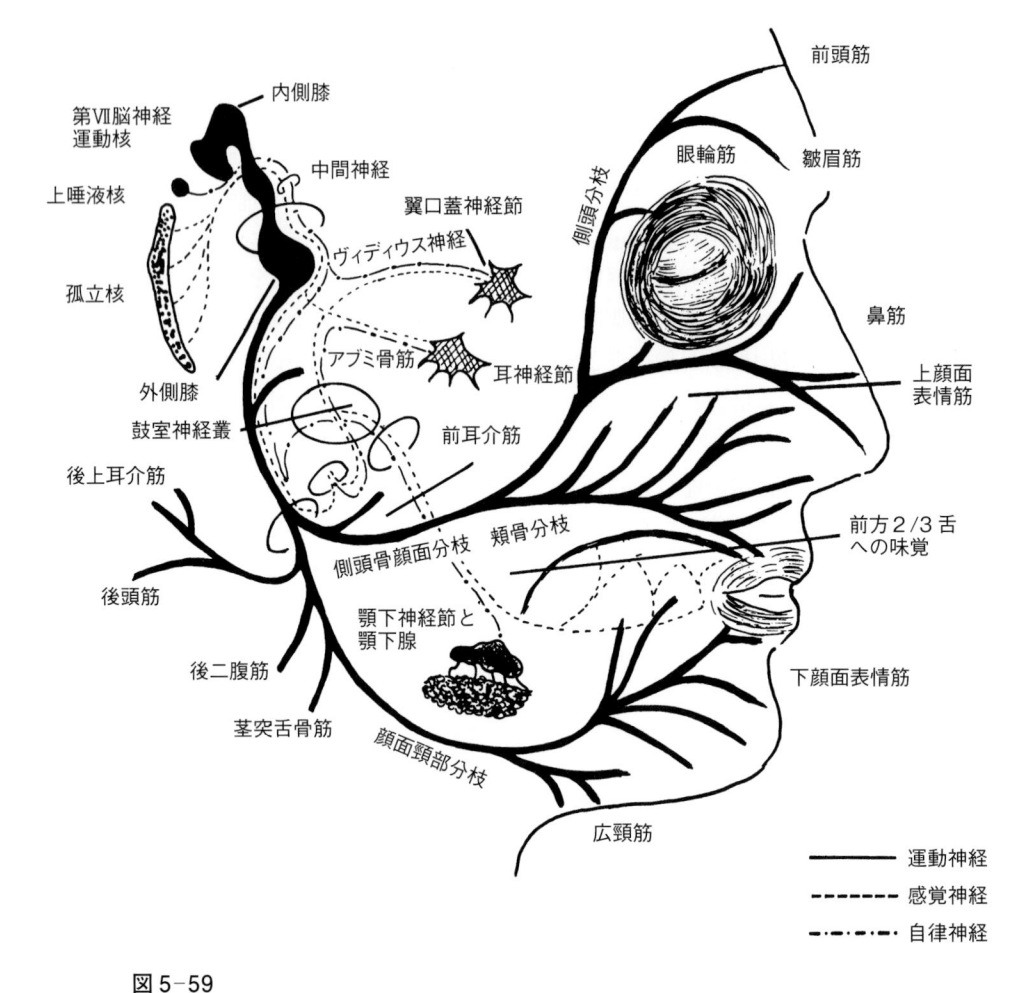

図 5-59
顔面神経の分布図.

第Ⅷ脳神経（前庭蝸牛神経）Cranial nerve Ⅷ (Vestibulocochlear)

第Ⅷ脳神経は複合感覚神経であり，**蝸牛神経**と**前庭神経**として知られる2つの別々の部分から構成されている．これらの神経は末梢の末端や機能，中枢性結合において異なっている．これらは内耳道に入るときのみ共通幹を構成する．

蝸牛神経 Cochlear nerve 蝸牛神経は，インパルスを聴覚に伝達しており，蝸牛の脊髄神経節にある細胞から生じている．末梢線維は蝸牛の有毛細胞に行くが，中枢線維は蝸牛軸の管を通って進み，内耳道に続いていく．この線維は腹側と背側の蝸牛核で終わり，そこから，二次ニューロンを経由して，台形体と外側毛帯を通って内側膝状体に行く．そこで聴覚線維は側頭葉の聴覚皮質に投射される．ある反射線維は眼筋の運動核と視蓋脊髄路と視蓋延髄路によって脳神経と脊髄神経のほかの運動神経に行く．上丘と下丘は蓋層の核である．

蝸牛神経の損傷は同側の聾あるいは部分的難聴を起こし，**聴覚神経腫**の場合（聴覚神経から生じる耳道内にある良性腫瘍），症状は腫瘍の大きさや位置に左右されるだろう．これらは聴力障害のほかに，顔面の痛みや感覚消失，頭痛，**耳鳴り**を含む場合もある．

前庭神経 Vestibular nerve 前庭神経は三次元空間における平衡覚と位置覚を伝える．これは（Scarpaの）前庭神経節における細胞から生じる．3つの末梢枝は内耳迷路器官の前庭部分にある，**卵形嚢 utricle・膨大部 ampullae・球形嚢 saccule**を供給している．中枢線維は蝸牛神経の進路に沿って進み，橋と延髄にある第4脳室の外側の床と壁にある前庭核で終わる．中枢線維のあるものは直接小脳に通っていく．前庭核からの線維もまた小脳に運ばれ，ほかの線維はさまざまな脊髄神経核と脳神経核（とくに眼筋核）に投射される．これらの線維は重要な反射経路を確立している．

前庭神経の刺激や疾患はめまいや姿勢偏位，不安定歩

行と立位，眼球偏位，眼振を起こす．**めまい** vertigo は人あるいは周辺環境のどちらかの回転感覚に特徴づけられる．最も明らかなめまいの客観的徴候は**眼振** nystagmus，つまり眼球の不随意な攣縮性振動である．眼振は回転いす（バラニーいす Barany chair）を使用することによって誘発されうる．一定の回転の次に，いすは突然止められるが，（前庭器官の）内リンパ液はしばらく動いている．眼振の遅い位相は（姿勢偏位と差し越し現象だけでなく）先の回転の方向にすべてある．めまいの感覚は回転の感覚と正反対である．

温熱試験もまた前庭機能を評価するために用いられる．外耳道が内リンパ液に対流を作る温度の水で湿らされる．もし内耳の迷路が正常ならば眼振は現れるが，もし病気ならば眼振は起こらないだろう．

第IX脳神経（舌咽神経）Cranial nerve IX (Glossopharyngeal)

舌咽神経はその名前が意味するように，舌と咽頭を供給している運動と感覚の線維を含んでいる．これはまた自律神経系の線維も運んでいる．オリーブ核と下小脳脚の間にある溝の表在起始部から，神経は外側に進み，頸静脈孔経由で頭蓋から現れる．この孔の中で，この神経は2つの腫脹，**上神経節**と**下神経節**を示す．私たちの目的のために，上神経節は無視するかもしれない．

下神経節は舌咽神経の感覚線維のための細胞体を含んでいるが，運動線維はそれを駆け抜けていく．舌咽神経は数個の枝を出し，そのうちのあるものは直接発話機構と関連がある．例えば，**鼓室枝**は，副交感神経線維を耳下腺に供給し，また中耳腔と耳管（エウスターキオ管）の粘膜にも供給している．**頸動脈洞神経**は血圧受容器の感覚線維とともに内頸動脈を供給する．**咽頭枝**は咽頭の粘膜を供給するのに対して，1本の**運動枝**は茎状咽頭筋を供給している．**扁桃枝**と**舌枝**の複雑な組織は口蓋扁桃や口峡，軟口蓋，舌後方部の粘膜を供給している．さらに，特殊内臓性感覚線維は舌後方3分の1にある味蕾を神経支配している．舌咽神経は，迷走神経（X）線維と一緒に，**咽頭静脈叢**へ運動線維を供給し，その咽頭静脈叢は上位咽頭収縮筋を神経支配している．

舌咽神経の損傷は舌後方3分の1からの感覚と味覚の消失，（もしかつてはあったならば）一側性の催吐反射消失，口蓋垂の非麻痺側への偏位をもたらす．第IX脳神経損傷者はまた嚥下初期においても困難となる．頸動脈洞の障害は**頻脈** tachycardia，つまり非常に速い心拍を起こす場合がある．

第X脳神経（迷走神経）Cranial nerves X (Vagus)

迷走神経は，そのさまよっている行程からそのように名づけられ，首と胸の端から端まで広く分布し，腹腔にまで広がっている．その線維の多くは疑核から始まっており，その疑核も舌咽神経と脊髄副神経の線維を引き起こしている．迷走神経の表在起始部はオリーブ核と下小脳脚の間，舌咽神経根の真下に現れるたくさんの小さな細根から構成されている．迷走神経と舌咽神経はともに頸静脈孔を通って頭蓋を去っていく．そこでは迷走神経が2つの腫脹，**頸静脈神経節**と**節状神経節**を示している．これらは神経の感覚部分のための細胞を含んでいる．神経節からの分枝のあるものは脳神経のいくつかと結合し，またあるものは外耳や外耳道の後方部分にある硬膜と皮膚へ感覚線維を供給している．

迷走神経はまた頸部のいくつかの分枝を出し，あるものは直接発話機構を助けている．さらに，迷走神経はほかの脳神経から線維を受けている．例えば，脊髄副神経からの運動線維は迷走神経に入り，**反回神経** recurrent nerve として現れる．こうして，喉頭を供給する神経線維の多くは迷走神経から現れているが，それらは実際には脊髄副神経（XI）から起こっている．

迷走神経の**咽頭枝**は，咽頭と（口蓋帆張筋以外の）軟口蓋の筋と粘膜を供給している感覚と運動の両方の線維を含んでいる．**上喉頭枝**は外側枝と内側枝に分かれる．**外側枝**は運動であり輪状甲状筋と下咽頭収縮筋の一部を供給している．**内側枝**は感覚である．これは舌の基部の粘膜を供給し，また，喉頭の声門上部の粘膜を供給するために甲状舌骨膜を突き抜けている．

反回（または**反回喉頭**）神経は喉頭よりかなり下の迷走神経の一点から起きているのでそのように名づけられている．これは喉頭で終わるまで上行し，喉頭では声門下喉頭粘膜と輪状甲状筋以外のすべての喉頭内在筋を供給している．**右反回神経**は接合部で右側の総頸動脈と鎖骨下動脈の下で輪になっており，喉頭まで垂直に進んで行く．**左反回神経**は右よりも低い位置で迷走神経を出ている．これは大動脈弓の下後方で輪になっており，輪状甲状膜を通って喉頭に入っていくために気管と食道の間にある溝の中を上行する．また，声門下喉頭粘膜と，前にふれたように，輪状甲状筋を除くすべての内在喉頭筋

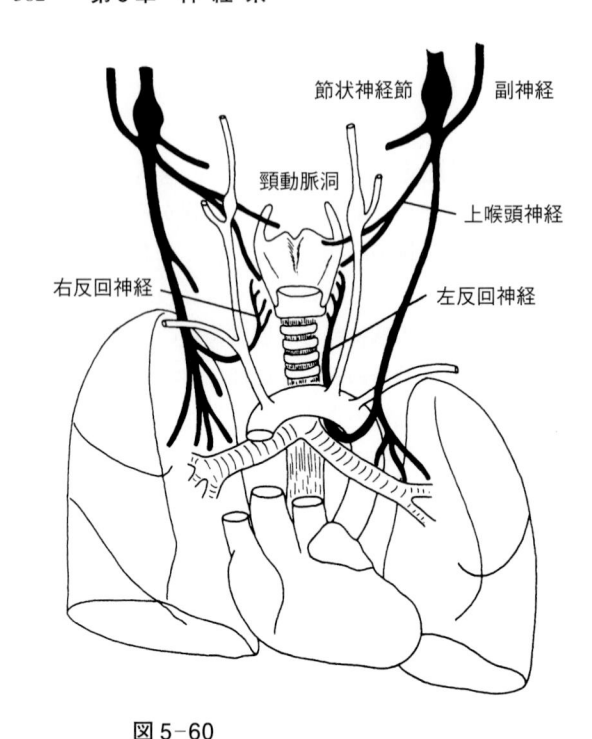

図5-60
反回神経分枝の経路を示す．迷走神経の部分的分布図．

に分布している．反回神経の経路は**図5-60**に示している．小さな分枝は反回神経を出発し，食道と気管の粘膜と筋を供給する．迷走神経はその下方路に続いていくとき，心膜・胃・膵臓・脾臓・腎臓・腸・肝臓のような構造を供給する分枝を出している．

迷走神経の損傷はさまざまであり，（開鼻声になる）軟口蓋の麻痺，嚥下困難，（例えば，発声中）口蓋垂の非麻痺側への偏位を含んでいる．反回神経の損傷は，失声，すなわち無声，あるいは，もし片側ならば粗糙性の声を含む，さまざまな声の問題を起こす可能性がある．

舌咽神経と迷走神経は機能的には非常に密接な関係があり，頻脈はどちらの神経（あるいは両方）の損傷によっても起こりうる．2つの脳神経は上咽頭筋を供給する**咽頭静脈叢**を構成するために融合もしている．

第XI脳神経（副神経あるいは脊髄副神経）Cranial nerve XI (Accessory or Spinal accessory)

副神経は脳部分と脊髄部分から成り立つ運動神経である．**脳神経部分**の線維は疑核から生じ，4～5個の小さな細根を経由して延髄の側面から現れる．これらはそこで側方に進み，頸静脈孔を通っていく．副神経からの分枝は迷走神経の頸静脈神経節と結合する．線維の残りは迷走神経の咽頭枝と上方枝に分布している．副神経の脳神経部分は口蓋垂と口蓋帆挙筋を供給している．脳神経部分のほかの線維は迷走神経の幹に続いていき，反回神経とともに分布する．

脊髄神経部分の線維は脊髄の前角にある運動細胞から生じ，頸部神経1つ～4つあるいは5つまでから運動根として現れる．線維は，脊髄に沿って上っていき大孔を通って頭蓋に入る単一の神経幹を構成するために結合する．それから脳部分の進路をたどっていき，頸静脈孔を通って現れ，その地点で脳部分から線維を受けている．脊髄部分は胸鎖乳突筋と僧帽筋に運動線維を供給している．

脊髄副神経の損傷は胸鎖乳突筋の麻痺や損傷側からの頭部回転不可，頸部の全体的な弱化を引き起こす．この神経の損傷患者は肩をすくめられなくなったり，肩の高さ以上に両腕が挙げられなくなったりすることもある．副神経線維は喉頭の内在筋を供給しているため，損傷はさまざまな発声の問題を起こす．これらについては反回神経，つまり脊髄副神経の線維を運ぶ迷走神経分枝と一緒に論じた．

第XII脳神経（舌下神経）Cranial nerve XII (Hypoglossal)

舌下神経は主に運動神経であり，その名前が示すように，舌筋を供給している．線維は舌下神経核から生じ，錐体とオリーブ核の間の脳から現れる．神経は大孔のちょうど外側にある**舌下神経管**を通って頭蓋を出発する．それから神経は下っていき，内頸動脈と頸静脈の間を進み，同時にほかの脳神経と第1頸神経へ伝達する分枝を出している．この運動線維は舌の外在筋へと頸部のいくつかの帯状の筋へ分布され，それらは胸骨舌骨，胸骨甲状軟骨，甲状舌骨，茎突舌筋，舌骨舌筋，オトガイ舌筋，オトガイ舌骨，顎舌骨，肩甲舌骨筋の前腹を含んでいる．筋の主要な幹はすべて舌の内在筋を供給している．舌下神経はさらに舌の伸張受容器から特殊内臓性求心性線維を運んでいる．

舌下神経ワナ（頸神経ワナ）Ansa hypoglossi (Ansa cervicalis) 舌下神経はその起始から下行するので，迷走神経によってとられる進路をたどる分枝を出す．この分枝は頸神経C-1あるはC-2の分枝と結合し，それから鋭い上昇を開始する．神経の進路の突然の変化は**ワナ**とよばれ，上行神経は，舌下神経とC-1あるいはC-2の線維を含み，舌下神経ワナあるいは頸神経ワナとして知

筋と舌の外在筋を供給している．

損傷 Lesions　第XII脳神経の損傷は舌の同側麻痺をもたらす．突出によって，舌尖は（反対側のオトガイ舌筋の無競争の収縮のために）損傷側に偏位する．非常に多くの舌筋が中央線を横切っているため，機能障害の点で通常ほとんど何もないが，構音は影響されるだろう．一側の上位運動ニューロン損傷は通常舌を損傷側からそらされる．線維束性攣縮も舌の患側に現れる．**線維束性攣縮 fasciculation** は，皮膚や粘膜を通してみえる筋線維の小さな限局的な振動であり，普通，単一の運動単位の線維がからんでいる．

舌の2つの半分の大きさにおける相違は舌下神経損傷の確かな徴候ではない．ほとんどの人たちは飲み込むとき，左か右の舌を使っており，どちらかの筋肉がもう一方より発達するのである．しかし，損傷のあとしばらくして，患側の筋肉は萎縮していくだろう．

脊髄神経 The spinal nerves

通常31対の神経が脊髄から生じている．これらは椎間孔を通って脊柱管を離れる．脊髄神経は**背根**（求心性）と**腹根**（遠心性）の形をとって現れる．ほとんどの部分にとって，腹根は脊髄灰白質の腹側部と外側部から生じているが，背根は背側と内側の灰白質から生じている．それぞれの椎間孔内あるいは近くに，背根の卵形膨大，つまり**脊髄神経節 spinal ganglion** がある．これは神経根にある体性および内臓性求心性ニューロンの細胞体を含んでいる．図5-8 に示されているように，背根（後根）と腹根（前根）は完全な脊髄神経を作るために脊髄神経節の真下で結合している．そして，この脊髄神経は椎間孔を通って出ていく．脊髄神経は，局所解剖学的基盤に基づいて，8対の**頸髄**，12対の**胸髄**，5対の**腰髄**，5対の**仙髄**，1対の**尾髄**に分けられる．慣例的に，これらは省略形でよばれている．第3頸髄はC-3，第1腰髄はL-1である．

第1頸神経は第1頸椎と後頭骨の間を出ており，残りの頸神経はそれらに対応する椎骨の上を出ている．ただし，第8頸神経は別で，それは第1胸椎の上を出ている．脊髄神経の残りは数の上で対応する椎骨の下を出ていく．

脊髄神経と分節した脊柱との関係から，脊髄はしばしば分節，つまり各対の神経の1つに分けられる．脊髄の実際の分節化の視覚的な証拠はないが，ある分節の特性は**皮膚分節**として知られている感覚線維の最後の皮膚分布に保持されている．脊髄神経と頸神経の分布は，図5

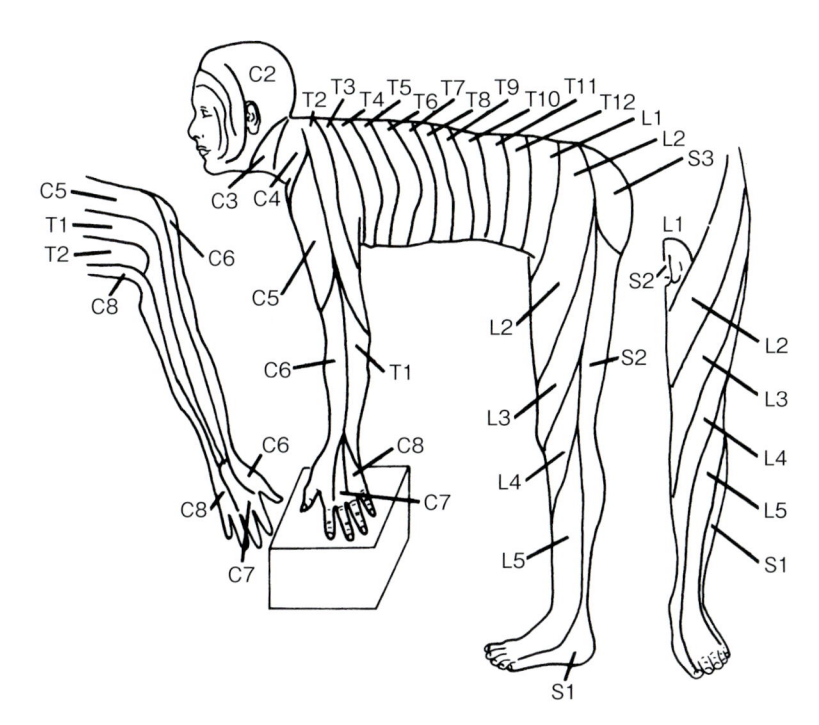

図 5-61
典型的な脊髄および頸神経の分布図．皮膚の分布は皮膚分節として知られている．

-61にあるように各神経の感覚線維に供給されている皮膚領野によって示されている．ある筋肉は，胚芽発達において，かなり移動し，それらの運動線維を一緒に供給するため，運動線維の分布は必ずしも皮膚分節に反映されない．

脊柱に関して脊髄の比較的ゆっくりとした発達率のために，成熟した脊髄は第1腰髄の低い境界あたりまでのみ広がっている．したがって，連続的な根はそれぞれの孔に向かってだんだん垂直の進路をとっていく．図5-41に示されているように，頸神経根は水平に走り，胸神経根は斜め下方に進んでいく．垂直方向にある腰神経根と仙骨神経根の集合は**馬尾 cauda equina**（ラテン語 horse's tail「馬のしっぽ」）として知られている．

椎間孔を出た直後，各脊髄神経は**後枝**（あるいは背枝）と**前枝**（あるいは腹枝）に分かれる（図5-8）．各枝は背根と腹根の両方から線維を運んでいる；つまり，各枝は感覚線維と運動線維の両方を運んでいるのである．

後枝は背中の深部と表在の筋肉へと背中の皮膚に分布している．後枝に供給されている筋は，主として，姿勢である．

最初の4つの頸神経の前枝は**頸神経叢**を構成する連絡分枝によって結合し，次には，頸神経叢からの線維の束が頸神経のいくつか，特に顔面領域や前頸領域を供給するものと連絡する．頸神経叢の重要な分枝は**横隔神経 phrenic nerve**である．これは感覚線維と運動線維の両方を含み，横隔膜に分布されている．「叢（plexus）」はラテン語の「巻きつくこと（twining）」に由来し，神経を織り交ぜた網状組織あるいは血管やリンパ管を吻合させることに関係がある．

低いところの4つの頸神経の前枝と第1胸神経は**腕神経叢**を構成するために結合する．これは胸部と上肢の筋と皮膚を供給している．上位11の胸神経の前枝は肋骨の間を進み，適切に**肋間神経**として知られている．頸神経とは違って，これらは独立した経路をたどる．これらの神経は仙棘筋と肋間筋，胸郭の皮膚を供給している．感覚分枝も壁側胸膜を供給している．低いところの6つの胸神経も腹壁筋を供給している．

腰神経，仙骨神経，尾骨神経の前枝は**腰仙骨神経叢**を構成するために結合している．これは非常に精巧な網状組織であり，記述的目的のために通常，**腰神経叢・仙骨神経叢・陰部神経叢**に分けられ，それらは一緒に体幹と下肢を供給している．

自律神経系 The autonomic nervous system

自律神経系は非常に複雑だが，これは，体中に平滑筋と腺を供給している末梢神経系の分割部分，と簡単に定義することができる．それによって供給されている構造の性質と機能のために，自律神経系は**内臓性遠心性**，あるいは**不随意系**としても知られている．

体性遠心性系と内臓性遠心性系との間には多くの相違はないが，その両者の間には興味深い形態学的相違がある．インプルスを中枢神経系から内臓の効果器に送るためには2つのニューロンが必要だが，インプルスを中枢神経から骨格効果器に送るためには単一ニューロンだけが必要である．

自律神経系は，遠心性であり，形態学的かつ生理学的基礎に基づいて，**交感神経系**（または**胸腰部**）と**副交感神経系**（または**頭蓋仙骨**）とに分けられる．交感神経分割は脊髄の胸分節と腰分節から流出を受け，その神経節は脊髄の近くにある（図5-62）．副交感神経分割は中枢神経系の頭蓋部分と仙骨部分から流出を受け，その神経節は供給されている構造近く周辺にありがちである（図5-63）．

一緒に，交感神経分割と副交感神経分割は，比較的一定の内部の体環境を維持させる高度に統合した系を構成している．図5-62，5-63で示されるように，多くの内臓構造は両方の分割に供給されている．ある状況では，交感神経分割がこれらの構造の機能を支配し，興奮の緊急事態や期間に対処するよう体に準備させる．別の状況では，副交感神経分割が同じ構造の機能を支配し交感神経分割の結果と対立して活動する．一般的にいうと，交感神経系は緊急事態やぞっとするような状態のために体を動員するが，副交感神経系は体の資源を保護するために活動する．

あなたが机に向かって読書や勉強に深く夢中になっているところを想像してみよう．非常に遅い時間で，あなたの周りの世界はとても静まり返っている．そのとき，突然，誰かが窓の外でヒステリックに叫び始め，その後，あなたはあなたの家のドアを，逆上してドンドンとたたく音を聞く．あなたの心臓は激しく鼓動し始め，眼は大きく見開き，皮膚には「鳥肌」が立ち，あなたの髪はさかだち，血管は広がり，筋肉は緊張し，一瞬のうちに，あなたの全身は警戒し，緊急事態に備える．あなたの体は戦闘の準備をすると同時に，消化はゆっくりとなり，

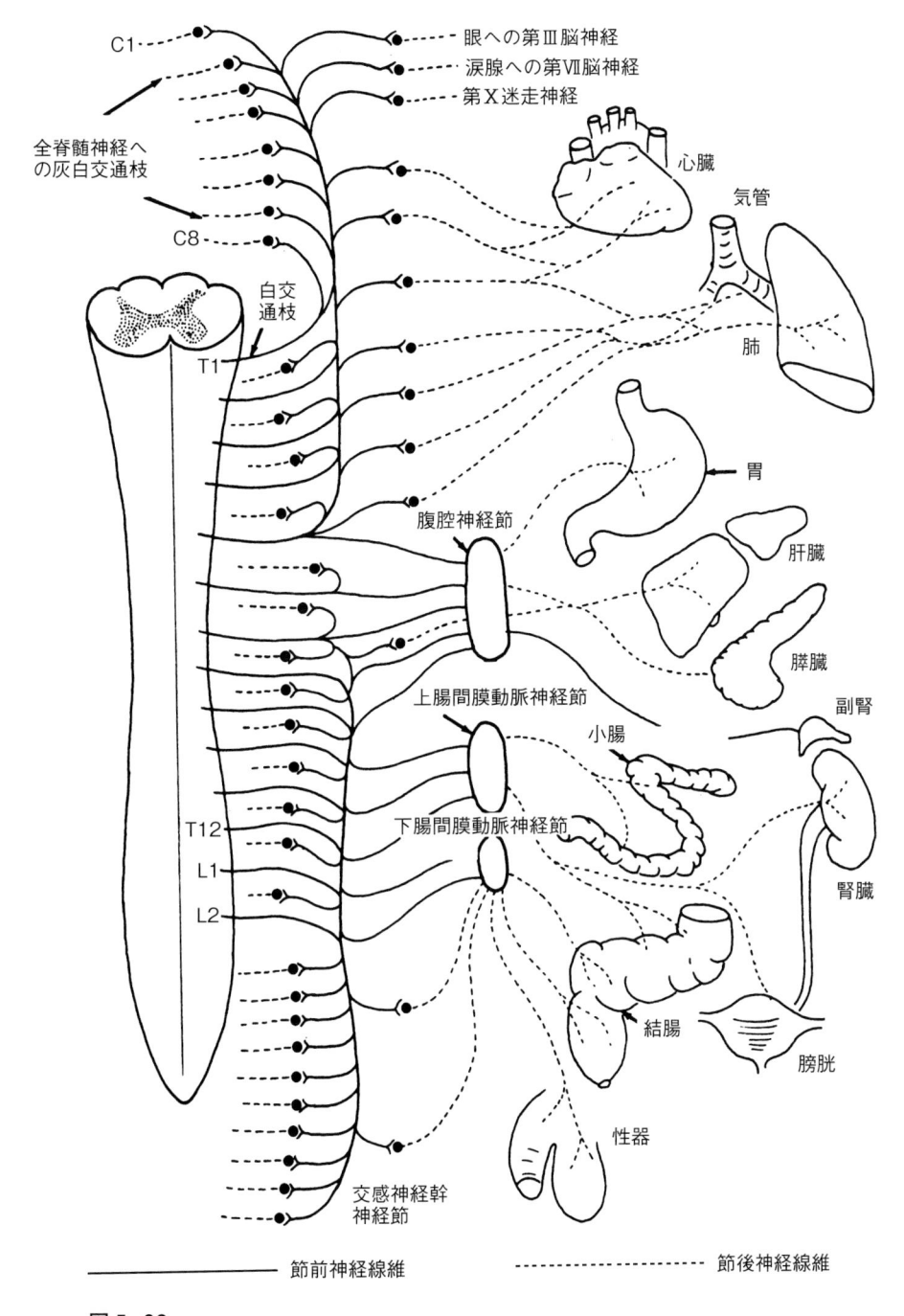

図5-62
自律神経系の交感神経（胸腰部）分布.

性器の活動性は抑制され，膀胱の筋肉はゆるみ，括約筋は収縮する（至言）.

交感神経系は緊張や危機に対する内在的な調節にかかわっているのに対して，副交感神経系は内在的活動を弱めている.

交感神経系あるいは胸腰系 Sympathetic or Thoracolumbar division

背肢と腹肢に加えて，第1胸分節と第3腰分節の間の領域にある脊髄神経は**白質交通枝**として知られている付加的分枝を引き起こす．これらの分枝は細胞体が脊髄灰白質の**側柱**あるいは**側角**にある有髄（白質）線維を含ん

386　第5章　神経系

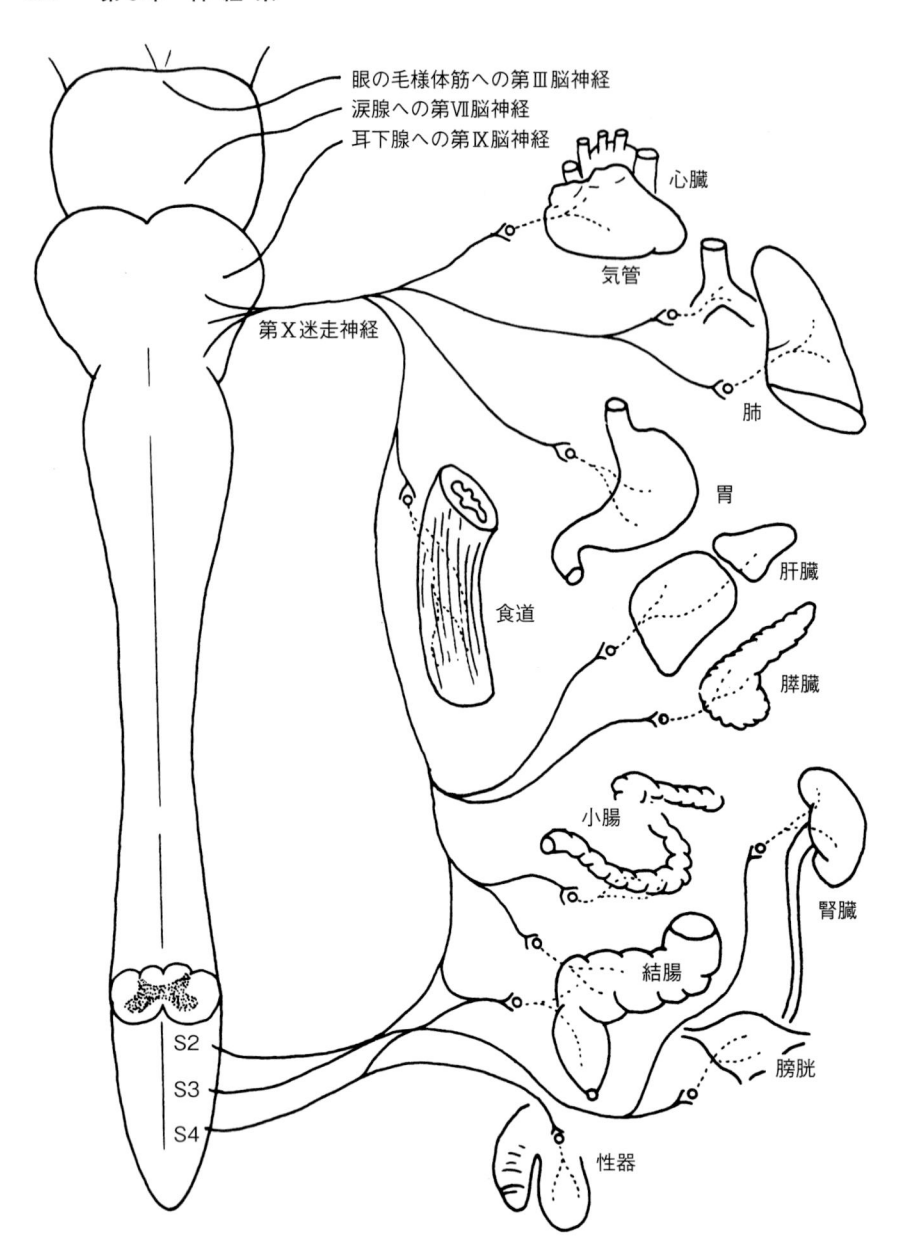

図 5-63
自律神経系の副交感神経（頭蓋と仙骨）分布.

でいる．これらの側角細胞の軸索は自律神経系の交感神経系の**節前神経線維**を構成している．

　脊柱のどちら側にも，第1頸椎から尾骨まで広がって，神経節鎖があり，神経線維束で一緒に結合している．これらの鎖は集合的に**交感神経幹**として知られ，神経節は**幹（または鎖）神経節**とよばれている．図5-62で示されているように，節前神経線維は腹根の一部として脊髄を離れ，交感神経幹の傍脊椎幹神経節に続いていく．それぞれの幹に21か22の神経節，頸神経と結合している3つか4つの神経節，胸神経と結合している10か11の神経節，腰神経と結合している4つの神経節，仙骨神経と結合している4つの神経節がある．3つの神経節は頸部にあり，**上頸神経節・中頸神経節・下頸神経節**である．図5-62で示されているように，これらは線維を眼，涙腺，迷走神経に送っている．

　幹神経節に入っていくにつれて，節前神経線維はたくさんの神経節細胞とシナプスを形成し，交感神経幹の中を上下して進み，より高い位置か低い位置で神経節細胞とシナプスを形成する．あるいは，それらは幹神経節の中を伸びていき，体内深部にある側副神経節に進んでいく．これらの節前神経線維は交感神経幹を進んでいく間に側副枝を出すかもしれず，そのため単一の節前神経線

維はたくさんの節後ニューロンと交通するかもしれない．

節後神経線維は幹神経節に細胞体をもっている．それらの軸索は，主として無髄であり，**灰白交通枝**とよばれているもろい神経束を通って，脊髄神経に戻っていく．各脊髄神経が灰白交通枝を受け取っている一方で，白質交通枝の分布は胸神経と最初の4つの腰神経に制限されている．したがって，白質交通枝は節前神経線維を中枢神経から交感神経幹へ送り，灰白交通枝は節後神経線維を交感神経幹から脊髄神経へ再び送る．脊髄神経を結合した後に，節後神経（内臓性遠心性）線維は腹枝の体性線維と一緒に分布され，最終的には体中に平滑筋と腺様組織を供給する．

図5-62で示されているように，T-1からT-5までの節前神経交感系線維は脊髄から生じ，交感神経節とシナプスを形成する．その次に節後神経の軸索が心臓と血管に分布される．

T-6からT-12の線維は**内臓神経 splanchnic nerves**を構成する．これらの節前神経線維は，内臓神経として生じながら，幹神経節を通っていき，その内臓神経は**腹腔神経節 celiac ganglia**で終わる（図5-62）．そのあと，腹腔神経節からの節後神経線維は食道，胃，腸の一部，肝臓，膵臓，胆嚢に分布する．腹腔神経節とそこから放射している多くの神経は太陽と太陽光線にたとえられ，そのため複合体全体はしばしば**太陽神経叢**[10] **solar plexus**といわれている．

L-1からL-3の線維は**腸間膜神経節**で終わっている節前神経線維を構成している．節後神経線維は結腸，直腸，尿生殖器官に分布する．

副交感神経系あるいは頭蓋仙骨系 Parasympathetic or Craniosacral division

その名前が示しているように，副交感神経系は交感神経系の両側（副 para）にある自律神経系の一部である．副交感神経系の節前神経線維は中脳と菱脳の灰白質にある細胞体からと脊髄の仙骨領域の中間分節から生じている．普通，節前神経線維はその起始部からそれらが供給する構造までとぎれずに進んでいき，そこでは節後神経線維を生じる神経節細胞とシナプスを形成する．これは副交感神経の節前神経線維が交感神経の節前神経線維と比較して非常に長いことを意味している．

副交感神経系とは，延髄と橋（**延髄自律神経**）から，そして脊髄の仙骨領域（**仙骨自律神経**）から，中脳（**中脳蓋自律神経**）に生じている自律神経系の一部分ということができる．

中脳蓋自律神経 Tectal autonomics　　中脳蓋自律神経線維は中脳の核から生じ，節前神経線維を動眼神経に沿って**毛様体神経節**で終わる眼窩に送っている．短い節後神経線維は毛様体神経節から眼の**毛様体筋**へ，そして瞳孔括約筋へと進んでいく．毛様体筋は眼の虹彩を囲んでいる平滑筋の環状の帯である．これが収縮すると毛様体小帯がゆるみ，水晶体をさらに凸状にする．そのうえ，毛様体筋は視覚調節の主要動因である．瞳孔括約筋はさまざまな光条件に眼を順応させる．瞳孔は，眼に当たる光の程度によって大きさを変えるものであり，**虹彩**（その多くの色からそう命名されているのだが）に囲まれている．

延髄自律神経 Bulbar autonomics　　延髄自律神経は延髄と橋にある核から生じており，脳神経のⅦ（顔面），Ⅸ（舌咽），Ⅹ（迷走）と一緒に現れる．顔面神経の舌口蓋枝から出ている節前神経線維は**翼口蓋神経節**で終わり，そこから涙腺や鼻・軟口蓋・扁桃・口唇・歯肉の粘膜にある腺に分布する．

顔面神経の分枝，**鼓索神経 chorda tympani**は非常に異なる経路をたどる．これは**顎下神経節**で終わり，そして節後神経線維は舌の前3分の2に味覚を供給している．また，舌下唾液腺と顎下唾液腺も供給している．舌咽神経の副交感神経線維はそれらが，節後ニューロンのシナプスによって終わる**耳神経節**へ進んでいく．その節後ニューロンの軸索は耳下腺を供給している．

迷走神経 vagus nerveの節前神経線維は，**図5-63**でわかるように，頸部と胴部全体に非常に広く分布している．供給される構造は心臓・肺・食道・胃・小腸・結腸の一部・肝臓・胆嚢・膵臓を含んでいる．迷走神経は感覚神経線維を動脈にある圧力受容器と肺にある伸展受容器からも運んでいる．以前，私たちは迷走神経（実際は脊髄副神経）の線維が喉頭と咽頭の骨格筋に分布していることを学んだ．

仙骨自律神経 Sacral autonomics　　仙骨自律神経は脊髄の仙骨部から現れる節前神経線維である．S-2から

---

[10] 「太陽神経叢 solar plexus」はときどき声楽教育で，胸骨（上腹部）のちょうど下にある前腹壁の正中線部分に関して使われる．これは神経学における太陽神経叢 solar plexus あるいは腹腔神経叢 celiac plexus と混同されることはない．

S-4の線維は**骨盤神経**を形成するために結合している．節後神経線維は骨盤内臓に分布している．遠心性線維は下行性の結腸・直腸・肛門・膀胱・生殖系に分布する．さらに，血管拡張神経線維が生殖器と外性器に分布する．

内臓性求心性線維 Visceral afferent fibers 内臓性求心性（感覚）線維を運んでいる自律神経は顔面神経・舌咽神経・迷走神経にある．それらの細胞体は背根，膝神経節，下頸神経節にある．これらの線維は，主に無髄であり，痛みのような内臓感覚を運んでいる．これらはまた呼吸や心臓の反射，消化器系の蠕動率，腸・膀胱・嘔吐・咳嗽の反射を媒介するのに役立っている．これらの反射は，網様体を経由して，視床下部や大脳皮質，視床，大脳基底核のようなより高次の中枢からの入力によって修正される．

ニューロンの構造的・機能的側面
The structural and functional aspects of neurons

それぞれが街の情景を描写する課題に直面している，ふたりの人を想像してみよう．ひとりは夜，飛行機の窓から街を見て，主要都市の速度と密集から離れた，楽しい郊外の生活を思わせる，整然としたとても小さな光の列や入り組んだ高速道路網，整然とした交通の流れに特徴づけられた広く多彩な広がりを描写する．もうひとりは早朝に電車の窓から街を見て，廃品投棄場，傾いている裏のポーチ，高く灰色のビルのあちらこちらに風で飛んでいるほこりとごみ，そして，身を切る風に向かって，理由ははっきりとわからずにいつもどこかへ急ぐ人々のほとんど途切れることのない流れを描写する．両者ともに自分の見たように街を表現している正確で生き生きとした描写をしている．しかし，ふたりは，街のすべての面を見たときにどちらの描写も正確に街の特徴を示していないことに気づく．

人は神経系の説明に努力した，あるいは，事実，神経細胞は私たちのふたりの見物人が出くわしたことと違わない問題に直面しているのである．ニューロンの研究で明らかにされた構造は主にニューロンをみるために用いられた技術に頼り，また同じように標本の調整方法に頼っている．新鮮なニューロンの顕微鏡下の見え方は，載物ガラスに載せ，固定され染色された標本の見え方とはまったく違っている．さらに，通常の組織染色技術は核と細胞体を除いて，ニューロンのほとんどを示していないが，特別（銀色）染色は神経線維の入り組んだ細部の多くと細胞体の形を明らかにする．ほかの染色はある人工物，つまり，生きているニューロンには存在さえしないが，それにもかかわらず，価値のある構造を作り出す．

ニューロンの構造 The structure of neurons

ニューロンは，神経系の機能的単位であり，核のある**細胞体 cell body**（あるいは soma）と**軸索 axons** か**樹状突起 dendrites**（あるいはときどき dendrons）に分類される細胞形質の拡張あるいは**突起**から成り立っている．

ニューロンは体にあるほかの細胞の形態学的特徴の多くをもっている．神経細胞体は外部細胞膜，つまり細胞質を囲んでいる**形質膜**から成り立っている．細胞膜は厚さ 200 Å（200 オングストローム）[11] 以下であり，タンパク質と脂質（脂肪のような物質）の交代層からできている．脂質は水での不溶性の特性があり，おそらく細胞膜を通して水の拡散に効果的な障壁を供給している．膜の小さな孔（3 Å）は多少のイオンの拡散を可能にするのに十分大きく，後にある程度詳細に考えられるべき点である．

細胞質の構造 Structures of the cytoplasm

適切に固定され染色されると，ニューロンの細胞質は次のことを明らかにする：

1. **核 nucleus** と**核小体 nucleolus**．これらはデオキシリボ核酸 deoxyribonucleic acid（DNA）とリボ核酸 ribonucleic acid（RNA）を含んでおり，DNA と RNA は遺伝形質の伝達，タンパク合成，損傷後の細胞修復に作用する．

2. **ミトコンドリア mitochondria**．これは**アデノシン三リン酸 adenosine triphosphate**（ATP）の合成に責任を負っており，この ATP は神経活動電位の形成に不可欠である．

3. **ゴルジ複合体 Golgi complex**．これは RNA 誘導タンパク質の一時的な貯蔵を形成しており，この RNA 誘導タンパク質は新しい細胞質の形成に必要である．

4. **小胞体 endoplasmic reticulum**．核膜やゴルジ複合体，形質膜とつながっている管状体系の複雑な網状組織．

---

[11] オングストローム（Å）は光の波長計測に使われる単位である．1Å は 1 億分の 1cm に等しい．

タンパク質と合成された酵素はこの網状組織経由でニューロン全体に運ばれる．

5. **ニッスル小体 Nissl bodies**．ニューロンの特別な特徴であり，細胞体と樹状突起にあるが，軸索にはほとんどみられない．ニッスル小体は外部表面を小さな顆粒か薄片に覆われている小胞体の部分から成り立っている．顆粒は**リボソーム**とよばれ，RNA を含んでいる．これらは神経伝達物質の生成に使われている．ニッスル物質は明らかに生きている細胞に溶液か浮遊液の状態であり，死亡か固定過程によって顆粒の形態に突然変わり，そうして固定人工物を表す．ニッスル物質の特異な特徴はニューロンの研究にとって価値がある．細胞体が損傷されると，染色質融解（ニッスル物質の崩壊）とよばれる現象を明示し，細胞質は標本後明るく染色され顆粒なしとなる．こうして，（固定され染色された標本における）ニッスル物質の状態はニューロンの機能的に完全な状態のまさに有効な指標のようである．

6. **神経細線維 neurofibrils**．染色技術によると，神経細線維はニューロン全体に不規則に分配されている微細な細糸のような線維であるようにみえるか，あるいは実際の網状組織を形成するために吻合する線維として（おそらく正確に）みえるだろう．神経細線維は神経突起に伸び，軸索と樹状突起の両方の最終地点までたどり，ニューロンの代謝に作用するのである．また，これらは繊細な軸索と樹状突起を援助し，神経インパルスの伝達に貢献している．神経細線維は弁別的に色が付き神経組織を周囲の支持的組織と区別するのに役立っている．

色素顆粒 pigment granules もまた神経細胞体の細胞質でみられる．脳のある領野において，例えば黒質では，細胞はたくさんのメラニン（黒い色素）を含んでいる．これは核の出現の原因となる．さらに，黄色の顆粒は年齢が進むにつれて現れ，蓄積するが，この色素沈着はまったく重要ではない．

ニューロンの派生 Derivation of neurons

ニューロンは細胞体の形とそれらの突起の数と形によって，その形態の複雑さにおいて広く変化する．以前，私たちはニューロンが単極性，双極性，多極性に分類されるが，これらの分類の変化，とくに多極性ニューロンの変化に通常直面することを学んだ．ニューロンの派生についての一言は役立つかもしれない．

胎児の発達の初期に，神経冠にある多くの**神経芽細胞**は反対方向に細胞体の極から伸びる2つの突起を発達させる．これらの細胞は**双極**とよばれている．後に，神経突起が細胞体から出現した地点で融合するまで，細胞体の急速な成長は細胞の極を一緒に移動させる．この結果として生じるニューロンは今，**単極**とよばれ，その短い突起は急に中枢分枝と末梢分枝とに分けられる．**末梢突起**は普通，インパルスを細胞体に伝え，樹状突起として機能するが，**中枢突起**はインパルスを細胞体から離れて伝え，軸索として機能する．組織学的基礎では，この2つの突起は同一である．いくつかの選択された領野，とくに脊髄神経節と前庭神経節において，双極細胞は胚構造を保持する．

軸索と樹状突起 Axons and dendrites

樹状突起の義務はいつもインパルスを細胞体に伝えることであり，**軸索**の義務はインパルスを細胞体から離れて伝えることである．運動皮質と一次運動ニューロンの錐体細胞は**多極性ニューロン**の適切な例を供給する．これらはおびただしい数の，短い，分岐している樹状突起と単一の，むしろ長い軸索によって特徴づけられている．軸索は長さ 1m 程度である．樹状突起はシナプスの部位である「脊柱」に特徴づけられている．軸索は神経インパルスを細胞体からもう1つのニューロンや筋細胞，腺に伝える．軸索と細胞体との結合は**軸索小丘**として知られ，それは遠心性神経インパルスの起始部である．

いくつかの運動ニューロンは**回帰性側副枝**を生じる細胞体から，短い距離を枝分かれさせるが，軸索は通常，末端に届くまで分岐しない．軸索の末端は**終末分枝**あるいは集合的に**終板**とよばれるおびただしい数の分枝に特徴づけられている．それぞれの分枝は**シナプス隆起**あるいは**ボタン様瘤**が先に付いている．シナプス隆起はシナプス活動には欠かせない**神経伝達物質**を含んでいる．神経伝達物質を合成するために用いられる酵素と化学物質の移送は，軸索の原形質でみられる**神経細管**経由である．これらは小胞体の連続部分と考えられる．このように，ニッスル小体によって作られた物質は終末分枝の極限へ運ばれる．神経細管のほかに，軸索でみられる唯一別の物質は軸索を支援する**神経細糸**と，神経活動電位の生成に欠かせない，アデノシン三リン酸，つまりATPを合成する**ミトコンドリア**である．

軸索が，中枢神経系から効果器へ，受容器から中枢神

経系へ，中枢神経系の1つの部分からもう1つの部分への連絡する主要な経路を構成するために，神経系の体積は軸索性であることが理解できる．伝達経路は軸索性であり，有髄性か無髄性である．軸索にあるミエリンは終板の部位から，有髄ではない軸索小丘へ広がっている．

神経膠（支持）細胞 Neuroglial (Supportive) cells

膠細胞（グリア細胞）glial cells は，約10の要因によって，ニューロンよりも多く，中枢神経系の体積のおよそ半分を占めている．膠細胞はニューロンとその突起を援助し，電気によってニューロンを互いから絶縁し，ニューロンの流体環境において平衡を維持するのに役立っている．

胎児の神経管で発生する膠芽細胞は乏突起膠細胞と星状細胞に成長する．**乏突起膠細胞**は細胞体の周りにあり，支持している．これらはまた神経線維を取り囲み，それらを支持し，絶縁の髄鞘を供給している．**星状細胞**は，細胞体の周りにあり，支持機能をもち，シナプスの活動がある特定の領域に制限されるためにシナプスの領域を隔離する．星状細胞は細胞外液の調節もする．

中枢神経系にみられる膠細胞の別のタイプは**小膠細胞**とよばれている．神経系のほかの構造とは違って，起源は外胚葉というよりむしろ中胚葉であるために，本当の神経膠細胞とはみなされない．この細胞は清掃動物として活動し，損傷されたニューロンを貪食する（むさぼり食う）．

膠細胞の成長 Development of glial cells

神経冠にある膠芽細胞は衛星細胞とシュワン細胞に成長する．**衛星細胞** satellite cells は末梢神経系の支持細胞であり，それらの多くは単極ニューロンと一緒に神経冠にとどまって，背根神経節に貢献している．ほかの細胞はほかの神経節を構成するために自律神経ニューロンと一緒に出ていく．

シュワン細胞 Schwann cells は単極細胞突起と軸索に沿って神経管の下位運動ニューロンから背根神経節の外へ移動する．シュワン細胞はこれらの神経突起の多くの周りにミエリンの絶縁層を構成している．こうして，乏突起膠細胞は中枢神経系にミエリンを構成し，シュワン細胞は末梢神経系にミエリンを構成している．末梢神経系では，シュワン細胞もまた**神経鞘細胞**として知られている．末梢神経系のすべての軸索は，有髄かどうかにかわらず，神経鞘をもっている．ミエリン構成に加えて，神経鞘もまた損傷を受けた神経線維の再生に重要な役割を果たしている．

神経膠細胞と神経突起 Neuroglial cells and nerve processes

ある場合には，これらの神経膠細胞は3つの側面で神経突起を囲み，軸索や長い樹状突起の一部を露出したままにしている．それぞれの神経膠細胞は無髄とみなされているたくさんの神経突起（図5-64）を部分的に包むことができる．ほかの場合には，これらの神経膠細胞は「ゼリーロール」のように神経突起の周りを完全に覆い，有髄ニューロンを構成する．

それぞれの神経膠細胞膜は軸索や樹状突起の長さおよそ1mmを占めている．そのため，個々の神経突起はミニチュアの一連のソーセージに似ている．これらの有髄線維では，神経膠細胞間の結合はこの神経突起を細胞外液にさらしている．**ランヴィエ絞輪** nodes of Ranvier として知られている結合には神経インパルスの伝導速度の点で重要な役割がある．

神経突起と神経膠細胞との関係は複雑である．多くの神経線維はミエリンか神経鞘のどちらか，あるいは両方で覆われている．ほかの線維にはおおいがまったくなく，**裸線維**とよばれている．これらはとくに灰白質や脳と脊髄のいくつかの経路では共通している．**レーマック線維** Remak fibers は，薄い神経鞘のある無髄線維であり，自律神経系に豊富にある．脳脊髄神経の多くの求心性線維も無髄であるが，神経鞘をもっている．これらの線維は単一の，普通の**神経鞘**（シュワン鞘）のある集まりで発生する傾向がある．神経鞘のない有髄（髄質，白色）線維は脳と脊髄にみられる．十中八九，中枢神経系にあるミエリン鞘は乏突起膠細胞によって作られる．

ミエリン myelin は神経線維と同時に発生せず，神経突起が発達の多少進んだ段階に達した後，現れてくる．ある神経線維の髄鞘形成化は子ども時代の後半まで完成されない．ミエリンは神経線維の周りの分節されたおおいを構成しているが，線維の最終末端に，あるいはほとんどの場合，軸索小丘を超えて，続いていかない．ラセン神経節と前庭神経節の細胞体はミエリンで覆われているという点で例外的である．

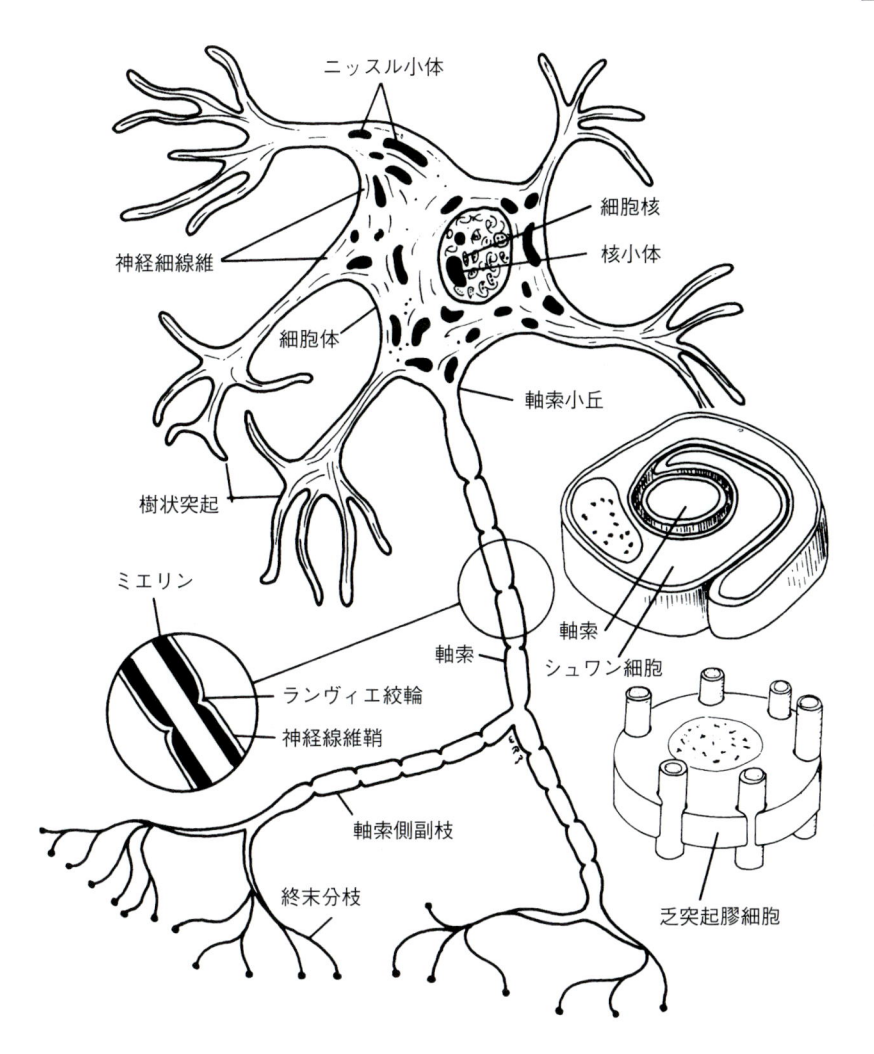

図 5-64
軸索と神経膠細胞との関係．各軸索は，有髄であるかどうかにかかわらず，少なくとも部分的に神経膠細胞に囲まれている．細胞外液にさらされている軸索の単一部分（あるいは単極の樹状突起）はランヴィエ絞輪にあることに注意．

神経組織の結合組織外皮 Connective tissue coverings of neural tissue

　末梢神経系では，シュワン細胞は，神経突起を守るためと脳神経・脊髄神経・末梢神経の構成を促すために機能する結合組織の3層によって囲まれている．1つ以上の神経突起を覆う神経鞘（シュワン細胞）は**神経内鞘**とよばれる結合組織の層に囲まれている．次に，神経鞘と神経内鞘の付いたニューロン突起は**神経周膜**とよばれる結合組織の第2層によって束に分類される．これらの束はさらに**神経上膜**とよばれる結合組織の第3層によって神経幹に分類される．神経は軸索と長い樹状突起の房よりはるかに多い．神経は神経鞘とミエリン（通常）と結合組織の複雑な配列を含んでいる（**図 5-65**）．

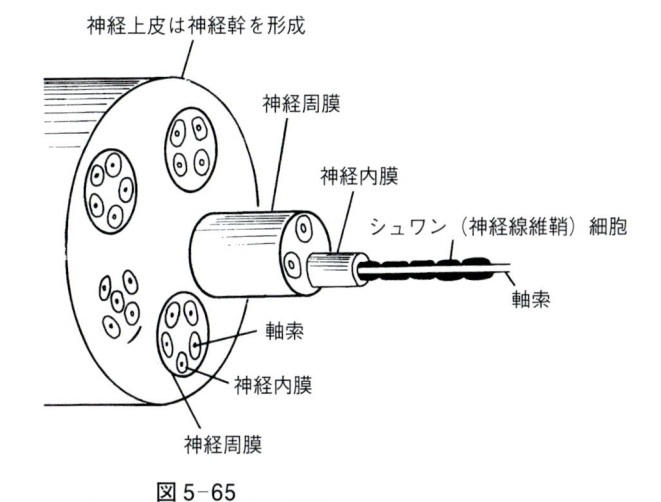

図 5-65
末梢神経におけるニューロン突起の結合組織外皮．

末梢神経線維の変性と再生 Degeneration and regeneration of peripheral nerve fibers

　末梢神経線維が切られる，あるいは激しく傷つけられると，これを有糸分裂の細胞分裂にとって替えることはできない．しかしながら，神経線維の永久喪失は，再生するかもしれないという有利な条件下では，避けられないことではない．最初に，重症の軸索の末端部分がゆっくり変性し始める（**ワーラー変性 Wallerian degeneration**），数日を必要とする過程である．軸索とミエリン鞘は分解し，神経線維の経路に沿って小さな脂肪小滴を作る．変性は末端から始まり，細胞体に向かって近位に前進するが，普通は次のニューロンを含まない．しかしながら，神経鞘は変性せず，むしろ，損傷部位近くの細胞は瘢痕組織を作るために増殖する．この段階で，状況はかなり静かになるかもしれない．神経鞘管の残りの末端部分は数カ月残存するが，もし新しい軸索の成長が起こらないならば，その管はゆっくり小さくなる．

　変化もニューロンの近位部分で起こる．これは，通常一次ランヴィエ絞輪へ制限のある**逆行変性**を受けるかもしれない，あるいはその突起の近位部分全体が完全に変性するかもしれない―この結果，細胞全体はすぐに死滅し，小膠細胞（食細胞）によって破壊されるだろう．しかし，もし細胞がその外傷を切り抜けて生き残るならば，軸索の断端は末端に成長し始めるだろう．微細線維や芽は瘢痕組織を通って経路を見つけ始める．通常，それらの経路は蛇行しており，結局いくつかの芽が経路を神経鞘管の末端部分に見つけるまで，間違った方向に導かれるかもしれない．芽の中には瘢痕組織を横切ることができないものもあり，それらはまっすぐ元に戻っていき，短い距離を細胞体に進んでいく．瘢痕組織障壁を横切れない芽は疼痛性の**神経腫**，求心性疼痛線維の小さな房を構成するかもしれない．

　破砕された末梢神経は，再生する芽がミエリンと神経鞘によって構成される原型のトンネルに限定されるため，良好な回復を示すであろう．末梢神経線維とは違って，中枢神経系の線維は神経鞘をもたず，また再生はできない．神経鞘は新しい芽の成長のための経路を供給するようであり，さらに，栄養を発達する軸索に供給すると思われる．新しい軸索は発達のすぐ後に有髄になる傾向がある．回復はゆっくりであり，12〜18カ月かかりうる．この期間中ずっと，神経供給を失った筋は活動を続けておかなければならない．萎縮した筋はたとえ神経再生しても生存可能な状態には戻らないかもしれない．

ニューロンの興奮と伝導 Neuron excitation and conduction

　私たちが経験するすべての感覚，私たちがもつすべての思考，私たちが行うすべての活動は，**活動電位 action potential**（AP）とよばれる電気エネルギーの生成と伝導によって決まる．活動電位はニューロン，感覚受容器，筋線維によってのみ作られうる．神経活動電位の認識は電気のいくつかの基本的原理の理解を必要とする．

荷電粒子と静止膜電位 Charged particles and the resting membrane potential

　生命組織，つまり動植物が活動電位を発生させられることは以前から認められている．これらの電位は，まれに100mV（0.1V）を超える程度であり，生理学者が特別な関心をもっている．これらの生物電位は小さい（懐中電灯電池は1.5Vをもたらす）が，これらは容易に測定され，記録される．静止状態で，細胞膜表面の2点は同じ電位を示す（**図 5-66**）．しかし，もし適切な電極が細胞表面に置かれ，特別に作られた微小電極がその細胞の細胞質に刺し通されると，−50mVと−90mVに達する活動電位が発見されるだろう．

　これらの電位差は細胞の形質膜を横切る不均一な濃度によるものである．**イオン**は軌道電子を得たり失ったりする原子であり，結果として電荷を得る．**原子 atom** は標準的に電気平衡状態にあり，電荷はもっていない．これはマイナスの荷電電子が核にあるプラスの荷電陽子とまさに調和がとれているからである．例えば，**塩素原子**は普通その外部の軌道環に7つの電子を含んでいる．もしこれが外部環に8つ全部を構成するために自由電子を受け取るならば，これはマイナスの電荷を帯び，もはや原子としてではなく，マイナスの荷電塩素イオン（Cl^-）と判断される．**カリウム（K）原子**と**ナトリウム（Na）原子**はそれらの外部環に1つの電子を含み，次の最も外側の環はどちらかの電子を含んでいる．もしこれらの原子が電子を失えば，これらはプラスの電荷を帯び，プラスのイオン（Na^+）（K^+）として判断される．

　普通の食卓塩（NaCl）は水に溶けると，別々のイオン（Na^+）と（Cl^-）に分離する．高校で化学をとった人で

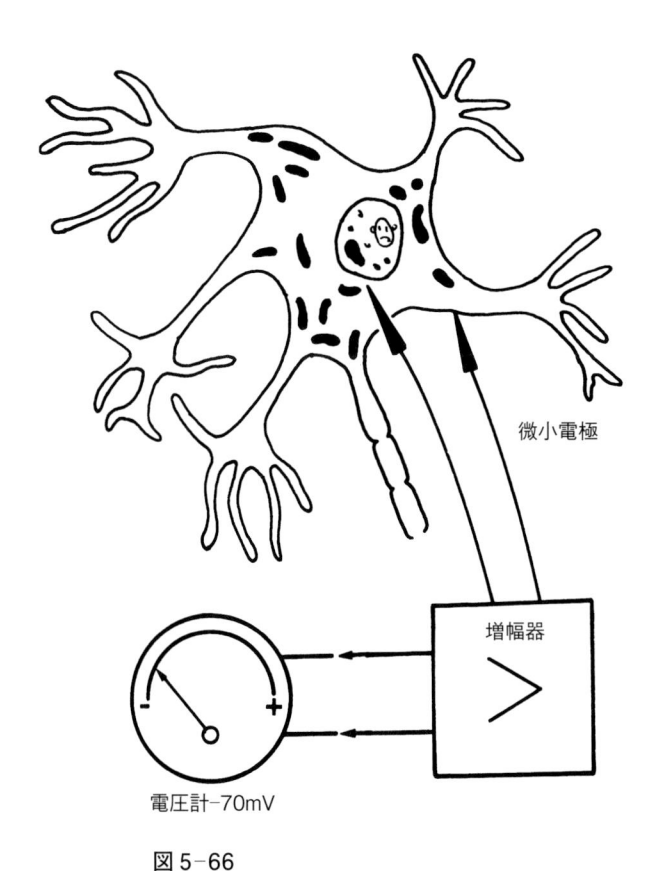

ニューロンの構造的・機能的側面　393

図 5-66
静止膜電位記録の方法．ニューロンの表面のいかなる 2 点も同じ電位を示す．細胞膜間の測定値は，不均等のイオン分布のために，合計 −50 〜 −90 mV の電位を示す．

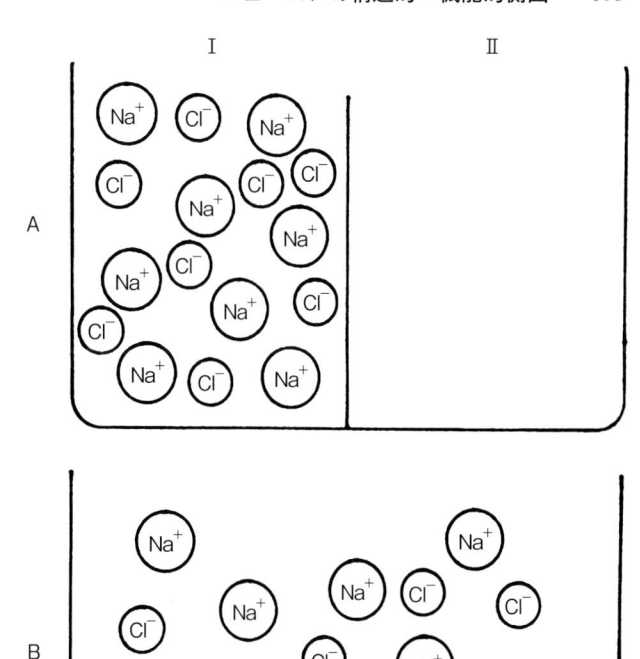

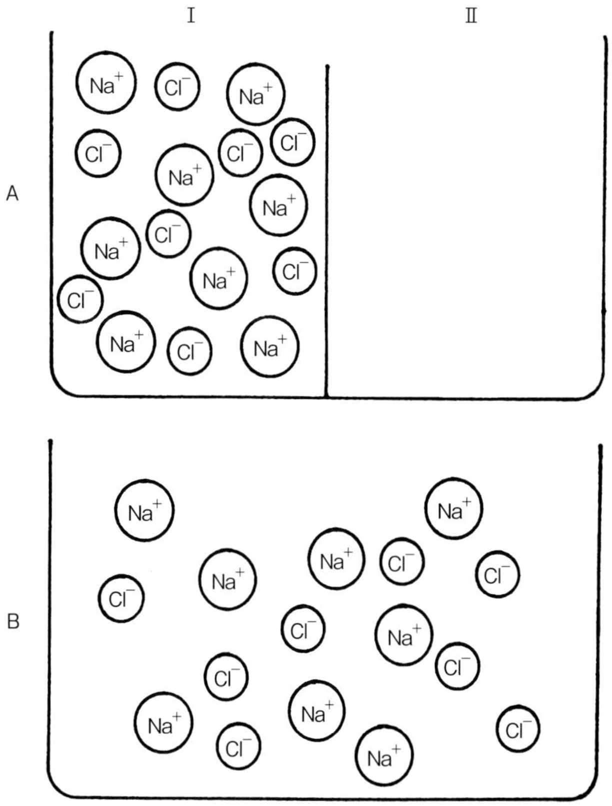

図 5-67
高濃度の領域から低濃度の領域へのイオン拡散．A では，塩（NaCl）が区画 I に入れられ，水は区画 I と II の両方に加えられ，塩は溶けて個々のイオンになっている．B では，非透過性膜がはずされ，濃度勾配の結果としてイオンを動かしている．このイオン運動は完成を表している．(D. R. Brown, Neurosciences for Allied Health Sciences, 1980, The C. V. Mosby Co., Pub より)

あればだれでも知っているように，膜を横切るイオンの交換は電流の流れを作り，同様に，電流の流れはイオンを動かす原因となっている．

同種の電荷のイオンは互いに抵抗しあうことと反対の電荷のイオンは引き付けあうことを覚えておくのは大切である．反対の電荷が分離されると，その過程で行われる負荷は電荷を一緒に引こうとする電気力を発生させる．この**電位力**はイオンの数によって直接，イオン間の距離によって逆に，変わる．この電位は**ボルト volts** とよばれる単位で計測される．私たちは，ある点から別の点へ移動したとき電荷によって行われうる仕事量として電圧を定義することができる．通常，電圧は反対の荷電イオンが分離されると存在する仕事のための電位を表すのに使われ，**電位差 potential difference** が用いられる．1.5 V の電位差は懐中電灯電池の電極幅で計測され，12 V は車のバッテリーの電極幅で計測される．電極が**電気伝導体**（例えば，銅線）によって結合されると，イ

オンの流れが生じる．この流れは，電流とよばれ，**アンペア amperes** とよばれる単位で計測される．ある物質はほかの物質よりも電気をよく伝導する．電気の流れの抵抗を表す単位は**オーム ohm** である．

図 5-67A では，食卓塩が区画 I と II を満たしている水に溶かされている．これらの区画は，B でのように取り除かれると，**濃度勾配**（力）の結果としてイオンが動くことを認める不透過性の膜によって分けられている．イオン運動は，電気平衡が液体（ここでは電解質）の中で確立されるまで，続く．運動はエネルギーの支出となる．膜が，不透過性というよりむしろ，選択的に Cl⁻ イオンの透過はできるがそれより大きな Na⁺ イオンの透過性が許されていない小さな孔を含んでいるとしたらどうだろう（**図 5-68A，B**）．濃度勾配のために，Cl⁻ イオンは区画 II の中に拡散し，プラス**電圧勾配**はマイナスイ

394　第5章　神経系

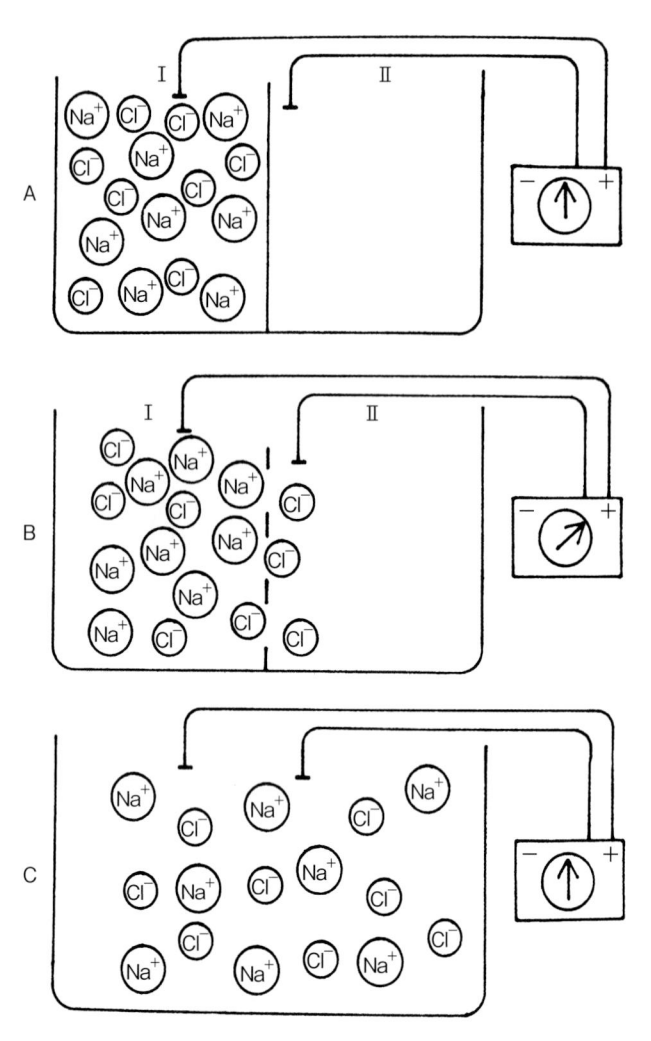

図5-68

イオンの拡散に影響する要素．Aでは，NaClが区画Iに加えられている．区画IとIIは水で満たされ，非透過性膜によって分けられている．電圧計はゼロ電圧勾配（電位差）を記録するだろう．Bでは，膜は塩素イオンだけを透過し，いくらかの塩素イオンは濃度勾配の結果としてIIへ広がり，区画Iをさらに陽性にする．これはIから塩素イオンの流れの釣り合いを保たせる電圧勾配を作る．Cでは，膜が取られ，すべてのイオンを流す．ナトリウムイオンは濃度勾配と電圧勾配の両方の結果として動く．電圧計はイオン濃度が等しくなるとゼロ電圧勾配を示す．

オンの喪失によって区画Iで生まれる（図5-68）．Cl^-イオンは電気平衡に達するまで区画IIの中に拡散し続ける．つまり，マイナスイオンに区画IIから流れさせている濃度勾配はそれらを抑制する傾向にある電気勾配によって釣り合いを保たされているのであろう．電量計はプラスの記録を示すだろう．もし膜が今Cl^-イオンとNa^+イオンの両方を透過させたならば，濃度勾配と電圧

勾配によってNa^+イオンの最初の流れがあったであろう．

体で，細胞の**形質膜**は細胞内液と細胞外液を分離する．これらの両方の液体は**電解質**，よい伝導体である溶液中の塩を含んでいる．細胞膜は，層の1つが脂質（脂肪）であるため不十分な伝導体である．神経細胞の細胞質の化学的分析はカリウムイオン（K^+）の濃度を明らかにし，これは細胞外液にあるものより20倍から50倍の高さである．細胞質も高い濃度のマイナスタンパクイオン（A^-）を含んでいる．このように，細胞内細胞質と細胞外液の両方はプラスイオンを含んでいるが，細胞の外の濃度は細胞の内側よりはるかに高いため細胞質は膜の外側と比較すればマイナスである．この生物電気の電圧，つまり**静止膜電位**は細胞膜の分極によるものである．もし電子が細胞膜のどちらかの側に置かれているならば，連続的な不変か結局100mVと同じ程度になる静止電位が記録される．この静止膜電位は細胞質膜の選択透過性に起因すると考えられる．

カリウム（K^+）イオンと塩素（Cl^-）イオンは小さく，膜を通り抜けられるが，ナトリウムイオン（Na^+）は水和物であり（水を含んでいる），非常に大きいため容易に膜を通って拡散することはできない．静止状態で，カリウムイオン（K^+）は，細胞内のマイナスタンパクイオン（A^-）に引き付けられ，細胞膜を通って内側に拡散する．同時に，細胞内のカリウムイオンは，より低い外の濃度勾配に引き付けられ，細胞膜を通って外に拡散する．この2方向拡散はほぼ平衡過程であるが，（細胞膜の中で）高い濃度の領域からナトリウムイオン（Na^+）の一定だがわずかな拡散もある．もしなんらかの追加機構がないとなったならば，プラスのナトリウムイオン（Na^+）は結局細胞膜の内側と外側を等しくし，静止電位はゼロになっていくだろう．

ナトリウム-カリウムポンプ The sodium-potassium pump

しかし，ナトリウムイオンが細胞に入っていくのと同じ速さでそれらを押し出す活動的な過程があり，そのためナトリウムイオン濃度はいつも細胞の外側のその濃度の約10分の1に保たれている．この活動的な機構は，細胞膜によるエネルギーの消費のためであり，カリウムイオンとナトリウムイオンの両方に作用する．ナトリウム-カリウムポンプとよばれ，これはアデノシン三リン酸（ATP），細胞質にあるミトコンドリアの生成物によって促進される酵素系である．

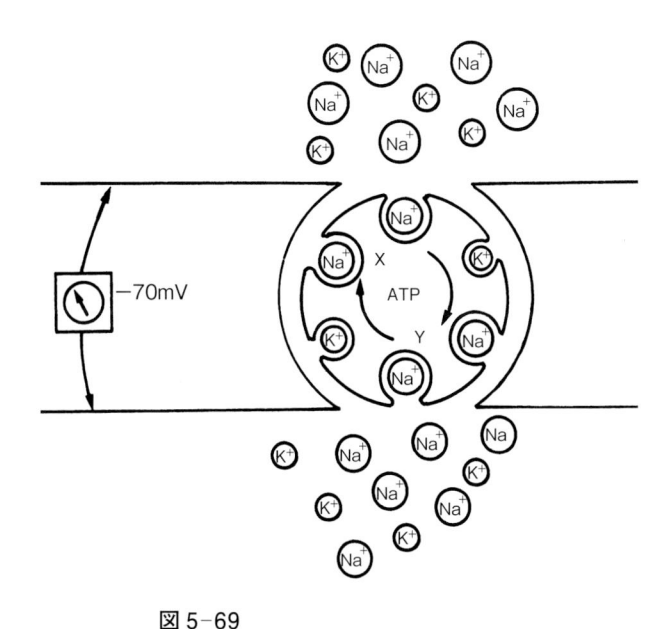

図 5-69
ナトリウム-カリウムポンプのモデルであり，細胞に静止膜電位を維持させる興奮性細胞膜に存在する．ポンプは失われたカリウムイオンを細胞から取り戻し，少しずつ入ってきたナトリウムイオンを取り除く．ポンプはATPで動き，細胞膜を横切ってナトリウムとカリウムの拡散を促進する2つのイオン担体分子XとYを含んでいる．

このナトリウム-カリウムポンプは同時に細胞に拡散する過剰なNa^+イオンを排出し，細胞に残っているK^+イオンを取り戻す（**図5-69**）．この方法で，ポンプは濃度勾配と電圧勾配を持続的に維持している．

もし，ニューロンが漠然とその静止電位を保持しているならば，それは神経系にはほとんど役に立たないだろう．刺激の多くの形態はニューロンの静止電位に突然の変化を生み出すかもしれない．いったん刺激されると，ニューロンが成し遂げなければならない唯一の機能はインパルス，末梢性感覚器官から中枢神経系への求心性か，中枢神経系から筋あるいはほかの効果器の遠心性のどちらかを，伝達することである．

活動電位 The action potential

電気はニューロンに対する人工的刺激の中の最も頻繁に使われる源である．これは簡単に制御され計測され，損傷を引き起こさずに筋や神経組織に適応されうる．神経線維を刺激し神経インパルスを見つける方法が**図5-70**に示されている．

最初に，静止神経線維は$-70mV$の電圧勾配をもっている．マイナスイオンは細胞膜の内側にあり，プラスイ

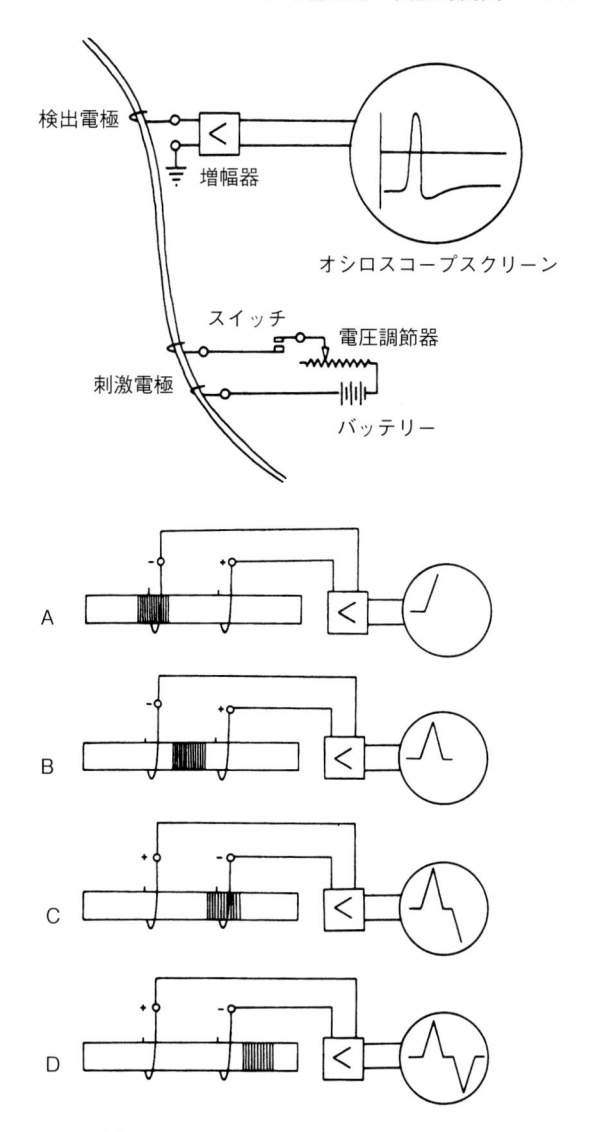

図 5-70
神経線維刺激と神経インパルス検出の方法．上の図では，バッテリー，電圧調整器，スイッチ，電極が刺激器を構成している．一時的にスイッチを入れると，検出電極に探知され，オシロスコープスクリーンに現されるために増幅器を通る神経インパルスを開始する．下の図Aでは，伝搬する脱分極が一次電極に達し，オシロスコープは陰性電荷を記録する．Bでは，そのインパルスは2つの電極間にあり，電圧は記録されない．Cでは，インパルスは二次電極に達し，オシロスコープは一次電極と比べて陰性である電圧を記録するが，電流は逆方向に計器を通って流れるためオシロスコープのふれは下向きになる．インパルスが二次電極を通りすぎると（D），電極間の電圧差はゼロであり，オシロスコープ記録は基本線に戻る．

オンは外側にある．電流は細胞膜の不十分な伝導特性のために妨げられるが，イオンはそれにもかかわらず，互いに引き付けあっている．

刺激物からのマイナス極（**陰極 cathode**）は刺激電極

に利用できる．刺激強度が強まるにつれて，隣接領域のプラスイオンは陰極に流れ始め，**部分電流**を生み出す．この流れの量は刺激強度に正比例して変化し，電圧勾配の減少をもたらす．言い換えると，細胞膜の外側からのプラスイオンの消失はその領域をプラスでなくしていき，その膜を横切る電圧差は減少する．この分極性の消失は，**脱分極 depolarization** とよばれ，静止膜電位の減少に直接反映される．もし，膜電位が－50mV（**臨界興奮レベル critical firing level**）に達する程度まで刺激が強められると，膜透過性に突然変化が，とくにNa$^+$イオンに起こる．この変化の理由はわかっていない．Na$^+$イオンの突然の流れは1msec以内に最高に達し，細胞膜の**分極性の反転**となる．十分なNa$^+$イオンは外側に比例して内側がプラス（＋30mV）になるように細胞に入る．細胞膜は直接数ミリ秒続く回復相に入る．Na$^+$の伝導率は減少し，同時にK$^+$の伝導率は増加する．これは，ナトリウム－カリウムポンプの活動のために，細胞からのプラスイオンの除去や＋30mVから－70mVの静止膜電位への再分極となる．電流の最小強度は，不確定期間そのままにしておかれたとき神経刺激を生み出すものであり，**基電流**とよばれている．臨床上，基電流の2倍の電流強度を選択しその強度で興奮に必要とされる電流の持続時間を決定するのが日常茶飯となっている．これは**クロナキシー**あるいは興奮時間として知られ，臨床や研究において非常に有用である（図5-71）．

いったん臨界興奮レベルに到達すると，ニューロンのなお一層の刺激は効果をもたなくなる．**活動電位 action potential**である．分極反転の1msecの間，膜は刺激がどんなに強くなろうとも興奮させられない．この期間は**絶対不応期 absolute refractory period**として知られている．細胞はその静止膜電位を約－50mVの段階に戻すまで脱分極できない．それが起こったとき，もっと強い刺激が使われるならば，ニューロンを再興奮させることができる．**相対不応期 relative refractory period**と知られている．この期間中，濃度勾配と電気勾配は活動電位の期間からさらに回復していく．

細胞膜に沿った活動電位の伝導は自己伝搬である．障害された領域に隣接する領域は電流（イオン）の流れに反応し，細胞膜障害と電流の流れの処理は急速に細胞膜に広がる．図5-72で，矢印はイオンの流れが脱分極された膜を通って内側にいくことを示している．また，線維の中を，電流は縦に流れ，脱分極された領域のどちら

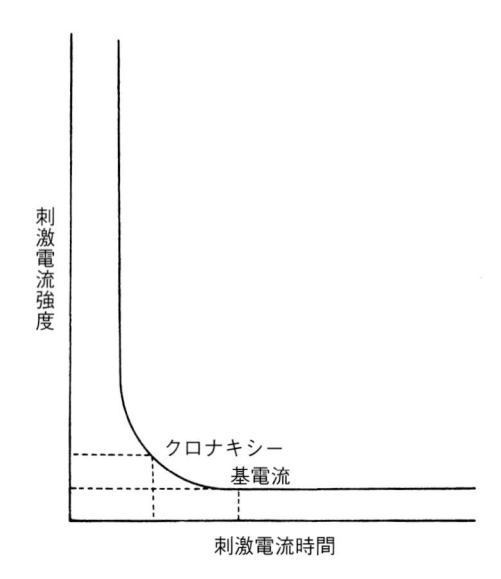

図5-71
電流の刺激強度と時間との関係．不定時間そのままにされたときに神経刺激を作る電流の最小強度は，基電流とよばれている．基電流の2倍の強さの電流はクロナキシーとして知られている．

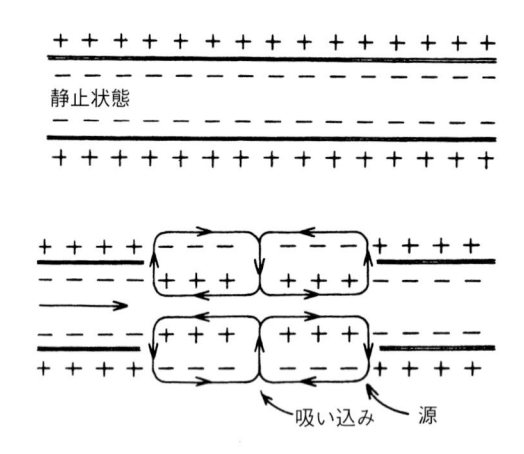

図5-72
インパルス通過中の電流の方向．

かの側にある分極された膜に達することも示している．分極された領域の電流の流れは外へ向かっている．内側へ向かう電流の流れが起こる部分は**吸い込み sink**といわれ，外側へ向かう流れが起こる部分は**源 source**とよばれている．この源は細胞膜の破損を伝搬するために刺激として作用することがわかっている．これはインパルスがいったん刺激によって始められると，そのインパルスが自己伝搬になり，もはや刺激の存在に頼らないことを意味している．

神経インパルスの記録で明らかな，最も目立つ電気変

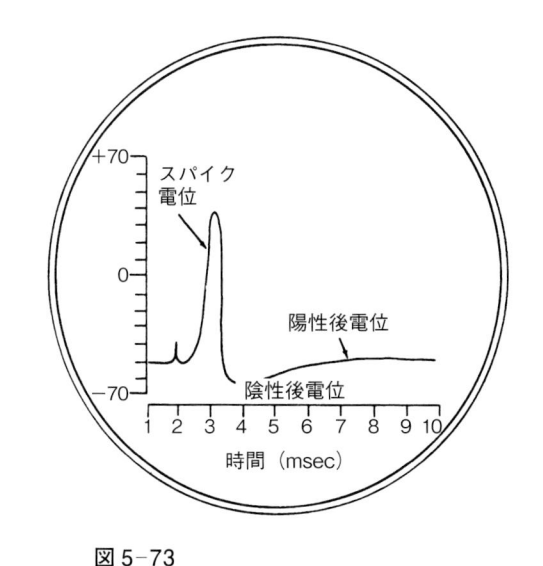

図5-73
オシロスコープで表示された神経インパルス.

化は**活動**（あるいは**スパイク**）**電位**である（**図5-73**）．これまでみてきたように，細胞膜はスパイク電位中，完全に脱分極させられ，生理学的にそれ以上の脱分極や別の刺激に対する受容を不可能にさせられる．運動神経では，この絶対不応期は，約0.5msec続くが，相対不応期に続けられる．この期間中，興奮性の閾値は静止状態よりも低く，インパルスは，もし起こるとすれば，小さな電圧である．相対不応期の持続時間は運動線維で約3ないし4msecである．

細胞膜の再分極が相対不応期の間完全ではないため，通常より強い刺激がインパルスを始めるために必要であり，同じ理由で反応の電圧は下げられる．減らされている興奮性のこの期間は，神経線維が静止状態の間より興奮している間とつながっている．これは**過常期**とよばれ，10msec以上続き，**陰性後電位**の持続期間に相当する．最終的に，神経線維は興奮性が正常よりも低い間に**準正常期**に入っていく．これは70msecまで続き，**陽性後電位**の時期に相当する．

神経線維がいくつかの速い，連続性の刺激にさらされると，過常期と陰性後電位の期間ははっきりと減少し，比例して準正常期と陽性後電位の期間に増加する．

神経線維がスパイク電位の移動の間刺激に不応であるため，インパルスの数の頻度は限定される．もし**総不応期**が1msecに達するならば，インパルスの最大頻度は秒速1,000を超えられないだろう．さらにその不応期は高頻度で連続性伝導の間延びることが示されている．

より強い刺激がさらに多くのニューロンを刺激するが，個々の神経インパルスの電圧と期間は変化しないままであろう．感覚あるいは反応の増加は単に神経インパルスの頻度における増加によるものであり，個々のインパルスの特性における変化によるものではない．もし運動神経が刺激の連続によって刺激されると，その結果起こる収縮は単一の持続する収縮，あるいは**強直**につながっていく傾向がある．

伝導速度 Conduction velocity 伝導速度に基づいて，哺乳類の神経線維はタイプA・B・Cに分けられており，タイプA線維はさらに**アルファ**（α）・**ベータ**（β）・**ガンマ**（γ）・**デルタ**（δ）に分けられている．**タイプA**は典型的な体性の，有髄線維で，感覚と運動の両方から成り立っている．これらは大きな線維で，最も短いクロナキシーと秒速120mまでの伝導速度をもっている．β線維やγ線維のような，タイプA線維の二次的線維はかなり低い速度で伝導し，直径もかなり小さい．これは単一ニューロンの異なる線維要素は異なる伝導速度をもっている可能性があることを意味している．**タイプB**は，自律神経系の節前神経線維のような，有髄線維から成り立っている．これらはタイプAα線維より直径が小さく，長いクロナキシーをもっている．この伝導速度は秒速3mから14mの範囲である．**タイプC線維**は，脊髄神経の後根や節後自律神経線維でみられるような，きめの細かい無髄線維から成り立っている．これらは秒速およそ0.2～2.0mの伝導速度をもっている．

神経線維の直径と伝導速度との間には明確な関係がある．神経線維直径ミクロンと定数6の積が1秒につきのメートル数でおよその伝導速度となる．直径15ミクロンの軸索は秒速約90mの伝導速度である．伝導速度はある程度ミエリンの存在によるようである．これは電気絶縁体として作用し，**ランヴィエ絞輪**のところを除き，イオンの外側への流れを防いでいる．したがって，有髄線維での伝導はそのランヴィエ絞輪でだけ外側への電流の流れによって特徴づけられ，結節から結節へジャンプしている．これは，**跳躍伝導**とよばれ，無髄線維の伝導特性のある連続タイプとは違っている．

哺乳類の神経線維のさまざまなタイプの特性は**表5-2**にまとめてある．

全か無かの原理 The all-or-none principle 神経線維は細胞脱分極が始められる程度まで刺激されると，そ

表 5-2
異なる哺乳動物の神経線維の特性

線維の種類	線維の直径 (μ)	伝導速度 (m/sec)	スパイク持続時間(msec)	陰性後電位持続時間(msec)	陽性後電位持続時間(msec)	機能
A (α)	13～22	70～120	0.4～0.5	12～20	40～60	運動, 筋固有受容器
A (β)	8～13	40～70	0.4～0.6	(?)	(?)	触覚, 運動感覚
A (γ)	4～8	15～40	0.5～0.7	(?)	(?)	触覚, 筋紡錘興奮, 圧
A (δ)	1～4	5～15	0.6～1.0	(?)	(?)	痛み, 熱, 寒冷, 圧
B	1～3	3～14	1.2	None	100～300	節前自律神経
C	0.2～1.0	0.2～2	2.0	50～80	300～1,000	痛み, 熱(?), 寒冷, 圧, 節後自律神経, におい

の過程は完成する．もし単一の弱いが，それでも適当な刺激が神経インパルスを始めるなら，その特性（スパイク電位の電圧と後電位の持続期間）はもっと強い刺激から始まるインパルスと同じくらい強いだろう．この特徴は全か無かの原理（悉無律）といわれる．水洗トイレの水の噴出によく似ている．いったん水を流すと，水洗トイレはタンクが少なくとも部分的に再び入るまで再噴出できない．ニューロンのように，トイレは絶対と相対不応期をもっている．

活動電位の特徴―まとめ Characteristics of action potentials ― A summary

1. 活動電位は最小の長さの刺激強度と持続を必要としている．短期間の非常に強い刺激は細胞膜を脱分極させるには十分ではない．
2. 活動電位は軸索小丘で始められる．
3. 活動電位は作られるか作られないかの全か無かである．
4. あるニューロンにとって，スパイク電位の大きさと持続期間は刺激にかかわらず，一定である．
5. 活動電位の最大頻度は絶対不応期に制限されている．
6. 活動電位は自己伝搬であり，距離とともに低下しない（針金の電気インパルスは低下するだろう）．
7. 体に自然に作られる活動電位は一方向性であろう．あらかじめ興奮している領域の絶対不応期は再興奮を妨げるだろう．研究で作られる活動電位は二方向性である．1つの活動電位は末梢に移動し，もう1つは中枢に移動するだろう．
8. 活動電位は「足し算する」あるいは合計することはできない．

神経シナプス The neural synapse

神経系が高度に組織された，行動-支配機構として機能するために，励起ニューロンは隣接領域でインパルスを始めなければならない．例えば，後根線維は脊髄と分枝に繰り返し入り込む．ある分枝は脊髄の後柱の中を上り，延髄の段階で終わる．一方，ほかの分枝は，入り口の段階か，その下の後角の灰白質で終わる．これらの線維が終わると，これらはほかの神経細胞と機能的結合を構成し，今度は，その軸索がほかの神経細胞（あるいは効果器）に移動し，補足的な機能的結合を確立する．このように，長く入り組んだ経路は神経系に作られる．ニューロン間の機能的結合は**シナプス**として知られている．大切なのは，シナプスにニューロンの細胞質連続性がないことを覚えておくことである．

ある経路の中の個々のニューロンはその解剖学的主体性を保っているということが長い間疑われてきたが，つい最近，電子顕微鏡はシナプスの構造的細部を明らかにした．**シナプス前ニューロンとシナプス後ニューロンの略図が図 5-74 で示され，シナプスの略図は図 5-75 で示されている．軸索がもう1つの神経細胞に近づくので，その終末分枝は樹状突起の表面で，あるいはシナプス後細胞体の表面で終わる．それぞれの終末分枝はシナプス後細胞とシナプスの接触を作る小さな腫大あるいは環として終わる．これらの終末は**神経線維末端（終末ボタン）**とよばれている．終末分枝は**経過のボタン bouton de passage** によってシナプス接合部も作り，それから，たくさんの追加神経細胞と一緒にシナプスに続いていく．単一の軸索は少数の，あるいは 50,000 ほどのボタンをもっている．平均は約 1,000 である．どんな単一の細胞も多くのほかの細胞（100,000 まで）と一緒にシナプス

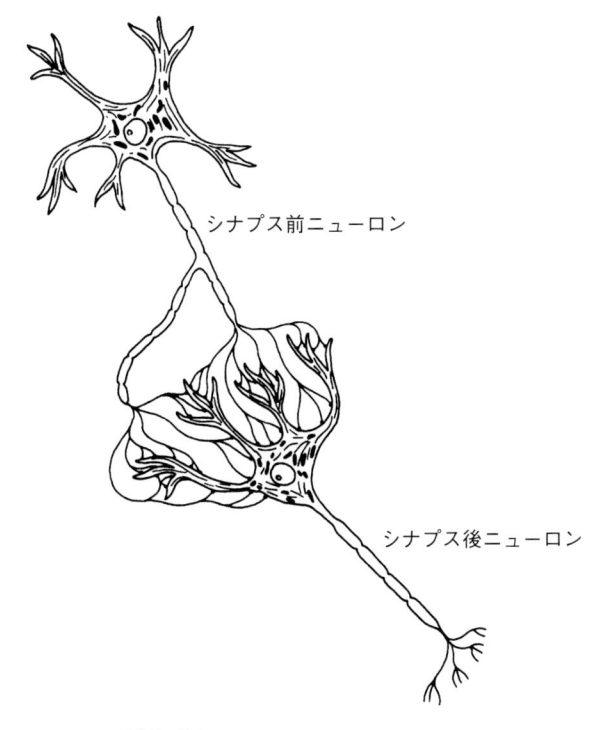

図 5-74
2つのニューロン間のシナプス.

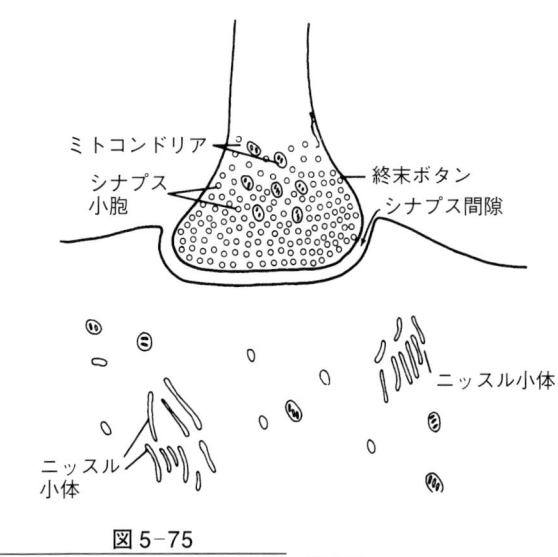

図 5-75
シナプスの電子顕微鏡写真の模式図.

接合部を構成する．

シナプスは大きさ，複雑さ，配列の点で異なるが，ほとんどが共通の特性をもっている．**図5-75**に示されるように，わずかなへこみが，樹状突起か細胞体が終末ボタンに会う地点で発生する．電子顕微鏡は2つの細胞膜間のわずかおよそ0.01ミクロンの**シナプス間隙**を明らかにする．

ミトコンドリアは，とくに終末ボタンにたくさんあり，シナプス伝達に必要なエネルギー（ATP）を細胞に供給する．さらに，そのボタンは，シナプス間隙下の細胞膜を脱分極する生命化学伝達物質を含む，高い濃度の**シナプス小胞**をもっている．ボタンは細胞体と同じ濃度勾配と電圧勾配をもっているだけでなく，さらにナトリウム－カリウムポンプを持ち，軸索のように脱分極に反応する．

神経伝達物質 Neurotransmitters

軸索とシナプス後ニューロンとの間の解剖学的配列は体中異なる領域ごとにかなり違っているかもしれないが，神経インパルスはまさに一方向に伝えられる．これはシナプスの特性によるものである．活動電位がシナプス前ニューロンのボタンに達すると，イオンの流れはシナプス小胞に，細胞膜を通ってシナプス間隙に神経伝達物質を放出させる．この神経伝達物質はシナプス後細胞膜を通って，およそ1msec間に小さな局所的なイオンの流れを生み出し，そしてその神経伝達物質は拡散，または局所酵素の影響のどちらかによって，無効となる．

神経伝達物質の**アセチルコリン**はアセチルコリンエステラーゼとよばれる酵素に破壊されることが示されている．神経伝達物質が効果的である短期間の間に，**興奮性シナプス後電位**，略して**EPSP**として知られている局所的な脱分極を生成する．この局所作用は十分ではなく，閾値に達することはできないかもしれないが，その場合には，神経インパルスは簡単に終わる．EPSPの生成に必要な合計時間は，たとえ不十分にしても，たった数マイクロ秒である．そのEPSPは合計されうる局所の非伝搬の脱分極である．言い換えると，ほかのボタンから（非常に短い時間間隔で）続いている，あるいは同時に起こるインパルスの効果はそのEPSPの電圧を変えるかもしれない．もしそれが最後に十分判明するならば，シナプス後活動電位は軸索小丘（興奮に対する最も低い閾値のニューロンの部分）に現れる．細胞は信号を発し，メッセージは近づいている．

もう1つの神経伝達物質反応はシナプス間隙にK⁺拡散を増加することである．これは**抑制性シナプス後電位**（**IPSP**），つまりシナプス後膜の過分極になる．もし十分な抑制性伝達物質が放出されれば，IPSPはプラスイオン流の軸索小丘への広がりを引き起こし，それは過分極となる．細胞体か樹状突起に達するボタンのあるもの

は抑制性であり，あるものは興奮性であるかもしれない．数千の興奮性シナプスと抑制性シナプスの軸索小丘への効果は効果の代数的合計である．

多数の神経伝達物質がある．それらにはアセチルコリン・ノルエピネフリン・セロトニン・ドーパミン・γアミノ酪酸（GABA）・グリセリン・グルタミン酸などが含まれている．これらはNa^+かK^+のどちらかのシナプス間隙への放出によって膜透過性を増す．ナトリウムイオンは先に EPSP として確認した局所脱分極を引き起こし，カリウムイオンは IPSP になる．

自律神経系の神経節では，伝達物質は**アセチルコリン**であり，シナプスのように**コリン作動性**とよばれている．汗腺と骨格筋の血管への副交感神経節後軸索と交感神経節後軸索のほとんどはアセチルコリンを放出する．残りの交感神経節後軸索のすべては**ノルエピネフリン**を放出し，それらのシナプスは**アドレナリン作動性**とよばれている．シナプスのこれら2つのタイプはさまざまな薬剤への刺激反応性に基づいて2つの亜型に分けられる．

刺激反応性はシナプス後膜のレセプター部位で起こることの結果である．この部位は分子の型によって神経伝達物質へのさまざまな反応をもっている大きなタンパク質分子を含んでいる．コリン作動性シナプスは**ニコチン**か**ムスカリン**かのどちらかに分けられる．神経筋接合部でと自律神経節でみられるニコチン受容体はニコチンで興奮させられる．ムスカリン受容体は，平滑筋と心筋のシナプスと腺でみられ，きのこの派生物である，ムスカリンによって興奮させられる．

アドレナリン作動性シナプスは$α$か$β$に分類される．$α$レセプター部位はノルエピネフリンとエピネフリンを好む．$α$レセプターは，その効果が抑制性である消化管を除く，平滑筋収縮と分泌腺には興奮性である．エピネフリンは交感神経の活性の間に副腎髄質によって放出される．$β$レセプターはエピネフリンにいっそう高い反応性をもち，それらの効果は内臓と血管の平滑筋の弛緩と心筋の興奮である．

シナプスは酸素の欠乏に対して最も敏感な神経系領域である．シナプス伝達は無酸素からちょうど45秒後に衰え始める．これは，急に立ち上がって，めまいがするときに，ときどき起こる．

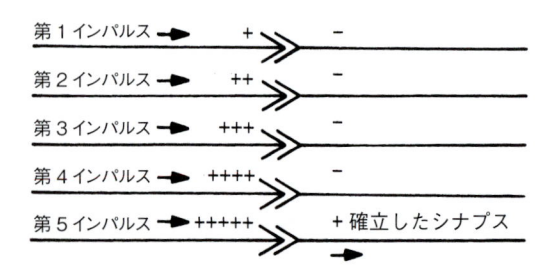

図 5-76
単一神経インパルスの到着はシナプス後ニューロンを興奮させられないかもしれないが，もし2つ以上連続してインパルスが到着すれば，シナプス伝達はもっと起こりそうである．これは時間的加重といわれている．

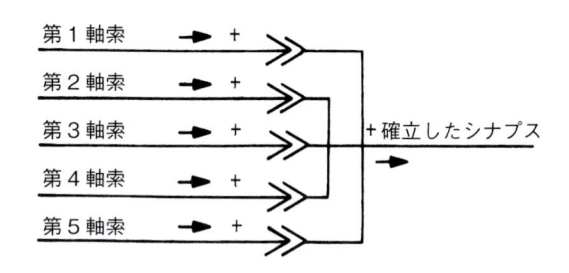

図 5-77
もし単一の軸索からの単一インパルスがシナプス形成を成し遂げられなければ，たくさんの軸索から同時あるいはほぼ同時のインパルス到着がシナプス伝達を引き起こすかもしれない．これは空間的加重とよばれている．

加重 Summation

神経インパルスのシナプスへの到着はシナプス後ニューロンを興奮させられないかもしれないことがわかった．しかし，もし2つ以上密に連続するインパルスが到着すれば，シナプス伝達はもっと起こりそうである．このインパルスの加重は**時間的加重**といわれ，**図 5-76**に図式的に示されている．一方，1つ以上の軸索からの終末ボタンは単一の樹状終末あるいは細胞体に影響を与えるかもしれない．万一，1つの軸索からの単一インパルスがシナプス事象を完成できない場合には，多くの軸索から同時あるいはほぼ同時のインパルス到着はシナプス伝達になるかもしれない．これは**空間的加重**とよばれ，**図 5-77**に示されている．

神経筋シナプス（または接合部） The neuromuscular synapse (or junction)

神経筋シナプスの構造は神経シナプスの構造に非常に

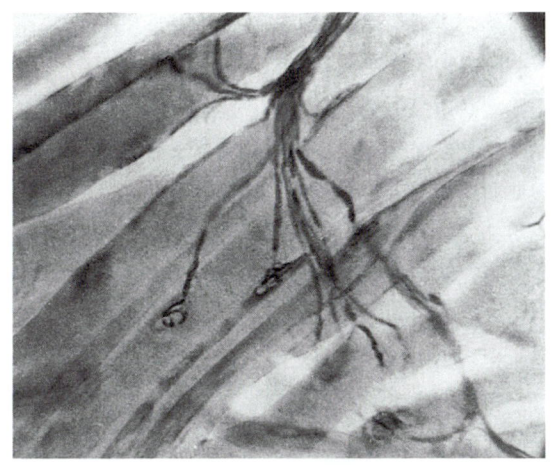

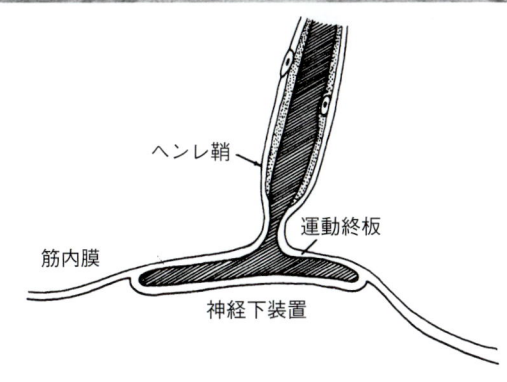

図5-78
軸索と運動終板の写真(上)と神経筋接合部(下).

似ている．ボタンはシナプス後膜として機能する筋細胞の領域で終わる．シナプス領域の膜は**運動終板**（図5-78）として知られている．シナプス間隙もあり，またすべてのα運動ニューロンにあるボタンはアセチルコリンを遊離させている．

筋細胞電位（**運動活動電位**）を生成する化学作用は神経活動電位を生成するものと同じである．運動軸索にある神経活動電位はボタンを脱分極させ，カルシウムイオンを入らせる．カルシウムはNa^+イオンの透過性を上げる神経伝達物質の放出を引き起こす．局所脱分極は筋細胞の筋線維膜に沿ってTシステムまで伝達される活動電位を生成する．**Tシステム**または**横断システム**は活動電位を細胞内のミオシンフィラメントとアクチンフィラメントに伝える．

ほとんどの正常な筋機能は筋の2群，つまり**屈筋** flexorとして活動する群と**伸筋** extensorとして活動する群を含んでいる．最も単純な反射反応が起こるために，拮抗筋の弛緩が普通起こる．この弛緩は**神経抑制**とよば

れる重要な調節活動によるものである．

Wilson（1966）によると，随意筋に作用する抑制は中枢神経系に備わっていなければならず，2つの可能な形式のうちの1つをとることができる．反応の抑制は運動ニューロンの興奮性の減少の結果，あるいはそこに到達する興奮性入力の減少の結果であるかもしれない．今まで研究のほとんどは，シナプス後ニューロンの受容が減少している機構，言い換えると**シナプス後抑制**，に集中していた．

Sir John Eccles（1965）と彼の同僚たち―抑制性シナプス研究のパイオニアたちは，興奮性シナプスの斉射にもかかわらずニューロンの放出を抑制できるシナプスを提案している．彼らはさらに，抑制性シナプスがシナプス後細胞を静止状態中よりも陰性にするため，興奮性刺激によって刺激されそうにはないことも示唆している．抑制性機構の1つの説明は，抑制性シナプスのところで放出された伝達物質が膜の選択的透過性に影響し，それはカリウムイオンの外方向への流れを認めるがナトリウムイオンの内方向への流れを認めていないことを提案している．これは細胞外の陽性イオン濃度が増やされ，ニューロンの陰性がより強くなるという結果に終わる．研究者たちはある神経細胞が興奮性特性と抑制性特性の両方をもつことはできないことも示唆している．神経伝達は2つの異なる種類のニューロン，つまり抑制性のニューロンと興奮性のニューロンを必要としているのかもしれない．

受容器 Receptors

君たちはそのうちに，どのように神経インパルスが内部と外部の環境変化に反応を生み出し始めるのかを考えなければならない．生物は環境変化を見つけ，うまくやっていけるかどうか，適切に反応できるに違いない．これらの受容器は，私たちの環境の変化に反応するものであり，機能によって，それらが関連する組織のタイプによって，形によって，それらが自由なのか被包性なのかによって，分類される．

受容器のタイプ Types of receptors

体には基本的に5つのタイプの受容器がある．

1. **機械受容器** mechanoreceptors．受容器と隣接組織の機械的圧力や変形に反応する．

2. **温度受容器** thermoreceptors．温度変化に反応する．
3. **侵害受容器** nociceptors（ラテン語 nocere「傷つける」），組織の損傷に反応する．
4. **光受容器** photoreceptors．眼の網膜に向けられた光を検出する．
5. **化学受容器** chemoreceptors．味覚とにおいに責任を負っている．

これらのさまざまな受容器によって伝えられる感覚は，一連の多かれ少なかれ速いインパルスとしてすべて開始される．明らかな疑問がある．つまり，異なる神経線維はどのようにして感覚のさまざまなモダリティを伝えるのだろうか？ 視神経の刺激は，化学物質，光，電気の違いを問わず，なぜ味覚や痛みの感覚ではなく，光の感覚をいつも，生み出すのだろうか？ 各感覚モダリティの神経路は中枢神経系のそれ自体の特定領域—私たちの意識にある特定の感覚を引き出す領域で終わる．これは18世紀半ばに Johannes Müller によって定められた**特異神経エネルギー説**とよばれている．

受容器電位 Receptor potentials

1つの受容器は通常1つの刺激タイプにだけ反応する．毛包の周りの触覚受容器は熱や冷たさには十分反応しないが，髪の機械的動きには敏感である．**適合刺激 adequate stimulus** という用語はある特別の受容器を活性化する特定の刺激を含んでいる．受容器電位は求心性神経線維の終末か網膜の桿体と錐体のような受容細胞で始まる．約－70mVの静止膜電位があり，適合刺激は細胞膜の脱分極となり，それはナトリウムイオンの内方向への流れを可能にする．**受容器電位 receptor potential** として知られている．この脱分極は活動電位とは異なった特性をもっている．

1. 受容器電位の電圧は刺激の強さと刺激の割合によって変化する．
2. 受容器電位は増殖しないが，膜の上に広がる．
3. ほとんどの受容器には不応期がなく，その受容器電位は刺激が加えられている間続く．
4. 受容器電位は合計されうる．

受容器電位はプラスイオンを，それを脱分極する求心性神経線維から臨界膜電位へ引きつける．これは，弱い受容器電位は活動電位を産生しないかもしれない，あるいは活動電位の列は発生させられるかもしれないということを意味している．

いったん活動電位が求心性線維に開始されれば，それらは刺激の電圧にかかわらず，常に同じである．活動電位の頻度は適合刺激の上昇とともに上昇する．もし強い刺激が細胞に加えられると，神経インパルスの最初の列は短期間持続し，そのあと，時折の神経インパルスだけになるまで，徐々に頻度が減っていくだろう．この神経インパルス頻度の減少は**適合 adaptation** として知られている．連続刺激にもかかわらず，神経インパルス頻度の停止や減少がある．例えば，私たちが初めに冷たい水のプールに飛び込んだときに起こる．徐々に，冷たさの感覚は減少していく．適合は，ほかの点では余分でしかない体の位置の意識的影響の多くを取り除く神経系の特徴である．足がある静止位置に動かされると，受容器は連続的にそれがどこにあるかを私たちに「思い出させる」必要はない．私たちは足が新しい位置に動かされるとき，あるいは連続運動が複雑なとき，新しい情報が必要なだけである．

形と機能 Form and function

受容器の機能のことをその構造によっていつも説明できるとは限らないが，形と機能との間には確かな関係がある．例えば，軽い接触の感覚は変形に反応する受容器によって開始される．神経終末は，小さな広がった薄膜（触覚盤）の形をとり，主として変形に反応し，熱のようなほかの刺激には反応しない．構造的には，受容器は特殊化した樹状突起，あるいは非神経性組織と結合して，あるタイプの刺激にとくに敏感なニューロンである．ある受容器は特殊化した樹状突起のあるニューロン体—嗅覚上皮にある双極のニューロンや網膜の桿体と錐体のようなものから構成されている．私たちの受容器の多くは結合組織のカプセルに埋め込まれ，被包性であるといわれている．比較的大きな無髄神経線維は，結合組織に囲まれているゲル状物質の中に横たわっている．神経細線維はカプセルの中にきめ細かい網状組織を作っており，それはおびただしい腫脹や結節上組織を担っている．

特殊化した受容器 Specialized receptors

環境変化は**終末感覚器官 exteroceptors** とよばれている高度に特殊化した受容器によって認められる．いくつかの例を図5-79で示している．これらは接触（機械受容器）や温度（温度受容器）に敏感である．**マイスネル小体 Meissner's corpuscles** とよばれる触覚受容器は指

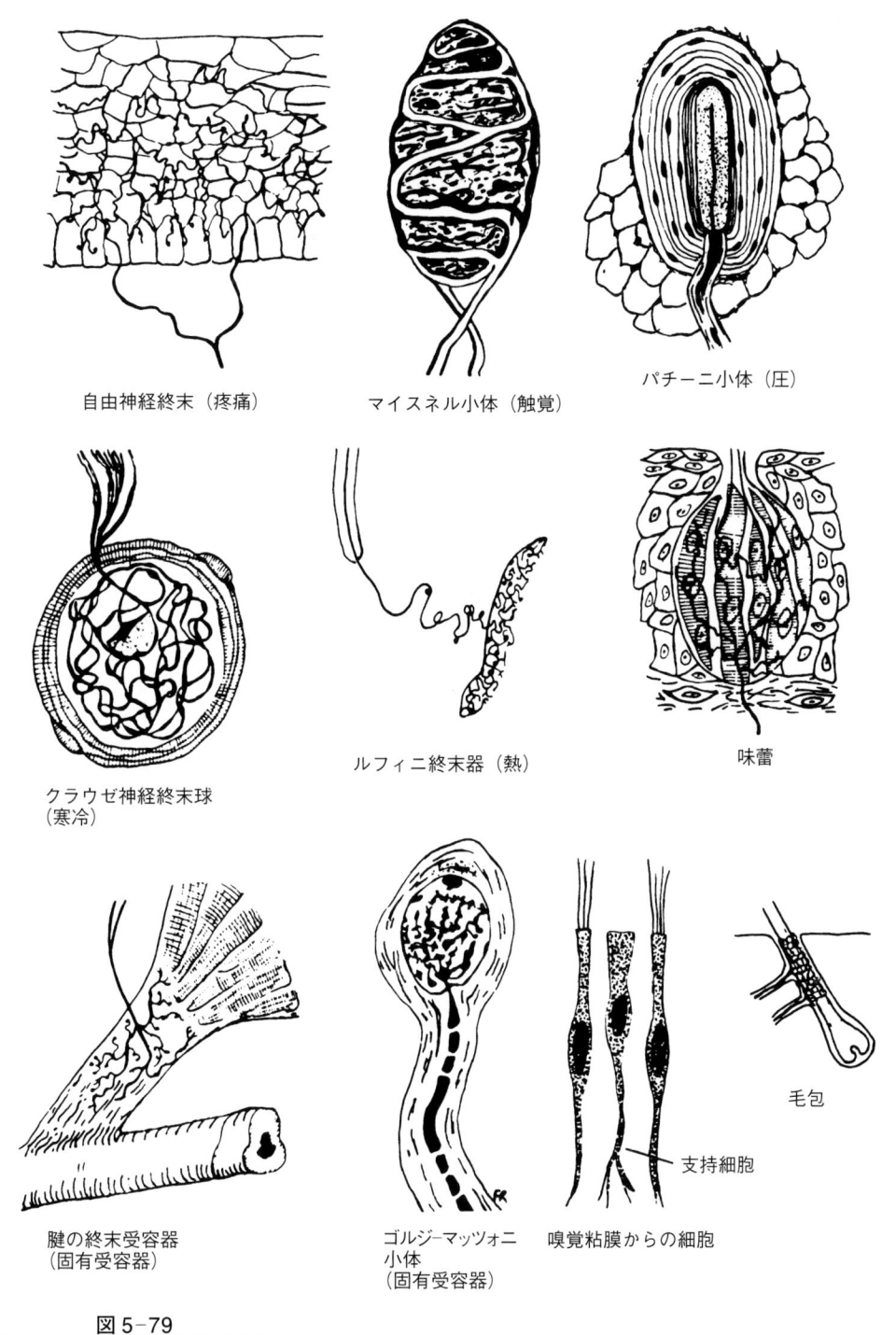

ニューロンの構造的・機能的側面　403

自由神経終末（疼痛）　　マイスネル小体（触覚）　　パチーニ小体（圧）

クラウゼ神経終末球
（寒冷）　　ルフィニ終末器（熱）　　味蕾

腱の終末受容器
（固有受容器）　　ゴルジ－マッツォニ小体
（固有受容器）　　嗅覚粘膜からの細胞　　支持細胞　　毛包

図 5-79
特殊化した受容器の例．(Kimber, et al. 1966 より)

尖，口唇，乳頭，体の開口部の皮膚面に群れをなして見つけられる楕円形の被包性構造である．マイスネル小体は，触れる物体の手触りを認めさせてくれるものであり，機械的に刺激され，すばやく順応する．これは，これらがとくに皮膚上の軽い物体の動きに敏感であることを意味している．

自由神経終末 free nerve endings は，体中の皮膚にみられるもので，軽い接触と圧に敏感である．

メルケル板 Merkel's disc とよばれている触覚受容器は，長い連続性の信号を伝え，また，迅速に順応しない

という点で，マイスネル小体とは異なる．

触覚受容器の4番目のタイプは**毛髪終末器官**として広く分布している．毛髪と基底神経線維から構成されており，これはかすかな動きに反応し，すばやく順応するので，体の表面の動きを見つけられる．

機械受容器あるいは触覚受容器の5番目のタイプ，**ルフィニ終末器 Ruffini's end organ**は皮膚の深部層にある房状神経終末として現れる．これらの構造は迅速に順応しないが，むしろ圧の持続的状態や深部組織の変形を伝達する．

圧力受容器の6番目のタイプは**パチーニ小体 Pacinian corpuscle**である．これらは大きく，玉ねぎの薄切りのようにみえる薄板の構造をしている．パチーニ小体は皮下組織にあり，とくに関節や腱のまわりに豊富にある．これらは圧に反応し，敏速に，たちまち順応する．こうして，これらは振動や組織の機械的状態における極度に速い変化を発見できる．パチーニ小体は私たちの足や手が動いているのを教えてくれるが，その手足が置きたい場所につくと，小体は同じように伝達するのをやめてしまう．

これらの特殊化された触覚受容器と圧力受容器，つまりマイスネル小体，広がった先端終末，ルフィニ終末器のようなものすべては$A-\beta$神経線維にそって信号を伝える．その伝達速度は40〜70m/秒である．自由神経終末と毛髪終末器は非常に遅い速度，約5〜15m/秒で伝わる小さい$A-\delta$神経線維上に情報を伝達する．過度の圧力や環境の速い変化のような欠くことのできない情報は速く伝わる感覚神経線維を通って伝えられる．さほど急性ではない性質の情報は，もっと遅い神経線維，神経の中でより少ない空間しか必要としていない線維によって中枢神経系に伝えられる．

振動の発見はさまざまな触覚受容器，つまり低周波に反応する受容器，高周波に反応する受容器，すべてを含んでいる．毎秒約100までの低周波事象はマイスネル小体と皮膚の深部組織にあるルフィニ終末器によって発見される．一方，パチーニ小体は毎秒700もある振動に反応することができる．これらの信号は$A-\beta$神経線維によって運ばれる．この線維は毎秒1,000インパルス以上伝達できる．

運動感覚性受容器は，頭，体幹，四肢の動きはもちろんのこと，体の方向と姿勢の意識的認識を生み出す感覚を供給しているため，非常に重要である．これらの受容器は関節包と靱帯にある．最も一般的な運動感覚性受容器，**拡張性終末**はルフィニ終末器の1つの型である（図5-79）．これらの終末は関節が動いているとき活発な信号を伝え，多少順応する一方，安定した信号を伝え続ける．受容器は関節の靱帯にもみられる．これらの特性はルフィニ終末器の特性に非常に似ている．パチーニ小体が関節周囲の組織にあることはすでにわかっている．パチーニ小体は同様に敏速に順応する受容器であるため，関節の運動速度についての情報を伝えると考えられる．

温度受容器は温度の変化に反応し，皮膚にある．寒冷受容器は**クラウゼ神経終末球 end bulbs of Krause**として知られている．構造において，これらは触覚受容器に似ているが，もっと球形であり，これらの求心性線維は多量に髄鞘を有している．ルフィニ型と自由神経終末はともにおそらく，熱受容器である．

疼痛感覚は，**侵害受容器**として機能している特殊な自由神経終末の活性により，おそらく媒介されている．組織損傷は自由神経終末への損傷に伴って起こるかもしれない，あるいはその組織損傷は神経終末を刺激する化学物質の発射を引き起こすかもしれない．これらの受容器はゆっくり順応し，それらからの神経インパルスは，非常に遅い伝導体である$A-\delta$とC線維によって伝達される．

光受容器は網膜の杆体と錐体からできており，**化学受容器**は嗅覚受容器と溶解状態で分子に刺激される舌や口の味蕾からできている．

筋肉と腱の受容器 Muscle and tendon receptors

ここまで述べてきた受容器は結局意識レベルに到達する中枢神経系に信号を伝える．しかし，筋肉と腱は，完全に意識下レベルに働きかけ，まったく感覚認識を生み出さない受容器を多量に供給する．これは**無意識固有受容 unconscious proprioception**とよばれ，運動皮質の出力を変化させるかもしれないが，その情報は意識に到達しない．これらの受容器は筋紡錘とゴルジ腱器官である．**筋紡錘 muscle spindles**は筋線維の長さや筋線維長の速度変化に反応する．**ゴルジ腱器官 Golgi tendon organ**は筋収縮の結果として腱線維に生成される緊張を発見する．これらの受容器によって伝えられる情報は脊髄レベルの運動制御機構で終わるかもしれないし，あるいは小脳で終わるかもしれない．どちらにしても，これらの受容器は筋活動の細かい制御，平衡，姿勢と関連する反射に責任を負っている．

筋紡錘 The muscle spindle　筋紡錘は1984年にSherringtonによって，さらに1897年にRuffiniによって，いくらか詳細に記述された．これは精巧な構造であり，固有受容のなかで最も徹底的に研究されているものである．

[筋線維 Muscle fibers]　それぞれの筋紡錘は2〜12の薄い特殊化した筋線維，**錘内筋線維 intrafusal muscle fibers**から構成されている．これらの線維は通常の**錘外筋線維 extrafusal muscle fibers**に囲まれ，筋紡錘にのみみられるだけではなく，それらの構造や機能からも，弁別的である．錘外筋線維は筋組織の収縮物質を構成している．

図5-80で示されているように，筋紡錘の錘内筋線維はすみからすみまで，かなり厚い結合組織カプセルに入れられている．**赤道領域**とよばれる，それの中心で，このカプセルは流体で満たされている嚢に拡大されている．結合組織鞘と広がった嚢は筋紡錘全体に紡錘状の形とその名前を与え，カプセル内に含まれている特殊化した筋線維の小さな房はふさわしく**錘内 intrafusal**とよばれている．筋紡錘は全体の長さが7〜8mmであり，中央5mmを結合組織鞘が包んでいる．これは，図5-80に示されているように，錘内筋線維がカプセルの向こう側にある程度突き出ていることを意味している．錘内筋線維も紡錘状（細長い形）であり，先細りになるにつれて，直に隣接している錘外筋線維に付着する．したがって，錘内筋線維と錘外筋線維は互いに平行に並んでいる．これは錘外筋線維の収縮は錘内筋線維を縮めるかゆるめ，そして錘外筋線維の伸張は錘内筋線維が伸ばされていることを意味している．

筋紡錘を顕微鏡でみると，2つのタイプの錘内筋線維が明らかとなる．その違いはカプセル嚢の領域で最も明らかである．最も明白な違いの1つは線維の直径である．より大きい直径の線維は，とくに紡錘筋の赤道（嚢）領域で，核の房によって特徴づけられている．これらの核の房のために，大きな直径の錘内筋線維は**核袋状線維 nuclear bag fibers**とよばれている．小さい直径の錘内筋線維の核は線維の軸索に沿って端と端をつないで分布され，これらは**核鎖状線維 nuclear chain fibers**とよばれている．

核袋状線維と核鎖状線維はともに横紋筋であるが，横紋の密度は徐々に紡錘筋の両端から減少する．そのため赤道（嚢）領域の線維はほとんど完全に横紋がなくなっている．この中央領域の筋線維はミオシンとアクチンの複合体を欠いているので，錘内筋線維の両端（両極）にのみ収縮性がある．収縮性がない，赤道領域の線維は，

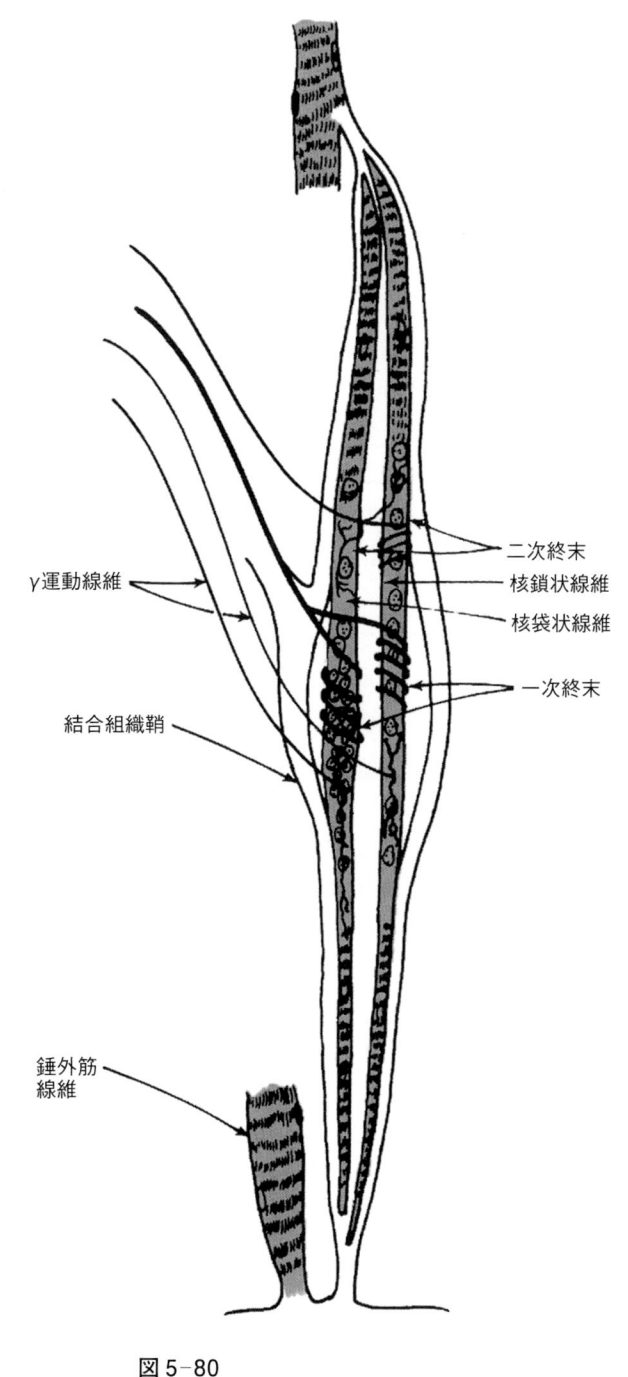

図 5-80
筋紡錘．

錘外筋線維の長さが増すことによって，あるいは錘内筋線維の両端の収縮によって，伸ばされる．

[神経線維 Nerve fibers]　図5-80で示されているように，核袋状線維と核鎖状線維はともに大きなA-αの求心性神経線維を受ける．それは**ラセン形終末**あるいは**一次終末**を形成するために筋線維の周りに巻きつけられ

る．これらのラセン形終末は，錘内筋線維の非収縮部分にみられ，事実上の**伸張受容器** stretch receptor を構成している．一次終末の両側に散形終末あるいは**二次受容器** secondary receptors が見つけられる．これらはA-β神経線維を興奮させる．筋の錘外筋線維はA-α遠心性神経線維によって供給される．

筋紡錘（しばしば伸張受容器とよばれる）に起こる実際の機械的事象はほとんど自明のことである．一次および二次終末は錘内筋線維の赤道あるいは非収縮領域の伸張によって刺激される．この伸張は，筋腹全体の伸張が筋紡錘を伸ばすとき，あるいは錘内筋線維の両端の収縮が赤道領域を伸ばすときに起こる．

一次および二次受容器の感度と順応性はまったく異なる．**一次受容器**は非常に敏感であり，インパルスを連発で伝え，その後まもなくしてゆっくりだが安定した速度で興奮することによって，いかなる伸張にもほとんど即座に反応する．インパルスの最初の発射は中枢神経系に受容器の長さの変化速度について伝え，一方，定常状態のインパルス列は受容器の実際の長さについての情報を伝える．**二次受容器**は反応においてはるかに遅く，受容器の実際の長さに対して反応するようである．

［γ興奮性 Gamma excitation］ γ線維の刺激は錘内筋線維の極領域の収縮を引き起こし，こうして筋紡錘の全体の長さを減少させる．もし錘外筋線維が同時に収縮できなければ，錘内筋線維の両先端の収縮が必然的に赤道領域を伸ばさなければならず，それによって，一次受容器と二次受容器を刺激することになる．γ興奮の減少は筋紡錘を弱め，受容器刺激を減らすだろう．

このように，筋紡錘は比較測定器として機能し，筋紡錘の長さを，それを囲んでいる骨格筋線維の長さと比較する．もし錘外筋線維の相対的長さが錘内筋線維の長さを超えれば，筋紡錘受容器は刺激される．一方，もし錘外筋線維の長さが錘内筋線維の長さより短ければ，一次および二次受容器の興奮性は減少させられる．そして，これまでみてきたように，筋紡錘がγ遠心性興奮のために短くされると，筋紡錘受容器は再び刺激される．なぜならば筋紡錘は周囲の錘外筋線維よりも長さの点で短いからである．この過程は**図5-81**に図解されている．

静止している筋と紡錘の複合体が（錘内筋線維を供給する）γ遠心性にだけ刺激されると仮定しよう．静止錘外筋線維の中にある筋紡錘の収縮は一次および二次受容器の伸張を引き起こす．これらのインパルスは，αとβ

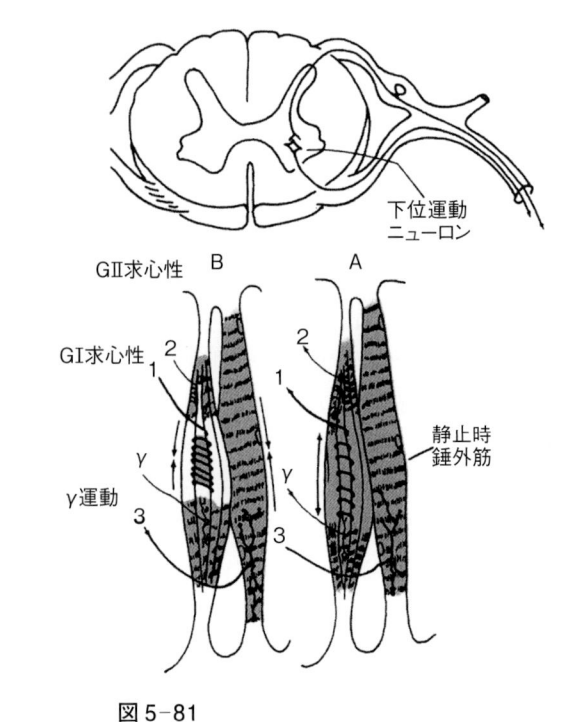

図5-81
γ系による反射収縮．

求心性線維によって脊髄に運ばれるものであり，筋肉を供給する前角運動ニューロンを刺激し，収縮が始まる．錘外筋線維の短縮の結果として，一次受容器と二次受容器はそれらの正常な長さに戻され，錘外筋線維を供給しているα遠心性線維にインパルスを伝えることをやめる．これのすべては意識下レベルで起こっており，姿勢の筋肉系の制御機構の重要な部分である．

γ興奮性のまとめ summary of gamma excitation
1. γ遠心性の興奮
2. 筋紡錘の錘内筋線維の収縮
3. 筋紡錘全体の短縮
4. 筋紡錘の中央領域にある受容器の伸張
5. 同じ筋を供給している下位運動ニューロンの刺激
6. 筋の収縮；筋と筋紡錘の短縮
7. 受容器の刺激の停止
8. 錘外筋線維の収縮の停止

筋紡錘と筋の複合体は平衡状態になり，その全体の過程は私たちの心に浮かばない．

ゴルジ腱器官 Golgi tendon organs この受容器は筋の収縮によって腱の中にもたらされる緊張に敏感である．これは被包性であり，筋の腱の中，あるいは筋腱接合部近くの筋の中にある．約10〜15の筋線維が各受

容器と関連している．ゴルジ腱器官と筋紡錘との重要な違いは，筋紡錘が筋の長さに反応しやすく，ゴルジ腱器官は緊張に反応しやすいということである．ゴルジ腱器官は，その腱器官に関連した筋線維の収縮中に腱に起こる緊張によって，あるいは筋全体の収縮によって，または筋の受動的伸張によって，活性化される．

これらの感覚受容器は非常に敏速に作動し，最初インパルスの発射で反応し，ゆっくりだが一定の放出速度で続く．ゴルジ腱器官はそれぞれの筋分節にある筋緊張の程度について中枢神経系に情報を伝える．そのインパルスはすばやくA-α線維を伝導することによって伝えられる．中枢神経系では，**脊髄小脳路 spinocerebellar tract**の線維はゴルジ腱器官インパルスを小脳に伝導する．これらの信号も同じ筋で抑制性反射行動を生成する．筋-腱複合体における緊張が極度になると，その**抑制性反射 inhibitory reflex**は非常に強力になりうるため，筋の突然で完全な弛緩を引き起こす．その効果は筋紡錘によって生成されるものとはまさに正反対である．

脊髄レベルでは，ゴルジ腱器官信号が，今度はそれぞれの**腹側運動ニューロン ventral motor neuron**の活動を抑制する単一の抑制性**介在ニューロン internuncial neuron**を刺激する．抑制性介在ニューロンは後角の基部と前角に認められ，その2つの間に広く配分されている．それらは脊髄の統合的な機能の多くに責任を負っている小さく，極度に興奮しやすい細胞である．いかなる活動もこれらの非常に重要な介在ニューロンを含まずに脊髄レベルで起こることはほとんどない．筋紡錘インパルスの場合には，ゴルジ腱器官効果は完全に意識下レベルで起こる．

伸張反射 The stretch reflex

骨格筋は正常に機能しているならば神経供給に依存している．平滑筋と腺は神経供給から多少独立している．それらの活動は化学刺激によって始められるのかもしれない．

もし電極が正常な筋と適応された電流のパルスの上に配置されれば，結果として生じる収縮は筋に供給する運動神経の刺激によるものであり，運動インパルスは筋収縮を開始する．**強さ-期間曲線 strength-duration curves**は筋-神経準備のために得られ，この曲線は神経線維から得られる曲線と非常によく似ている．もし筋が神経を麻痺させられると，電気刺激が，十分な強さのとき，筋を収縮させるかもしれない．しかし，そのクロナキシーはしばしば標準的であろう．

筋は普通わずかに，一定の収縮状態（**筋緊張 muscle tone**）にある．もし筋に供給している末梢神経が破壊されると，その筋は簡単に力がなくなり，通常の緊張は失われる．もし麻痺した筋の腱が引っ張られると，それは消極的抵抗だけを示し，容易に伸ばされる．もし生物が除脳されているのと同じような損傷が少なくともある特定の筋に対してあり，供給する末梢神経が正常のままであるならば，伸張された筋は消極的抵抗よりも多く現れる．それは筋緊張に筋緊張で返し，活発に伸ばす力と反対に収縮する．この反応は**伸張反射 stretch reflex**とよばれている．もし筋からの求心性線維が（例えば，背側神経根を切断することによって）破壊されると，伸張反射は完全に消失する．

筋が伸ばされるとき，筋紡錘はインパルス列を開始する．それらは，大きな下位運動ニューロンとシナプスを形成する求心性線維によって脊髄に到達する．そして次に，伝達されたインパルスは脊髄から出て，脊髄神経の前根を通って元来は伸ばされた筋に行き，その筋は収縮する．伸張が上昇するにつれて，インパルスは互いにもっと頻繁に，増えていく線維と一緒に続いていく．結果として，筋はもっともっと力強く収縮する．

反射弓 The reflex arc

求心性神経インパルスと遠心性神経インパルスに取られる経路は反射弓とよばれるものを構成している．適切に引用される例は**2-ニューロン反射弓 two-neuron arc**として知られ，図5-82に図解されている．この反射弓は，ときどき行為の機能的単位とよばれ，おそらく単純化しすぎであるが，例えばよく知られた膝蓋反射にみられるような，行為の基本的形式を説明する．

行為のもう1つの基本的形式は疼痛刺激からの手の引っ込め動作にみられる．求心性線維は脊髄灰白質の後角に入り，たくさんの介在ニューロンとシナプスを形成するかもしれず，その介在ニューロンは次には大量の運動ニューロンを活性化する．このため，指先に分配された疼痛刺激は手や腕全体の引っ込め動作につながっていくのかもしれない．さらに，インパルスは上行路を通って大脳皮質に到達する．しかし，反射行動はそれぞれが刺激の痛い結果に気づく前に起こってしまうかもしれな

408　第5章　神経系

図5-82
2-ニューロン反射弓.

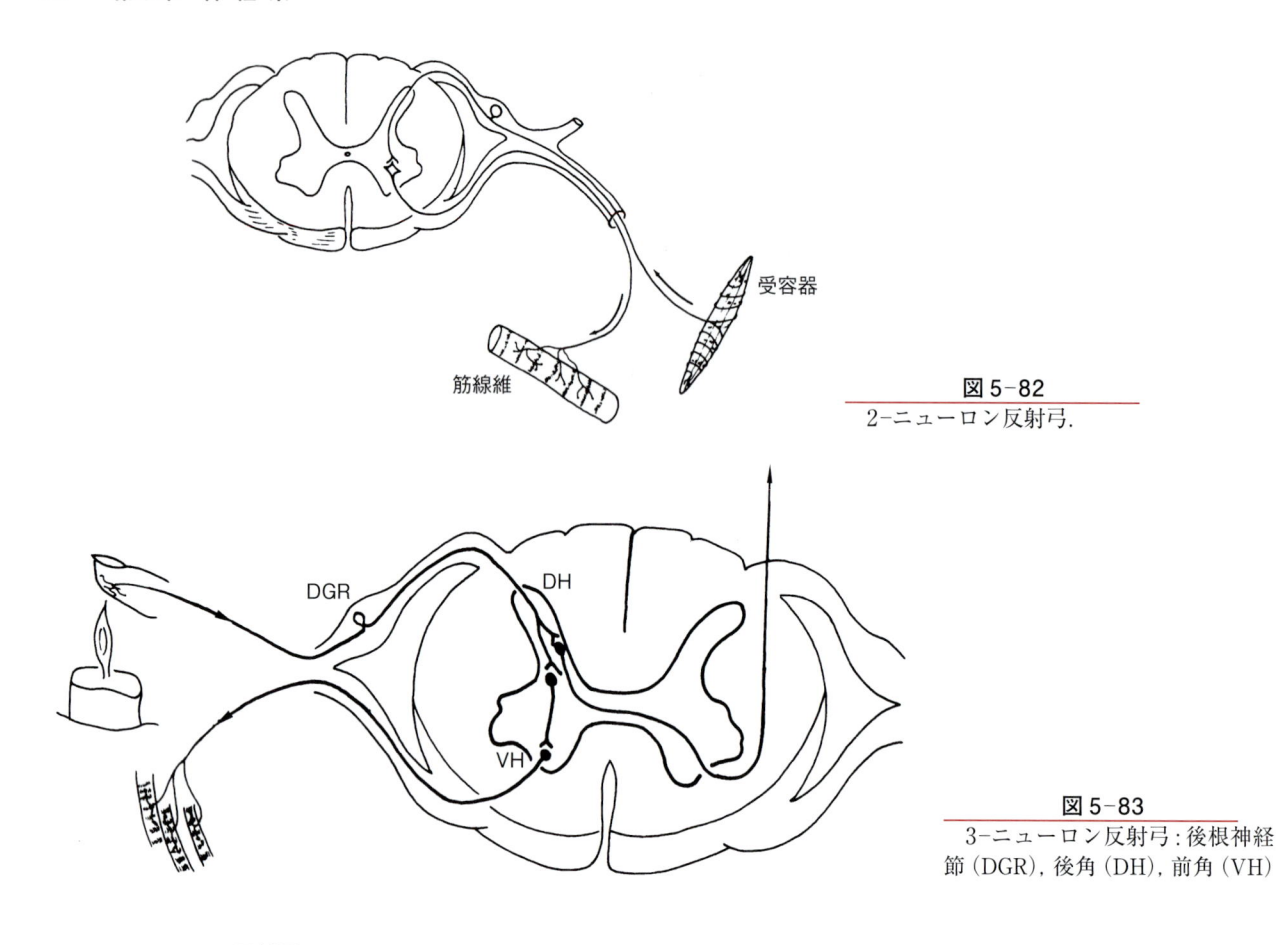

図5-83
3-ニューロン反射弓：後根神経節（DGR），後角（DH），前角（VH）

い．3-ニューロン反射弓 three-neuron reflex arc が図5-83に示されている．この反射弓は後角の灰白質にある介在ニューロンとして含み，情報も反対側の上行路に伝達されることに注意．

神経路
Neural pathways

疼痛と温度のための神経路 Pathway for pain and temperature

疼痛と温度の受容器は皮膚層と皮膚の表皮層にある．求心性線維は後根神経節にある細胞体をもっている．線維は脊髄神経の後根を通って脊髄に入り，灰白質の後根に進路をとる（図5-84）．そのニューロンは脊髄の反対側に渡る二次ニューロンとシナプスを形成し，外側の白柱に入り込み，**外側脊髄視床路** lateral spinothalamic tract として視床（腹側後側部核）に上がっていく．

ここで軸索は視床を去り，内包を通って**中心後回** postcentral gyrus（3, 1, 2野）に上行する三次ニューロンとシナプスを形成し，この中心後回は脳の体性感覚野である．

頭部からの疼痛と熱経路は三叉神経（V）の半月神経節にある細胞体のついている一次ニューロンをもっている．二次ニューロンの細胞体は三叉神経の脊髄核にあり，対側視床（腹側後内側核）に投射している．三次ニューロンは視床から皮質の体性感覚野へ内包の後方辺縁を通って投射する．

ありのままの疼痛と温度感覚は視床レベルで知覚され，感情的反応が始められるかもしれない．感覚情報は皮質レベルで解釈を受ける．

臨床ノート　　内臓の痛みは十分突きとめられず，ある場合には，傷ついた，あるいは病んでいる器官で感じられず，体の表面で経験されるのである．これは**関連痛 referred pain** として知られている．例えば，心臓発作の人はしばしば左腕の内側に沿って鋭い放射痛を経験し，肺や横隔膜からの痛みが肩や首の付け根近くで感じられるかもしれない．

下肢の切断後に，すでに存在しない体の部分から激痛を経験する場合がある．**幻肢**として知られてい

神 経 路　409

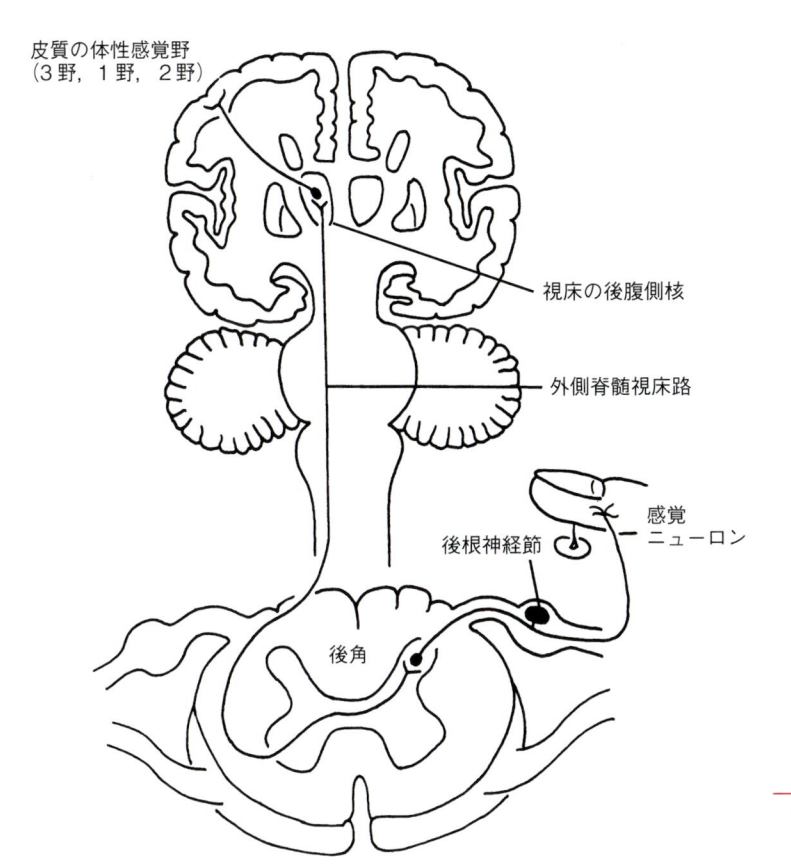

図 5-84
疼痛と温度の経路.

る．この現象は，神経線維に沿ってどこかに受けている刺激が，刺激部位からではなく，その神経に供給されている領域からきていると解釈されるために起こるのである．肢の断端にある神経線維はしばしば瘢痕組織で障害され，この痛み刺激は断端部からではなく失った肢の皮膚領域から来る感覚皮質によって解釈されるのである．

圧と接触のための経路 Pathway for pressure and crude touch

圧と接触の受容器は皮膚の表皮層にあり，求心性ニューロンの細胞体は後根神経節にある．軸索は脊髄神経の後根を通って脊髄に入り込み，同側の後白質柱へ進んでいく（**図 5-85** 参照）．ここで，これらは二次ニューロンとシナプスを形成するために後根灰白質に入っていく分枝で二股に分かれる．もう一方の分枝は 10 の脊髄分節のために同側の後白質柱の中を上っていき，二次ニューロンとシナプスを形成するために後角灰白質に入っていく．

両方の場合，二次ニューロンは反対側に十字形に交差

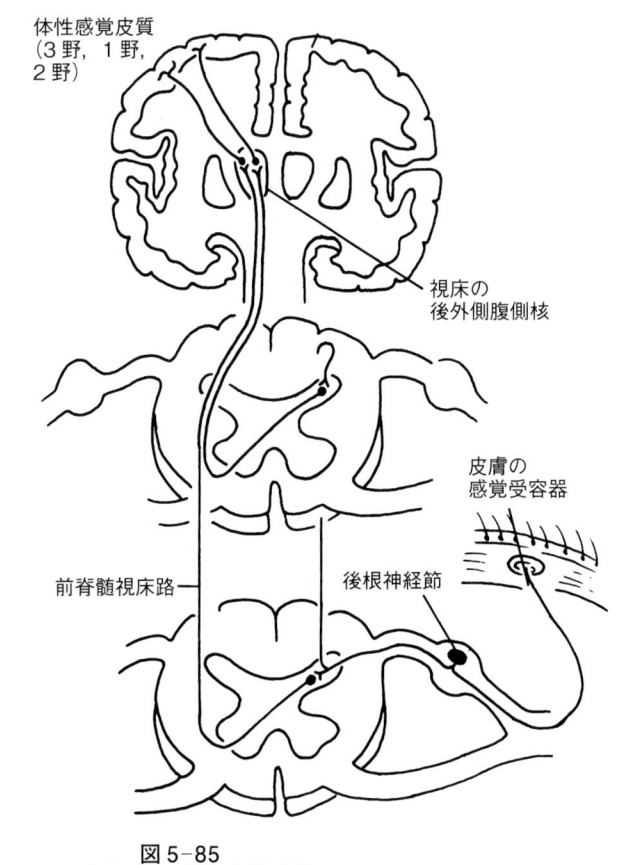

図 5-85
圧と接触の経路.

し，**腹側脊髄視床路** ventral spinothalamic tract として上昇する．この経路は三次ニューロンを伴っているシナプスが発生した視床（腹側後側部核）を上っていく．次にその感覚は皮質（3野・1野・2野）の中心後回に伝えられる．

臨床ノート 第2分枝が脊髄のある程度の距離を上っている間に一次ニューロンの分枝は直ちに二次ニューロンとシナプスを形成するため，圧や接触の感覚は局所的な脊髄損傷にもかかわらず，保たれている場合がある．

固有受容・微細な接触・振動のための経路
Pathway for proprioception, fine touch, and vibration

固有受容，微細な接触，振動はすべて同じ経路で運ば

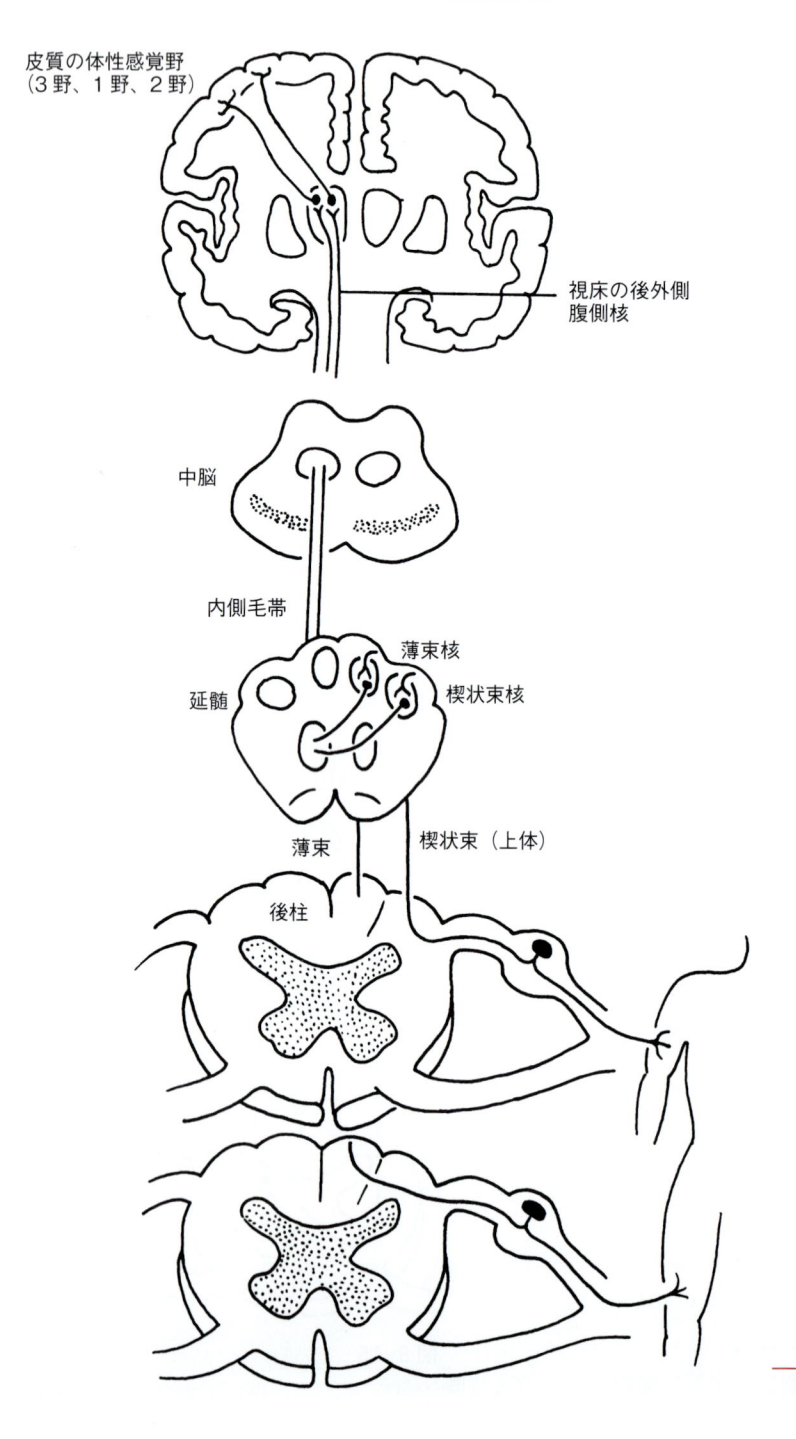

図 5-86
固有受容器，軽い接触，振動の経路．

れる．固有受容は体と体の部分の位置の意識の感覚である．微細な接触は接触による物体の確認を可能にし，**立体認知** stereognosis の特性を私たちに与えてくれる．微細な接触はさらに**二点識別** two-point discrimination の感覚も与えてくれる．その感覚は指先と唇で最も敏感であり，背中で最も鈍い．

求心性神経の細胞体は後根神経節にある．脊髄に入っている軸索は同側の後白質柱の中を通り，延髄のレベルまで上っていく（図 5-86 参照）．脊髄の仙骨レベルと腰部レベルに入っていく軸索は**薄束** fasciculus gracilis, つまり後柱の内側部分によって運ばれる．胸部レベルと頸部レベルから脊髄に入っていく軸索は**楔状束** fasciculus cuneatus, つまり後柱の外側部分によって運ばれる．それぞれの束は二次ニューロンとシナプスを形成し，X字形に交差し，**内側毛帯** medial lemniscus として知られている幹として上っていくことによって延髄の核で終わる．束は視床（腹側後側部核）まで上っていき，そこでは三次ニューロンのあるシナプスが発生する．これらは内包を通って，感覚皮質まで進んでいく．

> **臨床ノート** 内側毛帯，楔状束，薄束，後根神経節への損傷はいくつかの臨床徴候のうち，ひとつをもたらす．それらには立体認知の喪失，振動知覚の喪失，二点識別の喪失，固有感覚の喪失が含まれている．
> 後者では，自分の手足が何をしているのか，それらを見ずにはわからない．そのような人は目を閉じて動揺せずに直立姿勢で立つことはできないだろう（動揺は**ロンベルグ徴候** Romberg sign 陽性である）．

錐体路（皮質延髄路，随意運動性経路）
The pyramidal (corticospinal, voluntary motor) pathway

皮質レベルで始まる運動インパルスのすべては普通，錐体路といわれている重要な運動路を通って動いている（図 5-87）．これは大脳皮質から脊髄と脳幹への**直接運動経路** direct motor pathway であり，その機能は主として興奮性である．錐体系は，すべての随意運動の責任を負っており，本来，頭・首・四肢の随意筋を供給している．また，発話機構の筋組織を刺激する脳神経の核も供給している．

すでにみてきたように，細かくて熟練を要する動きの

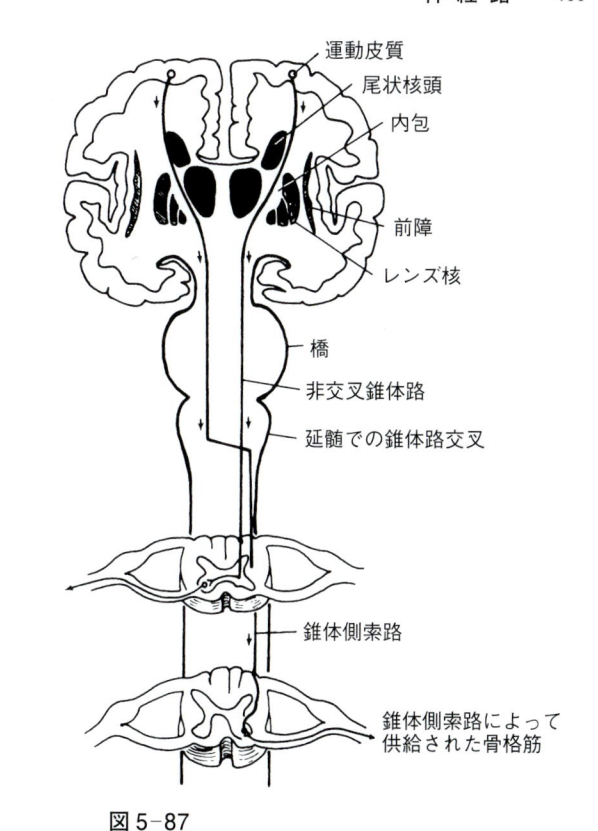

図 5-87
随意運動活動経路（錐体路系）．

調整とタイミングが，大部分，小脳によるものである一方，熟練を要する随意運動に関連する抑制的機能は基底核によって媒介されている．体は，大脳運動皮質上に表されているように，逆さまになっていることもみてきた．頭・首・体幹が両半球の運動皮質にすべて表されているのに対して，四肢は対側にだけ表されている．

錐体系は**皮質脊髄路** corticospinal tract と**皮質延髄路** corticobulbar tract から構成されているとおそらく最もよく述べられ，実際，それらは単一体系から成っているが，それらを別々に扱うほうが簡単である．皮質脊髄路と皮質延髄路の運動インパルスはベッツの巨大錐体細胞から始まっている．これらは 4 野の中の皮質組織の第 5 層にある．インパルスは内包を通って中脳にある大脳脚の根まで下位運動線維によって運ばれる．

皮質脊髄路 The corticospinal tracts

図 5-87 に図解されている皮質脊髄路は，大脳脚を通って橋の腹側部に続いている．神経線維は延髄の錐体を形成するために一点に集まっている．延髄と脊髄が溶け込むレベルあたりのどこかで皮質脊髄路の線維の 70

412　第5章　神経系

〜90%は**外側皮質脊髄路** lateral corticospinal tract あるいは**錐体側索路** lateral pyramidal tract として側索路を下行してX字形に交わる．交わらない残りの線維10〜30%は，**前皮質脊髄路** ventral corticospinal tract あるいは**錐体前索路** direct pyramidal tract として前索を下行し続ける．皮質脊髄路は下行するにつれて大きさが小さくなり，灰白質に入るために曲がり，下位運動ニューロンか，あるいは介在ニューロンとシナプスを形成することによって終わる．

　錐体線維は内包に向かって進んでいくにつれて回旋し，そのため足のための線維は内包の最も後ろに，顔のための線維は最も前方にあるということを，図5-88で注目してほしい．皮質レベルでわかる局所解剖図の配置が保たれている．

　脊髄の各分節において，外側皮質脊髄路からの軸索は，二次ニューロンか下位運動ニューロンとのシナプスによって終わる前角の灰白質に入り込む．脊髄のそれぞれ対応するレベルで，前皮質脊髄路の軸索は反対側に交差し，前角にある二次ニューロンとのシナプスによって終わる．

皮質延髄路 The corticobulbar tracts

　これらの経路はまず初めに，皮質脊髄路と同じ経路をたどる．これらは脳神経の起始のさまざまな運動核やほかの脳幹の核に投射し，脳幹の核で終わる．たとえその経路が錐体レベルに下行しないとしても，それらはやはり錐体路の部分である．

　皮質延髄線維に供給される脳幹の核は動眼神経（Ⅲ），滑車神経（Ⅳ），外転神経（Ⅵ），舌下神経（Ⅻ）の核である．舌のそれぞれ半分は舌下神経によって刺激され，その核は相互に（通常）支配されている．顔・咽頭・喉頭・軟口蓋の筋組織は，たいてい，大脳皮質によって相互に供給されている．これらの構造は，発話産生の貢献のために，さらに噛むことや飲み込むことのような機能のために，すべて重要である．顔面神経の核はいくつかの筋のための両側の皮質復元 cortical representation とほかの筋のための片側復元を受ける．成人男性にみられるひげのある顔面領域は対側運動皮質から復元されるが，残り（顔の上方）には左右両側の復元がある．

　錐体路の軸索のいくつかは皮質の**抑制部分**から始まり，それは運動皮質（4野）のちょうど前にある．これらの抑制線維は下位運動ニューロンを反射性収縮における過度な反応から防いでいる．抑制線維に対する損傷は**反射亢進** hyperreflexion や**痙性** spasticity を引き起こす．

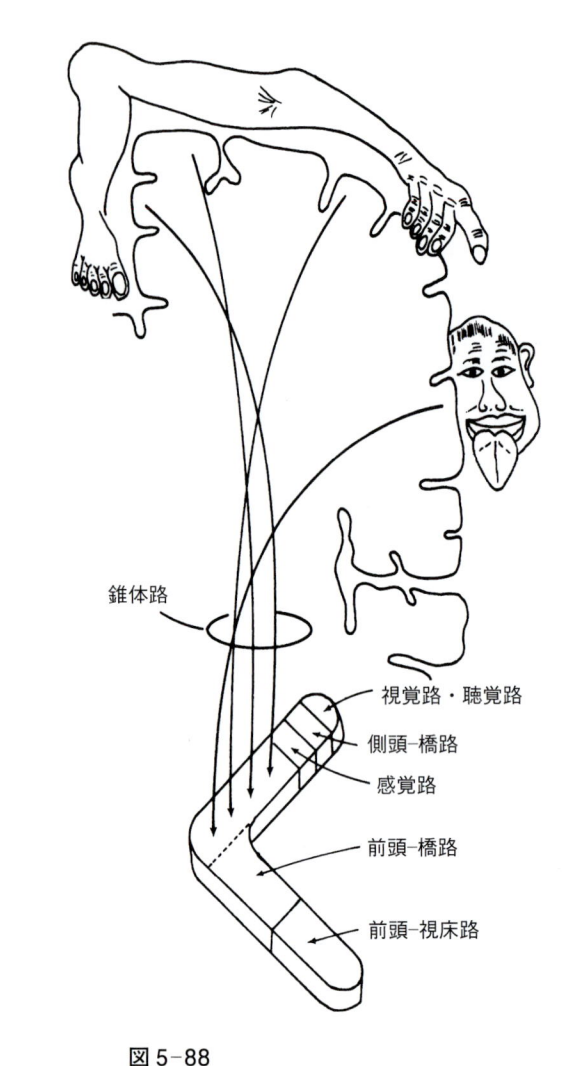

図5-88
内包における運動線維の局所解剖学的配列．

錐体路
視覚路・聴覚路
側頭-橋路
感覚路
前頭-橋路
前頭-視床路

錐体外路 The extrapyramidal pathways

　私たちは錐体外路系（図5-89）を錐体路以外の下行経路すべてと定義するかもしれない．錐体外路は大脳皮質に拡散した起始をもっているが，とくに前頭葉の中心前回の運動皮質から，橋と小脳にある核とシナプスを形成するために内包と大脳脚を通って下行する．投射は脳幹の抑制性中枢と興奮性中枢の両方にある．橋レベルで，つまり橋核で終わる錐体外路インパルスは中小脳脚を経由して対側小脳半球の皮質に伝えられる．皮質起始の錐体外路線維のあるものは基底核に下行し，このレベルか

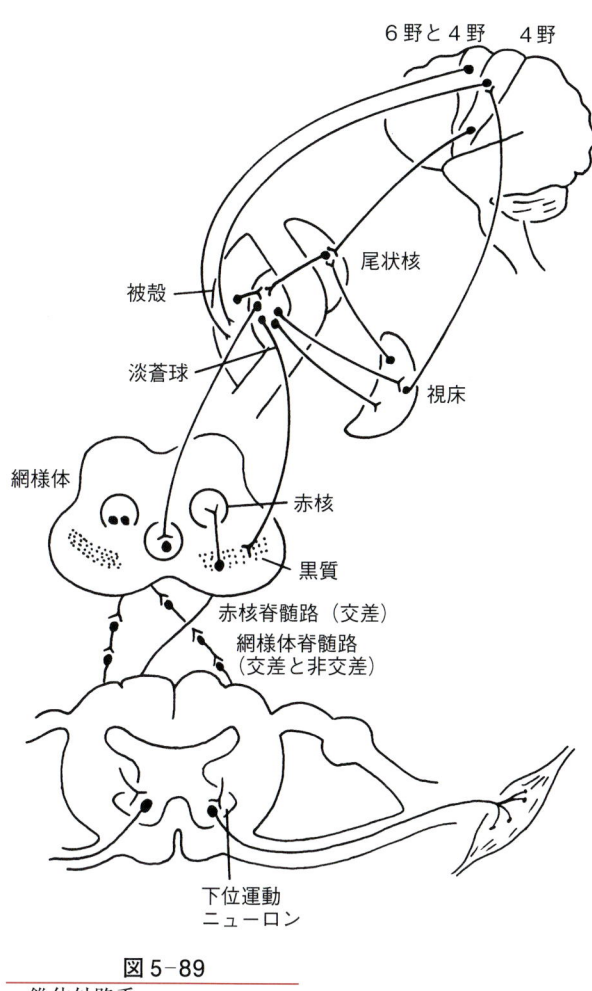

発話機構の神経支配　413

する．その線維はX字形に交わり，胸部領域にある脊髄前角の細胞とシナプスを形成することによって終わるために脊髄を下行する．赤核がインパルスを小脳と前庭器官から脳幹と脊髄の運動核へ伝えるため，赤核脊髄路は反射的姿勢行動の調整に影響を与える．

視蓋脊髄路 tectospinal tract は中脳にある上丘と下丘の細胞から始まる．その線維は交差して脊髄レベルに下行し，脊髄灰白質前角にある運動ニューロンとシナプスを形成する．小丘は，思い出してほしいのだが，視神経と聴覚神経から線維を受け取り，そのため視蓋脊髄路は視覚刺激と聴覚刺激に反応して反射行動の媒介をする．

オリーブ脊髄路 olivospinal pathway はオリーブ核に源を発し，そのオリーブ核は延髄の外側，錐体レベルあたりにある．オリーブ核は小脳を行き来する線維の中継中枢であり，オリーブ脊髄路は，随意運動活性を統合，調整するために，灰白質前角へ線維を送る．

脳幹の**網様体 reticular substance** もまた皮質線維を受け取っている．網様体頭部はこの上なく興奮性のようであるが，その尾部は主として前角運動ニューロンに抑制性の影響を与える．

錐体外路系は間接的に，随意運動，平衡，姿勢と関連している．これは，私たちのほとんどが楽に携わる細かく滑らかな随意運動活性を可能にする，極度に複雑だが美しく完全な網状組織を，錐体路と一緒に，構成する．錐体外路系は，ときどき運動インパルスの代わりの経路といわれ，確かに調整経路として機能している．

図5-89
錐体外路系．

ら投射が再び脳幹にある抑制性中枢と興奮性中枢に送られる．

錐体外路系の主な機能は最終運動経路の制御のための調整機構として働くことである．小脳皮質のプルキンエ細胞は軸索を同側半球の歯状核に送る．そこでこれらは結合腕経由で赤核に伝えられる．このレベルで，この線維は赤核脊髄路としてX字形に交わり下行する．全体で，錐体外路系に関連する下行路は4つある．

前庭脊髄路 vestibulospinal pathway は延髄の前庭核にある細胞から生じる．これは脊髄を交叉せずに下行し，その線維は脊髄の前角にある下位運動ニューロンで終わる．前庭器官からの線維に加えて，前庭核も小脳から線維を受けている．前庭脊髄路は平衡と姿勢を保つ筋組織に影響を与える．

赤核脊髄路 rubrospinal tract は中脳の赤核に源を発

発話機構の神経支配
Nervous control of the speech mechanism

呼吸 Respiration

呼吸の深さと数は随意レベルで調整されうる，あるいは不随意レベルで反射的に調節されるかもしれない．人の活動性によって，そのどちらかが優勢になるかもしれない．運動やほかの身体的活動中，体の上昇した代謝は急速に血流の酸素欠乏をもたらすかもしれない．発話時と歌唱時に，吸気-呼気の持続時間比は劇的に変わり，そのため二酸化炭素（CO_2）濃度が過度となる傾向が増してくる．したがって，呼吸調節は，酸素の増加分を組織に供給しCO_2の増加蓄積分を取り除くために必要である．

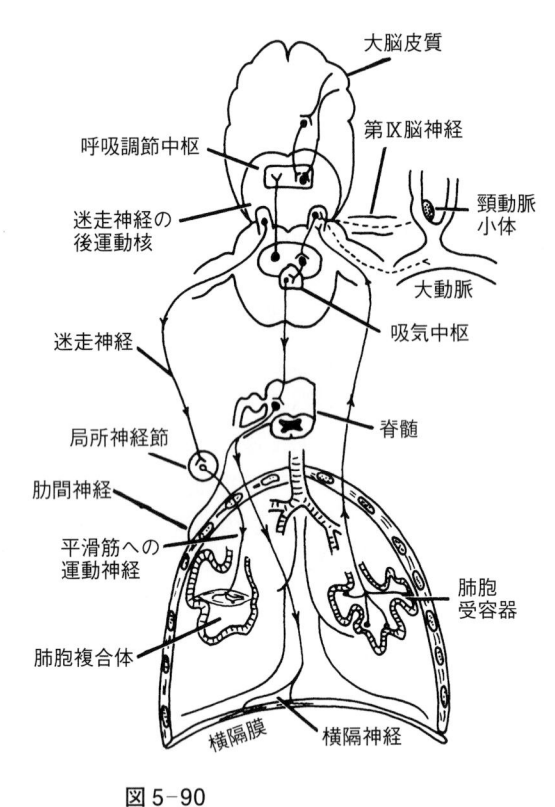

414　第5章　神経系

図5-90
呼吸制御.

呼吸中枢 The respiratory center

脳幹に位置している．呼吸中枢は肺胞換気を調節し，そのため身体的活動性や代謝のレベルにかかわらず，血中酸素と二酸化炭素の濃度は比較的一定のままである．この中枢は延髄と橋の網様体にあるニューロンの両側の集合から成り立っている（図5-90）．これは延髄で，第4脳室の床近くにある，**延髄呼吸中枢 medullary respiratory center** と，視床下部近くにある，**呼吸調節中枢 pneumotaxic center** とに分けることができる．

呼吸中枢のあるニューロンは吸気中に排出し，ほかのニューロンは呼気中に排出する．これらのニューロンは混ざり合っているようだが，呼吸調節は**吸気中枢**と**呼気中枢**との支配下にあるといわれている．これらは，一緒に，**呼吸中枢**を構成している．

呼吸調節刺激 Stimuli regulating respiration

呼吸調節に有効な3つの主要刺激がある．その3つとは（1）呼吸中枢を直接刺激している血中の**二酸化炭素 carbon dioxide**，(2) 血流の化学的構造に対する**化学受容器 chemoreceptors** の反応，(3) 肺にある**伸張受容器 stretch receptors** の活動性，である．

血中の二酸化炭素 Carbon dioxide in the blood　呼吸中枢は動脈血の酸素と二酸化炭素の相対的濃度によって直接刺激されうる．酸素不足は吸気中枢のニューロンを刺激するが，そのニューロンは過度の二酸化炭素にそれ以上に敏感である．

化学受容器の反応 Response of the chemoreceptors
化学受容器の役割はとくに呼吸調節で重要のようである．これらの化学受容器は2つの領域，つまり頸動脈小体と大動脈小体に集中されているようである．**頸動脈小体 carotid bodies** は両側にあり，まさにそこで総頸動脈は内頸動脈と外頸動脈とに分岐する．これらの求心性線維は舌咽神経によって延髄にある孤立核の上位部分に伝達される．**大動脈小体 aortic bodies** は図5-90 に図解されているように，大動脈弓に沿って分配されている．そして，その求心性線維は迷走神経によって孤立核の下方部分に運ばれる．

これらの化学受容器は主要な脈幹に隣接している分枝である特別な微小の動脈に供給されている血液の化学に反応する．その受容器は水素イオン濃度，酸素，二酸化炭素に反応する．化学受容器は正常範囲内の酸素濃度に比較的鈍感であるが，酸素レベルが正常以下に落ちると，きわめて活動的になる．たいていの場合，二酸化炭素は肺胞換気を調整する主な化学的要因である．

血中の二酸化炭素レベルが過度になると，頸動脈小体と大動脈小体からの求心性インパルスは孤立核に入っていく．その孤立核は順に，延髄にある吸気中枢に投射する．インパルスは吸気中枢から横隔神経の運動線維に伝えられ，その横隔神経はC-3，C-4，C-5 の前方枝から生じている．また横隔膜を刺激する混成の頸神経である；さらに，運動インパルスは肋間筋のような吸入の補充筋に伝えられる．吸気が完成すると，酸素レベルは血中で上がり，吸気筋は抑制され，呼気の受動的要因は二酸化炭素の入った肺胞気を放出する．これは一生涯，1分間に約12回起こる静かで，無意識な過程の概略である；そして，それは身体活動が強いか弱いかだけで速められたり，遅くされたりする．

伸張受容器からのインパルス Impulses from stretch receptors　肺組織，臓側胸膜，気管支樹の一部は自由に伸張受容器を供給され，これらも呼吸調節に重要な役割を担っている．さらに，これらはなんらかの非常に

重要な反射行動の媒介物である．肺が収縮すると，伸張受容器からのインパルスは，迷走神経から孤立核へ運ばれるものであるが，低頻度発射を有している．これらのインパルスは網様体脊髄路経由で脊髄の運動ニューロンと横隔膜神経にインパルスを送っている吸気中枢に伝えられる．肺が膨らまされると，高頻度インパルスは孤立核に伝えられ，そこではこのインパルスが呼気中枢に伝えられる．この中枢は吸気筋の収縮を抑制し，そうして受動的呼気力にこの役割を担わせているのである．

悪い空気は外へ出す．

もし伸張に反応する受容器が刺激されると，なんらかの意味のある反射行動が起こる．肺がある点まで膨らんでいるとき，細気管支に大部分ある伸張受容器が活動的となり，インパルスを孤立核へ迷走神経経由で送り，それらは肺の過剰膨張を防ぐことによってそれ以上の吸気を抑制する．一方，受容器が弛緩しているとき，そのインパルスは頻度が減少し，吸気の開始を合図する．

圧受容器からのインパルス Impulses from compression receptors 圧受容器は，とくに肺胞内で仮定されており，それらは伸張受容器が吸気を抑制するのとまったく同じように，呼気を抑制するインパルスを伝達すると考えられている．この機構は，**ヘーリング-ブロイエル反射 Hering-Breuer reflex** とよばれ，一方では正常な呼吸数と深さの維持，もう一方では膨張と収縮の防止に役立っている．呼吸調節中枢の役割は図5-90にあるように，はっきりとは知られていない．これは求心性インパルスを吸気中枢から受け取り，遠心性インパルスを呼気中枢へ伝える．呼吸調節中枢の刺激は呼吸数を変えることができる．これはおそらく正常な呼吸を維持するための緩衝剤として役立つだろう．その名前は溶解状態にある二酸化炭素による刺激への反応を含んでいる．

固有受容インパルス Proprioceptive impulses 発話目的の吸気は不随意呼吸の原因と同じ機構によるだけではなく，呼気筋と肺からの固有受容インパルスによっても制御される．私たちが吸入する空気量と吸気数も個人が携わる発話量に左右される．発話目的の呼吸のときに必要とされる筋には，不随意呼吸に含まれる筋とさらに吸気の補足筋や自動的呼気筋が含まれている．

神経叢 Plexuses

脊髄神経が脊髄から現れると，それらのうちのいくつかは**叢 plexuses** とよばれる大きな束を構成するために

表5-3
呼吸筋の運動神経支配

吸気筋	支配神経叢と神経
横隔膜	横隔神経（C-3, C-4, C-5）
大胸筋	内側および外側前胸神経（C-5, C-6, C-7, C-8, T-1）
小胸筋	腕神経叢（C-5, C-6）
鎖骨下筋	腕神経叢（C-5, C-6）
前鋸筋	長い胸神経（C-5, C-6, C-7）
外肋間筋	肋間神経（T-2〜T-12の前枝）
肋骨挙筋	肋間神経（T-2〜T-12の前枝）
上後鋸筋	T-1〜T-4
胸鎖乳突筋	副神経（第XI脳神経）
斜角筋	C-2, C-3（前枝）
広背筋	胸背神経（C-6, C-7, C-8）
仙棘筋	胸神経（後枝）
呼気筋	
胸肋三角	T-6〜T-12（前枝）
内肋間筋	T-2〜T-12（前枝）
外腹斜筋	T-6〜T-12（前枝）
内腹斜筋	T-6〜T-12（前枝）
腹横筋	T-6〜T-12（前枝）
腹直筋	T-6〜T-12（前枝）

第2章で述べたように，上記のいくつかの筋の効果は疑いを招きやすい．これらは実際は呼吸に対して補償的役割を提供しているため，ここに含めている．

結合する．これらには頸神経C-1, C-2, C-3, C-4からなる**頸神経叢 cervical plexus**が含まれる．**横隔神経叢 phrenic plexus**は頸神経C-3, C-4, C-5の前枝からなり，**前胸神経叢 anterior thoracic plexus**は頸神経C-5, C-6, C-7に加えてT-1からのいくらかの線維によって構成されている．**長胸神経叢 long thoracic plexus**は頸神経C-5, C-6, C-7から，**胸背神経叢 thoracodorsal plexus**は頸神経C-6, C-7, C8から成り立っている．これらの神経叢は主として呼吸筋と腹胸壁筋の神経支配に責任を負っている．発話目的の筋活動の連続については呼吸の章で議論された．表5-3には，しばしば呼吸機能がかかわるとされる筋と神経供給を載せている．これらの筋のうちのいくつかの貢献については疑わしいところがある．しかしながら，これらは異常な環境下での呼吸に寄与するかもしれないので，表に入れてある．

舌 The tongue

舌のそれぞれ半分の内在筋と外在筋は**舌下神経 hypoglossal nerve**に供給されており，その核は通常運動皮質からの入力によって両側に供給されている．私たちのほとん

どでは，起始部の各舌下神経核は両側の大脳半球の中心前回から線維を受け取っている．**口蓋舌筋 palatoglossus** は副神経の延髄部分の核から運動線維を受け取り，その核は咽頭神経叢を通って筋に到達する．このため，口蓋舌筋は舌筋ではなく軟口蓋筋とみなされる．

霊長類の舌は筋紡錘を含んでいることがわかっており，それらは構音に必要な精巧な協調運動の実行時におそらく重要な役割を果たす（Bowman, 1971）．求心性線維はおそらく舌下神経によって運ばれるだろう，たとえ舌下神経がほとんど常に運動専用といわれているにしても，である．

舌下神経は起始から下行するにつれて，下行分枝あるいは枝を発し，迷走神経がとる進路をたどる．この分枝は頸神経 C-2 と C-3 の分枝と結合し，そして，急上昇を始める．神経の進路の急な変化は**ワナ ansa** とよばれる．そのため，舌下神経と頸神経 C-2 と C-3 の線維を含んでいる上行神経は，**舌下神経ワナ**あるいは**頸神経ワナ**として知られている．これは肩甲舌骨筋，胸骨舌骨筋，胸骨甲状筋を供給している．**表5-4** は舌筋の神経支配を示す．

復習してみると，舌の感覚神経は**顔面神経・舌咽神経・迷走神経**である．味覚線維の経路は複合経路である．膝神経節にある細胞体は多くの場合，鼓索神経経由で，**三叉神経（V）**の下顎枝の舌神経へ末梢線維を送っている．三叉神経は舌の前方 3 分の 2 を供給している．これは，なぜ三叉神経が舌に感覚線維を供給するとときどきいわれるかを説明している．舌の後方 3 分の 1（有郭乳頭）は舌咽神経によって供給され，その根は迷走神経から拡散性の線維によって供給されている．

咀嚼筋 The muscles of mastication

咀嚼筋は発生学上，すべて咽頭弓派生物である．これらの筋を供給している神経の核は大脳皮質によってすべて両側に供給されている．これらの核と経路は，咀嚼・嚥下・呼吸・顔の表情における役割ということだけではなく，発話中の構音器官の動きを媒介しているという点でも非常に重要である．下行する皮質線維のほとんどの場合にあることだが，その経路は内包と大脳脚を通って三叉神経・舌咽神経・迷走神経・副神経に進む．

顔面神経核は両側皮質復元の重要な例外である．顔面の一側にある発話産生に大切な顔面構造を供給する運動細胞は反対側の大脳半球から皮質復元を受ける．前述の

表 5-4
舌筋の神経支配

内舌筋	支配神経
上縦舌筋	舌下神経（第XII脳神経）
下縦舌筋	舌下神経（第XII脳神経）
横舌筋	舌下神経（第XII脳神経）
垂直舌筋	舌下神経（第XII脳神経）
外舌筋	
茎突舌筋	舌下神経（第XII脳神経）
口蓋舌筋	副神経（第XI脳神経）
舌骨舌筋	舌下神経（第XII脳神経）
オトガイ舌筋	舌下神経（第XII脳神経）

表 5-5
咀嚼筋の神経支配

筋	神経支配
咬筋	三叉神経，下顎骨分枝の前幹
側頭筋	三叉神経，下顎骨分枝の前幹
内側翼突筋	三叉神経，下顎骨分枝の前幹
外側翼突筋	三叉神経，下顎骨分枝
下顎下制筋	外喉頭筋（表 5-6）参照

通り，成人男性でひげがない顔の部分は両側皮質復元を受ける．

下顎下制筋は三叉神経の下顎分割の分枝と舌下神経によって供給される．挙筋は三叉神経の下顎分枝の前幹に供給される．下の歯と隣接構造への感覚線維も下顎分枝の後幹に供給される．**表 5-5** には咀嚼筋とその神経支配をあげている．

咽頭 The pharynx

下方に進んでいくと，迷走神経は 2 つの分枝を送り出す．それらは節状神経節から始まり，**咽頭神経叢 pharyngeal plexus** の運動分枝を構成する．これらの線維とほかの線維は，十分にはわかっていないが，咽頭収縮筋を供給している．例えば，舌咽神経からの感覚線維も咽頭神経叢に含まれている．これらは咽頭粘膜・口蓋弓・耳管（エウスターキオ管）の咽頭開口部・軟口蓋を供給している．副神経からの線維も咽頭神経叢に寄与していると考えられる．

軟口蓋 The soft palate

軟口蓋筋の運動線維は三叉神経と副神経の下顎分枝か

ら派生している．副神経の分枝は運動線維を口蓋垂に供給する．口蓋に感覚線維と運動線維の両方を供給する神経は咽頭神経叢に含まれており，翼口蓋窩にある**翼口蓋神経節**から起こる．翼口蓋神経節は顔面神経からと三叉神経の上顎分枝から感覚線維を受け取る．それは多数の分枝を送り出し，そのうちのいくつかは切歯孔を通って硬口蓋に入っていくために下行する．それらは**鼻口蓋神経 nasopalatine nerve** とよばれている．ほかの分枝は鼻腔の粘膜に神経を分布するために前進し，あるものは第3臼歯のちょうど内側にある大口蓋孔と小口蓋孔を経由して硬口蓋の後方部分に入っていく．硬口蓋と軟口蓋全体の粘膜は小口蓋神経に供給される．

喉頭 The larynx

喉頭の内在筋が迷走神経によって運ばれる副線維にどのように供給されるかをみてきた．発声に関連するほかの筋は喉頭挙筋と下制筋を含んでいる．これらの筋は脳神経と頚神経叢に含まれている神経によって供給されている．上喉頭神経の感覚性分枝は，内枝とよばれ，喉頭粘膜，舌根，喉頭蓋を供給する．**表5-6**は発声筋，喉頭の外在筋，それらの神経支配をあげている．神経供給は**図5-60**に概略的に示されている．

本章の内容はいくつかの特定の話題に制限され，神経系のほんの序説にすぎなかった．これはさらなる研究への方向を指摘できるだけである．私たちは断片的に神経系を検討していったが，振り返ってみると，非常に価値のある概念が明らかになったようである．つまり神経系の機能はその構成部分すべての結合された個々の機能よりもはるかに多い．この章にふさわしい結末が Sir John Eccles によって与えられている：「人間の脳がどのように働くかを包括的に理解する課題はそれそのものの想像力をぐらつかせる」．

内分泌系序論
An introduction to the endocrine system

内分泌系は主として腺であるが，内分泌腺は体の表面に放出する腺（例　涙腺，乳腺，汗腺）と分泌を消化管に放出する腺（例　唾液腺，胃腺，腸腺）とを区別しなければならない．内分泌腺の分泌は直接血流に発せられ，そのあと体のさまざまな組織に運ばれる．

表5-6
発声筋の神経支配

外喉頭筋	支配神経
顎二腹筋前腹	三叉神経，顎舌骨枝
顎二腹筋後腹	顔面神経，顎二腹枝
茎突舌骨筋	顔面神経，茎突舌骨枝
顎舌骨筋	三叉神経，顎舌骨枝
オトガイ舌骨筋	舌下神経，オトガイ舌骨枝
胸骨舌骨筋	舌下神経，C-1, C-2, C-3
肩甲舌骨筋	舌下神経，C-1, C-2, C-3
甲状舌骨筋	舌下神経，C-1, C-2
内喉頭筋	
甲状披裂筋	迷走神経，下反回神経分枝
外側輪状披裂筋	迷走神経，下反回神経分枝
後輪状披裂筋	迷走神経，下反回神経分枝
披裂筋	迷走神経，下反回神経分枝
輪状甲状筋	迷走神経，上反回神経分枝

内分泌系は神経系よりも後に進化し，ある点においては，外見上その神経系が不十分だったより高度な特殊な動物において認められる．脊椎動物には次の7つの明らかに認められた内分泌腺がある：**甲状腺**，**副甲状腺**，**副腎**，**下垂体**，**生殖腺**，**膵臓**，**胸腺**．8番目の構造，**松果体**はときどき内分泌腺に入れられる．内分泌腺の位置は**図5-91**に示してある．

甲状腺 The thyroid gland

甲状腺は2つの**葉 lobes** からできており，下喉頭のそれぞれの側に1つあり，**峡部 isthmus** とよばれる細長い甲状腺組織で結ばれている．顕微鏡でみると，その腺組織はたくさんの胞あるいは小胞からできているようであり，それぞれは立方形の上皮組織の単一層に並べられている．この小胞は**膠質 colloid** とよばれる粘性物質を含んでいる．この物質は，甲状腺ホルモンの**チロキシン thyroxin** を含んでおり，上皮組織によって分泌される．もし動物が甲状腺を奪われると，厳しい代謝変化が起こり，長引けば死に至るかもしれない．しかし，チロキシンが与えられると，その動物は完全に健康であらゆる点で正常なままであろう．

チロキシン不足は小児では**クレチン病**，成人では**粘液水腫**をもたらすかもしれない．小児は小さいままであり，不完全な外観で，はれた皮膚とその口には大きすぎるようにみえる舌をしている．精神発達は停止し，聾がしば

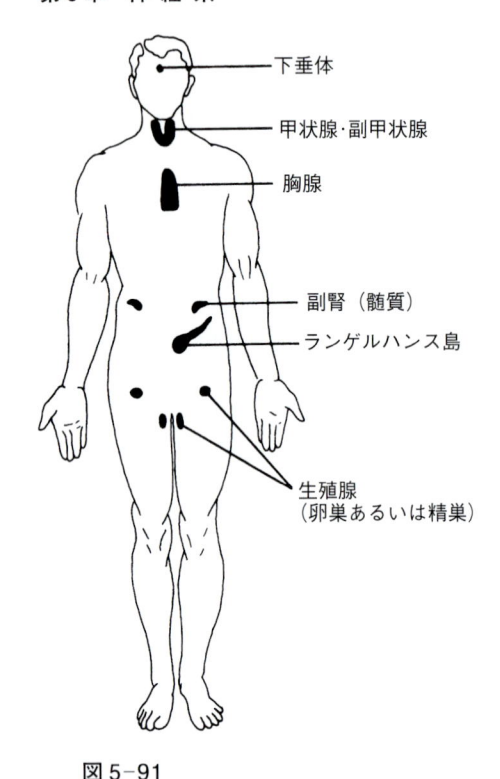

図5-91
内分泌腺の位置.

る．チロキシンの減少は下垂体機構を刺激し，さらに甲状腺刺激ホルモンが放出される．眼球突出症はチロキシンの過剰によるものではなく，下垂体の前方葉の甲状腺刺激（thyrotrophic）ホルモンによって引き起こされると考えられる．

副甲状腺 The parathyroid glands

副甲状腺は2組の梨サイズ構造である．1組は甲状腺の上方の極の真後ろにある．動物では，副甲状腺の切除は神経筋組織の増大した興奮性をもたらし，それは結局は**テタニー**とよばれる重度で通常は致命的な痙攣性障害となる．死は喉頭の攣縮から起こる消耗か窒息のどちらかによる．

副甲状腺は血中の亜リン酸とカルシウムの適切なレベルを維持するために機能する．腺が取り除かれると，血液カルシウムレベルは急激に下がり，それは疾患の症状と相互に関連する．副甲状腺の活動が活発すぎる場合，血中のカルシウムレベルは高くなりすぎる．もし長引けば，骨のカルシウムは犠牲にされ，弱く曲がった骨格となる．さらに，過度の血液カルシウムは腎臓に排出させ，それはカルシウム沈殿，あるいは**腎臓結石**となるかもしれない．

副腎 The adrenal glands

その名前が含んでいるように，副腎は腎臓の上部表面にある．それぞれの腺は2つの部分，つまり**髄質** medulla とよばれる中央の黒ずんだ塊と**皮質** cortex とよばれる外側の外皮からできている．髄質と皮質は異なる胚起源であり，それらの機能が非常に密接に関連しているという証拠はほとんどない．皮質は性腺を引き起こす組織から派生しているが，髄質は神経冠の派生物である．髄質は，ときどきアドレニンまたは**エピネフリン** epinephrine ともよばれている，**アドレナリン** adrenalin とよばれるホルモンを作り出す．副腎髄質部分の破壊は動物の行動に大きな変化をもたらさない．しかし，もしアドレナリンが動物に投与されると，心臓機能がより強くなり，脾臓が収縮し，血流を貯留させ，皮膚は白くなり，瞳孔は開き，毛髪は「逆立つ」．その全体像は自律神経系の交感神経の興奮によるものと非常に似ている．

副腎皮質は生命に必須である．動物は両方の副腎の完全切除から約2週間で死ぬ．非常に多数の合成物が皮質

しば起こる．もし早い時期にチロキシンが与えられると，小児は通常十分に反応し，健常成人に発達する．粘液水腫の通常の症状は精神的および身体的な，一般的嗜眠，体重の増加，皮膚の肥厚を含んでいる．身体の機構全体は弱まると考えられる．チロキシン（または甲状腺エキス）の管理は正常レベルに代謝を戻し，その後にすべての症状は消失する．

今世紀（20世紀）の最初のころ，甲状腺肥大は，水や土壌の中にヨウ素が不足していた世界の地域（米国中西部）で非常にありふれていた．食品へのヨウ素追加（例 ヨウド塩）は甲状腺肥大あるいは**甲状腺腫**の発達を予防した．ヨウ素はチロキシンの重要な成分である．

ときどき甲状腺は体が必要とする量よりたくさんのチロキシンを作り始め，この状態（**甲状腺機能亢進**）も腺のやや肥大を伴うかもしれない．過剰なチロキシンは代謝を増加し，身体機構全体を速める．神経質，振戦，速い心臓機能と一緒に，眼球も突き出る，**眼球突出症**とよばれる状態になる．チロキシン分泌の制御は視床下部と下垂体の前方葉を通って伝えられる．その制御機構は下垂体によって分泌される甲状腺刺激ホルモンの相互効果と血液中のチロキシンレベルによって非常に複雑であ

から分離され，それらの機能は複雑になっていると思われる．万一，皮質が衰えると，炭水化物の代謝が影響を受け，血糖値が強烈に低下する．塩化ナトリウムが血液やほかの組織から失われ，血圧は下がる．皮質の過活動は異なる種類の変化をもたらす．小児では，性器や第二次性徴の早熟がみられる．女児では，男性化の傾向も起こる．成人男性では，副腎皮質の過活動は多毛症と「男性性」の広汎な増加をもたらす．成人女性はさらに悪くなる．その変化は男性性傾向である；つまり，顔の毛ははっきりとみえ始めるかもしれず，体は筋骨たくましくなり，しばしば声は低くなる．性器でさえ萎縮徴候を示すかもしれず，機能しなくなる．

下垂体 The pituitary gland

下垂体（pituitary または hypophysis）は非常に複雑で重要な腺である．これは蝶形骨のトルコ鞍に折り込まれた状態であり，漏斗によって脳の基部とつながっている．下垂体は二重腺で，胚咽頭蓋から発達している**前葉 anterior lobe** と脳の床の直接的派生物である**後葉 posterior lobe** から成り立っている．ヒトではその位置のために，研究は困難である．腺はある種の下等脊椎動物では容易に取り去られるが，その除去の影響は，とくに動物の子どもで意味深い．成長はすぐに妨げられ，性的成熟は決して起こらない．さらに，副腎全体の萎縮も起こる．明らかに下垂体はほかの内分泌腺の機能と体の機構全体の成長や発達を調節する重要な腺である．

下垂体の過活動の影響はその機能に関していくつかの糸口を与えてくれる．体の影響は通常身体全体の異常な成長を含み，それは恐ろしい規模にもかかわらず，かなりうまく釣り合いがとれた状態である．一方，腺の欠乏は小人症を引き起こすかもしれない．これらの影響は腺が幼少期にうまく機能しないときにだけ起こる．もし下垂体が成熟後過活動になると，**先端巨大症 acromegaly** として知られる症状を現す．これは肥大した手，突き出た下顎，大きな眉を含んでいる．

甲状腺への下垂体の影響はすでに述べた．下垂体からのホルモンはおそらくチロキシンを作るために甲状腺を起こす，あるいは刺激する．下垂体も副腎皮質と**コルチゾン cortisone** とよばれるホルモンの産生を調整する．これは新しい組織再生の体の潜在能力を促進すると考えられ，さらに，ショックや重度の外傷に関連するほかの症状を予防する．

私たちは簡潔に性的発達における下垂体の影響に直面した．これは少なくとも2つの生殖腺刺激ホルモンを作る．1つは卵巣にあるグラーフ卵胞に作用するものであり，もう1つはその卵胞にそれらの卵細胞を放させる，あるいは男性では**テストステロン**という第二次性徴の生理学的状態を制御するホルモンを作らせるものである．下垂体はさらに，乳汁分泌（乳腺による乳汁の分泌）を制御する**ラクトゲン**とよばれるホルモンを作っている．

下垂体の後葉は身体の適切な水分バランスの維持に機能している．

生殖腺 The gonads

精巣と卵巣はその機能が精子と卵子の産生である複合の腺である．これらにはさらに重要な内分泌腺機能がある．精巣の間質は**テストステロン**を作り，それは男性の第二次性徴の発達を刺激する．精巣がこの性徴に関連しているという事実はこれらの腺の除去あるいは去勢によって証明されうる．このような去勢は，若いヒトで行われると，高い声，あごひげの欠如，肥満傾向，ほとんどない成人男性に関連する性的・情緒的特徴をもたらす．しかし，成熟後では，これらの変化はほとんど起こらない．

間質活動の開始とテストステロンの産生は思春期に関連している．陰毛が現れるときと喉頭の成長・声変わり・性器の発達が起こるときである．時折，妊娠の後半に，精巣が陰嚢に下降できないことがある．この状態は，**停留精巣**として知られ，生きている精子の産生に障害を引き起こすが，テストステロンの分泌には影響しない．結果として，これらの男性は受精能以外，あらゆる点で完全に男性である．

卵巣は複雑な一連のホルモンを生成し，それらの多くは誕生前後の胎児の保護に関連している．卵子が卵巣で成熟すると，流体で満たされた空間はそのまわりに発達する．その卵子と空間は一緒に，**エストロゲン**を生成する**グラーフ卵胞**を構成する．これは男性におけるテストステロンと対をなしている．エストロゲンは思春期の開始と女性の第二次性徴の発達を刺激する．べつのホルモン，**プロゲステロン**は**黄体 corpus luteum**（ラテン語 yellow body「黄色の体」）とよばれる卵巣の特殊な部分によって産生される．グラーフ卵胞から成熟した卵子を

放出するとその次に，プロゲステロンはヒトでは月経周期を，ほかの動物では発情期を開始する．

膵臓 The pancreas

膵臓の最も明らかな機能は消化を助ける酵素を生成することである．**ランゲルハンス島**とよばれる細胞の小さな集まりの付加的機能は**インスリン insulin** とよばれるホルモンを作ることであり，そのインスリンは体の中の糖の保存と貯蔵の責任を負っている．もしこれらの島が破壊される，あるいは機能しなくなると，ヒトの糖尿病の場合のように，糖は肝臓やそのほかの組織にもはや蓄えられないが，腎臓へ運ばれ，尿と一緒に排出される．

胸腺 The thymus

胸腺は胸骨の上方部分の後ろにあり，頸部の底部に上方へ伸びている．これは幼児では比較的大きく，思春期では縮み始め，成人期になるまで退化した構造よりもやや大きい程度に縮小する．胸腺は免疫グロブリン産生，ビタミンＢのレベルの調節，リンパ球の産生に関連している．

文　献

Abbs, J., and C. Welt, "Lateral Precentral Cortex in Speech Motor Control," in R. Daniloff, ed., *Recent Advances in Speech Science*. San Diego: College-Hill Press, 1985.

Albernaz, J. G., "Nervous System," in L. DiDio, ed., *Synopsis of Anatomy*. St. Louis: C. V. Mosby, 1970.

Arey, L. B., *Developmental Anatomy*, 7th ed. Philadelphia: W. B. Saunders, 1965.

Bowman, J. P., *The Muscle Spindle and Neural Control of the Tongue: Implications for Speech*. Springfield, Ill.: Charles C Thomas, 1971.

Brodal, A., *The Cranial Nerves*. Oxford: Blackwell, 1959.

Brodmann, K., *Vergleichende Localization der Grosshirnrinde*. Leipzig: Barth, 1909.

Cajal, Ramon y Santiago, *Studien uber die Hirnrinde des Menschen*. Aus dem spanischen ubersetz von Johannes Bresler, Leipzig, 1906.

Cajal, S. R., "Histologie du Système Hervoux de L'homme et des Vertébrés," *Maloine*, Paris: 1908.

———, *Studies on the Diencephalon*, compiled and translated by Enrique Ramon Moliner. Springfield, Ill.: Charles C Thomas, 1966.

Campbell, A. W., *Histological Studies on the Localization of Cerebral Function*. Published by aid of a subsidy from the Royal Society of London. Cambridge: Cambridge University Press, 1905.

Chusid, J. G., and J. J. McDonald, *Correlative Neuroanatomy and Functional Neurology*, 10th ed. Los Altos, Calif.: Lange Medical Publications, 1960.

Dickson, D., and W. Maue-Dickson, *Anatomical and Physiological Bases of Speech*. Boston: Little Brown, 1982.

DiDio, L. A., ed., *Synopsis of Anatomy*. St. Louis: C. V. Mosby, 1970.

Eccles, Sir John C., "The Synapse," *Scientific American*, 212, January 1965, 56–69.

Gardner, E., *Fundamentals of Neurology*, 6th ed. Philadelphia: W. B. Saunders, 1975.

Gray, H., *The Anatomy of the Human Body*, 29th ed., C. M. Goss, ed. Philadelphia: Lea & Febiger, 1973.

Gray's Anatomy, Edinburgh: Churchill-Livingston, 1995.

Guyton, A. C., *Textbook of Medical Physiology*, 4th ed. Philadelphia: W. B. Saunders, 1971.

Hathaway, S. R., *Physiological Psychology*. New York: Appleton-Century-Crofts, 1952.

Hodgkin, A. L., *The Conduction of the Nervous Impulse*. Liverpool: University Press, 1964.

Kimber, D. C., C. E. Gray, C. E. Stockpole, L. C. Leavell, and M. A. Miller, *Anatomy and Physiology*. New York: Macmillan, 1966.

Kuehn, D., M. Lemme, and J. Baumgartner, *Neural Bases of Speech, Hearing and Language*, Boston: College Hill Press, 1989.

Larson, C., and B. Pfingst, "Neuroanatomical Bases of Hearing and Speech," in N. Lass, L. McReynolds, J. Northern, and D. Yoder, eds., *Speech. Language, and Hearing*, Vol. I, *Normal Processes*. Philadelphia: Saunders, 1982.

Larson, C., and G. Kempster, "Voice Fundamental Frequency Changes Following Discharge of Laryngeal Motor Units," in I. Titze and R. Sherer, eds., *Vocal Fold Physiology: Biomechanics, Acoustics, and Phonatory Control*. Denver: Denver Center for the Performing Arts, 1983.

Larson, C. R., and M. K. Kistler, "The Relationship of Periaqueductal Gray Neurons to Vocalization and Laryngeal EMG in the Behaving Monkey," *Exp. Brain Res.*, 63, 1986, 596.

Larson, C., K. Wilson, and E. Luscher, "Preliminary Observations on Cortical and Brainstem Mechanisms of Laryngeal Control," in D. Bless and J. Abbs, eds., *Vocal Fold Physiology: Contemporary Research and Clinical Issues*. San Diego: College-Hill Press, 1983.

Love, R., and W. Webb, *Neurology for the Speech-Language Pathologist*, 2nd ed. Boston: Butterworth-Heinemann, 1992.

Netter, F. H., *Nervous System*. Summit, N.J.: Ciba Pharmaceutical Products, 1953.

Nishio, J., T. Matsuya, K. Ibuki, and T. Miyazadu, "The Roles of the Facial, Glossopharyngeal, and Vagus Nerves in Velopharyngeal Movement," *Cleft Palate J.*, 13, 1976, 201.

Penfield, W., and L. Roberts, *Speech and Brain Mechanisms*. Princeton, N.J.: Princeton University Press, 1959.

Pernkopf, E., *Atlas of Topographical and Applied Human Anatomy*. Philadelphia: W. B. Saunders, 1963.

Ranson, S. W., and S. L. Clark, *The Anatomy of the Nervous System*, 10th ed. Philadelphia: W. B. Saunders, 1959.

Restak, R., *The Brain*, Toronto: Bantam Books, 1984.

Sherrington, Sir Charles, *The Integrative Action of the Nervous System*. New Haven, Conn.: Yale University Press, 1906.

Snyder, S. H., "Opiate Receptors and Internal Opiates," *Scientific American*, 236, March 1977, 44–56.

Steward, O., *Principles of Cellular, Molecular, and Developmental Neuroscience*. New York: Springer-Verlag, 1989.

Weber, C., and A. Smith, "Reflex Responses in Human Jaw, Lip, and Tongue Muscles Elicited by Mechanical Stimulation," *J. Sp. Hrng. Res.*, 30, 1987, 70.

Wilson, V. J., "Inhibition in the Central Nervous System," *Scientific American*, 214, May 1966.

Zealear, D., M. Hast, and Z. Kurago, "The Functional Organization of the Primary Motor Cortex Controlling the Face, Tongue, Jaw, and Larynx in the Monkey," in I. Titze and R. Sherer, eds., *Vocal Fold Physiology: Biomechanics, Acoustics, and Phonatory Control.* Denver: Denver Center for the Performing Arts, 1985.

Zentnay, P. J., "Motor Disorders of the CNS and Their Significance for Speech," *J. SP. Hrng. Dis.*, 2, 1937, 131–138.

第 6 章

聴　覚
Hearing

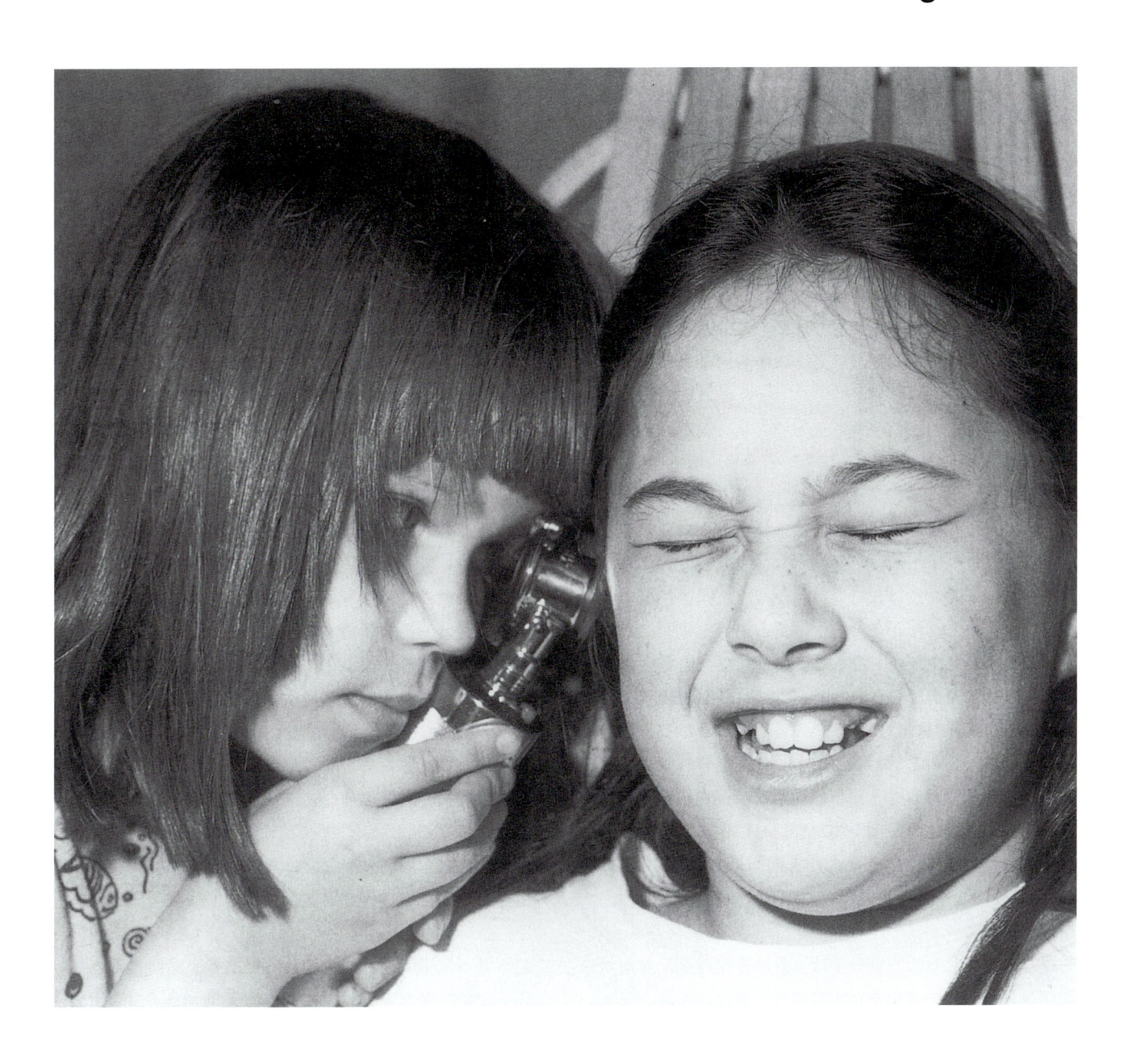

音の性質
The nature of sound

かつて1700年代初頭に英国の哲学者 Geoge Berkeley は，近くに音を聴く人が誰もいなくても倒れる木は音を立てるのか，という問いを投げかけた．それ以来，音波と聴覚についての議論の導入として，多くの著者がこの同じ問いを紹介してきた．今回も，音の二元的な性質に言及する目的でこの問いを取り上げることにする．問いに対して，物理学者であれば，木は倒れる際にエネルギーを放散して空気の擾乱の伝播を引き起こすと言うところを，心理学者であれば，音という限りは空気中を伝播する擾乱がまず知覚されなければならないと答えることだろう．以下の数ページでは，音波の受容器として機能し，倒れる木や舞い落ちる葉によって生じた空気中を伝播する擾乱の知覚を可能にしている機構について述べる．

聴覚機構の構造と機能に進む前に，音の基本的な特性について簡単に復習しておくことにする．

音波の特性 The properties of sound

擾乱されていない空気は平衡状態にあるといえる．つまり，いたるところで生じているランダムな空気分子の運動（**ブラウン Brown 運動**）と大気圧の変動を除いては，空気分子の密度は長時間にわたって比較的一定である．しかし，なんらかの外力が働くと，平衡状態にあった分子が密集したり（**圧縮**），離れたりする（**希薄化**）．

空気は**流体**なので，高圧領域から低圧領域へと流れる．さらに，空気には質量があるため慣性を示すので，いったん運動を始めると加わったエネルギーが消散してしまうまで運動し続けることになる．したがって，例えば勢いよく手を叩くことによって空気分子の擾乱が始まると，圧縮された空気の層が進行方向側の空気を圧縮し，かつ通過跡側の空気を希薄化しながら，音源から全方向へと広がっていく．

ただし，擾乱した空気分子は一瞬は音波の進行方向および逆行方向への運動を示すものの，進行方向側の空気分子にエネルギーを伝達すると，元の位置に戻りながら平衡状態を取り戻すということを知っておかなければならない．すなわち，空気中で波状様式の運動を示すのは擾乱であって，空気分子そのものではない．このようなことから，音波とは力の流れ，あるいはあるところから別のところへのエネルギー伝達だと考えることができる．

私たちにとって普通の音波とは，たいていは振動子によって産生される定常的なものであるが，**振動運動と波動運動**とは同じものではないことを理解しておくことが重要である．振動体は，弾性を備えたなんらかの媒質中にある場合，あるいは媒質と結合している場合に波動を生み出すことができ，生じた波動が媒質中を移動していく．

振動 Vibration

振動運動は，復元力によって生ずる一定の痕跡を示す逆行および順行の運動と定義される．この復元力は，変位とともに増大し，常に静止点へ向けて戻るように働く性質がある．こうした運動が等しい時間間隔で生じる場合には**周期的**という．

振動運動の測定可能な特性

振動運動には，測定可能な5種類の重要な特性，すなわち**変位量，振幅，周波数，周期，位相**がある．これらの特性あるいは変数は，波動運動を記述するのに有効である．

1. 振動体の**変位量**とは，振動体の平衡状態のときの位置とある時点での振動体の位置との距離で示される．
2. 振動の**振幅**とは，振動体の平衡状態のときの位置と比べた最大の変位量であり，総振動範囲の半分に等しい．これは，**最大振幅 peak amplitude** ともいわれる．**ピーク間振幅 peak-to-peak amplitude** とは，一方への最大変位量と他方向への最大変位量を合計したものである．小さな弧を描いて振動する振子のような線形振動系では，最大振幅と変位量とは等しく，ピーク間振幅は最大振幅の2倍となる．
3. **周波数**（f）とは，単位時間あたりの振動数あるいはサイクル数であり，通常は1秒あたりの振動あるいはサイクル（cps）で測定される．周波数を表すには，Hz という記号が最もよく用いられる．これは，19世紀ドイツの物理学者ハインリッヒ・ヘルツ Heinrich Hertz に敬意を表して定められた記号である．1秒あたり100回という振動は100Hz と表される．
4. 振動体の**周期**（T）とは，1回の振動に要する時間である．周波数と周期とは逆数関係にある．振動体が1秒あたり60回の振動をする場合，周波数は60Hz であり，各振動は1/60秒ごとに生じるので，周期は

1/60 秒あるいは 16.66msec となる．周波数と周期との関係は，$T = 1/f$, $f = 1/T$ と表される．

5. **位相**とは，振動にも波動にも適用できる用語であり，2個以上の振動あるいは波動運動の間の関係を表すのに有効である．完結した振動サイクルにおいては，振動体は平衡状態での位置から振動を開始して再び最初の位置に戻るので（図6-1），その過程は円運動にたとえることができる．したがって，位相は，振動体がある時点までに1サイクル分の振動のうちどこまで終えたかによって定義できるので，通常は円周角によって表される．1回の振動サイクルにおける位相変化は360°である．小さな弧を描く振子の振動における位相変化を図6-1に模式的に示す．変位のサイクルにおいて，振動体が振動を開始するポイントは**開始相**(0°)という．振子運動の場合は，錘が静止点からB点まで変位させられてから放される（図6-1）．この例では，**開始相**90°，**位相角**90°ということになる．

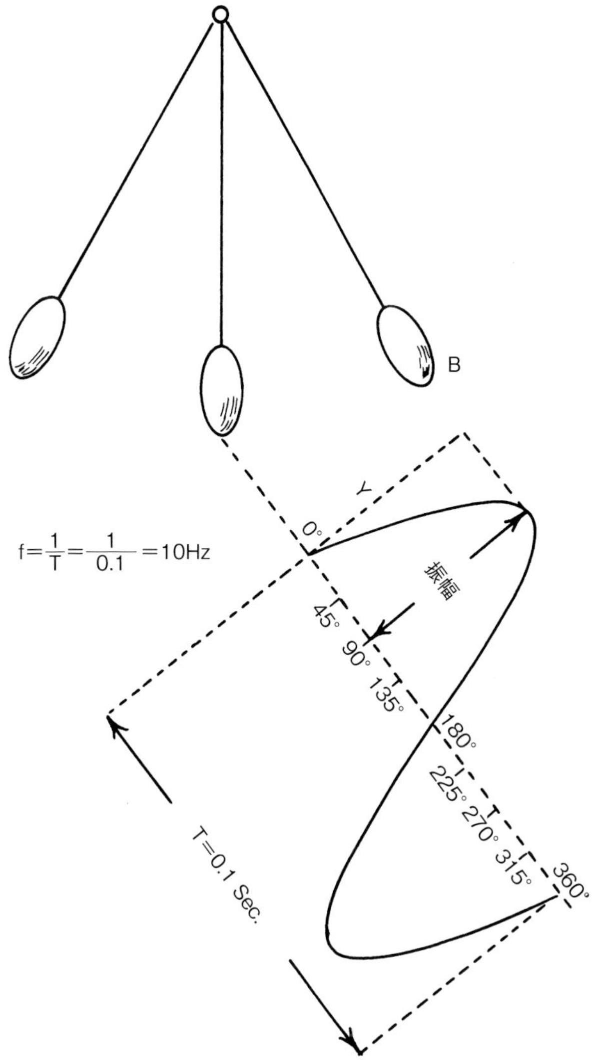

単調和振動（単振動）

振動運動の最も単純な形は，音叉の振動運動，小さな弧を描く振子運動，あるいは理想的なバネにおける錘の上下運動などにおいてみられるもので，**単調和振動（単振動）** simple harmonic motion (SHM)（図6-1）という．単純と称されるのは，復元力と変位量との関係が単純なためである．

フック Hooke の法則によれば，復元力は変位量に比例する．図6-2において，バネ係数を k（バネを伸張または圧縮した際に生ずる一定の力），復元力を F，変位量を y とすると，$F = ky$ となるので，k は F/y に比例する．質量 m の錘が下方に変位しても上方に変位しても，復元力は常に変位量に比例し，さらに振動体の速度は加わる力に比例するので，速度は静止状態からの振動体の変位量に直接的に比例して作用することになる．

単調和振動は，上述の条件が整った場合にのみ生ずる．小さな弧を描く振子運動も単調和振動を示す．振子が最大変位に達すると復元力も最大となり，一瞬だけ錘が静止してから復路の運動を開始する．その瞬間は錘の速度は0である．錘が平衡状態の静止点（変位量0）を通過する際には速度が最高となるが，復元力は0である．図6-2に，変位量，速度，加速度（復元力）の関係について示す．

等速円運動の射影　　単調和振動あるいは正弦波振動

図6-1
小さな弧を描く振子の往復運動における位相の変化．各サイクルは，360°の位相変化を示す．単調和振動は円運動にたとえることができる．

は，等速円運動の射影として定義することができる．図6-3のように，点 P が時計回り方向に円周運動をした場合，縦軸 y_1y_2 上への射影は点 R によって表される．点 P が一定速度で回転した場合，R は縦軸上で単調和振動を示す．この振動は，線分 OP に対する傾斜角に対応した距離 OR をプロットすることで図示することができる．このように，変位量 y は，P が円周上を回転して生じた角度 θ の際の正弦関数値に対応し，ある時点での波動の振幅は以下の単調和振動の公式で求めることができる．

$$y = A \sin \theta = A \sin \omega t$$

この式において，A は振幅（円の半径または線分 OP の長さに等しい），ω は円運動を行う点 P の角速度（ラジアン／秒で測定）を表す．1秒間あたりの点 P の回転数が周波数であり，また完全な円は 2π ラジアンなので，周波数 f と角速度との関係は $\omega = 2\pi f$ となる．

線分 OP に1を当てはめてみると，縦方向の距離あるいは縦軸（y_1y_2）にプロットした変位量は，角度 θ に対する正弦関数値に等しくなるので，得られたグラフは**正弦曲線** sine curve という．図6-3のグラフは，点 P の円周運動に伴う10°ごとの縦方向の変位量をプロットしたものである．このグラフは，**シヌソイド** sinusoid（**正弦曲線**）である．線分 OP は最大振幅を表し，y_1y_2 はピーク間振幅を表す．波動1周期全体の「平均振幅」を表す数値がよく用いられるが，最大振幅もピーク間振幅も適切な数値とはならない（ピーク間振幅の算術平均は0となる）．

振幅の**二乗平均**による表記がよく用いられる．なぜなら，正弦曲線全体から多数の振幅瞬時値を測定して算術平均を求めると，測定値の半分は正の正弦関数値を示し，残りの半分は絶対値は同じで負の値を示すため，結果は0になってしまうからである．しかし，瞬時値を二乗すると負が消去される．その後，それらの値の算術平均を求めて，さらにその平方根を求めて二乗平均値とする．このようにして求めた値は，1周期全体についての平均振幅となる．これを**二乗平均** root-mean-square あるいは **rms** という．正弦曲線の場合，振幅の rms は最大振幅の 0.707 倍（$A \times 0.707$）または $A \times 1/\sqrt{2}$ となる．

減衰 バネにつながって振動している錘や揺れている振子の錘の変位量を図式化すると，正弦曲線を描く．しかし，これらの系における摩擦によって，振動1回ごとにわずかずつではあるがエネルギーが消散していく．動いている錘がもつエネルギーは**運動エネルギー** kinetic energy（**KE**）といい，平衡状態時の位置から離れたときのエネルギー（変位エネルギー）は**位置エネルギー** potential energy（**PE**）という．総エネルギーは，これら2種類のエネルギーの積に相当する．

バネにつながった錘の場合，

$$KE = 1/2\, mv^2, \quad PE = 1/2 Ky^2$$

となる．位置エネルギーは，変位量が最大となったときに最大となる．これは，平衡状態へ向けての加速度も最高となることを意味する．運動エネルギーは，変位量が最大となったときに最小となる．実際に錘は一瞬停止し，運動の方向を

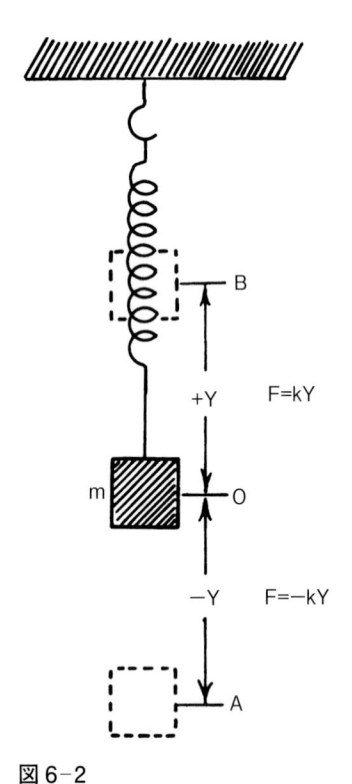

図6-2
フックの法則に従う理想的なバネにつながった錘の上下運動．錘（m）の位置の変化方向が下方であろうと上方であろうと，変位量に比例した復元力が常に作用している．加速度も錘の平衡状態時からの変位量に比例して作用する．

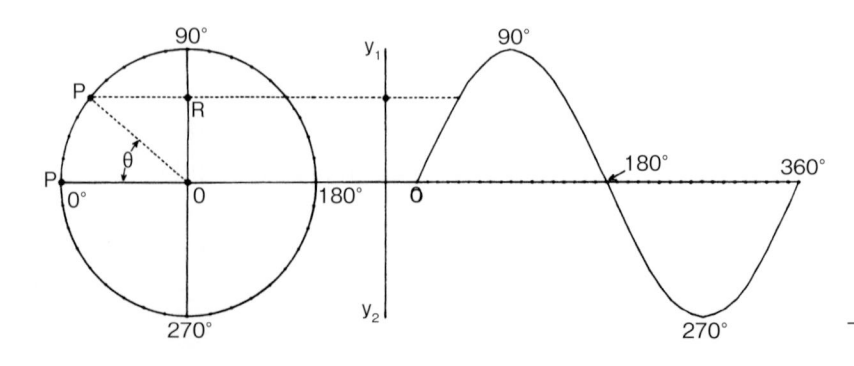

図6-3
等速円運動の射影で表した単調和振動．

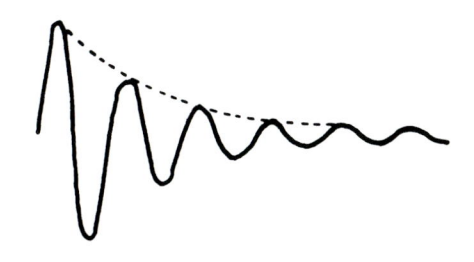

図 6-4
連続的な振動における振幅の減少を減衰という．破線は，減衰曲線あるいは減衰包絡を表す．

変え，反対方向への運動を開始する．単調和振動では，運動エネルギーと位置エネルギーが常に交替しているものと考えることができる．

図 6-2 において，平衡点である点 O で錘のもつ運動エネルギーが最大となり，同時に位置エネルギーは 0 となる．点 B および点 A においては，位置エネルギーは最大となり，一方運動エネルギーは 0 となる．錘を引っ張って放すと，系はバネの剛性と錘の質量によって決まる一定の率で振動を開始する．これは**自由振動**の例であり，振動 1 回ごとに摩擦力に打ち勝つための仕事がわずかずつ行われる．その結果，図 6-4 のように，振動 1 回ごとに振幅は徐々に減少するが，振動の周波数は同じままである．持続的な振動における振幅の減少を**減衰**という．図中の破線は，時間経過に伴う振幅の変化を示しており，**減衰曲線**あるいは**減衰包絡**という．この曲線が示す振幅の減衰率を，**減衰定数**という．振幅が一定の率で減衰するということは重要である．

音　波 Sound waves

振動体が伝達媒質中にある場合，あるいは伝達媒質と結合している場合に**波動**が生じる．波動は，複雑性およびほぼ無限といえる多様性をもっており，**横波**か**縦波**のいずれかに分類できる．**剪断応力**[1]を受ける媒質は横波を伝える．液体および気体は剪断応力を受けないので，横波を伝えることができない．流体は**圧縮応力**のみを受けることができる．

すべての物質は圧縮弾性を示すので，横波よりも縦波の方をよく伝える．縦波運動の身近な例には大気中を伝わる音波があり，横波の例としては弦に生じる波が挙げられる．大気中を伝わる擾乱は**縦波の進行波**といい，以下のような特性がある．

1. 媒質の各分子の運動方向は，擾乱の伝達方向と平行である．
2. 伝達媒質中の各分子は，直前の分子が行ったのと同じ運動をわずかに遅れて行う．

横波の特徴は，個々の分子の変位が波動の伝達方向に対して垂直に生じることである．

空気分子の圧縮と希薄化

単調和振動によって生じた音波が空気中を通過する際，どのようなことが起こっているかを図示することができる．図 6-5 のドットは，空気分子の運動を表している．休止あるいは平衡状態においては，空気分子は均一な密度で分布している．図 6-5A において，空気分子は圧縮状態と希薄化状態を交互に繰り返している．図式化によって波動の違いを表すこともできる．例えば，図より A と B の周波数は同一であるが，圧縮および希薄化の程度は波形 A のほうが B の約 2 倍であることがわかる．A の振幅が B の 2 倍であり，A における空気分子は周波数が同じである B における空気分子と比べて長い距離を移動しなければならないので，必然的により高い速度で運動しなければならない．このように，正弦曲線は空気分子の運動の速度を表すとともに，運動の

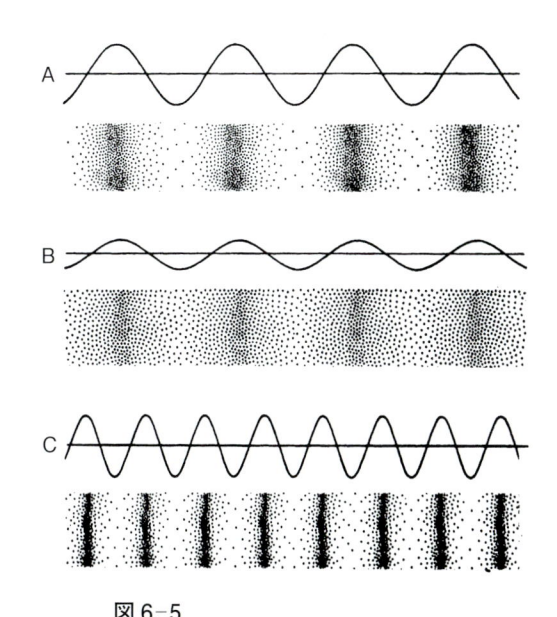

図 6-5
正弦波における空気分子の圧縮および希薄化．

---
[1] **剪断応力**はある平面あるいはその平行面にかかっている応力によって生じる作用で，ある平面を隣接する平面へとスライドさせるように働く．

428　第6章　聴　覚

範囲と周波数も表している．Cの正弦曲線はAと同じ振幅であるが，周波数はAおよびBの2倍であることがわかる．

音波の位相関係

正弦波は，振幅，開始相，および/または周波数によって変わってくる．例えば，**図6-6A**の2つの波形について考えてみる．両方とも周波数および振幅は同一であるが，開始相が一方は0°で他方が90°と異なっている．これらの波形は，位相が90°異なっている，あるいは位相に90°のずれがあるといえる．

図6-6Bにおいては，2つの音は位相が180°異なっている．一方の波で圧縮が始まると他方では希薄化が始まるので，両方の音波のエネルギーが空気中を伝わる音を**相殺**してしまう．一般には，このような干渉は部分的にしか生じないが，理論的には，もし干渉波が反対位相で同一の周波数と振幅であれば，完全に**相殺**されることになる．

図6-6Cにおいて，2つの波形は同位相なので，空気の圧縮と希薄化が加算されることになる．周波数が同一で位相関係がさまざまな2つの波形を重ね合わせると，振幅がどのようになるかを示したのが**表6-1**である．

振動のタイプ

音源の振動は，一般に**自由振動**，**強制振動**，**持続振動**のいずれかに分類される．

自由振動　自由振動の例には，音叉，振子，振動弦がある．これらがいったんエネルギーを与えられると，そのエネルギーが消散してしまうまで周期的な振動を続ける．振動体の**固有振動数**で振動するのが自由振動の特徴である．振子の場合，固有振動数あるいは周期はその長さによって決まる．振幅や錘の質量（重力によって相殺される）にはかかわりなく周期は一定である．弦は，以下の公式で表されるように，その張力，長さ，質量によってさまざまな周波数で振動する．

$$f = \frac{1}{2L}\sqrt{\frac{T}{M}}$$

弦は，はじいても，叩いても，弓で弾いても，振動数は同じである．音叉の振動数は，その質量と剛性によって決まる．

自由振動体は，その固有振動数とまったく同じ周波数の音波が到来すると，その音波のエネルギーを最も良く吸収するという特徴もある．この特徴は，**共鳴**として知られているが，3本の音叉（うち2本の固有振動数が同じ）を使うと簡単にデモンストレーションすることがで

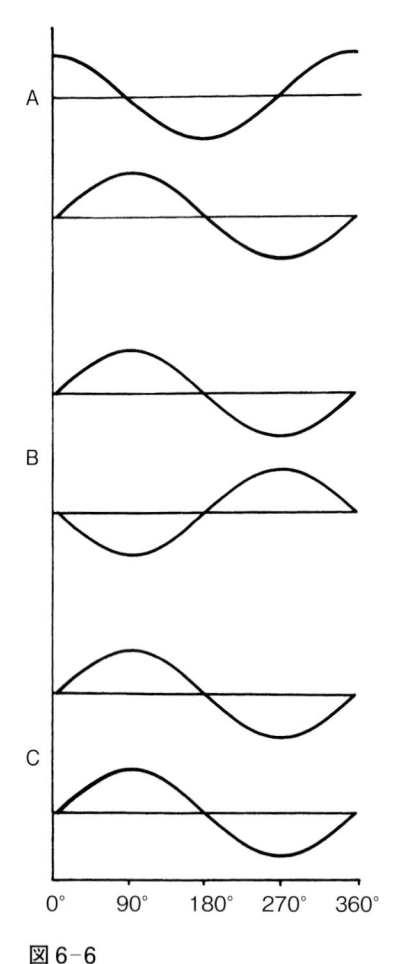

図6-6
正弦波における種々の位相関係を表すオシロスコープ波形．A=位相差90°，B=位相差180°，C=位相差なし．

表6-1
同一周波数の2つの単調和振動を合成した場合の振幅

位相差	0	45°	90°	135°	180°	270°
合成波形の振幅	$A+B$	$\sqrt{A^2+B^2+1.4AB}$	$\sqrt{A^2+B^2}$	$\sqrt{A^2+B^2-1.4AB}$	$A-B$	$\sqrt{A^2+B^2}$

きる．1本の音叉を叩いて同じ固有振動数をもつほうの音叉に近づけると，振動している音叉から放射されたエネルギーの一部を吸収して振動を開始する．これは，音叉から音叉へのエネルギーの移動である．こうしたエネルギーの移動は，音叉の持ち手部分を互いに接触させると促進される．最初の例では音叉同士が緩やかに結合されていたのが，持ち手部分を接触させることで緊密に結合され，エネルギーの移動がより効率的となる．

強制振動　2本の音叉の固有あるいは共鳴周波数が異なっていると，エネルギーの移動はわずかであるか，あるいはまったく生じない．とくに，両者の結合が緩やかであるとその傾向が強まる．しかし，数秒間だけ緊密に結合してから離すと，振動していない音叉は最初から振動していた音叉の周波数ではなく，その音叉の固有振動数で振動し始める．これが**強制振動**の例であり，振動あるいは音波のエネルギーが，その固有振動数とは異なる周波数で他に伝達される．

叩いた音叉の持ち手部分をテーブルの天板に固定すると，テーブル全体が音叉と同じ周波数で振動し始める．エネルギーの移動が生じているが，非常に効率が悪い．振動している音叉をテーブルから取り除くと，ほぼ即座にテーブルの振動は収まる．これは，テーブルが音叉の周波数での振動に対して強い抵抗を示すために，振動が高度に減衰されるからである．図6-7に，自由振動および減衰振動のオシログラム（オシロスコープによる波形記録）を示す．減衰の極端な例としては，変位した振動体がいきなり平衡状態における位置まで戻ってしまう場合がある．これは**臨界減衰**といい，自由振動はまったく生じない．臨界減衰あるいはほぼ臨界減衰という状態は，水中に沈めた振子の錘を変位させたところから放した場合にみることができる．ヒトの耳は，完全というわけではないがかなり高度に臨界減衰を示す．音が鳴り止んでいるのに，聴覚系での振動がしばらく続いたとしたらどうなってしまうか考えてみるとよい．

持続振動　持続振動は，自由振動と大きくは異ならない．振動体の固有振動数の整数倍の周波数において一定量のエネルギーを与えることによって，減衰効果を上回って一定振幅の振動を持続させることができる．持続振動系への駆動力を取り除くと，しばらくは同じ周波数で振動を続ける．

持続振動の例には，ブランコをこいでいる子ども，分銅仕掛けで動く時計の振子などがある．

波長，周波数，速度

図6-8において，波の頂上間の距離はギリシャ文字λ（ラムダ）で表されている．この記号は，**波長**を表している．先に，単調和振動の1サイクルにおいては360°の位相変化を示すことを述べた．したがって，位相が360°異なる2点を取り上げれば波長を測定することができる．

音波が空気中を進む**速度**は，通常の室温（約20℃）においては毎秒約1,130フィート（約344メートル）である．音波の周波数がわかっていれば，波長は以下の公式から求められる．

$$\lambda = v / f$$

vはフィート毎秒で表した速度，fはHz（ヘルツ）で表した周波数を示す．逆に，波長がわかっていれば，周波数は$f = v / \lambda$で求めることができる．

音波の**周波数**は，音源振動の周波数によって決まる．

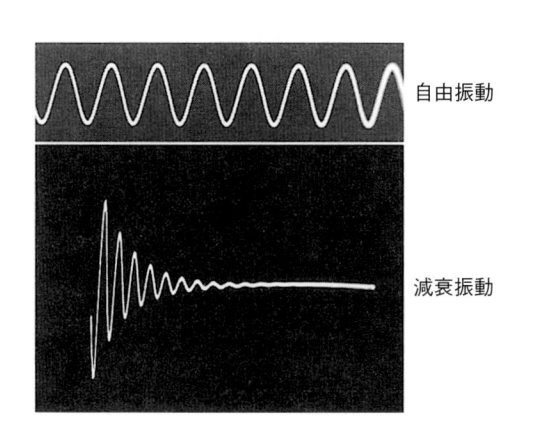

図6-7
自由振動および減衰振動のオシログラフ波形．

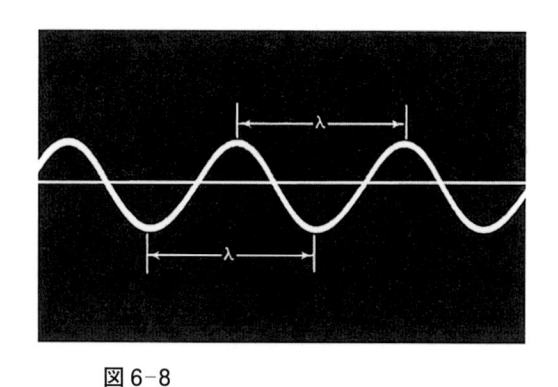

図6-8
位相差360°となる2点間の距離を波長という．

430　第6章 聴　覚

叩くと440Hzで振動する音叉の場合，その周囲の空気分子も同じ周波数の振動を開始する．その結果，周波数440Hz（音階ではA_4）の正弦波音（**純音**と称される）が生ずる．

音波のエネルギー

音波のエネルギーは，その振幅に直接的に比例すると思うかもしれない．実際は，振幅の二乗に比例する．言い換えれば，振動の振幅がある音波の2倍の音波は，エネルギーではその4倍に相当するということである．空気のように弾性を備えた媒質が変形すると，作用した力の平均強度と距離の積によって決まる位置エネルギーが与えられる．力の平均強度の程度は，媒質が変位した距離によって決まる（**フックの法則**）ということはすでに述べた．つまり，行われた仕事，あるいは波のもつエネルギーは，力の平均強度と距離の積によって決まる，または振幅の二乗によって決まるということがわかる．

空気中の音波

音波には，周囲に拡散していく媒質の分子の圧縮部分，その後に続く希薄化部分がある．図6-9に，圧縮波の拡散を表すモデルを示す．これは，金属球をすべてひも状にバネでつなげたものである．もし，球Aが急に右に動かされると，その圧縮が球からバネへ，さらに次の球へと次々に伝達され，擾乱が素早く伝わっていく．こ

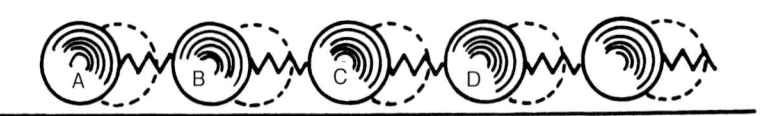

図6-9
圧縮波の拡散状態を表す「球とバネ」モデル

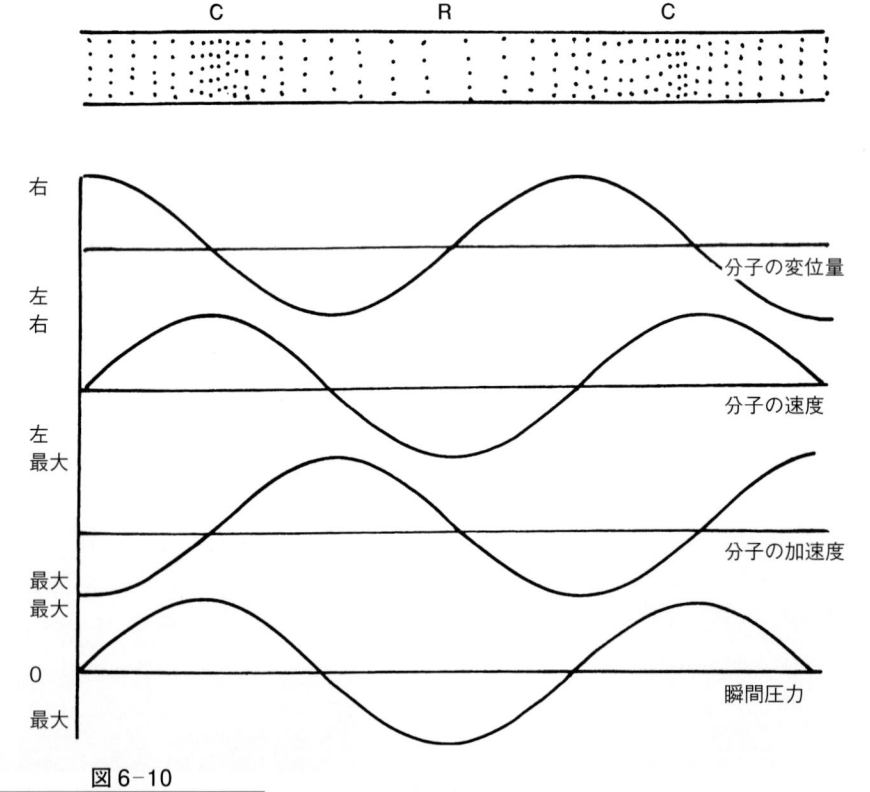

図6-10
圧縮波の拡散における分子の速度，加速度，変位量および瞬間圧力の関係を表す．すべて，空気分子の圧縮（C）および希薄化（R）との関係から図示してある．

のモデルでは，伝達媒質の弾性はバネによって規定され，媒質の密度は球の質量で規定される．

空気中を伝わっていく音波は，空気分子が圧縮された領域と，それに続く空気が希薄化された領域とを生み出す．そこでは，空気分子の素早い前後運動が起こっている．図6-10に，空気分子の変位量，密度，生じた圧力変化の瞬時値の関係について示す．振動する振子において，すでに述べたように最大変位量の位置に達した瞬間に速度は0となり，振動の方向が反転するということを思いだしてほしい．その際，位置エネルギーは最大となるが，運動エネルギーは0となる．振子が平衡状態の位置を通過するときは，速度は最大（位置エネルギーは0）となる．同じことが音波での空気分子に当てはまる．最大変位量の位置（圧縮あるいは希薄化の両方）において空気分子の速度は0であるが，平衡状態の位置を通過する際に速度は最大（運動エネルギーは最大）で，生じる圧力の瞬時値も最大となる．

球状の放射と平面波

圧縮波は気圧が上昇した部分を含むので，全方向の隣接の空気分子に対して等しく力が作用することになり，波動は常に膨張し続ける球状という形で拡散することになる．音叉，光源，さらになんらかのエネルギーを放射しているエネルギー源などは，球状の拡散を示す．

図6-11に，全方向への圧縮および希薄化の放射の状態を「殻」で表現したものを示す．この波動が進行しうるあらゆる方向の一つ一つを，ちょうど光の進行方向を光放射というように，**音放射**とよぶ．模式図における最外側の環を**波面**という．球の半径が小さい場合，波面の一部を取り出してみると鋭くカーブしているが，半径が大きくなるにつれて曲面が目立たなくなり，ある程度音源から遠くなると**平面波面**とよばれる．

強さとは，エネルギーを受け止める表面の単位面積あたりのエネルギー流動率と考えられるので，音源からの距離が増加するとエネルギー流量の分布は必然的に低下する．球状に拡散する音波の波面は，波動の前進に伴って表面積が増加するが，その表面積は半径（音源からの距離）をrとして，$4\pi r^2$という公式で求められる．音源の総エネルギー量をPとすると，表面の単位面積あたりを通過するエネルギーは$P/4\pi r^2$で求められる．このことより，音波の強さは音源からの距離の二乗に反比例することがわかり，$I = 1/d^2$と表すことができる．強さIの音波は，音源からの距離が2倍になれば強さは1/4になり，距離が4倍になれば強さは1/16となる．この関係は，**逆二乗則**として知られているもので，物理学においては基本的な法則の1つである（図6-12参照）．

逆二乗則は，音波がまったく障害物にぶつからない場合にのみ成り立つことに注意しなければならない．障害物がある場合，音波は反射するのでもはや法則は当てはまらなくなる．

反 射

音波は界面（物理学的特性が異なる2種類の伝達媒質が接する境界面）に達すると反射する．自分の声がこだ

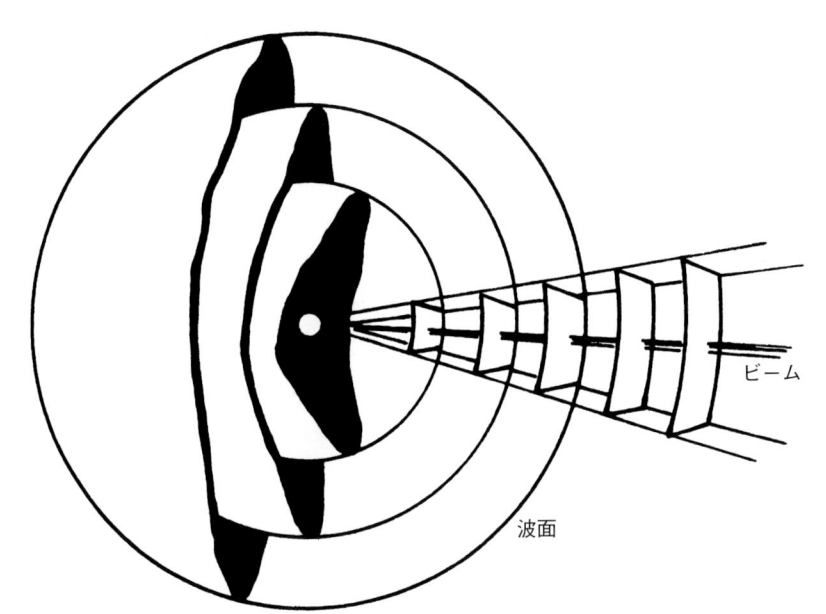

図6-11
点源からの球面状放射．エネルギーは，圧縮および希薄化の「殻」のような形で全方向に広がる．最外側の環は，波面を図式的に表したもの．

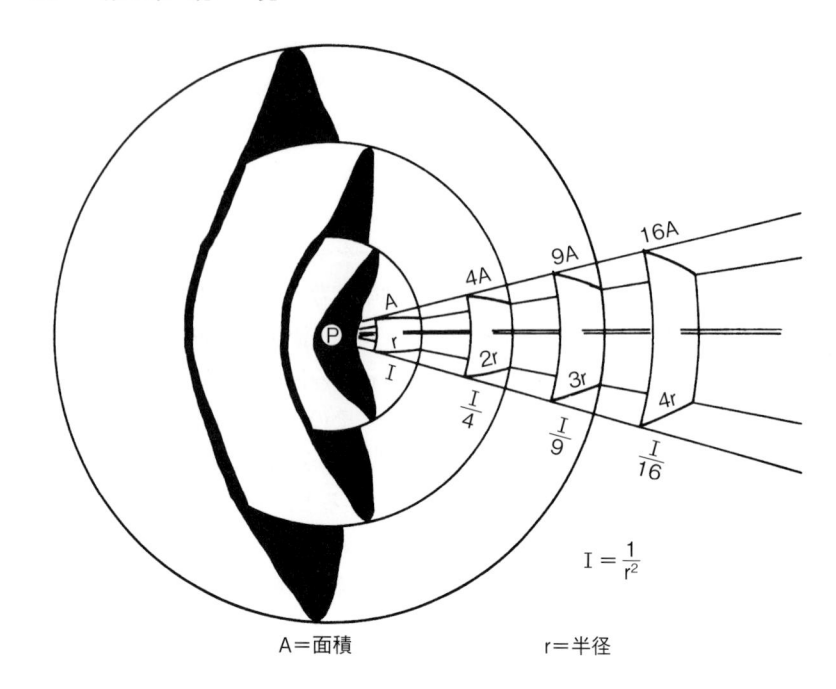

図6-12
逆二乗則の原理．理論的には，音の強度は，音源からの距離の二乗に反比例する．これは，まったく障害物がない場合にのみ当てはまる．

$I = \dfrac{1}{r^2}$

A＝面積　　r＝半径

ますするのを聞いたことがある人ならば，音波の反射という現象を理解できるはずである．

　反射を説明するには，前述の球とバネのモデルが役立つ．**図6-13A**において，球B_1が急に右方向へ動かされると右隣りのバネを圧縮することになり，それ以降にも次々と伝達されていって最終的に球B_6を右方向へ動かすことになる．しかし，最後尾の球B_6は他に接続されていないのでまったく抵抗がかからず，左隣りのバネの張力が平衡状態に達するまでの間，与えられた力に応じて右方向に動き続ける．そのバネは希薄化に相当する状態にあると考えられ，このときの張力あるいは希薄化によって生じる力は，一連のバネと球を伝わって球B_1まで戻ってくる．球B_1の先には運動に抵抗するものが何もなく，圧縮あるいは希薄化による力が働かないので球B_1は右隣りのバネの影響下で右方向に動き続け，そのバネが圧縮されるまで動きが続く．こうした一連の事象が繰り返される．

　図6-13Bは，**図6-13A**とよく似たモデルであるが，最後尾の球が固定障害物である壁にしっかりつながっている点が異なる．一連の球を伝わる圧縮波は，最後尾のバネが圧縮されると反射し，今度は左方向へ一連の球を伝わっていく．そして，最初の球に左端のバネから圧縮による力が作用することになる．この力は，最初の球B_1を左方向に動かすが，その先には何も抵抗がないので，その運動量が左方向に伝わると左端のバネに張力を生じさ

せることになる．そして，この張力は今度は球B_2を左方向へ引っ張り，再び壁で反射を起こすまで右方向へと伝わっていく．この波が自由終端である左に達すると，反射して今度は圧縮波として伝わり，エネルギーが消費されるまでこの過程を繰り返す．

　以上から，**圧縮波**は壁では圧縮の状態で反射するが，自由終端では伸張（希薄化）の状態で反射することがわかる．音響にとっての界面として身近なものに，住居やオフィスの壁，天井，床などがある．**図6-14**に示すように，音源から発生した波動は**入射波**といい，壁から遠ざかっていく波動は**反射波**という．反射を生じさせる障害物が大きい場合，音波は**反射の法則**（入射角は反射角に等しい）に従う．**図6-14**では，入射波は実線で，反射波は破線で描いてある．三角形ADCと三角形ABCは合同であり，2つを重ねるとぴったりと一致する．

　球面波の平面での反射は上記とはまったく異なった生じ方である．**図6-15**のように，点音源Sが平面の前にあるとする．音源から放射された球面波の入射波は，壁に当たって反射し音源に向かって戻っていく．この種の反射の興味深い特性として，反射波も球面波であること，反射波はあたかも壁の背後にある点S_1から放射されているように振る舞うことがあげられる．これは，**虚像音源**といい，**真の音源**から壁までの距離と等しい距離だけ離れて壁の背後側にある．

　入射波および反射波は室内で一緒になり，複数回の反

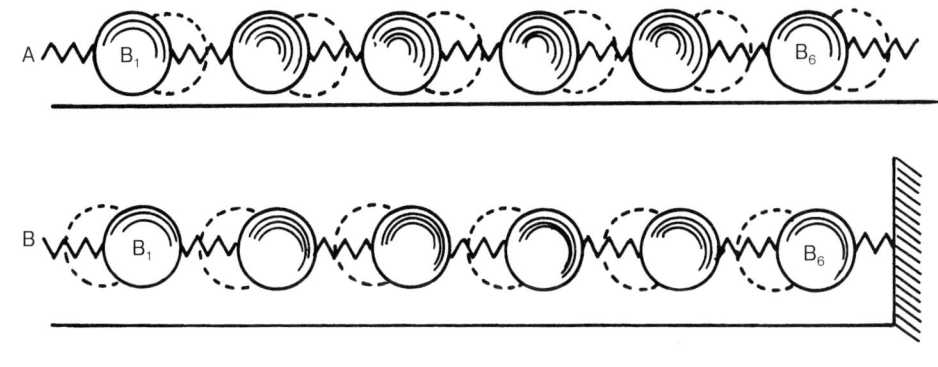

音の性質　433

図6-13
圧力の位相変化がある場合（A），および，圧力の位相変化がない場合（B），の反射を説明する「球とバネ」モデル．説明は本文参照．

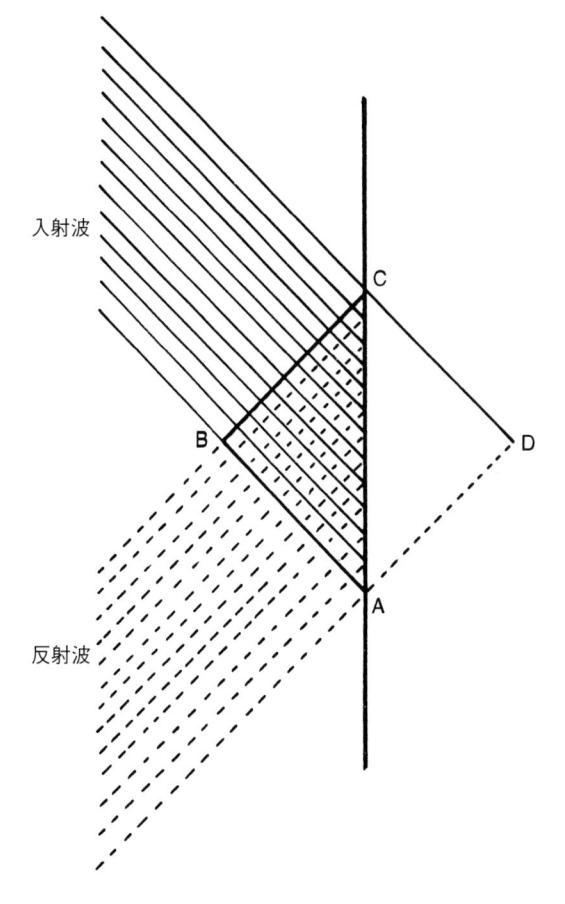

図6-14
壁での波の反射．反射角は入射角と等しいことを示す．三角形ADCと三角形ABCは合同である．

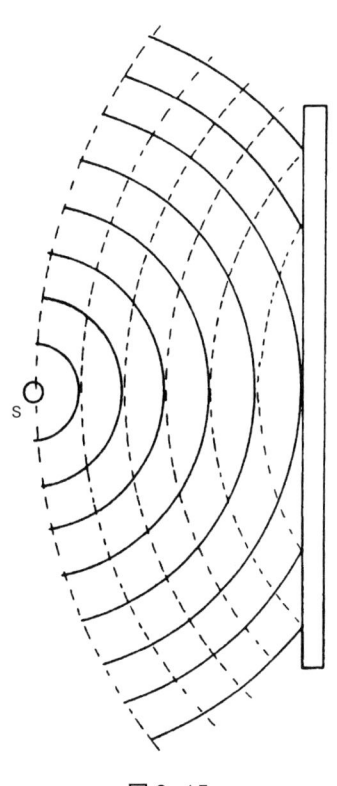

図6-15
平面での球面波の反射．反射波は，壁の奥の点S_1から放射されたようにみえる．S_1は，虚像音源という．

射を繰り返すことになる．その結果，もし両者の圧縮と希薄化が一致すると**相殺的干渉**が生じ，圧縮と圧縮が一致すると**建設的干渉**が生ずる．

教室やコンサートホールに座っている人は，天井，壁，床などからの複数の反射波にさらされることになる．こうした複数回の反射は**残響**といい，元の音波とは若干異なった時間間隔および位相関係で耳に達する．残響は，元の入射波に比べてより長時間持続する．

回　折

17世紀の数学者，物理学者であったChristiaan Huygensは，**第二次波**という考え方を提示した．彼は，進みつつある波面のすべての点が，新たな干渉の中心点となり，

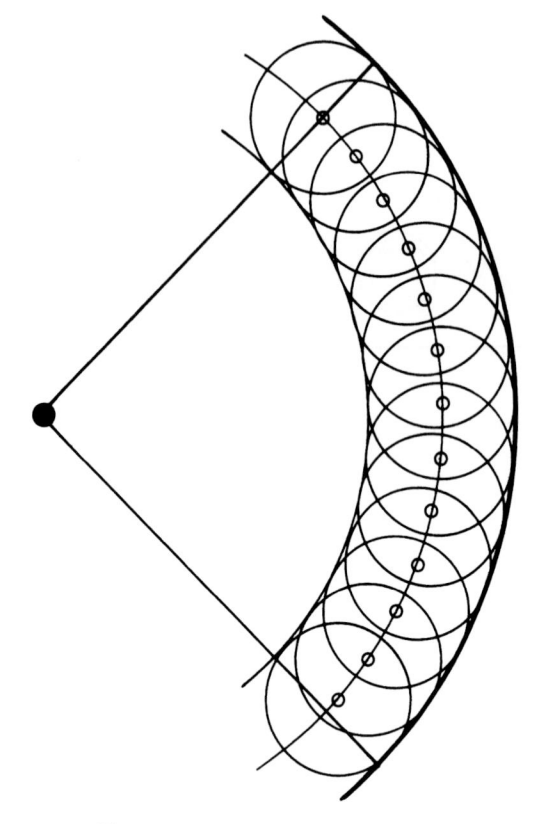

図 6-16
ホイヘンス Huygens の第二次波の原理によれば，進みつつある波面のすべての点が新たな擾乱の中心点となり，新たな波動の発生源となる．

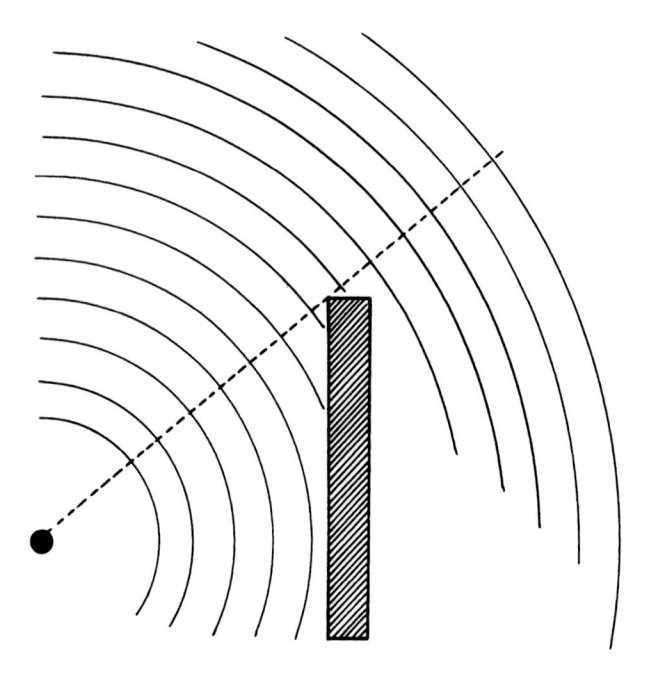

図 6-17
障害物での音波の回折は，障害物の陰になる空間を満たすような形で生じる．長波長の音は，短波長の音よりもよく回折する．

新たな波動の発生源となると述べた．図 6-16 のように，全体として進みつつある波動は，すでに通過した媒質のある点から生じた第二次波の合計に相当すると考えられる．この法則は，波動の拡散方向が障害物の存在によって変化する**回折**という現象を理解するのに役立つ．回折によって，音波が廊下の角を回り込んだり，下の階の方へ伝わったりする現象を説明することができる．回折は光にもみられる特性であるが，波長が極端に短いために光の回折現象に気づくことはほとんどない．光の進路に障害物があると影が生じる．影とは，波動の進路にある障害物のために波動のエネルギー（光または音）がないということで特徴づけられる領域のことである．しかし，音波が回折すると，**音の影**ができるはずと考えられる空間も音波で満たされる．

図 6-17 において，音波の進路上の障害物は実質的には影を生じさせず，音波は回折して影となるべき領域をも満たすことになる．このような状態になるので，音波が直接進んでくる進路上にいなくても音が聴こえるのである．波長が極端に短い場合を除いて，音の影は音響学において通常は問題とならず，むしろ有用なことが多い．

もし，コンサートホールにおいて前の席の人が頭を動かして視界を遮るたびに，音の影が生じてオーケストラの演奏がよく聞こえなくなるとしたら，どんなに苦痛であるか想像してほしい．延々と非生産的な時間を過ごしてしまうのは，テレビを見るときだけで十分である．ラジオを聴くのに，もしラジオの方を見なければならないとしたらたまったものではない．

ホイヘンス Huygens の原理によっても，音波が小さな開口部がある障害物に到達した際に，なぜ回折するのかを説明することができる．図 6-18 は，反射を無視すれば，音波が開口部を通過する際に生じる擾乱が，新たな波面を生み出す音源となることを示している．

干　　渉
ホイヘンスの重畳原理によれば，同じ媒質の中を 2 つの波動が同時に通過すると，それによって生じる媒質中の分子の変位量は，各波動によって生じる変位量の代数和と等しくなる．このことは，ある波動が媒質中を通過する際，同時に通過する波動が他にあったとしても一切影響を受けないことを意味している．

異なる音源から発生した音波が同一媒質中に同時に存在したとしても，各波動はまるで他の波動が存在しないかのように進行していく．媒質中の各分子の変位量は同時に異なる値をとることはできないので，2つの波動が存在する場合は，各波動によって生じる変位量の合計となる値をとることになる．各波動は，互いに強め合ったり打ち消し合ったりする．2つあるいはそれ以上の波を加算した結果を**干渉**という．**建設的干渉**あるいは**強化**，そして**相殺的干渉**あるいは**抹消**の両方ともが干渉の例である．

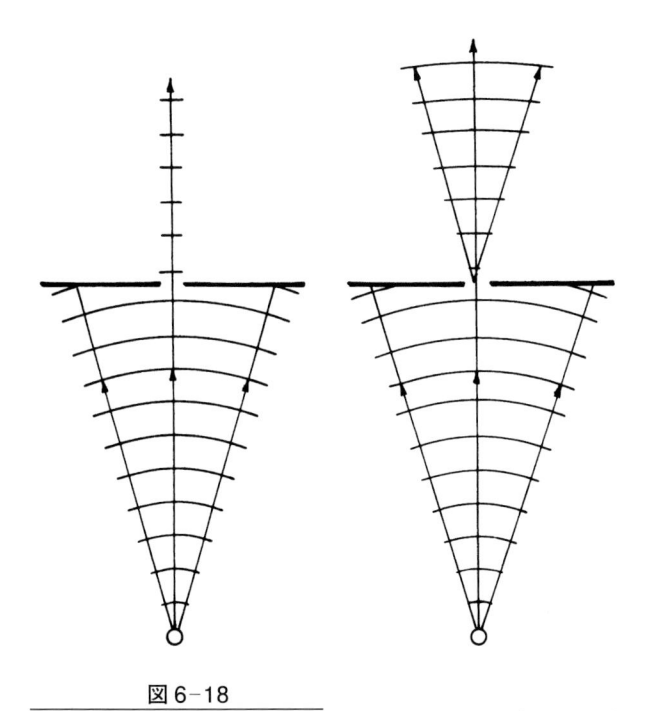

もし，図 6-19 のように，2つの重なった波が干渉的であれば（同じ周波数，振幅で，恒常的な位相関係にある），振幅が等しくて反対方向に向かう力をもつ波同士が常にぶつかり合うために，大気圧に干渉が生じる点が生まれてくる．そのため，一方の圧縮波がある点に達したとき，他方からは希薄化部分が到来することになる．この点では，無音状態あるいは相殺的干渉が起こっていると考えられる．他の点では，各音源からの圧縮と希薄化部分が一致して到達するため，各波動は強化あるいは建設的干渉を起こすことになる．

図 6-19 において，圧縮波は A と表示された実線で示してあり，希薄化部分は B と表示した破線で示してある．建設的干渉は，実線同士あるいは破線同士が交差する点で生じ，相殺的干渉は，一方の音源からの実線と他方の音源からの破線が交差する点で生じる．

干渉が生じるためには，2つの音源が干渉的な関係になっていなければならない（同じ周波数と位相をもつ）．

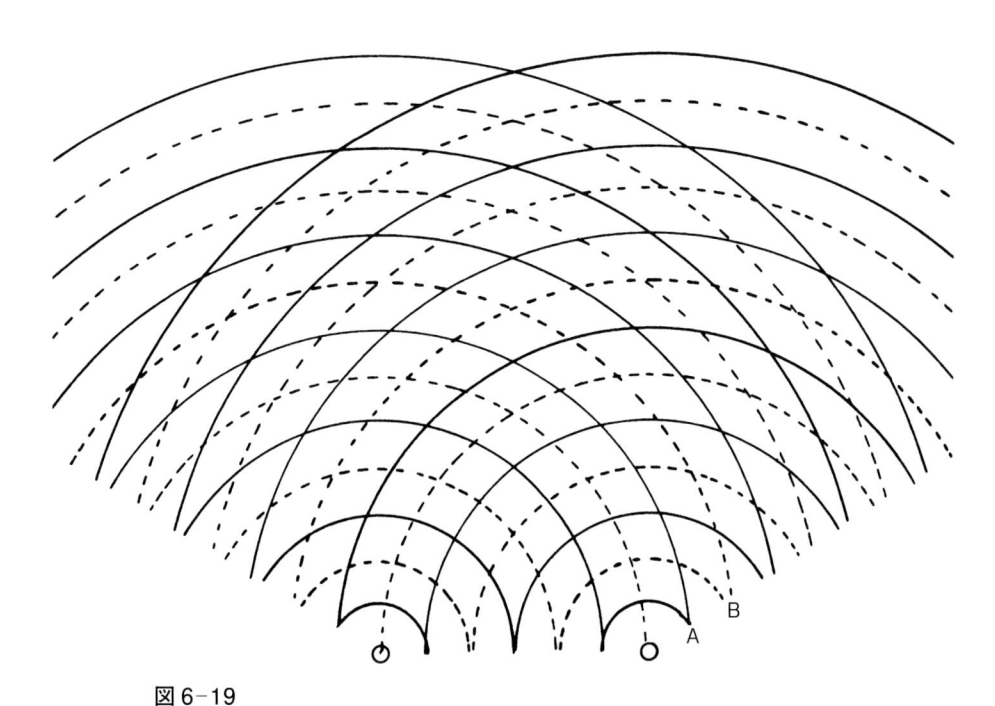

図 6-18
障害物の小開口部での音の回折．波面の短い分節が開口部を通り抜けることで，音波が持続すると考えてしまうかも知れないが，それは違う．音波は，あたかも音源そのもののようにふるまう開口部から放射される．

図 6-19
2つの波を合成した場合の干渉パターン．圧縮波は実線 A で，希薄波は破線 B で示す．

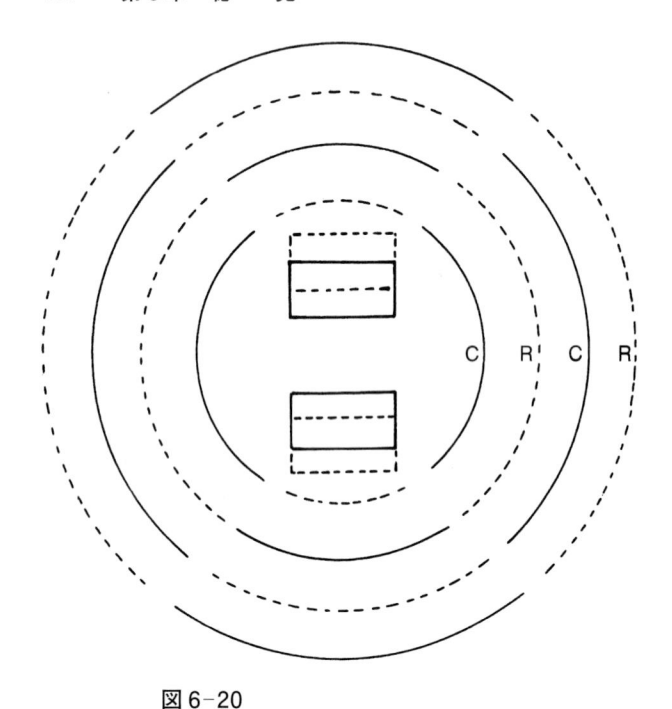

図6-20
音叉の歯の周囲に形成される干渉パターン

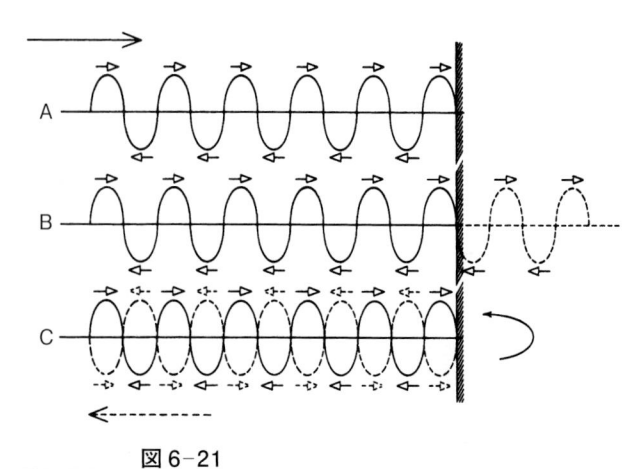

図6-21
定常波あるいは定在波における分子運動．分子の最大および最小変位は，半波長間隔で生じ，こうした領域に定常波ができる．

　もし，一方の音源の周波数あるいは位相が常に変化していると（音楽や話し声にみられるように），干渉が生じる点も常に変動することになる．

　複数の音源からの波動を全体としてみるとき，各波動は通常は互いに消散することなく通過していく．ある点において強化が起こる分だけ，他の点で抹消が起こるように「干渉」が生じる．音響エネルギーが消失したわけではなく，単に他の点で再び現れたにすぎない．エネルギーの分布は変化するが，計測可能なエネルギーの流れの総量は各出力の合計と等しくなる．

　音叉，**定在波**あるいは**定常波**，**うなり**は，干渉の特殊なケースである．

　音叉　音叉は，音源を2つ備えている．図6-20のように，音叉の歯が動くと，一方の歯は上方向に，他方の歯は下方向に圧縮波を送り出す．同時に，歯の内側では希薄化部分が生じ，一方は左方向へ，他方は右方向へと送り出されていく．歯が外側へ向けて動くときは，左右方向へ圧縮波を送り出し，上下方向へは希薄化部分を送り出すことになる．音叉を鳴らしておいて柄の部分を軸にゆっくり回旋すると，音が大きくなったり小さくなったりして聴こえる．音叉を1回転させる中で，圧縮波と希薄化部分が合成されるために比較的音が静かになる位置が4カ所あることに気づくであろう．

　定在波（定常波）　定在波は，2つの同じ単振動波が媒質中の同じ経路をそれぞれが反対方向に進む際に生じうる．図6-21において，実線は壁にぶつかる入射波を表している．破線で表した入射波のように，波動が壁を突き抜けたと想像してみてほしい．さらに，壁を突き抜けた波動を想像の中で折り返してみると，入射波とは反対方向に進む破線で表した反射波のようになる．実線矢印は入射波による分子の運動方向を表し，破線矢印は反射波における分子の運動方向を表している．図6-21において，縦座標は空気分子の変位量を表している．このグラフでは，1/4波長ごとに最大値と最小値をとるが，それらの点の位置自体はまったく変わらない．したがって，定在波あるいは定常波という．

　うなり　干渉の第3のパターンは，周波数が異なる以外はすべての属性において同一である2つの音波が，同じ媒質中を伝わる場合にみられる．2つの波動の拡散速度は同じで，波長がわずかに異なるので，2つの波動はある点では同じ位相で開始したとしても，徐々に位相のずれが大きくなり，180°異なる状態になるまでずれていく．その状態が相殺的干渉である．その直後，位相のずれは徐々に小さくなり始め，再び波を強化するようになる．結果的に，振幅の周期的な増大と減少が生じ，ラウドネス（音の大小感覚）の規則的な増加と減少，すなわち**うなり**が生じる．

　この1秒あたりの増減回数のことを**うなりの周波数**といい，$f_b = f_2 - f_1$で表される．図6-22に，周波数がわずかに異なる2つの波を示す．この2つの波を重ね合わせてオシロスコープに表示すると，うなりが可視化さ

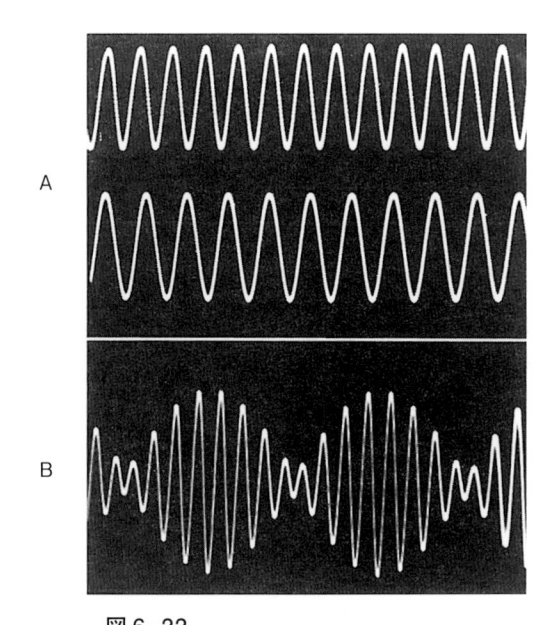

図6-22
(A) わずかに周波数が異なる2つの音波．
(B) うなりとして聴取される干渉のオシロスコープ波形．

れる．うなりは，わずかに周波数が異なる2本の音叉を鳴らすことで生じさせることができる．音叉の歯に小さなゴムバンドを巻くと，わずかに周波数を変えることができる（歯に負荷がかかった音叉の音は，そうでない音叉の音に比べてわずかに波長が長くなる）．

うなりは，うなりの周波数が十分低くて，強さの変化が感知できる場合にのみ生じる．さらに，元の音の周波数が可聴範囲である場合にのみうなりが生じる．うなりは，波動運動における単なる強さの変化ではない．うなりは波動ではなく，波動の干渉による産物なので，「うなり音」という用語は適切ではない．

複合音

これまでずっと正弦波について述べてきたが，正弦波自体は日常生活の中では比較的まれな音響学的事象である．慣れ親しんだ音というのは，たいていは非常に複雑な音，すなわち複数の周波数から成り立つ音である．つまり，音波を産生する振動体も複合的な振動を行っているということである．

複合音の振動の特徴　例えば，図6-23に示すように，弦は全体として振動するか，部分ごとにさまざまなパターンで振動する．各振動様式が音波の形成に寄与している．また，産生された個々の周波数が聴こえてくる音を規定する．

すでに述べたように，横波が固定された弦の端の部分で反射すると，入射波と反射波が合わさって**定常波**を形成する．その振幅は，入射波と反射波の振幅が合わさったものに等しい．定常波においては，**変異節**が固定終端（ここは振動できない）および弦の全長にわたる二分の一波長間隔の点に生じる．したがって，弦の最も単純な振動様式は，弦の両端が変異節で，その中間点に単一の**変位腹**が生じるものであることがわかる．**波長**は，弦の固定両端間の長さの2倍 ($2L$) になる．もし，より複雑な様式の振動が生じた場合，弦の全長にわたって，波長の整数倍の長さに相当する位置に腹が生じる．したがって，節が生じる場所を表す他の方法として，固定終端からの距離をxとし，kを正の整数とすると，$x = k\lambda/2$ となる．

弦の両端が固定されている場合，2組の反射波と入射波が組み合わさって，定常波のセットを生じさせる．もし，各セットの腹と節が一致した場合，振動の振幅は大きなものとなる．変位腹あるいは変異節は二分の一波長離れて生じるので，弦の長さが定常波の二分の一波長の整数倍に相当する場合にのみ共鳴が起こる．弦に定常波が生じた場合，単純なものから非常に複雑なもののうち，どれか一種類だけの振動様式をとりうる．

$L = k\lambda/2$ という式において，kの各値が異なる振動様式に対応しているので，$\lambda = 2L/k$ と式を変形してkに各値を代入すると，定常波を生み出す波動の波長を求めることができる．

複合音の倍音構造　振動弦の法則は，下のような数式で表されることを以前述べた．

$$f = \frac{1}{2L}\sqrt{\frac{T}{M}}$$

この式において，Tは張力，Mは単位長あたりの質量，Lは長さである．kにいろいろな値を代入すると，長さがL，単位長あたりの質量がM，張力がTの弦に生じる一連の振動様式を求めることができる．

図6-23には，5種類の振動様式を示す．これら5種類は，振動弦の公式にさまざまなkの値を代入したものである．最も低周波数の振動は，kに1を代入すると得られる．これを**基本周波数**といい，この振動によって生じる音波を**基本音**という．kにさまざまな値を代入すると，周波数が異なる一連の振動様式の音波が生じる．基本周波数の整数倍の周波数をもつ一連の振動が生じる場

438　第6章　聴　覚

図中ラベル：
a　N×――L（基本音）――×N　k=1　第1高調波　$f_1 = \dfrac{1}{2L}\sqrt{\dfrac{T}{M}}$

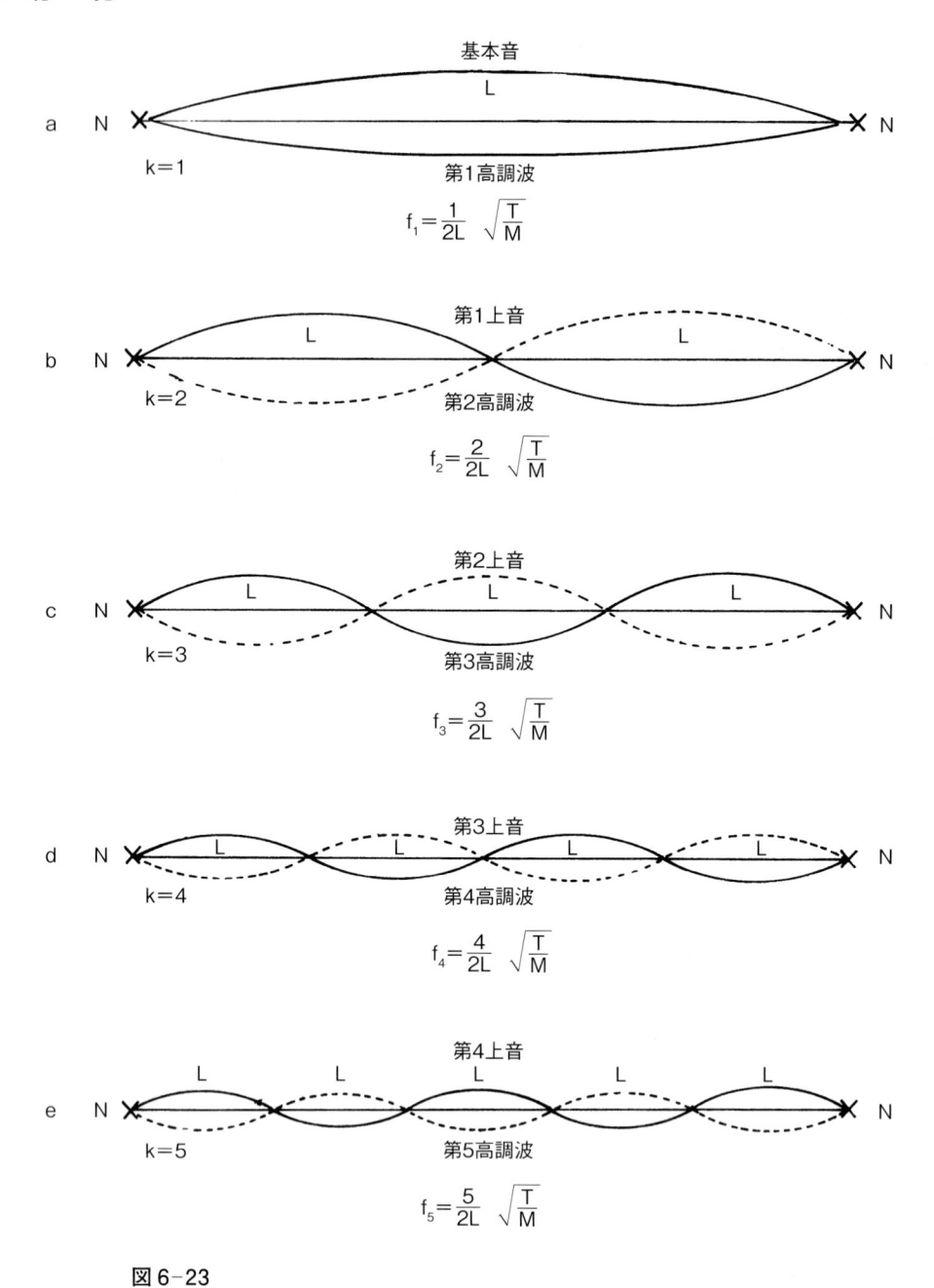

b　N×―L―・―L―×N　第1上音　k=2　第2高調波　$f_2 = \dfrac{2}{2L}\sqrt{\dfrac{T}{M}}$

c　N×―L―・―L―・―L―×N　第2上音　k=3　第3高調波　$f_3 = \dfrac{3}{2L}\sqrt{\dfrac{T}{M}}$

d　N×―L―L―L―L―×N　第3上音　k=4　第4高調波　$f_4 = \dfrac{4}{2L}\sqrt{\dfrac{T}{M}}$

e　N×―L―L―L―L―L―×N　第4上音　k=5　第5高調波　$f_5 = \dfrac{5}{2L}\sqrt{\dfrac{T}{M}}$

図6-23
弦に生じうる5種類の異なる振動パターン．最も単純な振動様式は，中央に1個の腹，両端に節というもの．生成された音の波長は，弦の長さの2倍．

合，これらを**倍音列**という．また，基本周波数の倍数の周波数を**高調波**という．基本周波数は，それ自体が1倍の倍音に相当すると考えられ，基本周波数と同一周波数の高調波を生じさせる．

複合波は，**部分音**から成り立っているともいえる．基本周波数は，第1高調波でもあるし，第1倍音ともいえる．kに2を代入すると，1を代入した場合に比べて振動率（周波数）は2倍となる．この第2の周波数は，第2高調波であり，また第2倍音である．第3の音（kに3を代入した場合）は，第3高調波であり，第3倍音である．**上音**という用語も用いられるが，これはある複合音において，その基本周波数よりも高い周波数をもつ要素すべてを意味する．用語の定義とまとめを以下に示す．

1. **基本周波数**とは，複合振動あるいは複合音の要素の

うち，最も周波数が低いものをいう．
2. **上音**とは，ある複合音においてその基本周波数よりも高い周波数をもつ要素すべてのことをいう．
3. **部分音**とは，複合音あるいは複合振動に含まれる要素すべてのことをいう．
4. **高調波**とは，複合振動あるいは複合音の要素のうち，基本周波数の整数倍の周波数をもつものをいう．
5. 最後に，これは本書ではまだ用いていない用語だが，**オクターブ**とは2つの周波数の比率が2：1の関係にある周波数間隔のことである．

複合音の波形 19世紀初頭のフランスの物理学者フーリエFourierは，複合音は異なる振幅，周波数および位相をもつ有限個の正弦波に分析できることを示した．通常，各要素は基本音（複合音全体の1サイクル分と等しい周期をもつ）の整数倍の倍音である．

［定常状態と過渡音］ 楽音は，大部分が基本周波数および一連の高調波成分を含む複合音から成り立っている．音声の母音も，基本周波数および一連の高調波成分を含んでいる．部分音の周波数構成，振幅，位相の関係が一定に保たれている状態を**定常音**といい，持続的な楽音や持続発声した母音などが例としてあげられる．

しかし，言語音の重要な特徴としては，滅多に定常状態を示さず，常に変化しているということがあげられる．つまり，言語音は**過渡音**の連続したものである．定常状態における変化を過渡という．例えば，過渡音は母音発声をしていた人が突然に中断した場合などに生ずる．音声サンプルの定常状態および過渡的特性は，**図6-24**に示すように**波形**の画像から大まかに区別することができる．これは，オシロスコープ上に表示された"speech"という語の波形である．音素［s］の波形が，［i］の波

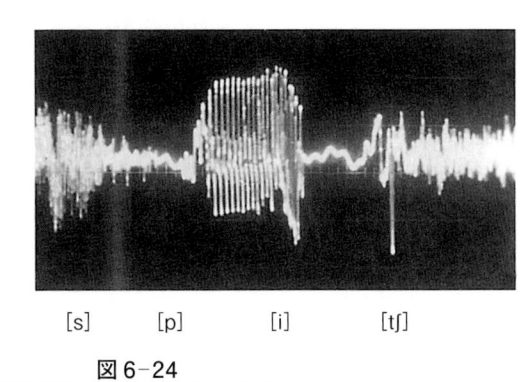

図6-24
語音"speech"のオシロスコープ波形．最初と最後の子音は非周期的だが，母音は周期的．

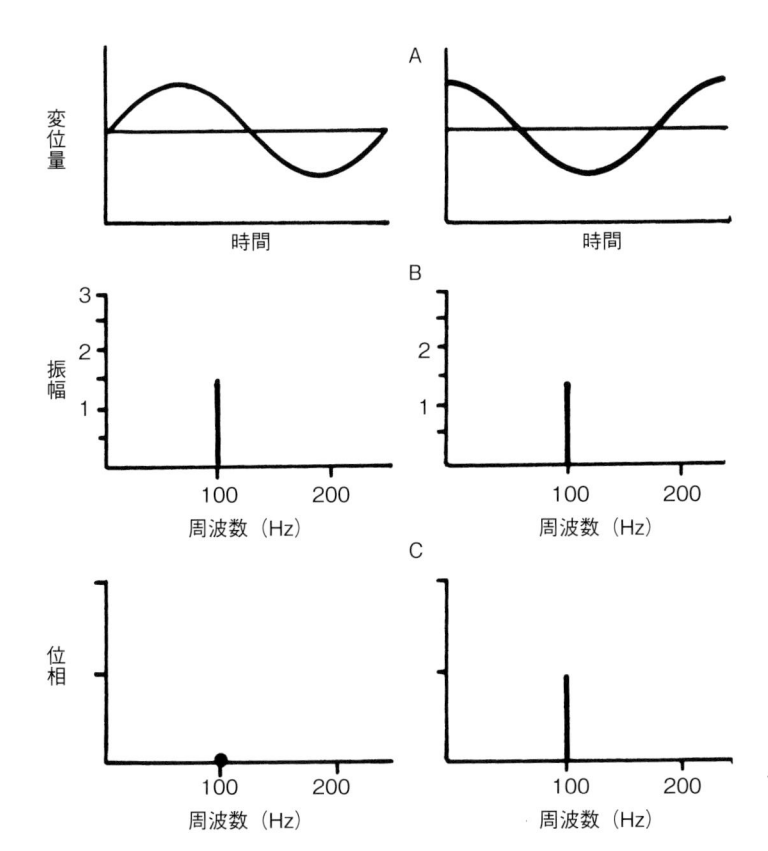

図6-25
2つの100Hz正弦波の波形，振幅スペクトル，および位相スペクトル．

440　第6章　聴　覚

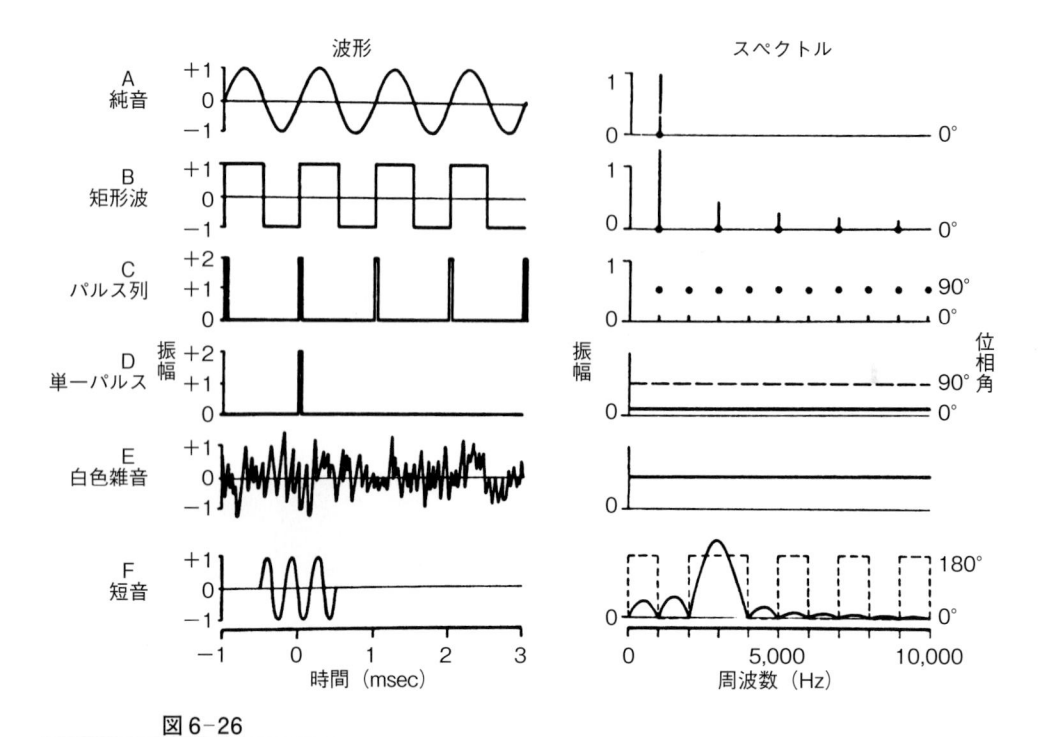

図6-26
　実験によく用いられる音の波形，振幅スペクトル，および位相スペクトル．（S. S. Stevens, ed., Handbook of Experimental Psychology, John Wiley & Sons, Inc., New York, 1951. より）

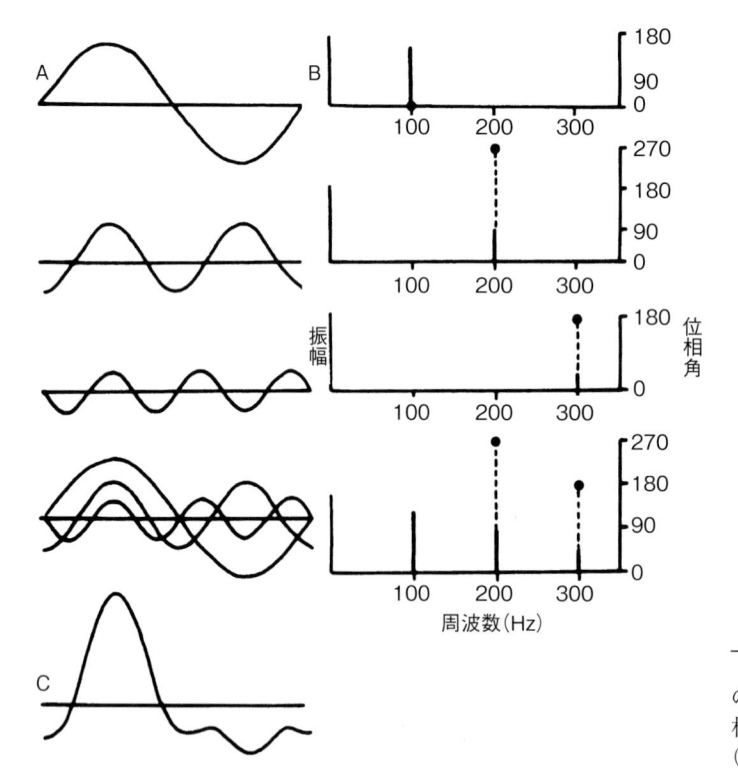

図6-27
　周波数および振幅が異なる3つの正弦波の波形（A），その振幅スペクトルおよび位相スペクトル（B），3波形を合成したもの（C）．

形に比べると非周期的のようである点に注目して欲しい．ここでの波形という用語は，時間の関数としての変位量あるいは振幅のグラフ表示のことを意味する．**図6-25A**に，100Hzの正弦波の波形を示す．
　振幅を周波数の関数としてグラフ表示したものを**振幅スペクトル**といい，**図6-25B**には100Hz正弦波の振

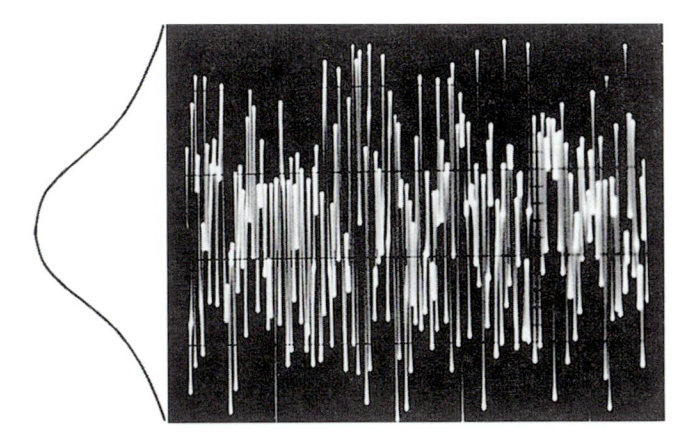

図 6-28
ガウス・ノイズの振幅（A）は，正規分布に従う形で瞬間ごとに変動する．

幅スペクトルを示す．開始位相を角度で示したものは**位相スペクトル**といい，**図 6-25C** に示す．

図 6-26 には，代表的な音波の波形，振幅スペクトルおよび位相スペクトルを示す．**図 6-27A** には，周波数および振幅が異なる3つの正弦波の波形を，**図 6-27B** にはそれらの振幅スペクトルを，そしてそれら3種類の正弦波を加算した波形を**図 6-27C** に示す．

［雑音］ ほとんどあるいはまったく周期性のない音波を通常は雑音という．雑音には，振幅の瞬時値が時々刻々ランダムに変化する音波という意味もある．**ガウスノイズ Gaussian noise** とは，**図 6-28** に示すように，振幅の瞬時値が**正規分布**あるいは**ガウス分布 Gaussian distribution** に従う音波のことである．

雑音は，さまざまな方法で生成される．例えば，空気の乱流が狭窄部を通過する際，物体が非周期的に振動する場合などである．雑音には，好ましくない音という定義もある．このように，雑音には揺るぎない定義というものはないことがわかる．

よく認知され，用いられることが多い用語として**ホワイト・ノイズ**がある．位相には関係なく，ある範囲内のすべての周波数を含み，単位周波数範囲あたりの平均パワーが一定という性質がある．**平均パワー**は，周波数範囲と強さの積に等しい．

別の種類の雑音で**ピンク・ノイズ**とよばれるものもあり，聴覚研究によく用いられる．このノイズの振幅は，周波数が2倍になるごとに半分に減少する．

共鳴とフィルタ Resonance and filters

音叉および振動体は，ある特定の周波数において最も

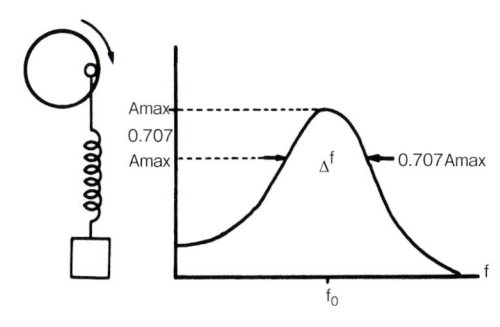

図 6-29
速度が変化するクランクに結合された，バネ－錘振動子．固有振動数を f_0，クランクの回転率を f とする．回転率をゆっくり変化させると，振動の振幅は変化して，$f=f_0$ のときに最大値 Amax に到達する．共鳴曲線の帯域幅は，Amax の 0.707 倍の振幅を有する周波数範囲である．

よくエネルギーを受け取ることができることを以前に述べた．また，それらの振動体は，同じ周波数において最もよくエネルギーを放出することができる．これが，**共鳴**の一例である．共鳴体は，音響フィルタの役割を果たす．各共鳴体は，それぞれの固有振動数以外の周波数の音を，受動的にではあるが排除している．

以前に述べた錘－バネ系の話に戻して，回転速度が変化する回転クランクにバネが取り付けられているとする．**図 6-29** のように，バネ－錘振動子の固有振動数を f_0，クランクの回転速度を f とする．もし，回転速度がゆっくり変化したとすると，錘の振動の振幅は $f=f_0$ のときに最大値 Amax に達しながら変化する．錘は，回転速度がバネ－錘振動子の固有振動数あるいは共鳴周波数に近づくまでは，強制振動状態となる．得られた曲線は**共鳴曲線**といい，その**線幅**あるいは**帯域幅**とは Amax の 0.707 倍あるいは $1/\sqrt{2}$ 倍の振幅を示す周波数幅のことである．

442　第6章　聴　覚

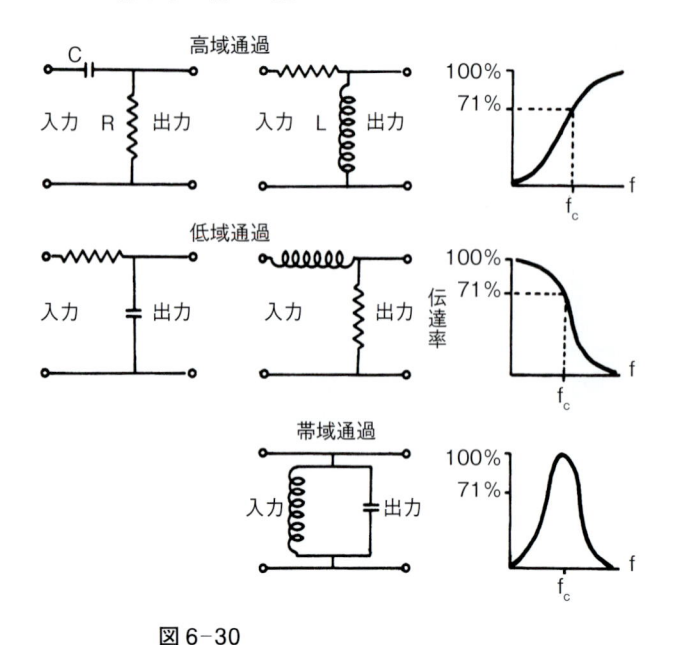

図6-30

単純な電気的高域通過，低域通過，および帯域通過フィルタ．高域通過フィルタでは，低周波数成分は直列接続のコンデンサ（C）によって減衰され，高周波数成分は通過する．誘導コイル（L）は，低周波数成分は迂回させて高周波数成分は通過させるように働く．低域通過フィルタでは，高周波数成分は誘導コイルで迂回させられる．帯域通過フィルタでは，誘導コイルとコンデンサが並列接続されている．これらのフィルタの特性曲線を示す．

共鳴体の同調

共鳴体は同調させることができる．ビール瓶などの口に息を吹き込んで**エッジ音 edge tone**を出そうとする場合，瓶が共鳴体として作用していることになる．もし，瓶にある程度の水が入っていると，周波数が高い音が生じる．ちなみに，音波の波長は，瓶の中の空気柱の4倍の長さとなる．瓶の首の部分の空気はピストンの役割を果たし，瓶の中の空気はバネの役割を果たす．この種の振動は，19世紀の医学者であり物理学者であったヘルムホルツ（Hermann Ludwig Ferdinand von Helmholtz）以降，**ヘルムホルツ共鳴**とよばれる．

受動フィルタ

聴覚研究の手続きにおいては，広帯域信号の一部をフィルタで取り出すという操作が必要となることがある．こうした操作は，**受動フィルタ**によって可能である．実例としては，CDなどの音楽プレーヤの音質調整器が

---

[2] **減衰**：信号の振幅やエネルギーを減少させること．減弱させること．

ある．一般に，3種類のフィルタが用いられる．1つは高周波数のエネルギーは減衰[2]させるが低周波数のものは通すもの（**低域通過フィルタ**），もう1つは低周波数のエネルギーは減衰させるが高周波数のものは通すものである（**高域通過フィルタ**）．さらに，低域通過フィルタと高域通過フィルタを組み合わせると，ある周波数帯域の信号だけを通すフィルタとなる．高域通過フィルタあるいは低域通過フィルタの**遮断周波数**とは，出力を70％まで低下させることができる周波数のことである．

図6-30に，簡単な電子回路による高域通過フィルタ，低域通過フィルタ，帯域通過フィルタの図式を示す．これらのフィルタは，受動フィルタという．これらは，高域あるいは低域を減衰させるが，他の周波数帯域は通す働きがある．

増幅器（アンプ）Amplifiers

小さな力で大きな力を制御する能動的な装置として増幅器がある．図6-31には，水栓を小さな力で制御することで大量の水流を制御する水力増幅器を示す．図6-32には，トランジスタ1個を用いた増幅回路を示す．トランジスタのB（ベース）に少量の電流を流すと，トランジスタのC（コレクタ）から多くの電流が流れる．

理論的には，増幅器は歪みなしに電気信号の力を増強する．しかし，増幅器には周波数範囲の限定および非直線性という2つの問題点がついて回る．音響信号については，オーディオアンプは可聴周波数範囲のエネルギーは通さなければならない．通常は20〜20,000Hzであ

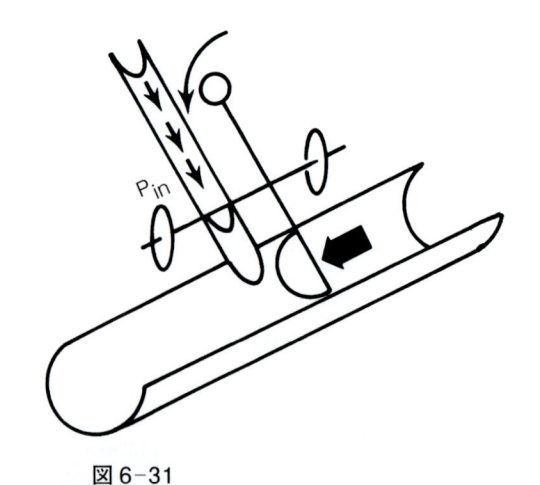

図6-31

水力増幅器．小量の入力（Pin）が大量の水流を制御する．

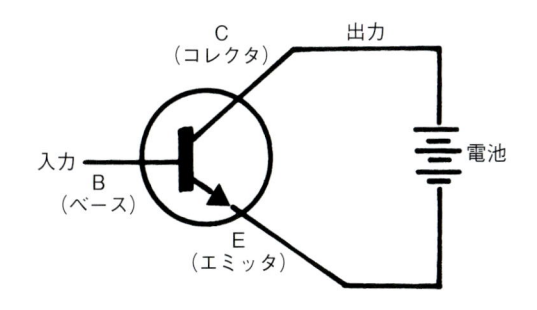

図6-32
単一トランジスタ増幅器．ベース（B）への小さな入力がコレクタ（C）回路での大出力を生む．

れば十分である．

周波数特性は，3dBポイントの帯域幅で示される場合がある．つまり，ある増幅器の中間周波数帯の出力に対して，70%の出力となる周波数帯域のポイントのことである（**図6-30**）．もし，増幅器が非直線的であれば，その出力は忠実に入力を反映したものとはならない．非直線的な増幅器は，実際には入力信号の高調波成分の周波数を追加してしまうことになる．これが，**歪み**の一例である．

デシベル The decibel

音響学の研究活動においては，強さ，圧力，速度の比率を測定することが多い．**比率尺度**がよく用いられるが，最小可聴値に対する最大可聴値の強度比は100,000,000,000,000対1にもなり，比率尺度では非常に扱いにくい．このような数字の扱いにくさを避けるため，比率尺度は対数を利用して間隔尺度に変換される．

比率尺度と間隔尺度

連続する数に一定単位の数を加算することで，数を数えることができる．例えば，単位を1とすると，1+1=2，+1=3，+1=4，+1=5のようにして数えることができる．このような尺度は**間隔尺度**といい，連続する数値間の間隔が等しい，あるいは直線的という性質がある．

また，ある数単位を連続して乗算することによって数えることもできる．例えば，単位を2とすると，2×1=2，×2=4，×2=8，×2=16，×2=32といった具合である．一連の乗算の結果は，直前の値（積）の2倍となり，連続する2つの積は2：1の比率となる．このような尺度を**比率尺度**という．2を底とする比率尺度は，以下のように表される．

2（底）	$=2^1=$	2
2×2	$=2^2=$	4
2×2×2	$=2^3=$	8
2×2×2×2	$=2^4=$	16
2×2×2×2×2	$=2^5=$	32
2×2×2×2×2×2	$=2^6=$	64
2×2×2×2×2×2×2	$=2^7=$	128

一方，10を単位とする場合は，以下のようになる．

10（底）	$=10^1=$	10
10×10	$=10^2=$	100
10×10×10	$=10^3=$	1,000
10×10×10×10	$=10^4=$	10,000
10×10×10×10×10	$=10^5=$	100,000
10×10×10×10×10×10	$=10^6=$	1,000,000
10×10×10×10×10×10×10	$=10^7=$	10,000,000

対数尺度あるいは指数尺度

各尺度における乗算の単位を**底**という．最初の例では2で，後の例では10であった．連続する数にある底を乗算して得られる尺度を**対数尺度**あるいは**指数尺度**という．ある単位に底を乗算する度に，1段階ずつ次数が高くなる．つまり，10^6（「10の6乗」と読む）とは，10に次々と10を掛けることを6回繰り返すことである．したがって，10^6を数値で示すと1,000,000となる．もし，対数尺度の底が10であることがはっきりしていれば，10という数値を明記しても何の意味もないので，明記する必要性はない．大切なのは，10の次数を明記することである．このように，数学的操作においては指数部分のみを取り扱うことになる．

対数は，とくに大きな数値を取り扱わなければならない場合に労力を節約するのに有効である．対数尺度の指数は，実質的には間隔尺度なので，乗算および除算の複雑な処理も指数の加算および減算に単純化することができる．

1,000,000×10,000の乗算をしなければならないとすると，1,000,000は10^6と等しく，10,000は10^4と等しいので，指数を加算するだけで10^{10}という答えを求めることができる．これを数値で示すと10,000,000,000となる．

1,000,000を10,000で除算するには，数値を対数で表

ベル (Bel)

最小可聴値に対する最大可聴値の強度比は，100,000,000,000,000 が 10 の何乗分かを求めて対数によって表すことができる．先の数値は 10^{14} となるが，10 という数値はなんら情報を示さないので比率の対数を用いて表される（単位は**ベル**(bel)）．

しかし，ヒトの可聴音圧範囲をベルで表すと，わずか 14 ベルに収まってしまうことになるので十分に便利な尺度とはいえない．小数を用いないでベルより小さい強度比を示すには**デシベル**(decibel) が用いられる．デシベルは，ベルの 1/10 のパワー比を表す．現在ではベルは滅多に用いられず，より便利なデシベルが主流である．このように，パワー比あるいは強度比は，以下の公式に示すデシベルによって表すことができる．

$$dB = 10 \log_{10} I_2/I_1$$

標準的な基準値

強さとは，単位時間あたりの単位面積におけるエネルギー流量の測定値で，単位は $cm^2/$ 秒である．1 秒間あたりのエネルギーはパワーといい，1 平方センチメートルあたりのワット数で測定される．対数尺度には真のゼロはなく，比率を表す尺度なので，常に 2 つの値を比較していることになる．

2 つの音の強さあるいはパワーの関係性について知りたいという場合，一方の値を他の値に対する基準値としなければならない．従来，いくつかの標準的な基準値が用いられてきた．音の**強さのレベル** intensity level (IL) とは，基準値 $10^{-12} W/m^2$ に対する比率のことで，デシベルで表される．

負の指数は，正の指数を持つ同じ数値の逆数を意味する．例えば，10^{-2} は $1/10 \times 1/10$，あるいは $1/10^2$，あるいは 1/100 のことである．

デシベルで表した音圧レベル

耳は圧力を感じ取る装置と考えられるので，とくに聴力の基準値については音圧による比較がよくなされる．音波の**パワー**は，圧力の二乗あるいは平方に比例する．したがって，圧力が 2 倍になればパワーは 4 倍になる．

表 6-2 よく用いられる数値について圧力と強度との比率をデシベル表示したもの

A 比率	B 強さのレベル (dB)	C 音圧レベル (dB)
1	0	0
2	3.0	6.0
3	4.8	9.6
4	6.0	12.0
5	7.0	14.0
6	7.8	15.6
7	8.45	16.9
8	9.0	18.0
9	9.5	19.0
10	10.0	20.0
20	13.0	26.0
30	14.8	29.6
40	16.0	32.0
50	17.0	34.0
60	17.8	35.6
70	18.5	37.0
80	19.0	38.0
90	19.6	39.2
100	20.0	40.0

デシベルで圧力比を表すため，以下のような公式となる．

$$dB = 10 \log_{10} (P_2)^2/(P_1)^2$$

あるいは

$$dB = 10 \log_{10} (P_2/P_1)^2$$

あるいは

$$dB = 20 \log_{10} P_2/P_1$$

圧力という用語自体は身近なものであるが，しばしば誤用されて力と同義と扱われることがある．**力**とは，単に押すか引くものと定義されるが，**圧力**とはある面に垂直に力が作用した際の単位面積あたりの力と定義される．つまり，圧力＝力／面積（$P=F/A$），力＝圧力×面積（$F=PA$）である．

音圧は圧力の単位である Pa（パスカル）で測定されることが多い．なお，1 Pa とは，1 m^2 当たり 1 N（ニュートン）の力が作用する圧力のことであり，1 N とは，質量 1 kg の物体に 1 m/s^2 の加速度を生じさせる力のことをいう．そして，ある音圧について，基準値の 0.00002 Pa に対する比率で示したものが**音圧レベル** sound pressure level であり，SPL と略記される．このように，SPL と

解剖学的区分	外耳（耳介および外耳道）	中耳（鼓膜および耳小骨）	内耳（前庭系および蝸牛）
構造	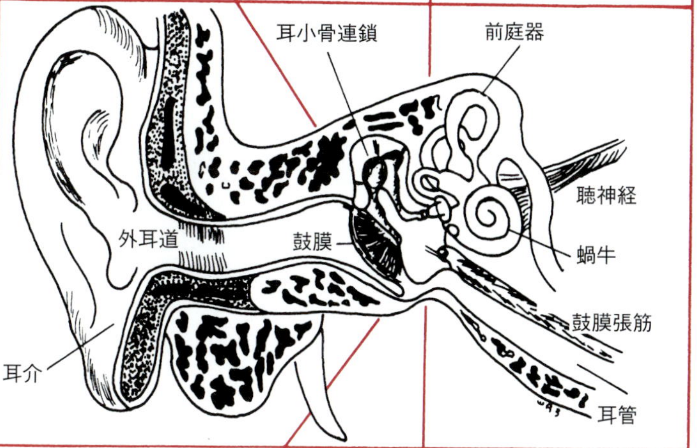		
エネルギー伝達の様式	音波（粗密波）	機械的振動および音波	流体力学的波動
機能	防御 共鳴 伝達	インピーダンス・マッチング エネルギー伝達 限定的な防御	力学的および流体力学的エネルギーの神経インパルスへの変換

図 6-33
聴覚機構の解剖学的区分および機能的役割.（Dallos, 1973 および Gray, 1980 をもとに作図）

はある圧力と基準の圧力である 20 μPa（0.00002 Pa）との差異を dB で表示したものといえる．用いることが多い数値について，強さの比および圧力比をデシベルで表したものを**表 6-2** に示す．

耳
The ear

導　入

耳は並外れた性能をもつ圧力検出器であり，空気分子がブラウン運動によってランダムに鼓膜にぶつかる音さえ聴こえるほどである．しかも，このように敏感でありながら，交響楽団が奏でる大音響にも耐える（むしろ楽しむ）ことができる．また，耳は広帯域の周波数を感じ取ることができる．低音域については，筋収縮に伴う低周波音や，聴覚器官付近の静脈や動脈からの血流音は感じないという程度である．一方，非常に高周波数のかん高い笛の音も感じ取ることができる．可聴周波数範囲は，15 ～ 16Hz から約 20,000Hz といわれている．しかし，ほとんどの成人の上限周波数は 14,000 ～ 15,000Hz 付近といわれており，幼児の上限周波数は 20,000Hz を超えるともいわれている．

耳の弁別能力には非常に興味深いものがある．正常聴力者を被験者とした，適度な強さの（快適に聴ける）正弦波音を呈示する実験を行ったとする．そして，非常にわずかずつ周波数を変化させながら音を呈示し，被験者には周波数の変化に気づいたら報告するようにしてもらう．すると，特別な訓練を受けた被験者でなくても，少なくとも 1,000 種類の異なるピッチ（音の高さ）を区別することができ，1,000Hz 以下の周波数に限定するとわずか 3Hz の変化を検出することができる．

さらに，優れたピッチ弁別能力に加えて，音の強さの弁別においても優れている．安全に聴ける範囲の強さにおいては，250 段階以上の音の強さの違いを検出することができる．もちろん，このことはそれだけのラウドネス（音の大きさ）の変化を検出できるということである．聴覚のダイナミックレンジ内における，丁度可知差異（just noticeable differences；jnd）の数は 25 万個にも及ぶことになる．

日常生活場面においては，正弦波音あるいは「純音」[3]

[3] **純音**はよく正弦波音と同義語として用いられる．厳密にいえば正しくないが，便利な用語ではある．

446　第6章　聴　覚

を聴くことはほとんどない．しかし，聴覚機構の弁別能力は，何も純音に限定されたものではない．多くの人で混み合った部屋において，全員が勝手に話しているような状況でも，比較的普通の会話を続けることができるということを考えてみてほしい．事実，周囲音のうち自分たちに関するすべての音を抑制し，部屋のあちら側でなされている会話に「同調させる」（注意を向ける）ことができる．もちろん，会話をしている人を見ることができれば，より聴き取りやすくなる．

　聴覚機構を解剖学者および生理学者の観点からみた場合，**外耳** external ear，**中耳** middle ear，**内耳** inner ear の3つの部分からなるという説明がよくなされる．この区分は，聴覚系のさまざまな構造間の解剖学的な関係におおむね基づいたものである．しかし，機能的な観点に基づくならば，**外耳** outer ear と**内耳**に2区分される．図6-33に，聴覚機構各部の機能的役割について図式化したものを示す．**外耳** outer ear は，聴覚系の一部として防御の役割を果たし，また音波のエネルギーを取り込んで機械的振動エネルギーへと変換する役割を果たしている．**内耳**は，聴覚系の一部として機械的エネルギーの変換という役割を果たしている．つまり，内耳は機械的エネルギーを取り込んで一連の神経インパルスへと変換する．その際，もとのエネルギーのパターンに類似した特性を保持した変換がなされる．

　中枢性聴覚路および中枢神経系の役割についても知る必要がある．

外　耳 The external ear

耳　介

　耳介 auricle or pinna は，側頭部に約30°開いてフラップ状に付着し，露出している（目に見える）聴覚機構の一部である．ろうと状の形で，それほど高機能ではないものの集音機能を有し，**外耳道** external auditory meatus, ear canal から**鼓膜** tympanic membrane, eardrum へと音波を導いている．

　ともに耳介を表す用語であるが，auricle のほうがより正式な解剖学用語で，これは耳を意味するラテン語に由来する aural という語と関連している．一方，pinna は，翼を意味するラテン語に由来している．つまり，頭部の外側に突き出して付いている部分ということを意味している．ウマ，ウサギ，コウモリなどの動物では，耳介は

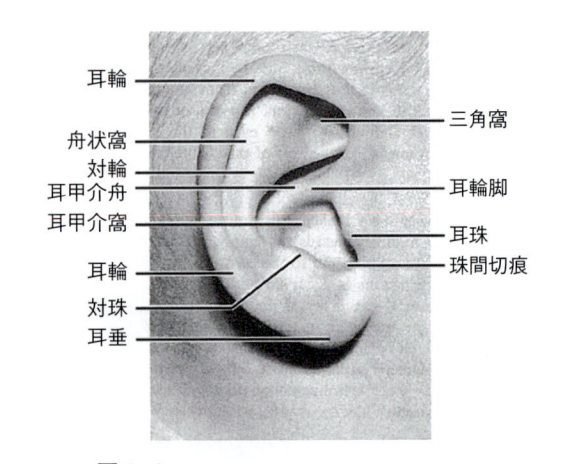

図6-34
耳介およびそのおもな標識点

外来筋の働きによって方向を変えたり回旋させたりできる．この運動は，音源定位に重要な役割を果たす．ある種の動物の特別に大きな耳は，体温調節機能も有している．つまり，広い面積とそこに分布する精緻な血管が，優れた放熱器として働く．

　しかし，ヒトにおいては耳介の貢献度は動物とは多少異なっており，耳介がとても大きくてもかなり小さくても，聴覚感度（敏感さ）はほぼ同じようである．

　体表解剖学　耳介の表面は平らではなく，小窩，溝，凹みがある．図6-34に示すように，これら複雑な凹みの中で最も深いものは**耳甲介** concha（ギリシャ語で殻の意）といい，耳介の縁の部分で車輪のリムのようにみえるのは**耳輪**という．耳輪の耳甲介前方へつながっている部分は**耳輪脚** arm or crus といい，耳甲介を上方の**耳甲介舟** skiff or cymba と下方の**耳甲介窩** cave とに分割している．

　よくみられる耳輪の変異として，耳介尖後方が厚くなった**ダーウィン結節** Darwin's tubercle がある．耳輪の前方にある半円形の隆起は**対輪**といい，耳輪と対輪に挟まれた凹みは**舟状窩**あるいは「舟形溝」という．外耳道の前方にある軟骨組織からなるフラップ状の**耳珠**（ギリシャ語でヤギの意）は，外耳道開口部を一部覆っている．その反対側に位置し，耳甲介の下方部分を構成する小さな隆起は**対珠**という．耳珠と対珠は，**珠間切痕**という切れ込みによって分割されている．ある種の水生動物では，耳珠が変形して水圧から保護するために耳を塞ぐための弁を形成している．耳の下方先端部分は**耳垂** ear lobe or earlap という．これには生物学的な機能はほとんどないようだが，血管が多く分布している．

内部構造 耳介の芯の部分は線維性の軟骨からなっており，ほぼ耳の形と同じ形態をしている．**耳介軟骨**の内側は，外耳道軟骨とつながっている．耳介軟骨は，軟骨棘が頬骨弓に付着し，尾部が側頭骨の乳様突起に付着している．**前耳介筋，上耳介筋，後耳介筋**が耳介に付着しているが，ヒトにおいては退化しており，ほとんどがまったく機能しない．いくつかの小さな内在筋が耳介の一部分から他の部位へと伸びているが，それらもとくに機能はないと考えられている．

変異性 耳介の形は非常に変異性が高く，指紋と同じく個体の同定のために利用されてきているほどである．このように変異性が高い原因の1つは，胎児期の成長の中に見出すことができる．これについては次章で述べる．

外耳道 External auditory meatus (ear canal)

中耳および内耳と外界の間の連絡は，外耳道によってなされる．外耳道の主要な機能は，音波を鼓膜へと導くことである．外耳道の音響学的特性については，いくつか知っておくべきことがある．

外耳道は，彎曲し不規則な形態をした管で，成人では長さ約25mm，直径約8mmである．直径は，**外耳道開口部**が最も大きく，**外耳道峡部**へ向けて徐々に小さくなっている．外耳道峡部は，軟骨の枠組みが骨の枠組みと結合する部分である．そこを過ぎると再び直径は大きくなり，あとは鼓膜のところで外耳道が終わる直前に小さくなるのみである．また，外耳道の断面は楕円に近く，上下方向の直径のほうが大きい．

図6-35に示すように，外耳道を支持する骨格の外側1/3から1/2は軟骨部で，内側は骨部である．**骨部外耳道**の直径は固定しているが，**軟骨部外耳道**の直径は下顎骨の運動によって変化する．生下時には骨部外耳道はなく，3歳の終わり頃になるまでは十分成長しない．骨部外耳道は，**鼓室輪**という不完全軟骨環から生ずる．4〜5歳になるまでは，骨部外耳道の前下方壁に間隙がある．ここは，フシュケ孔（foramen of Huschke）として知られる部位である．この間隙は膜によって塞がれるが，大人になっても残っている（British Gray's Anatomy, 1995）．

外耳道の経路 図6-35に示すように，外耳道の軸は若干下方に向いており，軸が下方を向いていない場合に比べれば，水やその他の異物が外耳道内に留まりにくいようになっている．外耳道はS字形のカーブを描いている．この彎曲の具合は人によって若干異なっている．また，耳介を上後方へ静かに引っ張ることによってまっすぐになる．こうすることによって，適切な照明があれば鼓膜を観察することができる．

乳幼児の外耳道は，成人に比べてあまり彎曲しておらず，より水平に近いため，異物が留まりやすい．

外耳道の表面 外耳道表面の皮膚は，支持骨格の骨

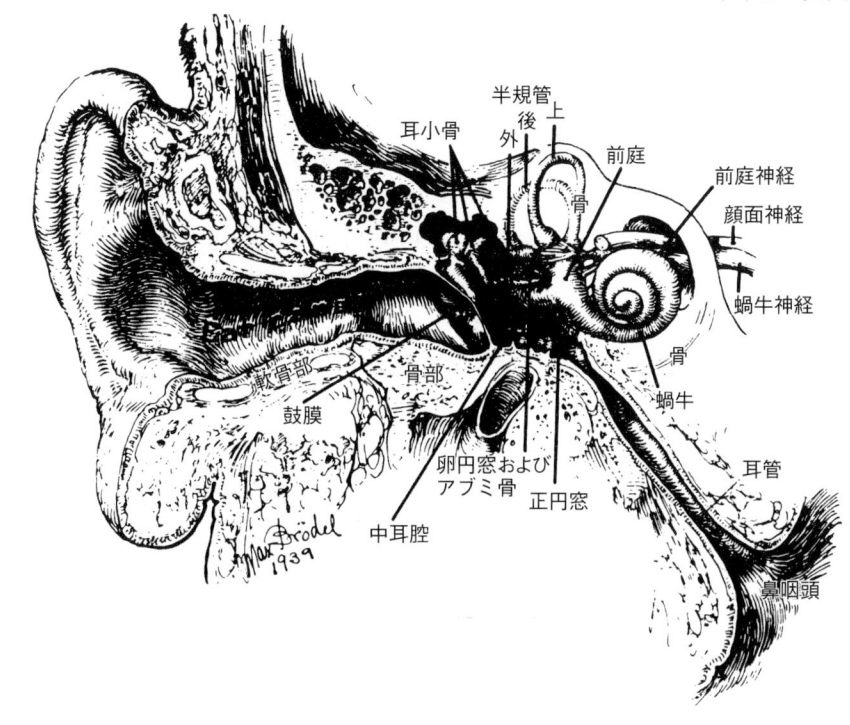

図6-35
人間の耳の前頭断．（Max Brodel, Three Unpublished Drawings of the Anatomy of the Human Ear, W. B. Saunders Company, Philadelphia, 1946より）

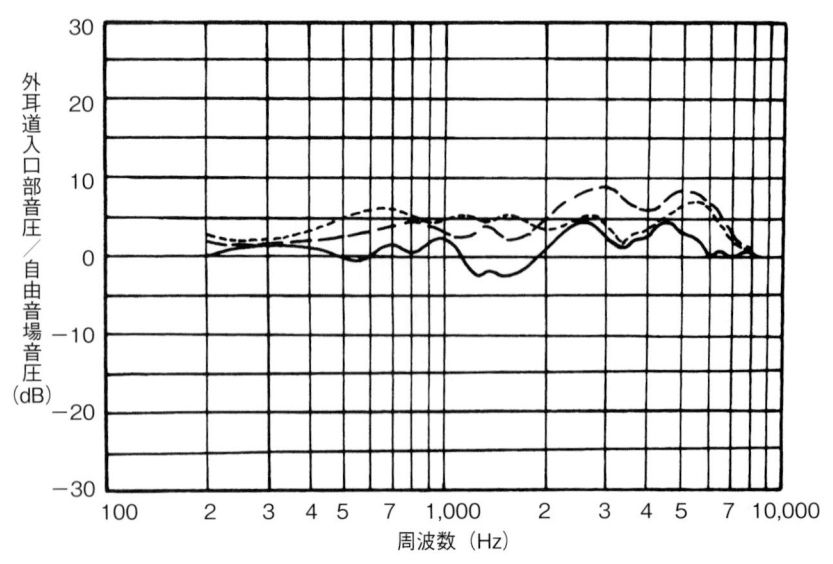

図 6-36
音の入射角が 0°（実線），45°（長破線），および 90°（短破線）の際の頭部の影響．500Hz 以上の周波数では，方位角 90°（音が直接耳に到達）の場合に 5dB 以上の効果がみられる．このことは，かすかな音を聴こうとするとき，音の方へまっすぐ顔を向けるのではなく，頭を回転させる理由の説明となる．

膜および軟骨膜にぴったりと付着しており，鼓膜組織の表層を覆っている．外耳道の外側 1/3 は，**毛**あるいは**線毛**が多く，皮脂腺が変化した耳道腺が分布している．この腺からは，ろう状の耳垢（cerumen or earwax）が分泌される．**耳垢**は，外耳道が乾燥するのを防いでいる．また，苦みがあり，有毒で粘りがあるので，虫や異物の侵入を防いでいる．

外耳道の音響特性

外耳道および耳介は，聴覚生理学者にとってそれぞれ興味深い音響特性をもっている．しかし，外耳の構造のみならず，音場に頭部があることによっても鼓膜へ伝わる音の強さに影響がある．反射が生じにくい音場（自由音場）において，周波数を変化させながら一定音圧の正弦波を放射すると，頭部がある場合には，頭部がない場合に比べて音圧に変化が生じる．頭部によって生じる音の影は，**音源定位**を可能としている要因の 1 つである．

このことは，Sivian and White (1933)，Wiener (1947)，Nordlund (1962) の研究によって示されている．**図 6-36**に，頭部の周りを一定距離を保って音源を一周させたときの，耳栓をした外耳道入口部における音圧レベルを示す．音波の波長と頭部の大きさとの関係から，1,000Hz 以上の周波数においてはかなりの音の影が生じ，耳の位置での音の強さは音源からの音の**方位角**[4]にある程度依存することになる．頭部の大きさと形，音波の周波数お

よび方位角，音源の高さなどによって，音圧は変化する．

Békésy and Rosenblith (1958) によれば，19 世紀後半に外耳の貢献度を決定づける多くの実験が行われた．それらの実験では，外耳道に空のガラス管を挿入し，隙間はろうや粘土で塞がれた．結果はどれも一貫していた．つまり，中音域の音波への感度は大きな影響は受けなかったが，音源定位能力では，とくに頭部の前または後ろ方向の定位能力が低下した．耳介および外耳道の音響特性は音の影の効果を増大させ，さらに音への感度を高めている．

外耳の共鳴効果

通常の室温における音波の速度は，毎秒 350m ほどである．外耳道は一端が閉じた管なので，その長さが波長の 4 分の 1 に相当するような音波，すなわち約 4,000Hz の音波を最もよく共鳴させると考えられる．Wiener and Ross (1946) は，被験者の外耳道が平均 2.3cm であったことを報告している．この場合，外耳道は約 9.2cm の波長，すなわち周波数が約 3,800Hz の音波を共鳴させることになる．この値は，実験で観測された**共鳴周波数**にほぼ一致する．こうした結果は，Fleming (1939) によって得られた以前の研究結果にも一致する．**図 6-37**において，4,000Hz 付近に顕著な共鳴のピークがあることに注意してほしい．しかし，外耳道は鼓膜で一端が閉じられており，その鼓膜には音波のエネルギーを反射するのみならず，伝達する機能もある．このことが，共鳴させる波長を変化させ，**減衰効果**を生む．その結果，外耳道での共鳴はかなり広範囲の周波数において生じることとなる．耳介の

---

[4] **方位角**は，音波に関して用いる場合，聴取者を基準とした音源方向への角度のことをいう．

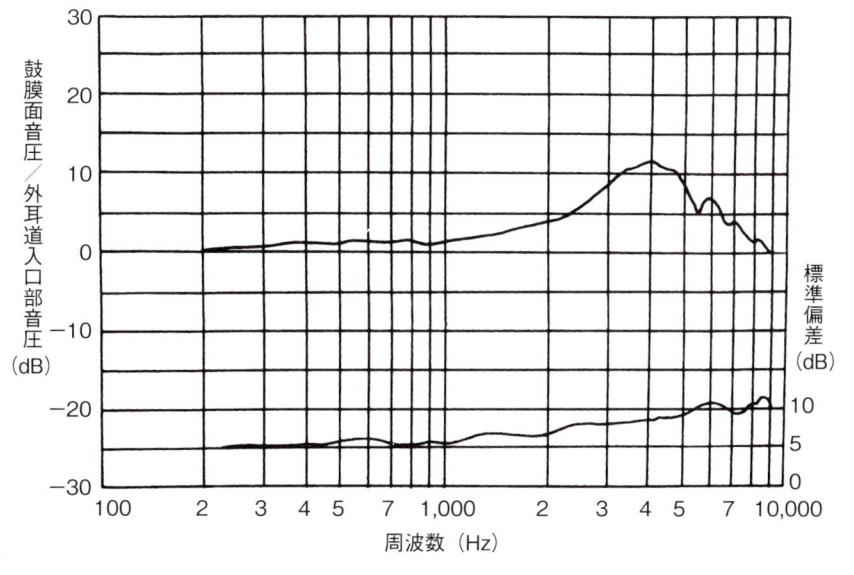

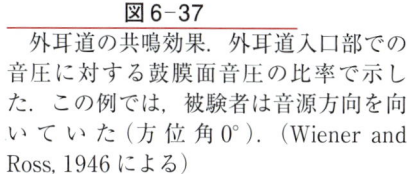

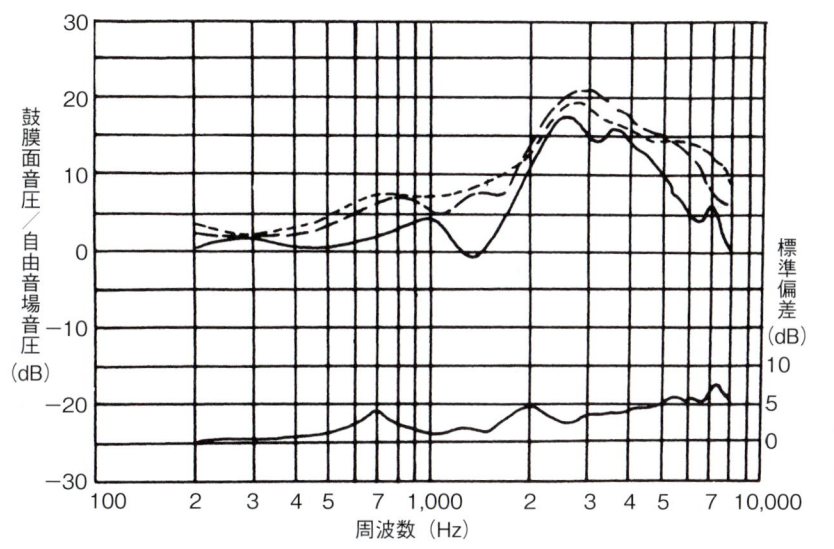

図6-37
外耳道の共鳴効果．外耳道入口部での音圧に対する鼓膜面音圧の比率で示した．この例では，被験者は音源方向を向いていた（方位角0°）．(Wiener and Ross, 1946による)

図6-38
音場に頭部があることによる複合効果 (Wiener and Ross, 1946による)．上段の実線は方位角0°，長破線は45°，短破線は90°を表す．

耳甲介も，外耳道の共鳴効果を補完する共鳴効果を示す．Shaw (1966) は，5,000Hz付近に出現する耳甲介由来の共鳴周波数のピーク，2,500Hz付近の外耳道由来のピークを報告した．これら2つの共鳴が合わさった効果を**図6-38**に示す．これらは，共鳴効果および頭部の効果によって，鼓膜において15～16デシベルに及ぶ音圧レベルの増強があることを発見したBékésy (1960) による計算値と一致する．共鳴効果が，2,000～5,000Hzの周波数帯域にわたることに注目してほしい．

中耳 The middle ear

外耳道の内側終端には，**鼓膜 eardrum or tympanic membrane** があり，その鼓膜は**鼓室 tympanic** あるいは**中耳腔 middle ear cavity** 側壁の大部分との境界をなしている．中耳については，ファロピーオ Fallopius が1561年に詳細に記述している．彼は，多くの人の鼓膜あるいは「鼓室」を観察して類似性を見出した人物であり，それにちなんで鼓室に彼の名前がつけられている．

中耳は，鼓膜，空気を含む中耳腔，腔内の構造（ツチ骨，キヌタ骨，アブミ骨からなる耳小骨連鎖，中耳筋など)，中耳腔内の構造を覆う血管豊富な粘膜などからなる．

鼓膜 Tympanic membrane or eardrum

鼓膜は，胎児期に成人と同じ大きさに達する．外耳道上壁とは鈍角 (140°)，下壁とは鋭角 (40°) をなすように，外耳道内に斜めに位置する．生下時の鼓膜は，ほとんど外耳道床に倒れているくらいに斜めになっている．

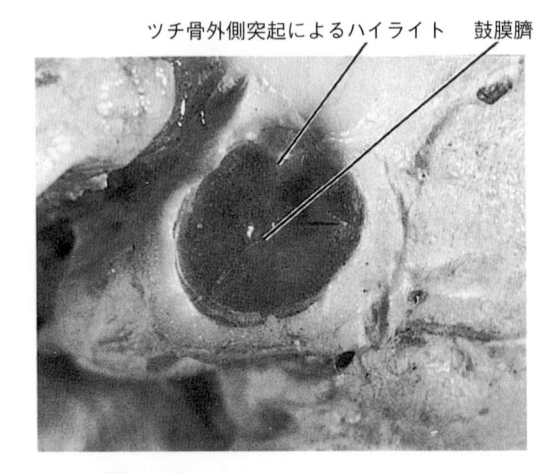

図6-39
人間の新生児の鼓膜. 骨部外耳道がないことに注意.

そして, 外耳道の長さが伸びるにしたがって, 徐々に立ち上がってくる. 新生児の鼓膜を, 図6-39に示す. 鼓膜は非常に薄く (0.1mm), 伸展性 (コンプライアンス)[5]は高いが, 驚くほど丈夫で破れにくい. Wever and Lawrence (1954) は, 鼓膜の破壊強度を 1.61×10^6 dynes/cm^2 と報告している.

鼓膜は, 中心付近で約2mm内側へ変位しており, 小型スピーカのように円錐形を形作っている. 鼓膜が非常に軽いこと (14mg), そのコンプライアンス特性, および円錐形に張っていることは, 音波を受けとめるという重要な役割にとって非常に適したものである. 鼓膜の周縁部は, 上側のごく一部を除いては線維性軟骨輪が形成されていて厚くなっている. この線維性軟骨輪は, **鼓膜溝**という外耳道壁骨部の溝にはまり込んでいる. このような付着の仕方で, 鼓膜はその周縁部の位置が固定されている. 鼓膜溝は, 上側部分では欠けており, その部分を**リビヌス切痕 Rivinus notch**という. この切痕は, 成人では容易には観察できないが, 下等霊長類や幼児においてはたやすく観察できる.

図6-40に示す鼓膜溝は, 若い成年サルの側頭骨で観察されたものである. 鼓膜は, 外耳道に対して斜めになっているために, 垂直になっている場合よりも面積が広くなっている. 鼓膜面積自体は約 $0.5 \sim 0.9$cm^2 であるが, 周縁部が固定されているため, 可動部分の面積は約 55mm^2 である.

---
[5] **コンプライアンス**は膜を引き伸ばしたり変形させたりするときの容易さに関係する. 一方, **スティフネス**は, その困難さに関係する.

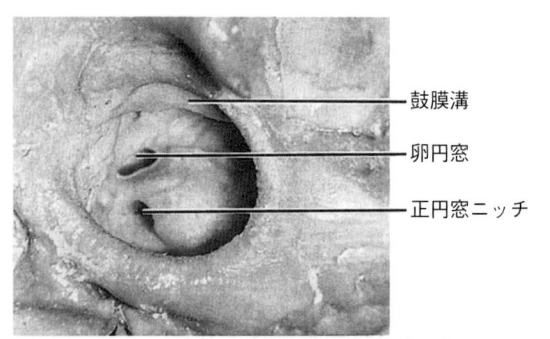

図6-40
(A) 卵円窓, 正円窓および鼓膜溝を示す外側面像. 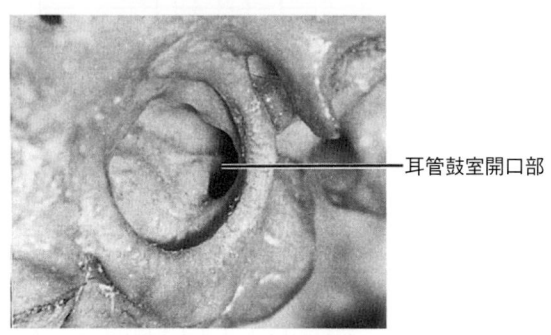
(B) 耳管鼓室開口部を示す後外側面像.
2種類の視点からの若年サルの中耳腔像.

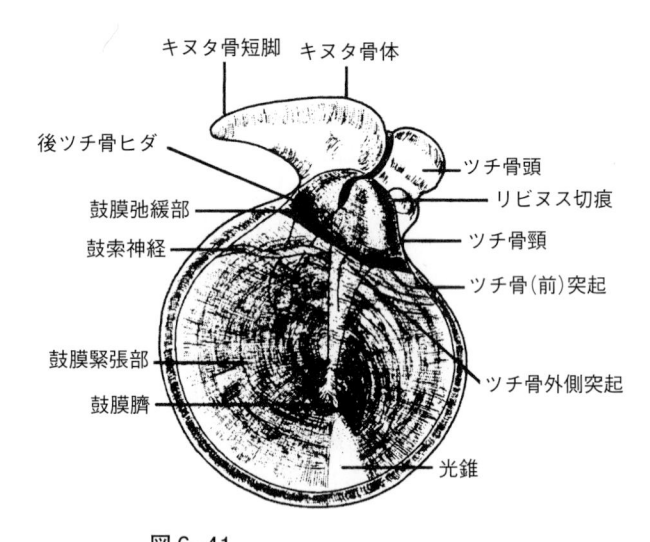

図6-41
鼓膜およびその関連構造

鼓膜の構造 構造的には, 鼓膜は3層の組織からなる. つまり, 外耳道表皮に続く薄い外皮層, 鼓膜のコンプライアンスに大きく関与する線維性中間層, 鼓室表面に続く漿膜 (粘膜) 性内層である.

線維層は, 相互に密接に結合した2層からなる. そのうちの1層は, 中心から周縁へ向けて線維が放射状に走

耳　451

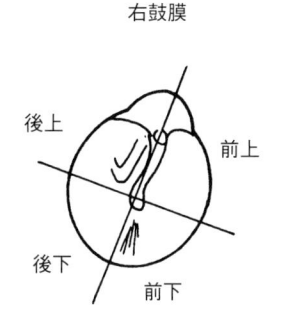

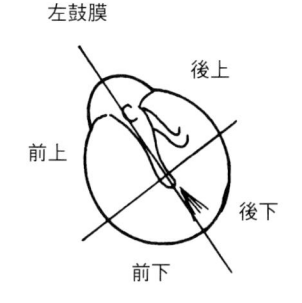

図6-42
鼓膜の4分割法．

行している．これらの線維は，鼓膜のほぼ全面にわたって分布しているが，ちょうど車輪のスポークのような形にまばらに分布している．もう1層は，同心円状の線維組織がまばらに分布している．線維の分布密度は周縁部に向かって高くなっており，鼓膜の中心にはツチ骨柄が付着している（ツチ骨は，耳小骨連鎖のうち最外側の骨である）．リビヌス切痕に接する小さな三角形の領域にはほとんど線維が分布せず，その部分の鼓膜は弛緩しているため，**鼓膜弛緩部**，古い用語ではSchrapnell膜とよばれる．鼓膜弛緩部は，外耳と中耳との気圧均等化というきわめて限られた働きをしていると考えられている．鼓膜の他の部分は，逆に緊張していて**鼓膜緊張部**とよばれる．

　鼓膜の検査　耳鏡によって鼓膜の検査を行う．正常な鼓膜は，凹面状，滑らか，半透明，パールグレー色の膜である．凹面状であるということは，スポット光を当てるとくさび形の反射光ができることから確認できる．図6-41，図6-42に示すように，通常は鼓膜の中心から周縁部へ向けて広がるくさび形が観察される．これは**光錐**とよばれ，健康な鼓膜である証拠と考えられている．事実，多くの耳科医は，光錐のことを耳科的検査のなかのハイライトと考えている．

　[標識点]　鼓膜の中心から周縁部へ向けて直線を伸ばしたとき，右耳では時計の1時の方向，左耳では11時の方向は不透明で白っぽい縞模様，すなわち**ツチ骨条** malleolar stria がみられる．これは，ツチ骨柄が透けて見えているものである．ツチ骨柄は，鼓膜内側の表面に，鼓膜中間層の結合組織からなる網状組織および中耳を覆う粘膜によってしっかりと付着している．ツチ骨柄は，鼓膜中央部が最もしっかりと付着している．この部分は鼓室の方へ少し凹んでおり，**鼓膜臍**を形作っている．鼓

膜臍は，光錐が放射されて見える部位である[6]．

　ツチ骨条の上端部分に，光錐とは別の明るい部分が観察される．これは，**ツチ骨突起**で光が反射してできるもので，ツチ骨外側突起が鼓膜に付着している部分で生じる．**前ツチ骨ヒダ**，**後ツチ骨ヒダ**の2つの靱帯が，リヴィヌス切痕からツチ骨外側突起の間を結んでいる．上記のようなひだを含む三角部のことを鼓膜弛緩部という．

鼓室（中耳腔）

　耳の解剖学を学ぶ学生は，さまざまな人体構造の空間的関係性を理解する力を習得することの困難さや，そのための苛立たしい学習課題に直面することが多い．図6-43は，鼓室壁を直方体の各面に当てはめて中耳腔を描いたものである．

　図6-44，図6-45に示す鼓室は，側頭骨錐体部（岩様部）内の不規則な空間を描いたものである．それらは2〜4mmの幅しかなくて狭いが，高さは約15mmもあって容積は約2.0cm^{3}ある．通常，鼓室は2つに分けて説明される．1つは，**上鼓室**あるいは**上鼓室陥凹**とよばれる鼓膜上部の上方に広がる空間で，もう1つは，**固有鼓室**とよばれる鼓膜内側に広がる空間である．

　上鼓室陥凹は，ツチ骨頭およびキヌタ骨の2つの耳小骨によって大部分の空間が占められている．その後壁には，**鼓室開口部**といって，鼓室と**鼓室洞**とを結んでいる経路の開口部がある．鼓室洞は乳突蜂巣とつながっているので，中耳腔と乳突蜂巣とは間接的な連絡があることになる．さらに，中耳腔を覆う粘膜は，洞および蜂巣を覆う粘膜と連続している．

臨床ノート　中耳腔から，あるいは鼻腔から乳突蜂巣への経路は比較的感染が広がりやすく，耳痛および中耳感染（中耳炎）の一因となるので，軽く片付けられる問題ではない．耳痛は，とくに子ども

---

[6] アンボウ umbo とはラテン語を起源とする語で，英語の"boss"あるいは"bos"の意味である．植物学あるいは解剖学において，"boss"は突起や隆起を表す．

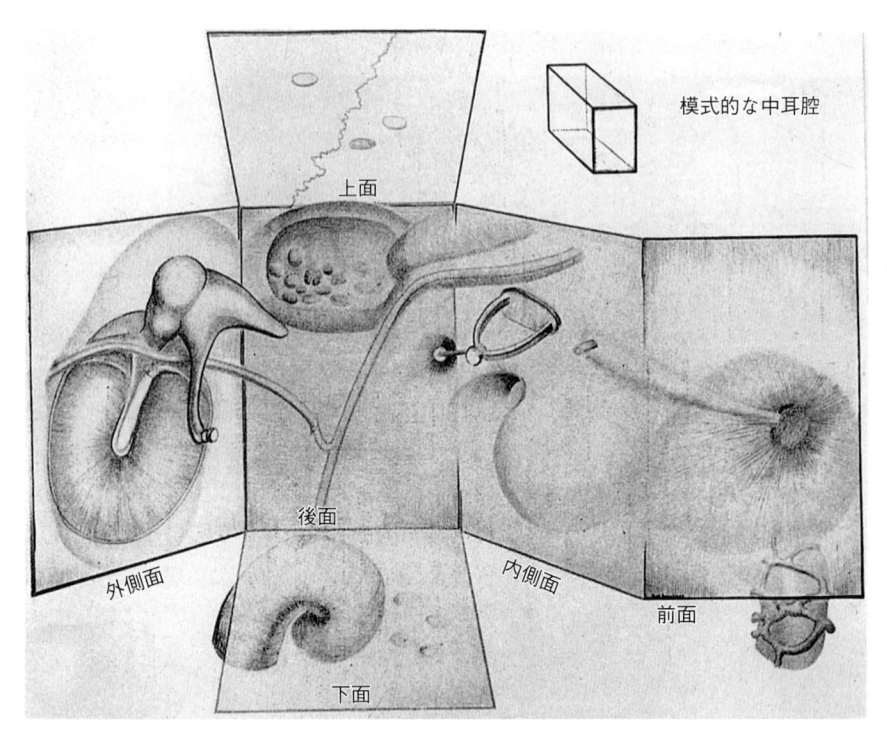

図6-43
中耳腔およびその中の構造の概要. 中耳は，6面のそれぞれが中耳腔壁を表す直方体として描くことができる. 外側壁は，一部が骨部だが大部分は膜（鼓膜）である. 鼓膜，ツチ骨，キヌタ骨および鼓索神経を図示してある. 錐体鱗裂が走る鼓室蓋が天井部分を形成し，床部分は頸動脈との位置関係を含めて描いてある. 内壁は内耳の外側壁を形成し，顔面神経の水平部，アブミ骨，岬角および正円窓ニッチが描いてある. 中耳腔の後壁には，顔面神経の下行部，乳突洞口がある. 前壁には耳管開口部があり，頸動脈付近も描いてある.

では多くみられる症状である. **外耳炎**（外耳道の炎症）が耳痛の1つの原因である. 耳介軟骨は外耳道軟骨とつながっているので，耳珠の動きが痛みを強めることになる.

蓋および床 鼓室の上部は，鼓室蓋壁あるいは鼓室蓋という非常に薄い骨になっている. その骨は，鼓室を頭蓋および脳脊髄膜から隔てている. 鼓室蓋は，乳突洞の蓋を構成するように後方に伸びている. 側頭骨錐体部と側頭骨の残りの部分との結合部は，子どもにおいては**錐体鱗状部**を構成している. 中耳の炎症は，上記のような鼓室蓋の構造を経て広がり，髄膜にまで至る（Moore, p. 968）. 鼓室床は鼓室蓋より多少幅が狭く，側頭骨**鼓室板**によって構成されている. 鼓室床は，鼓室と頸静脈窩（頸静脈が通っている大きな溝）を区分している.

鼓室外側壁（鼓膜壁） すでに述べたように，鼓室壁の大部分は鼓膜で占められているため，鼓室外側壁と鼓膜壁とは同義語として用いられることが多い. しかし，鼓膜上方の鼓室上陥凹では，鼓室外側壁は側頭骨鱗部の一部分によって構成されている.

鼓室内側壁（迷路壁） 図6-45に示すように，鼓膜壁あるいは迷路壁は垂直で，**卵円窓**（前庭窓），**正円窓**（蝸牛窓），**岬角**，**顔面神経管隆起**がその目印となる.

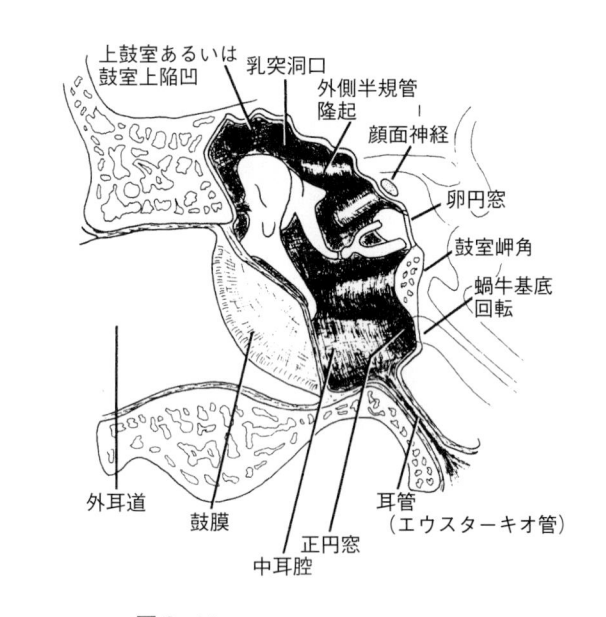

図6-44
前方から見た中耳の概要.

卵円窓は，多少腎臓のような形をしていて，内耳の前庭にある開口部である. 一生涯を通じて，卵円窓は**アブミ骨底**の働きかけを受け続ける. アブミ骨底の周囲は輪状靱帯によって固定されている.

正円窓は，蝸牛の**鼓室階**基底（第1）回転にある円形の開口部である. 正円窓は，岬角によって一部が見えない円錐状の陥凹部，卵円窓の下方にある. 正円窓には，

耳   453

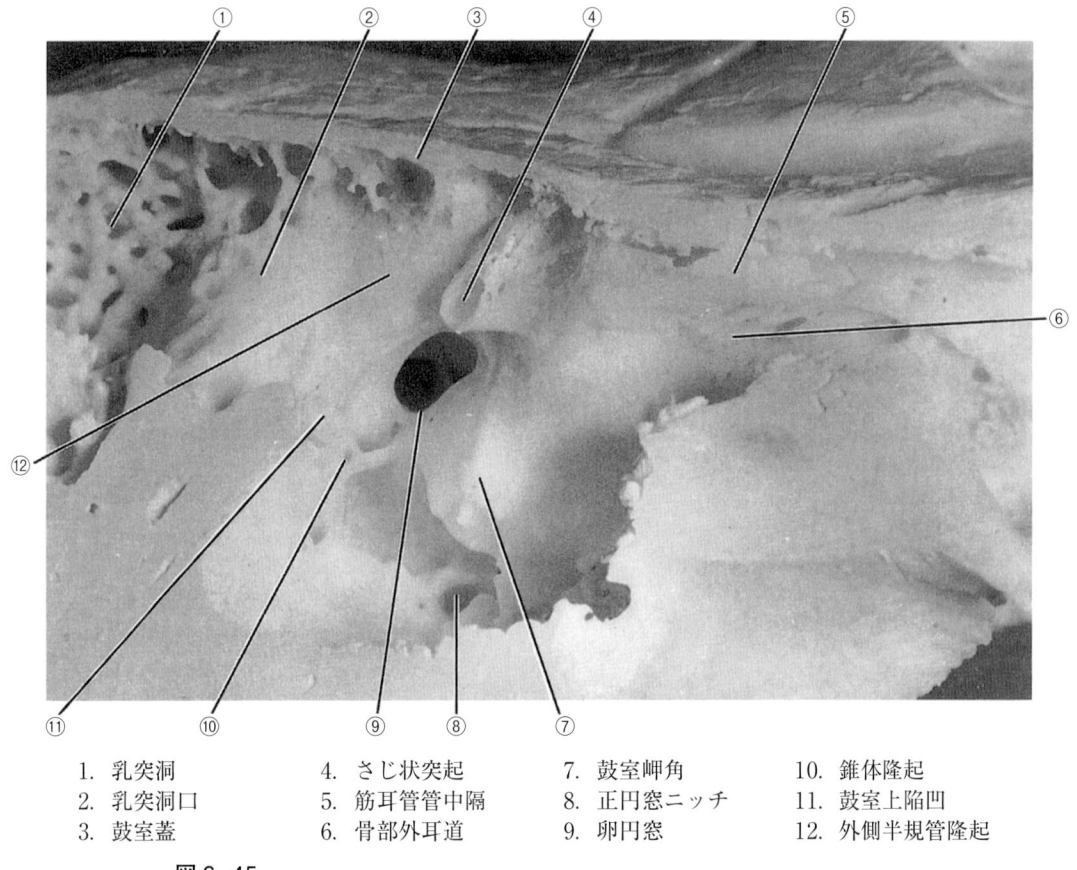

1. 乳突洞
2. 乳突洞口
3. 鼓室蓋
4. さじ状突起
5. 筋耳管管中隔
6. 骨部外耳道
7. 鼓室岬角
8. 正円窓ニッチ
9. 卵円窓
10. 錐体隆起
11. 鼓室上陥凹
12. 外側半規管隆起

図 6-45
鼓室内壁および前・後壁の一部についての外側面像（ヒト）．

第二鼓膜という薄い膜が張っている．ネコの中耳における正円窓とその近接部を図 6-46 に示す．図 6-47 にも正円窓が示されている．この図は，胎生 4 カ月のヒトの胎児における耳小骨および蝸牛を示す．

岬角は，中耳腔へ向けて突出している円形の突起である．これは，蝸牛基底回転の側面部の膨らみによるものである（図 6-46 の中の "P"）．

卵円窓のすぐ上方には小さな突起があるが，これは管（ファロピウス水管）の側面の膨らみによるもので，中を顔面神経が通っている．

鼓室後壁（乳突壁）　鼓室後壁あるいは乳突壁は，先に述べた鼓室口（鼓室洞への入り口），錐体隆起，キヌタ骨窩が目印となる．

錐体隆起は，顔面神経管近傍で卵円窓の陰になったところにある．隆起内は空洞で，生体ではそこに耳小骨筋の 1 つであるアブミ骨筋がある．隆起の頂点にはきわめて小さな孔があり，アブミ骨筋の腱がそこを通り抜けて中耳腔へと現れてきている．キヌタ骨窩は，鼓室上陥凹の下背部にある小窩で，キヌタ骨短脚がうまく収まるようになっている．

鼓室後（乳突）壁と鼓室外（鼓膜）壁とがつながる部分の角の位置，鼓膜の向こう側でツチ骨外側突起の高さの位置に，鼓索神経が通る小孔がある．鼓索神経は，顔面神経の小枝で最終的に三叉神経の舌支と結合する．鼓索神経は，鼓室内に入るとツチ骨頚の内側を通り，前鼓索路となって鼓室を出て行く．前鼓索路は，ユギエ管（canal of Huguier）としても知られている．これは，鼓膜溝の上前部に開口している．鼓索神経は，図 6-41 に示してある．

鼓室前壁（頚動脈壁）　鼓室頚動脈壁は，上方が下方に比べて若干幅広くなっており，非常に薄い骨板によって頚動脈管（中を内頚動脈が通っている）と隔てられている．前壁の上方部分には，鼓膜張筋につながる腱が貫通しており，また，耳管（エウスターキオ管）も貫通していてその開口部がある．耳管および鼓膜張筋が通る管は，ほぼ平行に通っていて，両者は筋耳管管中隔という非常に薄い骨板によって隔てられている（図 6-45 参照）．

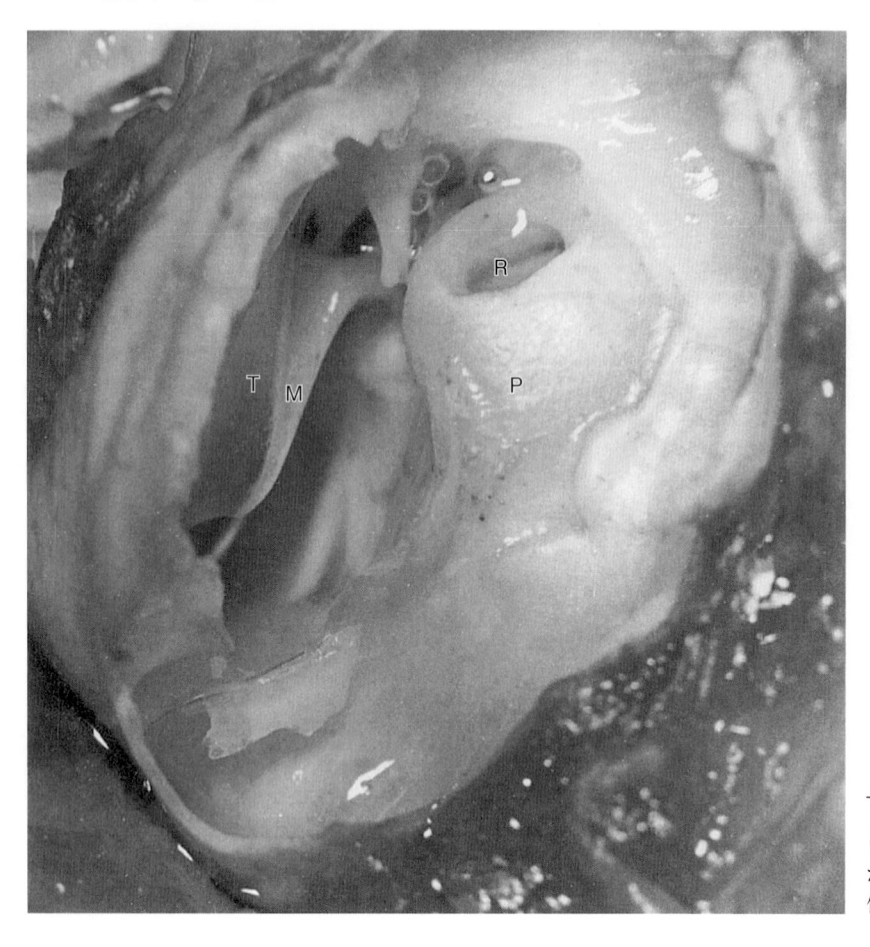

図6-46
ネコの中耳. 鼓膜内面（T），ツチ骨柄（M），鼓室岬角（P），および正円窓（R）がはっきりと見える（新しく改良され，修正されたウェーバー法による）．

耳管（エウスターキオ管）

耳管について，16世紀の解剖学者エウスターキオ Eustachio が多少詳しく述べているので，それにちなんでエウスターキオ管と命名された．耳管は，中耳と鼻咽頭との間の連絡を担う管である．長さは約 35～38 mm で，成人では下方かつ前方かつ内側へ向けて走行している．耳管は，**骨部**，**軟骨部**，**粘膜**，**峡**の4種類に区分できる．

骨部は，長さ約12mm で，鼓室前壁から始まり，筋耳管管中隔の真下にある．図6-45 からもわかるように，耳管鼓室口は鼓室床から約3mm の高さにある．

骨部の管は，通常は開存（開放）性で直径約 3～6mm である．管が最も内側寄りになるのが側頭骨鱗状部および岩様部につながる部分で，そこでの直径が最も小さくなっている．その部分は管の端がギザギザしていて，軟骨部との接合部の役割を果たしている．骨部と軟骨部の結合部分は**峡**という．

軟骨部の長さは，約 18～24mm と幅がある．軟骨部は，管腔の上に覆い被さる丸みのある棚のような形で始まり，徐々に幅広くなって不完全な環状となる．上方の縁の部分は外側方向に巻き込んでおり，横断面で見るとフック状に見えるような形をしている．さらに，軟性の結合組織によって，管として完全な形になっている．

耳管隆起　耳管咽頭口の部分では，軟骨およびその皮膜が耳管咽頭口という隆起を形成している．その隆起は，下鼻甲介とほぼ同じ高さの位置にある．図6-48 に模式的に示したように，隆起のうち前方部分は，しばしば耳管口蓋筋（"salpingopalatine"，ギリシャ語で管の意）と称される小さな筋肉によるものである．この筋は，軟骨の上外側縁から下方に走行し，さらに前方に走行して軟口蓋の筋組織と一体化している．通常，この筋線維は**口蓋帆挙筋**と連続していると考えられている．隆起の後方部分のひだは，**耳管咽頭筋**によって形成されている．この筋は，軟骨部の内側上方縁から始まり，弓なりに下方に向かい，外側に向けて走行し，咽頭側壁および**口蓋咽頭筋**と一体化している．

さらに，口蓋帆挙筋および口蓋帆張筋の2つの筋も軟骨部から始まっている．**口蓋帆挙筋**は，耳管の骨部と軟骨部との結合部分あたりの側頭骨錐体部の内側面から始

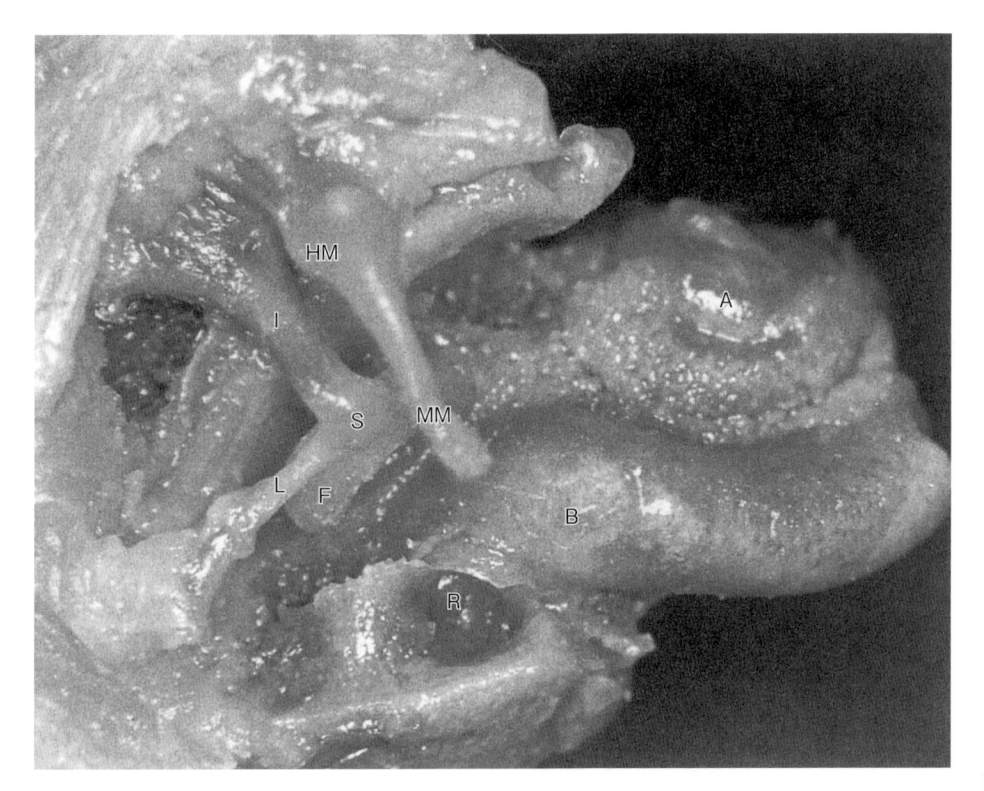

図6-47
ヒトの胎生4カ月児の耳小骨および蝸牛．蝸牛の頂点が蝸牛頂（A）で，正円窓（R）が基底回転（B）にある．また，ツチ骨頭（HM），ツチ骨柄（MM），キヌタ骨長脚（I），アブミ骨頭（S），アブミ骨底板（F），アブミ骨筋靱帯（L）もみえる．（Patricia Gauperによる切開像）

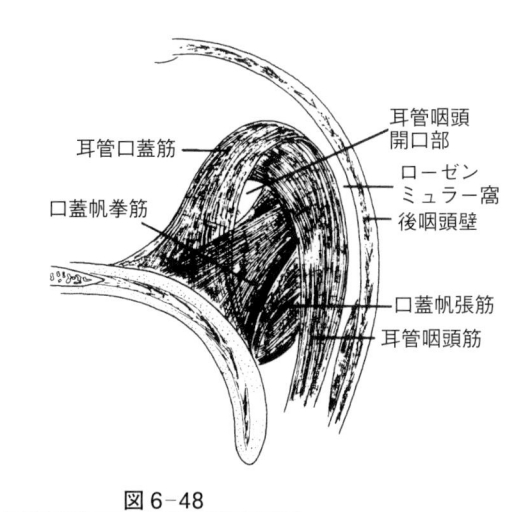

図6-48
粘膜を除去した耳管隆起．

まっている．ごく一部の筋線維は，軟骨部の内側ひだから始まっている．筋の走行は，筋線維が軟口蓋へ向けて放散し一体化するまでは，ほぼ軟骨部に平行になっている．**口蓋帆張筋**の一部の筋線維は軟骨部の外側部から始まっているが，大部分の線維は隣接の骨部から始まっている．この筋は翼突鉤に収束しているが，そこでは腱が直角に走行して口蓋腱膜と一体化している．

耳管隆起は，鼻咽頭から続く豊富な線毛粘膜に覆われている．線毛粘膜は，鼻にあるものが若干変化したもので，鼓室内へと続いている．耳管咽頭開口部付近では，とくに小児においては，**咽頭扁桃**（耳管扁桃）組織の塊が認められることが多い．また，多くの例では，その組織が耳管内にまで入り込んでいる．このことが，上気道感染が耳管を介して中耳に急速に広がることの一因と考えられる．

耳管の軟骨部は，管の長軸方向にひだが走っていて通常はその弾性によって管壁が折りたたまれている．しかし，Simpkins（1943）は，軟骨部の受動的弾性は耳管口蓋筋および耳管咽頭筋の能動的収縮によって補強されていると述べている．

耳管機能 耳管の最も基本的な生物学的機能は，(1) 中耳腔圧を外界（周囲）の気圧と等しくする，(2) 中耳腔から鼻咽頭へ，正常時および病的状態での中耳の分泌物を排泄する，というものである．

ほとんどの人は，エレベータで急下降した後に，耳に

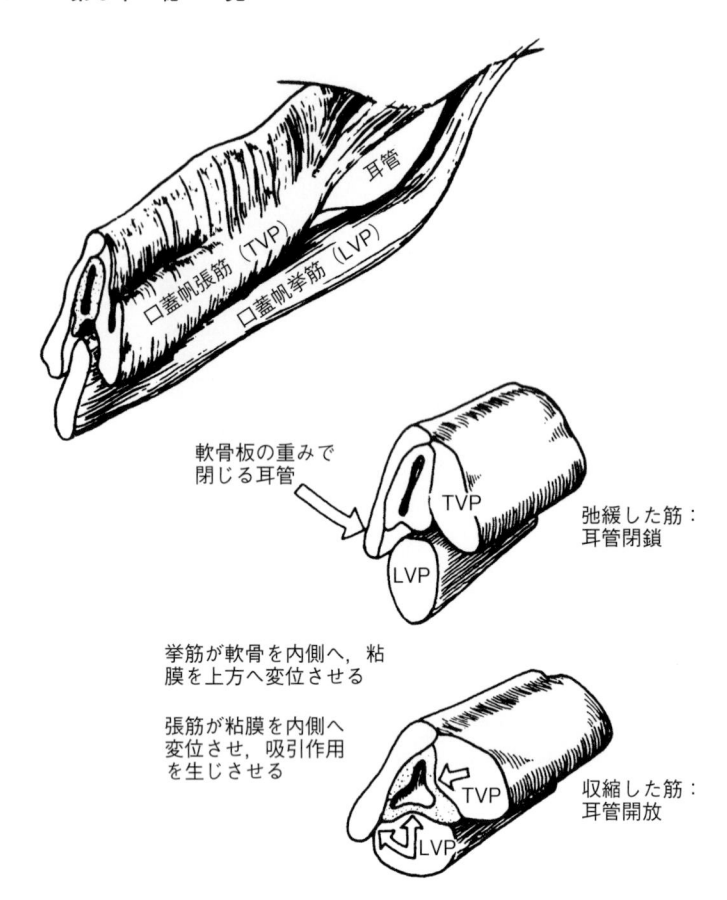

図6-49
耳管機能について，Seif and Dellon によって提案された機構．安静時，管は閉じている．嚥下時および発話時，LVP および TVP 筋の収縮によって，「搾取法」あるいは吸引動作が生じる．古典的な意味で，管腔を引き開けるための筋というものはない．(Seif and Dellon より)

不快な鈍い感覚を感じた経験があることだろう．この現象は，中耳腔内の気圧に対して外気圧が急激に上昇するために生じるもので，ゴロゴロ，カチッといった変な音を伴うことが多い．このような状態では，一時的に聴力低下をきたしているが，あくびをしたり，嚥下動作をしたり，大声で怒鳴ったり（もちろん，あなたの耳に生じた緊急事態について）するだけで緩和される．こうした動作や行動は，普段は閉鎖している耳管咽頭開口部を開き，中耳腔内の気圧を外気圧と等しくすることになる．耳管鼓室開口部あるいは咽頭開口部の腫脹（浮腫）は，耳管を閉鎖したままにしてしまうことがある．慢性例では，血管が豊富に分布する鼓室壁の粘膜から大気が吸収され，鼓室内が陰圧化する．その結果，鼓膜は内側に引き込まれて陥凹し，粘膜から液体成分が滲出してくる．こうした状態になると，中耳伝音機構の剛性および減衰特性が上昇し，低音部に限った一時的な聴覚障害を招く (Wever and Lawrence, 1954)．

もし，鼓膜が音波のエネルギーを吸収するとすれば，内側方向および外側方向の圧力（陽圧および陰圧）両方に対して同様に反応することになる．鼓膜の静圧比は，どちらか一方向への可動性が他方向への可動性より高まるという偏った状態を示し，鼓膜の反応特性は非線形となる．さらに，中耳腔が大気圧に対して常に陽圧化あるいは陰圧化していると，卵円窓および正円窓に対する圧力にも偏りが生じ，内耳リンパ液の静圧を変化させ，さらに複雑な問題点へと発展する．気圧のわずかな差異は，高音部よりも低音部の聴覚閾値を上昇させる．こうした結果は，鼓膜の剛性が高まるためと推測されている．中耳腔内の陰圧化は，陽圧化が生じた場合よりもより大きな影響を生じる．陰圧化は，キヌタ・アブミ関節の離断を生じさせることもある．

幸いなことに，耳管は頻繁に拡張して，一時的に中耳腔内の気圧を大気圧と等しくし，中耳からの排泄作用を行う．通常は，**耳管開大筋**である口蓋帆張筋が収縮してわずかに動くと，開口部が開くと考えられている．この筋は，あまり動かない内側壁から粘膜性の外側壁を引き寄せ，突起の軟骨の反りをまっすぐにするように作用する．研究結果では，口蓋帆挙筋は耳管に対してなんら影響力をもたないことが示唆されている (Sicher and Dubrul, 1975)．しかし，その後 Seif and Dellon (1978) は，口蓋帆

耳　457

アブミ骨という耳小骨によって占められている．これら3つの骨は，頭蓋の縫合骨の一部を除くと，人体最小の骨である．図6-51，図6-52には，かなり拡大したものを示す．鼓膜と同様に，耳小骨も胎生後期には成人並みのサイズに達し，その後はサイズもかたちもあまり変化しない．図6-53から，耳小骨の実際のサイズについて感じをつかむことができる．ツチ骨は長さ約9mm，重さ約23〜27mg，キヌタ骨は重さ25〜32mgである．アブミ骨は小さくて，重さ2.05〜4.34mg，長さ約3mmである．耳小骨の主な機能は2つあって，(1)音波の振動を内耳のリンパ液に伝える，(2)強過ぎる振動が内耳に伝達されることから保護する，というものである．

ツチ骨　耳小骨のうちで最も外側にあるのがツチ骨で，彫刻家が使う木槌に形が似ているところから命名された．ツチ骨は，鼓膜の結合組織の線維に付着している．鼓膜中央部での付着が最もしっかりしていて，鼓膜上縁部へ向けて少し緩やかな付着になっている．このような付着の仕方と中耳腔内でのツチ骨の位置との関係により，鼓膜は内側へ引かれる場合には円錐形を示す．ツチ骨は解剖学的には，**ツチ骨頭**，**ツチ骨頸部**，3つの**突起**（**柄**あるいは**ツチ骨柄**，**ツチ骨前突起**，**ツチ骨外側突起**）からなる．

ツチ骨頭とは，鼓室上陥凹の約半分を占めてしまうほど突出している球頭部のことである（図6-54参照）．ツチ骨の後面には，耳小骨連鎖2番目にあたるキヌタ骨と付着するための小関節窩がある．中央の狭窄部では，小関節窩が上部と下部とに分かれているが，ほぼ相互に垂直の位置関係となっている．

ツチ骨頸部とは，ツチ骨柄とツチ骨頭の間にある狭窄部のことである．鼓膜に関するところですでに述べたように，**ツチ骨柄**の影は，鼓膜の中央部に長く，細い突起が下向きでやや後方向きに映る．ツチ骨柄がツチ骨頸部と結合する部分には小突起があって，中耳筋の1つである鼓膜張筋の付着部となっている．

ツチ骨前突起は，柄と頸部の接合部にある棘状の構造であり，ツチ骨外側突起は，ほぼ同じところから外側へ向けて伸びて鼓膜の上方部分に付着している．鼓膜の耳鏡観察像では，ツチ骨外側突起は鼓膜弛緩部付近の明るい部分としてみえる．

キヌタ骨　耳小骨連鎖の2番目にあたるキヌタ骨は，かなとこ（きぬた）にその形が似ているところから名づけられた．実際にはキヌタ骨は，鍛冶屋さんが使うような鉄床（かなとこ）には似ておらず，あたかも二股

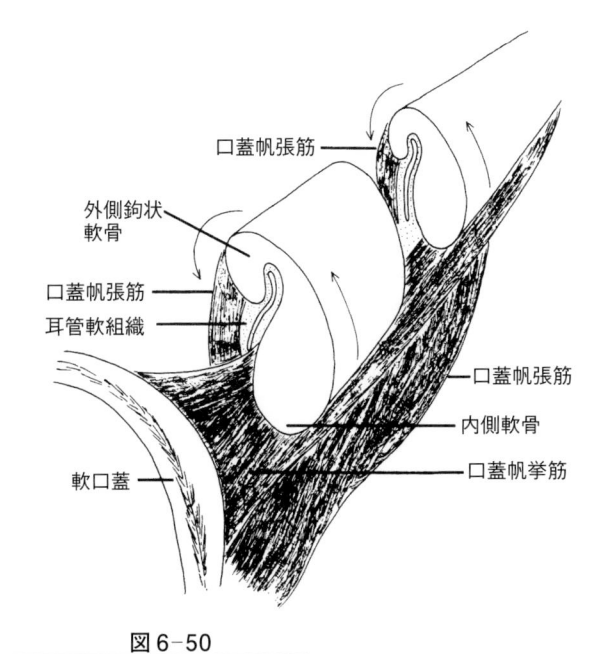

図6-50
耳管開大の機構に関する一般的な考え方．耳管開大筋（口蓋帆張筋）が，膜性壁から外側鉤状軟骨を引き離す．

挙筋が収縮すると耳管軟骨を挙上させ，鼓膜張筋の筋腹の収縮と相まって，図6-49に示すような吸引作用を及ぼすことを示唆した．彼らは，いかなる筋の収縮も，古典的な意味において能動的に耳管を開大させることはないことも示唆している．一方，Rood and Doyle（1978）は，**耳管開大筋**が耳管粘膜壁を外側下方に引っ張ることを報告し，能動的に作用する開大筋であると見なしている．さらに，彼らは**口蓋帆張筋**の筋線維は中耳の**鼓膜張筋**とつながっていることも発見した．耳管を開大させる機構として一般に考えられているものを図6-50に示すが，正確なところはまだわかっていない．Wever and Lawrence（1954）は，中耳腔内で陰圧が形成されると耳管は閉じて開大しなくなることを指摘した．こうした場合，医学的にかなり要注意である．

臨床ノート　子どもの耳管は，大人のものの約半分の長さで，生下時には骨部はない．子どもの耳管は，耳管咽頭開口部とほぼ同じ高さの平面に走行している．さらに，成人に比べてより水平に近く，より幅広になっている．こうした構造の違いにより，子どもはとくに咽頭領域から中耳への感染拡大が生じやすい．

耳小骨

中耳腔内のスペースの大部分は，**ツチ骨**，**キヌタ骨**，

458　第6章 聴　覚

ツチ骨
- 頭
- 小関節窩
- 頸
- 前突起
- 外側突起
- 柄

後面　　　　　　　　　側面

キヌタ骨
- 短脚
- 小関節窩
- 長脚
- 豆状突起

内側面　　　　　　　　前面

アブミ骨
- 頭
- 頸
- 前脚
- 閉鎖孔
- 後脚
- 底板

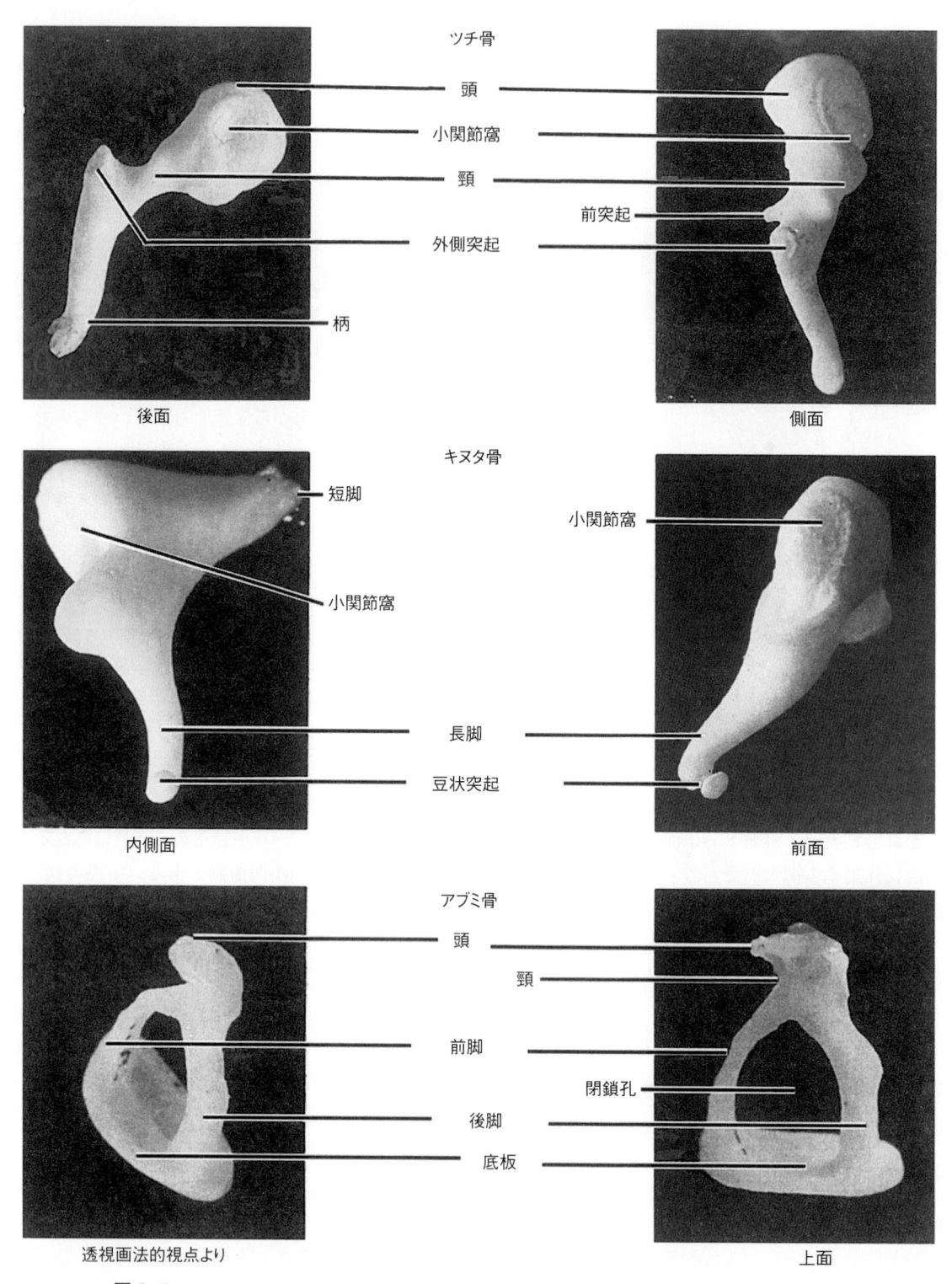

透視画法的視点より　　　　　　上面

図6-51
分離された人間の耳小骨．

に分かれた歯根をもつ小臼歯のようにみえる．キヌタ骨は，**キヌタ骨体**と2本の**腕**（脚）あるいは突起からなる．キヌタ骨体の腹側面には小関節窩があり，ツチ骨の小関節窩との関節を形成している．

キヌタ骨の2本の突起は，互いにほぼ直角の関係でキヌタ骨体から伸びている．**短脚**は長さ約5mmで，背側方向へほぼ水平に伸びており，鼓室上陥凹のキヌタ骨窩の空間をほぼ占めている（図6-54参照）．**長脚**は長さ

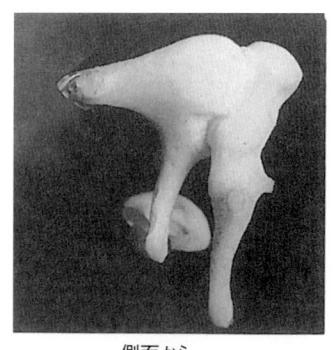

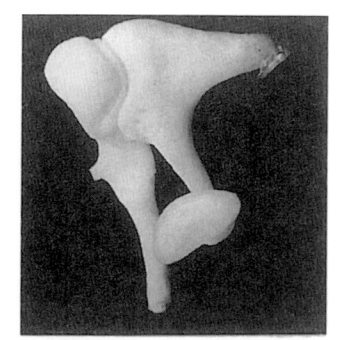

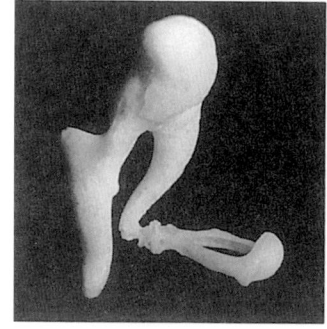

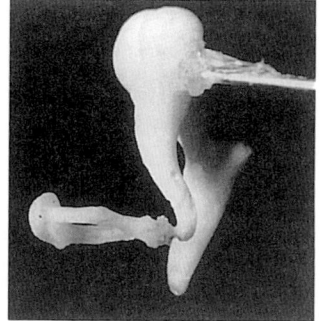

耳　459

側面から　　　　　　内側から

前面から　　　　　　後面から

図6-52
さまざまな視点から見た，関節をなした状態の耳小骨連鎖．

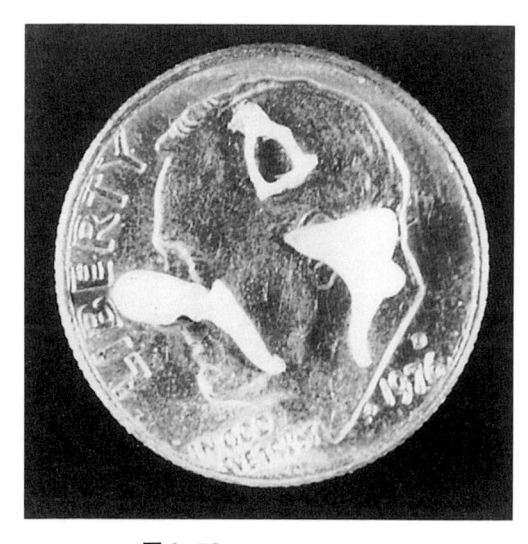

図6-53
10セント硬貨と比較した耳小骨の大きさ．

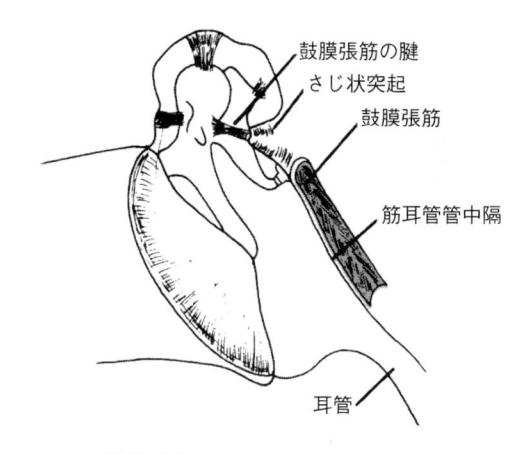

図6-54
鼓膜張筋の羽状構造．ツチ骨頭が上方に突出し，鼓室上陥凹の大部分を占める．

約7mmで，ツチ骨柄とほぼ平行に垂直に伸びている．下方部分については，長脚の終端は内側方向へ鋭角的に曲がり，**豆状突起**という丸みのある突起となっている．その部分には軟骨がありアブミ骨頭と関節を形成している．ときに，豆状突起は非常に小さい種子骨のように見える（図6-51）．本書で示した耳小骨は，粘膜が取り除いてあり，生体にあるときとは同じようには見えない．

アブミ骨　乗馬に用いるあぶみに似ているところから名づけられたもので，**アブミ骨頭，アブミ骨頸，2本の脚，底板**からなる．生体にあるときの底板は，一部は骨性，一部は軟骨性で，卵円窓にはまり込んでいる（図6-55）．底板は，**アブミ骨前脚**および**後脚**によってアブミ骨頸と結合している．これら2つの支柱は，非常に精密ではあるが信じがたいほど強靱で，通常は底板の上方よりは下方に近い方が起点になっている．後脚は，前脚に比べると，少し細くて短く，あまり彎曲していない．各脚とも内側面にははっきりとした溝があって，アブミ骨の質量を減少させるのに役立っている．

脚および底板は，**閉鎖孔**（図6-55）とよばれる三角形の空間を形作っている．**アブミ骨頸**は，簡単にいえば脚とアブミ骨頭の膨らんだ部分との関節の動きを抑制している，と説明することができる．**アブミ骨頭**には，豆状突起を受けとめるための小関節窩という凹みがある．アブミ骨頸あるいはアブミ骨頭には，通常は小さな棘があるが，これはアブミ骨筋の腱との接合部である．鼓膜および耳小骨連鎖を鼓室内から見た写真を，図6-56に示す．

耳小骨の靱帯および関節　鼓室内での耳小骨連鎖の懸架を担っている主な靱帯を図6-57に示す．靱帯として扱われることが多い2つの中耳筋の腱も含めると，全部で8つの靱帯がある．

小さな**上ツチ骨靱帯**は，ツチ骨頭と鼓室蓋とを連結している．この靱帯の働きは，ツチ骨頭とリビヌス切痕付近の骨壁とを連結している**外果靱帯**によって補われている．**前ツチ骨靱帯**は，ツチ骨前突起と鼓室前壁とを連

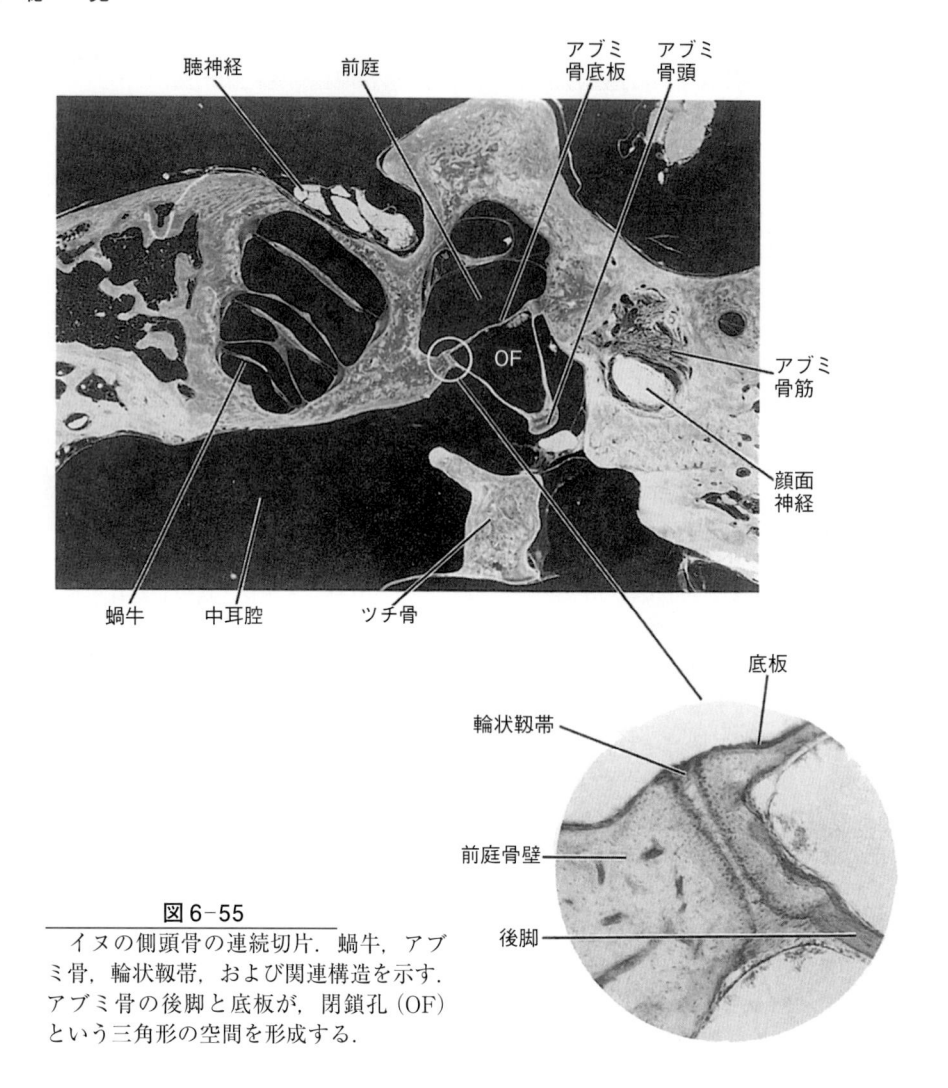

図6-55
イヌの側頭骨の連続切片．蝸牛，アブミ骨，輪状靱帯，および関連構造を示す．アブミ骨の後脚と底板が，閉鎖孔（OF）という三角形の空間を形成する．

結している．キヌタ骨は，キヌタ骨短脚の豆状突起と鼓室陥凹にあるキヌタ骨窩とを連結している靱帯1つによって支持されている．ときに，上キヌタ骨靱帯が確認できることがあるが，粘膜による不規則なひだがたまに見分けられる程度のものでしかない．

前庭壁およびアブミ骨底板表面は，ともに薄い硝子軟骨層で覆われている．この硝子軟骨層は，弾力性の高い**輪状靱帯**によって卵円窓の骨壁と結合している．この靱帯は，後方部よりも前方部のほうが目立つが，これは底板が背部の方がよりしっかりと固定されていることを意味する．アブミ骨部分での輪状靱帯の断面を**図6-55**に示す．この断面は，幼犬の側頭骨から作製したものであるが，その構造はヒトのものと非常に類似している．アブミ骨は，キヌタ骨の豆状突起によって作動させられると，底板と卵円窓との結合方法の特徴を示しながら大きく運動する．

ツチ骨とキヌタ骨とは，可動性（二軸）関節によって結合している．この関節は，典型的な関節包を備えていて，また，くさび形の関節円板（半月板）によって関節窩が部分的に2つに分かれている．

解剖学者によっては，**キヌタ・アブミ関節**は靱帯結合（非可動性あるいはわずかな可動性の結合）とみなしているが，通常は純粋な球関節と考えられている．

耳小骨連鎖が靱帯によって支持されている方法の特徴として，運動時の慣性が非常に小さく，回旋軸が重心（耳小骨連鎖全体のバランスがとれる点）に非常に近いということがある．もし，このような特徴がなければ，振動エネルギーがなくなったあとも耳小骨連鎖は錘のように振子運動を続けてしまうことになる．このように，耳小骨は回旋軸上と軸下の質量がほぼ等しくなるような形で懸架されている（Kirikae, 1960）．その結果，音波の振動が止むと，耳小骨の振動も即座に止まることができるので，中耳における歪み発生源を最小限に抑えることができる．

耳　461

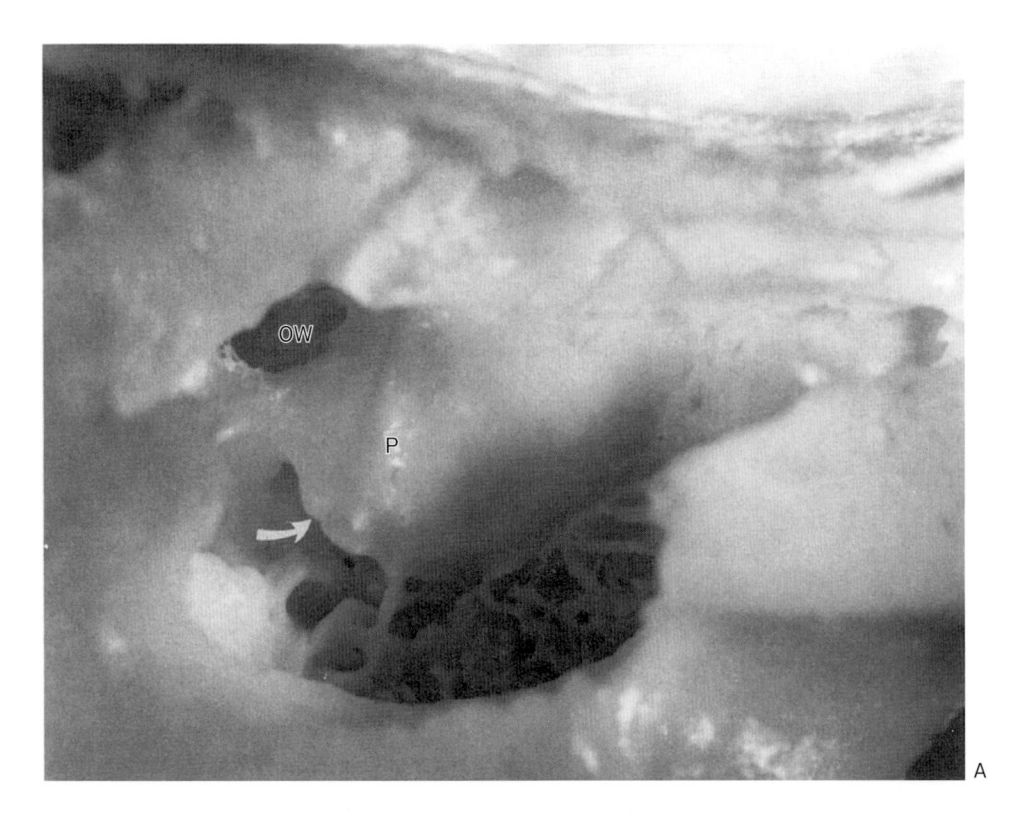

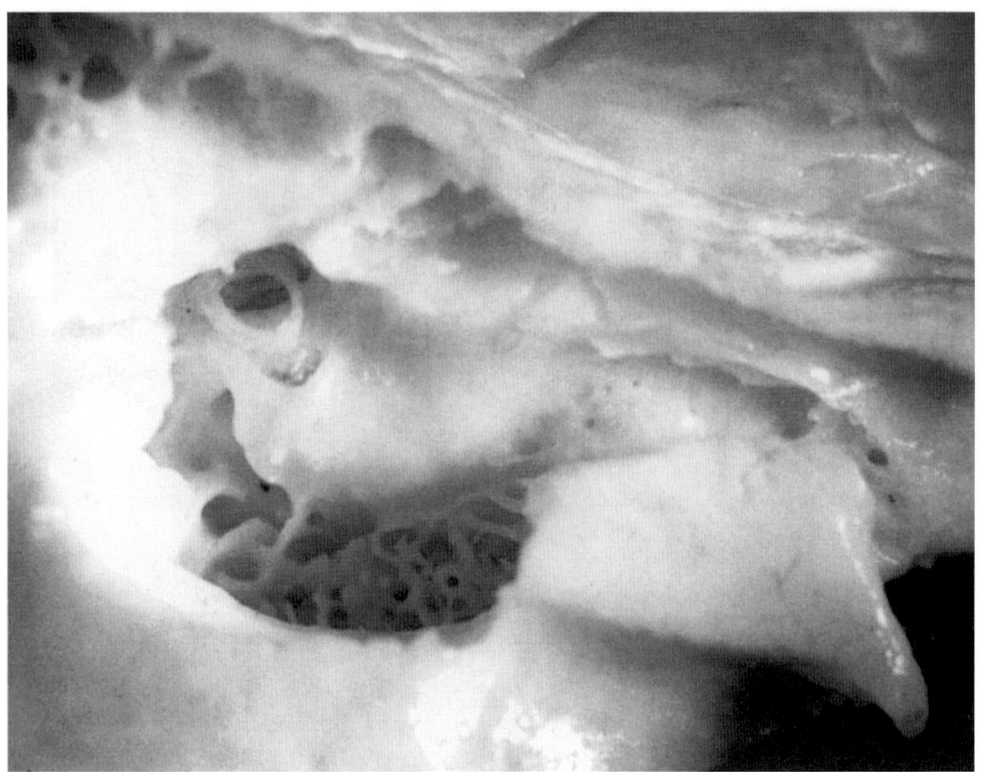

図 6-56
(A) 耳小骨を取り除いた中耳腔．卵円窓 (OW)，および岬角 (P)．正円窓窩を矢印で示す．
(B) 卵円窓にアブミ骨がはまった状態の中耳腔．

462　第6章　聴　覚

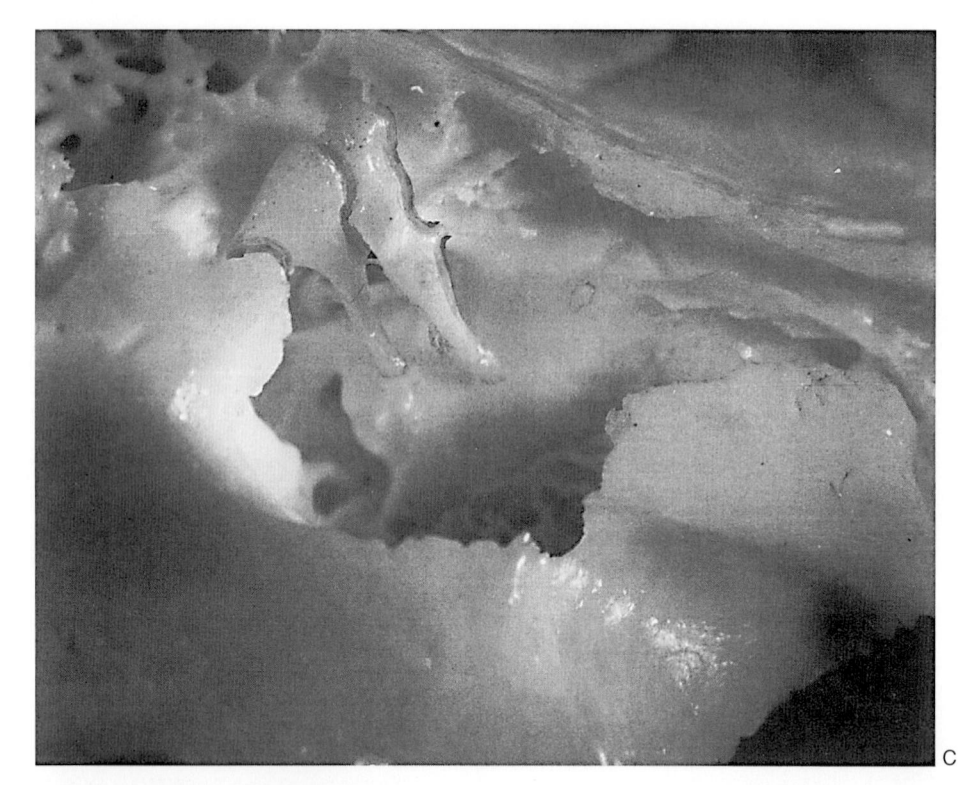

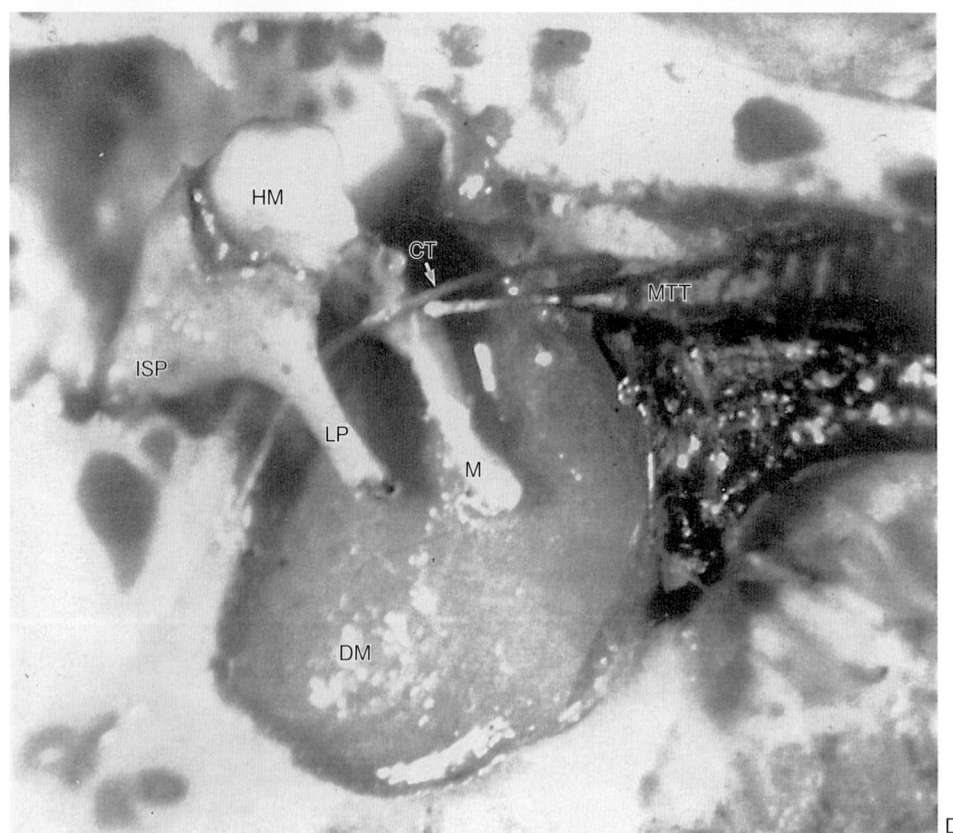

図6-56（続き）
(C) アブミ骨，キヌタ骨，ツチ骨がある状態の中耳腔.
(D) 鼓室再建術中の中耳構造．ツチ骨頭（HM），鼓索神経（CT）（顔面神経分枝），鼓膜張筋（MTT），キヌタ骨短脚（ISP），キヌタ骨長脚（LP），および鼓膜（DM）が見える．

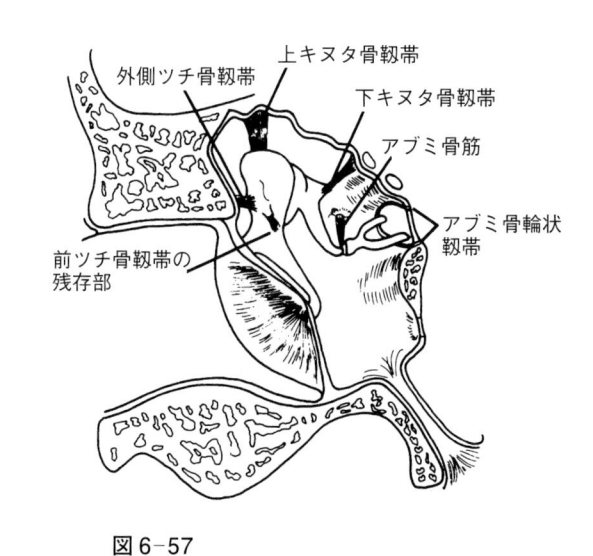

図6-57
中耳の靱帯およびアブミ骨筋の様子.

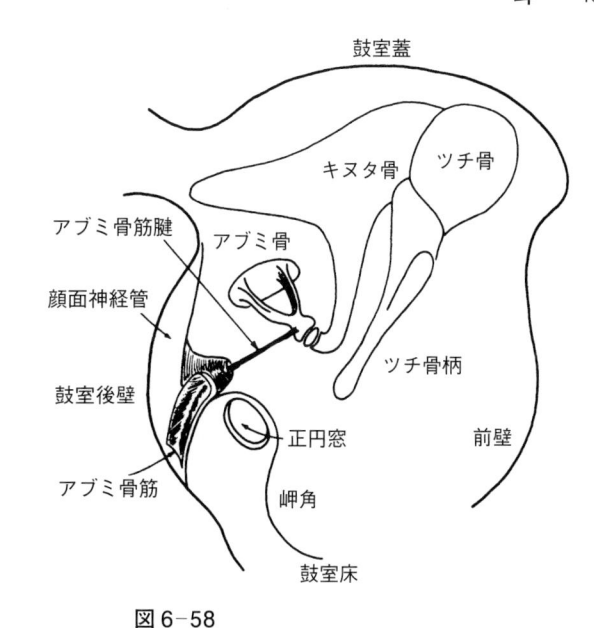

図6-58
アブミ骨筋およびアブミ骨頸への腱の付着の様子.

鼓室筋

先に述べたように，中耳機構には，人体で最小の横紋筋である**鼓膜張筋**，**アブミ骨筋**が含まれる．これらの筋は羽状筋で，腱中心から両側に多数の短い筋線維が斜めに接合している（**図6-54**）．羽状筋において生じる張力は，すべての筋線維の収縮力が合わさったものであり，収縮する際の筋線維の角度も考慮しなければならない．一方，筋全体としての変位は，最も短い筋線維に許容された収縮の総量に相当する．

鼓室筋の腱は，弾性組織が豊富という点において通常の腱とは異なっている．Jepsen（1963）によれば，腱の弾性に富んだ特性には2つの目的があるとされている．すなわち，（1）耳小骨連鎖の振動を減衰させる，（2）筋の収縮がゆっくり起こり，立ち上がりが急激にならないようにする，というものである．

鼓室筋の特異な性質の2番目は，筋全体が骨性の管の中に収まっていて，（ヒトにおいては）腱だけが中耳腔内にあることである．Békésy（1936）によれば，副高調波が生じて音波の伝達を妨害するような筋の振動を，低減させるような筋の配置になっていると考えられる．また，耳小骨連鎖の実質的な質量を低減させるような配置にもなっている．

鼓膜張筋 鼓膜張筋は，鼓室筋のなかでは大きいほうで長さ約25mm，断面積は約5.85mm^{2}あって，耳管の骨部の上方をほぼ平行に走る骨性の半管の中に収まっている．能動筋であることの指標である，豊富な脂肪分を筋線維の間に含んでいる．さらに，散発的な平滑筋束の存在も報告されている（Gerhardt et al., 1966）．このことは，筋に対して自律性（副交感神経性）および随意運動性（三叉神経性および舌咽頭性）の両方の支配があることを意味しているものと考えられる（Kobrak, 1959）．

薄い骨性の仕切りである**筋耳管管中隔**が，耳管と鼓膜張筋管とを区分している．筋の彎曲した外側終端は，**さじ状突起**とよばれる（**図6-54**）．腱は管の開口部から始まり，さじ状突起の彎曲に従いながらもいくぶん鋭い彎曲をし，ツチ骨柄の上部に停止（付着）する（**図6-54**参照）．

鼓膜張筋が収縮すると，ツチ骨を内側前方へ引っ張る．その力は，耳小骨連鎖の回旋方向に対してほぼ垂直に働く．同時に，筋緊張の増大によって，鼓膜張筋という名前のとおり鼓膜の緊張を増大させる．

アブミ骨筋 アブミ骨筋は，鼓膜張筋に比べるとかなり小さく，長さ約6mmで断面積は約5mm^{2}である．アブミ骨筋は，鼓室後壁の顔面神経管とほぼ平行に走る骨性管内から始まっている．そして，ほぼ垂直に走行するが，腱自体の走行は水平に近い．筋線維は管壁から始まり，錐体隆起尖の小さな開口部を通って腱に収束している．腱とアブミ骨との接合部を**図6-58**に，また，アブミ骨筋とアブミ骨との接合部の顕微鏡像を**図6-59**に示す．

アブミ骨筋が収縮すると，アブミ骨頭に力が作用して後方に引っ張ることになり，それは耳小骨連鎖の運動方向に対して垂直方向に力が作用することになる．このように，アブミ骨筋および鼓膜張筋は，互いに反対の方向

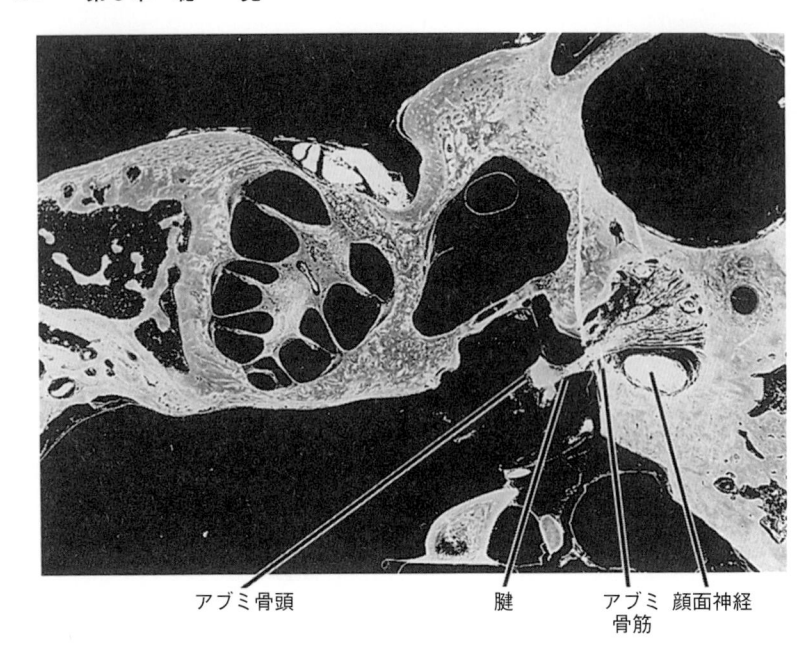

図6-59 アブミ骨筋およびアブミ骨頭への付着の様子.

（ラベル：アブミ骨頭　腱　アブミ骨筋　顔面神経）

に力を作用させ，耳小骨連鎖の主な回旋軸に対してともに垂直に作用する.

鼓室筋系の作用　鼓室筋系の随意的な制御が一部可能な人も多いが，それらの筋の収縮は，通常は音波によって生起する反射的なものである[7].鼓室筋系の作用に関する情報の大部分は，動物実験のデータに基づくものである.例えば，1878年にヘンゼン Hensen は，イヌの鼓膜張筋に細い銀線を挿入し，イヌの耳に音刺激が与えられた際の銀線の動きを観測した.1886年に Pollack は，それと同様な実験を行い，鼓膜張筋の**聴覚反射**が生起するかどうかは，刺激の適切さによることを示した.さらに，片側性の刺激を与えると両側性に鼓膜張筋の収縮が生じることも示した.その後，この発見は聴覚反射の臨床応用のなかで利用されている（Jepsen, 1963）.また，1913年に Kato は，鼓膜張筋の聴覚反射とアブミ骨筋の聴覚反射とを区別することができた.彼は，刺激の持続時間と筋収縮の持続時間との直接的な関連について述べている.

ヒトの聴覚反射についてはあまり幅広く研究されていないが，1912年に Lüscher は，鼓膜穿孔がある人においてアブミ骨筋反射の動きを観察することができた.彼は，同側刺激によっても対側刺激によっても反応を引き出すことができ，また，大きな音がするという予期だけでも反応を引き出せることを発見した.

筋電図が，聴覚反射の研究において有益な実験方法となっている.1939年に Perlman and Case は，ヒトのアブミ骨筋の活動電位を記録した.この実験手法は，聴覚反射が生起する潜時[8]の研究にとってとくに有益である.

聴覚反射は，中耳伝音系の力学的な特性を変化させるので，力学抵抗（インピーダンス）を間接的に測定することができる（Metz, 1946; Jepsen, 1963）.この方法は，ヒトの聴覚に関する基礎的および臨床的研究において，有益なものとなっている.Lilly（1973）は，インピーダンス測定について包括的なレビューを書いている.さらに，Rabinowitz（1981）は，中耳のインピーダンス測定に関して追加情報を提示している.

鼓室筋系の機能　鼓室筋系には複数の機能があると考えられているが，最も広く受け入れられているのは**刺激強度の制御**あるいは**防御**である.聴覚反射は，聴覚閾値よりかなり強い刺激によって引き起こされる.筋収縮は，聴覚刺激呈示の直後から始まって，刺激が消えるまで持続する.2種類の鼓室筋は同時に収縮するようにみえる.また，鼓膜張筋のほうがより強く収縮するようであるが，アブミ骨筋のほうがより有効に作用しているようである.ヒトの聴覚反射は，聴覚閾値が比較的低い周波数帯域においては，聴覚閾値上およそ80～90dBの

---

[7] **反射**とは，刺激に対する，不随意的でほぼ一定不変といえる適応反応のこと.

[8] **潜時**とは刺激が与えられてから反応が生じるまでの時間差.

刺激によって引き起こされる．

鼓室筋は，耳小骨連鎖の強度を高める役割もあることがわかっている．このことは，腱が切断された場合にはっきりと現れてくる．腱が切断されても耳小骨連鎖の機械的な強度自体は保たれることが多いが，全体に緩んでしまって過剰な動きをするなどして，ちょっとした音響刺激によって内耳が損傷してしまう．

臨床ノート　Bell麻痺においても，アブミ骨筋が一時的に麻痺するために，同じように耳小骨連鎖の強度が低下することがある．そのため，低周波音（自分自身の話し声も含まれる）が，異常にうるさく聴こえてしまうことがある．

鼓室筋が担っている防御作用における重大な弱点は，**筋収縮に要する潜時**である．音波が鼓膜に到達してから筋収縮が始まるまでの間に，どうしてもある一定の時間が必要となる．1863年のHensen，1913年のKato，1932年のKobrakなど初期の研究において，アブミ骨筋では0.1〜0.13秒，鼓膜張筋では0.01〜0.29秒という潜時が測定されている．Wever and Lawrence (1954) は，先行研究の結果をまとめて，アブミ骨筋では0.06秒，鼓膜張筋では0.15秒という平均値を得ている．

爆発音や産業騒音のように，強大で急峻な立ち上がりの波面をもつ（瞬間的な）音は，聴覚系に到達すると鼓室筋の筋収縮が始まる前にダメージを与えてしまう．また，著しく強大な音波（通常は人為的な音）の持続的な曝露を受けると，鼓室筋の疲労のために防御作用が低下してしまう．Lüscher (1929)，Kobrak (1932)，その他の研究において，持続的に音刺激を与えると最初は鼓室筋の持続的な収縮が観察されるが，徐々に弛緩し，最終的には休止状態に達すること，また，刺激音の周波数をかなり変えることで，ようやく新たな筋収縮を生起させることができると報告されている．同様な研究で，Kato (1913)，Wërsal (1958) は，鼓室筋のなかで鼓膜張筋がより疲労しやすいことを報告している．

耳小骨は，内耳防御機構の一部をなしているため，ある耳小骨から他の耳小骨への関節を介した振動エネルギーの伝達において，各耳小骨を分離して考えることはできず，また，歪みを生じさせずに伝達することは不可能だという問題点がある．Békésy (1960) は，以下のように述べている．

もし，2つの振動体の間に働く接触圧が，振動中に作用する加速度より弱い場合，2つの振動体は離れてしまい，よく知られた現象である振動板上の跳ね上がる砂粒と同じようなことになってしまう．もし，振動が小さい場合には，弾性のある靱帯が十分に強い接触圧を保つことができる．しかし，大きい振動の場合は，そうした状態にはならなくて，中耳に筋肉がある理由がはっきりわかることになる．それらの筋は互いに拮抗して作用し，一方がアブミ骨をキヌタ骨に押しつけるように作用する間，他方の腱は引き伸ばされている．1976年，Gundersen and Høgmoenは，レーザーを光源とする特殊撮影技術，**時平均ホログラフィー**を用いてヒトの耳小骨の振動を研究した．彼らの研究結果は，Békésyの研究結果とは異なるものであった．鼓室筋の収縮は，振動強度を減衰させ，ツチ骨からキヌタ骨への振動伝達を低下させた．彼らは，そうした低下はツチ・キヌタ関節の動きによって生じるものと考え，防御的な機構であると考えた．実験において中耳に与えられた刺激の音圧レベルは124dBであった．さらに，彼らは，中耳筋の収縮は耳小骨連鎖の運動パターンを変化させると述べている．

中耳筋の機能をまとめると，通常は最小限の筋緊張であるが，聴覚閾値上80dB（感覚レベル80dB，80dB SL）程度の音波によって反射的に収縮する．しかし，筋収縮は音の直後ではなく，反射が生じるまでの潜時は強大音で最短10msecは要する．2つの筋によって生じる力は，耳小骨連鎖の回旋軸に対してほぼ直角に作用し，その結果，振動エネルギーの伝達効率が10〜30dB程度低下し，とくに低音域においてより低下する．中耳筋の収縮によるインピーダンス変化は，周波数2,000Hz以上の音波に対してはほとんどあるいはまったく効果がない．反射的な筋収縮が生じるまでに潜時があることによって，爆発音や多くの産業騒音のような瞬間的に生じる強大なノイズに対しては，中耳の防御機構は役立たない．中耳の防御機構は，強大な低周波音への持続的な曝露によって生じるストレス，疲労，内耳の損傷に対してある一定の効果を発揮するものである．

中耳筋の反射的な筋収縮は，耳小骨間の結合を高めることによって（とくにキヌタ・アブミ関節において），中耳での歪みを最小限に抑えることにも役立つ．ホログラフィーによる研究で，ツチ・キヌタ関節は強大音によって分離し，防御的に作用することが示されている．

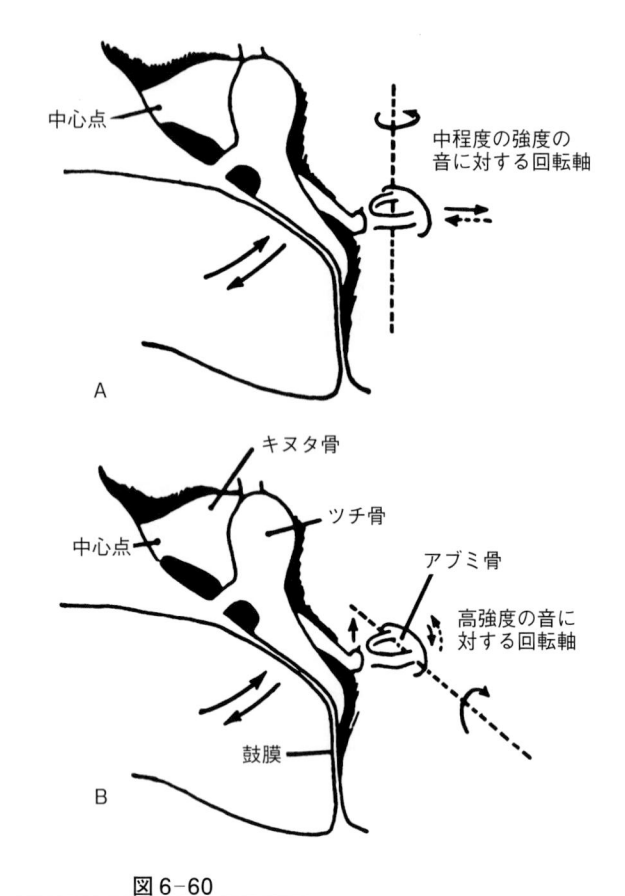

図6-60 ベケシーによる，音強度の増大によるアブミ骨の振動様式の変化．(Békésyの好意による)

防御機構としてのアブミ骨の動き

1936年，ベケシー Békésy は，低周波音の音圧を上昇させていくとある音圧まではラウドネス（音の大きさ感覚）も上昇するが，それ以上の音圧になると急にラウドネスが低下すると述べている．彼は，図6-60A に示すように，耳小骨に中程度の音圧がかかっている場合，アブミ骨は破線で示すような軸を中心として回旋することを見出した．底板は前方より後方がより強固に固定されているので，アブミ骨は後端に近いところを軸として，あたかもドアが蝶番を支点として開閉するように，揺れ動く運動をする．

しかし，音圧が上昇してある限度を超えると，図6-60B に示すように，アブミ骨は底板を通る水平軸を中心として回旋し始める．その結果，蝸牛内のリンパは，底板の一端から他端への同じ方向にのみ流れることになる．その場合，あたかもドアの開閉のように縦軸の回旋をする振動に比べて，リンパの流量が少なくなる．ベケシーは，このような回旋軸の移行が生じるのは，耳小骨連鎖が固定されている方法にある種の自由度があるために可能になると考え，低周波数の強大な音波が到来した際に最初に機能する防御機構として有効と考えた．ベケシーが行った観察は，その後のKobrak(1959), Fumagalli(1949), Kirikae (1960)の実験によって確認された．

Guinan and Peake (1967) の研究も，耳小骨の運動の状態を顕微鏡およびストロボスコープを用いて測定したものである．彼らの測定結果では，音圧レベル130dBおよび140dBにおいても，アブミ骨の変位は主としてピストン様の運動パターンを示した．1970年にDankbaarは，ヒトの新鮮な側頭骨でのアブミ骨の動きを静電容量プローブによって測定した．彼も，ベケシーがいうドアの開閉様の運動は音圧レベル130dBにおいても測定できなかったが，アブミ骨底板の非常に単純なピストン様の運動を観測した．振動様式は，周波数および刺激強度の影響は受けなかった．さらに，Dankbaarは，音圧レベル100dB程度までの音波においては，中耳の振動伝達特性は線形であることを示した．それより強い音波では，入力-出力特性は非線形の傾向を示す．

最後に，1977年のHøgmoen and Gundersenは，時平均ホログラフィーによる研究で，ヒトのアブミ骨底板の運動を測定した．彼らは，単一の周波数（600Hz）の強い刺激に限定して，単純なピストン様の運動でなくなる強さを求めるようにした．そして，彼らは，ピストン様運動の3分の1程度において，底板振動の効率をいくぶん低下させる変化と考えられる傾斜作用が見られたことを発見した．

ただし，アブミ骨振動の様相の変化が，強大な音波に対する防御になるとしても，耳に損傷や痛みが生じるような刺激強度に限られると考えるのが合理的であろう．

> **臨床ノート** 中耳反射およびアブミ骨底板の振動の仕方が，瞬間的なノイズや強大な産業騒音などから防御の作用をしているということを繰り返し述べてきたが，騒音性のろうおよび難聴の発生がみられるということは，ヒトに生来的に備わったこの防御機構が，十分には機能してない証拠と考えるべきである．

中耳の変換作用

よく知られた音響学的な原則として，ある弾性および密度の媒体中を伝わる音波は，異なる弾性および密度の媒体中へは容易に伝わらず，大部分は反射してしまうというものがある．音波の反射量は，2つの媒体の物理学的特性の違いと直接的に関連している．ある媒体から別の媒体に音波が伝わる特性を計算する際に用いられる**音響抵抗**は，各媒体の**密度**および**体積弾性率**がわかれば求めることができる．音響抵抗 R は，密度 p と体積弾性率 S との積の平方根であり，式では $R = \sqrt{pS}$ となる．これは，1cm^2 あたりの抵抗値(オーム)によって表される．

Wever and Lawrence (1954) は，ヒトの耳の音響抵抗は海水のそれにほぼ相当すると仮定している．空気の音響抵抗は 41.5 オームであるが，海水のそれは 161,000 オームである．両者の音響抵抗の比率 (r) は 3,880 となる．このことは，音波が通常の角度で水に入射した場合，空気と水との界面において音波の圧力変化は空気の 1/3,880 しか伝達されないことを意味する．**エネルギー伝導**は，以下の式で求めることができる．

$$T = 4r/(r+1)^2 = 0.001$$

この式は，空中を伝わる音波の1%の1/10だけが水中へと伝わっていき，残り99.9%は水面で反射されてしまうことを意味している．デシベルで表記すると，伝導損失は30dBとなる．Wever and Lawrenceは，もし音波が直接蝸牛内のリンパ液に伝達されるとすると，約30dBの伝導損失が生じることになるとも指摘している．これは，蝸牛内のリンパ液は，海水と同じ音響抵抗をもつという仮定に基づいている．実際には，蝸牛内のリンパ液は海水とは異なる音響特性を有する．海水の音響抵抗(インピーダンス)は，海水は実質的には無限量存在する媒質であることを前提に求められており，実際の蝸牛内のリンパ液柱とはまったくかけ離れた条件といえる．蝸牛のインピーダンスは，蝸牛内のリンパ液が卵円窓から正円窓へ流れるということに大きく規定され，リンパ液の流れ方や卵円窓および正円窓との交互作用によってインピーダンスは変化する．Lynch, et al. によるネコを用いた直接測定では，1kHzでの蝸牛のインピーダンスは約 1.5×10^5 Nse/M^3 となり，Wever and Lawrence による研究と比べて，大幅に低い数値を示した．興味をもった方は，Pickles (1988) の 5〜17 ページを参照してほしい．

インピーダンス整合　効率的あるいは最高のエネルギー伝導が求められるシステムにおいては，エネルギー源の抵抗(あるいはインピーダンス)は負荷の抵抗と釣り合うものでなければならない．力学においては，**インピーダンス**は，運動速度とある一定の運動速度を生じさせるのに必要な力との関係によって定義される．すなわち，

$$Z = F/U$$

$Z =$ オーム (Ω) で表したインピーダンス
$F =$ ダイン (dyne) で表した力
$U =$ cm/秒で表した速度

よく見かけるインピーダンス整合装置として，自転車の変速ギア，各種のレバー，自動車の変速装置などがある．これらのいずれもが，高インピーダンスのエネルギー源(腕，脚，エンジン)が低インピーダンスの負荷に釣り合うように整合されるものである．あるいは，別の表現をすれば，エネルギー源側は比較的小さい力で長距離を移動し，一方，負荷側はかなり大きい力を受けて比較的短距離を移動することになる．

仕事量(力と変位量の積)は，摩擦(エネルギーの散逸)を無視すればエネルギー源側と負荷側とで等しくなるが，変位量が大きい場合には，エネルギー源よりも負荷において必要となる力のほうが大きくなる．要するに，エネルギー源での仕事量は負荷側での仕事量と等しい．

振動エネルギーを伝達する中耳は，不完全なインピーダンス整合装置として機能する．一般に，インピーダンスには，**抵抗**と**リアクタンス**の2種類がある．抵抗の例としては，摩擦がある．

リアクタンスは，中耳の慣性特性によって生ずる．耳小骨の質量が，**質量リアクタンス** (Xm) として知られているような様式で運動に抵抗を示す．剛性もまた中耳のインピーダンスに関係するが，それは**剛性リアクタンス** (Xs) として知られている．質量および剛性リアクタンスともに周波数による影響を受けるが，抵抗はそうではない．リアクタンスと抵抗は，以下の式のように，総合インピーダンスに関係している．

$$Z = R^2 + (Xm - Xs)^2$$

468　第6章　聴　覚

　1,000Hz以下の周波数においては，剛性リアクタンスが主に伝導を減衰させ，2,000Hz以上の周波数においては，質量リアクタンスが主に伝導を減衰させる．1,000Hzから2,0000Hzの間は，質量リアクタンスと剛性リアクタンスは打ち消し合い，伝導を減衰させる抵抗成分のみが残ることになる．
　別の種類のインピーダンスである**固有インピーダンス**は，$Zc = p_0 c$という式で求められる（p_0は媒質の密度，cはその媒質中での音波の速度）．
　内耳への音波の伝導　空中を伝わってきた音波が内耳へ伝導されるには3つの経路がある．1つは直接的経路で，中耳腔を経て伝えられる空気伝導である．鼓膜に衝突した音波のエネルギーが中耳腔内の空気に伝わり，それが直接内耳へと伝わる経路である．ただし，内耳にはリンパ液が充満しており，空気から液体へと伝わらなければならないこの経路は非常に効率が悪い．すでに述べたように，空気のインピーダンスと内耳のリンパ液のインピーダンスとの間には非常に大きな相違がある．もし，伝導経路中にこうした現象があれば，少なくとも30dBの聴力損失が生じると考えられる．2つめは，頭蓋骨を経て直接蝸牛と内耳のリンパ液へ伝わる経路である．頭蓋は，骨や組織を伝わる音波のエネルギーが最小になるような構成になっていることを本章の後半で述べる．3つめは，耳小骨連鎖を経てアブミ骨底板へと力学的な振動が伝わる経路である．この経路では，中耳が関与する．もし，多少とも耳のインピーダンスを空気のそれに近づけることができれば，伝導効率が向上することになる．空気の音響インピーダンスを内耳のリンパ液のそれ（現在のところ，海水の音響インピーダンスと等しいと仮定されている）に適合させるためには，**変換比**を求めなければならない．変換比とは，2つの媒質の音響抵抗比の平方根である．以前，3,880：1という比につ

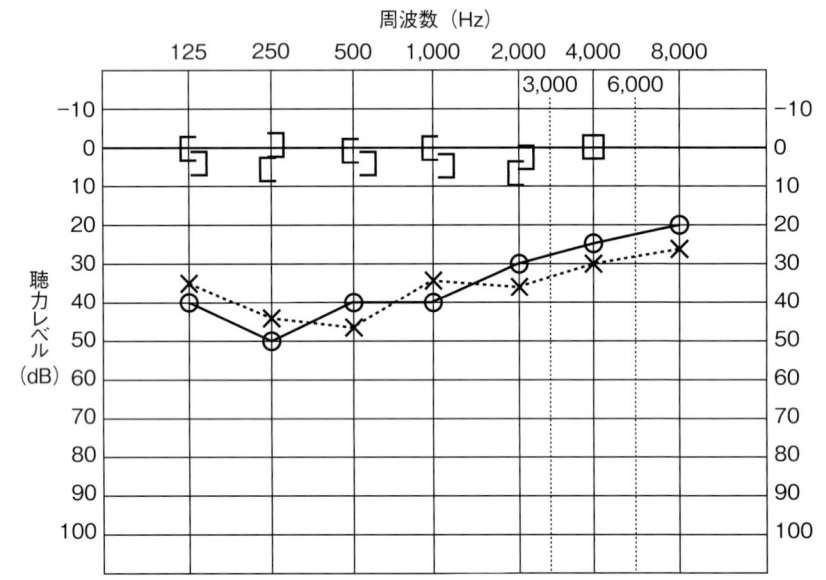

図6-61*
耳小骨連鎖離断の人の聴力図．×○は左右耳の気導聴力を，］［は左右の骨導聴力を表す．
（*訳者注：オージオグラム中の記号を日本国内で用いられているものに変更した．）

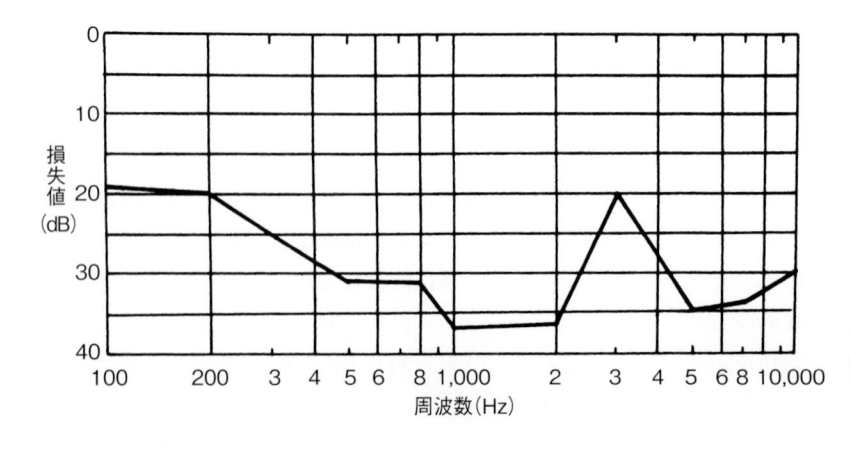

図6-62
ネコの中耳機構を除去した場合の聴力の損失．（Wever, Lawrence, and Smith, 1948による）

いて述べた．このように，音波のエネルギーを最大限に伝達するためには，卵円窓での圧力を鼓膜での圧力の63倍まで増大させる機構が必要である．

中耳が聴力に貢献している証拠として，耳小骨連鎖離断の症例では30dB以上の聴力損失を示すことがあげられる．図6-61のオージオグラムは，他の病理学的所見がない（骨伝導は正常）耳小骨離断の症例のものである．一連の実験において，Wever, Lowrence and Smith(1948) は，まず動物の聴覚感度を測定してから鼓膜，ツチ骨，キヌタ骨を除去した．その結果，500Hzから2,000Hz帯域および5,000Hzから7,000Hz帯域での聴力損失が大きかった．図6-62に示すように，平均損失は約28dBで，この値がおそらく**中耳の変換作用**を表すものと考えられる．

この種の実験では，刺激音が卵円窓にのみ伝えられて，中耳全体には伝わらないことが重要である．卵円窓および正円窓はともに内耳にあるが，**基底膜**（この膜の上に聴覚の固有終末器が配列されている）をはさんで反対側に位置している．アブミ骨底板への陽圧は基底膜を下方へ動かし，一方，正円窓への陽圧は基底膜を反対方向へ動かす．中耳腔へ伝わった音波のエネルギーは，これと同様な陽圧として（わずかな位相のずれを除いて），正円窓と卵円窓の両方に作用し，結果的に基底板には何の変化も生じない．

臨床ノート　このように基底膜の変位が相殺されて消失するために，正円窓を塞ぐなどして中耳へ伝播してきた音波を遮断しないと，中耳伝音機構が欠損した患者においては，理論的に予想される28～30dBを大きく上回る60dB(気導)の聴力損失が生じることになる．

正常に振動している鼓膜は中耳腔内の空気へも振動を伝えていること（この振動は内耳のリンパ液へとうまく伝わらないが），卵円窓に陽圧および陰圧が到来するとほぼ同時に正円窓にも同じ圧力が作用していることを忘れてはならない．その結果，内耳のインピーダンスが若干増大し，中耳の変換機能が若干低下する．

1863年にヘルムホルツは，中耳の変換作用を公式化し，彼の古典的著作である1877年出版の「音の感覚について」（第4版）にその数式が記載されている．ヘルム

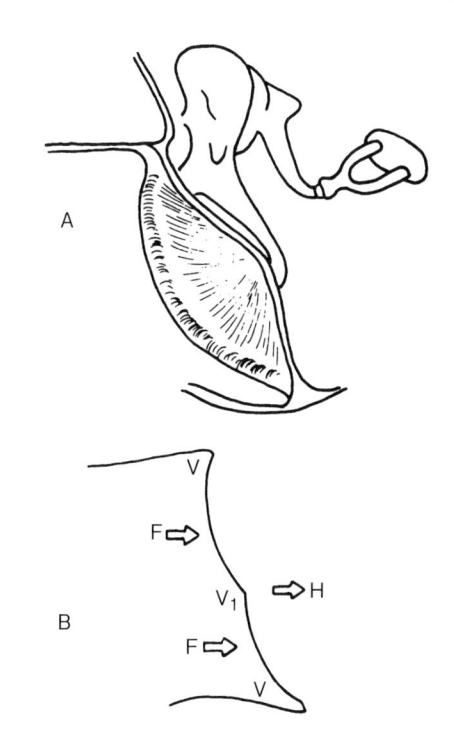

図6-63
(A) ヘルムホルツの懸垂線の原理において必要となる彎曲した鼓膜の図．
(B) 懸垂線の原理の図解．ヘルムホルツは，この原理によって，点Hにおける力Fの増大を説明できると仮定した．鼓膜のこの反りは，中耳の変換作用に有意な貢献をしない．

ホルツは，中耳の変換作用は以下のような影響が組み合わさったものと考えた．つまり，(1)鼓膜のてこ作用（最も主要なものと見なされた），(2)耳小骨連鎖のてこ作用，(3)鼓膜の有効面積とアブミ骨底板の面積との比による力学的に有利な条件，である．ヘルムホルツは，円錐形の鼓膜に作用する圧力は，**懸垂線の原理**（図6-63B参照）によって円錐の頂点においてより強く変換されると推定した．力Fが鼓膜の彎曲部分に衝突すると，点Vにおいてより強い力へと変換されるが，動きはともなわない．その結果，点V_1は鼓膜に衝突した力より強い力で矢印Hの方向に動くことになる．

鼓膜の運動　鼓膜の運動の量的側面の記述はむずかしい．というのは，音波に反応して一瞬に起こることだからである．痛覚が生じるほどの刺激強度であれば，低周波に対しては約0.1mmほどの変位が生じるが，快適レベル（56dB SPL）の刺激強度であれば5Å（1オングストロームは10^{-8}cm）程度の変位しか生じない．

1941年にベケシーは，図6-64に示すような鼓膜振動の様相を測定した．閉じた曲線は等振幅（同振幅）曲

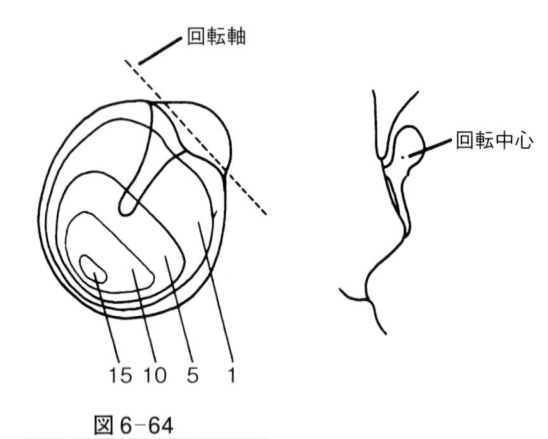

図 6-64
2,000Hz 音に対する鼓膜の振動様式．線は等振幅領域の輪郭を示し，数字は相対的な振幅を示す．(Békésy の好意による)

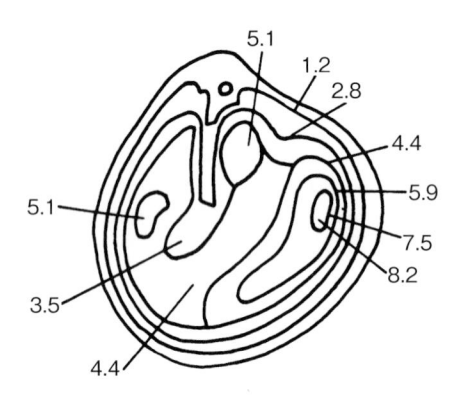

図 6-65
周波数 525Hz, 音圧レベル 120dB 音に対する鼓膜振動のホログラフ表示．最大の振動は，上後方の 4 分の 1 領域に生じる．各等振幅領域の数字を 10^{-5} 倍すると，cm 単位での実際の変位量を算出することができる．(Tonndorf and Khanna, 1968 による)

線で，数字は相対的な鼓膜変位量を表す．こうした結果は，2,000Hz に対しては，鼓膜は回旋軸(図 6-64 中の破線)に沿って固い円盤のように振動することを示している．ベケシーは，2,500Hz までの周波数では，振動の最大振幅は鼓膜の下縁で生じることを観察した．より高い周波数では，振動パターンが崩れて分節的な動きを示すようになる．

1968 年に Tonndorf and Kahnna は，時平均ホログラフィーを用いて鼓膜振動のパターンを研究した．図 6-65 に示すパターンは，120dB SPL の 525Hz に対する鼓膜振動を表している．等振幅曲線によると，最大振幅は上後方の 4 分円において生じていることがわかる．各等振幅曲線に付けられた数字に 10^{-5} を掛ければ，センチメートル単位での実際の変位量を知ることができる．

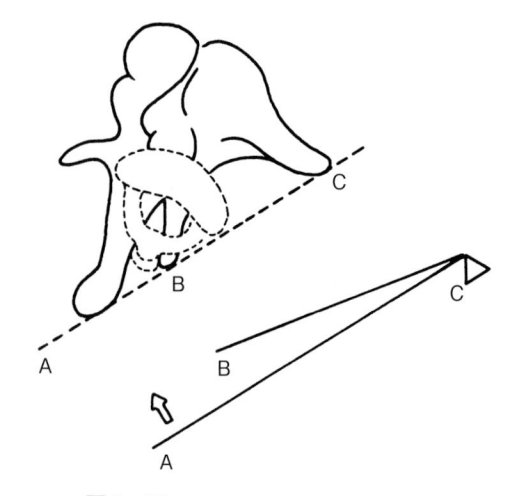

図 6-66
ヘルムホルツによる耳小骨連鎖のてこ作用．点 C が支点，てこのアームの長さが CA, CB.

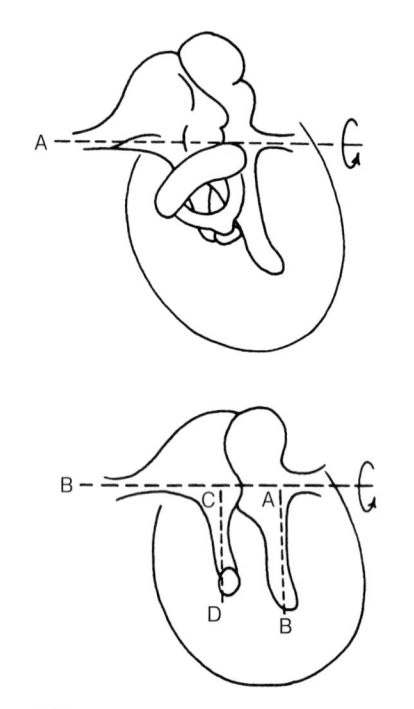

図 6-67
Dahmann (1930) による耳小骨連鎖のてこ機構．A 図には回転軸，B 図にはてこのアーム CD およびアーム AB を示す．

図中の最大変位量は，約 1 ミクロンである．ホログラフィーで観察された分節的な振動としては，ヘルムホルツが示唆した振動パターンにいくぶん相当するもののみであった．Khanna and Tonndorf (1972) は，中耳の変換作用全体に対して「彎曲」は比較的小さな要因であることを発見した．

耳小骨連鎖におけるてこ作用　ヘルムホルツは，耳

小骨連鎖がてこの仕組みを備えていると考えていた．**図6-66**に示すように，支点は点C，てこのアームの長さはCAとCBである．てこ比を求めると1.5：1となり，以下のような知見とよく一致する．豆状突起の運動の振幅は，ツチ骨柄の運動の振幅に比べて，力の増大に応じて1.5：1の比率で減弱されているのである．

1930年にDahmannは，耳小骨に小さな鏡を取り付けて，反射光を観測することによって耳小骨の運動を記録できることを示した．**図6-67A**に示すように，Dahmannが想定した回転軸は，ツチ骨前突起から始まって，キヌタ骨短脚と靱帯との接合部を通っている．てこのアームは，この回転軸に対して垂直になっている．**図6-67B**のように，直線ABがツチ骨側のてこのアーム，直線CDがキヌタ骨側のてこのアームである．このてこ比は，1.31：1という測定結果が得られたことから，キヌタ骨豆状突起に加わる力は，ツチ骨柄に加えられた力を1.31倍上回ることがわかる．

Wever and Lawrence (1954) も，バイブレータによって可聴周波数の振動刺激を耳小骨連鎖に与えて，それによって生じる内耳の電気的な出力の観測から耳小骨連鎖の動きを研究した．その結果，振動刺激をツチ骨柄およびキヌタ骨長脚に与えると最も効果的で，Dahmannが回転軸と想定したところに非常に近い地点に与えると最も効率が悪かった．Wever and Lawrenceは，2.5：1というてこ比を観測した．これらのてこ比が，耳小骨連鎖による力学的な利得を表すものと考えると，いずれの数値も中耳伝音機構の変換作用の程度を適切に示すものではない．さらに，鼓膜の有効面積とアブミ骨底板面積の相違によっても付加的な変換作用がなされている．

鼓膜の有効面積　鼓膜の周縁は鼓室輪にしっかりと固定されているので，鼓膜の全面積が振動の伝導に役立っているわけではない．ベケシー(1941)は，鼓膜総面積の約3分の2が有効面積であることを見出した．ヒトの鼓膜の総面積は約90mm^{2}なので，有効面積は約55mm^{2}となる．また，アブミ骨底板は約3.2mm^{2}なので，鼓膜有効面積との比は約17：1となる．これをデシベル表示すると，24.6dBとなる．以上のことから，鼓膜に加わった力とアブミ骨底板に加わる力は同じであるが，アブミ骨における圧力は鼓膜有効面積との比の要因によって強められることがわかる．

圧力とは，面に対して力が垂直にかかる場合には，単位面積あたりにかかる力と定義できる．一方，**力**は圧力

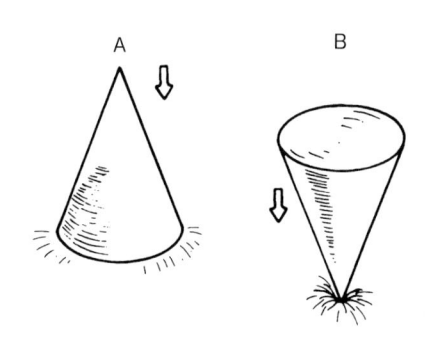

図6-68
力と圧力についての説明．Aでは，重量(重力による力)が底面全体に分布し，圧力(単位面積あたりの力)はあまり強くない．Bでは，面積が狭いため，圧力は非常に強くなる．両方とも，重力によって下向きにかかる力の強さ自体は等しい．

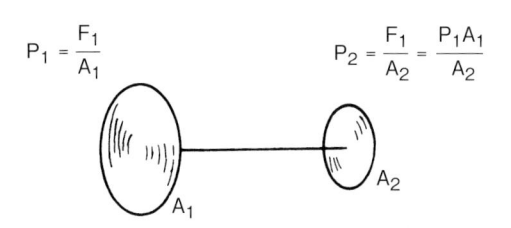

$$P_1 = \frac{F_1}{A_1} \qquad P_2 = \frac{F_1}{A_2} = \frac{P_1 A_1}{A_2}$$

図6-69
面積の相違による圧力の増大．鼓膜に作用する力全体は，圧力と面積の積($F_1=P_1A_1$)に等しい．アブミ骨底板にかかる圧力P_2は，力F_1を面積A_2で割り算したものに等しい．

と面積の積($F=PA$)である．**図6-68A**では，重さ(重力による力)は底面全体に分布するので，圧力は非常に強いわけではない．ところが，**図6-68B**では，接地面積が非常に狭くなったために圧力は非常に強い．しかし，これら2つの場合で，下方に向けて働く力の強さは等しい．**図6-69**に示すように，鼓膜に作用する力の総計は，圧力と面積の積($F=PA$)と等しい．力は耳小骨連鎖によってアブミ骨底板まで伝導され，圧力は面積A_2で力を除することで求められる．数式で示すと，

$$P_2 = \frac{F_1}{A_2} = \frac{P_1 A_1}{A_2}$$

このように，圧力は2つの面積比によって求められる．Dahmannが求めた耳小骨連鎖のてこ比1.3：1を用いると，中耳の変換作用でもたらされる複合的な倍率は，以下の式のように耳小骨連鎖のてこ比と有効面積比の積で求められる．

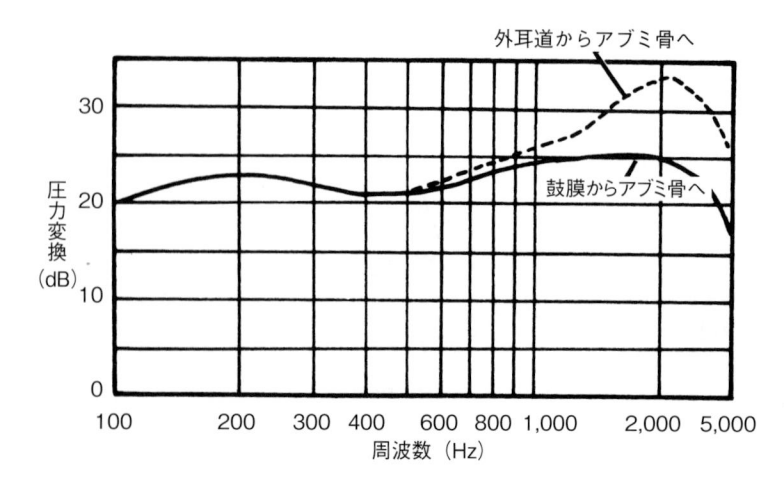

図 6-70 中耳における平均的な圧力変換.（Békésy の好意による）

$14.0 \times 1.31 = 18.3 : 1$

中耳全体での力学的な利得は，25.25dB に相当する．もし，鼓膜の彎曲（buckling）効果も含めるなら，圧力は約 2 倍増大し，総計 31dB の増大となる．

圧力変換における周波数依存性　圧力変換には周波数依存性がある．ベケシーは，中耳の固有振動数は 800 から 1,500Hz の間にあることを見出した．これは，放電による圧縮波で耳を刺激した際に生じる，ツチ骨柄の瞬間的な反応の周期から求められたものである．中耳における圧力変換の全体像を図 6-70 に示す．この図から，鼓膜と比べてアブミ骨での圧の増大は，約 2,500Hz までは 20dB あるいはそれ以上の値となっている．

これ以上の周波数では圧力変換は減少するが，言語音聴取にとって重要な 2,000Hz から約 5,000Hz の周波数帯域で生じる，耳介および外耳道での共鳴を見落としてはいけない．

蝸牛仕切構造（蝸牛管体）内の圧力の相違　一般には，耳小骨の振動が蝸牛内のリンパ液に圧力を生じさせると仮定されている．しかし，次のような単純な問いをもう一度考えてみるべきである．この振動エネルギーは，本当に蝸牛内のリンパ液に伝導されているのか？ 1974 年に Nedzelnitsky は，麻酔されたネコの蝸牛内のリンパ液について，音圧を測定した実験を報告している．極小の測定用マイクロホンを前庭階または鼓室階（これらについては後述）に設置し，強度 40～105dB の刺激を鼓膜に提示した．図 6-71 のように，蝸牛仕切構造（蝸牛管体）における圧力の相違を測定した．約 100～10,000Hz の周波数範囲では，蝸牛仕切構造での圧力は鼓膜での圧力を上回っていた．さらに，図 6-71 下段の

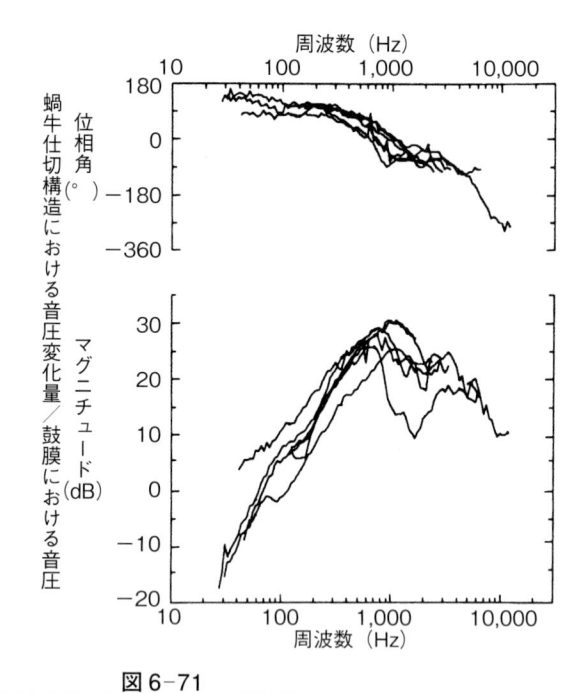

図 6-71
伝達関数におけるマグニチュードと位相角：（蝸牛仕切構造における音圧）/（鼓膜における音圧）．6 匹のネコについての測定値を示す．（Nedzelnitsky, 1974 より）

グラフのように周波数特性を音圧レベル（sound pressure level；SPL）で表示すると，最小可聴閾値（minimum audibility curve；MAC）のグラフに非常に近似するものとなった．

音波の振動を蝸牛内のリンパ液に安全に伝導するところまできたので，次には，蝸牛の構造を検討する．まず，検討しなければならないのは，音波の振動が内耳を伝わる際の様式と神経インパルスに変換される際の様式に関すること，もう一点は，こうした神経インパルスが大脳聴覚野に伝導される様式に関することである．

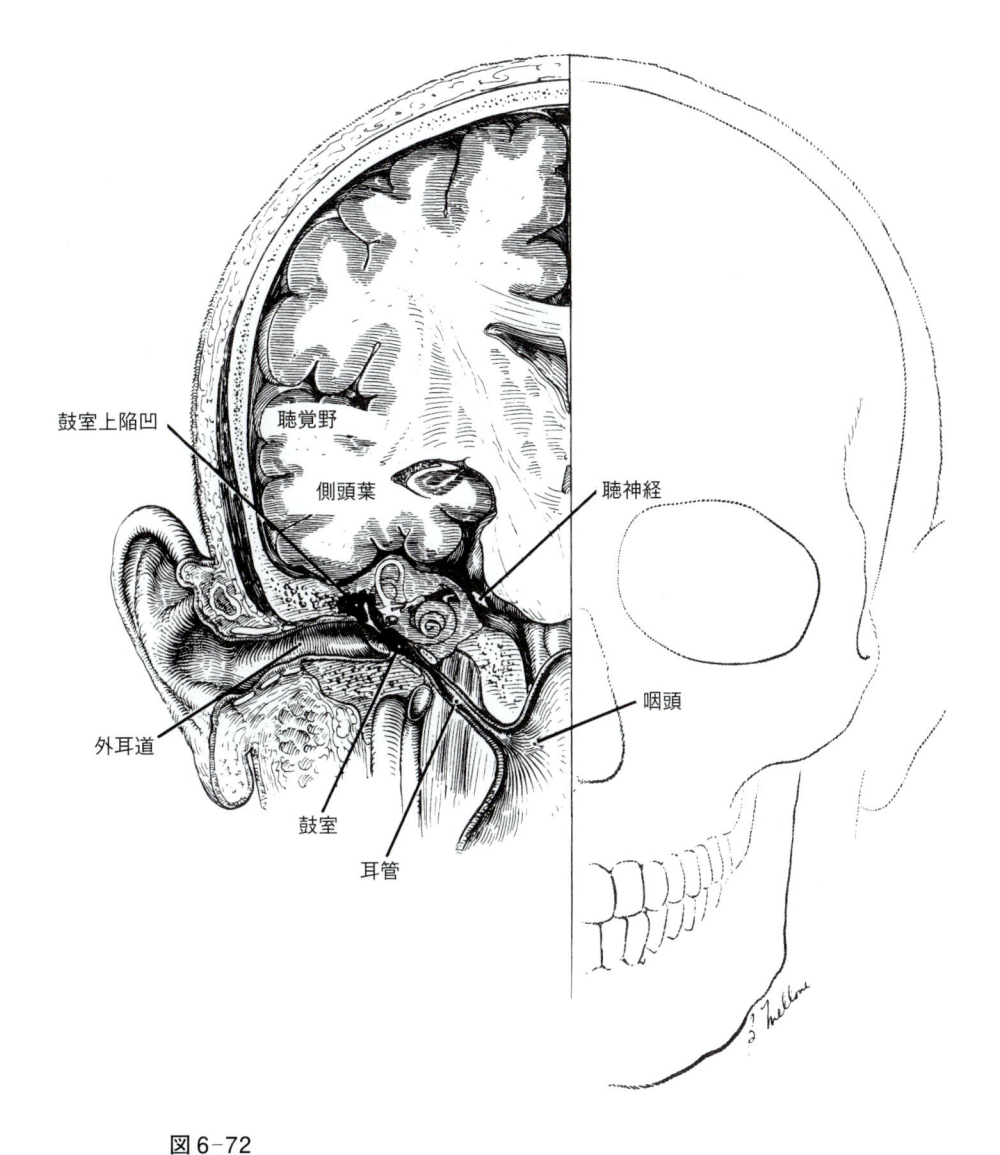

図 6-72
側頭骨内の内耳の位置. (An Atlas of Some Pathological Conditions of the Eye, Ear, and Throat. Courtesy of Abbot Laboratories, Chicago より)

内耳 The inner ear

内耳は, 平衡感覚器官を収納した部分と固有聴覚器官を収納した部分の2種類の管腔系からなる. これは, 機能からみた区分であるが, 2つの系の間には固有の解剖学的関連がある. 内耳には, 2つの迷路系がある. 1つは, **骨迷路**といい, 複雑で込み入った一連の窩腔からなる. 2つめは, 骨迷路の中に収まっていて**膜迷路**といい, 一連の膜性の嚢および管からなる. 側頭骨内の内耳の位置を図6-72に示す. これらの構造は, 胎生期の中期にはほぼ成人並みのサイズに達している.

骨迷路

骨迷路は, 側頭骨岩様部の中にあって管および窩からなる. 胎生期のある時期, 膜迷路が隣接の軟骨 (これは後に骨化する) から区別できるようになった途端, 骨性の皮膜が膜迷路を取り囲む. 軟骨を取り除くと**耳嚢 (耳周囲嚢)** が見えてくる (図6-73A). 嚢は, **前庭, 半規管, 蝸牛**という3つの部分からなる. 胎児軟骨の骨化がさらに進むと, 耳嚢は岩様部の骨と均質化し, もはや医学教科書のなかでしかみられなくなる. モルモットのような齧歯動物においては, 図6-74に示すように蝸牛は中耳腔に突出している. このため, 研究目的で蝸牛回転に容易に到達できることが, モルモットやチンチラが実験動

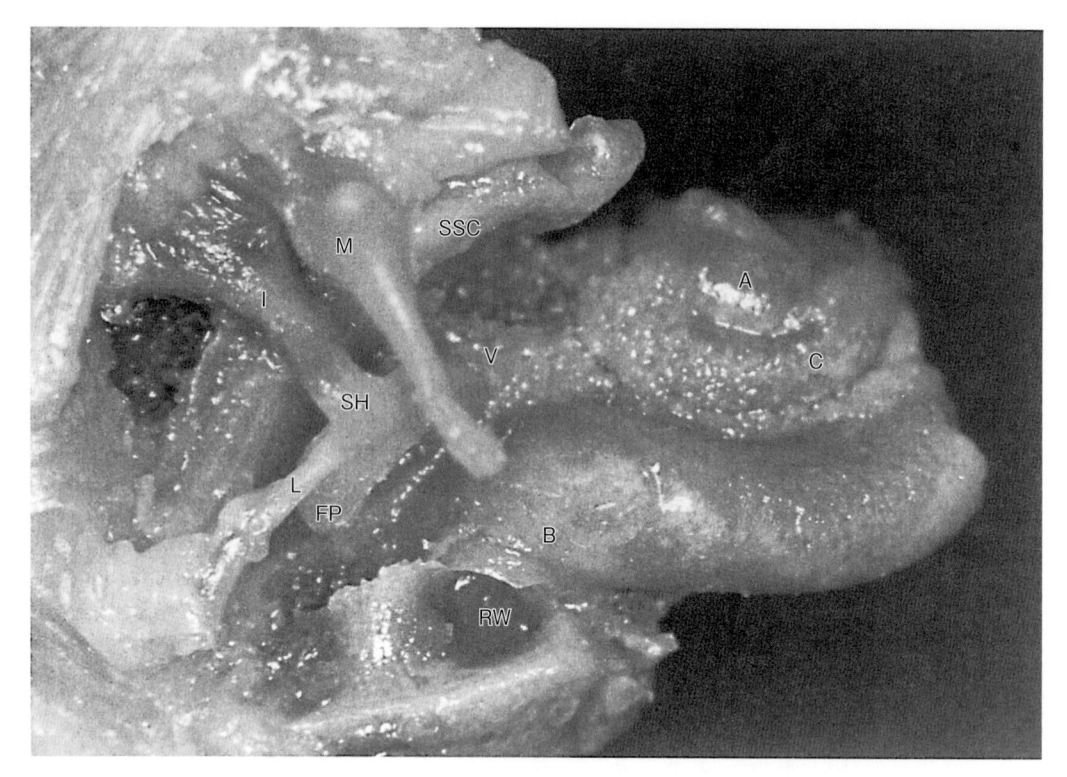

474　第6章　聴　覚

図6-73A
　4カ月初期の胎児における骨迷路および中耳構造．アブミ骨筋靱帯(L)およびアブミ骨底(FP)の他，ツチ骨(M)，キヌタ骨(I)およびアブミ骨頭(SH)が見える．また，前庭(V)および蝸牛第2回転(C)，蝸牛頂(A)の他，蝸牛基底端(B)と正円窓(RW)が見える．外側半規管(SSC)が，ツチ骨頭の右側にある．

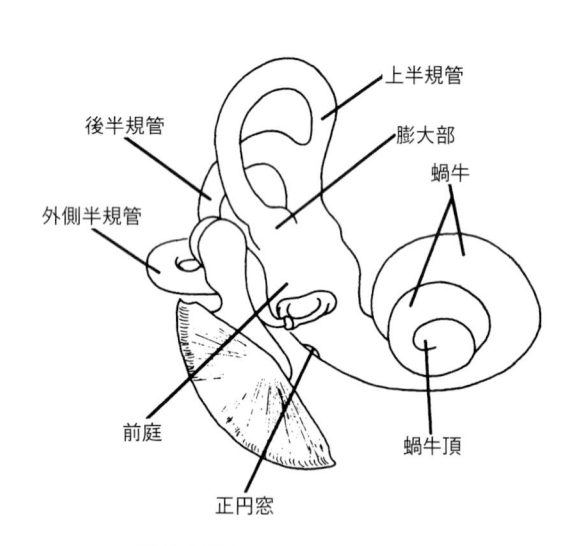

図6-73B
　耳嚢，耳小骨連鎖および鼓膜．耳嚢は，蝸牛，前庭および半規管からなる．

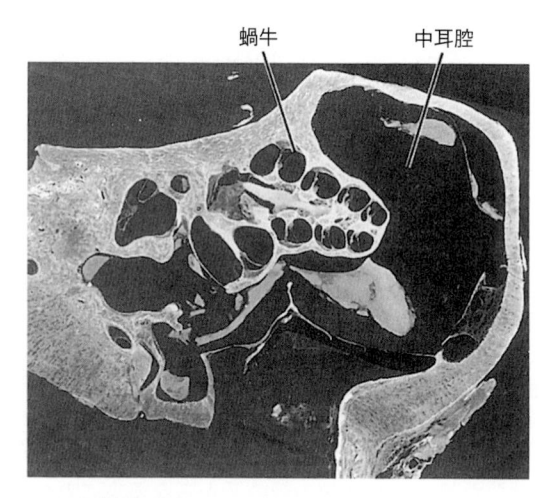

図6-74
　蝸牛の中耳腔に対する位置関係を表す．モルモットの側頭骨断面．蝸牛は，その回転部分を中耳腔に突出させている．人間では，蝸牛は側頭骨錐体部内に完全に埋まり込んでいる．

物としてよく用いられる理由の1つである．

　前庭　前庭は，骨迷路の中心部を形成し，半規管および蝸牛とつながっている．卵形で，前後方向および垂直方向の長さは約5mm，幅は約3mmである．側壁あるいは鼓室壁(中耳腔前庭壁の一部をなす)には，**卵円窓**が開いている．内側壁には，側頭骨後面までつながっている**前庭水管**開口部のほかに，多数の小孔がある．前庭水管は，頭蓋腔の硬膜層で盲管となっている**内リンパ**

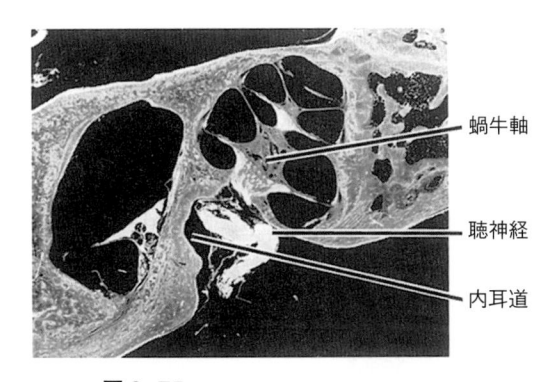

図6-75
聴神経および内耳道底部での蝸牛軸基部を示す蝸牛断面.

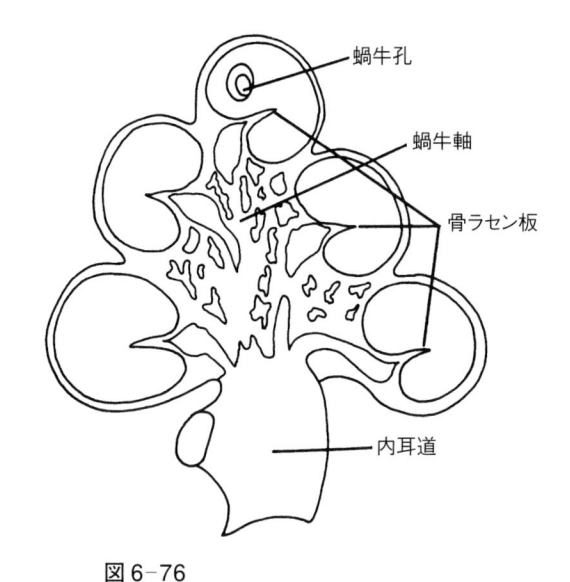

図6-76
骨ラセン板が，上管と下管とに骨迷路を分割している様子を表す断面図.

管とよばれる膜迷路延長部につながっている．

半規管 上半規管，後半規管および**外側半規管**の三半規管は，5つの開口部で前庭につながっている．**図6-73B**に示すように，各管が前庭と連結する部分には**膨大部**とよばれる拡張部がある．上半規管および後半規管は結合して，前庭の上壁および内側壁につながる共通の管あるいは脚を形成している．3本の半規管は，互いに垂直となる（どの2面を取り上げてもほぼ直角をなす）3つの平面にある．

蝸牛 骨迷路の中央部は蝸牛という．これは長さ約35mmの骨性の管で，**蝸牛軸**という骨性の芯あるいは柱を中心として回転している．蝸牛軸の底部は幅広く，生体では聴神経，顔面神経，中間神経，脳底動脈内枝が通っている**内耳道**の底部にある．内耳道は**図6-75**に示

す．**図6-76**には，蝸牛軸の形態を表した蝸牛の切開面を示す．

蝸牛は，前庭とつながっている**蝸牛底**から始まって2と5/8回転し，**蝸牛頂**で終わっている．ラセン形の管は，部分的に以下のように内部が分かれている．つまり，**骨ラセン板**という骨性の棚によって，上部の**前庭階**[9]，下部の**鼓室階**に分割されている．骨ラセン板は，図6-76に示すように，蝸牛軸壁から蝸牛の外側へ向かって伸びている．さらに，この部分は，詳細は後述する**蝸牛管**（membranous cochlear, scala media）が加わって完全となる．骨ラセン板は，蝸牛頂付近で，**鉤**という鉤形の突起（**蝸牛孔** helicotremaという小開口部との境界を形成する）として終わっている．なお，"helicon"とはギリシャ語で渦巻きの意，"trema"とは穴の意である．**図6-76**に示すように，蝸牛孔は前庭階と鼓室階の連絡を担っている．

蝸牛には，鼓室階の基底側先端部にある**正円窓**を含めて3つの開口部がある．正円窓は，鼓室階に開いている．しかし，生体においては，薄い**第二鼓膜**によって塞がれている．ヒトの中耳では，正円窓（鼓室内側壁にある小さな開口部）を見ることができる．正円窓は，鼓室岬角によってできた凹みにはまり込んでいる．正円窓の機能は，前庭階と鼓室階の圧力を均等化することである．アブミ骨が押し込まれると，正円窓は外側に突出する．鼓室階の正円窓付近に，側頭骨下面まで伸びている**外リンパ管**の非常に小さな開口部がある．

骨迷路は，骨部に密着した薄い線維漿膜性の膜で覆われている．その自由表面は，**外リンパ**というおそらく血液が限外濾過されたもので覆われている．外リンパは透明な水状液で，脳を浸している脳脊髄液のようであり，イオン組成においては細胞外液に似ている．外リンパは前庭階，鼓室階，前庭内の外リンパ腔および半規管近辺を満たしている．

膜迷路

図6-77に膜迷路を，**図6-78**に膜迷路と骨迷路との関係を示す．膜迷路は，**内リンパ**という血液が限外濾過されたもので満たされている．内リンパは，外リンパに似ているが，イオン組成については細胞内液に近い．

このように，膜迷路内は内リンパに満たされているが，

---

[9] **階** scalaは，ラテン語で階段の意.

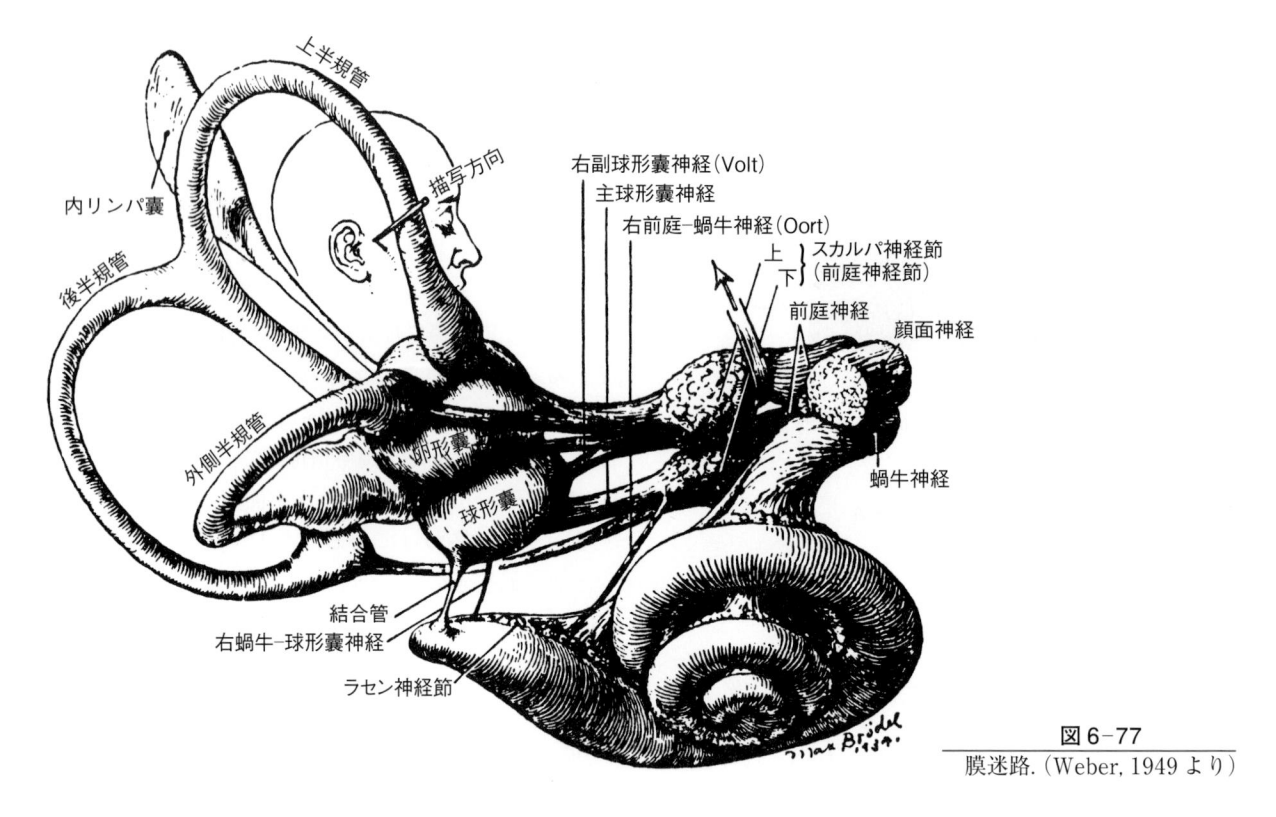

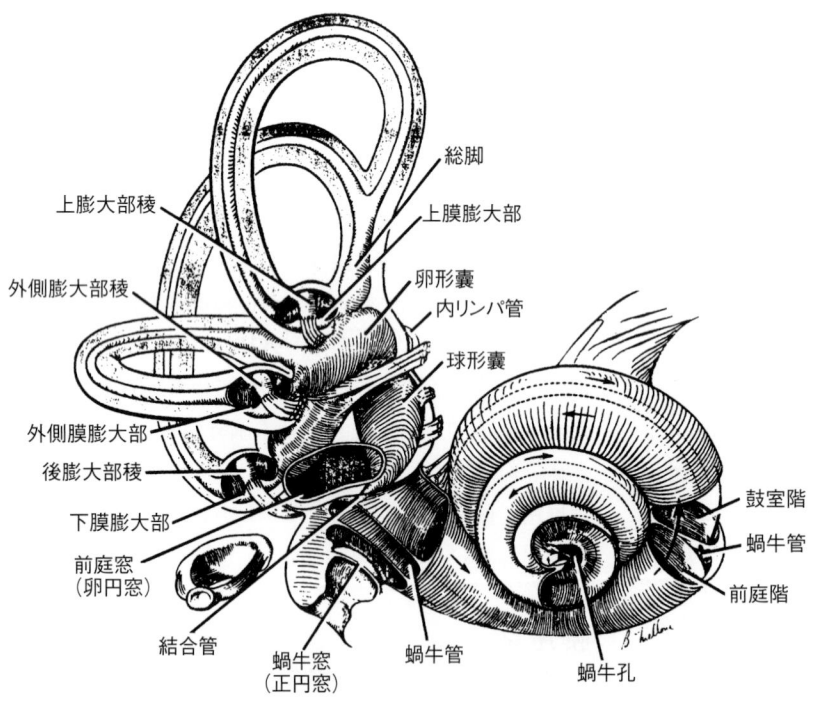

図6-77　膜迷路.（Weber, 1949 より）

図6-78　膜迷路と骨迷路.（An Atlas of Some Pathological Conditions of the Eye, Ear, and Throat. Courtesy of Abbot Laboratories, Chicago より）

膜迷路が収まる骨迷路内は外リンパで満たされている．膜迷路は，生体組織でできた繊細な小突起によって，骨壁に付着している．膜迷路には，**半規管**，**卵形嚢**と**球形嚢**，**蝸牛管**（蝸牛階）という3つの区分がある．蝸牛管は聴覚系を構成し，卵形嚢，球形嚢および半規管は平衡感覚系を構成する．さらに平衡感覚器官は，垂直方向の空間位置を知覚する**静止系**と，頭部の回転と加速度を知覚する**運動系**とに分類できる．

膜半規管　膜半規管は，骨半規管の中に収まっており，形態も類似している．この管系には5つの開口部が

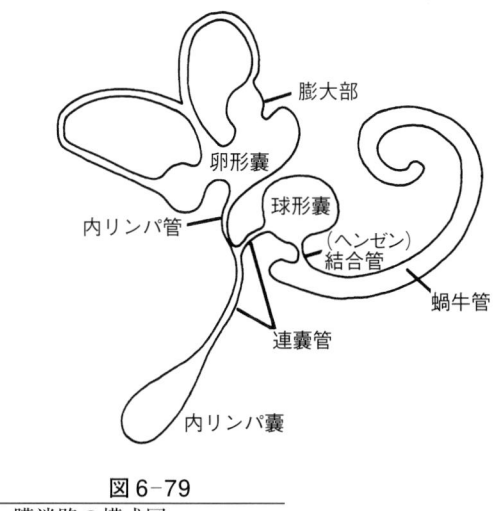

図6-79
膜迷路の模式図

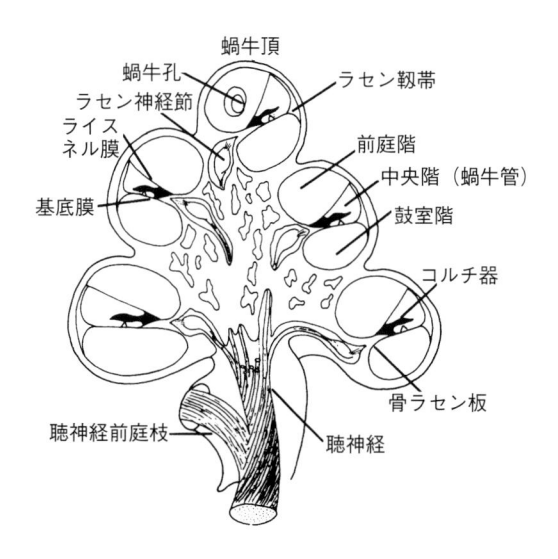

図6-80
模式的な蝸牛断面．蝸牛管や中央階等との関係から蝸牛軸を表す．蝸牛管は，骨ラセン板によって，不完全ながら上管と下管とに分割される．

あるが，前庭にある嚢様の**卵形嚢**には，5つのすべてが連結している．骨膨大部内にある**膜膨大部**は，著しく膨大していて特徴的である．膨大部には，結合組織が小さく凝集したものが含まれており，その上には高度に進化した線毛細胞である**膨大部稜**がある．これらの細胞の線毛は，炭酸石灰の微細で透明な顆粒を含むゼラチン状の塊の中にはまり込んでいる．この塊を**杯**といい，線毛細胞あるいは**有毛細胞**が集合して各膨大部において感覚器を形成したものである．頭部や体幹のごくわずかな動きが内リンパの流れに乱れを生じさせ，それが有毛細胞に作用する．有毛細胞は，聴神経前庭枝の支配を受ける．

卵形嚢と球形嚢　卵形嚢と球形嚢にも感覚器がある．膨大部と同様に，上皮細胞，有毛細胞およびゼラチン状の杯が**平衡斑**を形成している．これらは，前庭神経の終末線維である球形嚢神経枝および卵形嚢神経枝の支配を受けている．杯は，頭部の前方および外側への直線的な運動に反応する．迷路は，本来，平衡状態を維持するために反射的に働く器官であり，一定の視野を保つうえで重要な役割を果たしている．通常，こうした機能は，視覚や聴覚とは異なって，準備的あるいは同時的に機能する他の感覚なしに自動的に完遂する．

図6-79に示すように，卵形嚢管と球形嚢管とが結合して**内リンパ管**を形成しており，卵形嚢と球形嚢とは間接的に連絡している．すでに述べたように，内リンパ管は，前庭水管を通って硬膜層の間で終端が盲嚢となっている．

球形嚢管および蝸牛管は，**結合管**という形で直接的に連絡している．結合管については，成人になると消滅すると考える専門家もいる．非常に狭いために，蝸牛から前庭への内リンパの流れが妨げられる事態が高頻度に生ずる（Vinnikov and Titova, 1964）．

蝸牛管（中央階）　蝸牛は，長さ約35mm，骨性でラセン形の管であり，内部は**骨ラセン板**によって**前庭階**と**鼓室階**とに不完全ながら区分されている．図6-76に示すように，骨ラセン板は，蝸牛軸側から始まる骨性の狭い棚である．この区分は，膜性の**蝸牛管（中央階）**があってはじめて完全なものとなる．蝸牛管は，長さ約34mm，骨迷路の空間とほぼ同じ形をしていて，骨迷路外壁に沿ってはまり込んでいる（図6-80参照）．図6-81に示すように，蝸牛管の床に相当する部分は**基底膜**といい，骨ラセン板から蝸牛外壁まで張り渡されている．図6-81のように，基底膜は，蝸牛外壁に沿って伸びている骨ラセン靭帯の厚くなった部分に付着している．

蝸牛管は，外胚葉由来の器官で，内リンパで満たされている．蝸牛管の両隣に位置する前庭階および鼓室階は中胚葉由来で，外リンパで満たされている．

図6-82に，前庭，前庭階，鼓室階および蝸牛の関係について示す．ただし，蝸牛の回転を引き延ばした状態で描いてある．蝸牛を上部の管と下部の管に区分している骨ラセン板および基底膜（太線）は，基底部において前庭と結合している．結合部は，前庭階と前庭のみが直

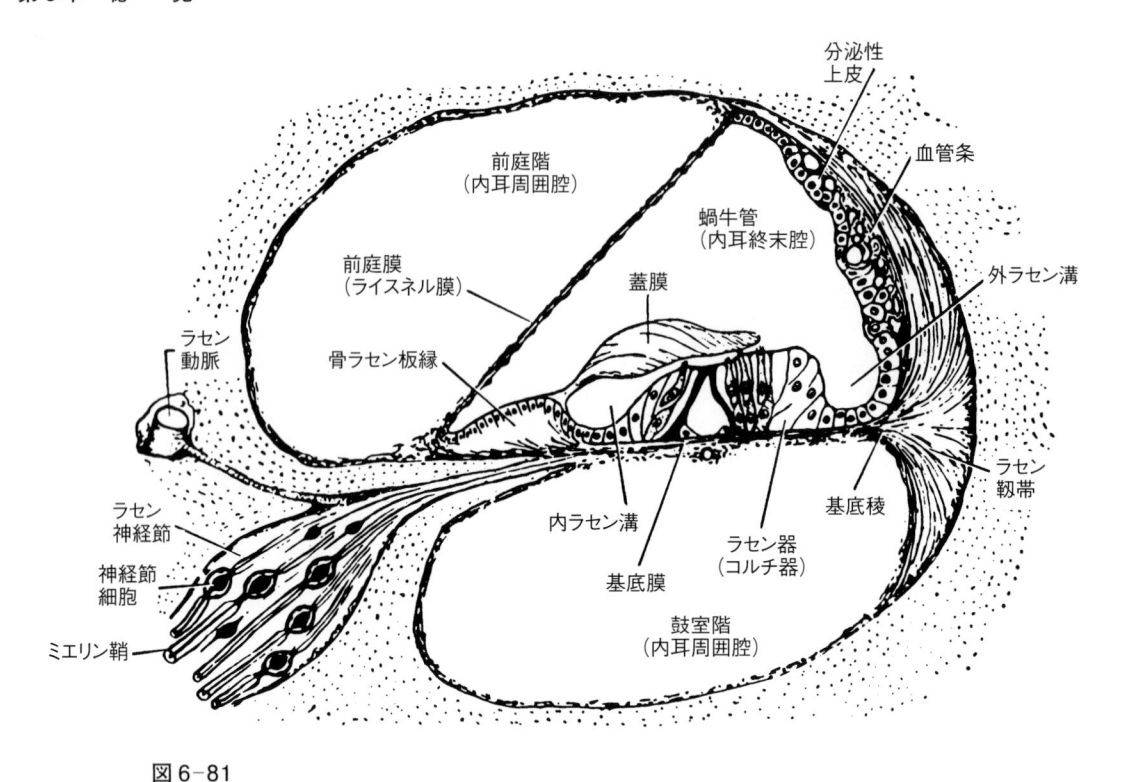

図 6-81
蝸牛における前庭階，中央階（蝸牛管）および鼓室階の区分．(S. S. Stevens, eds., Handbook of Experimental Psychology, John Wiley & Sons, Inc., New York, 1951 より)

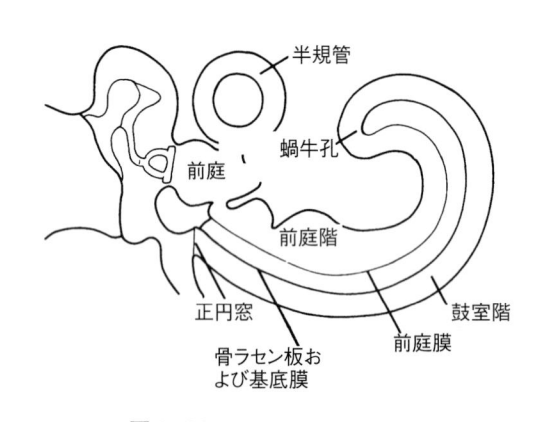

図 6-82
前庭，前庭階，鼓室階および中央階の関係を表す．中央階は，前庭膜（ライスネル膜）および骨ラセン板および基底膜の間にある．

接の交通があるような形になっている．一方，鼓室階（下部の管）も前庭骨壁基底部で終端となっているが，蝸牛頂にある蝸牛孔を除いて前庭との交通はない．蝸牛管の天井部分に相当する**前庭階壁**（ライスネル（Reissner）膜）は，前庭壁と蝸牛頂の双方において終端が盲管となっている．その結果，蝸牛管は閉じた管となっており，唯一の出口は細い**結合管**のみとなっている．前庭階壁は，内リンパに満たされた蝸牛管を覆う外胚葉由来の上皮層と，外リンパに満たされた前庭階を覆う中皮層とからなる．

［骨ラセン板］骨ラセン板は，蝸牛頂側での幅は非常に狭く，蝸牛底へ向けて徐々に幅広くなっている骨性の棚である．骨ラセン板は，2 枚の薄い骨性の板からなり，それらの間を聴神経の末梢線維が通っている．上層の骨板は，**骨ラセン板縁**という骨膜の肥厚部分と連続的につながっている（**図 6-81** 参照）．骨ラセン板縁は，その外縁において著しく凹んでいて**内ラセン溝**を形作り，同時に上端である**骨ラセン板縁前庭唇**へ向けて上がっている．また，下端である**鼓室唇**は下層の骨板（**神経孔**とよばれることが多い）および基底膜とつながっている．

図 6-81 に示すように，蝸牛外壁は，**ラセン靱帯**（Kölliker のラセン靱帯）という著しく肥厚化した骨膜に特徴がある．ラセン靱帯は，内側へ突出して**基底稜**という棚状の隆起を形成している．

［基底膜］基底膜は，**ラセン器**あるいは**コルチ器**のための基盤となる線維層である．基底膜は，骨ラセン板上の蝸牛軸付着部から蝸牛ラセン靱帯の基底稜まで伸びている．骨ラセン板に近い部分の膜部は薄くて脆弱であり，

図 6-83 ラセン器の支持構造.

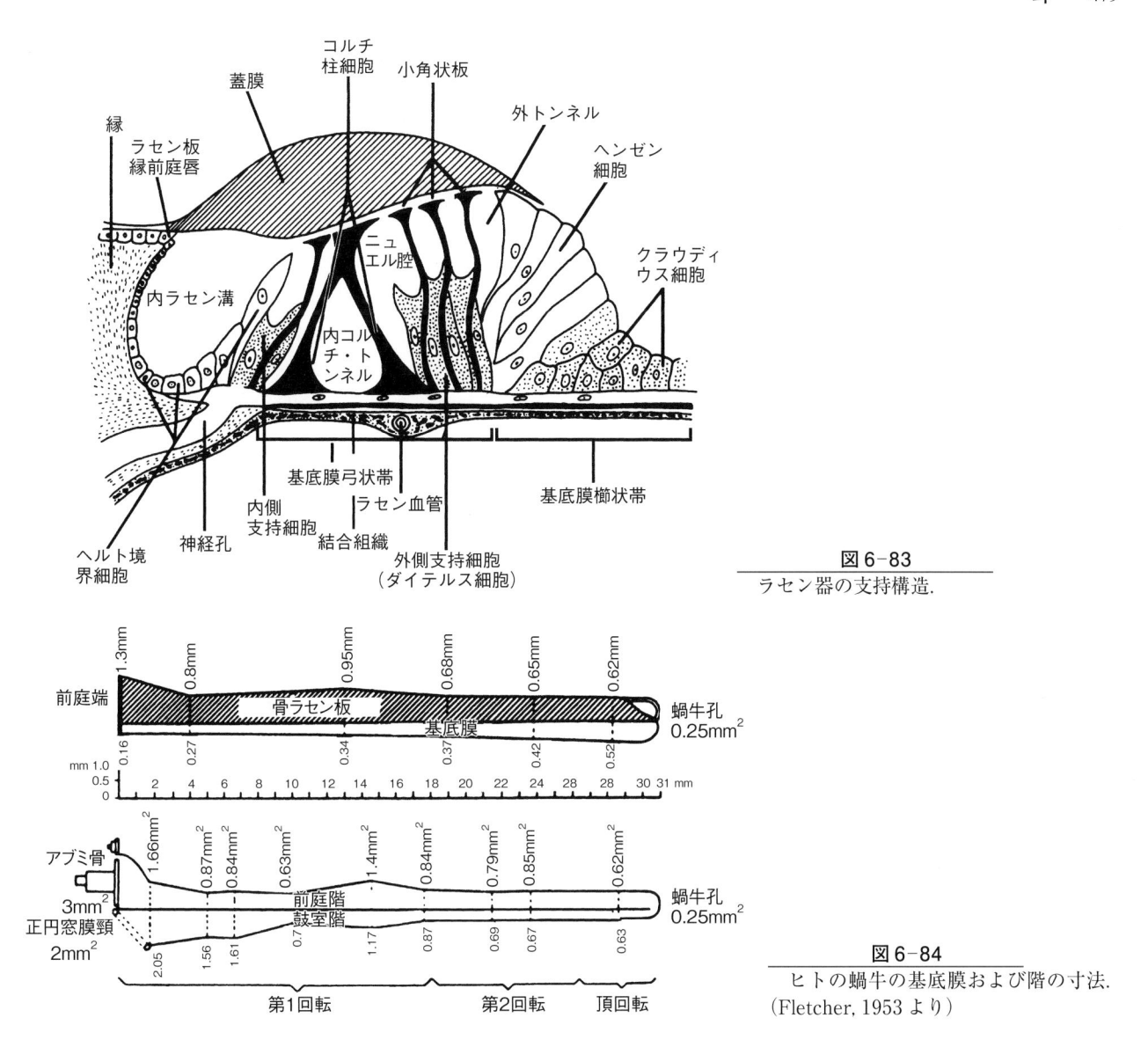

図 6-84 ヒトの蝸牛の基底膜および階の寸法. (Fletcher, 1953 より)

弓状帯あるいは被蓋部(蓋)という. この部分は, 骨ラセン板から外柱細胞(コルチ杆状体)を通って伸びている.
[線維層] 基底膜は, 蝸牛管軸に対して垂直な面において横方向あるいは放射方向に走行する細胞外線維からなる. これらの線維は, かなり均質な間隙性の物質の中に埋め込まれている. Retzius(1905)によれば, 基底膜には約24,000本の線維が含まれている. 上部構造を取り除いて真上から見た場合, 基底膜は波形のあるいは「洗濯板」のような道に似ている. 弓状帯の線維層は, 外柱細胞の下方で2層に分かれている(図6-83参照). この2層の線維層がある領域は, 櫛状帯あるいは櫛状部という.
[鼓室階壁] 基底膜の鼓室階面は, 血管組織が豊富な中皮層で覆われている. 他の血管より太い血管の1つとして, ラセン血管がある. Angleborg and Engström(1973)の走査型電子顕微鏡を用いた研究で, 線維の走行方向に垂直に伸びた長い突起をもつ紡錘細胞が, 櫛状帯に並んでいることが明らかにされた. 紡錘細胞の分布は, 基底部, 中央部, 頂部という場所によって異なり, さらに細胞の形は動物の種によって異なっていた. 以下に述べる鼓室階の皮膜層の存在意義についての説明は多分に推論的であるが, 紡錘細胞は, なんらかの食作用や, 基底膜を介してのイオン交換に関連しているというものである. また, 基底膜の生理学的特性にも関係しているというものである.
[基底膜の幅] 基底膜の幅は可変的であるという事実は, 聴覚説研究史において非常に大きな衝撃を与えた.

多くの研究者が得た研究結果はかなり異なるものであったが, Wrightson and Keith (1918) の結果が最もよく引用されている. 彼らは, 幅の変化が基底部で0.16mm, 頂部で0.52mmであるとした. 蝸牛は, 基底回転に近い部位では幅広く, 頂回転に近いところでは狭くなっているが, 基底膜はその反対で, 基底部のほうが狭く頂部のほうが幅広くなっている. その結果生じる蝸牛と基底膜との隙間は, 骨ラセン板によって埋められている. Fletcher (1952) による図 (図6-84) は, Wrightson and Keith のデータに基づいて描かれたものである. このデータは, 後に Békésy (1960) によって求められたデータと基本的には一致する. 基底膜は, 頂部では幅広く, 弛緩していてまったく緊張がないが, 基底部では幅が狭く, 剛性があり若干の緊張がある. 弾性の変化は, 100倍以上にもなる (Békésy, 1960). これらの要因は, 基底膜の弾性勾配が進行波の伝播に貢献しているものと考えられる. つまり, 周波数の**場所符号化説**を強力に支持するものである.

ラセン器 (コルチ器)

基底膜の上面あるいは前庭階面には, 聴覚に必須の感覚細胞を含む重要な器官がある. 正式名称は**ラセン器**であるが, 伝統的に**コルチ器**という用語が浸透している. ラセン器の構造は非常に複雑で, 基底膜の幅と長さともにいっぱいを占めて存在し, 一連の (大部分が) 上皮構造からなる. 図6-81 は, 典型的なほ乳類の蝸牛断面および蝸牛管内にあるラセン器を図式的に描いたものである. 図6-85 は, ラセン器の図式を拡大したものである. ラセン器を構成する細胞は, 受容細胞と支持細胞に分類できる. まず, ラセン器について全体的に述べた後, 支持細胞および受容細胞について詳細に述べることにする.

骨ラセン板付近に, 2種類のよく目立つ構造, すなわち**内柱細胞**および**外柱細胞 (コルチ杆状体)** がある. これらは支持細胞で, ラセン器の横断面でみると, 基底部ではかなり離れているが頂部では収束して互いに合わさっている. これによって三角形をしたコルチ・トンネルを形成している. **コルチ・トンネル**の床に相当する部分は柱細胞の基部および基底膜によって形成されている. トンネル内は, ときに**コルチ・リンパ**とよばれるリンパ液で満たされている. 内柱細胞の蝸牛軸側には, 1列の**内有毛細胞**が支持細胞の内側に並んでいる. 柱細胞の外側には, 3列の**外有毛細胞**がその基部と頂部を, **ダイテルス (Deiters) 細胞**やその支持突起などの複雑に込み入った支持細胞によって固定されている. 有毛細胞の線毛がある頂部は, 繊細な網状膜を突き抜けて, **蓋膜**という線維膠状性の塊のところまで伸びている.

支持細胞 図6-83は, ラセン器にある複雑な支持細胞を図式的に描いたものである. この図では, 蝸牛軸に近い部分から始まって, 基底膜から外側のラセン靱帯までが描かれている. 骨ラセン板縁前庭唇の表面は, 非常に特徴的な上皮層によって覆われている. その上皮層の細胞は一層に並んでいて, 前庭面 (上部) からみると, 前庭唇の表面はギザギザしている. 初期の解剖学者は, これらの細胞を「聴歯」とよんだ. その細胞は上皮性で,

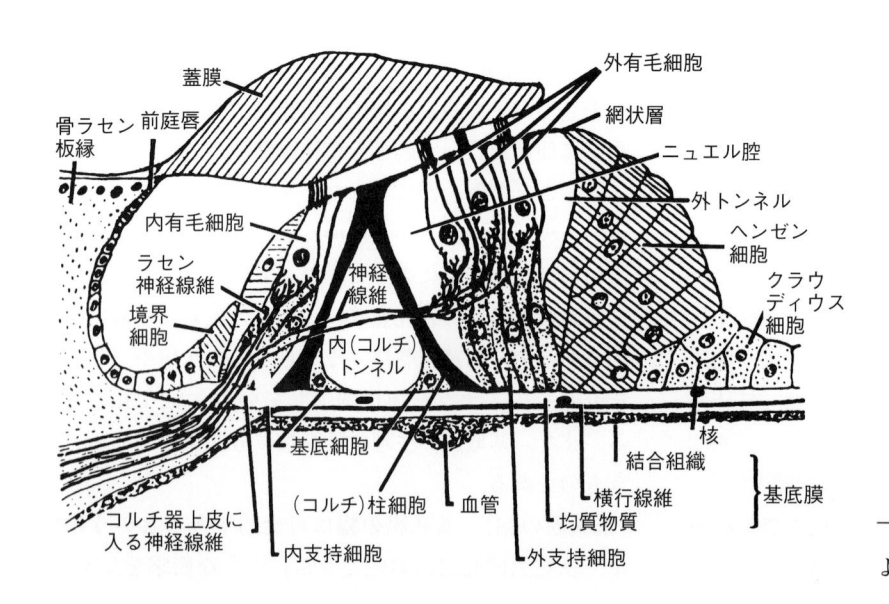

図6-85
ラセン器 (コルチ器). (Stevens, 1951 より)

Vinnikov and Titova (1964) は，分泌性の細胞であることを示した．それらは蓋膜を形成する実質で，**内ラセン溝**の表面を覆う上皮層と連続していると考えられている．内ラセン溝は，内有毛細胞の支持細胞と直接連続している，大型の平坦な多角形の細胞からなっている．蝸牛軸側の内有毛細胞に接する最初の数列の細胞は，**ヘルト Held 境界細胞**とよばれる．この細胞は，頂部が多少平坦で，隣接細胞の同様に平坦な頂部としっかり結合している点で他と区別することができる．

［支持細胞］ 内有毛細胞と最も密接に関連する支持細胞は，2つの主要な部分からなる．ひとつは**細胞体**で，小さな基底終端部が**神経孔**付近の骨ラセン板に直接載っている．細胞体は，内有毛細胞の下端まで達していて，その部分からやや固い突起が出ている．その突起は，有毛細胞の頂部まで達している．この角質性の突起は**支持突起**といい，上端部分は平らに広がっていて，**網状膜**の形成に寄与している．このように，内有毛細胞の基部は支持細胞の細胞体によって，頂部は支持突起によって堅固に支えられている "phalanx"（支持）という用語は，ギリシャ語で a line or array of soldiers「兵の隊列，戦列」を表すことばが語源である．

［コルチ杆状体（柱細胞）］ おそらく最も目立つ支持細胞は，コルチの内柱細胞および外柱細胞であろう．**図6-83**に示すように，内柱細胞の基部は骨ラセン板鼓室唇と基底膜との接合部に載っており，外柱細胞の基部は基底膜弓状帯の外境界に載っている．内柱細胞および外柱細胞の広く広がった基部には細胞核があり，両者は直接つながっている．柱細胞は頂部で合わさって，互いに鋭角をなしている．内柱細胞の数は約6,000，外柱細胞は約4,000である．内柱細胞基部と外柱細胞基部との距離は，蝸牛底部から蝸牛頂部へ向かって増大するが，柱細胞と基底膜とがなす角度は蝸牛頂部へ向かうほど減少する．

図6-85のような断面図では，柱細胞は三角形の**内コルチ・トンネル**を形成する．その床に相当する部分は，柱細胞基部が拡張したものとその直下にある基底膜とによって形成されている．側面からみた特徴では，トンネル壁は硬質ではないことがあげられる．むしろ，柱細胞は相互に間隙があるように並んだ上皮細胞であり，その間隙によって内リンパが循環可能で，神経線維が蝸牛軸へ向けて通過し，そこに分布する神経細胞体に達することができるようになっている．ただし，柱細胞の頂部および基部はつながっている．内柱細胞の外表面には深い

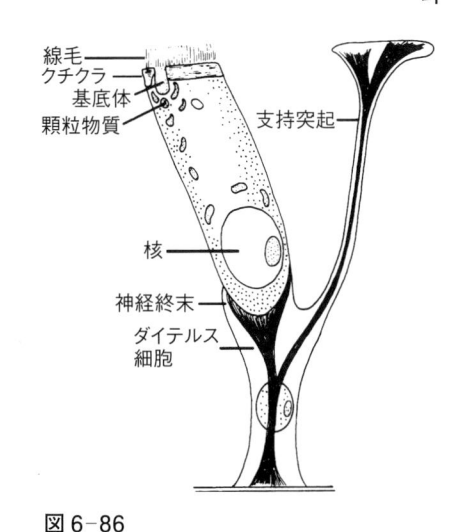

図6-86
ダイテルス細胞および外有毛細胞．

陥凹があり，外柱細胞頂部の突部と噛み合うようになっている．さらに，内柱細胞頂部には層状の頭板があり，外柱細胞にある同様な頭板と重なり合っている．これらの頭板は，内有毛細胞と第一列目の外有毛細胞との間の間隙をつなげている．外柱細胞の薄い頭板は**支持突起**といわれ，他の支持細胞の支持突起とともに一体となって，**網状膜**というラセン器を覆う繊細で網状の構造を形成している．

［ダイテルス細胞］ ダイテルス細胞とは，すでに述べた内支持細胞と同様に，外柱細胞基部とは連結しているが，外柱細胞の細胞体あるいは細胞幹とは分離して並んでいる支持細胞のことである．第一列目のダイテルス細胞基部は，外柱細胞基部と直結しているが，細胞体は上方にかなり離れていて，**ニュエル（Nuel）腔**という逆三角形の内リンパで満たされた空間を形成している．ダイテルス細胞基部は，基底膜の櫛状体に載っている．ダイテルス細胞の細胞体は円柱状であるが，支持している有毛細胞の基部と結合している部分は非常に複雑になっている．**図6-86**にダイテルス細胞を図式的に描いたものを示すが，外有毛細胞基底部にぴったり合う杯状になるように，変形して描いてある．

その杯あるいは低い方の頂部あたりから，上方に伸びる支持突起が出ている．その突起は，隣接する有毛細胞間にあるラセン器上端まで達している．そこで薄い板となって伸び，網状膜を形成し，また隣接する有毛細胞の頂部を分離している．支持突起は斜め上方に伸び，網状膜がある高さまで達し，2～3個の有毛細胞がダイテルス細胞の細胞体より上方になるように押し上げている．

482　第6章　聴　覚

このように,**網状膜**(**網状板**)は独立した構造ではなく,内支持細胞,内柱細胞頭板,外柱細胞支持突起,ダイテルス細胞などによって構成されたものである.網状膜の機能は,有毛細胞頂部を支持することである.有毛細胞の線毛の房は,網状膜の網目状の基盤を通り抜けて蓋膜まで伸びている.

[ヘンゼン(Hensen)支持細胞]　外側列のダイテルス細胞に隣接して,ヘンゼン支持細胞という5～6列の高い柱細胞がある.最内側列の細胞の幅の狭い基部は,基底膜に載っており,外側列のダイテルス細胞基部と直接結合している.しかし,細胞頂部のほうは外側列の有毛細胞から若干離れて,幅の狭い**外トンネル**を形成している.

[クラウディウス(Claudius)・ベッチャー(Boettcher)細胞]　ヘンゼン細胞の外側に,高さが低い数列の柱細胞および立方細胞が並んでいる.これらは,クラウディウス・ベッチャー細胞といい,血管豊富なラセン靱帯の上皮層と結合している.この上皮層の細胞は分泌性で,血管組織とともに重要な**血管条**を形成している.おそらく内リンパを分泌しているが,元々ラセン器は血液供給を受けないようになっているので,内リンパによる栄養機能は聴覚にとってきわめて重要である.血管条は,基底稜から前庭階壁(ライスネル膜)まで広がっているが,微細な排泄機構であるとともに,内リンパを産生している.そして,プラス80mVの直流電圧である内リンパ静止電位を発生していると考えられている.

受容細胞(感覚細胞)　聴覚の受容細胞は,杆体あるいは柱細胞の両側に並んでいる.蝸牛軸側に1列に並んだ**内有毛細胞**と,外側に3列,非常に規則正しく幾何学的配置をとる**外有毛細胞**である(**図6-87**参照).内有毛細胞と外有毛細胞とは,形態,線毛あるいは不動線毛の配列,神経分布においてかなり異なっている.

[内有毛細胞]　ヒトの耳には,内支持細胞と内柱細胞との間に1列に並んだ約3,500個の内有毛細胞がある.内有毛細胞は,内柱細胞と同じ角度だけ傾いている.図6-88に示す電子顕微鏡像は,内有毛細胞とその支持細胞との関係を示したものである.有毛細胞は,基底部から固定されていない上方先端部までしっかりと支持されている.楕円形をしていて,頂部は**クチクラ**で覆われ,多数の感覚毛あるいは不動線毛を備えている.各細胞の基底終端は,神経終末および支持細胞と連結している.

胎芽期においては,すべての感覚(および支持)細胞

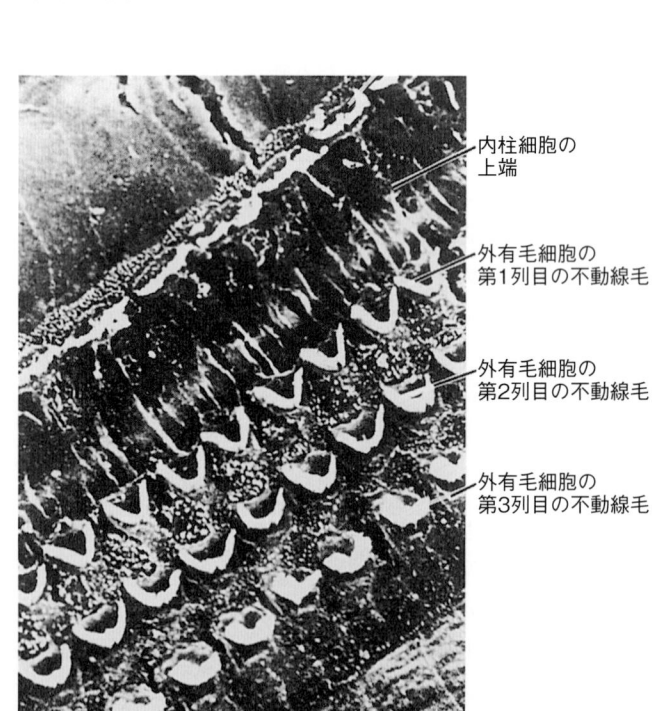

図6-87
内有毛細胞および外有毛細胞の配列を上から見た,ラセン器の走査型電子顕微鏡像.(写真は,Harloe Ades博士の好意による)

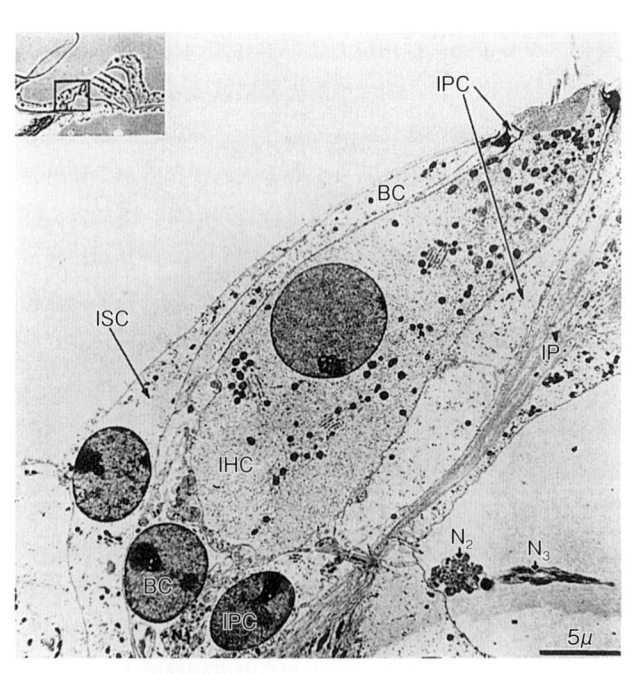

図6-88
内有毛細胞および支持細胞の電子顕微鏡写真.ISCは内支持(supportive)細胞.IHCは内有毛細胞.IPCは内支持(phalangeal)細胞およびその核.IPは内柱細胞,BCは内境界細胞,N_2はラセントンネル束およびN_3は放射状トンネル束.(David J. Lim医学博士の好意による)

は，その上方表面に**運動線毛**という1本の長い毛をもっている．運動線毛は胎児期の後半で消失し，成人では基底体という構造が，蝸牛軸側の細胞表面でクチクラがない領域の真下に痕跡として残る．基底体は，顆粒状物質が集まったもので囲まれているのが特徴である．成人の前庭細胞では，基底体から1本の線毛（運動線毛）が伸びている．内有毛細胞の細胞体の高さは蝸牛全体にわたってほぼ一定であるが，個々の有毛細胞の不動線毛の長さと直径は異なっており，蝸牛回転での位置によっても異なっている．細胞数も基底膜上の位置によって異なっている．Bredberg（1968）は，蝸牛基底部では1mmあたり80個，頂部では1mmあたり115個の細胞があると報告している

内有毛細胞のクチクラで覆われた**尖部**は若干凹んでいて，約48本の不動線毛が生えている．その線毛は，蝸牛長軸に平行で3～4列の波形に並んでいる．個々の線毛についてみると，上端部の直径の方が大きくなっている．また，内有毛細胞でも外有毛細胞でも，外側列の不動線毛が一番長くなっている．さらに，蝸牛底側より蝸牛頂側の線毛の長さが長く，内有毛細胞の不動線毛は外有毛細胞のものよりまばらである．各線毛は，基部においてしっかりと締め付けられており，細根がクチクラ板を貫通している．線毛は，非常に細い線維によって結合されており，一番長い1本が動いただけで，細胞上の線毛全部が1つの単位として一緒に動くようになっている．不動線毛は，クチクラ板に平行に走行する結合子によって，外側方向に束ねられている．これらの結合子は，同じ列の不動線毛間のみならず，異なる列の不動線毛間をも走行している（Pickles et al., 1984）．こうした連結は，おそらく不動線毛を機械的に結合することに役立っているものと考えられる．その結果，変位が生じるとある細胞上のすべての不動線毛が揃って動くことになる（Flock and Strelioff, 1984）．不動線毛を束ねている第2のセットは，隣接の長い不動線毛を通る短い垂直方向に走行する線維である．長い不動線毛が隣接の短い不動線毛から変位を受けると，先端が引き伸ばされることになる．Pickles et al.（1984）は，先端が引き伸ばされることで不動線毛の膜チャンネルが開かれ，弛緩することでチャンネルが閉じられることを示唆している．おそらく引き延ばしで興奮，弛緩で抑制が生じるであろう．線毛はアクチンその他のタンパク質も含んでおり，その力学的特性を積極的に変化させることができたり，運動能力

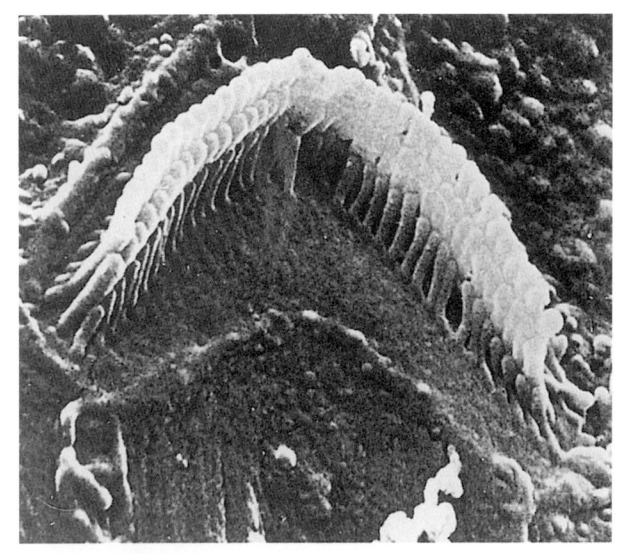

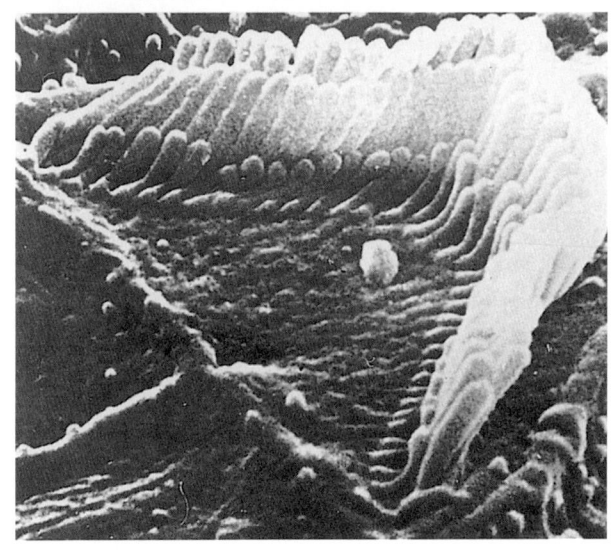

図6-89
外有毛細胞の不動線毛の電子顕微鏡写真．外有毛細胞のサイズおよび形態における漸次的変化を示す．（写真は，Harlow Ades博士の好意による）

さえ有するものと推測されている（Pickles, 1982）．不動線毛を含む有毛細胞全体は形質膜で覆われている（内有毛細胞，外有毛細胞とも）．とくに内有毛細胞の細胞質は，とりわけその先端部付近には小胞体およびミトコンドリアを豊富に含んでいる．

［外有毛細胞］ 13,500個ほどある外有毛細胞は，内有毛細胞と多くの共通特性をもっている．細胞先端部を覆うクチクラ膜から不動線毛が伸び，網状膜より高い位置まで達している．また，基底小体という運動線毛の痕跡がある．細胞および線毛は，輪郭のはっきりとした原形質膜によって覆われている．外有毛細胞は，まるで小さ

な試験管のような丸まった円柱状で，**ダイテルス細胞**の杯状の頂部にぴったりと収まっている有核細胞である．不動線毛の配列は，内有毛細胞とは異なっている．外有毛細胞では，V字状あるいはW字状に3列以上の配列となっており，Wの下方が骨ラセン板の方を向いている（図6-89参照）．Wの線の角度は，基底回転部では広く，頂回転部へ向かうほど徐々に狭くなっていく．各細胞の外側の不動線毛は他よりも比較的長いが，このことには重要な理論的含意があると考えられる．例えば，内有毛細胞および外有毛細胞の不動線毛の配列は，線毛が（主として）横方向（放射方向）のずれ運動に対して反応することを示唆している．これについては後述する．外有毛細胞の細胞体の長さは，基底回転部のものは約20ミクロンなのが，頂回転部に向かうほど長くなり約50ミクロンとなる．しかし，逆に不動線毛の数は，基底回転部では1個の細胞あたり約130本なのが，頂回転部では約65～70本と少なくなる．基底回転部では細胞は平行に3列配列されているのが，中回転部では4列，頂回転部ではときには最少でも5列あるという説もある．

有毛細胞の数について最もよく引用されているのは，Retzius（1905）の研究である．彼は，内有毛細胞を約3,500個，外有毛細胞を約12,000～20,000個と推定している．その後の他の研究も，妥当な数字であることを支持している．有毛細胞の構造には，その細胞の高度に特殊化された機能に関する重要な含意がある．

蓋膜　蓋膜は，非常に精巧な外観をもつ構造で，ラセン板縁前庭唇の上皮層と結合している（図6-90参照）．半透明，ゼラチン状で，密度は内リンパよりわずかに大きい程度と説明されている．リンパ液で満たされた管と見なす考え方もあるが，実際，蓋膜の物理特性に貢献していると考えられる多数の絡み合った原線維（直径約90オングストローム）を含んでいる．基底膜の原線維と同様，蓋膜は完全に非細胞性なため真の細胞膜がなく，おそらく生体電気性あるいは代謝性の機能もない．構造を支えるという純粋に力学的な機能を有していると考えられる．

蓋膜（および蝸牛）についての記述で最も優れたものの1つは，Held（1926）の文献である．ようやく最近になって，彼の観察に新しい発見が追加された（Iurato, 1962；Lim, 1972）．ヘルトHeldは蓋膜の基質を5種類に分類したが，ここではLimが膜を3つの部分に分割した考え方を用いる．つまり，(1) **表層の網状部**，(2) **線維性の本体**，(3) **均質な基底層**あるいは**ハーデスティ（Hardesty）膜**の3種類である．図6-91にそれらを示すが，併せて蓋膜の部位的な分類である，**縁部 limbal**，**中間部 middle**，**辺縁部 marginal**という3分類も示す．**ヘンゼン条**という稜が，蓋膜下面，ちょうど内有毛細胞がある領域の真上にある．図6-91では，解説の便宜上，ハーデスティ膜を線維層あるいは本体から離して描いてある．辺縁条および辺縁網もヘルトによって記載されている．これも同じく解説の便宜上，辺縁帯についても**辺縁網**を線維性の本体から離して描いてある．ハーデスティ膜および辺縁網は，蓋膜の辺縁複合体を構成する．

この非細胞性膜の形態発生はまだよくわかっていないが，一般には蝸牛上皮細胞の分泌によって生じ，すでに

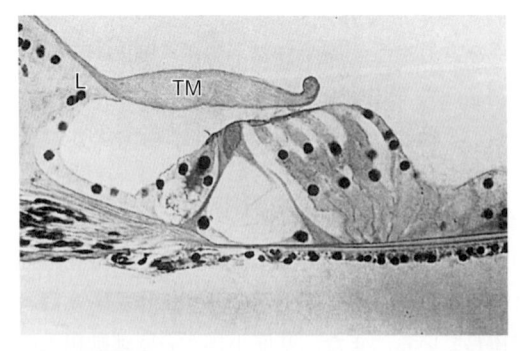

図6-90
蓋膜（TM）の様子を表す，ラセン器の明視野顕微鏡写真．骨ラセン板縁前庭唇（L）の上に載っている．

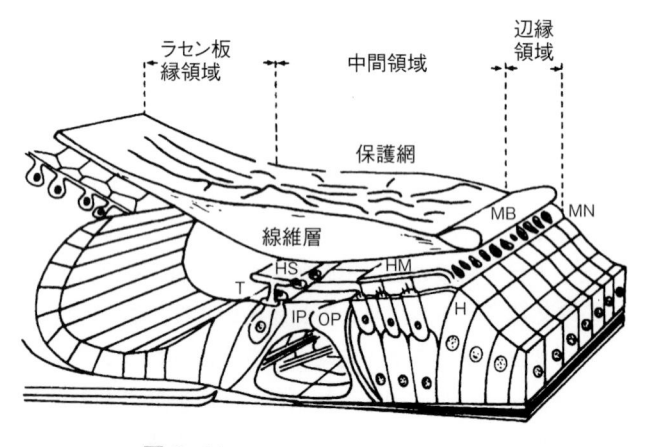

図6-91
蓋膜の基層，保護網，線維性の本体および均質な基底層（Hardesty膜，HM）を示す．蓋膜（T）および内柱細胞・外柱細胞（IP-OP）から分離した状態で，辺縁帯（MB），辺縁網（MN），ヘンゼン条（HS）を示す．ヘンゼン支持細胞（H）も示す．

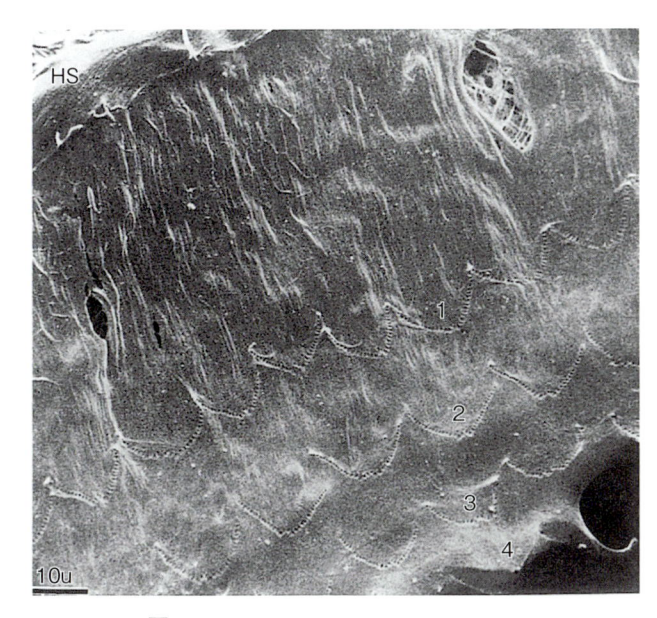

図 6-92
蓋膜下面の電子顕微鏡写真．外有毛細胞の不動線毛の接触による痕跡を示す．第1列から第4列およびヘンゼン条（HS）も示す．（Lim, 1972 より）

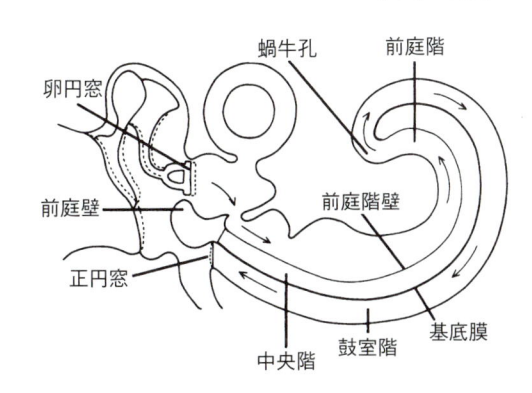

図 6-93
蝸牛における質量作用流．アブミ骨底板の内向運動は，前庭階を頂部へ向かう外リンパ流を生じさせる．その外リンパ流は，蝸牛孔を通過してからは鼓室階を底部へ向かい，最後に正円窓を外側へ膨張させる．

述べた「聴歯」によって維持されていると考えられている（Iurato, 1962）．

蓋膜がなんらかの方法で不動線毛に付着しているか否かについては，100年以上にもわたって議論の主題となってきて，いまだに議論が続いている．このように結論が出ない理由の1つとして，蓋膜は歪みやすく，染色による人為構造が生じやすいからである．例えば，顕微鏡のプレパラート作成用の固定材料に入れると，膜は縮んでしまう．しかし，電子顕微鏡による観察では，膜は少なくとも2種類の方法で付着していると考えられている．1つは，外有毛細胞の最も長い不動線毛への付着であり，もう1つは，図6-91にあるようにヘンゼン条によるものである．ヘンゼン条は，ダイテルス細胞の最終列あるいはヘンゼン細胞付近にある微細な小柱と辺縁網によって，ヘルト境界細胞に付着している．図6-92のように，外有毛細胞の最も長い不動線毛は，蓋膜下面にその痕跡を残している（Lim, 1972）．

機能的な観点からすると，内有毛細胞の不動線毛も蓋膜と接触しているものと考えられるが，実証されてはいない．少なくとも外有毛細胞の最も長い不動線毛は，蓋膜と接触していると結論づけるのが合理的である（Kimura, 1966；Bredberg, 1968）．

Angleborg and Engström（1973）によれば，出生前には蓋膜の接触はかなり広範囲に起こっているのが，出生後に聴覚機能が働き始めると接触はかなり弱められて，少数の線維のみが蓋膜からヘンゼン細胞に達するようである．このことは，以前のLindemann and Ades（1971）による発見を支持するものである．

内耳の機能
The function of the inner ear

導　入

以下では，蝸牛内での音波の伝播および振動エネルギーが神経インパルス列に変換される方法に関する問題点について述べる．内耳に関するこれまでの解説によって，膜迷路全体が閉鎖系となっていることは明らかである．骨迷路壁が圧によってたわむことはないし，迷路内のリンパ液もほとんど圧縮されないので，アブミ骨底板の振動は必然的に蝸牛内のリンパ液を変位させることになる．蝸牛内の流体運動の正確な機構には，重要な理論的含意があり，多くの聴覚説が採用している様式と直接的な関連がある．

1つの考え方は，アブミ骨の運動は蝸牛内の液体柱に直接伝達され，蝸牛は全体として反応するというものである（**全体活動機構**）．図6-93に示すように，アブミ骨底板の内向運動は前庭階の外リンパの流れを生じさせ，蝸牛孔を通過して今度は鼓室階を流れ，アブミ骨の内方運動に正比例して正円窓を外側へ膨張させる．アブミ骨底の外方運動では，外リンパの流れが逆方向になる．

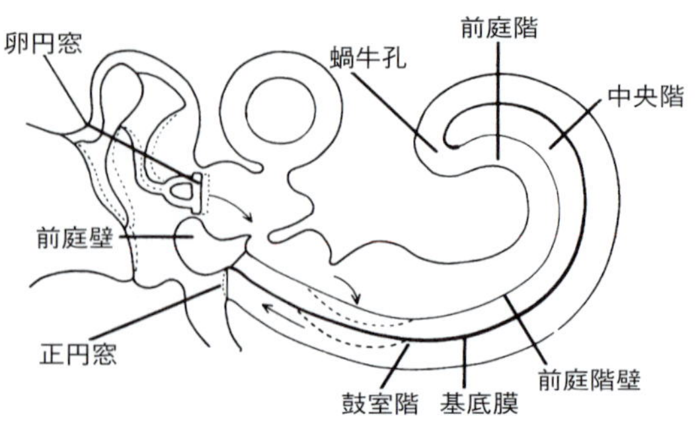

図6-94
蝸牛における振動の伝達経路.振動は,中央階から鼓室階へと伝達される.

液体柱の振動によって伝達される音波のエネルギーは,基底膜上の構造によって選択的に減衰される.

もう1つの考え方は,前庭階で生じた圧力が中央階を横切って鼓室階へと伝達されるというものである.図6-94のように,こうした圧力の伝達は前庭階壁の変位を生じさせ,さらに基底膜の変位を生じさせる.すでに述べたとおり,アブミ骨の運動方向とは逆位相の正円窓の変位が生じる.液体運動は,特定の周波数に対して弁別的で,基底膜のうち特定の周波数を担当する領域にのみ変位を生じさせる.これらいずれの機構においても,基底膜上の有毛細胞への力学的擾乱によって,力学的エネルギーから蝸牛神経線維を刺激する電気的な擾乱へと変換される.

聴覚説 Theories of hearing

導 入

蝸牛内の液体運動,有毛細胞が刺激される機構,蝸牛の分析特性の正確な性質は,いずれも長年にわたって推測と精力的な研究の主題となってきた.多くの研究者が,聴覚の生理を解き明かすことに全人生を捧げてきた.今日に至っても,最も基本的な疑問のいくつかでさえ解明されていない.例えば,有毛細胞がどのように刺激されるかを正確に知る人は誰もいない.いくら控えめにいったとしても聴覚機構は未だ不可解であり,100年以上にわたって,科学の全領域における事柄,疑念を抱かせるようなことや想像をも含めて理論に取り込んできたというのが実際のところである.

そうした時代の研究から数多くの聴覚説が提唱されたが,これらは大きく2種類の説に分類できる.また,各種類において,さらに2種類ずつに下位分類できる.1つは**場所説**といい,これは**共鳴説**と**非共鳴説(進行波説)**に下位分類される.もう1つは**周波数説**といい,**電話説(非分析説)**と**周波数分析説**とに下位分類される.これらの説の大部分は,蝸牛内の振動エネルギーの伝達経路および基底膜上に生じる擾乱の特性を重視したものとなっている.蝸牛の神経生理学および中枢神経路の役割はあまり重視されておらず,なかには聴覚説の体系からは除外されてきた説もある.また一方では,1892年頃になってGustav Retziusが,有毛細胞が神経インパルスを生起させていることを初めて示唆した.もちろん,彼の説は正しかった.

以下では,まずいくつかの聴覚説を簡単に概説し,その後,聴覚の神経生理学的な特徴について検討する.

共鳴説

最初のよく体系化されていた聴覚説の1つが,1857年のヘルムホルツによるものである.彼の共鳴説はよく受け入れられ,これほど長期間にわたる人気を得た聴覚説は他にはない.彼の説に引き続き,同じ時代に3つの重要な展開がみられた.聴覚分析におけるオームの法則,Johannes Müllerの特殊神経エネルギー説,そしてその後のコルチ器に関する解剖学的発見である.

オームの法則を簡単に説明すると,すべての周期音は,基本周波数の整数倍の周波数を有する一連の正弦波(あるいは余弦波)からなる,というものである.また,一連の正弦波が加算されて複合音を形成するので,各正弦波の振幅と位相関係によって複合音の波形が決定される.この法則は,ヘルムホルツの聴覚説の重要な基礎となる.

彼は,神経への刺激によって生じる効果は,その神経がかかわる感覚の種類に特有であるという**Müllerの特殊神経エネルギー説**の影響も受けている.例えば,眼は通常は光エネルギーに反応するが,電気,化学あるいは力学的刺激による視覚受容器の刺激によっても,衝撃感や圧覚ではなく光感覚を生じる.Müller説は,聴神経の各線維が特定のピッチを担当するというヘルムホルツの説の根拠となっている.

ヘルムホルツは,**コルチ柱細胞**の発見も自身の理論を支持することになると考えた.彼は,外柱細胞が一連の共鳴器を構成していると考えた.その説では,高周波数に対応した共鳴器は蝸牛基底回転部に,低周波数に対応

した共鳴器は頂回転部にあるとした．彼は，理論の説明にピアノやハープをたとえとして用いた．誰でも知っているように，歌唱や楽器演奏では，共鳴によって大きな楽音が生じる．ヘルムホルツによると，刺激音はその周波数に応じた特定の共鳴器を共振させるが，各共鳴器には異なる神経線維が分布しているので，結局，蝸牛レベルで周波数分析が完了することになる．その後の理論提示では，ヘルムホルツはコルチ柱細胞を共鳴器と見なすことはなくなったが，基底膜の横行線維が重要な共鳴要素と考えていた．

ピアノあるいはハープの弦によるたとえは，最初のものからは修正された最終的なヘルムホルツの共鳴説にもなお当てはめて用いられている．このたとえは間違っているのだが，不幸にも，いくつかの「権威ある」一般向け出版物においては，いまだに言及されることがある．その結果，親も教師も，自分の頭の中には小さなピアノあるいはハープあるいはマリンバがあると思いながら人生を送ることとなる．

ヘルムホルツの説は，蝸牛の顕微解剖学的あるいは生理学的な特性についての知識が，今日ほど進歩していなかった時代に発展した．しかし，共鳴要素についての詳細を除いては，ヘルムホルツの説は現在の場所説との類似性がきわめて高い．基底膜の生理学特性に関する徹底的な研究の結果，意外にも実際に共鳴器が実在するらしいことがわかった．ヘルムホルツは，高周波数領域は蝸牛の基底回転部，低周波数領域は頂回転部としたが，もしそうなら横行線維の長さは基底部より頂部のほうが長いはずである．ヘルムホルツは，こうした自説を支持するものとしてHensenの解剖学的観察を引用している．Hensenは，基底膜の横行線維の長さが，基底部の0.04mmから頂部の0.495mmへと約12倍も長くなっていることを発見した．その後の，Keith（1918），Guild（1927）の計測では，長さの相違は確かに存在するものの，3〜4倍程度であることを示した．Wever（1938）の計測では，多くの標本（25耳）について基底部での平均幅は0.1mm，頂部では0.5mmで，約6倍の開きがあった．物理学の基本的な法則から導き出される原理を当てはめるとすると，ヒトの耳の周波数範囲のうち20%しか説明することができない．

ヘルムホルツの説を支持するためには，第2の条件として，共鳴器相互のインピーダンスが非常に高い状態を示す必要がある．つまり，放射方向の張力が，縦方向の

(A) 張力がかかった基底膜

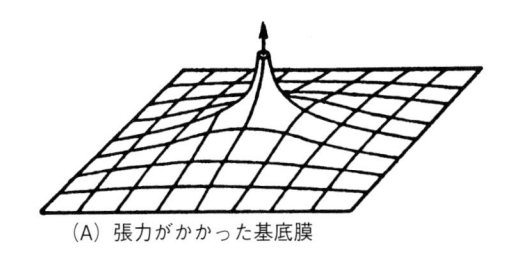

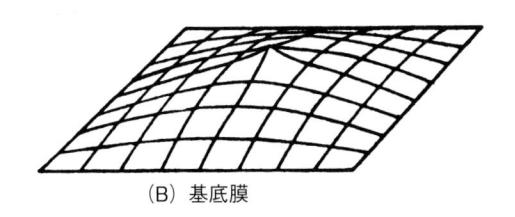

(B) 基底膜

図6-95
放射状に張力がかかった基底膜の一点に力をかけた場合の凹み，および均一な張力下の場合の印象を表す．(Békésyの好意による)

張力より相対的に強い状態を示す必要がある．基底膜を細かく調べても，ヘルムホルツは張力の分布が異なるという解剖学的根拠を見つけることができなかった．そのため，彼は，生存時には存在する放射方向の張力は，死によって失われると仮定した．

ベケシー（1941）は，死体から摘出した基底膜の縦方向と放射方向の張力比を求めた．骨壁にドリルで穴を開けて基底膜の鼓室蓋側に到達したら，彼は短い毛髪で基底膜に触れた．

ヘルムホルツの共鳴説が成立するためには，基底膜の押し込まれた部分は，図6-95に示すような状態を呈する必要がある．もし，基底膜が，骨ラセン板からラセン靭帯まで放射方向に伸びる細い弾性線維列によって構成されていて，線維相互は連結されていないなら，毛髪で押し込まれると，ほんの何本かの線維だけが変位するはずである．しかし，放射方向と長さ方向の張力が等しいなら，図6-95Bのように変形は円形となるはずである．ベケシーは，放射方向に対する縦方向の比（最大および最小）は非常に小さく，1:2は超えないことを発見した．また，基底膜に切れ目をつけても，放射方向，縦方向ともに切り口の断端が巻き込まれて楕円開口部になってしまうことはなかった．しかし，ベケシーは，幅が狭い基底部の剛性は頂部の約100倍であったが，明らかな張力の差はないことを見いだした．

Voldrich（1978）は，ベケシーの実験を再現した．Voldrichの被験体はモルモットで，死後15分以内に実験が行われた．ほかには，死後24時間の被験体で，さまざまな濃度のホルムアルデヒドおよびリゾホルム溶液で固定され，冷凍保存されたものを，ベケシーらが報告している実験条件下で行った．Voldrichは，新鮮な基底膜に与えられた針先からの力は，蝸牛のどの回転位置においても狭い範囲での急速な放射方向への陥凹を生じさせることを発見した．死後24時間以内に解剖された基底膜の場合，圧を加えるといつも広く浅いクレーターのような円形の陥凹を示した．死後数時間で組織に重篤な変化が生じ，それは基底膜の力学特性にも影響を与えた．

ベケシーは，大病院のプロセクター（解剖用死体の取り扱い者）から被験体を入手していたので，実験までに最低死後数時間は経過していたことが容易に想像できる．やはり，死によって組織変化が生じるというヘルムホルツの考えが正しかったということになる．

Voldrichの発見は，単に基底膜の線維は共鳴器ではないというだけで，ヘルムホルツ説への批判を帳消しにするものではない．より最近の知見によれば，もはや基底膜を力学的な関与がないゼラチン状の構造とみなすことはできない．むしろ，放射方向の線維は，縦方向への波動の伝播を抑制するように機能すると考えられている．言い換えれば，基底膜は，放射方向の比較的独立した，相互に結合していない一連の要素からなり，その各要素は独自の質量，コンプライアンス，剛性を備えているので，蝸牛のリンパ液中での振動圧に対して独自の反応特性を示すことになる．

音響学的な基礎事項として，高度に選択的（非減衰的）な共鳴器は，駆動力に対してゆっくりと反応し，推進力がなくなってからも同じだけゆっくりと減衰するという性質がある．もし，力が与えられなくなるとすぐに共鳴しなくなる場合，その共鳴器は高度に減衰的である．減衰的な共鳴では，同調周波数の鋭敏さがなく，単一周波数あるいは狭帯域周波数の刺激より，広帯域周波数の刺激に反応することになる．

非周波数分析説（電話説）

周波数説は，場所説とは異なって，蝸牛にいかなる分析機能も付与しない．むしろ，内耳は，振動エネルギーからコード化された神経インパルスへの変換器であり，そのインパルスが，聴神経を経て弁別と分析が行われる脳へと伝達されるとみなす．こうしたシステムは，電話の基礎的な仕組みとよく似ているので，**電話説**ともいわれる．初期の周波数説としては，リンネRinne（1865）の説があるが，ラザフォードRutherford（1886）の説が広く知られている．この説では，それ以前のいくつかの周波数説と同様，どのような周波数あるいは複合音が到来しても，基底膜上のどの有毛細胞も刺激されると考える．

ラザフォードは，彼の説では聴神経線維への負担が非常に大きいことは理解していたが，毎秒15,000回ものインパルス発射は単一の神経線維あるいは有毛細胞の発射率の限界を超えていることは，明らかに考慮していなかった．事実，ラザフォードは，聴覚神経は何か特別の方法でインパルスの高頻度発射に適応すると考えていた．また，音の高さおよび音質の分析についても，聴器よりもむしろ脳のトレーニングによってその能力が獲得されると考えた．ラザフォードは，場所全体が関係する機構の存在も認めていて，彼の説と場所説とは互換性があることを示唆していた．多くのラザフォード以降の電話説は，すべて個々の神経線維に大きな負担がかかる点で限界があった．

単一の神経線維の発射頻度に関する研究から，最高発射率は毎秒24～1,000回にわたることが明らかとなった．Adrian and Zotterman（1926）はこの種の実験を最初に行ったが，カエルの筋-神経標本で最高発射率が毎秒190回との結果を得た．これ以降，多くの類似した実験が行われたが，少数の例外を除いては最高発射率は毎秒300回以下（連続刺激の場合）におさまるものであった．短い間隔での発射では，最高発射率が毎秒1,000回を超えるので，ラザフォードの説のような厳密な単一線維説は支持されないということの根拠となる．神経要素，有毛細胞，基底膜の特性について知りえたことは，ラザフォードの説のような周波数説とはまったく互換性がないということである．

定常波説

ロープやひもに生ずる定在波あるいは定常波のことは，ほとんどの人が知っているであろう．ロープの一端を固定し，他端を持って中程度の張りになるように引っ張り，繰り返し上下に動かすと，進行定常波が生じて固定端にぶつかるまで進み，そこで反射して手元まで戻ってくる．各周期あるいは往復において，変位部分はロープの長さの2倍を移動するが，運動のタイミングがうま

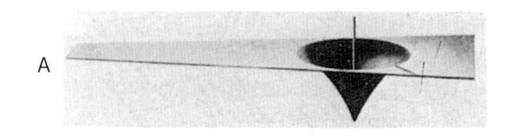

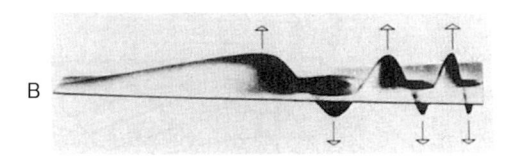

図 6-96
非常に柔軟な膜の一点に力をかけた場合，（A）のような陥凹を呈する．その後の膜の反応は，Ewald が述べたような定常波の形を取る（B）．（Békésy, 1960 による）

く合うと，入射波と反射波が複合して定常波となる変位パターンとなる．

ロープには腹と節が非常に規則的な間隔で生じ，ロープ上を進んでいないようにみえる．図 6-21 に，定常波パターンを示す．最大変位部（腹）は，無変位部（節）によって 1/2 波長間隔で区切られている．定常波は，ひもの長さと振動率との関係が整数倍のときに生じる．進行横波の速度は，張力の二乗と直接的に関連し，ひもの質量の二乗とは逆に関連する．周期はひもの長さに関連する．周波数は，もちろん周期の逆である．

圧力パターン説

Ewald（1899）は，聴覚の圧力パターン説を発表した．それは，アブミ骨によって生じた入射波は，基底膜上で反射を繰り返すというものである．Ewald は，ヒトの最低可聴周波数は 20 Hz と仮定し，その場合，基底膜上に 1/2 波長だけ離れている節に区切られて 2 つの腹が生じるとした（図 6-96）．高周波音の場合は，より多くの整数値の腹と節を生じさせる．20 Hz 音は 2 つの腹と 1 つの節を生じさせるが，Ewald のモデルでは，最高可聴周波数音（彼は 32,000 Hz までと仮定）においては基底膜上に 3,200 個の腹が，0.1 mm ごとにある節に区切られてできることになる．20,000 Hz においてさえ，腹と節の分布は基底膜にとって過酷といえる．Ewald によれば，これらの変位および腹と節の分布のパターンが，脳において音として解釈される．周波数分析は中枢神経系に任されてしまっているので，この説は非分析説に含まれる．

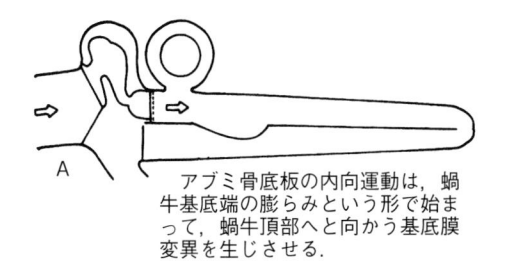

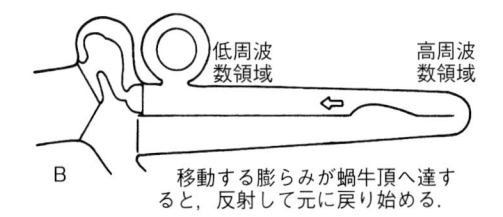

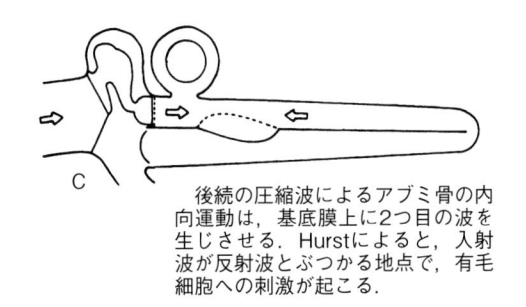

図 6-97
Hurst による進行波説の図．（Békésy, 1960 による）

進行波説

Helmholtz, Ewald に続いて，多くの非共鳴場所説が提唱されたが，いずれも蝸牛へ流体力学的原理を応用したものである．これらの説は，基底膜の変位の空間配置を重視する．変位の分布状況は，周波数に依存するものであり，蝸牛内の共鳴要素に依存するものではない．しかし，共鳴説，非共鳴説ともに，周波数分析は蝸牛内で生じるとする．

初期の非共鳴場所説である Hurst（1895）の理論は，アブミ骨の振動が蝸牛内のリンパ液に波動を生じさせ，この波が蝸牛基底部から頂部へ向かい，再び基底部へ戻ると考える．図 6-97 のように，アブミ骨の内方運動が基底膜の変位を生じさせるが，まず最初に基底部にふくらみが生じ，それが頂部へ向けて移動し，そこで反射して再び基底部へ向かって移動する．この説の問題点は，低周波音の聴取は基底部，高周波音は頂部で行われるとみなす点である．繰り返し述べてきたように，高音に対応する場所が蝸牛基底回転部，低音に対応するのが頂回転部である．

多くの進行波説が19世紀から20世紀への移行期前後に現れたが，これらすべてを紹介するのは本書のねらいではないので，興味ある人はWever(1949), Wever and Lawrence (1954) を読むことをお勧めする.

周波数分析説

1896年，**周波数分析説**あるいは**流体説**という周波数説を，Meyer, M. F. (1899) が提唱した．周波数説とはいうものの，蝸牛で分析が行われると考える．この説は少し複雑なので，Meyer (1899, 1928) を参照してほしい．Wever (1949) にもわかりやすい記述がある．

これらの初期の理論は，本当の意味においては聴覚説ではないということを理解しなければならない．むしろ，すべて蝸牛力学説であるが，蝸牛仕切構造（リンパ液，基底膜，中央階の支持細胞および感覚細胞）の力学的特性に関する実証的データが不足しているという欠点がある．

1928年にベケシーGeorg von Békésy 博士は，素晴らしい，また注意深く行われた長期にわたる一連の実験を開始した．その実験において，彼は蝸牛仕切構造の力学的特性と行動的特徴の記述を試みた．彼は，創意工夫に富んだ蝸牛のモデル，新鮮な，あるいは保存されたヒトおよび動物の蝸牛を用いた．1961年にベケシーは，蝸牛内興奮の生理学的機構に関する理解を進めるうえでの重要な貢献に対して，ノーベル医学・生理学賞を受賞した．

ベケシーの進行波説

ベケシーの最初の実験では，蝸牛の拡大モデル（Ewaldが先に用いた方法）を用いて，基底膜の運動を観察した．ベケシーは，適切な厚さ，剛性，張力のゴムで適切に基底膜を作ると，モデルは振動刺激に対して非常に明確な反応パターンを示すことを発見した．また，膜の特性によって，共鳴説にも，進行波説にも，あるいは定常波説にも適合するような変位パターンを生じさせることができた．新鮮なヒトの死体を用いた基底膜の変位パターンの観察を行うことによって，ベケシーは，振動刺激に対して非常に類似した変位パターンを示す拡大モデルを作ることができた．

図6-98A に示すように，蝸牛モデルは，長い金属枠からなり，液体が満たされ，薄い仕切りで上下の「階」に分かれていた．その仕切りには，**図6-98B** のように，先細型になった開口部があった．この開口部は，基底膜を表すゴム糊の希釈溶液で覆われていて，蝸牛孔を表す

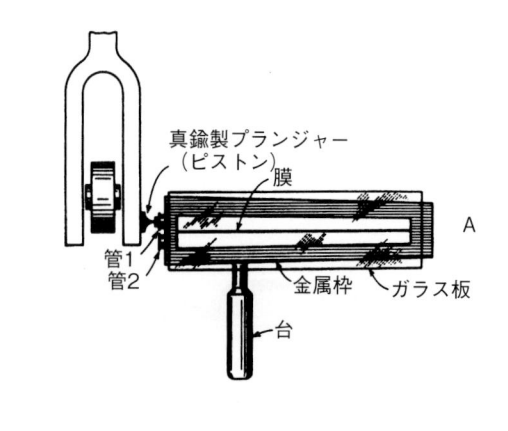

図6-98
蝸牛模型 (A) および基底膜を模したゴム糊でカバーされた，先細になった開口部をもつ部分 (B). (Békésyの好意による)

小さな穴が頂部に開けられていた．この穴の機能は，2つの階の静圧差を均等化することである．2つの液体が満たされた部分の基底部は，ゴム膜で密閉され，1つは卵円窓を，もう1つは正円窓を表していた．アブミ骨を表す真鍮製のプランジャーが卵円窓に固定され，電磁式の音叉で駆動されるようになっていた．振動刺激は，正弦波であった．前庭階壁（ライスネル膜）は，あってもなくてもほとんど影響がないという実験結果があったので，故意に省略された．この蝸牛モデルは，動物の蝸牛に酷似している閉じた流体システムからなる．**パスカルの原理**では，閉じた流体系のどこかに加えられた圧は，系内のすべてに伝達される．蝸牛内のリンパ液はほとんど圧縮されないので，蝸牛内の圧力変化は即座に全体に伝達されることになる．

振動エネルギーは，アブミ骨によって蝸牛内のリンパ液に伝達されるので，漸進性の圧縮波が生じる．外リンパは，以前述べたように，粘度は水に似ているが，蝸牛仕切構造（基底膜，蓋膜，支持細胞，受容細胞，内リンパ）を全体としてみると，ゼラチン様の粘度を有する．

外リンパと蝸牛仕切構造との力学特性の違いは，**インターフェース**を構成するうえでは非常に大きく，このようなインターフェースでは，2種類の流体の境界で表面波が生じてしまう．表面波は，インターフェースで生じる．外リンパと蝸牛仕切構造との力学的不連続性はない

ので，こうした表面波は目には見えない．外リンパと蝸牛仕切構造の力学特性に不連続性があるのみである．その結果，振動源（アブミ骨）によって外リンパが駆動されたとき，インターフェースにおいて時間-空間的に変化する圧力勾配が生じる．そして，その様式は，外リンパに加えられる刺激の周波数と複雑性，およびリンパ液中の伝達速度によって決まる．

換言すれば，外リンパを伝わる縦波は，蝸牛仕切構造に時間的にも空間的にも変化する周期的な圧力パターンを生じさせる．蝸牛骨壁は固いので，こうした時間的および空間的な圧力変動パターンは，蝸牛仕切構造を介して鼓室階まで伝わり，最終的には**正円窓**まで伝わってそれを振動させる．こうした圧力解放がないと，硬い蝸牛骨壁内に封入されている圧縮不可の液体はアブミ骨の振動を妨害してしまう．

基底膜の変位パターン　　基底膜の変位パターンは，基底膜と外リンパとの界面に生じた圧力パターンによって決まる．**進行波**は，蝸牛仕切構造とその周囲の外リンパとの間でエネルギーの変換が行われることを表している．では，振動刺激に対して生じる基底膜の変位の特性について述べる．

ベケシーは，直接的な観察，ヒトの蝸牛の計測，あるいは自作のモデルによって，基底膜の変位パターンはその力学特性によって決まることを示した．基底膜の幅は，基底部では約 0.1mm，頂部では約 0.5mm であることはすでに述べた．さらに，その剛性は，頂部に比べて基底部は約 100 倍となる．こうした特性と，膜の隣接する要素同士が結合していることが，反応パターンの基本を決定している．ベケシーは，以下のように述べている．

　　ゴム膜のことを，共鳴説で考えるような横方向の何本かの帯に分割されたものとおおむねみなすことができる．この帯は，幅（膜の長い方の寸法）は等しいが，長さは膜上の位置によって異なっているとする．これは，

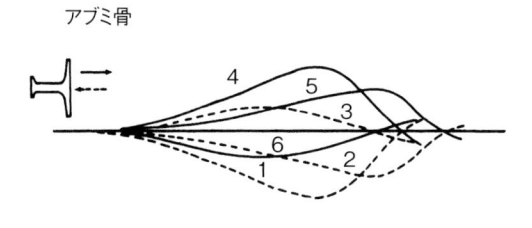

蝸牛底から蝸牛孔へ向かって固有振動数が連続的に低下するような配列で，別々の共鳴器が並んでいるとみなすことができる．この共鳴システムに正弦波が入力されると，個々の共鳴器における各瞬間の振動の振幅が**図6-99**に示すような複合波を形成することになる．

ベケシーが観察した進行波にはいくつかの特有の特性があるが，最も特徴的なのは最大振幅位置と刺激周波数との空間的関係であろう．つまり，基底膜上の最大振幅位置は入力音の周波数によって決まるというものである．このモデルを用いた実験でベケシーは，すべての周波数において基底膜のアブミ骨付近からまず波が生じ，最大振幅付近まで徐々に振幅が増大し，変位点を越えると急速に振幅0になることを示した（図6-100参照）．

さらに，外リンパ階内の波の振幅も蝸牛仕切構造内の振幅が0になるのと同じ場所で0になる．これは，蝸牛仕切構造と外リンパとの界面における交互作用（およびエネルギー変換）の結果である．エネルギー変換が最大値まで増大し，その地点で変換はほぼ完了し，変位量は0に低下する様子を空間的分布として描くことができる．こうして，エネルギーが適切に消費されたことになる．基底膜上の**振幅パターン**は空間的に分布し，最大変位が生じている基底膜上の地点は，刺激音の周波数によって決まる．ベケシーは，**高周波数の刺激**は幅が狭い

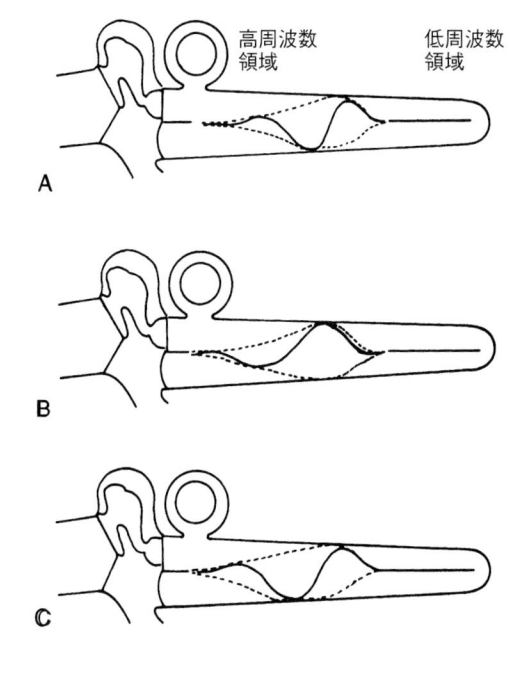

図6-99
正弦波振動を与えたとき，模型の基底膜が示す振幅の連続的パターン曲線．（Békésyの好意による）

図6-100
ベケシーの進行波説における基底膜変位パターン．

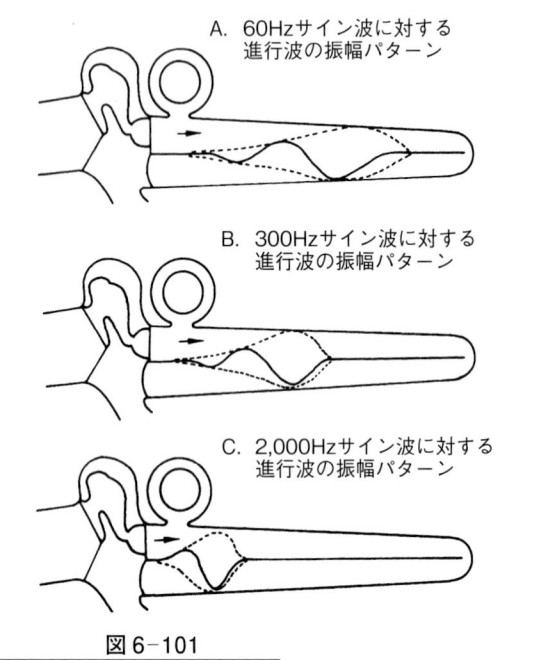

図6-101
種々の周波数のサイン波に対する進行波の振幅パターン.

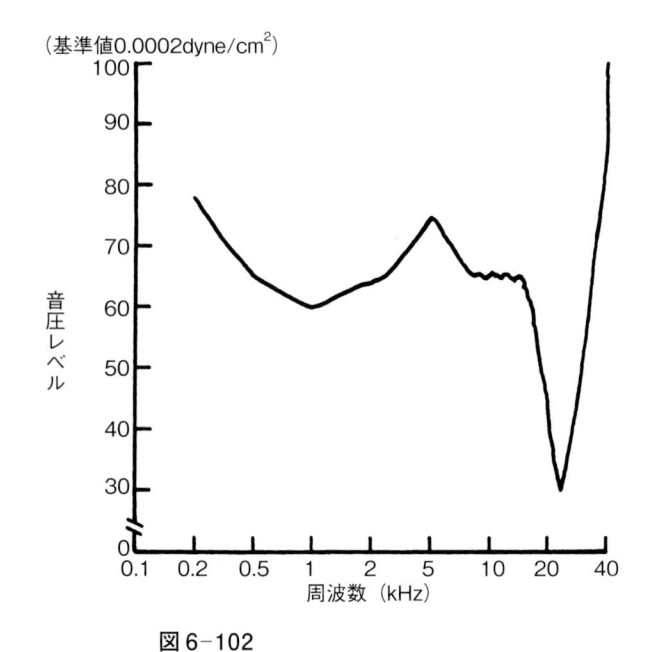

図6-102
周波数27,000Hzの音に対するネコの基底膜の同調曲線. 低周波数勾配(曲線)はピーク付近で86dB/オクターブ, 高周波数勾配は538dB/オクターブ. (Khanna and Leonard, 1982 による)

基底回転部で最大変位を示し, 低周波数の刺激は基底膜の幅が広い蝸牛頂部で最大変位を示すことを発見した(図6-101参照).

　基底膜の変位の様子を図示するうえで, 図6-100や図6-101のように, 波の大きさをわざと誇張してある. 聴覚閾値に相当する音に対する基底膜振動の実測値は, 約10^{-3}オングストロームと, まったく動いていないほど小さなものと考えられる. しかし, Dallos(1973)の研究では,「この推定値は, 長年にわたって論争の種となってきた. 多くの権威者は, このように小さい振幅で本当に有効なのかという疑念を抱いている.」と述べている. もっと使えそうな変位量としては, 0.1オングストロームという値があるが, これは水素原子の直径に相当する値である.

　低周波数になればなるほど, 基底膜上のより広い範囲を変位させることになるので, 低周波数の音が高周波数の音を遮蔽しがちな理由についても考えてみることにする. 入力音は, その周波数に対応した基底膜上の地点だけでなく, 基底端から最大振幅が生じるところまでを変位させるので, 低周波音は基底膜上の低周波数対応領域に加えて, 高周波数対応領域をも変位させることになる. 種々の周波数の音に対するこうした反応パターンのために, 基底膜は音響フィルタにたとえられる. そのフィルタは, 浅い傾き(6〜24dB/オクターブ)の低周波数域からの立ち上がりと, 非常に急峻な(100dB/オクターブを越える)高周波数域の遮断特性をもっている.

　その後, Khanna and Leonard (1982)のレーザーを用いた計測では, 帯域通過フィルタの特性(同調曲線)は, ベケシーが示唆したものよりかなり浅いものであった. Khanna and Leonardは, 基底膜を一定量(3×10^{-8}cm)だけ変位させるのに必要な音の強さを計測した. ネコの場合, 27kHz(27,000Hz)において最も弱い力で基底膜を変位させることができた. 図6-102に示す曲線が, 蝸牛仕切構造の27kHz対応地点における, 基底膜の反応特性を表したものである. 高周波数の遮断特性は, 500dB/オクターブを越えるもので, 基底膜の変位がきわめて分析的であることを意味している.

　変位波が基底膜を伝播するのに要する時間には, 興味深い点がある. 所要時間は, アブミ骨の振動と, 基底膜上のさまざまな地点でのさまざまな刺激周波数に対する基底膜の振動との位相関係を計測することで求めることができる. ベケシーは, こうした実験で得られる曲線あるいは波動は通常の共鳴曲線ではなく, 進行波の一種であることを示そうとして実験を行っていた. 図6-103では, 基底膜の変位の大きさと場所が, 4種類の周波数について示してある. ベケシーは, 基底膜振動を示すのに, 位相角で90°異なる2時点における200Hzに対す

内耳の機能　493

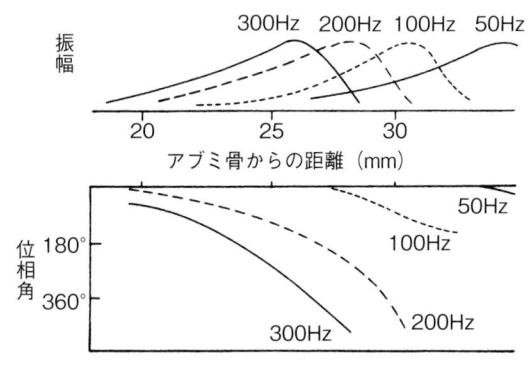

図6-103
4種類の低周波数音に対する，振幅変位パターンおよびアブミ骨と基底膜上の各点との位相角変化．（Békésyの好意による）

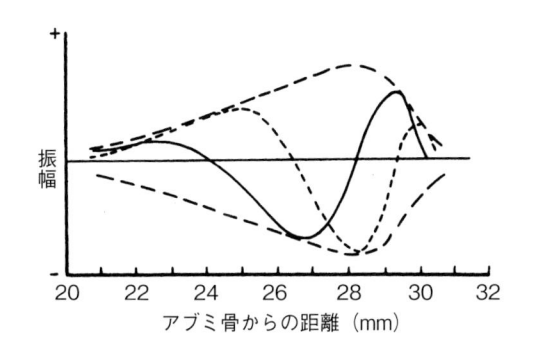

図6-104
位相差90°の2時点における，200Hz音に対する蝸牛仕切構造の変位量．（Békésyの好意による）

アブミ骨からの距離とともに減少し，変位量が一気に0に落ちる地点で極小値をとる．最大変位点を過ぎると振幅，速度，波長の3属性すべてにおいて，減少率が非常に大きくなる（Dallos, 1973）．このように距離の関数として速度が減少することは，流体についてはよく知られた現象で，海洋やプールやティーカップの中，そして蝸牛の中でも生じることである．

パスカルの原理によれば，圧縮不可の流体における圧力変化は瞬時に流体全体に伝わるので，蝸牛内のどの位置で変位が生じたかはまったく問題にならないことも述べておかなければならない．圧変化が起こるのがアブミ骨がある基底端であっても，頂端部や他のどこであってもまったく同じことである．理論的にはそのとおりであるが，実験的にもそう示されている（Wever and Lawrence, 1954）．

進行波における最も独特といえる特性は，最大変位点が刺激音の周波数によって決まることである．刺激音の周波数が高いほど，最大変位点は基底端（アブミ骨側）に接近し，パターンの形が狭まる．図6-105のように，周波数が低いほど基底膜上の多くの部分に変位パターンが生じ，最も低周波数においては基底膜全体に広がっている．

図6-105からわかるように，周波数25Hzにおいては明確な最大変位が見いだせないが，200Hz以上の周波数においては明確な最大変位が蝸牛頂部に生じる．周波数が高くなるほど，最大変位点は蝸牛底部の方へ移動する．このように基底膜の最大変位が周波数に依存していることは，蝸牛が力学的な周波数分析を行っていることをはっきり示すものである．

場所説について，基底膜上の各地点が，刺激周波数に対応した特定の周波数に最大変位を示すようになるものと私たちは考えている．一方，外リンパ腔内の複雑な時間的-空間的圧力勾配は，複数領域に最大変位を生じさせる．図6-106は，最大変位が生じた瞬間の基底膜を図式化したものである．基底膜上の各地点が，ある同じ周波数の刺激に対して振動の態勢に入った状態を表したものである．こうした，あらゆる周波数の刺激に対する基底膜の反応特性から，振動の振幅は，基底端の最小値から刺激周波数に対応する地点での最大値まで変化することがわかる．しかし，ベケシーは，アブミ骨振動の振幅を一定にすると，最大変位点での変位の相対振幅は，駆動力の周波数にかかわりなく一定であることを示した．もちろん，通常の条件下では，高周波音は低周波音

る曲線も用いた（図6-104）．図6-103の下段から，基底端から20mmでの基底膜振動は同位相であったが，アブミ骨から26.5mmでの基底膜とアブミ骨は180°位相ずれであったことがわかる．200Hz音の周期は0.005秒で，180°は半波長に相当するので，アブミ骨から基底膜上の地点までちょうど2.5msecで波が伝播することがわかる．波が基底膜上の26.5mmを移動するのに2.5msec要した．図6-103より，アブミ骨から29mm地点の基底膜とアブミ骨は，360°完全に位相ずれであったことがわかる．このことから，基底膜上の2mmで180°の位相ずれ（1/2波長分）が生じることがわかる．単純な共鳴システムでは入力と出力とで位相が180°以上ずれることはないので，ベケシーの曲線が意味するところは，単純な共鳴システムでは基底膜の変位は説明できないということである．

また，蝸牛仕切構造の基底端から頂端部までの速度と波長変化についても示されている．速度および波長は，

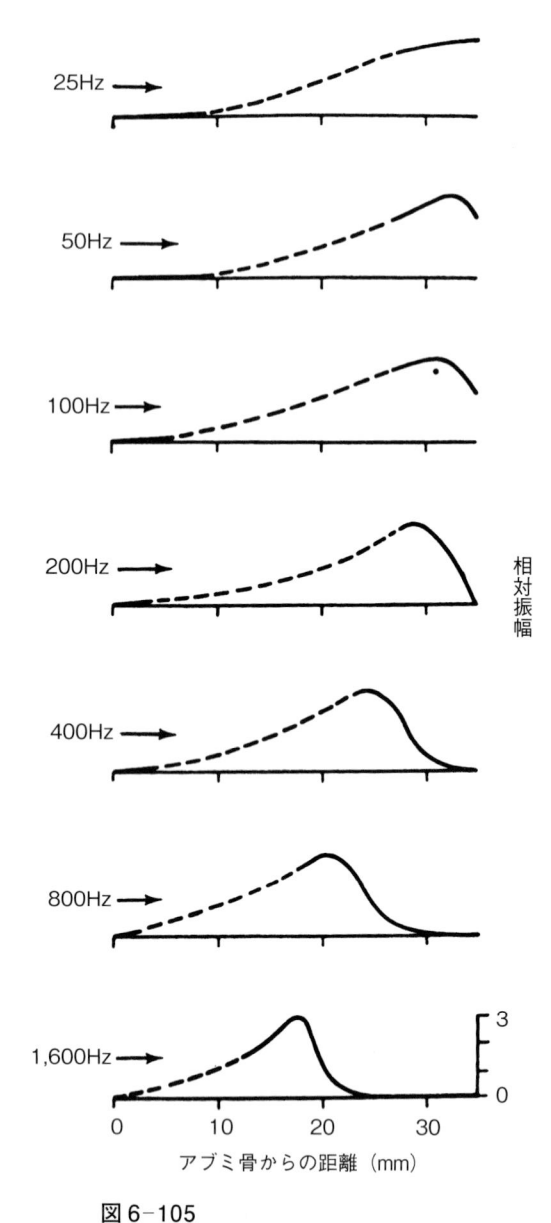

494　第6章 聴　覚

図6-105
7種類の周波数に対する蝸牛仕切構造の振動パターン．破線は，外挿法による推定．(Békésy, 1960による)

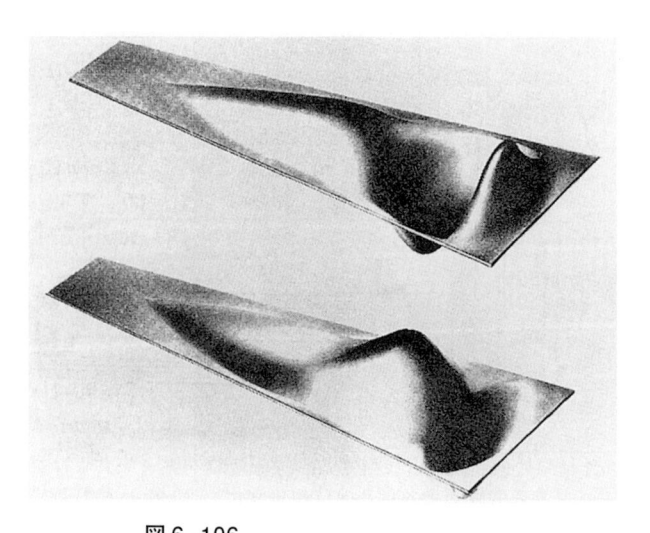

図6-106
基底膜変位が最大値を示した瞬間のモデル．(Békésy, 1960による)

に比べて振幅が小さい傾向がある．

　変位波の様式は，蝸牛仕切構造のサイズと力学特性によって決まることを述べてきた．最も重要な特性の1つは，基底端で最大値を示す剛性である．頂端部に比べて，100倍も剛性が高い．さらに，蝸牛仕切構造全体が骨ラセン板の片面に付着し，他面にはラセン靱帯が付着しており，加えて静止時にはなんら目立った張力はかかっていないので，基底膜の剛性は縦方向に比べて放射方向の方が大きい．こうしたことから，**図6-106**のような形の波が生じると考えられる．

　Dallos (1973) は，進行波のはっきりとしたピークは基底膜の単純な共鳴によるものではなく，基底膜と蝸牛内のリンパ液との間のエネルギー変換によるものと述べている．このことは，進行波が変位のピークにおいて，ある種の非線形性を示すことを示唆している．また，蝸牛仕切構造の同調特性は非常に鋭い，あるいは選択的であることも示唆している．

　また，ベケシーは，蝸牛モデルの液体に銀の微粒子を浮遊させてストロボ光下で顕微鏡観察を行い，膜の最大変位点ではっきり現れた**渦流**を観察した．渦流は，最大変位点の位置に応じて，高周波数であれば基底部方向へ，低周波数であれば頂部方向へ移動した．ベケシーは，こうした渦流が蝸牛仕切構造の最大変位点に一定の圧力を生じさせ，この圧が有毛細胞を実際に刺激する主体であると確信していた．このように，膜の最大変位点までの大部分に変位が生じるが，実際に刺激される有毛細胞は渦流が生じる狭い領域の細胞に限られる．ベケシーは，中枢神経路においてさらなる周波数分析が行われると考えた．

　もう1つ，非常に重要な観察について検討しておかなければならない．ベケシーは，蝸牛内の液体の抵抗がかなり変化すると，液体柱のサイズを変化させ，あるいは膜の振動パターンへと変換されなかった駆動力がかかる場所および渦流が生じる場所を変化させることを発見した．つまり，決定的な要因は，蝸牛仕切構造の力学的特性である．

　ベケシーの発見は，蝸牛流体力学および内耳の分析機能に関する私たちの構成概念にとって，確固たる，また

役立つ基礎を提供してくれた．ベケシーは，1972年に亡くなった．彼の貢献は，聴覚生理学の長い歴史において，今や重要な一章を占める．

分析説

聴神経の反応に関する初期の研究において，Wever and Bray（1930）は，4,000〜5,000Hz程度の高周波数の聴覚刺激に同期した，**聴神経発射**を観察した．その後の研究で，Davis, Derbyshire and Lurie（1934），Derbyshire and Davis（1935）では，毎秒4,000回までの同期を報告している．この結果は，同期はある特定の周波数で突然なくなるのではなく，毎秒15,000回くらいまでは徐々に非同期神経の発射にとって代わられることも示した．同期神経発射が可聴周波数の上限までは追従できないという事実によって，Wever and Brayは単純な電話説を受け入れないようになった．彼らは，神経発射の周波数は，20〜20,000Hzという可聴周波数範囲全域においてはピッチ（音の高さ感覚）を表すことはできないと考えた．その結果，電話説は，電話説と場所説の両方の特徴を備えるように変更された．

斉射原理 1つの展開として，斉射原理がある．これは，単一の神経線維の周波数限界に達すると，他の神経細胞および神経線維が活動し始めるというものである．これら2つの神経線維は，交互に発射し，聴覚系としての反応率を2倍に引き上げる．もし，周波数が上昇して2本の線維による限度，3本の限度，4本の限度を超えると，そのたびにより多くの神経細胞が発射し始め，周波数限度を3倍あるいは4倍に引き上げる．こうした個々の神経の交互発射は，**斉射**あるいは**斉射原理**として知られるようになったが，詳細な記述はWever（1949年）が行っている．斉射原理について，図6-107に示す．Weverは，初期には，場所説と周波数説は相容れないもので，内耳の活動について強く反対しあう概念であると述べている．斉射説では，2つの伝統的な概念が組み合わされ，各説の利点は保ったまま，1つの調和のとれた理論として融合できるよう歩み寄っている．

［ピッチ分析］　例えば，ピッチ分析は，基底膜上の変位点および複合神経-インパルス頻度に依存している．場所説および周波数説は，周波数域に応じて種々の役割が割り振られている．周波数説は低音に，場所説は高音に当てはまり，中間の移行領域には両方の説が当てはまる．Weverは，場所説と周波数説の移行領域では，徐々に相互の説が融合すると述べている．彼は，15〜400Hzの範囲では周波数説が当てはまり，400〜5,000Hzの中音域では周波数説と場所説の両方が当てはまり，それ以上の高音域では場所説のみが当てはまることを示唆している．

［ラウドネス（音の大きさ感覚）］　この理論によれば，ラウドネスには2つの要因が関与する．つまり，基底膜変位の空間的範囲と活性化する神経線維の数である．斉

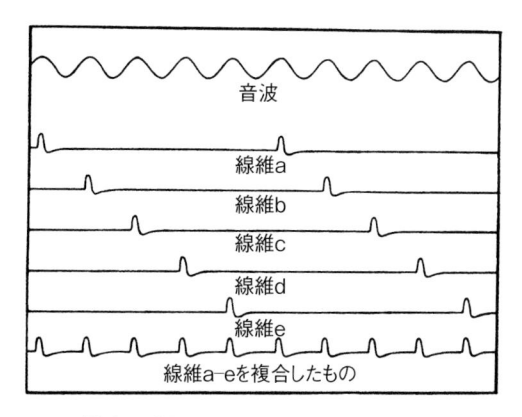

図6-107
斉射原理．線維a-eの発射が一緒になって，音波の周波数に同期するような発射パターンとなる．（Wever, 1949より）

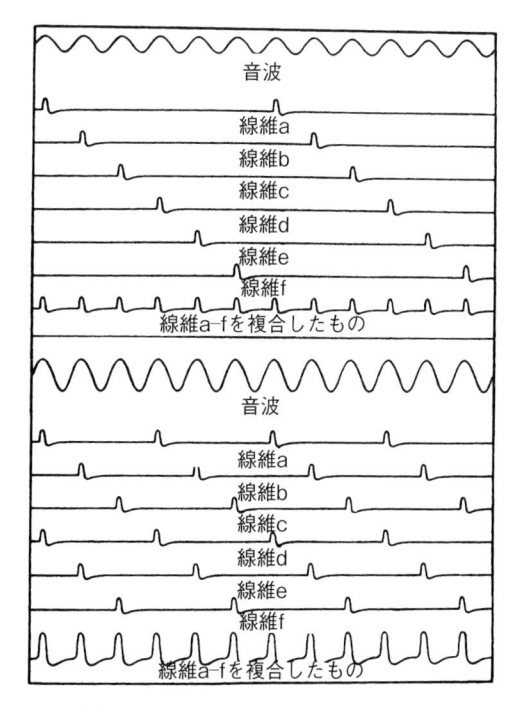

図6-108
斉射原理において刺激強度が発射頻度によって表される様子．高強度の音波に対して基底膜変位が増大すると，個々の線維においてより多くの発射が起こる．（Wever, 1949より）

射原理における刺激強度は，図6-108に示す図式のように表現される．ウェーバーは，弱い刺激に対しては基底膜の変位部の中央部のみが聴神経線維を興奮させるが，刺激強度が上昇すると，先ほどは活動しなかった隣接の神経線維も興奮するようになることを示唆している．刺激強度は，活性化する神経線維の数および活動する率で表すことができる．このように，脳へ送られる情報には，基底膜の振動運動をなんらかの形で表している電気インパルス列が含まれる．

斉射説では，低周波音の場合は活動するニューロン数によってピッチ情報を伝えるので理想的であるが，高周波音の場合はニューロンが提供するのはピッチ情報の「概略図」のみであるため，比較的不十分にしか当てはまらない．しかし，このことはおそらく以下のような考え方にとって，とくに深刻な欠点とはならないであろう．つまり，基底膜につながっているニューロンがその周波数対応の独自性を保ったまま聴神経へとつながり，さらに蝸牛神経核へ，そして大脳皮質のレベルまで対応関係が保たれているというものである．

研究者によっては，場所説あるいは周波数説の根拠を支持するが，多くは電気生理学的な見方をするようになっている．ただし，今のところ決定的な証拠は得られていない．1988年にDallosは，1960年代に行われた聴神経線維の電気活動に関する広範な記録（例えば，Kiang, Watanabe, Thomas and Clark, 1965）をもとに，必要な周波数選択は聴覚系の前神経レベルですでに確立されていることを示した．これらの発見において非常に重要なことは，周波数弁別を敏感にするための複雑な神経網はまったく不要という点である．Dallos（1988）をもう一度引用すると，「聴覚系の驚くべき周波数選択特性は，蝸牛の力学特性として完全に確立されているというのが，現在の見方である」．

以下では，基底膜振動がラセン器にある感覚受容器に伝達される機構を検証する．

有毛細胞の興奮 Excitation of the hair cells

初期の聴覚説のなかには，有毛細胞の上下運動および不動線毛と蓋膜との接触が聴覚を生じさせる神経インパルス発射のための能動的刺激と考えるものがある．

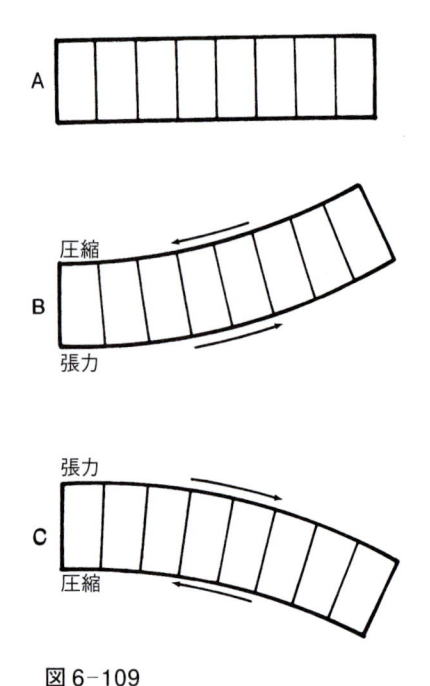

図6-109
たわみが，内径と外径とのズレ運動を生じさせる．

ずれ運動

しかし，ter Kuile（1900）は，網状膜と蓋膜との間の外側ずれ運動が有毛細胞への刺激因子とみなす理論を展開した．ベケシーは，少なくとも中音域までは蝸牛仕切構造の全体（基底膜，その上部構造，蓋膜も含む）が，同期して振動することを示していた．そして，なぜか，蝸牛仕切構造の上下運動が不動線毛の外側ずれ運動を生じさせるとした．曲げられた膜や板には，**内側半径**と**外側半径**が生じ，それらの間に大きな**剪断力**が生み出される．内側半径は外側半径より小さいので，それらの間にある実質が外側にずれる（図6-109参照）．これが，剪断力が生み出される1つのメカニズムである．また，別の考え方もある．

図6-110に，蓋膜および基底膜の**旋回軸**を示す．これらの膜の固定点が異なるので，蓋膜および基底膜に加えられた等しい垂直方向の変位によって剪断力が生じる．そして，その力の大きさは，上下運動を生じる垂直方向の力よりかなり大きなものとなる．こうして，基底膜への微小な力が，何倍も強い剪断力へと変換される．図6-111に示すように，剪断力は不動線毛の外側へのたわみを生じさせる．このように，内耳はある程度の力学的利得を提供し，聴覚機構の感度を増大させている．

基底膜振動の様式を検証すると，図6-106にも示さ

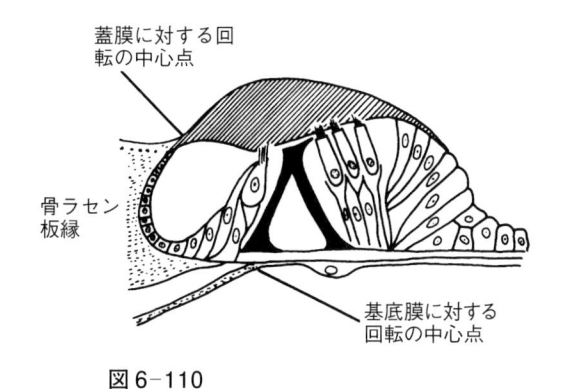

図6-110
ラセン器の，蓋膜および基底膜に対する回転の中心点を示す断面図．

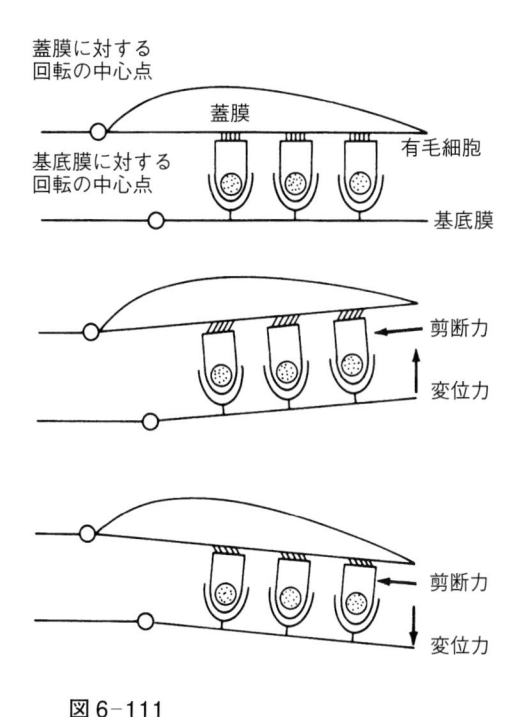

図6-111
基底膜および蓋膜の縦方向の変位が，有毛細胞の線毛におけるずれ運動を生じさせる仕組み．

れたように，最大変位点において膜の放射方向と長さ方向との2種類の**たわみ**がみられる．各たわみが，剪断力を生み出す．**放射方向**のたわみは，変位包絡の上向きの傾きにおいて主要な方向へのずれを生じさせる．しかし，**長さ方向**のたわみがずれを生じさせるのは，包絡線の下向きの傾き領域に限定されている．Dallos (1973) は，この非常に限定された長さ方向のずれ波は，基底膜での同調の鋭さ（周波数選択性）に関係することを示唆している．しかし，以下のことも指摘している．

長さ方向のずれがもつ主な役割の割り当てに際し

て，変換器（有毛細胞）が形態学的には放射方向に偏っていることが問題となる．この偏りは，本質的には不動線毛の放射方向の組織化で説明される．ただ，これは外有毛細胞にはよく当てはまるが，内有毛細胞についてはあまりそうではない．有毛細胞（少なくとも外有毛細胞）は，主に放射方向のずれを受容するようにできている．ここで，明らかにこれ以上解決できない矛盾に直面してしまう．

2種類の有毛細胞と蓋膜との関係は，多少異なっていたことは忘れてはならない．もし，蓋膜と網状膜の平行運動が不動線毛のずれ運動を生じさせることを示唆する根拠を受け入れるならば，もう一度手短に顕微解剖学的な事項の検討を行っておかなければならない．

不動線毛の変形

以前，外有毛細胞の最外側列の不動線毛だけが蓋膜と接触するようだということを述べた．他の線毛と内有毛細胞の線毛は，こうした接触はしない．少なくとも，蓋膜に接触の痕跡を残すことはない．これらの自由な不動線毛は，蝸牛仕切構造での内リンパ流の粘性抵抗によって，非常に刺激されやすい．外側列の不動線毛のたわみは，蝸牛仕切構造の変位量に比例して生じ，自由な外有毛細胞および内有毛細胞の不動線毛は，基底膜運動の速度に比例する．不動線毛の偏位量は極端に小さく，0.3nm（ナノメータ）程度しかない．1ナノメータは，10億分の1メータである．この接頭辞は，小人という意味のギリシャ語nanosに由来する．Dallos (1988) は，もし線毛1本の長さをシカゴのシアーズタワー（Sears Tower）の高さにたとえたとすると，線毛先端の動き（0.3nm）は，タワー頂上での2インチの変位に等しいことを示した．刺激様相のこのような根本的な相違は，基本的な機能に差異があることを示唆している．

線毛の偏位についての正確な結果を得ると，いくつかの疑問が生じてくる．不動線毛のたわみによって，有毛細胞が実際にはどのようにして刺激されるのかはまだ解明されていない．また，どのようにして神経インパルスが開始されるのかも解明されていない．1つの説明としては，不動線毛の変形が有毛細胞の電気抵抗の変化を引き起こすというものである．これによって，有毛細胞の細胞体を流れる**受容電流**が生じ，神経インパルスが開始される第一段階になると考えられる．つまり，有毛細胞は，電流が通る電気回路の抵抗要素であることを意味し

ている.

以前に, 膜迷路の内リンパは, 高濃度のナトリウムイオン (Na^+) を特徴とする外リンパと比較して, 高濃度のカリウムイオン (K^+) に特徴があることを述べた. 以前の章で学習したことより, これらの液体の電位が異なっていたとしても不思議ではなく, そのことが, 不動線毛の変形によって生じると考えられる有毛細胞の細胞体の電気抵抗の変化と直接的に関連しているのである.

蝸牛の電気生理学 Neurophysiology of the cochlea

音響的あるいは力学的エネルギーを神経インパルスに変換可能な変換器である蝸牛について, 簡単に説明する. ここでの検討は多少限られた範囲のことになるので, 興味ある読者は Davis(1960, 1962), Dallos(1973), Pickles(1982) を参照してほしい.

膜理論

有毛細胞の電気生理学的特性を説明するのに, 膜理論がよく用いられる. これは, 細胞外のプラスイオンと細胞内のマイナスイオンという二層のイオンを分離している, 半透膜によって細胞は囲まれているというものである. 休止時には正負の電荷が安定していて, 細胞内とそれを取り囲む細胞外液との電位差が小さい. この静止電位は, 通常は約 $-70mV$ を示す. 前章ですでに学んだように, 細胞が興奮させられると膜が変化を起こし, 急速なイオン交換を生じさせ, 細胞表面が脱分極を起こす. つまり, 電荷が $-70mV$ から約 $+40mV$ まで変化することになる. おそらく, この急速で微小な電気エネルギーの流れが, 神経インパルスの開始に貢献している. 興奮過程は, 非常に急激に生じるナトリウムイオン(Na^+)とカリウムイオン(K^+)との細胞膜を介しての拡散で終わる.

細胞脱分極は, 細胞のすぐ隣接するところに局部電位を生じ, 細胞の全体的電気抵抗の劇的な変化をも生じさせる. 脱分極の直後, イオン化した細胞膜は, アデノシン三リン酸 (ATP) で駆動される**ナトリウム-カリウムポンプ**によって元に戻り始め, ほんの数 msec 後には新たな脱分極あるいは発射が可能となる. 一方, **神経スパイク電位**および部分的な**再分極**は 0.5msec もかからずに生じるので, 毎秒 2,000 回にもなる非常に短時間の別個の神経事象が生じうることになる. 有毛細胞の不動線毛に作用する剪断力と, 内リンパの粘性流が, 細胞膜に変化を生じさせて脱分極を生じさせることになると考えられる.

電位

適した電極, 外科手術の技術, そして電子機器の発達によって, 種々の内耳の電気的特性を測定することが可能となった. 使用する電極のタイプによって特性は変化し, 蝸牛のどこから反応を誘導するのか, 蝸牛が休止状態か否かによっても特性が変化した. Davis (1960) は, 測定された 4 種類の電位を列挙し, 特定の発生源あるいは生体電気性電位の生成元と関連づけた

1. **細胞内**および**内リンパ腔**の **DC** (直流) **静止電位**. 静止電位は, 音響刺激なしでも存在する.
2. **CM**, あるいは**蝸牛マイクロホン電位**は, 聴覚刺激に対する交流反応で, 有毛細胞の不動線毛のたわみによって生じる.
3. **加重電位** (SP) は直流で, 聴覚刺激がある間だけ現れる.
4. **聴神経線維の活動電位** (AP).

これらの活動電位は, おそらくモルモットの蝸牛から最もよく記録できる. 図 6-112 のように, モルモットの蝸牛は中耳腔の方へと広がっている胞の部分へ隆起している. 蝸牛骨壁は極端に薄く, 4 回半もの回転は多数の測定ポイントを提供してくれる.

静止電位 ベケシー (1950) は, 外リンパ階とその周囲の蝸牛骨との間で, 非常に弱い (3mV) 直流電位が観測されることを報告した. 彼は, 蝸牛内の刺激関連の電気活動にも通常の代謝過程がエネルギーを供給しているのか, あるいは聴覚刺激が実際にエネルギーを供給さ

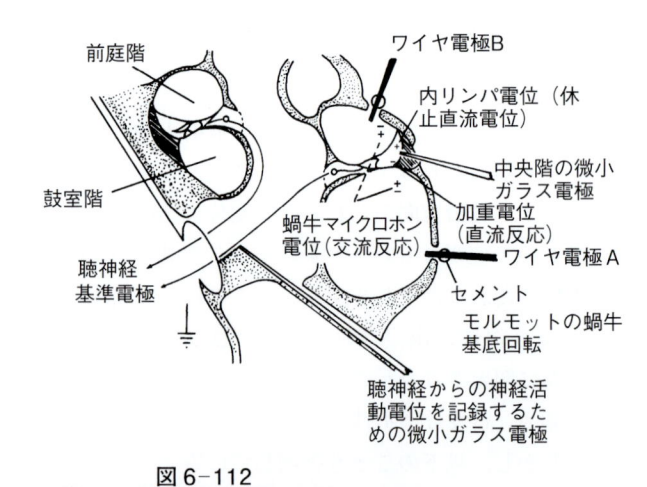

図 6-112
モルモットにおける蝸牛電位の記録法.

れているのかを確認したいと考えていた．現在では，音響エネルギーのみが，局所での神経インパルスへのエネルギー変換過程を始動可能であることがわかっている．

1952年までにベケシーは，微小電極を用いて蝸牛階を探索する技術を完成させた．彼は，前庭階壁の二層の細胞層間に－20mVの陰性電位があること，中央階の内部は高い陽性電位があることを見いだした．これらは，**内リンパ腔電位**あるいはEPとして知られるようになった．その後の実験で，90〜115mV付近の値が得られている（Peake et al., 1969）．これについては，**図6-112**を参照のこと．

Tasaki and Spiropoulas（1959）は，蝸牛から内リンパを排出し，微小電極を用いて中央階壁を探索した．彼らは，内リンパ腔電位が血管条から発生することを発見した．他の実験では，内リンパ腔電位は酸素に依存していること，有毛細胞を破壊しても電位には何の悪影響もなかったことが示された（Davis, et al., 1958）．

ベケシーは初期の実験の中で，耳に音波が入力されると，内リンパ腔電位は刺激が持続している間は減少することを見いだした．この変化は「**DC下降**」として言及されるが，同年にDavisが別個に発見した**加重電位**とほぼ同じものであった．

1952年にベケシーが，蝸牛に電極を挿入したとき，ラセン器内の電位は陰性で約40〜50mVであることを発見した．彼は，おそらく非常に重要な有毛細胞の陰性膜電位（この場合は，損傷による）を測定していた．ラセン器内の電位差のないリンパ液から陰性電位が発生していたが，それは**コルチ・リンパ**と名づけられた．しかし，ラセン器内の細胞外液のイオン濃度は，外リンパのそれと非常に類似していることがわかった．内リンパ腔電位の値は約100mVなので，－50mVの膜電位によって有毛細胞頂部とは約150mVの電位差が生じる．この150mVという値は，おそらく身体の他のどの部分でもみられないものである．この大きな電圧は，有毛細胞の電気的反応の規模を拡大することによって，容易に神経インパルスの発射を促すことができる．

刺激関連電位　［加重電位］中央階に設置した電極と鼓室階に設置した他の電極を用いて，聴覚刺激によって，鼓室階に対して中央階が電気的に陰性となるような直流反応を誘発することができる．これらの加重電位は，基底膜の最大変位点において最も良く記録できるが，少し前に発見されたばかりで，まだあまりわかっていない．

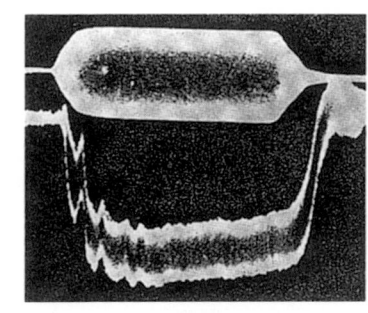

図6-113
モルモットの正円窓から記録された複合反応．高周波数電位（21.5kHz，蝸牛マイクロホン電位，上），直流加重電位（ベースラインの下降），および神経活動電位を含む複合的な記録を示す．（Rasmussen and Windle, 1960より）

こうしたことの理由の1つは，加重電位が，単純に分離できない多くの生体電気的要素からなる複合物ということである．各要素は，陽性電位であったり陰性電位であったりする．**図6-113**は，モルモットの正円窓からの複合反応を示す．これには，中程度の強度の高周波刺激に対する反応として，蝸牛マイクロホン電位（DC加重電位）と神経活動電位（AP）が含まれている．さらに，この加重電位は，刺激の全体的包絡をコピーしているようにみえる（このことについては，**図6-113**に示す）．さらに，加重電位の大きさは，いかなる種類の飽和レベルにも達することはなさそうという特性もある．つまり，その値は（必ずしも直線的ではないが），有毛細胞の損傷が予想されるようなレベルまでは，刺激強度の上昇にともなって増大することになる．外有毛細胞からの産物であるらしい加重電位は，蝸牛マイクロホン電位と密接な関連がある．

［蝸牛マイクロホン電位］1930年代に，Wever and Brayは，実験動物の聴神経に電極を設置し，音刺激の周波数と波形を忠実に再現したような電位を検出した．その電気エネルギーを増幅して受話器に接続したWever and Brayは，驚くべき忠実度で音声を再生できることを見いだした．

最初，彼らは，観測した電気活動が，聴神経における神経インパルスに対応したものであるのか疑っていた．しかし，その後のWever and Bray（1930），Adrian（1931），その他の実験において，蝸牛付近に電極を設置し，聴神経からの導出が不要な条件においても同様な電気活動が検出された．Adrianは，蝸牛は，生体マイクロホンのように活動し，電気エネルギーが聴神経の神経活動電位と

500　第6章　聴　覚

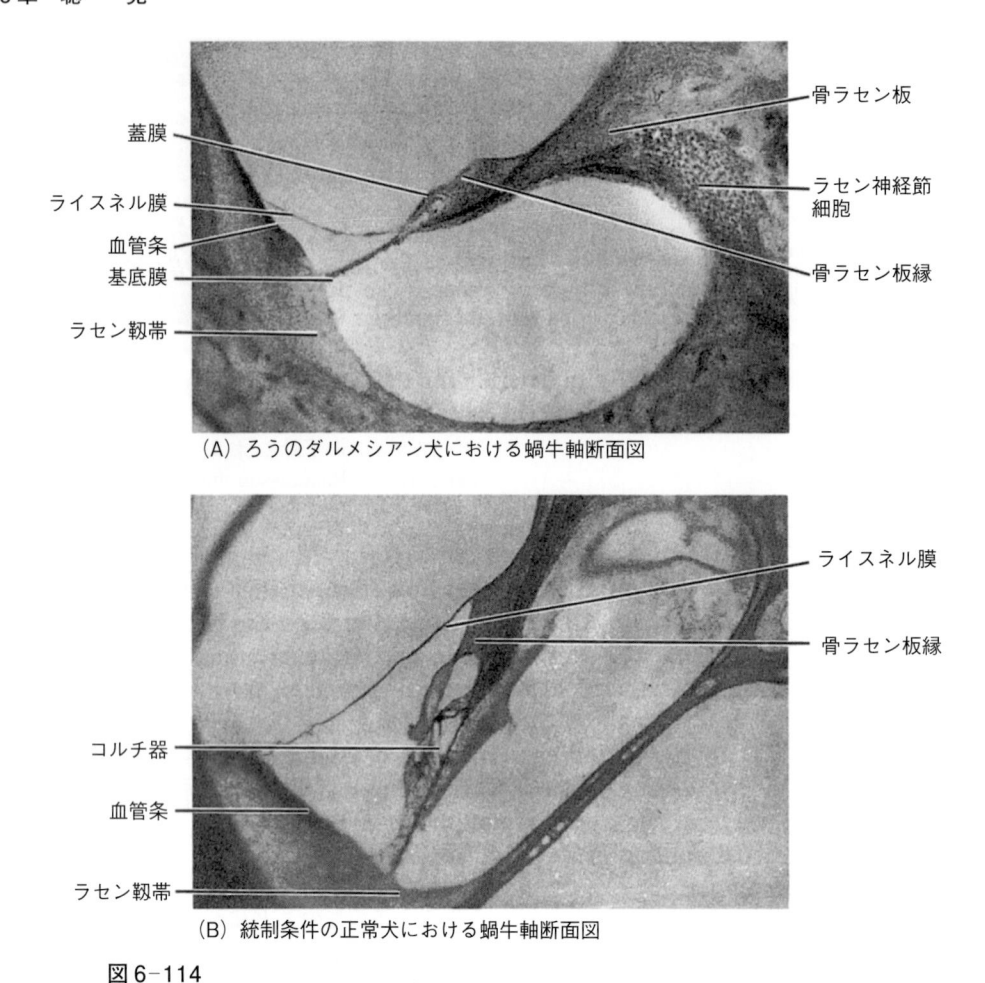

(A) ろうのダルメシアン犬における蝸牛軸断面図

(B) 統制条件の正常犬における蝸牛軸断面図

図6-114
正常および異常なイヌ蝸牛の顕微鏡写真．上図のイヌからは，蝸牛マイクロホン電位がまったく記録されなかった．受容器および支持細胞もみられない．(Talley, 1965の好意による)

混同されてしまうことはないと示唆している．

　蝸牛のマイクロホン電位は，有毛細胞の不動線毛が生えている端部で生成されるようである．少なくとも，健常な有毛細胞の存在に依存している．こうした観点を支持する，以下のような根拠がある．(1) マイクロホン電位は，聴神経が切断されてからも生成され続け，蝸牛軸にあるラセン神経節細胞が変性しても生成され続ける．(2) しかし，マイクロホン電位は，外有毛細胞がストレプトマイシンのような聴器毒性物質によって破壊されると消失する (Davis, et al., 1958)．(3) 遺伝的に有毛細胞がないある種の実験動物は，健常な内耳の動物では観測されるマイクロホン電位が生じない．Talley (1965) は，ろう（行動観察からみて）と考えられる同系交配種のダルメシアン犬において，統制群の動物では観測された特徴的な蝸牛マイクロホン電位が生じなかった．被験体の蝸牛の連続切片標本について顕微鏡的検査を行ったところ，ラセン器の正常構造，とくに有毛細胞と支持細胞の完全欠如が明らかとなった．**図6-114A**に，ダルメシアン犬の蝸牛の蝸牛軸中央部での切片標本を示す．**図6-114B**には，統制群の対応する蝸牛切片標本を示す．

　有毛細胞がマイクロホン電位の発生源であるということの最も説得力のある根拠は，おそらく，Tasaki et al. (1954) の研究であろう．彼らは，鼓室階，基底膜，ラセン器，網状膜，蓋膜，そして最後に前庭階壁（ライスネル膜）を経て，微小電極を前庭階に挿入した．鼓室階では直流電位はゼロで，蝸牛マイクロホン電位の振幅は非常に小さかった．基底膜およびラセン器は貫通されていたので，マイクロホン電位の増大とともに，不規則な直流変動がみられた．電極が網状膜付近に達したとき，あるいはそこを通過したとき，蝸牛マイクロホン電位およびそれとは完全に180°逆位相の電位の増大とともに，強い陽性の内リンパ腔電位が観測された．前庭階壁が貫

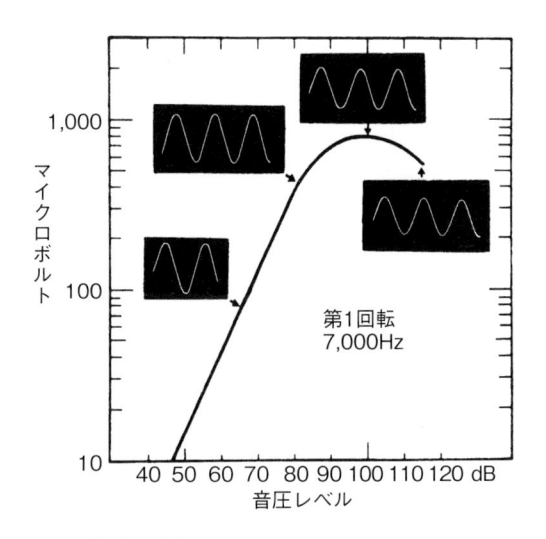

図6-115
7,000Hzトーンバーストに対する蝸牛マイクロホン電位反応の入出力曲線．歪みがないことに注目．（Davis, 1960より）

通されると内リンパ腔電位が消失し，位相は同じに保たれていたものの，マイクロホン電位の振幅が減少した．こうした結果は，蝸牛マイクロホン電位の発生源は，受容細胞頂部の線毛彎曲端部であることを示唆していた．

図6-115に示すように，蝸牛マイクロホン電位の振幅は，かなり広範囲にわたって（約80dB SPLまで）刺激信号の振幅に比例していた．それ以上の強さで約105dB SPLまでの範囲では，マイクロホン電位の振幅は，急速というほどではなく増大した．さらに，刺激の振幅が増大すると，マイクロホン電位の出力は低下した．高強度の刺激に対して，マイクロホン電位がこのように低下する理由はわからない．図6-115にあるように，マイクロホン電位の波形は，刺激強度全域を通じて歪みがなかった．さらに，真の閾値はなく，その測定においては測定装置や技術による限定を受けるのみである．

また，蝸牛マイクロホン電位は，刺激順応をきたさず，疲労もせず，見たところ常識的な範囲では周波数にも限度を示さなかった．しかし，蝸牛マイクロホン電位は，内耳への血液供給に非常に依存している．血流が妨げられると，電位は本来の振幅の約10％くらいまで急速に低下してしまう．しかし，血流の遮断から数時間後も，あるいは死後であっても観測された．ときに，**高振幅（酸素依存性）マイクロホン電位はCM-1**，**「酸素非依存性」マイクロホン電位はCM-2**と称される．

聴覚におけるマイクロホン電位の役割は，それが発見されて以来，推測と探求の対象となってきた．かつては，聴神経の終末を刺激する役目があると考えられたが，神経インパルスの場合は約0.5秒という潜時があるのに対して，マイクロホン電位には潜時がないので，こうした解釈はほとんど成り立ちそうにない．ほかにも，Stevens and Davis (1938) は，マイクロホン電位が，実際に機能的意義を有していると仮定することが不可欠とはいえないと指摘している．

ことによると，聴覚過程での付随的な副産物，付帯徴候，自動車の騒音のようなものかもしれない．しかし，自動車の騒音がエンジンがきちんと動いているか否かの判断に役立つように，蝸牛マイクロホン電位も内耳機能が正常か異常かの分析に役立つ．

実際，マイクロホン電位は，機能的正常さを決定するのに有効である．マイクロホン電位は，基底膜上に生じた力学的事象を非常に厳密に反映する．このため，蝸牛マイクロホン電位は，基底膜の周波数対応領域を決定するのに用いられてきた．

蝸牛マイクロホン電位は，湿ったガーゼや小金属箔製の電極を正円窓に設置するだけで簡単に検出することができる．この測定法には，高周波数マイクロホン電位のみが非常によく記録できるという欠点がある．これは，蝸牛マイクロホン電位は，進行波と同様な空間的配置にあるからである．Tasaki et al. (1952) の実験は，マイクロホン電位の出力を蝸牛内の位置に関連づけを行った．蝸牛4回転のすべての位置から検出可能であることから，被験体としてモルモットが用いられた．

第1回転あるいは基底回転からのマイクロホン電位を，周波数に応じて第2，第3，そして第4回転の出力と比較した．蝸牛マイクロホン電位の時間–空間パターンは，ベケシーが報告した種々の周波数における基底膜変位を，生体電気学的に証明するものであった．図6-116のように，500Hz音は，基底回転および頂回転の両方において蝸牛マイクロホン電位を生じさせた．このことは，低周波音は基底膜全体を変位させることを意味している．高周波音（8,000Hz）は，蝸牛の基底回転においてのみマイクロホン電位を生じさせる．この技法は，**トノ・トポグラフィカル・マッピング**と称され，60〜7,500Hzの周波数範囲について繰り返し，また，注意深く実施されてきた．そして，図6-117のような蝸牛周波数マップの作成に結びついてきた．高周波音は基底回転領域に広がっているが，低周波音は頂回転領域に込み合っている．

空間位置マップは，別の技法によっても作成可能であ

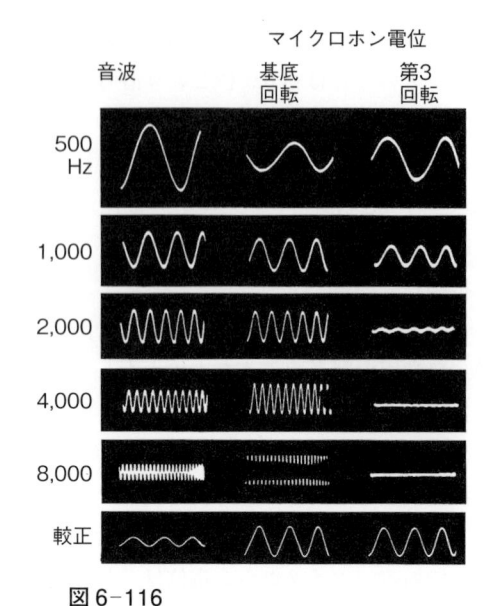

図 6-116
モルモットの蝸牛第1回転および第3回転に設置した電極で記録された蝸牛マイクロホン電位.（Davis, 1960 より）

図 6-117
基底膜上の周波数対応.

る．蝸牛マイクロホン電位が生じなくなる非常に強い音で耳を刺激すると，おそらく基底膜上の周波数対応領域では有毛細胞が損傷していることになる．蝸牛マイクロホン電位の欠損は，刺激周波数のみに限ったことではなく，可聴周波数範囲全域にわたる振幅の低下として表れてくる．高強度の音に曝露されてから数週間後の耳に関する組織学的実験によって，いくつかの際立った発見がなされた．蝸牛の損傷部位は，刺激周波数と直接的に対応していた．低周波音に曝された耳は，頂回転領域において大規模で広範な損傷を受けた．一方，高周波音に曝された耳は，基底回転領域に限定された損傷を受けた(Smith and Wever, 1949)．これらの結果は，場所説を支持する根拠をさらに追加することとなった．

［活動電位（AP）あるいは全電位］ 活動電位は，刺激関連電位の1つで，静止電位とはまったく異なる形を示す．純粋な蝸牛電位ではないが，蝸牛からでも聴神経幹から直接でも記録可能である．例えば，蝸牛付近に設置した電極から，聴覚的な事象に対して生じる神経活動電位がすべて合わさったものの斉射を記録することができる．

複合音を**聴覚刺激**として呈示すると，基底膜上の多くの有毛細胞が活性化し，変位が頂回転方向へ波状に進んでいくが，神経インパルスは膜上の種々の場所で異なるタイミングで生成される．その結果，インパルスの非同期的な複合体が電極に到来する．しかし，通常は，クリック音や高周波数のバースト音が刺激として用いられる．

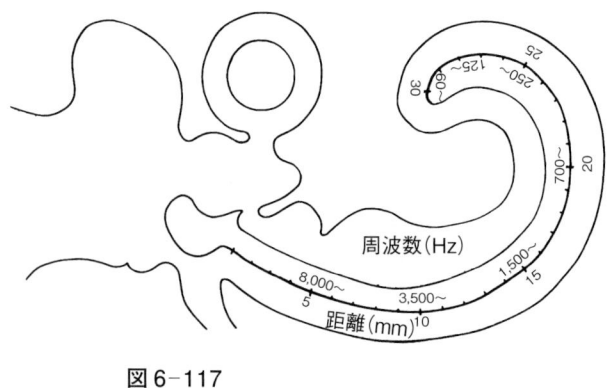

特徴的なパターンは，N_1 という**大型陰性電位**で始まる．この電位は，おそらく基底膜の高周波数対応領域が活動した結果，多数のニューロンがほぼ同期して発射することによるものである．この最初の陰性電位に引き続き，N_2 という**第2小型陰性電位**が生じることが多い．

これらの初期の電位は，クリック音に対する反応として，当初は基底端での蝸牛活動を反映している．この後に，基底膜上の変位が頂部へ向けて移動することによる非同期の発射が続く．通常，神経全体あるいは複合活動電位の研究においては，最初の同期性発射は，測定された活動電位の一部である．活動電位は，蝸牛基底端にかなり限定されたものであるが，とくにヒトでは**蝸電図法**として知られる技法によって臨床応用の可能性を有している．微小電極を鼓室岬角に設置すると，最もうまく記録することができる．この場合，鼓膜を貫通して電極を設置する．活動電位は，電極を外耳道壁に設置しても，鼓膜に直接設置しても，あるいは輪状靱帯に設置しても記録可能である．

［誘発蝸牛機械反応（蝸牛エコー）］ Kemp (1978) は，密閉した被験者の外耳道内に小型スピーカとプローブ・マイクロホンを設置した．クリック音を呈示すると，5〜15msec 後に，まるで蝸牛がこだまを返すかのように，原刺激より弱いクリック音が記録された．これは，静止電位あるいは神経活動電位ではなく，伝播する波動が基底膜上のどこかにある**界面**と遭遇し，刺激の一部が音源方向へ反射されることを示唆している．感音性難聴者においてはエコーが観測されないので，エコーの発生源は蝸牛だと推測される．エコーは強いものではなく，聴覚閾値より確実に弱いレベルである．さらに，主観的**耳鳴**（耳鳴り）のある人にクリック音を呈示すると，外耳道

内での長時間にわたる音圧変動を引き起こした．エコーの生成メカニズムは不明であるが，圧力波への反応として不動線毛での変化が生じて境界面を形成し，そこで反射が起こることは考えられる．しかし，これらはかなりの推測を含む．

蝸牛での変換

聴覚路の末梢において，実際の神経インパルスがどのように開始されるかについて述べてきた．基底膜上の変化パターンは周波数特異的であること，剪断力あるいは粘性流による不動線毛のたわみが有毛細胞に生体電気学的変化をもたらすことを見てきた．ともかく，有毛細胞の変形は，神経孔領域につながっている神経線維に段階的な電位を生じさせる．ここが，有髄神経線維が始まる地点であり，大脳皮質までの曲がりくねった行程が始まる地点である．

Davis(1960)は，きわめてわかりやすい「どのようにして」を述べた．しかし，彼は，最初に，とても混乱するような問いかけをしている．つまり，内リンパ腔電位，蝸牛マイクロホン電位，加重電位のうち，どの成分が活動電位として表れてくる神経インパルスを生じさせるのか？

この問いに対する答えの一部は，ベケシーの実験の中に見いだすことができる．彼は，振動微小電極法を用いて基底膜に力をかけ，2つのことを発見した．1つは，電気的な変化を生じさせるのは，必ず基底膜の放射方向の変位であること，もう1つは，変位によって散逸すると考えられる力学的エネルギーより，多くの電気エネルギーが放出される，ということである．このことは，ラセン器はエネルギーそのものに関与しているのであって，単にそれを吸収しているのではない，ということを教えてくれる点で非常に重要である．

研究の結果，蝸牛マイクロホン電位も加重電位も，中央階の分極の程度によって影響を受けることがわかっている．例えば，もし分極が進めば，蝸牛マイクロホン電位と加重電位も増大する．ここで，分極に関して，および音響エネルギー（流体圧勾配）の神経インパルスへの変換を補助する敏感な始動機構に関してみていくことにする．

Davisの説には言い換える点はほとんどないので，彼の文献を引用する権利を行使し，彼が示唆していることを全面的に信用した方が良さそうである．Davisの仮説あるいはモデルについては，**図6-118**を参照のこと．

有毛細胞および神経終末をつなぐ電気回路について考えてみる．2つの電池から電流が流れて，その値は可変抵抗によって制御される．1つの電池は有毛細胞の細胞内分極によるもので，もう1つは血管条にある．可変抵抗は，有毛細胞の線毛によるものである．中央階から有毛細胞内までのクチクラ層間の抵抗値は，線毛のたわみによって（あるいは，もしかするとずれによって）変化すると仮定する．もし，線毛が，交互にあちらこちらへたわむ場合，蝸牛マイクロホン電位という交流出力が生ずる．もし，一方向への安定したたわみの場合，加重電位が生じる．どれだけ多くの線毛がたわむかによって，電流の多少が決まる．

われわれは，電流は有毛細胞から神経終末まで適切な方向へ流れること，それが神経終末を刺激すると仮定している．

有毛細胞の電位勾配（電圧と抵抗）は，**局所電位**あるいは**静止電位**といわれ，末梢無髄神経線維の神経反応勾配は**ジェネレータ電位**といわれる．このジェネレータ電位が，**神経活動電位**を開始させる．

内有毛細胞からの反応　Russell and Sellick (1978)は，微小電極をラセン器内に設置し，内有毛細胞からの細胞内電位を記録した．彼らは，外有毛細胞からの記録については明らかにうまくいかなかった．内有毛細胞の静止電位は，ニューロンの−70mVに対して，−25〜−45mVであった．音を入力すると，直流（D.C.）および交流（A.C.）の両方において変動が生じた．

DC変動は，細胞内の脱分極によるもので，細胞内が相対的により陽性化する．不動線毛の変形は，カリウム

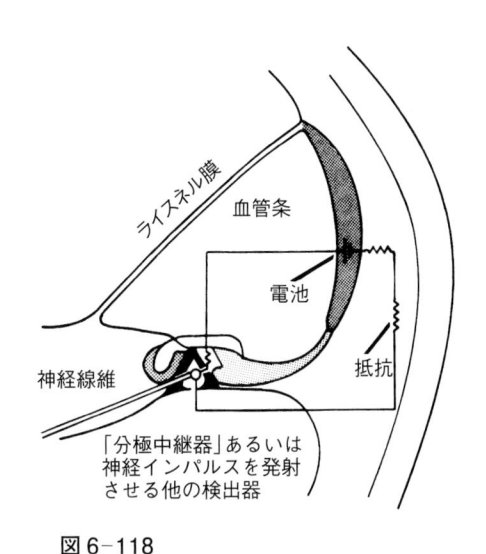

図6-118
Davisの蝸牛興奮モデル．（Davis, 1960より）

図6-119

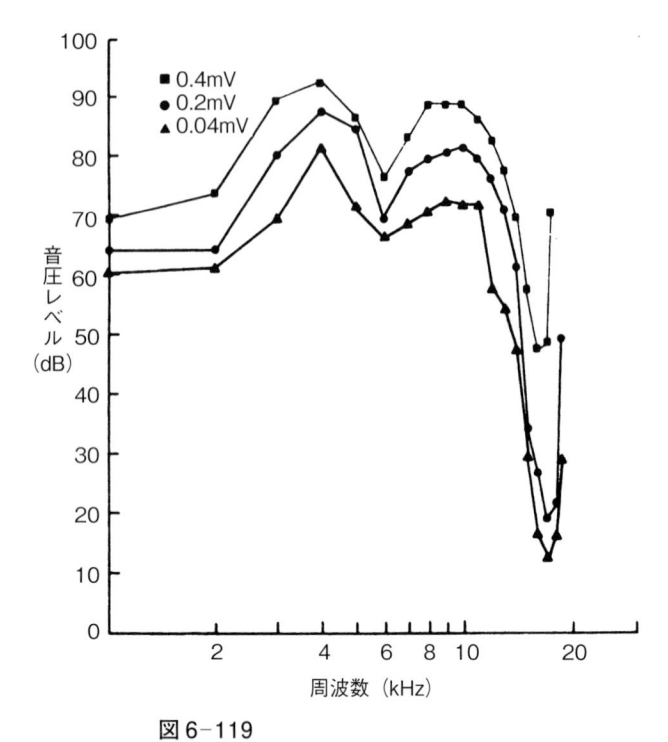

内有毛細胞の同調曲線．電気的反応において，一定の振幅を生じさせる音圧レベルを周波数の関数として示してある．(Russell and Sellick, 1978にもとづく)

イオン(K^+)の内向流をもたらし，細胞内液の陰性度を低下させると考えられる．Russell and Sellick (1978) は，**図6-119**に図式的に示すような細胞の**同調曲線**を描くために，細胞の電気反応の基準レベル作成に必要な音刺激強度をプロットした．この曲線は，内有毛細胞はある周波数 (**最良周波数**あるいは**特異周波数**) に対して非常に敏感で，特異周波数から周波数が変化すると反応が著しく低下する．有毛細胞は，基底膜の同調特性より鋭い同調特性を示し，蝸牛の周波数選択性を高め，あるいは弁別能力を高めることになる．

周波数選択性は蝸牛内の特性によるもので，神経学的事象は内有毛細胞によって開始されると考えられる．以前の研究では，進行波による周波数分析はとくに鋭い特性ではなく，求心性 (上行性) 神経路が周波数分析を鋭敏化する機能を担っていることを示唆していた．しかし，ベケシーに続く研究では，洗練された測定法によって基底膜の振動パターンは非常に非線形的であることが示された．このことは，基底膜の変位量は，音の強度上昇に比例した増大を示さず，より緩やかな増加率を示すことを意味している．さらに，この非線形性は，最適な反応を生じさせる周波数付近で最も顕著である．より低周波数あるいはより高周波数の音においては，変位量は直線的な特性を示す．つまり，音の強さに比例する．

ベケシーの実験では，基底膜の変位について目視による観察が必要であったため，観察および測定は非常に高強度の音刺激で行われたことを忘れてはならない．

聴取者の実際の周波数弁別能力とベケシーの進行波における分析能力との間には大きな不一致が認められるようである．測定法の改善により，より弱い音刺激での観察および測定が可能となった．こうした改善された研究法による結果のうち非常に重要なものとして，基底膜による同調の鋭さはより弱い音刺激強度で増大し，静かな会話に相当するレベルにおいて最適となるようだ，ということがある．同調の鋭さは，音強度の上昇とともに減少する．第2の発見は，実験動物の条件に関連する(Khanna and Leonard, 1982)．非線形性および低強度での反応は，非常に健康な実験動物でのみ行われている．蝸牛の非線形性および微細な同調は，死体の蝸牛，リンパ液が排出された蝸牛，模型，あるいは適さない実験動物では観察不可能である．このことは，以前の研究結果と現在の研究結果との間の不一致の大部分を説明するものである．

これまでみてきたとおり，聴覚説は，基本的に受動的機構を基礎とする．初期の聴覚説では，有毛細胞および支持細胞の関与について取り上げているものはない．蝸牛の驚異的に細かい同調能力および非線形性は，純粋に受動的で機械的なシステムに加えて何かがあることを強く示唆している．何か別の代謝エネルギーが用いられているのか？ もし，そうならば，どこが発生源なのか？ 研究者のなかには，能動的エネルギー産生機構が，機械的同調に部分的にかかわっているという考え方を強く支持する人もいる (Kim, 1986)．実験結果のなかには，解釈に際して蝸牛での能動的代謝過程を必要とするものもある．そうしたものの1つは，短音刺激が終わったときに外耳道でのエコーが検出されるというものがある．事実，被験体 (ヒトを含む実験動物) によっては，自発的耳音響放射がみられる (Zurek, 1981)．エコーを生み出す過程と耳からの音響放射とは，蝸牛の鋭い同調に結びつく同じ機構に関連している，という可能性は十分にある．Dallos (1988) は，「おそらく，必要な感度を実現する最も明快な方法は，[蝸牛]仕切構造に生じている運動を強めるような方向とタイミングで，力を生成することである．このように，蝸牛仕切構造にある種の運動要素が存在することが必要であるが，運動要素の最も有力

な候補は外有毛細胞である．もしそうなら，外有毛細胞がモーターとして機能するのは，どのような構造的基礎によるのであろうか？」

外有毛細胞の役割　外有毛細胞の数は，内有毛細胞の数に対して約3：1と多くあるが，内有毛細胞だけが聴神経で記録される反応を生成できるようである．外有毛細胞は，**蝸牛マイクロホン電位**に関与していると考えられているが，役割はたったそれだけなのだろうか？

内有毛細胞と外有毛細胞から出ている神経線維数の違い（95％対5％）に加えて，2種類の細胞間の構造的な違いも，外有毛細胞が蝸牛仕切構造における運動要素の候補であることを示唆している．外有毛細胞は，細胞の分泌活動にも収縮活動にも必要なカルシウムを貯蔵することができる．また，外有毛細胞の頂部（クチクラ板）は，細胞の能動的収縮と関係する多くのタンパク質を含んでいる．タンパク質として，アクチンとミオシン，トロポミオシン，そしてフィブリンおよびアルファ・アクチンを含んでいる．これらのタンパク質の一部は，外有毛細胞の不動線毛にも含まれている．実際に，外有毛細胞は，力学的に活動可能であることが証明されている．外有毛細胞は，短縮および延長が可能である（Brownell, 1983）．この電気的運動性は非常に敏速で，可聴用波数の上限くらいの高周波数において生じる（Dallos, Evans, and Hallworth, 1991；Kalinec et al., 1992）．

どのようにして外有毛細胞の運動性が蝸牛仕切構造の動きに影響するかはわかっていないが，外有毛細胞の不動線毛は蓋膜に埋まり込んでいるということを思い出してほしい．もし，多くの外有毛細胞が一斉に動くと，蓋膜の動きに影響し，内有毛細胞への内リンパ流にも影響することは十分にありうる（Iwasa and Chadwick, 1992）．

外有毛細胞の役割を研究する方法の1つとして，それらを選択的に破壊するというものがある．ある種の抗生物質は，注意深く投与すると，内有毛細胞を破壊する前に外有毛細胞を破壊することがわかった．

1957年，水溶性抗生物質**カナマイシン**が初めて分離され，あるタイプの結核の治療に用いられた．カナマイシンは**耳毒性**もあり，内有毛細胞は正常なまま（おそらく）ながら，外有毛細胞を破壊する．こうした状態になると，聴神経の同調曲線は顕著な感度低下を示す．最も広く受け入れられている仮説は，外有毛細胞は聴神経線維の感度をいくぶん増大させるというものである．研究者によって，内有毛細胞と外有毛細胞との交互作用は電気的なものと考えたり，力学的なものと考えたり，神経学的なものと考える立場がある．

さらに，外有毛細胞が破壊されると，蝸牛の微調整特性は低下するか消失する．また，外有毛細胞が破壊されると，正常な耳ではみられる非直線的効果の多くが消失する（Dallos, Harris, Relkin, and Cheatham, 1980）．

聴神経からの反応　微小電極を蝸牛神経に設置すると，得られる記録は単一ニューロンの神経活動電位である．最初，私たちは，どの単一ニューロンにもある一定の自発活動があるということを発見し，おそらく音がない（文字通りの意味）ときにも毎分数回からほとんど毎秒100回の率で発射が起こることを発見した．求心性線維の約25％で，毎秒20回以下の自発発射が生じる．残りの線維の発射は，毎秒60〜80回の範囲である．

単一ニューロンについての**自発発射率**はわかったので，次は**閾値**，つまり自発発射より発射率を増大させる最弱の刺激強度についてみてみる．たとえば，あるニューロンの自発率が毎秒10回で，2,000Hz音に対する閾値を求めたいとする．2,000Hz音の強さを増大させていって，自発率よりも発射率が高くなったときの刺激強度が閾値である．そのまま刺激強度を高めていくと，発射率がさらに高まり，**図6-120**のような入出力特性のグラフが得られる．発射率はある一定の刺激レベルで増加しなくなり，その後は刺激強度を増大させても一定のままである．このニューロンにおける発射率は，40〜80dB SPLの刺激強度範囲（**ダイナミック・レンジ**）において，

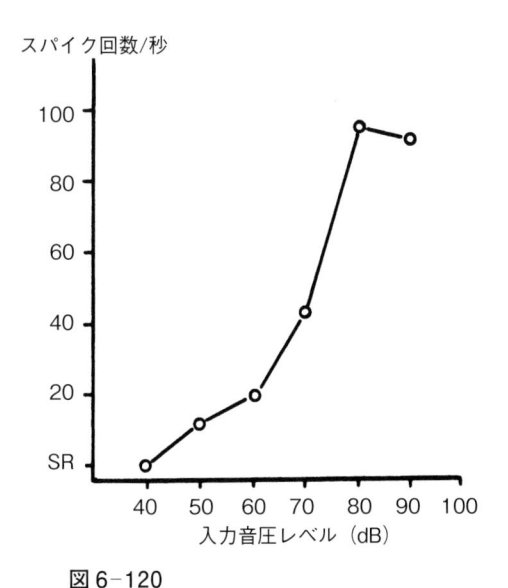

図6-120
単一ニューロンの入出力関数．出力は，入力音圧の関数として，1秒間あたりの発射数を図示したもの．

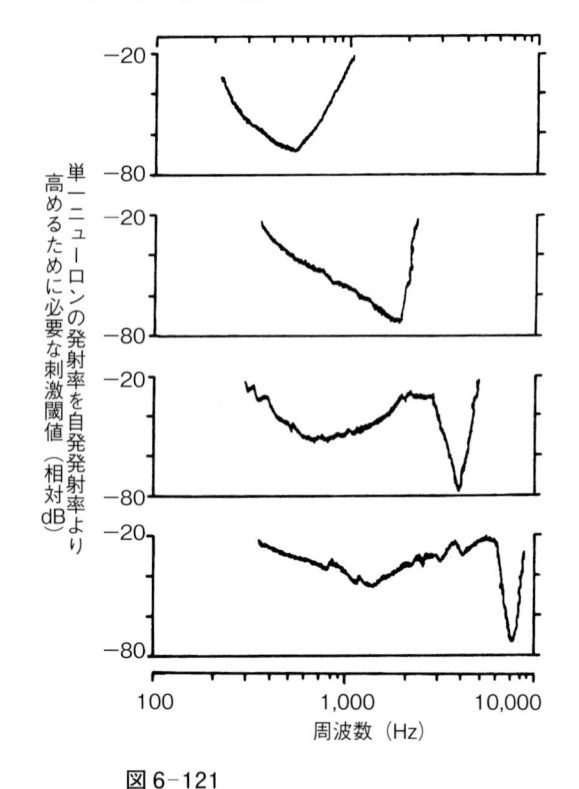

図6-121
特徴周波数が異なる単一ニューロンにおける同調曲線.

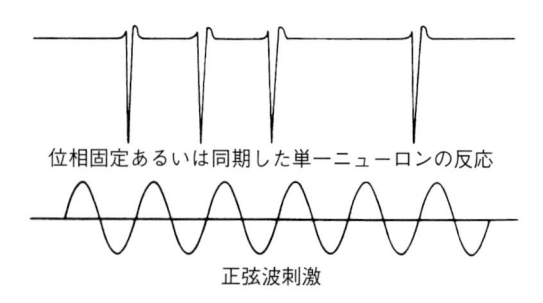

図6-122
低周波数刺激に対する単一ニューロンの同期反応. 上段の波形は単一ニューロンの発射パターン, 下段は正弦波を示す. (W. Yost and D. Nielsen, Fundamentals of Hearing, Holt, Rinehart and Winston, New York, 1985 より)

自発率レベルから毎秒約100回まで上昇した.

　高周波音の場合を除いて, 音入力が基底膜の広範囲にわたる**変位パターン**を引き起こすことはすでにみてきた. どの神経線維も広範囲の刺激周波数に反応することもわかっている. ある単一ニューロンの刺激周波数特性を知りたいなら, ニューロンの**同調曲線**（そのニューロンがどの周波数に最もよく反応するかを示す）をみればわかる. 求心性神経線維シナプスの90〜95％が, 内有毛細胞とつながっているというのももっともである. というのは, 内有毛細胞では, 各ニューロンが独自の**特徴周波数**を有している. **図6-121**のように, ニューロンは広範囲の刺激周波数に反応するが, ある特定の周波数に最も良く反応する. 低音域の2つの周波数に対するグラフでは, 特徴周波数より低音側に傾きが緩やかな部分が認められるが, これは, 各ニューロンは特徴周波数より高音側に比べて, 低音側の周波数に対してよく反応することを示している. 特徴周波数1,000Hz以下の単一ニューロンは, 通常は1周期に1回発射する. また, 神経スパイクは, 刺激波とある一定の位相関係にあるようだ. これについて, **図6-122**に示す. どちらの例においても, 単一ニューロンは, 刺激と関連した位相で（**位相固定**）反応することがわかる. 各単一ニューロンの反応限界周波数以上に刺激周波数が上昇しても, 位相固定の状態は保たれるのだろうか？

　神経反応は, **後刺激時間ヒストグラム**によってグラフ化することができる. 刺激が繰り返し呈示され, それによる各活動電位の生起回数を, 刺激呈示から発射が記録されるまでの時間に応じてヒストグラム化する. バースト音は, 最初に発射の爆発的な連続を生じさせ, その後は発射頻度が減少したまま音が止むまで持続する. バースト音が止むと, 発射頻度はゼロあるいはゼロ付近まで低下し, その後に自発頻度にまで戻る. 後刺激時間ヒストグラムは, ある時点での発射の総数を示すが, 発射の位相固定された同期性については示されない（**図6-123**）.

　インターバル・ヒストグラムは, 連続しているスパイク電位間の時間間隔を示す. グラフのY軸はある時間内の発射数を表し, X軸は神経発射間あるいはスパイク間間隔の時間を表す.

　位相固定の後刺激時間ヒストグラムは, 刺激波形と到着した発射波形との関連も加えて示してくれる. **図6-124**に, 例を示す. 神経発射を計数するのに, 各刺激が呈示されるたびに刺激波形と同位相で数えることが重要である. 刺激波形をヒストグラムに重ね描きすると, 刺激と神経発射パターンとの位相関係をみることができる. 各単一ニューロンの反応限界を超えるまで周波数が上昇すると, 神経発射が刺激周期の整数倍の時点で生じ始める. 興味深いことに, 発射は刺激が正位相のときのみに生じる.

　聴神経は, 基底膜および内有毛細胞でみられる周波数選択性を保持している. 基底膜のフィルタリング効果は, 有毛細胞で増大され, さらに聴神経で増大される. このこと

図6-123

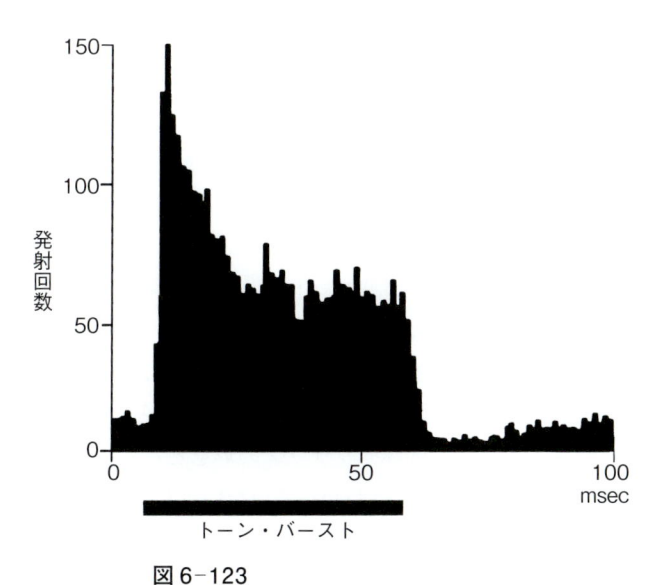

後刺激時間ヒストグラム．トーン・ピップを多数回呈示し，活動電位が生じる度に，刺激後の経過時間と対応させて回数をカウントし，ヒストグラムを作成する．（Discharge Patterns of Single Fibers in the Cat's Auditory Nerbe by N. Y. -S. Kiang, et al., by per-mission of the M.I.T Press, Cambridge, Mass., 1965 より）

は，耳の同調機能をより鋭敏にする，一連の低域通過フィルタあるいは帯域通過フィルタの存在を示唆している．

蝸牛の神経分布 The nerve supply to the cochlea

耳の末梢受容器官と中枢器官である脳とのコミュニケーションは，**聴神経**あるいは**第Ⅷ脳神経**を介して行われる．聴神経は比較的太いにもかかわらず，神経線維の数は驚くほど少なく，ネコでは約50,000本，ヒトでは約30,000本である．聴神経は，内耳道に入るところで急に**前庭神経枝**と**蝸牛神経枝**に分岐する．

蝸牛には3つの神経支配成分がある．1つ目は，数量的にも最も重要なのが**求心性双極蝸牛感覚ニューロン**である．ラセン神経節ニューロンの約95％は双極性で，完全に髄鞘化（細胞体も含む）されている．これらは，**Ⅰ型細胞**とよばれ，内有毛細胞だけに分布している．残りの5％は，無髄の単極ニューロンで，**Ⅱ型細胞**とよばれる．これらは，外有毛細胞に分布している．

2つ目の神経成分は，**遠心性**（efferent）**ニューロン**であ

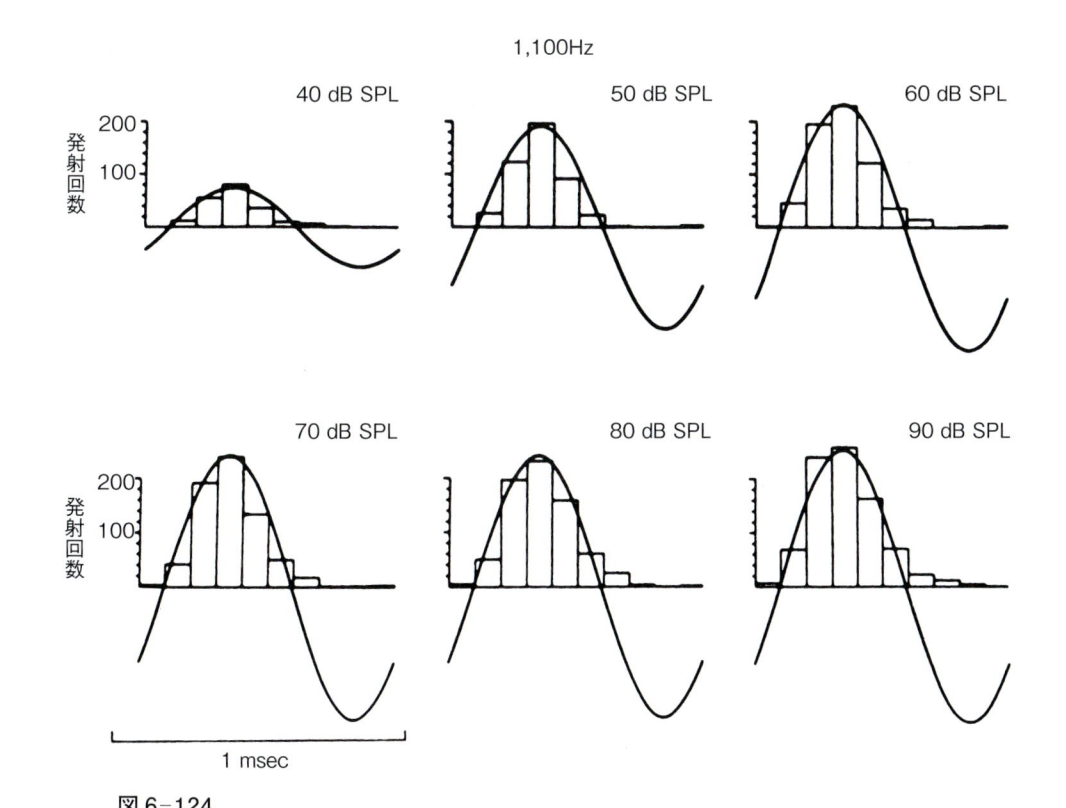

図6-124

低周波音で活性化された線維の周期ヒストグラム．ニューロンの発射は，周期の1/2においてのみ生じている．ヒストグラムは，位相を固定し，最も適合する振幅をもつ正弦波を当てはめた．音圧レベル70dB以上では，発射数がほとんど増加しないが，これは発射が飽和したことを意味している．飽和しても，ヒストグラムのパターンは，矩形波や上部を切り取ったような波形にはならず，正弦波形を保つ．（Rose et al., 1971 より）

508　第6章　聴　覚

る．ネコでは約1,800本の神経線維があり，"centrifugal（遠心性）"といわれることもあり，脳幹の上オリーブ複合体から始まっている．

3つ目の成分は，**自律神経分布**であり，おそらく上頚神経節から始まって，ラセン器へは到達していないようである．

求心性神経分布

蝸牛有毛細胞に分布する双極性求心性ニューロンの神経細胞体は，蝸牛軸の管（Rosenthal管）にあり，そこで長い**ラセン神経節**を形成している．図6-125のように，蝸牛を蝸牛軸に平行な平面からみると，ラセン神経節は，各骨ラセン板付近にある神経細胞体の集合体だとすぐにわかる．**神経節細胞**は，管内で明らかに不均等に分布している．頂回転部および基底回転部では，中回転部に比べて少数の細胞しかない．

各神経細胞体には，2つの突起が出ている．1つは，脳幹の蝸牛神経核で終わる**中枢性軸索伸張**で，もう1つは，有毛細胞基部で終わる**末梢性樹状伸張**である．末梢性線維終末は，小さな樹状突起の顆粒膨大部となっている．末梢性神経線維は，有毛細胞体基部に到達すると典型的な（幅が約150オングストローム）**シナプス間隙**を形成する．有毛細胞の細胞体内のシナプス領域には，特徴的なシナプス前構造である**シナプス・バー**（Smith and Sjöstrand, 1961）および典型的な**シナプス小胞**などが観察される．有毛細胞体と求心性神経終末との間の結合は，典型的な化学的媒介シナプスの形をとっているが，神経伝達物質は確実にはわかっていない．しかし，興奮性神経伝達物質であるグルタミン酸が，有毛細胞の伝達物質であるといういくつかの根拠がある．内有毛細胞とつながるラセン神経節ニューロンの中に，グルタミン酸受容体が発見されている（Kuriyama, Albin and

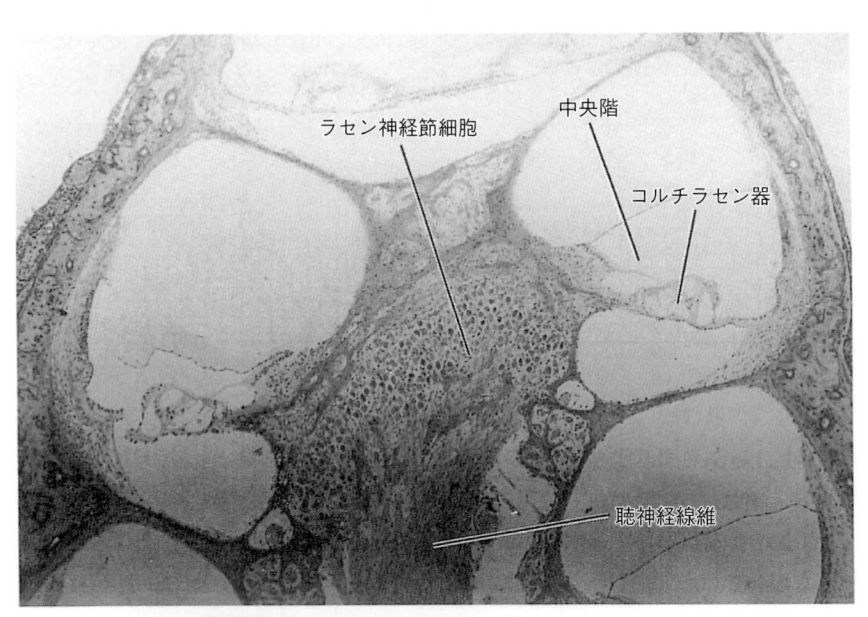

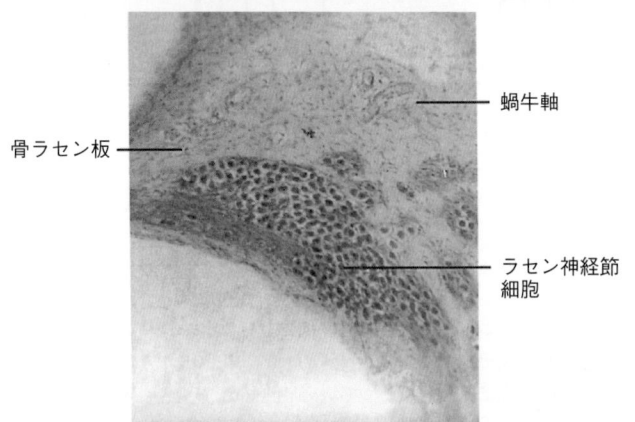

図6-125
蝸牛軸断面．ラセン神経節を示す．

Altschuler, 1993；Ryan, Brumm and Kraft, 1991).

　ラセン神経節細胞の突起および細胞体は，ミエリン鞘を有している．大部分の末梢神経線維は，骨ラセン板のプレート間にある多くのチャンネルを通過して，蝸牛軸へ向かう半径方向の小束につながっている．そして，骨ラセン板にある小さな穿孔(**神経孔**)を通ってラセン器内に入り，そこで急にミエリン鞘はなくなってしまう．神経孔の各チャンネルを通って，約30本の無髄の神経線維がラセン器内に入る．これらの無髄神経線維は，有毛細胞への分布状況から，大きく2つのグループに分けられる．これらの求心性線維の約90％は**放射束**である．**図6-126**に示すように，これらの線維は，蝸牛管への進入地点から小束という形で伸びている．その際，ほとんど逸脱せずに，直近の内有毛細胞へまっすぐに伸びている．

　どのニューロンもたった1つだけの**内有毛細胞**に分布するが，同時にどの内有毛細胞にも約8個のニューロンから分布している．この整然とした分布は，神経核細胞の中央突起あるいは軸索の終末である蝸牛神経核において，内有毛細胞の状況が逐一表されていることを意味している．こうした**トノ・トポグラフィカルな配列**から，基底膜，内有毛細胞，およびそれらに分布するニューロンは，周波数依存の感覚系を形成していることがわかる．

　図6-127のグラフに示すように，神経線維数で表される**神経支配密度**は，蝸牛の上基底回転および下-中基底回転において最も高く，蝸牛回転の両端における神経線維の密度は明らかに低下している(Guild et al., 1931；Wever, 1949；Spoendlin, 1974).

　求心性神経(II型)線維の残り5～10％は，外有毛細胞にのみつながっている．これらの線維は，内杆状体あるいは内柱細胞の間を通るが，各細胞の間を通るのは一部の線維のみで，他はコルチ・トンネル床を横切って放射方向に伸びて外杆状体細胞の間から現れ，そこで急に曲がって**外ラセン束**として基底回転の延長方向に伸びていく．

　個々の外側ラセン神経線維は，約10個の外有毛細胞の側面および基部の小隆起となって終わっている**二次**(secondary, tertiary)**側副枝**をたくさん出している．求心性側副枝線維の分枝および分布は，常に基底膜全長にわたって蝸牛の基底端方向に伸びている(図6-126参照)．このように，各外有毛細胞は，多くの外ラセン束線維の側副枝による神経支配を受けているので，内有毛細胞が本質的には一対一パターンの神経支配を受けているのに対して，拡散型神経支配パターンとなっている．

　すでに述べたように，II型細胞は，無髄で中央突起が

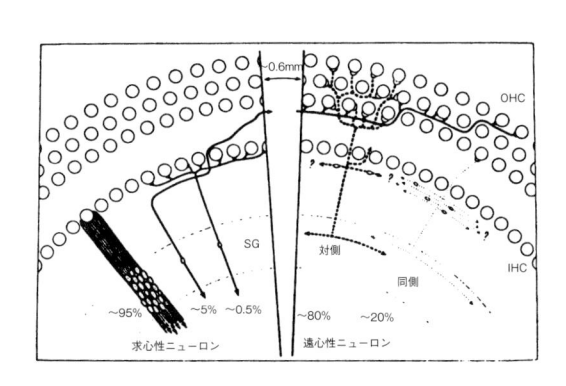

図6-126
ラセン器における神経分布パターン(ネコ)．左図は，求心性神経分布における神経支配パターン．求心性線維の約95％は放射状線維で，内有毛細胞(IHC)にのみ分布している．求心性の残りの5％は，外有毛細胞(OHC)に分布する外蝸牛線維である．各外蝸牛求心性線維は，約10個の外有毛細胞に分布する．線維は，基底部から起始点へ向けて，神経孔を通り抜けて分布している．遠心性神経支配パターンを右図に示す．遠心性の約80％は，トンネル放射状線維で，交差している．それらは，外有毛細胞を神経支配する．遠心性線維の残り約20％は交差せず，内蝸牛線維を構成する．その線維は，内有毛細胞の下を通り，有毛細胞基部と直接はシナプスを構成しない．ラセン神経節(SG)．(Spoendlin, 1974より)

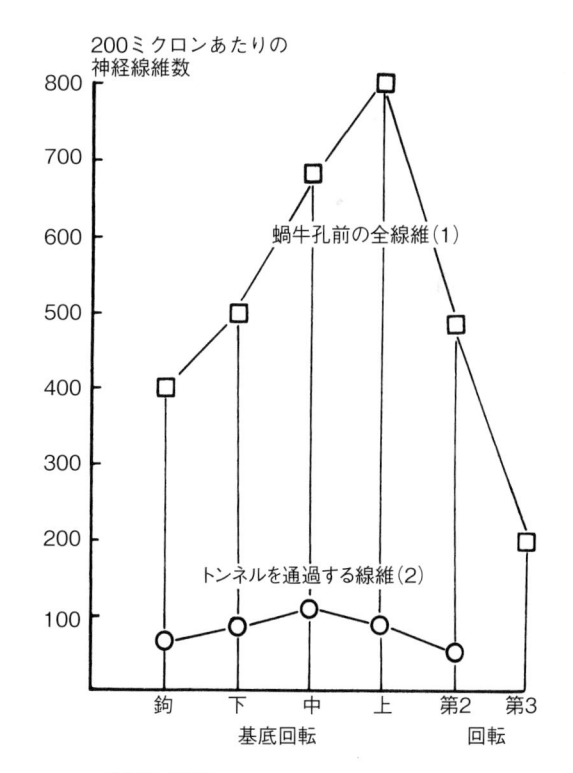

図6-127
蝸牛の回転別にみた神経線維密度．蝸牛孔レベル(1)，および，内トンネルレベル(2)での，求心性および遠心性線維密度．(Spoendlin, 1966より)

ないようにみえる．I型ニューロンとII型ニューロンとの間の重要な相違点は，酸素欠乏（**低酸素**）への感受性である．I型求心性ニューロンでは，低酸素状態から短時間で変性が始まるが，II型細胞では，数と外観においては1年以上も変化を示さない（Spoendlin, 1974）．

遠心性神経分布

すでに19世紀末から，**遠心性**（efferent, centrifugal）**神経路**の存在が知られていた（Held, 1926を参照）．遠心性神経路への関心は，Rasmussen（1946）による**オリーブ蝸牛束**についての記述によって高まった．それは，脳幹の上オリーブ複合体と有毛細胞を結ぶ経路である．ネコでは，約1,800本の遠心性線維があり，そのうち約1,200本は交差していない．同側の上オリーブ核から出て，**非交叉性**オリーブ蝸牛束を形成する．残りの線維は，対側の上オリーブ複合体から出て**交叉性**オリーブ蝸牛束を形成する．

ラセン器に入る非交差性遠心性線維は，内有毛細胞の直下を通る**内ラセン束**を形成する．これらの線維は，内有毛細胞の**求心性終末ボタン**とシナプスを形成するが，神経細胞体とシナプスを形成することはまれである．

交叉性遠心性線維は，柱細胞間を通り，シナプスのかなり手前の外有毛細胞基部において分岐し，**トンネル放射状線維**を形成している．外有毛細胞への遠心性トンネル放射状線維の分布は，基底回転領域において最も密になっており，頂回転領域で最も疎になっている．これは，頂端部で最も密になっていて，基底部にはほとんど線維がない内ラセン束とは，正反対の神経線維分布である．

遠心性線維の大球頭神経終末は，求心性線維の神経終末とは異なっており，その特徴から各線維の同定が可能である．さらに，外有毛細胞に分布する遠心性線維の**終末**は，内有毛細胞に分布するものとはかなり異なっている．**図6-128**に図式的に示すように，外有毛細胞上の遠心性終末は，有毛細胞基部で直接終わり，シナプス間隙でのみ分離されている典型的なシナプスである．求心性線維および遠心性線維の両方がつながっている有毛細胞は**A型細胞**といい，一方，求心性終末のみのものは**B型細胞**という．蝸牛基底端ではA型外有毛細胞が優勢で，頂端部へ向けてはB型が優勢となる．

内ラセン束（非交叉性線維）シナプスに一部かかわる遠心性線維は，有毛細胞体に直接ではなく，内有毛細胞下の**求心性神経終末**の大球頭終末として終わっている．これら2種類の終末は，図6-128に示すように，非常

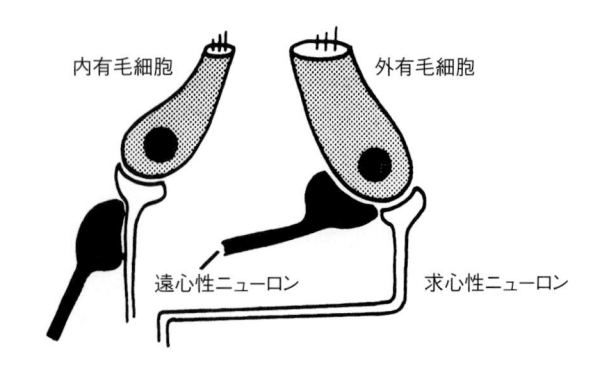

図6-128

内有毛細胞および外有毛細胞における，求心性（白）および遠心性（黒）シナプス．求心性シナプスおよび遠心性シナプスともに，外有毛細胞基部に直接つながっている．一方，内有毛細胞では，遠心性シナプスは下方にずれている．

に重要な意味をもっている．第一に，外有毛細胞基部につながる遠心性神経終末は，求心性線維よりはるかに広範囲の領域を占め，基底回転（高周波数領域）においては，細胞基部周辺領域を完全に占めている．第二に，外有毛細胞への遠心性線維の分布は，基底膜の基底回転部あるいは高周波数領域に非常に偏っている．第三に，非交叉性遠心性線維が求心性樹状突起で終端となっていて，内有毛細胞体では終端となっていないために，遠心性神経線維は求心性神経活動に影響し，有毛細胞自体の活動には影響しないことが予測される．Spoendlin（1974）が述べているように，「求心性線維の外有毛細胞への直接的前シナプス結合の影響，および内有毛細胞からの遠心性線維への後シナプス結合の影響が予測される．」

Spoendlinの神経分布に関する記述は，とくに求心性線維の90〜95％が内有毛細胞に分布するという点は当初受け入れられず，近年になって広く受け入れられるようになった．彼の実験の多くが他の研究者によって再現され，支持的な結果を得た．神経の計数実験では，顕微鏡的に確認できる変性を生じさせるような，神経路を外科的に切断（軸索切断）する手法が用いられることが多かった．それ以外の実験法としては，神経路にトレーサを注射する方法がある．放射性トレーサを用いた場合，組織を感光フィルムに曝すと，フィルムの乳剤が被曝して蝸牛オートラジオグラフが得られる．Warr（1975）は，こうしたトレーサを用いて，1,700個から1,800個の蝸牛遠心性ニューロンを発見した．ニューロンの約60％は非交叉性であった．彼は，上オリーブ複合体の外側領域から両側の内有毛細胞へ向けて線維が伸びていること，上オリーブ

複合体の内側領域から両側の外有毛細胞領域へ線維が伸びていることも発見した．このことは，遠心性神経支配は，交叉性あるいは非交叉性線維束によるよりも，脳幹起始の細胞による体制化を受けていることを示唆している．

オリーブ蝸牛束への神経伝達物質はアセチルコリンであり，その抑制因子はアセチルコリンエステラーゼである．オリーブ蝸牛束への刺激効果は，ムスカリン性およびニコチン性コリン遮断物質で遮断可能である．

自律神経分布

自律神経系の交感神経枝からの線維は，蝸牛に到達することはわかっているが，ラセン器内に入っているという証拠はない．組織化学的研究によって，蝸牛におけるアドレナリン作用性神経支配[10]は脈管周囲系および血管独立系からなることが明らかになった．脈管周囲網は，基底膜細動脈や迷路細動脈などの蝸牛に分布する細動脈付近にあり，蝸牛軸を越えて周囲にまでは伸びていないようである．血管独立系は，蝸牛孔領域において疎性叢を形成する．これらの自律線維は，おそらく星状神経節あるいは上頸神経節に始まる．これらの自律神経活動が，音に対する耳の感度を増大させることを示唆する研究結果もある（Beickert et al., 1956）が，これらのアドレナリン作用線維の実際の終末はまだ見つかっていない．例えば，耳の求心性あるいは遠心性神経線維と実際にシナプス結合を形成しているか否かはわかっていない．

要　約

3種類の神経線維が蝸牛に分布している．約30,000本の求心性線維，オリーブ蝸牛束の約1,800本の遠心性線維，および不明瞭な交感神経線維叢である．

求心性神経線維の細胞体は（Rosenthalの）ラセン管にあり，そこで**ラセン神経節**を形成する．約90%は，直近の内有毛細胞に分枝せずに伸びる**放射状線維**である．各内有毛細胞は，約8本の放射状線維が一対一対応パターンで分布している．求心性線維の残りの10%は，外有毛細胞領域でラセン器を横切り，**外ラセン束**を形成している．線維は基底端へ向けて曲がり，広範囲にわたる分枝のあと，外有毛細胞とシナプスを形成する．外ラセン束の各線維は，約10個の外有毛細胞を神経支配し，蝸牛基底端あるいは高周波数領域に多く分布する．

オリーブ蝸牛束は，約1,800本の**遠心性**神経線維からなる．これらのうち約80%の線維は，対側の上オリーブ複合体から始まり，**交叉性線維**となっている．残りの20%は，同側の上オリーブ複合体から始まり，**非交叉性線維**となっている．交叉束の線維はかなり分枝し，**トンネル放射状線維**としてコルチ・トンネルを通る．多数の側副枝によって，とくに基底回転部の多数の外有毛細胞に分布する．

非交叉性遠心性線維は，**内ラセン束**を形成する．かなり分枝した後，3,500個の内有毛細胞すべてに分布する．この多重分枝は，頂回転部において顕著である．外有毛細胞に分布する遠心性線維（トンネル放射状線維）は，外有毛細胞基部とシナプスを形成する．しかし，内有毛細胞領域では，求心性線維の樹状突起とシナプスが形成される．

自律神経系の交感神経性分枝の線維も蝸牛に達しているが，明らかにラセン器内には入っていない．これらの線維の活動は，おそらく聴覚機構のホメオスタシス（恒常性維持）に役立っているのであろう．

遠心性システムの役割

遠心路あるいは**オリーブ蝸牛路**の機能について，2つの疑問がある．遠心性システムは，蝸牛の音響変換機能に何か影響を与えるのか？　また，2つの蝸牛間に相互作用があるのだろうか？　Galambos（1956c）は，片側耳への刺激が，対側耳が同時あるいはわずかに遅れて刺激された場合には，対側耳で生成される神経インパルス

---

[10] アドレナリン作用性神経支配には，神経インパルスがシナプスを通過する際に，ノルエピネフリンを放出する交感性神経線維が関わる．

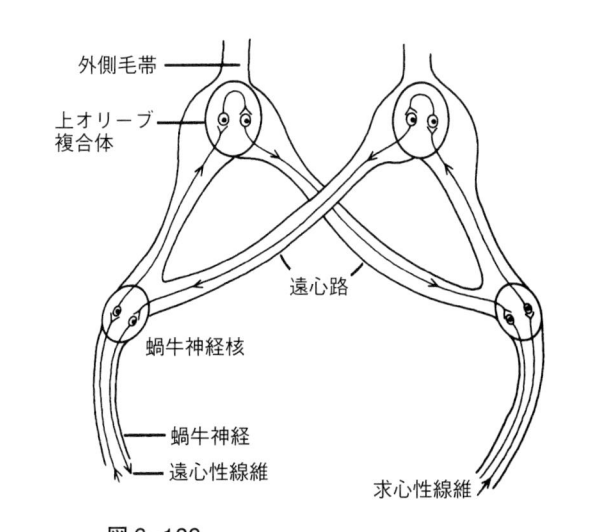

図6-129
模式化したオリーブ蝸牛路．

を抑制することを示した．さらに，遠心路への電気刺激が，聴神経の電気活動を抑制することを示した．

交叉性オリーブ蝸牛束への刺激は，求心性単一ニューロンの発射率を低下させ，蝸牛第1回転での内リンパ電位を低下させ，また，第1回転での蝸牛マイクロホン電位を上昇させる．

遠心性システムの機能の正確な性質はわかっていないが，遠心路をさまざまな刺激強度で刺激するとたいていは**抑制効果**が生じる．一般に，種々の研究結果は，遠心路の活性化によって生じる基本的な影響は抑制性であることを示唆している．オリーブ蝸牛路を図6-129に示す．

聴覚上行路

聴覚路を構成するニューロンは，脳幹を通って大脳の聴覚皮質まで途切れずに伸びているわけではない．少なくとも4つのニューロンで，蝸牛と大脳皮質との間を結んでいる．これらのラセン神経節レベルのものは，**一次ニューロン**という．これらは，すべて蝸牛神経核で**二次ニューロン**とシナプスを形成する．そのシナプスから出る線維は**三次ニューロン**といい，以下同様に皮質レベルまでつながる．

聴覚上行路の**主要路**を，図6-130に図式的に示す．

図6-130
聴覚上行路の主要な構成要素．

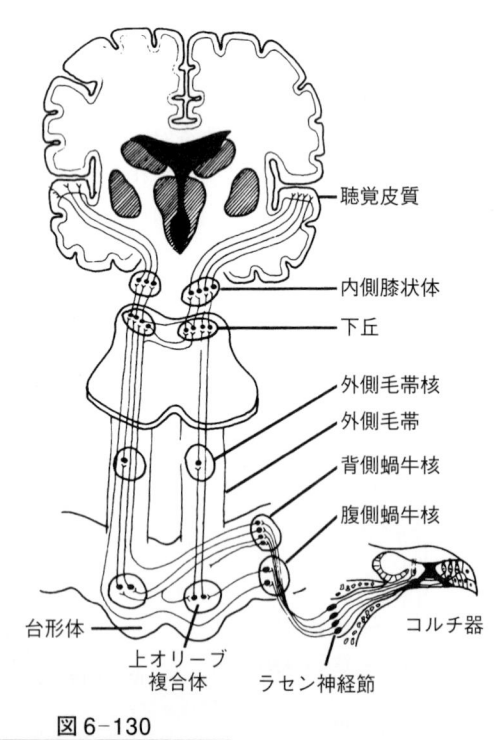

「主要」という用語は，いずれもラセン器からの刺激で作動する側副路，反射媒介神経核，網様体などと比べて，とりわけ重要な働きをしていることを強調したものである．

ラセン神経節細胞の中央突起は，蝸牛軸の中心部を通り，そこにおいて聴神経の**蝸牛枝**を形成する．蝸牛の最頂部へつながる線維はまっすぐに伸びて神経核を形成し，基底部への線維は神経末梢を形成するために回旋しながら伸びる．このように回旋する理由は，耳の発生学的な成長方法と関連している．神経は，蝸牛が形成され始める以前から，明らかによく成長する．蝸牛は，基底端から発生し始め，頂部へ向けてラセン状に成長していく．成長が進むと神経要素は「引っ張られる」ので，構造が完成する際には，基底部の線維は頂部の線維の回りを回旋しながら伸びることになる．その結果，神経全体が，マニラ麻製ロープに似ていなくはない外観を呈する．蝸牛神経の解剖学的構造により，高周波数対応の線維は最も刺激に曝されて損傷されやすいが，（音声聴取にとっては）より重要な低周波数対応の線維は，多少とも保護されていることになる．

蝸牛神経は，内耳道へ入るところで2本の前庭神経枝と結合して**聴神経**を形成する．聴神経は，顔面神経の直近を通っている．聴神経はきわめて短く，長さ約5mmしかない．聴神経は橋底部から延髄側部へ入り，そこで蝸牛神経核へ直接つながる**蝸牛束**は2本の分枝に分かれる．そのうちの1本は，ときに聴覚隆起と称されることがある背側核(**蝸牛背側核**)へと下行する．もう1本は，**蝸牛腹側核**(蝸牛神経核腹側部)へと下行する．両分枝の線維は，蝸牛神経核の二次ニューロンとシナプスを形成する．

二次ニューロンの細胞体の約半分は，正中面を横切って**台形体**へと軸索線維を伸ばしている．そこで，一部の線維は他の延髄神経核，主に台形体より多少外側寄りで同じ高さにある，**上オリーブ複合体**の細胞とシナプスを形成する．

こうした蝸牛神経核レベルでの神経線維の交差には，重要な意味がある．一側耳からの線維の約半分は直接蝸牛神経核から上行し，残りの線維は正中を横切って対側の蝸牛神経核へと伸びているので，各耳からの神経インパルスは大脳左右両側頭葉の聴覚皮質に到達することになる．そのため，一側の神経路の破壊では，対応する耳の完全なろうは生じない．図6-130に示すように，相互補完的な機構となっている．

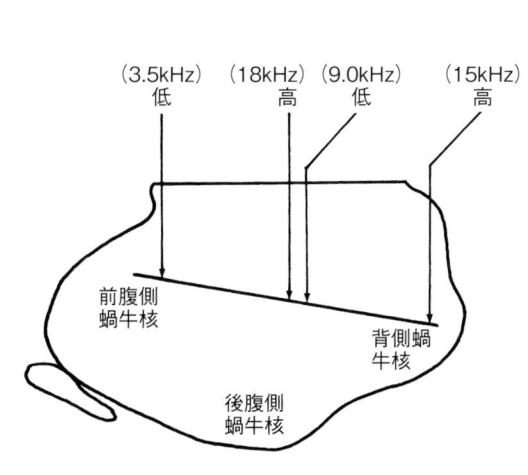

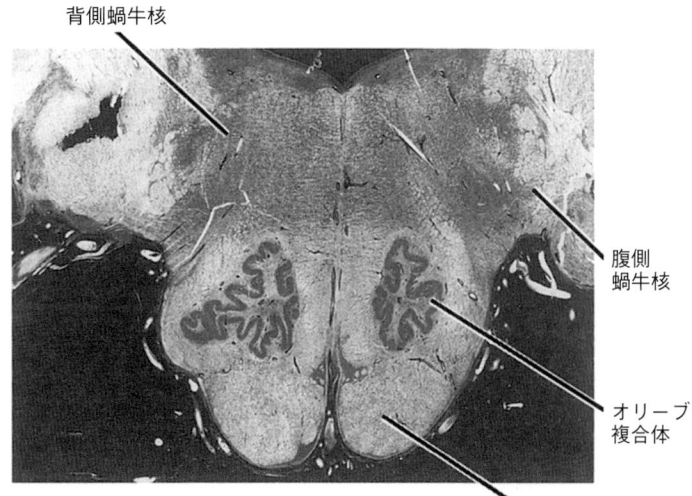

図 6-131
ネコの蝸牛神経核におけるトノ・トポグラフィックな体制化（左）．図中の線に沿って神経核に電極を挿入すると，2 組の高-低配列が得られた．右は，ヒトの延髄の吻側端を通る横断面．背側蝸牛核および腹側蝸牛核，オリーブ核が見える．

上オリーブ複合体は，上行する三次ニューロンへとつながって，**外側毛帯**として知られている神経路を形成する．これらの三次ニューロンは，中継なしで上オリーブ複合体を通り抜ける二次ニューロンと一緒に伸びている．外側毛帯は神経核も含んでおり，二次ニューロンや三次ニューロンとのシナプスを形成している．他のニューロンは，レンズ核から中脳の下丘まで中継なしで伸びている．下丘では，再度ニューロンが形成される．

また，下丘レベルで，**下丘交連**というところを通って一側から他側へと線維が交差する．下丘は下四丘体ともいわれ，聴覚反射の中枢がある．ほとんどの線維が，下丘を通って聴覚路の視床神経核である内側膝状体へと伸びている．しかし，外側毛帯線維の大部分は，**内側膝状体**で三次および四次ニューロンとシナプスを形成する．それらのニューロンからの軸索は，内包のレンズ下部を通り，**前横側頭回**（ヘッシュル Heschl 回）で終わっている．

蝸牛と大脳皮質上の**聴覚投射**との規則的対応を支持する良い証拠がある．内側膝状体の細胞配列および皮質へ放射する線維も規則的で予測可能であり，トノ・トポグラフィカルな配列が保たれている．

基底膜は，低周波数は頂回転部に最大変位を生じさせ，高周波数は基底回転部に最大変位を生じさせる周波数選択装置であることを述べた．また，求心性神経線維の 90～95％ は，内有毛細胞と一対一対応で分布していることも述べた．このように，聴覚神経路の最末梢部にお

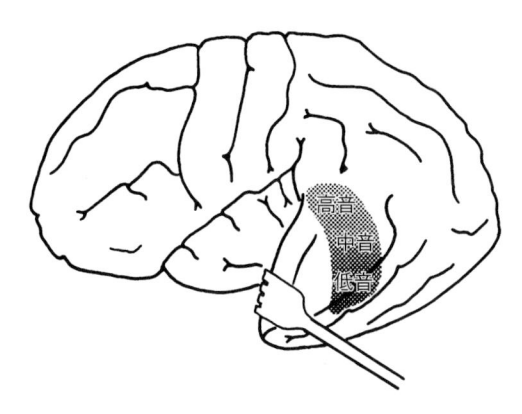

図 6-132
蝸牛の側頭葉への投射を表す．トノ・トポグラフィックな体制化が保たれている様子を示す．側頭葉は，その内側面を露出させるために，下方に折り曲げて描いてある．

いて，受容器および神経要素が周波数と関連した空間分布になっている．こうしたトノ・トポグラフィカルな体制化は，聴覚路全体を通して保持されているのだろうか？ 答えは，以下のとおりである．

ヒトについては断定的なことはいえないが，ネコにおいては，蝸牛神経核，下丘および内側膝状体のレベルなどではトノ・トポグラフィカルな体制化がきわめて明確である．蝸牛神経核は完全にマップ化されており（非常にわかりやすい），個々の蝸牛神経線維は 3 つの領域のうちのどこか 1 領域に分布している．実験結果も，**前腹側蝸牛核**，**後腹側蝸牛核**，および**背側蝸牛核**のレベルまでは一貫し

たもので,それらの分枝は,基底膜の基底部から頂部までの配列を表していた(図6-131).しかし,こうしたトノ・トポグラフィカルな体制化の特徴は,皮質レベルでは減少していた.つまり,トノ・トポグラフィは,上行路の神経核および経路より,皮質レベルの方がより拡散している.このことは,周波数分析は下位レベルですでに完了しており,**聴覚皮質**はもっと統合的な中枢であることを示唆している.蝸牛の側頭葉への投射を図6-132に示す.

骨導 Bone conduction

これまで述べてきたのは,気導による聴覚についてであった.音を聴く際のもう1つの経路として,**骨導**あるいは**組織伝導**がある.頭蓋と振動体との直接的な接触がある場合や,気導音が非常に強い場合には,振動エネルギーが頭蓋骨の圧縮を生じさせ,その結果,耳小骨連鎖と内耳との間のずれを生む.

骨導聴覚の重要性については,見落とされがちである.例えば,骨導音は,自分自身の声をモニターするうえで重要なフィードバックを提供してくれる.フィードバック経路には2チャンネルあって,すでに述べてきたシステム(気導)と骨導である.

> **臨床ノート** 発話時,気導および骨導両方のフィードバックが発話者の耳を刺激するが,聴き手の耳は気導音のみが刺激する.このことが,自分の録音音声を初めて聴いたときにとてもびっくりする原因の1つである.録音機器や聴き手は気導音のみを受聴することになり,喉頭で生成される低周波数成分の一部は気導音とはならないため,発話者自身は,自分本来の声は録音音声より力強い豊かなものと感じることになる.

骨導機構についての研究が最初に開始されたときには,基底膜上の振動パターンは気導の場合とは異なると考えられていた.しかし,ベケシー(1932)は,骨導呈示された音は180°位相をずらした気導音によって完全に相殺し,まったく聴こえないようにできることを発見した.このことは,気導音による基底膜上の振動パターンと骨導音によるものとが同じであることを意味している.しかし,基底膜上の変位が生じるメカニズムは,まったく異なっている.研究によると,骨導音が基底膜上に

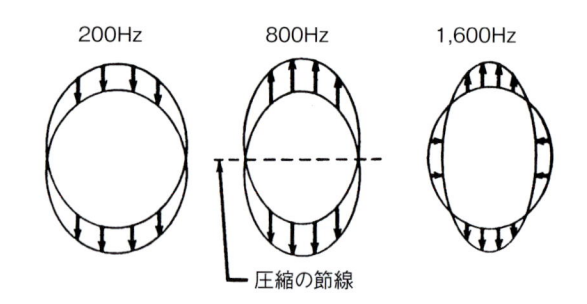

図6-133
種々の周波数に対する頭蓋骨振動の様相.

変位を生じさせる3つの方法がある.

頭蓋の変位

振動体を頭蓋に接触させると,骨は種々の振動パターンを受け取る(図6-133).これらの頭蓋の変位は,膜迷路内のリンパ液の圧縮を生じさせる.基底膜変位は,前庭階および鼓室階の不均等な弾性特性によって生じる.

Rejto(1914)とHerzog(1930)は,基底膜の上面および下面でのコンプライアンスが等しい場合,前庭階および鼓室階の圧が等しくなり,基底膜の変形は生じないと指摘している.時折,このような条件が生じる.

> **臨床ノート** 卵円窓および正円窓の両方が閉塞する**異常骨増殖**(進行した耳硬化症)や,伴行圧変化を伴うあるいは伴わない**滲出液**によって,正円窓膜およびアブミ骨底板両方の運動が妨げられることがある.この場合,臨床像は感音性障害を示唆するかもしれないが,問題の本質は伝音経路にある.

鼓室階のコンプライアンスは前庭階のそれより大きいので,蝸牛リンパの圧縮は,両者において異なる圧を生じさせることになる.その結果,陽圧がかかった際は基底膜が鼓室階側へ変位し,陰圧がかかった際は前庭階側へ変位する.この様子を,図6-134に示す.蝸牛管は蝸牛迷路とつながっているので,頭蓋骨の変位は蝸牛管同様に迷路管にも圧縮を生じさせる(A).その結果,前庭階にさらにリンパ液が流入し(B),対応して基底膜変位を増大させる(C).迷路の圧縮によるリンパ液の流入は,蝸牛リンパ液の圧縮も増大させ,基底膜上の活動をさらに高めることになる.

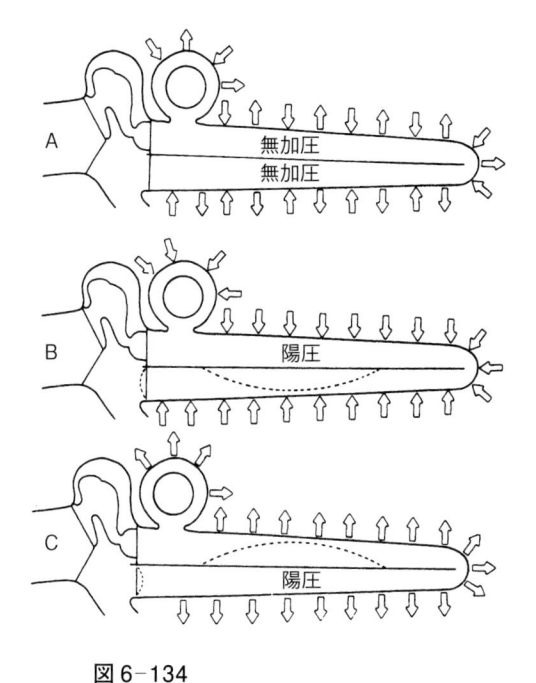

図6-134
鼓室階のコンプライアンスが大きい条件下での基底膜変位の様子．

耳小骨連鎖の慣性による遅れ

　側頭骨に振動を与えると，鼓室壁が振動運動を被る．耳小骨の慣性によって，頭蓋振動への追従が妨げられる．その結果，鼓室は内耳とともに外側へ向けて動いているのに，耳小骨は比較的動きがないままとなる（**質量リアクタンス**）．力学的には，側頭骨が静止していて，耳小骨連鎖が運動した場合とまったく同じである．この慣性効果は，蝸牛階に生じる圧縮を増大させる．慣性による耳小骨連鎖の遅れでの骨導について，**図6-135**に示す．

閉鎖効果

　骨導音が聴こえる第3の経路は，**図6-136**に図式的に示すように**顎関節**の性質によるものである．顎を動かす際に**外耳道**に指を挿入すると，外耳道壁のわずかな変形も感じ取ることができる．頭蓋骨をバイブレータで振動させると，下顎はその慣性のために，若干遅れて振動することになる．関節突起は，頭蓋骨の他の部分と同じ周波数ではあるが位相がずれた状態で振動する．このことが，軟骨部外耳道の変位量，振動周波数に影響する．こうした変位が，外耳道内に空気伝導音を生じさせる．こうして生じた音は，通常の気導経路で伝わっていく．外耳道を閉鎖すると，気圧に変化が生じて鼓膜に作用し，大きさ感覚が増大する．これは，簡単にやってみること

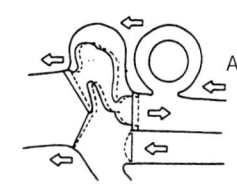

A. 側頭骨が外側方向へ運動している間，耳小骨連鎖の慣性による遅れによって，アブミ骨底板は内側方向へ運動する．

B. 側頭骨の内側方向への運動．耳小骨連鎖の慣性による遅れは，側頭骨に対して，アブミ骨の外側方向の運動を生じさせる．

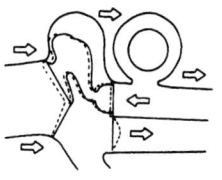

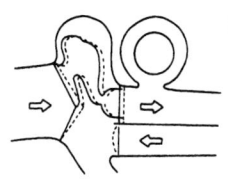

C. 気導の場合，圧縮波はアブミ骨底板の内側方向への運動を生じさせる．上記Aにおいて，慣性による遅れで内側方向の運動が生じたのと同じ結果となる．

D. 音波の希薄化部分は，アブミ骨底板の外側方向への運動を生じさせる．上記Bにおいて，慣性による遅れで生じたのと同じ結果となる．

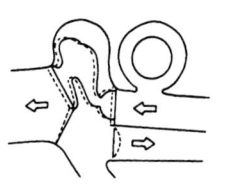

図6-135
耳小骨連鎖の慣性による遅れで生じる骨導音．

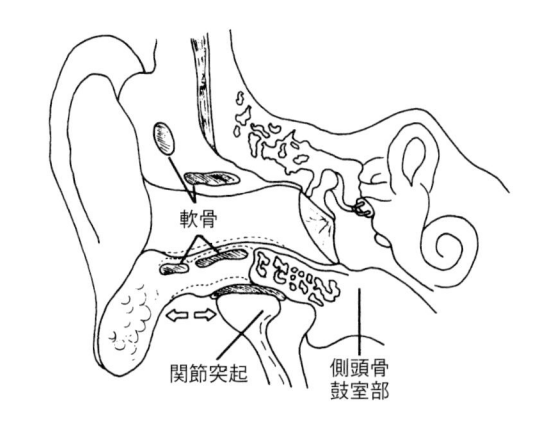

図6-136
顎関節．軟骨部外耳道の変位が，外耳道内で空気伝導音を発生させる．これらの空気伝導音は，通常の気導経路をたどる．外耳道を塞ぐと，この空気伝導音の損失が妨げられるので，ラウドネス（音の大きさ感覚）が大きくなる．

ができる．外耳道を交互に塞いだり開いたりしながら，ハミングしてみるだけでよい．音の大きさ感覚が増減することに気づくはずである．これは，**閉鎖効果**といい，最初は 1827 年に Wheatstone によって報告された．これは，**ウェーバー検査**という臨床的な聴覚検査の基礎となっている．しかし，閉鎖効果は，約 2,000Hz 以下の周波数に限定されることに注意しなければならない．

この聴覚入門は，決して完全な説明を提供するものではない．君たちが，以下に示すような**心理音響学**領域に属する聴覚の重要な行動様相について，さらに知識を深めていくうえで必要となる十分な予備知識を提供するものである．例えば，閾値検出，ピッチ，ラウドネス，音声弁別，マスキング，歪み効果，空間定位などである．

おそらく，本章の内容も，耳という精巧な機構について，諸君の興味を増進させ，抱いている疑問に対して十分な内容が提供できることと信じている．

文　献

Adrian, E. D., "The Microphonic Action of the Cochlea: An Interpretation of Wever and Bray's Experiments," *J. Physiol.*, 71, 1931, 28–30.

―――, and Y. Zotterman, "The Impulses Produced by Sensory Nerve Endings, Part 2. The Response of a Single End-Organ," *J. Physiol.*, 61, 1926a, 151–171.

―――, and Y. Zotterman, "The Impulses Produced by Sensory Nerve Endings, Part 3, Impulses Set Up by Touch and Pressure," *J. Physiol.*, 61, 1926b, 465–483.

Angleborg, C., and H. Engström, "The Normal Organ of Corti," in A. Møller, ed., *Basic Mechanisms in Hearing*. New York: Academic Press, 1973.

Arey, L. B., *Developmental Anatomy*, 7th ed. Philadelphia: W. B. Saunders, 1965.

Beickert, P., L. Gisselsson, and B. Lofström, "Der Einfluss des Sympathischen Nervensystems auf das Innenohr," *Arch. Klin. Exp. Ohr.-Nas.-, Kehlk.-Heilk.* 168, 1956, 495–507.

Békésy, G. von, "Zur Theorie des Hörens. Die Schwingungsform der Basilarmembran," *Physik. Zeitschrift*, 29, 1928, 793–810.

―――, "Zur Theorie des Hörens, Über die eben merkbare Amplituden-und-Frequenzänderung eines Tones. Die Theorie der Schwebungen," *Physik. Zeitschrift*, 30, 1929, 721–745.

―――, "Zur Theorie des Hörens bei der Schallaufnahme durch Knochenleitung," *Annalen Physik*, 13, 1932, 111–136.

―――, "Physikalische Probleme der Hörphysiologie," *Elektr. Nachr. Techn.*, 12, 1935, 71–83.

―――, "Zur Physik des Mittelohres und über das Hören bei Fehlerhaftem Trommelfell," *Akustik, Zeitschrift*, 1, 1936, 13–23.

―――, "Über die Messung der Schwingungsamplitude der Gehörknöchelchen mittels einer Kapizitiven Sonde," *Akustik. Zeitschrift*, 6, 1941, 1–16.

―――, "Über die Frequenzauflösung in der Menschlichen Schnecke," *Acta Oto-Laryngol.*, 32, 1944, 60–84.

―――, "Über die Elastizität der Schneckentrennwand des Ohres," *Akustik. Zeitschrift*, 6, 1941, 265–278. Also, "On the Elasticity of the Cochlear Partition," *J. Acoust, Soc. Amer.*, 20, 1948a, 227–241.

―――, "Vibration of the Head in a Sound Field, and Its Role in Hearing by Bone Conduction," *J. Acoust. Soc. Amer.*, 20, 1948b, 749–760.

―――, "The Vibration of the Cochlear Partition in Anatomical Preparations and in Models of the Inner Ear," *J. Acoust. Soc. Amer.*, 21, 1949, 233–245.

―――, "Microphonics Produced by Touching the Cochlear Partition with a Vibrating Electrode," *J. Acoust. Soc. Amer.*, 23, 1951a, 29–35.

―――, "DC Potentials and Energy Balance of the Cochlear Partition," *J. Acoust. Soc. Amer.*, 23, 1951b, 578–582.

―――, "Cross Localization of the Place of Origin of the Cochlear Microphonics," *J. Acoust. Soc. Amer.*, 24, 1952, 399–409.

―――, *Experiments in Hearing*. New York: McGraw-Hill, 1960.

―――, and W. A. Rosenblith, "The Mechanical Properties of the Ear," in S. S. Stevens, ed., *Handbook of Experimental Psychology*. New York: John Wiley, 1958.

Bredberg, G., "Cellular Pattern and Nerve Supply of the Human Organ of Corti," *Acta Otolaryngologica* (Stockholm), Suppl. 236, 1968.

Brownell, W. E., "Observations on a Motile Response in Isolated Outer Hair Cells," in W. Webster and X. Altkin, eds., *Neural Mechanisms of Hearing*. Clayton, Australia: Monash University Press, 1983.

Brownell, W. E., "Outer Hair Cell Motility and Otacoustic Emissions," *Ear and Hearing*, 11, 1990, 82–92.

Brownell, W. E., C. R. Bader, D. Bertrand, and Y. Ribakupierre, "Evoked Mechanical Responses of Isolated Cochlear Outer Hair Cells," *Science*, 227, 1985, 194–196.

Dahmann, H., "Zur Physiologie des Hörens: experimentelle Untersuchungen über die Mechanik der Gehörknochelchenkette, sowie über deren Verhalten auf Ton und Lufdruck." *Zeitschrift für Hals-Nasen-Ohrenheilkunde*, 24, 1929, 462–497; and 27, 1930, 329–368.

Dallos, P., *The Auditory Periphery: Biophysics and Physiology*. New York: Academic Press, 1973.

―――, "Cochlear Physiology," *Amer. Rev. Psychol.*, 32, 1985a, 153.

―――, "Response Characteristics of Mammalian Cochlear Hair Cells," *J. Neuroscience*, 5, 1985b, 1591–1608.

―――, "The Role of Outer Hair Cells in Cochlear Function," in M. J. Correla and A. A. Perachio, eds., *Contemporary Sensory Neurobiology*. New York: Alan R. Liss, 1988.

―――, "Cochlear Neurobiology: Revolutionary Developments. *ASHA*, 1988, 50–56.

―――, B. N. Evans, and R. Hallworth, "Nature of the Motor Element in Electrokinetic Shape Changes of Cochlear Outer Hair Cells," *Nature*, 350, 1991, 155–157.

―――, D. M. Harris, E. Relkin, and M. A. Cheatham, "Two-tone Suppression and Intermodulation Distortion in the Cochlea. Effects of Outer Hair Cell Lesions," in G. van den Brink and F. A. Bilsen, eds., *Psychophysical Physiological and Behavioral Studies in Hearing*. Delft, The Netherlands: Delft University Press, 1980.

―――, M. C. Billone, J. D. Durrant, C. Y. Wang, and S. Raynor,

"Cochlear Inner and Outer Hair Cells: Functional Differences," *Science*, 177, 1972, 356–358.

———, J. Santos-Sacchi, and A. Flock, "Intracellular Recordings from Cochlear Outer Hair Cells," *Science*, 218, 1982, 582–584.

Dankbaar, W., "The Pattern of Stapedial Vibration." *J. Acoust. Soc. Amer.*, Vol. 48, no. 4 (part 2), 1970.

Davis, H., "The Electrical Phenomena of the Cochlea and the Auditory Nerve," *J. Acoust. Soc. Amer.*, 6, 1935, 205–215.

———, "Biophysics and Physiology of the Inner Ear," *Physiol. Rev.*, 37, 1957, 1–49.

———, "Mechanism of Excitation of Auditory Nerve Impulses," in G. L. Rasmussen and W. Windle, eds., *Neural Mechanisms of the Auditory and Vestibular System*. Springfield, Ill.: Charles C Thomas, 1960.

———, "Advances in the Neurophysiology and Neuroanatomy of the Cochlea," *J. Acoust. Soc. Amer.*, 34, 1962, 1377–1385.

———, "An Active Process in Cochlear Mechanics," *Hearing Research*, 9, 1983, 79–90.

———, B. H. Deatherage, B. Rosenblut, C. Fernandez, R. Kimura, and C. A. Smith, "Modification of Cochlear Potentials Produced by Streptomycin Poisoning and by Extensive Venous Obstruction," *Laryngoscope*, 68, 1958, 596–627.

———, A. J. Derbyshire, E. H. Kemp, M. H. Lurie, and M. Upton, "Functional and Histological Changes in the Cochlea of the Guinea Pig Resulting from Prolonged Stimulation," *J. Gen. Psychol.*, 13, 1935, 251–278.

———, A. J. Derbyshire, and M. H. Lurie, "A Modification of Auditory Theory," *Arch. Otol.*, 20, 1934, 390–395.

———, A. J. Derbyshire, and L. J. Saul, "The Electric Response of the Cochlea," *Amer. J. Physiol.* 107, 1934, 311–332.

Derbyshire, A. J., and H. Davis, "The Action Potentials of the Auditory Nerve," *Amer. J. Physiol.*, 113, 1935a, 476–504.

———, and H. Davis, "The Probable Mechanism for Stimulation of the Auditory Nerve by the Organ of Corti," *Amer. J. Physiol.*, 113, 1935b, 35.

DeRossa, L. A., "A Theory as to Function of the Scala Tympani in Hearing," *J. Acoust. Soc. Amer.*, 19, 1947, 623–628.

Doyle, W. J., and S. R. Rood, "Comparison of the Anatomy of the Eustachian Tube in the Rhesus Monkey (*Macaca mulatta*) and Man. Implications for Physiologic Modeling." *Ann. Otol.*, 89, 1980, 49–57.

Engström, H., H. Ades, and J. Hawkins, "Structure and Functions of the Sensory Hairs of the Inner Ear," *J. Acoust. Soc. Amer.*, 34, 1962, 1356–1363.

Ewald, J., "Zur physiologie des Labyrinths, VI, Eine neue Hörtheorie," *Arch. ges. Physiol.*, 76, 1899, 147–188.

Fleming, N., "Resonance in the External Auditory Meatus," *Nature*, 143, 1939, 642–643.

Fletcher, H., "A Space-Time Pattern Theory of Hearing," *J. Acoust. Soc. Amer.*, 1, 1930, 311–43.

———, "On the Dynamics of the Cochlea," *J. Acoust. Soc. Amer.*, 23, 1951, 637–645.

———, "The Dynamics of the Middle Ear and Its Relation to the Acuity of Hearing," *J. Acoust. Soc. Amer.*, 24, 1952, 129–131.

———, *Speech and Hearing in Communication*. New York: D. Van Nostrand, 1953.

Flock, Å., "Contractile Proteins in Hair Cells," *Hearing Res.*, 2, 1980, 411–412.

Flock, Å., and D. Strelioff, "Studies on Hair Cells in Isolated Coics from the Guinea Pig Cochlea. Hearing Res., 15, 1984, 11–18.

Flock, Å., R. Kimura, P. G. Lundquist, and J. Wersäll, "Morpholgical Basis of Directional Sensitivity of the Outer Hair Cells in the Organ of Corti," *J. Acoust. Soc. Amer.*, Suppl. 34, 1962, 1351.

Fumagalli, Z., "Ricerche morfologische sull' apparato di transmissione del suono," *Arch. Ital. Otol. Rinol. Laryngol.*, 60 suppl. 1, 1949.

Galambos, R., "Neural Mechanisms of Audition," *Physiol. Rev.*, 34, 1954, 497–528.

———, "Some Recent Experiments on the Neurophysiology of Hearing," *Ann. Otol., Rhinol., and Laryngol.*, 65, 1956a, 1053–1059.

———, "Suppression of Auditory Nerve Activity by Stimulation of Fibers to the Cochlea," *J. Neurophysiol.*, 19, 1956b, 424–437.

———, "Neural Mechanisms in Audition," *Laryngoscope*, 68, 1956c, 388–401.

———, and H. Davis, "The Response of Single Auditory-Nerve Fibers to Acoustic Stimulation," *J. Neurophysiol.*, 6, 1943, 39–57.

———, and H. Davis, "Action Potentials from Single Auditory-Nerve Fibers?" *Science*, 108, 1948, 513.

Gerhardt, H. J., H. David, and I. Marx, "Electronenmikroskopische Untersuchungen am musculus tensor tympani des meerschweinchens." *Archiv fur Klinische und Experimentelle Ohren-Nasen und Kehlkopfheilkunde*, 186, 1966, 20–30.

Gray's Anatomy. P. L. Williams and R. Warwick, eds. Philadelphia: W. B. Saunders Company, 1980.

Guild, S. R., "The Width of the Basilar Membrane," *Science*, 65, 1927, 67–69.

———, S. J. Crowe, C. C. Bunch, and L. M. Polvogt, "Correlations of Differences in the Density of Innervation of the Organ of Corti with Differences in the Acuity of Hearing," *Acta Oto-Laryngol.*, 15, 1931, 269–308.

Guinan, J., and W. Peake, "Middle-Ear Characteristics of Anesthetized Cats," *J. Acoust. Soc. Amer.*, 41, 1967, 1237,

Gundersen, T., and K. Høgmoen, "Holographic Vibration Analysis of the Ossicular Chain," *Acta Oto-Laryngol.*, 82, 1976, 16.

Held, H., "Die Cochlea der Sauger und der Vogel," in Bethe (ed), *Handbuch der normalen und pathologischen Physiologie, 11, Receptionsorgane 1*, Berlin, Springer-Verlag, 1926, 467.

Helmholtz, H. von, "Die Mechanik der Gehörknöchelchen und des Trommelfells," *Pflügers Archiv für die Geschichte Physiologie*, 1, 1868, 1–60.

———, *Die Lehre von den Tonempfindungen als Physiologische Grundlage für die Theorie der Musik* 4th ed., 1877, trans., *On the Sensations of Tone*, 2nd English ed. A. J. Ellis. New York: David McKay, 1912.

Hensen, V., "Zur Morphologie der Schnecke des Menchen und der Saugetheire," *Zeitschrift für wissenschaftliche Zoologie*, 13, 1863, 481–512.

———, "Beobachtungen über die Thätigkeit des Trommellspanners bei Hund unk Katze," *Archiv. für Physiologie*, 2, 1878, 312–319.

Herzog, H., "Die Mechanik der Knochenleitung im Modellversuch," *Zeitschrift für Hals-Nasen-und-Ohrenheilkunde*, 27, 1930, 402–408.

Høgmoen, K., and T. Gundersen, "Holographic Investigation of Stapes Footplate Movements," *Acoustica*, 37, 1977, 198–202.

Huggins, W. H., "Theory of Cochlear Frequency Discrimination," *Quarterly Progress Report*. Research Laboratory of Electronics, Massachusetts Institute of Technology, Oct. 1950, 54–59.

———, and J. C. R. Licklider, "Place Mechanisms of Auditory Frequency Analysis, *J. Acoust. Soc. Amer.*, 23, 1951, 290–299.

Hurst, C. H., "A New Theory of Hearing," *Transactions of the Liverpool Biological Society*, 9, 1895, 321–353.

Iurato, S., "Functional Implications of the Nature and Submicroscopic Structure of the Tectorial and Basilar Membrane," *J. Acoust. Soc. Amer.*, 34, 1962, 1386–1395.

Iwasa, K., and Chadwick. "Elasticity and Force Generation of Cochlear Outer Hair Cells," *J. Acoust. Soc. Amer.*, 92, 1992, 3169–3173.

Jepsen, O., "Middle-Ear Muscle Reflexes in Man," in J. Jerger, ed., *Modern Developments in Audiology*. New York: Academic Press, 1963.

Kalinec, F., M. Holley, K. Iwasa, D. Lim and B. Kachar, "A Membrane Based Force Generation Mechanism in Auditory Sensory Cells," *Proc. Natl. Acad. Sci. USA*, 89, 1992, 8671–8675.

Kato, T., "Zur Physiologie der Binnenmuskeln des Ohres," *Pflügers Archiv für die Geschichte Physiologie*, 150, 1913, 569–625.

Keith, A., "An Appendix on the Structures Concerned in the Mechanism of Hearing, in Sir T. Wrightson and A. Keith, *An Enquiry into the Analytical Mechanism of the Internal Ear*. London: Macmillan, 1918.

Kemp, D. T., "Stimulated Acoustic Emissions from Within the Human Auditory System," *J. Acoust. Soc. Amer.*, 64, 1978, 1386–1391.

———, "Evidence of Mechanical Nonlinearity and Frequency Selective Wave Amplification in the Cochlea," *Arch. Otorhinolaryngol.*, 224, 1979, 37.

Khanna, S. M., and D. G. B. Leonard, "Interferometric Measurement of Basilar Membrane Vibrations in Cats Using a Round Window Approach. *J. Acoust. Soc. Amer.* 68, 1980, 543.

———, "Basilar Membrane Tuning in the Cat Cochlea," *Science*, 215, 1982, 305–306.

———, and J. Tonndorf, "The Vibratory Pattern of the Round Window in Cats," *J. Acoust. Soc. Amer.*, 50, 1971, 1475–1483.

———, and J. Tonndorf, "Tympanic Membrane Vibration in Cats Studied by Time-Averaged Holography," *J. Acoust. Soc. Amer.*, 51, 1972, 1904–1920.

Kiang, N. Y.-S., T. Watanabe, E. C. Thomas, and L. F. Clark, "Discharge Patterns of Single Fibers in the Cat's Auditory Nerve," *Research Monograph No. 35*, M.I.T. Press, Cambridge, Mass., 1965.

Kim, D. O., "Active and Nonlinear Cochlear Biomechanics and the Role of Outer-Hair-Cell Subsystem in the Mammalian Auditory System," *Hearing Res.*, 22, 1986, 105–114.

Kimura, R., "Hairs of the Cochlear Sensory Cells and Their Attachment to the Tectorial Membrane," *Acta Oto-Laryngol.*, 61, 1966, 55–72.

Kirikae, I., *The Structure and Function of the Middle Ear*. Tokyo: University of Tokyo Press, 1960.

Kobrak, H. B., "Zur Physiologie der Binnenmuskeln des Ohres I. (Untersuchungen zur Mechanik der Schalleitungskette) *Beitr. Anat., etc., Ohr.*, 29, 1932a, 383–416.

———, "Zur Physiologie der Binnenmuskeln des Ohres II." *Beitr. Anat., etc., Ohr.*, 29, 1932b, 383–416.

———, *The Middle Ear*. Chicago: University of Chicago Press, 1959.

Kuile, E. ter, "Die Ubertragung der Energie von der Grundmembran auf die Horzellen," *Archiv für Physiologie*, 79, 1900, 146–157.

———, "Die Richtige Bewegungsform der Membrana Basilaris," *Archiv für Physiologie*, 79, 1900, 484–509.

Kuriyama, R., R. Albin, and R. Altschuler, "Expression of NMDA Receptor in RNA in the Rat Cochlea," *Hear. Res.*, 69, 1993, 215–220.

Lederer, F. L., *Diseases of the Ear, Nose, and Throat*. Philadelphia, F. A. Davis, 1938.

———, and A. R. Hollender, *Textbook of Ear, Nose, and Throat*. Philadelphia: F. A. Davis, 1942.

Lempert, J. E., G. Wever, M. Lawrence, and P. E. Meltzer, "Perilymph: Its Relation to the Improvement of Hearing Which Follows Fenestration of the Vestibular Labyrinth in Clinical Otosclerosis," *Arch. Otol.*, 50, 1949, 377–387.

Lilly, D. J., "Measurement of Acoustic Impedance at the Tympanic Membrane," in J. Jerger, ed., *Modern Developments in Audiology*, 2nd ed. New York and London: Academic Press, 1973.

Lim, D., "Fine Morphology of the Tectorial Membrane," *Arch. Otol.*, 96, 1972, 199–215.

Lindemann, H., and W. Ades, "The Sensory Hairs and the Tectorial Membrane in the Development of the Cat's Organ of Corti," *Acta Oto-Laryngol., Otolaryng.*, 72, 1971, 229–242.

Lorente de Nó, R., "The Sensory Endings in the Cochlea," *Laryngoscope*, 47, 1937, 373–377.

Lüscher, E., "Die Funktion des Musculus Stapedius beim Menschen," *Zeitschrift für Hals-Nasen-und-Ohrenheilkunde*, 23, 1929, 105–132.

Lynch, T., U. Nedzebnitsky, and W. Peake, "Input Impedance of the Cochlea in Cat," *J. Acoust. Soc. Amer.*, 72, 1982, 108–130.

Macartney, J. C., S. D. Comis, and J. D. Pickles, "Is Myosin in the Cochlea a Basis for Active Motility?" *Nature*, 288, 1980, 491–492.

Metz, O., "The Acoustic Impedance Measured on Normal and Pathological Ears," *Acta Oto-Laryngol.*, Suppl. 63, 1946.

Meyer, M., "Zur Theorie des Hörens," *Pflügers Archiv für die Geschichte Physiologia*, 78, 1899, 346–362.

———, "The Hydraulic Principles Governing the Function of the Cochlea," *J. Gen. Psychol.*, 1, 1928, 239–265.

Møller, A., *Basic Mechanisms in Hearing*. New York: Academic Press, 1973.

Moore, K., *Clinically Oriented Anatomy*, Baltimore, MD: Williams & Wilkins, 1985.

Müller, Johannes and C. Pouillet. *Lehrbuch der Physik*, 11th ed., vol 1, Brunswick, Germany: Vieweg Verlag, 1934.

Nedzelnitsky, V., "Measurements of Sound Pressure in the Cochleae of Anesthetized Cats," in Zwicker, J. and K. Terhardt, eds., *Facts and Models in Hearing*. New York: Springer, 1974.

Nordlund, B., "Physical Factors in Sound Localization," *Acta Oto-Laryngol.*, 54, 1962, 75–93.

Ohm, G. S., "Über die Definition des Tones, nebst daran geknupfter Theorie der Sirene und ahnlicker tonbildener Vorrichtungen," *Annalen der Physik*, 59, 1843, 497–565.

Peake, W., H. Sohmer, and T. Weiss, "Microelectrode Recordings of Intracochlear Potentials," in *Quarterly Progress Report No. 94*, 293–304, Cambridge, Mass.: M.I.T. Research Laboratory of Electronics, 1969.

Perlman, H. B., and T. J. Case, "Latent Period of the Crossed Stapedius Reflex in Man," *Ann. Otol., Rhinol., and Laryngol.*, 48, 1939, 663–675.

Peterson, L. C., and B. P. Bogert, "A Dynamical Theory of the

Cochlea," *J. Acoust. Soc. Amer.*, 22, 1950, 369–381.

Pickles, J., *An Introduction to the Physiology of Hearing*, 2nd ed., London: Academic Press, 1988.

Pickles, J. O., *An Introduction to the Physiology of Hearing*. London and New York: Academic Press, 1982.

———, S. D. Comis, and M. P. Osborne, "Crosslinks Between Stereocilia in the Guinea Pig Organ of Corti, and Their Possible Relation to Sensory Transduction," *Hearing Res.*, 15, 1984, 103–112.

Pollak, J., "Über die Function des Musculus Tensor Tympani," *Medizinisch Jahrbuch*, 82, 1886, 555–582.

Rabinowitz, W., "Measurement of the Acoustic Admittance of the Human Ear," *J. Acoust. Soc. Amer.*, 70, 1981, 1025–1035.

Rasmussen, A. T., "Studies on the VIIIth Cranial Nerve of Man." *Laryngoscope*, 50, 1940, 67–83.

Rasmussen, G. L., "The Olivary Peduncle and Other Fiber Projections of the Superior Olivary Complex," *J. Compar. Neurol.*, 84, 1946, 141–219.

———, and W. F. Windle, *Neural Mechanisms of the Auditory and Vestibular Systems*. Springfield, Ill.: Charles C Thomas, 1960.

Rejto, A., "Beitrage zur Physiologie der Knochenleitung," *Verhandlungen der Deutschen Otologische Gesselschaft*, 23, 1914, 268–285.

Retzius, G., "Die Endigungsweise des Gehörnerven," *Biol. Untersuchung*, 5, 1893a, 35–38.

———, "Weiteres über die Endigungsweise des Gehörnerven," *Biol. Untersuchung*, 5, 1893b, 35–38.

———, *Das Gehörorgan der Wirbeltheire, eine Morphologischhistologische Studien*. Stockholm: Samson & Wallin, 1905.

Rhode, W. S., "Observations of the Vibration of the Basilar Membrane Using the Mossbauer Technique," *J. Acoust. Soc. Amer.*, 49, 1971, 1218–1231.

Rinne, A., "Beitrage zur Physiologie des Menschlichen Ohres," *Viertel Jahrschr, J. Prakt. Heilk. Prag.*, 45, 1855, 71–123.

Rood, S. R., and W. J. Doyle, "Morphology of Tensor Veli Palatini, Tensor Tympani, and Dilator Tubae Muscles," *Ann. Otol.*, 87, 1978, 202–210.

Rose, J. E., J. E. Hind, D. J. Anderson, and J. F. Brugge, "Some Effects of Stimulus Intensity on Response of Auditory Nerve Fibers in the Squirrel Monkey," *J. Neurophysiol.*, 34, 1971, 685–699.

Ruggero, M. A., and N. C. Rich, "Application of a Commercially Manufactured Doppler Shift Laser Velocimeter to the Measurement of Basilar Membrane Vibration," *Hear. Res.*, 51, 1991, 215–230.

Russell, E. J., and P. M. Sellick, "Intracellular Studies of Hair Cells in the Mammalian Cochlea," *J. Physiol.* (London), 284, 1978, 261–290.

Rutherford, W. "A New Theory of Hearing," *J. Anat. and Physiol.*, 21, 1886, 166–168.

Ryan, A. F., D. Brumm, and M. Kraft, "Occurance and Distribution of non-NMDA Glutamate Receptor mRNAs in the Cochlea," *Neuro Rep.*, 2, 1991, 543–646.

———, and P. Dallos, "Absence of Cochlear Outer Hair Cells: Effect on Behavioural Auditory Threshold," *Nature*, 253, 1975, 44–46.

Schlosshauer, B. and K.-H. Vosteen, "Ueber die Anordnung und Wirkungsweise der im Conus elasticus ansetzenden Fasern des Stimmulkels," *Zschr. Laryng.*, 642–650, 1957.

———, "Ueber den Verlauf und die Funktion der Stimmulkelfasern," *Zschr. Anat. Entw.*, 120, 456–465, 1958.

Seif, S., and A. L. Dellon, "Anatomic Relationships Between the Human Levator and Tensor Veli Palatini and the Eustachian Tube, *Cleft Palate J.*, 15, 1978, 329–336.

Sellick, P. M., R. Patuzzi, and B. M. Johnstone, "Measurement of Basilar Membrane Motion in the Guinea Pig Using the Mossbauer Technique," *J. Acoust. Soc. Amer.*, 72, 1982, 131–141.

Shaw, E. A. G., "Ear Canal Pressure Generated by a Source Field," *J. Acoust. Soc. Amer.*, 3, 1966, 465–470.

———, "The External Ear," in Keidel and Neff, eds., *Handbook of Sensory Physiology*, Vol. V (1). New York: Springer, 1974.

Sicher, H., and E. DuBrul, *Oral Anatomy*, 6th ed. St. Louis: C. V. Mosby, 1975.

Simpkins, C. S., "Functional Anatomy of the Eustachian Tube," *Arch. Otol.*, 38, 1943, 478–484.

Sivian, L. J., and S. D. White, "On Minimal Audible Sound Fields," *J. Acoust. Soc. Amer.*, 4, 1933, 288–321.

Smith, C. A., "Electron Microscopic Studies of Cochlear and Vestibular Receptors," *Anatomical Record*, 127, 1957, 483.

———, and F. S. Sjöstrand, "Structure of the Nerve Endings on the External Hair Cells of the Guinea Pig Cochlea as Studied by Serial Sections," *J. Ultrastructure Res.*, 5, 1961, 523–526.

Smith, K. R., and E. G. Wever, "The Problem of Stimulation Deafness: The Functional and Histological Effects of a High-Frequency Stimulus," *J. Exper. Psychol.*, 49, 1949, 238–241.

Spoendlin, H., "Ultrastructure and Peripheral Innervation Pattern of the Receptor in Relation to the First Coding of the Acoustic Messages," in A. V. S. De Reuck and J. Knight, eds., *Hearing Mechanisms in Vertebrates*, pp. 89–125. Boston: Little, Brown, 1968.

———, The Innervation of the Cochlear Receptors, in A. Moller, ed., *Basic Mechanisms in Hearing*, 185. New York: Academic Press, 1973.

———, "Innervation Patterns in the Organ of Corti of the Cat," *Acta Otol.*, 67, 1969, 239–254.

———, *The Organization of the Cochlear Receptor*, New York: Springer-Karger, 1966.

———, "Neuroanatomy of the Cochlea," in Zwicker and Terhardt, eds., *Facts and Models in Hearing*. New York: Springer, 1974.

Stevens, S. S., ed., *Handbook of Experimental Psychology*. New York: John Wiley, 1951.

———, and H. Davis, *Hearing, Its Psychology and Physiology*. New York: John Wiley, 1938.

Talley, J., "Hearing Mechanisms in the Behaviorally Deaf Dalmation Dog," Unpublished Master's thesis, University of Illinois, Champaign, Ill., 1965.

Tasaki, I., and C. Spiropoulos, "Stria Vascularis as Source of Endocochlear Potential, *J. Neurophysiol.*, 22, 1959, 149–155.

———, H. Davis, and D. Eldredge, "Exploration of Cochlear Potentials in Guinea Pigs with Microelectrode," *J. Acoust. Soc. Amer.*, 26, 1954, 765–773.

———, H. Davis, and J. Legouix, "The Spacetime Pattern of the Cochlear Microphonics (Guinea Pig), as Recorded by Differential Electrodes," *J. Acoust. Soc. Amer.*, 24, 1952, 502–518.

Tonndorf, J., and S. Khanna, "Some Properties of Sound Transmission in the Middle and Outer Ears of Cats," *J. Acoust. Soc. Amer.*, 41, 1967, 513–521.

———, and S. M. Khanna, "Submicroscopic Displacement Amplitudes of the Tympanic Membrane (Cat) Measured by Laser Interferometer," *J. Acoust. Soc. Amer.*, 44, 1968, 1546–1554.

Vinnikov, Ya. A., and A. K. Titova, *Kortiev organgistofiziologia i gistokhimia.* Moscow: Academy of Sciences, 1961. English ed. New York: Consultants Bureau, 1964.

Voldrich, L., "Mechanical Properties of Basilar Membrane," *Acta Oto-Laryngol.*, 86, 1978, 331–335.

Vosteen, K. H., "New Aspects in the Biology and Pathology of the Inner Ear," *Translations of the Beltone Institute for Hearing Research*, 16, 1963.

Warr, B. W., "Olivocochlear and Vestibular Efferent Neurons of the Feline Brain Stem: Their Location, Morphology and Number Determined by Retrograde Axonal Transport and Acetylcholinesterase Histochemistry." *J. Compar. Neurol.*, 161, 1975, 159–182.

Wërsall, J., "Studies on the Structure and Innervation of the Sensory Epithelium of the Cristae Ampulares in the Guinea Pig," *Acta Oto-Laryngol.*, Suppl. 139, 1958a.

———, "The Tympanic Muscles and Their Reflexes," *Acta Otol.*, 139, 1958b.

Wever, E. G., "The Width of the Basilar Membrane in Man," *Ann. Otol., Rhinolo., and Laryngol.*, 47, 1938, 37–47.

———, "The Stapedius Muscle in Relation to Sound Conduction," *J. Exper. Psychol.*, 31, 1942, 35–43.

———, *Theory of Hearing.* New York: John Wiley, 1949.

———, and C. W. Bray, "Action Currents in the Auditory Nerve in Response to Acoustical Stimulation," *Proceedings of the National Academy of Science*, 16, 1930, 344–350.

———, and M. Lawrence, *Physiological Acoustics.* Princeton, NJ: Princeton University Press, 1954.

———, M. Lawrence, and K. R. Smith, "The Middle Ear in Sound Conduction," *Arch. Otol.*, 68, 1948, 19–35.

———, and J. A. Vernon, "The Control of Sound Transmission by the Middle Ear Muscles," *Ann. Otol., Rhinol., and Laryngol.*, 65, 1956, 5–10.

Wien, M., "Ein Bedenken gegen die Helmholtzsche Resonanztheorie des Hörens," *Feschrift Adolph Wullner*, Leipzig, 1905, 28–35. (Not seen; reported by Wever and Lawrence, 1954.

Wiener, F. M. "On the Diffraction of a Progressive Sound Wave by the Human Head," *J. Acoust. Soc. Amer.*, 19, 1947, 143–146.

———, and D. A. Ross, "Pressure Distribution in the Auditory Canal in a Progressive Sound Field," *J. Acoust. Soc. Amer.*, 18, 1946, 401–408.

Wrightson, T., and A. Keith, *An Enquiry into the Analytical Mechanism of the Internal Ear.* London: Macmillan, 1918.

Yost, W., and D. Nielson, *Fundamentals of Hearing*, 2nd ed., New York: Holt, Rinehart and Winston, 1985.

Zurek, P. M., "Spontaneous Narrowband Acoustic Signals Emitted by Human Ears," *J. Acoust. Soc. Amer.*, 69, 1981, 514–523.

Zwislocki, Jósef, "Über die Mechanische Klanganalyze des Ohres," *Experientia*, 2, 1946, 415–417.

———, "Theorie der Schneckenmechanik," *Acta Oto-Laryngol.*, Suppl. 122, 1948.

———, "Theory of the Acoustical Action of the Cochlea," *J. Acoust. Soc. Amer.*, 22, 1950, 778–784.

第7章

スピーチと聴覚メカニズムの胎生学
Embryology of the Speech and Hearing Mechanism

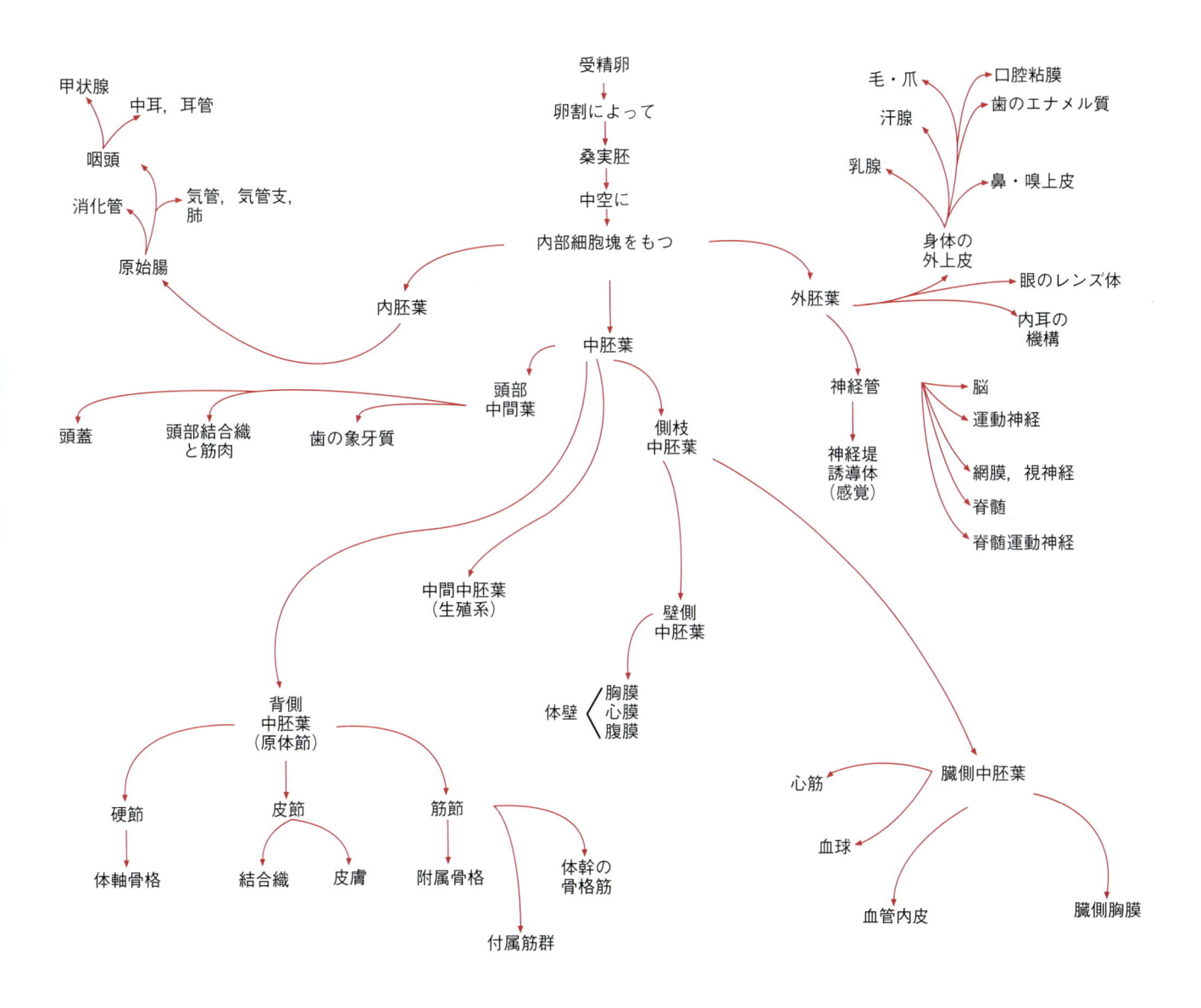

受精卵
↓ 卵割によって
桑実胚
↓
中空に
↓
内部細胞塊をもつ

内胚葉
- 原始腸
  - 咽頭
    - 甲状腺
    - 中耳，耳管
  - 消化管
  - 気管，気管支，肺

中胚葉
- 頭部中間葉
  - 頭蓋
  - 頭部結合織と筋肉
  - 歯の象牙質
- 側枝中胚葉
  - 中間中胚葉（生殖系）
  - 壁側中胚葉
    - 体壁：胸膜、心膜、腹膜
- 背側中胚葉（原体節）
  - 硬節 → 体軸骨格
  - 皮節 → 結合織、皮膚
  - 筋節 → 附属骨格、付属筋群、体幹の骨格筋
- 臓側中胚葉
  - 心筋
  - 血球
  - 血管内皮
  - 臓側胸膜

外胚葉
- 身体の外上皮
  - 毛・爪
  - 汗腺
  - 乳腺
  - 口腔粘膜
  - 歯のエナメル質
  - 鼻・嗅上皮
- 眼のレンズ体
- 内耳の機構
- 神経管
  - 脳
  - 運動神経
  - 網膜，視神経
  - 脊髄
  - 脊髄運動神経
- 神経堤誘導体（感覚）

初期の胚発生
Early embryonic development

細胞分裂 Mitosis

　生きている生物体は不死ではないので，種の継続のためには，その種に固有の特徴を備えた個体が果てしなく連続することが必要である．最も単純な原生動物から最も複雑な哺乳類まで，すべての動物は再生する．初期の生命体は分裂とは異ならない過程で自分自身を複製していた．その様子は現在の細菌や原生動物に似る．**細胞分裂 mitosis**[1] とよぶ過程は，親が単純に同じもの2つに分かれる（通常は正確な複製）無性生殖の例である．細胞分裂は，一定の染色体 chromosome[2] を維持する機構であるので，すべての子供たちは親の細胞と同じ数の染色体をもつ．

有糸分裂の細胞分裂 Mitotic cell division

　成熟したヒトは，約10の14乗個の細胞から成ると推定されている．これらの細胞は，身体が成長するときに形成され，分化するだけでなく，多くの場合，細胞自身が成熟し死亡するので置換されなければならないほとんどの生物体において，細胞分裂のプロセスは基本的に同じである．細胞分裂は，タマネギの皮，成長する植物の根っこの先端，あるいは組織培地で研究できる．その過程は本質的に生きている人間や成長する胚と同じである．

　遺伝子と染色体の複製は細胞分裂の第一段階である．その後，直ちに原形質の分割が続き，2つの細胞（それぞれは遺伝子の特性上としては同じである）が形成される．生物学者は有糸分裂を5つの相に分けている（図7-1）：過程の順に，それは **間期 interphase**（休止期 resting phase），**前期 prophase**，**中期 metaphase**，**後期 anaphase**，**終期 telophase** である．

間期 Interphase

　「間期」（または「休止期」）は，細胞核には何も起こっていないことを意味するが，このようなことはほとんど起こらない．間期には加速度的な速さで核が成長している．

前期 Prophase

　間期の終わり頃，染色体（通常見えない）が，顆粒状に出現し始める．細胞分裂が差し迫っているときの第1の徴候としては，染色体が長くなり，薄い線（**染色分体 chromatid**）として見えるようになる．細胞分裂のこの段階は前期として知られており，この間を通じて染色分体はより短く，より分厚くなるため，染色分体はより明瞭に見えるようになる．加えて，**核小体 nucleoli**（染色体によって形成される）は大きさを減弱し，最終的に消えてしまう．

中期 Metaphase

　中期は **核膜 nuclear membrane** の消滅で始まる；同時に，新しい構造が原形質に現れる．それは長く細い連鎖状の蛋白分子（紡錘，**スピンドル spindle**）であり，細胞体内で2つの「極」の間に位置づけられる．スピンドルが十分に発達すると，染色体は，最初は原形質の中を自由に運動していたが，最終的にスピンドルの両極の中間位に定着する．

後期 Anaphase

　後期には，対になった染色体が，見かけ上，反対側の極に向かって中間位から引き離されていく．これは，おそらくスピンドルの微細な原線維によって行われているのであろう．後期の終わりで，染色体が2つの極のおのおので高密度に圧縮された一団が生じるまで，この遊走は続く．

終期 Telophase

　終期において，前期に起こった出来事が，反対の順序

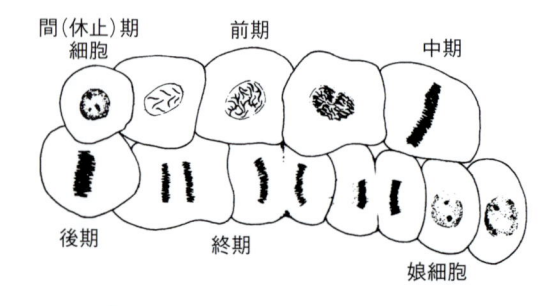

図7-1
有糸分裂の5つの相．

---

[1] ギリシャ語 mitosis 糸．
[2] ギリシャ語 chroma 色，soma 身体．

で,「やり直される」．すなわち，核膜が染色体（それは再び細長い糸状になって巻き戻る）周辺で形成され，核小体が出現する．細胞壁はスピンドルの領域で形成され，ゆっくりと崩壊して，2つの細胞を残す．次の分割が始まる前に，相互に離れ，次の成長段階に移行する準備をする．

配偶子形成 Gametogenesis

有性生殖は，生命体が単純な形態でも複雑な形態でも十分に完成している．有性生殖には2つの性胚細胞（**生殖子 gametes**）[3]の結合が関係する．2つの生殖子（1つは男性，1つは女性）は結合して，1つの新しい細胞（**受精体 zygote**）[4]を形成し，新しい個体を生み出す．

人間を含む高次の動物において，女性の胚細胞は，**卵子 ovum** または **卵 egg** とよばれている．人間の卵子は，約200ミクロン（1ミクロンは，0.0001mmである）の直径をもつ．男性の胚細胞（**精子 sperm**）[5]は，精虫線糸を含めて長さ約50ミクロンである：頭部だけなら長さ約5ミクロンである．

2つの性胚細胞が結びつくとき，それらの核内容と染色体も結合することを知る必要がある．成熟した人間の細胞は，すべて46本の染色体（23組）からなる．細胞分裂が新しい細胞を生じるための唯一の機構であったとしたら，個々の細胞も46個の染色体をもつことになる．そして精子と卵子の受精で形成される接合体は92の染色体をもつことになり，新しく生まれる子供の胚細胞も92の染色体をもつことになる．このことは，その次の代の個体は184本の染色体をもち，10世代目には各個人の細胞は23,332の染色体をもつことになる．生殖子の染色体の数を減らすためのなんらかの機構がなかったら，私たちはこれほど長い年数人間ではいられなかったであろう．

減数分裂 Meiosis

性胚細胞のなかの染色体の数を減少させる機構は，**減数分裂 meiosis**[6]とよばれる驚異的な細胞分裂であり，それは性細胞の成熟段階で生じる2つの核分裂とたった1つの染色体の分裂から構成される．どんな胚細胞でも再生前には，減数分裂しなければならない．すなわち，性胚細胞中の染色体の数は，半分だけ減らされなければならない．

生殖子発生の間（**精子形成**と**卵子形成**の間）に，染色体の数は，すべての体細胞でみられる**2倍数 diploid number**（2N）から，生殖細胞にみられる**単数 haploid number**（N）に減少する．成熟した性細胞は1組の完全な染色体群をもつ（体細胞のように2組でない）成熟した卵子は，22本の通常の染色体と1つの性染色体（22+X）を有する．一方，精細胞は2種類のうちのいずれか1つをもつ．1つの群は22+Xで，他の群は22+Yである．1種類の精細胞（22+X）による受精では女性（44+2X）が生まれ，もう1つ種類による受精では男性（44+X+Y）が生まれる．

Y染色体 Y chromosome の存在が性を決定する．配偶子形成は魅力的なプロセスであるが，このテキストが扱う範囲を越える．興味ある読者は，Swanson（1964）を参考にするように．

受精 Fertilization

通常，何百万もの精細胞が女性の中に放出され，成熟卵が存在すると，精細胞は毎時約75mmの速度で成熟卵の方に泳いでいく．第1番目の精細胞が卵子を囲む膜を破ると，その尾を落とし，頭を中に入れる．

膜は急速に修復され，**化学的なバリア**となって後続の精子が入るのを防ぐ．この段階で，受精卵は接合体となり，卵子と精子の核が結びついて，直後に第1番目の細胞分裂が生じる．2つの性細胞の結合で，接合体は完全に補完された46の染色体を有することになる．その後に生じる細胞分裂は前記した**有糸分裂**である．その結果，おのおのの娘細胞は46の染色体を所有することになる．

細胞分裂の初期についての知見の多くは，動物実験（とくにトリとサルの研究）から得られた．その過程は以下のように進む：

最初の細胞分裂は，受精後24時間以内で起こる．**分割球 blastomeres**[7]とよばれる2つの細胞のうち，大き

---

[3] ギリシャ語 gam, gamo, 結婚（再生のための結合）．
[4] ギリシャ語 zygo 関節，結合される．
[5] ギリシャ語 sperma 精液（種）．
[6] ギリシャ語 meio-, 大きさや数の減少，より小さくなる．

[7] ギリシャ語 blastos 生殖．ギリシャ語 meros 部分．

いほうの細胞が分割され，その結果として3つの細胞が2番目の分裂の後に存在することになる．その後，もう1つの細胞が分裂して4つの細胞が発生し，12〜16の細胞を含む丸い塊が形成されるまで分裂が続く．その丸い塊(**桑実胚 morula**)[8]は，受精後3日目あたりで子宮腔から採取することができる．桑実胚は子宮腔の中で，子宮腺組織によって分泌される体液に浸っている．この液は桑実胚の細胞の間を行き来する．桑実胚が成長するにつれて，**胚盤胞 blastocyst**[9]として知られる体液に満ちた球体が形成される．体液に満ちた腔は**割腔 blastocoele**[10]とよばれる．初期の形式での細胞分化は胚盤胞相の間に起こる．

胚盤胞を通る中間切断部をみると，立方細胞の外層(**栄養膜 trophoblasts**)[11]が生じ，内部細胞塊を囲むようになることがわかる(図7-2)．発生のこの相の間，胚盤胞は内部細胞塊(**動物極 animal pole** または**胚子極 embryonic pole**)が最も深くなるように，子宮膜の脱落性の組織に付着する．栄養膜は，発育中の胚のいかなる構造を形成することにも寄与せず，むしろ，母体と胚の間の臍帯を介する交通を確立する**胎盤 placenta**[12]のような胎膜だけを形成するという点に注意する．内部細胞塊は，一方では胚組織だけを形成する．

卵黄嚢 Yolk sac の発生

内部細胞塊の細胞分化の第1の徴候は，特定の細胞が**内胚葉 endoderm** を形成するために増殖するときである．増殖は内部細胞塊の周辺の栄養膜との間で生じる．内胚葉細胞の2つの明瞭な層が明らかになってくる．1つは立方細胞から成り，内部細胞塊に寄りかかる．これらの内胚葉細胞は，内部細胞塊の周辺で増殖して，最終的に完全に栄養膜の内部に沿って並び，**一次卵黄嚢 primary yolk sac** を形成する．卵黄嚢が完全に割腔を裏装し，最終的に折り重なるか曲がるかするまで，これらの細胞は増殖し続ける．この折りたたみによって卵黄嚢は絞られて，2つの部分になる．すなわち，この後に萎縮して消失する一次卵黄嚢としばらくの間存在する**二次卵黄嚢 secondary yolk sac** である．

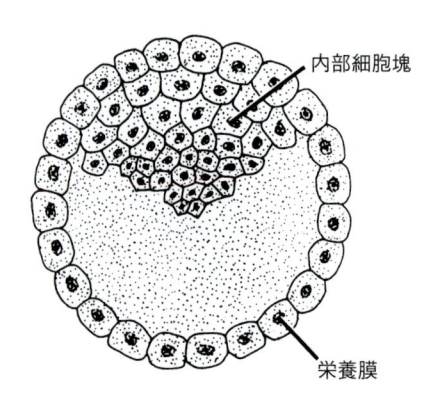

---

[8] ラテン語 morus クワ．
[9] ギリシャ語 kystis 膀胱．
[10] ギリシャ語 koilos くぼみ．
[11] ギリシャ語 trophe 栄養．
[12] ギリシャ語 placenta 平らなケーキ．

図 7-2
栄養膜 trophoblasts と内部細胞塊を示す胚盤胞の断面．

卵黄嚢が形成されている頃に，栄養膜の内面からの細胞は増殖して，胚の形成に関与しない**胚外中胚葉 extraembryonic mesoderm** の疎な網状構造を形成する．この発達しつつある中胚葉，**網状粘質 magma reticulare**[13]は，割腔を満たし，一次卵黄嚢を栄養膜から押しのけ，これは無力化して萎縮する．残った二次卵黄嚢は，内部細胞塊の近くの小さい領域に閉じ込められる．

羊膜腔 Amniotic cavity の発生

同時期に，内部細胞塊の特定の細胞は液体を分泌し始める．そのため，細胞の層は内部細胞塊から切り離される．その結果，液体に満ちた空洞，すなわち**羊膜 amnion**[14]によって覆われた**羊膜腔 amnionic cavity** が生じる．早期の羊膜と内部細胞塊との関係を図7-3に示す．羊膜が形成されつつあるのと同時期に，羊膜腔の底部の細胞の高さが増大し，円柱状となって**外胚葉 ectoderm** の層を形成する．これが起こると，内部細胞塊は**胚椎間板 embryonic disc** として知られるようになる．それは，羊膜腔の底部の円柱状の外胚葉細胞と卵黄嚢の屋根を形成する立方体状の内胚葉細胞の下方の層から成る(図7-4)．

これらの変化が起こる間，胚外中胚葉は増殖し続け，ほぼ完全に割腔を満たすようになる．この胚外中胚葉は2つの組織層を形成する．その1つ(**壁側胚外中胚葉 somatopleuric extraembryonic mesoderm**)は卵黄嚢の外側と接触するようになる．胚椎間板に対する胚外中胚葉の関係を図7-5 で示す．

---

[13] ラテン語 reticulare 網状．
[14] ギリシャ語 amnion ラム．

初期の胚発生　525

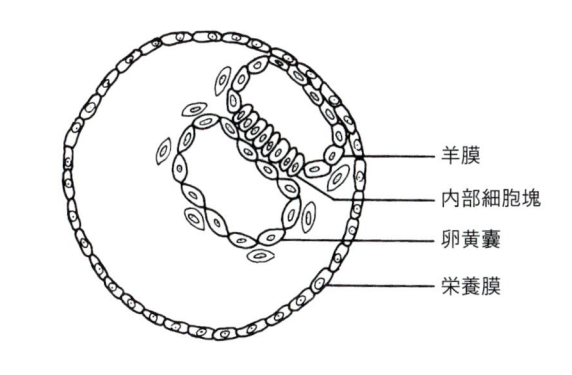

図7-3
初期の羊膜と内部細胞塊と卵黄嚢に対する関係

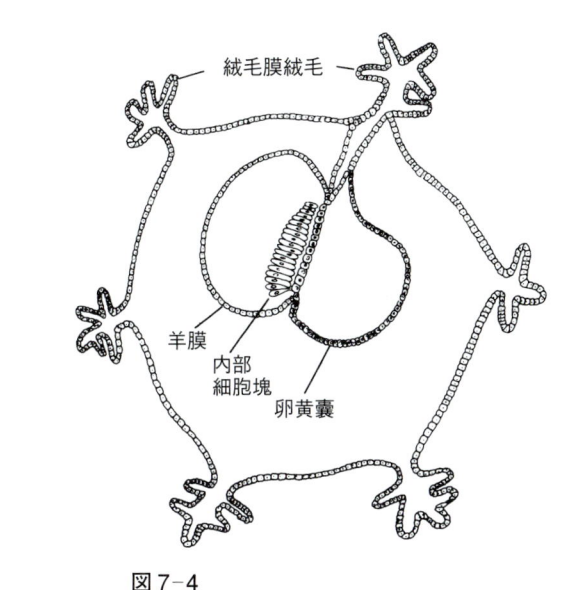

図7-4
内部細胞塊と隣接する構造

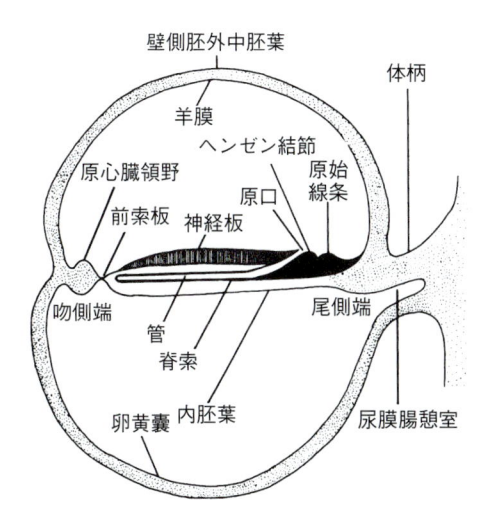

図7-5
縦断面でみる二層の胚椎間板．胚外中胚葉を点描で示す．

母体/胎児間の交通の確立

　胚盤胞が入りこみ，卵黄嚢と羊膜が形成される間，急速で重要な変化が栄養膜に起こり，栄養膜は急速に成長する．栄養膜の細胞によって形成される**酵素** enzyme は，子宮を裏装する脱落性の組織を腐食し，胚盤胞の組織内への進入を容易にする．栄養膜の増殖は2種類の細胞を生産する．1つのタイプである**合胞体栄養細胞層** syncytiotrophoblast は，急速に増殖するため，個々の細胞は細胞境界を形成できない．残りのもう一つのタイプ，**栄養膜細胞層** cytotrophoblast は細胞境界を作る．

絨毛 Villi

　栄養膜の増殖が続くにつれて，指状の突起（**栄養膜絨毛** trophoblastic villi）が胚盤胞から全方向に向かって外へ広がり始める．後に，体壁葉的な胚外中胚葉がそこに侵入すると，それらは**絨毛膜絨毛** chorionic villi とよばれるようになる．図7-4で示すように，絨毛は胚盤胞の表面の至る所に最初は出現するが，その後，内部細胞塊の領域を除いて変性する．内部細胞塊（**動物極** animal pole または**胚子極** embryonic pole）の領域では，子宮の脱落膜に侵入して，持続的により複雑になる．この限られた領域で絨毛は発達し続ける．この領域は**絨毛膜有毛部** chorion frondosum[15] として知られる．これが胎盤の胎児部分を形成し，一方では母体部分は胚盤胞を直ちに囲む脱落性の子宮組織によって形成される．結局，絨毛膜絨毛は母体の血液供給網に侵入し，胎児の血管が成長して絨毛膜絨毛になると，母体から胎児に向かって酸素と栄養を送り込むことができるようになる．老廃物はその反対方向に運搬される．

　受精後の第2週の中頃までに，胚は3層の組織によって囲まれる．そして，それらは何もないところから内部に向かう順序で，子宮の脱落性の組織，卵膜，最後は羊膜と並んでいる．

体柄 Body stalk

　胚外中胚葉は，体柄を介して絨毛膜有毛部から胚盤まで広がる．羊膜と卵黄嚢が発達するにつれて，体柄は伸長し，臍帯の結合組織を形成し，この結合組織を介して胎児の血液は絨毛膜絨毛に向かう．

---

[15] ギリシャ語 chori 胎膜，皮膚．ラテン語 frondosus 葉状．

原始線条（原条）Primitive streak と脊索 Notochord

卵黄嚢と羊膜が形成されている間，胚盤は外胚葉と内胚葉の層からだけ構成される．羊膜腔（胚椎間板の背側）の底の円柱状外胚葉細胞は急速に増殖し始め，将来胚盤の尾側端となるところ（体柄近傍の終端）で，原始線条を形成する（図7-5）．

原条の意義は，新しい外胚葉と内胚葉を形成するだけでなく，**胚内中胚葉** intraembryonic mesoderm も同様に形成するという事実にある．中胚葉性の細胞の層は，外胚葉と内胚葉の間で原条から横にのび始める．このようにして，胚盤は三層構造になる．原条（体柄から離れて）の頭部または頭端で，増殖性の細胞をもつ小さな領域が結節（**ヘンゼン結節** Hensen's node）を作り出し，そこから，帯状の細胞が胚の正中軸に沿って外胚葉と内胚葉の間で頭部方向に成長する．外胚葉と内胚葉にはさまれた，この正中の帯状の細胞片は，**脊索** notochord[16]として知られており，胚の原始的体軸骨格となる．

脊索は，頭頂方向にその成長を続けるが，脊索の成長は胚盤の極限近くで止まり，そこで外胚葉と内胚葉は密接に接触し，切り離すことができなくなる．しっかりと外胚葉と内胚葉が結合されたこの小さな領域は，**前索板** prochordal plate とよばれ，**口咽頭膜** buccopharyngeal membrane を形成する．これについては後に考察する．前索板 prochordal plate より少し前で，原条から作り出される胚内中胚葉の領域は増殖し続け，最後に外胚葉と内胚葉の間で中間層を形成する．これは，原心臓となる領域の正中部を除いて，胚盤の至る所でみられる．

神経管 Neural tube の発生

胚内中胚葉が外側に成長し続けるにつれて，最終的には，柔毛膜を形成する胚外中胚葉と出会いつながる．この発生段階の間，脊索の直上の領域で外胚葉は分厚くなる．この増加した厚みのことを，**髄板** medullary plate もしくは**神経板** neural plate とよんでおり，その外側縁は上方に成長し，**軸傍神経褶** paraxial neural fold を形成し，その間に**神経溝** neural groove が横たわる．結局，神経褶は正中で会合し，融合し，**神経管** neural tube を形成し，そこから，将来のすべての中枢神経系が発生す

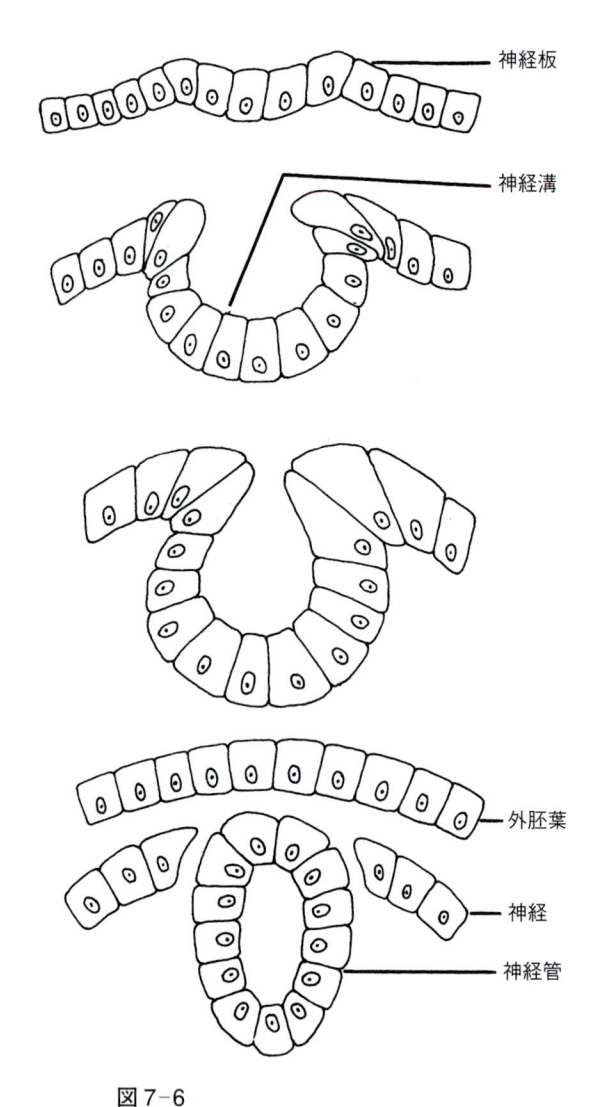

---
[16] ギリシャ語．noto-，後ろに．

図7-6
神経管と神経堤の発達.

る．外胚葉は，再び胚の背側の上で連続する．図7-6で示すような，これらの発生は通常第3週の初めまでに起こる．

体節 Somite の形成

第3週の初め頃に，神経管と脊索（沿軸中胚葉）の両側の中胚葉は，進行性に尾側に向かって横断的に区画化されはじめ，体節とよばれる組織のブロックが形成される．それらは，正中の両側の胚の全長にわたる．体節は，外胚葉の下，脊索と神経管の外側に位置する．ごく初期の胚（例えば，図7-7の標本のような）でさえ，体節は脊柱に似ている．脊柱は体節が成熟した結果誘導された物であることから，これは妥当である．図7-8は，胚

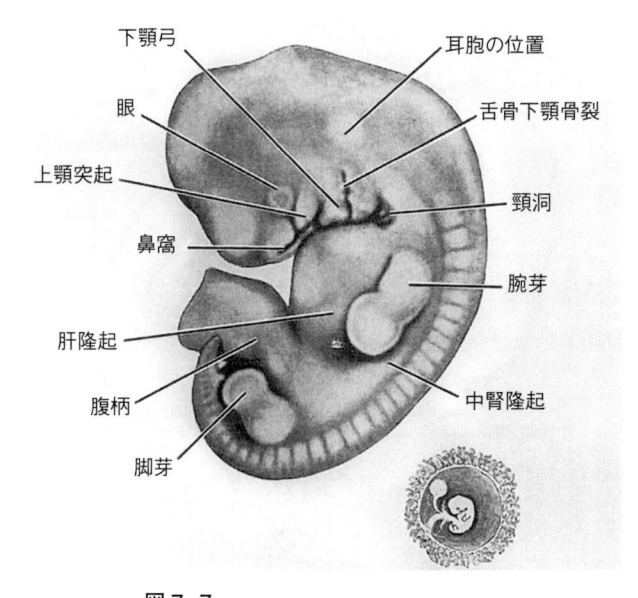

図 7-7
進行した体節期の胚．(Patten, 1946 より)

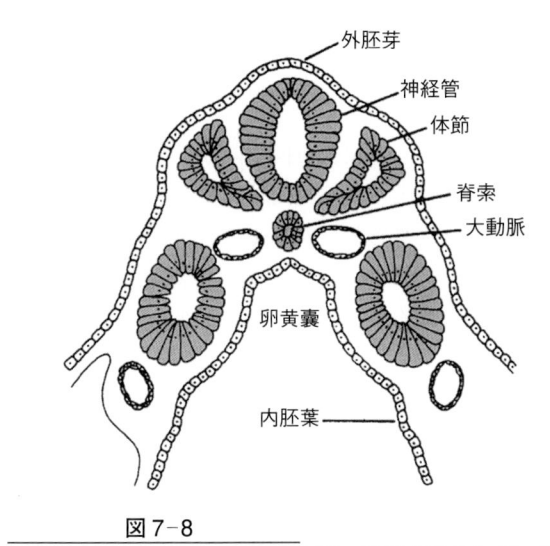

図 7-8
胚の横断面図．神経管，原体節，脊索が示されている．

の断面図であり，近隣の構造と体節の関係を示す．

人間において，体節の第 1 組は受精後 16 日頃に現れる．そして，4 週末までに約 30 対の体節が出現する．3 対の後頭原節，8 対の頸節，12 対の胸節，5 対の腰節，5～8 対の尾節がある．いずれ分化して消失するので，後頭原節と尾節は一過性のものである．

体節の細胞は，おそらく，胚の中の細胞のどんな集合よりも大きな多様性を有して発達する潜在力をもっている (Patten, 1946)．体節の意義は強調されなければならない．なぜなら頭部の領域を除いて，体節は最後に全身のすべての結合組織，筋肉，皮膚組織を実質的に生み出

すからである．最初に，体節の組織は 3 つの細胞群に分化する．

椎板 Sclerotome

体節の最も近心の領域が**椎板 sclerotome**[17] を作る．椎板の細胞は脊索と神経管を囲む．この組織は，脊柱，椎間板，肋骨に分化する．神経管の周囲で背側に向かって進入することで，脊椎の神経弓を形成し，進入しつつある椎板の対が相互に出合うと，それは一緒になって神経棘を形成する．

筋節 Myotome (Myomere)

椎板のすぐ外側の細胞群は伸展されて紡錘状になる．これは，この細胞群の最終的な目的地への誘導役を担う．これらの細胞群のかなり明確な境目は，人体が分節状になることに関与している．組織は体幹の筋系に発達するので，これらの細胞の集合は，筋節 myotome, myomere として知られている．

筋節の運命は，言語・聴覚学を専攻する私たちにとって意義深い．筋肉の分布に関しての一般的な特徴を調べておこう．図 7-9 の灰色の部分は，筋節が体節に最初に分化するときの筋節の大まかな位置とその範囲を示している．筋節から腹側方向に伸びる白い部分は，胚の体の大部分になり，その中に筋節は伸展していく．筋節の中で発達する筋線維の方向はおおむね頭-尾方向である．

特定の領域において，原始の筋肉の塊は，その発達方向に変化が生じ，本来の領域から移動しさえする．しかしながら，肋間筋や脊柱の筋肉のような，多くの体幹の筋肉は，成熟した状態でも分節状の分布を維持している．Patten (1946) が指摘するように，筋肉の分布の変化を追跡するのが困難な場合でさえも，皮神経は，幼若な胚での分節状の領域から派生した物であり，成長体でみられる分布を示す．このことは，身体の一般的な機構を理解するうえで非常に重要になる．なぜなら，発生中の筋肉への支配神経の進入は，その筋肉と同じ分節レベルで生じた神経から生じ，それは非常に早期に行われるためである．その結果，筋の位置に変化が生じると，すでに付着した神経は単に移動する筋肉と一緒になって引っ張られていくだけである．筋肉の発生起源の分節レベルは，その筋の支配神経が生じる分節レベルで示されることに

---

[17] ギリシャ語 scleros 硬い．ギリシャ語 tome 部分．

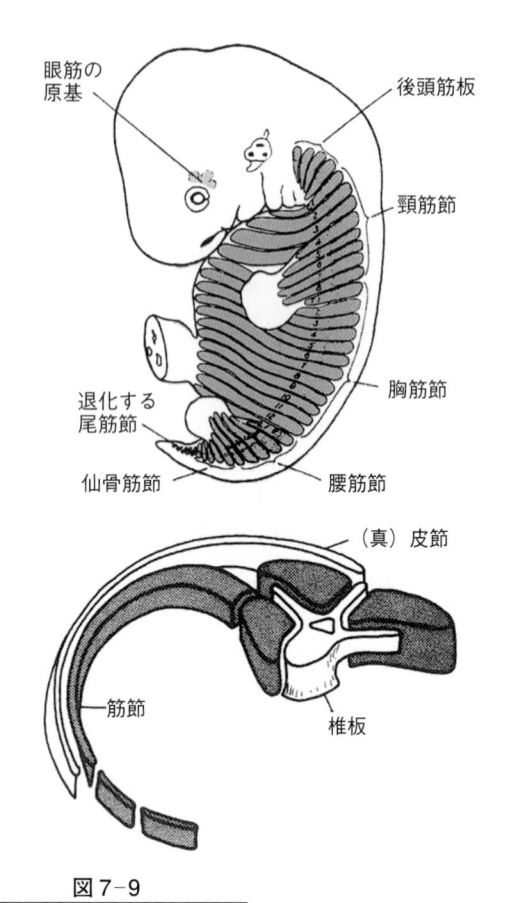

図 7-9
胚分節が広がっていく領域の模式図. 分節は下の図の灰色で示す.

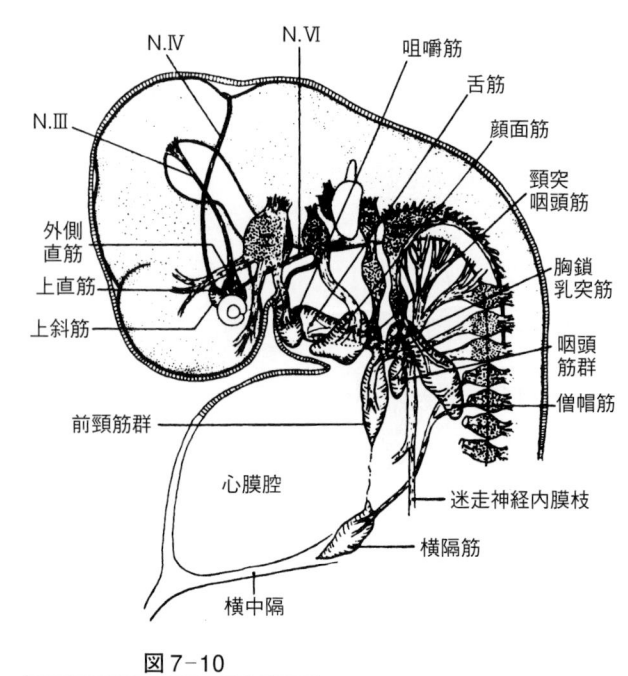

図 7-10
胚の横中隔（隔膜）と頸神経の関係. (Patten, 1946 より)

なる.

　加えて，神経が筋肉に達する際にとる経路は，成熟時の位置に達する際に筋が移動する経路についても教えてくれる．著明な例は，横隔膜に運動線維を供給する**横隔神経 phrenic nerve** である．この神経は，胚の第 4，第 5 頸神経から出現する．**図 7-10** で示すように，横隔膜に向かう神経の経路は，成人での同神経が採るような心嚢に沿った長いコースに比較して，曲がった胚では非常に直接的である．先に述べたように，変化は筋節の筋線維の頭-尾方向で生じる．このことは，体全体の広範囲にわたり，当初の方向とは変化した経路の例は胸部筋と腹部筋の斜筋にみられる．

　この筋は，本来は単独の 1 つの筋肉の塊であり，長軸方向に 2 つ以上の筋肉の塊に分かれる．例えば，胸鎖乳突筋と僧帽筋は同じ原始筋の塊から生じる．そして，このことは，これら 2 つの筋が同じ神経（脊髄副神経）支配を受ける理由である．

　本来 1 つの原始筋肉の塊が 2 枚以上の筋肉層になる接線方向の分裂もある．接線方向への分裂の例は，よく知られている腹斜筋と腹横筋や内肋間筋でみられる．

　連続した筋節のある部分が単一の筋肉を形成するために融合することもある．見事な例が腹直筋でみられる．腹直筋は連続した 6, 7 個の胸筋節の腹部側の融合によって形成される．

　私たちは，筋肉原基がそれらの本来の位置とは異なる分節レベルに移動する可能性があることを知った．Patten (1946) は**広背筋**を例として述べている．広背筋は頸筋節から生じ，最終的に下の胸椎，腰椎，腸骨稜に進入する．顔面筋は，本来鰓弓筋であるが，私たちが知っているような位置への移動の傾向を示す．

　最後の重要な点は，部分的あるいは全体としての筋節の退化があるということである．退化が起こると，筋は結合組織に変わる．身体中の強い**腱膜シート aponeurotic sheet** の多くは，筋の退化に起因することが多い．例は，腹腱膜や後頭筋と前頭筋を連結する帽状腱膜である．

皮節 Dermatome
　体節の最外側部は皮節を形成し，皮膚の外皮と真皮に発達する．しかしながら，皮節の細胞の多くが筋系の発生に寄与しているということを強く支持する証拠もある．

胚の屈曲 Flexion of the embryo

第3週の後半に非常に著明な発達がある：胚は屈曲し、頭部と尾部の成長方向の反転が起こる．胚内の構造が非常に急速に成長するため、胚は板状の姿勢に自分自身を維持することができなくなり、胚全体が折り目の中に入れられるようになる．胚の頭部の先端が非常に急速に成長して、**頭葉（頭褶）cephalic fold** を生じ、ここで**前索板 prochordal plate**（この段階では、口咽頭膜 buccopharyngeal membrane として知られる）が胚頭部の下で折りたたまれる．

この屈曲は、発生中の頭の下に原心臓の領域を作り、そのため、口咽頭膜と発生中の心臓は神経板より前方になる．当初は原心臓の領野の吻側壁であったものは、この段階で尾側壁になる．胚の屈曲の発生段階を図7-11に示す．

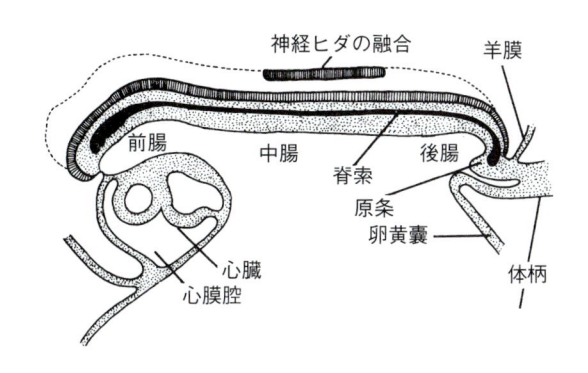

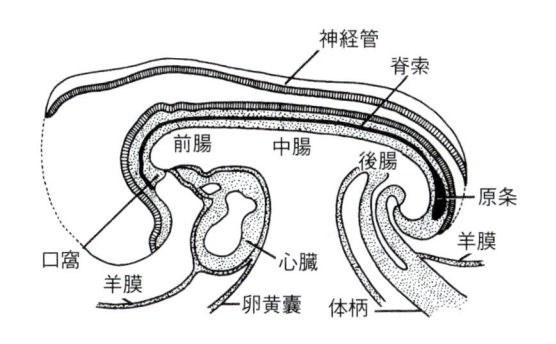

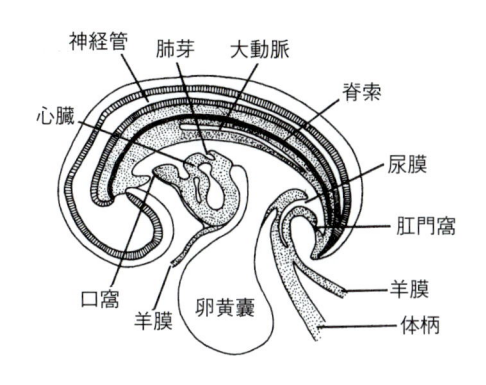

胚が矢状面で曲がる間に、胚は外側縁に沿って曲がり、円筒状になる．外側への屈曲とその後の発達について説明するためには、ここまでの胚内中胚葉の発達過程を詳しく述べることが必要である．それは3つの部分に分けられる：3つの部分とは、脊索（外胚葉）に沿った沿軸中胚葉、中間中胚葉、側板中胚葉である．

側板中胚葉は2層に分かれ、空洞（**胚体内体腔 intra-embryonic coelom**）を生じる．その後続いて、発達中の胚では、**心膜腔 pericardial cavity**，**胸膜腔 pleural cavity**，**腹膜腔 peritoneal cavity** が分かれる．側板中胚葉の上層は、**体壁葉的な胚内中胚葉**とよばれ、胚の背側の外胚葉と接触する．側板中胚葉の下層は、**臓側板的な胚内中胚葉**とよばれ、内胚葉と接触する．胚の矢状方向と外側方向への屈曲は、図7-11で示すように、卵黄嚢を締めつけて、結果として卵黄嚢は胎児の身体に取り込まれ、中腸の一部を形成する．腸の残りの部分の形成についても図7-11で示している．

話し言葉と聴覚のための器官構造の発生
Development of the structures for speech and hearing

顔面領野と口蓋の初期の発生

3つの原始的な層組織の誘導物

発生過程での屈曲相の段階で、胚は3枚の層組織から成る：すなわち、外胚葉，中胚葉，内胚葉である．これらは、最終的にすべての身体構造を生じる（図1-9を参照）．

外胚葉 Ectoderm　外胚葉は、これまでみてきたように、最も外部の層であり、皮膚の表皮、歯、すべての神経系、毛、爪、上皮組織を作る．

中胚葉 Mesoderm　中間の層は中胚葉である．中胚葉は、最終的に大部分の身体の結合組織を生じる；すなわち、骨、筋肉、血管、軟骨を形成する．

内胚葉 Endoderm　内胚葉は3枚の層で最も深い位置にあり、すべての消化管（口腔咽頭の被覆を除く．これらは外胚葉によって形成される）の上皮性の裏装粘膜

図7-11
縦方向の屈曲段階での胚の矢状断と消化管の構造．

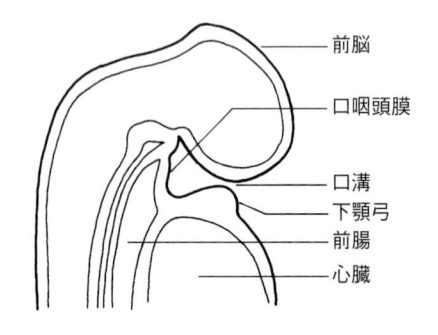

図7-12
第3週での胚頭部を通る矢状断面．前脳，口咽頭膜，口窩，下顎，前腸，心臓が示されている．

と気道全体の上皮性裏装粘膜を生じる．内胚葉は体腔に沿って並ぶので，それはときどき「内部の皮膚」とよばれる．

原始口腔の発生 Primitive mouth

屈曲相の段階では，胚は約3週目で長さ約3mmであり，この間の顔面の領域は非常に原始的である．図7-12で示すように，この段階での顔面領域は，滑らかで比較的未分化な，**前脳 prosencephalon**[18]として知られるふくらみ（胚の前脳または前脳胞）から成る．それは，外胚葉と中胚葉の薄層によって覆われている．**口溝 oral groove** または **口窩 stomodeum** として知られている横方向の溝が，前脳のすぐ尾側に横臥する．

口溝 stomodeum とは**原始口 primitive mouth**を意味し，それは発生中の顔面構造の配置上の中心と考えられているようである（Patten, 1961）．口溝が深くなるにつれて，その外胚葉性の床は前腸の内胚葉の内壁と接触するようになる．この二層性の膜は，口板または口咽頭膜として知られており，口溝と前腸を分離する．

4週目の間に，この膜は破れ，周囲の組織によって吸収されると，初めて口溝と前腸がつながる．

鰓弓 Branchial arches とその誘導体

鰓弓領域における前腸の前方部の外側壁は分化していき，連続した隆起が相互の間に凹みをもって横向きに並ぶ．それらの凹みは，**鰓溝 branchial groove** または**鰓裂 gill cleft** として知られているが，外胚葉と内胚葉で満たされているので，真性の裂ではない．中胚葉は押し

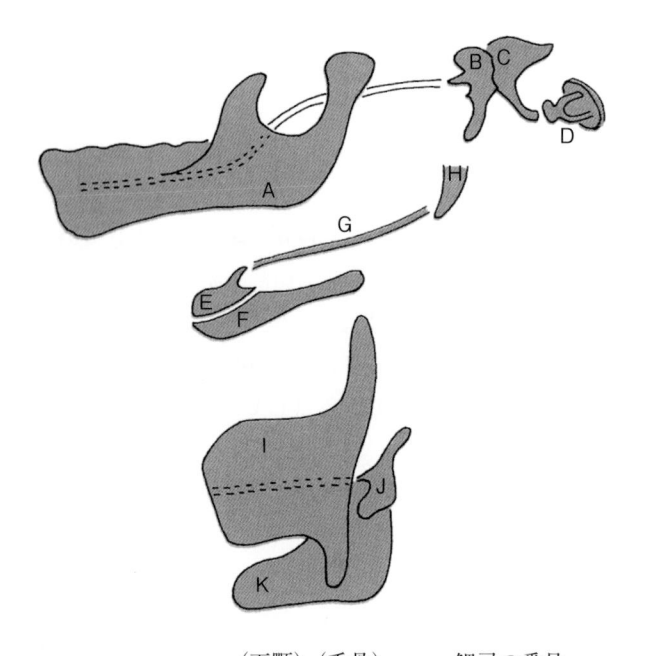

---
[18] ギリシャ語 proso 前に．

構造名	（下顎）I	（舌骨）II	III	IV	V	VI
A. 下顎骨	×				
B. ツチ骨	×				
C. キヌタ骨	×				
D. アブミ骨		×			
E. 舌骨体		×			
F. 舌骨大角			×		
G. 茎突舌骨靱帯		×			
H. 茎状突起		×			
I. 甲状軟骨				×	
J. 披裂軟骨					×
K. 輪状軟骨						*

*輪状軟骨の正確な由来はわかっていないが，おそらく第VI鰓弓の間充織があるからであろう．

図7-13
鰓弓の骨格系誘導体（骨，軟骨）．(Zemlin, E. and W. Zemlin, Study Guide Workbook to Accompany Speech and Hearing Science: Anatomy and Physiology, Champaign, Ill., Stipes Pub., 1988 より)

のけらるため外胚葉と内胚葉は直接接触している．後に，中胚葉は2枚の層の間に再び入り込んでくる．鰓溝は，魚と両生類の一部にみられる真の鰓裂と密接に近似しており，「gill cleft 鰓裂」は適切である．

隣接する鰓溝の間の左右1対の隆起が成長するにつれて，それらは正中で出合い，各1組が1つの**鰓弓 branchial arch**を形成する．Gray（1973）によると，6つの鰓弓が出現するが，しかし，これらのうちの初めの4つだけが外から見えるだけである．

下顎弓 Mandibular arch　鰓弓の一番目は下顎弓として知られている．それは，最終的に下唇，咀嚼筋，本

話し言葉と聴覚のための器官構造の発生　531

図7-14

鰓弓の間葉組織と耳前および耳後の頭部体節の筋性誘導体.
（Gray, 36th British edition を基に）

図内ラベル:

- 後頭原節
  外・内舌筋
  （口蓋舌筋を除く）
  神経：舌下神経
- 鰓弓III
  茎突咽頭筋
  神経：舌咽神経
- 鰓弓IV
  輪状甲状筋
- 鰓弓VI
  他の内喉頭筋
- 鰓弓II
  顔面表情筋
  神経：顔面神経
- 尾側の鰓弓
  口蓋筋と
  咽頭収縮筋
- 前眼体節
- 前下顎間充織
- 上顎下顎間充織
  神経：滑車・外転神経
- 鰓弓I
  咀嚼筋群
  側頭筋, 咬筋, 翼突筋,
  顎二腹筋（前腹），
  鼓膜張筋

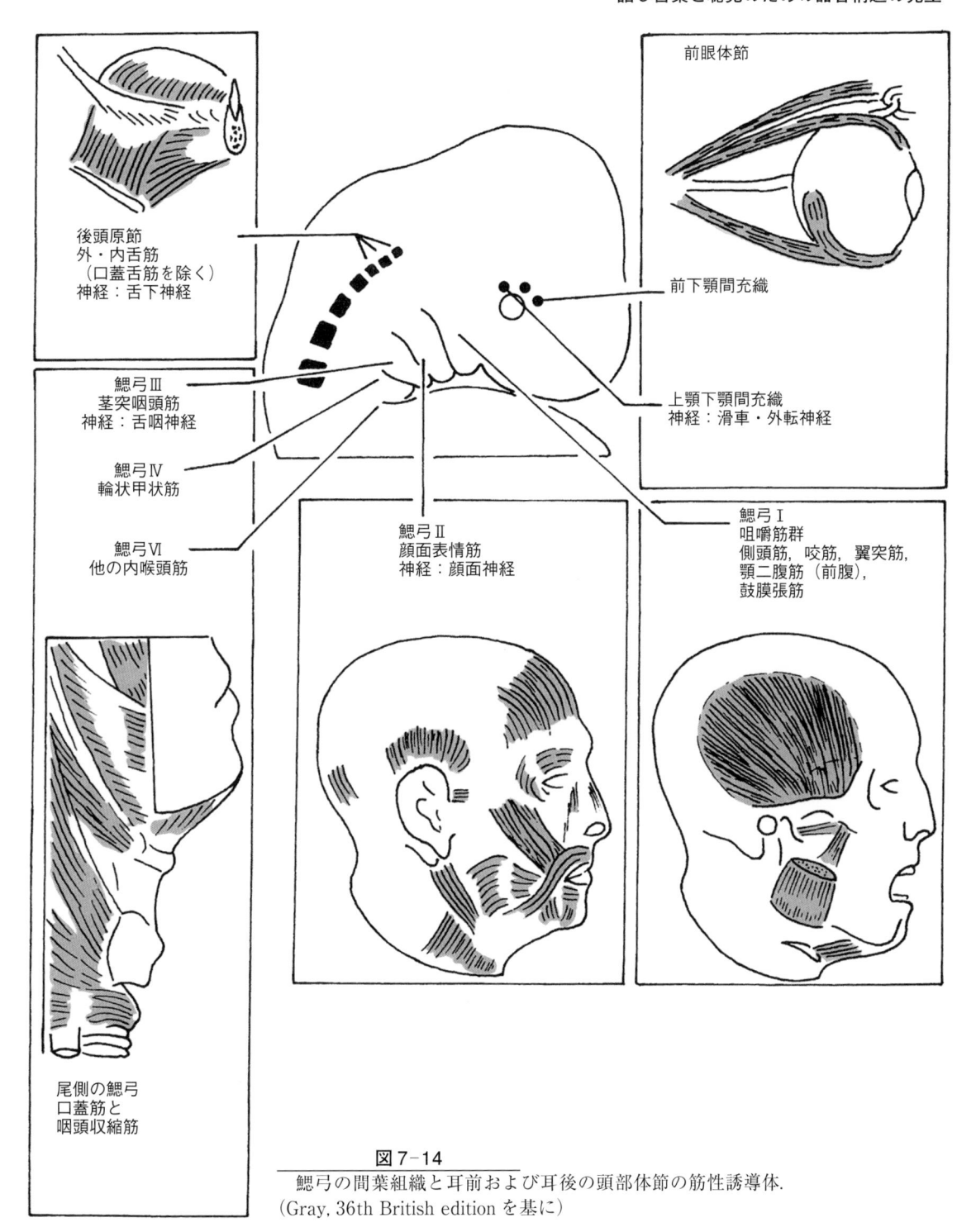

来の下顎骨, 舌の前部, 中耳の構造の一部を生じる.

舌（骨）弓 Hyoid arch　第II鰓弓は, 舌骨弓として知られており, 舌骨体の上部, 舌骨の小角, アブミ骨, 表情筋などの構造を生じる.

第III-第VI鰓弓　残りの鰓弓は数字だけによって示され, それらに割り当てられる固有の名前はない. 第III鰓弓は, 舌骨体の下部と舌の後部分を生じる. 第IV鰓弓と第V鰓弓は, 喉頭の輪状軟骨と披裂軟骨, 気管軟骨を生じる. 鰓弓の尾側部（**尾側弓 caudal arche**）は口蓋筋と咽頭収縮筋を生じるが, 正確な寄与については知られておらず, 多くの意見の相違もある. 鰓弓の誘導体を図7-13, 7-14に示す. 第I鰓溝は, 最終的に耳甲介と

外耳道に発達する．

顔面領域の発生

第3-4週

前脳の腹側（図7-15上に点描する）は，顔面の発生にとって重要な領域である．この領域は第3週では比較的未分化であるにもかかわらず，最終的に**前頭鼻突起** frontonasal process を発生する．同時期に，第Ⅰ鰓弓すなわち下顎弓は，口溝のすぐ尾側に位置する単一の横棒として現れる．限局的な増殖が起こり，まだ未分化な**上顎突起** maxillary processes が左右両側に1つずつ生じる．

第3週後半から第4週初め頃に，前頭突起の両側に1つずつ，2つの領域が増殖し始め，**鼻板** nasal placode あるいは**嗅板** olfactory placode とよばれる厚みを形成する．その増殖は外胚葉性の層の増殖である．第4週の間に，嗅板を直接囲んでいる領域が急激に成長し，2つの**原鼻孔（鼻窩）** nasal pit が形成される．図7-16で示すように，この段階で原鼻孔（鼻窩）は，この前の段階では未分化であった前頭鼻突起を，1つの**内側鼻突起** medial nasal process と2つの**外側鼻突起** lateral nasal process（左右いずれの側にも1つずつ）に分ける．嗅板は，最終的に原鼻孔（鼻窩）の裏打ちを形成し，嗅覚の感覚細胞を含む嗅上皮を形成する．上顎突起は発達し続けるが，まだ下顎弓からは分化していない状態である．

第4週の間に，舌骨弓は2つの袋状の嚢として出現し，将来頸部になるあたりの前外側の領域に位置する．これらの構造の連続性は，心膜隆起が前方へ成長することによって分断される．第Ⅲ鰓弓は第4週の末までにはかなり小さくなる．その頃の胚は約4.5mmの長さに達する．

第5週（原始領域 The primordial areas）

第5週になると胚は長さ9mmになる．この期間，鰓

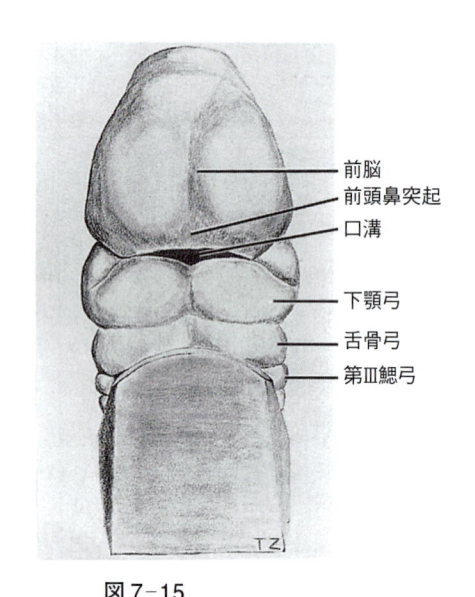

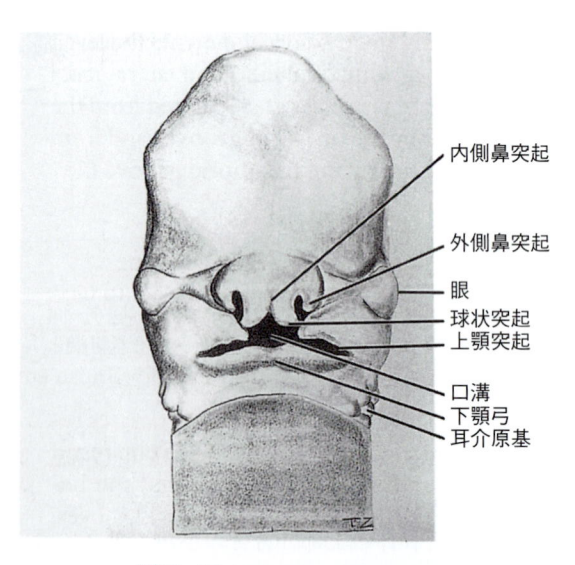

図7-15
第3週の後半から第4週初めの間の胚の顔面の腹側面．（Therese Zemlin の好意による）

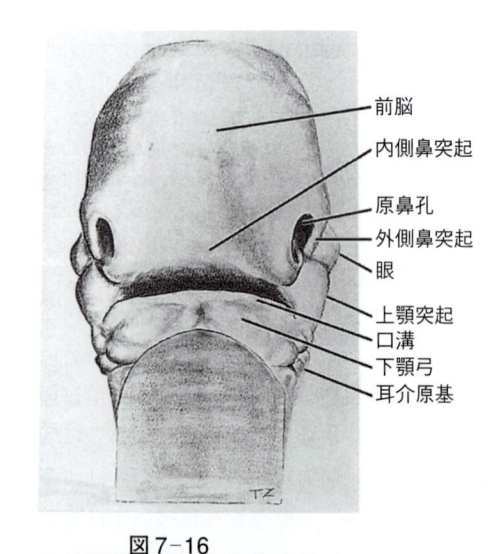

図7-16
第5週初期の顔面の腹側面．（Therese Zemlin の好意による）

図7-17
第6週初期の顔面の腹側面．上顎突起と口溝（囲口部）との関連で，内側，外側鼻突起と球状突起を示している．（Therese Zemlin の好意による）

弓の外向きの発達は頂点に達し，顔面はこの段階で4つの原始的領域に分けられる：

前頭鼻突起 Frontonasal process　この段階での前頭鼻突起は，その外側角を除いて未分化で，尾側方向に急速に成長する．この段階での発達の間，外側鼻突起 lateral nasal processes は内側鼻突起 medial nasal processes ほど急速には成長しない．内側鼻突起が持続的に増殖するにつれ，2つの外側角はますます顕著になり，**球状突起 globular process** として知られるようになる．それらを図7-17で示す．

上顎突起 Maxillary processes　内側鼻突起がより顕著になっていくものの，頭頂方向に向く隆起として生じた下顎弓からは，まだ上顎突起は分化できないでいる．上顎突起は，図7-17で示すように，外側鼻突起と下顎弓の間に位置している．第5週の間に，前頭鼻突起と上顎突起が融合し，原鼻孔（鼻窩）の開口部を締めつけるようになる．

下顎弓 Mandibular arch　その締め付けが内側方向に強く，腹側の正中線を越えるにつれて，下顎弓は，その内側端で相互に接続した2本の横棒となる．しかしながら，下顎弓は，実際には頭側面で開放された1つの棒である．それは，口溝の尾側境界全体を形成する．この下顎弓の開放は，下顎弓が最外側の吻側縁で上顎突起でつながる位置で消失する．

舌骨弓 Hyoid arch　発生第5週目に，舌骨弓は，急速に発達する心臓の腹側のふくらみによって，部分的に分断される．したがって，舌骨弓は2つの袋状の突起として現れ，頸部の両側の前外側部分となる．

第6週

胚の全長は6週目全体を通じて第5週とほぼ同じままの約9mmである．この間，内側鼻突起は口窩の頭側の境界全体を形成する．また，6週目までに，上顎突起は，楔状の突起として，眼のちょうど尾側に位置するのが確認できる．図7-17では，眼がちょうど外側に発生し始めている．

上顎突起の内側の先端は，内側鼻突起と外側鼻突起の尾側の端に向かって伸びていく．しかしながら，この発生段階では，内側鼻突起と外側鼻突起の実質的な癒合は生じない．上顎突起は，口鼻溝 oronasal groove によって内側鼻突起から切り離され，そして，鼻眼溝 nasooptic groove により外側鼻突起から切り離される．

臨床ノート　口鼻溝と鼻眼溝は，それらの発達に問題があると顔面奇形が生じることから，とくに関心をもつべきものである．

内側鼻突起と外側鼻突起が融合することで尾翼が丸く絞られる．その結果，内側鼻突起は細くなり，前方への成長が始まる．外側鼻突起の境界上の上顎突起の吻側で発生する眼は，いくらか前方に引かれていく．この点で，下顎弓の上縁は連続した棚であり，口の尾側の境界を形成する．

その最外側部を除いて，第I鰓溝は6週目の後半には消える．この溝が耳甲介と外耳道に発達していくことを思い出そう．いくつかの小さな芽が，舌骨弓-下顎弓の領域に現れ始める．これらの芽は耳介縁の始まりである．第III鰓弓，第IV鰓弓はもはや見えない．これらは消失して**頸洞 cervical sinus** を形成する．この洞は，前の舌骨弓と後の胸壁の間に位置する一過性の構造である．洞の壁が融合するために，結局は消える．

6週目後半，上顎突起と内側鼻突起（球状突起）との間の融合が始まる．この融合が完了すると，組織の棚が初めて口腔と鼻腔を分ける．この棚が**一次口蓋 primary palate** として知られるものである．

上顎突起と内側鼻隆起が融合するのと同時に，球状突起の領域の組織は後方に突出し，鼻腔に入り込み，**鼻板 nasal lamina** とよばれる2枚の板状構造を形成する．この後の発達の間に原鼻孔は相互に接近するにつれて，これらの鼻板 nasal laminae は最終的に融合して**鼻中隔 nasal septum** を形成する．鼻中隔は正中面で鼻腔を左右2つに分ける．**人中 philtrum** として知られる顔面上の目印は，上顎突起と球状突起の間の融合点を示している（図7-18）．外側鼻突起は，最終的には口腔の開口部のいずれの形成にも関与しない．むしろ，それらは鼻翼の形成にかかわる．

第7週

第7週に，胚の顔面には顕著な変化が生じる（図7-19）．鼻の領域は明瞭になり始め，それに応じて幅径は減少する．眼球は，顔面の前表面の上方に移動する．この間，下顎骨はほとんど変化を示さない．第6週の後半から第7週初めは，胚の口蓋の発達にとって重要である．言語・聴覚にかかわる私たちは，基本的に口蓋形成に重大な関心を持つべきであり，一次口蓋と二次口蓋につい

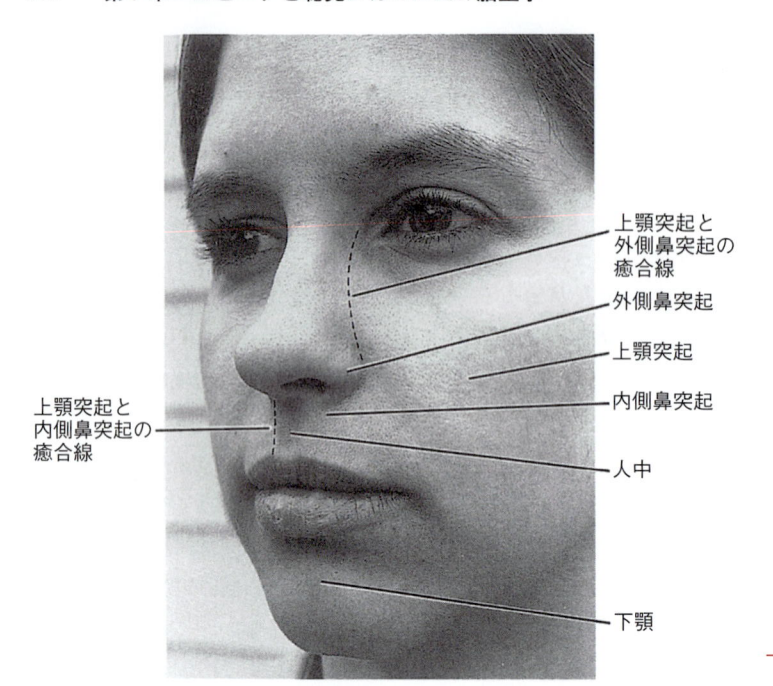

534　第7章　スピーチと聴覚メカニズムの胎生学

図7-18
人中は，上顎突起と球状突起の間で癒合点を示す．

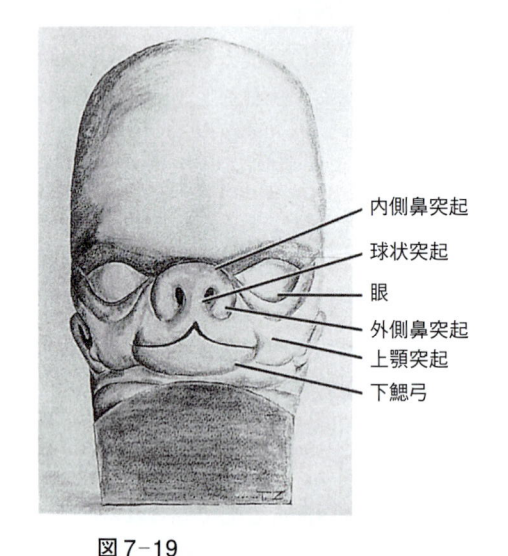

図7-19
第7週後半から第8週目初期の顔面の腹側面．（Therese Zemlin の好意による）

ては，別のセクションで取り上げる．胚の顔面のさらなる発達については付加的に扱う．

一次口蓋と二次口蓋の発生

一次口蓋 Primary palate

原鼻孔の形成が起こっている第4週の間に，一次口蓋は実質的に発達し始める．原鼻孔の下縁から始まって，内側鼻突起は上顎突起と融合する．第6週の間に，外側鼻突起と内側鼻突起（球状突起）との間の融合が起こる．

鼻突起の成長のために，その頃には原鼻孔は実際の**後鼻孔 choanae** となり，おのおのの後鼻孔は薄い上皮性の壁（**口鼻膜 bucconasal membrane**）によって切り離されている．第7週の終わりから第8週の初めに，この膜は断裂して，周囲組織に吸収される．このとき，原始後鼻孔は直接口腔と交通する．顔面表面と口腔表面の間の端で，鼻管と口腔の間に位置する組織の棒が一次口蓋である．これは，第6週の間に上顎突起と鼻突起が融合するとき，形成される組織である．

下顎弓の変化

上顔面領域が形成される間，興味深い変化が下顎弓に起こる．第6週まで，下顎弓は未分化である．しかしながら，第6週の初め頃，3つの絞扼が下顎弓の表面に現れる．顕著な絞扼は，**正中溝 median sulcus** として知られており，下顎弓を半分に分ける．いずれの側でも，**外側溝 lateral sulci** とよばれている小さい溝が発達する．これらの溝は，鼻突起と上顎突起が上顔面領域で融合するのと同時に消失する．

顔面の時間差成長

顔面の時間差成長は，さらなる口蓋の発達の多くを説明する．例えば，内側鼻突起は外側方向にゆっくりと成長するが，それに比較して外側鼻突起と上顎突起の成長は急速である．このようなことが起こると，顔面の全領

域は前方に発達し，鼻領域において突出し，同時に前外側から顔面表面に眼は移動する．この時間差成長を図7-17, 7-19に示す．外鼻孔の開口部は，増殖性の上皮によって，この発達段階の間に閉じられる．眼球もまた，瞼の発達後まで，上皮によって覆われている．

ほぼ第8週までは，開口量は非常に大きく，下顎弓と上顎突起の外側領域が融合するにつれてだんだん小さくなり，頬部が形成され，同時に口裂の幅は狭くなる．

一次口蓋の発生時には，鼻腔は鼻孔から原始口腔まで通じる短い管である．鼻腔の外側の開口部と内側の開口部は一次口蓋によって分けられており，それは後に上唇，歯槽突起の前部，口蓋の顎前骨の部分に発達する．

ほぼ第8週の間，頭部の成長は垂直面方向へと変化する．この成長方向の変化は，口腔の高さを増加する．この変化の直接的な結果は，原始後鼻孔を分離している組織が，後方で尾側に向かって成長し，将来の鼻中隔の一部を形成する．

不完全な口蓋が，外側の上顎突起から前内側方向に発達する腫瘤によって形成されるけれども，この段階では口腔は鼻腔と交通している（後の成人解剖学において，この内側方向に発達する部分は上顎の**口蓋突起 palatine process**として確認できる）．内側では，口腔は鼻中隔の両側で鼻腔と交通している．下から見た一次口蓋の略図を図7-20に示す．

二次口蓋 Secondary palate

二次口蓋が形成される早い段階では，舌は上下的に引き伸ばされており，その結果，舌はほぼ完全に口腔に満ちており，実際に，いずれ鼻中隔となる組織に触れている．このことは図7-21に示す．舌の両側の外側にある組織の折り目は，下方に向かって成長する．これらの折り目は，上顎の口蓋突起である．これは，後側に引き伸ばされて咽頭の側壁にまで達する．

二次口蓋は，上顎の口蓋突起の融合によって，主に形成される．しかしながら，舌が下がった場合にだけ，この融合は起こる．この舌の下方への成長は，下顎弓の成長が突然にスパートすることによって可能になる．その後，舌は下方に位置し，左右の口蓋突起の間に空間が残る．このとき，図7-22, 7-23で示すように，口蓋突起の外側（口腔の中での）表面にある中胚葉性の細胞は急速に増殖し始め，垂直性の成長から平面性の成長にと成長方向の変化が生じる．図7-23, 7-24で示すように，口蓋突起はお互いと融合し，かつ鼻中隔とも融合する．この融合は，前後方向に起こる．口蓋突起は，軟口蓋と硬口蓋の中央部分だけを形成する．

図7-20で示すように，口腔の天井（**口蓋 tegmen oris**）は，横と前方を**蓋板隆起 tegtal ridge**で囲まれている．この隆起は球状突起が内部に向かう突起である．蓋板隆起は，中間顎（骨）突起と同じである．一連の発生の後半に，歯槽突起が口蓋と口唇の間の溝に位置する中胚葉性組織の層から生じる．

口蓋の発生のまとめ

第2週：口溝または原始口の出現．
第3週：左右両側での下顎弓の形成；
　　　　上顎突起は下顎弓から出芽する；

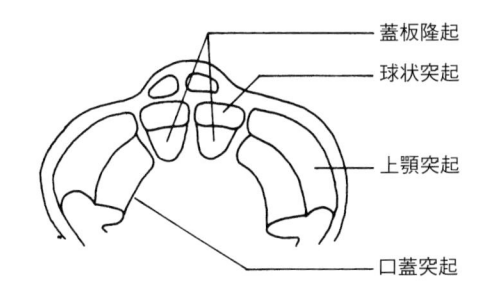

図7-20
第9週胚での口蓋．口蓋の形成に関与する突起を示す．

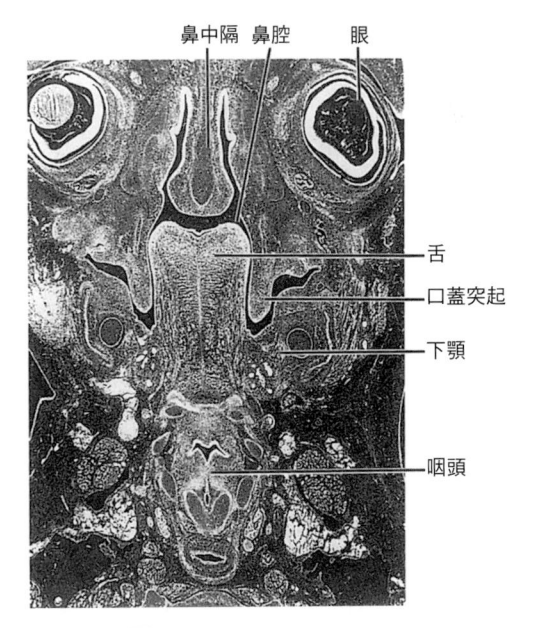

図7-21
第8週の胚の顔面を通る前頭断面．舌は鼻腔側に広がっており，その結果，口蓋突起を分離する．

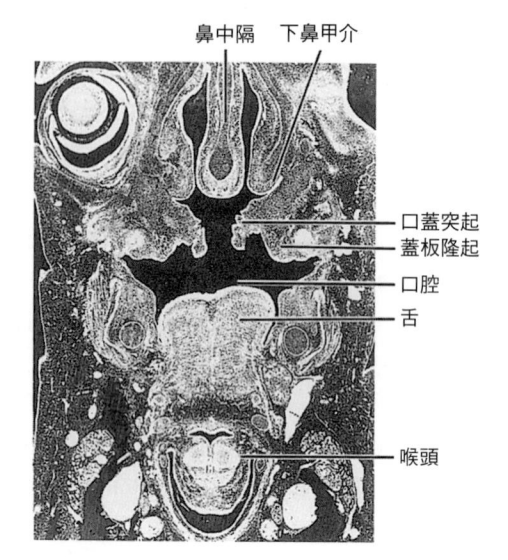

図7-22
第9週の胚の前額断面．下顎骨の急速な成長により舌は下がり，口蓋突起の間のスペースから舌は排除される．

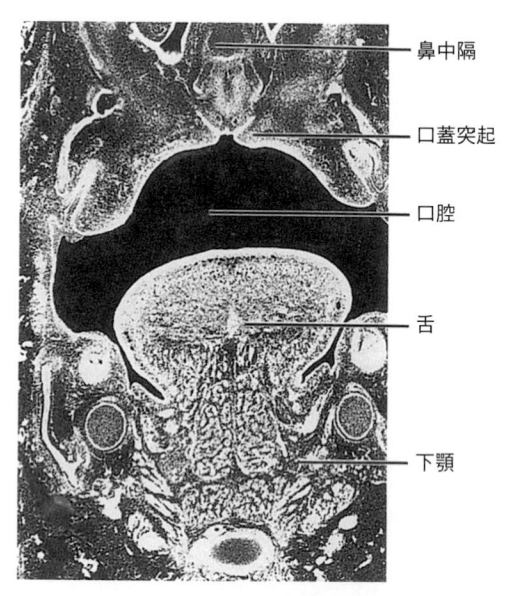

図7-23
図7-22に示されるよりいくぶん成長した胚の顔面の前額断面．口蓋突起は，相互に癒合するとともに，鼻中隔とも融合する．

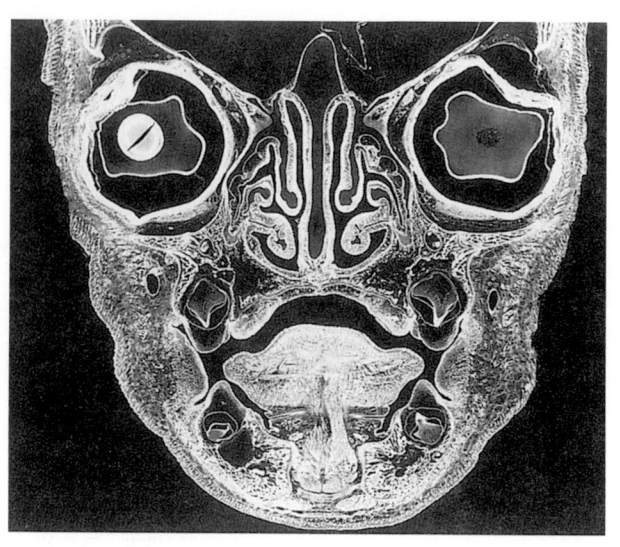

図7-24
5カ月の胎児の顔面の前頭断面．

鼻板 nasal placode が現れる．
第4週：口咽頭膜の断裂と消失．
第5週：前頭鼻突起の出現；
　　　　原鼻孔は大きく分かれる；
　　　　球状突起の出現．
第6週：上顎突起と外側鼻突起の結合；
　　　　口溝の部分的な分割による上下の空洞の出現．
第8週：口蓋の3つの部分の結合が前方で始まる；
　　　　球状突起の融合による上唇の完成．
第10週：最後に口蓋垂が完成して，口蓋部の結合が完成する．

臨床ノート　　上述した胚発育は，非常に概念的で高度に理想的であるとされていた．残念なことに，正常であれば上顎の一次口蓋と口蓋突起との間の癒合が起こるはずの期間に，顔面の発達が障害されることがある．その結果，さまざまな重症度をもつ顔面奇形が起こる可能性があり，それらの最も一般的なものが**口蓋裂**である．裂には多くのタイプがある：**完全，不完全，片側性，両側性**．いくつかの例を**図7-25**に示す．

口蓋裂の原因は，確実にはわかっていない．子宮内での酸素欠乏，中毒，高濃度のコーチゾンの投与，中胚葉の先天的な欠如，遺伝などが関係するようである．病因論的に原因因子を徹底的に研究した結果，デンマークのFogh-Anderson (1942) は，遺伝がおそらく口蓋裂と口唇裂での最も本質的な原因因子であると結論した．口蓋裂は約1,000人の新生児につき1人の割合で起こり，女性より男性がはるかに発生率が高いようである．その比率は約2対1である．男性は女性に比べて，軽度の口蓋裂の発生頻度は低いが，かなり重症度の高い裂，例えば完全唇顎口蓋裂になりやすい．

話し言葉と聴覚のための器官構造の発生　537

口蓋垂裂

完全唇顎口蓋裂

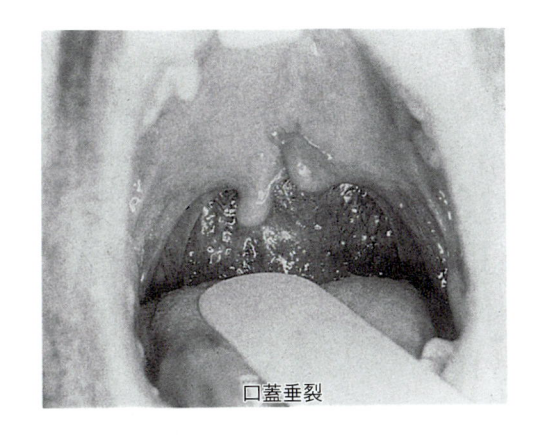

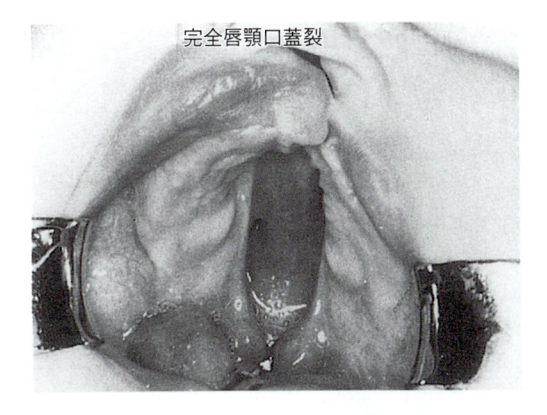

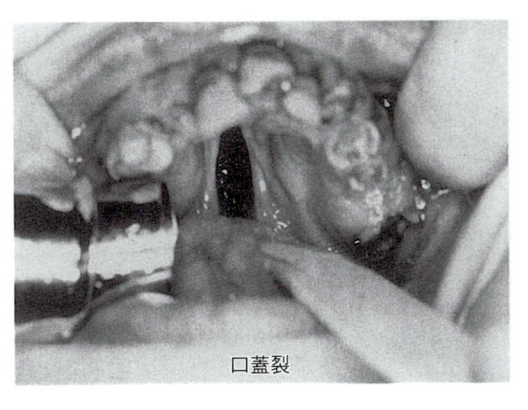

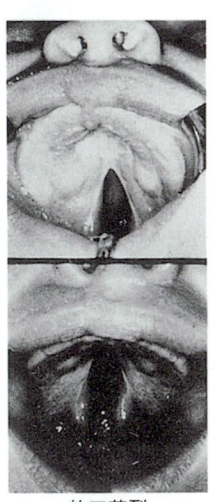

口蓋裂

軟口蓋裂

図7-25
口唇口蓋裂の例.（Center for Craniofacial Anomalies, Univ. of Ill., Chicago の好意による）

舌の発生

　最初に舌粘膜を生じる原基の領域は7～8週の間に現れる．Patten (1961) によると，舌の原基は，両側から鰓弓を通って胚を切断し，その後に脳と口咽頭の天蓋を除去した切片で最も良く観察できる．図7-26のように，この切片で咽頭の床は上からみられるようになる．

　第5週目の胚では，下顎弓の内面でしばしば対をなす側方部の厚み（**外側舌隆起 lateral lingula swellings**）を示すことがある．それらは，上皮によって覆われた急速に増殖する中胚葉（**間充織 mesenchyme**）から構成される．小さな隆起（**無対舌結節 tuberculum impar**）[19]が外側舌隆起の間に位置する．それのちょうど後に，図7-26で示すように，**結合節 copula**[20]または**鰓下隆起 hypobranchial**

eminence として知られる第2の正中の隆起がある．それは正中で第Ⅱ鰓弓と第Ⅲ鰓弓を架橋し，横溝がその尾側を切り離して**喉頭蓋 epiglottis** を形成する．腹側でそれは舌根に接近し，「V」字形に腹部方向に広がり，舌の背側，咽頭部を形成する．成人における，舌の前部分と後部分の結合部分は，**分界溝 sulcus terminalis**（その先端は**盲孔 foramen caecum** である）によって明示される．

　2つの隆起（正中の両側に位置する）が，結合節の後（尾側）にある．それは披裂軟骨の始まりであり，それらの間では最終的に喉頭蓋になる第3の正中隆起がみられる．これらの構造を図7-27に示す．

　結合節の両側の組織は，7週末まで，急速に増殖し，舌様の構造が明白になる．小窩（成人では盲孔としてみられる）が，舌原基を左右対称形の2組に分ける．頭側の1組（**前舌の原基 anterior lingual primordia**）は第Ⅰ鰓弓のレベルに位置し，尾側の1組（**舌根の原基 root primordia**）は第Ⅱ鰓弓のレベルに位置する．

---

[19] ラテン語 tuberculum 小結節，小隆起．ラテン語 impar 不対の．
[20] ラテン語 copula 一緒に接続すること．

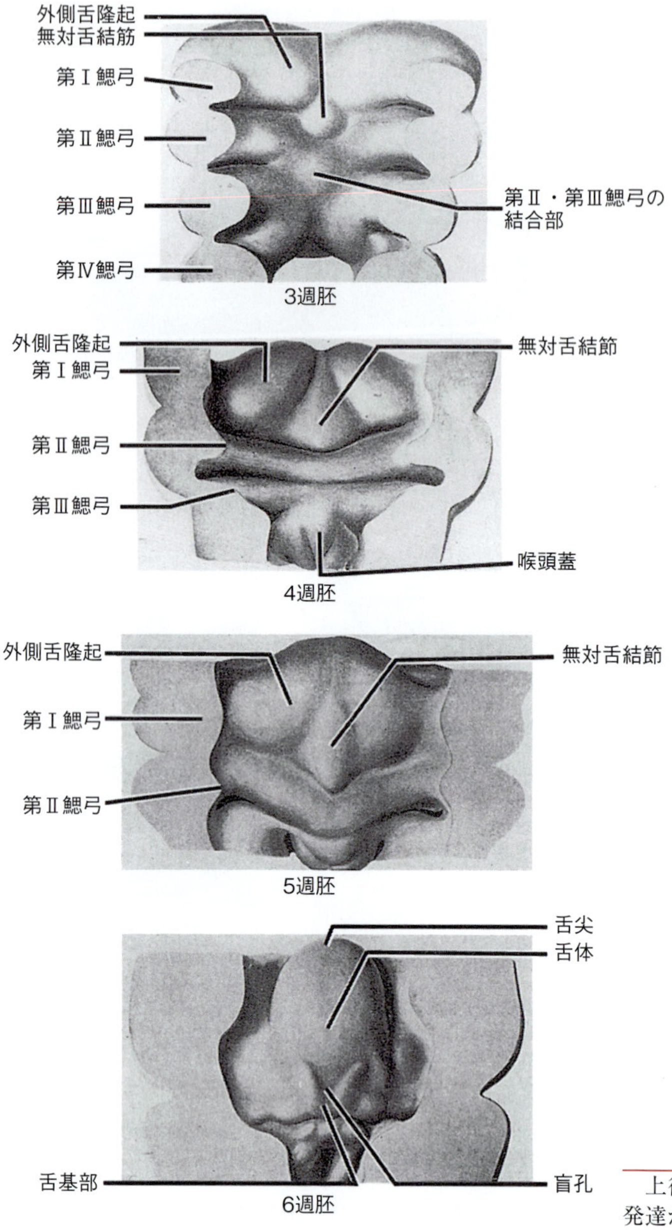

図 7-26
上後方からみた口腔底と下咽頭の前壁．舌と近隣の構造の発達がみえる．(Sicher and Tandler, 1928 より)

最初，舌は粘膜だけから構成されるが，後に有紋筋線維が入り込み，大きさを急速に増大させる．筋は鰓弓由来ではなく，むしろ3つの**後頭原節 occipital somite** の由来である．舌がかなり発達すると，それは2つの主要筋であるオトガイ舌筋と舌骨舌筋から構成されるようになる．横方向と垂直方向の内舌筋は舌骨舌筋に由来する．

呼吸器系の発生

原始口腔の尾側で**前腸 foregut** は拡張し背腹側方向に平坦化して，咽頭を形成する．4つのポケット状の憩室(**咽頭嚢 pharyngeal pouch**) が外側に生じる．おのおのの嚢は，外部の鰓溝の裏側に位置する．**甲状腺原基 thyroid primordium** とよばれる内胚葉の帯が，第Ⅰ鰓弓および第Ⅱ鰓弓の高さで咽頭の床の近心側に生じる．

呼吸器系の基礎は，第4週目に，咽頭の床の上で**内側喉頭気管溝 laryngotracheal groove** として現れる．その溝は深くなり，その溝の端は癒合し，**喉頭気管管 laryngeotracheal tube** を形成する．この癒合は，その溝の尾側端で始まり，頭部方向に進行するが，管の頭蓋端での端は離れたままで，咽頭に通じるスリット状の開口部を呈する．この管は内胚葉で内側を覆われ，ここから気道全体の上

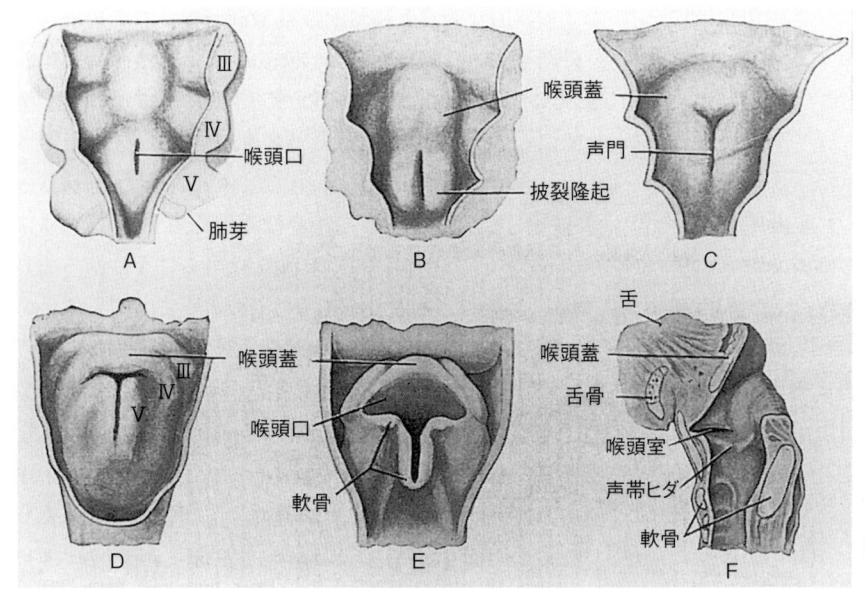

図7-27
人間の喉頭の発達段階．(A) 5mm, (B) 9mm, (C) 12mm, (D) 16mm, (E) 40mm, (F) 出世時の矢状断．(Arey, 1965 より)

皮性の覆いが発達する．喉頭気管の頭蓋端は喉頭に発達し，残りは気管を形成する．この管の尾側の末端で，2つの外側に向かう発達が生じ，**主気管支 main bronchi** と左右の**肺原基 lung bud** が形成される．気道全体の上皮性の裏装は，管の内胚葉性の裏装に由来する．

喉頭 Larynx

喉頭発生の最初の兆しは喉頭気管管の頭蓋側の端に現れる．ここは，腹側が鰓下隆起により，側方を第Ⅵ鰓弓の腹側端によって囲まれている．溝の両側に1つずつ，2つの披裂結節が現れ，それらが拡大するにつれて，相互に近づき，鰓下隆起（いずれ，これは喉頭蓋に発達する）を満たす．最初の段階で喉頭に向かっている開口部は，垂直方向の切れ込みであるが，披裂結節の増大は，その切れ込みを「T字形の裂」に変換する．第7週頃，「T字」の垂直部分は披裂結節の間にあり，横棒の部分は両披裂結節と喉頭蓋（図7-27）の間にある．裂の出現直後，裂の両側の上皮組織は相互に接着し，喉頭の入り口を閉じる．喉頭の入口は胎生3月目まで閉鎖されており，組織の吸収によって再び腔が形成される．

臨床ノート　喉頭の上皮の再吸収不全は，先天性の**喉頭ウエッブ laryngeal web** とさまざまな種類の**乳頭 papillae** の発生の原因を説明する．

喉頭への入口が再度開放されると，通常は喉頭室をみることができる．それは，気管支や声帯を形成する棚状の組織が突出することにより，頭側と尾側が囲まれる．

披裂結節は，**披裂軟骨 arytenoid cartilage** と**小角軟骨 corniculate cartilage** に分化し，それらを喉頭蓋に接続している組織の折目は**披裂喉頭蓋ヒダ aryepiglottic fold** になる．**楔状軟骨 cuneiform cartilage** は，喉頭蓋の派生物として発生する．

甲状軟骨 thyroid cartilage は，2枚の側板が線維膜によって正中で接続されたものとして現れ，第Ⅳ鰓弓または第Ⅳ鰓弓と第Ⅴの鰓弓の腹側から発生する．尾側端で咽頭**収縮筋 constrictor muscle** が生じる．**輪状軟骨 cricoid cartilage** は，第Ⅴ鰓弓（図7-13）の派生物である．

肺 Lungs

喉頭気管溝が管に変わる前に，左右の肺原基が現れる．それらは小葉（右に3葉，左に2葉）に分かれる．増殖と分割が続き，6カ月時に肺胞が形成され始める．**肺組織 lung tissue** の分化には3つの相が認められる：**腺相 glandular phase**，**小管相 canalicular phase**，**肺胞相 alveolar phase**．

腺相 glandular phase で，気管支領域は分化するが，上皮組織は腺組織に似ている．小管相で，呼吸領域と他の部分が区別され，拡張する脈管系との関係を確立する．肺はこの段階では機能していない．機能するのは6カ月に達してからである．肺胞相は6カ月から展開するが，新しい気管支と肺胞は出生後も形成され続ける．それら

外耳（と舌骨）の発生

鰓弓の軟骨

下顎弓（第Ⅰ鰓弓）は，背側と腹側の両方の軟骨の要素を示す．背側の軟骨は，**口蓋翼状方形軟骨の棒 palatopterygoquadrate bar** として知られている．そのような印象的な名前をもつ構造は，どのようなものでも成熟後も形態が維持されると思われなければならない．しかし，この構造は爬虫類では顕著な構造であるにもかかわらず，哺乳類では一過性のものである[21]．その寄与の有無については，議論の対象である．下顎弓の腹側の軟骨成分（**メッケル軟骨 Meckle's cartilage**）は，発達途中の迷路骨包から下顎骨に達して，反対側からの同名の相手と出会う．その背側端は，ツチ骨 malleus とキヌタ骨 incus[22] を形成し，軟骨それ自身は消えるが，その鞘は，前ツチ骨靱帯と蝶下顎靱帯として残る．

舌骨弓（第Ⅱ鰓弓）の軟骨は，**ライヘルト軟骨 Reichert's cartilage** として知られている．これも，迷路骨包から正中まで腹側に広がる．背側端は分かれ，**アブミ骨 stapes** として発生中の側頭骨の鼓室の中に含まれるようになる．これは，側頭骨の茎状突起，茎突舌骨靱帯，舌骨の小角，舌骨体の上部を産み出す．第Ⅲ鰓弓は，舌骨の大角と舌骨の下部を生じる．

外耳 External ear

第Ⅰおよび第Ⅱ鰓弓と第Ⅰ鰓溝は，外耳の形成に関与する．**耳介 auricle** は，第Ⅰ鰓溝周辺で発生して，下顎弓と舌骨弓の組織から生じる．第6週頃に，6つの小さな隆起（小丘）—3つは第Ⅰ鰓弓の尾側の境界の上，残り3つは第Ⅱ鰓弓の上—が，**耳介ヒダ auricular fold** とよばれる伸長した隆起に沿って現れる．これらの小丘は番号づけられ（図7-28），成熟形との対比も示されている．耳珠を除く耳介は，すべて，舌骨弓から発達するとまでいわれるほど，こ

---

[21] 多くの初期の胚構造は一時的なものであり，それらの存在はその後の構造を誘導する役割であると考えられる．すなわち，それらの胚構造の存在が，ある環境での成長と発達を誘発し，その環境は，その胚構造が存在することで生じる．例えば，脊索を胚から除くと，脊柱は発現できない．

[22] palatopterygoquadrate bar は，キヌタ骨ならびに蝶形骨の大翼の発生に貢献するという証拠がある．

の「古典的な観点」に対しては疑問が呈されている．

外耳道 external auditory meatus は第Ⅰ鰓溝に相当する．その鰓溝の外胚葉性の床は，第1咽頭嚢の内胚葉と接触している．頭部の成長により外耳道が中耳腔から切り離されるときに，この接触は失われる．胎生2カ月末に向かって，鰓溝は深くなり漏斗形のくぼみが発生する．このくぼみの底から，外胚葉性のプレートはさらにより深く成長しつづけ，それが側頭骨の鼓室の壁に着くまで続く．7カ月目の間に，外胚葉性のプレートは裂け，その結果生じた裂は外耳道で最も深い部分を構成する．鼓膜は，外耳道の盲端が側頭骨の鼓室壁に寄りかかるところで発生する．成人での鼓膜は線維性であり，その外部は外胚葉性の上皮で，内部は内胚葉の上皮細胞によって覆われている．

鰓弓から派生する骨格と筋肉を，図7-13, 7-14に示す．

歯の発生

発生順序

発生順序は，基本的には乳歯も永久歯も同じであり，そのライフサイクルは，乳歯でも永久歯でも4つの期間に分けて考慮される：**成長，石灰化，萌出，咬耗**．

　成長—歯蕾の形成，未来の歯牙を形作る細胞の特異化と配列，エナメル質と象牙質の沈着．

　石灰化—無機塩類（主にカルシウム）の沈着によるエナメル質と象牙質の硬化．

　萌出—かなり完全に近くまで発達した歯の口腔への移動．

　咬耗—萌出歯の接触面や咬合面でのエナメル質の欠損．

発生初期

歯は，外胚葉と中胚葉の変形であり，胎生第5週から6週（11mmの胚）の間に発生の初期の徴候を示し始める．歯の発生の初期は，将来的に顎骨や結合組織になるものに含まれる上皮組織からの**歯蕾**の形成である．第5〜6週の間に，**口腔上皮**は薄い基底膜によって下在の結合組織（中胚葉）から切り離される．上皮の基底層中の特定の細胞は，加速度的に増殖し始め，その結果，将来の歯列弓全体に沿って上皮は肥厚する．この発達する上皮は中胚葉（そこから，骨と他の結合組織が発達する）に達し，**歯堤**とよばれる薄い組織の紐を形成する．第7

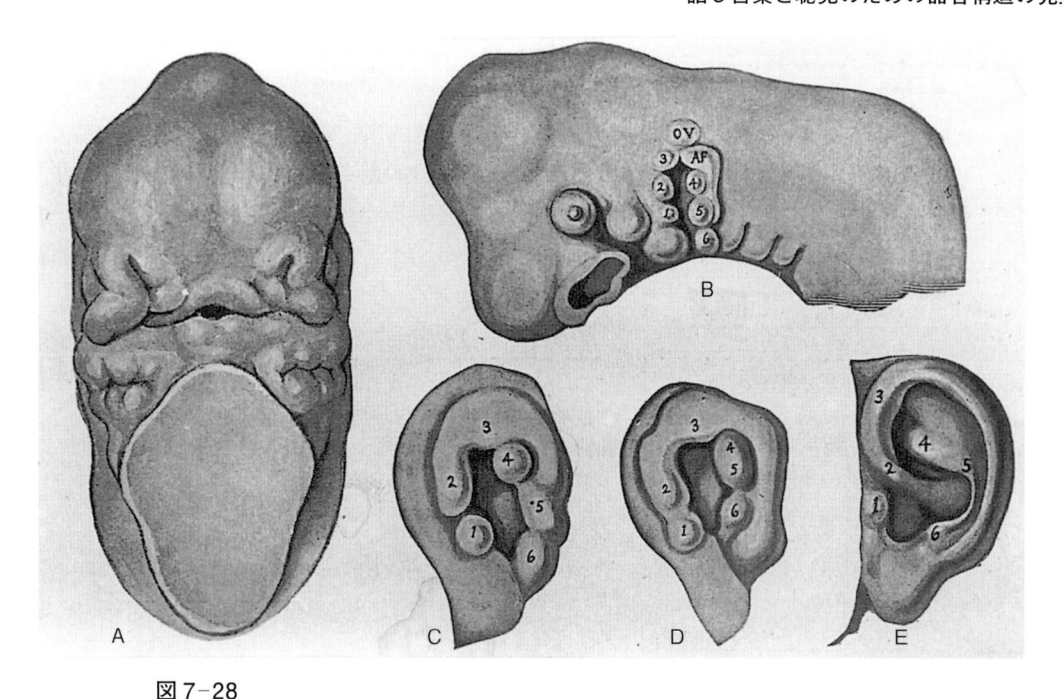

図7-28
耳介の胚発生．AF，Auricular fold 耳介ヒダ；OV otic vesicle 耳小嚢；1-6の下顎弓と舌骨弓の高まりは，1：耳珠；2，3，ラセン；4，5，対輪；6 対耳珠になる．（Arey, 1965より）

週目の間に，卵円状の腫脹が，歯堤において発達し始める．これらの腫脹は歯蕾として知られ，それらの位置は乳歯の将来の位置に一致する．

帽状期 Cap stage
いったん歯蕾の発生が始まると，その細胞は近隣の細胞より急速に，増殖し始める．しかしながら，その増殖は時間差があり，その不等成長のために，歯蕾のより深い面が重積する．このことは図7-29で示す．この段階で，発達する歯牙は帽状期に入ったといわれる．

増殖が続くにつれて，歯の帽子は中胚葉を囲んで，それをのみ込み始める．この中胚葉は，最終的に歯の内部に位置するようになり，**歯乳頭 dental papilla** として知られている．この段階で，歯の帽子は中胚葉（これは，最終的には歯と**歯周組織 periodontal tissue** の**セメント質 cementum** を形成する）によって囲まれ，歯の帽子も中胚葉（この胚葉は，**歯髄 dental pulp** を生じて**象牙質 dentin** の形成に関与する）を囲む．

鐘状期 Bell stage
乳頭が形成されている間，特異的な歯胚すなわち帽子の細胞に変化が起こっている．その細胞は，3枚の異なった層に分化する．乳頭と接触する細胞は，変形してエナメルを形成する能力を獲得する；それらは**エナメル細胞 enamel cell**（エナメル芽細胞 ameloblast）として確認される．帽子の外層の細胞は，**外エナメル上皮 external enamel epithelium** とよばれている．これらの細胞は，中間層の細胞と一緒になって，変形して**エナメル髄 enamel pulp** を形成する．これらの変化が完了したとき，特異的な歯胚（歯の帽子）は**エナメル器 enamel organ** といわれるようになる．発達のこの段階で，エナメル器は釣鐘状となる．歯は，帽状期 cap stage を越えて鐘状期 bell stage に入ったことになる．より進んだ鐘状期の歯を図7-29に示す．

歯胚 Tooth germ
歯の器官と乳頭の発生と同時に，発育期歯牙を囲んでいる中胚葉に変形が生じる．その細胞は極端に肥厚し，歯嚢として知られる組織の線維層を生じる．歯の器官と含まれる歯乳頭は，**歯嚢 dental sac** とともに，歯と歯周組織のための形成性組織を構成する．これらの構造は，集合的に歯胚とよばれている．

エナメル質の成熟
内エナメル上皮の細胞は，エナメル沈着のための複合的基質を形成するように配置される．これらの細胞が完

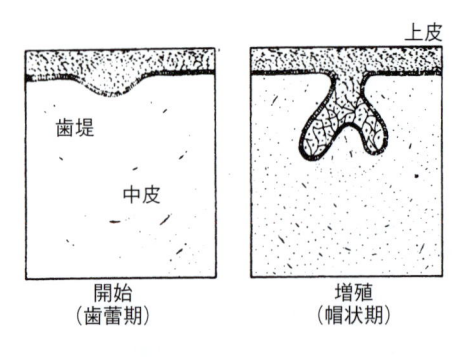

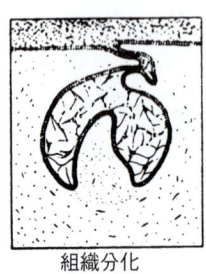

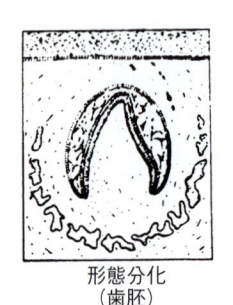

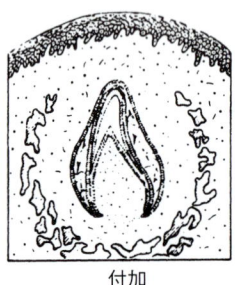

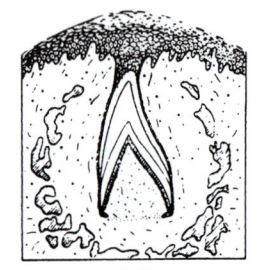

542　第7章　スピーチと聴覚メカニズムの胎生学

図7-29
歯の成長.（Atlas of the Mouth, American Dental Association の好意による）

全に発達すると，それらは**エナメル芽細胞 ameloblast** となり，エナメル基質を形成する．エナメル基質の構造は，萌出した歯牙の成熟したエナメルと同様であるが，この段階での硬さは軟骨の硬さである．エナメル基質がエナメルに変わるプロセスは，エナメル成熟とよばれており，この間にミネラル塩が沈着して結晶化する．エナメル基質の形成と成熟は異常に複雑であり，興味のある読者は Orban（1957）を参考にされたい．

象牙質 Dentin の形成

エナメルがエナメル器で形成されている間，乳頭の中胚葉性細胞には変化が起こっている．特殊な歯胚の内層に接触する細胞は変形して，**象牙芽細胞 odontoblast** を形成する．これらの細胞は，歯冠部の象牙質の形成をになう．象牙芽細胞は象牙質の層を形成して，乳頭の中央の方へ進んで，象牙質の第2の層を生じて，再び移動して，第3の層を生じ，さらに第4の層を生じる[23]．乳頭の中心は分化せずに**歯髄 pulp** として残る．**歯根 root** は，歯胚から外方に成長したもので，臨床的に歯牙の萌出が起こる直前に形成される．しかしながら，根の成長は，萌出後もしばらくの間続く．

萌出 eruption と咬耗 attrition は，「第4章　構音」で取り上げた話題である．歯の一生に関するこれらの相は，胚発生を超越するものである．

神経系の発生
Development of the nervous system

神経系の発生は第5章で簡単に論じた．このセクションの目的は，より完全な図に加えて，有益な追加情報を提供することである．

発生初期

図1-9で示すように，神経系全体は外胚葉性の起源である．胚盤の背側の正中線にそって横臥する**神経褶 neural fold** の形をして，原始の神経系は最初に出現する．原条（中胚葉を生じる一過性の構造）の両側に1つずつある神経褶は，胚盤の吻側端の後で始まり，その部位で神経褶は互いに接続し，そこから後方に伸長する．神経褶の中間にある浅い神経溝は，神経褶が挙上するにつれて，徐々に深くなる．最後に，神経褶は会合し，図7-6で示すように，正中で融合して**神経管**を形成する．

神経褶の融合

この融合は，将来の後脳の領域で吻側に始まり，そこから前後に広がる．尾側方向での胚の成長で，神経溝と将来の神経管になるものが，同じ方向に成長する．神経管の開放された**尾側孔（尾側神経孔）posterior neuropore** は，25体節期頃に閉鎖される．同時に，溝の吻側端での神経管の融合は，将来の脳の領域のなかに神経管を誘導

---

[23] 詳細に観察すると，歯には年輪（木の幹の年輪と類似の）がみられる．個人の成長パターンと全身の健康状態は，歯の石灰化パターンと年輪によって確認できる．

神経系の発生 543

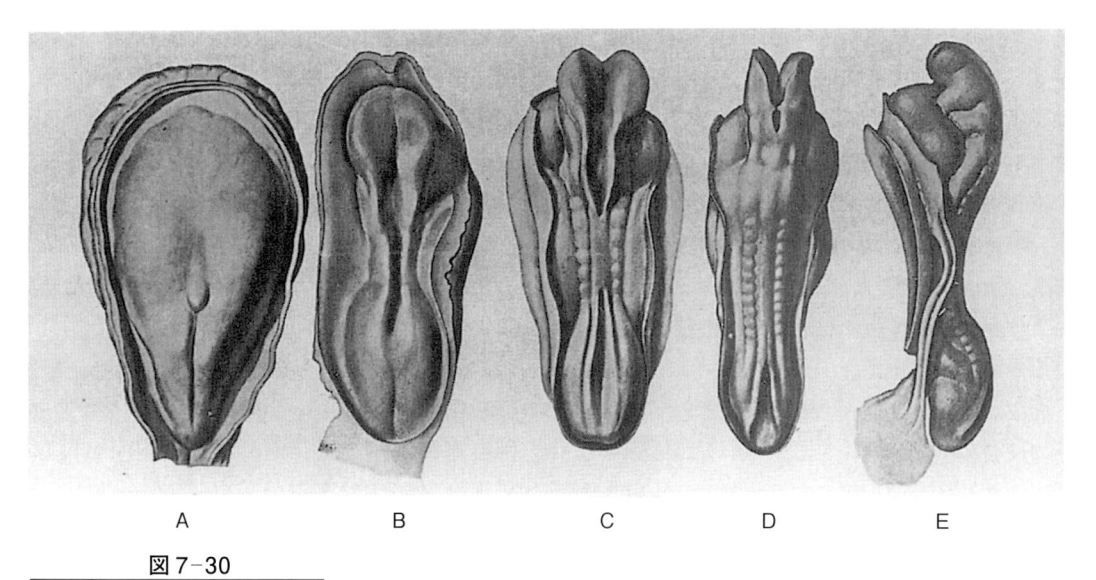

| A | B | C | D | E |

図7-30
　人間の神経溝と神経管の発達段階．(E)を除いてすべて背側面観である．(A)体節前期胚．神経板と原条を伴う（×40）．(B) 3原体節時．深い神経溝をもつ．(C) 7原体節時．中央で閉鎖が始まっている（×31）．(D) 10原体節時．中央で神経管の閉鎖が開始されている（×31）(E) 19原体節時．両端での神経孔を除いて完全に閉鎖されている（×20）．

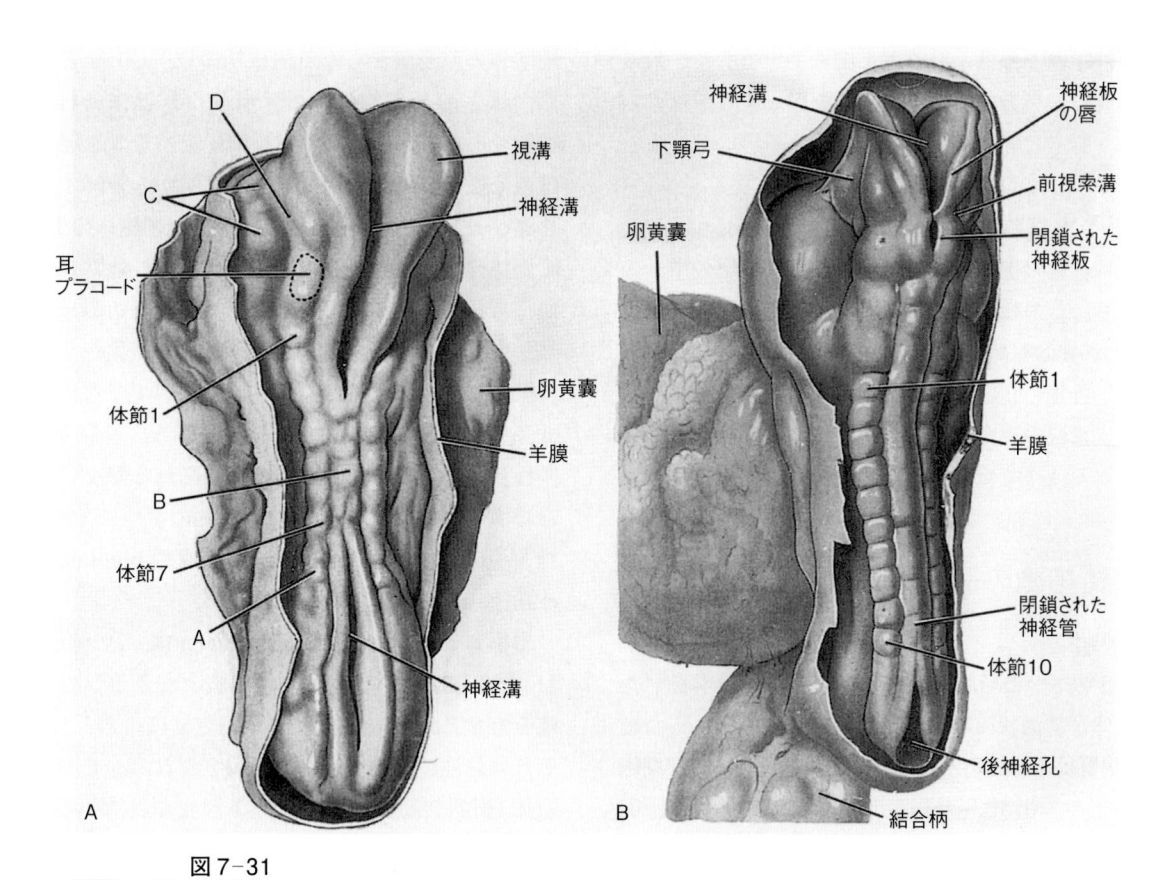

図7-31
　A（左）図：第22日目の7原体節時の胚を再構成したものの背側面．前脳領域の初期の視溝．(A)部分的に区分けされた沿軸中胚葉，(B)神経管の天井，(C)心膜領域，(D)鰓弓領域．B（右）図：第23日目の10原体節時におけるヒト胚の再構築されたものの背側面．下顎弓の下の両側にみえるふくらみは心嚢によって生成される．卵黄嚢壁の上の隆起は血島による．(Hamilton, Boyd, and Mossman, Human Embryology, Williams & Wilkins, 1945 より)

し，20体節期頃に，**前神経孔 anterior neuropore** として知られる終末部の開放部が封鎖される．神経孔を含み，神経板，原条，体節，発生中の神経管は，図7-30，7-31でみられる．

神経褶の融合の前に，外胚葉性の細胞の隆起が各神経褶のわずか外側に現れる．この**神経堤 neural crest** または**神経節隆起 ganglion ridge** は重要である．これは脊髄神経節および脳神経節，自律神経系の交感神経幹の神経節を生じるためである．また，神経溝の両側では中胚葉の上方への成長があり，それは神経管とその上に横たわる外胚葉の間のスペースに侵入し，胚の背側を形成する．実質的に，神経系を引き起こす外胚葉は，胚の内部の方へ移動することになる．神経褶の融合終了と同時に，図7-6で示すように，外胚葉は胚の背側の上で，再度連続層を形成し，それは進入してきた中胚葉によって神経管から切り離される．

神経管の誘導構造

神経管の吻側部分は，いくぶん広く平坦であり，最後に脳を形成し，一方狭い尾部は脊髄を形成する．管の内部の室は，脳室と脊髄の中心管を形成する．

原始髄質上皮細胞 Primitive medullary epithelial cells

最初，神経管の壁は，円柱状の外胚葉性細胞の単一の層から成り，その核は細胞のなかで管腔側に向かって位置する．それらは原始髄室上皮細胞として知られており，そこから，将来の神経系の大部分の細胞が発生する．原始髄質上皮細胞の運命と形状を知ることは，神経系の発生を理解するうえで重要である．

原始髄質細胞の分化

分化の種類

細胞分化の1つの形は，核が細胞の中央の方へ移動した後に細胞体が紡錘状になるときに起こる．そのような細胞は，**海綿質線維母細胞 spongioblast** とよばれ，**星状細胞 astrocyte** を生み出す．星状細胞は，支持的役割の**神経膠細胞**[24] **supportive (neuroglial) cell** の特異的な形態である．

この細胞は，細胞質の枝を出し，他の神経膠細胞と結合して，支持線維によるネットワークを形成する．神経膠組織が原始髄質上皮から生じるので，神経膠組織は脊髄と脳にだけみられる．

細胞分化のもう1つの例は，細胞の原形質が神経管の外側から縮み，神経管の管腔側の核に向かって進むときに起こる．そのような細胞は，2つの運命のうちのいずれかをとる．1つは，不変のままで神経管の腔の裏打ちをする上皮細胞を形成するか，もう1つは，急速な有糸分裂による細胞分裂をする胚細胞を形成するかである．娘細胞は**神経上皮細胞 medulloblast** を形成し，星状細胞か**希突起膠細胞 oligodendrocyte**[25] のどちらかに分化するか，**神経膠細胞 glioblast** か**神経芽細胞 neuroblast**（原始神経細胞）に分化する神経膠芽細胞に分化するかである．

神経単位 Neuron

神経単位は，**細胞体**（または体 soma）と枝すなわち**神経突起 nerve process** から成る．2つのタイプがある：(1) 多くの短く太い分枝は**樹状突起 dendrite** とよばれる細胞体の原形質からなる樹枝状の枝，(2) 軸索とよばれる，単一の長く細い線維．樹状突起は**求心性 afferent** 機能であり，細胞のほうへ神経インパルスを運び，軸索は**遠心性 efferent** 機能であり，細胞から神経インパルスを運び去る．何千もの樹状突起が神経細胞体の上にあり，細胞体の表面積を著明に増加させるが，通常神経細胞体からはわずかに1つの軸索が出るだけである．軸索は分岐して側枝を発生するが，ここでは典型化させて1つの神経細胞に1つの軸索が出ているモデルで考える．軸索は長さ120cm程度になることもある．神経単位には，多種多様な形と大きさのものがみられるが，構造的には，ほぼすべてが3つのタイプのうちの1つに分類される．神経芽細胞は，**単極 unipolar**，**双極 bipolar**，**多極性 multipolar** の神経単位に分化する．

単極ニューロン unipolar neuron は，1つの軸索を有し（図7-32），1つの遠心性の枝ともう1つの求心性の枝を有する．単一の延長枝が細胞体に付着しているが，それは急速に2つの長い突起に分かれる．その1つは細胞体（樹状突起）に向かって，もう1つは，細胞体（軸索）から離れる．構造的に，これらの2つの突起は同じものである．これらの細胞は，大脳皮質，小脳皮質，脊髄（脊髄神経節および脳神経神経節）でみられる．

---

[24] ギリシャ語 glial 糊状．

[25] ギリシャ語 oligo 小さい，欠乏する．

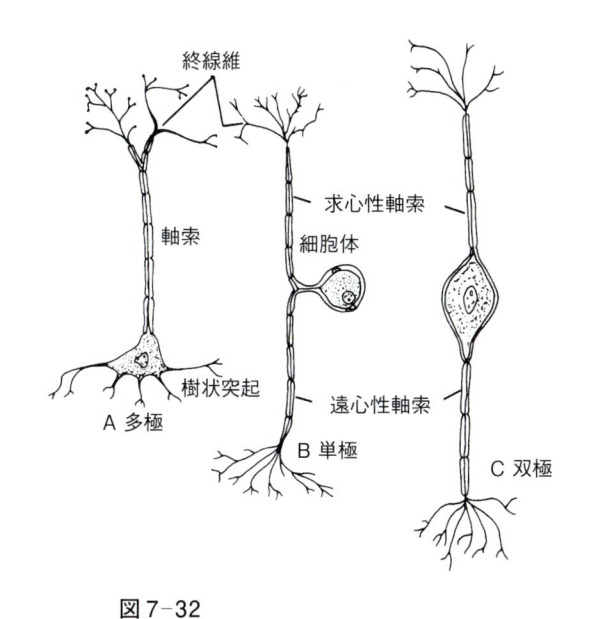

図7-32
一般的な神経単位の3つのタイプ.

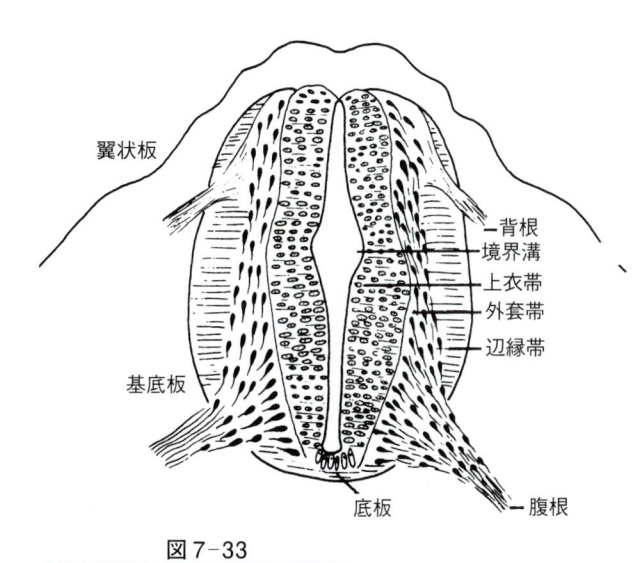

図7-33
第4週胚の脊髄断面. 境界溝, 上衣帯, 外套帯, 辺縁帯が示されている.

双極ニューロン bipolar neuron は, 細胞体の両極上に延長枝をもつ. 1つは樹状突起で求心性機能をもち, 他方は軸索で遠心性機能である. 双極ニューロンは, 主に特殊感覚(視力, 聴覚, 平衡, 味覚, 嗅覚)に関係する.

多極ニューロン multipolar neuron は, 多数の樹状突起(通常非常に短い)と1つの長い軸索をもつ.

神経管の分化

細胞の急成長のため, 神経管の中心管は, 横断面でみると菱形の形状をとり, 最も広い管の部分すなわち外側溝は**境界溝** sulcus limitans とよばれる. 図7-33で示すように, 境界溝は, 外側壁を**背側の領域**(**翼状板** alar lamina)と腹側の領域(**基底板** basal lamina)に分ける. 神経管の外側壁は, 薄い背側の屋根状の板(翼状板)と腹側の床状の板(基底板)によって背腹側的に結合し, それらの細胞は上皮性の特徴を保持する.

基底板の細胞(神経芽細胞)は運動性になり, 翼状板の細胞は感覚性になる. 基底板の神経芽細胞は, 運動神経線維として末梢の方に走行する突起を出しはじめ, それらが最終的に脊髄神経の腹側(前)(運動)根を築く.

神経堤 Neural crest の分化

このセクションの前に, 神経堤(神経管の両側にある外胚葉)が神経組織を引き起こし, とくに後根神経節と脊髄神経の背側(後)(感覚神経)根を築くことを指摘した. 神経堤の原始神経細胞は突起を形成する. その1つは末梢にのびて, 末梢神経細胞(求心性)を形成し, 他方は神経管に進入して, 細胞の中心突起(遠心性)を形成する.

ミエリン形成性細胞

希突起膠細胞はユニークな働きをする. この細胞は, 脳と脊髄の細胞の神経線維の周囲の**ミエリン** myelin の形成にかかわる. ミエリンは, 神経線維を囲む白い脂肪物質である. 神経突起が十分に発達するまで, ミエリンは現れない. ミエリンは, 電気絶縁体として働き, 神経線維内部での絶縁された伝導性を保障する. このようにして, 後根神経節細胞とそれらの突起が胚中枢神経系の外側で形成される.

これらの末梢神経線維は有髄化される一方で, ミエリンは希突起膠細胞(これらの細胞は神経管の内部に閉じ込められる)からは生じない点に注意する必要がある. おそらく, 神経管より末梢の神経線維のミエリン鞘(髄鞘)は, 神経堤の支持細胞に起因するのであろう. これらの支持細胞は末梢神経を覆う付加的な**神経線維鞘**の外筒を生じ, それらは神経堤から生じるために神経線維鞘の細胞は中枢神経系にはない.

神経堤は, 後根神経節細胞に加えて, 後脳領域にある第Ⅴ-第Ⅹまでの脳神経節と自律神経節も生じる. 神経堤細胞は, 表皮色素沈着, 軟骨を生産し, 体軸骨格の形

神経管の帯域（層）

神経管の細胞の増殖と分化の結果として，3枚の層または領域が区別される—内部（**上衣** ependymal）帯，中間（**外套** mantle）帯，外部（**辺縁** marginal）帯である．神経膠細胞と神経芽細胞は一緒になって外套帯を形成し，最終的に脊髄の灰白質を作る．外套帯の外側には辺縁帯がある．この層は，神経細胞を発生することは比較的少ないが，外套帯からの神経突起は伸張して，この層の内部に入り最終的に脊髄の白質を形成する．

縦溝と中隔の発生

基底板の外套帯の神経芽細胞の持続的な分化によって，中心管の腹側部は消失し，成長も腹側方向であるため，正中をはさんで両側に膨隆が生じる．その結果，縦方向に腹側（前）正中溝（裂）が形成される．同時に，翼状板の神経膠細胞と神経芽細胞の増殖は，中心管の背側部分を圧縮して消失させる．そのため，縦方向の背側（後）正中の中隔が生じる．縦裂と中隔の両方は保持され，その後の成体での脊髄にみられる．

体性，内臓柱の形成

連続する細胞増殖で，中心管は著明に大きさを減じ，それはわずかに神経管の中心だけを占める程度まで続く．消失する場合すらある．外套帯の神経芽細胞は局所的に増殖する結果，細胞体は集合し，神経管を伸張する4本の柱を形成する．2本は基底板で，2本は翼状板にみられる．図7-34で示すように，1つのグループは，翼状板の外側壁の背面部に位置する．それは，**体性求心性**（感覚性）**柱** somatic afferent (sensory) column を形成し，成熟した脊髄の後柱または後角として認められる．同様に，基底板の神経芽細胞の集合は，**体性の遠心性**（運動性）**柱** somatic efferent (motor) column を形成し，成熟した脊髄の前柱または前角として認められる．

内臓性の求心性柱 visceral afferent column と遠心性柱も，境界溝のわずか外側の領域に形成される．それは自律神経系となる．

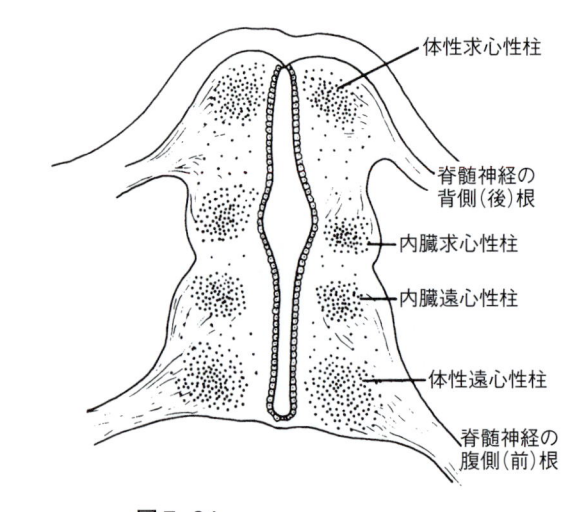

図7-34
胚脊髄の脊柱の形成．

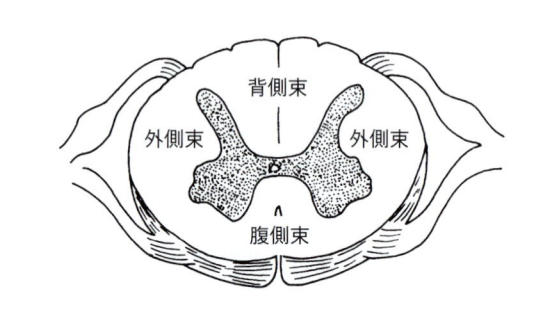

図7-35
脊髄白質部の背側束，外側束，腹側束．

脊髄神経の発生

基底板の神経芽細胞は，辺縁層を通して，それらの末梢突起（**軸索**）を出し，脊髄神経の**前根**（運動根）を築く．これらの長い軸索は，末梢神経を横断し，全身のさまざまな骨格筋に運動神経を供給している．

翼状板の細胞は，感覚機能に関係するようになる．それらは，分化した神経堤細胞から中心部に成長する中心糸（中央紡錘糸）を受ける．これらの中心糸（中央紡錘糸）は，最終的に脊髄神経の後根を形成する．後角細胞も反射弓の感覚側に属し，脊髄神経の後根線維からの神経刺激を受けとり，伝達することにかかわる．脊髄神経節細胞（神経堤）からの後根線維は，背外側的に脊髄に入り，辺縁帯の白質を**背側束** dorsal funiculus と**外側束** lateral funiculus に再分割する[26]．同様に，図7-35で

---

[26] ラテン語 funiculus コード．

示すように前根線維は，**外側索 lateral funiculus** と**腹側束 ventral funiculus** を分ける．背側束は，主に脊髄神経節細胞からの線維から構成される．この線維は，脊髄に入った後に，吻側と尾側の両方向に走行する．

脊髄の発生

ベルの法則 Bell's law

脊髄で神経芽細胞が時間差をもって配列することは，脊髄の背側半分が感覚機能性で，腹側半分が運動機能性であるという経験則を部分的には説明する．この基本的な分割の概念（ときにベルの法則とよばれる）は，脊髄と脳幹の一部に限定されており，脳に向かって発達する神経管の頭部にはあてはまらない．

神経分節 Neuromere

胚脊髄を長軸方向に切断すると，増殖が周期的に増強された部分があることがわかる．その領域は，脊髄分節，感覚神経根，運動神経根に一致する．各部は神経分節として知られており，それは原体節と一致する間隔で位置している．

おのおのの神経分節は，胚の横方向におおまかに位置づけられる部分に一致した身体各部への神経の枝を出す．神経線維は後に発生する神経叢の中で「迷う」可能性があるにもかかわらず，身体各部への最終的な目的地へは正しく到達する．前根が支配する筋肉は体細胞性の筋節から発生し，筋節は発生中の神経分節に近接する．神経管から現れる最初の軸索は，筋肉の中に成長し，以後に生じる神経線維のための経路を確立する．通常，発達する神経線維の先端は，それより前に生じた血管，筋肉，結合組織がとった経路をたどる．発達する神経線維は**屈触性 stereotropism**[27]を示す．いったん，最初の神経線維により通路が確立されると，以後の神経線維は神経の束を作るためにその通路をとり，その結果，後続する神経線維の経路は，最初の神経線維の経路よりも偶然性は低い．

原始脳胞 Primary brain vesicles

神経孔が閉鎖する前に神経管の吻側が拡大し分化し始める．まず最初に，3つの拡張部，すなわち原始脳胞が現れ

---

[27] ギリシャ語 stereo 固い，三次元の．ギリシャ語 tropos 回転．

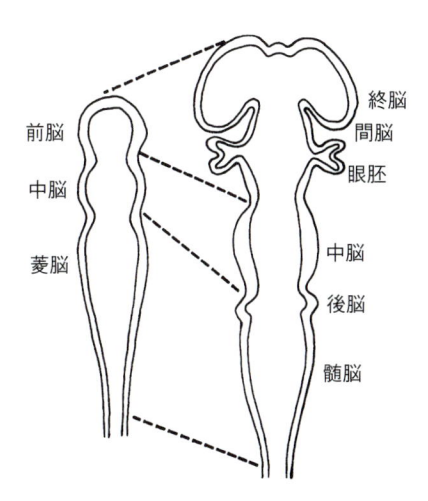

図 7-36

脳胞を形成する神経管の分化．空洞は，発展段階の脳室を示す．（Brodmann, 1909）

る．図 7-36 で示すように，それらは**前脳 prosencephalon**，**中脳 mesencephalon**，**菱脳 rhombencephalon** として知られている．3つの原始脳胞の出現の直後に，前脳は**終脳 telencephalon** を形成し，その頭側の終端両側に憩室を作る．前脳の残りの部分は**間脳 diencephalon** として知られている．

屈曲段階 Flexion stage

胚と分化する脳の不均等な成長のために，原始脳胞は連続した折り目すなわち屈曲に向けられていく．それらの位置は全体としては胚の屈曲と一致する．

最初に生じるのは，中脳領域に起こる**頭屈曲 cephalic flexure** である．前脳は，脊索と前腸 foregut の吻側端を越えて腹側に鋭い U 形の屈曲を作る．この結果，中脳 midbrain は図 7-37 で示すように背側に突出する原因になる．

ほぼ同時に，**頸屈曲 cervical flexure** が脳と脊髄の結合する所に現れる．一時の間，後脳と脊髄は直角に曲がり，頭部全体は，将来頸部になる高さで腹側に屈曲する．この屈曲は，体成長が連続するにつれて段階的に消える．

第3の屈曲，**橋曲 pontine flexure** が生じるが，頸屈曲同様，まっすぐになって実質的にはいずれ消える．しかしながら，間脳と終脳は相互の直角の関係を保った状態で永久に固定される．これらの屈曲が，神経系の発生解剖学における目印として使われる．

屈曲段階を通じて，中脳は比較的不変である．しかし，菱脳は，**後脳 metencephalon**（頭部）と**髄脳 myelencephalon**

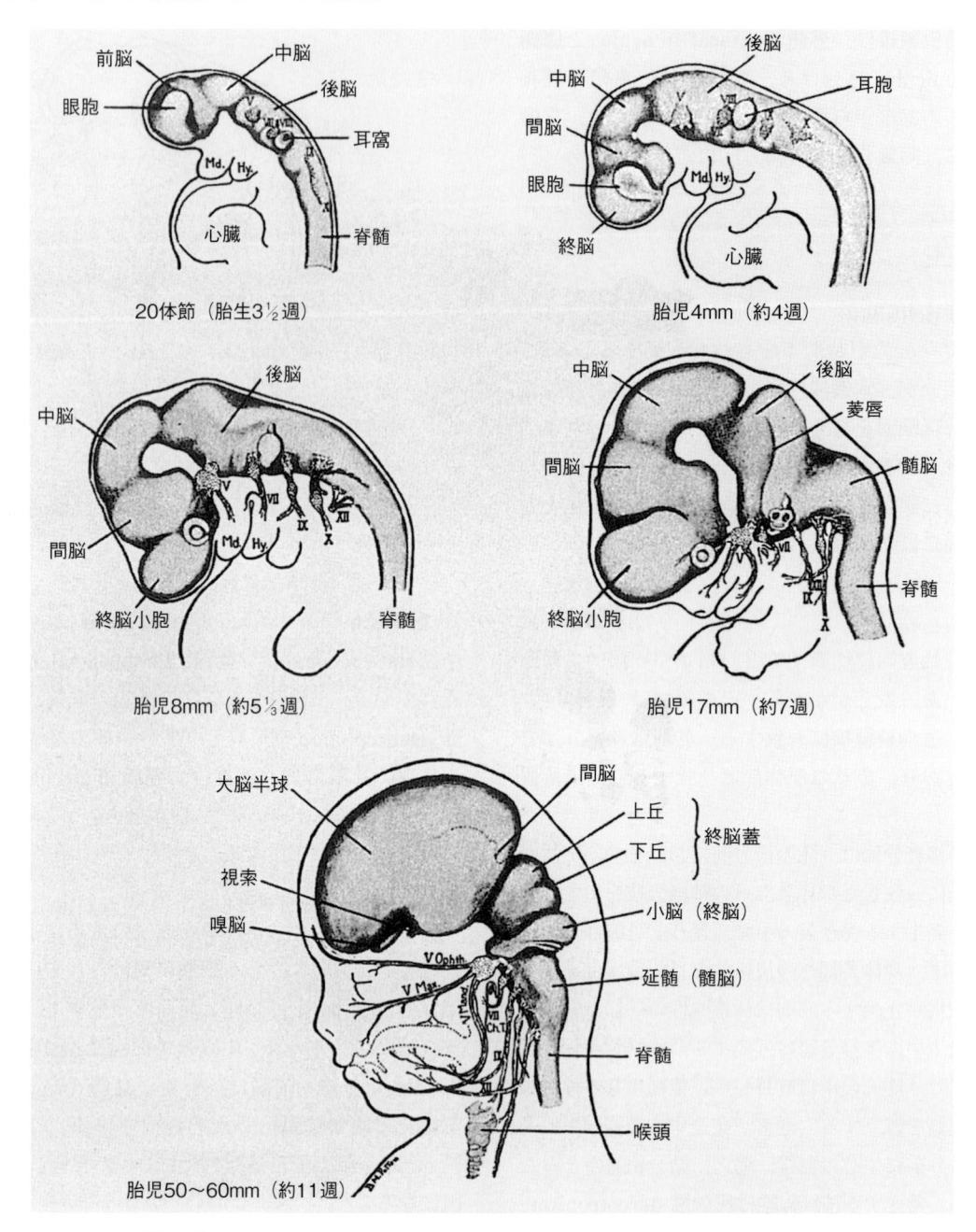

図 7-37
 脳と脳神経の発生初期の5つの段階．脳神経は，ローマ数字によって示される：V（三叉神経）；Ⅶ（顔面神経）；Ⅷ（聴神経）；Ⅸ（舌咽神経）；Ⅹ（迷走神経）；Ⅺ（副神経）；Ⅻ（舌下神経）．省略用語：F.A.胎生齢；Ch.T.（顔面神経の鼓索神経）；Hy.（舌骨弓）；Md.（三叉神経の下顎枝）；V Max.（上顎枝）；V Ophth.（眼枝）．(Patten, 1953)

（尾部）に分化する．**峡 isthmus**（神経管に現れる中脳と後脳の間の絞扼）が，ときどき参考点として使われる．3つの原始脳胞とそれらの細別部分について，図7-36, 7-38に示す．初期の脳と成熟後の誘導体を表7-1に示す．

菱脳 Rhombencephalon
菱脳の細別部分は，髄脳と後脳である．

髄脳 Myelencephalon　本来，**延髄 medulla oblongata**は，脳の最も尾側の部分で，脊髄に非常に似ている．それは，屋根と床，基底板，翼状板を含む側壁に特徴がある．図7-39において，屋根板は伸ばされて非常に薄く

表7-1
一次細胞の成熟誘導体

原始脳胞	細別	誘導体	腔
前脳	後脳	大脳皮質，線条体，嗅脳	側脳室と第3脳室の一部
	間脳	視床，視床下部	第3脳室
中脳	中脳	丘構造と大脳脚	中脳水道
菱脳	後脳	橋と小脳	第4脳室
	髄脳	延髄	第4脳室と中心管の一部
脊髄		脊髄	中心管

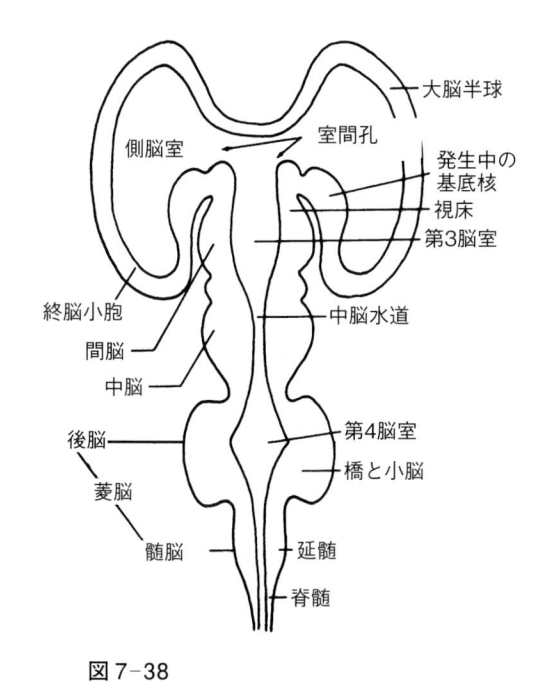

図7-38
終脳小胞の差分的成長と間脳との関係.

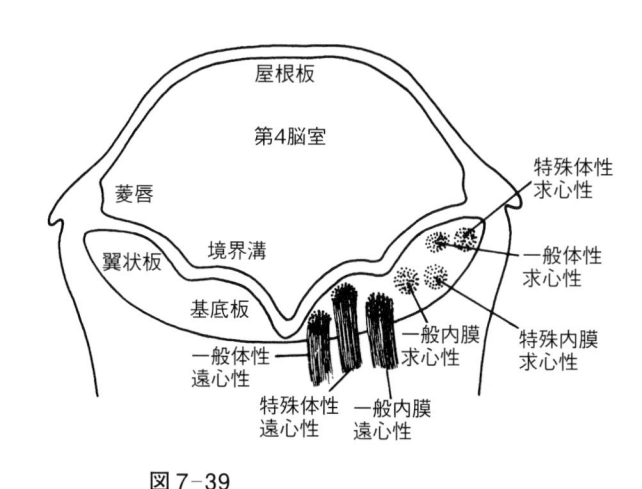

図7-39
胚後脳の断面図. 神経芽細胞柱を示している.

なっている．しかしながら，床板は比較的不変のままであるので，その両側は腹側とともに保持される．結果として，境界溝 sulcus limitans（その後も存在する）は，この段階で，外側に位置する翼状板から内側に位置する基底板を分離する．屋根板が翼状板とつながる部位で，隆起（**菱唇 rhombic lip** として知られている）が形成される．この隆起が，小脳の原基[28]である．
［機能パターン］　機能パターンは，脊髄と髄脳とではほぼ同じである．翼状板は知覚機能であり，基底板は運動機能である．そして，自律神経核は，境界溝に沿ってそれらの間に位置する．後脳の床には一連の7つの一過性の横溝があるが，髄脳の脊髄との1つの大きな違いは分節状の性質をもたないことである．これらの**菱形溝 rhombic groove** と**菱脳節 rhombomeres** とよばれている外部の隆起に位置のうえでは一致するのは，両側の外側の神経列である．それらは，第Ⅴ脳神経（三叉神経），第Ⅶ神経（顔面神経），第Ⅸ神経（舌咽神経），第Ⅹ神経（迷走神経），第Ⅺ神経（副神経）である．これらの神経は，すべて，鰓弓の誘導体に伴って生じ，顔面，咽頭，咀嚼，喉頭構造を含む．

［網様体 Reticular formation］　白質と灰白質との間の非常に明確な境界が消失して，網様体とよばれる混合体に変化しはじめるのは髄脳の領域である．神経線維は通常の神経線維の走行パターンをばらばらにしつつ，あらゆる部位で入り混じるにもかかわらず，特定の特異的な神経核の集団と神経路は明瞭である．

［脳脊髄液 Cerebrospinal fluid］　屋根板は，構造上は非神経組織的であるが，**脈絡組織 tela choriodea** として知られる脈管性の間充織 mesenchyme（軟膜 pia mater）が上衣性の屋根板上に横たわる点に注意しなければならない．それは第4脳室の**脈絡叢 choroid plexus** を形成し，

---

[28] Anlage 素因を意味する；胎生学では，最初の構造または細胞群は器官発達を示す．

脳脊髄液の生成を担当する．屋根板は局所的に吸収され，外側で対をなす開口部（**ルシュカ孔 foramina of Luschka**）と正中の開口部（**マジャンディ孔 foramen of Magendie**）が生じ，クモ膜下腔と交通する．

> **臨床ノート**　ルシュカ Luschka 孔とマジャンディー Magendie 孔は，脳脊髄の循環システムの重要な部分である．これらの孔が出現できないと，先天性の非交通性（閉塞性）水頭症を生じることがある．

［翼上板の分化］　第Ⅶ（顔面）神経，第Ⅸ（舌咽）神経，第Ⅹ（迷走）神経からの感覚線維は，個々の固有の神経堤神経節から翼状板に向かって成長し，周辺帯で**孤束 solitary tract** を形成する．これは，原始内臓の求心性線維を含んでいる下行路である．翼状板の神経芽細胞は周辺帯に入り込み，孤束を囲んで，第Ⅸから第Ⅹ脳神経のための個々の感覚線維を形成する．**オリーブ核 olivary nuclei** も髄質の翼状板の派生物である．それらは，基底板に翼状板から進入する細胞から生じる．

［基底板の分化］　髄脳の基底板は，翼状板よりも少し早く分化する．基底板の神経芽細胞は，特定の脳神経にとっての運動核を生じる．外側で，境界溝近くで，不明瞭な神経核（**疑核 nucleus ambiguous**）が見つけられる．そこからは，第Ⅸ脳（舌咽）神経，第Ⅹ脳（迷走）神経，第Ⅺ脳（副）神経が，鰓弓由来の筋系に分布する特殊，内臓遠心性線維（運動性）を受けとる．

後脳 Metencephalon　後脳（図7-40）は峡の直下に位置し，狭窄した峡によって後脳は中脳から分けられる．尾側においては後脳は橋曲で境される．

［後脳の構造］　基本的には，2つの重要な例外（すなわち，**橋 pons** と**小脳 cerebellum**）を除いて，後脳の構造は髄脳に類似している．小脳は，体位と運動のための重要な情報の統合と調整のための中心である．橋は，大脳皮質と小脳との間ならびに小脳半球間での主要な伝達経路である．

原始後脳は，最初，両側で，屋根板と床板，基底板，翼状板から構成される．しかしながら，屋根板は薄くなって，発生中の小脳の吻側で白質の薄層ならびに小脳の尾側で非神経性の上衣に変わる．これらの領域は，上下の髄帆とよばれている．それらの間で，後脳の屋根板は，小脳の実質に組み込まれて，同時に，第4脳室蓋を形成する．

［翼状板と基底板の分化］　翼状板は，後脳の発生に重要な役割をになうが，第Ⅶ脳（顔面）神経と第Ⅷ脳（内耳）神経の一部に対するのと同様，第Ⅴ脳（三叉）神経に対する感覚情報の中継核も発生する．同様に，小脳の発生と**小脳脚 cerebellar peduncle** の発生にも深く関与する．小脳脚は，小脳と脳の他の部分を接続する3対の茎であ

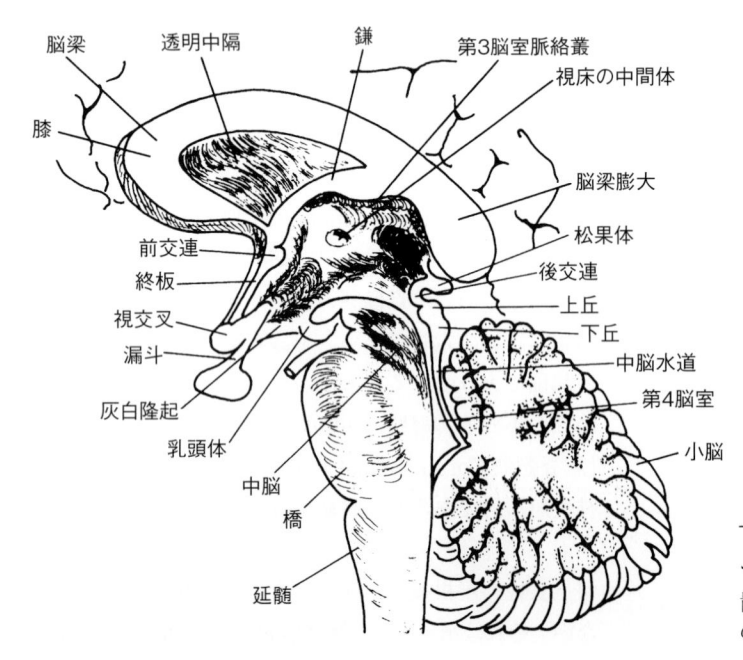

図7-40
脳幹と第3脳室．尾側に始まり，髄脳は延髄として，後脳は橋と小脳として示され，中脳は吻側に位置する．成体での神経解剖学では，小脳は通常脳幹の一部には含まれない．

る.

　一方，基底板の神経芽細胞は分化して，第Ⅴ脳（三叉）神経，第Ⅵ脳（外転）神経，第Ⅶ脳（顔面）神経の運動核になる．橋の屋根は第4脳室の床になり，一方で橋核（基底板細胞によって包囲される）は翼状板から進入してきた細胞由来である．Arey (1966) は，十分に着目するべき観察を行っている：

　　初期胚での後脳は，咽頭，前腸，心臓の直接上に横臥するため，たとえ神経支配される器官が位置的に神経からかなり離れていったとしても，咀嚼，味覚，嚥下，消化，呼吸，循環に関係する神経センターは後脳に位置するままであるのは当然である．

[小脳 Cerebellum]　小脳（後脳由来である）は，特別に注意を要する．5週目という早い時期に，翼状板が屋根板に隣接する部分は厚くなり始め，外側に屈曲して，小脳の原基である顕著な菱唇 rhombic lip を形成する．菱唇は下の方に折り重なり，翼状板，孤束，三叉神経（第Ⅴ脳神経）根を覆うようになる．翼状板と菱唇の外側への張り出しは橋曲のせいであり，第8週までには，菱唇は厚くなり，第4脳室に向かって膨張し始めて，部分的にそれを消失させる程度にまで至る．これらは増殖した後，最終的には融合し，**小脳虫部** vermis of the cerebellum を形成する．その一方で，菱唇の外側部は**小脳半球** cerebellar hemisphere を形成する．

中脳 Mesencephalon

　図7-40でみられるように，神経管の屈曲は，中脳全体の構造の上には少しの変化も生じない．その結果，最初は脊髄の特徴をもつ．このことは，髄脳と後脳についても，同じであったことを思い出そう．中脳水道 cerebral aqueduct の背側の領域は**中脳蓋** tectum を形成し，中脳水道の腹側の領域は**中脳被蓋** tegmentum[29] を形成する．

　中脳腔は締めつけられて，**中脳水道** cerebral aqueduct を形成し，それは第3脳室と第4脳室の間の交通を確立する．中脳水道近くの基底板からの神経芽細胞は，動眼神経（Ⅲ）と滑車神経（Ⅳ）の運動核に発達する．

　正中線の両側の屋根（中脳蓋）は厚みを増し，2つの縦方向の隆起が生じる．それらは横方向の絞扼を受け，対になった**上丘** superior colliculi と**下丘** inferior colliculi を形成する．これは集合的に四方形の体（**四丘体** corpora quadrigemina）として知られている．上丘は視覚に関係し，下丘は聴覚すなわち聴神経（Ⅷ）の蝸牛束に関連する神経核からの線維を受ける．聴覚神経線維は下丘から上丘に走行し，聴覚-視覚反射にかかわることが知られている．

　同時に，被蓋の神経芽細胞の集合は，2つの顕著な核，**赤核** red nucleus と**黒核** black nucleus（**黒質** substantia nigra）を形成する．

　脳の分化が進むにつれて，神経索は発達し，中脳の上か下かを通過して，大脳皮質に後脳を連結する．最初の脳の発生段階でのかなり遅い時期に，終脳からの非常に大きな神経索が中脳の腹側部の下を通過する．それは中脳被蓋に位置する大脳脚を形成する．

前脳 Prosencephalon

前脳の細分は間脳と終脳である．

間脳 Diencephalon　脳を吻側方向に進むと，次の分割部が間脳である──これは，終脳小胞の発生の後に残った前脳の一部である．間脳は胎生2月の間に非常に顕著になるが，拡大している終脳はすぐにそれを包埋してしまう．

　Arey (1965) によれば，間脳は「ほとんど全部が多種類の神経の相互作用に開放されており，唯一嗅覚からの例外を除いて，大脳皮質に達するすべての神経インパルスが通過」する．

　間脳の壁は背側の屋根板に分化し，横と床は翼状板からなる（Arey, 1965）．これまでにみてきたすべての脳のレベルにあった基底板と床板は，間脳ほど腹側には伸びてこない．しかしながら，これは確かでない．

[第3脳室 Third ventricle]　実質上，間脳は外套層に由来する大きな灰白質であり，核に分類される．間脳の空洞は，第3脳室を形成する．最初，脳室は実に大きいが，急速に発達する外側壁が脳室を圧迫し，ほとんどわからないほどにまで圧する．間脳の屋根板は上衣であり，第3脳室の成長と部分的な消失にともなって，それは，脈管軟膜にそって，第3脳室の脈絡膜 tela choriodea すなわち脈絡叢 choroid plexus に折りたたまれる．

　7週目頃に，第3脳室の終端で，**松果体** pineal body が尾側にめくりだされる．この構造は，複雑な神経内分泌機能があり，脳を通る矢状断でみられる．

---

[29] ラテン語 tectum 天井構造．ラテン語 tegmen カバーまたは屋根．

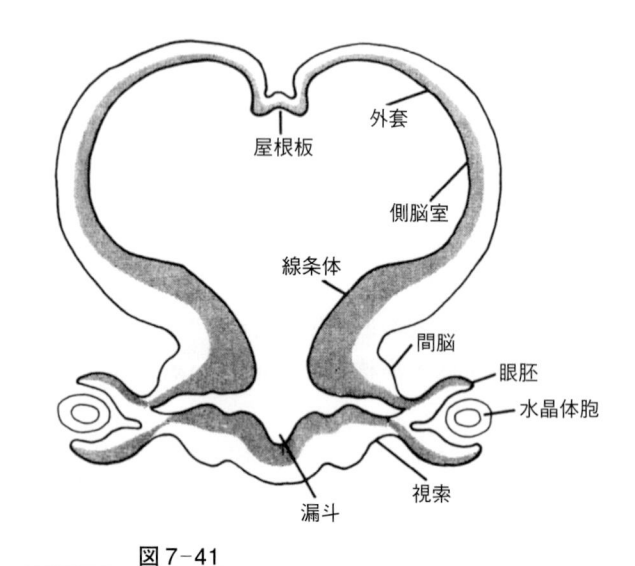

図 7-41
胚の長さ 10mm でのヒト終脳．横断面．この図の下の領域から視床下部は発生し，眼柄と眼胞はそこから成長する．(Patten, 1953 による)

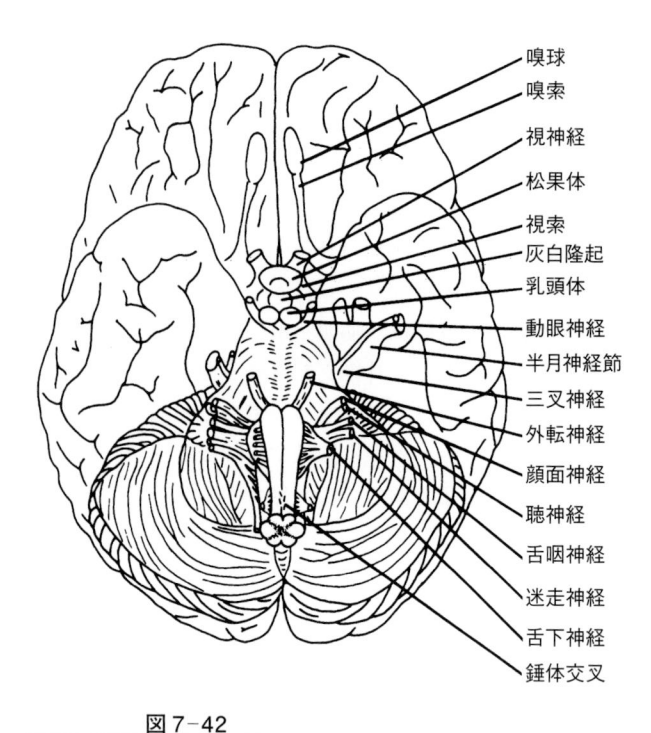

図 7-42
完全に発達した脳．下からの所見．

［翼状板由来の構造］　若干の論文によると，間脳の残りの部分は翼状板から生じるとされている．翼状板由来の構造体は，3つの大きな領域に分けられる：背側で視床上部 epithalamus，外側で視床 thalamus ― 第3脳室の両側にある ― ，下部で視床下部 hypothalamus．

視床上部の構造には，松果体 pineal body，**後交連 posterior commissure**，手網三角 trigonum habenulae がある．**手綱三角 trigonum** は，松果体の少し吻側で，わずかに外側での屋根板で発達する核であり，一方後交連は松果体の少し尾側に発生する．これらの構造は，脳幹と第3脳室（図 7-40）を通る矢状断でみられる．

視床は，急速に拡張する核群であり，それらは近接して成長し，通常，**視床間橋 massa intermedia** とよばれる灰白質の橋によって第3脳室を横切って統一される．視床は，皮膚感覚，視覚，聴覚からのすべての感覚情報が大脳皮質に伝達される主要な経路である：視床の系統的に古い部分は，満足感と痛みを伝達する道具といえる．

胚の**視床下部 hypothalamus** は，図 7-41 でみられるように**眼杯 optic cup** とそれらの**軸 stalk**，ならびに松果体（下垂体 hypophyseal body）の**漏斗 infundibulum** を表す．加えて，視床下部の構造には，**灰白隆起 tuber cinereum** と**乳頭体 mammillary body** があり，それらは図 7-42 でみられる．

終脳 Telencephalon　終脳は，内側部分と 2 つの張り出した外側部分から成る．外側部分は大脳半球であり，それぞれが側脳室をもつ．内側部分は，間脳の構造に連続している．

［**大脳半球 Cerebral hemisphere**］　初期の大脳半球の壁は，上衣，外套，辺縁帯をもつ原始神経管の典型的な姿を有したままである．しかしながら，3 カ月目頃，神経芽細胞は外套帯と上衣帯から辺縁帯まで移動していく．それらは，辺縁帯のより深層で集合し，大脳皮質の外層（**灰白質**）を形成する．

ほとんどの部分で，神経突起（有髄化される）は，脳の深部に向かって通過していき，**白質**を形成する．しかし，その成長率は灰白質ほど急速ではない．

同様の細胞遊走と成長は小脳にも起こる．終脳の細胞は，たぶん拡張された翼状板の産生物であろう．基底板と床板は欠落し，一方，屋根板は脈絡叢の形成に関与する．屋根板は，拡大した翼状板から成る大きく拡張した大脳半球の正中に閉じ込められる．

大脳半球（深く差し込んだ裂（**大脳縦裂 longitudinal fissure**）によって部分的に分離される）の成長パターンは，それ以外の他の脳の部分の形成とは有意に逸脱したものとなる．

大脳半球は第 6 週目までには実に明瞭な構造となる．そして胎生 5 カ月目まで，それらの構造は急速に成長し

神経系の発生 553

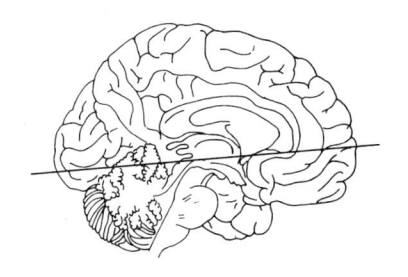

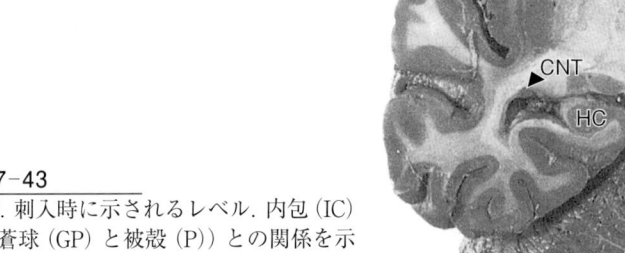

図7-43
脳の水平断面．刺入時に示されるレベル．内包（IC）のレンズ核（淡蒼球（GP）と被殻（P））との関係を示す．同時に示されるものは，大脳縦裂（LF），前頭葉（FL），帯状溝（CS），脳梁（CC），尾状核（CN），視床（TH），第3の室（3V），外側溝（LS），島（IN），尾状核尾部（CNT），海馬（HC），中脳水道（AC），内側膝状体（M），外側膝状体（L），側脳室ー下角（LV），下丘（IC），小脳虫部（CV），小脳半球（CH）．

続け，完全に間脳，中脳，小脳の一部より大きくなる．神経管の本来の吻側の終端は，この大脳半球の発生過程にはかかわらず，その結果，神経管の位置は比較的安定している．非増殖性の組織によるこの正中の領域は**終板 lamina terminalis**として知られている．大脳半球が両側で前方に向かって拡大しつつあるので，終板はすぐに深い大脳縦裂の底に位置するようになる．

[大脳半球の領域] 大脳半球は，3つの機能的に異なった部分から成る．1つ目の**嗅脳 rhinencephalon**は系統的に実に原始的である．それに含まれる大脳皮質の部分は**古外套（古皮質）archipallium**[30] とよばれている．古外套は最初，個々の半球の腹側表面上に（後に前頭葉とするものの下），縦の隆起した線としてみえる．これらの隆起は終板の両側に横臥し，人間では小さな**嗅脳 olfactory lobe**のなかに拡大していく．古皮質は，タツノオトシゴにているため，**海馬 hippocampus**と名づけられている．

大脳半球の2番目の部分は**線条体 corpus striatum**である．それは，解剖学的には視床と連続しており，高次レベルでの伝達中枢として機能的に視床に関連している．視床と大脳皮質の間を通過する有髄神経線維は線条体の中を通る．これらの線維は，いくぶんV字型の帯を形成し，それは**内包 internal capsule**として脳を通る断片上にみられる（図7-43）．内包の上肢は，線条体を**尾状核 caudate uncleus**と**レンズ（レンズ型の）核 lenticular nucleus**に分ける．内包は，中脳の顕著な構成要素である大脳脚 cerebral peduncleのうちの1つとして，大脳半球の基底部から現れる．線条体は，大脳半球の成長に呼応し，いくぶん側脳室の形状にしたがって伸びていき，その結果，その尾部は側脳室の下角の先端を回る．このことは，尾状核が，その名のとおりに長く細い尾をもつことを説明する．

第三は，**白質**の形成である．以前に，辺縁帯から移ってきた翼状板細胞によって，大脳皮質が形成されることは指摘した．発生の連鎖のかなり後半に，大脳半球に達する神経突起によって白質は形成される．比較的急速に皮質が拡大するために，白質は溝 sulcusによって分離された多数の膨らみ，すなわち脳回 gyriに入り込む．溝の最も深いものは裂 fissureとよばれ，それらは4カ月目に現れる．

比較的小さな溝は，胎生期の最後まで現れない．加えて，線条体の上に横たわる皮質領野は，周囲の皮質より

---
[30] ギリシャ語 arche 始まり，ラテン語 pallium 外套．

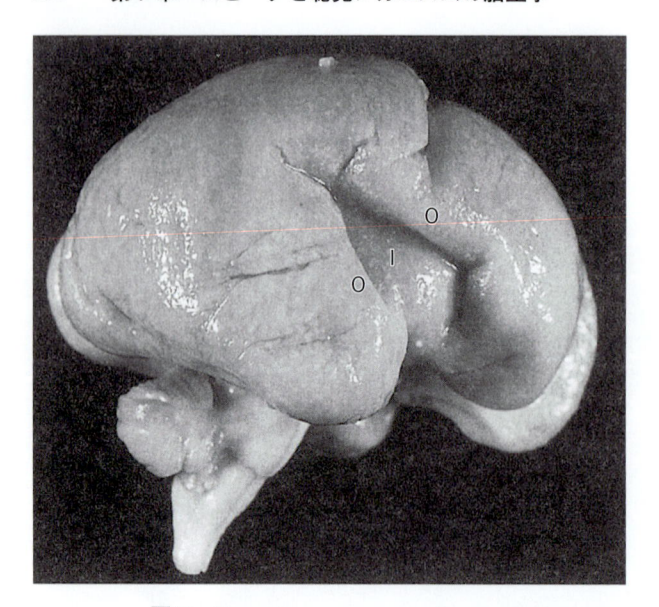

図7-44
4月時の胎児脳．弁蓋（O）は十分には発達していない．島（I）がみえる．

も遅い速さで拡大する．その結果，この領域では，前頭葉，頭頂葉，側頭葉のヒダが過剰成長したようになる．

このようなメカニズムによって，顕著な**外側溝 lateral fissure**ができる理由，また大脳皮質の小さな領域が大脳半球の内部に埋まっているようにみえる理由，それらが外側溝のヒダの間を開いたときにだけみられる理由が理解できる．閉じ込められた領域は，**島 insula**[31]または**ライル島 island of Reil**として知られており，それを覆うヒダは**弁蓋 opercula**[32]とよばれている．この急速な成長の過程で，灰白質の小さい一片が，島の領域で皮質から切り離されたようにみえる．それは**前障 claustrum**[33]とよばれている．図7-44での4カ月の胎児では，弁蓋は完全には島を覆っていなかった．

[交連 Commissures] 終脳の2つの半球は，交連 commissures として知られる線維束によって接続されるが，必ずしも固有の名前がつけられているわけではないが，それなりに識別されている．視交叉 optic chiasm は交連の1つの例であり，手綱三角もそうである．ここまでにすでに私たちは間脳の後交連にも遭遇した．3つの交連が，端脳にもある—脳梁 corpus callosum，鎌 fornix[34]，前交連 anterior commissure である．それらは，

---

[31] ラテン語 insula（島）．
[32] ラテン語 opercula カバー，蓋．
[33] ラテン語 claustrum バリア．
[34] fornix 鎌．

先に述べたように終板から生じる．

4カ月目頃に，側脳室が第3脳室と交通する領域（室間孔 interventricular foramen）のわずか前方で，終板上に肥厚が生じる．この肥厚化した部分の下は前交連になり，肥厚した部分の上は発達する半球にともなって尾側に成長し続ける．そこに2組の神経線維が進入する．大脳半球同士を接続する横方向の線維は，肥厚した部分の背側を通過し，この段階で脳梁 corpus callosum として知られるようになる．海馬 hippocampus からの縦方向の線維の帯は，終板の腹側部に進入し始める．これらの線維は視床の上でアーチを描き，乳頭体 mammillary bodies（漏斗 infundibulum のわずか後に位置する）の方に向かって走行する．この交連は，**鎌 fornix** とよばれている．

脳梁と鎌の間に位置する終板の前部には，交連線維は進入せず，**透明中隔 septum pellucidum**[35]として知られる構造となる．

しかし，脳の胚発育についてのこのような記述は決して完全であるとはいえないが，成人での神経系を広範囲に理解するうえでは有効であると思う．人間の胚発育について学習した学生は，成人の解剖学と生理学の学習だけでは獲得しえない体組織と機能について直観的に把握することができるようになる．

内耳の発生
Development of the inner ear

音響エネルギーの受容と伝達が外耳と中耳の機能である．それらについては，外耳の発生について取り上げる章で論じた．聴覚機能の終末器官は内耳の蝸牛管 cochlear duct にある．それ以外の内耳の器官（半規管 semicircular canals，卵形嚢 utricle と球形嚢 saccule）は平衡覚を担当する．

初期の内耳の発生

内耳の上皮は外胚葉由来である．初期には，内耳は外胚葉が肥厚化した部分として現れる．そして，発生中の髄脳の両側に**聴覚プラコード auditory placode**[36]が位置する．プラコードは第3週（7体節期）の中頃までには

---

[35] ラテン語 pellucid 透過して輝く，透明な．
[36] ギリシャ語 placode 板状．

図 7-45

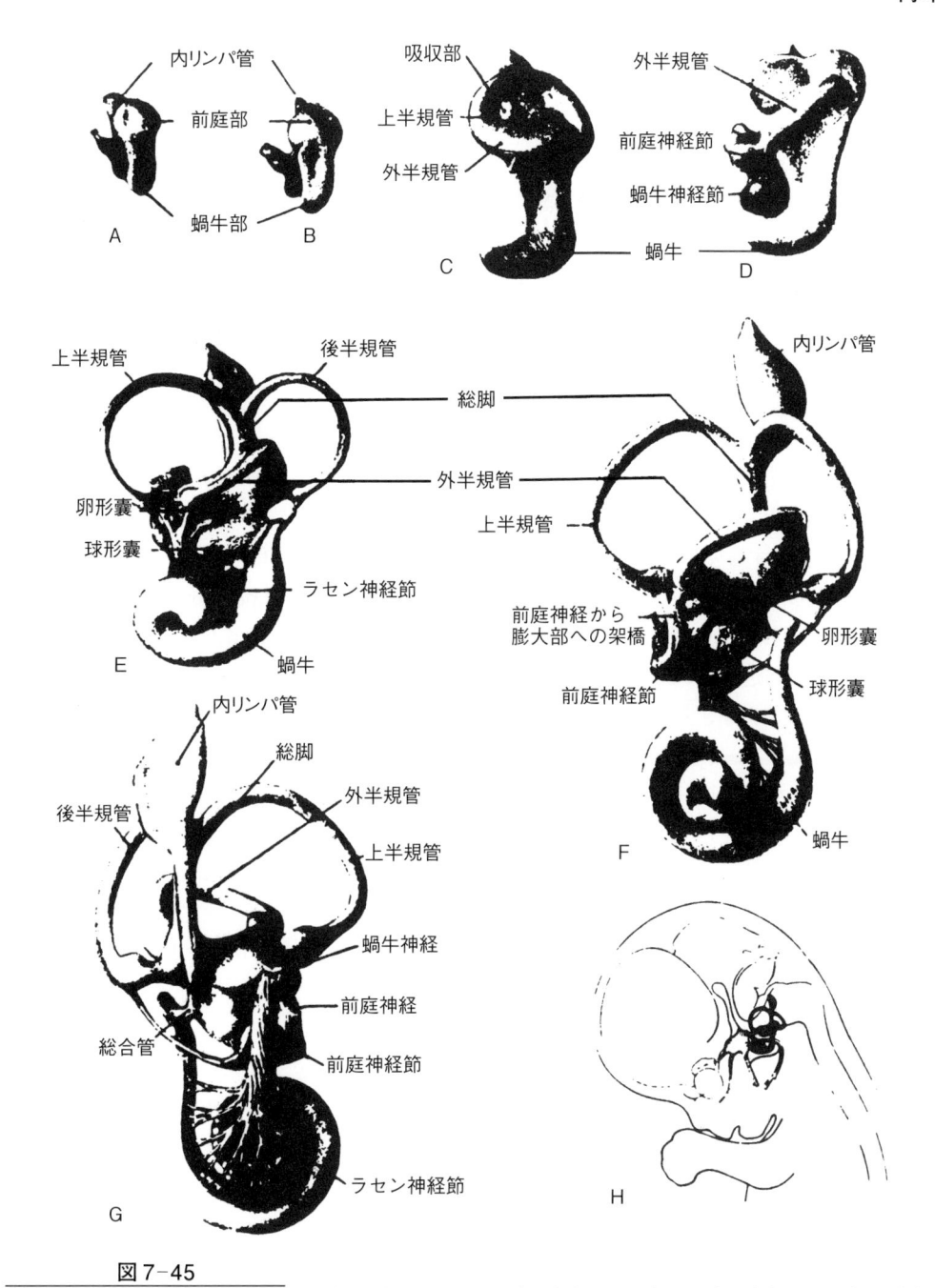

膜迷路の発生．(A) 6 mm（側面像）；(B) 9 mm（側面像）；(C) 11 mm（側面像）；(D) 13 mm（側面像）；(E) 20 mm（側面像）；(F) 30 mm（側面像）；(G) 30 mm（内側面）；(H) 30 mm の胚の頭部の輪郭．内耳の位置と関係を示す．(Streeter, 1922 より)

現れ，9体節期までには，プラコードは耳窩 auditory pit に発達する．24体節期胚子において耳窩は閉まり，中胚葉に封埋される中身のない**平衡胞 otocyst**（耳胞 auditory vesicles）を残す．平衡胞は，すぐに自身が生じた外胚葉からは離れていく．顔面-聴覚神経節近くで，平衡胞は第5神経分節の反対側に横臥する．

平衡胞が外胚葉から分離された部位で，**内リンパ嚢 endolymph sac** は内側方向に拡大する．5週目に，平衡胞は背腹側方向に伸びる（**図7-45**）．ほとんどの背側部はすでに半規管 semicircular canal に発達するような傾向を示し，細長い腹側部は**蝸牛管 cochlear duct** になるように運命づけられている．中間の領域は，**卵形嚢**

utricle pouch と **球形嚢** saccule pouch に細別される．

6週目までには，半規管は2つの平らな囊としておおまかな形がわかる程度である．外半規管が水平方向に膨出して現れ，後半規管と上半規管は平衡胞の背面の限界での1つの囊から生じる．蝸牛野は，「J」字型になる．7週目の終わりまでには，平衡胞は，半規管と1回曲がった蝸牛とともに膜迷路 membranous labyrinth として大雑把に形作られていく．

8週目の初め，内リンパ管 endolymphatic duct と3つの半規管は十分に明瞭になり，中間部分は卵形囊と球形囊に分かれる．蝸牛管は，カタツムリの貝殻に似た丸い形状になり始める．図7-45で示すように，上半規管と後半規管は，共通の脚または腕を有し，その脚は，拡張部（**膨大部** ampulla）が位置する卵形囊上に収束する．

絞扼はさらに連続して生じ，卵形囊（半規管が入り込む）を球形囊から分ける．それは，短い茎（**連合管** ductus reuniens）によって，蝸牛管に接続される．胎生3カ月までには，内耳の成熟はほとんど完了する．さらに発達し，卵形囊と球形囊は完全に分離する．そして，それぞれは短く細長い管によって内リンパ管に接続されたままである．

膜迷路 Membranous labyrinth の発生

膜迷路の上皮は，初期には単層円柱細胞の上皮である．発生の初め，聴神経（聴覚，前庭蝸牛）線維は，将来肥厚して，特殊感覚器官が発生する領域の細胞の間で成長する．それらの感覚器官は，半規管の膜膨大部での**膨大部稜** cristae ampullaes，卵形囊と球形囊の**斑点** maculae，蝸牛管の**ラセン器** spiral organ である．

各膨大部（各半規管の卵形囊側の端に1つずつある）で，上皮と下在組織は屈曲した隆起（稜）crista を形成する．上皮の細胞は，分化して支持性の感覚細胞になる．

支持細胞は，ゼリー状の物質（**膨大部頂** cupola）を分泌し，感覚細胞を覆う．感覚細胞の**運動毛** kinocilia は膨大部頂へ向かう突起を出す．斑点での感覚器官の発生は，基本的には膨大部稜と同様である．これらの感覚器の自由表面は，ミネラル（**耳砂** otoconia）の堆積物を含む．それらは，膨大部の頂上に向かって塊を作り，頭部の運動は慣性上の「ずれ」を生じて，そのずれが感覚細胞の運動毛を曲げることになる．この結果，感覚細胞は刺激されて，方向感覚を提供する．

ラセン器の上皮は，内側と外側の隆起に分かれる．内側隆起の細胞は**ラセン板縁** spiral limbus になり，外側隆起はラセン器の原基となる．ここでもまた，上皮細胞は，支持細胞と感覚（有毛）細胞に分裂してゆく．両方の隆起は，ラセン板縁の上皮によって分泌され，ますます顕著になる蓋膜によって覆われる．

骨迷路 Osseous labyrinth の発生

膜迷路（上皮性）を囲んでいる間充織（中胚葉）は，線維性膜から軟骨へと分化する．10週目頃に，膜迷路を直接囲む軟骨は，奇妙なことに発生上の過程の逆転を示す．軟骨は，軟骨前の状態に戻り，そのなかで細胞は結合を失って[37]，まばらなネットワークを形成し，膜迷路を囲む**外リンパ隙** perilymphatic space になる．これが起こると，膜迷路は外リンパ隙の液の中で懸架されるようになる．

蝸牛管の横断面は三角形であり，その内側の角は蝸牛の軸（**蝸牛軸** modiolus）に付着している．外リンパ隙（内耳周囲）は蝸牛管の上下で発達する．上部の隙間は**前庭階** scala vestibuli で，下部の隙間は**鼓室階** scala tympani である．それぞれ扁平中胚葉性細胞によって裏打ちされている．前庭階を蝸牛管（中心階）から切り離すこの薄い間仕切りは，**前庭膜** vestibular membrane として知られている．それは，前庭階の側の中胚葉の単一層と蝸牛管側のもう1つの単一の層（これは上皮性である）から構成される．膜迷路を囲む軟骨は，5カ月目までに骨化される．胎生中頃までに，内耳は完成した姿になる．

> **臨床ノート** 新生児の中耳は，通常，ゼラチン状の物質で満たされていて，この物質は，子宮から外界に出た最初の数週間に吸収される．この理由から，新生児での聴力の鋭敏さについての検査は，聴覚機構の良否の有効な指標にはならない．

文　献

Arey, L. B., *Developmental Anatomy*, 7th ed. Philadelphia: W. B. Saunders, 1965.

---

[37] 組織は，合胞体（多核の原形質の腫瘤）になる．

Brodman, K., *Vergleichende Localization der Grosshirnrinde.* Leipzig: Barth, 1909.

Dorland's *Illustrated Medical Dictionary,* 25th ed. Philadelphia: W. B. Saunders, 1974.

Fogh-Anderson, P., *Inheritance of Harelip and Cleft Palate.* Copenhagen: NYT Norkisk Forlag, Arnold Busk, 1942.

Gray, *The Anatomy of the Human Body,* 29th ed., C. M. Goss, ed. Philadelphia: Lea and Febiger, 1973.

Gray's Anatomy, 36th ed., P. L. Williams and R. Warwick, eds. Philadelphia: W. B. Saunders, 1980.

Gray's Anatomy, 38th ed., Churchill Livingstone, 1995.

Hamilton, Boyd, and Mossman, *Human Embryology.* Baltimore: Williams and Wilkins, 1945.

Massler, M., and E. Schour, *Atlas of the mouth.* Chicago: American Dental Assn., 1958.

Myerson, M. C., *The Human Larynx,* Springfield, IL: Charles C Thomas Pub. Co., 1964.

O'Rahilly, R., *Basic Human Anatomy.* Philadelphia: Saunders, 1983.

Orban, B. J., *Oral Histology and Embryology,* 4th ed. St. Louis: C. V. Mosby, 1957.

Patten, B., *Human Embryology,* 3rd ed. New York: McGraw, 1968.

Patten, B., *Human Embryology,* Philadelphia: The Blakiston Co., 1946.

———, "The Normal Development of the Facial Region," in S. Pruzansky, ed., *Congenital Anomalies of the Face and Associated Structures.* Springfield, IL: Charles C Thomas, 1961.

Scammon, R., "The measurement of the Body in Childhood," in J. Harris, ed., *The Measurement of Man.* Minneapolis: Univ. of Minnesota Press., 1930.

Sicher, H., and J. Tandler, "Anatomy for Zahnartz," Vienna and Berlin: Julius Springer, 1928.

Streeter, G., "Development of the Auricle in the Human Embryo," *Contrib. Embryol., Carnegie Inst. Wash.,* 14, 1922.

———, "Developmental Horizons in Human Embryos: Age Group XI, 13–20 Somites, and Age Group XII, 21–29 Somites," *Contrib. Embryol., Carnegie Inst. Wash.,* 30, 1942.

———, "Developmental Horizons in Human Embryos: Age groups XV, XVI, XVII and XVIII, being the third issue of a survey of the Carnegie collection," *Contrib. Embryol., Carnegie Inst. Wash.,* 32, 1948.

Swanson, C. P., *The Cell,* 2nd ed. Englewood Cliffs, N.J.: Prentice-Hall, 1964.

第 8 章

循　環
Circulation

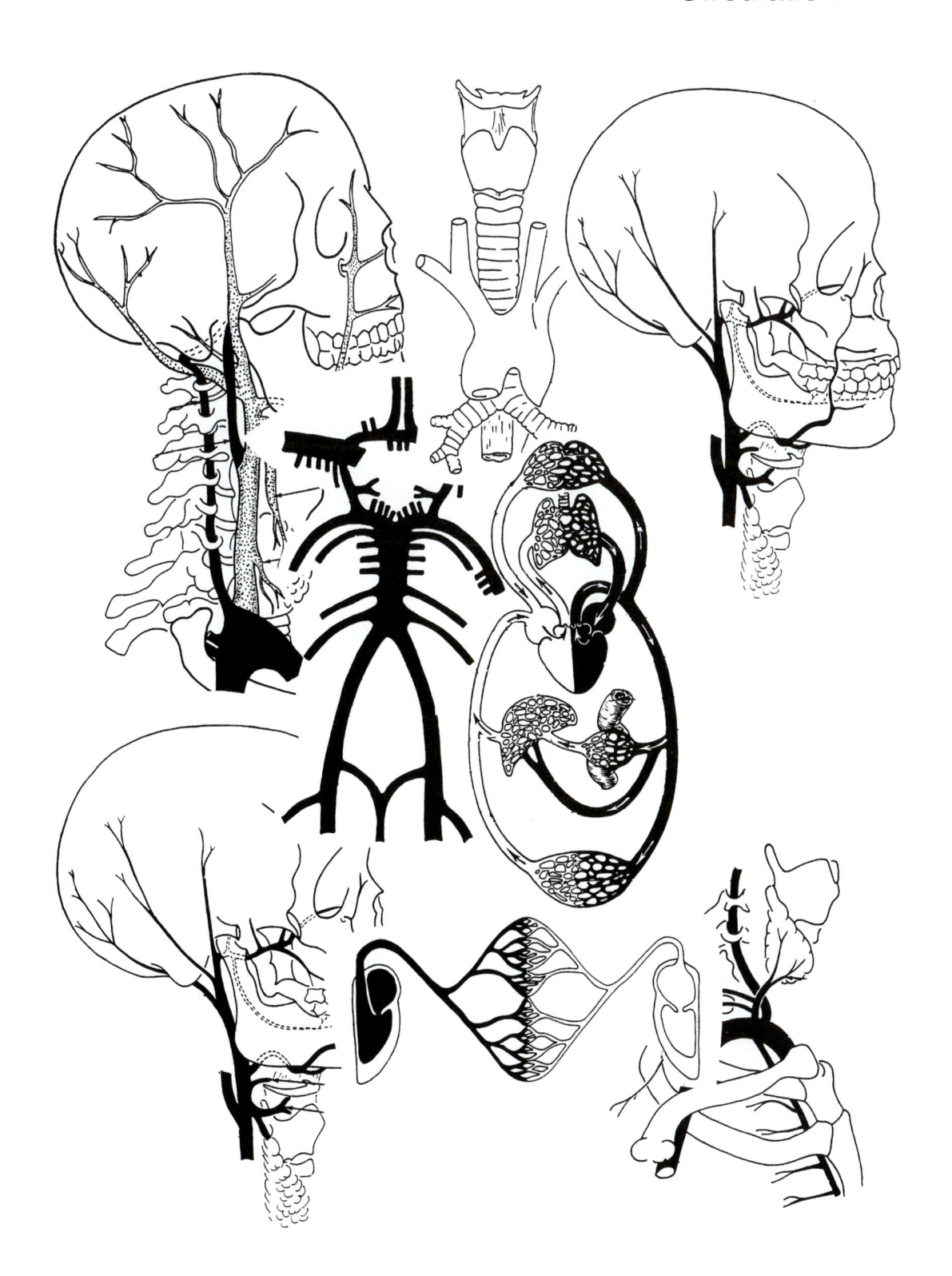

導　入
Introduction

　すべての動物の細胞は，生存に必要な酸素と栄養分ならびに細胞代謝による廃棄物の輸送を流体環境に依存している．生きている動物からそれらの流体環境を奪えば死に至る．

　しかしながら，酸素と栄養分の拡散は，2，3個の細胞直径に等しい距離を越えると不十分になる．自然淘汰や，比較的小さい程度ではあるが，突然変異を経て，循環系と神経系は進化し，それらは，より高度な動物が，運動時に体内や体外の環境変化に素早く適応できることを可能にした．

　生物体の健全性を保存するのに必要な比較的一定した内部環境を維持することを**恒常性** homeostasis とよんでいる．身体の恒常性機能に不可欠な構成要素は循環系であり，それは**心循環器系** cardiovascular system と**リンパ系** lymphatic system から成る．

循　環　系
The circulatory system

心循環器系 Cardiovascular system

　心循環器系は，**心臓**（血流量を維持する2つのポンプ）；心臓から離れて血液を輸送する動脈；実質的に約60,000マイルある顕微鏡レベルでの毛細管である**小動脈**から構成される．毛細管は小静脈とよばれる小さい血管になり，それは次々に，図8-1で示すように，心臓に血液を戻す静脈になっていく．

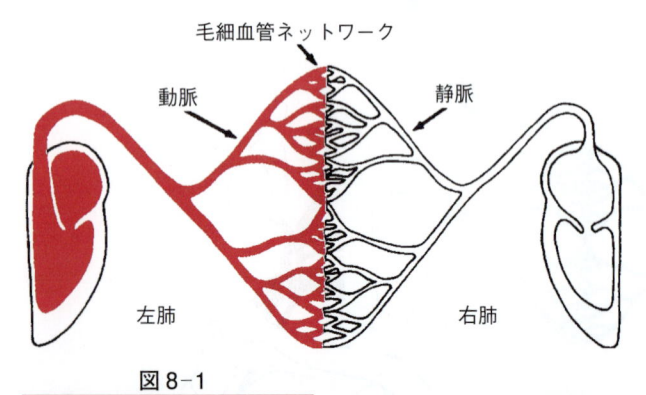

図8-1
動脈血は，毛管のネットワークを通り抜けるときに酸素を放出し，二酸化炭素を積み込む．

リンパ系 Lymphatic system

　リンパ系は，循環系の補助部分とみなすことができる．一方向性で，身体全体を通じて**リンパ液** lymph（組織液の一種）を集める**リンパ毛細管** lymph capillary の見えないネットワークとして始まる．これらの毛細管は，より大きな**リンパ管** lymphatic vessel となり，一方向弁によって，頸部の根元で最終的に大きな静脈に入っていく．**脾臓** spleen，**胸腺** thymus，**扁桃腺** tonsil，身体全体に及ぶ**リンパ節** lymph node は，リンパ系の重要な部分である．リンパの輸送メカニズムは，主として骨格筋によるポンピング作用による．

循環体液 Circulatory fluids

　3種類の循環体液が，身体にみられる．それは，**血液** blood，**組織液** tissue fluid，**リンパ液** lymph である．

血液 Blood

　血液は，全体重の約8％を占め，液と輸送される細胞から成り，心臓血管系に閉じ込められている．血液は，**赤血球**（**erythrocyte**, red blood cell）（血液1m*l* 中に500万個）を含む．それらは，無核で，両側に凸状の円盤状で，**ヘモグロビン** hemoglobin（酸素が結合するタンパク質）を含んだ血液の要素である．赤血球は，細胞再生と正常な細胞代謝ができず，約120日の寿命しかない．老化赤血球の破壊は**マクロファージ** macrophage とよばれる，肝臓，脾臓，骨髄とリンパ節にある細胞によって行われる．成人での新しい赤血球産生部位は，胸，頭蓋底，上腕，脚の骨髄にある．赤血球は，血液の細胞成分の約99％である．残りの細胞は，**白血球** leukocyte（white blood cell）と**血小板** blood platelet である．血小板は血液凝固に役立ち，白血球の主要な機能は血液の異質細胞に対する防御である．

　これらの血球を全部一緒にすると，血球は血液体積の約55％を構成することになる．残り（液体）は**血漿** blood plasma であり，その構造は複雑でタンパク質に富んでいる．

組織液 Tissue fluid とリンパ Lymph

　組織液 tissue fluid は，体の細胞と細胞間質液の間を自由に循環し，一方**リンパ液**は輸送される体液であり，

リンパ系の管と節に閉じ込められている．それは，毛細血管壁を通して血漿から滲出する組織液の派生物とみなされている．リンパは透明で，わずかに黄色の水状の液体である．そして，血液にみられる白血球と類似した**リンパ球 lymphocyte** を含む．組織液を集め，血液に戻すことに加えて，**リンパ管**は血液に（それは組織液に失われていた）タンパク質を戻す．腸の毛細リンパ管網は血流に達する脂肪をも吸収する．**リンパ節**は，重要なフィルタ部であり，感染症の広がりを予防するのに役立つ．

心循環系の一般の特徴
General features of the cardiovascular system

身体全体に及ぶ血流は，心臓のポンピング機能の結果である．**図8-2**でわかるように，2つの血流回路，**肺**と**全身**の回路がある．

肺循環 Pulmonary circuit

肺循環は，**右の心臓**から始まる．2つの大静脈（**上大静脈 superior venae cava** と **下大静脈 inferior venae cava**）は，肺以外の身体各部からの脱酸素された血液を右心の心房まで戻し，**右心房 atrium of the right heart** は血液を**右心室 right ventricle** に送りこむ．上大静脈は，横隔膜の上のすべての臓器（肺以外）からの血液を心臓に戻し，下大静脈は，横隔膜の下のすべての臓器からの血液を心臓まで戻す．

右心室の収縮によって，酸素の少ない血液は，**肺動脈 pulmonary artery** を介して肺に送られる．ここで，**図8-3**で示すように，約1,000マイルの毛細管，小静脈，細静脈は密接に肺胞の壁に入り込み，毛細管血は厚さ2ミクロンだけのバリアによって肺胞気からここで切り離される．ガスの非常に急速な拡散が生じ，血液に酸素が，毛細管から肺胞に二酸化炭素が移動する．私たちは，安静時には空気が1分につき12回肺胞に補充されるということを知っている．しかしながら，肺胞のバリアを通してのガス拡散は常に起こっている．安静時には，体細胞は，毎分約200mlの酸素を消費し，ほぼ同量の二酸化炭素を生成する．私たちは，安静時には，肺換気量が毎分5〜6lに達することも知っている．大気の約20%は酸素であり，それは肺に取りこまれる酸素総量が毎分約1lであることを意味する．このうち，約200mlが肺胞

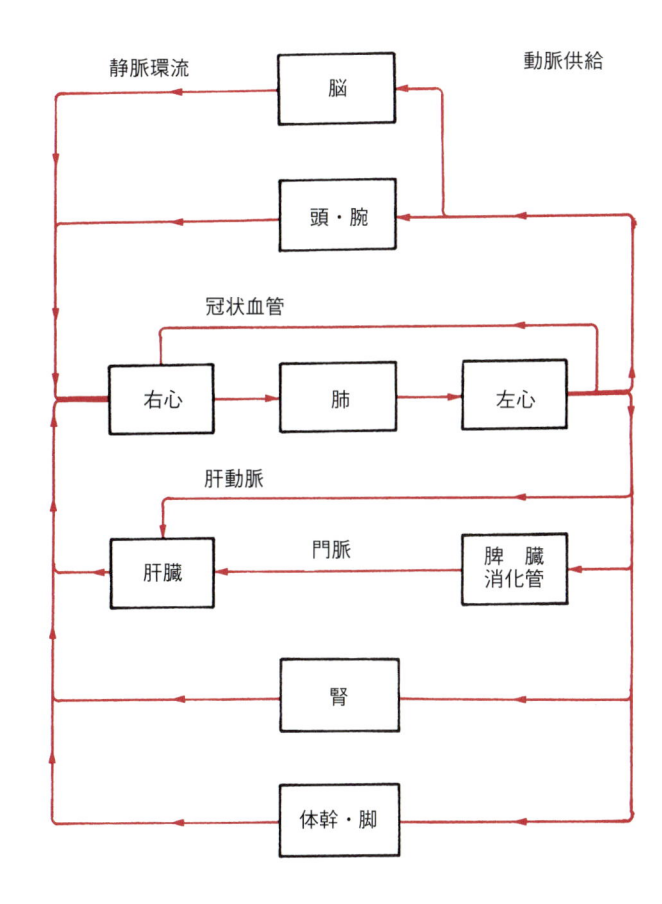

図8-2
成人での心循環器系の系統図．右心室から肺へ，肺から左心房までの回路から成る肺循環と左心から動脈，毛細管，静脈へ行き，最後に左心に戻る体循環回路からなる．

壁を通じて肺毛細血管に拡散し，残りの800mlが呼気によって外気に戻る．私たちは，いわゆる酸素の少ない血液（それは肺に入る血液である）は，実際には相当量の酸素を含むことを理解しなければならない．要約すると，各呼吸サイクルで，約200mlの酸素が毎分5lの肺血液に入り，この血液こそが肺静脈を通って左心房に戻る血液である．

体循環 Systemic circuit

図8-2，**8-4**で示すように，左心室は体循環のためのポンプであり，それは新鮮で酸素に富んだ血液を全身の細胞に届ける．

体動脈 Systemic arteries

血液は**大動脈 aorta**によって左心室を離れ，急速に多

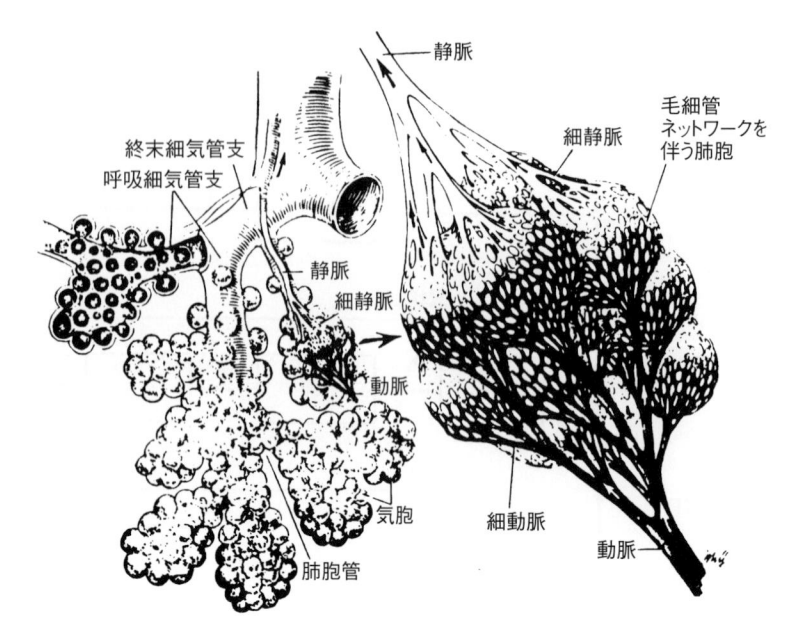

図 8-3
肺動脈，肺内で肺胞を囲む毛細管のネットワーク，肺静脈の略図．
(J. E. Crouch, Functional Human Anatomy, 3rd edition, 1979. Lea & Febiger, Publisher より)

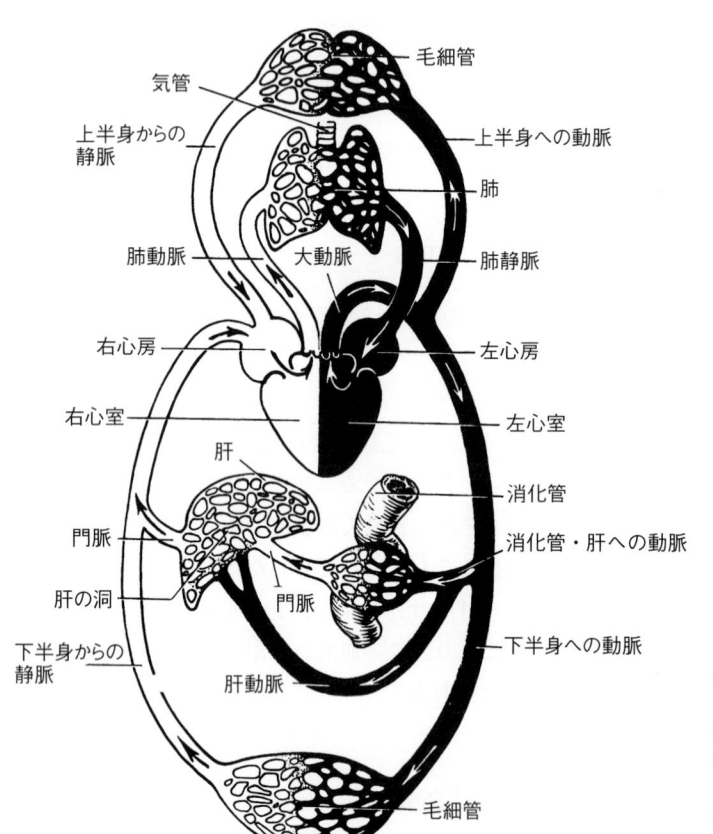

図 8-4
2つの心循環系の略図．酸素を含む血液は黒で示してある；脱酸素された血液は白色で示した．矢は血流方向を示す．
(J. E. Crouch, Functional Human Anatomy, 3rd edition, 1979. Lea & Febiger, Publisher より)

くの動脈に分かれる．大動脈は，4つの部分からなる；上行 ascending，弓状 arch，下行胸部 descending thoracic，腹部 abdominal の各大動脈である．

上行大動脈 Ascending aorta 非常に重要な2本の冠状動脈 coronary artery は，上行大動脈から生じる．それらは，心筋（心筋層）に，酸素に富む動脈血を循環させている．

大動脈弓 Arch of the aorta 上行大動脈は，左の

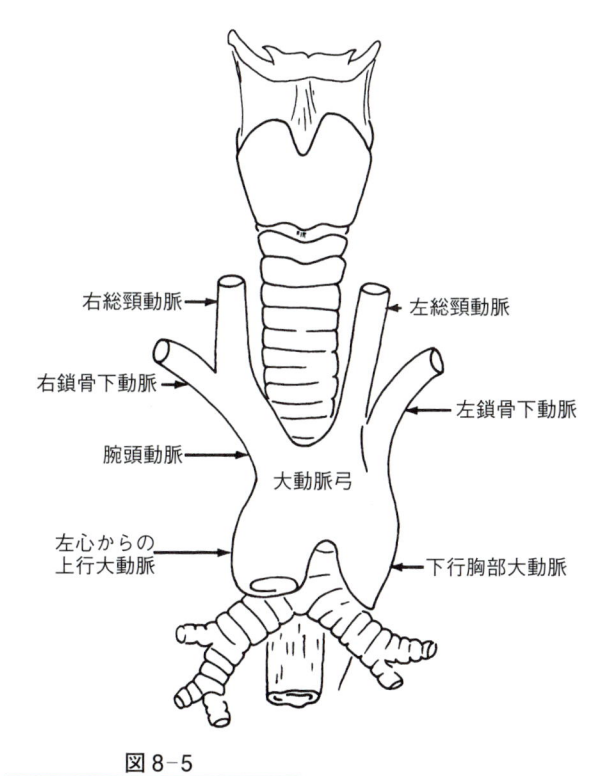

図 8-5
大動脈は4つの部分に分けられる：上行大動脈，弓状大動脈，下行大動脈，腹部大動脈（示さず）．

気管支の上でアーチ形に背側に曲がるにつれて，3つの大きな血管に急速に分かれる．図8-5で示すように，前から後に向かって，**腕頭動脈 brachiocephalic artery**，**左総頸動脈 left common carotid artery**，**左鎖骨下動脈 left subclavian artery** となる．腕頭動脈 brachiocephalic artery は，上右方向に走行するがっしりした血管である．それは胸鎖関節のちょうど後方で終わり，そこで右総頸動脈 right common carotid artery と右鎖骨下動脈 right subclavian artery に分かれる．左総頸動脈 left common carotid artery と左鎖骨下動脈 left subclavian artery は，気管と食道の左側を垂直に上昇し，左の胸鎖関節のレベルに達する．この点から上方では，左右の総頸動脈は基本的に同じコースをとる．それらは，頸部で，気管と食道の少し外側を垂直に上昇し，喉頭の甲状軟骨の上縁レベルで終わり，その点で，図8-6で示すように，内・外頸動脈 internal and external carotid arteries に分かれる．

内頸動脈 internal carotid artery は，側副枝を生じることなく垂直に上昇を続け，頸動脈管 carotid canal を通過して最終的に頭蓋底に入る．ここで，脳の各部に血液供給する2つの大きな動脈と眼球に血液供給する小さ

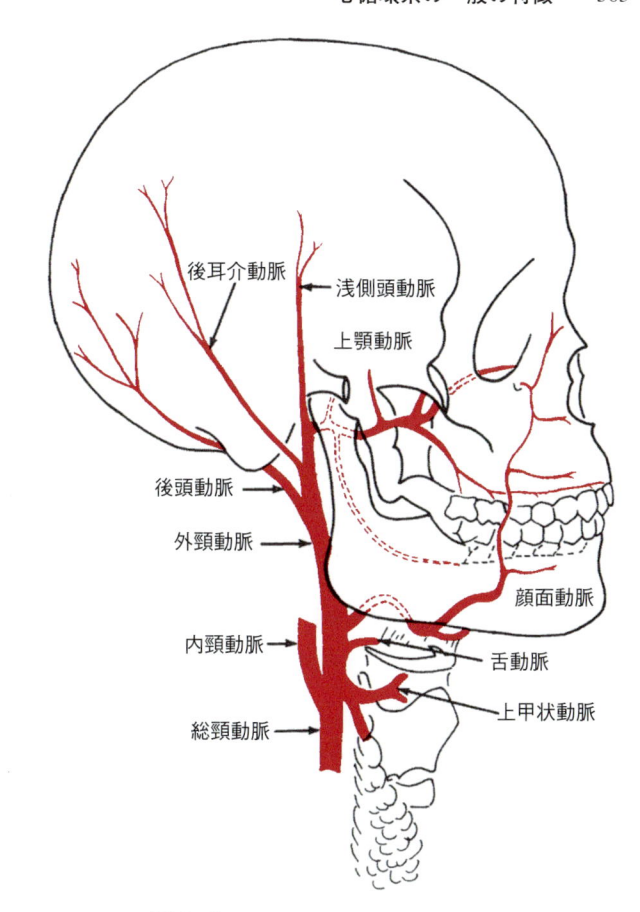

図 8-6
総頸動脈は外頸動脈と内頸動脈に分かれる．上行咽頭動脈を除いて，外頸動脈の分枝を示す．上行咽頭動脈は，後耳介動脈と浅側頭動脈の間で起こる．

な眼動脈 ophthalmic artery に分かれる．

外頸動脈 external carotid artery は，頭蓋と眼窩内容物（脳と目）以外の頭部と頸部のほとんどすべての構造に血液を供給するが，頸部の基部を横切って走行する鎖骨下動脈からの「支援」を得ている．外頸動脈の分布を図8-6に図示する．さまざまな構造への血液供給の様相については，このテキストを進めていくなかで考察していく．

鎖骨下動脈 subclavian artery は上肢の血管である．この血管は鎖骨のレベルより上でアーチ状に走行し，腋窩の方へ向かい，ここで腋窩動脈 axillary artery になり，その後に腕に向かうところで上腕動脈 brachial artery となる．鎖骨下動脈は，4つの分枝を出し，そのうち3本はアーチの頂上近辺で，残り1本（**内胸動脈 internal thoracic artery**）はアーチの凹下面から出す．図8-7に示すように，内胸動脈は，胸部の内部，胸骨のわずか

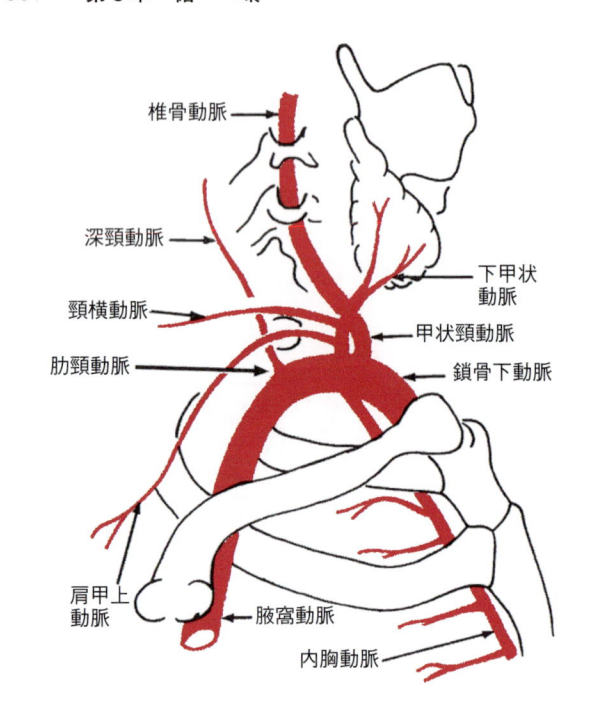

図8-7
鎖骨下動脈は，椎骨動脈，甲状頸動脈，肋頸動脈を生じる．

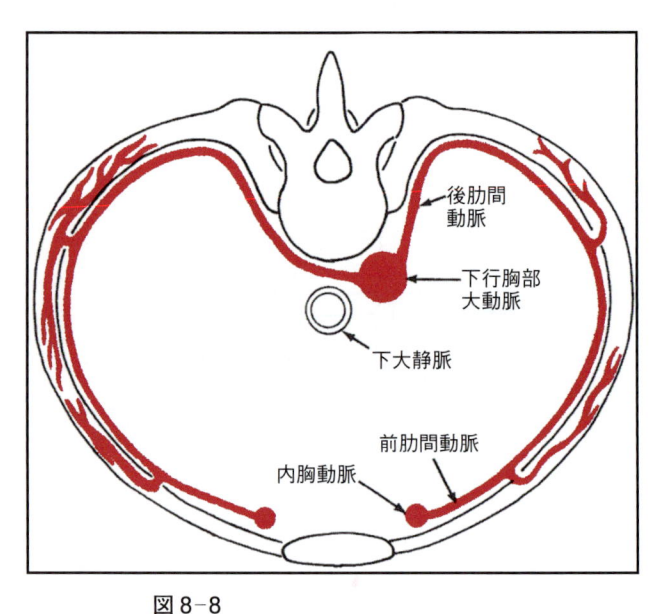

図8-8
前後の肋間動脈は，お互いの間だけでなく，隣接する肋間動脈とも吻合する．

に横を垂直に下り，下るにつれて6つの**前肋間動脈 anterior intercostal artery**を生じる．**図8-8**で示すように，それらの動脈は，大動脈肋間動脈 aortic intercostal artery（下行胸部大動脈 descending thoracic aorta から生じる）の終末枝と吻合する．

それらが胸骨の下端に接近するにつれて，内胸動脈は，**筋横隔動脈 musculophrenic artery**（横隔膜の上面と下部肋間腔に血液供給している）と**上腹壁動脈 superior epigastric artery**（腹直筋筋膜に血液供給している）に分かれる．

鎖骨下動脈のアーチの頂上で生じる側副枝の第1番目のものは，非常に重要な**椎骨動脈 vertebral artery**である．それは第6頸椎（通常）の孔に入って，頸椎柱の上を縫うようにして通過し，大後頭孔を介して頭蓋底に入り，脳の血液供給の重要な役割を担う．第2の分枝（甲状頸動脈 thyrocervical artery）は，甲状腺の下半分と喉頭の筋肉に血液を供給する**下甲状動脈 inferior thyroid artery**とよばれる分枝を出し，他の分枝は肩と首の後ろの筋肉に血液を供給する．鎖骨下動脈のアーチの頂上の第3の分枝は**肋頸動脈 costocervical trunk**で，これは第1および第2肋間隙に肋間「動脈群」（**図8-7**）を出す．

下行胸部大動脈 Descending thoracic aorta 11対の**後（大動脈）肋間動脈 posterior (aortic) intercostal artery**は，下行胸部大動脈の背側表面から生じる．最初の9対は前肋間動脈 anterior intercostal artery（内胸動脈からの）と吻合する（**図8-8**）．動脈の第10番目の一対は，第12番目の肋骨の下に横臥するため，そのとおりに**肋下動脈 subcostal artery**とよばれる．第11番目の一対（**上横隔動脈 superior phrenic artery**として知られている）は，横隔膜の背側上面に血液を供給する．下行胸部大動脈は，対になった**気管支動脈 bronchial artery**も生じ，これは食道と心嚢と同様に気管支樹にも栄養供給している．

腹部大動脈 Abdominal aorta 下行胸部大動脈に続く部分は，腹部大動脈 abdominal aorta として知られている．それは第4腰椎のレベルで二股に分かれ，左右の**総腸骨動脈 right and left common iliac arteries**になり，下肢に血液を供給する．しかしながら，分岐する前に，腹部大動脈の背中からは5対の動脈が生じ，それらの第一番目（**下横隔膜動脈 inferior phrenic artery**）は，横隔膜の下面と横隔膜の筋群に血液供給する．**腰動脈**の残りの4対は後腹壁に血液を供給する．

3対の動脈は腹部大動脈の側から生じる．それらは，腎臓（と副腎）と性器に供給する．3対の動脈は腹部大動脈の前方表面から生じ，それらは消化管（脾臓）に血液供給し，腹腔の構造（腸間膜，網，その他）に会合する．

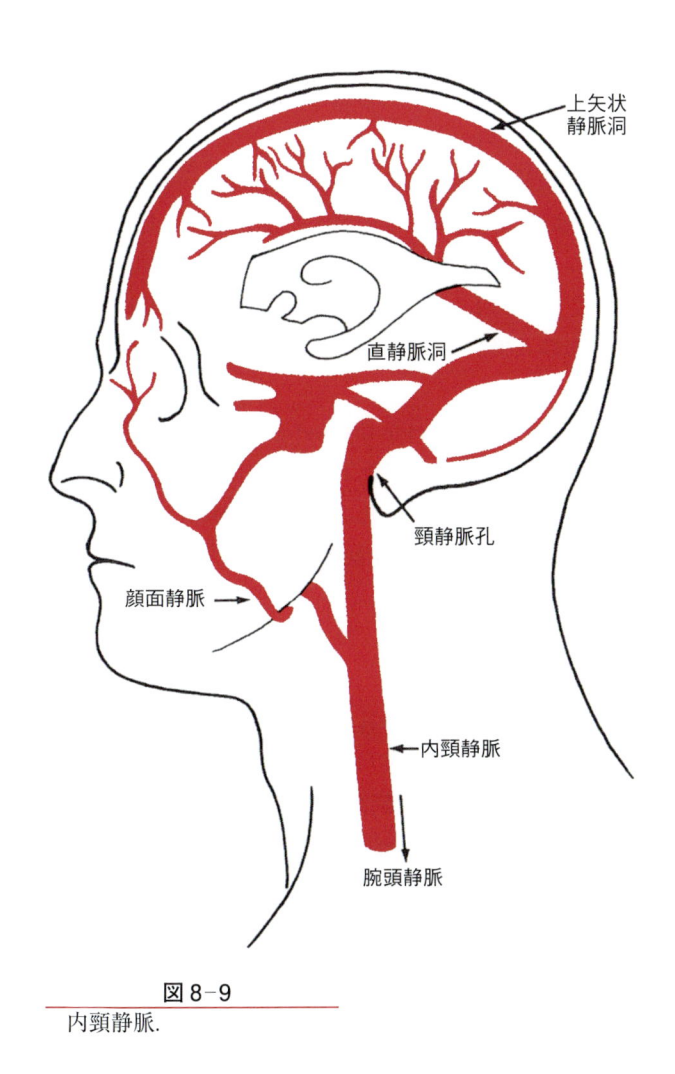

心循環系の一般の特徴　565

図8-9
内頸静脈.

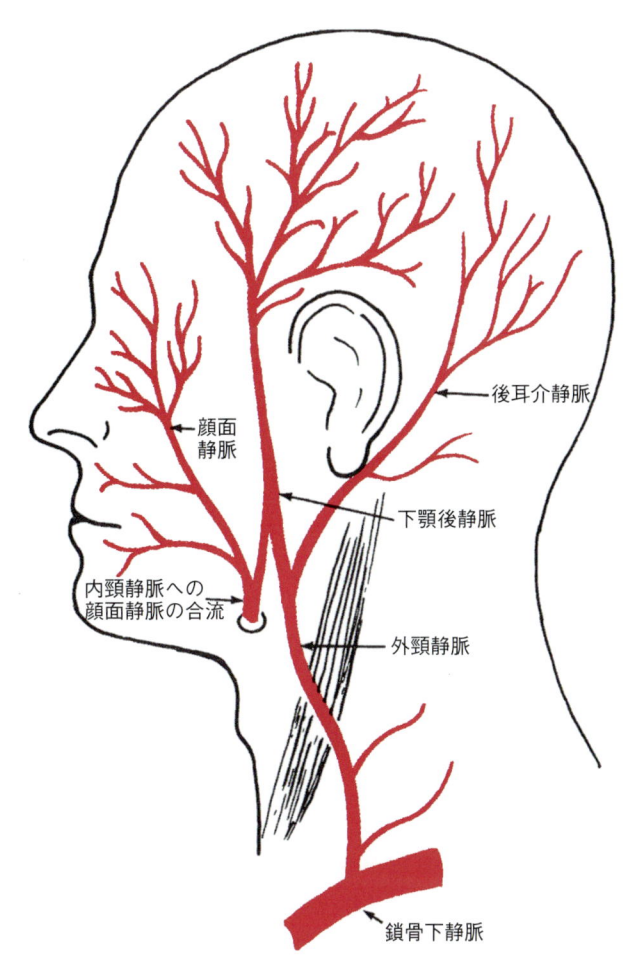

図8-10
顔面と頸部の静脈の支流は外頸静脈を形成する．中心の静脈，浅層の静脈，皮下の静脈の集合は，「W」という文字を形成する．

体静脈 Systemic veins

　体静脈は，毛細血管床を通して，酸素が少なく，二酸化炭素に富んだ血液を組織から排出させる．静脈へ流出する静脈血管は，一般に**支流**とよばれている（いくつかの点で，静脈系は川とその支流に似ている）．**表在性静脈 superficial vein** あるいは**皮静脈 cutaneous vein** には通常対応する動脈はない．しかし，より大きな静脈の支流は，同名の動脈の分岐を伴うが，それらを議論することは大いに無駄である．

　内頸静脈 Internal jugular vein　しかしながら，頭蓋内での大静脈の分布パターンについては，大動脈が血液供給の驚くべき流路であることから，特別に慎重に考察する．頭蓋のすべての静脈は内頸静脈 internal jugular vein に至る．内頸静脈は頭蓋底にある頸静脈孔において始まる．この大静脈（図8-9で示される）は頸部を下降する．最初は内頸動脈，最終的には総頸動脈とともに走行する．下方に進むにつれて，内頸静脈は自身の支流を受け入れる．

　これらの支流は外頸動脈の枝と緊密に対応する．胸鎖関節の高さで，左右の内頸静脈は鎖骨下静脈（腕から）に出会い，左右の**腕頭静脈 brachiocephalic vein** を形成する．これらの静脈は，正中に向かって走行する．

　外頸静脈 External jugular vein　頭部と頸部の浅静脈は，外頸静脈 external jugular vein として知られている．胸鎖乳突筋と交差した直後に，図8-10で示すように，外頸静脈は，内頸静脈の少し外側で鎖骨下静脈に接合する．

　上大静脈 Superior vena cava　腕頭静脈の集合は，上大静脈を形成し，心臓の右心房に流れていく．大上大静脈は，第2腰椎のレベルでの腹部に起始をもつ**奇静脈**

azygos vein も受け入れる．大動脈とともに横隔膜を通過（大動脈裂孔）する．脊柱の右側に沿って走行するにつれて，奇静脈は，肋間領域，縦隔構造，心囊からの支流を受け入れる．第4胸椎のレベルで，前方にアーチを描いて，上大静脈に接合する．比較的小さい**半奇静脈 hemiazygos vein**（脊柱の左側で見つけることができる）は奇静脈に似た支流のパターンを有する（半奇静脈も排出する）．

下大静脈 Inferior vena cava　下大静脈は，身体中で最も大きな血管であり，第5腰椎のレベルで，左右の総腸骨静脈 right and left common iliac veins が集合して形成される．それは大動脈から分岐した動脈に対応する末梢枝を受け入れ（消化管枝を除く），横隔膜と心囊中を通過した後に，右心房の後下方に入る．そして，ここで体循環は完了する．

心臓 Heart

心臓は，胚子が生じた非常に初期の頃に収縮を開始し，個人が生存中，収縮を続けなければならない．たとえ2，3分であっても心収縮が不可能になることは，不可逆性の脳損傷や死にさえもつながる．正常である72拍/分であれば，心筋群は1日につき約100,000回収縮し，70年間の人生であると約2,600,000,000回にまでなる．その間に，心臓は155,000,000l（40,951,000ガロン）の血液を汲み出す．心臓のポンプ作用をシミュレーションするために，1分につき72回拳を握ったり開けたりすると，作業をした筋は約2分で疲労を感じ始める．一生涯，1日24時間，絶え間なくそのような作業を達成しなければならない心筋群を想像してみよう！　そのような傑出した能力をもつ心臓は，めったに得られないかなりの尊敬に値するものである．

スピーチと聴覚機構のための血液供給
Blood supply for the speech and hearing mechanism

喉頭 Larynx

2つの動脈が固有喉頭筋（内喉頭筋 intrinsic laryngeal muscles）に血液を供給する．両方とも甲状腺に枝を出し，上下の**甲状腺動脈**の喉頭枝として知られている動脈の分枝である．通常，おのおのの内喉頭筋は，両方の動脈からの枝からの血液供給を受ける．

上甲状腺動脈 superior thyroid artery は，図8-11で示すように，外頸動脈の第1の枝である．**上甲状腺枝 superior laryngeal branch** は，約60％の人で甲状舌骨膜の後上部の四半部にある孔を通じて喉頭に入り，残りの40％の人で，甲状腺の層の後上部の四半部の孔を通じて喉頭に入る．

下甲状腺動脈 inferior thyroid artery は，**甲状頸動脈 thyrocervical trunk**（鎖骨下動脈に起因する）の上行枝である．それは通常，主たる喉頭の運動神経である**反回神経 recurrent laryngeal nerve** を伴う．

顔面 Face

頭部の筋は，眼筋，中耳の筋，舌への筋，咽頭筋を除いて，顔面の筋と咀嚼筋になる．ほとんどの場合，図8-12で示すように，**顔面領域**は顔面（外上顎）動脈 facial (external maxillary) artery の2つの枝によって血液供給される．オトガイ下枝は，**下口唇**に入り込む筋系も含めて下口唇の構造に血液を供給する．**上唇動脈 superior labial artery** は，**上唇**に沿って非常に蛇行した走行をとる．それは，上唇と近接する鼻の粘膜，筋，腺組織に血液を供給する．その後，**顔面動脈 facial artery** は鼻と眼の間の角に沿って上昇し，その角で分かれるように動脈も分岐する．

顔面動脈は，反対側からの動脈，外頸動脈 external carotid の終末枝である**顎動脈 maxillary artery** の枝と多くの吻合を有することに特徴がある（他のものは浅側頭動脈である）．

咀嚼筋 muscles of mastication は顎動脈（内上顎）動脈（頸動脈の第8番目の枝）の筋枝によって血液供給される．顎動脈も，上下の**歯槽枝 dental artery** と非常に重要な**中硬膜動脈 middle meningeal artery** を生じる（図8-12を参照）．

舌 Tongue

3本の動脈が舌に血液を供給する：**舌動脈 lingual artery**，**上行咽頭動脈 ascending pharyngeal artery**，**顔面動脈 facial artery**．主要な動脈は舌動脈 lingual

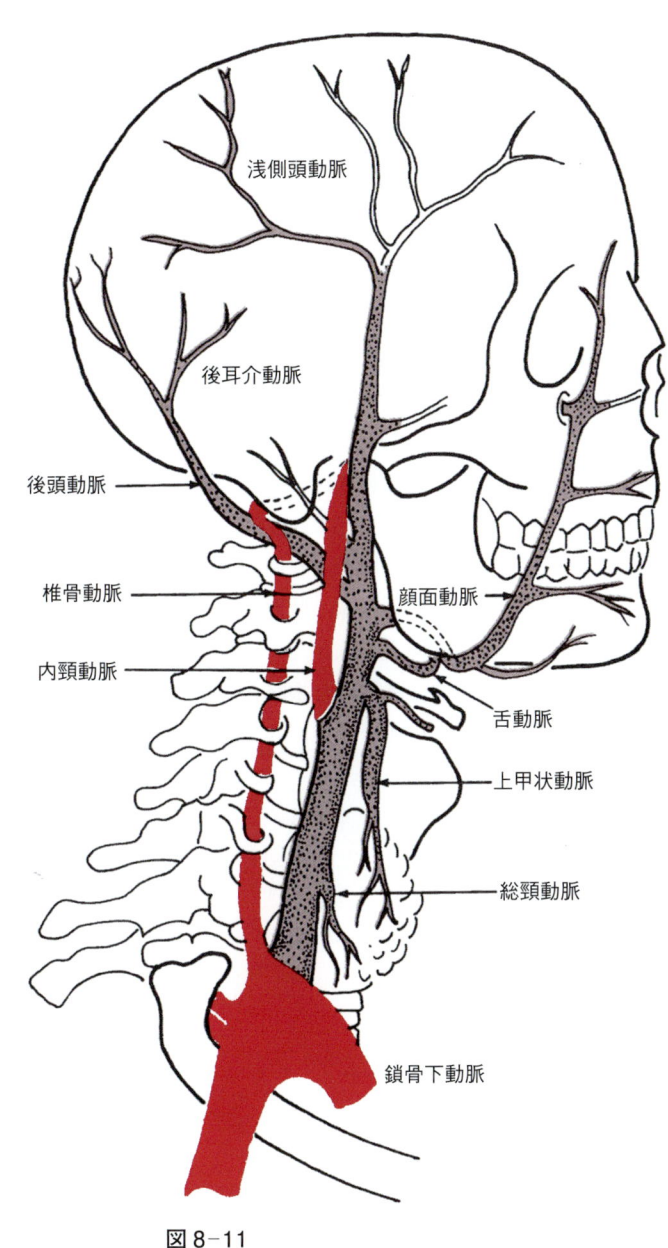

スピーチと聴覚機構のための血液供給　567

図8-11
喉頭への血液供給．上甲状腺動脈は，外頸動脈の第1番目の側副動脈である．下甲状腺動脈は，甲状頸動脈の上行枝である．それは，鎖骨下動脈から生じる（図8-7参照）．

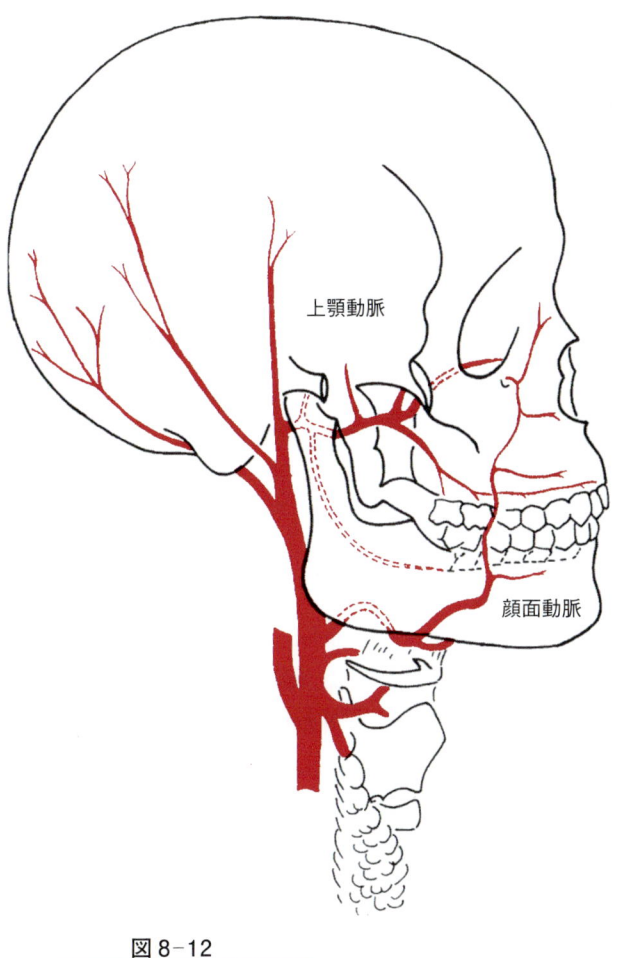

図8-12
顔面への血液供給．

artery であり，これは外頸動脈の第3番目の枝である．外頸動脈の第2番目の枝は上行咽頭動脈 ascending pharyngeal artery であり，これも舌筋に血液を供給する．外頸動脈の第4番目の分岐は顔面動脈（外上顎動脈 external maxillary artery）である．そして，**オトガイ下動脈** submental artery とよばれている顔面動脈の副側枝は，舌と口底の下部での筋系に血液を供給する．**舌静脈** lingual vein と**口底静脈** ranine vein は，舌骨の高さで内頸静脈に通じる．

口蓋扁桃 Palatine tonsils

顔面動脈の**扁桃枝**は，口蓋扁桃を栄養する主要な動脈である．これは，舌動脈と上行咽頭動脈からも小さい分枝を受け取る．**大口蓋静脈**（外口蓋静脈）large palatine vein は，軟口蓋から下行し，咽頭壁に入る前に扁桃被膜の壁と交差する．この血管は，ときどき扁桃摘出の際に起こる過剰出血の原因となる．上行咽頭動脈と顔面動脈は扁桃被膜に近接しており，内頸動脈は扁桃被膜の外側で約25mm下方に横たわっている．

中枢神経系 Central nervous system

脳 Brain

4つの動脈，左右で対になった**内頸動脈** internal

carotid と椎骨動脈（鎖骨下動脈の分岐）は，組み合わさって**動脈輪**（ウィリス動脈輪）arterial circle (of Willis) を形成する（図8-13）．椎骨動脈は頸椎の横突孔を介して脳底までのぼり，主として**小脳** cerebellum と**脳幹** brain stem（頭頸部神経を含む）を栄養し，一方で動脈輪は大脳を栄養する3つの大脳動脈を生じる．役立つ経験則は，おのおのの大脳動脈が**大脳** cerebrum の表面と極に血管を供給するということである．すなわち，前大脳動脈 anterior cerebral artery は内側面と前頭極を，中大脳動脈 middle cerebral artery は上外側面と側頭極を，後大脳動脈 posterior cerebral artery は下面と後頭極を栄養する（図8-14〜8-16）．3つの主たる大脳動脈のおのおのは，次々と多くの中心動脈を生じる．それらは貫通動脈である．クモ膜下腔 subarachnoid space を横断して，脳の深部に入り，**大脳基底核** basal ganglia，**白質** white matter，**視床下部の核** hypothalamic nuclei，その他に供給する．脳底動脈と上小脳動脈の分岐は，**脳幹** brain stem と脳底から現れる12の**脳神経** cranial nerve に血液供給する．

脳硬膜 dura mater への血液供給は中硬膜動脈 middle meningeal artery によっている．この動脈は，内側上顎動脈の重要な分岐であり，外頸動脈の2つの終末枝のより大きなほうである（小さいほうの枝は浅側頭動脈 superficial temporal artery である）．

脊髄 Spinal cord

図8-14をみて注意するべきことは，個々の椎骨動脈が**前脊髄動脈** anterior spinal artery を生じ，それらは単一の前脊髄動脈を形成するために合体することである．それは脊髄の前内側裂を下降する．**後脊髄動脈** posterior spinal artery も椎骨動脈に起因する．それは脊髄の背側部に沿って下行し，下行するにしたがって分枝を出し，複雑なネットワークを形成し，脊髄の下部においてとくに複雑に分岐する．椎骨動脈，肋間動脈，腰動脈，仙椎動脈の脊髄枝は，椎間孔を横断して，図8-17で示すように，脊髄を栄養する**髄質枝**と**根枝**に分かれる．脊髄から出る静脈も分節性に並び，椎間孔を経て離れていく．

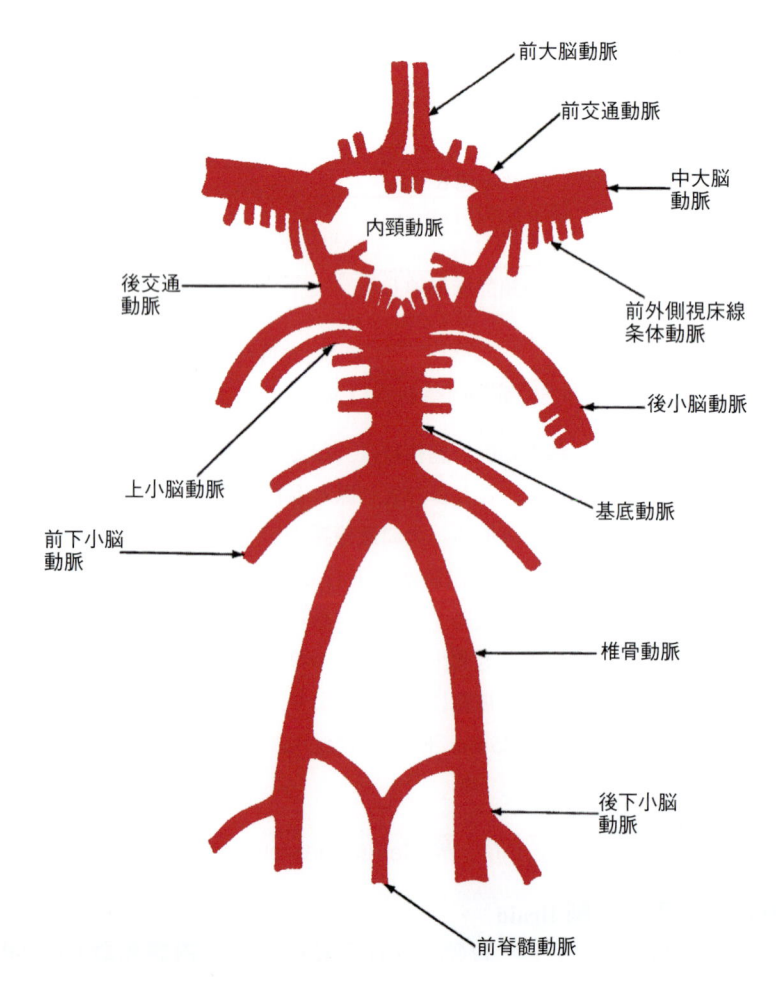

図8-13
脳基底部への動脈．前後の交通動脈は，動脈輪（ウィリス Willis）を作る．内頸動脈は，枝分かれして前後の交通動脈を生じた後，中大脳動脈として走行する点に注意しなさい．

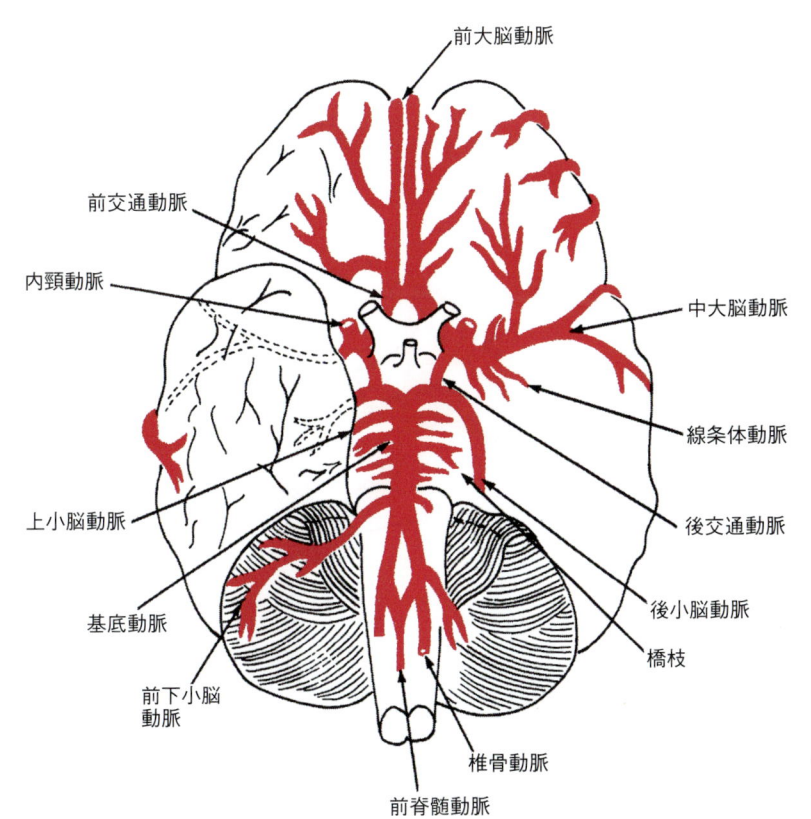

スピーチと聴覚機構のための血液供給　569

図8-14
脳基底部に関連する動脈回路．個々の脳動脈は，大脳の表面と極に血液を供給する．

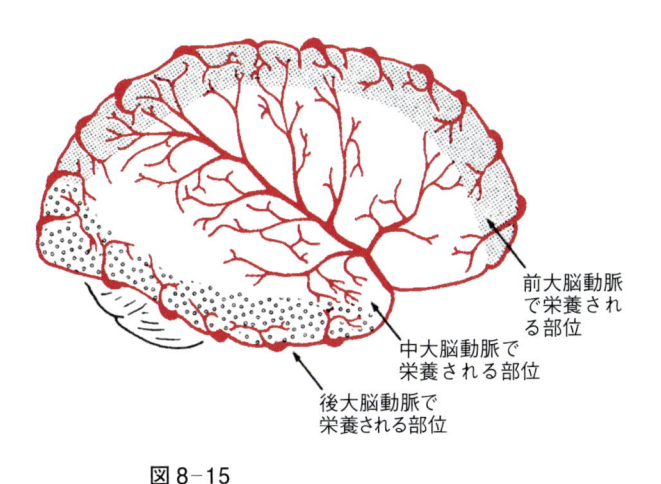

図8-15
大脳の側面図．3つの主要な大脳動脈によって血液供給される．

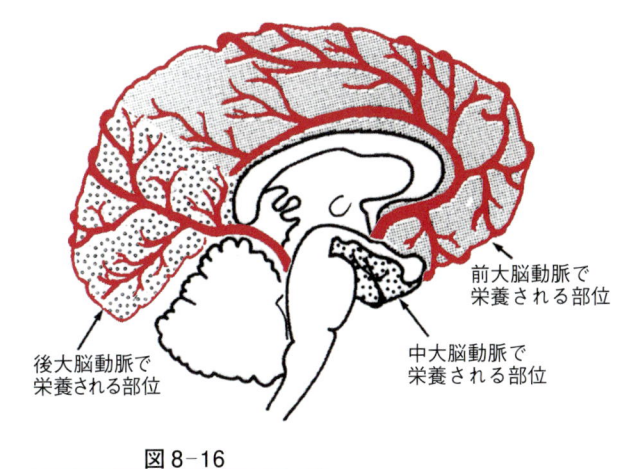

図8-16
脳の矢状断面図．3つの主要な大脳動脈によって血液供給される領域を示している．

頭蓋静脈洞 Cranial venous sinuses

6本の頭蓋静脈洞が，脳硬膜の腹膜と髄膜の層の間を走行する．これらの静脈洞は，血液を頭蓋腔から排液する（図8-18）．それらは，上縦（矢状）洞 superior longitudinal (sagittal sinus)，左右の横静脈洞 transverse sinuses，直静脈洞 straight sinus，海綿状洞 cavernous sinus，上下の錐体静脈洞 petrosal sinus である．

上縦（矢状）洞 Superior sagittal (Longitudinal) sinus

上矢状洞は，大脳鎌の最上位の正中に位置する構造である．鼻腔の天井から始まり，後方に向かうにつれて大きさを増す．そして多数の上大脳静脈を受けて，大脳半球の表面から血液を排液している．通常，この静脈洞は，右に曲がり，右の**横洞 right transverse sinus** として水平にコースをとり，後頭骨に終わる．小脳テントの錐体部の縁に続く．この洞が側頭骨の錐体部の根元に接近するにつれて，それは下行して，**S [字] 状静脈洞**

570　第8章 循　環

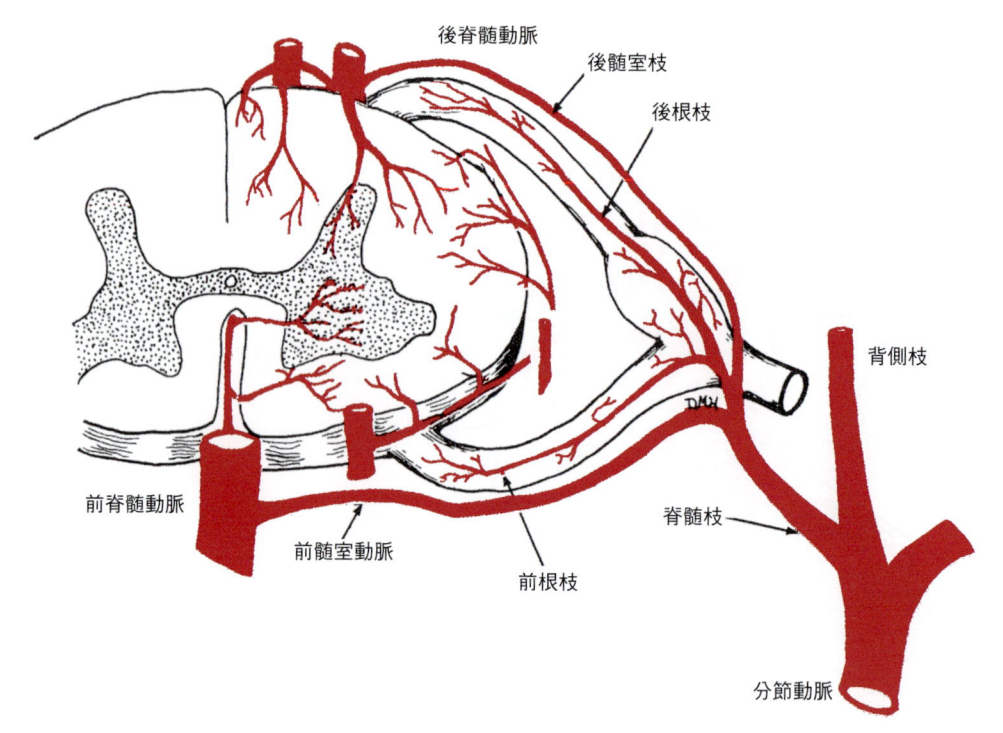

図 8-17
椎骨動脈, 後肋間動脈, 腰動脈, 仙椎動脈の脊髄枝は, 椎間孔を横断して, 髄質枝と根枝の分枝に分かれ, 脊髄に血液供給する.

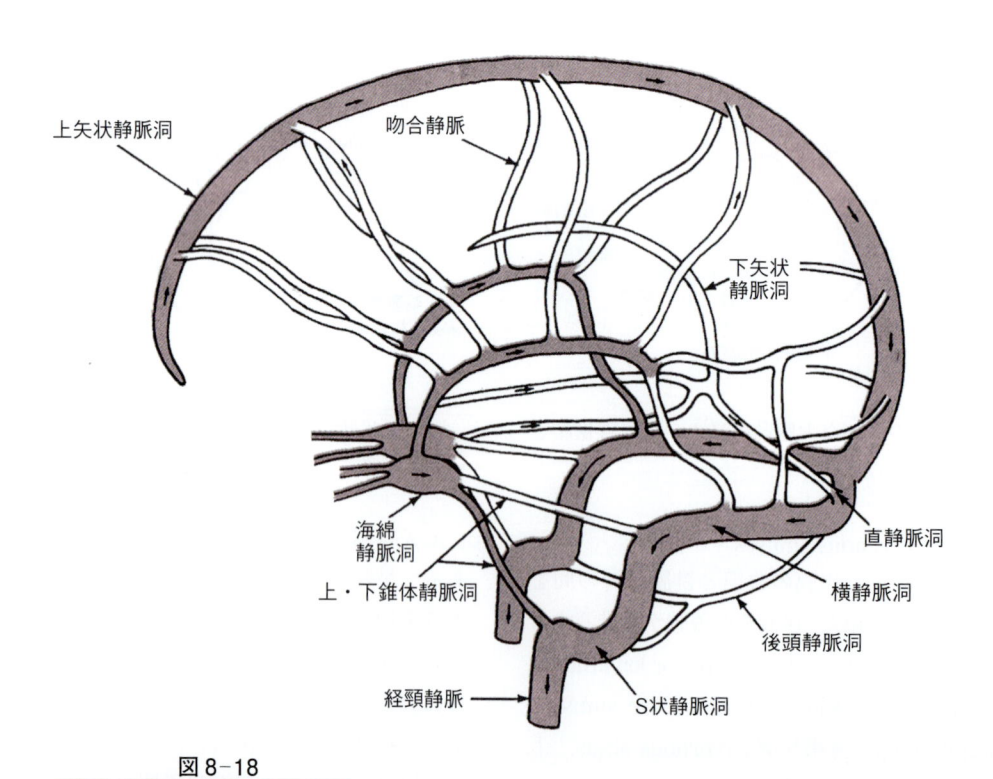

図 8-18
6つの頭蓋静脈洞.
(Gray, 36th British ed., 1980, William and Warwick, eds., W. B. Saunders Co より改変)

sigmoid sinus として頸静脈孔に向かう.

直静脈洞 Straight sinus　**大内大脳静脈 large internal cerebral vein** は脳の内部からの血液を受ける．正中で相互に合流することによって直静脈洞を形成する．そして，それは大脳鎌と小脳テントの直角の交差点に沿って後方に走行する．後頭部で，その洞は90°曲がり，左の横洞を形成し，その走行は右側での静脈洞と同じである．

海綿静脈洞 Cavernous sinus　大きな，海綿状の静脈洞が，蝶形骨体の両側（下垂体窩の両側）にある．眼球や内頸動脈に向かうような運動神経などの多数の構造が，この静脈洞を通るコースをとり，これはまた眼窩から眼静脈を受け取る．これらの静脈洞は，対をなして上下の錐体静脈洞として，後方につながっていく．**下錐体静脈洞 inferior petrosal sinus** は頸静脈孔を通過して出て行き，その直後に**内頸静脈 internal jugular vein** と合流する．**上錐体静脈洞 superior petrosal sinus** は後方に走行し，側頭骨の錐体部の上縁でＳ[字]状静脈洞 sigmoid sinus の起始と合流する．

頭蓋導出静脈 Emissary veins　頭蓋静脈洞のいくつかは，頭蓋導出静脈を介して頭蓋骨の外側からの血液も受け取ることに注意しなければならない．それはまったく可変的であるが，それらの流路は後頭骨後顆孔と側頭骨乳突孔の存在を説明する．導出静脈に伝達する他の小さな無名の孔が，頭蓋冠表面で見つかることがある．

耳 Ear

外耳 External ear

外耳の動脈は，(1)耳介と外耳道の前部を栄養する浅側頭動脈の前耳介枝，(2)後頭動脈の耳介枝，(3)外頸動脈の後耳介枝である（図8-19）．耳介の静脈は，それらに対応する動脈に随伴する．動脈と静脈の吻合部は耳介皮膚には非常に多い．

構造的に，「耳たぶ」を除いて**耳介**は，ほとんど脂肪を含まず，ほんのわずかの血管層しかない．結果として，その皮膚は，他の体のどんな部分よりも凍傷になりやすい．加えて，その乏しい血液供給のため，軟骨は外傷の後で感染に陥りやすい傾向がある．

外耳道と鼓室と鼓膜 External auditory meatus and tympanic cavity and membrane

これらの構造を栄養する動脈は，浅側頭動脈の前後の

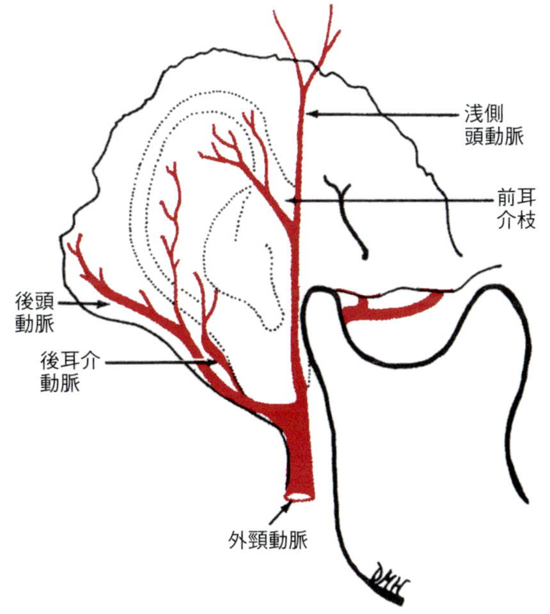

図8-19
外耳への血液供給.

耳介枝，頸動脈の後側の耳介枝，顎動脈の深耳介枝である．

加えて，後耳介動脈の茎乳突孔動脈枝は茎乳突孔に入り，ここで，**顔面神経**，**鼓室 tympanic cavity**，**乳突洞 mastoid antrum**，**含気蜂巣 air cell**，**半規管 semicircular canal** の一部を栄養する．若者において，茎乳突孔動脈枝の枝は前鼓室動脈と吻合し，鼓膜の内側面を栄養する．

耳小骨連鎖 ossicular chain は，前鼓室動脈（内頸動脈の分岐）の上枝からの小さな側副枝によって栄養される．前鼓室動脈は，顎関節の後を上昇し，錐体鼓室裂を経て鼓室に入る．それは鼓膜の内側面で分岐し周辺で血管輪を形成する（茎乳突孔動脈の後枝に従う）．前鼓室動脈も，内頸動脈の頸動脈鼓室枝の枝と吻合する．胎児期の初めには，アブミ骨動脈はアブミ骨の脚によって形成されるリングの中を通過する．後にそれは孔栓子を残して変性する．

鼓室の**静脈**は，翼突筋静脈叢と上錐体静脈洞に終わる．乳突洞の粘膜からの小静脈は，上半規管によって形成される弓を通って内側に走行する．それは上錐体静脈洞に向かって開放している弓下窩を介して側頭骨の錐体部の部分の後面で現れる．これらの静脈は，幼児での大きな**弓下窩静脈**の残遺物であって，乳突洞から脳の髄膜までの感染経路となる．

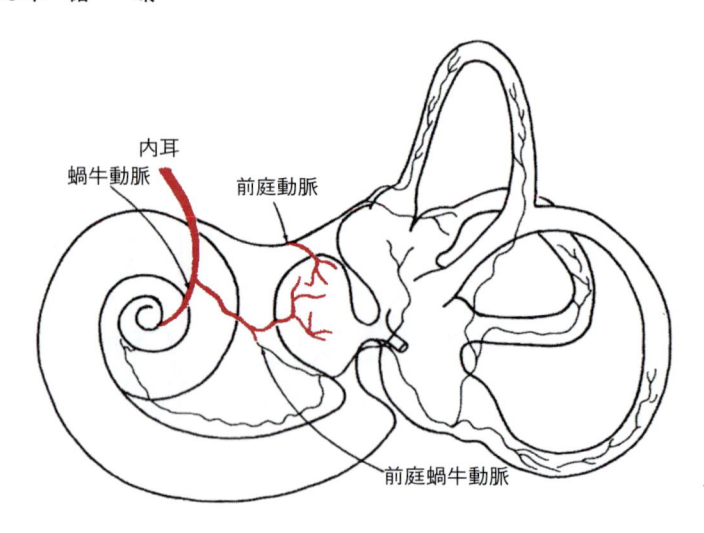

図 8-20
内耳への血液供給.

迷路骨包 Otic capsule

内耳動脈 internal auditory artery（迷路動脈 labyrinthine artery）は，後耳介（または後頭）動脈の**茎乳突孔枝 stylomastoid branch** とともに，すべての迷路骨包を栄養する．この動脈には，起源においては多くの変異があるにもかかわらず，側副枝がない．人間の約 38% において，それは脳底動脈の枝として生じ，約 46% では前小脳動脈の分岐として生じる．動脈は，内耳道中を通過して，急に 3 つの分岐に分かれる：

1. **前庭動脈 vestibular artery**：前庭神経，卵形囊，球形囊，半規管の一部を栄養する．
2. **前庭蝸牛動脈 vestibulocochlear artery**：半規管の一部に加えて，蝸牛の基底回転，卵形囊の一部，球形囊を栄養する．
3. **蝸牛動脈 cochlear artery**：ラセン板と基底板（図 8-20）への毛細血管のネットワークの形で分布している 12〜14 の分枝になる蝸牛軸に入る．

あとがき

これでもってこのテキストは終わる．読者は多分，言語と聴覚のメカニズムを完全に広範囲に理解することが単純な作業でないことにはっきりと気づいたであろう．まず第一に，関係する基本的解剖構造，それらが機能する様式，構造と機能が相互に関連する様相，これらについての広範な知識を必要とする．第二に，それらについての新しい考え，概念，研究所見が学術文献に発表されるため，ずっと追求しつづけなければならない．古く，十分に確立され，確実に受け入れられた考えも，新しい概念に道をゆずるために端に追いやらねばならないかもしれない．私がこの教科書で少しでもうまく解説できたとしても，学生という者は，関連した疑問をもち，新しい考えと研究知見を捜し，それらを自分の知識のレパートリーに加えて拡張したいとの思いを動機として，この教科書から離れていくものである．望むらくは，この教科書に示されたことが，言語と聴覚メカニズムについて個々の学生が知識を構築するうえでの基本となることである．私たちは構築された知識が有効であることに疑問をはさむことはできないが，その構築された知識の根拠となった資料が有効であるかについては疑問を挟むことができる．

さらに，ここまでのことで，諸君，注意しなさい：多くの本を製作することには，終わりがない；

そして，たくさん勉強するには，肉体を消耗させることが必要でもある． 伝道書，12：12

文 献

Crouch, J. E., *Functional Human Anatomy*, 3rd ed. Philadelphia: Lea & Febiger, 1979.

Gray, *The Anatomy of the Human Body*, 29th ed., C. M. Goss, ed. Philadelphia: Lea & Febiger, 1973.

Gray's Anatomy, 36th ed., P. L. Williams and R. Warwick, eds., Philadelphia: W. B. Saunders, 1980.

Gray's Anatomy, 38th ed., New York: Churchill-Livingstone, 1995.

Guyton, A. C., *Textbook of Medical Physiology*, 6th ed., Philadelphia: W. B. Saunders, 1981.

Kimber, D. C., C. E. Gray, C. E. Stockpole, L. C. Leavell, and M. A. Miller, *Anatomy and Physiology*, New York: The Macmillan Co., 1966.

用語集

あ

アクチン actin
アテトーゼ athetosis
アデノイド（咽頭扁桃）adenoids（pharyngeal tonsil）
アデノイド顔貌 adenoid face
アデノシン三リン酸 adenosine triphosphate（ATP）
アドレナリン adrenalin
アブミ骨 stapes
アモバルビタール amobarbital
アルティクラーレ articulare
アングルの分類 Angle's classification
アンペア amperes
アンボウ umbo
亜脱臼 subluxation
圧痕 depression
圧受容器からのインパルス impulses from compression receptors
圧と接触のための経路 pathway for pressure and crude touch
圧-容積図 pressure-volume diagrams
安静位空隙 interocclusal clearance
安静空隙 freeway space
安静呼気レベル resting expiratory level
鞍隔膜 diaphragma sella
鞍関節 saddle joint
鞍結節 tuberculum sellae
鞍背 dorsum sellae

い

1自由度モデル single-degree-of-freedom model
1回換気量 tidal volume（tv）
イニオン inion
インスリン insulin
インピーダンス impedance
インフラデンターレ infradentale
位置エネルギー potential energy（PE）
位相指数 phase quotient
位置異常 malpositioned teeth
異音 allophones
移行 transition
移行層 transition
意識 consciousness
一次感覚野 primary sensory areas
一次口蓋 primary palate
一次卵黄嚢 primary yolk sac
一次彎曲 primary curve

一般生理学 general physiology
咽頭 pharynx
咽頭窩 pharyngeal recess
咽頭腔 pharyngeal cavity
咽頭結節 pharyngeal tubercle
咽頭神経叢 pharyngeal plexus
咽頭嚢 pharyngeal pouch
咽頭扁桃 pharyngeal tonsil
咽頭扁桃（アデノイド）adenoid
陰極 cathode

う

ウェルニッケ野 Wernicke's area
ウォルム骨 Wormian bone
右脚 right crus
右心室 right ventricle
右心房 atrium of the right heart
羽毛状 pennate
羽状筋 penniform muscle
烏口突起 coracoid process
運動エネルギー kinetic energy（KE）
運動フィードバック motor feedback
運動核 motor nuclei
運動系 locomotor system
運動根 motor roots
運動障害性構音障害 dysarthria
運動神経 motor nerves
運動線維 motor fibers
運動前野 premotor areas
運動単位 motor unit
運動脳神経 motor cranial nerves
運動毛 kinocilia
運動野 motor areas

え

S［字］状静脈洞 sigmoid sinus
X線 radiography
X線映画フィルム cineradiographic film
X線映画撮影法 cineradiography
X線映画法 cinefluorographic studies
X線断層撮影法 laminagraphy
X線頭部規格撮影 cephalometric roentgenography
エイズ AIDS
エッジ音 edge tone
エナメル芽細胞 ameloblast
エナメル器 enamel organ
エナメル細胞 enamel cell
エナメル質 enamel
エナメル質形成不全症 amelogenesis imperfecta
エナメル髄 enamel pulp
エネルギーの放射 radiation of energy
エピネフリン epinephrine
永久歯 permanent
永久歯列弓 permanent dental arch
映画法 motion-picture photograpy
栄養膜 trophoblasts
栄養膜細胞層 cytotrophoblast
栄養膜絨毛 trophoblastic villi
衛星細胞 satellite cells
液体相の境界面 air-liquid interface
円錐状 pyramidal
円柱 columnar
延髄 medulla oblongata
延髄呼吸中枢 medullary respiratory center
延髄自律神経 bulbar autonomics
遠位 distal
遠心傾斜 distoversion
遠心性 efferent
遠心面 distal surface
縁部 limbal
嚥下 swallowing/deglutition

お

オーバージェット overjet
オーム（Ω）ohm
オームの法則 Ohm's law
オトガイ下動脈 submental artery
オトガイ棘 mental spine
オトガイ筋 mentalis（muscle）
オトガイ結節 mental tubercle
オトガイ孔 mental foramen
オトガイ舌筋 genioglossus
オトガイ舌骨筋 geniohyoid（muscle）
オトガイ線維軟骨結合 mental symphysis
オトガイ隆起 mental protuberance
オリーブ核 olivary nuclei
オリーブ脊髄路 olivospinal pathway
オルビターレ orbitale
応用生理学 applied physiology
応用的解剖学 applied anatomy
黄色骨髄 yellow marrow
黄色靱帯 ligamenta flava
黄色弾力組織 yellow elastic tissue
黄体 corpus luteum
横隔神経 phrenic nerve
横隔神経叢 phrenic plexus
横隔膜（腹式）呼吸 diaphragmatic

(abdominal) breathing
横隔膜 diaphragm
横隔膜腱中心 central tendon
横顔面筋 transverse facial muscles
横行交連 transverse commissu
横舌筋 transverse muscle
横断裂 transverse fissure
横洞 transverse sinus
横突間靭帯 intertransverse ligament
横突起 transverse process
横突棘筋 transversospinalis
横突孔 tranverse foraminae
横披裂筋 transverse arytenoid muscle
横紋筋 striated
横稜 transverse crest
音圧レベル sound pressure level (SPL)
音源特性 characteristics of the source
音声学 phonetics
音声成生 sound production
音素論 phonemics
温度受容器 thermoreceptors

か_____

カバー cover
ガウスノイズ Gaussian noise
ガウス分布 Gaussian distribution
下 inferior
下オリーブ核 inferior olives
下位運動ニューロン lower motor neurons (LMN)
下位面 inferior surface
下咽頭収縮筋 inferior pharyngeal constrictor
下横隔膜動脈 inferior phrenic artery
下顎 mandible
下顎運動 mandibular movement
下顎窩 mandibular fossa
下顎角 angle of the mandible
下顎下制筋(下顎内筋) mandibular depressors (inframandibular muscles)
下顎弓 mandibular arch
下顎挙上筋 mandibular elevators
下顎孔 mandibular foramen
下顎骨体 body
下顎枝 mandibular ramus
下顎小舌 lingula mandibula
下顎成長 mandibular growth
下顎中切歯 lower central incisor
下顎(半月)切痕 mandibular notch
下関節突起 inferior articular process
下丘 inferior colliculi
下行胸部 descending thoracic
下行胸部大動脈 descending thoracic aorta
下後鋸筋 serratus posterior inferior

下甲状腺動脈 inferior thyroid artery
下項線 inferior nuchal line
下縦舌筋 inferior longitudinal muscle
下小脳脚 inferior cerebellar peduncle
下唇下制筋 depressor labii inferior
下唇小帯 inferior labial frenulum
下唇切歯筋 incisivus labii inderior
下垂体 pituitary gland
下垂体窩 hypophyseal fossa
下錐体静脈洞 inferior petrosal sinus
下制 lowering
下大静脈 inferior vena cava
下半月小葉 inferior semilunar lobule
下(後)腹 inferior (or posterior) belly
下鼻甲介 inferior nasal conchae
下方 inferior
化学受容器 chemoreceptors
可動関節 diarthrodial joint
加重 summation
仮声門 false glottis
仮声帯の運動過剰症 hyperkinesia of the false vocal fold
荷電粒子 charged particles
過剰歯 supernumerary teeth
過剰萌出 supraversion
顆窩 condylar fossa
顆状関節 condyloid
顆頭 condyle
顆粒 granule
顆粒細胞 granular cells
顆粒層 granular layer
蝸牛管 cochlear duct
蝸牛孔 helicotrema
蝸牛軸 modiolus
蝸牛神経 cochlear nerve
蝸牛神経核 cochlear nuclei
蝸牛動脈 cochlear artery
回 gyrus
回外 supination
回転運動 rotational motion
回内 pronation
階 scala
介在ニューロン internuncial neuron
灰白質 gray matter
灰白隆起 tuber cinereum
海馬 hippocampus
海馬傍回 parahippocampal gyrus
海綿骨 spongy bone (cancellous bone)
海綿質線維母細胞 spongioblast
海綿静脈洞 cavernous sinus
開咬 open bite
開口部 aditus laryngis
開鼻声 hypernasality
解剖学的体位　anatomical position

外エナメル上皮 external enamel epithelium
外リンパ隙 perilymphatic space
外眼角 palpebral fissure
外頸静脈 external jugular vein
外頸動脈 external carotid artery
外喉頭筋 extrinsic muscle of larynx
外喉頭膜 extrinsic laryngeal membrane
外後頭隆起 external occipital protuberance
外呼吸 external respiration
外骨腫 exostosis
外耳 external ear
外耳点 auricular point
外耳道 external auditory meatus (ear canal)
外受容器 exteroceptors
外舌筋 extrinsic muscles of the tongue
外旋 lateral rotation
外側 lateral
外側下角輪状靭帯 lateral ceratocricoid ligament
外側溝 lateral fissure
外側後頭溝 lateral occipital sulcus
外側索 lateral funiculus
外側膝状体 lateral geniculate body
外側神経束 lateral fasciculus
外側脊髄視床路 lateral spinothalamic tract
外側舌喉頭蓋ヒダ（靭帯）lateral glossoepi-glottic ligament
外側舌骨甲状靭帯 lateral hyothyroid ligament
外側舌隆起 lateral lingula swellings
外側束 lateral funiculus
外側板 lateral plate
外側皮質脊髄路 lateral corticospinal tract
外側鼻突起 lateral nasal proces
外側鼻軟骨 lateral nasal cartilage
外側面 lateral surface
外側翼突筋 lateral pterygoid muscle
外側輪状甲状膜 lateral cricothyroid membranes
外側輪状披裂筋 lateral cricoarytenoid muscle
外転 abduction
外転筋 abductor muscle
外転指数 abduction quotient
外套 mantle
外胚葉 ectoderm
外胚葉性形成異常 ectodermal dysplasia
外反 eversion
外皮系 integumentary system
外腹斜筋 external oblique
外方 external
外肋間筋 external intercostal
蓋板隆起 tegtal ridge
角 horns

角回 angular gyrus
核 nucleus
核鎖状線維 nuclear chain fibers
核小体 nucleolus
核袋状線維 nuclear bag fibers
核膜 nuclear membrane
顎咽頭筋 mylopharyngeus muscle
顎下三角 digastric triangle
顎関節 temporomandibular joint
　　――の奇形 anomalies of the
　　temporomandibular joint
顎舌骨筋 mylohyoidd
顎舌骨筋神経溝 mylohyoid groove
顎舌骨筋線 mylohyoid line
顎動脈 maxillary artery
顎二腹筋 digastric
顎下腺 submaxillary salivary gland
籠細胞 basket cells
割腔 blastocoele
滑音 glide
滑液 synovial fluid
滑膜関節 synovial joint
滑走関節 gliding joint
活動電位 action potential
鎌 fornix
肝臓 liver
杆体 rods
冠 calavaria
冠状 coronal
冠状縫合 coronal suture
間期 interphase
間隙 areolar
間充織 mesenchyme
間接喉頭鏡検査 indirect laryngoscopy
間脳 diencephalon
寛骨 coxal bone (hip bone)
感覚神経 sensory nerves
感覚神経系 neurosensory system
感覚線維 sensory fibers
感覚脳神経 sensory cranial nerves
関節 articulations (joints)
関節円板 articular disc
関節窩 glenoid fossa
関節学 arthrology
関節系 articular system
関節小面 articular facet
関節突起 condylar process
関節包 articular capsule
関節面 articular facet
関連痛 referred pain
環椎 atlas
環羽状筋 circumpennate
含気骨 air-containing bone
含気蜂巣 air cell

眼窩 orbit
眼窩下縁 infraorbital margin
眼窩下孔 infraorbital foramen
眼窩下溝 infraorbital groove
眼窩上縁 supraorbital margin
眼窩上切痕 supraorbital notch
眼窩突起 orbital process
眼窩部 orbital portion
眼瞼下垂 ptosis
眼瞼靱帯 palpebral ligament
眼振 nystagmus
眼杯 optic cup
眼輪筋 orbicularis oculi
顔面 face
顔面筋疼痛機能障害 myofacial-pain
　　dysfunction (MPD)
顔面骨格 facial skeleton
顔面動脈 facial artery
顔面平面 facial line or facial plane

き

キーリッジ key ridge
キヌタ骨 incus
キネシオロジー kinesiology
企図振戦 intention tremor
気管 trachea
気管支 bronchi
気管支 segmental bronchus
気管支樹 bronchial tree
気管支動脈 bronchial artery
気管切開術 tracheotomy
気管内膜 intratracheal membrane
気管瘻 tracheostoma
気胸 pneumothorax
気息起声 breathy attack
気息声 breathiness
気道 respiratory passage
気道抵抗 airway resistance
気嚢 air sac
希突起膠細胞 oligodendrocyte
奇形 anomaly
奇静脈 azygos vein
記述解剖学 descriptive anatomy
基質 matrix
基準平面 planes of reference
基底核 basal ganglia
基底組織 basement tissue
基底板 basal lamina
基本周波数 fundamental frequency
基本母音 cardinal vowel
起声 vocal attacks
起声相 attack phase
器官 organ
機械受容器 mechanoreceptors

機能的残気量 functional residual capacity
　　(FRC)
機能的歯冠 functional crown
機能的歯根 functional root
偽肋骨 false rib
疑核 nucleus ambiguous
脚 crura (crus の複数)
脚 pedicle (leg)
脚間窩 interpeduncular fossa
弓状 arch
弓状束 arcuate fasciculus
弓状稜 arcuate ridge
旧外套 paleopallium
旧小脳 paleocerebellum
臼歯腺 molar gland
吸気圧曲線 inspiratory pressure curves
求心性 afferent
球窩関節 ball and socket joint
球形嚢 saccule
球状核 globose
球状突起 globular process
嗅球 olfactory bulb
嗅脳 rhinencephalon
嗅板 olfactory placode
巨歯症 macrodontia
巨舌症 macroglossia
挙上 raising
鋸歯状縫合 serrated suture
共鳴 resonance
共鳴腔音説(パフ, 不協和, 一過性)説 cavity-
　　tone (puff, inharmonic, or transient)
　　theory
峡 isthmus
峡部 isthmus
挟合 schindylesis
胸横筋 transversus thoracis (triangularis
　　sterni)
胸郭 rib cage
胸腔内圧 intrapleural pressure
胸骨 sternum
胸骨柄 manubrium
胸骨角 sternal angle
胸骨甲状筋 sternothyroid muscle
胸骨上切痕 suprasternal notch
胸骨舌骨筋 sternohyoid muscle
胸骨頭 sternal head
胸鎖乳突筋 sternocleidomastoid
胸式呼吸 thoracic breathing
胸腺 thymus
胸帯 pectoral girdle
胸椎 thoracic vertebrae
胸背神経叢 thoracodorsal plexus
胸膜-表面圧(胸膜腔内圧) pleural-surface
　　pressure (intrapleural pressure)

胸膜 pleural (membrane)
胸膜炎 pleurisy
胸膜腔 pleural cavity
胸膜腔内の液体圧 intrapleural fluid pressure
胸膜腔内のスペース intrapleural space
胸膜洞 pleural recess (sinus)
胸膜連結 pleural linkage
胸腰系 thoracolumbar division
強制呼気 forced exhalation
強制振動 forced vibration
強着 ankylosis
境界溝 marginal sulcus (sulcus limitans)
頰咽頭筋 buccopharyngeus muscle
頰筋 buccinator muscle
頰腔 (口腔前庭) buccal cavity
頰骨弓 zygomatic arch
頰骨 zygomatic (malar) bones
頰骨突起 zygomatic process
頰骨突起 zygomatic process
頰側面 buccal surface
頰部脂肪体 buccal fat pad
橋 pons
橋核 pontine nuclei
橋曲 pontine flexure
橋腕 brachium pontis
局所解剖学 regional or topographical anatomy
局所解剖学的分布 topographical distribution
棘下筋 infraspinatus
棘上筋 supraspinatus
棘上靭帯 supraspinal ligaments
棘突起 spinous process
近位 proximal
近心傾斜 mesioversion
近心面 mesial surface
筋横隔動脈 musculophrenic artery
筋外膜 epimysium
筋学 myology
筋活動 muscle action
筋機能 muscle function
筋緊張 muscle tension (tone)
筋緊張亢進 hypertonicity
筋緊張低下 hypotonicity
筋系 muscular system
筋形質 sarcoplasm
筋原線維 myofibril
筋細胞 muscle cell
筋細胞膜 sarcolemma
筋三角 muscular triangle
筋収縮 muscle contraction
筋周膜 perimysium
筋小胞体 endoplasmic (sarcoplasmic) reticulum
筋性の軟口蓋 muscular soft palate
筋節 myotome (myomere, sarcomere)
筋線維 muscle fiber
筋束 fasciculi
筋組織 muscle tissue
筋弾性-空気力学説 myoelastic-aerodynamic theory
筋電図 electromyography
筋電図学的研究 electromyographic studies
筋突起 coronoid process
筋内膜 endomysium
筋肉終板 muscle end plate
筋肉と腱の受容器 muscle and tendon receptors
筋付着 muscle attachments
筋紡錘 muscle spindle
筋膜 fascia
筋輪 muscular sling
襟骨 collarbone

く_____

クモ膜 arachnoid mater
クモ膜下槽 subarachnoid cisterns
クモ膜顆粒 arachnoid granulations
クラウゼ神経終末球 end bulbs of Krause
グナチオン gnathion
グラベラ glabella
グロトグラフィ glottography
くる病 Rickets
区域X線断層撮影法 sectional radiography
空気力学的計測 aerodynamic measurement
屈曲 flexion
屈曲段階 flexion stage
屈筋 flexor
屈触性 stereotropism

け_____

系 systems
系統解剖学 systemic anatomy
形状指数 shape quotient
形態学 morphology
茎状突起 styloid process
茎突咽頭筋 stylopharyngeus muscle
茎突下顎靭帯 stylomandibular ligament
茎突舌筋 styloglossus muscle
茎突舌骨筋 stylohyoid
茎突舌骨靭帯 stylohyoid ligament
茎乳突孔枝 stylomastoid branch
経口内視鏡検査 peroral endoscopy
痙性 spasticity
継続音 continuant
頸屈曲 cervical flexure
頸神経叢 cervical plexus
頸椎 cervical vertebrae
頸洞 cervical sinus
頸動脈三角 carotid (bloody) triangle
頸動脈小体 carotid bodies
頸部彎曲 cervical curve
頸膨大 cervical enlargement
鶏冠 crista galli
欠損 colobomas
血液 blood
血管収縮神経中枢 vasoconstrictor center
血球 corpuscle
血漿 blood plasma
血小板 blood platelet
血中の二酸化炭素 carbon dioxide in the blood
結合節 copula
結合組織 connective tissue
結節歯胚 tooth bud
楔状索 funiculus cuneatus
楔状束 fasciculus cuneatus
楔状軟骨 cuneiform cartilage
楔前部 precuneus
楔部 cuneus
犬歯 canine
犬歯根隆起 canine eminence
肩甲下筋 subscapularis
肩甲挙筋 levator scapulae
肩甲骨 scapula
肩甲舌骨筋 omohyoid muscle
肩峰 acromion
剣状突起 xiphoid process, ensiform process
腱 tendon
腱膜 aponeuroses
腱膜シート aponeurotic sheet
顕微解剖学 microscopic anatomy
原外套 archipallium
原子 atom
原始口 primitive mouth
原始髄質上皮細胞 primitive medullary epithelial cells
原始線条 (原条) primitive streak
原始脳胞 primary brain vesicles
原始領域 primordial areas
原動力 prime mover
原鼻孔 (鼻窩) nasal pit
減衰 damping
減数分裂 meiosis

こ_____

ゴニオン gonion
ゴルジ腱器官 Golgi tendon organ
ゴルジ細胞 Golgi cells
ゴルジ複合体 Golgi complex
こめかみ temporae

古外套 archipallium
古小脳 archicerebellum
呼気圧曲線 expiratory pressure curves
呼吸 breathing, respiration
呼吸器学 pulmonology
呼吸器系 respiratory system
呼吸窮迫症候群 respiratory distress syndrome
呼吸中枢 respiratory center
呼吸調節刺激 stimuli regulating respiration
呼吸調節中枢 pneumotaxic center
呼吸流量計（ニューモタコグラフ）pneumotachograph
股臼 acetabulum
固縮 rigidity
固定筋 fixation muscle
固有受容インパルス proprioceptive impulses
固有受容器 proprioception, proprioceptors
固有上皮組織 epithelial tissue proper
固有振動数 natural frequency
孤束 solitary tract, tractus solitarius
鼓索神経 chorda tympani
鼓室 tympanic
鼓室 tympanic cavity
鼓室階 scala tympani
鼓室乳突裂 tympanomastoid fissure
鼓室鱗裂 tympanosquamosal fissure
鼓膜 tympanic membrane, eardrum
口咽頭 oropharynx
口咽頭膜 buccopharyngeal membrane
口窩 stomodeum
口蓋 palate, tegmen oris
口蓋（弓）palatal vault（arch）
口蓋咽頭ヒダ palatopharyngeal fold
口蓋咽頭弓 palatopharyngeal arch
口蓋咽頭筋 palatopharyngeus muscle
口蓋腱膜 palatal aponeurosis
口蓋骨 palatine bones
口蓋皺襞 rugae
口蓋図 palatopograph
口蓋垂筋 musculus uvulae（azygos uvulae）
口蓋垂裂 bifid uvula
口蓋舌弓 palatoglossal arch
口蓋舌筋 palatoglossus muscle
口蓋側舌面 palatine surface
口蓋突起 palatine process
口蓋平面 palatal plane
口蓋扁桃 palatine tonsils
口蓋帆咽頭閉鎖（鼻咽腔閉鎖）velopharyngeal closure
口蓋帆咽頭閉鎖機構（鼻咽腔閉鎖機構）velopharyngeal mechanism
口蓋帆挙筋 levator palati（levator veli palatini）

口蓋帆張筋 tensor palati（tensor veli palatini）
口蓋翼状方形軟骨の棒 palatopterygoquadrate bar
口蓋隆起 torus palatinus
口蓋裂 cleft palate
口角にかかわる顔面筋 angular facial muscles
口角下制筋 depressor anguli oris muscle
口角挙筋 levator anguli oris muscle
口峡 oropharyngeal isthmus
口腔 oral cavity
口溝 oral groove
口臭 fetor ex ore
口唇 lips
口唇の丸め lip rounding
口唇音 labial
口唇腺 labial gland
口底静脈 ranine vein
口鼻膜 bucconasal membrane
口輪筋 orbicularis oris muscle
口裂 rima oris
広頸筋 platysma
広背筋 latissimus dorsi
甲介骨 turbinated bone
甲状咽頭筋 thyropharyngeus muscle
甲状筋 thyromuscularis
甲状頸動脈 thyrocervical trunk
甲状喉頭蓋筋 thyroepiglotticus muscle
甲状喉頭蓋靱帯 thyroepiglottic ligament
甲状声帯筋 thyrovocalis
甲状舌骨筋 thyrohyoid muscle
甲状切痕 thyroid notch
甲状腺 thyroid gland
甲状腺峡部 isthmus of thyroid gland
甲状腺原基 thyroid primordium
甲状腺錐体葉 pyramidal lobe of Thyloid gland
甲状腺摘出術 thyroidectomy
甲状軟骨 thyroid cartilage
甲状軟骨角 angle of the thyroid
甲状軟骨板 thyroid laminae
甲状披裂筋 thyroarytenoid muscle
交感神経系 sympathetic division
交差咬合 crossbite
交叉性錐体路 crossed pyramidal tract
交通枝 rami communicantes
交連線維 commissural fibers
抗緊扼動作 antisphincteric gesture
抗体 antibody
抗体免疫 antibody-related immunity
咬筋 masseter muscle
咬合 occlusion
咬合平面 occlusal plane
咬合面 occlusal surface

咬合面側 occlusally
咬耗期 attrition
後 posterior
後外側溝 posterolateral sulcus
後外側床突起 posterior clinoid process
後外側裂 posterolateral fissure
後下角輪状靱帯 posterior ceratocricoid ligament
後角 dorsal horn
後期 anaphase
後鋸筋 serratus posterior muscles
後口蓋弓 posterior faucial pillar
後交連 posterior commissure
後索 dorsal funiculus
後斜角筋 posterior scalene
後上方裂 posterior superior fissure
後脊髄動脈 posterior spinal artery
後続永久歯 successional permanent teeth
後側腹筋 posterior abdominal muscles
後退 retraction
後（大動脈）肋間動脈 posterior（aortic）intercostal artery
後柱 dorsal column
後中間裂 posterior median fissure
後中心裂 postcentral fissure
後頭 occiput
後頭蓋窩 posterior cranial fossa
後頭筋 occipitalis muscle
後頭原節 occipital somite
後頭骨 occipital bone
後頭骨縁 occipital margin
後頭乳突縫合 occipitomastoid suture
後頭葉 occipital lobe
後脳 hindbrain
後脳 metencephalon
後脳（橋）metencephalon（pons）
後脳（小脳）metencephalon（cerebellum）
後鼻棘 posterior nasal spine
後鼻孔 choanae, posterior nare
後腹 posterior belly
後部の四角板 posterior quadrate lamina
後方 posterior
後葉 posterior lobe
後輪状披裂筋 posterior cricoarytenoid muscle
後輪状披裂靱帯 posterior cricoarytenoid ligament
後肋間膜 posterior intercostal membranes
恒常性 homeostasis
高速度映画撮影法 high-speed cinematography
硬口蓋 hard palate
硬膜 dura mater
喉頭 larynx

——の透照診断法 transillumination of the larynx
——の笛 laryngeal whistle
喉頭咽頭 laryngopharynx
喉頭横隔膜症 laryngeal web
喉頭蓋 epiglottis
喉頭蓋茎 petiolus
喉頭蓋谷 valleculae
喉頭気管管 laryngeotracheal tube
喉頭筋 muscles of the larynx
喉頭筋群 thyromuscularis
喉頭口 aditus laryngis
喉頭四角膜 quadrangular membrane
喉頭室 laryngeal ventricle, ventricle of the larynx
喉頭室ヒダ ventricular fold
喉頭小嚢 laryngeal saccule
喉頭前庭 vestibule of the larynx
喉頭直達鏡検査 direct laryngoscopy
喉頭発声障害 ventricular dysphonia
喉頭弁 laryngeal valve
溝 sulcus
鈎 uncus
鈎状のワイヤ電極（有鈎針金電極）hooked-wire electrode
鈎状束 uncinate fasciculus
構音 articulation
構音器官 articulator
構音追跡装置 articulation tracking devices
酵素 enzyme
膠原線維 collagenous fiber
膠細胞（グリア細胞）glial cells
——の成長 development of glial cells
膠質 colloid
膠様質 substantia gelatinosa
合胞体栄養細胞層 syncytiotrophoblast
黒核 black nucleus
黒質 substantia nigra
黒毛舌（舌黒質）black hairy tongue (lingua nigra)
骨 bone
骨化 ossification
骨格筋 skeletal muscle
骨格系 skeletal system
骨芽細胞 osteoblast
骨幹 diaphysis
骨間部分 interosseous portion
骨細胞 osteocyte
骨性の硬口蓋 bony hard palate
骨組織 osseous tissue
骨端 epiphyses
骨内萌出 intraosseous eruption
骨盤 bony pelvis
骨盤 pelvis

骨膜 fascia
骨膜 periosteum
骨迷路 osseous labyrinth
骨癒合 synostosis
骨梁 trabeculae
混合歯列 mixed dentition
混合神経 mixed nerves

さ_____

3-ニューロン反射弓 three-neuron reflex arc
サブスピナーレ subspinale
ささやき声 whisper
左脚 left crus
鎖骨 clavicle
鎖骨下筋 subclavius
鎖骨下動脈 subclavian artery
鎖骨呼吸 clavicular breathing
鎖骨頭 clavicular head
坐骨 ischium
坐骨結節 ischial tuberosity
再生 reproduction
細気管支 bronchiole
細胞外液 extracellular fluid
細胞（原形）質 protoplasm
細胞構築学 cytoarchitectonics
細胞質 cytoplasm
——の構造 structures of the cytoplasm
細胞性免疫 cell-mediated immunity
細胞生理学 cellular physiology
細胞体 cell body
細胞内液 intracellular fluid
細胞分裂 mitosis
細網線維 reticular fiber
最大吸気量 inspiratory capacity (IC)
最大振幅 peak amplitude
最大分時換気量 maximum minute volume
鰓下隆起 hypobranchial eminence
鰓弓 branchial arches
鰓溝 branchial groove
鰓裂 gill cleft
索 funiculi
索状体 restiform bodies
雑音 noise
三角窩 triangular fovea
三角筋 deltoideus
三角縫合 suture limbosa
山頂 culmen
山腹 declive
産科学 obstetrics
残気 residual air
残気量 residual volume (RV)

し_____

16運動体モデル sixteen-mass model
シナプス synapse
シナプス間隙 synaptic cleft
シヌソイド（正弦曲線）sinusoid
シュワン細胞 Schwann cells
ジェンナーリ線 stria of Gennari
子音 consonants
四角膜 quadrangular membranes
四丘体 corpora quadrigemina
矢状 sagittal
矢状縁 sagittal margin
矢状静脈洞 sagittal sinus
矢状縫合 sagittal suture
矢状面 sagittal plane
糸状乳頭 filiform papillae
死腔 dead-air space
自然なピッチレベル natural level
脂肪組織 adipose tissue
至適ピッチレベル optimum pitch level
弛緩圧 relaxation pressure
弛緩圧曲線 relaxation-pressure curve
弛緩筋 relaxer muscle
視蓋脊髄路 tectospinal tract
視覚連合野 visual association areas
視交叉 optic chiasm
視交叉溝 chiasmatic sulcus
視床 thalamus
視床下部 hypothalamus
視床下部の核 hypothalamic nuclei
視床間橋 massa intermedia
視床後部 metathalamus
視床上部 epithalamus
視床枕 pulvinar
視床内髄板 internal medullary lamina
視床皮質 thalamocortical
視床腹部 subthalamus
視床腹部核 subthalamic nucleus
視床放線 thalamic radiation
視神経管 optic canal
歯牙 teeth
歯科矯正 orthodontics
歯冠 crown
歯間離開 diastema
歯茎 gum
歯根 root
歯軸傾斜 axiversion
歯周靱帯 periodontal ligament
歯周組織 periodontal tissue
歯小管 dental canaliculi
歯状核 dentate nucleus
歯状核赤核 dentate rubral
歯状縫合 dentate sutures

歯髄 dental pulp
歯槽 dental alveolus
歯槽管 alveolar canal
歯槽弓 alveolar arch
歯槽枝 dental artery
歯槽点 prosthion
歯槽突起 alveolar process
歯帯 cingulum
歯堤 dental lamina
歯突起 dens process, odontoid process
歯肉 gingivae
歯乳頭 dental papilla
歯嚢 dental sac
歯胚 tooth germ
篩骨 ethmoid bone
篩骨棘 ethmoid spine
篩骨切痕 ethmoid notch
篩骨蜂巣 ethmoid air cell
篩骨迷路 ethmoid labyrinth
篩板 cribriform plate
耳介 auricle
耳介ヒダ auricular fold
耳下腺 parotid salivary gland
耳管咽頭筋 salpingopharyngeus (muscle)
耳管咽頭ヒダ salpingopharyngeal fold
耳管咽頭口 pharyngeal ostium
耳管口蓋ヒダ salpingopalatine fold
耳管隆起 torus tubarius
耳甲介 concha
耳甲介窩 cave conchae
耳甲介舟 skiff or cymba conchae
耳砂 otoconia
耳小骨 auditory ossicles
耳小骨連鎖 ossicular chain
耳垂 ear lobe or earlap
耳輪脚 arm or crus
自己免疫系 autoimmune system
自由神経終末 free nerve endings
自律神経系 autonomic nervous system
茸状乳頭 fungiform papillae
時間的重畳 temporal overlap
軸 shaft, stalk
軸索 axon
軸索原線維 axon fibril
軸椎 axis
軸傍神経褶 paraxial neural fold
失読失書 alexia and agraphia
室間孔 interventricular foramen
室頂核 fastigeal nuclei
湿式マノメーター wet manometer
膝 genu
実験生理学 experimental physiology
実地的解剖学 practical anatomy
写真撮影法 photography

車軸関節 pivot joint
斜角筋 scalene muscle
斜線 oblique line
斜台 clivus
斜披裂筋 oblique arytenoid muscle
斜部 pars oblique
主気管支 main stem bronchi
種子骨 sesamoid bone
受精 fertilization
受精体 zygote
受容器 receptors
　　　——のタイプ types of receptors
受容器電位 receptor potential
樹状突起 dendrite
収縮筋 constrictor muscle
収縮性単位 basic contractile unit
終期 telophase
終糸 filum terminale
終脳（前脳）telencephalon (forebrain)
終板 lamina terminalis
終末感覚器官 exteroceptors
終末細気管支 terminal bronchiole
睫毛 cilia
十字隆起 cruciform eminence
柔細胞 parenchyma
重層 stratified
絨毛 villi
絨毛膜絨毛 chorionic villi
絨毛膜有毛部 chorion frondosum
縦隔 mediastinum
縦靱帯 longitudinal ligament
縦稜 longitudinal crest
出生歯 natal teeth
循環系 circulatory system
循環体液 circulatory fluids
小・大頬骨筋 zygomatic minor and major
小円筋 teres minor
小角 lesser horn
小角咽頭筋 chondropharyngeus muscle
小顎症 micrognathia
小角舌筋 chondroglossus muscle
小角軟骨 corniculate cartilage
小管相 canalicular phase
小臼歯 premolar (bicuspid)
小胸筋 pectoralis minor
小腔 lacunae
小節 nodulus
小舌 lingula
小舌症 microglossia
小児歯科 pedodontics
小児歯科医 pedodontist
小児脊柱 infant vertebral column
小脳 cerebellum
小脳テント tentorium cerebelli

小脳回 folia cerebelli
小脳活樹 arbor vitae
小脳鎌 falx cerebelli
小脳脚 cerebellar peduncle
小脳虫部 vermis of the cerebellum
小脳半球 cerebellar hemisphere
小脳扁桃 tonsil
小胞体 endoplasmic reticulum
小腰筋 psoas minor
松果体 pineal body
笑筋 risorius muscle
消化器系 digestive system
硝子 hyaline
硝子軟骨 hyaline cartilage
鋤骨 vomer bone
上 superior
上衣 ependymal
上位運動ニューロン upper motor neurons (UMN)
上咽頭収縮筋 superior constrictor muscle
上横隔動脈 superior phrenic artery
上顎 maxillae
上顎がオーバーバイト maxillary overbite
上顎結節 maxillary tuberosity
上顎成長 maxillary growth
上顎側切歯 upper lateral incisor
上顎洞 maxillary sinus
上顎突起 maxillary process
上関節突起 superior articular process
上丘 superior colliculi
上行 ascending
上行咽頭動脈 ascending pharyngeal artery
上行外界感覚入力 ascending exterosensory input
上後鋸筋 serratus posterior superior
上甲状腺枝 superior laryngeal branch
上甲状腺動脈 superior thyroid artery
上甲状披裂筋（弛緩筋）superior thyroarytenoid muscle (relaxer)
上行性網様体賦活系 ascending reticular activating system (ARAS)
上行大動脈 ascending aorta
上項線 superior nuchal line
上矢状洞 superior sagittal sinus
上縦（矢状）洞 superior sagittal (longitudinal) sinus
上縦舌筋 superior longitudinal muscle
上小脳脚 superior cerebellar peduncle
上唇挙筋 levator labii superior muscle
上唇小帯 superior labial frenulum
上唇切歯筋 incisivus labii superior
上唇鼻翼挙筋 levator labii superior alaeque nasi, quadratus labii superior
上錐体静脈洞 superior petrosal sinus

上（前）腹 superior (or anterior) belly
上大静脈 superior vena cava
上皮 epithelium
上皮組織 epithelial tissue
上鼻甲介 superior nasal conchae
上腹壁動脈 superior epigastric artery
上方 superior
上腕骨 humerus
漿膜 serous membrane
漿膜下筋膜 subserous fasciae
漿膜性の心嚢 serous pericardium
鞘状突起 vaginal process
鐘状期 bell stage
静脈洞 venous sinuses
食細胞 phagocytic cell
食道裂孔 esophageal hiatus
植物生理学 vegetable physiology
心筋 cardiac muscle (myocardium)
心循環器系 cardiovascular system
心臓 heart
心臓抑制中枢 cardiac inhibitor center
心嚢 pericardium
心膜 pericardial membrane
心膜腔 pericardial cavity
伸筋 extensor
伸張受容器 stretch receptor
伸張受容器からのインパルス impulses from stretch receptors
伸張反射 stretch reflex
伸展 extension
伸展力 stretching force
神経 nerve
神経シナプス neural synapse
神経学 neurology
神経芽細胞 neuroblast
神経下垂体 neurohypophysis
神経管 neural tube
神経棘 nervous spinosus
神経筋シナプス neuro-muscular synapse
神経系 nervous system
神経系の分類 divisions of the nervous system
神経溝 neural groove
神経膠細胞 glioblast
神経膠細胞 supportive (neuroglial) cell
神経膠（支持）細胞 neuroglial (supportive) cells
神経細線維 neurofibrils
神経細胞 nerve cell
神経支配比 innervation ratio
神経褶 neural fold
神経上皮細胞 medulloblast
神経上膜 epineurium
神経節 ganglia

神経節隆起 ganglion ridge
神経叢 nerve plexus
神経組織 nervous tissue
神経組織の結合組織外皮 connective tissue coverings of neural tissue
神経単位 neuron
神経堤 neural crest
神経伝達物質 neurotransmitters
神経同期説 neurochronaxic theory
神経突起 nerve process
神経内分泌系 neuroendocrine system
神経板 neural plate
神経分節 neuromere
神経路 nerve tracts, neural pathways
侵害受容器 nociceptors
振幅 vibrational amplitude
振動する空気柱の共鳴周波数 resonant frequencies of vibrating air columns
真皮 corium
真肋（骨） true rib
唇側面 labial surface
深部筋膜 deep fasciae
新小脳 neocerebellum
新皮質 neocortex
人中 philtrum
人類学的解剖学 anthropological anatomy
靱帯 ligament
靱帯結合 syndesmosis

す

ストロボスコピー stroboscopy
ストロボ断層撮影法 strobolaminagraphy
スパイログラム spirogram
スパイロメータ（湿式肺活量計） wet spirometer
スピンドル spindle
吸い込み sink
水平眼振 lateral nystagmus
水平面 horizontal plane
垂 uvula
垂直位相差 vertical phase difference
垂直顔面筋 vertical facial muscles
垂直舌筋 vertical muscle
垂直板 perpendicular plate
垂直面 vertical plane
睡眠時無呼吸 sleep apnea
膵臓 pancreas
錘外筋線維 extrafusal muscle fibers
錐体 cone, pyramid
錐体外路 extrapyramidal pathways, extrapyramidal tract
錐体筋 pyramidalis
錐体交叉 pyramidal decussation
錐体後裂 postpyramidal

錐体鼓室裂 petrotympanic fissure
錐体細胞 pyramidal cell
錐体前索路 direct pyramidal tract
錐体前裂 prepyramidal
錐体側索路 lateral pyramidal tract
錐体路（皮質延髄路，随意運動性経路） pyramidal (corticospinal, voluntary motor) pathway
錐体路 pyramidal tract
錘内筋線維 intrafusal muscle fibers
随意筋 voluntary muscle
髄質 medulla
髄鞘構築学 myeloarchitectonics
髄脳（延髄） myelencephalon (medulla oblongata)
髄板 medullary plate
髄膜 meninges

せ

セグメント（分節） segment
セメントエナメル境界 cementoenamel junction
セメント質 cementum
セラ（鞍） sella
正円孔 foramen rotundum
正弦曲線 sine curve
正中核 midline nucleus
正中顎間縫合 intermaxillary suture
正中溝 median sulcus
正中舌喉頭蓋ヒダ（靱帯） median lateral glossoepiglottic ligament
正中前頭縫合 frontal suture
正中縫線 midline raphe
生殖子 gametes
生殖腺 gonads
生物学 biology
生理学 physiology
成長 growth
声区 voice register
声区基準 voice register criteria
声帯 vocal folds (plicae vocales)
声帯ヒダ vocal fold
——の接触 vocal fold approximation
声帯音 vocal (glottal) tone
声帯筋 vocalis muscle
声帯靱帯 vocal ligament
声帯突起 vocal process
声道 vocal tract
——の絞扼 constrictions of the vocal tract
——の伝達関数 transfer function of the vocal tract
——の長さ length of the vocal tract
声道長の増加 increasing length of vocal tract

声品質 voice quality
声門 glottis
声門音 glottal tone
声門下腔領域 subglottal region
声門起声 glottal attack
声門上腔領域 supraglottal region
声門抵抗 glottal resistance
声門破裂音 glottal stop
制御活動 checking action
星状 stellate
星状細胞 astrocyte
星状細胞 stellate cells
精子 sperm
静止肺気量 resting lung volume（RLV）
静止膜電位 resting membrane potential
赤核 red nucleus
赤核脊髄路 rubrospinal tract
赤色骨髄 red marrow
脊索 notochord
脊髄 spinal cord
脊髄円錐 conus medullaris
脊髄小脳路 spinocerebellar tract
脊髄神経 spinal nerves
脊髄神経節 spinal ganglion
脊柱（脊椎）vertebral (spinal) column
脊柱起立筋 erector spinae muscle
　（sacrospinalis muscle）
脊柱後彎症 kyphosis
脊柱前彎症 lordosis
脊柱側彎症 scoliosis
脊椎胸骨肋骨 vertebrosternal rib
脊椎骨 vertebrae
脊椎穿刺 spinal tap
脊椎披裂 spina bifida
脊椎肋軟骨肋骨 vertebrochondral rib
脊椎肋骨 vertebral rib
切縁 incisal edge
切縁結節 mamelon
切歯 incisor
切歯孔 incisive foramen
石灰化 calcification
赤血球 erythrocyte
接触伝導 ephaptic conduction
舌 tongue
舌咽頭筋 glossopharyngeus muscle
舌下神経 hypoglossal nerve
舌下神経ワナ（頸神経ワナ）ansa hypoglossi
　（ansa cervicalis）
舌下神経管 hypoglossal canal
舌下腺 sublingual salivary gland
舌奇形 anomalies of the tongue
舌（骨）弓 hyoid arch
舌骨 hyoid bone
舌骨下筋群（喉頭下制筋）infrahyoid muscles
　（laryngeal depressors）
舌骨筋群 hyoid musculature
舌骨甲状膜・靱帯 hyothyroid membrane and ligament
舌骨喉頭蓋靱帯 hyoepiglottic ligament
舌骨上筋群（喉頭挙上筋）suprahyoid muscles
　（laryngeal elevators）
舌骨舌筋 hyoglossus muscle
舌骨吊り下げ筋 hyoid sling muscles
舌根沈下 glossoptosis
舌根の原基 root primordia
舌状回 lingual gyrus
舌小帯 lingual frenulum（frenum）
舌静脈 lingual vein
舌側傾斜 labioversion
舌側面 lingual surface
舌動脈 lingual artery
舌扁桃 lingual tonsil
絶対不応期 absolute refractory period
仙骨 sacrum
仙骨自律神経 sacral autonomics
仙腸関節 sacroiliac joint
仙椎 sacral vertebrae
仙椎孔 sacral foramina
先端巨大症 acromegaly
染色質 chromatin
染色体 chromosome
染色分体 chromatid
浅在性 superficial
栓状核 emboliform nucleus
腺 gland
腺相 glandular phase
線維 fibrous
線維性関節 fibrous joint
線維性中隔 fibrous septa
線維性肋膜炎 fibrotic pleurisy
線維束性攣縮 fasciculation
線維軟骨結合 symphysis
線維囊 fibrous pericardium
線条体 striate bodies
線条体 corpus striatum
潜在的胸膜腔内スペース potential intrapleural space
潜伏期 latent period
繊毛 cilia
全か無かの原理（悉無律）all-or-none principle
全肺気量 total lung capacity（TLC）
前 anterior
前黄斑 macula flava anterior
前外側溝 anterolateral sulcus
前下角輪状靱帯 anterior ceratocricoid ligament
前角 ventral horn

前額 frons
前期 prophase
前弓 anterior arch
前胸神経叢 anterior thoracic plexus
前鋸筋 serratus anterior muscle
前交連 anterior commissure
前後の結節 anterior tuberclea, posterior tuberclea
前後面 anterior-posterior plane
前索の伝導路 tracts of the ventral funiculus
前索板 prochordal plate
前斜角筋 anterior scalene（scalenus anterior）muscle
前障 claustrum
前神経孔 anterior neuropore
前神経束 anterior fasciculus
前正中裂 anterior median fissure
前脊髄動脈 anterior spinal artery
前舌の原基 anterior lingual primordia
前側腹筋 anterolateral abdominal muscles
前柱 ventral column
前腸 foregut
前庭階 scala vestibuli
前庭蝸牛動脈 vestibulocochlear artery
前庭神経 vestibular nerve
前庭脊髄路 vestibulospinal pathway
前庭動脈 vestibular artery
前庭膜 vestibular membrane
前頭蓋窩 anterior cranial fossa
前頭橋 frontopontine
前頭筋 frontalis muscle
前頭結節（隆起）frontal eminence
前頭骨 frontal bone
前頭骨縁 frontal margin
前頭蝶形突起 frontosphenoidal process
前頭洞 frontal sinus
前頭突起 frontal process
前頭鼻突起 frontonasal process
前頭弁蓋 frontal operculum
前頭面 frontal/coronal plane
前頭葉 frontal lobe
前頭稜 frontal crest
前脳 forebrain, prosencephalon
前発声相 prephonation phase
前皮質脊髄路 ventral corticospinal tract
前鼻棘 anterior nasal spine
前鼻孔 anterior nare
前腹 anterior belly
前部三角 anterior triangle
前方 anterior
前葉 anterior lobe
前葉 anterior lobe
前輪状披裂靱帯 anterior cricoarytenoid ligament

前肋間動脈 anterior intercostal artery
前肋間膜 anterior intercostal membrane

そ

咀嚼筋 muscles of mastication
組織液 tissue fluid
粗糙性 roughness
疎性結合組織 loose connective tissue
鼠径鎌 falx inguinalis
鼠径靱帯 inguinal ligament
鼠径靱帯 inguinal ligament
双羽状筋 bipennate
双極 bipolar
双極ニューロン bipolar neuron
相互作用 mutual influence
相対不応期 relative refractory period
桑実胚 morula
僧帽筋 trapezius
層 laminae
総腸骨動脈 right and left common iliac arteries
槽 alveolus, cisterns
槽間中隔 interalveolar septa
叢 plexus
象牙芽細胞 odontoblast
象牙質 dentin
象牙質形成不全症 dentinogenesis imperfecta
側角 lateral horn
側索の伝導路 tracts of the lateral funiculus
側柱 lateral column
側頭窩 temporal fossa
側頭下窩 infratemporal fossa
側頭下顎靱帯（外側靱帯）temporomandibular ligament (lateral ligament)
側頭筋 temporalis muscle
側頭骨 temporal bones
側頭骨縁 temporal margin
側頭線 temporal line
側頭突起 temporal process
側頭弁蓋 temporal operculum
側頭葉 temporal lobe
側脳室 lateral ventricle
損傷 lesions

た

ダーウィン結節 Darwin's tubercle
タイプI細胞 type I cell
タイプII細胞 type II cell
手綱三角 trigonum habenulae
多羽状筋 multipennate
多極ニューロン multipolar neuron
多極性 multipolar
多発性硬化症 multiple sclerosis
唾液核 salivatory nuclei

楕円窩 fovea oblonga
太陽神経叢 solar plexus
代謝 metabolism
体 body
体軸骨格 axial skeleton
体肢骨格 appendicular skeleton
体循環 systemic circuit
体静脈 systemic veins
体性遠心性柱 somatic efferent column
体性求心性柱 somatic afferent column
体節 somite
体動脈 systemic arteries
体部 corpus (body)
体柄 body stalk
苔状線維 mossy fibers
胎盤 placenta
帯状回 cingulate gyrus
帯状溝 cingulated sulcus
帯状束 cingulum
大気圧 atmospheric pressure
大円筋 teres major
大角 greater horn
大角咽頭筋 ceratopharyngeus muscle
大臼歯 molar
大胸筋 pectoralis major
大口蓋静脈 large palatine vein
大後頭孔 foramen magnum
大坐骨切痕 greater sciatic notch
大小の鼻翼軟骨 major and minor alar cartilage
大静脈孔 foramen vena cava
大舌症 pseudomacroglossia
大動脈 aorta
大動脈弓 arch of the aorta
大動脈小体 aortic bodies
大動脈裂孔 aortic hiatus
大内大脳静脈 large internal cerebral vein
大脳 cerebrum
——の白質 white matter of the cerebrum
大脳鎌 falx cerebri
大脳基底核 basal ganglia
大脳脚 cerebral peduncles, crus cerebri
大脳縦裂 cerebral longitudinal fissure
大脳半球 cerebral hemisphere
大脳皮質（外套）cerebral cortex (pallium)
大脳皮質損傷 cerebrocortical lesions
大脳辺縁系 limbic system
大脳裂 cerebral fissures
大腰筋 psoas major
第1裂 primary fissure
第3脳室 third ventricle
第4脳室 fourth ventricle
第7頸椎 seventh cervical vertebra

第I脳神経（嗅神経）cranial nerve I (olfactory)
第II脳神経（視神経）cranial nerve II (optic)
第III脳神経（動眼神経）cranial nerve III (oculomotor)
第IV脳神経（滑車神経）cranial nerve IV (trochlear)
第V脳神経（三叉神経）cranial nerve V (trigeminal)
第VI脳神経（外転神経）cranial nerve VI (abducent)
第VII脳神経（顔面神経）cranial nerve VII (facial)
第VIII脳神経（前庭蝸牛神経）cranial nerve VIII (vestibulocochlear)
第IX脳神経（舌咽神経）cranial nerve IX (glossopharyngeal)
第X脳神経（迷走神経）cranial nerves X (vagus)
第XI脳神経（副神経あるいは脊髄副神経）cranial nerve XI (accessory or spinal accessory)
第XII脳神経（舌下神経）cranial nerve XII (hypoglossal)
高い神経支配比 high innervation ratio
高い声区 high register
脱分極 depolarization
脱落 shedding
脱落性（一次）歯列弓（乳歯列弓）deciduous (primary) dental arch
縦の舌正中溝 longitudinal median sulcus
縦方向の伸展力 longitudinal tension
単極 unipolar
単極ニューロン unipolar neuron
単収縮 single muscle twitche
単純調和運動 simple harmonic motion (SHM)
単数 haploid number
単層 simple
単層扁平 simple squamous
淡蒼球 globus pallidus
短骨 short bone
短肋骨挙筋 levatores costaruman breves
断綴言語 scanning speech
弾性 elastic
弾性円錐 conus elasticus
弾性線維 elastic fiber
弾道運動 ballistic movement

ち

チロキシン thyroxin
遅延性聴覚フィードバック delayed auditory feedback

恥骨 pubis
恥骨結合 pubic symphysis
緻密結合組織 dense connective tissue
緻密骨 dense bone (compact bone)
中咽頭収縮筋 middle constrictor muscle
中間顎 premaxilla
中間部 middle
中期 metaphase
中硬膜動脈 middle meningeal artery
中耳 middle ear
中耳腔 middle ear cavity
中斜角筋 middle scalene
中小脳脚 middle cerebellar peduncle
中心 central
中心管 central canal
中心溝 central fissure, central sulci
中心後回 postcentral gyrus
中心後溝 postcentral sulcus
中心小葉 central lobule
中心前回 precentral gyrus
中心体 centrosome
中枢神経系 central nervous system
中声区 middle register
中舌骨甲状靭帯 middle hyothyroid ligament
中頭蓋窩 middle cranial fossa
中脳 mesencephalon, midbrain
中脳蓋 tectum
中脳蓋自律神経 tectal autonomics
中脳水道 cerebral aqueduct
中脳被蓋 tegmentum
中胚葉 mesoderm
中鼻甲介 middle nasal conchae
中皮組織 mesothelial tissue
虫部 vermis
長胸神経叢 long thoracic plexus
長骨 long bone
長肋骨挙筋 levatores costarum longi
鳥距溝 calcarine fissure, calcarine sulcus
超分節性要素 suprasegmental elements
腸骨 ilium
腸骨筋 iliacus
腸腰靭帯 iliolumbar ligament
調和音(上音,定常状態)説 harmonic(overtone, steady state) theory
蝶下顎靭帯 sphenomandibular ligament
蝶形骨 sphenoid bone
蝶形骨洞 sphenoid sinus
蝶形骨吻 sphenoidal rostrum
蝶形骨稜 sphenoidal conchae
蝶篩陥凹 sphenoethmoid recess
蝶番滑走関節 ginglymoarthrodial
蝶番関節 hinge joint
聴覚フィードバック auditory feedback
聴覚プラコード auditory placode

直静脈洞 straight sinus
直接運動経路 direct motor pathway
直接肺胞管 alveolar duct
直線運動 translational movement
直通錐体路 direct pyramidal tract
直部 pars recta

つ

ツチ骨 malleus
ツチ骨条 malleolar stria
椎間板 intervertebral disc
椎孔 vertebral foramen
椎骨動脈 vertebral artery
椎前筋 prevertebral muscle
椎側筋 lateral vertebral muscle
椎板 sclerotome
強さのレベル intensity level (IL)
強さ-期間曲線 strength-duration curves

て

デオキシリボ核酸 deoxyribonucleic acid (DNA)
デシベル decibel
底屈 plantar flexion
釘状関節 gomphosis
停滞空気 dead air
適合 adaptation
適合刺激 adequate stimulus
伝導速度 conduction velocity
電位差 potential difference
電気的グロトグラフィ electroglottography

と

ドーパミン dopamine
トラギオン tragion
トリル trill
トルコ鞍 sella turcica
トルコ鞍結節 tuberculum sellae
トレモロ tremolo
トロポニン troponin
トロポミオシン tropomyosin
投射線維 projection fibers
島 insula, insular lobe
疼痛と温度のための神経路 pathway for pain and temperature
透過光型光伝導検査 transillumination-photoconduction
透明中隔 septum pellucidum
等尺性収縮 isometric contraction
等張性収縮 isotonic contraction
登上線維 climbing fibers
頭蓋 cranium, skull
頭蓋静脈洞 cranial venous sinuses
頭蓋仙骨系 craniosacral division

頭蓋泉門 fontanelle
頭蓋側 crania
頭蓋底平面 cranial base line
頭蓋導出静脈 emissary veins
頭蓋表筋 epicranius
頭屈曲 cephalic flexure
頭声区 head register
頭頂 vertex
頭頂結節 parietal eminence
頭頂後頭溝 parietooccipital sulcus
頭頂骨 parietal bone
頭頂葉 parietal lobe
頭部 X 線規格写真研究 cephalometry
頭葉(頭褶) cephalic fold
同化 coarticulation
同時起声 simultaneous attack
同族音 cognate
胴 torso
動物極 animal pole
動物生理学　animal physiology
動脈輪 arterial circle
道 meatus
特殊化した受容器 specialized receptors
特殊結合組織 special connective tissue
特殊生理学 special physiology
突起 process
突出 protrusion
貪食細胞 phagocytic cell

な

ナジオン nasion
ナジオン-セラ線 nasion-sella line
ナトリウム-カリウムポンプ sodium-potassium pump
内リンパ嚢 endolymph sac
内因性感覚入力 endogenous sensory input
内胸動脈 internal thoracic artery
内頸動脈 internal carotid
内喉頭筋 intrinsic muscles of the larynx
内喉頭膜(靭帯)intrinsic laryngeal membrane (ligament)
内後頭隆起 internal occipital protuberance
内呼吸 internal respiration
内耳 inner ear
内耳動脈 internal auditory artery
内視鏡検査 endoscopy
内受容器 interoceptors
内舌筋 intrinsic muscles of the tongue
内旋 medial rotation
内臓学 splanchnology
内臓神経 splanchnic nerves
内臓性求心性線維 visceral afferent fibers
内臓性求心性柱 visceral afferent column
内側(前)輪状甲状靭帯 medial(or anterior)

cricothyroid ligament
内側 medial
内側喉頭気管溝 laryngeotracheal groove
内側膝状体 medial geniculate body
内側髄板 internal medullary lamina
内側仙骨稜 medial sacral crest
内側の咬筋 internal masseter
内側板 medial plate, medial pterygoid plate
内側鼻突起 medial nasal process
内側面 medial surface
内側毛帯 medial lemniscus
内側翼突筋 medial pterygoid muscle
内側輪状甲状靱帯 medial cricothyroid ligament
内転 adduction
内転筋 adductor muscle
内胚葉 endoderm
内反 inversion
内皮組織 endothelial tissue
内部 interior
内腹斜筋 internal oblique
内部の粘膜 internal membrane
内分泌学 endocrinology
内分泌系 endocrine system
内方 internal
内方への圧迫 medial compression
内方圧迫力 medial compression
内包 internal capsule
内肋間筋 internal intercostal muscle
内肋間筋の機能 intercostal muscle function
軟口蓋（口蓋帆） soft palate（velum）
軟骨 cartilage
軟骨芽細胞 chondroblast
軟骨間部 intercartilaginous portion
軟骨結合 synchondrosis
軟骨小腔 lacunae
軟骨性関節 cartilaginous joint
軟骨膜 perichondrium
軟骨−骨結合部 chondro-osseous union
軟骨性（軟骨間）声門 cartilaginous（intercartilaginous）glottis
軟膜 leptomeninges, pia mater

に

2−ニューロン反射弓 two-neuron arc
2自由度モデル two-degree-of-freedom model
2倍数 diploid number
ニッスル小体 Nissl bodies
ニューモタコグラフ pneumotachograph
ニューロン neurons
　　——の構造 structure of neurons
　　——の興奮と伝導 neuron excitation and conduction
　　——の派生 derivation of neurons
二酸化炭素 carbon dioxide
二次口蓋　secondary palate
二次受容器 secondary receptors
二重母音 diphthongs
二乗平均 root-mean-square
二次卵黄嚢 secondary yolk sac
二点識別 two-point discrimination
二腹小葉 biventral lobule
二裂舌 bifid tongue
乳歯 milk（deciduous）teeth
乳頭 papillae
乳頭体 mamillary body
乳突切痕 mastoid notch
乳突洞 mastoid antrum
乳突蜂巣 mastoid air cell
乳様突起 mastoid process

ね

粘弾性空力学 mucoviscoelastic aerodynamic
粘膜 mucous membrane
粘膜固有層の深層 deep layer of the lamina propria
粘膜固有層の中間層 intermediate layer of the lamina propria
粘膜固有層の表層 superficial layer of the lamina propria
粘膜弾性空気力学説 mucoviscoelastic aerodynamic theory
捻転歯 torsiversion

の

ノンレム睡眠 nonrapid eye movement（non-REM）sleep
脳 brain
脳幹 brain stem
脳弓 fornix
脳硬膜 dura mater
脳室 ventricles
脳神経 cranial nerve
脳脊髄液 cerebrospinal fluid
脳脊髄液循環 cerebrospinal fluid circulation
脳梁 corpus callosum

は

ハーバース管 Haversian canal
ハックスレー線 Huxley's line
ハリントンの研究 Harrington's study
バーゼル解剖学命名法 Basel Nomina Anatomica
バラニーいす Barany chair
バリスムス ballismus
パーキンソニズム Parkinsonism
パチーニ小体 Pacinian corpuscle
パッサバント隆起 Passavant's pad
パラトグラフィー palatography
パラ有線野 parastriate area
パルス・レジスター pulse register
破骨細胞 osteoclasts
破擦音 affricate
馬尾 cauda equina
杯状細胞 goblet cell
肺 lungs（pulmones）
肺圧 pulmonic pressure
肺活量 vital capacity（VC）
肺換気 pulmonary ventilation
肺間膜 pulmonary ligament
肺気（容）量 lung capacity
肺気腫 emphysema
肺気量 lung volume
肺原基 lung bud
肺循環 pulmonary circuit
肺尖 apex
肺線維症 pulmonary fibrosis
肺組織 lung tissue
肺動脈 pulmonary artery
肺胞 alveoli pulmonis
肺胞界面活性物質 pulmonary surfactant
肺胞相 alveolar phase
肺胞内圧 alveolar pressure
肺門 hilum of lung
肺葉 lobe of lung
胚の屈曲 flexion of the embryo
胚外中胚葉 extraembryonic mesoderm
胚子極 embryonic pole
胚体内体腔 intraembryonic coelom
胚椎間板 embryonic disc
胚内中胚葉 intraembryonic mesoderm
胚盤胞 blastocyst
背核 nucleus dorsalis
背屈 dorsiflexion
背側 dorsal
背側脊髄小脳 dorsal spinocerebellar
背側束 dorsal funiculus
配偶子形成 gametogenesis
白質 white matter
白色線維組織 white fibrous tissue
白線 linea alba
白血球 leukocyte
薄束 fasciculus gracilis
薄板 lamellae
麦粒軟骨 triticial cartilage
発芽 germination
発語失行 verbal apraxia
発声 phonation
発声開始 initiation of phonation, onset of phonation
発生解剖学 developmental anatomy

発生再生系 generative (reproductive) system
発話 speech production
発話運動野 motor area for speech
発話機構の神経支配 nervous control of the speech mechanism
鼻 nose
反回神経 recurrent laryngeal nerve
反射弓 reflex arc
反射亢進 hyperreflexion
反復拮抗運動不能症 dysdiadochokinesia
半関節 amphiarthrodial
半規管 semicircular canal
半奇静脈 hemiazygos vein
半球優位性 hemispheric dominance
半月線 linea semilunaris
半月板 meniscus
半母音 semivowel
半萌出 infraversion
半卵円中心 semioval center
板間層 diploe
斑状歯 mottled enamel
斑点 maculae

ひ

ヒアリン膜症 hyaline membrane disease
ヒト免疫不全ウイルス human immuno-deficiency viruses, HIV-1, HIV-2
ヒョレア chorea
ビシャの脂肪床 pad of Bichat
ビブラート vibrato
ピーク間振幅 peak-to-peak amplitude
ピッチ範囲 pitch range
ピッチレベル pitch level
比較解剖学 comparative anatomy
皮下筋膜 subcutaneous fascia
皮質 cortex
皮質延髄路 corticobulbar tract
皮質視床 corticothalamic
皮質脊髄路 corticospinal tract
皮静脈 cutaneous vein
皮節 dermatome
皮膚科学 dermatology
泌尿器学 urology
泌尿器系 urinary system
披裂筋 arytenoid muscle
披裂喉頭蓋筋 aryepiglottic muscle
披裂喉頭蓋ヒダ aryepiglottic fold
披裂声帯筋 aryvocalis muscle
披裂軟骨 arytenoid cartilage
披裂軟骨の関節小面 arytenoid articular facet
披裂（披裂軟骨間）筋（内転筋）arytenoid (interarytenoid) muscles (adductors)

被蓋 tectum, tegmentum
被殻 putamen
被刺激性 irritability
疲労 fatigue
脾臓 spleen
眉弓 superciliary arch
美術解剖学 artistic anatomy
尾骨 coccyx
尾状核 caudate nucleus
尾側 caudal
尾側弓 caudal arche
尾側孔（尾側神経孔）posterior neuropore
尾椎 coccygeal vertebrae
鼻咽頭 nasopharynx
鼻音 nasal
鼻拡張筋 nasal dilator
鼻橋 bridge
鼻筋 nasalis muscle
鼻腔 nasal cavity
鼻孔（外鼻孔）nare, posterior nare
鼻甲介 nasal conchae
鼻口蓋神経 nasopalatine nerve
鼻骨 nasal bones
鼻根筋 procerus muscle
鼻切痕 nasal notch
鼻尖（頂点）apex
鼻前庭 nasal vestibule
鼻柱 columella
鼻中隔 nasal septum, septal cartilage
鼻中隔下制筋 depressor septi
鼻中隔軟骨 septal cartilage
鼻道 meatus
鼻板 nasal lamina
鼻板 nasal placode
鼻稜 nasal crest
光ファイバー内視鏡 fiber-optic endoscope
光受容器 photoreceptors
低い声区 low register
左鎖骨下動脈 left subclavian artery
左総頸動脈 left common carotid artery
左側頭頭頂部 left temporoparietal region
表在起始部 superficial origin
表在性静脈 superficial vein
表皮 epidermis
表面張力 surface tension
病理生理学 pathologic or morbid physiology
頻脈 tachycardia

ふ

ファルセット falsetto
フィードバック feedback
フォルマント周波数（レゾナンス）formant frequencies (resonances)
フランクフルト平面 Frankfort horizaontal plane
ブレグマ bregma
ブローカ言語野 Broca's speech area
ブローカ野 Broca's area
ブロートベント線 Broadbent's line
プチアリン ptyalin
プテリゴマキシラーレ pterygomaxillare
プルキンエ細胞 Purkinje cells
不随意筋 involuntary muscle
不正咬合 malocclusion
不動関節 synarthrodial
不良な姿勢 poor posture
付加的永久歯 superadded permanent teeth
負荷指数 load quotient
浮動肋骨 floating rib
婦人科学 gynecology
副交感神経系 parasympathetic division
副甲状腺 parathyroid glands
副腎 adrenal glands
副靱帯 accessory ligament
副鼻腔 paranasal sinus
副鼻洞（副鼻腔）sinuses
腹横筋 transversus abdominis muscle
腹式呼吸 abdominal breathing
腹斜筋 oblique muscle
腹側 ventral
腹側運動ニューロン ventral motor neuron
腹側脊髄視床路 ventral spinothalamic tract
腹側脊髄小脳 ventral spinocerebellar
腹側束 ventral funiculus
腹直筋 rectus abdominis
　　――の鞘 sheath of the rectus abdominis
腹部 abdominal
腹部腱膜 abdominal aponeurosis
腹部大動脈 abdominal aorta
腹膜 peritoneal membrane
腹膜腔 peritoneal cavity
複合運動 combined movements
複視 diplopia
吻側 rostral
分時換気量 minute volume
分時最大換気量 maximum breathing capacity
分界溝 sulcus terminalis
分界線 arcuate line
分割球 blastomeres
分子層 molecular layer
分節の特徴 segmental features
分回し運動 circumduction

へ

ヘーリング-ブロイエル反射 Hering-Breuer reflex
ヘモグロビン hemoglobin

ベッツの巨大錐体細胞 giant pyramidal cells of Betz
ヘンゼン結節 Hensen's node
ベル bel
ベルヌーイ効果 Bernoulli effect
ベルの法則 Bell's law
ベル麻痺 Bell's palsy
平滑筋 smooth muscle
平行な顔面筋群 parallel facial muscles
平行な線維 parallel fiber
平行筋 parallel muscle
平衡胞 otocyst
閉咬 closed bite
閉鎖-開放／前-後型の仕組み close-open/front-back scheme
閉鼻声 hyponasality
壁側胸膜 parietal pleura
壁側胚外中胚葉 somatopleuric extraembryonic mesoderm
片側バリスムス hemiballismus
片葉 flocculus
片葉脚 pedunculus of the flocculus
片葉小節葉 flocculonodular lobe
辺縁 marginal
辺縁系 limbic system
辺縁葉 limbic lobe
弁蓋 opercula
変色歯 discolored teeth
扁桃 lingual tonsil
扁桃核 amygdaloid nucleus
扁桃上窩 supratonsillar fossa
扁桃腺 tonsil
扁桃腺小窩 tonsillar fossulae
扁桃体 amygdale
扁平 squamous
扁平骨 flat bone

ほ

ホムンクルス homunculus
ボイルの法則 Boyle's law
ボールトン点 Bolton point（bp）
ボディー body
ボルトン平面 Bolton's plane
ポゴニオン pogonion
ポリオン porion
補骨 accessory bone
補足運動野 supplemental motor area
母音 vowel
母音四角形 vowel quadrilateral
包被鼓室 tympanic antrum
放射状 radiating
放射線 radiography
放射抵抗 radiation resistance
放線冠 corona radiate

萌出 eruption
縫合 suture
紡錘状 fusiform
紡錘状細胞 fusiform cell
帽状期 cap stage
帽状腱膜 galea aponeurotica（epicranial aponeuroses）
膨大 splenium
膨大部 ampulla
膨大部頂 cupola
膨大部稜 cristae ampullaes
頬 cheek

ま

マイスネル小体 Meissner's corpuscles
マクロファージ macrophage
マジャンディ孔 foramen of Magendie
摩擦音 fricative noise
膜 membrane
膜迷路 membranous labyrinth
膜様（膜間）声門 membranous（intermembranous）glottis
末梢神経系 peripheral nervous system
末梢神経系の機能的解剖 functional anatomy of the peripheral nervous system
末梢神経線維の変性と再生 degeneration and regeneration of peripheral nerve fibers

み

ミエリン myelin
ミオグロビン myoglobin
ミオシン myosin
ミトコンドリア mitochondria
ミトコンドリア糸粒体 mitochondrion
眉間 glabella
源 source
耳 ear
脈管学 angiology
脈管系 vascular system
脈管組織 vascular tissue
脈絡叢 choroid plexus
脈絡組織 tela choriodea

む

ムチン mucin
無意識固有受容 unconscious proprioception
無歯症 anodontia
無声音 unvoiced sound
無対舌結節 tuberculum impar

め

メッケル軟骨 Meckle's cartilage

メラニン melanin
メルケル板 Merkel's disc
メントン menton
めまい vertigo
迷走神経 vagus nerve
迷路骨包 otic capsule
命名法 nomenclature
免疫系 immune system

も

モルガニー洞 sinus of Morgagni
毛細血管圧 capillary pressure
盲孔 blind fissure, foramen caecum
盲目 anopia
網状粘質 magma reticulare
網膜 retina
網様 reticular
網様組織 reticular tissue
網様体 reticular formation, reticular substance
目標 targets

ゆ

癒合関節 synarthrodial
癒合歯 twinning
癒着 concrescence
有郭乳頭 vallate papillae
有糸分裂の細胞分裂 mitotic cell division
有声音 voiced sound

よ

予備吸気量 inspiratory reserve volume（IRV）
予備呼気量 expiratory reserve volume（ERV）
羊膜腔 amnionic cavity
葉 folium, lobes
葉（第2）気管支 lobar（secondary）bronchi
腰帯 pelvic girdle
腰椎 lumbar vertebrae
腰椎穿刺 lumbar puncture
腰背筋膜 lumbodorsal fascia
腰方形筋 quadratus lumborum
腰膨大 lumbar enlargement
翼上顎裂 pterygomaxillary fissure
翼状突起 pterygoid process
翼状板 alar lamina
翼突咽頭筋 pterygopharyngeal muscle
翼突窩 pterygoid fossa
翼突下顎縫線 pterygomandibular raphe
翼突鉤 pterygoid hamulus
翼突切痕 pterygoid notch

ら

ライヘルト軟骨 Reichert's cartilage
ライル島 island of Reil
ラセン器 spiral organ
ラセン板縁 spiral limbus
ラムダ縫合 lambdoid suture
ラメラ（層板）lamellae
ランヴィエ絞輪 nodes of Ranvier
卵 egg
卵円孔 foramen ovale
卵形嚢 utricle pouch
卵子 ovum

り

リビヌス切痕 Rivinus notch
リビヌス管 ducts of Rivinus
リボ核酸 ribonucleic acid (RNA)
リボソーム ribosome
リンパ lymph
リンパ管 lymphatic vessel
リンパ球 lymphocyte
リンパ系 lymphatic system
リンパ節 lymph node
リンパ毛細管 lymph capillary
梨状陥凹（孔）pyriform sinus
立体認知 stereognosis
立方体 cuboidal
流音 liquid
隆起 elevation, torus, tuber
両耳側半盲 bitemporal hemianopia

菱形筋 rhomboids
菱形溝 rhombic groove
菱唇 rhombic lip
菱脳 rhombencephalon (hindbrain)
菱脳節 rhombomeres
輪状咽頭筋 cricopharyngeus muscle
輪状気管靱帯 cricotracheal ligament
輪状気管膜 cricotracheal membrane
輪状甲状関節 cricothyroid joint
輪状甲状筋 cricothyroid muscle
輪状声帯膜 cricovocal membrane
輪状軟骨 cricoid cartilage
輪状軟骨関節面 cricoid articular facet
輪状軟骨板 cricoid lamina
輪状披裂関節 cricoarytenoid joint
輪紋状疎性結合組織 areolar tissue
隣接面 approximal surface
鱗状部分 squamous portion
鱗状縫合 squamosol suture
鱗部 squamous portion
臨界興奮レベル critical firing level
臨床的萌出 clinical eruption

る

ルシュカ孔 foramina of Luschka
ルフィニ終末器 Ruffini's end organ
涙骨 lacrimal bones

れ

レーマック線維 Remak fibers
レム睡眠 rapid eye movement (REM) sleep
レンズ核 lenticular nucleus
裂 fissure
連合ニューロン association neurons
連合管 ductus reuniens
連合線維 association fibers

ろ

ロンベルグ徴候 Romberg sign
老人解剖学 geriatric anatomy
漏斗 infundibulum
肋下筋 subcostals thoracis
肋下動脈 subcostal artery
肋間筋 intercostal muscles
肋頸動脈 costocervical trunk
肋骨 ribs
肋骨下筋 subcostals (intracostals)
肋骨関節 costal articulations
肋骨胸膜 costal pleura
肋骨挙筋 costal elevator muscle

わ

Y染色体 Y chromosome
ワーラー変性 Wallerian degeneration
ワナ ansa
ワルダイエル輪 Waldeyer's ring
矮小歯 microdontia
腕頭静脈 brachiocephalic vein
腕頭動脈 brachiocephalic artery

人名索引

A

Abbs J	274, 299
Abramson AS	312
Ades HW	485, 482, 483
Adrian ED	488, 499
Agostoni E	47, 65, 67, 86, 88, 90, 91
Aikin WA	173
Albin R	508
Alipour-Haghighi F	24, 162
Altschuler R	509
Amerman J	239, 287
Angeline A	110
Angleborg C	479, 485
Ardran G	114, 287
Arey L	541, 551
Aristotle（アリストテレス）	371
Arkebauer H	311
Arnold GE	118, 141, 161

B

Baken R	98
Barlow S	239, 274, 299
Barney H	309
Basmajian JV	119
Beaunais H	110
Beickert P	511
Békésy G von（ベケシー）	424, 448, 463, 465, 466, 469, 472, 480, 487, 488, 489, 490, 491, 494, 496, 498, 499, 503, 504, 514
Bell-Berti F	285
Bernick H	167
Bernoulli J	92, 152
Blair	242
Bloom W	22, 23
Bloomer HH	65, 271, 285
Bloothooft	169
Boone D	178
Bouchard A	110
Bowman	416
Boyd	543
Boyle	38
Bozzini	143
Bray CW	495, 499
Bredberg G	483, 485
Broadbent BH	287, 291
Broca P（ポール・ブローカ）	371
Brodel M	447
Brodie AG	287
Brodmann K（ブロードマン）	367, 368, 547
Brodnitz FS	163, 172, 173, 174, 279
Brody J	86
Brown WS Jr.	175
Brown DR	393
Brownell	505
Brumm D	509

C

Cajal RYS	327, 367, 371
Callahan	248
Calnan J	285
Campbell EJ	65, 66, 68, 74, 79, 91, 99
Campbell AW	367
Carmody JF	298
Carrell J	310
Case TJ	464
Cassell M	115
Cates HA	119
Catton WT	74
Cavallo S	98
Chadwick R	505
Charron R	168
Cheatham MA	505
Chevroton	144
Chiba T	287, 313
Clark LF	496
Clemente C	281, 282
Coleman RF	147, 148, 168, 169, 178
Cooper FS	149
Cooper M	178
Corbit JD	312
Crane E	271
Crelin E	184
Crouch JE	45, 562
Cruveilhier	136
Cunningham DJ	136
Curry SS	182
Curtis J	148, 160, 163
Czapar C	245
Czermak J	144

D

da Vinci Leonardo（レオナルド・ダ・ビンチ）	3, 371
Dahmann H	470, 471
Dallos P	445, 492, 493, 494, 496, 497, 498, 504, 505
Dalton R	285
Damste RH	169
Daniloff R	287, 308, 314
Dankbaar W	466
Davis H	495, 498, 499, 500, 501, 502, 503
Davis P	79, 138
Deiters	327
Dellon AL	456
Denes P	306
Derbyshire AJ	495
DeWeese D	141, 232, 238, 275
Dickson D	284
Dickson W	284
DiDio LJ	3
DiJiab	165
Dodart M	142
Doornenball P Jr	163
Doyle WJ	457
Draper MH	65, 68
Dubois C	148
DuBrul EL	246, 256, 265, 279, 297, 456

E

Eccles Sir JC（エクルス）	401
Eileen	48, 49, 59, 63, 64
Eimas PD	312
Ekberg	120
Elving S	136
Elze	136
Engström H	479, 485
Ettema S	271
Eustachio B	2
Evans N	505
Ewald J	489

F

Faaborg-Anderson K	165
Fairbanks G	158, 166, 178, 180, 181, 184, 188
Falangan	308
Fallopius of Modena	449
Fant G	287, 301, 308, 309, 313, 315
Faraday M	144
Farnsworth DW	145, 166, 173
Fawcett D	22, 23
Fenn WO	56, 92
Feth L	308
Flanagan JL	163, 191, 192, 310, 313
Fleming N	448
Fletcher H	182
Fletcher S	299

Fletcher W	166, 167, 181, 182		442, 465, 469, 470, 486, 487, 488, 489	Kelly J	298
Flock Å	483	Hensen V (ヘンゼン)	464, 465, 487	Kemp E	115, 287
Fogh-Anderson P	536	Herbert EL	184	Kemp DT	502
Fourier JB (フーリエ)	439	Hermann J	190	Kent R	170
Freeman AAR	13	Hertz H (ヘルツ)	424	Khanna S	470, 492, 504
French, TR	143, 144	Herzog H	514	Kiang NY-S	496, 507
Fritzell B	276, 285, 287, 298	Higley LB	298	Kim DO	504
Fromkin B	149	Hill MJ	284	Kimber DC	403
Fujimura O	297, 298	Hirano	122, 134, 149, 185, 188	Kimura R	485
Fumagalli Z	466	Hirose H	149	King EW	248, 287, 292
		Hiroto L	154, 192	Kirikae I	460, 466
G		Hirt CC	173	Kiritani S	298
Galambos R	511	Hixon T	66, 84, 86, 98, 188, 311	Klatt D	312
Galen C (ガレノス)	3, 67, 142, 371	Høgmoen	465, 466	Kobrak HB	463, 465, 466
Gall F J	371	Hoit J	86, 188, 285, 312	Koenig WF	309
Garcia M	143, 171, 172, 175	Holbrook RT	298	Koepke G	65
Garcia B	143	Hollien H	148, 159, 160, 163	Koepp-Baker H	276, 279, 287
Gardner E	347, 372	Holstead L	171	Kölliker	478
Gaultier C	86	Horii Y	176, 177	Konno K	90
Gay T	149	Hoshiko MS	98	Kraft M	509
Gaza C	138	Hudgins CV	238	Kuehn D	3, 271, 274, 285, 327
Gerhardt HJ	463	Hull L	136	Kuile E ter	496
Gilbert B	299	Hurst CH	489	Kunze LH	163, 167, 168
Gilson JC	65	Husson R	165, 189	Kuriyama	508
Göerttler K	136	Hutchinson J	285	Kwalwasser J	176
Goldman M	84	Huygens C (ホイヘンス)	433, 434		
Golgi C	371, 327	Hyatt R	86	**L**	
Gray JE	62, 74			Ladefoged P	149, 167, 309
Gray GW	99	**I**		Laitman J	184
Gray H	176, 245, 297, 445, 531, 570	Idol HR	98	Landgraf L	191
Green JH	79	Ishizaka K	154, 191, 192	Larson C	163
Greene MCL	160	Isshiki N	163, 168	LaRusso DA	275
Guild SR	487, 509	Iurato S	484, 485	Lassman FM	184
Guinan J	466	Iwasa K	505	Laterjet A	110, 121
Gundersen T	465, 466	Izkovitch I	148	Lawrence M	450, 456, 457, 465, 467,
Guyton AC	25			468, 471, 490, 493	
		J		Leden H von	118, 152, 155, 175
H		Jacquet	92	Lederer FL	124
Hagerty RF	284, 285	Jellife	66	Leewenheck A von (レーエンフック)	326
Hallworth	505	Jepsen O	463, 464	Leonard DG	165, 492, 504
Hamberger	68	Joos M	309	Liang H	287
Hamilton	543			Lim DJ	482, 484, 485
Hammel D	110	**K**		Lindau M	315
Hammond JM	184	Kahane J	184, 186, 188	Lindblom B	308
Hannover A	326	Kahn	188	Lindemann H	485
Hardcastle W	263, 264, 287	Kajiyama M	287, 313	Lindsley C	99
Hardy J C	311	Kalinec F	505	Linville SE	181
Harrington R	286	Kaplan HM	275	Lisker L	312
Harris KS	149	Karnell M	179	Liskovius KF	163
Harris DM	505	Kato	464, 465	Lord	248
Hawkins C	299	Kawamata K	71	Love RJ	3
Hegener J	144	Keefe	285	Lowrence	469
Held H	484, 510	Keith A	480, 487	Lubker J	170, 285
Helmholtz HLF (ヘルムホルツ)	190,	Keleman G	164, 173, 183	Luchsinger VR	148

Lurie MH	495
Lüscher E	464, 465
Lynch T	467

M

MacNeilage PF	263
Malinowski A	188
Manjome T	137
Martone AL	239, 245
Mason R	177, 279
Massler M	257
Matsudaira M	154
Matsushita H	192
Maue W	284
May K	285
Mayet A	118, 136, 137
McCabe	248
McCall J G	13
McClean M	239
McKinney N	167
Mead J	47, 83, 84, 86, 88, 90, 91
Metfessel M	144, 176
Metz O	464
Meyer MF	490
Milic-Emili J	83
Miller DC	190
Minifie F	299
Moll J	136, 137, 170
Moll KL	189, 284, 287, 298
Moller K	299
Monoson P	183, 184
Moon J	274
Moore C	3, 269
Moore P	118, 143, 144, 146, 155, 159, 175, 188, 269
Moore KL	72, 452
Morgagni GB (モルガニ)	2
Morgan W	86
Mörner M	171, 172
Moser HM	175
Mossman	543
Muendnich M	118
Müller E	299
Müller J	163, 189, 402, 486
Murphy A	65
Murry T	175
Mysak ED	188

N

Nadoleszny M	172
Nedzlnitsky V	472
Negus VE	114, 121, 150, 163
Neiman GS	188
Netsell R	239
Nielsen D	506
Nissl	327
Nordlund B	448

O

Ohala J	149
Orban BJ	239, 542
Otis AB	95

P

Pabon J PH	169
Paget R	182, 190
Palmer J	275, 299
Panconcelli-Calzia	144
Pappenheimer J	81
Parmenter CE	298
Patten BM	527, 528, 530, 537, 548, 552
Peake WT	466, 499
Penfield W	368, 371
Perkell J	170, 287, 308
Perkins WH	177
Perlman A	115, 286, 287
Perlman HB	464
Pernkopf E	106
Perrier P	3
Peterson S	74
Peterson G	309
Pickles JO	467, 483, 498
Pinson E	306
Plomp R	169
Pollack J	464
Potter R	309
Pressman J	106, 164, 166, 173, 183
Proffit W	299
Pronovost W	158
Ptacek P	98, 168
Purkinje JE (プルキンエ)	327

R

Rabinowitz W	464
Rahn H	56, 91, 92, 98
Ramig L	176
Ramstrum G	271
Ranvier LA	327
Rasmussen GL	499, 510
Rauhut A	169
Rayleigh LJW	190
Reil	326, 327
Rejto A	514
Relkin E	505
Remak R	327
Restak R	372, 373
Retzius G	479, 484, 486
Rexed B	365
Rinne H	488
Roberts L	369, 371
Robin D	264
Rohrer F	92
Rohrer H	143
Rood SR	457
Rose JD	507
Rosenblith WA	448
Rosenthal	511
Ross DA	448, 449
Rubin HJ	163, 173, 174, 189
Ruffini P	405
Ruhlmann	136
Russell N	86, 98
Russell GO	182, 298
Russell EJ	503, 504
Rutherford W	488
Ryan AF	509

S

Sallee WH	99
Sander EK	98, 168
Saunders W	115, 141, 232, 238, 275
Sawashima M	298
Schlossauer B	137
Schoen M	176
Schour E	257
Schuckers G	308
Schwartz L	269
Scripture EW	190
Seashore C	176
Seif S	456
Sellick PM	503, 504
Shaw FAG	449
Sherrington C	405
Shipp T	176
Sholes GN	263
Sicher H	235, 246, 256, 265, 279, 297, 456, 538
Sigurjonsson	120
Simmon A	110
Simpkins CS	455
Sivian LJ	448
Sjöstrand FS	508
Skolnick M	299
Smith S	187, 189, 242
Smith A	268
Smith KR	468, 469, 502
Smith CA	508
Snyder SH	342
Sonesson B	118, 136, 137, 146
Sonninen A	150, 165
Sonninena	148
Spector	85

Spiropoulas C	499
Spoendlin H	509, 510
Stathopoulas E	86, 98, 183
Stetson RH	238
Stevens KL	312
Stevens SS	440, 478, 501
Stilling B	326
Stoker G	150
Stolpe S	208, 209, 210, 212, 219, 220, 222, 223, 225
Stone R	178
Streeter G	555
Strelioff D	483
Strong W	193
Subtelny JD	276, 279, 287, 290, 291, 292
Sundberg J	308
Swanson CP	523
Swisher W	299
Sylvius F	4

T

Talkin D	194
Talley J	500
Tandler J	235, 538
Tasaki I	499, 500, 501
Taylor A	65
Testut L	110, 121
Thomas	496
Thurlbeck W	86
Tiffany W	310
Tiffin J	144, 176
Timcke R	155, 162, 163
Titova AK	477, 481
Titze I	169, 192, 193, 194
Tokizane T	71
Toner MA	179
Tonndorf J	189, 470
Travis EW	182
Trendelenburg	183, 190
Trevino SN	298
Tuttle CH	182

V

Vaheri E	148
Van Daele D	114, 115, 121
Van den Berg	136, 148, 154, 163, 167, 189, 193
Van Wagenen	372
Vennard W	119
Vesalius A (ベサリウス)	3, 4, 110, 142
Vinnikov Ya A	477, 481
Vles F	144
Voldrich L	488
Vosteen KH	137

W

Wade OL	65, 66
Wallack J	326
Warr	510
Warren D	170, 182
Watanabe T	496
Watson P	86
Webb WG	3
Weber C	268, 476
Wendahl RW	147, 179
Wernicke K (カール・ウェルニッケ)	371
Wërsal	465
Wever EG	450, 456, 457, 465, 467, 468, 469, 471, 487, 490, 493, 495, 499, 502, 509
Wheatstone C	190, 516
White SD	448
Wiener FM	448, 449
Wilder C	98
Wiley JH	184
Willis W	189, 190, 287
Wilson K	184
Wilson VJ	401
Wind J	186
Windle WF	499
Winitz H	312
Winkworth A	86
Woodburne RT	4, 26, 60, 70, 75
Woods RH	150
Wrightson T	480
Wullstein	146
Wullstein H	163
Wustrow F	135, 137

Y

Yanigahara N	177
Yost W	506

Z

Zaliouk A	148
Zantema T	163
Zemlin E	134, 530
Zemilin WR (ゼムリン)	48, 49, 59, 63, 64, 79, 82, 110, 119, 134, 136, 138, 146, 179, 183, 188, 208, 209, 210, 212, 219, 220, 222, 223, 225, 245, 530
Zenker W	165
Zinman R	86
Zotterman Y	488
Zurek PM	504

和文索引

あ

アクチン	21, 483
アクチンフィラメント	21, 23, 24
アセチルコリン	511
アセチルコリンエステラーゼ	511
アダムのリンゴ	109
アテトーゼ	349
アデノイド（咽頭扁桃）	276, 278
アデノイド顔貌	278
アデノイド切除術	279
アデノシン三リン酸（ATP）	9, 21, 388, 498
アドレナリン	418
アブミ骨	2, 208, 449, 457, 466, 472, 489, 493, 530, 540
アブミ骨筋	20, 379, 453, 463
アブミ骨頸	459
アブミ骨後脚	459
アブミ骨前脚	459
アブミ骨底	452, 514
アブミ骨底板	460, 468, 471, 485
アブミ骨頭	459
アブミ骨動脈	571
アミタール	372
アモバルビタール	372
アリザリン赤	287
アルコール	326
アルティクラーレ	288
アレルギー	181
アングルの分類	256
アンチフォルマント（反共鳴）	313
アンプ	442
アンペア	393
アンボウ	451
あくび	83
亜脱臼	269
圧痕	16
圧縮	424, 432
圧縮応力	427
圧縮波	430, 432, 435, 436
圧受容器からのインパルス	415
圧と接触のための経路	409
圧–容積図	91
圧–容量曲線図	93
圧–流量測定法	183
圧力	444, 471
圧力パターン説	489
安静（位）空隙	255
安静呼気レベル	83, 84, 88
安静呼吸	86, 89
安静呼吸時	68
安静時吸気	81
鞍隔膜	335
鞍関節	19
鞍結節	229
鞍背	229

い

イェナ解剖学命名法	5
イオン交換	479
イニオン	288
インスリン	420
インターバル・ヒストグラム	506
インピーダンス	163, 464, 465, 467, 487
インピーダンス整合	467
インフラデンターレ	288
I型ニューロン	510
I型細胞	507
1回換気サイクル	83
1回換気量	82, 83, 87, 98–100
1自由度モデル	191
一次ニューロン	512
一次ランヴィエ絞輪	392
一次感覚野	370
一次口蓋	533, 534
一次卵黄嚢	524
一次彎曲	52
一般生理学	4
一般体性求心性	379
一般内臓性遠心性	379
一般内臓性求心性	379
位相	424, 425, 435, 436, 486, 493, 501, 506, 514
位相スペクトル	441
位相指数	194
位置エネルギー	80, 153, 427, 426
位置異常	256
異音	315
移行	317
移行層	134, 185
意識	373
遺伝子	522
遺伝性オパール様象牙質	254
遺伝性乳白色象牙質	254
閾値	505
糸に通した数珠玉理論	314
咽喉鏡	143
咽頭	39, 128, 279, 381, 416
咽頭音	310
咽頭窩	280
咽頭期	286
咽頭腔	233
咽頭結節	226
咽頭後壁運動	285
咽頭収縮筋	274
咽頭神経叢	416
咽頭嚢	538
咽頭壁	234
咽頭扁桃（アデノイド，耳管扁桃）	276, 280, 455
陰極	395
陰性膜電位	499

う

ウェーバー検査	516
ウェルニッケ野	370, 371
ウォルム骨	16
うなり	436
右脚	60, 61
右心室	561, 562
右心房	561, 562
羽状筋	25, 463
羽毛状	25
烏口突起	59, 73, 74
運動インパルス	362
運動エネルギー	80, 153, 426, 427
運動フィードバック	319
運動プログラミング	373
運動核	334, 375
運動機能	332
運動系	32, 476
運動経路	356
運動根	364
運動障害性構音障害	373
運動神経	210, 328
運動神経根	547
運動性言語野	370
運動線維	333
運動線毛	483
運動前野	370
運動単位	29
運動脳神経	333
運動皮質	369
運動毛	556
運動野	369
運動路	366

え

エイズ	32

エウスターキオ管	381	オトガイ筋	240, 244	音圧	448
エコー	502, 504	オトガイ結合	129	音圧スペクトル	301, 302
エッジトーン（音）	300, 301, 442	オトガイ結節	212, 213	音圧レベル	444, 472
エナメル芽細胞	541, 542	オトガイ孔	208, 209, 212-214, 296	音階	171
エナメル器	541	オトガイ神経	213	音響インピーダンス	468
エナメル細胞	541	オトガイ唇溝	235, 244	音響スペクトログラム	179
エナメル質	247, 540	オトガイ舌筋	128, 131, 260-262	音響フィルタ	492
エナメル質形成不全症	254	オトガイ舌骨筋	128, 129, 261, 262, 266	音響抵抗	467
エナメル髄	541	オトガイ線維軟骨結合	211, 212	音響特性	308
エナメル成熟	542	オトガイ隆起	208, 209, 212-214	音響反応曲線	307
エネルギーの放射	300	オリーブ蝸牛束	510, 511	音響放射	504
エピネフリン	418	オリーブ蝸牛路	511, 512	音源スペクトル	302
エファプス伝達	21	オリーブ核	550	音源定位	446, 448
永久歯	211, 540	オリーブ脊髄路	413	音源特性	301
永久歯列弓	247, 253	オルビターレ	287, 289	音叉	425
英語会話	275	大型陰性電位	502	音声学	315
映画法	144	応用生理学	4	音声生成	34
栄養膜	524	応用解剖学	3	音素	315, 439
栄養膜細胞層	525	欧氏管（エウスターキオ管）	2	音素論	315
栄養膜絨毛	525	黄色骨髄	15	音波	437, 441, 442, 448, 465
衛星細胞	390	黄色靱帯	49	温度受容器	402
液体相の境界面	43	黄色弾力組織	12	温度制御	237
腋窩縁	59	黄体	419		
円錐状	10	横隔	45	**か**	
円柱	10	横隔神経	62, 384, 528	カテーテル	297
沿軸中胚葉	526, 529	横隔神経叢	415	カナマイシン	505
延髄	329, 332, 354, 548	横隔膜	20, 44, 56, 60-62, 69, 71, 80, 87-89, 100, 101	カバー	134, 185
延髄呼吸中枢	414			カリウムイオン（K^+）	498
延髄自律神経	387	——の円天井	62	ガウスノイズ	441
遠位	6	横隔膜（腹式）呼吸	99	ガウス分布	441
遠心傾斜	256	横隔膜運動	65	下	5
遠心咬合（クラスⅡ）	256	横隔膜腱中心	60, 65, 100	下オリーブ核	354
遠心性	327, 544	横隔膜呼吸	66	下位運動ニューロン	332, 365, 366, 373, 379
遠心性ニューロン	507	横隔膜麻痺	71		
遠心性神経路	510	横顔面筋	242	下位面	340
遠心性線維	341	横行管	23	下咽頭筋	281
遠心面	249	横行交連	332, 364	下咽頭収縮筋	127, 128, 165, 273, 281, 287, 381
遠心路	511	横静脈洞	570		
縁上回	338	横舌筋	260	下横隔膜動脈	564
縁部	484	横断裂	338	下角	59
嚥下	286	横洞	569	下顎	211, 265
——の第1期	286	横突間筋	29	下顎運動	269
嚥下困難	382	横突間靱帯	49, 50	下顎窩	210, 227
		横突起	48-52, 64	下顎角	209, 212, 214
お		横突起間	29	下顎下制筋（下顎内筋）	266
オーバージェット（被蓋咬合）	254	横突棘筋	72	下顎関節頭	295
オープンバイト（離開咬合，開咬）	256	横突孔	50, 51, 568	下顎弓	530, 533
オーム（Ω）	393	横囊	23	下顎挙上筋	267
オームの法則	94, 486	横披裂筋	139, 140	下顎結合	266
オクターブ	439, 492	横紋筋	19, 21, 367	下顎孔	212-214
オシログラム	429	横稜	226	下顎骨	207, 530
オシロスコープ	429	嘔吐	40, 286	下顎骨形成不全	215
オトガイ下動脈	567	音の影	434	下顎骨体	211-214
オトガイ棘	212-214	音放射	431	下顎枝	212-214

下顎枝後縁	295	可聴周波数範囲	442, 445, 495, 502	顆粒細胞	359
下顎歯列弓	247	可聴範囲	437	顆粒状物質	483
下顎小舌	212, 214	可動関節	17, 18	顆粒層	359
下顎成長	295	可変抵抗	93	介在性成長	293
下顎切痕	209, 212-214	加重	400	介在ニューロン	332, 407
下顎中切歯	247	加重電位 (SP)	498, 499, 503	回	329, 336
下関節突起	48	加速度	425	回外	29
下関節面	51, 52	仮声門	123	回折	433, 434
下眼窩裂	230	仮性声帯	283	回旋筋	72
下丘	354, 513, 551	仮声帯の運動過剰症	123	回転運動	27, 269
下丘交連	513	架橋義歯	296	回内	29
下行運動線維	354	荷電粒子	392	灰白質	332, 345, 364, 552
下行胸部	562	過蓋咬合	265	灰白隆起	341, 352, 552
下行胸部大動脈	564	過換気症候群	87	快適レベル	469
下行神経路	332	過呼吸	99	海馬	340, 553
下行大動脈	61	過剰な肋骨	55	海馬傍回	340, 341
下甲状結節	110	過剰歯	254	海綿骨	14
下甲状腺動脈	564, 566	過剰萌出	256	海綿質線維母細胞	544
下項線	210, 226	過渡音	439	海綿状静脈洞	570
下後鋸筋	60, 64, 69, 71, 80	窩	16	海綿状洞	571
下後腸骨棘	57	歌唱	171	界面	431, 432
下(後)腹	131	蝸牛	473, 475, 483-485, 487, 488, 499, 502, 504, 511, 512, 514	開咬	256
下四丘体	513			開口部	235
下矢状静脈洞	570	蝸牛オートラジオグラフ	510	開始相	425, 428
下耳甲介	207	蝸牛マイクロホン電位	498, 499, 501, 503, 505, 512	開鼻声	182, 236, 275, 279
下縦舌筋	260, 261			階	475
下小脳脚	356, 361	蝸牛階	515	解剖学的歯冠	246
下唇下制筋	240, 242, 243	蝸牛管	475, 476, 477, 509, 555	解剖学的歯根	246
下唇小帯	239, 244	蝸牛管内	480	解剖学的体位	5
下唇切歯筋	244	蝸牛孔	475, 478, 485, 490, 491, 511	外	29
下垂体	335, 341, 419	蝸牛骨壁	491	外エナメル上皮	541
下垂体窩	228, 229	蝸牛枝	512	外トンネル	482
下錘体静脈洞	571	蝸牛仕切構造(蝸牛管体)	472	外ラセン束	509, 511
下垂体柄	341	蝸牛仕切構造	472, 490-494, 496, 497, 504, 505	外リンパ	475, 485, 490, 491
下制	269			外リンパ管	475
下前腸骨棘	57	蝸牛軸	475, 481, 482, 500, 508, 556	外リンパ隙	556
下前頭回	338	蝸牛軸側	477	外果靱帯	459
下前頭溝	338	蝸牛周波数マップ	501	外杆状体細胞	509
下側頭回	339	蝸牛小管	227	外眼角	215
下大静脈	61, 561, 566	蝸牛神経	380, 486	外頸静脈	565
下腸骨棘	57	蝸牛神経核	356, 496, 509, 513	外頸動脈	563
下椎切痕	52	蝸牛神経枝	507	——の後耳介枝	571
下頭頂回	338	蝸牛束	512	外呼吸	39
下頭頂小葉	338	蝸牛頂	475	外喉頭筋	126, 127, 131, 132, 165, 276
下半月小葉	359	蝸牛底	475	外喉頭膜	119
下鼻甲介	208, 219, 220, 237, 238, 454	蝸牛動脈	572	外後頭隆起	225
下鼻道	220, 238	蝸牛背側核	512	外骨腫	271
下方	6	蝸牛腹側核	512	外細胞質膜	9
下方回	339	蝸牛力学説	490	外耳	446, 540, 554, 571
下葉	45	蝸電図法	502	外耳炎	452
下肋骨面	52	顆窩	210, 226	外耳点	288
化学受容器	402, 414	顆状関節	18	外耳道	5, 210, 265, 446, 447, 472, 515, 540, 571
——の反応	414	顆頭	16, 17		
可聴周波数	471, 495, 505	顆粒	367	外耳道開口部	447

外耳道峡部	447	蓋板隆起	535	冠状縫合	7, 207, 224
外耳道壁	502	蓋膜	480, 484, 485, 490, 496, 500, 505	貫通動脈	568
外受容器	334	角	343	間隔尺度	443
外舌筋	262	角回	338, 371	間期	522
外旋	29	角速度	426	間隙	11
外側	6, 269	核	8, 326, 364, 388	間充織	537
外側下角輪状靱帯	118	核鎖状線維	405	間接パラトグラフィー	299
外側塊	51	核磁気共鳴	327	間接喉頭鏡検査	143, 176
外側溝	329, 337, 338, 534, 554	核小体	8, 388, 522, 523	間接的喉頭検査	114
外側後頭溝	339	核上性	334	間脳	329, 332, 334, 345, 350, 353, 547, 551
外側索	546	核袋状線維	405		
外側膝状体	350	核膜	522, 523	感覚フィードバック	314
外側神経束	364	楽音	439	感覚レベル	465
外側脊髄視床路	366, 408	顎咽頭筋	281	感覚経路	356
外側舌喉頭蓋ヒダ（靱帯）	114, 115	顎下三角	132	感覚細胞	482, 490
外側舌骨甲状靱帯	119	顎下腺	240, 356	感覚神経	328
外側舌骨喉頭蓋靱帯	287	顎下腺窩	214	感覚神経系	32
外側舌隆起	537	顎下唾液腺	387	感覚神経根	547
外側束	546	顎間骨	217, 218	感覚線維	327, 333
外側大脳脊髄束	354	顎関節	265	感覚脳神経	333
外側半規管	475	——の奇形	269	寛骨	48, 57
外側板	230	顎関節強直	270	関節	17
外側皮質脊髄路	412	顎関節頭	214	関節円板（半月板）	18, 460
外側鼻突起	532	顎関節突起	212, 213	関節窩	59
外側鼻軟骨	235, 236	顎間縫合	216, 217	関節学	31
外側面	338	顎顔面異骨症	215	関節系	31
外側毛帯	513	顎舌骨	377	関節結節	227
外側毛帯線維	513	顎舌骨筋	128, 129, 177, 242, 261, 266	関節小面	50
外側翼状骨板	210	顎舌骨筋神経溝	213, 214	関節突起	212, 214
外側翼突筋	230, 267	顎舌骨筋線	129, 212-214, 266	関節包	18, 49, 460
外側（翼突）板	229	顎動脈	566	関節面	17, 49
外側輪状甲状膜	120	——の深耳介枝	571	関連痛	408
外側輪状披裂筋	136, 138, 165, 168	顎二腹筋	128, 226, 266, 377	環羽状筋	25
外側裂	337	顎二腹筋前膜	242	環椎	49, 50, 226
外柱細胞	479-481, 486	頷棘	223	含気骨	16
外転	28	影	434	含気蜂巣	228, 571
外転筋	133	籠細胞	359	眼窩	209
外転指数	194	活動電位	23, 392, 395, 396, 464, 502	眼窩下縁	209, 216, 221
外転神経（Ⅵ）	210, 229, 356	割腔	524	眼窩下縁最下部	287
外套	546	滑液	18	眼窩下孔	208, 215, 216
外套層	551	滑音	310, 312	眼窩下溝	216
外套帯	546	滑車神経（Ⅳ）	210, 229, 354	眼窩口	209
外胚葉	249, 477, 478, 524, 526, 529	滑走運動	27	眼窩上縁	208, 209, 222, 223
外胚葉性形成異常	254	滑走関節	18	眼窩上孔	223
外反	29	滑膜関節	17, 18	眼窩上切痕	208, 222
外皮系	32	鎌	554	眼窩突起	216, 219, 220
外皮層	450	干渉	435-437	眼窩部	222
外腹斜筋	63, 73-77, 79	干渉顕微鏡検査	327	眼窩面	216, 341
外腹斜筋腱	75	完全唇顎口蓋裂	536	眼窩裂	210
外方	6	完全無歯症	254	眼角筋	236
外有毛細胞	480, 482-485, 497, 500, 505, 509, 511	肝臓	44, 62, 560	眼球運動	354
		杆体	376, 482	眼瞼下垂	377
外肋間筋	60, 63, 64, 67, 68, 101	冠	211	眼瞼靱帯	245
咳嗽	106	冠状	206	眼静脈	210

眼振	381	希薄化	424, 432, 435, 436	吸気補助筋	70
眼神経	210	奇形	214	臼歯	245
眼動脈	210, 229	奇静脈	565	臼歯腺	240
眼杯	552	記憶B細胞	32	臼状関節	19
眼輪筋	240, 241, 245	記憶T細胞	32	臼磨運動	265
顔面	566	記述解剖学	3	求心性	327, 544
顔面筋疼痛機能障害	270	起始	26, 27	求心性インパルス	363
顔面高	293	起始核	333	求心性終末ボタン	510
顔面骨	207	起声	155	求心性線維	341
顔面骨格	207	起声相	150, 152	求心性双極蝸牛感覚ニューロン	507
顔面神経（Ⅶ）	245, 334, 356, 453, 475, 571	基質	11	急性喉頭炎	181
顔面神経管	463	基準平面	7	球窩関節	19
顔面神経管隆起	452	基底核	341	球関節	460
顔面頭蓋成長	277	基底小体	483	球形嚢	380, 476, 477, 556
顔面動脈	566	基底組織	9	球形嚢管	477
顔面表情筋	239, 245	基底体	483	球形嚢神経枝	477
顔面平面	290	基底動脈	569	球状核	360
		基底板	545	球状突起	533
き		基底膜	469, 477, 479–481, 483, 486–492, 494–496, 500–504, 506, 514	球面波	432
				嗅覚	340
キーリッジ	288	基底膜細動脈	511	吸気	39
キヌタ・アブミ関節	456, 460, 465	基底膜上	493	嗅球	340, 341, 375
キヌタ骨	2, 19, 208, 449, 457, 458, 460, 530	基底稜	478	嗅神経	221
キヌタ骨窩	453, 458	基本音	437, 439	嗅脳	553
キヌタ骨体	458	基本周波数	158, 168, 171, 176, 194, 302, 437–439	嗅板	532
キヌタ骨短脚	460, 471			巨歯症	254
キヌタ骨豆状突起	471	基本母音	306	巨舌症	263
キネシオロジー	21	器官	31	挙上	269
気管	34, 39, 40, 42, 94	機械受容器	401	虚像音源	432
――の線維膜	40	機械的不利	27	鋸筋	29
気管支	39, 41, 42, 94	機械的有利	27	鋸歯状縫合	17
気管支鏡	144	機能的残気量	82–84, 86	共同偏視	373
気管支樹	41, 42	機能的歯冠	246	共鳴	33, 178, 182, 300, 428, 441, 448, 472, 488, 491, 494
気管支動脈	564	機能的歯根	246		
気管切開術	41	偽重層線毛円柱上皮	41	共鳴曲線	302, 441
気管内圧	164	偽肋骨	56	共鳴腔音（パフ，不協和，一過性）説	189, 190
気管内膜	41	疑核	356, 550		
気管分岐部	40	拮抗筋	27, 28	共鳴周波数	303, 429, 448, 449
気管瘻	41	脚	48, 60, 236	共鳴説	486, 487, 489, 491
気胸	46	脚間窩	353	共鳴体	442
気息起声	155	脚間槽	344	共鳴特性	233
気息声	155, 181	逆二乗則	431	峡	454, 548
気体分子運動論	38	弓下窩	227	峡部	417
気道	39	弓下窩静脈	571	挟合	17
気道抵抗	89, 93, 94, 100, 101	弓状	562	胸圧	88
気嚢	42	弓状束	343, 370, 371	胸横筋	60, 64, 68
気胞	562	弓状帯	479	胸郭	43, 48, 54
気流速度	167	弓状隆起	227	胸郭運動	98
気流抵抗	93, 94, 171	弓状稜	111	胸隔後壁	62
気流量	149	旧外套	367	胸隔前壁	62
企図振戦	363	旧小脳	358, 362	胸郭内臓	100
利き手	372	旧線条体	347	胸郭壁	47
希突起膠細胞	544, 545	吸気圧曲線	91, 93	胸腔内圧	48, 87
		吸気筋	68, 70, 72	胸骨	45, 54

胸骨アタッチメント	61	橋	329, 332, 353, 354, 356, 550	筋電図	3, 25, 65, 148, 245, 297, 464
胸骨角	54	橋核	356	筋電図学的研究	68, 285
胸骨甲状筋	29, 127, 128, 131, 165, 241, 282	橋曲	547	筋電図学的方法	148
胸骨上切痕	54	橋枝	569	筋電図記録法	163
胸骨舌骨筋	131, 242	橋槽	344	筋電図検査	280
胸骨体	54	橋腕	356	筋電図検査法	25
胸骨端	69	矯正歯科専門医	257	筋突起	209, 212-214
胸骨頭	69, 73	仰臥位	84	筋内膜	20
胸骨部	60	局所解剖学	3	筋肉と腱の受容器	404
胸骨柄	54, 62, 69	局所解剖学的分布	366	筋肉終板	30
胸鎖関節	565	局所電位	503	筋付着	26
胸鎖乳突筋（胸乳突筋）	29, 66, 69, 70, 73, 101, 132, 226, 241, 242, 565	棘	16	筋紡錘	404, 405
胸式呼吸	66, 99	棘下筋	71, 73, 74	筋膜	12, 20
胸声区	171	棘筋	72	筋輪	268
胸腺	420, 560	棘孔	210, 228	襟骨	58
胸側	45	棘上筋	73, 74		
胸帯	16, 58	棘上靱帯	49	**く**	
胸大動脈	43	棘突起	48, 49, 50-52	クチクラ	482, 483, 503
胸椎	48, 50	棘突上筋	29	クチクラ板	505
胸背神経叢	415	極	522	クモ膜	332, 335
胸部	333	近位	6	クモ膜下腔	335
胸壁奇形	85	近心傾斜	256	クモ膜下槽	335
胸壁胸膜	43	近心咬合（クラスⅢ）	256	クモ膜顆粒	334, 335
胸膜	11, 45, 46	近心面	249	クラウゼ神経終末球	404
胸膜-表面圧（胸膜腔内圧）	47, 88	筋	133	クラウディウス・ベッチャー細胞	482
胸膜炎	45	——の収縮強さ	25	クラスⅠの「てこ」	27
胸膜腔	11, 44, 529	筋横隔動脈	564	クラスⅡの「てこ」	27
胸膜腔内のスペース	46	筋外膜	20	クラスⅢの「てこ」	27
胸膜腔内の液体圧	47	筋学	31	クリック音	502
胸膜腔内の液体の陰圧	46	筋活動	27	クレッシェンド	166
胸膜洞	46	筋活動電流	176	クローズドバイト	256
胸膜囊	43, 45	筋間中隔	20	クロム酸	326
胸膜表面圧	85, 89, 95	筋機能	28	グナチオン	288
胸膜連結	46	筋緊張	307, 407	グラベラ	288, 297
胸腰筋膜	71, 72	筋緊張亢進	373	グリッサンド	172
胸腰系	385	筋緊張低下	373	グルタミン酸	508
強化	435	筋系	31	グロッタルフライ	175
強制吸気	93, 151	筋形質	20, 21	グロトグラフィ	146
強制呼気	89, 90, 151	筋原線維	20, 21, 23, 29	ぐにゃぐにゃ病児	25
強制呼吸	87	筋細管	23	くる病	55
強制振動	300, 428, 429, 441	筋細胞	20	くる病じゅず	55
強制的呼気	81, 85	筋細胞膜	20	区域X線断層撮影法	148
境界溝	340, 545	筋三角	132	区域気管支	42
頬咽頭筋	281	筋耳管管中隔	453, 463	区［域］（第3）気管支	41
頬筋	242, 377	筋収縮	21	空気コスト	168, 178
頬腔（口腔前庭）	233	筋周膜	20	空気圧センサ	297
頬骨	208, 209, 216, 219	筋小胞体	23	空気交換率	86
頬骨弓	210, 211, 219, 226, 227, 447	筋性の軟口蓋	270	空気伝導	468
頬骨上顎縫合	295	筋節	21, 527	空気力学的計測	297
頬骨突起	208, 215-217, 221, 222, 226	筋節サルコメア	23	口呼吸	257
頬側面	249	筋線維	20	屈曲	5, 28
頬部脂肪体	240	筋組織	9, 19	屈曲段階	547
		筋束	20	屈筋	401
		筋弾性-空気力学的説	189	屈触性	547

首筋	69	血中の二酸化炭素	414	原体節	547
		血中酸素	414	原動力	28
け		結合管	477, 478	原鼻孔（鼻窩）	532, 534
系	31	結合節	537	限外濾過	475
系統解剖学	3	結合組織	9, 11	減衰	173, 426, 427
形状指数	194	結合組織細胞	293	減衰曲線	427
形態学	4	結合組織線維	20	減衰効果	448
茎状突起	129, 210, 211, 226, 227, 283, 530	結節	16, 108	減衰振動	300
		結節歯胚	249	減衰定数	427
茎突咽頭筋	227, 262, 283	楔状骨	210	減衰包絡	427
茎突下顎靱帯	227, 266	楔状索	365	減数分裂	523
茎突舌筋	227, 262	楔状束	354, 364, 411		
茎突舌骨筋	128, 129, 227, 262	楔状軟骨	109, 115, 120, 539	**こ**	
茎突舌骨靱帯	227, 274, 530	楔前部	340	ゴニオン	288
茎乳突孔	210, 227	楔部	340	コラーゲン	20
茎乳突孔枝	572	犬歯	245, 247, 248	ゴルジ腱器官	404, 406
茎乳突孔動脈枝	571	犬歯窩	208, 216	ゴルジ細胞	359
蛍光顕微鏡検査	327	犬歯根隆起	215, 216	ゴルジ染色	367
経過のボタン	398	肩関節	19	ゴルジ装置	8, 9
経頸静脈	570	肩甲下筋	73, 74	ゴルジ複合体	388
経口内視鏡検査	144	肩甲関節窩	59, 63	コルチ・トンネル	480
経肺圧	90	肩甲挙筋	29, 71, 72, 241, 242	コルチ・トンネル床	509
痙性	412	肩甲棘	59, 71, 74	コルチ・リンパ	480, 499
痙性麻痺	367	肩甲骨	48, 58, 64, 71	コルチ杆状体	480, 481
頸	17	肩甲骨尖	59	コルチ器	478, 480
頸屈曲	547	肩甲舌骨筋	131, 242	コルチ柱細胞	486, 487
頸骨	207	肩帯	74	コロジオン	326
頸三角	70	肩峰	58, 59, 64	コンパレーター	320
頸静脈窩	210, 227	建設的干渉	433, 435	コンピュータ断層撮影	3
頸静脈孔	565	剣状突起	54, 62, 74	コンピュータ肺活量計	81
頸神経節	333	腱	11, 12	コンプライアンス	450, 488, 514
頸神経叢	415	腱中心	61	こめかみ	211
頸椎	48-50	腱膜	12	古外套	553
頸洞	533	腱膜シート	528	古小脳	358, 362
頸動脈管	210, 227	顕微解剖学	3	股関節	19
頸動脈溝	228, 230	顕微鏡	326	股臼	57
頸動脈三角	132	顕微鏡検査	326	呼気	39
頸動脈小体	414	懸垂線の原理	469	呼気圧曲線	91, 93
頸動脈の後側の耳介枝	571	言語	336	呼気筋	68, 177
頸板状筋	71	言語音	439	呼吸	33, 38, 413
頸部筋	69	原音	307	呼吸サイクル	59, 80, 100
頸部彎曲	53	原外套	367	呼吸パターン	89
頸膨大	364	原形質	8, 21	呼吸メカニズム	34
憩室	232	原子	392	呼吸器学	31
鶏冠	220, 221, 222	原始口	530	呼吸器官	39
継続音	310	原始口腔上皮	249	呼吸器系	31
欠損	215	原始髄質上皮細胞	544	呼吸窮迫症候群	43
血液	560	原始線条（原条）	526	呼吸筋	59
血管系	31	原始線条体	347	呼吸困難	99
血管収縮神経中枢	356	原始脳胞	547	呼吸細気管支	562
血管条	482, 499	原始領域	532	呼吸生理学	81
血球	31	原条	542	呼吸速度	89
血漿	31, 560	原心臓	529	呼吸中枢	356, 414
血小板	31, 560	原線維	484, 522	呼吸調節刺激	414

呼吸調節中枢	414	口蓋咽頭ヒダ	276	孔	16
呼吸不全	46	口蓋咽頭括約筋	286	孔内突起	227
呼吸補助筋	66	口蓋咽頭弓	233, 234, 276, 280	甲介骨	211
呼吸流量計（ニューモタコグラフ）	149	口蓋咽頭筋	121, 274, 275, 284, 285, 454	甲状咽頭筋	165, 283
固縮	349	口蓋音	264, 310	甲状筋	135
固定筋	28	口蓋弓	278	甲状頸動脈	566
固有インピーダンス	468	口蓋腱膜	271, 455	甲状喉頭蓋筋	134
固有鼓室	451	口蓋骨	207, 210, 217, 219, 220	甲状喉頭蓋靱帯	112
固有終末器	469	口蓋皺襞	270	甲状声帯筋	135
固有受容インパルス	415	口蓋図	271	甲状舌骨筋	26, 127, 128, 165
固有受容・微細な接触・振動のための経路 410		口蓋垂	234	甲状舌骨膜	566
		口蓋垂音	310	甲状切痕	106, 109, 114, 137
固有受容器	334, 365	口蓋垂筋	274	甲状腺	141, 142, 417
固有上皮組織	10	口蓋垂裂	275, 537	甲状腺峡部	141
固有振動数	300, 428, 441, 472, 491	口蓋舌弓	233, 234, 262, 275	甲状腺原基	259, 538
固有聴覚器官	473	口蓋舌筋	29, 262, 275, 285, 416	甲状腺錐体葉	142
孤束	356, 379, 550	口蓋側舌面	259	甲状腺摘出術	141
鼓索神経	387, 453	口蓋突起	210, 215, 217, 218, 270, 535	甲状腺動脈	566
鼓室	449, 456, 571	口蓋帆咽頭筒状部	285	甲状軟骨	108, 109, 115, 118, 119, 128, 184, 530, 539
鼓室開口部	451	口蓋帆咽頭閉鎖（鼻咽腔閉鎖）	278, 311	——と輪状軟骨の石灰化	188
鼓室階	452, 472, 475, 477, 485, 486, 500, 514, 556	口蓋帆咽頭閉鎖運動	285	甲状軟骨角	109
		口蓋帆咽頭閉鎖機構（鼻咽腔閉鎖機構） 182, 281, 284－286		甲状軟骨板	109, 128, 165
鼓室階壁	479			甲状披裂筋	124, 133, 135, 140, 160, 163, 165, 181, 185
鼓室蓋	452, 459	口蓋縫合	273		
鼓室蓋壁	452	口蓋帆挙筋	273, 274, 282, 285, 286, 295, 454, 456	広頸筋	240, 244
鼓室筋	463－465			広背筋	71, 74, 528
鼓室口	453	口蓋帆挙筋起始	227	光学顕微鏡	327
鼓室岬角	502	口蓋帆張筋	230, 272, 274, 285, 377, 455－457	光錐	451
鼓室後壁（乳突壁）	453			交感神経	333
鼓室上陥凹	458	口蓋平面	290	交感神経幹	333
鼓室唇	478	口蓋扁桃	258, 276, 277, 280, 567	交感神経系	327, 385
鼓室神経小管	227	口蓋翼状方形軟骨の棒	540	交感神経部分	333
鼓室前庭	232	口蓋隆起	271	交差咬合	256
鼓室前壁（頸動脈壁）	453, 459	口蓋裂	214, 536, 537	交叉性オリーブ蝸牛束	510
鼓室洞	451	口角	235	交叉性錐体路	354
鼓室内側壁（迷路壁）	452	——にかかわる顔面筋	243	交叉槽	344
鼓室乳突裂	226, 227	口角下制筋	240－242, 244	交通枝	333
鼓室部	226	口角挙筋	240, 242－244	交連線維	337, 343, 341
鼓室壁	474	口峡	233	抗絞扼作	245
鼓室輪	447, 471	口腔	34, 39, 233	抗重力筋	363
鼓室鱗裂	226	口腔上皮	540	抗体	32
鼓膜	446, 447, 449, 457, 469－472, 502, 571	口腔内圧	239, 274, 297, 311	抗体免疫	32
		口溝	530	抗利尿ホルモン	352
鼓膜緊張部	451	口臭	263	岬角	452, 453
鼓膜溝	450	口唇	34, 93, 94, 239	後	5
鼓膜臍	451	——の丸め	307	後下角輪状靱帯	118
鼓膜弛緩部	451, 457	口唇オトガイ溝	244	後下小脳動脈	568
鼓膜穿孔	464	口唇音	239, 310	後外側溝	354
鼓膜張筋	29, 377, 453, 457, 463－465	口唇口蓋裂	537	後外側床突起	229
口咽頭	233－235, 280	口唇腺	239	後外側裂	358, 359
口咽頭峡部（口峡）	286	口底静脈	567	後角	332, 364
口咽頭膜	526	口鼻膜	534	後期	522
口窩	530	口輪筋	240, 241	後弓	51
口蓋	233, 270, 535	口裂	239		

後鋸筋	64	後部の四角板	110	硬口蓋	211, 234, 270
後頸三角	69	後方	6	硬膜	332, 334
後結節	51	後葉	358, 419	硬膜外腔	335
後口蓋弓	233, 234, 276, 280	後腰背筋膜	75	硬膜下腔	335
後交通動脈	568, 569	後輪状披裂筋（外転筋）	111, 138, 160, 273	硬膜動脈	229
後交連	124, 352, 552, 554	後輪状披裂靱帯	118, 160	鉤	340, 341, 475
後根枝	570	後肋間動脈	570	鉤状束	343
後根神経節のニューロン	332	後肋間膜	63	鉤状のワイヤ電極（有鉤針金電極）	148
後索	332	恒常性	71, 560	溝	17, 329, 337
——の伝導路	365	咬筋	226, 241-243, 267, 377	構音	33, 206
後枝	332	咬合	255	構音器官	93, 94, 97, 101, 194, 206, 308
後刺激時間ヒストグラム	506	咬合面	248	構音追跡装置	299
後耳介筋	241, 447	咬合面側	249	構音動作の4つの因子	306
後耳介動脈	563	咬耗	250, 540	構音法	310
後斜角筋	70	咬耗期	249, 250	酵素	525
後縦隔	43	高位咬合	256	膠芽細胞	390
後床突起	228, 230	高域通過フィルタ	442	膠原性線維	13
後小脳動脈	568, 569	高振幅（酸素依存性）マイクロホン電位 501		膠原線維	12
後上方裂	359			膠細胞（グリア細胞）	390
後錐体小窩	227	高舌位母音	284	——の成長	390
後髄室枝	570	高速度映画撮影法	145	膠質	417
後脊髄神経根	332	高調波	438, 439	膠様質	365
後脊髄動脈	568, 570	高調波成分	443	興奮性神経伝達物質	508
後舌母音	307	喉頭	34, 39, 93, 100, 106, 132, 211, 417, 539, 566	合胞体栄養細胞層	525
後側腹筋	79			剛性	488
後続永久歯	253	——の加齢	188	剛性リアクタンス	467
後退	269	——の透照診断法	143	声の「雑音」	169
後（大動脈）肋間動脈	564	——の笛	173, 174	声の強さ	167, 168
後柱	332, 364	喉頭咽頭	233-235, 280	声のピッチ	150
後中間裂	354	喉頭横隔膜症	539	声の濫用	170, 181
後中心裂	359	喉頭音	206, 304	黒核	551
後ツチ骨ヒダ	451	喉頭蓋	109, 112, 114, 184, 234, 258, 287, 537	黒質	345, 353, 551
後頭下筋（直筋，斜筋，頭頂筋）	72			黒毛舌（舌黒質）	263
後頭蓋窩	211	喉頭蓋茎	112	骨	11, 14
後頭関節果	266	喉頭蓋谷	114	——の抗張力	14
後頭関節丘	210	喉頭気管管	538, 539	——の分類	14
後頭極	340, 568	喉頭鏡	114, 143	骨ラセン板	475, 477, 480, 484, 487, 494, 509
後頭筋	245	喉頭筋	126		
後頭原節	538	喉頭筋群	134	骨ラセン板縁	478
後頭骨	69, 207, 225, 226	喉頭原音	302	骨ラセン板縁前庭唇	478, 480
後頭骨縁	224	喉頭口（喉頭への入口）	122, 280, 287	骨ラセン板鼓室唇	481
後頭骨後顆孔	571	喉頭雑音	206	骨化	13, 188
後頭静脈洞	570	喉頭枝	566	骨芽細胞	14, 15
後頭側頭回	341	喉頭四角膜	119	骨格筋	19, 27
後頭動脈の耳介枝	571	喉頭室	122, 123, 539	骨格系	31
後頭乳突縫合	206	喉頭疾患	181	骨学	31
後頭葉	330, 338, 341	喉頭室ヒダ	123, 124	骨幹	17
後脳	329, 332, 334, 354, 356, 358, 547, 550, 551	喉頭小囊	123	骨間靱帯	18
		喉頭切除	283	骨間部分	68
後半規管	475	喉頭前庭	122	骨棘	14
後鼻棘	210, 217, 219, 220, 270	喉頭直達鏡検査	144	骨髄	560
後鼻孔	236, 280, 534	喉頭軟骨角	186	骨性の硬口蓋	270
後腹	128, 266	喉頭発声障害	123	骨組織	14
後腹側蝸牛核	513	喉頭弁	106	骨端	17

骨頭	17	細胞性免疫	32	シナプス間隙	328, 508
骨導	514	細胞生理学	4	シナプス後	328
骨導音	515	細胞体	326, 328, 388, 481	シナプス小胞	508
骨内萌出	250	細胞脱分極	498	シヌソイド（正弦曲線）	426
骨盤	48, 57	細胞内液	9	シュワン細胞	390
骨部外耳道	447	細胞内電位	498	シュワン鞘	390
骨膜	11, 13, 15	細胞分裂	522	シルヴィウス溝	338
骨迷路	473, 475, 477, 556	細胞膜	8	シンマー	179
骨迷路壁	485	細網線維	12	ジェネレータ電位	503
骨癒合	17	最高可聴周波数音	489	ジェンナーリ線	370
骨梁	14	最小可聴閾値	472	ジター	169
根尖孔	246, 247	最小可聴値	443, 444	しゃっくり	92
混合歯列	251	最小残気量	83	12歳臼歯	247
混合神経	328	最大可聴値	443, 444	12対神経節	332
さ		最大吸気圧	91	12対脳神経	332
		最大吸気量	82, 83, 86	16運動体モデル	192
サーボシステム	319	最大呼気圧	91	子音	310
サイクル（cps）	424	最大収縮力	24	子音分類図	310
サウンドスペクトルグラフ	307	最大周波数（ピッチ）領域	178	支持細胞	480, 481, 490, 500
サブスピナーレ	288	最大振幅	424	支持突起	481
ささやき声	139, 183	最大努力曲線	92	支点	27
さじ状突起	463	最大分時換気量	87	支配神経	527
3-ニューロン反射弓	408	最長筋	72	四角形	29
31対後根神経節	332	最低可聴周波数	489	四角膜	120
31対脊髄神経	332	臍帯	524, 525	四丘体	353, 354, 551
差圧トランスデューサ	149	鰓下隆起	537	四頭筋	29
左脚	60, 61	鰓弓	530	矢状	206
左心室	562	鰓溝	530	矢状縁	224
左心房	562	鰓裂	530	矢状静脈洞	344
嗄声	175, 181	索	365	矢状縫合	7, 207, 224
鎖骨	48, 58, 59, 64, 73	索状体	356	矢状面	7
——の下	29	雑音	178, 179, 441	仕事量	467
鎖骨下筋	29, 72-74	三角窩	111	至適ピッチレベル	158
鎖骨下静脈	565	三角筋	71, 73, 74, 245	死腔	83
鎖骨下動脈	563	三角縫合	17	死体硬直	25
鎖骨関節	54	三叉神経（V）	356, 453	弛緩圧	68, 90, 93, 95, 101
鎖骨呼吸	70, 99	三次ニューロン	512	弛緩圧曲線	90-92, 95, 96, 98
鎖骨鞘突溝	229	三叉神経の眼神経枝	229	弛緩圧-最大努力曲線	92
鎖骨頭	69, 73	三頭筋	29	弛緩期	30
坐骨	57, 58	三半規管	475	弛緩筋	133
坐骨結節	57, 58	山頂	359	弛緩-筋-努力曲線	98
再生	8	山腹	359	弛緩性麻痺	367, 373
再分極	498	産科学	32	糸状乳頭	258, 259
細動脈	562	酸素非依存性マイクロホン電位	501	刺激0反応モデル	314
細気管支	42	残気	83, 84	刺激関連電位	499
細静脈	562	残気呼吸する人	83	指数尺度	443
細胞	8, 31, 327	残気スピーカー	83	姿勢筋	27, 69, 76
細胞外液	9, 475, 498	残響	433	姿勢調節	79
細胞外線維	479	残気容量	84	脂肪	352
細胞間質液	560	残気量	82-84, 86	脂肪細胞	12
細胞（原形）質	8	**し**		脂肪組織	11
細胞構築学	367			視索	353
細胞質	8, 9	シナプス	328	視蓋脊髄路	413
——の構造	388	シナプス・バー	508	視覚中枢	354

視覚連合野	370	歯帯	248	耳甲介	446
視交叉	352, 377	歯堤	249, 540	耳甲介窩	446
視交叉溝	228	歯突起	50, 51	耳甲介舟	446
視床	329, 350, 552	歯肉	233, 246	耳垢	448
視床下部	329, 333, 341, 350, 352, 552	歯乳頭	541	耳硬化症	514
——の核	568	歯嚢	541	耳砂	556
視床間橋	552	歯胚	249, 541	耳珠	287, 446
視床後部	350	歯胚(芽)洞	249	耳小骨	208, 453, 457, 466, 472
視床上部	350, 352, 552	歯蕾	249, 540, 541	耳小骨連鎖	449, 459, 460, 463-465, 470,
視床内髄板	350	歯列	271		471, 515, 571
視床皮質	349	篩骨	207, 218, 219, 221, 335	耳小骨連鎖離断	469
視床腹部	350, 352	篩骨棘	228	耳垂	446
視床腹部核	352	篩骨切痕	221-223	耳道腺	448
視床放線	351	篩骨洞	222, 231, 232	耳毒性	505
視床枕	350	篩骨蜂巣	222	耳嚢(耳周囲嚢)	473
視神経	210	篩骨迷路	221, 232	耳鳴	502
視神経管	208, 210, 228-230	篩骨稜	217	耳輪	446
視神経交叉	341	篩板	221, 222, 375	耳輪脚	446
歯音	310	自然なピッチレベル	158	持続振動	428, 429
歯科医師	257	自己受容性インパルス	354	時間的重畳	33
歯科矯正	257	自己制御	327	時平均ホログラフィー	465, 466, 470
歯科矯正学	257	自己免疫系	32	磁気共鳴映像法	3
歯科装置	271	自己免疫不全症候群	32	磁気共鳴画像	327
歯牙	233, 245	自発的耳音響放射	504	軸	17, 552
歯冠	246	自由音場	448	軸索	30, 327, 328, 333, 388, 389, 544
歯間離開	254	自由終端	432	軸索原線維	30
歯茎	233, 246	自由神経終末	403	軸索切断	510
歯頸	246	自由振動	427-429	軸状細胞	21
歯頸部側	249	自律	327	軸椎	49, 50
歯根	18, 246, 542	自律ニューロン	327	軸傍神経褶	526
歯根管	247	自律系	327	失声	382
歯根膜	246	自律神経供給	508	失読失書	338
歯軸傾斜	256	自律神経系	20, 332, 333, 384	室間孔	343
歯周靱帯	247, 250	自律性(副交感神経性)	463	室靱帯	119, 120
歯周組織	541	自律線維	327	室頂核	360
歯小管	246	耳介	472, 540, 571	湿式マノメーター	47
歯状核	360	耳介ヒダ	540	湿式肺活量計	81
歯状核赤核	361	耳介軟骨	447	湿度制御	237
歯状縫合	17	耳下腺	240, 387	質量リアクタンス	467, 515
歯髄	246, 541, 542	耳下唾液腺	356	膝	341, 343, 349
歯髄腔	246	耳管咽頭開口部	455-457	膝蓋腱反射	363
歯髄神経	246	耳管咽頭筋	274, 275, 280, 283, 286, 454,	膝蓋骨	16
歯性膿瘍	232		455	櫛状帯	479
歯槽	212	耳管咽頭口	280, 454	櫛状部	479
歯槽音	310	耳管咽頭ヒダ	234, 280, 283	実験生理学	4
歯槽管	215	耳管(エウスターキオ管)	2, 230, 272, 453	実地解剖学	3
歯槽弓	212, 270	耳管開大筋	456, 457	写真撮影法	298
歯槽枝	566	耳管機能	455	車軸関節	18
歯槽頂線	250	耳管鼓室開口部	456	斜	29
歯槽点	289	耳管口蓋筋	454	斜角筋	66, 69, 100, 101
歯槽突起	215-217, 233	耳管口蓋ヒダ	234, 280	斜腱(線)	128
歯槽部	209, 212-214	耳管粘膜壁	457	斜線	110, 212-214
歯槽隆起	212	耳管扁桃	276	斜走線維	160
歯槽隆線	246	耳管隆起	234, 280, 454, 455	斜台	228, 229

斜披裂筋	139	絨毛膜絨毛	525	硝子軟骨	13, 18, 293
斜部	141	絨毛膜有毛部	525	漿膜	11
斜裂	44	縦隔	43, 45, 62	漿膜（粘膜）性内層	450
遮断周波数	442	縦隔胸膜	45	漿膜下筋膜	12
遮断特性	492	縦靱帯	49	漿膜性の心嚢	62
主気管支	40, 41, 539	縦稜	226	鞘状突起	226
珠間切痕	446	出生歯	254	鐘状期	541
腫脹（浮腫）	456	純音	430, 445	上	5
種子骨	16, 459	循環系	31, 560	上オトガイ棘	262
受精	523	循環体液	560	上オリーブ複合体	510, 512
受精体	523	鋤骨	207, 210, 219-221	上キヌタ骨靱帯	460
受動フィルタ	442	小	29	上ツチ骨靱帯	459
受動的呼気	80	小円筋	73, 74	上衣	546
受容器	334, 401	小角	108	上位運動ニューロン	366, 373
——のタイプ	401	小角咽頭筋	282	上位顔面運動ニューロン	379
受容器電位	402	小角舌筋	262	上咽頭筋	281
受容細胞	480, 482, 490	小角軟骨	109, 112, 539	上咽頭収縮筋	230, 273, 281, 282, 285, 286
受容電流	497	小顎症	214, 215	上縁	59
樹状突起	328, 388, 389, 544	小関節窩	458, 459	上横隔動脈	564
収縮期	30	小管相	539	上音	438, 439
収縮筋	539	小臼歯	247, 248	上・下錐体静脈洞	570
収縮持続時間	25	小胸筋	72-74	上顎	215
収縮性単位	21	小頰骨筋	240, 241	——が被蓋咬合	254
舟形溝	446	小腔	14	上顎結節	215, 217
舟状窩	446	小口蓋孔	210, 220	上顎骨	207, 219, 220
周期	424, 439, 489	小膠細胞	392	上顎骨頰骨突起	210
周期性	441	小坐骨切痕	57	上顎骨前頭突起	208
周期性呼吸	99	小節	358, 359	上顎骨体	209
周期的	424	小舌	359	上顎歯列弓	247
周波数	424, 427-429, 435-439, 441, 445, 448, 480, 486, 487, 489, 493, 501, 506	小舌症	263	上顎成長	295
周波数，強度，時間	300	小・大頰骨筋	243	上顎切歯	278
周波数（声門スペクトル）	307	小児歯科	257	上顎前頭突起	245
周波数説	486, 488, 495, 496	小児歯科医	257	上顎側切歯	247
周波数分析説	486, 490	小児脊柱	52	上顎洞	216, 217, 231, 232
終核	333	小脳	329, 353, 354, 550, 568	上顎突起	219, 221, 532
終期	522	小脳テント	335, 338, 569, 571	上関節突起	48, 50
終糸	364	小脳延髄槽	344	上関節面	50-52
終脳	329, 334, 336, 353, 547, 552	小脳回	358	上眼窩裂	208, 210, 228-230
終脳小胞	551	小脳活樹	358	上丘	354, 551
終板	553	小脳鎌	335	上頸神経節	508, 511
終末感覚器官	402	小脳脚	550	上鼓室	451
終末細気管支	42, 562	小脳虫部	551	上鼓室陥凹	451
終末槽	23	小脳半球	358, 551	上口唇	278
習慣性脱臼	270	小脳扁桃	359	上行	562
習慣的ピッチ	178	小胞体	8, 388, 483	上行咽頭動脈	563, 566
睫毛	10	小葉	338	上行外界感覚入力	374
皺眉筋	242	小腰筋	74, 79	上行神経路	332, 354
十字隆起	226	小翼	228, 229	上行性網様体賦活系	373
重層	10	小翼軟骨	236	上行大動脈	562
重層線毛上皮	10	小菱形筋	71	上甲状結節	110
重層扁平上皮	10	松果体	352, 551	上甲状腺枝	566
柔細胞	31	消化器系	31	上甲状腺動脈	566
絨毛	525	笑筋	240-242	上甲状披裂筋（弛緩筋）	137
		硝子	13		

上項線	69, 225	食道発声	283	神経線維	326, 327
上後鋸筋	60, 64, 69	食道裂孔	61	神経組織	9, 29
上後腸骨棘	57	植物生理学	4	——の結合組織外皮	391
上矢状静脈洞	570	触覚盤	402	神経叢	415
上矢状洞	223	心圧痕	44	神経単位	544
上矢状洞溝	224	心筋	19, 21, 333	神経堤	544, 545
上耳介筋	447	心循環器系	560, 561	神経伝達物質	328, 353, 399, 508, 511
上耳筋	241	心臓	44, 333, 560, 566	神経同期説	189
上縦（矢状）洞	569	心臓筋	19	神経突起	328, 332, 390, 544
上縦舌筋	260-262	心臓野	45	神経内分泌系	32
上小脳脚	354, 361	心臓抑制中枢	356	神経板	526
上小脳動脈	568, 569	心電図	25	神経分節	547
上唇拳筋	240, 241, 243	心嚢	43, 61, 62	神経路	328, 408
上唇結節	235	心肺蘇生	54	真の音源	432
上唇小帯	239	心膜	11	真声帯	123, 185
上唇切歯筋	244	心膜腔	11, 529	真皮	259
上唇鼻翼拳筋	236, 240-243	心膜隆起	532	真肋（骨）	56
上錐体静脈洞	571	伸筋	401	振動	157, 424, 441
上前腸骨棘	57, 58	伸張受容器	406, 414	——する空気柱の共鳴周波数	300
上前頭回	338, 340	——からのインパルス	414	振動モード	171
上前頭溝	338	伸張反射	407	振幅	193, 424, 426-428, 430, 435, 436, 440, 441, 486, 493
上（前）腹	131	伸展	28		
上側頭回	339	伸展力	47	振幅スペクトル	440, 441
上大静脈	561, 565	侵害受容器	402	唇側面	248
上大脳静脈	569	神経	328, 374	進行波	491, 493, 494, 501, 504
上腸骨棘	57	神経インパルス	30, 328, 472, 486, 488, 499, 503	進行波説	489
上頭頂回	338			深呼吸	71
上半規管	475	神経シナプス	328, 398	深在性	6
上皮	134	神経スパイク電位	498	深部筋膜	12
上皮細胞	477	神経移植術	327	深部腱反射	367
上皮組織	9	神経下垂体	352	新小脳	358, 363
上鼻甲介	220, 222, 232, 237, 238	神経芽細胞	544, 546	新生児の声帯ヒダ	185
上鼻道	220, 238	神経学	31	新生物	181
上腹壁動脈	564	神経活動電位	499, 503	新皮質	367
上方	6	神経管	526	滲出液	514
上方回	339	神経弓	48, 49	人中	235, 239, 533
上葉	45	神経棘	378	人類学的解剖学	3
上肋膜突靭帯	50	神経筋シナプス	400	靱帯	11, 12, 266
上肋骨面	52	神経系	31, 328, 329	靱帯関節	18
上腕骨	59	——の分類	327	靱帯結合	17, 460
上腕骨大結節	74	神経孔	478, 481, 509	塵埃制御	237
上腕三頭筋	74	神経溝	526		
上腕二頭筋	73, 74	神経膠細胞	390, 544, 546	**す**	
茸状乳頭	258, 259	神経細線維	389	ストロボスコピー	144
静脈	560	神経細胞	29, 332	ストロボ断層撮影法	148
静脈洞	334	神経支配比	30	スパイログラム	82
擾乱	424, 427, 486	神経褶	542	スパイロメータ（湿式肺活量計）	47, 82
食塊	286	神経上皮細胞	544	スピンドル（紡錘）	522
食作用	479	神経上膜	334	スペクトル・ピーク	307
食細胞	42, 392	神経節	332, 375	スペクトル特性	150
食道	43, 61, 65, 128, 234, 283	神経節後線維	333	スペクトログラフ音響分析	309
食道バルーン	95	神経節細胞	333, 508	吸い込み	396
食道期	287	神経節前線維	333	水銀気圧計	88
食道内視鏡検査	144	神経節隆起	544	水頭症	550

水平眼振	363	正弦曲線	425, 426	声門上腔	170
水平面	7, 270	正弦波	428, 437, 440, 445, 486, 491	声門上腔領域	122
水平裂	44	正弦波音	430	声門上下圧差	169, 170
垂	359	正常吸気	151	声門抵抗	163, 164, 167, 301
垂直位相差	158	正常呼吸	99	声門破裂音	107
垂直顔面筋	244	正中核	350	声門面積	167
垂直舌筋	260, 261	正中顎間縫合	218	声門面積関数	301
垂直板	221, 222	正中口蓋縫合	210, 220	制御活動	68, 96-98, 101
垂直面	270	正中溝	534	斉射原理	495
睡眠時無呼吸	99	正中矢状平面	7	斉射説	495, 496
膵臓	420	正中舌喉頭蓋ヒダ（靱帯）	114	性胚細胞	523
錘外筋線維	405	正中前頭縫合	222	星状	367
錘内筋線維	405	正中縫線	266, 271	星状細胞	544, 359
錐体	354, 359, 376	生殖子	523	星状神経節	511
錐体外路	354, 370, 412	生殖腺	419	精子	523
錐体筋	29, 74, 79	生体染色法	287	精神遅滞	215
錐体鼓室裂	226, 227	生物学	4	精虫線糸	523
錐体交叉	354	生理学	4	静止系	476
錐体後裂	359	成長	8, 540	静止神経線維	395
錐体細胞	367	成長期	249	静止電位	498, 503
錐体尖	227	声区	171	静止肺気量	83, 85
錐体前索路	412	声区基準	172	静止膜電位	392
錐体前裂	359	声帯	94, 124	赤核	345, 354, 551
錐体側索路	412	──の内転運動	151	赤核脊髄路	354, 365, 413
錐体突起	220	声帯ヒダ	34, 93, 94, 100, 106, 111, 120, 133, 134, 185	赤血球	31, 560
錐体部	226	──の接触	151	赤色骨髄	15
錐体隆起	453	声帯ヒダ振動の周期性（ジター）	178	赤唇縁	239
錐体隆起尖	463	声帯ヒダ振動数	178	赤唇弓	239
錐体鱗状部	452	声帯音	106	赤唇部	239
錐体路（皮質延髄路，随意運動性経路） 365, 367, 411		声帯筋	133, 134	脊索	526
髄	329	声帯結節	170, 180, 181	脊髄	327, 332, 334, 363, 568
髄質	418	声帯靱帯	111, 120, 124, 133	脊髄円錐	364
髄鞘化	507	声帯長	159	脊髄小脳路	365, 407
髄鞘構築学	367	声帯突起	111, 112	脊髄神経	332-334, 364, 383
髄脳（延髄）	329, 334, 354, 547, 548	声帯面積	155	脊髄神経節	383
髄板	526	声道	39, 106, 233	脊髄分節	547
髄膜	332, 334	──の絞扼	308	脊柱	48, 49, 62, 79
随意運動	19, 327	──の全長	303	脊柱弓	49
随意運動性	463	──の伝達関数	302	脊柱起立筋	72
随意筋	19	──の長さ	308	脊柱起立筋柱	72
滑るピッチ	172	声道共鳴	304	脊柱後彎症	53, 85
		声道断面積	308, 309	脊柱前彎症	53
せ		声道長	308	脊柱側彎症	53, 84, 85
セグメント（分節）	316	──の増加	308	脊柱体	45
セメントエナメル境界	246, 247	声品質	177	脊椎	226
セメント質	246, 247, 541	声門	124	脊椎アタッチメント	61
セラ（鞍）	289	──の長さと形態	126	脊椎胸骨肋骨	56
セロイジン	326	声門音	206	脊椎骨	48-50
正円孔	228-230	声門下圧	95, 96, 101, 149-152, 154, 163, 167, 169, 300, 301, 304	脊椎穿刺	364
正円窓（蝸牛窓）	452, 469, 475, 485, 486, 491, 514			脊椎披裂	53
		声門下腔領域	124	脊椎肋骨	56
正規分布	441	声門起声	155	脊椎肋軟骨肋骨	56
正弦関数	425	声門上圧	169	切縁	248
				切縁結節	250

切歯	245, 247	仙腸関節	57, 58	前外側筋群	74
切歯管	217	仙椎	48	前外側溝	354
切歯孔	210, 217, 218	仙椎孔	52	前外側視床線条体動脈	568
切端	248	仙椎動脈	568, 570	前角	332, 364
石灰化	13, 188, 540	尖部	483	前額	211
石灰化期	249	先端巨大症	419	前額筋	236
節	489	浅頸筋	244	前期	522
節前-節後線維	333	浅在性	6	前弓	51, 110
接触伝導	21	浅側頭動脈	563, 571	前鋸筋	72-74
舌	34, 93, 257, 415, 537	──の前耳介枝	571	前胸神経叢	415
舌(骨)弓	530	染色	367	前頸三角	69
舌咽神経	354, 356	染色質	8	前結節	50, 51
舌咽頭筋	282	染色体	8, 522	前鼓室動脈	571
舌下神経	354, 415	染色分体	522	前後の結節	50
舌下神経管	226	染料技術	326	前口蓋音	310
舌下神経ワナ(頸神経ワナ)	382	栓状核	360	前口蓋弓	233, 234, 258, 275
舌下腺	240, 356	剪断応力	427	前交通動脈	568, 569
舌下腺窩	214	剪断力	496	前交連	124, 125, 343
舌下唾液腺	387	腺	240, 333	前後縦靱帯	49
舌奇形	263	腺系	326	前後面	270
舌口蓋音	245	腺組織	333	前根枝	570
舌口蓋筋	262	腺相	539	前索	332
舌-口蓋接触	299	線維	13, 327	──の伝導路	365
舌骨	106-108, 184, 208, 286	線維芽細胞	293	前索板	526
舌骨下筋	127	線維症	85	前枝	332
舌骨下筋群(喉頭下制筋)	131	線維性関節	17	前耳介筋	241, 447
舌骨弓	532, 533	線維性中隔	334	前斜角筋	70
舌骨筋群	108	線維性中間層	450	前縦靱帯	50
舌骨甲状膜・靱帯	119	線維性肋膜炎	85	前床突起	228, 230
舌骨喉頭蓋靱帯	112, 119	線維束性攣縮	367, 383	前障	345, 554
舌骨上筋	127	線維軟骨	14	前神経孔	544
舌骨上筋群(喉頭挙上筋)	128	線維軟骨結合	18	前神経束	364
舌骨舌筋	128, 129, 262	線維嚢	62	前髄室動脈	570
舌骨体	530	線条体	345, 347, 553	前正中裂	354
舌骨大角	530	線条体動脈	569	前脊髄神経根	332
舌骨吊り下げ筋	108	線幅	441	前脊髄動脈	226, 568-570
舌根沈下	214	線毛	448, 483	前舌の原基	537
舌根の原基	537	線毛細胞	477	前舌母音	307
舌支	453	線毛作用	238	前側腹筋	75
舌歯槽音	245	線毛粘膜	455	前側腹筋群	79
舌小帯	240, 259	潜在的胸膜腔内スペース	46	前大脳脊髄束	354
舌小胞	258	潜時	465	前大脳動脈	568, 569
舌状回	340, 341	潜伏期	30	前柱	332, 364
舌静脈	567	繊毛	41	前腸	538
舌正中溝	258	全か無かの原理(悉無律)	397	前庭	473, 475
舌側傾斜	256	全肺気量	82, 84, 86	前庭蝸牛動脈	572
舌側面	248	全体活動機構	485	前庭階	472, 475, 477, 485, 514, 556
舌動脈	566	前	5	前庭階壁(ライスネル膜)	478, 482, 490, 499, 500
舌軟口蓋音	245	前ツチ骨ヒダ	451		
舌扁桃	276	前ツチ骨靱帯	459	前庭細胞	483
絶対不応期	396	前横側頭回(ヘッシュル Heschl 回)	513	前庭神経	358, 380, 477
仙骨	48, 49, 52, 53, 57	前黄斑	120	前庭神経枝	507
仙骨自律神経	387	前下角輪状靱帯	118	前庭神経節	390
仙骨部	333	前下小脳動脈	568, 569	前庭水管	477

前庭水管開口部	474	組織伝導	514	側副換気	42
前庭脊髄路	413	組織培養	327	側方頸部X線	123
前庭動脈	572	粗糙性	179	側方頭部X線規格写真	291
前庭膜	556	疎性結合組織	11	損傷	383
前頭縁（大翼）	228	鼠径鎌	75		
前頭蓋窩	211	鼠径靱帯	3, 12, 58, 73, 75-77	**た**	
前頭橋	349	双羽状筋	25	タイプⅠ細胞	42
前頭極	568	双極	544	タイプⅡ細胞	42-44
前頭筋	245	双極ニューロン	545	ダーウィン結節	446
前頭結節	222, 223	相互作用	33	ダイテルス（Deiters）細胞	480-482, 484, 485
前頭骨	207-209, 217, 218, 221	相殺的干渉	433, 435, 436	ダイナミック・レンジ	505
——の眼窩板	208	相対不応期	396	ダッシュポット	192
——の鼻突起	245	草食動物	268	手綱三角	352, 552, 554
前頭骨縁	216, 224	桑実胚	524	多機能のピラミッド	239
前頭上顎縫合	295	僧帽筋	29, 71, 73, 74, 241	多羽状筋	25
前頭切痕	223	総腸骨動脈	564	多極ニューロン	545
前頭蝶形突起	219	層	364	多極性	544
前頭洞	220, 222, 231, 232	槽	42, 344	多発性硬化症	363
前頭洞口	223	槽間中隔	212	多列線毛上皮	10
前頭突起	215-217	叢	333, 415	多裂筋	72
前頭鼻突起	532, 533	叢生	257	唾液核	356
前頭弁蓋	370	象牙芽細胞	542	唾液腺管	240
前頭縫合	7	象牙質	246, 540-542	楕円窩	111
前頭面	7	象牙質形成不全症	254	楕円関節	18
前頭葉	329, 338, 341	増幅器	442	代謝	8
前頭稜	222	臓側	45	対珠	446
前頭鱗	223	臓側胸膜	43, 45-47	対数	443, 444
前脳	329, 332, 530, 532, 547, 551	臓側膜	62	対数尺度	443
前発声相	150	速度	425, 429, 493	対側刺激	464
前皮質脊髄路	412	側角	364	対輪	446
前鼻棘	208, 209, 215-218, 222	側頸筋	69	体	50, 343
前鼻孔	236	側索	332	体幹	79
前鼻孔開大筋	241	——の伝導路	365	体幹失調	362
前腹	128, 266	側切歯	247	体軸骨格	16
前腹側蝸牛核	513	側柱	332, 364	体循環	561
前部三角	132	側頭	29, 211	体静脈	565
前方	6	側頭窩	211, 268	体性	327
前葉	358, 419	側頭下窩	215	体性ニューロン	327
前輪状披裂靱帯	118	側頭下顎靱帯（外側靱帯）	266	体性運動神経枝	19
前涙嚢稜	216	側頭頰骨縫合	295	体性遠心性柱	546
前肋間動脈	564	側頭極	568	体性感覚的	34
前肋間膜	63	側頭筋	29, 242, 268	体性感覚野	338
前腕骨間膜	12	側頭骨	69, 207, 208, 211, 226, 447	体性求心性柱	546
蠕動運動	287	——の乳様突起	128	体性線維	327
		側頭骨縁	224	体積弾性率	467
そ		側頭骨鼓室板	452	体節	526
ソース・フィルタ理論	302	側頭骨錐体部（岩様部）	451, 473	体動脈	561
ソプラノ	171	側頭骨乳突孔	571	体表面積	85
そり舌音	264	側頭線	223	体部	48, 108, 228
咀嚼筋	377, 378, 416, 566	側頭突起	219, 221	体柄	525
咀嚼困難	378	側頭弁蓋	339	体壁	45
組織液	560	側頭葉	330, 338, 341	苔状線維	359
組織学	326	側脳室	335, 338	胎児	525
組織硬化剤	326	側板中胚葉	529		

胎盤	524	第1胸椎	49	単層扁平上皮	10
帯域通過フィルタ	442, 492	第1頸椎	48, 50, 332	炭水化物	352
帯域幅	441	第2頸椎	50	淡蒼球	347
帯状回	340	第7頸椎	48, 50, 64	短期記憶	340
帯状溝	340	第1小臼歯	247	短脚	458
帯状束	343	第2小臼歯	247	短骨	16
大気圧	88	第1大臼歯	247	短肋骨挙筋	64
大	29	第2大臼歯	247	断層撮影法	285
大円筋	71, 73, 74	第3大臼歯	247	断綴言語	363
大角	108	第1腰椎	49, 332	弾性	13, 427, 430, 467, 480
大角咽頭筋	282	第1裂	359	弾性円錐	119, 120, 165, 186
大臼歯	247, 248	第2気管支	42	弾性線維	12
大胸筋	72-74, 245	第3気管支	42	弾性軟骨	13
大頬骨筋	240, 241	第3脳室	335, 343, 353	弾性粘膜	119
大口蓋孔	210, 220	第4脳室	329, 335, 343, 353	弾道運動	263
大口蓋溝	217	第2小型陰性電位	502		
大口蓋静脈	567	第Ⅰ脳神経（嗅神経）	375	**ち**	
大（後頭）孔	210, 211, 225, 564	第Ⅱ脳神経（視神経）	376	チェイン-ストークス呼吸	99
大坐骨切痕	57, 58	第Ⅲ脳神経（動眼神経）	377	チロキシン	417
大小の鼻翼軟骨	235	第Ⅳ脳神経（滑車神経）	377	遅延性聴覚フィードバック	319
大静脈	565	第Ⅴ脳神経（三叉神経）	377	恥骨	57, 58
大静脈孔	61	第Ⅵ脳神経（外転神経）	379	恥骨結合	57, 58, 74
大舌症	214	第Ⅶ脳神経（顔面神経）	379	智歯	213, 233, 247
大泉門	294	第Ⅷ脳神経（前庭蝸牛神経）	380, 507	緻密結合組織	12
大腿四頭筋	16	第Ⅸ脳神経（舌咽神経）	381	緻密骨	14
大腿方形筋	29	第Ⅹ脳神経（迷走神経）	381	力	444, 471
大殿筋	58	第Ⅺ脳神経（副神経あるいは脊髄副神経） 382		中咽頭筋	281
大動脈	561			中咽頭収縮筋	273, 281, 282, 286
大動脈弓	562	第Ⅻ脳神経（舌下神経）	382	中央階	486, 490
大動脈小体	414	第二鼓膜	453, 475	中央階壁	499
大動脈裂孔	61, 566	第二次脳胞	334	中横平面	7
大内大脳静脈	571	第二次波	433	中間顎	218
大脳	329, 568	高い声域	171	中間腱	129, 131, 266
──の白質	341	高い声区	171	中間神経	475
大脳鎌	221, 335, 338, 569, 571	脱分極	396, 498, 503	中間層	185
大脳基底核	330, 345, 568	脱落	253	中間中胚葉	529
大脳脚	349, 353	脱落性（一次）歯列弓（乳歯列弓）	251	中間部	484
大脳縦裂	329, 335, 337, 552	縦の舌正中溝	259	中期	522
大脳半球	329	縦波	427	中硬膜動脈	566
大脳皮質（外套）	367	縦波の進行波	427	中耳	280, 446, 554
大脳皮質損傷	373	縦方向の伸展力	133	中耳筋	449
大脳辺縁系	32	単一光子放射型断層撮影法	3	中耳腔	449, 453, 456
大脳裂	337	単一神経筋単位	163	中耳腔前庭壁	474
大腰筋	74, 79	単一線維説	488	中耳伝音機構	469
大翼	209, 210, 228, 229	単極	544	中斜角筋	70
大翼軟骨	235	単極ニューロン	544	中小脳脚	356, 361
大菱形筋	71	単収縮	24	中床突起	228
大菱形骨	19	単調和振動（単振動）	425, 426, 427, 429	中心	6
太陽神経叢	387	単振動波	436	中心管	343, 364
台形体	512	単純動物	326	中心溝	329, 338
第1フォルマント (F_1)	304, 308, 309	単数	523	中心後回	338, 370, 408
第2フォルマント (F_2)	304, 309	単層	10	中心後溝	338
第3フォルマント (F_3)	304	単層線毛円柱上皮	10	中心咬合位	286
第1気管輪	111	単層扁平	10	中心糸（中央紡錘糸）	546

中心小葉	359	——の眼窩面	208	追加的成長	293
中心前回	338	蝶形骨角	272	椎間板	49, 50
中心前溝	338	蝶形骨棘	228-230, 272	椎弓根	49, 50, 52
中心体	9	蝶形骨小舌	230	椎弓板	50, 52
中心動脈	568	蝶形骨洞	220, 228, 229, 231, 232, 234	椎孔	48, 52
中心傍小葉	340	蝶形骨突起	220	椎骨静脈	50, 564, 568-570
中枢神経系	327, 328, 334, 446, 526, 567	蝶形骨吻	221, 228	椎骨部	60
——の機能解剖学	334	蝶形骨隆起	228	椎前筋	69
中枢性軸索伸張	508	蝶形骨稜	228, 229	椎前筋膜	165
中枢性聴覚路	446	蝶篩陥凹	232	椎側筋	69, 70
中声区	171	蝶錐体裂	272	椎体	49-52
中切歯	247	蝶番運動	265	椎板	527
中舌位母音	264	蝶番滑走関節	265	強さ	431
中舌骨甲状靱帯	119	蝶番関節	18	強さ-期間曲線	407
中前頭回	338	調和音（上音，定常状態）説	190	強さのレベル	444
中側頭回	339	聴覚閾値	456, 465, 492		
中大脳動脈	335, 568, 569	聴覚経路	354	**て**	
中頭蓋窩	211	聴覚上行路	512	テトラサイクリン	254
中等度の声域	171	聴覚神経	488	テノール	171, 174
中脳	329, 332, 334, 345, 353, 513, 547, 551	聴覚説	479, 485, 486, 504	デオキシリボ核酸	8, 388
中脳蓋	354, 551	聴覚投射	513	デシベル	444, 467
中脳蓋自律神経	387	聴覚のダイナミックレンジ	445	てこ作用	470
中脳水道	329, 343, 353, 551	聴覚反射	464	てこの腕	27
中脳被蓋	551	聴覚皮質	514	てこ比	471
中胚葉	249, 477, 526, 529	聴覚皮質中枢	339	低位咬合	256
中皮組織	10, 11	聴覚フィードバック	319	低域通過フィルタ	442
中鼻甲介	220, 222, 237, 238	聴覚プラコード	554	低舌位母音	264, 284
中鼻道	220, 238	聴器毒性物質	500	抵抗	467
中母音または中間母音	307	聴歯	480	底	443
中葉	45	聴神経	356, 475, 495, 496, 500, 501, 506, 507, 512	底屈	28
中立咬合（クラスⅠ）	256	聴神経前庭枝	477	底板	459, 466
虫部	358, 359	聴神経発射	495	定在波	436, 488
柱細胞	481	直	29	定常音	439
丁度可知差異	445	直静脈洞	570, 571	定常波	436, 437, 488, 489
長脚	458, 459	直接パラトグラフィー	299	釘状関節	17, 18, 247
長胸神経叢	415	直接運動経路	411	停止	26, 27
長筋	29	直接肺胞管	42	停滞空気	83
長骨	16	直線運動	269	停滞空気腔	83
長肋骨拳筋	64	直通錐体路	354	適合	402
張力	432, 437	直部	141	適合刺激	402
鳥距溝	340, 370	直立動物	258	伝達関数	302
超音波法	299	直筋束	160	伝導速度	397
超高速度映画	126			点音源	432
超分節性要素	316	**つ**		転子	16
腸骨	57	ツチ・キヌタ関節	465	電圧勾配	395
腸骨棘	57	ツチ骨	2, 19, 208, 449, 457, 530	電位差	393
腸骨筋	74, 79	ツチ骨柄	451, 457, 459, 471, 472	電気的グロトグラフィ	146
腸骨稜	57, 71, 75, 80	ツチ骨外側突起	457	電気的等価回路	94
腸への入口	279	ツチ骨頸部	457	電気マノメータ	95
腸腰靱帯	80	ツチ骨条	451	電極	25
腸肋筋	72	ツチ骨前突起	457, 459, 471	電子顕微鏡検査	327
蝶下顎靱帯	212, 230, 266	ツチ骨頭	457	電話説（非分析説）	486, 488, 495
蝶形骨	207, 210, 217, 219, 226, 227, 295	ツチ骨突起	451		

と

トノ・トポグラフィカル	513
トノ・トポグラフィカル・マッピング	501, 509, 513
トラギオン（耳［珠］点）	287, 290
トランジスタ	442
トリーチャ・コリンズ症候群	215
トリル	176
トルク	80
トルコ鞍	220, 229, 289, 335
トルコ鞍結節	290
トレモロ	176
トロポニン	22
トロポニン分子	23
トロポミオシン	22, 23
トロポミオシン分子	23
トロンボプラスチン	31
トンネル放射線維	510, 511
ドーパミン	349, 353
努力性吸気時	69
努力性呼気時	68
投射線維	341
豆状突起	459, 460, 471
透過光型光伝導検査	146
透明中隔	554
疼痛と温度のための神経路	408
島	338, 554
等尺性収縮	24, 161
等速円運動	425
等張性収縮	24, 161
登上線維	359
頭	16
頭蓋	206, 211
頭蓋骨	206, 207, 221
頭蓋静脈洞	569
頭蓋仙骨	333
頭蓋仙骨系	387
頭蓋泉門	294
頭蓋側	6
頭蓋底平面	290
頭蓋導出静脈	571
頭蓋表筋	245
頭屈曲	547
頭最長筋	72
頭声区	171, 174
頭頂	211, 290
頭頂結節	223, 224
頭頂後頭溝	339
頭頂骨	207, 223
頭頂骨間縁	224
頭頂切痕	227
頭頂葉	330, 338
頭半棘筋	72
頭板状筋	71
頭部X線規格写真研究	287
頭部X線研究法	287
頭葉（頭褶）	529
同化	317
同期ストロボ撮影法	155
同時起声	155
同族音	311
同側刺激	464
同調	442, 497, 504
同調曲線	492, 504, 506
同調周波数	488
洞	17
胴	48
道	17, 211
動眼神経	210, 229, 354
動物極	524, 525
動物生理学	4
動脈	2, 560
動脈溝	224, 227
動脈輪	568
特異周波数	504
特殊化した受容器	402
特殊結合組織	13
特殊生理学	4
特殊内臓性遠心性	379
特殊内臓性求心性	379
特徴周波数	506
突起	16, 217, 327
突出	269
貪食細胞	41

な

ナジオン	289
ナジオン-セラ線	290
ナトリウムイオン（Na^+）	498
ナトリウム-カリウムポンプ	394, 498
内	29
内エナメル上皮	541
内コルチ・トンネル	481
内ラセン溝	478, 481
内ラセン束	510, 511
内リンパ	475, 477, 484, 490, 498, 499, 505
内リンパ管	474, 477
内リンパ腔電位	498, 499, 501, 503
内リンパ静止電位	482
内リンパ嚢	555
内因性感覚入力	374
内胸動脈	334, 563, 565, 567, 569, 571
内甲状披裂筋	161
内喉頭筋	119, 126, 132, 133
内後頭隆起	226
内呼吸	39, 83
内視鏡検査	144
内耳	446, 485, 495
内耳孔	227
内耳道	475, 507
内耳動脈	572
内耳防御機構	465
内受容器	334
内舌筋	260
内旋	29
内臓	333, 365
内臓遠心系	333
内臓学	31
内臓筋	19, 21
内臓神経	387
内臓性求心性線維	388
内臓性求心性柱	546
内側	6
内側（前）輪状甲状靱帯	120
内側（翼突）板	229
内側喉頭気管溝	538
内側膝状体	350, 513
内側上顎動脈	568
内側髄板	347
内側仙骨稜	52
内側の咬筋	268
内側板	230
内側鼻突起	532
内側面	339
内側毛帯	411
内側翼状突起	220
内側翼突筋	268
——の起始	230
内側輪状甲状靱帯	120
内柱細胞	480, 481, 509
内転	29
内転筋	107, 133
内胚葉	524, 526, 529
内反	29
内皮組織	10
内部	329
内腹筋	78
内腹斜筋	63, 73-77, 101
内腹斜筋腱	75
内部の粘膜	10
内部細胞塊	524
内分泌学	32
内分泌系	32, 326
内分泌腺	326
内方	6
——への圧迫	151
内方圧迫力	133
内包	341, 345, 346, 349, 553
内有毛細胞	480, 481-484, 497, 503-506, 509, 513

内肋間筋	60, 63, 64, 66, 67, 73, 74, 101
——の機能	68
軟口蓋	34, 93, 94, 182, 184, 233, 234, 271, 377, 379, 381, 382, 416
軟口蓋音	310
軟口蓋裂	537
軟骨	11, 13
軟骨芽細胞	13, 293
軟骨関節	18
軟骨間部	68
軟骨棘	447
軟骨結合	18
軟骨−骨結合部	63
軟骨細胞	13
軟骨小腔	13
軟骨性（軟骨間）声門	126
軟骨性関節	17
軟骨部外耳道	447, 515
軟骨膜	13
軟膜	332, 335

に

ニコチン性コリン遮断物質	511
ニッスル小体	389
ニッスル染色	367
ニューモタコグラフ	297
ニューロン	326−328, 374, 502
——の構造	388
——の構造的・機能的側面	388
——の興奮と伝導	392
——の派生	389
ニューロン細胞体	327
ニュエル (Nuel) 腔	481
II型細胞	507
II型ニューロン	510
2自由度モデル	191
2-ニューロン反射弓	407
2倍数	523
二酸化炭素	414
二酸化炭素濃度	413
二次ニューロン	512
二次口蓋	535
二次受容器	406
二次乳頭	259
二次卵黄囊	524
二次彎曲	53
二重母音	307, 317
二乗平均	426
二点識別	411
二頭筋	29
二腹筋	29
二腹筋窩	214
二腹小葉	359
二裂舌	263

肉食動物	268
入射波	432, 436, 437, 489
乳歯	211, 246, 540
乳頭	259, 539
乳頭体	340, 341, 352
乳突孔	227
乳突切痕	226, 266
乳突洞	452, 571
乳突蜂巣	226, 232, 451
乳様突起	69, 211, 226−228, 266, 297, 447
乳様部	226

ね

ネットワーク	326
粘弾性空力学	192
捻転歯	256
粘膜	121
粘膜下(軟)口蓋裂	275
粘膜固有層	185
——の深層	134
——の中間層	134
——の表層	134
粘膜弾性空気力学説	190

の

ノンレム睡眠	374
のどぼとけ	109
能動的吸気	80
脳	327−329, 334, 336, 567
脳回	329, 335
脳幹	332, 334, 510, 568
脳幹損傷	182
脳弓	340
脳硬膜	568
脳室	343
脳室上衣	335
脳神経	332−334, 374, 568
脳性麻痺	58, 84, 99
脳脊髄液	332, 334, 343, 475
脳脊髄液循環	343
脳底動脈	568
脳底動脈内枝	475
脳頭蓋	206
脳梁	337, 339, 343
脳梁膝	339
脳梁体 (幹)	339
脳梁吻	339
脳梁膨大	339, 340
濃度勾配	395

は

ハーデスティ (Hardesty) 膜	484
ハーバース管	14
ハイモール洞	232
ハックスレー線	290
ハリントンの研究	286
バースト音	502
バーゼル解剖学命名法	4
バス	171
バラニーいす	381
バリスムス	350
バルサルバ変法	286
パーキンソニズム	350, 353
パスカルの原理	490, 493
パチーニ小体	404
パッサバント隆起	285, 286
パラフィン	326
パラ有線野	370
パルス・レジスター	175
パラトグラフィー	246, 299
波形	439−441, 486
波長	429, 434, 437, 442, 493
波動	424, 427, 434, 436
波動運動	437
波面	431
破骨細胞	14, 250
破擦音	310
破裂音	34, 206, 310, 311
破裂孔	210
破裂子音	94
馬尾	364, 384
場所説	486, 487, 488, 493, 495, 496, 502
場所符号化説	480
杯	477
杯状細胞	10, 41
背核	365
背屈	28
背側	5
背側蝸牛核	513
背側脊髄小脳	362
背側束	546
胚の屈曲	529
胚細胞	523
胚外中胚葉	524
胚子極	524, 525
胚体内体腔	529
胚椎間板	524
胚内中胚葉	526
胚盤胞	524
肺	34, 42, 539
肺コンプライアンス	53, 85, 86, 100
肺圧	88
肺圧縮率	53
肺活量	82−84, 86
肺活量計	83, 297
肺換気	39
肺感染	41
肺間膜	44, 45

肺気腫	85, 99	反共鳴	313	被刺激性	8
肺気(容)量	82-85, 101	反射弓	407	被膜靭帯	118
肺気量	82, 84, 85	反射亢進	412	披裂筋	138, 139, 168
肺気量分画	81, 82	反射の法則	432	披裂結節	539
肺胸膜	43	反射波	432, 436, 437, 489	披裂喉頭蓋ヒダ	115, 120, 235, 286, 539
肺血液量	84	反復拮抗運動不能症	363	披裂喉頭蓋筋	120, 139
肺原基	539	半関節	17, 18	披裂声帯筋	136
肺根	44, 45	半規管	473, 475, 476, 571	披裂軟骨	109, 111, 137, 140, 286, 530, 537, 539
肺循環	561	半奇静脈	566		
肺静脈	562	半球優位性	371	——の関節小面	116
肺尖	44, 45	半棘筋	72	非共鳴説(進行波説)	486
肺線維症	100	半月線	75, 76	非共鳴場所説	489
肺線維性疾患	85	半月板	18	非交叉性オリーブ蝸牛束	510
肺組織	539	半透膜	498	非周期的	440, 441
肺底	44	半母音	311	非周波数分析説	488
肺動脈	43, 561, 562	半萌出	256	非侵襲的なX線画像法	327
肺内圧	89, 90	半卵円中心	341	泌尿器学	31
肺胞	42, 43	斑状歯	254	疲労	25
肺胞圧	150	斑点	556	脾臓	560
肺胞界面活性物質	42, 43	板間層	16	尾骨	49, 52, 53, 57
肺胞管	562			尾骨神経	364
肺胞相	539	**ひ**		尾状核	345, 553
肺胞内圧	85, 88-96, 100, 101	ヒアリン膜症	43	尾側	5, 6
肺門	41	ヒト免疫不全ウイルス	32	尾側弓	531
肺野	45	ヒョレア	350	尾側孔(尾側神経孔)	542
肺葉	44	ビシャの脂肪床	240	尾椎	48
肺容量	84	ビブラート	175	眉弓	208, 209, 222, 223, 297
配偶子形成	523	ピーク間振幅	424	美術解剖学	3
排尿	40	ピッチ	162, 163, 168, 171, 445, 486, 495, 496	微小電極	499, 500, 505
排便	40			鼻咽腔閉鎖	278
倍音構造	437	ピッチ・マッチング実験	165	鼻咽腔閉鎖機能	278
倍音列	438	ピッチ範囲	158, 188	鼻咽頭	233, 234, 238
媒質	430, 434, 436	ピッチ変化メカニズム	165	鼻音	271, 278, 313
白血球	31, 32, 560	ピッチレベル	158, 188	鼻音化	182
白質	332, 365, 552, 568	ピンク・ノイズ	441	鼻拡張筋	236
白色線維組織	12	比較解剖学	3	鼻橋	235
白線	73-77	比率尺度	443	鼻筋	236, 240-242
薄筋	29	皮下筋膜	12	鼻腔	34, 39, 94, 208, 210, 234-236
薄束	354, 364, 365, 411	皮脂腺	448	鼻口蓋神経	417
薄板	14	皮質	329, 359, 418	鼻孔(外鼻孔)	234, 235
麦粒軟骨	119	皮質延髄	349	鼻甲介	221
発芽	254	皮質延髄路	411, 412	鼻骨	207, 208, 209, 219
発語失行	373	皮質下白質	341	鼻骨間縫合	219
発声	33	皮質視床	349	鼻根	235
発声開始	150, 154	皮質脊髄	349	鼻根筋	20, 236, 240-242
発生解剖学	3	皮質脊髄路	366, 367, 411	鼻切痕	209, 216, 222
発生再生系	32	皮質復元	369, 412, 416	鼻尖	235
発話	32, 336	皮静脈	565	鼻前庭	236
発話運動野	338	皮神経	527	鼻側縁	216
発話機構の神経支配	413	皮節	528	鼻中隔	208, 210, 211, 220, 235, 236, 238, 533
鳩胸	55	皮膚科学	32		
鼻	235	皮膚の外層	10	鼻中隔下制筋	236
幅広歩行	362	被蓋	353, 356, 479	鼻中隔軟骨	235, 236
反回神経	381, 566	被殻	346	鼻柱	239

鼻道	237	不動線毛	483, 484, 485, 496, 497, 498, 503, 505	複視	377, 379
鼻軟骨	235			複合運動	269
鼻背	235	不等辺四辺形	29	複合音	437-439, 486, 488, 502
鼻板	532, 533	不良な姿勢	85	振子運動	425
鼻翼下制筋	236, 241	付加的永久歯	253	分時換気量	80, 86, 87, 100
鼻翼軟骨	235	付加的成長	293	分時最大換気量	87
鼻稜	216, 218, 220	付属肢	16	分界溝	258, 259, 537
光検知システム	285	負荷指数	194	分界線	79
光受容器	402	浮腫	85	分割球	523
光ファイバー内視鏡	144	浮動肋骨	56	分子層	359
低い声区	171	婦人科学	32	分析説	495
左鎖骨下動脈	563	部分音	438, 439	分節の特徴	315
左総頸動脈	563	部分的脱臼	270	分回し運動	29
左側頭頭頂部	371	部分無歯症	254	分離脳患者	372
左肺	560	深い声域	171	吻	229
左半球	336	復元力	424, 425	吻合静脈	570
表在起始部	374	副交感神経	333	吻側	5
表在性静脈	565	副交感神経系	387		
表層	185	副交感神経部分	333	**へ**	
表皮	10	副交感(頭蓋仙骨)神経系	327	ヘーリング-ブロイエル反射	415
表面張力	43	副甲状腺	418	ヘビースモーカー	124
病理生理学	4	副神経	356	ヘモグロビン	560
頻脈	381	副腎	418	ヘルツ	155
		副靱帯	49	ヘルト(Held)境界細胞	481, 485
ふ		副鼻腔	222, 231, 297	ヘルムホルツ共鳴器	190
ファルセット	134, 173, 174	副鼻腔炎	232	ヘンゼン(Hensen)支持細胞	482
ファロピウス水管	453	副鼻洞(副鼻腔)	230, 232	ヘンゼン結節	526
フィードバック	34, 319	腹	489	ヘンゼン細胞	485
フィードバックメカニズム	320	腹圧	88	ヘンゼン条	484, 485
フォルマント	206, 233, 303, 307, 313	腹横筋	63, 64, 73, 74, 77-79, 101	ベッツの巨大錐体細胞	367
フォルマント移行	317	腹横筋腱	75	ベル	444
フォルマント周波数	233, 303, 304, 308	腹腱	73	ベルヌーイ効果	152, 154, 192
フシュケ孔	447	腹腱膜	528	ベルの法則	547
フックHookの法則	425, 430	腹式呼吸	66	ベル麻痺	379
フランクフルト平面	5, 287, 290	腹斜筋	79	平滑筋	19, 20, 21, 333
フルート	174	腹側	5	平滑筋線維	21
ブラウン運動	445	腹側正中溝	546	平行筋	25
ブレグマ	288	腹側運動ニューロン	407	平行状	25
ブローカ野	338, 370	腹側脊髄視床路	410	平行な顔面筋群	244
ブロートベント線	290	腹側脊髄小脳	361	平行な線維	12
プチアリン	238	腹側束	546	平衡感覚器官	473, 476
プテリゴマキシラーレ	289	腹直筋	63, 73, 74, 76-79	平衡斑	477
プパール靱帯	3	——の後鞘	75	平衡胞	555
プパール鼠径靱帯	58	——の鞘	75, 77	平面関節	18
プラスイオン	498	——の前鞘	75	平面波面	431
プルキンエ細胞	359, 362	腹部	74, 562	閉咬	256
プロセクター	488	腹部腱膜	74	閉鎖-開放/前-後型の仕組み	310
不応期	30	腹部大動脈	564	閉鎖期	155, 166
不規則骨	16	腹部内臓	88, 100	閉鎖孔	459
不協和音説	190	腹膜	11	閉鎖効果	516
不随意運動	19, 327	腹膜腔	11, 529	閉鎖子音	94
不随意筋	20	腹筋群	79	閉鎖性鼻声	284
不正咬合	215, 256, 257, 265, 270	腹腔内圧	65, 100	閉鼻声	182
不動関節	17, 18	腹腔容積	65	壁側胸膜	45, 46, 47

壁側胚外中胚葉	524	法医学	45	**み**	
片側バリスムス	350	放射状	25	ミエリン	390, 545
片葉	358, 359	放射状筋	25	ミエリン鞘	509
片葉脚	359	放射状肋骨頭靱帯	50	ミオグロビン	20
片葉小節葉	358	放射線	65	ミオシン	21
辺縁	546	放射線障害	298	ミオシンフィラメント	21, 24
辺縁系	340	放射束	509	ミクロトーム	326
辺縁部	484	放射抵抗	304	ミトコンドリア	8, 23, 388, 483
辺縁複合体	484	放線冠	341, 349	ミトコンドリア糸粒体	9
辺縁網	484, 485	萌出	253, 540	三日月体	332
辺縁葉	340	萌出期	249	味覚	378, 387
変異節	437	縫工筋	20	眉間	208, 222, 223
変位腹	437	縫合	17, 206	右肺	560
変位量	424	縫合骨	457	右半球	336
変換比	468	紡錘細胞	479	密度	467
変色歯	254	紡錘状	25	耳	571
扁桃	234, 259, 347	紡錘状細胞	21	脈管学	31
扁桃陰窩	278	帽状期	541	脈管系	31
扁桃核	345, 346	帽状腱膜	245, 528	脈管組織	9, 31
扁桃上窩	277	傍中心回	340	脈管束組織	31
扁桃腺	276, 560	膨大	343	脈絡組織	549
扁桃腺小窩	277	膨大部	380, 475, 556	脈絡叢	335, 343, 549
扁桃体	340	膨大部頂	556		
扁平	10	膨大部稜	477, 556	**む**	
扁平骨	16	頬	239	ムスカリン性コリン遮断物質	511
弁蓋	338, 554			ムチン	240
		ま		無意識固有受容	404
ほ		マイクロホン電位	500, 501	無気肺	43
ホイヘンス（Huygens）の原理	434	マイスネル小体	402	無呼吸	99
ホムンクルス	369	マイナスイオン	498	無歯顎	271, 296
ホメオスタシス（恒常性維持）	511	マクロファージ	32, 560	無歯症	254
ホワイト・ノイズ	441	マジャンディ孔	344, 550	無髄節後細胞	333
ボイスセラピスト	178	マルトース	238	無声	311, 312
ボイルの法則	38, 39	マント・バンド	190	無声音	170, 206, 311
ボールトン点	288	摩擦	426	無性生殖	522
ボディー	134, 185	摩擦音	34, 170, 183, 206, 310, 312	無対舌結節	537
ボルトン平面	290	膜	12		
ポゴニオン	289	膜チャンネル	483	**め**	
ポジトロン放射型断層撮影（ポジトロンCT）	3, 327	膜電位	499	メッケル軟骨	540
		膜半規管	476	メラニン	353, 389
ポリオン	287, 289	膜膨大部	477	メルケル板	403
ポンティック（ブリッジ）	296	膜迷路	473, 485, 556	メロミオシン	22
哺乳パッド	240	膜迷路延長部	475	メントン	289
哺乳類	275	膜様（膜間）声門	125	めまい	370, 380, 381
補骨	16	膜理論	498	命名法	4
補助筋	27	末梢	6	迷走神経	354, 356, 387
補足運動野	370	末梢神経	332	迷路骨包	572
補足内分泌系	326	末梢神経系	19, 327, 328, 332	迷路細動脈	511
母音	271, 306, 439	末梢神経系の機能的解剖	374	免疫系	32
母音三角	298, 307	末梢神経線維の変性と再生	392		
母音四角形	307	末梢性樹状伸張	508	**も**	
母体	525	抹消	435	モルガーニ室（洞）	2, 282
方位角	448	慢性肺疾患	70	モンロー孔	343
包被鼓室	226				

毛細血管圧	47
盲孔	215, 222, 258, 259, 354, 537
盲囊	477
盲目	377
網状組織	11
網状粘質	524
網状板	482
網状膜	480-483, 496, 500
網膜	376
網様	11
網様組織	13
網様体	356, 373, 413
目標	314
最も高い声域	171
最も深い声域	171

ゆ

ユギエ管	453
癒合関節	17
癒合歯	254
癒着	254, 270
有郭乳頭	258, 259
有糸分裂の細胞分裂	522
有髄節前線維	333
有声	311, 312
有声音	206, 311
有声破裂音	170
有性生殖	523
有線	370
有毛細胞	477, 482, 486, 488, 494, 496-500, 502-504, 506, 509, 510, 556
優位(左)半球	339
優位半球	339
歪み	443
歪み計	299

よ

予備吸気量	82-85
余剰気量	83
幼児の喉頭	184
幼児の喉頭軟骨板	186
羊膜腔	524
容積速度	168
葉	329, 338, 359, 417
葉(第2)気管支	41
葉状乳頭	258
腰帯	16, 57
腰椎	48, 52
腰椎穿刺	364
腰動脈	568, 570
腰背筋膜	74, 75, 77
腰部	333
腰部筋	29
腰部彎曲	53

腰方形筋	71, 74, 79, 80
腰膨大	364
抑制インパルス	362
翼口蓋溝	220
翼上顎裂	230
翼状突起	217, 228-230, 377
翼状板	545
翼突咽頭筋	281, 286
翼突窩	212, 229, 230
翼突下顎靱帯	243
翼突下顎縫線	230, 242, 281
翼突筋窩	212, 213
翼突筋静脈叢	571
翼突鉤	220, 228-230, 273, 274, 455
翼突切痕	230
横波	427

ら

ライスネル(Reissner)膜	478
ライソゾーム	8
ライヘルト軟骨	540
ライル島	338, 554
ラウドネス	436, 445, 466, 495
ラジアン	426
ラセン器	478, 480, 496, 499, 500, 503, 508, 510, 511, 556
ラセン血管	479
ラセン神経節	390, 507, 508, 511, 512
ラセン神経節細胞	500
ラセン靱帯	478, 480, 487, 494
ラセン板縁	556
ラセン板縁前庭唇	484
ラムダ	289
ラムダ縫合	206, 224
ラメラ	14
ランヴィエ絞輪	390
卵	523
卵円孔	210, 228-230
卵円窓(前庭窓)	452, 469, 474, 514
卵形囊	380, 476, 477, 555
卵形囊管	477
卵形囊神経枝	477
卵子	523

り

リアクタンス	467
リビヌス切痕	450, 459
リビヌス管	240
リボ核酸	388
リボソーム	8
リンパ	31
リンパ液	560
リンパ管	560, 561
リンパ球	561

リンパ系	560
リンパ節	560, 561
リンパ毛細管	560
梨状陥凹(孔)	122
裏装上皮	41
立位	84
立体認知	372, 411
立方上皮	10
立方体	10
流音	312
流体	424
流体説	490
隆起	16, 271, 359
隆線	16
隆椎	64
両耳側半盲	377
両唇音	170, 239
菱形筋	29, 71, 72
菱形溝	549
菱唇	548
菱脳	329, 353, 354, 547, 548
菱脳節	549
臨界減衰	429
臨界興奮レベル	396
臨床的萌出	250
輪状-甲状-披裂筋	136
輪状咽頭筋	128, 283
輪状気管(膜)靱帯	40, 111
輪状気管膜	119
輪状甲状関節	115, 118, 140, 141, 160
輪状甲状筋	160, 161, 163, 177, 283, 381
輪状靱帯	452, 460, 502
輪状声帯膜	120
輪状軟骨	109, 118, 530, 539
輪状軟骨関節面	116
輪状軟骨弓	120, 141
輪状軟骨板	110
輪状披裂関節	115
輪状披裂関節囊	118
輪紋状組織	11
輪紋状疎性結合組織	11
隣接面	249
鱗状部分	221
鱗状縫合	224
鱗部	226

る

ルシュカ孔	344, 550
ルフィニ終末器	404
涙溝	209
涙骨	207, 209, 219
涙骨縁	216
涙腺窩	210
涙囊	210

れ

レーマック線維	390
レム睡眠	374
レンズ核	345, 513, 553
れん縮	24
劣位(右)半球	339
裂	16, 337
連結神経線維	333
連合ニューロン	367
連合管	556
連合線維	341

ろ

ローゼンミュラーの咽頭陥凹	280
ローランド溝	338
ロンベルグ徴候	411

6歳臼歯	247
老人解剖学	3
漏斗	352, 552
肋横突関節包	50
肋横突関節面	52
肋下筋	60, 68
肋下動脈	564
肋間	29
肋間筋	63, 66, 68, 69, 100
肋間隙	100
肋間動脈	568
肋頸動脈	564
肋骨	48, 54
肋骨アタッチメント	61
肋骨下筋	63
肋骨角	56
肋骨関節	56
肋骨胸膜	43, 45
肋骨挙筋	60, 64, 68, 69
肋骨溝	56
肋骨の間で	29
肋骨部	60
肋椎関節	56

わ

ワーラー変性	392
ワナ	416
ワルダイエル(咽頭)輪	276, 278
ワルトン管	240
矮小歯	254
若者の喉頭	184
腕頭静脈	565
腕頭動脈	563

欧文索引

A

abdominal	562
abdominal aorta	564
abdominal aponeurosis	74
abdominal breathing	66
abduction	28
abduction quotient	194
abductor muscle	133
absolute refractory period	396
accessory bone	16
accessory ligament	49
acetabulum	57
acromegaly	419
acromion	59
actin	21
action potential (AP)	392, 395, 396
adaptation	402
adduction	29
adductor muscle	133
adenoid face	278
adenoids (pharyngeal tonsil)	276
adenosine triphosphate (ATP)	9, 21, 388
adequate stimulus	402
ADH	352
adipose tissue	11
aditus laryngis	122, 235
aditus orbitae	209
adrenal glands	418
adrenalin	418
aerodynamic measurement	297
afferent	544
affricate	310
AIDS	32
air cell	571
air cost	168
air sac	42
air-containing bone	16
air-liquid interface	43
airway resistance	93
alar lamina	545
alexia and agraphia	338
allophones	315
all-or-none principle	397
alveolar arch	212, 270
alveolar canal	215
alveolar duct	42
alveolar phase	539
alveolar pressure	88
alveolar process	215, 217
alveoli	42
alveoli pulmonis	42
alveolus	42
ameloblast	541, 542
amelogenesis imperfecta	254
amnionic cavity	524
amobarbital	372
amperes	393
amphiarthrodial	17, 18
amphiarthrodial joint	18
ampulla (e)	380, 556
amygdale	340
amygdaloid nucleus	346
anaphase	522
anatomical position	5
angiology	31
angle of the mandible	212
angle of the thyroid	109
Angle's classification	256
angular facial muscles	243
angular gyrus	338, 371
animal physiology	4
animal pole	524, 525
ankylosis	270
anodontia	254
anomalies of the temporomandibular joint	269
anomalies of the tongue	263
anomaly	214
anopia	377
ansa	416
ansa hypoglossi (ansa cervicalis)	382
anterior	5, 6
anterior arch	110
anterior belly	128
anterior ceratocricoid ligament	118
anterior cervical triangle	69
anterior commissure	124, 343
anterior cranial fossa	211
anterior cricoarytenoid ligament	118
anterior fasciculus	364
anterior faucial pillars	233
anterior intercostal artery	564
anterior intercostal membrane	63
anterior lingual primordia	537
anterior lobe	358, 419
anterior median fissure	354
anterior nare	236
anterior nasal spine	215, 218
anterior neuropore	544
anterior scalene (scalenus anterior) muscle	70
anterior spinal artery	568
anterior thoracic plexus	415
anterior triangle	132
anterior tuberclea	50
anterior-posterior plane	270
anterior-superior spine	57
anterolateral abdominal muscles	75
anterolateral sulcus	354
anthropological anatomy	3
antibody	32
antibody-related immunity	32
antisphincteric gesture	245
aorta	561
aortic bodies	414
aortic hiatus	61
AP	499
apex	44, 235
apnea	99
apneusis	99
aponeuroses	12
aponeurotic sheet	528
appendicular skeleton	16
applied anatomy	3
applied physiology	4
approximal surface	249
arachnoid granulations	335
arachnoid mater	332, 335
arbor vitae	358
arch	49, 562
arch of the aorta	562
archicerebellum	358, 362
archipallium	367, 553
archistriatum	347
arcuate fasciculus	343, 370, 371
arcuate line	79
arcuate ridge	111
areolar	11
areolar tissue	11
arm or crus	446
arterial circle	568
artery	2
Arthrodia	18
arthrology	31
articular capsule	18
articular disc	18
articular facet	17, 50
articular system	31
articulare	288

articulation	33, 206	
articulation tracking devices	299	
articulations (joints)	17	
articulator	194, 206	
artistic anatomy	3	
aryepiglottic fold	115, 120, 539	
aryepiglottic muscle	120, 139	
arytenoid articular facet	116	
arytenoid cartilage	111, 539	
arytenoid muscle	138, 168	
aryvocalis muscle	136	
ascending	562	
ascending aorta	562	
ascending exterosensory input	374	
ascending pharyngeal artery	566	
ascending reticular activating system (ARAS)	373	
association fibers	341	
association neurons	367	
astrocyte	544	
atelectasis	43	
athetosis	349	
atlas	50	
atmospheric pressure	88	
atom	392	
ATP	21	
atrium of the right heart	561	
attack phase	150, 152	
attrition	249, 250	
auditory feedback	319	
auditory ossicles	208	
auditory placode	554	
auricle	540	
auricular fold	540	
auricular point	288	
autoimmune deficiency syndrome	32	
autoimmune system	32	
autonomic nervous system	333, 384	
axial skeleton	16	
axis	50	
axiversion	256	
axon	30, 328, 388, 389	
axon fibril	30	
azygos vein	566	
A 型細胞	510	
A 帯	21, 22, 23, 24	

B

ball and socket joint	19	
ballismus	350	
ballistic movement	263	
Barany chair	381	
basal ganglia	330, 341, 345, 568	
basal lamina	545	
Basel Nomina Anatomica	4	
basement tissue	9	
basic contractile unit	21	
basket cells	359	
bel	444	
bell stage	541	
Bell's law	547	
Bell's palsy	379, 465	
Bernoulli effect	152	
Biat's respiration	99	
biceps	29	
bifid tongue	263	
bifid uvula	275	
bilabial	239	
biology	4	
bipennate	25	
bipolar	544	
bipolar neuron	545	
bitemporal hemianopia	377	
biventral lobule	359	
black hairy tongue (lingua nigra)	263	
black nucleus	551	
blastocoele	524	
blastocyst	524	
blastomeres	523	
blind fissure	215	
blood	560	
blood plasma	31, 560	
blood platelet	560	
body	54, 134, 211, 343	
body stalk	525	
body surface area	85	
Bolton	288	
Bolton's plane	290	
bone	11, 14	
bony hard palate	270	
bony pelvis	57	
bouton de passage	398	
Boyle's law	38	
BR	5	
brachiocephalic artery	563	
brachiocephalic vein	565	
brachium pontis	356	
brain	328, 329, 336, 567	
brain stem	332, 568	
branchial arches	530	
branchial groove	530	
breathiness	181	
breathing	38	
breathy attack	155	
bregma	288	
bridge	235	
Broadbent's line	290	
Broca's speech area	338, 370	
bronchi	39, 41	
bronchial artery	564	
bronchial tree	41	
bronchiole	42	
Brown 運動	424	
BSA	85	
buccal cavity	233	
buccal fat pad	240	
buccal surface	249	
buccinator muscle	242	
bucconasal membrane	534	
buccopharyngeal membrane	526	
buccopharyngeus muscle	281	
bulbar autonomics	387	
B (型) 細胞	32, 510	

C

calavaria	211	
calcarine fissure	340	
calcarine sulcus	370	
calcification	13, 188, 249	
canal of Huguier	453	
canalicular phase	539	
canine	247, 248	
canine eminence	215	
cap stage	541	
capillary pressure	47	
carbon dioxide in the blood	414	
cardiac	19	
cardiac inhibitor center	356	
cardiac muscle (myocardium)	21	
cardinal vowel	306	
cardiopulmonary resuscitation	54	
cardiovascular system	560	
carina	40	
carotid bodies	414	
carotid (bloody) triangle	132	
cartilage	11, 13	
cartilaginous joint	17	
cartilaginous (intercartilaginous) glottis	126	
cathode	395	
CAT スキャン	3	
cauda equina	364	
caudal	5, 6	
caudal arche	531	
caudate nucleus	345, 553	
cave	446	
cavernous sinus	571	
cavity-tone (puff, inharmonic, or transient) theory	189	
cell	8	
cell body	328, 388	
cell-mediated immunity	32	

cellular physiology	4
cementoenamel junction	247
cementum	247, 541
central	6
central canal	343, 364
central fissure	338
central lobule	359
central nervous system	328, 567
central sulci	329
central tendon	60
centrosome	9
cephalic flexure	547
cephalic fold	529
cephalometric roentgenography	287
cephalometry	287
ceratopharyngeus muscle	282
cerebellar hemisphere	358, 551
cerebellar peduncle	550
cerebellum	329, 354, 550, 568
cerebral aqueduct	329, 343, 551
cerebral cortex (pallium)	367
cerebral fissures	337
cerebral hemisphere	329
cerebral longitudinal fissure	337
cerebral peduncles	353
cerebrocortical lesions	373
cerebrospinal fluid	332, 334, 343
cerebrospinal fluid circulation	343
cerebrum	329, 568
cervical curve	53
cervical enlargement	364
cervical flexure	547
cervical plexus	415
cervical sinus	533
cervical vertebrae	48, 49
cervically	249
characteristics of the source	301
charged particles	392
checking action	68, 96, 97, 98, 101, 171
cheeks	239
chemoreceptors	402, 414
chest register	171
Cheyne-Stokes respiration	99
chiasmatic sulcus	228
choanae	534
chondroblast	13
chondroglossus muscle	262
chondro-osseous union	63
chondropharyngeus muscle	282
chorda tympani	387
chorea	350
chorion frondosum	525
chorionic villi	525
choroid plexus	335, 343, 549
chromatid	522
chromatin	8
chromosome	8
cilia	10, 41
ciliated stratified columnar	10
cinefluorographic studies	284
cineradiographic film	287
cineradiography	298
cingulate gyrus	340
cingulated sulcus	340
cingulum	248, 343
circulatory fluids	560
circulatory system	560
circumduction	29
circumpennate	25
cisterns	344
Class I levers	27
Class II levers	27
Class III levers	27
claustrum	554
clavicle	58
clavicular breathing	70, 99
clavicular head	69, 73
cleft palate	214
climbing fibers	359
clinical eruption	250
clivus	229
closed bite	256
close-open/front-back scheme	310
CM	498
CM-1	501
CM-2	501
CO_2 濃度	413
coarticulation	317
coccygeal vertebrae	48
coccyx	52
cochlear artery	572
cochlear duct	555
cochlear nerve	380
cochlear nuclei	356
cognate	311
collagenous fiber	12
collarbone	58
colloid	417
colobomas	215
columella	239
columnar	10
combined movements	269
commissural fibers	341
comparative anatomy	3
concha	446
concrescence	254
conduction velocity	397
condylar fossa	226
condylar process	212
condyle	17
condyloid	18
cones	376
connecting neurons	332
connective tissue	9, 11
connective tissue coverings of neural tissue	391
consciousness	373
consonants	310
constrictions of the vocal tract	308
constrictor muscle	539
continuant	310
conus elasticus	119, 120
conus medullaris	364
copula	537
coracoid process	59
corium	259
corniculate cartilage	112, 539
corona radiate	341, 349
coronal	206
coronal suture	207, 224
coronoid process	212
corpora quadrigemina	353, 354, 551
corpus callosum	337, 339, 343
corpus luteum	419
corpus striatum	347, 553
corpus (body)	48, 211
corpuscle	31
cortex	329, 359, 418
corticobulbar	349
corticobulbar tract	411, 412
corticospinal	349
corticospinal tract	411
corticothalamic	349
costal articulations	56
costal elevator muscle	68
costal elevators (levatores costarum, levator costalis)	60, 64
costal pleura	45
costocervical trunk	564
cover	134
coxal bone (hip bone)	57
CPR	54
crania	6
cranial base line	290
cranial nerve I (olfactory)	375
cranial nerve II (optic)	376
cranial nerve III (oculomotor)	377
cranial nerve IV (trochlear)	377
cranial nerve V (trigeminal)	377
cranial nerve VI (abducent)	379
cranial nerve VII (facial)	379
cranial nerve VIII (vestibulocochlear)	380

cranial nerves X (vagus)	381	degeneration and regeneration		direct pyramidal tract	354, 412
cranial nerve IX (glossopharyngeal)	381	of peripheral nerve fibers	392	discolored teeth	254
cranial nerve XI (accessory or		delayed auditory feedback	319	distal	6
spinal accessory)	382	deltoideus	73	distal surface	249
cranial nerve XII (hypoglossal)	382	dendrite	328, 388, 389, 544	distocclusion	256
cranial nerve	332, 333, 374	dens process	50	distoversion	256
cranial venous sinuses	569	dense bone	14	divisions of the nervous system	327
craniosacral division	387	dense connective tissue	11, 12	dopamine	349, 353
cranium	206	dental alveolus	212	dorsal	5
cribriform plate	221, 375	dental artery	566	dorsal column	332, 364
cricoarytenoid joint	115	dental canaliculi	246	dorsal funiculus	546
cricoid articular facet	116	dental lamina	249	dorsal horn	332, 364
cricoid cartilage	118, 539	dental papilla	541	dorsal spinocerebellar	362
cricoid lamina	110	dental pulp	246, 541	dorsiflexion	28
cricopharyngeus muscle	128, 283	dental sac	541	dorsum	235
cricothyroid joint	115, 118	dentate nucleus	360	dorsum sellae	229
cricothyroid muscle	140, 160, 161	dentate sutures	17	ducts of Rivinus	240
cricotracheal ligament	40, 111	dentaterubral	361	ductus reuniens	556
cricotracheal membrane	119	dentin	246, 541, 542	dura mater	332, 334, 568
cricovocal membrane	120	dentinogenesis imperfecta	254	dysarthria	373
crista galli	221	deoxyribonucleic acid (DNA)	8, 388	dysdiadochokinesia	363
cristae ampullaes	556	depolarization	396		
critical firing level	396	depression	16	**E**	
crossbite	256	depressor alae nasi	236	ear	571
crossed pyramidal tract	354	depressor anguli oris	244	ear lobe or earlap	446
crown	246	depressor labii inferior	243	eardrum (tympanic membrane)	449
cruciform eminence	226	depressor septi	236	ECG	25
crura	60, 236	derivation of neurons	389	ectoderm	524, 529
crus cerebri	349, 353	dermatology	32	ectodermal dysplasia	254
CT	3, 327	dermatome	528	edge tone	442
cubodial	10	descending thoracic	562	efferent	544
culmen	359	descending thoracic aorta	564	egg	523
cuneiform cartilage	115, 539	descriptive anatomy	3	EKG	25
cuneus	340	development of glial cells	390	elastic	13
cupola	556	developmental anatomy	3	elastic cartilage	13
cutaneous vein	565	diaphragm	20, 44, 56, 60	elastic fiber	12
cytoarchitectonics	367	diaphragma sella	335	electrocardiogram	25
cytoplasm	8	diaphragmatic breathing	66, 99	electroglottography	146
cytotrophoblast	525	diaphysis	17	electromyogram	25
		diarthrodial	17, 18	electromyographic studies	285
D		diarthrodial joint	18	electromyography	25, 65, 148, 297
damping	173	diastema	254	elevation	16
Darwin's tubercle	446	diencephalon	329, 350, 547, 551	Ellipsoid	18
DC（直流）休止電位	498	digastric	128	emboliform nucleus	360
DC 下降	499	digastric muscle	128	embryonic disc	524
DC 加重電位	499	digastric triangle	132	embryonic pole	524, 525
DC 変動	503	digastricus	29, 266	EMG	25, 148, 163, 245
dead-air space	83	digestive system	31	emissary veins	571
decibel	444	diphthongs	307	emphysema	85, 99
deciduous (primary) dental arch	251	diploe	16	enamel	247
declive	359	diploid number	523	enamel cell	541
deep	6	diplopia	377	enamel organ	541
deep fasciae	12	direct laryngoscopy	144	enamel pulp	541
deep layer of the lamina propria	134	direct motor pathway	411	Enarthrodial	19

end bulbs of Krause	404	
endocrine system	32, 326	
endocrinology	32	
endoderm	524, 529	
endogenous sensory input	374	
endolymph sac	555	
endomysium	20	
endoplasmic reticulum	8, 23, 388	
endoscopy	144	
endothelial tissue	10	
enternal	29	
enzyme	525	
ependymal	546	
ephaptic conduction	21	
epicranius	245	
epidermis	10	
epiglottis	112, 114, 537	
epimysium	20	
epinephrine	418	
epineurium	334	
epiphyses	17	
epithalamus	350, 352	
epithelial tissue	9	
epithelial tissue proper	10	
epithelium	134	
erector spinae muscle (sacrospinalis muscle)	72	
eruption	249, 253	
erythrocyte	31, 560	
esophageal hiatus	61	
ethmoid	219	
ethmoid air cell	222	
ethmoid bone	218, 221	
ethmoid notch	222	
ethmoid sinus	231, 232	
ethmoid spine	228	
ethmoidal labyrinth	221	
eupnea	99	
Eustachian tube	2	
eversion	29	
Ewald のモデル	489	
exostosis	271	
experimental physiology	4	
expiratory pressure curves	91	
expiratory reserve volume (ERV)	83	
extension	28	
extensor	401	
external	6, 29	
external auditory meatus (ear canal)	5, 446, 540, 571	
external carotid artery	563	
external ear	446, 540, 571	
external enamel epithelium	541	
external intercostal (muscle)	60, 63	

external jugular vein	565	
external oblique	74, 75	
external occipital protuberance	225	
external respiration	39	
exteroceptors	334, 402	
extracellular fluid	9	
extraembryonic mesoderm	524	
extrafusal muscle fibers	405	
extrapyramidal pathways	412	
extrapyramidal tract	370	
extrinsic laryngeal membrane	119	
extrinsic muscle	126	
extrinsic muscle of larynx	127	
extrinsic muscles of the tongue	262	

F

face	566
facial artery	566
facial line or facial plane	290
facial skeleton	207
false glottis	123
false rib	56
falsetto	173
falx cerebri	221, 335, 338
falx inguinalis	75
fascia	11, 12
fasciculation	383
fasciculi	20
fasciculus cuneatus	354, 364, 411
fasciculus gracilis	354, 364, 365, 411
fastigeal nuclei	360
fatigue	25
feedback	34
fertilization	523
fetor ex ore	263
fiber-optic endoscope	144
fibrocartilage	14
fibrotic pleurisy	85
fibrous	13
fibrous joint	17
fibrous membrane	40
fibrous pericardium	62
fibrous septa	334
filiform papillae	259
filum terminale	364
fissure	337
fixation muscle	28
flat bone	16
flexion	5, 28
flexion of the embryo	529
flexion stage	547
flexor	401
floating rib	56
flocculonodular lobe	358

flocculus	358, 359	
floppy infant	25	
folia cerebelli	358	
folium	359	
fontanelle	294	
foramen c (a) ecum	222, 259, 354, 537	
foramen magnum	211, 225	
foramen of Huschke	447	
foramen of Magendie	344, 550	
foramen ovale	230	
foramen rotundum	230	
foramen vena cava	61	
foramina of Luschka	344, 550	
forced exhalation	89	
forced vibration	300	
forebrain	329	
foregut	538	
forensic medicine	45	
formant	233	
formant frequency	233, 303	
fornix	340, 554	
fourth ventricle	329, 343	
fovea oblonga	111	
Francescetti-Zwahlen-Klein syndrome	215	
Frankfort (horizontal) plane	5, 287, 290	
free nerve endings	403	
freeway space	255	
fricative	310, 312	
fricative noise	206	
frons	211	
frontal bone	218, 221	
frontal crest	222	
frontal eminence	222	
frontal lobe	329, 338	
frontal margin	224	
frontal operculum	370	
frontal process	215, 217	
frontal sinus	231, 232	
frontal suture	222	
frontal/coronal plane	7	
frontalis muscle	245	
frontonasal process	532, 533	
frontopontine	349	
frontosphenoidal process	219	
functional anatomy of the central nervous system	334	
functional anatomy of the peripheral nervous system	374	
functional crown	246	
functional residual capacity (FRC)	83, 84	
functional root	246	
fundamental frequency	158, 194	
fungiform papillae	259	
funiculi	365	

funiculus cuneatus	365	Golgi apparatus	9	human immunodeficiency viruses	
fusiform	25	Golgi cells	359	(HIV-1, HIV-2)	32
fusiform cell	21	Golgi complex	388	humerus	59
		Golgi tendon organ	404, 406	hunchback	85
G		gomphosis	17, 18, 247	Hurstの理論	489
γ興奮性	406	gonads	419	Huxley's line	290
γ線維	406	gonion	288	hyaline	13
galea aponeurotica (epicranial		gracilis	29	hyaline cartilage	13, 293
aponeuroses)	245	granular cells	359	hyaline membrane disease	43
gametes	523	granular layer	359	hyoepiglottic ligament	112, 119
gametogenesis	523	granule	367	hyoglossus (muscle)	128, 129, 262
Gamma excitation	406	gray matter	332, 345, 364	hyoid arch	530, 533
ganglia	375	greater horn	108	hyoid bone	106, 107, 108, 208
ganglion ridge	544	greater sciatic notch	58	hyoid musculature	108
Gaussian distribution	441	groove	17	hyoid sling muscles	108
Gaussian noise	441	growth	8, 249	hyothyroid membrane and ligament	119
general physiology	4	gum	246	hyperkinesia of the false vocal fold	123
generative (reproductive) system	32	gynecology	32	hypernasality	182
genioglossus	128	gyrus	336	hyperpnea	99
genioglossus muscle (geniohyoglossus)		Gアクチン分子	22	hyperreflexion	412
	131, 262			hypertonicity	373
geniohyoid	128, 266	**H**		hyperventilation	87
geniohyoid muscle	129	haploid number	523	hypobranchial eminence	537
genu	341, 343, 349	hard palate	211, 270	hypoglossal canal	226
geriatric anatomy	3	harmonic (overtone, steady state)		hypoglossal nerve	415
germination	254	theory	190	hyponasality	182
giant pyramidal cells of Betz	367	Harrington's study	286	hypophyseal fossa	229
gill cleft	530	Haversian canal	14	hypothalamic nuclei	568
gingivae	246	head	17	hypothalamus	329, 341, 350, 352, 552
ginglymoarthrodial	265	head register	171	hypotonicity	373
Ginglymus	18	heart	44, 566	Hz (ヘルツ)	424, 429
glabella	222, 288	helicotrema	475	H帯	21, 24
gland	240	hemiazygos vein	566		
glandular phase	539	hemiballismus	350	**I**	
glenoid fossa	59	hemispheric dominance	371	IANC	5
glial cells	390	hemoglobin	560	iliac crest	57
glide	310, 312	Hensen's node	526	iliacus	74, 79
gliding joint	18	Hering-Breuer reflex	415	iliolumbar ligament	80
glioblast	544	hertz (Hz)	155	ilium	57
globose	360	high innervation ratio	30	immune system	32
globular process	533	high register	171	impedance	163
globus pallidus	347	Highmore洞	216	impulses from compression receptors	415
glossopharyngeus muscle	282	high-speed cinematography	145	impulses from stretch receptors	414
glossoptosis	214	hilum	41	incisal edge	248
glottal attack	155	hindbrain	329	incisive foramen	218
glottal fry	175	hinge joint	18	incisivus labii inderior	244
glottal resistance	163	hippocampus	340, 553	incisivus labii superior	244
glottal stop	107	HIV	32	incisor	245, 247
glottal tone	206	homeostasis	71, 560	increasing length of vocal tract	308
glottis	124	homunculus	369	incus	2, 19, 208
glottography	146	hooked-wire electrode	148	indirect laryngoscopy	143
gluteus maximus muscle	58	horizontal plane	270	infant vertebral column	52
gnathion	288	horns	343	inferior	5, 6
goblet cell	10, 41			inferior articular process	48

inferior cerebellar peduncle	356, 361
inferior colliculi	354, 551
inferior constrictor muscle	282
inferior labial frenulum	239
inferior longitudinal muscle	260
inferior nasal concha	219, 237
inferior nuchal line	226
inferior olives	354
inferior petrosal sinus	571
inferior pharyngeal constrictor (muscle)	127, 128, 165
inferior phrenic artery	564
inferior semilunar lobule	359
inferior surface	340
inferior thyroid artery	564, 566
inferior venae cava	561, 566
inferior (or posterior) belly	131
infradentale	288
infrahyoid muscle	127, 131
infraorbital foramen	215
infraorbital groove	216
infraorbital margin	209
infraspinatus	73
infratemporal fossa	215
infraversion	256
infundibulum	352, 552
inguinal ligament	58, 75
inion	288
initiation of phonation	154
inner ear	446
innervation ratio	30
inspiratory capacity (IC)	83
inspiratory pressure curves	91
inspiratory reserve volume (IRV)	83
insula	554
insular lobe	338
insulin	420
integumentary system	32
intensity level (IL)	444
intention tremor	363
interalveolar septa	212
intercartilaginous portion	68
intercostal	29
intercostal muscle function	68
intercostal muscles	63
interior	329
intermaxillary bone	218
intermaxillary suture	218
intermediate layer of the lamina propria	134
internal	6
internal auditory artery	572
internal capsule	341, 345, 346, 349, 553
internal carotid	567
internal carotid artery	563
internal intercostal	60
internal intercostal muscle	63
internal jugular vein	565, 571
internal masseter	268
internal medullary lamina	347, 350
internal membrane	10
internal oblique	74, 75
internal occipital protuberance	226
internal respiration	39
internal thoracic artery	563
International Anatomical Nomenclature Committee	5
internuncial neuron	332, 407
interocclusal clearance	255
interoceptors	334
interosseous portion	68
interpeduncular fossa	353
interphase	522
interpleural pressure	87
intertransversarious	29
intertransverse ligament	49
interventricular foramen	343
intervertebral disc	49
intracellular fluid	9
intraembryonic coelom	529
intraembryonic mesoderm	526
intrafusal muscle fibers	405
intraosseous eruption	250
intrapleural fluid pressure	46, 47
intrapleural space	46
intratracheal membrane	41
intrinsic laryegal membrane	119
intrinsic muscle	126
intrinsic muscles of the larynx	132
intrinsic muscles of the tongue	260
inversion	29
involuntary muscle	20
irritability	8
ischial tuberosity	58
ischium	57
island of Reil	554
isometric contraction	24
isotonic contraction	24
isthmus	141, 417, 548
I 帯	21, 23, 24

J

Jena Nomina Anatomica (JNA)	5
jugum	228

K

key ridge	288
kinesiology	21
kinetic energy (KE)	426
kinocilia	556
Köllikerのラセン靱帯	478
kyphosis	53, 85

L

λ［状］縫合	207
labial	239
labial gland	239
labial surface	248
labioversion	256
lacrimal bone	219
lacunae	13, 14
lambda	289
lambdoid suture	207, 224
lambdoidal	206
lamellae	14
lamina terminalis	553
laminae	364
laminagraphy	148
large internal cerebral vein	571
large palatine vein	567
laryngeal saccule	123
laryngeal valve	106
laryngeal ventricle	123
laryngeal ventricle of Morgagni	2
laryngeal web	539
laryngeal whistle	173, 174
laryngotracheal groove	538
laryngotracheal tube	538
laryngopharynx	233, 235, 280
larynx	39, 132, 417, 539, 566
latent period	30
lateral	6, 269
lateral ceratocricoid ligament	118
lateral column	332, 364
lateral corticospinal tract	412
lateral cricoarytenoid muscle	136, 138, 168
lateral cricothyroid membranes	120
lateral fasciculus	364
lateral fissure	338, 554
lateral funiculus	546
lateral geniculate body	350
lateral glossoepiglottic ligament	114
lateral horn	364
lateral hyothyroid ligament	119
lateral lingula swellings	537
lateral nasal cartilage	235, 236
lateral nasal proces	532
lateral nystagmus	363
lateral occipital sulcus	339
lateral plate	230
lateral pterygoid muscle	267

lateral pterygoid plate	230
lateral pyramidal tract	412
lateral rotation	29
lateral spinothalamic tract	366, 408
lateral sulci	329, 534
lateral surface	338
lateral ventricle	343
lateral vertebral muscle	69, 70
latissimus dorsi	71, 74
left common carotid artery	563
left crus	60
left subclavian artery	563
left temporoparietal region	371
length of the vocal tract	308
lenticular nucleus	345, 553
leptomeninges	335
lesions	383
lesser horn	108
leukocyte	31, 560
levator anguli oris muscle	244
levator labii superior alaeque nasi	243
levator labii superior muscle	243
levator palati (levator veli palatini)	273
levator scapulae	71, 72
levatores costarum longi	64
levatores costaruman breves	64
LH	336
ligament	11, 12, 266
ligamenta flava	49
limbal	484
limbic lobe	340
limbic system	32, 340
linea alba	74
linea semilunaris	75
lingual artery	566
lingual frenulum	240, 259
lingual gyrus	340
lingual surface	248
lingual tonsil	259, 276
lingual vein	567
lingula	212, 359
lip rounding	307
lips	239
liquid	312
liver	44
load quotient	194
lobar (secondary) bronchi	41
lobe	44, 329, 338, 417
locomotor system	32
long bone	16
long thoracic plexus	415
longitudinal crest	226
longitudinal fissure	329, 552
longitudinal ligament	49
longitudinal median sulcus	259
longitudinal tension	133
longus	29
loose connective tissue	11
lordosis	53
low innervation ratio	31
low register	171
lower central incisor	247
lower motor neurons (LMN)	332, 365, 367
lowering	269
lumbar enlargement	364
lumbar puncture	364
lumbar vertebrae	48, 52
lumbodorsal fascia	74, 75
lumborum	29
lung	42, 539
lung bud	539
lung capacity	82, 83, 85
lung tissue	539
lung volume	82, 85
LV	335
lymph	31, 560
lymph capillary	560
lymph node	560
lymphatic system	560
lymphatic vessel	560
lymphocyte	561

M

MAC	472
macrodontia	254
macroglossia	263
macrophage	32, 560
macula flava anterior	120
maculae	556
magma reticulare	524
main bronchi	539
main stem bronchi	40, 41
major	29
major alar cartilage	235
major and minor alar cartilage	235
malleolar stria	451
malleus	2, 19, 208
malocclusion	256
malpositioned teeth	256
maltose	238
mamelon	250
mamillary body	340, 352, 552
mandible	211, 265
mandibular arch	530, 533
mandibular depressors (inframandibular muscles)	266
mandibular elevators	267
mandibular foramen	212
mandibular fossa	227
mandibular growth	295
mandibular movement	269
mandibular ramus	212
mandibular (or semilunar) notch	212
mantle	546
manubrium	54
marginal	484, 546
marginal sulcus	340
massa intermedia	552
masseter muscle	267
mastoid air cell	226, 232
mastoid antrum	571
mastoid notch	226
mastoid process	211, 226
matrix	11
maxilla	215, 219
maxillary artery	566
maxillary growth	295
maxillary overbite	254
maxillary process	219, 532, 533
maxillary sinus	216, 231, 232
maxillary tuberosity	215
maximum breathing capacity	87
maximum minute volume	87
maximum-effort curves	92
MCA	335
meatus	17, 211, 237
mechanoreceptors	401
Meckle's cartilage	540
medial	6
medial compression	133, 151
medial cricothyroid ligament	120
medial geniculate body	350
medial lemniscus	411
medial nasal process	532
medial plate	230
medial pterygoid muscle	268
medial pterygoid plate	230
medial rotation	29
medial sacral crest	52
medial surface	339
medial (or anterior) cricothyroid ligament	120
median lateral glossoepiglottic ligament	114
median sulcus	534
mediastinum	43
medulla	329, 418
medulla oblongata	329, 354, 548
medullary plate	526
medullary respiratory center	414
medulloblast	544
meiosis	523

Meissner's corpuscles	402	minor alar cartilage	236	muscular system	31
melanin	353	minute volume	80, 86	muscular tissue	9
membrane	12	mitochondria	388	muscular triangle	132
membranous labyrinth	556	mitochondrion	9	musculophrenic artery	564
membranous (intermembranous) glottis	125	mitosis	522	musculus uvulae (azygos uvulae)	274
memory B cells	32	mitotic cell division	522	mutual influence	33
memory T cells	32	mixed dentition	251	myelencephalon	329, 354, 547, 548
meninges	332, 334	mixed nerves	328	myelin	390, 545
meniscus	18	modiolus	556	myeloarchitectonics	367
mental foramen	213	molar	247, 248	mylohyoid	128, 266
mental protuberance	212	molar gland	240	mylohyoid groove	213
mental spine	212	molecular layer	359	mylohyoid line	129, 213
mental symphysis	211	morphology	4	mylohyoid muscle	129
mental tubercle	212	morula	524	mylopharyngeus muscle	281
mentalis (muscle)	244	mossy fibers	359	myoelastic-aerodynamic theory	189
menton	289	motion-picture photograpy	144	myofacial-pain dysfunction (MPD)	270
Merkel's disc	403	motor area for speech	338	myofibril	20, 21
mesencephalon	353, 547, 551	motor areas	369	myofibrillae	29
mesenchyme	537	motor cranial nerves	333	myoglobin	20
mesial surface	249	motor feedback	319	myology	31
mesiocclusion	256	motor fibers	333	myosin	21
mesioversion	256	motor nerves	328	myotome (myomere)	527
mesocephalon	329	motor neurons	332	M 線	21
mesoderm	529	motor nuclei	375		
mesothelial tissue	10	motor roots	364	**N**	
metabolism	8	motor speech area	370	nare	235
metaphase	522	motor unit	29	nasal	313
metathalamus	350	mottled enamel	254	nasal bone	219
metencephalon	329, 354, 547, 550	MRI	3	nasal cavity	39, 210, 235, 236
metencephalon (cerebellum)	358	mucin	240	nasal conchae	221
metencephalon (pons)	356	mucous membrane	121	nasal crest	218
microdontia	254	mucoviscoelastic aerodynamic	192	nasal dilator	236
microglossia	263	mucoviscoelastic aerodynamic theory	190	nasal lamina	533
micrognathia	214, 215	Müller の特殊神経エネルギー説	486	nasal notch	222
microscopic anatomy	3	multipennate	25	nasal pit	532
midbrain	329	multiple sclerosis	363	nasal placode	532
middle	484	multipolar	544	nasal septum	210, 236, 533
middle cerebellar peduncle	356, 361	multipolar neuron	545	nasal vestibule	236
middle constrictor muscle	282	muscle action	27	nasalis muscle	236
middle cranial fossa	211	muscle and tendon receptors	404	nasion	289
middle ear	208, 446	muscle attachments	26	nasion-sella line	290
middle ear cavity	449	muscle cell	20	nasopalatine nerve	417
middle hyothyroid ligament	119	muscle contraction	21	nasopharynx	233, 234, 280
middle meningeal artery	566	muscle end plate	30	natal teeth	254
middle nasal conchae	237	muscle fiber	20	natural frequency	300
middle register	171	muscle function	28	natural level	158
middle scalene	70	muscle spindle	404, 405	neck	17, 246
midline nucleus	350	muscle tension	307	neocerebellum	358, 363
midline raphe	271	muscle tissue	19	neocortex	367
midtransverse plane	7	muscle tone	407	nerve	328, 374
milk (deciduous) teeth	211	muscles of mastication	416, 566	nerve cell	30
minimum audibility curve	472	muscles of the larynx	126	nerve process	328, 390, 544
minor	29	muscular sling	268	nerve tracts	328
		muscular soft palate	270		

nervous control of the speech mechanism	413
nervous spinosus	378
nervous system	31
nervous tissue	9, 29
neural arch	48
neural crest	544, 545
neural fold	542
neural groove	526
neural pathways	408
neural plate	526
neural synapse	398
neural tube	526
neuroblast	544
neurochronaxic theory	189
neuroendocrine system	32
neurofibrils	389
neuroglial (supportive) cells	390
neurohypophysis	352
neurology	31
neuromere	547
neuro-muscular synapse	400
neuron	326, 328, 374, 544
neuron excitation and conduction	392
neurosensory system	32
neurotransmitters	399
neutrocclusion	256
Nissl bodies	389
nociceptors	402
nodes of Ranvier	390
nodulus	358, 359
noise	179
nomenclature	4
nonrapid eye movement (non-REM) sleep	374
nose	235
notochord	526
nuclear bag fibers	405
nuclear chain fibers	405
nuclear membrane	522
nucleolus	8, 388, 522
nucleus	8, 364, 388
nucleus ambiguous	356, 550
nucleus dorsalis	365
nystagmus	381

O

oblique	29
oblique arytenoid muscle	139
oblique line	213
oblique muscle	79
obstetrics	32
occipital bone	225
occipital lobe	330, 338
occipital margin	224
occipital somite	538
occipitalis muscle	245
occipitomastoid suture	206
occiput	211
occlusal plane	290
occlusal surface	248
occlusally	249
occlusion	255
odontoblast	542
odontoid process	50
ohm	393
Ohm's law	94
olfactory bulb	340, 341, 375
olfactory lobe	553
olfactory placode	532
oligodendrocyte	544
olivary nuclei	550
olivospinal pathway	413
omohyoid muscle	131
onset of phonation	150
open bite	256
opercula	338, 554
oppositional breathing	99
optic canal	210, 229
optic chiasm	352, 377
optic cup	552
optimum pitch level	158
oral cavity	39, 233
oral groove	530
orbicularis oculi	245
orbicularis oris muscle	241
orbit	209
orbital portion	222
orbital process	219
orbitale	289
organ	31
oropharyngeal isthmus	233
oropharynx	233, 235, 280
orthodontics	257
osseous labyrinth	556
osseous tissue	14
ossicular chain	571
ossification	13, 188
osteoblast	14, 15, 250
osteocyte	14
osteology	31
otic capsule	572
otoconia	556
otocyst	555
outer ear	446
overjet	254
ovum	523

P

Pacinian corpuscle	404
pad of Bichat	240
palatal aponeurosis	271
palatal plane	290
palatal vault (arch)	271
palate	270
palatine bone	219
palatine process	215, 218, 270, 535
palatine surface	259
palatine tonsils	277, 567
palatoglossal arch	233, 275
palatoglossus	29, 416
palatoglossus muscle	262, 275
palatography	299
palatopharyngeal arch	233
palatopharyngeal fold	276
palatopharyngeus (pharyngo-palatine) muscle	275, 284
palatopograph	271
palatopterygoquadrate bar	540
paleocerebellum	358, 362
paleopallium	367
paleostriatum	347
palpebral fissure	215
palpebral ligament	245
pancreas	420
papillae	259, 539
parahippocampal gyrus	340
parallel	25
parallel facial muscles	244
parallel fiber	12
parallel muscle	25
paranasal sinus	231
parastriate area	370
parasympathetic division	333, 387
parathyroid glands	418
paraxial neural fold	526
parenchyma	31
parietal bone	223
parietal eminence	223
parietal lobe	330, 338
parietal pleura	45
parietooccipital sulcus	339
Parkinsonism	350
parotid salivary gland	240
pars oblique	141
pars recta	141
Passavant's pad	285
pathologic or morbid physiology	4
pathway for pain and temperature	408
pathway for pressure and crude touch	409
pathway for proprioception,	

fine touch, and vibration	410
peak amplitude	424
peak-to-peak amplitude	424
pectoral girdle	16, 58
pectoralis major	72, 73, 74
pectoralis minor	72, 73, 74
pedicle (leg)	48
pedodontics	257
pedodontist	257
pedunculus of the flocculus	359
pelvic girdle	16, 57
pelvis	48
pennate	25
penniform muscle	25
pericardial cavity	11, 529
pericardial membrane	11
pericardium	43, 61
perichondrium	13
perilymphatic space	556
perimysium	20
periodontal ligament	247
periodontal tissue	541
periosteum	13, 15
peripheral nervous system	332
peritoneal cavity	11, 529
peritoneal membrane	11
permanent	211
permanent dental arch	253
peropheral	6
peroral endoscopy	144
perpendicular plate	221
PET	3
petiolus	112
petrotympanic fissure	226
phagocytic cell	41, 42
pharyngeal cavity	233
pharyngeal ostium	280
pharyngeal plexus	416
pharyngeal pouch	538
pharyngeal recess	280
pharyngeal tonsil	280
pharyngeal tubercle	226
pharynx	39, 128, 279, 416
phase quotient	194
philtrum	239, 533
phonation	33
phonemics	315
phonetics	315
phonetograms	169
photography	298
photoreceptors	402
phrenic nerve	384, 528
phrenic plexus	415
physiology	4

pia mater	332, 335
Pierre Robin syndrome	214, 215
pineal body	352, 551
pitch level	158, 188
pitch range	158, 188
pituitary gland	419
pivot joint	18
placenta	524
planes of reference	7
plantar flexion	28
platelet	31
platysma	244
pleurae	45
pleural cavity	11, 529
pleural linkage	46
pleural membrane	11
pleural recess (sinus)	46
pleural-surface pressure (intra-pleural pressure)	47, 88
pleurisy	45
plexuses	333, 415
pneumotachograph	149, 297
pneumotaxic center	414
pneumothorax	46
pogonion	289
pons	329, 354, 356, 550
pontine flexure	547
pontine nuclei	356
poor posture	85
porion	289
postcentral fissure	359
postcentral gyrus	338, 370, 408
postcentral sulcus	338
posterior	5, 6
posterior abdominal muscles	79
posterior belly	128
posterior ceratocricoid ligament	118
posterior cervical triangle	69
posterior clinoid process	229
posterior commissure	124, 352, 552
posterior cranial fossa	211
posterior cricoarytenoid ligament	118, 160
posterior cricoarytenoid muscle	138, 160
posterior faucial pillar	233, 276
posterior intercostal membranes	63
posterior lobe	358, 419
posterior median fissure	354
posterior nare	234, 236
posterior nasal spine	219, 270
posterior neuropore	542
posterior quadrate lamina	110
posterior scalene	70
posterior spinal artery	568
posterior superior fissure	359

posterior (aortic) intercostal artery	564
posterior-superior spine	57
posterior tuberclea	50
posterolateral fissure	358
posterolateral sulcus	354
postlateral	359
postpyramidal	359
potential difference	393
potential energy (PE)	426
potential intrapleural space	46
Poupart's ligament	3
practical anatomy	3
precentral gyrus	338
precuneus	340
premaxilla	218
premolar (bicuspid)	247, 248
premotor areas	370
prephonation phase	150
prepyramidal	359
pressure-volume diagrams	91
prevertebral muscle	70
primary brain vesicles	547
primary curve	52
primary fissure	359
primary palate	533, 534
primary sensory areas	370
primary yolk sac	524
prime mover	28
primitive medullary epithelial cells	544
primitive mouth	530
primitive streak	526
primordial areas	532
procerus muscle	20, 236
process	217
prochordal plate	526
projection fibers	341
pronation	29
prophase	522
proprioception	365
proprioceptive impulses	415
proprioceptors	334
prosencephalon	530, 547, 551
prosthion	289
protoplasm	8
protrusion	269
proximal	6
pseudomacroglossia	214
pseudostratified ciliated	10
psoas major	74, 79
psoas minor	74, 79
pterygoid fossa	230
pterygoid fovea	212
pterygoid hamulus	230
pterygoid notch	230

pterygoid process	228, 230
pterygomandibular raphe	242, 281
pterygomaxillare	289
pterygomaxillary fissure	230
pterygopharyngeal muscle	281
ptosis	377
ptyalin	238
pubic symphysis	58
pubis	57, 58
pulmonary artery	561
pulmonary circuit	561
pulmonary fibrosis	100
pulmonary ligament	45
pulmonary surfactant	42, 43
pulmonary ventilation	39
pulmonic pressure	88
pulmonology	31
pulp	542
pulp canal	247
pulse register	175
pulvinar	350
Purkinje cells	359, 362
putamen	346
pyramid	354, 359
pyramidal	10
pyramidal cell	367
pyramidal decussation	354
pyramidal lobe	142
pyramidal tract	365
pyramidal (corticospinal, voluntary motor) pathway	411
pyramidalis	29, 74, 79
pyriform sinus	122

Q

quadrangular membrane	119, 120
quadratus	29
quadratus labii superior	236
quadratus lumborum	74, 79
quadriceps	29
Q帯	24

R

rachitic rosary	55
radiating	25
radiation of energy	300
radiation resistance	304
radiography	65, 147, 298
raising	269
rami communicantes	333
ranine vein	567
rapid eye movement (REM) sleep	374
receptor potential	402
receptors	334, 401
rectus	29
rectus abdominis	74, 77
recurrent laryngeal nerve	566
recurrent nerve	381
red marrow	15
red nucleus	354, 551
referred pain	408
reflex arc	407
regional or topographical anatomy	3
Reichert's cartilage	540
relative refractory period	396
relaxation and maximum-effort pressure curves	92
relaxation pressure	90
relaxation-pressure curve	90
relaxer muscle	133
Remak fibers	390
reproduction	8
residual air	83
residual volume (RV)	83
resonance	33, 182, 300
resonant frequencies of vibrating air columns	300
respiration	33, 38, 413
respiratory center	356, 414
respiratory distress syndrome	43
respiratory passage	39
respiratory system	31
response of the chemoreceptors	414
restiform bodies	356
resting expiratory level	88
resting lung volume (RLV)	83
resting membrane potential	392
reticular	11
reticular fiber	12
reticular formation	356, 373
reticular substance	413
reticular tissue	13
retina	376
retraction	269
RH	336
rhinencephalon	553
rhombencephalon	329, 354, 547, 548
rhombic groove	549
rhombic lip	548
rhomboid	29, 71, 72
rhombomeres	549
rib cage	48, 54
ribonucleic acid (RNA)	388
ribosome	8
ribs	54
Rickets	55
right and left common iliac arteries	564
right crus	60
right ventricle	561
rigidity	349
rigor mortis	25
rima oris	239
risorius muscle	242
Rivinus notch	450
rods	376
Romberg sign	411
root	246, 542
root primordia	537
root-mean-square	426
Rosenthal 管	508
rostral	5
rotational motion	269
roughness	179
rubrospinal tract	354, 365, 413
Ruffini's end organ	404
rugae	270

S

saccule	380
saccule pouch	556
sacral autonomics	387
sacral foramina	52
sacral vertebrae	48
sacroiliac joint	58
sacropunalis muscle	72
sacrum	52
saddle joint	19
sagittal	206
sagittal margin	224
sagittal plane	7
sagittal sinus	344
sagittal suture	207, 224
salivatory nuclei	356
salpingopalatine fold	280
salpingopharyngeal fold	280, 284
salpingopharyngeus (muscle)	275, 283
sarcolemma	20
sarcomere	21
sarcoplasm	20
sartorius muscle	20
satellite cell	390
scala	475
scala tympani	556
scala vestibuli	556
scalene muscle	69
scalenes	69
scalenus medius	70
scanning speech	363
scapula	58
schindylesis	17
Schwann cell	390
sclerotome	527

scoliosis	53, 85	smooth	19	stapes	2, 208, 540
secondary palate	535	smooth muscle	20	stellate	367
secondary receptors	406	SMU	163	stellate cells	359
secondary yolk sac	524	sodium-potassium pump	394	Stenson 管	240
sectional radiography	148	soft palate	271, 416	stereognosis	372, 411
segment	316	solar plexus	387	stereotropism	547
segmental (tertiary) bronchi	41	solitary tract	550	sternal angle	54
segmental features	315	somatic afferent column	546	sternal head	69, 73
sella	289	somatic efferent column	546	sternocleidomastoid	29, 69
sella turcica	229, 289	somatopleuric extraembryonic mesoderm	524	sternohyoid muscle	131
semicircular canal	571			sternothyroid	29
semioval center	341	somite	526	sternothyroid muscle	127, 128, 131, 165
semivowel	311	sound pressure level	444, 472	sternum	54
sensory cranial nerves	333	sound production	34	stimuli regulating respiration	414
sensory fibers	333	source	396	stomodeum	530
sensory nerves	328	spasticity	412	stop	206, 310, 311
septal cartilage	235, 236	special connective tissue	13	straight sinus	571
septum pellucidum	554	special physiology	4	stratified	10
serous membrane	11	specialized receptors	402	stratified squamous	10
serous pericardium	62	SPECT	3, 327	strength	25
serrated suture	17	speech production	32	strength-duration curves	407
serratus	29	sperm	523	stretch receptor	406, 414
serratus anterior (muscle)	72, 73, 74	sphenoethmoid recess	232	stretch reflex	407
serratus anterior muscle	74	sphenoid	219	stretching force	47
serratus posterior inferior	60, 64, 69	sphenoid bone	227	stria of Gennari	370
serratus posterior (muscles)	64	sphenoid sinus	228, 231, 232	striate bodies	345
serratus posterior superior	60, 64, 69	sphenoidal conchae	228	striated	19
sesamoid bone	16	sphenoidal rostrum	228	strobolaminagraphy	148
seventh cervical vertebra	50	sphenomandibular ligament	212, 266	stroboscopy	144
shaft	17	spina bifida	53	STROL	148
shape quotient	194	spinal column	48	structural and functional aspects of neurons	388
sheath of the rectus abdominis	75, 77	spinal cord	332, 363, 568		
shedding	253	spinal ganglion	383	structure of neurons	388
short bone	16	spinal nerves	332, 364, 383	structures of the cytoplasm	388
shoulder girdle	74	spinal tap	364	styloglossus muscle	227, 262
sigmoid sinus	571	spindle	522	stylohyoid	128
simple	10	spinocerebellar tract	365, 407	stylohyoid ligament	227
simple ciliated columnar	10	spinous process	48	stylohyoid muscle	129
simple harmonic motion (SHM)	425	spiral limbus	556	stylohyoideus muscle	227
simple squamous	10	spiral organ	556	styloid process	129, 211, 226
simultaneous attack	155	spirogram	82	stylomandibular ligament	227, 266
sine curve	426	SPL	444, 472	stylomastoid branch	572
single muscle twitche	24	splanchnic nerves	387	stylopharyngeus muscle	227, 283
single-degree-of-freedom model	191	splanchnology	31	subarachnoid cisterns	335
sink	396	spleen	560	subclavian artery	563
sinus	17, 230	splenium	343	subclavius (muscle)	29, 72, 73, 74
sinus of Morgagni	282	spongioblast	544	subcostal artery	564
sinusoid	426	spongy bone (cancellous bone)	14	subcostals (intracostals)	63, 68
sixteen-mass model	192	squamosol suture	224	subcostals thoracis	60
skeletal muscle	19	squamous	10	subcutaneous fascia	12
skeletal system	31	squamous portion	222, 226	subglottal region	124
skiff or cymba	446	square	29	sublingual salivary gland	240
skull	206, 211	stalk	552	subluxation	269
sleep apnea	99	stapedius muscle	20	submandibular	240

submaxillary salivary gland	240	
submental artery	567	
subscapularis	73	
subserous fasciae	12	
subspinale	288	
substantia gelatinosa	365	
substantia nigra	353, 551	
subthalamic nucleus	352	
subthalamus	350, 352	
successional permanent teeth	253	
suckling pad	240	
sulcus	17, 329, 337	
sulcus limitans	545	
sulcus terminalis	259, 537	
summation	400	
superadded permanent teeth	253	
superciliary arch	222	
superficial	6	
superficial layer of the lamina propria	134	
superficial origin	374	
superficial vein	565	
superior	5, 6	
superior and inferior orbital fissures	210	
superior articular process	48	
superior cerebellar peduncle	354, 361	
superior colliculi	354, 551	
superior constrictor muscle	281	
superior epigastric artery	564	
superior labial frenulum	239	
superior laryngeal branch	566	
superior longitudinal muscle	260	
superior nasal conchae	237	
superior nuchal line	69, 225	
superior petrosal sinus	571	
superior phrenic artery	564	
superior sagittal sinus	223	
superior sagittal (longitudinal) sinus	569	
superior thyroarytenoid muscle (relaxer)	137	
superior thyroid artery	566	
superior vena cava	565	
superior venae cava	561	
superior (or anterior) belly	131	
supernumerary teeth	254	
supination	29	
supplemental motor area	370	
supportive (neuroglial) cell	544	
supraglottal region	122	
suprahyoid muscle	127, 128	
supraorbital margin	209, 222	
supraorbital notch	222	
suprasegmental elements	316	
supraspinal ligaments	49	
supraspinalis	29	
supraspinatus	73	
suprasternal notch	54	
supratonsillar fossa	277	
supraversion	256	
surface tension	43	
suture	17, 206	
suture limbosa	17	
swallowing/deglutition	286	
sympathetic division	333, 385	
symphysis	18	
synapse	328	
synaptic cleft	328	
synarthrodial	17	
synchondrosis	18	
syncytiotrophoblast	525	
syndesmosis	17, 18	
synostosis	17	
synovial fluid	18	
synovial joint	17	
systemic anatomy	3	
systemic arteries	561	
systemic circuit	561	
systemic veins	565	
systems	31	
S［字］状静脈洞	569-571	
S 状洞溝	224, 227	

T

T tubule	23
tachycardia	381
targets	314
tectal autonomics	387
tectospinal tract	413
tectum	353, 354, 551
teeth	245
tegmen oris	535
tegmentum	353, 356, 551
tegtal ridge	535
tela choriodea	549
telencephalon	329, 336, 547, 552
telophase	522
temple	29
temporae	211
temporal bones	226
temporal fossa	211
temporal line	223
temporal lobe	330, 338
temporal margin	224
temporal operculum	339
temporal overlap	33
temporal process	219
temporalis (muscle)	29, 268
temporomandibular joint	265
temporomandibular ligament	266
tendon	11, 12
tensor muscle	133
tensor palati (tensor veli palatini)	272
tentorium cerebelli	335, 338
teres major	73
teres minor	73
terminal bronchiole	42
thalamic radiation	351
thalamocortical	349
thalamus	329, 350
thermoreceptors	402
third ventricle	343
thoracic breathing	99
thoracic vertebrae	48, 50
thoracodorsal plexus	415
thoracolumbar division	385
three-neuron reflex arc	408
thymus	420, 560
thyroarytenoid muscle	124, 133, 135, 160, 165
thyrocervical trunk	566
thyroepiglottic ligament	112
thyroepiglotticus muscle	134
thyrohyoid muscle	127, 128, 131, 165
thyroid cartilage	119, 539
thyroid gland	141, 417
thyroid laminae	109
thyroid notch	106, 109
thyroid primordium	538
thyroidectomy	141
thyromuscularis	134, 135
thyropharyngeus muscle	165, 283
thyrovocalis	134, 135
thyroxin	417
tidal volume (tv)	82
tissue fluid	560
tongue	257, 415
tongue-tie	259
tonsil	276, 359, 560
tonsillar fossulae	277
tooth bud	249
tooth germ	541
topographical distribution	366
torsiversion	256
torso	48
torus	271
torus palatinus	271
torus tubarius	280
total lung capacity (TLC)	84
trabeculae	14
trachea	39, 40
tracheostoma	41
tracheotomy	41
tracts of the dorsal funiculus	365

tracts of the lateral funiculus	365	tympanosquamosal fissure	226	vertebral artery	564
tracts of the ventral funiculus	365	type Ⅰ cell	42	vertebral foramen	48
tractus solitarius	356, 379	type Ⅱ cell	42	vertebral rib	56
tragion	290	types of receptors	401	vertebral (spinal) column	48
transfer function of the vocal tract	302	T 管（横行管）	23	vertebrochondral rib	56
transillumination	143	T 細胞	32	vertebrosternal rib	56
transillumination-photoconduction	146	T システム	23	vertex	211, 290
transition	134, 317	**U**		vertical facial muscles	244
translational movement	269			vertical muscle	261
transverse arytenoid muscle	139, 140	umbo	451	vertical phase difference	158
transverse commissu	364	「um-hum」テクニック	178	vertical plane	270
transverse commissure	332	uncinate fasciculus	343	vertigo	370, 381
transverse crest	226	unconscious proprioception	404	vestibular artery	572
transverse facial muscles	242	uncus	340	vestibular membrane	556
transverse fissure	338	unipolar	544	vestibular nerve	380
transverse muscle	260	unipolar neuron	544	vestibule of the larynx	122
transverse process	48	unvoiced	311	vestibulocochlear artery	572
transverse sinus	569	unvoiced sound	206	vestibulospinal pathway	413
transverse tubule	23	upper lateral incisor	247	vibrational amplitude	194
transversospinalis muscle	72	upper motor neurons (UMN)	366	vibrato	175
transversus abdominis (muscle)	74, 77, 79	urinary system	31	villi	335, 525
transversus thoracis (muscle)	60, 64, 68	urology	31	visceral afferent column	546
tranverse foraminae	50	utricle	380	visceral afferent fibers	388
trapezius	29, 71, 74	utricle pouch	556	visual association areas	370
trapezoid	29	uvula	359	vital capacity (VC)	83
Treacher Collins syndrome	215	**V**		vocal attacks	155
tremolo	176			vocal fold	106, 112, 124
triangular fovea	111	vaginal process	226	vocal fold approximation	151
triceps	29	vagus nerve	387	vocal ligament	111, 120, 124
trigonum	552	vallate papillae	259	vocal process	111
trigonum habenulae	352	valleculae	114	vocal shadowing	165
trill	176	vascular system	31	vocal tract	39, 106
triticial cartilage	119	vascular tissue	9, 31	vocal (glottal) tone	106
Trochoid	18	vasoconstrictor center	356	vocalis muscle	133, 134
trophoblastic villi	525	vegetable physiology	4	voice fields	169
trophoblasts	524	velopharyngeal closure	278	voice profiles	169
tropomyosin	22	velopharyngeal mechanism	284	voice quality	177
troponin	22	venous sinuses	334	voice register	171
true rib	56	ventral	5	voice register criteria	172
tuber	359	ventral column	332, 364	voiced	311
tuber cinereum	352, 552	ventral corticospinal tract	412	voiced sound	206
tuberculum impar	537	ventral funiculus	546	voluntary muscle	19
tuberculum sellae	229, 290	ventral horn	332, 364	vomer	219
turbinated bone	211	ventral motor neuron	407	vomer bone	220
twinning	254	ventral spinocerebellar	361	vowel quadrilateral	307
two-degree-of-freedom model	191	ventral spinothalamic tract	410	vowels	306
two-neuron arc	407	ventricle of the larynx	122, 123	**W**	
two-point discrimination	411	ventricles	343		
tympanic	449	ventricular dysphonia	123	Waldeyer's ring	276
tympanic antrum	226	ventricular fold	123	Wallerian degeneration	392
tympanic cavity	571	verbal apraxia	373	Wernicke's area	370, 371
tympanic membrane	571	vermis	358, 359	wet manometer	47
tympanic membrane or eardrum	446, 449	vermis of the cerebellum	551	wet spirometer	82
tympanomastoid fissure	226	vertebrae	48	Wharton's duct	240

whisper	183	X線映画法	284	**Z**	
white fibrous tissue	12	X線体軸断層写真	3	zygoma	216
white matter	341, 365, 568	X線断層撮影法	148, 163	zygomatic arch	211, 219
wide base gait	362	X線頭部規格撮影	287	zygomatic bone	219
Wormian bone	16	X線マイクロビーム法	298	zygomatic major	243
X		**Y**		zygomatic minor	243
xiphoid process (ensiform)	54	Y chromosome	523	zygomatic process	215, 217, 222, 226
X線	65, 147, 298, 327	yellow elastic tissue	12	zygomatic (malar) bones	219
X線映画撮影法	298	yellow marrow	15	zygote	523
X線映画透視法	280	Y染色体	523	Z帯	21, 23, 24
X線映画フィルム	287				

【訳者略歴】

舘 村　　卓
　1954 年　大阪府に生まれる
　1981 年　大阪大学歯学部卒業
　1985 年　大阪大学大学院歯学研究科卒業
　1998 年　米国イリノイ大学音声言語病理学部にて共同研究
　　　　　ならびに調査研究
　2000 年　大阪大学大学院歯学研究科高次脳口腔機能学講座
　　　　　助教授（構音摂食リハビリテーション学）
　　　　　〔2007 年　助教授の名称が准教授に変更〕
　2006 年　無限責任中間法人（現 一般社団法人）TOUCH 代表
　　　　　社員（現 代表理事）を兼任
　2014 年　大阪大学退職
　　　　　一般社団法人 TOUCH 代表理事として現在に至る

浮 田 弘 美
　1978 年　津田塾大学学芸学部英文学科卒業
　1980 年　津田塾大学大学院文学研究科博士課程（前期）修了
　1982 年　国立身体障害者リハビリテーションセンター学院
　　　　　聴能言語専門職員養成課程修了
　　　　　川口医師会病院
　1984 年　新所沢潤和病院などを経て,
　1990 年　大阪大学医学部附属病院理学療法部
　2005 年　大阪大学医学部附属病院医療技術部リハビリ部門
　2020 年　退職

山 田 弘 幸
　1956 年　大阪府に生まれる
　1979 年　関西学院大学文学部心理学科卒業
　1981 年　関西学院大学大学院修士課程心理学専攻修了
　1982 年　国立身体障害者リハビリテーションセンター学院
　　　　　聴能言語専門職員養成課程修了
　　　　　北九州市立総合療育センター訓練科
　1992 年　長崎リハビリテーション学院言語療法学科
　1997 年　高知リハビリテーション学院言語療法学科
　2000 年　九州保健福祉大学保健科学部言語聴覚療法学科
　2013 年　同上退職後, 特任教授就任
　2016 年　姫路獨協大学医療保健学部特別教授
　　　　　現在に至る

ゼムリン 言語聴覚学の解剖生理	ISBN978-4-263-21304-9

2007 年 5 月 25 日　第 1 版第 1 刷発行（4th ed.）　日本語版翻訳出版権所有
2021 年 2 月 20 日　第 1 版第 6 刷発行

原著者　Willard R. Zemlin
監訳者　舘　村　　卓
発行者　白　石　泰　夫
発行所　医歯薬出版株式会社
　　　　〒113-8612　東京都文京区本駒込 1-7-10
　　　　TEL.（03）5395-7628（編集）・7616（販売）
　　　　FAX.（03）5395-7609（編集）・8563（販売）
　　　　https://www.ishiyaku.co.jp/
　　　　郵便振替番号　00190-5-13816

乱丁, 落丁の際はお取り替えいたします.　　印刷・教文堂／製本・明光社
Ⓒ Ishiyaku Publishers, Inc., 2007. Printed in Japan

本書の複製権・翻訳権・翻案権・上映権・譲渡権・貸与権・公衆送信権（送信可能化権を含む）・口述権は, 医歯薬出版(株)が保有します.
本書を無断で複製する行為（コピー, スキャン, デジタルデータ化など）は,「私的使用のための複製」などの著作権法上の限られた例外を除き禁じられています. また私的使用に該当する場合であっても, 請負業者等の第三者に依頼し上記の行為を行うことは違法となります.

JCOPY ＜出版者著作権管理機構 委託出版物＞
本書をコピーやスキャン等により複製される場合は, そのつど事前に出版者著作権管理機構（電話 03-5244-5088, FAX 03-5244-5089, e-mail：info@jcopy.or.jp）の許諾を得てください.

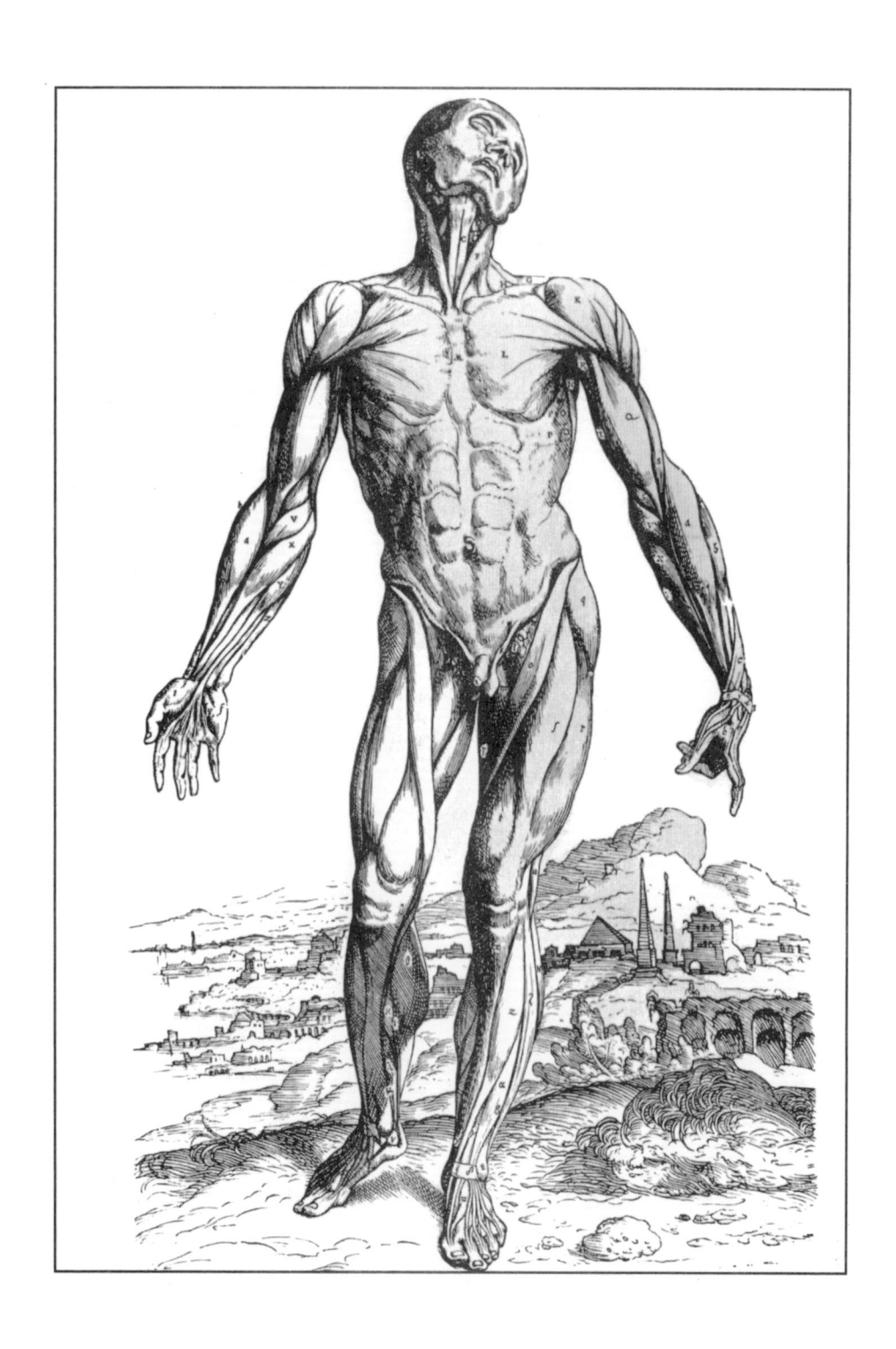

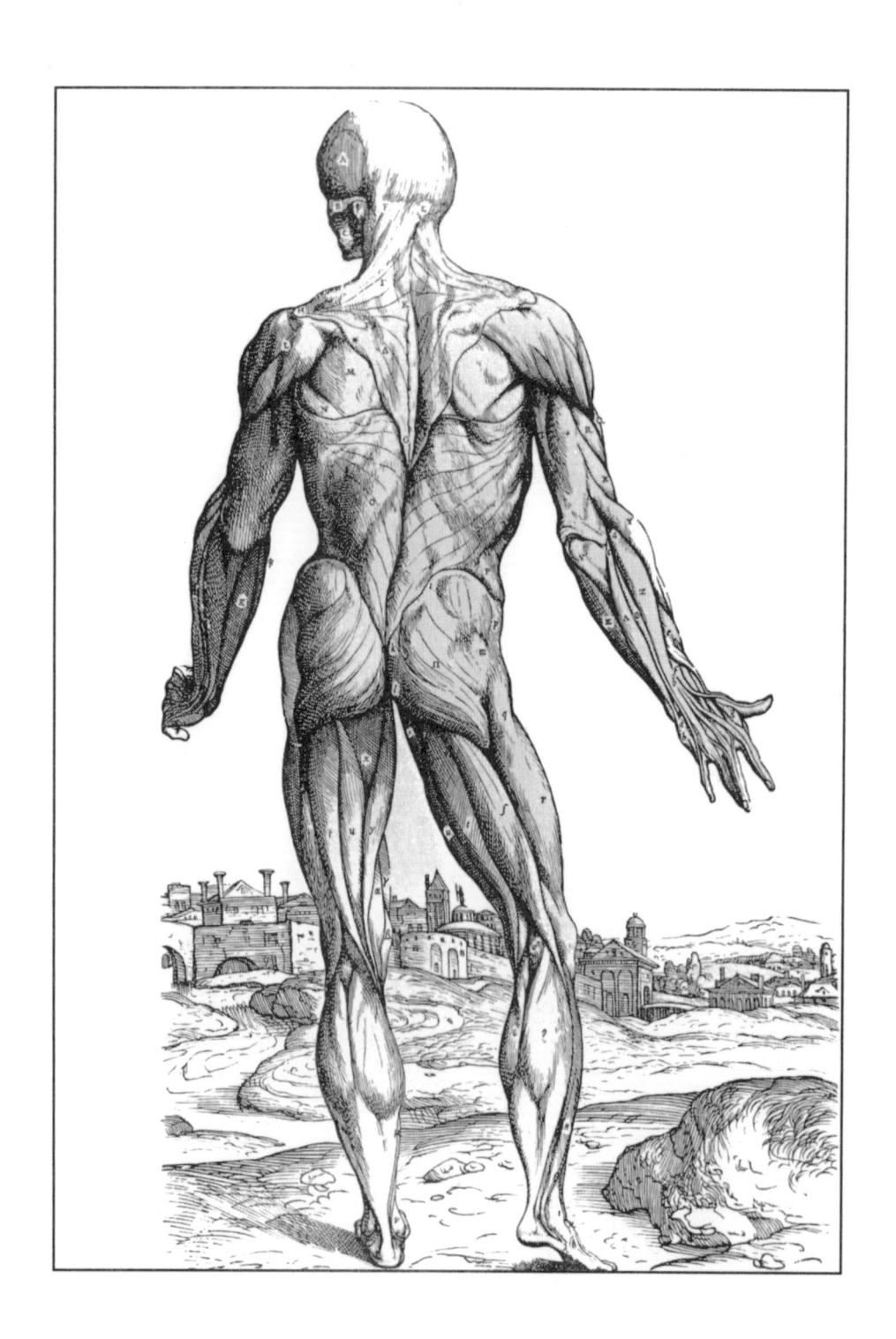